高等医学院校创新教材 | 供临床医学类专业用

Advanced Tutorial of Clinical Diagnostics

临床诊断学
高级教程

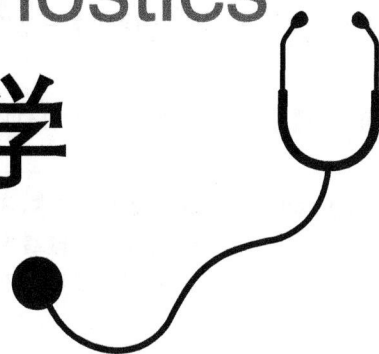

主 编 潘祥林 王鸿利

副主编 王学锋 郑长青 王涓冬

编 委（按姓氏笔画排序）

王一彪 王学锋 王涓冬 王鸿利 朱 蕾 任延德 刘 洋 刘华胜

刘金同 关秀茹 阮骊韬 李 惠 李艳菊 杨晓云 宋月雁 张 贝

张 媛 张兆华 陈 嬿 陈世耀 郑长青 孟 彦 胡泽平 秦贵军

贾红英 高长斌 郭成浩 曹丽丽 崔洪伟 随 萍 彭小平 潘祥林

人民卫生出版社

·北 京·

图书在版编目（CIP）数据

临床诊断学高级教程 / 潘祥林，王鸿利主编 . —北京：人民卫生出版社，2024.5
ISBN 978-7-117-34992-5

Ⅰ.①临… Ⅱ.①潘…②王… Ⅲ.①诊断学 —教材
Ⅳ.①R44

中国国家版本馆 CIP 数据核字（2023）第 114113 号

| 人卫智网 | www.ipmph.com | 医学教育、学术、考试、健康，购书智慧智能综合服务平台 |
| 人卫官网 | www.pmph.com | 人卫官方资讯发布平台 |

临床诊断学高级教程
Linchuang Zhenduanxue Gaoji Jiaocheng

主　　编： 潘祥林　王鸿利
出版发行： 人民卫生出版社（中继线 010-59780011）
地　　址： 北京市朝阳区潘家园南里 19 号
邮　　编： 100021
E - mail： pmph @ pmph.com
购书热线： 010-59787592　010-59787584　010-65264830
印　　刷： 北京虎彩文化传播有限公司
经　　销： 新华书店
开　　本： 850×1168　1/16　**印张：** 55.5　**插页：** 4
字　　数： 1642 千字
版　　次： 2024 年 5 月第 1 版
印　　次： 2024 年 5 月第 1 次印刷
标准书号： ISBN 978-7-117-34992-5
定　　价： 268.00 元

打击盗版举报电话： 010-59787491　**E-mail：** WQ @ pmph.com
质量问题联系电话： 010-59787234　**E-mail：** zhiliang @ pmph.com
数字融合服务电话： 4001118166　**E-mail：** zengzhi @ pmph.com

前 言

"诊断学"是一门重要的临床医学专业学科。它对于提高医疗质量和医疗水平;对于医师队伍的培养和建设;对于医学生的教育具有重要的作用。

"诊断学"也是一门需要持续学习的临床医学专业学科。它在本科生学习《诊断学》教材结束后,需要继续深入学习和研究,并应用于临床实践过程中。

在山东大学齐鲁医学院的协助下,在山东大学第二医院领导和同志们的支持下,我们组织了国内有关高等学校临床医学专业的有关专家教授编写了适用于临床医学专业研究生、医师培训(包括住院医师规范化培训及全科医师培训)等"诊断学"持续学习的试用教材和参考书。本教材属于"诊断学"范畴,但又不同于"诊断学"的内容。因此,我们定名为"临床诊断学高级教程",供大家进一步持续深入学习"诊断学"的有关知识。

全书共分九篇,在编写过程中,要求体现以诊断思维为主导,诊断行为为基础,努力提高诊断艺术和水平的编写思路;要求突出培养医师临床综合能力为目的,要求以诊断技术方法的应用和评价为重点;提倡更多地阐述临床具有应用价值的优化组合检查方法。

由于编委来自国内不同的高等学校,专业各不相同,思维必有差异,文笔也各有特色,本书的疏漏、不足乃至错误之处难以避免,敬请各位读者、广大医师及应用本书的专家教授提出宝贵意见和建议,不胜感激!

潘祥林

2022 年 12 月

前　言

目　录

第三篇 体征学与检体诊断

第四篇　辅助检查的临床应用

第五篇　临床诊断思维

第六篇　疾 病 诊 断

第七篇　医疗文书

第八篇　临床医师综合能力

第九篇　临床诊断常用参考数值

绪　论

一、诊断学的概念

诊断学（diagnostics）是研究诊断疾病的有关理论与知识、原则与规律、能力与方法的一门具有鲜明中国特色的综合性的临床医学专业学科，对于提高医疗水平和提高医疗质量、对于临床医学专业医学生的培养与教育、对于医师队伍的建设与培养，有着非常重要的作用。"没有正确、规范、完善的诊断，就没有正确、恰当、合理的治疗"，这句话充分说明了诊断学在临床实践工作中的重要性。

《临床诊断学高级教程》（*Advanced Tutorial of Clinical Diagnostics*）是为了持续学习诊断学的有关理论与知识，为临床医学研究生和医师培训（包括住院医师规范化培训及全科医师培训）等编写的一本教材和参考书。医师在学习《诊断学》教材以后应该持续不断地研究、学习诊断学的理论知识，正确理解、解释诊断学的内涵，掌握、应用诊断学的能力与方法。在临床实践工作中，应努力研究、正确运用诊断思维；努力研究、逐步规范诊断行为；努力研究、逐步提高诊断艺术和水平。有人认为"作为一名临床医师，首先应该是一名诊断学医师；作为一名临床医学专家，首先应该是一名诊断学专家"是很有道理的。

以诊断思维为主导，诊断行为为基础，努力提高诊断艺术和水平，这是临床医师永无止境的学习和研究的内容。

二、诊断学的任务

诊断学所涉及的内容多、范围广，要做的工作很多，它的主要任务包括三个方面。

（一）研究

1. 诊断疾病的有关理论和知识。

2. 要不断探索、发现和验证诊断疾病的有关规律和原则。

3. 要持续不断地研究"诊断思维""诊断行为""诊断艺术"，不断提高临床诊断水平。

4. 要有选择地、不断地寻找敏感性更高、特异性更强的诊断实验方法和检查方法。

5. 要研究诊断性实验方法或检查方法的优化组合在诊断疾病中的作用和意义；要研究个体化治疗中实验室检查和结果评价的问题。

6. 研究误诊发生的原因、规律以及探索避免误诊的措施和方法，也属于诊断学的范畴。

（二）评价

研究与评价是相辅相成、无法截然分开的。

诊断学应遵循循证医学的理念，按照循证医学的要求，应用循证医学的方法，有选择地对诊断性实验方法进行临床评价，这对于临床上更恰当、更合理地选用检测方法与手段非常必要。

对其他临床检查手段的临床应用价值进行评价也是非常重要的。

（三）应用

诊断学的应用主要体现在以下几个方面。

1. 临床应用

（1）临床实践过程中，应用诊断学的有关知识，正确、规范、完善地诊断疾病，及时准确地观察患者的病情变化。

（2）应用诊断学的各种知识，特别是良好、扎实的临床综合能力对患者做好各种医疗服务。

2. 医师培训

诊断学应该是住院医生规范化培训及全科医师培训的重要内容。培训尽管也属于教学的范畴，与医学专业本科生教学相比较内容应更多一点、知识应更新一点、理念应更先进一点、要求应更高一点、效果应更好一点。

3. 教学

要认真做好医学生诊断学教学工作，使学生正确、全面地认识诊断学的概念、内容和任务，使学生能全面掌握诊断疾病的各种能力和方法。

诊断疾病是每一位临床医师每天都要认真对待的一项临床实践活动，因此我们认为一位临床医师应具备扎实的临床专业知识，也应该具备良好的临床诊断学知识。

三、70 年来我国诊断学的发展状况

70 年以前，我国医学和医学教育事业是非常落后的。一些国内较大或较有影响的医院和医学院多是英、美、德、日、法等国开办的，即使非上述国家直接开办的医院和医学院校也受上述医院和医学院校的严重影响，在诸多方面都不符我国国情。20 世纪 50 年代以后，我国医学和医学教育事业与其他行业的发展一样，受苏联的影响较大。

1952 年教育部在全国范围内进行了高等学校院系调整，加强了统一计划与管理，我国高等医学教育工作开始了有领导、有组织、有计划的较快发展。1954 年全面学习苏联的经验，教学组织、教科书等均照搬苏联模式。中国医学科学院血液学研究所邓家栋教授根据苏联科学院院士米亚斯尼柯夫的著作进行编译，将其定名为《内科学基础》并在我国出版，成为全国高等医学院校临床医学专业学生学习的一门临床专业试用教材，过去有关病史采集、查体、病历书写以及实验室检查等主要放在物理诊断和实验诊断中学习，放射检查、心电图检查及各种特殊检查均以临床专题讲座的形式进行学习。

前山东医学院在国内率先成立了内科基础教研室，戚仁铎教授任主任。《内科学基础》出版以后，将这些诊断疾病有关的基本技术方法汇总在一起，便于医学生和医师学习。由于在教学及临床实践过程中认识到这些内容不仅适用于内科学，也适用于临床各个专业学科，邓家栋教授将《内科学基础》的内容进行了调整，于 1964 年主编了《诊断学基础》，作为我国高等医学院校的一本教材推广应用。《内科学基础》和《诊断学基础》对我国诊断学的发展具有重大影响，它们不仅是后来诊断学的编写基础，也为我国诊断学这一学科的建立和发展发挥了重要作用。

1966 年我国进入了一个特殊的历史阶段，诊断学的发展受到了极大影响。直到 20 世纪 70 年代后期，我国的经济建设、科学技术和文化教育等各项事业又重新步入了正常发展时期，相关部门与人民卫生出版社又组织高等医学院校编写了医学各专业学科的一系列教材。由人民卫生出版社组织，以当时的山东医学院为主，邀请了国内多家高等医学院校的专家，结合国内的教学和临床实践经验，对《内科学基础》和《诊断学基础》的框架、编排和内容进行了讨论、调整、修改和补充，于 1978 年出版了山东医学院戚仁铎教授主编的我国第 1 版《诊断学》教科书，作为各高等医学院校临床医学专业的试用教材。迄今为止，本书修订出版了 8 次，逐渐成为国家规划教材。本书的出版不仅对诊断学教学起到了明显的推动作用，而且对医师的临床实践和诊断学的学科建设与发展也产生了重大影响。我国诊断学的发展与诊断学教学的发展紧密相连，相互影响、密不可分。

改革开放以后，我国的科学技术事业发展很快，医学及其相关学科也在飞速发展，诊断疾病的手段越来越多，技术方法越来越先进，仪器设备也在不断更新，理念也在逐步发生变化。同样，国外先进的教学理念、教学方法、评估体系、评估方法等也逐渐被我国学者应用，在我国诊断学的教学改革中发挥了积极的促进和推动作用，这都为诊断学的发展创造了条件，提供了机遇。

临床生化分析及其他实验室检测项目正在向自动化、规范化、标准化、快速、高效和超微量的方向

发展。影像学诊断的新技术、新方法(包括超声影像、放射影像等),器官功能检查的新技术、新方法等越来越多的应用于临床,为疾病的诊断提供了更多的信息和更精确的定位,明显提高了疾病的诊断水平,对诊断学学科的发展起到了极大的推动作用。诊断学诊断疾病的传统技术及方法仍然要坚持应用,并要加强学习。2002 年,戚仁铎教授在卫生部的支持下成立了"卫生部高等医学院校及部分老校诊断学教学咨询委员会",戚仁铎教授为主任委员,在全国高等医学院校范围内进行教学检查,督促、规范检体诊断手法操作,使学生重视并加强对诊断学传统诊断技术方法的学习和传承。

2009 年山东省在国内率先建立了山东省医学会诊断学分会,在诊断学理念的认识方面提出了一些新的看法,对诊断学的概念提出了修改建议,调整了诊断学的定位,初步确定了诊断学的任务,提出了诊断学的发展方向,扩大了诊断学的范围。2016 年山东省医师协会在国内率先建立了诊断学专业委员会,为诊断学的发展起到了推动作用。

近年来,循证医学引入诊断学和临床医学中,将会逐渐对医师的临床思维和决策产生影响,也将会对诊断学的发展有很大的推动作用。

四、诊断学的发展方向

诊断学是一门综合性的具有鲜明中国特色的临床医学专业学科,诊断学的发展与临床医学的发展紧密相连,息息相关。只有正确、全面、深入地认识诊断学的概念和定位,才能清楚地认识到诊断学的发展方向。

我们初步提出了诊断学发展的基本方向:

1. 要不断研究和完善诊断学的概念、内容、任务及发展方向。

2. 诊断学应该坚持研究与应用相结合、理论与实践相结合、临床与基础相结合的发展方向,要不断地研究诊断疾病的新技术、新方法。

3. 诊断学应将传统的基本诊断手段和方法与先进的检查理念和技术紧密结合起来,应用于临床,服务于患者。

4. 要不断研究、应用、强化"诊断思维"及其训练,逐步规范"诊断行为",努力提高"诊断艺术和水平"。这是临床提高诊断水平的三个重要环节(这也是诊断疾病的三大要素)。作为一名临床医师或临床医学专家应逐步培养,努力成为既具有扎实的专业知识,又具备丰富的诊断学学科知识的医学人才。

5. 在吸取、接受国内外先进教学理念和教学思想的基础上,不断创建符合我国国情的教学方法和评估体系。

6. 研究和培养医师临床综合能力应该是诊断学的重要内容。

7. 诊断学应步入学科发展之路。

(潘祥林)

第一篇

病史与病史采集

第一章　概　论

第一节　病史的重要性

病史(history)是指患者的疾病史,除了患者的一般信息外,它包括主诉(患者就诊时感到最痛苦的症状或体征)和现在所患疾病的发生、发展、治疗、病情演变的情况和患病后对精神、心理及一般状态的影响等;它也包括患者过去身体的健康状况和所患疾病情况,以及患者生活、工作、嗜好和家庭成员中的患病情况等内容,借此了解疾病发生的原因和影响疾病发生发展的因素等。因此,完整、真实、客观的病史是非常重要的。

1. 病史是诊断疾病的主要线索和依据。病史所获取的临床资料是任何检查方法都无法取代的。如《素问·征四失论》即明确提出:"诊病不问其始,忧患饮食之失节,起居之过度,或伤于毒,不先言此,卒持寸口,何病能中?"

2. 病史中所获得的资料为进一步选择检查方法和诊断性实验提供依据和线索。

3. 病史中所获取的诊疗经过和诊疗效果等资料为进一步选择、修改和完善诊断并制订干预措施和方案提供了依据和线索。

4. 病史是病历的重要组成部分,它在一定程度上反映了一个医师的医学知识、医疗和学术水平。

5. 病史中所获取的临床资料经过分析、综合、归纳及评价后就可以成为诊断疾病的依据,有时也可以直接提出临床初步诊断。

6. 病史所获取的各种信息和资料,不仅有助于治疗患者所患的"病",也有助于治疗患有疾病的"人"。因此,病史资料为防治疾病提供依据。

7. 采集病史是培训临床基本技能的主要内容;也是建立良好医患关系,取得患者信任的重要方法。因此,采集病史的过程,也是培训医师临床基本能力的过程。

第二节　病史采集的要求

病史采集(history taking)是获取病史资料的方法和手段。为了获取良好的、有价值的病史资料,必须要认真、严格地遵循病史采集的要求。

1. **客观性**　这是获取真实可靠病史资料的先决条件。采集病史时,要创造一个环境让患者能真实地诉说疾病的痛苦和感受,要注意排除不合实际的个人观点、偏见和经验性意见。医师应专心听取患者诉说,又要注意应用合适恰当的提问,正确地引导患者客观地诉说病情。

2. **真实性**　真实可靠是病史的核心。这样的病史才能成为诊断疾病的有效资料。患者诉说病史的真实性,常与其文化素养、知识水平、社会与周围环境的影响等因素有关,医师应注意判别患者有无夸大或缩小病情的现象;应避免患者将无根据的主观臆断和联想当作自己的病情来诉说;也要注意患者有无有意或无意地隐瞒病情的现象等。

3. **全面性**　这是全面了解和掌握疾病过程及患者身体健康状况的主要方面。要获取一个全面性的病史,应按照病史采集的要求和方法进行。病史应边采集边思考,边鉴别边分析。病史中是否具有鉴别诊断的观点,是反映病史是否全面与病史采集水平的重要内容。因此,病史采集和病史书写过程也能反映出医师的医学专业知识水平和临床经验程度等。患者诉说的主要疾病症状要注意鉴别诊断,尤其是初步印象形成时,要特别注意有无其他疾病存在的可能性,也要注意主要疾病有无并发症及伴发病等存在。

4. **系统性**　这是需要医师分析、综合、归纳、整理后才能达到的。患者诉说的病史常常是凌乱无序的,医师应根据自己的医学专业知识和临床经验,正确地运用科学的临床思维方法将其整理为具有系统性、真实性的病史资料供临床应用。

病史的系统性主要体现在:①在患者诉说的诸多症状中应分出主要症状、次要症状及有鉴别诊断意义的症状;②主要症状发生的先后顺序要清晰;③主要症状和病情的演变情况及趋势要清楚,从病史中应知道症状和病情是逐渐加重,还是逐渐减轻,还是无明显变化,伴随症状是越来越多,还是越来越少等。诊疗情况、诊疗效果、检测项目的结果等时间先后顺序要准确。

病史的整理与书写过程中应注意:①医学术语要正确;②症状和病情的表述要到位,要恰如其分;③字句要规范,用词要恰当,应避免应用"似乎""好像""可能""大概""也许"等词汇。

第二章　病史采集的方法与注意的问题

第一节　病史采集的方法

病史采集是医患之间医学沟通交流的重要内容。随着我国医疗卫生事业的发展,社区医疗卫生机构的建立与推广,及农村医疗保健事业的发展,群众的卫生保健知识逐步提高,对医疗质量、医疗水平和医疗条件的要求也必将越来越高,为了提高医疗质量及诊断水平,首先要提高病史采集质量。因此,应该将提供病史资料的各种方法都应用起来,保证病史的全面、真实与准确。

常用的病史采集方法有三种,即问诊、认真查阅既往诊疗记录和正确对待其他医疗单位的诊疗记录。

1. **问诊(inquiry)**　医师通过对患者或相关人员的系统询问获取患者病史资料的一种方法。对获取的病史资料进行分析、综合、归纳、推理,提出临床判断的诊法称为问诊。获取病史资料的过程称为病史采集。问诊是病史采集的主要方法。良好的医患沟通技巧与能力和正确的、熟练的问诊方法是获得良好病史资料的重要条件。医师在询问病史时,可按以下要求逐步深入:

(1)一般性提问:按通常应用的问诊方法,让患者按个人意愿和感受诉说自己的病情和诊疗经过。

(2)主题性提问:医师对患者诉说的主要症状和情况不明确或离题太远时,可进行主题提问,让患者诉说与疾病有关的主要问题。

(3)针对性提问:患者诉说的主要症状特点或病史中的某些问题不明确时,可针对性地提出一些问题,希望患者回答后能使疾病的表现特点更明显突出,病史过程更清楚。

(4)选择性提问:当医师认为疾病的表现和特点有其他疾病可能性的时候,应该选择一些具有鉴别意义的问题来询问患者,也可列出提问菜单。

(5)必要时可提出一些让患者回答"是"或"不是"的问题。在询问系统回顾等病史时,可采用这种方法。

上述问诊建议中所提出的问题常常不是截然分开的,主题性提问、针对性提问和选择性提问中所要提出的问题常常是密切相关、相互联系的,知识侧重点有所差异。除非特殊情况,应避免重复提问。在患者诉说病情的过程中,一般不应打断患者的陈述,只在必要的情况下,抓住适当时机应用恰当的方法、合适的态度和语气对患者提出一些问题让患者回答,不可对患者表现出不耐烦、不重视、不关心的态度和表情,这是是否尊重患者的重要体现。

2. 认真仔细查阅既往诊疗记录　这对于慢性长期性疾病的患者以及反复多次住院或就诊的患者非常重要,所获的病史及诊疗资料真实可靠。但应注意必需要根据患者现在所患疾病情况进一步询问疾病演变及病情变化情况,再次作出对患者疾病的判断和决策。

3. 正确对待其他医疗单位的诊疗记录　这也是获取病史的重要手段和方法,不可忽视。对其他医疗单位的诊疗记录,不应盲从,也不可轻视,哪怕是只言片语都可能为病史提供重要的线索和依据。应结合患者现有的资料,认真地分析、思考,做出自己的判断,提出自己的决策。

第二节　病史采集应注意的问题

1. 在病史采集过程中要尊重患者,要体现出良好的职业道德和职业素质。

2. 病史采集是医患沟通的重要内容,要按照医患沟通的要求、病史采集的要求进行。病史采集过程中,应体现出良好扎实的临床基本能力。

3. 医师仪表应端庄,态度应认真、和蔼、友善。医师可根据情况向患者作自我介绍,患者也常常从医师佩戴的胸牌上了解医师的一些情况。病史采集过程中,可采用恰当的肢体语言向患者传达医师对患者的重视、关心、同情等。

4. 要正确、严肃地对待患者所诉说的一些情况,要注意保护患者的隐私。

5. 病史采集时,应注意避免应用"诱导""暗示""逼问""埋怨""责难"等询问方法和语言。

6. 患者在诉说病史中或回答问题时,可能会有前后不一或相互矛盾的情况,医师应注意应用恰当的语言重复询问,应注意患者有无有意或无意地夸大或缩小或隐瞒病史的情况。

7. 采集病史时,医师应认真记录,但又不能成为一个简单的书记员,应边询问、边分析、边思考。

8. 采集病史时,医师要应用患者能理解、能明白的通俗语言来询问。应用"医学术语"来询问时,由于患者的理解不准确或不理解,常使病情或症状的表述不准确、不可靠或错误而影响病史采集的质量。患者在诉说病史的过程中,医师可恰当地运用一些"赞扬"或"同情"的话语来鼓励患者提供更多、更有价值的病史资料。

9. 不应在患者面前评议其他医师或其他医疗单位的诊疗情况。

10. 门诊患者应采用重点询问的方法采集病史。重点病史采集(focused history taking)是指针对患者就诊时最主要的问题或现病史内容进行询问,也要搜集与现病史密切相关的其他病史资料,只有在熟练地掌握一般病史采集的要求、方法和应注意的问题的基础上,才能做好重点病史采集工作。

11. 特殊情况和特殊患者的病史采集

(1)对急危重患者应采用重点、扼要的病史采集:在必要的重点的体格检查后,立即进行抢救处理,待病情稳定后,再详细的补充询问病史。

(2)不能自述病史的儿科患者:其病史需依靠与其密切接触的家属、了解真实情况的其他亲人或保育人员来提供。对于五六岁以上的儿科患者可让他们自己补充陈述,但应注意由于患儿的畏惧心理或拒绝接受某种诊疗方法等而导致的不真实陈述。

(3)对老年人的病史采集:部分老年人由于精力、体力、视力、听力的影响,可能会出现反应迟钝、思维衰退等现象。病史采集时:①对患者说话要缓慢、清楚,所提出的问题应简单、明白、准确,必要时重复询问;②要有耐心,病史采集的速度要减慢,提出问题后,要给患者一定的思考、理解和反应时间;③要加强对患者既往史、个人史、系统回顾和精神、心理状态变化及影响因素的询问,必要时请家属和知情者补充病史资料。

(4)对言语困难、听力障碍、盲人及智力低下者等残疾人的病史采集:①要给予患者更多的关怀、同情和温暖;②要取得家属及知情者的密切配合;③对于听力障碍和言语困难者,可运用简单的手势或肢体动作对患者提出问题或表述问题,必要时可采用书面交流的方法采集病史。

(5)对某些特殊情况患者的病史采集

①对缄默忧伤者应耐心,避免应用刺激患者的言语,要取得患者的信任,要鼓励患者,让患者树立战胜疾病的信心。

②对焦虑与抑郁者,鼓励焦虑者说出其感受,应用恰当的言语和非语言形式宽慰患者。对抑郁者应注意患者的情绪,对未来、对生活的看法和认识。怀疑抑郁症应按精神科要求采集病史。

③对多话与唠叨者应针对主要问题来询问。必要时让患者适当休息或分次询问;或巧妙地打断患者的陈述,回到主要问题上来。若有精神症状,可转入精神科诊疗。

④对愤怒和有敌意者病史采集时应态度坦然友善,以采集现病史为主,对个人史、家族史或其他可能敏感的问题要谨慎或分次询问。医师要特别注意,切勿让患者迁怒他人或医院其他部门。

⑤对多种症状并存者应抓住关键,把握实质;要注意有无实质性病变,也要注意有无精神因素,必要时可进行精神科检查。

⑥对说谎、对医师不信任者应以理解的心情来对待患者,但应注意弄清楚患者说谎和对医师不信任的原因,并恰当处理。

⑦对晚期疾病患者要以亲切的语言、真诚的关心来对待患者。患者出现孤独、拒绝、违拗、懊丧、抑郁等情绪时应特别关心及注意。对诊断、预后等问题的回答应恰当,避免造成伤害,应避免与其他医师的回答发生矛盾。

⑧对精神疾病或有精神症状的患者应请精神科医师处理。

(王涓冬　潘祥林)

第三章　病史采集的内容

病史采集内容的框架,对完整地收集病史很有帮助,以下是全面系统的病史采集所要求的内容。

1. **一般项目**(general data)　包括:姓名、性别、年龄、民族、婚姻状况、出生地、现住址、工作单位、职业、入院时间、记录时间、病史叙述者及可靠程度。

2. **主诉**(chief complaint)　患者本次就诊的主要症状或体征及其持续时间。确切的主诉可初步反映病情轻重与缓急,并提供对某系统疾病的诊断线索。

3. **现病史**(history of present illness)　患者疾病的发生、发展、演变、诊疗等方面的详细情况,是病史中的主体部分,应当按时间顺序书写。

(1)起病情况与患病时间:记录发病的时间、起病缓急、起病到就诊或入院的时间。

(2)主要症状的特点:按发生的先后顺序描述主要症状的部位、性质、持续时间、程度、缓解或加重的因素,以及演变发展的情况。了解这些特点对判断疾病所在的系统或器官以及病变的部位、范围和性质很有帮助。

(3)病因与诱因:应尽可能地了解与本次发病有关的病因或诱因。如无明确诱因,应注意询问患者起病时所处的状态。

(4)病情的发展与演变:包括患病过程中主要症状的变化或新出现的症状。

(5)伴随症状:在主要症状的基础上又出现了一系列的其他症状,是鉴别诊断的重要依据。记录伴随症状,包括出现的症状和具有鉴别诊断意义的阴性症状,并描述伴随症状与主要症状之间的相互关系。

(6)发病以来的诊治经过及结果:患者从发病到本次就诊前,在院内、院外接受检查与治疗的详细经过及效果。对患者提供的药名、诊断和手术名称等需加引号以示区别。

(7)发病以来的一般情况:包括患者发病后的精神状态、心理与情绪、体力状态、食欲与食量的改变、睡眠与大小便的情况、体重的变化等。

4. 既往史（past history）　指患者既往的健康状况和过去曾经患过、经常出现或持续存在的疾病情况,还包括传染病史、外伤手术史、药物及食物过敏史、输血史、预防接种史等。记录一般按时间的先后顺序排列。

5. 个人史（personal history）　包括出生地及长期居留地,有无疫区居住史、生活习惯及有无烟、酒、药物等嗜好,职业及工作条件,有无工业毒物、粉尘、放射性物质接触史,有无冶游史,人际关系等。

6. 月经史（menstrual history）　月经初潮的年龄、月经周期和经期天数,经血的量与颜色,经期症状,有无痛经与白带异常,末次月经日期或闭经日期,绝经年龄。记录格式如下:

$$初潮年龄\frac{行经期（天）}{月经周期（天）}末次月经（LMP）时间或绝经年龄$$

7. 婚育史（history of marriage）　未婚或已婚、结婚年龄、生育情况、子女及配偶健康情况、夫妻关系等。

8. 家族史（family history）　包括父母与兄弟姐妹的健康状况,有无类似疾病患者,有无家族遗传倾向的疾病。

（王涓冬）

第二篇

症状学与症状诊断

第一章　症状与症状学

第一节　症状的概念

症状(symptom)是指患者在疾病状态下,因机体生理功能改变而产生的主观体验与异常感受。症状是病史的重要组成部分,其表现形式多种多样:有些症状只有患者主观体验,如胸闷、疼痛等;有些兼有主观感觉及客观表现,如腹泻、抽搐、肿胀等;部分症状只能通过客观检查才可发现,如痛温觉减退、定向力障碍等;还有些症状源于量变积累引起质变,如多饮、多食、多尿、消瘦等,需通过客观评定才能确定。临床医师通过患者对自身症状的描述,评估其主要痛苦;通过研究症状发生、发展及演变,可以归纳总结疾病特点,对于疾病初步诊断及确定检查方向意义重大。因此,症状是连接病史采集与疾病诊断过程中的重要纽带。

第二节　症状学的概念

疾病的症状多种多样:同一种疾病可同时出现许多症状,同一种症状也可因不同疾病引起。症状学(symptomatology)是研究疾病的症状特点及症状诊断的学科,具体说来就是研究疾病症状的发病原因、发生机制、症状特点、症状演变、伴随症状及对于诊断的提示作用等,以此为疾病诊断提供线索。发病原因是导致症状出现的根本原因,发生机制则是引起症状发生的具体途径,二者对疾病的诊断、治疗及预后等均具有重要指导意义。症状特点主要包括症状出现的起病情况、部位、性质、持续时间、诱发和缓解因素等,对于病变定位定性意义重大:如胃溃疡引起的上腹疼痛主要定位于剑突下偏左,多发生于餐后30分钟至2小时,待胃排空后疼痛缓解;十二指肠溃疡常定位于剑突下偏右,多发生于空腹及饭后2~4小时,进食后多可缓解。症状的演变与新症状的出现常提示病情的发展,如肝硬化的患者出现腹痛可能并发自发性腹膜炎;出现情绪异常、行为障碍则可能并发肝性脑病;出现胸闷、呼吸困难可能并发肝肺综合征;出现呕血或黑便则可能并发食管-胃底静脉曲张破裂出血。伴随症状指在主要症状的基础上又同时出现的一系列的其他症状,常对于诊断具有提示意义:如多种疾病可能导致上腹疼痛,合并恶心、呕吐、腹泻,可能为急性胃肠炎;如合并呕血、便血,可能为消化道出血;合并发热、黄疸、休克,则高度怀疑急性胰腺炎或急性胆道感染。诊断思维则要求临床医师能够将各种症状进行梳理、归纳和回顾,总结出疾病特点,建立初步诊断,确定诊疗方向。

需要注意的是,症状为主观感受的体现,会受到患者智力水平、表述能力、情绪心理、文化程度、经济情况及社会地位等因素影响,且遗传背景差异亦会造成一定影响(如痛阈),甚至有些患者会在交流过程中撒谎或有所隐瞒,这些均需引起临床医师高度注意。扎实的医学功底、渊博的临床知识以及丰富的诊疗经验,能够帮助临床医师对于疾病症状进行甄别;而病史采集的技巧、症状可信度的评估、病史细节的完善,亦有助于临床医师从繁复的症状描述中去伪辨真。因此,在诊断疾病时需严谨、细致、全面、联系,切忌单凭某一个或几个症状而做出错误的诊断。

(秦贵军)

第二章 症状诊断

第一节 症状诊断的概念

症状是患者就诊的主要原因,也是疾病诊断的重要线索。从症状角度探讨疾病现象与本质即为症状诊断(symptomatic diagnosis),其内容包括症状的含义、病因、发生机制、临床表现、诊断和鉴别诊断要点等。症状诊断是临床诊断的基本功。

第二节 症状诊断应注意的问题

症状是诊断分析的首要线索,要重视多接触病人、观察病人,动态比较,及时有目的准确地挑选最有诊断价值的检查,并正确分析。疾病有多种临床表现,而且呈现的也可能是不常见的表现形式。疾病诊断过程中切记"同病异征"和"异病同征"的现象,不能仅凭个人经验去诊断疾病,必须掌握正确的临床思维逻辑与方法,才能透过现象认识疾病的本质。

在症状诊断过程中应着重注意以下几个方面:

1. 重视症状的含义及相关病理和病理生理学知识 对临床医生而言,病理和病理生理学是不可或缺的基础知识。掌握症状相关的病理和病理生理学知识一方面有利于解释病人的相关症状和体征,另一方面有助于我们推理分析该症状可能反映了什么病理或病理生理变化,最终有利于疾病的诊断。

2. 重视与患者的沟通,获得详细、准确的病史 耐心听取患者本人和相关人员提供的信息,是做好症状诊断的第一步,一项特殊的症状可以给我们提供诊断的重要线索。如一位患者诉说了一种较为奇特的症状:她每次将上身向前俯倾时便感到气短,若直立或后仰则缓解。其原因是该患者的右侧主支气管内有一个带蒂的圆柱瘤,当患者上身向前俯倾时,葫芦状瘤体的长径由于重力吸引离开支气管后壁向前悬垂,恰好梗塞支气管管腔的大部分,导致呼吸困难,而患者后仰时瘤体的长轴贴靠后壁,管腔梗塞相对减轻,症状改善。最终通过实验室检查、手术摘除和病理学检查证实了最初的判断。

因而,症状诊断的第一步要注意加强与患者的沟通,仔细分析,重视患者的感觉中有客观依据和符合逻辑的部分,有助于诊断。注意不可不虚心听取病人主诉,不让病人把话说完,主观自以为是,导致漏诊、误诊。

3. 重视症状的诱发缓解因素和伴随症状 在症状诊断过程中也不能孤立地看待一个症状,要有全局观,要重视与该症状相关的伴随症状。例如,一位因"咯血"就诊的患者,首先要明确患者究竟是"咯血"还是"呕血",因为患者可能并不一定清楚两者的区别。我们需要耐心询问病史及相关伴随症状,首先仔细询问患者既往有无呼吸系统和消化系统的基础疾病,其次,了解出血前的伴随症状,有无喉部痒感、胸闷、咳嗽、上腹部不适、恶心、呕吐等,还要仔细询问从口腔出来的血的颜色、是否混有痰、食物残渣,以及大便的颜色等,分辨患者经口腔排出的血是出自呼吸道还是消化道。

一些特殊的疾病其症状有其独特的表现,经仔细询问症状的特点及其诱因和伴随症状也能迅速明确诊断的方向。比如,食管裂孔疝患者出现的特点是往往出现于早晨起床时,患者会告诉我们清晨睡醒时自觉嘴里有一些咸味,轻轻一"咳",血便出来,这种血可以是鲜红的,也可以是暗红色的,出血量也多少不一。食管裂孔疝引起的出血往往每天只出现一次,并且凡能增加腹压的体位都常诱发食管裂孔疝障碍出血。如能通过与患者的沟通,获得这些信息后则诊断首先考虑食管裂孔疝,有利于针对性选择实验室检查,缩短疾病确诊时间。

在临床工作中,我们应当注意充分了解症状的特征,辨证分析,进而选择相应的实验室和器械检查则有利于尽早诊断。

4. 重视不典型/不常见症状及与拟诊疾病的典型临床表现的不同之处　疾病的诊断一般是按照常见的或典型的疾病表现去考虑诊断,但要重视不典型的、不常见的表现。如脊柱结核最初可以疑诊为"病毒性神经炎",实际为脊椎破坏,压迫神经引起肋间神经痛,也可以因神经根受压而表现为胸痛,易被误诊为心绞痛。

此外,应注意患者的症状与所考虑疾病的典型临床表现的不同之处。如一位胸痛患者,为双下胸季肋部压榨性疼痛,持续不缓解,与进食、呼吸无关,无放射痛,改变体位或行走后明显加重,平卧位或坐位休息时可缓解,口服硝酸甘油或速效救心丸可部分缓解,冠状动脉血管造影显示前降支狭窄50%,右冠状动脉狭窄80%,给予相应介入手术治疗后胸痛缓解,诊断为冠心病,但术后10天患者再次出现胸痛,表现同前。应注意到典型心绞痛很少与体位有关,与体位有关的胸痛多是骨骼、肌肉或食管病变。最终患者X线和CT显示胸$_4$~胸$_6$呈溶骨性骨质破坏和压缩性骨折,病理为胸椎大细胞间变性B细胞非霍奇金淋巴瘤。

5. 注意全面细致地体格检查　症状诊断的过程最终是诊断和鉴别诊断。在细致地了解患者的症状及相关诱因和伴随症状后,全面细致地体格检查是诊断和鉴别诊断的另一个基础,有些阳性体征具有非常重要的诊断指示价值。如一个年轻男性发热、贫血患者,查体中发现明显的胸骨中下段压痛和叩击痛,则诊断首先考虑急性白血病。另一成年男性患者,发热、无心衰表现,口腔黏膜发现出血点,诊断考虑亚急性感染性心内膜炎,最终诊断确实如此。如遇患者皮肤和黏膜色素沉着并发黑,则首先考虑是否存在肾上腺皮质功能不全。左锁骨上窝淋巴结肿大质硬提示胃癌或食管癌转移,右锁骨上淋巴结肿大质硬则提示肺癌转移。此外,要重视滑车上淋巴结和腘窝淋巴结的检查,此处淋巴结很少受其他因素影响,肿大必不正常,一例淋巴瘤患者的诊断就是依赖于腘窝肿大淋巴结的病理检查而确诊。

6. 注意症状演变过程　疾病发生发展是一个连续的过程,临床可表现为症状的演变,因而在诊断过程中要注意动态观察患者症状变化。例如,腹痛患者虽然最先出现腹痛的部位多为病变所在,如胃十二直肠溃疡穿孔、胆囊炎、胆石症等,但临床上不少初始腹痛部位并非疾病所在,如急性阑尾炎的疼痛最初为中上腹/脐周痛,之后逐渐转移至右下腹。

总之,在症状诊断过程中,注意避免对体征视而不见、听而不闻、触而不及。只有在详细询问病史,充分了解症状特点及仔细体格检查的基础上才能获得正确的诊断方向,进而有的放矢地选择实验室检查和器械检查,缩短疾病确诊时间。

（秦贵军）

第三章　临床常见症状

第一节　发　　热

正常人的体温由大脑皮层和下丘脑的体温调节中枢调控,并通过神经、体液因素使产热和散热过程呈动态平衡,以保持体温在相对恒定的范围内。正常人的体温一般为36~37℃左右,24小时内体温波动范围一般不超过1℃,下午体温略高于上午,运动、进餐时体温可稍升高,高温环境下体温也可稍升高。另外,体温可随年龄和性别而有生理性差异,如老年人由于基础代谢率较低,故其体温稍低于年轻人;女性在月经期前和妊娠期体温稍高于正常;婴幼儿的高级神经系统尚未发育完善,调节能力较差,体温波动幅度较大,易出现发热。不同体温测量方法测得的温度有所不同,详见下表(表2-3-1)。

表2-3-1　不同体温测量方法与正常体温波动范围

方法	口测法	肛测法	腋测法
测量方式	舌下含5分钟	涂润滑剂,插入肛门内约1/2表长,5分钟	腋下10分钟
正常值	36.3~37.2℃	36.5~37.7℃	36~37℃
优缺点	可靠,但小儿及昏迷患者不能用	安全可靠,可用于小儿及昏迷患者	方便,不易发生交叉感染

当机体在致热原(pyrogen)作用下或由于各种原因导致体温调节中枢的功能障碍时,体温升高超出正常范围,称为发热(fever)。

(一)发生原因

发热的病因繁多,可分为感染性发热与非感染性发热两大类,其中感染性发热在临床上更为多见。

1. 感染性发热(infective fever)

各种病原微生物,如细菌、病毒、支原体、衣原体、立克次体、螺旋体、真菌、寄生虫等引起的感染均可出现发热。不论是急性、亚急性或慢性感染还是局部性或全身性感染均可出现发热。

2. 非感染性发热(non-infective fever)(见表2-3-2)

表2-3-2　非感染性发热的常见病因

病因分类	病因
无菌性坏死物质的吸收(吸收热)	机械性、物理或化学性损害,如大手术后组织损伤、内出血、大血肿、大面积烧伤等。 因血管栓塞或血栓形成而引起的心肌、肺、脾等内脏梗死或肢体坏死,通常称为吸收热。 组织坏死与细胞坏死,如癌、白血病、淋巴瘤、溶血反应等。
抗原抗体反应	如风湿热、药物热、结缔组织病(如系统性红斑狼疮)等。

续表

病因分类	病因
内分泌与代谢障碍	如甲亢、重度脱水等。
皮肤散热减少	如广泛性皮炎、鱼鳞病及慢性心力衰竭等，一般为低热。
体温调节中枢功能紊乱	中枢性发热(central fever)：有些致热因素不通过内源性致热原而直接损害体温调节中枢，使体温调定点上移后发出调节冲动，造成产热大于散热，体温升高。 见于：物理性——中暑、日射病；化学性——重度安眠药中毒；机械性——脑出血、脑震荡、颅骨骨折等。 特点：高热无汗
自主神经功能紊乱	多为低热，常伴自主神经功能紊乱的其他表现，属功能性范畴。 ①原发性低热：可持续数月至数年，体温波动在 0.5℃以内。 ②感染后低热：感染已愈，体温调节中枢功能未恢复。注意需与机体抵抗力降低所致的潜在病灶如结核活动或其他新感染所致的发热相鉴别。 ③夏季低热：多见于幼儿，体温调节中枢功能不完善。连续数年后多可自愈。多见于幼儿营养不良或脑发育不全者。 ④生理性低热：精神紧张、剧烈运动后、月经前及妊娠初期可有低热现象。

(二) 发生机制

当人体产热和散热之间的动态平衡失调，导致产热增加或散热减少，即出现发热。具体机制如下表所示（表 2-3-3）。

表 2-3-3　发热的发生机制

	致热原发热（多数）		非致热原发热
	外源性致热原	内源性致热原	
种类	①各种微生物病原体及产物；如细菌、病毒、真菌及细菌毒素等；②炎性渗出物及无菌性坏死组织；③抗原抗体复合物；④某些类固醇物质，特别是肾上腺皮质激素的代谢产物原胆烷醇酮；⑤多糖体成分及多核苷酸、淋巴细胞激活因子等	又称白细胞致热原，如白介素(interleukin)肿瘤坏死因子(tumor necrosis factor, TNF)、干扰素等	①体温调节中枢直接受损：颅脑外伤、出血、炎症等； ②散热减少的疾病：广泛性皮肤病、心力衰竭等 ③产热过多的疾病：如癫痫持续状态、甲状腺功能亢进症等
机制	多为大分子物质，不能通过血脑屏障直接作用于体温调节中枢。通过激活血液中的中性粒细胞、嗜酸性粒细胞和单核-吞噬细胞系统，使其产生内源性致热原	可通过血-脑脊液屏障，直接作用体温调节中枢的体温调定点，使调定点(温阈)上升，体温调节中枢必须对体温加以重新调节发出冲动，并通过垂体内分泌因素使代谢增加或通过运动神经使骨骼肌阵缩(寒战)，使产热增多；交感神经使皮肤血管及竖毛肌收缩，停止排汗，散热减少	

(三) 临床表现与特点

1. 发热的分度　以口腔温度为标准，可将发热分为低热、中等度热、高热和超高热（表 2-3-4）。

表2-3-4 发热的分度

分度	体温
低热	37.3~38℃
中等度热	38.1~39℃
高热	39.1~41℃
超高热	41℃以上

2. 发热的临床过程及特点(表2-3-5)

表2-3-5 发热的临床过程及特点

发热临床过程	特点	
体温上升期	表现:乏力、肌肉酸痛、皮肤苍白、畏寒、寒战等。产热大于散热。	骤升型:体温几小时内达39~40℃或以上,常伴有寒战。见于疟疾、大叶性肺炎、败血症、流感、急性肾盂肾炎、输液或输血反应等。
		缓升型:体温逐渐上升在数日内达高峰,多不伴寒战。如伤寒、结核、布鲁氏菌病等。
高热期	体温达高峰后保持一定时间。寒战消失;皮肤灼热发红;呼吸深快;开始出汗并逐渐增多。产热等于散热。	
体温下降期	出汗多,皮肤潮湿。散热大于产热。	骤降:体温于数小时内迅速下降至正常,有时可略低于正常,常伴大汗淋漓。见于疟疾、急性肾盂肾炎、大叶性肺炎、输液或输血反应等。
		渐降:体温在数日内逐渐降至正常,如伤寒、风湿热等。

(四) 热型及临床意义

发热患者在每天不同时间测得的体温数值分别记录在体温单上,将数天的各体温点连接成体温曲线。该曲线的不同形状称为热型(fever type),不同的发热性疾病常各具有相应的热型。常见的热型有以下几种(表2-3-6)。

表2-3-6 常见热型及临床意义

热型	特点及临床意义
稽留热 (continued fever)	体温恒定地维持在39~40℃以上的高水平,达数天或数周,24小时内体温波动范围不超过1℃。 见于:大叶性肺炎、斑疹伤寒及伤寒高热期。
弛张热 (remittent fever)	又称败血症热型,体温常在39℃以上,波动幅度大,24小时内波动范围超过2℃,但都在正常水平以上。 见于:败血症、风湿热、重症肺结核及化脓性炎症等。
间歇热 (intermittent fever)	体温骤升达高峰后持续数小时,又迅速降至正常水平,无热期(间歇期)可持续1天至数天,如此高热期与无热期反复交替出现。 见于:疟疾、急性肾盂肾炎等。
波状热 (undulant fever)	体温逐渐上升达39℃或以上,数天后又逐渐下降至正常水平,持续数天后又逐渐升高。 见于:布鲁氏菌病。
回归热 (relapsing fever)	体温急骤上升至39℃或以上,持续数天又骤然下降至正常水平。高热期与无热期各持续若干天后规律交替一次。 见于:回归热、霍奇金病等。
不规则热 (irregular fever)	发热的体温曲线无一定规律。 见于:结核病、风湿热、支气管肺炎、渗出性胸膜炎等。

虽然不同的发热性疾病所致热型各不相同,根据热型的不同有助于了解发热的病因,进行诊断和鉴别诊断。但是由于抗生素的广泛应用及时控制了感染、应用解热药或糖皮质激素、个体反应性的不同,均可使某些疾病的特征性热型变得不典型或变成不规则热,而且热型与个体反应的强弱也有一定关系,如年老体弱者严重感染时可能仅有低热或无发热,易导致误诊漏诊。

（五）伴随症状

1. **寒战**　常见于大叶性肺炎、急性肾盂肾炎、败血症、急性胆囊炎、输液反应及药物热等。

2. **结膜充血**　常见于麻疹、流行性出血热、斑疹伤寒等。

3. **单纯疱疹**　常见于流感、大叶性肺炎、流脑等急性发热疾病。

4. **淋巴结肿大**　常见于白血病、淋巴瘤、转移癌、传染性单核细胞增多症、风疹、局灶性化脓性感染等。

5. **肝脾肿大**　常见于传染性单核细胞增多症、病毒性肝炎、肝及胆道感染、白血病、淋巴瘤等。

6. **出血**　发热伴皮肤黏膜出血可见于流行性出血热、斑疹伤寒、病毒性肝炎、败血症等；也可见于某些血液病，如急性白血病、重症再生障碍性贫血等。

7. **关节肿痛**　常见于败血症、风湿热、结缔组织病、布鲁氏菌病等。

8. **皮疹**　常见于麻疹、猩红热、水痘、斑疹伤寒、风湿热、结缔组织病、药物热等。

9. **昏迷**

（1）先发热后昏迷者常见于流行性乙型脑炎、斑疹伤寒、流行性脑脊髓膜炎、中毒性菌痢、中暑等；

（2）先昏迷后发热者见于脑出血、巴比妥类中毒等。

（六）问诊要点

1. 发病时间、季节、起病情况(缓急)、病程(长短)、程度(热度高低)、频度(间歇性或持续性)、诱因等。

2. 有无畏寒、寒战、大汗或盗汗。

3. 多系统症状询问：是否伴有咳嗽、咳痰、咯血、胸痛；腹痛、呕吐、腹泻、黄疸；尿频、尿急、尿痛；皮疹、出血、头痛、肌肉关节痛、昏迷等。

4. 诊疗过程：包括所用药物的名称、剂量、所用时间、疗效，尤其是抗生素、退热药物、糖皮质激素、强心药物、抗结核药物等应进行详细询问并进行药效评估。

5. 患病以来的一般状态，如精神状态、食欲、体重变化，睡眠及大小便情况。

6. 既往史、个人史、月经婚育史、家族史。个人史中有无疫水接触史、疫地居留史以及传染病接触史、手术史、服药史及职业特点等可能对疾病诊断提供重要线索。

（七）诊断思维

发热是临床最为常见的症状之一，绝大多数发热患者病因较为容易寻找，但部分患者发热病因难以明确。

1. 发热的诊断步骤

（1）首先确定发热的持续时间，因为持续时间的长短对发热的病因初步判断有重要意义。一般而言，发热的病程可分为短程发热即急性发热(病程在 2 周内)、中程发热(病程在 2 周以上，2 月以内)、长期发热(病程大于 3 个月)。对于急性发热而言，病毒性感染更常见，随着发热时间的延长，病毒性疾病逐渐减少，风湿免疫性疾病和肿瘤性疾病逐渐增多，时间越长越明显。

（2）对初诊发热的患者进行一些初步的实验室检查，如白细胞及其分类、C 反应蛋白、血沉、降钙素原(PCT)、铁蛋白等，对炎症的判断有着明确的意义，若这些指标均正常初步考虑为非炎症性疾病。

（3）再对这些炎症指标明显增高者，做进一步分析是否为感染性疾病、风湿免疫性疾病或肿瘤性疾病，因为这些疾病均不同程度地释放炎症介质，导致上述指标增高。

2. 发热的鉴别诊断

（1）区分感染性与非感染性发热：感染性疾病所致发热时常伴有感染中毒症状，实验室检查有炎症指标的明显增高；但长期发热则需考虑非感染性发热的可能性较大，时间越长越明显，尤其病程超过 2 个月者，但也需注意排除结核病等常常导致长期慢性低热的疾病。

（2）鉴别器质性与功能性发热：器质性疾病所致发热是存在着病理因素，除发热外常伴有相应的组织器官病变、损伤的临床表现和实验室检查的异常，实验室检查异常指标客观存在；而功能性疾病所致发热多为自主神经功能紊乱,影响正常的体温调节过程,常常为低热,多在38℃以下波动,常伴自主神经功能失调的其他表现,多数实验室检查结果正常。

(3)病因诊断是诊断的根本:要通过详细的询问病史、全面细致的体格检查,选择性的实验室检查和必要的诊断性治疗。在临床诊断过程中一般遵循下列思路,即先定性,再定位,最后定因。首先要确定疾病的性质即定性,也就是判断引起发热的疾病属于感染性还是非感染性,是器质性发热还是功能性发热;然后定位,即判断引起发热的疾病大概属于哪个系统或器官,累及的部位是多个还是单个,是全身还是局部;最后定因,即明确引起发热的具体病因。在考虑诊断时应先考虑常见病、多发病,后考虑少见病、罕见病;先器质性疾病,后功能性疾病;先一元论,后二元论。

(八) 防治措施

1. 病因治疗　针对发热的病因进行积极的处理是解决发热的根本办法。如感染性发热,根据感染源不同选择有效药物进行治疗;脱水的患者积极进行补液;发生药物反应时立即停用药物并进行抗过敏治疗等。

2. 退热治疗　对于感染性发热而言,发热本身是机体免疫系统清除感染源的表现之一,除非高热以及患者严重不适、强烈要求外,通常可不急于使用解热药等药物,但一定要告知患者,取得患者的理解。但如高热且患有其他严重疾病如心脏病,或者妊娠期妇女及恶性肿瘤等危重患者,必须及时作退热处理。而对于高热患者必须进行降温处理。包括使用药物退热如非甾体抗炎药和物理退热如温水擦浴及冰袋或冰帽对高热患者降温效果比较理想。但应注意避免药物应用对疾病诊断的干扰,尤其需慎用糖皮质激素类药物,以免掩盖病情,增加临床诊断的难度。

3. 休息,多饮水,必要时补液及对症支持治疗。

(张　贝)

第二节　头　痛

头痛(headache)是指自眉、耳郭以及发际线以上部位的疼痛。头痛来自颅内外对疼痛刺激敏感结构的激活。颅内疼痛敏感的结构包括Willis动脉环(大脑动脉环)及其分支、脑膜的动脉和静脉、邻近脑膜的血管。颅外的致痛结构包括颅外的动脉及其分支、骨膜、筋膜、肌肉、皮肤、神经及其黏膜等。当这些痛觉敏感结构受到炎症、外伤、压迫和牵拉的刺激,或者是因为躯体的感觉神经系统的病变引起神经重塑导致敏化,从而产生了头痛。因此头痛的原因多种多样,可以是原发性头痛,可以是全身感染发热性疾病伴随的头痛,也可能是某些器质性疾病的信号,如颅内压升高所致的头痛,因此需要对头痛的症状进行辨识,明确其病因。

(一) 发生原因

根据头痛发生的病因,国际头痛协会于2013年制定的第三版《头痛疾患的国际分类》(the International Classification of Headache Disorders 3rd Edition,ICHD-Ⅲ版)将头痛分为三大类:①原发性头痛(primary headache);②继发性头痛(secondary headache);③脑神经痛、中枢性和原发性颜面痛及其他头痛。具体叙述如下:

1. 原发性头痛

无颅内外器质性病变所致的头痛,是最常见的头痛类型。主要包括偏头痛、紧张性头痛、三叉自主神经性头痛(如丛集性头痛)和其他原发性头痛(如原发性咳嗽性头痛、运动性头痛等)

2. 继发性头痛

继发性头痛只是某一种疾病的症状,并非一种独立的疾病。

(1)缘于头颈部外伤的头痛:脑部、颈部或颅骨手术后的各种急性或持续性头痛。如脑震荡、脑挫裂伤、硬膜下血肿、脑外伤后综合征、颈部过伸性损伤等所致的头痛。

(2)缘于头颈部血管病变的头痛:如蛛网膜下腔出血、脑出血、静脉窦血栓形成、脑血栓形成、颞动脉炎、可逆性脑血管收缩综合征、颈动脉夹层、垂体卒中等。

（3）缘于非血管性颅内疾病的头痛：颅内压增高、低颅压、颅内占位、神经系统结节病、癌性脑膜炎、癫痫发作后头痛等。

（4）缘于某一物质或某一物质戒断的头痛：药物过度使用性头痛、酒精诱发性头痛、咖啡因戒断性头痛等。

（5）缘于感染的头痛：颅内感染，如各种病原体引起的脑膜炎、脑炎、脑膜脑炎、脑脓肿、颅内寄生虫感染（如囊虫、包虫）等。系统性感染：如全身性病毒感染、细菌感染等。

（6）缘于内环境紊乱的头痛：高血压性头痛、缺氧/高碳酸血症、透析后头痛、心源性头痛等。

（7）缘于头颅、颈、眼、耳、鼻、鼻窦、牙、口或其他头面部结构病变的头面痛：如颈源性头痛、青光眼、鼻窦炎、牙周炎等所致的头痛。

（8）缘于精神疾病的头痛：躯体化障碍、精神疾病。

3. 痛性脑神经病、其他颜面痛以及其他类头痛

（1）痛性脑神经病和其他颜面痛：如原发性三叉神经痛、舌咽神经痛及枕神经痛、多发性硬化所致的中枢性面痛及中枢性卒中后面痛。

（2）其他类头痛。

（二）发生机制

头痛发生机制很多而且很复杂，主要由以下几种情况所致：

1. 血管因素 各种原因引起的颅内外血管的收缩、扩张以及血管受牵拉或伸展（颅内占位、血肿、水肿、颅内压异常等所）。

2. 脑膜受刺激或牵拉

3. 具有痛觉感受器的脑神经（三叉神经、舌咽神经、迷走神经）和第 1、2、3 对颈神经被刺激、挤压或牵拉

4. 头部或颈部肌肉的收缩

5. 五官和颈椎病变

6. 生化因素和内分泌因素

7. 神经功能紊乱 此外，因躯体感觉神经系统的损害或病变引起周围或中枢神经系统发生神经重塑导致敏化、中枢神经系统的痛觉处理及感知过程异常也对头痛的发生起了重要的作用。

（三）临床表现与特点

1. 头痛起病的形式 蛛网膜下腔出血的头痛往往突然发生，几秒钟至几分钟即达到高峰；急性起病伴发热的头痛常为脑炎或脑膜脑炎。长期反复发作的搏动性头痛多为偏头痛。青壮年慢性头痛不伴颅内压增高症状的，常见于紧张性头痛。颅内占位的头痛通常较缓慢，因颅内压的逐渐增高而逐步变得明显。

2. 疼痛的部位 了解头痛的部位是一侧或双侧，位于前额部还是枕部，范围广泛还是局限，位置深在还是表浅对准确诊断头痛都很有价值。偏头痛多位于一侧，丛集性头痛局限于一侧的眶部和颞区，颞动脉炎的头痛多位于颞浅动脉所在的颞部，颅后窝的病变多位于枕部。蛛网膜下腔出血因脑膜受累，除头痛外多伴有颈部疼痛。

3. 头痛的性质与程度 搏动性跳痛多见于偏头痛，严重的爆裂样头痛可见于蛛网膜下腔出血，发作样电击样剧烈疼痛常见于三叉神经痛，紧张性头痛则往往为轻至中度的紧箍感或重压感。

4. 伴随症状 典型的先兆型偏头痛可有视觉异常的先兆，继之出现头痛。脑膜脑炎或颅内占位引起的头痛常伴恶心、呕吐、视盘水肿。伴有急剧视力下降的头痛要考虑青光眼的可能。

5. 头痛的发作频率和持续时间 头痛发生快，时间持续短的多为功能性头痛。如偏头痛持续的时间通常是数十分钟至数小时，可间隔数十天或数月发生一次。慢性进展的持续性头痛则通常由器质性病变引起，如颅内肿瘤，颅内压增高等。

6. 诱发或缓解因素　偏头痛患者可因寒冷或强光刺激、进食富含酪胺的食物诱发。咳嗽、打喷嚏等可加重高颅压性头痛,平卧可缓解的则为低颅压性头痛。丛集性头痛可因直立位而减轻。

(四) 诊断思维

在头痛的诊断过程中,应首先区分是原发性或是继发性,才能进一步明确病因。原发性头痛主要根据特征性的临床特点做出判断,没有阳性的神经系统体征和辅助检查的异常,因此在确立诊断时必须注意排除继发性头痛。

1. 详细的病史采集成为确立诊断的重要基础

(1)根据头痛发生的形式、发作频率、持续时间、性质、程度、部位、伴随症状、诱发和缓解因素,可以帮助判断头痛的病因:头痛患者在我们的临床诊疗过程中经常会遇到,其中大部分都是原发性头痛,体格检查和各种辅助检查都是阴性,不能对疾病的诊断提供多大帮助,这时候病史特点就是主要的诊断依据。譬如,丛集性头痛是一种特殊的原发性头痛,归为三叉自主神经性头痛。常见于30岁以上的男性,疼痛发作迅速,持续时间短、疼痛剧烈,大部分局限于单侧三叉神经第1、2支的支配区。同时,还有一些特征性的伴随症状,诸如头痛同侧的结膜充血或流泪、鼻塞或流涕、前额或面部出汗、眼睑下垂或瞳孔缩小等相关的交感神经受累的表现。头痛发作时间也很刻板,常会在发作期每日午后相似的时间发作,故又称为“闹钟头痛”,发作期可持续1~2月,与长时间的缓解期交替。如果全面地询问病史,了解到头痛发作符合以上这些特点,就不难做出诊断了。

(2)全面了解患者的一般情况:患者的年龄与性别、既往病史和伴随疾病、外伤史、药物服用史、中毒史和家族史等都会对头痛的诊断有重要的意义,不应遗漏。一名老年患者新发的渐进性加重的头痛,如果几周前有过轻微的头部外伤史(诸如撞到了门上),即使当时做过头颅CT检查未见异常,仍要考虑慢性硬膜下出血的可能,需要及时复查头颅CT平扫以排除。如果一名慢性头痛的患者长期自行服用止痛药物来改善头痛,因为某些原因停药后出现头痛加重,要考虑可能为药物过度使用性头痛。对患者一般情况的详细了解会有助于准确地作出头痛的诊断。

2. 全面详尽的查体,尤其是神经系统查体如脑膜刺激征,眼底检查等,包括对五官、颈部等邻近结构的检查,都有助于发现引起头痛的病变所在

头痛时伴随的阳性体征往往提示了继发性头痛,需要进一步寻找病因。眼底检查发现视盘水肿,提示头痛与颅内压增高有关,若发现有眼底出血,还要考虑蛛网膜下腔出血的可能。剧烈头痛伴脑膜刺激征阳性可以出现在蛛网膜下腔出血、脑膜炎、脑膜癌病等疾病中,需要进一步行辅助检查。头痛伴随眼球运动障碍,要考虑后交通动脉瘤、海绵窦血栓形成等可能,通过影像学检查可明确。阳性体征可以帮助病变的定位,指导下一步辅助检查的选择。

3. 选用合适的神经影像学检查(CT、MRI 或 DSA)及腰穿脑脊液等辅助检查,为明确继发性头痛的病因提供依据

一名没有任何神经系统阳性体征的头痛患者,如果以往有过数次发作且可自行缓解,程度也不剧烈,临床特点符合原发性头痛(如偏头痛或紧张性头痛)诊断标准的,并不需要盲目地进行头颅CT或MRI等影像学检查。但一名新发的头痛,如果同时伴有肢体瘫痪,或是伴有眼肌麻痹、面瘫,哪怕这些体征很轻微,都不应忽视,需要行头颅CT、MRI检查寻找病灶。如果一名急性头痛患者,查体时只发现脑膜刺激征阳性,无肢体瘫痪及脑神经受损的体征,影像学检查阴性,仍需要进一步行腰穿检查,了解脑脊液压力,做脑脊液常规、生化及相关病原学检查明确有无蛛网膜下腔出血、脑膜炎或脑膜癌等疾病。因此,根据头痛的病史特点和查体的阳性体征合理选择辅助检查,才能更好地完成头痛的病因诊断。

(陈　嬿)

第三节　胸　痛

(一) 定义

胸痛(chest pain)指胸部的一种不愉快的感觉和个人的情绪体验,是一种症状。

(二) 病因

1. 心血管疾病　冠状动脉粥样硬化性心脏病(不稳定型心绞痛、稳定型心绞痛、变异型心绞痛及心肌梗死等),主动脉夹层,肺栓塞(梗死),心肌病,心脏瓣膜病,急性心包炎,心包积液,胸主动脉瘤(夹层动脉瘤),肺动脉高压,心功能不全,风湿性心脏病,先天性心脏病等相关疾病。

2. 呼吸系统疾病　气胸,血胸,肺炎,肺结核,肺脓肿,胸腔积液,支气管炎,肺癌,胸膜炎,脓胸,支气管异物等相关疾病。

3. 纵隔疾病　纵隔炎,纵隔气肿,纵隔肿瘤等相关疾病。

4. 胸壁疾病　带状疱疹,肋间神经炎,急性皮炎,皮下蜂窝织炎,肋软骨炎,流行性肌炎,肋骨骨折,多发性骨髓瘤,急性白血病等相关疾病。

5. 其他　过度通气综合征,痛风,反流性食管炎,食管癌,食管裂孔疝,膈下脓肿,肝脓肿,脾梗死,神经官能症及其他部位疼痛引起的放射痛等。

(三) 发生机制及临床表现特点

目前发生胸痛的机制有以下2种:①物理化学因素及刺激因子刺激胸部感觉神经纤维,产生痛觉冲动,传至大脑皮质的痛觉中枢引起胸痛;②放射痛(radiating pain):亦称牵涉痛,指当某些内脏器官发生病变时,远离该器官某部位体表或深部组织的疼痛。

胸痛的临床特点如下:

1. 发病年龄

任何年龄阶段均有可能发生胸痛,青壮年胸痛多为气胸、胸膜炎、心肌炎、心肌病、胸部外伤等常见的疾病。40岁以上患者多为心血管及呼吸系统疾病,如:冠状动脉粥样硬化性心脏病、主动脉夹层、肺栓塞、肺癌、纵隔肿瘤等常见的疾病。

2. 胸痛部位

(1)心绞痛和心肌梗死引起的胸痛多在胸骨后和心前区或剑突下,可有肩部、腰背部及腹部放射痛。

(2)主动脉夹层引起的胸痛多位于胸背部,向下放射至下腹、腰部、两侧腹股沟和下肢。

(3)胸壁疾病所致胸痛常固定在病变部位,且局部有压痛。①若为胸壁炎症性病变,局部可有红、肿、热、痛表现。②带状疱疹可见水疱沿一侧肋间神经分布,不超过体表中线。③肋软骨炎引起胸痛常在第1~2肋软骨处见单个或多个隆起,局部压痛,但无红肿。

(4)肺癌引起的胸痛多以肩部、腋下为主,向上肢内侧放射。

(5)胸膜炎引起的胸痛多在胸侧部。

(6)食管及纵隔病变引起的胸痛多在胸骨后。

(7)膈下脓肿引起的胸痛多在右下胸,侵犯膈肌中心部时疼痛放射至右肩部。

(8)食管性疾病引起胸痛多在胸骨后。

(9)消化系统肝胆疾病引起的胸痛多在右下胸部,有时在右上腹部。

3. 胸痛性质

胸痛的性质多种多样,常见的有:绞窄样、刀割样、烧灼样、撕裂样、隐痛、刺痛等,现将常见疾病的胸痛性质列表如下(表2-3-7):

表 2-3-7 常见疾病的胸痛性质

带状疱疹	刀割样、灼热样剧痛
肋间神经痛	阵发性灼痛、刺痛
气胸	发病初期有撕裂样疼痛
夹层动脉瘤	突发胸背部撕裂样剧痛或锥痛
食管炎	烧灼痛
心绞痛	绞窄样,伴重压窒息感
心肌梗死	疼痛更为剧烈,伴有恐惧、濒死感
胸膜炎	隐痛、钝痛、刺痛
肺梗死	突发胸部剧痛或绞痛,伴呼吸困难与发绀

4. 持续时间

胸痛可为阵发性及持续性,阵发性持续时间不等且间隔时间不等,持续性则为持续胸痛不能缓解。

5. 影响因素

疼痛发生的诱因、加重和缓解因素。具体如下:

(1)心绞痛发作可在劳力或精神紧张时诱发,休息或含服硝酸甘油或硝酸异山梨酯后于 1~2min 内缓解;心肌梗死服药后缓解无效。

(2)食管疾病多在进食时发作或加剧,服用抗酸剂和促动力药可减轻或消失。

(3)胸膜炎及心包炎引起的胸痛可因咳嗽或用力呼吸加剧,屏住呼吸及避免咳嗽有所缓解。

(四) 伴随症状

1. 胸痛伴咳嗽、咳痰和 / 或发热 常见于气管、支气管和肺部疾病。

2. 胸痛伴呼吸困难 病变累及范围较大,如大叶性肺炎、自发性气胸、渗出性胸膜炎、肺栓塞等。

3. 胸痛伴咯血 主要见于肺栓塞、支气管肺癌。

4. 胸痛伴苍白、大汗、血压下降或休克 多见于心肌梗死、大块肺栓塞、夹层动脉瘤、主动脉窦瘤破裂。

5. 胸痛伴吞咽困难 提示食管疾病,如反流性食管炎、食管癌等。

(五) 诊断策略

病史和体格检查是临床诊断过程中非常重要的资料,全面了解胸痛病史和体格检查结果的基础上,我们还需仔细观察胸痛以外的临床症状,如胸闷、咯血、咳嗽咳痰、意识障碍、发热、腹胀、腹痛等,仔细分析发生胸痛以外症状与胸痛性疾病的相关性;在以上基础之上分析胸痛是胸部原发部位痛还是其他部位疼痛引起的放射痛,最后还需结合临床影像学检查结果和相关生化指标检查结果明确导致患者发生的相关疾病。急性胸痛诊断顺序如图 2-3-1。

(六) 鉴别诊断

胸痛是常见症状,可以由多种疾病引起;急性胸痛可以是一些致命疾病的主要临床表现之一,如急性冠脉综合征、主动脉夹层、肺栓塞等。临床医师诊断胸痛时必须掌握全面临床资料细致分析,应首先区别胸痛起源于胸壁或胸内脏器病变,如已肯定病变来自胸腔内脏器官应进一步作病变的定位(哪个脏器)、定性与病因的诊断。鉴别主要根据病史、胸痛特点、伴随症状、体格检查及辅助检查进行鉴别,尤其需要及时诊断和识别哪些高危疾病。

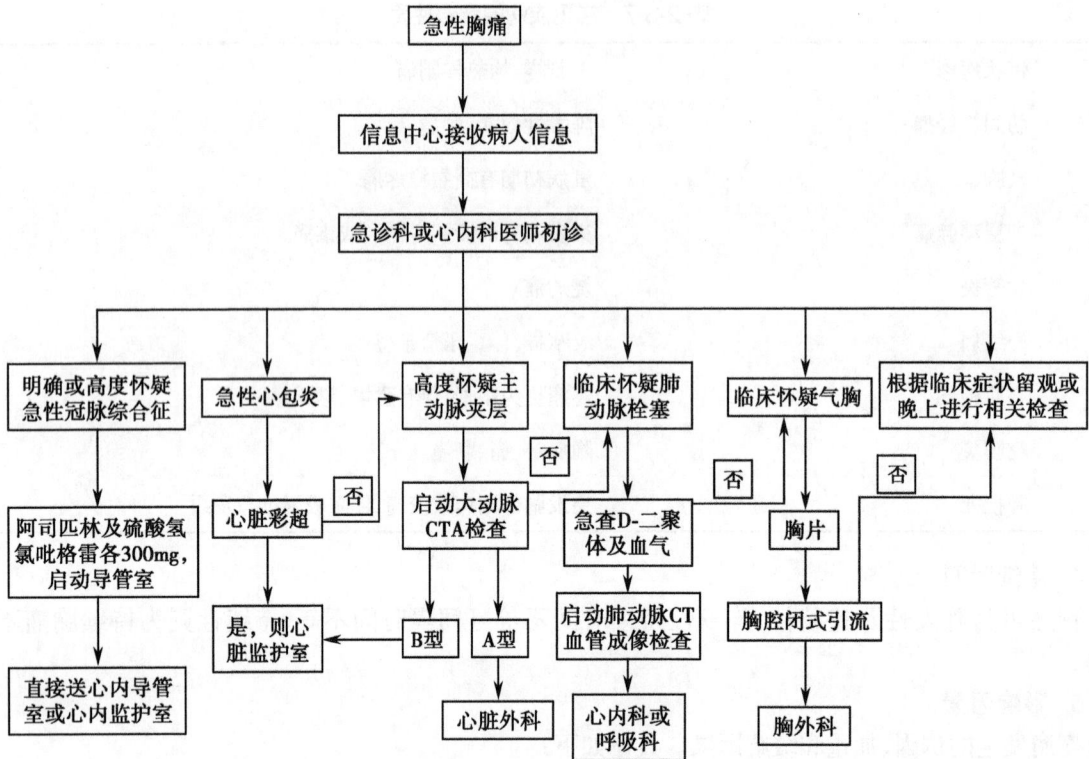

图 2-3-1 急性胸痛诊断顺序

(彭小平)

第四节 呼 吸 困 难

(一) 定义

呼吸困难(dyspnea)可被定义为患者无能力正常呼吸时的不适感和恐惧感。也指患者主观上感到呼吸费力、空气不足或气短,客观上主要表现为呼吸深度及频率的改变、节律不规则、辅助呼吸肌参与呼吸运动或被动性体位呼吸等。严重者可出现呼吸衰竭和神志改变。

(二) 病因

引起呼吸困难的原因繁多,常见的为呼吸系统和心血管系统疾病,其他系统疾病亦可导致呼吸困难。

1. 呼吸系统疾病

(1)上呼吸道疾病、支气管及肺部疾病:①喉及气管内异物,喉水肿或肿物;②感染性疾病:急性支气管炎、肺炎、急性肺损伤、急性呼吸窘迫综合征(ARDS)、肺结核等;③过敏或变态反应性疾病:支气管哮喘、过敏性肺炎、热带嗜酸性粒细胞增多症;④阻塞性病变:慢性阻塞性肺疾病(COPD)、弥漫性间质性肺疾病;⑤肺血管病变:急性肺水肿、肺栓塞等。

(2)胸膜疾病、胸廓及纵隔疾病:①自发性气胸、大量胸腔积液、胸膜炎症、胸廓畸形、外伤等;②膈运动障碍:如膈肌麻痹、大量腹腔积液、腹腔巨大肿瘤、胃扩张和妊娠末期。

(3)神经肌肉疾病:如脊髓灰质炎病变累及颈髓、急性多发性神经根神经炎和重症肌无力累及呼吸肌,药物导致呼吸肌麻痹等。

2. 循环系统疾病

(1)原发性心肌损害:冠心病心肌缺血、心肌梗死、心肌炎、心肌病等;

(2)心脏负荷过重:高血压、风湿性心脏病、心脏瓣膜病、先天性心脏病;

（3）心包疾病：心包炎、心包积液。

3. 中毒系列疾病

常见于吗啡类药物中毒、有机磷杀虫药中毒、氰化物中毒、亚硝酸盐中毒和一氧化碳中毒、酮症酸中毒等。

4. 神经精神与肌病性疾病

（1）颅脑疾病：如脑出血、脑外伤、脑肿瘤、脑炎、脑膜炎、脑脓肿等；

（2）精神疾病：惊恐、癔症、抑郁症等；

（3）肌肉疾病：周围性瘫痪、重症肌无力等。

5. 血液系统疾病

常见于重度贫血、高铁血红蛋白血症、硫化血红蛋白血症等。

6. 内分泌系统疾病

常见于甲亢危象，糖尿病酮症酸中毒等。

（三）发生机制及临床表现特点

不同类型的呼吸困难，其发生机制不一样，根据发生机制及临床表现特点，将呼吸困难分为以下六种类型。

1. 肺源性呼吸困难

主要是由呼吸系统疾病引起的通气、换气功能障碍导致缺氧和 / 或二氧化碳潴留。临床上常分为三种类型。

（1）吸气性呼吸困难

1）机制：上呼吸道梗阻狭窄。

2）临床表现特点：吸气时费力明显，严重时可出现"三凹征"（three depressions sign），体征上表现为胸骨上窝、锁骨上窝和肋间隙明显凹陷，此时亦可伴有干咳及高调吸气性喉鸣。常见于呼吸道阻塞性疾病。

（2）呼气性呼吸困难

1）机制：肺泡弹性减弱和 / 或小支气管的痉挛或炎症。

2）临床表现特点：呼气时费力、呼气缓慢且时间明显延长，体征上可有呼气期哮鸣音。常见于慢性支气管炎（喘息型）、慢性阻塞性肺气肿、支气管哮喘、弥漫性泛细支气管炎等。

（3）混合性呼吸困难

1）机制：肺或胸膜腔病变使肺呼吸面积减少导致换气功能障碍。

2）临床表现特点：吸气及呼气均费力明显、呼吸频率增快、呼吸深度变浅，体征上可有呼吸音异常或病理性呼吸音。常见于重症肺部疾病、肺梗死、弥漫性肺间质疾病、大量胸腔积液、气胸等疾病。

2. 心源性呼吸困难

主要是由于心功能不全引起，尤其是左心衰竭时呼吸困难更为严重。

（1）左心衰竭

1）机制：①肺淤血；②肺泡张力增高；③肺泡弹性减退；④肺循环压力升高。

2）临床表现特点为：①有基础病因，如心脏瓣膜病、高血压心脏病、心肌病、心肌炎等；②多表现为混合性呼吸困难，与活动量相关，活动时呼吸困难出现或加重，休息时减轻或消失，与体位相关，卧位明显，坐位或立位时减轻，故而当患者病情较重时，往往被迫采取半坐位或端坐呼吸（orthopnea）；③体征上两肺可闻及湿性啰音；④应用改善心功能药物改善左心功能后呼吸困难症状随之好转。急性左心衰竭时呼吸困难尤为明显，常突感胸闷气急，被迫坐起，惊恐不安。轻者数分钟至数十分钟后症状逐渐减轻、消失；重者可见端坐呼吸、面色发绀、大汗、有哮鸣音、咳浆液性粉红色泡沫痰，两肺底有较多湿性啰音，心率加快，可有奔马律，此种呼吸困难称"心源性哮喘"（cardiac asthma）。

（2）右心衰竭

1）机制：①右心房和上腔静脉压升高,刺激压力感受器反射性地兴奋呼吸中枢；②血氧含量减少,乳酸、丙酮酸等代谢产物增加；③淤血性肝大、腹腔积液和胸腔积液,使呼吸运动受限；④使心脏舒张受限,引起体循环静脉淤血所致。

2）临床表现特点：体循环淤血表现为主,多见于肺源性心脏病,也可由左心衰竭发展而来。

3. 中毒性呼吸困难

（1）机制：血液中代谢产物增多,刺激颈动脉窦、主动脉体化学受体或直接兴奋刺激呼吸中枢。

（2）临床表现特点：①有引起中毒的基础病因,如尿毒症、糖尿病酮症、药物及化学物质中毒史等；②代谢性中毒时出现深长而规则的呼吸,可伴有鼾音,称为酸中毒大呼吸（Kussmaul 呼吸）；③中枢抑制药物和有机磷杀虫药中毒时,呼吸缓慢、变浅伴有呼吸节律异常的改变如 Cheyne-Stokes 呼吸（潮式呼吸）或 Biot 呼吸（间停呼吸）；④化学毒物中毒可导致机体缺氧引起呼吸困难。

4. 神经性呼吸困难

（1）机制：颅内压增高和供血减少刺激呼吸中枢,使呼吸变为慢而深,并常伴有呼吸节律的改变。

（2）临床表现特点：常见于脑出血、脑炎、脑膜炎、脑脓肿、脑外伤及脑肿瘤等重症脑部疾病。

5. 精神性呼吸困难

（1）机制：过度通气而发生碱中毒。

（2）临床表现特点：可突然发生,呼吸频率快而浅,常有叹息样呼吸或出现手足搐搦等表现。

6. 血源性呼吸困难

（1）机制：红细胞携氧量减少,血氧含量降低。

（2）临床表现特点：呼吸浅,心率快,重度贫血、失血性休克、高铁血红蛋白血症等疾病中较为常见。

（四）伴随症状

1. 发作性呼吸困难伴哮鸣音　多见于支气管哮喘、COPD（慢性阻塞性肺疾病）急性发作、心功能不全等；突发性重度呼吸困难见于呼吸道梗阻狭窄,如：急性喉水肿、气管异物等,大面积肺栓塞、气胸中也可见。

2. 呼吸困难伴发热　多见于感染性疾病,如肺炎、肺脓肿、肺结核、胸膜炎、急性心包炎等。

3. 呼吸困难伴胸痛　常见于大叶性肺炎、急性渗出性胸膜炎、肺栓塞、自发性气胸、急性心肌梗死、支气管肺癌等。

4. 呼吸困难伴咳嗽、咳痰　常见于慢性支气管炎、阻塞性肺气肿继发肺部感染、支气管扩张、肺脓肿等；伴大量泡沫痰可见于有机磷中毒；伴粉红色泡沫痰见于急性左心衰竭。

5. 呼吸困难伴意识障碍　常见于脑出血、脑膜炎、糖尿病酮症酸中毒、尿毒症、肺性脑病、急性中毒、休克型肺炎等。

（五）诊断思维

病史和体格检查是临床诊断过程中非常重要的资料,在全面了解呼吸困难病史和体格检查结果的基础上,我们还需仔细观察呼吸困难以外的临床症状,如咳嗽咳痰、意识障碍、胸痛、发热、咯血、腹胀、腹痛等,仔细分析呼吸困难以外症状与呼吸困难性疾病的相关性；在以上基础之上分析呼吸困难是吸气性、呼气性还是混合性呼吸困难,最后还需结合临床影像学检查结果和相关生化指标检查结果明确导致患者发生呼吸困难的相关疾病。诊断顺序如下图 2-3-2。

（六）鉴别诊断

1. 急性发作呼吸困难患者伴有剧烈的胸痛、发绀,考虑为自发性气胸；

2. 急性发作的呼吸困难患者伴有剧烈胸痛、发绀、发热、咯血,考虑为肺栓塞；

3. 发作性呼吸困难患者,伴有喘鸣、端坐呼吸,考虑为支气管哮喘,但应与心源性哮喘进行鉴别诊断；

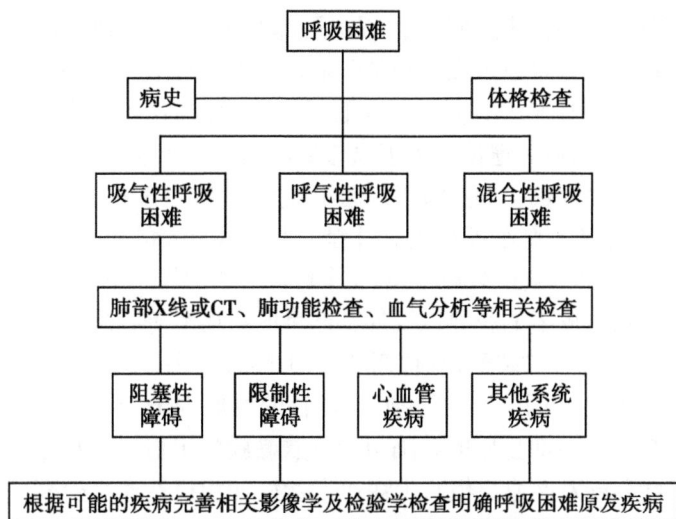

图 2-3-2 呼吸困难诊断顺序

4. 急性发作的呼吸困难患者伴有刺激性咳嗽、窒息、考虑为气管、支气管异物;

5. 患者为吸气性呼吸困难,呼吸困难逐渐加重,并伴有咯血、声嘶,考虑为喉癌;

6. 患者呼吸困难逐渐加重,并伴有发热症状和轻度气胸,考虑为肺炎、肺结核、胸膜炎;

7. 患者呼吸困难,伴有慢性咳嗽,劳累加重,考虑为慢性阻塞性肺疾病,若合并肺气肿,考虑为慢性阻塞性肺气肿;

8. 患者呼吸困难于夜间突然发作,端坐呼吸,伴有咳嗽、咳痰症状,痰液中有粉红色泡沫,考虑为肺水肿、左心功能不全;

9. 患者呼吸困难呈进展性发展,伴有少尿、肝脏肿大、下肢水肿,考虑为右心室功能不全;

10. 呼吸困难缓慢发展,可见贫血貌,多见于近期失血量较大、休克患者;

11. 患者发生呼吸困难伴有发热考虑为部分慢性肺疾病急性恶化、吸入性肺炎、血胸、过敏性肺炎、部分肺栓塞和心肌梗死等,伴发热的同时出现意识障碍,考虑由脑血管疾病引起;

12. 伴有手足搐搦、麻木感者见于高通气综合征。

(彭小平)

第五节　皮肤黏膜出血

皮肤黏膜出血是指由于机体止血与凝血功能障碍,导致血液由毛细血管内进入皮肤或黏膜下组织,常为自发性或轻微外伤后出血。

(一) 发生原因

皮肤黏膜出血的基本病因包括:

1. 血管壁缺陷;

2. 血小板数量或功能异常;

3. 凝血因子缺乏或活性降低;

4. 循环血液中抗凝物质增多;

5. 纤维蛋白溶解亢进。

(二) 发生机制

1. **血管壁缺陷** 血管分为动脉、静脉和毛细血管。血管壁结构与功能的正常是保证血液在血管内畅流的重要因素。动脉和静脉壁由内膜、中膜和外膜三层组织构成;毛细血管的管壁主要是一层内皮细胞,内皮外仅有基质和薄层结缔组织。在正常情况下,血管受损可通过轴突反射使血管壁中膜层的平滑肌反射性收缩,引起远端毛细血管闭合,减缓局部血流,以利止血。与此同时,一些体液因子,如儿茶酚胺、5-羟色胺、血管紧张素以及血小板活化后产生的血栓素 A_2(TXA_2)、血管内皮细胞产生的内皮素也可引起血管收缩。当血管尤其是毛细血管,因遗传性或获得性缺陷引起结构异常和收缩功能障碍时,则可导致皮肤黏膜出血。遗传性毛细血管壁缺陷常见于遗传性毛细血管扩张症等,获得性毛细血管壁缺陷常见于过敏性紫癜、单纯性紫癜、老年性紫癜、维生素缺乏性紫癜等。

2. **血小板数量或功能异常** 血小板在止血过程中发挥着重要的作用。当血管受损时,血小板在血管性假血友病因子(von Willebrand factor,vWF)等黏附因子的作用下,黏附于血管损伤处暴露的内皮下组织。黏附的血小板被内皮下的胶原以及局部产生的凝血酶等物质激活而发生释放反应和花生四烯酸代谢,释放出的 ADP(腺苷二磷酸)和代谢产生的 TXA_2 可引起血小板聚集,形成白色血栓。活化的血小板还同时释放出血小板因子、5-羟色胺和贮存的凝血因子,参与凝血过程和促使血块收缩。血小板数量或功能的异常可因初期止血的缺陷引起皮肤黏膜的出血。血小板数量异常引起皮肤黏膜出血主要见于各种原发性和继发性血小板减少症:原发性,如免疫性血小板减少症;继发性,如再生障碍性贫血、脾功能亢进、骨髓增生异常综合征、白血病、系统性红斑狼疮及药物、感染所致的血小板减少等。血小板功能异常既可为先天性异常,如血小板无力症、巨大血小板综合征;也可为获得性异常,如继发于药物、尿毒症、肝病、异常球蛋白血症等的血小板功能异常。

3. **凝血因子缺乏或活性降低** 正常人体具备完善而复杂的凝血过程,是一系列血浆凝血因子相继酶解激活,最终生成凝血酶,形成纤维蛋白凝块的过程。凝血因子在凝血连锁反应中彼此相关,整个凝血过程环环相扣并受到精细调节。因此,任何一个凝血因子的缺乏或功能异常均可引起凝血障碍,从而导致皮肤黏膜出血。先天性凝血障碍常见于血友病、低纤维蛋白原血症、凝血因子V缺乏症、低凝血酶原血症等。后天获得性凝血功能障碍多见于维生素 K 缺乏症、严重肝病等。

4. **循环血液中抗凝物质增多** 大多为获得性因素引起,如获得性凝血因子抑制物、肝素样抗凝物质增多和抗凝药物过量等。

5. **纤维蛋白溶解亢进** 纤维蛋白溶解系统的主要作用是溶解沉积在血管内的纤维蛋白,维持血管腔的通畅,防止血栓形成。但若纤维蛋白溶解功能过强,则可影响到正常止血而致出血。临床上较多见的是一些病理状态下出现的继发性纤维蛋白溶解亢进,如弥散性血管内凝血的后期等。急性早幼粒细胞白血病常伴有原发性纤维蛋白溶解亢进。

(三) 临床表现

虽然各种出血性疾病均可出现皮肤黏膜出血,但以血管和血小板疾病最为常见。根据出血部位、程度或范围,皮肤黏膜出血有以下几种常见类型:

1. **出血点(petechia)** 又称瘀点,指直径不超过 2mm 的皮肤黏膜出血,大多如针头大小,可见于全身各部位,尤以四肢和躯干下部为多见。出血点通常不高出皮面,按压不褪色,早期呈暗红色,1 周左右可被完全吸收。小的出血点常需与小红痣相鉴别,两者按压均不褪色,但后者色泽较鲜亮,略高于皮面。出血点常见于血小板减少、血小板功能异常和毛细血管壁缺陷。

2. **紫癜(purpura)** 为直径 3~5mm 的皮下出血,特点与出血点基本相同,常见于血小板减少、血小板功能异常和血管壁缺陷。

3. **瘀斑(ecchymosis)** 为直径 5mm 以上的皮下片状出血,常见于肢体易摩擦、磕碰和受压的部位和针刺处,一般不高出皮面,按压不褪色,初期呈暗红色或紫色,逐渐转为黄褐色、黄色或黄绿色,2 周左右可被完全吸收。瘀斑常提示血管壁缺陷和凝血功能障碍,大片瘀斑见于严重凝血功能障碍性疾病、纤维蛋白溶解亢进以及严重血小板减少和功能异常。

4. **皮下血肿(hematoma)** 表现为大片皮下出血伴皮肤明显隆起。常见于严重凝血功能障碍性疾病,如血友病。

5. **血疱** 为暗黑色或紫红色水疱状出血,大小不等,多见于口腔和舌等部位。自发出现的口腔血疱常提示严重的血小板减少。

6. **鼻出血** 又称鼻衄。大多数情况下出血量较少,偶因大量出血而急诊就医。鼻出血的原因除了鼻黏膜损伤和炎症外,鼻黏膜局部的血管异常(如遗传性毛细血管扩张症)、血小板减少和功能障碍及凝血功能异常均为其常见原因。

7. **牙龈出血** 多由牙龈炎症及损伤引起,也见于血小板减少、严重凝血障碍和维生素缺乏等。各种出血表现可单独存在或同时存在于同一患者。

(四)诊断思维

1. 四肢对称性紫癜伴有关节痛和/或腹痛、血尿者,见于过敏性紫癜。

2. 皮肤黏膜出血伴发热、贫血、肝脾淋巴结肿大者,多见于白血病等血液系统恶性疾病。

3. 皮肤黏膜出血伴有鼻出血、牙龈出血、血尿、黑便等,见于血小板减少性紫癜、弥散性血管内凝血、严重肝病合并凝血功能障碍、维生素 K 依赖的凝血因子缺乏、鼠药中毒、抗凝药物过量等。

4. 皮肤紫癜伴有黄疸见于肝脏疾病、Evans 综合征(伊文思综合征)、阵发性睡眠性血红蛋白尿等。

5. 自幼即有轻伤后出血不止,有关节肿痛和畸形者,多见于血友病。

6. 皮肤黏膜出血伴牙龈肿胀、皮肤毛囊过度角化,应除外维生素 C 缺乏症。

7. 皮肤黏膜出血伴颅内压升高症状或中枢神经压迫症状,应考虑合并颅内出血。

8. 皮肤出血点伴高热、头痛、呕吐、精神萎靡或嗜睡、脑膜刺激征阳性,应考虑是否为流行性脑脊髓膜炎。

9. 软腭出血点伴发热、头痛、眼眶痛、腰痛、球结膜充血水肿、面部及前胸部皮肤充血、尿量改变,应考虑是否为流行性出血热。

10. 皮肤黏膜出血合并关节炎、口干、眼干或多系统损伤要警惕弥漫性结缔组织病。

11. 女性周期性出现的皮肤瘀斑,无其他伴随症状,可见于单纯性紫癜。

(王涓冬)

第六节 腹 痛

腹痛(abdominal pain)在临床上是极为常见的症状之一,腹部及腹腔外多种脏器疾病、甚至全身性疾病均可以腹痛为主要表现。按照起病缓急、病程长短可分为急性、慢性腹痛,前者多指既往没有疼痛史的患者突然出现持续时间小于 48 小时的腹部疼痛感,而后者多指腹部疼痛发生时间持续 2 个月以上。腹痛病因较多、机制复杂,其性质及程度亦受多种因素的影响。因此,在诊治过程中,必须进行认真详细的病史采集、全面查体、完善必要的辅助检查,综合分析其病理生理改变,才能做出正确的诊断。

(一)发生原因

1. 急性腹痛

(1)腹腔器官急性炎症:急性胃炎、急性肠炎、急性胰腺炎、急性胆囊炎、急性阑尾炎等。

(2)空腔脏器阻塞或扩张:肠梗阻、胆道结石、胆道蛔虫症、泌尿系统结石等。

(3)脏器扭转或破裂:肠扭转、绞窄性肠梗阻、肠系膜或大网膜扭转、胃肠穿孔、卵巢囊肿蒂扭转、肝破裂、脾破裂、异位妊娠破裂等。

(4)腹膜炎症:各种原因引起的腹膜的急性炎症,胃肠穿孔可引起急性腹膜炎、细菌移位引起自发性腹膜炎,还可发生结核性腹膜炎等。

(5)腹腔内血管阻塞:缺血性肠病、腹主动脉瘤及门静脉血栓形成等。

(6)腹壁疾病:腹壁外伤、细菌感染及腹壁带状疱疹。

(7)胸腔疾病所致腹部牵涉性痛:肺梗死、大叶性肺炎、心绞痛、心肌梗死、急性心包炎、胸膜炎、胸椎结核等。

(8) 全身性疾病所致的腹痛：腹型过敏性紫癜、糖尿病酮症酸中毒、尿毒症、铅中毒、血卟啉病等。

2. 慢性腹痛

(1) 腹腔脏器慢性炎症：慢性胃炎、十二指肠炎、炎症性肠病、慢性胆囊炎及胆道感染、慢性胰腺炎、腹膜炎等。

(2) 消化道运动障碍：功能性消化不良、肠易激综合征及胆道运动功能障碍等。

(3) 消化道溃疡：包括胃、十二指肠溃疡等消化性溃疡、小肠及大肠溃疡性疾病等。

(4) 腹腔脏器扭转或梗阻：慢性胃扭转、肠扭转、十二指肠壅滞证、慢性肠梗阻。

(5) 脏器包膜的牵张：实质性器官因病变肿胀、导致包膜张力增加而发生的腹痛，多发生在肝脏，如肝淤血、肝炎、肝脓肿、肝癌等。

(6) 中毒与代谢障碍：铅中毒、尿毒症等。

(7) 肿瘤压迫及浸润：以恶性肿瘤居多，与肿瘤不断生长、压迫和侵犯感觉神经有关。

(二) 发生机制

腹痛的发生机制分三种，即内脏性腹痛、躯体性腹痛和牵涉痛。

1. 内脏性腹痛 指腹内某一器官的痛觉信号由交感神经传入脊髓引起。疼痛特点为：疼痛部位不确切，多数接近腹中线；疼痛感觉较模糊，多为痉挛痛、不适感、钝痛或者灼痛；常伴恶心、呕吐、出汗等其他自主神经兴奋症状。

2. 躯体性腹痛 由来自腹膜壁层及腹壁的痛觉信号，经体神经传至脊神经根，反应到相应脊髓节段所支配的皮肤所引起。其特点是：定位准确；程度剧烈而持续；可有局部腹肌强直；腹痛可因咳嗽、体位变化而加重。

3. 牵涉痛 指内脏性疼痛牵涉到躯体体表部位，即内脏痛觉信号传至相应脊髓节段，引起该节段支配的体表部位疼痛。特点是定位明确、疼痛剧烈、有压痛、肌紧张及感觉过敏等。对牵涉痛的理解有助于判断疾病的部位和性质。熟悉神经的分布与腹部脏器的关系有利于疾病的定位诊断。

临床上不少疾病的腹痛涉及多种机制，如急性阑尾炎早期疼痛在脐周或上腹部，常有恶心、呕吐，为内脏性疼痛。随着疾病的进展，持续而强烈的炎症刺激影响相应脊髓节段的躯体传入纤维，出现牵涉痛，疼痛转移至右下腹麦氏点（McBurney 点）。当炎症进一步发展波及腹膜壁层，则出现躯体性疼痛，程度剧烈，伴压痛、肌紧张及反跳痛。

(三) 临床表现与特点

1. 腹痛部位 一般情况下，疼痛部位可反映病变所在的部位。如：胃、十二指肠、胰腺及部分心脏疾病，疼痛多在上腹部；胆囊炎、胆石症、肝炎、肝癌、肝脓肿等疾病，疼痛多在右上腹部；小肠疾病疼痛部位多在脐周；结肠疾病疼痛多在左下腹部或下腹部；急性阑尾炎疼痛可局限于右下腹部；膀胱炎、盆腔炎、异位妊娠破裂等，疼痛发生于下腹部。弥漫性或不固定部位的疼痛多见于急性弥漫性腹膜炎、机械性肠梗阻、腹型过敏性紫癜、铅中毒、血卟啉病、急性出血坏死性肠炎等。

2. 诱发因素 急性胰腺炎发作前常有酗酒和（或）暴饮暴食史。贲门黏膜撕裂引起的消化道出血多与饮酒、多食后恶心呕吐有关，呕吐物初为胃内容物，之后出现血性物质；胆囊炎、胆石症发作前常有油腻食物进食史；部分机械性肠梗阻与腹部外科手术史有关；腹部受到暴力作用后并发的休克常与内脏破裂，尤其是肝、脾破裂有关。

3. 腹痛性质、程度及缓解因素 隐痛、钝痛多为内脏性疼痛，多由胃肠张力变化或慢性炎症所引起，胀痛多是与脏器包膜牵张有关。中上腹间断性、持续性隐痛、钝痛、烧灼样痛多为慢性胃炎及消化性溃疡等，多与进食有关；突发上腹部持续性剧烈的烧灼样痛，迅速波及全腹，要考虑消化性溃疡合并穿孔，不及时干预便不能得到有效缓解；突发上腹部持续性剧烈钝痛、刀割样痛、阵发性加剧，弯腰抱膝位可缓解，多为腹膜后位器官疾病，尤其是急性胰腺炎；胆石症或泌尿系统结石引起的绞痛，程度剧烈，患者辗转难安，但缓解时腹痛症状可完全消失；阵发性剑突下或右上腹钻顶样疼痛是胆道蛔虫症的典型表现；持续性全腹部剧烈疼痛伴有腹壁肌紧张、腹肌强直呈板状，提示为急性弥漫性腹膜炎。

脐周、下腹部或左下腹隐痛、胀痛，排便后可缓解，提示肠易激综合征可能。

4. 发作时间　空腹或餐后痛等与进食有关的周期性、节律性腹痛，考虑与胃酸作用于消化性溃疡有关，另外，餐后痛还可与胆胰疾病、胃部的肿瘤或消化不良有关。子宫内膜异位症患者腹痛与月经有关，而卵泡破裂的腹痛多于月经间期发作。

5. 与体位的关系　某些体位可使腹痛加剧或减轻，也会为诊断提供线索。反流性食管炎患者在直立位时症状缓解，前屈或平卧时腹痛明显；胃黏膜脱垂的患者左侧卧位可使腹痛减轻，十二指肠壅滞证在膝胸位或俯卧位可使腹痛及呕吐症状缓解；胰体尾部癌症患者在仰卧位时腹痛症状明显，前倾位或俯卧位时症状缓解。

（四）诊断思维

如患者因腹痛入院，首先应通过对患者一般状态的观察，如平车推入、轮椅推入、步入病室或是被动体位，是否表情自若或是呈现痛苦病容等，对病情轻重进行初步的评估。详细采集病史，关注患者病程长短、发作时间、诱因、腹痛性质、程度及缓解因素、伴随症状等诊断线索，询问既往史、个人史、家族史等，获得有效的临床信息。之后进行系统及重点查体，对患者可能罹患的一种或几种疾病形成初步诊断。

针对疑诊疾病选择有效的、必要的相关辅助检查，以获得确定诊断的客观证据支持。在选择辅助检查及实验室检查方面，应兼顾检查及检验的必要性及全面性，充分考虑患者的病情急缓，进行个体化、规范化诊疗，必要时可先给予相关治疗干预、稳定生命体征后再行辅助检查和（或）实验室检查。

（李　惠）

第七节　消化道出血

消化道是指从食管到肛门的管道，包括胃、十二指肠、空肠、回肠、盲肠、结肠及直肠。上消化道出血是指十二指肠悬韧带（屈氏韧带，Treitz 韧带）以上的消化道出血，包括食管、胃、十二指肠、肝、胆、胰、胃空肠吻合术后吻合口引起的出血。下消化道出血是指屈氏韧带以下的肠段出血，包括空肠、回肠、结肠以及直肠病变引起的出血。

一、发生原因和发病机制

消化道出血可因为消化道本身炎症、机械性损伤、血管病变、肿瘤等因素引起，也可因为邻近器官的病变和全身性疾病累及消化道所致。上消化道出血占全部消化道出血的 75%~80%，病死率 5%~10%。在上消化道出血病因中，消化性溃疡、急性胃黏膜糜烂、食管 - 胃底静脉曲张、胃癌为常见原因。结肠、直肠癌占下消化道出血病例的 30%~50%，其次是肠道息肉、炎症性病变、憩室等。有 5% 左右的上消化道出血和 5% 左右的下消化道出血病例未能找到确切病因。

消化道出血的发病机制与引起出血的病因、出血部位和出血速度有关，病因不同，其发病机制亦不同。

（一）呕血

1. 消化系统疾病

（1）食管疾病：包括反流性食管炎、食管憩室炎、食管溃疡、食管癌、食管异物、食管贲门黏膜撕裂综合征（Mallory-Weiss 综合征）、食管裂孔疝、食管损伤等。

（2）胃及十二指肠疾病：最常见为消化性溃疡，其次有急性糜烂出血性胃炎、胃癌、胃泌素瘤（Zollinger-E1lison 综合征）、胃血管异常如黏膜下恒径动脉破裂出血（Dieulafoy 病）等亦可引起呕血。其他少见疾病有平滑肌瘤、平滑肌肉瘤、淋巴瘤、息肉、胃黏膜脱垂、急性胃扩张、胃扭转、憩室炎、结核、克罗恩病等。

（3）门静脉高压引起的食管 - 胃底静脉曲张破裂或门静脉高压性胃病出血，大量呕血常由门静脉高压所致的食管静脉曲张破裂所致,食管异物戳穿主动脉可造成大量呕血,并危及生命。

2. 上消化道邻近器官或组织的疾病

胆道结石、胆道蛔虫、胆囊癌、胆管癌及壶腹癌出血均可引起大量血液流入十二指肠导致呕血。此外还有急慢性胰腺炎、胰腺癌合并脓肿破溃、主动脉瘤破入食管、胃或十二指肠、纵隔肿瘤破入食管等。

3. 下消化道系统疾病

在下消化道系统疾病中,主要是空肠上段的疾病才有可能引起呕血,如小肠血管畸形、憩室、肿瘤等。

(二) 便血

1. 下消化道疾病

(1)小肠疾病:肠结核、肠伤寒、急性出血性坏死性肠炎、钩虫病、克罗恩病、小肠肿瘤、小肠血管瘤、空肠憩室炎或溃疡、梅克尔憩室炎或溃疡、肠套叠等。

(2)结肠疾病:急性细菌性痢疾、阿米巴痢疾、血吸虫病、溃疡性结肠炎、结肠憩室炎、结肠癌、结肠息肉、缺血性结肠炎等。

(3)直肠肛管疾病:直肠肛管损伤、非特异性直肠炎、放射性直肠炎、直肠息肉、直肠癌、痔、肛裂、肛瘘等。

(4)血管病变:如血管瘤、毛细血管扩张症、血管畸形、血管退行性变、缺血性肠炎、静脉曲张等。肠系膜上动静脉瘘溃破入胃肠道。

2. 上消化道疾病

出血量大的上消化道出血也可表现为暗红色血便。

(三) 全身性疾病

1. **血液疾病**　血小板减少性紫癜、过敏性紫癜、白血病、血友病、霍奇金病、遗传性毛细血管扩张症、弥散性血管内凝血及其他凝血机制障碍(如应用抗凝药过量)等。

2. **感染性疾病**　流行性出血热、钩端螺旋体病、登革热、暴发型肝炎、败血症等。

3. **结缔组织病**　系统性红斑狼疮、皮肌炎、结节性多动脉炎累及上消化道。

4. **其他**　尿毒症、肺源性心脏病、呼吸功能衰竭等。

二、临床表现与特点

(一) 呕血与黑便

呕血前常有上腹不适和恶心,随后呕吐血性胃内容物。其颜色视出血量的多少及在胃内停留时间以及出血的部位而不同。出血量多、在胃内停留时间短、出血位于食管,则血色鲜红或混有凝血块,或为暗红色;当出血量较少或在胃内停留时间长,则因血红蛋白与胃酸作用形成酸化正铁血红蛋白,呕吐物可呈咖啡渣样,为棕褐色。呕血的同时因部分血液经肠道排出体外,血液中的铁经肠内硫化物作用形成硫化铁,形成黑便。

(二) 便血

多为下消化道出血,可表现为急性大出血、慢性少量出血及间歇性出血。便血颜色可因出血部位不同、出血量的多少以及血液在肠腔内停留时间的长短而异。如出血量多、速度快则呈鲜红色;若出血量小、速度慢,血液在肠道内停留时间较长,则可为暗红色。粪便可全为血液或混合有粪便,也可仅黏附于粪便表面或于排便后肛门滴血。出血量大的上消化道出血也可表现为暗红色血便。

(三) 失血性周围循环衰竭

急性大出血由于循环血量迅速减少而导致周围循环衰竭,多见于短时间内出血量>1 000ml 患者。表现为头昏、心悸、乏力、平卧突然起立时晕厥、肢体冷感、心率加快、血压下降,严重者呈休克状态。

(四)血液学改变

出血早期可无明显血液学改变,出血 3~4 小时以后由于组织液的渗出及输液等情况,血液被稀释,血红蛋白及血细胞比容逐渐降低。出血后 24~72 小时血液稀释到最大限度。消化道大出血 2~5 小时,白细胞可达(10~20)×10^9/L,血止后 2~3 天恢复正常,肝硬化、脾功能亢进者白细胞可不升高。

(五)其他

消化道出血可出现氮质血症、发热等表现。

三、诊断思维

(一)询问病史

1. 呕血

(1)确定是否为呕血,应注意排除口腔、鼻咽部出血和咯血。

(2)诱因:有否饮食不节、大量饮酒、毒物或特殊药物摄入史。

(3)既往史:过去是否有慢性上腹部疼痛、反酸、胃灼热、嗳气等消化不良病史,是否有肝病、出血性疾病、冠心病、高血压、糖尿病、血液系统疾病、肾脏疾病等病史,是否有颅内手术、烧伤等应激事件。是否有肛周病变病史,胃肠道手术史。

(4)用药史:是否有阿司匹林等非甾体抗炎药、类固醇激素、铁剂等胃肠道刺激性药物服用史。

2. 便血

(1)便血的病因和诱因:是否有饮食不节、进食生冷、辛辣刺激等食物史。有否服药史或集体发病。便血的颜色及其与大便的关系可以帮助推测出血的部位、速度及可能的病因。

(2)既往史:是否有肝病、出血性疾病、冠心病、高血压、糖尿病、血液系统疾病、肾脏疾病等病史。过去有否腹泻、腹痛、肠鸣、痔、肛裂病史,有否使用抗凝药物,有否胃肠手术史等。

3. 伴随症状 了解伴随症状对估计失血量及确定病因很有帮助,下列是常见伴随症状。

(1)腹痛:中青年人,慢性反复上腹痛,且呈周期性与节律性,出血后疼痛减轻,见于消化性溃疡;中老年人,慢性上腹痛,疼痛无明显规律性并伴有厌食、消瘦或贫血者,应警惕胃癌。上腹绞痛或有黄疸伴便血者,应考虑胆道出血;腹痛时排血便或脓血便,便后腹痛减轻,见于细菌性痢疾、阿米巴痢疾或溃疡性结肠炎;腹痛伴便血还见于急性出血性坏死性肠炎、肠套叠、肠系膜血栓形成或栓塞、膈疝等。

(2)里急后重:即肛门坠胀感。感觉排便未净,排便频繁,但每次排便量甚少,且排便后未感轻松,提示为肛门、直肠疾病,见于痢疾、直肠炎及直肠癌。

(3)发热:便血伴发热常见于传染性疾病,如败血症、流行性出血热、钩端螺旋体病或部分恶性肿瘤,如肠道淋巴瘤、白血病等。

(4)全身出血倾向:便血伴皮肤黏膜出血者,可见于急性传染性疾病及血液疾病,如重症肝炎、流行性出血热、白血病、过敏性紫癜、血友病等。

(5)黄疸、发热及全身皮肤黏膜有出血倾向者:见于某些感染性疾病,如败血症及钩端螺旋体病等。

(6)皮肤改变:皮肤有蜘蛛痣及肝掌者,便血可能与肝硬化门静脉高压有关。皮肤黏膜有毛细血管扩张,提示便血可能由遗传性毛细血管扩张症所致。

(7)肝脾肿大:皮肤有蜘蛛痣、肝掌、腹壁静脉曲张或有腹水,化验有肝功能障碍,提示肝硬化门静脉高压;肝区疼痛、肝大、质地坚硬、表面凹凸不平或有结节,血清甲胎蛋白(AFP)阳性者多为肝癌。

(8)腹部肿块:便血伴腹部肿块者,应考虑肠道恶性淋巴瘤、结肠癌、肠结核、肠套叠及克罗恩病等。

(9)黄疸:黄疸、寒战、发热伴右上腹绞痛而呕血者,可能由胆道疾病所引起。

(10)其他:近期有服用非甾体抗炎药史、酗酒史、大面积烧伤、颅脑手术、脑血管疾病和严重外伤伴呕血者,应考虑急性胃黏膜病变。在剧烈呕吐后继而呕血,应注意食管贲门黏膜撕裂。

(11)出现头晕、黑矇、口渴、冷汗提示血容量不足。上述症状于出血早期可随体位变动(如由卧位变坐、立位时)而发生。伴有肠鸣、黑便者,提示有活动性出血。

(二)出血严重程度的估计和周围循环状态的判断

成人每日上消化道出血 5~10ml,粪便隐血可呈阳性,每日出血量 50~100ml 时,可出现黑便,每日出血量>(400~500)ml 时,可出现全身症状,如头昏、心悸、乏力等。短时间出血量>1 000ml 时,可出现周围循环衰竭表现,如神志不清、面色苍白、心率加快、脉搏细弱、血压下降、呼吸急促等表现。

(三)体格检查

1. 检查生命体征　动态观察血压、脉搏、呼吸等情况。如果患者血压下降幅度>15~20mmHg 或心率加快幅度>10 次/min,则提示血容量不足。如收缩压<90mmHg,心率>120 次/min,伴有面色苍白、四肢湿冷,烦躁不安或神志不清,则提示进入休克状态,需积极抢救。

2. 腹部及特殊体征　重点检查有无腹壁静脉曲张,腹壁肌紧张,腹部压痛,腹部包块,肝脾肿大,腹水,听诊血管杂音以及是否存在消瘦等情况。

3. 全身皮肤黏膜检查　有无黄疸、紫癜、瘀点、瘀斑、淋巴结肿大等情况。

4. 下消化道出血者进行肛门指诊　检查有无肿块、狭窄、痔疮、肛裂等情况。

(四)出血病因的诊断

临床表现、既往史、体格检查可为消化道出血的病因提供重要线索,但确诊出血原因与出血部位需要依靠多种检查方法共同完成。

1. 临床表现与既往史

(1)慢性、周期性、节律性上腹痛,特别是出血前加重,出血后减轻,多由于消化性溃疡引起。

(2)有非甾体抗炎药(NSAID)服用史或应激性事件者,多引起 NSAID 相关溃疡、急性出血性胃黏膜病变或应激性溃疡。

(3)既往有病毒性肝炎、酗酒史,并有门静脉高压的上消化道大出血者,多由于食管-胃底静脉曲张破裂引起出血。

(4)中年以上患者,如伴有消瘦、厌食、上腹痛者应怀疑胃癌可能。

(5)老年患者下消化道出血以大肠癌、结肠血管扩张、缺血性肠炎多见。

(6)结核病、血吸虫病、腹部放疗等病史可引起相应的肠道疾病致下消化道出血。

(7)动脉硬化、口服避孕药可引起缺血性肠炎。

(8)血液病、结缔组织病疾病过程中出现的出血应考虑原发病引起的消化道出血。

2. 实验室检查

(1)粪便常规及隐血实验:呕血及便血的患者会出现粪便性状和颜色变化。粪便隐血和呕吐物隐血实验可证实有消化道出血。

(2)血液学检查:

1)血常规检查:红细胞计数、血细胞比容、血红蛋白浓度可以帮助估计失血程度。急性出血量不是很大时,上述指标因血液浓缩及血液重新分布,可暂时无变化,一般需 3~4 小时以后组织液渗入血管内补充血容量才出现红细胞、血红蛋白、血细胞比容下降。出血后 24~72 小时血液稀释到最大限度。血小板计数异常需除外血液系统疾病和肝病。大出血 2~5 小时,白细胞可增高,血止后 2~3 天恢复正常。肝硬化患者脾功能亢进时,白细胞计数可不增加。

2)血尿素氮水平:在无肾脏疾病的患者中,血尿素氮水平可帮助确定出血部位和出血量。尿素氮水平进行性升高说明出血持续,且出血可能来自上消化道。上消化道大出血后数小时,血尿素氮开始升高,1~2 天达高峰,3~4 天恢复正常。血尿素氮升高是因为大量血液蛋白质进入小肠,含氮消化产物被吸收。如血容量减少导致肾小球滤过率下降时,血肌酐会同时升高。

(3)凝血酶原时间:异常者须除外肝脏疾病和血液系统疾病。

(4)其他：肝功能、血清电解质、血糖、肾功能、肿瘤标志物、血沉、结核抗体、免疫学指标等。疑伤寒者做血培养及肥达试验,疑结核者做结核菌素试验,疑全身疾病做相应化验。

3. **胃镜检查**　目前诊断上消化道出血病因的首选方法,一般主张在出血后24~48小时内进行,也称为急诊内镜检查。可判断出血部位、病因、是否继续出血,取活组织检查明确病变性质,并同时进行内镜下治疗。急诊胃镜检查应该在纠正休克、补充血容量、出血间歇期的基础上进行。

4. **结肠镜检查**　诊断大肠及回肠末端病变的首选检查方法,可发现活动性出血、结合组织学检查明确病变性质,并进行内镜下治疗。

5. **小肠镜及胶囊内镜检查**　小肠镜可直接观察十二指肠降段、小肠的出血病灶,可行活组织检查。胶囊内镜为非侵入性的检查方法,可观察胃肠道,尤其是小肠的病变部位,通过拍摄图像,通过无线电发射至体外接收器,缺点是不能行活组织检查。

6. **X线钡剂造影及钡剂灌肠检查**　目前多为内镜检查代替,主要用于有内镜检查禁忌或不同意做内镜者。但对内镜未查明原因,病变部位位于小肠、回盲部及阑尾的病变有一定价值。一般需在出血后数日进行。

7. **选择性肠系膜血管造影**　对不明原因的消化道出血,出血量在0.5~2ml/min的活动性出血灶,选择性肠系膜血管造影可显示异常血管形态,分布范围,根据异常血管的供血动脉的来源进行定位和定性诊断,同时进行血管栓塞介入治疗。但胃镜检查已经能够诊断绝大多数上消化道出血病因,故其诊断价值主要在胃镜不能到达的小肠病变。

8. **放射性核素扫描**　活动性出血时进行,出血速度>0.1ml/min时,对不适应内镜检查或内镜检查未发现出血病变者,可以行放射性核素^{99m}Tc(锝)标记红细胞扫描方法检查消化道出血部位。

9. **腹部增强CT检查**　对占位性病变以及血管性疾病有重要诊断价值。如对于腹腔间质瘤破裂、主动脉肠瘘等引起的消化道出血有重要诊断意义。

10. **手术探查**　各种检查不能明确出血灶,持续大出血危及患者生命,需要手术探查。微小病变特别是血管病变,手术探查不易发现,亦可借助术中内镜检查帮助寻找出血病灶。

(郑长青)

第八节　腹泻与便秘

一、腹泻

腹泻(diarrhea)是消化系统疾病的常见症状,临床表现为每日排便次数≥3次,每日粪便总量>200g,粪质稀薄,含水量>80%,或带有黏液、脓血或未消化的食物。根据病程,腹泻可分为急性腹泻(acute diarrhea)与慢性腹泻(chronic diarrhea)两类,超过2个月者属慢性腹泻。由于腹泻病因较多,因此重视分析腹泻患者的临床资料,积极寻找腹泻的原因,给予恰当的处理是针对腹泻重要的诊治策略。

(一)发生原因

1. **急性腹泻**

(1)肠道疾病：常见的是由病毒、细菌、真菌、寄生虫等感染所引起的肠炎及急性出血性坏死性肠炎。此外,还有炎症性肠病活动期、急性缺血性肠病、非甾体抗炎药物相关性肠炎等。亦可因抗生素使用不当而发生的抗生素相关性小肠、结肠炎。

(2)急性中毒：食用毒蕈、桐油、河鲀、鱼胆及化学药物,如砷、磷、铅、汞等引起的腹泻。

(3)全身性感染：败血症、伤寒或副伤寒、钩端螺旋体病等。

(4)其他：变态反应性肠炎、过敏性紫癜;服用某些药物,如氟尿嘧啶、利血平及新斯的明等;某些内分泌疾病,如肾上腺皮质功能减退危象、甲状腺危象。

2. 慢性腹泻

(1)消化系统疾病：

1)胃部疾病：慢性萎缩性胃炎、胃大部切除术后胃酸缺乏。

2)肠道感染性疾病：慢性细菌性痢疾、慢性阿米巴疾病、肠结核；

　　其他寄生虫病：血吸虫病、肠鞭毛原虫病、钩虫病、绦虫病等；

　　肠道真菌病：肠道念珠菌病等。

3)肠道非感染性疾病：炎症性肠病，包括克罗恩病和溃疡性结肠炎；结肠多发息肉、缺血性结肠炎等。

4)肠道肿瘤：结肠绒毛管状腺瘤、大肠癌等肠道恶性肿瘤。

5)胰腺疾病：慢性胰腺炎、胰腺癌、胰腺切除术后。

6)肝胆疾病：肝硬化、胆汁淤积性黄疸、慢性胆囊炎与胆石症。

(2)全身性疾病

1)内分泌及代谢障碍疾病：甲状腺功能亢进、肾上腺皮质功能减退、胃泌素瘤、血管活性肠肽（VIP）瘤、类癌综合征及糖尿病性肠病。

2)其他系统疾病：系统性红斑狼疮、硬皮病、尿毒症、放射性肠炎等。

3)药物副作用：利血平、甲状腺素、洋地黄类、考来烯胺等药物。某些抗肿瘤药物和抗生素亦可导致腹泻。

4)神经功能紊乱：如肠易激综合征。

(二) 发生机制

腹泻的发病机制比较复杂，有些因素又互为因果，从病理生理角度可归纳为：分泌性腹泻、渗出性腹泻、渗透性腹泻、动力性腹泻和吸收不良性腹泻五个方面。

1. 分泌性腹泻　由胃肠黏膜分泌过多的液体所致的腹泻称为分泌性腹泻。霍乱弧菌外毒素引起的大量水样腹泻即属于典型的分泌性腹泻。肠道的各种感染性及非感染性炎症，如阿米巴痢疾、细菌性痢疾、溃疡性结肠炎、克罗恩病、肠结核、放射性肠炎及肿瘤等均可使炎性渗出物增多而致腹泻。产毒素的大肠埃希菌感染、某些肠道内分泌肿瘤如胃泌素瘤、血管活性肠肽瘤所致的腹泻也属于分泌性腹泻。

2. 渗出性腹泻　是由黏膜炎症、溃疡、浸润性病变致血浆、脓血、黏液渗出，见于炎症性肠病、感染性肠炎、缺血性肠炎、放射性肠炎等。

3. 渗透性腹泻　是由肠内容物渗透压增高、阻碍肠内水分与电解质的吸收而引起的腹泻称为渗透性腹泻。乳糖酶缺乏症，乳糖不能水解即形成肠内高渗。服用盐类泻剂或甘露醇等引起的腹泻亦属此型。

4. 动力性腹泻　各种原因引起肠道蠕动功能亢进，导致肠内食糜停留时间缩短，未被充分吸收所致的腹泻称为动力性腹泻，如肠炎、甲状腺功能亢进、糖尿病、胃肠功能紊乱等。

5. 吸收不良性腹泻　由于肠黏膜吸收面积减少或吸收障碍所引起的腹泻称为吸收不良性腹泻，如小肠大部分切除术后、吸收不良综合征等。

腹泻的发生往往不是单一的致病机制，可涉及多种原因，而仅以其中之一机制占优势。

(三) 临床表现与特点

1. 起病及病程　急性腹泻起病急骤，病程较短，多为感染或食物中毒所致。

慢性腹泻起病缓慢，病程较长，多见于慢性感染、自身免疫性或非特异性炎症、吸收不良、消化功能障碍、肠道肿瘤或神经功能紊乱等。

2. 腹泻次数及粪便性质　急性感染性腹泻常有不洁饮食史，于进食后 24 小时内发病，每天排便数次甚至数十次，多呈糊状或水样便，少数为脓血便。慢性腹泻表现为每天排便次数增多，可为稀便，亦可带黏液、脓血，见于慢性细菌性痢疾、炎症性肠病及结直肠癌等。阿米巴痢疾的粪便呈暗红色或果酱样。粪便中带黏液而无异常发现者常见于肠易激综合征。

3. 腹泻与腹痛的关系　急性腹泻常有腹痛,尤以感染性腹泻较为明显。小肠疾病的腹泻,疼痛常在脐周,便后腹痛缓解不明显,而结肠病变疼痛多在下腹,且便后疼痛可缓解。分泌性腹泻往往无明显腹痛。

(四)诊断思维

腹泻的原发疾病或病因诊断需从病史、症状、体征、常规化验特别是粪便检查中获得依据。首先应通过详细询问病史,包括起病及病程、腹泻次数及粪便性质、腹泻与腹痛的关系、伴随症状和体征、缓解与加重因素等,形成初步诊断。针对初诊的一种或几种疾病,选择合理、必要的辅助检查进行验证。以下辅助检查有助于诊断与鉴别诊断。

1. 实验室检查

(1)粪便检查:对腹泻的诊断非常重要,一些以腹泻为主诉入院的患者,经粪便检查就能作出初步诊断。粪便检查一般包括粪便隐血试验、粪便钙卫蛋白检测,涂片查白细胞、红细胞、脂肪滴、寄生虫及虫卵,粪便细菌培养,PCR(聚合酶链式反应)法对粪便某些细菌或其他病原体 DNA 检测等。

(2)血常规和生化检查及其他血液检查:可了解有无贫血、白细胞增多和糖尿病、尿毒症等以及水电解质和酸碱平衡的情况,有助于腹泻的诊断、鉴别诊断以及治疗。

(3)小肠吸收功能试验:粪质测定、右旋木糖吸收试验、维生素 B_{12} 吸收试验和胆盐吸收试验等有助于了解小肠的吸收功能。

(4)血浆胃肠多肽和介质测定:有助于诊断各种胃肠胰神经内分泌肿瘤引起的分泌性腹泻。

2. 器械检查

(1)影像学检查:可了解腹腔各脏器有无引起腹泻的疾病。X 线钡剂检查和腹部平片可显示胃肠道病变、肠道动力状态等;选择性血管造影和 CT 肠道造影对诊断胃肠道肿瘤及炎症性肠病有参考意义。螺旋 CT 仿真内镜可提高肠道病变的检出率和准确性。磁共振检查,同样对于可以引起腹泻的肠道、肝胆胰腺疾病,尤其对于小肠、大肠以及肛管、肛周病变的诊断有着重要的参考价值。

(2)内镜检查:当怀疑病变在结肠而诊断未明确,或者要排除结肠疾病,可用结肠镜检查。通过直接观察结肠黏膜,结合病理活检以助诊断。其对结肠、直肠及回盲部、回肠末段各种病因引起的慢性炎症性病变、肿瘤,或者考虑肠易激综合征而要排除器质性病变时,有重要的诊断价值。胆道超声内镜及逆行胰胆管造影术有助于胆、胰疾病的诊断。胶囊内镜可提高小肠病变的检出率。小肠镜可观察十二指肠和小肠病变,并可取小肠黏膜活检及吸取空肠液作培养。有助于乳糜泻、热带口炎性腹泻、小肠吸收不良综合征、某些寄生虫感染、克罗恩病、小肠淋巴瘤等的诊断。

二、便秘

便秘(constipation)是指大便次数减少,一般指每周少于 3 次,伴排便困难、粪便干结等。便秘是临床常见的症状,多长期持续存在,影响生活质量,且病因多样,以肠道疾病为主。根据便秘的病因可分为功能性便秘和器质性便秘。根据病程或起病方式可分为急性便秘和慢性便秘。

(一)发生原因

1. 功能性便秘

(1)进食量少、食谱中缺乏纤维素或水分不足,对结肠运动的刺激减少。

(2)工作紧张、生活节奏快、居住条件改变或各种精神因素等,正常的排便习惯被打乱。

(3)结肠运动功能紊乱:常见于肠易激综合征。

(4)腹肌及盆腔肌张力降低,致排便推动力不足,粪便难以排出体外。

(5)其他:如滥用泻药,形成药物依赖、停药后出现便秘;老年体弱,活动过少或卧床等导致肠道蠕动缓慢或肠痉挛致便秘;结肠冗长等。

2. 器质性便秘

(1)直肠与肛门病变引起肛门括约肌痉挛、排便疼痛,如痔疮、肛裂、肛周脓肿等。

（2）局部病变导致排便无力，如大量腹水、膈肌麻痹、系统性硬化症、肌营养不良等。

（3）结肠完全或不完全性梗阻，如结肠良恶性肿瘤，克罗恩病，各种原因引起的肠粘连、肠扭转、肠套叠等。

（4）腹腔或盆腔内肿瘤压迫可引起便秘。

（5）全身性疾病：如尿毒症、糖尿病、甲状腺功能减退症、脑血管意外、多发性硬化、皮肌炎等使肠肌松弛、排便无力导致便秘。此外，血卟啉病及铅中毒引起肠肌痉挛，亦可导致便秘。

（6）药物副作用：如吗啡类药、抗胆碱能药、精神类药、钙通道阻滞剂等的应用可使肠肌松弛引起便秘。

（二）发生机制

排便过程的生理活动包括：粪团在直肠内膨胀形成机械性刺激，引起便意及排便反射；直肠平滑肌的推动性收缩；肛门内、外括约肌的松弛；腹肌与膈肌收缩使腹压增高，最后将粪便排出体外。从形成粪团到产生便意和排便动作的各个环节，均可因神经系统活动异常、肠平滑肌病变及肛门括约肌功能异常或病变而发生便秘。若上述任何一环节存在问题即可导致便秘。

便秘发生机制中，常见的因素有：

1. 进食过少、纤维素和水分摄入不足，致肠内食糜的质和量不足以刺激肠道的正常蠕动；

2. 各种原因引起的肠道内肌肉张力减低和蠕动减弱；

3. 肠蠕动受阻致肠内容物滞留而不能通过，如肠梗阻；

4. 排便过程的神经及肌肉活动障碍，如排便反射减弱或消失、肛门括约肌痉挛、腹肌及膈肌收缩力减弱等。

（三）临床表现与特点

其临床表现可因便秘的类型和病程长短而有所不同。主要表现为每周排便次数小于 3 次、排便困难、粪便量少、粪便干结，排便后仍有粪便未排尽的感觉。严重者排出粪便坚硬如羊粪，排便时伴痔疮、肛裂、肛门疼痛，部分患者可在左下腹乙状结肠部位触及条索块状物。

急性便秘者常伴有腹痛、腹胀甚至恶心、呕吐，多见于各种原因的肠梗阻；慢性便秘者可有口苦、食欲减退、腹胀、下腹不适或有头晕、头痛、疲乏等神经紊乱症状。慢性习惯性便秘多发生于中老年人，尤其是经产妇女，可能与肠肌、腹肌及盆底肌的张力降低有关。

（四）诊断思维

凡有排便困难，排便次数减少，粪便干结，量少，可以诊断为便秘。但需仔细询问患者病史和症状，排便频率、排便时间、粪便性状来区别器质性便秘和功能性便秘；体格检查特别是肛门指检有助于了解肛门狭窄、痔疮或直肠黏膜脱垂和直肠肿块等；粪便和血常规检查有助于排除结、直肠和肛门器质性病变。在形成初步诊断后，选取必要的、可靠的辅助检查，以查找可能的证据支持。以下的辅助检查有助于便秘的诊断与鉴别诊断。

1. **内镜检查**　结肠镜检查可直接观察结、直肠本身是否存在病变，尤其对于体重下降、伴有出血或贫血的便秘患者，均推荐做结肠检查，以除外器质性病变。如除外发生梗阻的可能，可建议行胶囊内镜检查，患者主观感受良好，既可以观察黏膜及黏膜下层的病变，同时还可记录胶囊运行时间，对肠道蠕动功能进行评估。

2. **结肠传输试验**　利用不透 X 线的标志物，口服后定时拍摄腹平片，追踪观察标志物在结肠内运行的时间、部位，判断结肠内容物运行的速度及受阻部位的一种诊断方法，有助于评估便秘是慢传输型还是出口梗阻型。胃肠钡餐造影检查便是其中一种，该检查可了解胃肠运动功能的情况；同时可发现结肠扩张、乙状结肠冗长和肠腔狭窄等病变，有助于寻找便秘的病因。

3. **排粪造影检查**　在模拟排便过程中，通过钡剂或泛影葡胺灌肠，了解肛门、直肠、盆底在排便时动静态变化，用于出口型梗阻便秘的诊断，如直肠前突、盆底失迟缓症等。

4. **肛管直肠压力测定**　利用压力测定装置置入直肠内，使肛门收缩和放松，检查肛门内外括约肌、盆底、直肠功能及协调情况,对分辨出口梗阻型便秘的类型提供帮助。

5. **肛门肌电图检查**　利用电生理技术检查盆底肌中耻骨直肠肌、外括约肌的功能,能帮助明确便秘是否为肌源性。

(李　惠)

第九节　排　尿　异　常

一、尿频

尿频即排尿次数增多,一般成人每次尿量约 300ml,白天排尿 4~5 次,夜间排尿 0~1 次,超过此数应考虑尿频。尿频包括两种情况:①排尿次数增多并且每次尿量不减少,即总尿量增多;②排尿次数增多,而每次尿量减少。

(一) 发生原因及发生机制

1. **总尿量增多的尿频**　可见于糖尿病、尿崩症、醛固酮增多症、急性肾功能衰竭多尿期,多有相关疾病的病史与表现。也可见于生理性尿频,比如大量饮水或进食利尿食物如西瓜等。

2. **因膀胱容量减少所致的尿频可见于**

(1) 膀胱炎:多合并尿急、尿痛,与尿频合称为膀胱刺激症状,是因膀胱黏膜充血、水肿、炎症浸润、溃疡,刺激膀胱而导致尿频。

(2) 前列腺增生症或膀胱颈口硬化症,因下尿路梗阻、残余尿量增多,导致膀胱有效容量减少,而出现尿频。

(3) 有些人可因精神紧张、恐惧、焦虑等出现尿频,常称为精神性尿频,最典型的如考试前频频排尿。

(4) 神经源性膀胱:由于膀胱逼尿肌反射亢进可引起尿频或尿失禁。

(5) 邻近脏器病变:如阑尾炎、输尿管下段结石、子宫肌瘤等刺激或压迫膀胱,使膀胱有效容量减少而导致尿频。

(二) 临床表现

患者自觉排尿次数增多,白天影响工作,夜间影响睡眠,重者可一小时内排尿数次,患者非常烦恼和痛苦。

(三) 诊断思维

首先应确定是否属于尿频,其次判断是生理性尿频还是病理性尿频。对于病理性尿频,再进一步确定病因。

尿频最常见的伴随症状为尿急、尿痛,是泌尿系感染的表现。如有淋病等特异性感染,可伴有尿道分泌物。少数伴有血尿。

尿频是泌尿外科和男科最常见的症状之一,仔细询问病史对于诊断疾病有重要的意义。

二、尿急

尿急指突然有强烈的尿意,不能控制而立即排尿。

(一) 发生原因

1. 尿急常与尿频、尿痛伴发。

2. 尿急常见于尿路感染、膀胱肿瘤、输尿管下段结石、前列腺炎、神经源性膀胱等情况,可有相关疾病的表现。少数人可因精神紧张而出现尿急。

(二) 发生机制

膀胱逼尿肌兴奋性过高或神经系统兴奋性异常而导致尿急。

（三）临床表现

常与尿频伴发,表现为一有尿意就会出现急迫症状而需要立即排尿,不然就憋不住或要尿裤、尿床。

（四）诊断思维

尿急常和尿频、尿痛同时出现,称为排尿三联征,是泌尿系感染的常见症状。

三、尿痛

尿痛指排尿时下腹部、会阴部及尿道疼痛。

（一）常见原因

1. 患者多有膀胱炎、尿道炎、前列腺炎、膀胱肿瘤、结石或异物的病史。尿道炎多在排尿开始时疼痛明显,膀胱炎的疼痛常在排尿终末时加重,前列腺炎除有尿痛外,可有耻骨上方、腰骶部、阴茎头疼痛,膀胱结石或异物多有尿线中断。

2. 多伴尿频、尿急、脓尿、血尿等,可表现为尿道灼热感、烧灼痛或刺痛。

（二）临床表现

可表现为下腹部、会阴部及尿道的疼痛,可为隐痛、烧灼痛、刺痛等。排尿时加重,排尿后可缓解。

（三）诊断思维

尿痛是男科常见症状,仔细询问病史可以获得大量诊断信息。应了解患者疼痛的性质和部位以及伴随症状,如急性尿道炎常表现为排尿时尿道刀割样痛或烧灼痛,慢性前列腺炎常表现为部位不固定的隐痛或钝痛,膀胱结石患者常有排尿时或体位变化时的刺痛或绞痛。

四、尿失禁

尿失禁指丧失排尿自控能力,使尿液不自主地流出。

（一）常见原因

尿失禁多有以下病史:

1. 神经系统病变,如脑瘤、大脑发育不全等。

2. 有前列腺增生或膀胱颈口硬化症等导致尿潴留的疾病。

3. 急性膀胱炎、前列腺炎或精神紧张时。

4. 经产妇,尤其是多产妇,于咳嗽、打喷嚏、大笑时,容易出现尿失禁。

（二）发生机制

由以上原因导致排尿反射异常或尿道括约肌异常,均可出现尿失禁。常见有以下几种情况:

1. **急迫性尿失禁**　感到有尿意马上去厕所,未等走到厕所而尿液自遗,由不能抑制膀胱逼尿肌收缩而引起。

2. **压力性尿失禁**　尿道括约肌张力下降,以至咳嗽、喷嚏时有尿遗出,老年妇女常见。

3. **充溢性尿失禁**　指因前列腺增生或神经源性膀胱导致尿潴留状态,膀胱充盈过度,尿液外溢。

4. **反射性尿失禁**　因神经源性膀胱引起的尿失禁,因尿意传导神经障碍尿意消失。由脊髓损伤和脑梗死等引起。当膀胱有一定程度充盈时,膀胱反射性收缩出现排尿的尿失禁。

5. **医源性尿失禁**　前列腺癌手术损伤尿道外括约肌引起尿失禁,有压力尿失禁,全尿失禁者少见,多为部分尿失禁。直肠癌、子宫癌症手术损伤膀胱支配神经,引起无张力膀胱,属充溢性尿失禁。

6. **先天性尿路畸形引起的尿失禁**　重复肾与输尿管症,低位输尿管开口于尿道外括约肌的远侧时以及膀胱外翻时,患者内裤常潮湿。

（三）临床表现

患者不能自控排尿,出现尿道不自主的流尿,往往在腹压增加、咳嗽、喷嚏时加重。

（四）诊断思维

引起尿失禁的原因较多,根据尿失禁的诱因、是否持续漏尿、漏尿部位、伴随疾病等询问病史有助于诊断。

比如尿失禁与尿道瘘的鉴别:尿失禁的不自主流尿不规律,有加重因素,而尿道瘘的流尿较为规律持续,不受压力变化影响。

五、排尿困难

排尿困难指患者排尿不畅,需努力方可排出(排尿时需加腹压)。

（一）临床表现

尿线细而无力,或断断续续、尿流中断,尿后滴沥等。另外还有尿线分叉,分段排尿等表现。

（二）诊断思维

因膀胱出口机械性梗阻引起的排尿困难可见于前列腺增生症、尿道狭窄、膀胱癌等情况,因神经系统损害所致者可见于颅脑脊髓外伤或畸形、糖尿病、盆部手术后等,也可见于膀胱结石或异物、邻近器官压迫如子宫肌瘤等。

轻者可能有排尿延迟、尿线无力、射程缩短、尿线变细,重者尿滴沥不成线,有排尿中断、排尿不尽感等,并出现残余尿。

排尿困难是尿路梗阻或排尿反射失调的表现。

六、尿潴留

尿潴留指膀胱充满尿液而不能排出,下腹部膨隆、有尿意但不能排的状态。

【诊断思维】

尿潴留可见于前列腺增生、尿道狭窄等梗阻性疾病,也可见于颅脑脊髓损伤、糖尿病、盆腔手术后等情况。

急性尿潴留发病突然,小腹膨隆、膀胱胀满,但尿排不出,下腹部可触及膨胀的膀胱,用手按压时有尿意,可有尿失禁。慢性尿潴留历时长久,病情逐渐发展,膀胱明显膨胀,但患者感觉不明显。

排尿困难进一步发展最终会导至尿潴留。饮酒和部分药物等的副作用引起副交感神经阻断时也常引起尿潴留。

尿潴留持续时间过久或持续进展会引起尿毒症。

七、少尿、无尿、多尿

（一）少尿

成人 24 小时尿量少于 400ml 为少尿。

【诊断思维】

除符合以上标准外,少尿一般有以下病史:

1. 出血、休克、严重烧伤或脱水等引起血容量减少的疾病。
2. 慢性肾盂肾炎或肾小球肾炎、毒性物质损伤等引起肾脏功能受损的情况。
3. 双侧输尿管梗阻。

（二）无尿

成人 24 小时尿量少于 100ml 为无尿。

（三）多尿

成人 24 小时尿量超过 2 000ml,可多达 5 000~6 000ml 甚或更多。

【诊断思维】

多尿一般有糖尿病、尿崩症、急性肾功能衰竭多尿期的病史,由于肾浓缩尿的功能减低所致。

八、遗尿

遗尿指入睡后不自主地排尿。儿童多见,但有2%的遗尿患者可持续到15岁甚至成年。遗尿与功能性膀胱容量减少、大脑皮层发育延迟、睡眠过深、遗传、泌尿系统器质性疾患、精神因素等有关。

【诊断思维】

应做仔细的病史采集和认真的查体,了解患者的生活习惯、遗尿的时间规律及遗尿量、影响因素。

1. **病史**

(1)饮水和排尿习惯:应了解白天排尿次数、尿线粗细、尿流力量以及饮水量和饮水习惯等。

(2)询问遗尿频率、是白天还是夜间发生。

(3)睡眠深度、有无环境变化、有无遗传史。

2. **症状**　常有规律性,多在一定的时间、睡梦中发生,有时一夜1~2次,有时数日一次。有时与情绪变化或天气、环境改变有关。

3. **查体**　应进行全身系统检查,包括腹部触诊有无肿块、膀胱是否膨胀、外生殖器有无病变、肛门括约肌张力及会阴部感觉有无异常、有无脊柱裂及病理反射等。

4. **实验室检查**　应分析尿液比重、尿糖、尿蛋白,并做显微镜下检查。如尿中有白细胞或脓细胞,应做尿细菌培养,以排除泌尿系感染。

5. **尿流动力学检查**　应测膀胱内压和功能性膀胱容量。遗尿患者往往功能性膀胱容量减少,约为正常人的2/3或更少。

6. **X线检查**　X线平片可观察有无脊柱裂,有助于寻找神经源性膀胱功能障碍的原因,尿道膀胱造影可观察有无下尿路梗阻及膀胱尿道形态和功能异常。

(孟　彦)

第十节　意　识　障　碍

意识是指个体对外界环境、自身状况以及它们相互联系的感知能力。意识障碍指个体对外界环境及自身状况的识别及觉察能力发生障碍。

意识活动包括觉醒和意识内容两方面。当上行网状激活系统和大脑皮质的广泛损害可导致不同程度觉醒水平的障碍,而意识内容变化则主要由大脑皮质病变造成。

一、发生原因

(一) 颅内疾病

1. 局限性病变

(1)脑血管病:脑出血、脑梗死、暂时性脑缺血发作等。

(2)颅内占位性病变:原发性或转移性颅内肿瘤、脑脓肿、脑肉芽肿、脑寄生虫、囊肿等。

(3)颅脑外伤:脑挫裂伤、颅内血肿等。

2. 脑弥漫性病变

(1)颅内感染性疾病:各种脑炎、脑膜炎、蛛网膜炎、室管膜炎、颅内静脉窦感染等。

(2)弥漫性颅脑损伤。

(3)蛛网膜下腔出血。

(4)脑水肿。

(5)脑变性及脱髓鞘性病变。

(6)癫痫发作。

(二) 全身性疾病

1. **急性感染性疾病** 如败血症、感染中毒性脑病等。

2. **内分泌与代谢性疾病** 如肝性脑病、肺性脑病、糖尿病性酮症酸中毒、尿毒症脑病、黏液水肿性昏迷、垂体危象、甲状腺危象、肾上腺皮质功能减退性昏迷、乳酸性酸中毒等。

3. **外源性中毒** 包括工业毒物、药物、农药、植物或动物类中毒等。

4. **缺血缺氧性脑病** 心肌梗死、心律失常、窒息、低血糖、休克等。

5. **水、电解质平衡紊乱**

6. **物理性损害** 如热射病、电击伤、溺水等。

二、发生机制

由于脑部的缺血、缺氧、葡萄糖供给不足等原因引起脑细胞代谢紊乱，导致脑干上行网状激活系统受损和脑的活动功能减退，均可以产生意识障碍。

意识由意识的内容及其"开关"系统组成。意识的内容即高级的大脑皮质活动，包括记忆、定向力、思维和情感以及通过视听、语言和技巧性运动及复杂反应与外界保持紧密联系的能力。正常的意识状态取决于大脑半球功能的完整性。大脑半球局限或广泛慢性的损害只会使意识内容的范围缩小，而当急性广泛的大脑半球损害或者病变影响至中脑及丘脑时，则可引起不同程度的意识障碍。意识的"开关"系统包括经典的感觉传导通路(特异性上行投射系统)和脑干网状结构(非特异性上行投射系统)。意识"开关"系统通过激活大脑皮质，并使之维持一定水平的兴奋性，使机体处于觉醒状态，并进一步产生意识内容。意识障碍的程度取决于意识"开关"系统损害的部位与程度。

三、临床表现与特点

意识障碍按照持续的时间可分为短暂一过性的意识障碍和持续性的意识障碍。短暂一过性的意识障碍主要指晕厥、癫痫或椎基底动脉系统短暂性脑缺血发作(TIA)过程中的短时意识丧失。持续的意识障碍则包括各种不同程度和内容的持续的意识改变，如昏睡、昏迷等。本节主要将对持续性意识障碍进行叙述。

(一) 以意识的觉醒程度改变为主的意识障碍

1. **嗜睡(drowsiness)** 意识障碍的早期表现，患者经常入睡，能被唤醒，醒来后意识基本正常，停止刺激后继续入睡。

2. **昏睡(sopor)** 患者处于较深睡眠，一般外界刺激不能被唤醒，不能对答，较强烈刺激可有短时意识清醒，醒后可简短回答提问，当刺激减弱后很快进入睡眠状态。

3. **昏迷(coma)** 意识活动完全丧失，对外界各种刺激或自身内部的需要不能感知。可有无意识的活动，任何刺激均不能被唤醒。按刺激反应及反射活动等可分三度：

(1)浅昏迷：随意活动消失，对周围事物及声光刺激无反应。对强烈刺激，如疼痛刺激有反应，各种生理反射(吞咽、咳嗽、角膜反射、腱反射、压眶反射、瞳孔对光反应等)存在，血压、脉搏、呼吸多无明显改变。

(2)中度昏迷：对外界一般刺激无反应，强烈疼痛刺激可见防御反射活动，角膜反射减弱或消失，呼吸节律紊乱，可见周期性呼吸或中枢神经性过度换气。

(3)深昏迷：随意活动完全消失，对各种刺激皆无反应，各种生理反射消失，肌张力降低，可有呼吸不规则、血压下降等生命体征明显改变。

昏迷程度通常采用 Glasgow(1974)昏迷量表进行评定(表 2-3-8)。

(二) 以意识内容改变为主的意识障碍

1. **意识模糊(confusion of consciousness)** 表现为意识清醒度下降，意识范围缩小。患者的时间、空间及人物定向明显障碍，思维不连贯，常答非所问，注意力涣散。可出现幻觉和恐惧。

表 2-3-8　Glasgow 昏迷量表

类别	项目	评分
1. 睁眼动作	自主睁眼	4
	语言呼唤后睁眼	3
	疼痛刺激后睁眼	2
	对于刺激无反应	1
2. 言语反应	定向力正确,能交谈	5
	失定向,不能交谈	4
	仅有不适当的字词	3
	仅有声音	2
	无反应	1
3. 肢体运动	能遵照指令做动作	6
	对疼痛刺激能做出定位反应	5
	疼痛刺激仅引起肢体屈曲回缩	4
	疼痛刺激引起异常的屈曲	3
	疼痛刺激引起肢体伸直反应	2
	无反应	1

注:总分 15 分,最低 3 分,正常为 15 分。

12~14 分为轻度意识障碍,9~11 分为中度意识障碍,8 分以下为昏迷。

2. **谵妄**(delirium)　意识清醒度显著下降,对客观环境的认识能力和反应能力均有所下降,常出现视幻觉和错觉,患者常有紧张、恐惧感,烦躁不安,可有冲动,叫喊和伤人及自伤行为。

(三)特殊意识障碍类型

1. **去大脑皮质综合征**(decroticate syndrome)　双侧大脑皮质广泛损害,功能丧失,而皮质下功能仍保存。常见于严重脑外伤、缺氧或感染后。患者能够无意识睁眼,闭眼或转动眼球,但眼球不能随光线或物品而转动,貌似清醒,但对外界刺激无反应。有抓握、吸吮、咳嗽等反射和无意识的吞咽活动。四肢肌张力增高,双侧病理征阳性。上肢屈曲,下肢伸直,称为去皮质强直。四肢均为伸性强直的则为去大脑强直。

2. **无动性缄默症**(akinetic mutism)　即大脑半球及传出通路无病变,但丘脑或脑干上行网状激活系统有病损。患者能够注视周围环境及人物,但不能活动或言语,貌似清醒,又称其为"醒状昏迷"。患者二便失禁,能够吞咽,无锥体束征,强烈刺激不能改变其意识状态,多为脑部严重损害而存活的后遗症。

3. **闭锁综合征**(locked-in syndrome)　又称去传出状态。患者意识清楚,但四肢瘫痪,不能运动、不能言语,仅能以眼球活动上下活动表达是非,是桥脑腹侧基底部受损所致,多由于脑血管病、肿瘤或脱髓鞘病变引起。

4. **持续性植物状态**(persistent vegetative state,PVS)　患者对自身和外界的认知能力全部丧失,不能与外界交流,呼之不应。有自发或反射性睁眼,偶可发现视物追踪,可有无意义的哭笑,吸吮、吞咽、咀嚼等原始反射,自主呼吸存在,心率、血压稳定,存在睡眠与觉醒周期,女性的生理周期仍可存在,二便失禁。

四、诊断思维

通常出现意识障碍是一种严重的状况,不及时处置常可危及生命,因此需要尽早明确诊断。对于意识障碍的诊断,首先要确定是否有意识障碍及其类型和程度,其次是哪个部位的病变导致的,然后是什么原因引起的。

(一) 意识障碍患者病史采集要点

首先要向家属或护送者了解意识障碍发生时的情况。对于昏迷患者,特别要了解其最后正常的时间及既往病史。重点需询问昏迷发生的时间及过程,起病缓急及伴随症状(如抽搐、呕吐等)。意识障碍发生前有无严重的心脏病、高血压、糖尿病等慢性疾病,有无癫痫史,有无外伤史,有无药物服用史(如降糖药物、镇静药物等)、毒物及一氧化碳接触史等,根据临床表现及神经系统体格检查的结果对意识障碍的程度进行判断。

(二) 意识障碍患者神经系统查体要点

在神经系统查体的过程中,对患者瞳孔状态,疼痛刺激的运动反应,呼吸状态,头眼反射检查等均有助于病变部位和病因判断。针尖样瞳孔的昏迷患者通常提示药物过量或中毒(吗啡、地西泮、巴比妥类药物、有机磷),此外桥脑的病变也可致针尖样瞳孔。一侧瞳孔扩大且固定常见于天幕裂孔疝。通过压眶反射或对颈部或肢体肌肉的挤压,观察痛觉刺激后的运动功能的改变,可以了解昏迷的严重程度,同时判断病损的部位。如在浅昏迷患者中,刺激后一侧肢体不能活动或运动减少,往往提示对侧大脑半球的局灶性病变;而在代谢性疾病等全身因素所致的意识障碍中,肢体活动通常呈对称的姿势。

(三) 结合病史及查体结果进一步做出病因诊断

意识障碍需要区分是颅内局限性病变所致,还是中毒、代谢及全身性疾病所引起的弥漫性脑病。前者往往有局灶性的神经功能缺损(如瘫痪,眼球活动障碍等),占位性病变还可有颅高压的表现,后者则通常有全身性疾病基础,代谢紊乱,感染,药物及中毒史等。通常我们根据临床获取的病史资料及体征可以判断出病因的大致方向,然后需进一步做相应的实验室及影像学等辅助检查以帮助明确病因。心电图检查可以识别严重的心律失常、心肌梗死;头颅 CT 及 MRI 检查可明确颅内病变的部位和性质;而各项生化检查,如血常规、血糖、血酮、电解质、血氨等的检测可以有助于重症感染、贫血、低血糖或糖尿病酮症酸中毒、低钠血症、肝性脑病等导致意识障碍的全身性疾病的确诊。

(陈　嬿)

第三篇

体征学与检体诊断

第一章　体征与体征学

体征(sign):病人患病时,医生通过体格检查发现的异常征象,如皮肤黄染、肝脾大、心脏杂音和肺部啰音等。

作用及重要性:任何体征都有其病理生理学基础,医生不仅要正确判断体征,还要分析这些体征所揭示的病理生理改变,为诊断提供依据。体征可以在一定程度上反映疾病的病理变化,是疾病诊断和鉴别诊断重要而特异的客观证据,同时也是进一步选择实验室检查和特殊检查项目,以协助诊断的主要依据。

这些客观存在的体征,在同样条件下可以被同行重复发现,是诊断疾病的事实和实证,成为诊断疾病的重要条件。

体征学(signology):研究体征的发生原因、发生机制、临床特点、发展演变规律及其在疾病诊断中的作用和临床意义的科学称为体征学。

作用及重要性:通过研究体征学,可以更迅速和客观的揭示现象与本质的关系,发掘出造成疾病客观现象的根本原因。

(随 萍)

第二章　检 体 诊 断

第一节　检体诊断的概念

医师对患者进行全面体格检查后,根据所发现的体征(包括阳性体征和阴性体征),运用体征学来分析与思考,对患者的健康状况和疾病状态提出的临床判断称为检体诊断(physical diagnosis)。

第二节　检体诊断的要求与应注意的问题

检体诊断的要求与应注意的问题。

1. 树立良好的医德医风和行为准则,提升职业素养。勤于实践,精于思考,掌握检体诊断学的基本原理和学习方法,在临床实践中不断丰富知识和提高技能。

2. 检体诊断要在全面问诊和系统体格检查的基础上,运用科学的临床思维方法进行,切不可片面和想当然,脱离临床实际。

3. 要想进行正确的检体诊断,首先应该掌握正确的体格检查方法,体格检查应该做到全面、系统、准确,不遗漏重要征象,尽量做到既能获得准确结果,又不增加患者的痛苦。

4. 病人患病时,医生通过体格检查发现的异常征象,如皮肤黄染、肝脾大、心脏杂音和肺部啰音等。任何体征都有其病理生理学基础,医生不仅要正确判断体征,还要分析这些体征所揭示的病理生理改变,为检体诊断提供依据。

5. 熟练进行全身系统的体格检查和重点的器官系统检查。做到顺序合理,手法规范,结果可靠,并掌握常见异常体征及其临床意义。

6. 对体格检查的结果进行归纳、整理,运用正确的诊断步骤和临床思维方法,按照诊断程序进行临床分析、综合,作出检体诊断。

(随　萍)

第三章　全身系统查体

第一节　全身系统查体的重要性

全身系统查体(complete systemic examination)是对受检者从头到脚、全身各器官各部位进行全面系统的检查。全身系统查体是临床医师和医学生必须掌握的基本功,是诊断疾病的重要手段,必须给予足够的重视,并深知它的重要性。

全身系统查体的重要性有以下几点。

1. **全身系统查体是查体的概括和总结**　全身系统查体就是全面系统的查体,要求对身体每个器官、每个部位进行细致认真的检查,以便对受检者作出全面评估和正确诊断。

2. **全身系统查体是诊断学的重要组成部分**　全身系统查体是诊断学的主要内容,是不可缺少的重要部分。根据系统查体提出的诊断称为检体诊断,是诊断疾病的主要步骤之一。全身系统查体能更好地为诊断疾病提供全面系统的资料,有利于作出正确全面的诊断。

3. **全身系统查体是临床诊断的基础**　只有做好全身系统查体,才能提出正确的检体诊断,有了正确全面的检体诊断,才能作出正确的临床诊断。

4. **全身系统查体是临床医师和医学生的基本功**　临床医师和医学生必须熟练掌握全身系统查体,只有掌握全身的系统查体,才能成为一名合格的临床医师。

5. **全身系统查体是评价和考核基本临床技能的重要手段**　无论是临床医师还是医学生,全身系统查体始终是评价和考核临床技能的重要手段和重要组成部分。全身系统查体也是国家执业医师(助理医师)考试的重要组成部分。由此可见,全身系统查体对于临床医师和医学生是十分重要的。

第二节　全身系统查体的基本要求

全身系统查体是临床医师和医学生的基本功,必须十分重视,并熟知其重要性。为了做好全身系统查体,应注意下列几点要求。

1. **检查内容要全面系统**　全面系统的检查才能获得完整的客观资料,起到筛查作用,也便于完成住院病历规定的各项要求,更重要的是不会遗漏诊断。

2. **检查方法要熟练准确**　要熟练掌握各器官、各部位的检查方法,检查手法要熟练正确,这样才能缩短全身系统查体的时间,保证检查结果准确无误。

3. **检查顺序规范合理**　检查顺序应是从头到脚分段进行,每个部位一般应按视、触、叩、听的顺序进行检查。强调一种合理、规范的逻辑顺序,不仅可最大限度地保证系统查体的效率和速度,而且可以大大减少患者的不适和不必要的体位变动,同时也方便检查者操作。为了检查的方便,某些器官系统,如皮肤、淋巴结、神经系统等,采取分段检查,统一记录。

遵循检查内容和顺序的基本原则的同时,允许根据具体受检者和医师的情况,酌情对个别检查顺序进行适当调整,如甲状腺触诊,常需从患者背后进行,因此,卧位的患者在坐位检查后胸时可再触诊甲状腺,予以补充。如检查前胸时,为了对发现的肺部体征有及时全面的了解,也可立即检查后胸部。四肢检查中,上肢检查习惯是由手至肩,而下肢应由近及远进行。

4. **全身系统查体顺序**

(1)卧位患者:一般情况和生命征→头颈部→前、侧胸部(心、肺)→(患者取坐位)后背部(包括肺、脊柱、肾区、骶部)→(卧位)腹部→上肢、下肢→肛门直肠→外生殖器→神经系统。

(2)坐位患者:一般情况和生命征→头颈部→后背部(包括肺、脊柱、肾区、骶部)→(患者取卧位)前、侧胸部(心、肺)→腹部→上肢、下肢→肛门直肠→外生殖器→神经系统。

检查顺序相对固定,可以保证分段而集中的系统查体顺利完成。在此过程中患者仅有两次体位更换,减少体位的更换,体现对患者的尊重。

5. **检查中要与患者交流**　与患者交流不仅可以融洽医患关系,而且可以补充病史资料。查到哪里,问到哪里,简单的交流可容易获取各系统患病的资料,也补充了系统回顾的内容。

第三节　全身系统查体的基本项目

全身系统查体的基本项目是根据全身系统查体的基本要求拟定的。遵循这一基本内容和逻辑顺序,有利于初学者养成良好的职业习惯和行为规范。这些看似机械、烦琐的项目是全身筛查必不可少的检查,有利于疾病的诊断,也有利于完成住院病历规定的各项要求。由于各项检查手法已在诊断学中讲述,在此不予赘述。

一、一般状态及生命征

1. 自我介绍并与患者简单交谈,了解患者的对答反应及语言表达情况。
2. 观察发育、营养、面容、表情、体位、意识等。
3. 测体温。
4. 测脉搏。
5. 测呼吸。
6. 测血压。

二、头颈部

1. 观察头部外形、毛发分布、运动等。
2. 触诊头颅。
3. 观察眉、眼睑、睫毛及眼球。
4. 检查下、上睑结膜、球结膜或巩膜。

5. 检查眼球运动功能。

6. 检查角膜、瞳孔。

7. 检查瞳孔直接、间接对光反射。

8. 检查集合反射。

9. 观察外耳、耳郭及外耳道。

10. 触诊外耳、乳突及耳后淋巴结。

11. 检查听力。

12. 观察鼻外形。

13. 检查鼻前庭、鼻中隔、鼻黏膜及鼻孔通气情况。

14. 检查额窦、筛窦及上颌窦有无压痛及叩击痛。

15. 检查口唇、颊黏膜、牙齿和牙龈。

16. 观察舌质、舌苔及舌活动情况。

17. 观察腭弓、扁桃体、咽后壁及腭垂。

18. 检查面神经运动功能。

19. 观察颈部外形、皮肤、颈动脉搏动及静脉充盈情况。

20. 触诊颌下、颏下、颈后、颈前、锁骨上淋巴结。

21. 触诊甲状腺。

22. 听诊甲状腺。

23. 检查气管位置。

24. 检查有无项强、Brudzinski 征（布鲁津斯基征）。

三、前、侧胸部

1. 观察胸部外形、皮肤及呼吸运动情况。

2. 触诊乳房。

3. 触诊腋窝淋巴结。

4. 触诊肋间隙及胸壁有无压痛。

5. 触诊呼吸动度。

6. 触诊触觉语颤。

7. 触诊有无胸膜摩擦感。

8. 肺叩诊。

9. 前、侧胸部听诊。

10. 听诊听觉语音。

11. 听诊有无胸膜摩擦音。

12. 观察心前区有无隆起及心尖搏动情况。

13. 触诊心尖搏动。

14. 触诊有无震颤。

15. 触诊有无心包摩擦感。

16. 叩诊心界。

17. 测量心界、左锁骨中线至前中线的距离。

18. 听诊二尖瓣区（心率、心律、心音、杂音、摩擦音）。

19. 听诊肺动脉瓣区（心音、杂音、摩擦音）。

20. 听诊主动脉瓣区（心音、杂音、摩擦音）。

21. 听诊三尖瓣区（心音、杂音、摩擦音）。

四、背部

1. 观察脊柱、胸廓外形及呼吸运动。
2. 触诊呼吸动度。
3. 触诊触觉语颤。
4. 触诊有无胸膜摩擦感。
5. 肺叩诊。
6. 叩诊肺下界及移动度。
7. 肺听诊。
8. 听诊听觉语音。
9. 听诊有无胸膜摩擦音。
10. 检查肋脊点、肋腰点有无压痛。
11. 检查肾区有无叩击痛。
12. 检查脊柱有无畸形及活动情况。
13. 检查脊柱有无压痛、叩击痛。

五、腹部

1. 腹部充分暴露、屈膝。
2. 观察腹部外形、呼吸运动、腹壁静脉、脐、胃型、肠型、蠕动波及皮肤等。
3. 全腹浅、深触诊。
4. 触诊肝脏（肝大者检查肝颈静脉回流征）。
5. 触诊脾脏。
6. 触诊胆囊。
7. 触诊肾脏。
8. 检查液波震颤。
9. 检查振水音。
10. 叩诊腹部。
11. 叩诊肝上、下界。
12. 检查肝脏有无叩击痛。
13. 检查移动性浊音。
14. 听诊腹部。
15. 检查腹壁反射。

六、上肢

1. 观察上肢外形及皮肤情况。
2. 观察和触诊双手掌面、背面和指甲。
3. 检查上臂肌力、肌张力及握力。
4. 检查腕关节、肘关节、肩关节活动情况。
5. 触诊滑车上淋巴结。
6. 检查肱二、肱三头肌反射。
7. 检查桡骨膜反射。
8. 检查 Hoffmann 征（霍夫曼征）。

七、下肢

1. 观察下肢外形、皮肤、趾甲等。
2. 触诊腹股沟淋巴结。
3. 检查下肢肌力、肌张力及有无水肿。
4. 检查髋关节、膝关节、踝关节活动情况。
5. 触诊膝关节、髌骨,做浮髌试验。
6. 触诊足背动脉。
7. 检查膝腱反射。
8. 检查跟腱反射。
9. 检查 Babinski 征(巴宾斯基征)。
10. 检查 Oppenheim 征(奥本海姆征)。
11. 检查 Gordon 征(戈登征)。
12. 检查 Kernig 征(克尼格征)。
13. 检查 Lasegue 征。

八、肛门直肠(仅必要时检查)

1. 嘱受检查左侧卧位,右腿屈曲。
2. 观察肛门、肛周、会阴区。
3. 戴上手套,示指涂以润滑剂行直肠指检。
4. 观察指套有无分泌物。

九、外生殖器(仅必要时检查)

受检者取仰卧位。
男性:
1. 视诊阴毛、阴茎、冠状沟、龟头、包皮。
2. 视诊尿道外口。
3. 视诊阴囊,必要时做提睾反射。
4. 触诊双侧睾丸、附睾、精索。
女性:
1. 视诊阴毛、阴阜、大小阴唇、阴蒂。
2. 视诊尿道口及阴道口。
3. 触诊阴阜、大小阴唇。
4. 触诊尿道旁腺、巴氏腺。

第四节　全身系统查体的几种情况

　　全身系统查体非常重要,要求全面系统,按一定顺序进行检查,但是遇到某些情况或某些特殊患者,检查内容、检查顺序需要做相应的调整,既有利于患者,又有利于诊断。

一、特殊情况的系统查体

　　有些情况下,由于患者病情与体位的限制,心理或生理的缺陷,不能配合医师按常规方法和顺序进行全身检查,医师需考虑改变检查顺序,或使用变通方法实施。有时检查不得不在患者家中或临时的检查床上进行,又缺乏必要的设备条件,对此情况均应有灵活的策略和方法进行系统查体。

1. 智力障碍患者的检查　智力障碍的患者可能由于不能理解检查意图,对过去不悦的经历、恐惧或对检查方法的不适应,不能配合检查。此时应特别耐心,创造舒适的检查环境,保护患者的隐私,让一位亲近的家人或保健人员在场,常可使患者减少顾虑,配合检查。应减慢检查速度,轻柔、细致,不得已时可分次完成。如有带来恐惧感的检查,应留待最后完成,以免因此影响关键部位的检查。

2. 情绪欠佳或有精神疾病患者的检查　可能由于不合作、敌意而妨碍检查。需要有经验的工作人员或家人在场,可抚慰患者与医师合作,尽量完成全身系统查体。对于全身或重点查体必须完成的精神病患者,可在镇静药物或适当约束后进行。

3. 危重或生理缺陷患者的检查　对于这些患者,需要更长的时间、更轻柔的手法、变通的方法和顺序来完成检查。抬起、翻身、变动体位都可能需要助手。需要特别注意检查与主诉、现病史有关的器官或部位,检查顺序需要酌情改变。

(1)卧床的患者:全身检查有时只能在卧位进行,检查者有时需要变更自己的位置来完成检查项目。如对不能坐起或站立的患者,眼底检查有时不得不在卧位情况下进行;心脏听诊有时需要配合变动体位,而患者又不能下蹲或做 Valsalva 动作(瓦尔萨尔瓦动作),此时可嘱患者握拳、被动抬腿或用血压计袖袋压迫双臂等方法增加回心血量,对心音和杂音的确定同样有效;肺部检查时,常需助手帮助翻身以完成侧面及背部的叩诊与听诊;直肠检查可以用左侧卧位方式进行触诊,注意屈髋、屈膝,右腿应尽量完全屈曲,同时也可能检查背部,特别是检查压疮、叩诊脊柱等。合作的患者可通过抬腿、抬头了解肌力。卧位可进行神经系统检查,但不宜进行呕吐与吞咽反射的检查。

(2)轮椅上的患者:头颈、心肺、上下肢体检查同坐位的患者。腹部、肛门、直肠、外生殖器、臀部的检查则不可能满意,如十分必要,应转移至检查床上进行。

4. 患者家中的系统查体　在患者家中进行系统查体,需要携带必要的检查器械,注意家庭用床一般较医院的检查床低,光线应尽量调整充足,最好有助手或家人在场协助完成。如果患者可以活动而又能合作,一般完成检查无困难;如其不能,则需助手协助翻身或固定体位。检查结束后应注意将所有用过的一次性消耗物品装袋处理,其余器械应充分清洁和消毒才能供第二次使用。

5. 紧急情况下的系统查体　临床医师有时在社交场合、旅行途中或度假期间遇到一些意外的救援或抢救危及生命的急症患者,在缺乏必要器械的情况下,最重要的是思想准备,熟练的系统查体手法,灵活应对现场的状况。注意,生命体征的检查是第一位的。在抢救期间抓紧时机,完成重要器官的检查,如神志状态、瞳孔大小、对光反射、眼球活动以及心、肺听诊和四肢活动度等,不求全面、系统,但求与生命相关或创伤部位有关的体征能及时发现、准确评估,为进一步抢救或治疗的决策提供依据。

二、重点查体

全身系统查体对初学者十分重要。在住院患者中,建立完整的医疗档案是必不可少的。但在门诊和急诊的日常医疗工作中,时间是相当有限的。面对具体的患者,医师通过询问病史获得了相关资料,通过分析综合已勾画出疾病的轮廓,对患者的器官系统和病变的类型可能已有了初步印象,在此基础上进行的查体带有很强的目的性,可以用较少的时间进行重点的、更有效的查体。长期的医疗实践证明,重点查体对门诊和急诊患者检查资料的提供是完全可能的、有效的。进行有的放矢的重点查体,其顺序与全身系统查体基本一致,但应根据患者的体位、病情和需要对重点查体的部位和内容作出适当的调整,既能尽量减少患者的不适,又能较快地完成需要的、有针对性的检查。由于各种疾病的复杂性,重点查体绝不是"头痛查头、脚痛查脚"那么简单,对什么样的主诉(当然还有复杂的病史)需要重点进行哪些内容的查体,这需要丰富的疾病知识和建立诊断设想的能力,实际上也就是医师的临床诊断思维能力的反映。

三、老年人的系统查体

随着我国老年人占总人口的比例不断增加,除儿科医师外,各科都将见到越来越多的老年患者。系统查体时应正确区分年龄改变与病态,注意老年性改变和检查技巧。

1. **老年性改变**　随着年龄的增加可能出现下列改变:

(1)视力、听力有一定下降,记忆力减退。

(2)皮肤弹性降低。

(3)瞳孔对光反射稍迟钝,眼球向上凝视能力下降,老年环也不是病理改变。

(4)收缩压略升高,但仍在正常范围。

(5)与脊柱后弓和椎体下塌有关的胸腔前后径增加;胸部检查时可有捻发音,但不一定是疾病所致。

(6)肠蠕动功能下降致肠鸣音减少或减弱。

(7)性器官(女性阴唇、阴道,男性睾丸)萎缩。

(8)男性前列腺增大。

(9)肌肉常有轻度萎缩。

(10)步态变慢、跨步变小。

(11)神经系统检查时有些反射可能减弱。

2. **注意事项**　老年人系统查体时应注意以下几点:

(1)定期系统查体,但老年人可能由于骨关节改变而行动不便,应照顾患者的实际情况,准备更多时间,耐心、细致地进行体检。

(2)检查的方法应灵活、机动,如在交谈中有效地了解患者的智力、记忆力。

(3)精神状态检查可从患者一般状态(appearance)、情感反应(affect)及语言、行为是否适度(appropriateness)——三个"a"中加以评价。

(4)注意患者视力、听力的下降程度,一般老年人对耳语音及高调语音分辨能力较差。

(5)心脏检查时,注意第一心音改变,第三心音可能是病态表现。

(6)血压检查最好包括坐位、卧位、立位,以了解循环代偿能力,并应测双臂血压。

(7)老年人血压易波动,一次检查血压正常时,不能排除高血压的可能。

(高长斌　高宇飞)

第四章　临床常见的体征

第一节　巩膜黄染

一、概述

皮肤黏膜发黄称为黄染(stained yellow)。巩膜比皮肤和其他黏膜更先出现黄染而容易被发现,称为巩膜(sclera)黄染。胆红素代谢障碍引起的皮肤和黏膜黄染称为黄疸。非胆红素代谢障碍引起的皮肤和黏膜发黄称为黄染。

由于血清内胆红素浓度增高超过 34μmol/L 时,而使皮肤黏膜乃至体液及其他组织黄染的现象为黄疸(jaundice)。

正常血清总胆红素为 1.7~17.1μmol/L(0.1~1mg/dL)。由于血清中胆红素升高致使皮肤、黏膜和巩膜发黄,出现黄疸。黄疸既是症状又是体征。胆红素在 17.1~34.2μmol/L(1~2mg/dL),临床不易察觉,称为隐性黄疸,超过 34.2μmol/L(2mg/dL)时出现临床可见黄疸。

按胆红素性质分类为:①以游离胆红素或非结合胆红素(unconjugated bilirubin,UCB)增高为主的黄疸;②以胆红素葡萄糖醛酸酯或称为结合胆红素(conjugated bilirubin,CB)增高为主的黄疸。

二、常见原因与发生机制

引起黄疸的疾病很多,发生机制各异。

按病因学分类:①溶血性黄疸;②肝细胞性黄疸;③胆汁淤积性黄疸(旧称阻塞性黄疸或梗阻性黄疸);④先天性非溶血性黄疸,以前三类最为多见,第四类较罕见。

(一) 溶血性黄疸

常见溶血性疾病可分为:①先天性溶血性贫血,如地中海贫血、遗传性球形红细胞增多症;②后天性获得性溶血性贫血,如自身免疫性溶血性贫血、新生儿溶血、不同血型输血后的溶血以及蚕豆病、伯氨喹、蛇毒、毒蕈、阵发性睡眠性血红蛋白尿。凡是引起溶血的疾病都可产生溶血性黄疸。

(二) 肝细胞性黄疸

病毒性肝炎、肝硬化、中毒性肝炎、钩端螺旋体病、败血症等各种使肝细胞严重损害的疾病均可导致黄疸发生。

由于肝细胞的损伤致肝细胞对胆红素的摄取、结合功能降低,因而血中的 UCB 增加。而未受损的肝细胞仍能将部分 UCB 转变为 CB。CB 部分仍然经过毛细胆管从胆道排泄,另一部分则由于毛细胆管和胆小管因肝细胞肿胀压迫,炎性细胞浸润或胆栓的阻塞使胆汁排泄受阻而反流入血循环中,致血中 CB 亦增加而出现黄疸。

(三) 胆汁淤积性黄疸

胆汁淤积可分为肝外性或肝内性。

肝外性胆汁淤积可由胆总管结石、狭窄、炎性水肿、肿瘤及蛔虫等阻塞所引起。

肝内性又可分为肝内阻塞性胆汁淤积和肝内胆汁淤积,前者见于肝内泥沙样结石、癌栓、寄生虫病(如华支睾吸虫病)。后者见于病毒性肝炎、药物性胆汁淤积(如氯丙嗪、甲睾酮和口服避孕药等)、原发性胆汁性肝硬化、妊娠期复发性黄疸等。

由于胆道阻塞,阻塞上方的压力升高,胆管扩张,最后导致小胆管与毛细胆管破裂,胆汁中的胆红素反流入血。此外肝内胆汁淤积有些并非由机械因素引起,而是由于胆汁分泌功能障碍、毛细胆管的通透性增加,胆汁浓缩而流量减少,导致胆道内胆盐沉淀与胆栓形成。

(四) 先天性非溶血性黄疸

系由肝细胞对胆红素的摄取、结合和排泄有缺陷所致的黄疸,本组疾病临床上少见。

1. Gilbert 综合征(吉尔伯特综合征)　系由肝细胞对胆红素的摄取、结合有缺陷所致的黄疸,具体由肝细胞摄取 UCB 功能障碍及微粒体内葡萄糖醛酸转移酶不足,致血中 UCB 增高而出现黄疸。这类患者除黄疸外症状不多,肝功能也正常。

2. Dubin-Johnson 综合征(迪宾 - 约翰逊综合征)　系由肝细胞对胆红素的排泄有缺陷所致的黄疸。系由肝细胞对 CB 及某些阴离子(如靛氰绿、X 线造影剂)向毛细胆管排泄发生障碍,致血清 CB 增加而发生的黄疸。

3. Crigler-Najjar 综合征(克纳综合征)　系由肝细胞对胆红素的结合有缺陷所致的黄疸。系由肝细胞缺乏葡萄糖醛酸转移酶,致 UCB 不能形成 CB,导致血中 UCB 增多而出现黄疸,本病由于血中

UCB 甚高,故可产生核黄疸(kernicterus),见于新生儿,预后极差。

4. **Rotor 综合征(罗托综合征)** 系由肝细胞对胆红素的摄取和排泄有缺陷所致的黄疸。系由肝细胞对摄取 UCB 和排泄 CB 存在先天性缺陷致血中胆红素增高而出现黄疸。

(五) 其他原因导致的黄染

其他原因导致的黄染,如胡萝卜素增多、药物等引起的黄染,具体见本节诊断思维有关内容。

三、临床表现

(一) 溶血性黄疸

1. 临床表现

溶血性黄疸一般黄疸为轻度,呈浅柠檬色,不伴皮肤瘙痒,其他症状主要为原发病的表现。

急性溶血时可有发热、寒战、头痛、呕吐、腰痛,并有不同程度的贫血和血红蛋白尿(尿呈酱油或茶色),严重者可有急性肾功能衰竭;慢性溶血多为先天性,除伴贫血外尚有脾肿大。

2. 实验室检查

(1)血清检查总胆红素(total bilirubin, TB)增加,以 UCB 为主,CB 基本正常。

(2)粪便检查由于血中 UCB 增加,故 CB 形成代偿性增加,从胆道排至肠道也增加,致尿胆原增加,粪胆原随之增加,粪颜色加深。

(3)尿检查肠内的尿胆原增加,重吸收至肝内者也增加。由于缺氧及毒素作用,肝脏处理增多尿胆原的能力降低,致血中尿胆原增加,并从肾排出,故尿中尿胆原增加,但无胆红素。

急性溶血性黄疸尿中有血红蛋白排出,隐血试验阳性。血液检查除贫血外尚有网织红细胞增加、骨髓红细胞系列增生旺盛等。

(二) 肝细胞性黄疸

1. 临床表现 肝细胞性黄疸表现为皮肤、黏膜浅黄至深黄色,可伴有轻度皮肤瘙痒,其他为肝脏原发病的表现,如疲乏、食欲减退,严重者可有出血倾向、腹水、昏迷等。

2. 实验室检查 血中 CB 与 UCB 均增加,黄疸性肝炎时,CB 增加幅度多高于 UCB。尿中 CB 定性试验阳性,而尿胆原可因肝功能障碍而增高。此外,血液生化检查有不同程度的肝功能损害。

(三) 胆汁淤积性黄疸

1. 临床表现 胆汁淤积性黄疸表现为皮肤呈暗黄色,完全阻塞者颜色更深,甚至呈黄绿色,并有皮肤瘙痒及心动过速,尿色深,粪便颜色变浅或呈白陶土色。

2. 实验室检查 血清 CB 增加,尿胆红素试验阳性,因肠肝循环途径被阻断,故尿胆原及粪胆素减少或缺如,血清碱性磷酸酶及总胆固醇增高。

(四) 先天性非溶血性黄疸

临床表现参见本节先天性非溶血性黄疸发病原因及机制。

四、诊断思维

(一) 巩膜黄染诊断

1. 巩膜黄染概念 巩膜不透明,又因血管极少,故为瓷白色。在发生黄疸时,巩膜比其他黏膜更先出现黄染而容易被发现。黄疸首先出现于巩膜、硬腭后部及软腭黏膜上,随着血中胆红素浓度的继续增高,黏膜黄染的颜色加深时,才会出现皮肤黄染。

2. 巩膜黄染体征 巩膜黄染出现为连续性的,近角巩膜缘处黄染轻、黄色淡,远角巩膜缘处黄染重、黄色深。

3. 巩膜黄染的检查要点 可让患者向内下视,暴露其巩膜的外上部分更容易发现黄疸。

(二) 黄染鉴别诊断要点

1. 中年以后在内眦部可出现黄色斑块,为脂肪沉着所形成,这种斑块呈不均匀性分布,应与黄疸鉴别。

2. 血液中其他黄色色素成分增多时,如胡萝卜素、阿的平等,也可引起皮肤黏膜黄染,但其表现与黄疸存在时的巩膜黄染有区别。

(1)过多食用胡萝卜、南瓜、橘子、橘子汁等可引起血中胡萝卜素增高,当超过 2.5g/L 时,也可使皮肤黄染。其特点是:①黄染出现时首先出现于手掌、足底、前额及鼻部皮肤;②一般不出现巩膜和口腔黏膜黄染;③血中胆红素不高;④停止食用富含胡萝卜素的蔬菜或果汁后,皮肤黄染颜色逐渐消退。

(2)长期服用含有黄色素的药物:如阿的平、呋喃类等药物也可引起皮肤黄染。其特点是:①黄染出现时出现于皮肤,严重者也可出现于巩膜。②巩膜黄染的特点是角巩膜缘处黄染重,黄色深;与角巩膜缘的距离越远,黄染越轻,黄色越淡,这一点是与黄疸的重要区别。

(三) 溶血性黄疸、肝细胞性黄疸、胆汁淤积性黄疸、先天性非溶血性黄疸的鉴别诊断见本节临床表现的有关内容

(刘华胜)

第二节　淋巴结肿大

淋巴结肿大是各种损伤和刺激常引起淋巴结内的淋巴细胞和组织细胞反应性增生或肿瘤细胞浸润而体积增大的现象,非常多见。淋巴结肿大分类按其分布可分为局限性和全身性淋巴结肿大。

一、发生原因

淋巴结由淋巴细胞集合而成,外形如豆,淋巴管相连通,是淋巴回流的重要滤器,也是机体产生免疫反应的重要场所,是哺乳类特有的周围淋巴器官。淋巴结分布全身,按其位置可分为浅表淋巴结和深部淋巴结。

正常情况下,淋巴结较小,直径多在 0.2~0.5cm 之间,质地柔软,表面光滑,与毗邻组织无粘连,不易触及,亦无压痛。

正常淋巴结常以组群分布。每一组群淋巴结收集相应引流区域的淋巴液,如耳后、乳突区的淋巴结收集头皮范围内的淋巴液;颌下淋巴结群收集口底、颊黏膜、牙龈等处的淋巴液;颈部淋巴结收集鼻、咽、喉、气管、甲状腺等处的淋巴液;锁骨上淋巴结群左侧收集食管、胃等器官的淋巴液,右侧收集气管、胸膜、肺等处的淋巴液;腋窝淋巴结群收集躯干上部、乳腺、胸壁等处的淋巴液;腹股沟淋巴结群收集下肢及会阴部的淋巴液。了解二者之间的关系,对于判断原发病灶的部位及性质有重要临床意义。

各种损伤和刺激引起淋巴结内的淋巴细胞和组织细胞反应性增生或肿瘤细胞浸润相应引流区域时,收集相应引流区域淋巴液的每一组群淋巴结就会出现体积增大。

一个区域淋巴结肿大称局限淋巴结肿大,多见于非特异性淋巴结炎、淋巴结结核及恶性肿瘤转移,应按淋巴引流区域寻找原发病灶。

两个区域以上淋巴结肿大,要考虑为全身性淋巴结肿大,多见于急慢性淋巴结炎、传染性单核细胞增多症、白血病、淋巴瘤、钩端螺旋体病、恙虫病、布鲁氏菌病、血清病、结缔组织病等。

二、病因、发生机制和临床表现

(一)感染引起淋巴结肿大

1. 病因、发病机制

由致病微生物引起的急慢性炎症,如细菌、病毒、立克次体等引起如急性蜂窝织炎、化脓性扁桃体炎、牙龈炎、传染性单核细胞增多症、恙虫病、结核等可以引起淋巴结肿大。

2. 临床表现

非特异性淋巴结炎可表现为由引流区域的急、慢性炎症所致颈部淋巴结肿大。急性炎症初始,肿大的淋巴结柔软、有压痛,表面光滑、无粘连,肿大至一定程度即停止。慢性炎症时,淋巴结较硬,最终淋巴结可缩小或消退。

淋巴结结核肿大的淋巴结常发生于颈部血管周围,多发性,质地稍硬,大小不等,可相互粘连,或与周围组织粘连,如发生干酪性坏死,则可触及波动感。晚期破溃后形成瘘管,愈合后可形成瘢痕。

(二)恶性肿瘤引起淋巴结肿大

1. 病因、发病机制

淋巴瘤、各型急慢性白血病、浆细胞肿瘤(多发性骨髓瘤、原发性巨球蛋白血症)和肺癌、胃癌、肝癌、乳腺癌、鼻咽癌等所致肿瘤转移均可引起淋巴结肿大。

2. 临床表现

恶性肿瘤转移所致肿大的淋巴结,质地坚硬,或有橡皮样感,表面可光滑或突起,与周围组织粘连,不易推动,一般无压痛。胸部肿瘤如肺癌可向右侧锁骨上窝或腋窝淋巴结群转移;胃癌多向左侧锁骨上窝淋巴结群转移,因此处系胸导管连接颈静脉的入口,这种肿大的淋巴结称为 Virchow 淋巴结(非尔绍淋巴结),常为胃癌、食管癌转移的标志。

(三)反应性增生引起淋巴结肿大

1. 病因、发病机制

坏死性增生性淋巴结病、血清病及血清病样反应、变应性亚败血症、系统性红斑狼疮、风湿病等均可引起淋巴结肿大。其成因很多,细菌、病毒、毒物、代谢的毒性产物、变性的组织成分及异物等,都可成为抗原或致敏原刺激淋巴组织引起反应。

2. 临床表现

淋巴结肿大的程度不等,有时可达 10cm。

三、诊断思维

(一)浅表淋巴结分布

1. 头颈部淋巴结

(1)耳前淋巴结位于耳屏前方。

(2)耳后淋巴结位于耳后乳突表面、胸锁乳突肌止点处,亦称为乳突淋巴结。

(3)枕淋巴结位于枕部皮下,斜方肌起点与胸锁乳突肌止点之间。

(4)颌下淋巴结位于颌下腺附近,在下颌角与颏部之中间部位。

(5)颏下淋巴结位于颏下三角内,下颌舌骨肌表面,两侧下颌骨前端中点后方。

(6)颈前淋巴结位于胸锁乳突肌表面及下颌角处。

(7)颈后淋巴结位于斜方肌前缘。

(8)锁骨上淋巴结位于锁骨与胸锁乳突肌所形成的夹角处。

2. 腋窝淋巴结　上肢最大的淋巴结组群,可分为5群:

(1)外侧淋巴结群位于腋窝外侧壁。

(2)胸肌淋巴结群位于胸大肌下缘深部。

(3)肩胛下淋巴结群位于腋窝后皱襞深部。

(4)中央淋巴结群位于腋窝内侧壁近肋骨及前锯肌处。

(5)腋尖淋巴结群位于腋窝顶部。

3. 四肢淋巴结

(1)滑车上淋巴结位于上臂内侧,内上髁上方 3~4cm 处,肱二头肌与肱三头肌之间的间沟内。

(2)腹股沟淋巴结位于腹股沟韧带下方股三角内,它又分为上、下两群:

1)上群:位于腹股沟韧带下方,与韧带平行排列,故又称为腹股沟韧带横组或水平组。

2)下群:位于大隐静脉上端,沿静脉走向排列,故又称为腹股沟淋巴结纵组或垂直组。

(3)腘窝淋巴结位于小隐静脉和腘静脉的汇合处。

(二) 检查方法、体位及顺序

1. 检查方法

检查淋巴结的方法是视诊和触诊。

视诊时不仅要注意局部征象(包括皮肤是否隆起,颜色有无变化,有无皮疹、瘢痕、瘘管等)也要注意全身状态。

触诊是检查淋巴结的主要方法。检查者将示、中、环三指并拢,其指腹平放于被检查部位的皮肤上进行滑动触诊,这里所说的滑动是指腹按压的皮肤与皮下组织之间的滑动;滑动的方式应取相互垂直的多个方向或转动式滑动,这有助于淋巴结与肌肉和血管结节的区别。

发现淋巴结肿大时,应注意其部位、大小、数目、硬度、压痛、活动度、有无粘连,局部皮肤有无红肿、瘢痕、瘘管等。同时注意寻找引起淋巴结肿大的原发病灶。

2. 检查体位及顺序

(1)头颈部淋巴结:检查头颈部淋巴结时可站在被检查者前面或让被检查者取卧位,头部稍向前屈,用双手进行触诊,左手触诊右侧,右手触诊左侧。手指紧贴检查部位,由浅及深进行滑动触诊。让被检查者头稍低,或偏向检查侧,以使皮肤或肌肉松弛,有利于触诊。

全身体格检查时,淋巴结的检查应在相应身体部位检查过程中进行。为了避免遗漏应特别注意淋巴结的检查顺序。

头颈部淋巴结的检查顺序是:耳前、耳后、枕部、颌下、颏下、颈前、颈后、锁骨上淋巴结。

(2)腋窝淋巴结:检查腋窝淋巴结时,被检查者前臂稍外展,检查者以右手检查左侧,以左手检查右侧,触诊时由浅及深至腋窝各部。

腋窝淋巴结应按尖群、中央群、胸肌群、肩胛下群和外侧群的顺序进行。

(3)四肢淋巴结:检查滑车上淋巴结时,以左(右)手扶托被检查者左(右)前臂,以右(左)手向滑车上由浅及深进行触摸。

四肢淋巴结的检查顺序是:滑车上淋巴结、腹股沟部(先查上群、后查下群)、腘窝部。

(三) 通过伴随症状鉴别诊断病因

1. 淋巴结肿大伴有相应引流区域感染灶者　如颈部淋巴结肿大伴扁桃体炎、牙龈炎,腋窝淋巴结肿大伴乳腺炎,耳后淋巴结肿大伴头皮感染者,左腹股沟淋巴结肿大伴左下肢丹毒,可诊断为非特异性淋巴结炎。

2. 淋巴结肿大伴疼痛　多为急性炎症引起,常有局部红、肿、热等炎症表现;而无痛性淋巴结肿大常见于恶性肿瘤转移淋巴瘤等。局部淋巴结肿大伴低热、盗汗、消瘦者,提示为淋巴结结核、恶性淋巴瘤或其他恶性肿瘤等。

3. 淋巴结肿大伴周期性发热者　多见于恶性淋巴瘤;全身淋巴结肿大伴发热者见于传染性单核细胞增多症、白血病、淋巴瘤等,偶可见于系统性红斑狼疮。

4. 淋巴结肿大伴皮疹者　多见于某些传染病或变态反应性疾病,亦需警惕淋巴瘤。

(刘华胜)

第三节　胸腔积液

胸膜的脏层和壁层之间存有一个潜在性腔隙,称之胸膜腔。正常情况下,胸膜腔两层胸膜间的宽度约为 10~20μm,内含浆液,约为每公斤体重 0.1~0.2ml,通常无色、透明,起润滑胸膜作用,它的渗出和再吸收处于平衡状态。任何因素造成其渗出增加和 / 或再吸收减少,即出现胸膜腔内液体积聚,形成胸腔积液。

【病因与发生机制】

1. **胸膜毛细血管静水压增高**　胸膜毛细血管静水压增高是形成胸腔积液的重要因素。如充血性心力衰竭、缩窄性心包炎等疾病可使体循环和/或肺循环的静水压增加,胸腔液体渗出增多,形成胸腔积液。单纯体循环静脉压增高,如上腔静脉或奇静脉阻塞时,壁胸膜液体渗出量超过脏胸膜回吸收的能力,可产生胸腔积液。此类胸腔积液多属漏出液。

2. **胸膜毛细血管通透性增加**　胸膜炎症(结核、肺炎累及胸膜)、结缔组织疾病(系统性红斑狼疮等)、胸膜肿瘤(恶性肿瘤胸膜转移、间皮瘤)、肺栓塞膈下炎症性疾病(膈下脓肿、肝脓肿、急性胰腺炎)等累及胸膜,均可使胸膜毛细血管通透性增加,毛细血管内细胞、蛋白及液体等大量渗入胸膜腔;胸腔液中蛋白质含量升高、胶体渗透压升高,进一步促进胸腔液增多。此类胸腔积液为渗出液。

3. **胸膜毛细血管内胶体渗透压降低**　肾病综合征、低蛋白血症、肝硬化、急性肾小球肾炎和黏液性水肿等疾病均存在血浆白蛋白减少,血浆胶体渗透压降低,壁胸膜毛细血管液体渗出增加而脏胸膜毛细血管液体胶体渗透压同样下降,因此脏胸膜再吸收减少。最终引起胸腔积液增多,此类胸腔积液为漏出液。

4. **壁胸膜淋巴回流障碍**　壁胸膜淋巴回流在胸腔液再吸出中起重要作用,特别是蛋白质再吸入。癌性淋巴管阻塞,先天性发育异常致淋巴管引流异常,外伤所致淋巴回流受阻等均可引起富含蛋白的胸腔渗出液。

5. **损伤性胸腔积液**　外伤(如食管破裂、胸导管破裂)或疾病(如胸主动脉瘤破裂)等原因,胸腔内出现血性、脓性(感染)、乳糜性胸腔积液,属渗出液。

【临床表现】

1. **症状**

(1)胸闷和呼吸困难　积液较少(少于300ml)时症状多不明显,但急性胸膜炎早期积液量少时,可有明显的胸痛,于吸气时加重;当积液增多时胸膜脏层和壁层分开,胸痛可减轻或消失。中、大量胸腔积液(大于500ml)时,可出现气短、胸闷、心悸,呼吸困难,甚至端坐呼吸并伴有发绀。

(2)原发病症状　如结核病所致胸腔积液者可有低热、乏力、消耗等结核中毒症状;心力衰竭患者有心功能不全的症状;肺炎相关性胸腔积液和脓血常有发热和咳嗽咳痰;肝脓肿者有肝区疼痛。

2. **体征**

胸腔积液的体征与积液的多少有关。少量积液时,可无明显体征或仅因胸痛出现患侧胸部呼吸运动受限、胸式呼吸减弱,触及胸膜摩擦感。中至大量胸腔积液,患侧呼吸音减弱或消失,患侧叩诊浊音,触觉语颤减弱或消失。大量胸腔积液可伴有气管、纵隔向健侧移位。

【诊断思维】

首先根据临床症状、体征及影像学检查,确定是否存在胸腔积液。然后鉴定胸腔积液的性质,即区别漏出液和渗出液。胸液实验室检查一般可确定积液性质。通常漏出液应寻找全身因素,渗出液除胸膜本身病变外,也应寻找全身性病因。鉴别诊断应注意起病的缓急,病变以肺或胸膜为主;以往有无类似发作,有无气促,能否平卧,心脏是否正常;有无腹水或腹内肿块,浅表淋巴结肿大,关节病变;周围血白细胞计数和分类,结核菌素试验结果;胸液和痰中特殊病原体和癌细胞、红斑狼疮细胞检查;胸膜活检等。

(李艳菊)

第四节　气　　胸

气胸(pneumothorax)是指空气进入胸膜腔内而言。常因慢性呼吸道疾病,如慢性阻塞性肺气肿、肺结核或肺表面胸膜下肺大疱导致脏胸膜破裂,使肺和支气管内气体进入胸膜腔而形成气胸,谓之自发性气胸。用人工方法将过滤的空气注入胸膜腔,以诊治疾病者为人工气胸。此外,胸部外伤所引起者,称为外伤性气胸。

【病因与发生机制】

特发性气胸在常规 X 线检查,肺部无明显病变,但胸膜下(多在肺尖部)可有肺大疱,一旦破裂所形成的气胸称为特发性气胸,多见于瘦高体型的男性青壮年。

自发性气胸常继发于基础肺部病变,如肺结核(病灶组织坏死;或者在愈合过程中,瘢痕使细支气管阻塞形成的肺大疱破裂),慢性阻塞性肺疾患(肺气肿泡内高压、破裂),肺癌(细支气管阻塞,或是癌肿侵犯胸膜、阻塞性肺炎、继而脏胸膜破裂)、肺脓肿、尘肺等。有时胸膜上具有异位子宫内膜,在月经期可以破裂而发生气胸(月经性气胸)。

自发性气胸以继发于慢性阻塞性肺病和肺结核最为常见,其次是特发性气胸。脏胸膜破裂或胸膜粘连带撕裂,其中血管破裂,可以形成自发性血气胸。航空、潜水作业而无适当防护措施时,从高压环境突然进入低压环境以及持续正压人工呼吸加压过高等,均可发生气胸。抬举重物等用力动作,咳嗽、喷嚏、屏气或高喊大笑等常为气胸的诱因。

【临床表现】

1. 症状 持重物、屏气和剧烈运动或咳嗽常为其诱因。患者突感一侧胸痛,进行性呼吸困难,不能平卧,或被迫健侧卧位,患侧朝上以减轻压迫症状。可有咳嗽,但无痰或少痰。小量闭合性气胸者仅有轻度气急,数小时后可逐渐平稳。大量张力性气胸者,除严重呼吸困难外,尚有表情紧张,烦躁不安,大汗淋漓,脉速,虚脱,发绀,甚至呼吸衰竭。

2. 体征 少量胸腔积气者,常无明显体征。积气量多时,患侧胸廓饱满,肋间隙变宽,呼吸动度减弱;语音震颤及语音共振减弱或消失。气管、心脏移向健侧。叩诊患侧呈鼓音。右侧气胸时肝浊音界下移。听诊患侧呼吸音减弱或消失。

【诊断思维】

气胸需要与如下疾病进行鉴别。

1. 肺大疱 起病缓慢,病程较长;而气胸常常起病急,病史短。X 线检查肺大疱为圆形或椭圆形透光区,位于肺野内,其内仍有细小条状纹理;而气胸为条带状影,位于肺野外胸腔内。肺周边部位的肺大疱易误诊为气胸,胸片上肺大疱线是凹面向侧胸壁;而气胸的凸面常朝向侧胸壁,胸部 CT 有助于鉴别诊断。

2. 急性心肌梗死 有类似于气胸的临床表现,如急性胸痛、胸闷、呼吸困难、休克等临床表现,但患者常有冠心病、高血压病史,心音性质及节律改变,无气胸体征,心电图或胸部 X 线检查有助于鉴别。

3. 肺栓塞 有栓子来源的基础疾病,无气胸体征,胸部 X 线检查有助于鉴别。

4. 慢性阻塞性肺疾病和支气管哮喘 慢性阻塞性肺疾病呼吸困难是长期缓慢加重的,支气管哮喘有多年哮喘反复发作史。当慢性阻塞性肺疾病和支气管哮喘患者呼吸困难突然加重且有胸痛时,应考虑并发气胸的可能,胸部 X 线检查可助鉴别。

(李艳菊)

第五节 肺 部 啰 音

【概念】

啰音(rale) 是呼吸音以外的附加音(adventitious sound),依声音的性质不同,可分为干啰音(rhonchi)和湿啰音(moist crackles)。干啰音为呼气气流通过有阻塞性狭窄的上气道,或在气管、大支气管内潴留黏痰产生的声音;湿啰音为吸气气流通过气管、支气管和肺泡部位时激动和冲破该处液体所产生的不同声音,故又称水泡音(bubble sound)。

【常见原因】

1. 干啰音 有低调和高调之分,低调者为鼾音、痰鸣音,病因包括醉酒昏睡、脑炎昏迷、突发脑血管病、阻塞性睡眠暂停综合征、麻醉药、安眠药及一氧化碳中毒、肺性脑病等；哮鸣音为高调干啰音，为哮喘患者的典型体征，亦见于慢性喘息性支气管炎，左心功能衰竭合并肺淤血水肿（心源性哮喘）的患者以及喉水肿、肺癌或异物致气道狭窄的患者。

2. **湿啰音**　其随管腔大小和气流缓急、积液量的多少以及肺含气量的程度，而有大、中、小水泡音和捻发音（crepitus）、爆裂音（inspiratory crackle）的不同。大水泡音仅见于濒危、意识不清或有空洞性病变患者，中小水泡音见于支气管炎、支气管扩张和部分肺水肿患者，捻发音见于肺炎、肺实变、肺水肿，爆裂音见于间质性肺炎、肺间质纤维化的肺泡炎。肺部局限固定不变的湿性啰音，提示局部有病灶，如肺部炎症、肺结核、肺梗死、支气管扩张症、肺脓肿、肺癌继发感染等；两侧肺底部湿性啰音见于心功能不全导致肺淤血、支气管炎、支气管肺炎、特发性肺间质纤维化等；双侧广泛性湿性啰音，见于急性肺水肿、慢性支气管炎等；肩胛间区出现固定性细小湿性啰音多见于肺结核等；大水泡音常见于肺炎、昏迷患者严重的支气管扩张、肺结核空洞等；捻发音见于早期肺结核、肺炎早期、纤维性肺泡炎、肺淤血等。

【发生机制】

啰音的发生机制如下。

1. **干啰音**　由于气管、支气管或细支气管狭窄或不完全阻塞，气流吸入或呼出时发生湍流所致。其病理基础为气管、支气管壁上有炎症，管壁黏膜充血肿胀分泌物增多，支气管平滑肌痉挛；管腔内肿瘤侵入，异物或分泌物部分阻塞；或管壁被肿大淋巴结等压迫而狭窄。

2. **湿啰音**　由于气管或支气管内有较稀薄的渗出液，如痰液、血液、黏液脓痰等，在呼吸时气体通过液体，形成的水泡破裂而产生的音响；或吸气时肺底部无气区先关闭的小气道肺泡突然开放产生的"吸气性爆裂音"。

【临床表现】

肺部啰音分为干啰音和湿啰音。

干啰音分类如下。

1. **高调干啰音**　调高，基音频率>500Hz，短促"Zhi-Zhi"声或带乐性，又称哨笛音，常被描述为哮鸣音、飞箭音、鸟鸣音等，用力呼气时音质呈上升性，多提示支气管或细支气管病变。

2. **低调干啰音**　调低、基音频率<200Hz，又称鼾音，呈呻吟声或鼾声，多发生于气管或主支气管。

湿性啰音分类如下。

1. **粗湿啰音（大水泡音）**　发生于气管、主支气管与空洞部位，出现于吸气早期。常见于支气管扩张症、肺水肿、肺脓肿或肺结核空洞。昏迷或濒死者因无力咯出气道内分泌物，于气管部位即可听到，甚至不用听诊器亦可听到，谓之痰鸣。

2. **中湿啰音（中水泡音）**　发生于中等的支气管，多出现于吸气后期出现。见于支气管炎、支气管肺炎。

3. **细湿啰音（小水泡音）**　发生于小支气管，多在吸气后期出现。见于细支气管炎、肺炎、肺淤血、肺梗死等。

4. **捻发音**　一种极细而均匀一致的湿啰音。多在吸气的终末听及，颇似在耳边用手指捻搓一束头发时所发出的声音。见于肺炎早期和吸收消散期、肺淤血等；久病卧床或正常老年人。

啰音的临床特点主要体现在听诊方面，具体表现如下：

干啰音特点：听诊调较高、带乐性、持续时间长，吸气、呼气均可听到，但以呼气明显，啰音调强，性质、部位易变，瞬间内数量可明显增减。低频干性啰音听诊器置于喉和胸骨部位的体表最明显，且应根据病情确定疾病。而高调干啰音中，喘鸣音为一种连续的、持久的、乐音性的由呼吸气道（包括大气道和喉部）产生的附加声音，为气道梗阻急症体征。典型哮喘是呼气的高速气流通过痉挛支气管产生的高频、高调、多音符（polyphonic），音频有变化的声音，而慢性支气管炎急性加重期则干啰音的音频和音符较固定，且因有炎性渗出故在呼吸时哮鸣音和湿啰音并存，称为音乐性啰音（musical rales），此时应注意啰音的性质，如有捻发音则不仅是慢性喘息性支气管炎急性加重而且合并肺感染。肺癌所致的气道局限性狭窄则哮鸣音起源于发生于病变局部,听诊时应从喉部、隆突部、两侧支气管的体表部位逐级听诊,则可找到声音显著的病变部位。例如一右上叶支气管肺癌患者听诊,则先听颈部(喉),再听胸骨上部(气管),然后分别听胸骨柄下端的左侧及右侧前部(左、右总支气管末端部位)。肺部任何部位哮鸣音传导方向是喉部,支气管癌肿所致狭窄则以局部哮鸣音最明显,但喉部亦能听到,而双侧肺叶则不能听到,因为哮鸣音在呼气阶段产生,故不向支气管远端的肺叶传导。哮喘患者为双肺弥漫性哮鸣音,且沿支气管向气管向喉部传导,故以喉部声音最集中,听诊喉部最明显,但双肺也有。哮喘缓解期时由于哮鸣音不明显,故在肺部听不到,但由于在喉部集中,有时仍可在喉部听到。

湿啰音特点:听诊部位较恒定,性质不易变,中、小水泡音可同时存在,咳嗽后可减轻或消失。湿啰音连续而短暂,一次常连续多个出现,于吸气时或吸气终末较为明显,有时也出现于呼气早期。弥漫性肺间质纤维化患者吸气后期出现的细湿啰音,音调高,近耳颇似撕开尼龙扣带时发出的声音,称之 velcro 啰音;大叶性肺炎患者由于肺泡内渗液和肺实变因而肺部病变部位可闻及捻发音;慢性支气管炎急性加重期由于支气管内炎性渗出增多,故常在肺底部听到小水泡音;肺间质纤维化患者由于肺泡内外均有渗液,且有一定程度肺实变而听及爆裂音。各种湿啰音都直接和病变的部位、性质和诊断相关联,临床上诊断提倡细致化。例如,应注意湿啰音是否响亮,慢性支气管炎受慢阻肺对声音传导影响,肺部听诊呼吸音低,水泡音不响亮,称为无响性水泡音;支气管扩张则常累及周围肺组织而有一定程度实变,故水泡音响亮,称为有响性水泡音,更有助于病变性质诊断。

【诊断思维】

1. **湿啰音分布** 常见于支气管炎、支气管肺炎、血行播散型肺结核、肺水肿;在两肺底分布,多见于肺淤血、肺水肿、支气管肺炎;一侧或局限性分布,常见于肺炎、肺结核、支气管扩张症、肺脓肿、肺癌及肺出血等。

2. **干啰音分布** 常见于弥散性支气管炎、支气管肺炎、慢性肺气肿等;局限性干啰音,常见于局限性慢性支气管炎、肺结核和间质性肺炎等;发生于双侧肺部的干啰音,常见于支气管哮喘、慢性支气管炎和心源性哮喘等。

3. **啰音伴呼吸困难** 常见于肺炎、肺结核、慢阻肺、支气管哮喘、支气管扩张、肺癌、支气管炎、间质性肺炎、急性呼吸窘迫综合征(acute respiratory distress syndrome,ARDS)、支气管异物、肺淤血及肺水肿等。

4. **啰音伴胸闷、胸痛** 常见于心力衰竭、胸膜炎、肺炎、胸腔积液、肺栓塞、肺梗死等。

5. **啰音伴咳嗽、咳痰** 常见于呼吸系统相关疾病,如:肺炎、支气管肺炎、肺气肿、肺脓肿、肺癌等。

6. **啰音伴心悸** 常见于肺部感染性疾病,如支气管炎、支气管肺炎、支原体肺炎等。

7. **啰音伴头晕、头疼** 常见于肺性脑病、肺肿瘤脑转移等。

8. **啰音伴下肢水肿** 常见于心功能不全,肺淤血及肺水肿等。

(彭小平)

第六节 心 脏 杂 音

一、概述

心脏杂音(cardiac murmur)是指心音以及附加心音外,由于血流在心腔、血管腔、瓣膜、腱索等部位发生振动所产生的具有不同频率、强度、时限、构型、性质等一系列特征的夹杂声音,在心脏的收缩期、舒张期均可能闻及。杂音可能紧贴心音连续出现,或与心音分离单独出现,亦可完全覆盖心音。杂音性质各异,听诊难度较大,听诊时,应从部位、时期、性质、强度、形态、传导方向等方面仔细听诊,并结合临床症状和其他相关体征、相关辅助检查结果综合考虑,从而对心血管疾病做出诊断或鉴别诊断。本节主要从心脏杂音的发生原因、发生机制、临床表现与特点、诊断思维等方面进行系统阐述,以提高心脏杂音听诊技能和诊断思维。

二、发生原因

液体的流动分为层流、湍流两种状态,血流亦不例外。当血管管径、血液黏度一定时,从层流变为湍流的临界速度是恒定不变的,当血流速度超过该临界速度时,层流变为湍流,从而产生声能。在正常的心腔、血管腔内,血流为层流状态,中心部分流速最快,越靠近管壁流速越慢。在层流状态下使用听诊器听诊时听不到声音,但因血液流速加快或其他各种原因导致的血流紊乱时,血流由层流变为湍流,进而形成湍流场(漩涡),撞击心脏壁、瓣膜、血管壁产生振动,在心脏听诊时即可闻及杂音。

三、发生机制

杂音有多种发生机制,主要与血流加速、血流通道狭窄、瓣膜关闭不全、异常血流通道、异常结构以及血管瘤样扩张等因素相关,但根本原因还是各种相关因素引起血流由层流状态变成湍流状态,形成湍流场,撞击局部结构所致。具体发生机制详述如下。

1. **血流加速**　各种生理、病理状态下,血流加速,加速的血流在心腔、血管腔内形成湍流,产生杂音。血流越快,杂音越响亮。多见于剧烈运动、严重贫血、甲状腺功能亢进症、高热等。

2. **血流通道狭窄**　血流通过狭窄的瓣膜、大血管时产生湍流,形成杂音。如二尖瓣狭窄、主动脉瓣狭窄、肺动脉瓣狭窄、主动脉缩窄等,也可见于心腔扩大或大血管扩张导致的瓣膜口相对狭窄,如Austin Flint杂音(奥斯汀·弗林特杂音)。

3. **瓣膜关闭不全**　血流通过因器质性病变形成的关闭不全的瓣膜,或心腔、大血管扩张形成的相对关闭不全的瓣膜时,发生反流,形成漩涡,产生杂音。如二尖瓣关闭不全、主动脉瓣关闭不全、三尖瓣关闭不全、Graham Steell杂音等。

4. **异常血流通道**　血流通过心脏或大血管间的异常通道,血液出现分流,形成漩涡,产生杂音。如室间隔缺损、房间隔缺损、动静脉瘘等。

5. **心腔内异常结构或漂浮物**　心腔内异常结构、漂浮物的摆动使血流形成漩涡,产生杂音,如乳头肌、腱索断裂,心室内假腱索等。

6. **大血管瘤样扩张**　血液自正常的动脉管腔流经局限性扩张的血管瘤时产生漩涡,出现杂音。

四、临床表现与特点

心脏杂音听诊是心脏查体中较复杂的一部分,也是临床医师较难掌握的一项临床技能,常常需要反复训练才能掌握。听诊杂音时,应仔细辨别其临床表现与特点,重点关注杂音的位置、时期、性质、强度、传导、影响因素等方面。详述如下。

(一)最响部位

心脏杂音的最响部位通常提示病变的部位。如主动脉瓣狭窄的杂音在胸骨右缘第2肋间最响,室间隔缺损的杂音通常在胸骨左缘第3、4肋间最响,动脉导管未闭的杂音一般在胸骨左缘第2肋间最响。临床上有些心脏杂音范围广泛,初步听诊时不易判断最响部位,听诊时可将听诊器的胸件在不同听诊区之间连续移动,仔细辨别杂音的最响部位。

(二)出现时期

心脏杂音根据不同出现时期可分为收缩期杂音(systolic murmur)、舒张期杂音(diastolic murmur)和连续性杂音(continuous murmur)。其中,连续性杂音是指双期性质相同且连续的杂音,如动脉导管未闭时在胸骨左缘第2肋间可闻及连续性杂音。但当双期杂音性质不同时,无论杂音是否连续出现,均称为双期杂音,如二尖瓣狭窄伴关闭不全时可闻及心尖部的双期杂音。收缩期和舒张期的杂音还可以根据杂音开始和停止的时间进行分类,分为收缩(舒张)早期杂音、收缩(舒张)中期杂音、收缩(舒张)晚期杂音及全收缩(舒张)期杂音。如二尖瓣狭窄的杂音为舒张中晚期杂音,主动脉狭窄的杂音为收缩中期杂音,室间隔缺损的杂音为收缩早期杂音。一般来说,舒张期杂音及连续性杂音均为病理性的,而收缩期杂音可以是病理性的,也可能是生理性的。

(三) 杂音性质

由于振动频率的差异,心脏杂音表现出的音调、音色各不相同。从音调高低描述可分为粗糙、柔和;从音色不同描述可分为吹风样、隆隆样、叹气样、喷射样、机械样、乐鸣等。不同的心腔、血管内病变可产生不同性质的杂音,主动脉瓣关闭不全产生的器质性杂音为粗糙的喷射性杂音,主动脉瓣瓣叶硬化产生的相对性杂音为柔和的吹风样杂音,乳头肌、腱索断裂、瓣膜穿孔产生的杂音为柔和、多变的乐样杂音,动脉导管未闭的杂音为粗糙的机械样杂音。

(四) 强度与形态

1. 杂音强度也称为杂音响度,主要与下列因素有关。

(1) 狭窄程度:一般来说血流通道越狭小,杂音的强度越高。但当通道严重狭窄时,仅有极少量血液通过,杂音可减弱或消失。

(2) 血流速度:血流通过病变部位的速度越快,杂音的强度越高。

(3) 压力阶差:血流通过狭窄的病变部位时,狭窄部位的两侧存在压力阶差,压力阶差越大则杂音越强。

(4) 心肌收缩力:心肌收缩力增强时,血流量及血流速度增加,则杂音也可增强。另外,一些其他因素也可以影响到杂音的强度,如肥胖、肺气肿、心包积液等因素可导致杂音减弱。

杂音强度的分级:Levine 6 级分级法是收缩期杂音的常用分级方法(见表 3-4-1)。记录方法为:听诊闻及的杂音级别为分子,6 级为分母,如听诊杂音强度 5 级,记为 5/6 级收缩期杂音。3/6 级及以上的杂音常为病理性杂音,3/6 级以下的杂音常为生理性杂音。但在一些严重疾病时,杂音可能只有 1/6~2/6 级或不出现,应注意结合临床症状及相关辅助检查进行判断。舒张期杂音的强度分级临床上常按轻度、中度、重度进行分级,也可采用 Levine 6 级分级法进行分级。

表 3-4-1　心脏杂音强度 Levine 6 级分级法

级别	响度	听诊特点
1	很轻	微弱,仅在安静环境下反复、仔细听诊才能听到
2	轻	柔和,较容易被听到
3	中度	中等强度,容易听到,但不响亮
4	响亮	较响亮,容易听到,并常可触及震颤
5	很响	响亮,听诊器刚触及胸壁即可听到,可向四周甚至背部传导
6	极响	最响亮,听诊器胸件刚移开接触的胸壁时还能听到

2. 杂音强度通常情况下并不是均一不变的,通过心音图可显示出杂音强度的变化趋势形态。常见的杂音强度形态包括:

(1) 递增型杂音(crescendo murmur):杂音强度由弱逐渐增强,如二尖瓣狭窄时的递增型杂音。

(2) 递减型杂音(decrescendo murmur):杂音强度由强逐渐减弱,如肺动脉瓣相对关闭不全的递减型杂音(Graham Steell 杂音)。

(3) 递增递减型杂音(crescendo-decrescendo murmur):即菱形杂音,杂音强度由弱逐渐增强,后再逐渐减弱。如肺动脉狭窄时的递增递减型杂音。

(4) 连续性杂音(continuous murmur):杂音自 S_1 后逐渐增强,至 S_2 时达到高峰,然后逐渐减弱,至下一个 S_1 前消失,如动脉导管未闭时的连续性杂音。

(5) 一贯性杂音(plateau murmur):杂音强度无明显变化。如二尖瓣关闭不全时的一贯性杂音。

(五) 杂音的传导

杂音通常沿血流方向及周围组织进行传导,杂音强度越高,传导范围越广。临床听诊时,在心前区任何部位听到的杂音都应仔细辨别是否由其他部位传导而来。在难以判断来源时,可将听诊器胸件由一个瓣膜区移至另一个瓣膜区,如杂音性质不变,仅在某一瓣膜区最响,移向其他部位时逐渐减弱,提示为该瓣膜存在病变;如杂音减弱后又逐渐增强,且靠近另一瓣膜区时杂音性质发生改变,常提示两个瓣膜均有病变。部分心脏杂音有其特征性的传导方向,如生理性杂音常不传导;二尖瓣关闭不全的杂音可向左腋下、左肩胛下区传导或向心底部传导;主动脉瓣关闭不全的杂音可沿胸骨左缘向下和向心尖部传导;室间隔缺损的杂音可向心前区及肩胛间区传导。

(六) 影响因素

部分杂音受体位、呼吸、运动、药物等因素的影响会发生增强或减弱,这些特征性的改变有助于判断病变部位和杂音性质。以下为几种常见的杂音影响因素:

1. **体位**　部分心脏瓣膜疾病的杂音在特定体位下听诊更加清楚,如取左侧卧位时,二尖瓣狭窄的杂音更清楚;取前倾坐位时,主动脉瓣关闭不全的杂音更明显;取仰卧位时,三尖瓣、肺动脉瓣关闭不全的杂音更清楚。另外,在突然改变体位时,由于回心血量的改变,部分杂音响度也会发生改变。如由立位迅速下蹲时,由于左室容量增加,梗阻性肥厚型心肌病心肌病的杂音可减轻,而主动脉瓣狭窄的杂音可增强。

2. **呼吸**　呼吸运动主要通过调节回心血量和改变瓣膜位置来影响杂音响度。深吸气时,胸腔内负压增大,回心血量增多,右心输出量增加;同时,因三尖瓣更靠近胸壁,故右心发生的杂音(如三尖瓣、肺动脉瓣杂音)增强。反之,深呼气使左心发生的杂音(如二尖瓣、主动脉瓣杂音)增强。当采取Valsalva动作(深吸气后向关闭的声门用力呼气)时,胸腔内压力骤增,回心血量、心输出量均减少,经瓣膜产生的杂音一般都减弱,但由于左心室容量减少,梗阻性肥厚型心肌病及二尖瓣脱垂的杂音反而会增强。

3. **运动**　运动时心率增快,心输出量增加,血流加速,可使病理性杂音增强,但生理性杂音一般无变化。如主动脉瓣狭窄的收缩期杂音在运动后可增强,而二尖瓣生理性收缩期杂音运动后不增强。

五、诊断思维

心脏杂音对心脏疾病的诊断有着重要意义。临床中,心脏杂音的发生率较高,但并非所有的心脏杂音都是由于器质性心脏病引起的。一般认为舒张期杂音都是因器质性病变引起的病理性杂音,而收缩期杂音则可分为生理性、相对性和器质性杂音。相对性杂音虽然没有器质性病变,但也是由于局部结构异常引起的心脏瓣膜相对性狭窄及关闭不全,故与器质性杂音合称为病理性杂音。生理性杂音为柔和的吹风样杂音,短促而局限,响度较低,部分可在成年后消失,较容易与病理性杂音相鉴别。在评价不同部位杂音的临床意义时,一方面通过杂音的临床表现及特点进行区分、判断,另一方面还应当结合患者的临床症状、体征以及相关辅助检查结果,通过缜密思维,综合判断,形成临床诊断。详述如下。

(一) 收缩期杂音

1. 二尖瓣区

(1)器质性:常见于慢性风湿性二尖瓣关闭不全、急性二尖瓣关闭不全、二尖瓣脱垂等疾病。

慢性风湿性二尖瓣关闭不全:多继发于风湿性疾病。慢性二尖瓣关闭不全时,左心室在收缩期每搏射出的血液均有一部分反流入左心房形成杂音。听诊特点为心尖部全收缩期一贯性吹风样杂音,响亮而粗糙(≥3/6级),可掩盖 S_1,吸气时杂音减弱,呼气时增强,左侧卧位时杂音更清楚。二尖瓣前叶损害时杂音向左腋下或左肩胛下区传导,后叶损害时杂音向心底部传导,如累及腱索及乳头肌时还可闻及乐性杂音。严重的二尖瓣反流时,由于左心室射血时间缩短,故 A_2 发生早, S_2 分裂,有时可听到 S_3。

　　临床诊断时,主要通过杂音以及超声心动图确诊;除上述杂音外,病史较长的二尖瓣关闭不全患者常伴有左心衰竭的临床表现,晚期还可出现右心衰竭的临床表现。胸片可见左心房、左心室明显增大。超声心动图可见二尖瓣瓣叶增厚、缩短、钙化、左心室扩大及室壁矛盾运动,并可计算反流量。

　　急性二尖瓣关闭不全:多发生于乳头肌或腱索断裂以及严重的乳头肌功能失调。急性二尖瓣关闭不全时,大量左心室内血液反流进入大小相对正常、扩张受限的左心房形成杂音。听诊特点为收缩早中期柔和的递减样杂音,强度及音调偏低(2/6~4/6级),杂音性质多变,可伴有 S_2 分裂以及 S_3 和 S_4 奔马律。临床诊断时,除上述杂音外,同时会伴有相应的临床症状及体征,如乳头肌或腱索断裂以及严重的乳头肌功能失调时会出现急性左心衰的严重肺水肿表现。胸片可见肺水肿征,但心影无明显增大。超声心动图可见断裂的腱索、乳头肌,大量的二尖瓣反流,左心房、左心室增大不明显。

　　二尖瓣脱垂:多发生于结缔组织病。二尖瓣脱垂时,由于二尖瓣病变,瓣叶边缘接合不良,在心室收缩时,二尖瓣波浪样翻入左心房形成杂音,同时可伴有二尖瓣关闭不全。听诊特点为心尖部收缩中晚期非喷射性喀喇音,由于常合并有二尖瓣关闭不全,喀喇音之后常伴有收缩中晚期递增型吹风样杂音,杂音的持续时间与二尖瓣关闭不全的严重程度相关,杂音出现越早,二尖瓣关闭不全越重。如采取立位、屏气、吸入亚硝酸异戊酯等使左心室容量缩小的措施,可使喀喇音和杂音在收缩期中提前出现;反之,如采取下蹲、β受体阻滞剂、升压药等使左心室容量增加的措施,可使喀喇音和杂音延迟出现。临床诊断时,除上述杂音外,患者常伴有胸痛、心悸、晕厥症状,超声心动图可见二尖瓣瓣叶在收缩期波浪样翻入左心房,呈吊床型改变,同时可明确是否合并二尖瓣关闭不全并计算反流量。

　　(2)相对性:见于扩张型心肌病、高血压心脏病等疾病导致的左室扩大,二尖瓣相对性关闭不全。当心肌病变、心脏扩张时,二尖瓣环周围肌肉软弱,同时,附着于瓣膜的乳头肌和腱索下移,导致收缩期时瓣膜不能完全闭合而产生杂音。听诊特点类似于生理性,为收缩中期柔和的吹风样杂音(2/6~3/6级),可有一定的传导,左室缩小后杂音可减弱。

　　(3)生理性:常见于运动、发热、贫血、甲状腺功能亢进、妊娠等情况,是由于血流加速而形成的杂音。听诊特点为局限于收缩中期柔和的吹风样杂音(<3/6级),不传导。

　　临床上,器质性二尖瓣关闭不全的杂音主要与三尖瓣关闭不全、室间隔缺损、主动脉瓣狭窄的杂音进行鉴别,具体鉴别见表3-4-2。

表3-4-2　二尖瓣关闭不全杂音的鉴别

鉴别点	二尖瓣关闭不全	三尖瓣关闭不全	室间隔缺损	主动脉瓣狭窄
部位	心尖部	胸骨左缘下段,也可在心尖部	胸骨左缘	心底部,偶然在心尖部
性质	一贯性吹风样杂音,有时为递减型	一贯性吹风样杂音	响亮而粗糙的喷射性杂音	递增递减型的喷射性杂音
与呼吸关系	呼气增强,吸气减弱	吸气时增强	无变化	无变化
传导	左腋下、左肩胛下	心尖部,但不传至腋下	左侧心前区和肩胛间区	颈部、心底部
静脉压	正常	明显升高	轻度升高	正常
肝脏搏动	无	有	无	无
P_2 增强	无	有	无	无

　　2. 主动脉瓣区

　　(1)器质性:常见于风湿性或退行性病变引起的主动脉瓣狭窄。由于主动脉瓣交界处融合和瓣叶纤维化导致瓣口狭窄、左心室射血阻力增加形成的杂音。听诊特点为胸骨右缘第2肋间递增递减型的喷射性杂音,响亮且粗糙(≥4/6级),杂音可向颈部传导,常伴有震颤, S_1 正常, S_2 可有逆分裂,并可

闻及 S_4,由于瓣膜僵硬,A_2 常减弱或消失。杂音越响、持续时间越长、高峰出现越晚提示狭窄程度越重。当左心衰竭及心排出量减少时,杂音可减弱或消失;如果舒张期延长(如期前收缩后),心排出量增加,杂音增强。

临床诊断时,主要通过典型的心脏杂音及超声心动图确诊;除上述心脏杂音外,同时可伴有主动脉瓣狭窄三联征(心绞痛、晕厥、心力衰竭),心尖部可触及抬举样搏动。胸片可见升主动脉扩张。超声心动图可见主动脉瓣叶增厚、钙化、开放幅度减少及开放速度减慢,通过测定主动脉瓣口的最大血流速度可评估狭窄程度。

(2)相对性:见于主动脉粥样硬化、主动脉扩张、高血压病,由于主动脉瓣瓣叶硬化增厚而产生的杂音,但瓣膜没有明显狭窄。听诊特点为局限于收缩早期、短暂且柔和的吹风样杂音,心尖区常可闻及 A_2。临床上,器质性主动脉瓣关闭不全的杂音主要与相对性主动脉瓣关闭不全、梗阻性肥厚型心肌病的杂音相鉴别。

相对性杂音:相对性杂音很少有响亮、持久的杂音以及颈动脉的异常搏动,A_2 的出现也可以排除严重的主动脉瓣狭窄情况。

梗阻性肥厚型心肌病:为胸骨左缘第 4 肋间的收缩中晚期杂音,杂音出现时期较主动脉瓣狭窄晚,不向颈部传导。增加心肌收缩力或减轻左心室充盈的措施可使杂音增强,降低心肌收缩力或增加左心室充盈可使杂音减弱。

3. **肺动脉瓣区**

(1)器质性:多见于先天性肺动脉瓣狭窄。由于肺动脉瓣结构改变,导致右心室收缩时肺动脉瓣不能完全张开而形成的杂音。听诊特点为胸骨左缘第 2、3 肋间收缩中期的喷射性杂音,为菱形杂音,响亮而粗糙(≥4/6 级),可向颈部传导(左侧>右侧),也可以向整个心前区及背部进行传导,常伴有震颤。由于肺动脉瓣活动不良及关闭延迟,P_2 减弱、S_2 分裂。临床诊断时,主要通过杂音、X 线表现及超声心动图确诊;除上述杂音外,肺动脉瓣狭窄时常有呼吸困难、晕厥的症状。瓣膜性肺动脉瓣狭窄由于狭窄后扩张,胸片可见肺动脉段突出,肺纹理减少;而漏斗部型或混合型则肺动脉段平直甚至凹陷。超声心动图可见肺动脉瓣增厚,并可以测量瓣口面积以及跨瓣压差。

(2)生理性:多见于健康儿童及青少年。是由于血液进入肺动脉时使肺动脉扩张,肺动脉中血流发生漩涡所致。听诊特点为短暂、柔和的吹风样杂音(<3/6 级),常伴有 P_2 亢进或分裂,杂音在仰卧位吸气时较清晰。

(3)相对性:见于房间隔缺损、二尖瓣狭窄。由于肺淤血及肺动脉高压导致的肺动脉扩张使肺动脉瓣出现相对性狭窄引起的杂音。杂音与生理性杂音类似,为中等音调杂音(2/6~3/6 级),于收缩中期稍偏前杂音最响,同时可伴有 P_2 的亢进,有时伴发胸骨左缘下段的舒张期吹风样杂音,是由于血液快速通过三尖瓣引起的。

临床上,器质性肺动脉瓣狭窄的杂音主要与先天性房间隔缺损的杂音相鉴别。先天性的房间隔缺损导致心房水平的左向右分流,右心室负荷增加,大量血液快速通过肺动脉瓣,形成杂音。杂音类似于肺动脉瓣狭窄,但房间隔缺损时杂音的强度较低,且伴有 S_1 增强、S_2 的固定分裂,P_2 强度不减弱。除杂音外,房间隔缺损常合并心房颤动,胸部 X 线检查可见肺动脉干及其主支扩大以及肺门搏动,右房、右室增大,超声心动图可见房间隔回声中断以及左向右的血液分流。

4. **三尖瓣区**

(1)器质性:少见,见于先天性、风湿性三尖瓣关闭不全。杂音与二尖瓣关闭不全类似,为胸骨左缘 4、5 肋间或剑突下一贯性的全收缩期吹风样杂音,较响亮(≥3/6 级),可向心尖部传导,但不传至腋下,吸气时杂音增强(Carvallo's 征),常可闻及 S_3。临床诊断时,主要通过临床症状和超声心动图确诊;除上述杂音外,由于反流量、右心室负荷的不同可以有心悸、头晕、乏力以及右心衰竭的表现,多数患者伴有青紫,有颈静脉充盈以及肝脏收缩期搏动。胸片可见球形心,以右心房增大为主,超声心动图可见下移的瓣膜、明显增大的右心房。

(2)相对性:多见于右心室扩大的患者,如肺源性心脏病、二尖瓣狭窄。扩大的右心室导致了三尖瓣的相对关闭不全。听诊特点为柔和的吹风样杂音(<3/6级),吸气时可增强,响度较低,可随心腔缩小而减弱或消失。

三尖瓣反流时,由于右心室增大,杂音部位可移向左侧,主要与二尖瓣关闭不全以及其他青紫型先天性心脏病的杂音相鉴别,主要通过超声心动图进行鉴别。

5. 其他听诊部位

(1)房间隔缺损:继发性房间隔缺损多见。由于血流通过缺损由压力较高的左心房流向压力较低的右心房,右心室容量增加,大量血液快速流经肺动脉瓣形成的杂音。听诊特点为胸骨左缘2、3肋间收缩中期喷射性杂音,强度中等(2/6~3/6级),伴有S_2固定分裂。如分流量大,三尖瓣血流明显增加时,可闻及胸骨左缘下段的舒张中期杂音。临床诊断时,主要通过心脏听诊以及超声心动图进行诊断;除上述杂音外,胸片可见右心系增大、肺动脉突出。超声心动图可见缺损大小以及分流情况。

(2)室间隔缺损:由于血液通过缺损的室间隔从左心室流向压力较低的右心室形成的杂音。听诊特点为胸骨左缘4、5肋间收缩早期喷射性杂音,粗糙而响亮(≥4/6级)。杂音可向心前区及后背部传导,常伴有震颤。当缺损较大时,常有S_2分裂以及P_2亢进。临床诊断时,主要通过临床表现及超声心动图进行诊断:除上述杂音外,中~重度室间隔缺损有活动后呼吸困难,发生右向左分流后有青紫。胸片可见肺动脉扩张、左心房、左心室增大。超声心动图可见缺损部位及大小。临床上,室间隔缺损的杂音主要与动脉导管未闭、肥厚型心肌病的杂音相鉴别。动脉导管未闭为连续性杂音,听诊特点为中等强度、粗糙的机械样杂音,在胸骨左缘第2肋间最响。当存在肺动脉高压时,动脉导管未闭的舒张期杂音常消失,需要通过辅助检查来与动脉导管未闭鉴别。肥厚型心肌病的杂音特点见下文。

(3)梗阻性肥厚型心肌病:梗阻性肥厚型心肌病由于室间隔非对称性肥厚,导致左室流出道狭窄。同时,在收缩期时,二尖瓣的远端前向运动,靠近甚至接触室间隔,导致左室流出道进一步狭窄,从而形成杂音。听诊特点为胸骨左缘及心尖部的收缩中期喷射性杂音,杂音响亮而粗糙(≥4/6级),常伴有震颤,可向胸骨下段、心底部、腋下传导,但不向颈部血管传导。如合并有二尖瓣关闭不全时,则为全收缩期杂音。除杂音外,常有S_2分裂,可听到S_3、S_4。梗阻性肥厚型心肌病的杂音与左心室容量、心肌收缩力、外周阻力相关,凡增加心肌收缩力或减轻左心室充盈的措施,如给洋地黄类、异丙肾上腺、亚硝酸异戊酯、硝酸甘油、做Valsalva动作、体力劳动后均可使杂音增强;凡减弱心肌收缩力或增加左心室充盈的措施如给血管收缩药、β受体阻滞剂、下蹲、抬腿、紧握拳时均可使杂音减弱。临床诊断时,主要通过超声心动图进行诊断:除上述杂音外,超声心动图可见不对称增厚的室间隔以及肥大的左心室,室间隔厚度与左室壁厚度之比>1.3∶1,同时可见左室流出道狭窄以及二尖瓣前叶的收缩期前向活动(SAM征)。

(二)舒张期杂音

1. 二尖瓣区

(1)器质性:见于风湿性心脏病所致的二尖瓣狭窄。听诊特点为心尖部舒张中晚期隆隆样的递增型杂音,杂音局限,音调偏低(≤4/6级),左侧卧位时最清楚,运动或用力呼气可使杂音增强。当瓣膜弹性尚可时常伴有S_1亢进以及开瓣音,当瓣膜严重钙化、增厚时开瓣音消失,S_1减弱;肺动脉压升高时可有S_2分裂。当肺气肿、严重二尖瓣狭窄、心排量明显减低、右心室明显扩大时杂音可能被掩盖,称为"安静型二尖瓣狭窄"。临床诊断时,主要通过杂音和超声心动图进行诊断;除上述杂音外,二尖瓣狭窄常有典型的二尖瓣面容,伴有呼吸困难、咯血等临床表现。胸片可见左心房显著增大。超声心动图可见二尖瓣前叶呈"城墙样"改变,瓣叶回声增强,并可以测量瓣口面积及跨瓣压差。

(2)相对性:见于主动脉瓣关闭不全引起的二尖瓣相对狭窄。由于主动脉瓣反流使左室血容量增多、舒张期压力增高,导致二尖瓣前叶被推起至较高位置出现的相对性狭窄,在心尖部可闻及舒张期隆隆样杂音,称为 Austin Flint 杂音,特点是 S$_1$ 不亢进,不存在开瓣音。

临床上,器质性二尖瓣狭窄的杂音主要与 Austin Flint 杂音以及左房黏液瘤的杂音等鉴别。Austin Flint 杂音:二尖瓣舒张期的器质性杂音与 Austin Flint 杂音除了从杂音特点、S$_1$ 亢进、开瓣音等方面鉴别,还可以通过亚硝酸异戊酯实验进行鉴别:吸入亚硝酸异戊酯后出现心动过速、收缩期血压下降,此时 Austin Flint 杂音的心尖部隆隆样杂音减轻,但器质性二尖瓣狭窄的杂音变得更强,详见表3-4-3。左房黏液瘤:临床症状及杂音均类似于二尖瓣狭窄。为舒张中期隆隆样杂音,常也有 S$_1$ 亢进,但改变体位时可有杂音的改变,部分患者可以闻及肿瘤扑落音。主要通过超声心动图进行鉴别(左房内异常移动的反射光团)。急性风湿热:急性风湿热的杂音也称为 Carey-Coombs 杂音。是由于风湿热时瓣膜水肿、血流加速、心脏增大所致。听诊特点为舒张早中期隆隆样杂音,音调高于二尖瓣狭窄杂音,杂音多变,可随风湿热病情控制而消失。

表3-4-3　二尖瓣舒张期器质性杂音与相对性杂音的鉴别

鉴别点	器质性杂音	相对性杂音(Austin Flint 杂音)
杂音特点	舒张中晚期粗糙的递增型杂音	舒张早期柔和的递减型杂音
S$_1$ 亢进	常有	无
开瓣音	常有	无
心房颤动	常有	无
吸入亚硝酸异戊酯	杂音增强	杂音减弱

2. 主动脉瓣区　器质性杂音常见于慢性风湿性主动脉瓣关闭不全、急性主动脉瓣关闭不全、梅毒性主动脉瓣关闭不全。

慢性风湿性主动脉瓣关闭不全:听诊特点为胸骨左缘第 3、4 肋间舒张早期开始的递减型叹气样杂音,高调且柔和(≥ 3/6 级),深呼气后屏气、前倾坐位时杂音更明显,可向心尖部传导。杂音紧跟 A$_2$ 后发生,故常掩盖 S$_2$,S$_1$ 一般正常,同时常伴发主动脉区收缩期喷射性杂音,可能与心输出量增加导致的主动脉突然扩张有关。当出现乐性杂音时常提示瓣叶脱垂、撕裂或穿孔。临床诊断时,主要通过典型的心脏杂音、周围血管征以及超声心动图诊断。除上述杂音外,查体时可发现杜氏双重征、毛细血管搏动征等周围血管征。胸片可见左心室增大、升主动脉扩张的"靴形心"表现。超声心动图可见主动脉瓣关闭不全,下方左室流出道可探及全舒张期反流。

急性主动脉瓣关闭不全:多见于急性感染性心内膜炎。听诊特点为舒张早期叹气样递减型杂音。由于急性主动脉瓣反流使左心室舒张期压力迅速增高接近主动脉舒张压、二尖瓣提前关闭,故杂音在舒张中期即可终止,同时伴有 S$_1$ 减弱或消失,S$_2$ 逆分裂,心尖区可闻及 Austin Flint 杂音。临床诊断时,除上述杂音外,急性主动脉瓣关闭不全时无心浊音界增大以及周围血管征。超声心动图可见原发病的结构改变以及反流情况。

梅毒性主动脉瓣关闭不全:由于梅毒螺旋体侵犯主动脉,引起梅毒性主动脉炎,最终导致主动脉瓣关闭不全。听诊特点为胸骨右缘第 2 肋间以及胸骨左缘第 3 肋间的舒张早期递减样杂音,可向颈部传导,如反流明显时可伴有收缩期杂音,音调较低。由于梅毒螺旋体导致的主动脉炎常存在主动脉根部扩张,故杂音在胸骨右缘第 2 肋间最响;而风湿性主动脉瓣关闭不全的杂音通常在胸骨左缘第 3 肋间最响。临床诊断时,除上述杂音外,患者常有多年的梅毒病史和其他晚期梅毒的临床表现,查梅毒抗体呈阳性。

临床上,慢性风湿性主动脉瓣关闭不全主要与肺动脉瓣相对关闭不全的 Graham Steell 杂音(格雷厄姆·斯蒂尔杂音)鉴别。主动脉关闭不全杂音通常较响亮,同时可伴有左心室肥厚的体征以及周围血管征的表现。而肺动脉瓣相对关闭不全的杂音通常强度较小,传导少,且合并有右心室肥厚的体征。

3. **肺动脉瓣区**　主要为 Graham Steell 杂音,见于二尖瓣狭窄、肺动脉高压等情况。由于各种原因引起的肺动脉高压,右心室增大,导致肺动脉瓣环扩张,肺动脉瓣相对关闭不全,血液从肺动脉反流至右心室形成杂音。听诊特点为胸骨左缘第 2 肋间的舒张早期递减型叹气样杂音。杂音较局限,通常在 S_2 后立即出现,常合并有 P_2 亢进。平卧、吸气末杂音可增强。临床诊断时,主要通过杂音及超声心动图进行诊断。除上述杂音外,胸片可见右心室及肺动脉干扩大,超声心动图可见肺动脉瓣局部反流,并可发现导致肺动脉瓣关闭不全原发疾病(如二尖瓣狭窄、艾森门格综合征)。

4. **三尖瓣区**　少见,见于风湿性三尖瓣狭窄。由于各种原因导致的三尖瓣瓣膜的开放受限引起的杂音。听诊特点为胸骨左缘 4、5 肋间的低调的舒张中晚期隆隆样杂音。杂音在深吸气末增强,呼气或做 Valsalva 动作时减弱。临床诊断时,主要通过症状、杂音以及超声心动图来进行诊断。除上述杂音外,三尖瓣狭窄时常有右心衰竭、体循环淤血的表现(中心静脉压升高、肝脏增大、腹水、水肿),胸片可见右心房增大、上腔静脉突出,超声心动图可见瓣叶增厚,舒张期呈圆拱形的瓣膜狭窄表现。三尖瓣狭窄时常合并有二尖瓣狭窄,三尖瓣的杂音常常被二尖瓣杂音所掩盖,可通过杂音位置以及吸气末杂音增强的特点与二尖瓣狭窄鉴别。

(三) 连续性杂音

1. **动脉导管未闭**　由于血流在整个心动周期内主动脉压总是高于肺动脉压,血液由主动脉持续流向肺动脉,故呈连续性杂音。听诊特点为胸骨左缘第 2 肋间的中等强度、粗糙的机械样杂音,为菱形杂音。在收缩晚期逐渐递增,掩盖 S_2,之后逐渐递减,可向肩胛间区放射,常伴有连续性的震颤。当肺动脉压力接近主动脉压力时,舒张期杂音消失。临床诊断时,主要通过典型杂音、X 线以及超声心动图进行诊断:除上述杂音外,胸片可见典型的肺门舞蹈征,并伴有左心房、左心室增大,超声心动图可见未闭的动脉导管以及收缩期、舒张期的左向右分流。

2. **主-肺动脉隔缺损**　类似于动脉导管未闭。缺损位于升主动脉与肺总动脉之间,血液由主动脉持续流向肺动脉所致。听诊特点为胸骨左缘 3、4 肋间连续性的喷射样杂音,较动脉导管未闭的杂音位置更低,响度更高,常伴有震颤。由于常常合并有肺动脉高压,故收缩期杂音较连续性杂音更为多见。临床诊断时,除上述杂音外,患儿常有呼吸困难,胸片可见心脏明显增大、肺动脉增宽以及升主动脉扩张,超声心电图可见升主动脉与肺动脉间的异常通道。

3. **先天性冠状动静脉瘘**　由于冠状动脉(多为右冠状动脉及左冠状动脉回旋支)与任一心腔或冠状窦及其静脉属支、近心大血管之间(多流入右心房及右心室)存在的异常交通所产生的杂音。听诊特点为心前区的连续性杂音,杂音较轻柔,响度较低,听诊最响部位与动脉瘘进入心腔的部位有关。如动脉瘘与肺动脉及右心房连通,则连续性杂音的收缩期部分较响;如动脉瘘与右心室连通则连续性杂音的舒张期部分较响。临床诊断时,主要通过冠脉造影明确诊断。

4. **主动脉窦瘤破裂**　由于主动脉窦瘤破裂,血流破入右心房或右心室所致。听诊特点为胸骨左缘 3、4 肋间突然发生的连续性机械样杂音,常有震颤,伴有 P_2 亢进。临床诊断时,除上述杂音外,患者有突发的胸痛及呼吸困难,查体可见水冲脉及枪击音。胸片可见肺门搏动增强,心脏进行性增大。超声心动图可见主动脉窦瘤及破口。逆行主动脉造影可明确诊断。

(胡泽平)

第七节　肝　肿　大

正常成人的肝脏,一般上界在右锁中线第 5 肋间,下界大多不可触及,但腹壁松软的瘦长体型,于深吸气时可于肋弓下触及肝下缘,在 1cm 以内。在剑突下可触及肝下缘,多在 3cm 以内,在腹上角较锐的瘦高者剑突根部下可达 5cm,但是不会超过剑突根部至脐距离的中、上 1/3 交界处。如超出上述标准,肝脏质地柔软,表面光滑,且无压痛,则首先应考虑肝下移,如肝上界也相应降低,肝上下径正常,则为肝下移,如肝上界正常或升高,则提示肝大。

一、发病原因

(一)感染性肝肿大

1. **病毒性感染** 甲型、乙型、丙型、丁型和戊型病毒性肝炎及传染性单核细胞增多症,风疹病毒,巨细胞病毒、单纯疱疹病毒、柯萨奇病毒、腺病毒、带状疱疹病毒,麻疹病毒等其他病毒性感染。

2. **衣原体性感染** 如鹦鹉热等。

3. **立克次体性感染** 斑疹伤寒等。

4. **细菌性感染** 急性梗阻性化脓性胆管炎,慢性胆囊胆管炎,细菌性肝脓肿,肝结核。

5. **螺旋体性感染** 钩端螺旋体病,回归热,肝梅毒,莱姆病等。

6. **真菌性感染** 放线菌病,芽生菌病,球孢子菌病,隐球菌病,组织浆菌病,念珠菌病,曲菌病,毛霉菌病等。

7. **原虫性感染** 阿米巴性肝脓肿,黑热病,疟疾,血吸虫病,华支睾吸虫病,弓形虫病,锥虫病,梨形鞭毛虫病等。

(二)非感染性肝肿大

1. **中毒性肝肿大** 由自然环境中的化学、生物等亲肝毒物引起,如四氯化碳、氯仿、乙醇、苯、对乙酰氨基酚、重金属、磷、砷、异硫氰基化合物、三硝基甲苯等。目前临床常用的药物易引起肝损害的药物有:

(1)抗生素类:大环内酯类如红霉素、四环素类,抗真菌类如酮康唑,抗结核药物如利福平、异烟肼。

(2)解热镇痛药如阿司匹林。

(3)抗精神病类药物:如氯丙嗪、奋乃静、苯巴比妥等。

(4)抗甲亢药物:如甲巯咪唑、丙硫氧嘧啶等。

(5)抗肿瘤药物:如丝裂霉素、放线菌素 D、环磷酰胺等。

(6)降糖药物:格列苯脲、阿卡波糖等。

(7)中药:以治疗骨关节疾病、肾脏疾病、皮肤科疾病的药物最易引起肝损伤。

2. **淤血性肝肿大** 各种原因导致的心包炎、右心衰竭可引起淤血性肝肿大。肝静脉阻塞也可引起肝肿大,如巴德 - 基亚里综合征。

3. **胆汁淤滞性肝肿大** 肝内胆道梗阻和胆汁淤积,如肝内胆管结石、肝实质或胆管炎症、肝脏肿瘤等。肝外胆道梗阻,如结石、炎症、肿瘤(胆管癌、胰头癌、壶腹癌)、狭窄等。

4. **代谢障碍性** 包括糖类、氨基酸、脂肪代谢异常引起的肝肿大。如肝淀粉样变性、肝豆状核变性、血色病、肝糖原过多症、类脂组织细胞增多症、家族性脾性贫血症、胆固醇酯贮积病、半乳糖血症、遗传性果糖不耐受症、囊性纤维化病、α- 抗胰蛋白酶缺乏症、酪氨酸代谢紊乱症等。

5. **早期肝硬化** 门脉性、血吸虫性、酒精性、原发性胆汁性、继发性胆汁性、心源性肝硬化等。

6. **肝肿瘤和囊肿** 多引起局限性肝肿大。如原发性肝癌、继发性肝癌、肝母细胞瘤、类癌、肝混合瘤、肝腺瘤、囊腺瘤、肝血管肉瘤、肝血管内皮瘤、肝海绵状血管瘤、寄生虫性肝囊肿等。

7. **其他** 常见的包括血液系统疾病和结缔组织病。如肉芽肿性肝病、结节病、自身免疫性肝炎、肝血肿、各种血液病、多发性骨髓瘤、骨髓纤维化等。

二、发病机制

(一)感染

各种病原微生物感染机体后直接损伤或通过免疫应答,因炎症而有血管充血、组织水肿、炎性细胞浸润和其他炎性物质的渗出,或因肝细胞变性肿胀,或因肝脏网状内皮系统受刺激而大量增生造成肝肿大。各种感染中以病毒性肝炎为常见。

(二) 淤血

在充血性心力衰竭、心包填塞、缩窄性心包炎、心包积液及肝静脉回流受阻时,肝脏因充血而肿大,肿大的肝脏外观发紫,边缘变钝,可有压痛。

(三) 胆汁淤积

病毒、药物、酒精、全身感染等因原因均可导致肝细胞膜 Na^+-K^+-ATP 酶活性受限,线粒体等细胞器功能异常,肝细胞骨架改变,毛细胆管通透性改变,导致肝细胞对胆汁酸摄取、转运和排泄出现功能障碍,引起胆汁淤积。肝外胆道梗阻如结石、肿瘤、炎症等亦可引起胆汁排泄障碍,形成淤积。

(四) 中毒

某些药物和肝毒素,各种全身性感染时,病原体除可直接侵犯肝脏外,还可通过毒血症、高热、营养不良、缺氧等因素引起中毒性肝炎,使肝细胞坏死,产生微囊型脂肪沉着,肝炎样损伤,肝纤维化,肝静脉阻塞,毛细胆管淤胆等,造成肝肿大。

(五) 代谢异常

肝代谢性疾病如血色病、糖原沉积、肝豆状核变性、脂肪肝、肝淀粉样变等疾病时,由于肝细胞破坏、先天性代谢障碍、酶缺乏等原因,导致含铁血黄素、糖原、糖脂、磷脂、铜或铁、脂肪、淀粉样物质在肝脏沉积致使肝肿大。

(六) 肿瘤和囊肿

肿瘤、肉瘤、良性肿瘤和各种囊肿浸润肝细胞使之肿大。

(七) 其他

免疫损伤、结缔组织疾病、血液病等均可引起肝肿大。

三、临床表现与特点

某些生理情况下,如 5 岁以下的儿童、瘦长体形的成人或怀孕妇女在深吸气时肋下可触及肝脏,运动过后可出现一过性肝肿大。某些病理情况下,如肺气肿、右侧大量胸腔积液、膈下脓肿、内脏下垂、严重的胸廓畸形时肋下也可能触及肝脏,但肝上界同时下移,不能称为肝肿大。

根据肝肿大的大小分为轻度(肋下触及 1~3cm)、中度(肋下触及 3~5cm)、重度(平脐);根据肝肿大的病变范围分为弥漫性和局限性。弥漫性肿大见于病毒性肝炎、肝淤血、脂肪肝、早期肝硬化、巴德-基亚里综合征、白血病、血吸虫病,华支睾吸虫病等。局限性肝大见于肝脓肿、肝肿瘤及肝囊肿(包括肝包虫病)等。

一般将肝脏质地分为三级:质软、质韧(中等硬度)和质硬。正常肝脏质地柔软,如触撅起之口唇;急性肝炎及脂肪肝时肝质地稍韧,慢性肝炎及肝淤血质韧如触鼻尖;肝硬化质硬,肝癌质地最坚硬,如触前额。肝脓肿或囊肿有液体时呈囊性感,大而表浅者可能触到波动感(fluctuation)。

四、诊断思维

(一) 询问病史

1. **个人史**　病史往往能提供肝脏病的诊断线索,要注意了解有否传染病的接触史,接受血液制品史,旅居流行地区史,此有助于传染病与寄生虫病的诊断,药物或毒物接触史,可引起中毒性肝肿大,肝硬化患者既往常有肝炎、黄疸、慢性酒精中毒等病史。

2. **年龄性别**　儿童肝肿大排除生理性肿大之外,应首先考虑遗传代谢性疾病,青壮年多考虑感染性、酒精性、中毒性肝病;中老年多考虑肿瘤性、淤血性;女性患者可考虑结缔组织性。

3. **伴随症状**

(1)黄疸:如无痛、进行性黄疸时,高度怀疑胆管癌、胰头癌等阻塞胆道所致。腹痛后黄疸,梗阻解除后黄疸消退,考虑胆石症。黄疸伴乏力、纳差,多考虑病毒性肝炎所致。

(2)肝区疼痛:病毒性肝炎、脂肪肝所致的肝区疼痛多为轻微的隐痛或胀痛;肝癌、肝脓肿引起持续性中度以上的疼痛;肝区突发剧烈疼痛要警惕肝癌结节破裂;其他如胆囊炎、胆管炎可引起肝区阵发性疼痛或不适,肋间神经痛可表现为肝区或肋间刺痛或跳痛。

(3)发热:部分肝癌患者伴出汗、发热,中低度热多见,少数为持续性或周期性高热,一般无寒战。细菌感染可引起急性高热、伴寒战及脓毒血症。病毒性肝炎可伴有短时间的低度热。

(4)消瘦:肝癌患者短期可出现明显消瘦,慢性肝病、肝硬化患者长期饮食减少,消化功能障碍、蛋白、维生素和脂肪等合成障碍也可导致逐渐消瘦。

(二)体格检查

由于肝脏病变的性质不同,物理性状也各异,故触诊时必须逐项仔细检查,认真体验,综合判断其临床意义。如急性肝炎时,肝脏可轻度肿大,表面光滑,边缘钝,质稍韧,但有充实感及压痛。肝淤血时,肝脏可明显肿大,且大小随淤血程度变化较大,表面光滑,边缘圆钝,质韧,也有压痛,肝 - 颈静脉回流征阳性为其特征。脂肪肝所致肝大,表面光滑,质软或稍韧,但无压痛。肝硬化的早期肝常肿大,晚期则缩小,质较硬,边缘锐利,表面可能触到小结节,无压痛。肝癌时肝脏逐渐肿大,质地坚硬如石,边缘不整,表面高低不平,可有大小不等的结节或巨块,压痛和叩击痛明显。

1. 肝脏触诊

(1)大小:正常成人的肝脏,一般在肋缘下触不到,但腹壁松软的瘦长体型,于深吸气时可于肋弓下触及肝下缘,在1cm以内。在剑突下可触及肝下缘,多在3cm以内,在腹上角较锐的瘦高者剑突根部下可达5cm,但是不会超过剑突根部至脐距离的中、上1/3交界处。如超出上述标准,肝脏质地柔软,表面光滑,且无压痛,则首先应考虑肝下移,此时可用叩诊法叩出肝上界,如肝上界也相应降低,肝上下径正常,则为肝下移,如肝上界正常或升高,则提示肝大。肝脏下移常见于内脏下垂,肺气肿、右侧胸腔大量积液导致膈肌下降。肝大可分为弥漫性及局限性。弥漫性肿大见于病毒性肝炎、肝淤血、脂肪肝、早期肝硬化、巴德 - 基亚里综合征、白血病、血吸虫病、华支睾吸虫病等。局限性肝大见于肝脓肿、肝肿瘤及肝囊肿(包括肝包虫病)等。肝脏缩小见于急性和亚急性肝坏死,门脉性肝硬化晚期,病情极为严重。

(2)质地:一般将肝脏质地分为三级:质软、质韧(中等硬度)和质硬。正常肝脏质地柔软,如触撅起之口唇;急性肝炎及脂肪肝时肝质地稍韧,慢性肝炎及肝淤血质韧如触鼻尖;肝硬化质硬,肝癌质地最坚硬,如触前额。肝脓肿或囊肿有液体时呈囊性感,大而表浅者可能触到波动感。

(3)边缘和表面状态:触及肝脏时应注意肝脏边缘的厚薄,是否整齐,表面是否光滑、有无结节。正常肝脏边缘整齐且厚薄一致、表面光滑。肝边缘圆钝常见于脂肪肝或肝淤血。肝边缘锐利,表面扪及细小结节,多见于肝硬化。肝边缘不规则,表面不光滑,呈不均匀的结节状,见于肝癌、多囊肝和肝包虫病。肝表面呈大块状隆起者,见于巨块型肝癌或肝脓肿,肝呈明显分叶状者,见于肝梅毒。

(4)压痛:正常肝脏无压痛,如果肝包膜有炎性反应或因肝大受到牵拉,则有压痛,轻度弥漫性压痛见于肝炎、肝淤血等,局限性剧烈压痛见于较表浅的肝脓肿(常在右侧肋间隙处)。叩击时可有叩击痛。当右心衰竭引起肝淤血肿大时,用手压迫肝脏可使颈静脉怒张更明显,称为肝 - 颈静脉回流征阳性,是因压迫淤血的肝脏使回心血量增加,已充血右心房不能接受回心血液而使颈静脉压上升所致。

(5)搏动:正常肝脏以及因炎症、肿瘤等原因引起的肝脏肿大并不伴有搏动。凡肝大未压迫到腹主动脉,或右心室未增大到向下推压肝脏时,均不出现肝脏的搏动。如果触到肝脏搏动,应注意其为单向性抑或扩张性。单向性搏动常为传导性搏动,系因肝脏传导了其下面的腹主动脉的搏动所致,故两手掌置于肝脏表面有被推向上的感觉。扩张性搏动为肝脏本身的搏动,见于三尖瓣关闭不全,由于右心室的收缩搏动通过右心房、下腔静脉而传导至肝脏,使其呈扩张性,如置两手掌于肝脏左右叶上面,即可感到两手被推向两侧的感觉,称为扩张性搏动。

(6)肝区摩擦感:检查时将右手的掌面轻贴于肝区,让患者作腹式呼吸动作。正常时掌下无摩擦感。肝周围炎时,肝表面和邻近的腹膜可因有纤维素性渗出物而变得粗糙,二者的相互摩擦可用手触知,为肝区摩擦感,听诊时亦可听到肝区摩擦音。

(7)肝震颤:检查时需用浮沉触诊法。当手指掌面稍用力按压片刻肝囊肿表面时,如感到一种微细的震动感,称为肝震颤(1iver thrill),也可用左手中间 3 指按压在肝囊肿表面,中指重压,示指和无名指轻压,再用右手中指叩击左手中指第二指骨的远端,每叩一次,叩指应在被叩指上停留片刻,用左手的示指和无名指感触震动感觉,肝震颤见于肝包虫病。由于包囊中的多数子囊浮动,撞击囊壁而形成震颤。此征虽不常出现,但有其特殊意义。

2. **肝脏叩诊** 注意肝脏上下界、肝区有无叩痛。

3. **腹部其他体征** 腹壁静脉曲张或显露、脾大、腹水阳性提示肝硬化;胸、腹、背部广泛严重的静脉曲张需要注意巴德 - 基亚里综合征。触及肿大的胆囊时要注意胆囊炎、胆管、胰头、壶腹等病变引起的胆汁淤积性肝肿大。

4. **明显消瘦、恶病质状态** 常见于肝癌或肝硬化晚期。

5. **皮肤改变** 面色晦暗、面部毛细血管扩张、蜘蛛痣、肝掌、出血点、全身皮肤和黏膜黄染常提示慢性肝病、肝硬化等。皮肤黄染、有搔抓痕迹考虑梗阻性黄疸。颊部蝶形红斑、丘疹、盘状红斑、甲周红斑、指端缺血考虑为系统性红斑狼疮。胸腹部玫瑰疹要考虑伤寒或副伤寒。带状排列的成簇疱疹要考虑带状疱疹。

6. **心脏检查** 心浊音界向两侧扩大,心音遥远,心率快,脉压减少,奇脉,颈静脉怒张提示存在心包积液;颈静脉怒张、心率快、心脏杂音、低垂部位水肿可能提示存在心力衰竭所致肝肿大。

(三) 辅助检查

1. **血液检查** 血常规三系减少见于脾功能亢进;细菌感染或阿米巴肝脓肿时白细胞增多;病毒性感染、伤寒、再生障碍性贫血、白血病等白细胞减少;食管静脉破裂出血后脾功能亢进或叶酸缺乏红细胞和血红蛋白减少;肝硬化、重症肝炎、胆汁淤积时肝脏蛋白合成障碍或弥散性血管内凝血引起凝血机制异常;病毒性疾病可通过血清抗体效价增高或病毒分离阳性而获诊断;钩端螺旋体病、梅毒、吸虫病等均可检测血清中特异抗体。

2. **肝功能化验**

蛋白质代谢的试验

(1)血浆蛋白:血清总蛋白和白蛋白降低,白 / 球比例降低或倒置见于肝炎、肝硬化、肝癌等。清蛋白及前清蛋白可作为判断慢性肝病预后的一个指标。球蛋白升高除了考虑慢性肝病外,还应考虑 M 球蛋白血症、自身免疫性疾病、慢性炎症和感染;血清蛋白电泳出现 M 蛋白首先要考虑骨髓瘤、巨球蛋白血症等血液病。肝病中甲胎蛋白升高,反映肝细胞再生,与病情活动性有关,甲胎蛋白阳性不是肝癌所特有,病毒性肝炎、肝硬化、畸胎瘤,胃癌、胰腺癌、结肠癌、妊娠等血清甲胎蛋白亦可增多。

(2)糖类的试验:胰岛素抵抗试验是慢性肝病时糖代谢障碍的特征之一;肝细胞缺氧可阻断肝中半乳糖的代谢,这是肝病的特点。

(3)脂类代谢试验:胆固醇降低时见于肝硬化、重症肝炎。

(4)酶学的试验:肝病临床上不可缺少的生化检查手段,对于发现肝胆疾病,阐明疾病过程的性质,明确病变的细胞内定位有重要意义。

主要用于肝实质损害的酶类:①转氨酶类主要有谷草转氨酶(AST)、谷丙转氨酶(ALT)。②腺苷脱氨酶(ADA)。③谷氨酸脱氢酶(GDH)。④淀粉酶,肝细胞急性坏死时血清淀粉酶升高,常与氨基转移酶升高相平行。其中 ALT、AST 能更敏感的反映肝细胞损伤程度。

主要用于诊断胆汁淤积的酶类:①碱性磷酸酶(ALP);②γ- 谷氨酰转肽酶(GGT)。二者在肝内胆汁淤积和肝外梗阻时明显升高,可用于筛选肝胆疾病,辅助诊断肝癌,鉴别阻塞性黄疸和肝细胞性黄疸,急性肝炎恢复期的诊断,慢性肝病活动性和预后的判断,诊断酒精性肝病。

(5)胆红素和胆汁酸代谢的试验:血清胆红素测定可了解有无黄疸、黄疸程度和演变过程,反映肝细胞损害程度和判断预后。胆汁淤积引起的黄疸以直接胆红素升高为主,间接胆红素升高主要是溶血引起的高胆红素血症,肝细胞损伤引起的黄疸,直接和间接胆红素均升高,但前者升高幅度更大。血清胆汁酸可灵敏的发现早期轻度肝损害,可将肝炎、肝硬化与肝内或肝外胆汁淤积而肝细胞功能正常者进行鉴别。

(6)激素的代谢试验:在除外内分泌疾病或其他相关因素的情况下,测定血清和尿中激素或其他代谢产物,可以反映肝脏的功能状态。肝硬化时,甲状腺激素,血清总 T_3、游离 T_3 减低,游离 T_4 正常或偏高,TSH 升高。严重肝病时,主要在肝脏灭活的雌激素水平升高,雄激素转换成雌激素的转换率升高,导致血中雄激素降低。

3. **粪便检查** 原虫感染性肝肿大,粪便中可找到虫卵或滋养体。便潜血阳性可提示肝硬化、胃肠道肿瘤可能。陶土色便提示梗阻性黄疸。

4. **免疫学和病原学检查** 自身免疫抗体阳性见于自身免疫性肝病,包括自身免疫性肝炎、原发性胆汁性肝硬化、原发性硬化性胆管炎,以及结缔组织病,如系统性红斑狼疮。血清 IgM 升高是原发性胆汁性肝硬化特征表现。各类病毒性肝炎抗原、抗体以及病毒载量检测对诊断病毒性肝炎以及判断病毒复制情况有重要意义。

5. **影像学检查**

(1)超声检查:超声在肝胆疾病的诊断上可用于测量肝脾及胆囊位置、大小、形态以及观察肝静脉、门静脉及其分支的变化;确定肝胆疾病的性质、部位和范围,证实临床印象诊断和解决特殊问题,可作为首选的初筛检查。可在超声探查的指引下进行经皮经肝穿刺胆道造影和引流,肝穿刺活体组织检查;对已确诊的肝胆疾病进行治疗随诊观察;B 超检查对肝内占位性病变的诊断意义较大,直径超过 1cm 的占位性病变可以被检出。

(2)X 线检查

1)胸透:可确定右膈的位置形状及运动;

2)胃肠钡餐:能发现食管静脉曲张,并且对发现胰头癌或壶腹癌所引起的胆道梗阻有帮助;

3)胆囊或胆管造影:对胆囊病变或胆道梗阻有诊断价值,但不适于黄疸患者,此时须做经皮经肝穿刺胆管造影术以明确有无结石或肿瘤性梗阻,其对胆管病变影像的清晰度较内镜逆行胰胆管造影术为好,但凝血酶原时间明显延长时禁忌,十二指肠纤维内镜进行逆行胆管造影的效果和经皮穿刺者相似。

(3)CT 与 MRI:CT 检查不受脂肪组织和肠道气体影响,可很好的显示实质脏器的占位性病变和空腔脏器的壁内外和腔内外的改变,增强 CT 可进一步鉴别占位性病变的良、恶性。对于胆道梗阻性病变采用磁共振以及磁共振胰胆管成像(MRCP)更为合适,能够更好地显示胆道系统,有助于明确梗阻原因。CT 血管成像(CTA)通过显示肝门静脉、下腔静脉和肝静脉系统,可明确血管性因素所致肝肿大,可为介入、手术治疗提供资料。

(4)放射性核素扫描:可以动态观察在肝胆管胆囊中放射性浓集和通过情况,可显示肝脏的大小位置形态,主要用于诊断肝内占位性病变,血池填充对血管瘤有确诊意义,还可协助鉴别肝内胆汁淤积还是肝外梗阻性黄疸,较 X 线肝胆造影更佳。

6. **十二指肠引流** 对胆道感染所致肝肿大的诊断有帮助,引流液中可发现致病菌。

7. **肝脏穿刺** 其适应证是原因未明的肝肿大,对明确诊断、疗效和预后,了解各种肝病的演变过程,提供了可靠的科学依据。可在超声引导下取得肝脏组织进行病理诊断,对于自身免疫性肝病、药物性肝炎、酒精性肝炎、早起肝硬化的分级、分期以及累积肝脏系统的疾病如血色病、结节病、肝淀粉样变、肝豆状核变性等具有重要诊断意义。在重度黄疸、腹水或凝血障碍时则为禁忌。

8. **腹腔镜检查** 对各种肝病的诊断与鉴别诊断有一定的帮助,用于确诊肝炎、肝炎病期、肝炎并发症;肝硬化的原因、性质和程度;肿瘤的性质、部位和程度;决定是否需剖腹探查以及肿瘤能否切除;对鉴别肝外梗阻和肝内胆汁淤积亦有一定帮助。

(郑长青)

第八节 脾 肿 大

在正常情况下一般摸不到脾脏。内脏下垂或左侧胸腔积液、积气时膈下降,可使脾脏向下移位。除此以外,如仰卧位或侧卧位能摸到脾脏边缘应认为脾脏肿大。能触到脾脏则提示脾脏肿大至正常2倍以上。在膈肌位置低或体质瘦弱的人,特别是女性,偶也能摸到脾脏的边缘,但相当柔软,并无压痛,与病理性脾大不同。脾脏体积增大是脾脏疾病的主要表现。

一、病因与发生机制

脾脏肿大的病因分类可归纳为两大类:一类是感染性脾大;另一类是非感染性脾大。

1. 感染性

(1)急性感染:见于病毒感染、立克次体感染、细菌感染、螺旋体感染、寄生虫感染。

(2)慢性感染:见于慢性病毒性肝炎、慢性血吸虫病、慢性疟疾、黑热病、梅毒等。

2. 非感染性

(1)淤血:见于肝硬化、慢性充血性右心衰竭、慢性缩窄性心包炎或大量心包积液、Budd-Chiari综合征(巴德-基亚里综合征)、特发性非硬化性门静脉高压症。

(2)血液病:见于各种类型的急慢性白血病、红白血病、红血病、恶性淋巴瘤、恶性组织细胞病、溶血性贫血、真性红细胞增多症、骨髓纤维化、多发性骨髓瘤、系统性组织肥大细胞病、脾功能亢进症。

(3)结缔组织病:如系统性红斑狼疮、皮肌炎、结节性多动脉炎、幼年类风湿关节炎病等。

(4)组织细胞增生症:如莱特勒-西韦病(Letterer-Siwe disease)、慢性特发性组织细胞增多症(汉-许-克病)、嗜酸性肉芽肿。

(5)脂质沉积症:如戈谢病(高雪病)、尼曼-皮克病。

(6)脾脏肿瘤与脾囊肿:脾脏恶性肿瘤原发性者少见,转移至脾脏的恶性肿瘤也罕见,原发癌灶多位于消化道。脾脏囊肿罕见,分真性和假性囊肿。真性囊肿分为表皮囊肿、内皮囊肿(如淋巴管囊肿)和寄生虫性囊肿(如棘球蚴病)。假性囊肿分为出血性、血清性或炎症性等。

二、临床表现

不同病因引起脾大外尚有不同的伴随体征。

1. **贫血、出血点或瘀斑** 见于血液病性脾大,如各种类型的白血病等。

2. **贫血、黄疸** 见于溶血性贫血、慢性病毒性肝炎、肝硬化、恶性组织细胞病、败血症等。

3. **肝及淋巴结肿大** 见于恶性淋巴瘤、淋巴细胞性白血病、结缔组织病、传染性单核细胞增多症,结节病及某些传染性疾病等。

4. **肝病面容、肝掌及蜘蛛痣** 见于慢性病毒性肝炎、肝硬化。

5. **各种类型的皮疹** 多见于各种传染病或感染性疾病,如伤寒、斑疹伤寒、布鲁氏菌病、败血症、亚急性感染性心内膜炎等。

6. **水肿和腹水** 见于慢性右心衰竭、缩窄性心包炎、肝硬化、门静脉高压症、下腔静脉梗阻等。

7. **心脏扩大** 见于各种心脏病引起的慢性心力衰竭、各种原因引起的大量心包积液。

三、诊断思维

脾脏肿大与左上腹其他脏器肿大或肿块相鉴别

临床上肿大的肝左叶,有时误诊为脾肿大,如触诊发现其边缘与肝右叶相连,则可能为肝肿大而非脾脏肿大。脾肿大尚须与左肾肿大和肾下垂区别,后者因位于腹膜后,其呼吸移动度小,此外因充气肠管位于肾的前面,故叩诊呈鼓音,据此可与脾肿大区别。

(李艳菊)

第九节　腹部包块

腹部包块(abdominal mass)指在腹部检查时可触到的异常包块。包块可位于腹壁,腹腔内或腹膜后,腹部包块是临床上常见的症状与体征。

一、概述

病理性腹部包块可由多种疾病而引起,如炎症、肿瘤、寄生虫、梗阻、先天发育异常引起脏器肿大和脏器移位产生异常包块等。

生理性"腹部包块"并非真正的疾病,但有时误认为病理性包块。除子宫、膀胱、粪块外,发达的腹直肌腱划间的肌肉,消瘦者的脊柱或骶骨岬和自发性痉挛的肠管等,都可能被误诊为病理性的,甚至腹壁松软或薄弱者的腹主动脉,也会被误认为是"搏动性包块"。

二、常见原因与发生机制

(一) 炎性包块
病毒性肝炎、阑尾脓肿、回盲部结核、盆腔结核、肾结核等引起脏器肿大及形成异常包块。

(二) 肿瘤性包块
肝癌、胆囊癌、胃癌、结肠癌、卵巢癌、肾癌、白血病浸润脾脏等恶性肿瘤均可引起脏器肿大及形成异常包块。

(三) 囊性包块
常见的有先天性的多囊肝、多囊肾;滞留性的胰腺囊肿、肾盂积水等。

(四) 梗阻性包块
常见的有胃肠道的梗阻性包块、梗阻胆道的包块、梗阻尿路系统的包块等。

(五) 外伤包块
常见的有腹部创伤后引起的左上腹部的脾破裂血肿、上腹部的假性胰腺囊肿、下腹或盆腔的腹膜后血肿等。

三、临床表现

(一) 炎性包块
边缘不清的有轻度压痛的包块,可能为炎性包块。多个结节,互相粘连则多见于腹腔结核。如阑尾周围炎包块、肠系膜淋巴结结核、肾周围脓肿等,多伴有发热、局部疼痛、白细胞计数升高等炎症征象。

如果确定包块是由炎症所致,则应积极抗感染治疗。经抗感染治疗后,患者疼痛或压痛减轻或消失,包块缩小或消失,炎性包块的诊断一般可确立;反之,应考虑其他原因所致的包块。

(二) 肿瘤性包块
包块外形不规则,表面呈结节状,质地坚硬,位置较固定者,多为实质性包块。恶性肿瘤占多数,特点为发展快,晚期伴有贫血、消瘦和恶病质;良性肿瘤则病史长,肿瘤较大、光滑,有一定活动度。

一般而言,凡怀疑为肿瘤性包块者,如有可能应作包块细针穿刺术,行细胞学检查,一旦确诊为肿瘤时,只要有手术治疗的适应证,均应及时手术治疗。对于各种疾病所致的腹腔内实质性包块,只要诊断基本明确,有手术指征或包块已导致肠梗阻时,均应手术治疗或行手术探查。

(三) 囊性包块
应留意包块的大小、形态、质地、压痛、活动度、搏动、震颤和包块数目。边缘清楚,表面光滑无明显压痛、质地柔软、中等、可活动的多为良性肿瘤、脏器肿大或囊肿。包块多呈圆形或椭圆形,表面光滑,有波动感。

(四) 梗阻性包块

既往多有腹部手术、损伤或炎症病史,胃肠道的梗阻性包块表现为腹痛、呕吐、腹胀、停止排气与排便等,因肠管膨胀而出现腹部肿块,可有固定压痛或腹膜刺激征。机械性肠梗阻时可见逆蠕动波,听诊可闻及气过水音或金属音,X线立位腹部透视或平片可见数个液平面或肠胀气襻。梗阻胆道的包块引起无痛性黄疸,一般不发热;梗阻尿路系统的包块常引起腰部胀痛。

(五) 外伤包块

腹部疼痛范围与血肿位置有关,常向背部放射。伴有恶心、呕吐、食欲下降。体重下降见于部分病例。发热常为低热。腹泻和黄疸较为少见。

多数患者上腹部或左季肋部有包块可触及,包块如球状,表面光滑,鲜有结节感,但可有波动感,移动度不大,常有压痛。

脾破裂血肿或腹膜后血肿常有神经性疼痛和胃肠道或泌尿系统功能紊乱,全腹压痛或局部压痛,伴不同程度的肠道麻痹,可有腹膜刺激症状或直肠刺激症状,亦可出现休克症状等。

四、诊断思维

(一) 腹部包块的检查

腹部包块主要依靠触诊检查。触诊时如果发现包块应注意包块的位置、大小、形态、质度、有无压痛及移动度。借此来鉴别包块的来源和性质。此外,还应注意所触及的包块与腹壁和皮肤的关系,以区别腹腔内外的病变。

全身检查应注意一般情况,营养状况,有无贫血,黄疸等。还应注意身体其他部位有无相似的包块,如有无锁骨上窝、腋窝、直肠膀胱窝的淋巴结肿大和恶性肿瘤转移征象等。

1. **位置**

(1) 右上腹腹部包块:右肋下包块常与肝和胆有关。如肝脓肿、肝脏肿瘤、肝囊肿、急性胆囊炎、胆囊积水、胆囊积血、淤胆性胆囊肿大、先天性胆总管囊肿、原发性胆囊癌、胆囊扭转和肝曲部结肠癌。

(2) 中上腹腹部包块:常为胃或胰腺的肿瘤、囊肿或胃内结石(可以移动),如胃癌及胃部其他良、恶性肿瘤、胃黏膜脱垂症、胃石症、胰腺囊肿、胰腺囊性腺瘤、胰腺癌、肠系膜淋巴结结核、肠系膜囊肿、小肠恶性淋巴瘤、小肠癌、腹主动脉瘤等。

(3) 左上腹腹部包块:常为肝硬化引起的脾大、游走脾、副脾、胰腺肿瘤与胰腺囊肿、脾曲部结肠癌等。

(4) 腹部两侧的包块:常为结肠的肿瘤、肾下垂与游走肾、先天性肾囊肿、肾积水、肾积脓、马蹄肾、肾包虫囊肿、嗜铬细胞瘤及肾上腺肿瘤、原发性腹膜后肿瘤。

(5) 右下腹腹部包块:常为阑尾周围脓肿、阑尾类癌、阑尾黏液囊肿、回盲部结核、克罗恩病、盲肠癌、回盲部阿米巴性肉芽肿、回盲部放线菌病、大网膜扭转、右侧卵巢肿瘤。

(6) 左下腹腹部包块:可见于溃疡性结肠炎,直肠/乙状结肠癌,直肠/乙状结肠血吸虫病性肉芽肿,左侧卵巢囊肿,腹腔淋巴结肿大,系腹膜后肿瘤等。

(7) 中下腹腹部包块:可见于膀胱肿瘤、膀胱憩室、子宫肿瘤。

(8) 广泛性与不定位性腹部包块:常见的病因有结核性腹膜炎、腹型肺吸虫病、腹部包虫囊肿、腹膜转移癌、肠套叠、蛔虫性肠梗阻、肠扭转、游走性卵巢囊肿等。

2. **大小**

凡触及的包块均应测量其上下(纵长)、左右(横宽)和前后径(深厚)。前后径难以测出时,可大概估计,明确大小以便于动态观察。为了形象化,也可以用公认大小的实物做比喻,如拳头、鸡蛋、核桃等。

巨大包块多发生于卵巢、肾、肝、胰和子宫等实质性脏器,且以囊肿居多。腹膜后淋巴结结核和肿瘤也可达到很大的程度。胃、肠道肿物很少超过其内腔横径,因为未达横径长度就已出现梗阻。如包块大小变异不定,甚至自行消失,则可能是痉挛、充气的肠袢所引起。

3. 形态

触到包块应注意其形状、轮廓、边缘和表面情况。圆形且表面光滑的包块多为良性,以囊肿或淋巴结居多。形态不规则,表面凸凹不平且坚硬者,应多考虑恶性肿瘤、炎性肿物或结核性包块。索条状或管状肿物,短时间内形态多变者,多为蛔虫团或肠套叠。如在右上腹触到边缘光滑的卵圆形肿物,应疑为胆囊积液。左上腹包块有明显切迹者多为脾脏。

4. 质地

包块若为实质性的,其质地可能柔韧、中等硬或坚硬,见于肿瘤、炎性或结核浸润块,如胃癌、肝癌、回盲部结核等。包块若为囊性,质地柔软,见于囊肿、脓肿,如卵巢囊肿、多囊肾等。右心功能不全肝淤血肿大时,肝质地稍韧,边缘圆钝,表面光滑,有压痛,肝-颈静脉回流征阳性。

5. 压痛

炎性包块有明显压痛。如位于右下腹的包块压痛明显,常为阑尾脓肿、肠结核或克罗恩病等。与脏器有关的肿瘤压痛可轻重不等。

6. 搏动

消瘦者可以在腹部见到或触到动脉的搏动。如在腹中线附近触到明显的膨胀性搏动,则应考虑腹主动脉或其分支的动脉瘤。有时尚可触及震颤。肝包虫病时,肝震颤试验阳性,即用右手手指的掌面按在肿大的肝脏囊肿表面,稍用力按压片刻可有一种特殊的震颤感。

7. 移动度

(1)与呼吸和心跳的关系:如果包块随呼吸而上下移动,多为肝、脾、胃、肾或其肿物,胆囊因附在肝下,横结肠因借胃结肠韧带与胃相连,故其肿物亦随呼吸而上下移动。血管瘤、三尖瓣关闭不全至肝淤血肿大时,可扪及扩张性搏动。

(2)移动度大小:肝脏和胆囊的移动度大,不易用手固定。如果包块能用手推动者,可能来自胃、肠或肠系膜。移动度大的多为带蒂的肿物或游走的脏器。局部炎性包块或脓肿及腹腔后壁的肿瘤,一般不能移动。

8. 包块与腹壁、腹腔及腹膜后的关系

腹部包块的位置与腹部各区分布的相应脏器的病变有一定关系。

(1)应区别包块来自腹壁或腹腔内:可作屈颈抬肩动作,使腹肌收缩紧张,包块更明显则位于腹壁上,如包块变得不清楚,则位于腹腔内。

(2)应区别包块来自腹腔内或腹膜后:可用肘膝位进行检查,如包块更为清楚,且活动度增加有下垂感,则提示包块位于腹腔内;如包块不如仰卧位清楚,包块位置深而固定,无下垂感觉,则提示包块位于腹膜后,如胰腺等。

(二)通过伴随症状鉴别诊断腹部包块的病因

1. **炎性包块** 常伴有低热,包块部位有疼痛。常有腹肌紧张、压痛、发热、外周血白细胞计数增高。良性包块病程较长,包块生长速度缓慢,不伴全身其他症状。

2. **恶性包块** 伴有食欲不振、消瘦、贫血、包块生长速度较快。

3. **包块伴有黄疸** 多为肝、胆、胰病变。包块伴消化道出血多考虑胃肠道病变。如黄疸进行性加深,且扪及无压痛肿大的胆囊,常提示为胰头癌所致。有发热,间歇性黄疸,右上腹疼痛并向右肩背部放射者,多见于胆结石。

4. **包块伴呕吐和腹部绞痛** 多为胃肠道梗阻。

5. **包块伴有尿路症状** 常提示肾、膀胱病变。

6. **包块伴月经周期紊乱** 多提示卵巢、子宫病变。

(刘华胜)

第十节　腹腔积液

腹膜腔是人体最大的体腔,正常情况下分泌少量浆液,约 75~100ml,以润滑脏器表面,减少运动时的摩擦,此液体中含有淋巴细胞、巨噬细胞、脱落细胞、纤维蛋白等,具有防御功能,使得腹腔内处于相对无菌状态。病理情况下,大量液体分泌进入腹膜腔,超过腹膜的重吸收能力时,引起液体聚积在腹膜腔,形成腹水。腹水可单独存在,也可为全身水肿的一部分。非炎症性少量腹水可以无症状,一般体检也不易发现;中等量以上的腹水,则有腹胀及移动性浊音等表现。大量腹水时,因膈上升及下腔静脉受压,可出现呼吸困难和下肢水肿。炎症性腹水常伴腹痛。

一、发病原因

依据腹水中血清 - 腹水白蛋白梯度(SAAG)将腹水分为门静脉高压性腹水和非门静脉高压性腹水。SAAG 就是将血清白蛋白浓度减去腹水白蛋白浓度,以 g/L 表示,可以识别门静脉高压性腹水,而且不受其他因素干扰。

(一) 门静脉高压性腹水(SAAG ≥ 11g/L)

最常见于肝硬化引起的门静脉高压,其他可能的原因可能有心源性腹水、大块肝转移瘤、急性肝衰竭、巴德 - 基亚里综合征、门静脉血栓、静脉闭塞性疾病、妊娠脂肪肝等。

(二) 非门静脉高压性腹水(SAAG＜11g/L)

常见于腹腔恶性肿瘤、结核性腹膜炎、胰源性腹水、胆源性腹水和肾病综合征等。

二、发病机制

(一) 门静脉高压

腹腔脏器的静脉血汇集后主要由门静脉进入肝脏,经肝血窦后再由肝静脉流入下腔静脉,最后至右心房。如果发生肝静脉或肝静脉小分支阻塞或肝静脉流出道受阻,则导致门静脉高压,使门静脉系统毛细血管及肝窦内静脉压升高,从而引起腹水。仅有肝(窦)前性门静脉高压而没有肝硬化的患者很少出现腹水。

(二) 血浆胶体渗透压降低

血浆胶体渗透压与腹水静水压是使体液留存于毛细血管内的力量,门脉压和腹水胶体渗透压是形成腹水的力量。正常情况下两者处于平衡状态。由于肝细胞受损、白蛋白合成障碍,血浆胶体渗透压下降,同时门静脉压力增加,血管内外静水压和渗透压之间的平衡被打破,从而促使血浆从血管内进入腹腔,导致体液积聚于腹腔,形成腹水。

(三) 肝淋巴液循环障碍

胸导管内的淋巴液 50% 来自肝,另一半则来自门脉系统。肝硬化时血浆自肝窦渗透到周围的组织间隙,使肝淋巴液生成过多,使肝淋巴流量超过胸导管引流能力,形成淋巴液超过回流量,导致肝淋巴漏,过多的淋巴液从肝包膜漏入腹腔,形成腹水。

(四) 肾与水钠潴留

肝硬化门静脉高压时,一氧化氮等扩血管物质活性增加,全身小动脉扩张导致相对血管内容量不足,继而激活肾素 - 血管紧张素 - 醛固酮系统,以对抗内脏小动脉的扩张并恢复有效血管内容量。醛固酮活性增加、血管升压素分泌增加,最终导致钠和水潴留,导致腹水形成。另外,由于内皮素等缩血管物质活性增加和肾局部的一氧化氮活性相对不足,导致肾动脉收缩、有效肾血量和肾小球滤过率下降,肾功能受损,加重水钠潴留。

三、临床表现与特征

(一)症状

1. **腹胀**　腹胀是腹水最基本的症状,腹胀的程度与腹腔积液量及腹水生成速度有关,积液量越大,生成速度越快,腹胀越明显。

2. **腹痛**　原发病不同及腹水性质不同,导致腹痛性质和程度不同,可表现为胀痛、钝痛、隐痛,局部疼痛或全腹痛等。

3. **原发病症状**　肝硬化腹水患者常有乏力、食欲下降、肝区不适等;恶性肿瘤所致腹水常伴有低热、乏力、消瘦以及恶病质状态;心源性腹水可有心悸、呼吸困难;结核性腹水常有低热、盗汗、消瘦等结核中毒症状;肾病性腹水多有尿量减少,血尿,浮肿等症状。

(二)体征

对腹腔积液的体格检查除有移动性浊音外常有原发病的体征。由心脏疾病引起的腹腔积液查体时可见有发绀、周围水肿、颈静脉怒张、心脏扩大、心前区震颤、肝脾肿大、心律失常、心瓣膜杂音等体征。肝脏疾病常有面色晦暗或萎黄无光泽,皮肤巩膜黄染、面部、颈部或胸部可有蜘蛛痣或有肝掌、腹壁静脉曲张、肝脾肿大等体征。肾脏疾病引起的腹腔积液可有面色苍白,周围水肿等体征。面色潮红、发热、腹部压痛,腹壁有柔韧感可考虑结核性腹膜炎。患者有消瘦、恶病质、淋巴结肿大或腹部有肿块多为恶性肿瘤。

四、诊断思维

(一)病史和体格检查

1. **询问病史**　详细的病史有助于初步判断腹水的病因。如慢性肝炎病史、长期大量饮酒史、心力衰竭(心瓣膜病或心肌病)、限制性心包炎、肾病综合征、肿瘤、结核、自身免疫性疾病等病史。

2. **体格检查**　腹水的常见体征包括视诊的腹部膨隆,叩诊移动性浊音阳性。移动性浊音阳性说明腹腔至少有 1 000mL 的腹水。如果移动性浊音阴性,则只有不到 10% 的患者存在腹水,体型肥胖的人,对体格检查诊断腹水有一定难度,需要依靠影像学检查确定。腹水伴有颈静脉怒张或肝 - 颈静脉回流征阳性者提示心脏疾病。

(二)腹腔穿刺术

腹腔穿刺抽腹水进行相应检查是鉴别腹水性质最有效的方法,且相对安全,对每个有腹水体征的患者,都应该进行腹腔穿刺并检验腹水性质。

(三)实验室检查

1. **腹水实验室检查内容**

(1)腹水常规检查:包括腹水颜色、透明度、比重、凝固性、黏蛋白定性实验(Rivalta 试验)等。

(2)腹水细胞学检查:对所有腹水患者都进行腹水细胞计数。漏出液腹水细胞计数常 $<100 \times 10^6/L$;渗出液腹水细胞多 $>500 \times 10^6/L$。腹水中性粒细胞(PMN)计数大于或等于 $250 \times 10^6/L$ 一般可诊断自发性腹膜炎。肝硬化腹水中红细胞计数一般小于 $1 000 \times 10^6/L$,而血性腹水,红细胞大于 $50 000 \times 10^6/L$,多见于腹膜肿瘤和结核性腹膜炎所致的腹水,或肝癌破裂出血。只有 2% 左右的肝硬化患者存在血性腹水,而其中 30% 左右可能合并肝细胞癌。腹水脱落细胞学检查是鉴别腹腔恶性肿瘤及鉴别原发或继发性肿瘤的重要依据。

(3)腹水培养:如患者存在腹水感染,如有发热、腹痛或不能解释的肝性脑病等症状,则需要行腹水培养检查。PMN 计数大于或等于 $250 \times 10^6/L$ 的腹水,如立即在床旁将腹水注入培养瓶,其阳性率可提高到 80%。腹水培养阳性及药敏实验对感染性腹膜炎有确诊意义,并指导治疗。对结核性腹膜炎腹水直接涂片查分枝杆菌极少阳性发现。

(4)腹水生化检查

1)蛋白定量检测:包括腹水总蛋白含量,SAAG(血清腹水蛋白梯度)、FA(铁蛋白)、腹水免疫球蛋白含量及各种蛋白的腹水/血清含量比值等。过去将腹水分为漏出液和渗出液,其蛋白浓度分别是<25g/L 和>25g/L。一般认为肿瘤和感染所致腹水是渗出液,肝硬化腹水多为漏出液,但临床常出现不符合的现象。目前常应用血清腹水蛋白梯度对腹水进行分类(表3-4-4)。在抽取腹水的同一天抽血进行血清白蛋白测定,血清白蛋白减去腹水白蛋白浓度的差值即为 SAAG。如 SAAG 大于或等于11g/L 则为门静脉高压性腹水,如在门静脉高压基础上合并有其他病因,如感染,SAAG 仍大于或等于11g/L,其诊断门静脉高压准确率高达 97%。

表3-4-4 根据 SAAG 将腹水分类

SAAG ≥ 11g/L	SAAG < 11g/L
肝硬化门静脉高压	恶性腹水
急性肝衰竭	结核性腹水
心源性腹水	胰源性腹水
黏液性水肿	肾病综合征
大块肝转移瘤	自身免疫性疾病多浆膜腔积液
巴德 - 基亚里综合征	
门静脉血栓	
静脉闭塞性疾病	
妊娠脂肪肝	

2)腹水葡萄糖含量:血清葡萄糖与腹水葡萄糖含量应相等,当细菌感染时由于白细胞和细菌的消耗,使腹水葡萄糖含量下降。

3)脂类测定:乳糜性腹水有牛奶样外观、静置后有乳酪膜,无沉渣,碱性,是由于其中含较多甘油三脂,主要见于肿瘤、丝虫病、结核、胰腺炎、肝硬化、外伤等导致的胸导管压迫或破裂,苏丹Ⅲ染色阳性,胆固醇含量正常。

4)腹水乳酸脱氢酶(LDH)和腹水/血清 LDH 比率测定:腹水 LDH/血清 LDH 比值>0.6 见于渗出液,反之见于漏出液。恶性腹水时 LDH 可明显升高。

5)淀粉酶、脂肪酶测定:腹水中淀粉酶和脂肪酶升高是诊断胰源性腹水的重要依据,见于胰腺炎、胰腺假性囊肿、结石或胰头癌等。

6)肿瘤标志物检测:CEA、AFP、CA199、CA125 等,对诊断癌性腹水有一定意义。

7)腹水腺苷脱氨酶(ADA)检测:对结核性腹水的诊断具有较高特异性,可高达 100U/L。

2. **腹水实验室检查分析** 根据腹水常规的比重、蛋白含量、细胞计数和分类将腹水分为渗出液和漏出液(表3-4-5)。漏出液一般比重小于 1.018,Rivalta 反应阴性,蛋白定量小于 25g/L,细胞计数<100×10^6/L,多见于肝硬化、肾病综合征、心功能不全。渗出液常浑浊或脓性,比重大于 1.018,Rivalta 反应阳性,蛋白含量大于 25g/L,细胞计数>500×10^6/L,多见于感染和肿瘤。

表3-4-5 渗出液和漏出液比较

	渗出液	漏出液
病因	炎症、肿瘤、理化刺激	肝硬化、心衰、肾衰等
透明度	浑浊	透明或微浑浊
外观	可为血性、脓性、乳糜性不等	多呈淡黄色
比重	>1.018	<1.018

续表

	渗出液	漏出液
凝固性	可自凝	不自凝
Rivalta 试验	阳性	阴性
蛋白定量	>25g/L	<25g/L
腹水-血清蛋白梯度	>0.5	<0.5
LDH	>200U/L	<200U/L
腹水-血清 LDH 梯度	>0.6	<0.6
葡萄糖测定	低于血糖	与血浆接近
细胞计数	$>500 \times 10^6$/L	$<100 \times 10^6$/L
细胞分类	中性粒细胞或淋巴细胞为主	淋巴细胞或间皮细胞为主
细菌培养	可能找到病原菌	无

（郑长青）

第十一节 肢体瘫痪

骨骼肌的运动可以分为随意运动和非随意运动两大类。随意运动受意志控制,接受锥体系统的支配,不随意运动不受意志控制,接受锥体外系的支配。

肢体瘫痪为肢体的随意运动功能减低或丧失,临床上表现为受累肢体无力或完全不能活动,是神经系统疾病中常见的体征之一。

一、发生原因

从大脑皮质运动区到骨骼肌肌纤维的运动传导通路上任何一处发生损害,就会出现瘫痪的症状。因此肢体瘫痪的病因几乎涵盖了所有神经系统疾病,具体分为以下几类:

（一）血管性病变

急性脑梗死、脑出血、脑栓塞、静脉窦血栓形成、脊髓前动脉综合征、脊髓动静脉瘘等。

（二）感染性疾病

各种病原体感染导致的脑炎、脊髓炎、周围神经炎、脊髓灰质炎等。

（三）肿瘤及脊髓压迫症

各种颅内原发及转移性肿瘤、脊髓髓内肿瘤、髓外肿瘤、颈椎病、腰椎病、胸椎病、脊柱结核等。

（四）外伤

如脊髓外伤、脑外伤、骨折或刀伤等导致周围神经损伤。

（五）遗传及变性疾病

肌营养不良症、脊髓性肌萎缩症、遗传性痉挛性截瘫、肌萎缩侧索硬化症、多系统萎缩等。

（六）免疫性疾病

吉兰-巴雷综合征、多发性肌炎、重症肌无力、脱髓鞘疾病等。

（七）代谢及营养障碍性疾病

亚急性联合变性、糖尿病周围神经病、甲状腺功能减退性肌病等。

（八）中毒及环境相关

一氧化碳中毒性脑病、酒精性周围神经病、有机磷中毒、铅中毒等。

二、发生机制

随意运动由锥体系统完成。锥体系统包括上运动神经元(皮质运动神经元)、锥体束(皮质脊髓束及皮质脑干束)及下运动神经元(脊髓运动神经元和脑干脑神经运动核及其发出的神经轴突)组成。脊髓前角运动细胞接受来自皮质运动神经元发出经锥体束传递的神经冲动,由前根、周围神经传递至运动终板,引起肌肉收缩。因此,从大脑皮质运动区到最终支配的效应器骨骼肌的运动传导通路上任何一处发生损害,就不能完成神经冲动的传递产生正常的随意运动,就会出现肢体瘫痪。

锥体系统传导通路的损害导致的瘫痪为神经源性瘫痪,通常分为上运动神经元性瘫痪和下运动神经元性瘫痪。上运动神经元性瘫痪由皮质运动区的神经元及锥体束损害所致,下运动神经元性瘫痪则为脊髓前角运动神经元、脑干脑神经运动核及其发出的周围神经、神经根的通路损害所致。

此外作为效应器的骨骼肌和神经-肌肉接头的病变也可以产生瘫痪,统称为肌源性瘫痪。其中,肌纤维本身病变会影响肌肉收缩而引起不同程度的瘫痪。神经-肌肉接头是运动神经元轴突末梢在骨骼肌肌纤维上的接触点(包括突触前膜、突触间隙和突触后膜),发生病变时乙酰胆碱的传递过程障碍,导致神经冲动不能正常传递产生肌肉收缩,从而导致了瘫痪。

三、临床表现与特点

肢体瘫痪的分类有很多,按照不同的方法分类有如下:

(一) 按瘫痪的程度分类

完全性瘫痪及不完全性瘫痪。临床上通常用0~5度六级肌力法来反映肢体瘫痪的程度。

0级:完全瘫痪。

1级:可见肌肉轻微收缩而无肢体运动。

2级:肢体能在床面移动,但不能抬离床面。

3级:肢体能抬离床面,但不能抵抗阻力

4级:能做抵抗阻力的运动

5级:正常肌力。

(二) 按肢体瘫痪的分布来分,通常可分为:

单瘫:一个肢体的瘫痪

偏瘫:一侧上、下肢的瘫痪

截瘫:一般指双下肢的瘫痪

四肢瘫(或称全瘫):双侧上、下肢的瘫痪

(三) 按运动传导通路不同部位的病变分

1. 神经源性瘫痪

(1)上运动神经元性瘫痪:皮质运动神经元及其发出的锥体束受损导致的瘫痪称上运动神经元性瘫痪,亦称中枢性瘫痪或硬瘫。瘫痪肢体的特征为:肌张力增高,腱反射增高或亢进,可出现阵挛,浅反射消失,病理反射阳性。

(2)下运动神经元性瘫痪:脊髓前角细胞及脑神经运动核发出的神经轴突,乃至其形成的周围神经和所支配的肌肉统称为下运动神经元。这些运动单位受损后出现的瘫痪称为下运动神经元性瘫痪,亦称周围性瘫痪或软瘫。瘫痪肢体的肌张力降低,肌肉松软,萎缩,腱反射降低或消失,无病理反射出现。

以上两种瘫痪的临床特点的鉴别见表3-4-6。

2. 肌源性(包括神经-肌肉接头)瘫痪

瘫痪肌肉的分布相对呈全身性,多为双侧累及,不符合神经的解剖分布,肌张力正常或降低,腱反射正常或降低,急性病变肌肉萎缩不明显,慢性病程时可出现肌萎缩或假性肌肉肥大。神经-肌肉接头病变的瘫痪还有病态疲劳和症状的波动性的特点。

表 3-4-6　上运动神经元性瘫痪与下运动神经元性瘫痪的鉴别

特点	上运动神经元性瘫痪	下运动神经元性瘫痪
分布	一个肢体以上（单瘫、偏瘫、截瘫等）	个别或几个肌群受累
肌萎缩	无（可有轻微失用性萎缩）	明显
肌束颤动	无	有
肌张力	增强，瘫痪肌呈痉挛性瘫痪（硬瘫）	降低，瘫痪肌呈弛缓性瘫痪（软瘫）
腱反射	亢进	减弱或消失
病理反射	巴宾斯基征阳性	无
肌电图	神经传导正常，无失神经支配电位	有神经传导异常，有失神经支配电位（肌纤维颤动、肌束颤动、正相尖波）

四、诊断思路

运动功能是锥体系、锥体外系和小脑的共同参与完成的，因此患者"肢体无力"的主诉可以是肢体瘫痪，也可以是共济失调、失用、锥体外系损害（如肌强直），甚至是骨关节病变或心理疾病所致，所以我们首先需要通过完整详细的查体来判断其是否真正存在瘫痪。我们需要观察患者自诉无力肢体的肌容积，了解有无肌肉萎缩及肌束颤动，检查患者的肌力、肌张力、腱反射、病理反射及腹壁反射等浅反射；必要时还需要进行轻瘫试验、共济运动和步态的检查。

明确存在肢体瘫痪后，根据瘫痪的性质是"硬瘫"还是"软瘫"，判断瘫痪是上运动神经元性、下运动神经元性还是肌源性。结合瘫痪的分布类型是单瘫、偏瘫、截瘫还是四肢瘫，同时伴随的感觉障碍、自主神经功能障碍等体征作出病变部位的定位诊断。

完成瘫痪的定位诊断后，再进一步依据发病的缓急，病程的进展，患者的既往病史等特点及辅助检查结果作出定性诊断（病因诊断）。

（一）瘫痪的定位诊断

1. 上运动神经元性瘫痪

（1）皮质型：由大脑皮质运动区病损引起。因大脑皮质运动区呈一条长带，范围较广，因此病变常仅损伤其中的一部分，引起对侧中枢性单瘫（一个上肢、下肢或面部的瘫痪）。由于人体在运动区的功能位置是以倒置形状排列，病变在运动区的上部引起对侧下肢瘫痪，病变在下部则引起对侧上肢及面部瘫痪。

（2）放射冠型：皮质向内囊发出的投射纤维组成的区域称放射冠区。此处的白质纤维越接近皮质越分散，因此接近皮质的局灶性损害可产生类似皮质型的单瘫，而接近深部或范围较大的病灶可以导致对侧肢体的偏瘫，多为上下肢不均等程度的瘫痪，此区域因损害范围和部位的不同，瘫痪的表现介于运动皮质与内囊受损之间。

（3）内囊型：因锥体束纤维在内囊区最为集中，故此处病变易引起锥体束全部受损而引起对侧偏瘫，如同时损害了内囊后肢的丘脑皮质束及视放射，可伴有对侧偏身感觉缺失和对侧同向偏盲，即"三偏"综合征。

（4）脑干型：一侧脑干的病变常因损害了已交叉的脊髓丘脑束纤维、同侧的脑神经核和未交叉的皮质脊髓束引起交叉性瘫痪，即病灶侧的周围性脑神经麻痹、对侧肢体感觉障碍和中枢性偏瘫。在脑干不同水平的损害会出现不同的临床特征。

1）中脑损害时出现 Weber 综合征（韦伯综合征），患侧动眼神经麻痹，对侧面神经、舌下神经及上、下肢中枢性瘫痪。

2）脑桥 Millard-Gubler 综合征（米亚尔 - 居布勒综合征）时，患侧展神经及面神经麻痹，对侧舌下神经及上、下肢中枢性瘫痪。

3）脑桥 Foville 综合征（福维尔综合征）时，患侧面神经、展神经麻痹，病灶侧同向凝视障碍和对侧中枢性偏瘫。

4)延髓病变的交叉性瘫痪是病灶侧周围性舌咽神经、迷走神经、副神经、舌下神经麻痹和对侧中枢性偏瘫。

上述各种交叉性瘫痪通常可以伴发偏瘫侧的偏身感觉障碍。

(5)脊髓型：颈膨大处横贯性病变，因损害了前角细胞及皮质脊髓束，故引起上肢周围性瘫痪及下肢中枢性瘫痪。颈膨大与腰膨大之间的横贯性病变则引起下肢痉挛性截瘫。脊髓的横贯性病变多伴有损害平面以下深浅感觉障碍及二便功能障碍。脊髓半侧横贯性损害产生 Brown-Sequard 综合征（又称"脊髓半切综合征"），表现为病损平面以下同侧肢体瘫痪、深感觉障碍及对侧的浅感觉障碍。

2. 下运动神经元性瘫痪

(1)脊髓前角病变：脊髓前角细胞的损害可导致相应节段支配肌肉的弛缓性瘫痪，肌肉萎缩明显，伴肌束震颤，无感觉障碍。如颈 5 脊髓的病变可引起三角肌的瘫痪和萎缩。

(2)前根病变：表现为节段性分布的弛缓性瘫痪，不伴感觉障碍，也可有肌束颤动，与前角损害相同。因为损害多由椎间盘突出及髓外肿瘤压迫所致，故通常同时累及后根，可出现根性疼痛和节段性感觉障碍。

(3)神经丛病变：常导致一个肢体或多数周围神经迟缓性瘫痪、感觉障碍及自主神经功能障碍。

(4)周围神经病变：单个神经损害时瘫痪的分布与该神经支配的区域相符，伴有相应的感觉障碍。如桡神经受损时导致伸腕、伸指及拇收肌瘫痪，手背拇指和第 1、2 掌骨间隙感觉减退。多发性周围神经病变时出现四肢远端对称的弛缓性瘫痪，肌肉萎缩，伴有手套 - 袜子样的感觉障碍，还可有麻木疼痛的症状和自主神经功能障碍。

3. 肌源性瘫痪（肌肉及神经 - 肌肉接头病变）

(1)肌肉病变：四肢呈迟缓性瘫痪，近端受累为主，不伴深浅感觉障碍。急性病变通常无肌肉萎缩，腱反射正常。慢性进行性病变可有肌肉萎缩，假性肌肥大，腱反射减弱甚至消失。

(2)神经 - 肌肉接头病变：瘫痪累及全身或局部的骨骼肌。有病态疲劳现象，症状波动，肌肉通常无萎缩，近端受累为主，腱反射正常，不伴感觉障碍。

（二）瘫痪的定性诊断

定性诊断是确定瘫痪的病因。根据已经确定的病变部位的解剖和病理特点，结合患者的病史，尤其是疾病的起病方式，病情进展演变的过程，我们可以进一步的作出瘫痪的病因诊断。如本节的"发生原因"中所述，肢体瘫痪的病因主要是血管性病变、感染、肿瘤、外伤、遗传及变性疾病、免疫性疾病、代谢及营养障碍性疾病和中毒性疾病等。

1. 起病方式 通常急性起病的以血管性、感染性、外伤、急性中毒性疾病多见，其中血管性病变尤为急骤。亚急性的则以感染性疾病、免疫性疾病为主。慢性进展性的病程以肿瘤、遗传变性疾病、代谢与营养障碍疾病多见。同样是偏瘫症状，急性起病的首先考虑脑卒中，而慢性起病的则要考虑颅内肿瘤或变性疾病。

2. 病变部位解剖结构的特点 每一类疾病都有其病损的解剖结构的特点，譬如血管性疾病的病变必须符合血管的分布。急性脊髓病变导致双下肢瘫痪，如果损害平面以下深浅感觉均消失，大小便潴留，呈横贯性损害通常考虑急性脊髓炎；若出现深感觉回避，即损害平面以下分离性感觉障碍，同时伴有剧烈疼痛，符合脊髓前动脉供应区的损害特点，则考虑脊髓前动脉血栓形成。

3. 其他的病史 如家族史、既往史、毒物接触史、外伤史等，均可在瘫痪的定性诊断中起到重要的辅助作用。阳性的家族史对遗传性疾病的诊断十分重要，而脑卒中危险因素的存在是诊断急性动脉粥样硬化性脑血管病的重要依据。

总之，对于肢体瘫痪的体征，我们只有掌握其病变部位损害的特征，充分结合详细的病史特点，才能最终对疾病的病因做出准确的诊断。

（陈 嬿）

第四篇

辅助检查的临床应用

第一章　肺功能与动脉血气的临床应用

肺具有呼吸、防御、代谢等多种功能,一般所说肺功能是指肺的呼吸功能,呼吸功能主要是进行气体交换,将氧吸收入血,供组织代谢;同时将组织代谢产生的二氧化碳呼出体外。肺功能检查(pulmonary function test,PFT)是指运用肺功能检查仪对受检者的呼吸功能进行的检测、评价;结合动脉血气(arterial blood gas,ABG)分析能明确是否有呼吸功能减退、减退程度和类型等,为疾病诊断提供依据,对治疗效果和病情发展进行评价;对外科手术的可行性和术后并发症的发生进行评估;对呼吸困难的原因进行鉴别诊断;对职业病患者的肺功能损害程度进行评级;也为运动医学、高原和潜水医学等的临床与研究提供参考。

第一节　肺功能的临床应用

呼吸功能是维持生命和机体代谢的基本要求,但近 20 年被严重忽视,导致一系列问题,为此 2017 年发布的《中国防治慢性病中长期规划(2017—2025 年)》将肺功能检查纳入 40 岁以上人群常规体检内容。

一、肺功能测定的基本内容

临床常规测定肺功能包括肺容积参数(包括潮气容积、肺活量曲线及相关参数、功能残气量及相关参数)、通气功能参数(包括用力肺活量曲线及其参数、最大呼气流量 - 容积曲线及其参数)和肺弥散量参数(包括一氧化碳弥散量和单位肺泡容积的一氧化碳弥散量),而动脉血气分析则是上述参数作用的综合结果。这四类参数的测定可对呼吸功能进行较完善的判断,是肺功能测定和临床应用的重点。部分患者需进行气道舒张试验或激发试验,以完成气道功能的进一步测定。气体分布、通气血流比例、气道阻力、胸肺顺应性、呼吸肌功能、呼吸中枢兴奋性的测定能提供更完善的分析和解读。

二、肺功能检查的适应证和禁忌证

上海中山医院于 20 世纪 50 年代末首次在国内将肺功能测定应用于临床,其后逐渐推广,应用范围也不断扩大,目前几乎应用于临床各科;但某些患者有一定的测定风险,甚至不适合测定。结合国内外的最新成果和我们的临床实践,将测定的适应证和禁忌证总结如下。

(一)肺功能检查的指征

1. **判断有无呼吸系统疾病**　具体指征是长达数周或以上的胸闷、呼吸困难、咳嗽、咳痰;较长时间的运动能力减退;个别情况下短时间内发病者也需要测定,特别是症状明显,体征或影像学检查缺乏阳性发现者。这不仅涉及判断有无肺部疾病,还有助于与引起类似表现的心血管系统、运动系统、神经系统疾病的鉴别诊断。

2. **评价肺部疾病和肺功能障碍的类型**　肺功能障碍有两种基本类型:通气功能障碍和换气功能障碍。通气功能障碍常合并或并发气体分布不均、$\dot{V}/\dot{Q}$ 失调,即合并换气功能障碍,如慢性阻塞性肺疾病(COPD)、支气管哮喘为气流阻塞性疾病,但中、重症患者皆有明显 $\dot{V}/\dot{Q}$ 失调。通气功能障碍和换气功能障碍也常同时发生,如肺炎、肺水肿、肺损伤等肺实质疾病。在部分患者,两者可单独存在,如大气道阻塞多仅表现为通气功能障碍,而肺血管疾病多仅表现为单纯换气功能障碍。

通气功能障碍是最基本和最常见的肺功能障碍类型,分阻塞性、限制性、混合性三种情况。此外还有独立于三种情况之外的单纯小气道功能障碍,这常常是气流阻塞性疾病的早期阶段。因此肺功能检查对不同类型的肺部疾病也具有重要的诊断和鉴别诊断价值。

3. **评价已知肺部疾病的严重程度和动态变化**

4. **评价治疗效果**　对阻塞性和限制性通气肺疾病而言,肺功能检查常常是最客观和最有价值的方法。

5. **评价劳动能力的丧失程度**　病史和影像学检查是职业性肺疾病、伤残的诊断依据;而肺功能检查则是评价损害程度的最客观依据。

6. **评估麻醉、手术的可行性和术后并发症的发生风险**　随着肺部疾病发病率的显著升高,老年人疾病的显著增多,手术适应证的明显扩大,肺功能检查已成为多种手术或高危患者的常规检查,如心脏手术、肺部手术、上腹部手术、老年人或有 COPD 的其他手术。多数情况下用常规肺功能检查即可,但心肺运动试验(CPET)或简易运动试验能够更客观评价患者对手术的耐受性。

7. **支气管高反应性测定或测定气道对特定过敏原的敏感性**　判断发生支气管哮喘的可能性(气道激发试验)。气道激发试验不仅对可疑支气管哮喘患者具有重要的诊断价值,对评估其哮喘患者的控制程度也有重要价值。

8. **高危患者体检**　如吸烟或被动吸烟、严重大气污染、职业暴露人群的体检。

9. **特殊环境人群的体检**　高原活动、太空或高空飞行、深海活动人群的体检。

10. **其他**　运动医学、航天医学、航海医学、社会学的研究和调查。

上述人群的肺功能检查是社会、科技发展的必要结果,其应用将会日益增多。

11. **流行病学调查**　随着呼吸病,特别是慢性气道疾病的发病率日益升高,对相关科研的需求也显著增多,肺功能的流行病学调查也日益增多。

(二)肺功能检查的禁忌证

本处主要针对常规肺功能检查。

1. **禁忌证**

(1)严重低氧血症患者:除非是床旁普通监测。

因为常规肺功能检查需停止吸氧,可导致低氧血症迅速加重;用力呼吸,特别是屏气容易加重脑、心脏等器官组织的缺氧。

(2)气胸及气胸愈合 1 个月内的患者。

(3)不稳定型心绞痛患者、4 周内的心肌梗死患者、高血压危象或顽固性高血压患者。

(4)近期(一般指 1 个月内)脑卒中、眼睛手术、胸腔或腹腔手术的患者。

(5)两周内有咯血史或有活动性消化道出血的患者。

(6)肺功能检查当天已进行内镜检查及活检的患者。

上述疾病或状态下,用力或屏气非常容易导致疾病加重或出血的发生,故不宜进行肺功能检查。

(7)有活动性呼吸道传染病或感染病的患者,如开放性肺结核、流行性感冒、急性肺炎患者。对此类患者检查非常容易导致交叉感染,故不宜进行肺功能检查。

(8)有习惯性流产的孕妇。用力或屏气容易导致流产,故不宜进行肺功能检查。

(9)已确诊患胸腔动脉瘤、主动脉瘤或脑动脉瘤,且未进行有效治疗的患者。该类患者用力呼吸容易诱发动脉瘤的破裂。

2. **相对禁忌证**

(1)张力性肺大疱患者。

(2)严重心血管疾病患者,如严重胸腹主动脉瘤患者、严重主动脉瓣狭窄患者、心绞痛患者,严重高血压患者,频发性室性期前收缩及严重心房颤动患者。

(3)颞颌关节易脱臼患者。

(4)严重疝气、痔疮、重度子宫脱垂患者。

(5)中晚期妊娠妇女。

上述疾病或状态下,用力呼吸或屏气容易导致疾病加重或孕妇流产,故肺功能检查应慎重。

(6)胃管留置患者。

(7)气管切开患者。

上述情况下,患者用力或屏气有脱管的风险,故肺功能检查也应慎重。

(8)鼓膜穿孔患者:容易发生漏气,且急性期可能加重病情。慢性患者若有测定指征时,需先堵塞患者耳道,然后测定。

(9)配合较差或体弱无力的患者:前者如偏瘫、面瘫、脑血管意外、脑瘫、智障、耳聋、小儿、部分老年患者;后者如重症肌无力患者。

(10)明显胸痛、腹痛、面痛、头痛的患者;剧咳患者;压力性尿失禁患者。

上述情况多不能有效完成可接受的肺功能测定,肺功能的解读有较大困难。

三、常规肺功能参数及其临床意义

(一) 肺容积

1. 潮气容积(tidal volume,VT)　习惯上称为潮气量,指静息呼吸时,每次呼出的气容积(图4-1-1)。在安静状态下 TV 大致是稳定的,但每间隔一定时间会有一次不由自主的深呼吸,称为叹气,其大小约为 TV 的 2 倍。在阻塞性通气功能障碍的患者,为降低气流阻力,减少呼吸功,常代偿性采用深慢呼吸形式,VT 较大;但在严重阻塞性通气功能障碍患者,不仅气流阻力增加,FRC(功能余气量)也显著增加,肺的弹性阻力明显增大,且可出现内源性 PEEP(PEEPi),此时机体无法代偿,常出现浅而略快的呼吸,VT 减小,$PaCO_2$ 升高。在限制性通气功能障碍的患者,为克服显著增加的肺弹性阻力,常代偿性采取浅而快的呼吸,VT 减小;在急性肺实质病变,如急性间质性肺炎,由于各种机械感受器和化学感受器过度兴奋,不仅呼吸频率(RR)显著增快,VT 也较大,每分通气量(VE)显著增加,伴随 $PaCO_2$ 的下降。机械通气时,VT 的设置则应符合呼吸生理的变化。

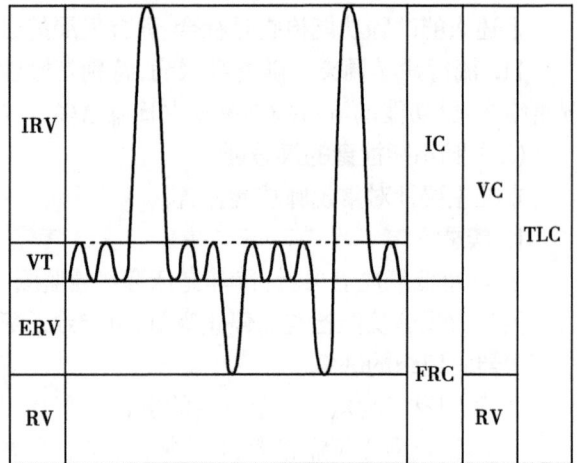

图 4-1-1　肺容积的组成

2. 补吸气容积(inspiratory reserve volume,IRV)　习惯上称为补吸气量,指平静吸气末用力吸气所能吸入的最大气容积。较少用。

3. 深吸气量(inspiratory capacity,IC)　平静呼气末用力吸气所能吸入的气体容积。IC=VT+IRV,一般占 VC 的 2/3,最大自主通气量(MVV)主要由 IC 部分完成。

在大多数限制性通气功能障碍患者,其容积下降主要是 IC 的下降。在轻中度阻塞性通气功能障碍患者,IC 变化不明显,可有 ERV 下降;若出现严重阻塞,则 IC 也将下降,并最终出现 VC 下降。

IC=TLC−FRC,可间接反映呼气末肺容积的变化,且测定简单、方便,故近年来临床上常用于反映慢性阻塞性肺疾病(COPD)患者的过度充气,评价病情的严重程度和治疗效果,与第一秒用力呼气容积(FEV_1)、一秒率(FEV_1/FVC)综合应用可较好地反映 COPD 患者的实际肺通气功能状态。

4. 补呼气容积(expiratory reserve volume,ERV)　平静呼气末用力呼气所能呼出的气体容积。

在健康人群中,ERV 的变异范围较大,尤其与体位有关。如从站立位改为仰卧位时,健康成人 ERV 可下降 600~900ml。

一般情况下,ERV 占 VC 的 1/3；在严重阻塞性肺疾病,ERV 占 VC 的比例可显著减小；在部分限制性疾病,如肥胖、腹腔积液等也明显减小。精神紧张或配合不佳的患者呼气基线常上移,该比例可增大。总体而言,ERV 的临床价值不大,较少应用。

5. **肺活量**(vital capacity,VC)　尽力深吸气后做深呼气,所能呼出的最大气体容积。VC=IC+ERV=VT+IRV+ERV。

(1)肺活量的意义:VC 表示肺最大扩张和最大收缩的幅度,其大小受呼吸肌力、胸肺弹性和气道阻力等因素的综合影响。导致 VC 下降的疾病大体可分为 5 类:

①影响胸廓和横膈活动的肺外疾病:如胸壁、胸腔、纵隔、横膈或膈下疾病,大量腹腔积液或腹部肿块、上腹部手术。

②肺内孤立性病变:如肺内巨大肿块或大疱、多发性肺囊肿。

③肺实质疾病:包括肺泡、肺间质疾病。

④肺部分切除术:若切除范围不大,通过正常肺组织的代偿,VC 可基本无变化；若切除范围较大,正常肺组织不能有效代偿,则出现 VC 下降。

⑤气流阻塞性肺疾病:各部位的气道阻塞或气流受限都会导致阻塞性通气功能障碍,一般对 VC 的影响不大,但若为中重度阻塞,则肺组织回缩受限,即使缓慢呼气,气体也不能全部呼出,将出现 VC 下降,并可能出现 PEEPi。

⑥呼吸肌无力:主要见于神经 - 肌肉疾病,或严重 COPD 导致的呼吸肌疲劳。若肌力恢复,VC 可恢复正常。

(2)肺活量的应用:VC 作为单一指标具有较高的诊断价值。VC 可较准确地反映正常人和限制性疾病患者的肺容积大小,是判断限制性通气功能障碍程度的主要指标,这与阻塞性通气功能障碍患者用 FEV$_1$/FVC 表示阻塞、MVV 或 FEV$_1$ 表示阻塞程度有明显不同。在正常或限制性通气功能障碍患者,VC 图形的线迹陡直；在阻塞性通气功能障碍患者,VC 图形的线迹弯曲,阻塞越严重,线迹越弯曲,甚至接近反抛物线(图 4-1-2)。

VC 对判断治疗效果也有较大价值。在限制性肺疾病患者,VC 下降说明病情加重；反之则说明治疗有效,病情改善。在 COPD 急性发作期的患者,VC 下降说明存在呼吸肌疲劳,容易发生呼吸衰竭或呼吸衰竭加重；治疗后 VC 改善则说明呼吸肌疲劳改善。

(3)肺活量的其他概念:VC 可分为吸气肺活量及呼气肺活量,上述方法测得的为呼气潮气量,简称肺活量；而尽力深呼气后,作最大吸气,所吸入的气容积为吸气肺活量(inspiratory vital capacity,VCi)。在正常人、限制性肺疾病和轻度阻塞性肺疾病患者,两者基本相等；严重阻塞性肺疾病患者,因呼气阻力多明显增高,呼气肺活量常小于吸气肺活量。VC 还可分为一次肺活量和分次肺活量,前者通过一次完整呼气测定；后者通过深吸气末和平静呼气末的两次深呼气完成。一般情况下,两种肺活量也基本相等。但在严重阻塞性肺疾病患者,分期肺活量大于一期肺活量(图 4-1-3)。

VC 对判断治疗效果也有较大价值。在限制性肺疾病患者,VC 下降说明病情加重；反之则说明治疗有效,病情改善。在 COPD 急性发作期的患者,VC 下降说明存在呼吸肌疲劳,容易发生呼吸衰竭或导致呼吸衰竭加重；治疗后 VC 改善则说明呼吸肌疲劳改善。

6. **功能残气量**(functional residual capacity,FRC)　平静呼吸时,每次呼气末肺内残留的气体容积。适当 FRC 有重要意义。

(1)适当 FRC 是保持 PaO$_2$、PaCO$_2$ 和 pH 稳定的主要因素:FRC、RV 过大或过小都将产生不良影响。假如不存在 FRC,肺泡气氧分压(PO$_2$)在呼气末将会降低到静脉血的水平,而在吸气时会接近空气中的 PO$_2$,结果 PaO$_2$ 随每次呼吸而发生较大幅度的波动,发生间歇性分流和严重低氧血症；PaCO$_2$ 也出现类似变化,并伴随呼吸性碱中毒,临床上主要见于急性呼吸窘迫综合征(ARDS)和肺水肿患者。相反,如果 FRC 过大,则吸入的新鲜气体被其过度稀释,从而减少肺泡毛细血管膜两侧的气体分压差,不利于 O_2 和 CO_2 的交换,发生低氧血症和高碳酸血症,临床上主要见于 COPD 和支气管哮喘患者;但若吸入高浓度氧气使氮气被稀释,尽管通气量不足,但氧分压梯度建立,其交换将顺利进行,因此比较容易纠正低氧血症。

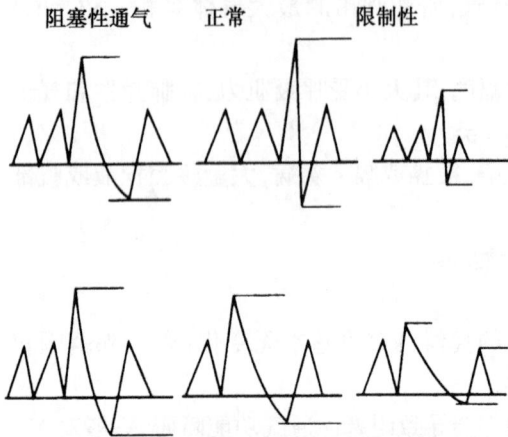

图 4-1-2 不同通气状态的肺活量波形图

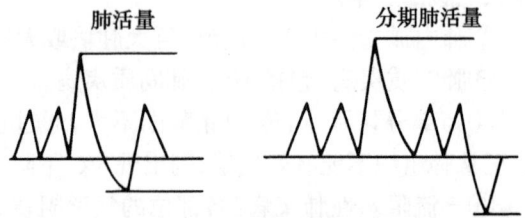

图 4-1-3 阻塞性通气障碍患者的肺活量和分期肺活量

(2)FRC 反映呼吸力学的变化:FRC 主要取决于肺的弹性回缩力、气道阻力和呼气时间。FRC 增大表示肺过度充气,主要见于严重阻塞肺疾病,如支气管哮喘和 COPD。当然,轻中度气流受限,通过代偿性深慢呼吸,FRC 保持不变。不适当机械通气(MV)则主要通过人工气道阻力和呼气时间缩短导致 FRC 的增大和肺过度充气。FRC 降低提示肺容积减少、肺弹性阻力增大,常见于肺炎、肺水肿、肺损伤、肺纤维化。气胸、胸腔积液、胸廓畸形、横膈或膈下疾病也是导致 FRC 减小的常见疾病。

(3)评估治疗效果:在支气管哮喘和 COPD 患者,若治疗后 FRC 降低,说明治疗有效,即使 FEV_1 无改善。在 ARDS 患者,FRC 可评估呼气末正压(PEEP)的设置是否合适。但总体而言,影响 FRC 结果的因素较多,且测定不方便,常用其相关指标间接替代,如用 IC 代替 FRC 和 RV 评价 COPD 的治疗效果,用吸气末肺容量(Vei)评价支气管哮喘患者的肺过度充气。

7. 胸内气体容量(thoracic gas volume,Vtg) 受试者在体积描计仪的密闭舱内,于 FRC 位置阻断呼吸气流时测定的胸腔内气体容积大小。理论上 Vtg 等于 FRC。事实上,在正常肺和限制性通气功能障碍患者,Vtg 也确实与 FRC 基本相同;在严重阻塞性通气功能障碍患者,由于气体分布不均,用气体分析法测得的 FRC 多小于 Vtg。

8. 残气容积(residual volume,RV) 习惯上称为残气量。用力呼气末肺内残存的气体容积。RV 的临床意义与 FRC 相似,但在气流阻塞性疾病,其变化幅度常更显著。

9. 肺总量(total lung capacity,TLC) 深吸气末肺内储存的气体总量。TLC 增大反映肺弹性减退,主要见于 COPD;TLC 正常说明肺弹性正常,见于正常肺和支气管哮喘等单纯气道阻塞性疾病患者;TLC 下降则反映肺容积减少和胸廓 - 肺弹性阻力增大,见于各种肺实质、胸腔、纵隔、横膈和膈下疾病。理论上,TLC 是反映限制性通气功能障碍的最佳指标,但事实上并不尽然。由于影响 TLC 结果的因素较多,重复性相对较差,故常以 VC 或和用力肺活量(FVC)反映肺功能障碍的情况。TLC、VC(FVC)下降,一秒率正常,则诊断为限制性通气功能障碍。

10. 残气容积肺总量百分比(ratio of residual volume to total lung capacity,RV/TLC) 简称残总气量百分比,是 RV 与 TLC 的比值,是反映阻塞性通气功能障碍的常用参数。

11. 功能残气量肺总量百分比(ratio of function residual volume to total lung capacity,FRC/TLC) FRC 与 TLC 的比值,是反映呼吸力学变化和阻塞性通气功能障碍的常用参数。

(1)RV/TLC和FRC/TLC升高可反映气流阻塞存在及其程度：一般认为RV/TLC排除了个体因素的影响,可较准确地反映阻塞的程度,但实际上也不尽然,比如在部分限制性疾病,若RV下降比TLC更显著(如肥胖、腹腔积液)也可出现RV/TLC升高,因此用RV/TLC判断气流阻塞的程度时需同时结合RV、FRC和TLC的变化。若出现RV、FRC和RV/TLC同步升高,RV/TLC可反映气流阻塞或肺气肿的程度。

在不同的气流阻塞性疾病,TLC与FRC、RV的变化可有较大的差异。在气道阻塞性疾病,如支气管哮喘,RV、FRC可显著升高,但TLC不变或变化不大,RV/TLC显著升高;但在气道陷闭性疾病,如COPD,肺弹力纤维破坏,不仅RV、FRC显著升高,TLC也有所增大,故RV/TLC也升高,但升高幅度小于前者。

(2)FRC/TLC反映呼吸力学的变化：尽管FRC/TLC也随年龄增大而增大,但较RV/TLC的变化幅度小得多,可较客观地反映呼吸力学的变化(图4-1-4)。正常情况下FRC/TLC为40%,是肺弹性回缩力与胸廓弹性扩张力的平衡位置,胸廓的弹力是吸气的动力,在此位置自主吸气或机械通气可保障最佳的力学关系、最低的跨肺压和切变力、最低的肺循环阻力、最小的呼吸做功,并能维持正常的动脉血气水平,是自主呼吸或机械通气的最佳位置。若FRC/TLC达67%,则胸廓处于弹性零位,若肺容积继续增大,肺和胸廓皆是吸气的阻力,容易诱发呼吸肌疲劳和呼吸衰竭;若达85%~90%,胸肺的弹性阻力显著增大,肺处于极其严重的过度充气状态,自主吸气或机械通气皆非常困难,常见于危重支气管哮喘,致死率较高。

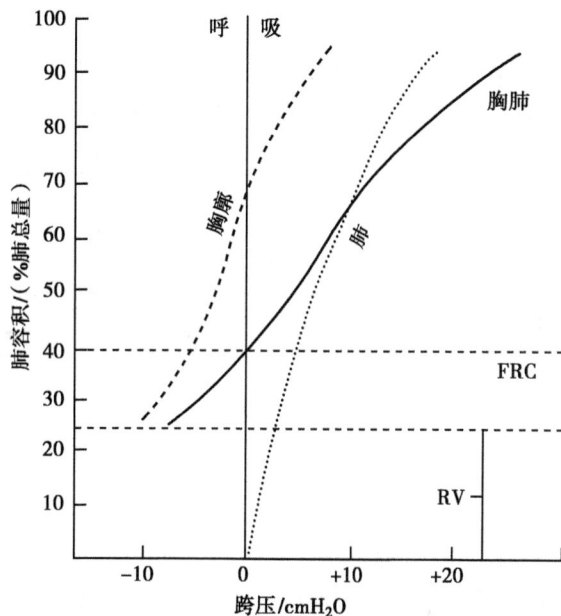

图 4-1-4 不同肺容积时胸廓、肺弹性阻力的变化

(二)肺的通气功能

肺通气(pulmonary ventilation)的主要作用是吸入外界的氧气和排出肺内的CO_2。肺的通气功能项目主要包括静息通气量和用力通气量。

1. 每分通气量 每分通气量(minute ventilation volume,VE)是指基础代谢状态或静息状态下每分钟所呼出的气容积,是VT和RR的乘积。因此测定肺容量过程可直接完成VE的测定,根据呼吸基线的变化可完成氧耗量的测定。测定方法主要有肺量计法和流量仪(也称为流量型肺量计)法,前者通过肺量计完成,是最经典的测定方法,操作非常简单、直观,便于理解,后者是目前最常用的方法。

2. 肺泡通气量和无效腔通气量 肺泡通气量(alveolar ventilation,$\dot{V}_A$)是指静息状态下每分钟呼出的气容积中从肺泡呼中出的气体容积,如正常情况下健康成人的VE约6L/min,RR 12次/min,VT 500ml,其中约150ml气体在气道内不能进行气体交换,称为解剖无效腔(anatomical dead space),真正到达肺泡的潮气量仅350ml,进入肺泡的气体可因局部通气血流比例($\dot{V}/\dot{Q}$)失调等原因而不能进行气体交换,该部分气体称为肺泡无效腔(alveolar dead space),解剖无效腔与肺泡无效腔之和称为生理无效腔(physiological dead space,VD)。无效腔气容积与呼吸频率的乘积为无效腔通气量(dead space ventilation)。每分通气量等于肺泡通气量与无效腔通气量之和。正常情况下,解剖无效腔和生理无效腔基本一致且比较固定,生理无效腔显著增加或大于解剖无效腔反映肺组织病变和换气功能异常。因此,无效腔的存在降低了气效率,通常以无效腔与潮气量的比值(VD/VT)反映每次肺通气效率的高低。健康成人VD约为150ml,平静呼吸时的VT约为500ml,VD/VT约为0.3。VD/VT比值越高,无效腔效应越大,肺通气效率越低,因此深慢呼吸较浅快呼吸的效率更高,比如VE 6L/min、RR 12次/min、VT 500ml、VD 150ml、则$\dot{V}_A=12 \times (500-150)=4.2L/min$;若变为浅快呼吸,RR 20次/min、

VT 300ml，则 VE 保持不变，但 $\dot{V}_A=20 \times (300-150)=3L/min$，较深慢呼吸明显下降。由于无效腔的作用，浅快呼吸不利于肺换气；适当的深慢呼吸使 $\dot{V}_A$ 增大，有利于气体交换，特别是气流阻塞性疾病应采取深慢呼吸形式，但过深的呼吸将加大肺容积，可能使其进入压力-容积曲线高位平坦段，导致吸气阻力明显增加，因此重症 COPD 和支气管哮喘强调小潮气量，甚至采取允许性高碳酸血症（PHC）通气，只有病情缓解或进入稳定期后才能采取深慢呼吸形式。

3. 用力肺活量和时间呼气容积

（1）用力肺活量（forced vital capacity，FVC）　被检查者深吸气至肺总量，做最大力量、最快速度的呼气至残气容积，所呼出的气体容积（图 4-1-5）。FVC 是否正常取决于神经-呼吸肌功能的健全，气管、支气管的通畅程度，肺和胸廓的健全和正常的弹性，是反映通气功能的常用参数。

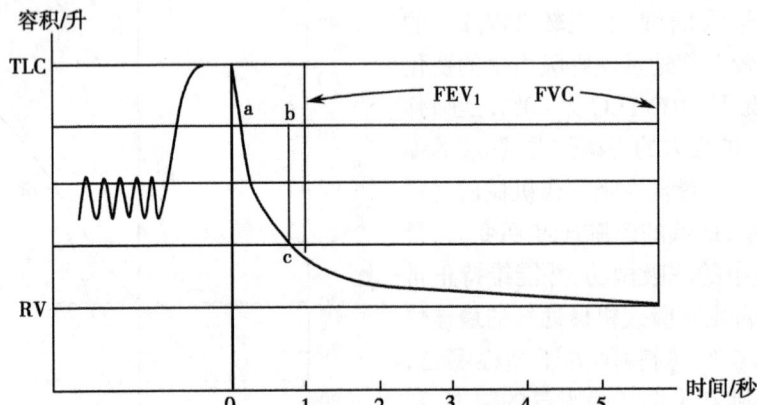

图 4-1-5　FVC 曲线及其相关参数

（2）第一秒用力呼气容积（forced expiratory volume in one second，FEV_1）　简称一秒量，指 FVC 测定时呼气 1 秒时间内所呼出的气体容积，是判断通气功能损害程度和评价气道可逆性的最常用参数。

由于 FEV_1 是完成 VT 的主要部分，可直接换算为 MVV，故临床应用非常广泛。因 FEV_1 测定简单方便、重复性好、患者容易耐受，故实际临床应用的机会较 MVV 更多，比如在 COPD 和支气管哮喘的诊治指南和目前美国胸科学会/欧洲呼吸学会（ATS/ERS）的指南中，皆以 FEV_1 而不是 MVV 判断通气功能减退的程度。一般认为 $FEV_1 > 2.0$ 或 50%pred 对各种手术治疗是安全的。在 FEV_1 明显下降的情况下，若手术后 FEV_1 能够大于 0.8L，手术治疗也有相对较好的安全性，否则手术治疗的风险较大。

（3）2 秒用力呼气容积（forced expiratory volume in two seconds，FEV_2）　FVC 开始后 2 秒时间内所呼出的气体容积。临床少用。

（4）3 秒用力呼气容积（forced expiratory volume in three seconds，FEV_3）　FVC 开始后 3 秒时间内所呼出的气体容积。正常 FEV_3/FVC 可达 98%，气流阻塞时降低，限制性肺疾病时增大，可达 100%，甚至部分患者的 FEV_2/FVC 即达 100%。

（5）6 秒用力呼气容积（forced expiratory volume in six seconds，FEV_6）　FVC 开始后 6 秒时间内所呼出的气体容积。健康人 6 秒内能呼出全部 FVC，故作为判断 FVC 完成质量的指标。由于严重气流阻塞患者充分完成 FVC 的时间明显延长，甚至达 15 秒以上；但呼气时间过长，患者又难以忍受，甚至出现危险，因此可用 FEV_6 取代 FVC 进行一秒率的计算。

（6）第一秒用力呼气容积与用力肺活量的比值（forced expiratory volume in one second/forced vital capacity，FEV_1/FVC，FEV1%）　简称一秒率，是最常用的判断有无气流阻塞的参数。在气流阻塞性肺疾病，给予充足的呼气时间，患者可充分呼出气体，FVC 可基本正常或仅轻度下降，但呼气流量减慢，FEV_1/FVC 下降；随着阻塞程度的加重，FEV_1/FVC 进一步下降；但在严重气流阻塞的情况下，患者难以完成充分呼气,FVC 也明显下降,FEV_1/FVC 反而有所升高,因此 FEV_1/FVC 可反映气流阻塞的存在,但不能准确反映阻塞的程度。

在严重气流阻塞的情况下,为避免患者完成 FVC 出现的问题,推荐用 FEV_1/FEV_6 代替 FEV_1/FVC 反映气有无流阻塞;但其他情况不宜应用,否则容易导致误诊。

4. 呼气中期流量

呼气中期流量(forced expiratory flow$_{25\%\sim75\%}$,FEF$_{25\%\sim75\%}$)曾称为最大呼气中期流量(maximal mid-expiratory flow,MMEF,MMF),指 FVC 曲线上呼出气体容积在 25%~75% 之间的平均流量(图 4-1-6),即把 FVC 4 等分,呼气初始 1/4 与用力关系太密切,流量快,不易掌握,不予考虑;呼气末端 1/4,因肺弹性减退,支气管内径缩小,呼气流量非常低,也不予考虑;最后剩下中间 1/2 即为 FEF$_{25\%\sim75\%}$,其大小等于中间 1/2 的容积 / 中间 1/2 的时间。由于呼气中期流量主要取决于 FVC 的非用力依赖部分,故可较好地反映小气道阻力的变化。

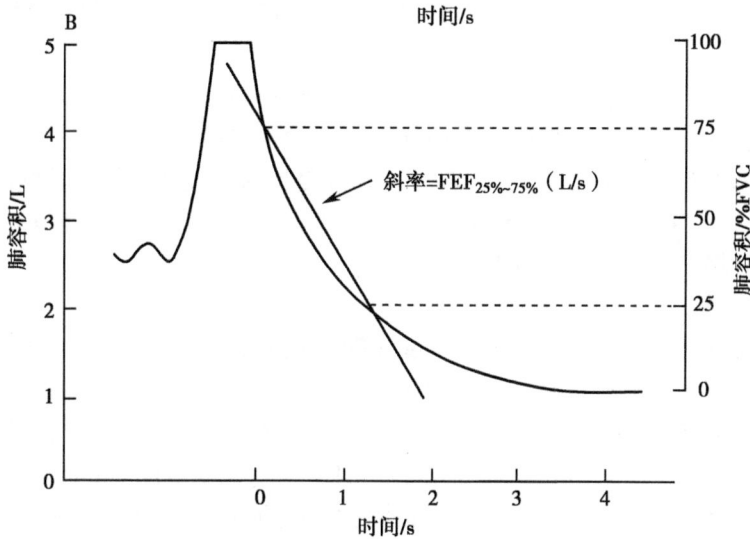

图 4-1-6　呼气中期流量计算模式图

5. 最大呼气流量 - 容积曲线

吸气或呼气时,吸入或呼出的气体流量(F)随肺容量(V)变化的关系曲线称为流量 - 容积(F-V)曲线。临床测定较多的是深吸气末最大用力呼气或深呼气末最大用力吸气时的 F-V 曲线,常规测定呼气曲线,称为最大呼气流量 - 容积(maximal expiratory flow-volume,MEFV)曲线(图 4-1-7),即在肺总量位置,用最大力量、最快速度呼气时的 F-V 曲线,是判断气流受限的最常用图形。常用的参数有:呼气流量峰值(peak expiratory flow,PEF)、用力呼出 25% 肺活量的呼气流量(forced expiratory flow at 25% of FVC exhaled,FEF$_{25}$)、用力呼出 50% 肺活量的呼气流量(forced expiratory flow at 50% of FVC exhaled,FEF$_{50}$)、用力呼出 75% 肺活量的呼气流量(forced expiratory flow at 75% of FVC exhaled,FEF$_{75}$)。MEFV 曲线的形状和各种参数的大小主要取决于用力呼气过程中的呼气力量、胸肺弹力、肺容积、气道阻力对呼气流量的综合影响,常用来反映多种通气功能的异常。不同容积的最大呼气流量反映的临床意义不同,是目前肺功能测定中进展较大的一部分。在曲线的起始部分,呼气肌的长度最长,收缩力最大,流量也最大,在图形上表现为流量迅速升高至峰值;其后

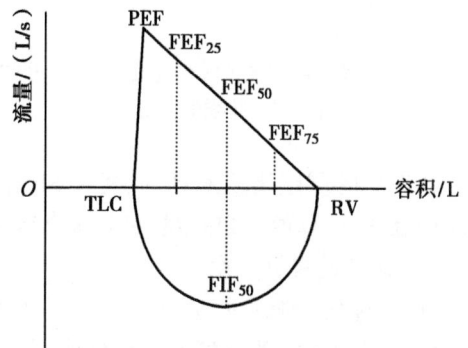

图 4-1-7　MEFV 曲线及其相关参数

呼吸肌长度线性缩短,收缩力线性减弱,流量也线性下降,故称为用力依赖部分。在曲线终末部分,呼吸肌长度显著缩短,呼气肌收缩力显著降低,流量大小与小气道通畅程度的关系更密切,故称为非用力依赖部分。

现代 MEFV 曲线测定皆伴随用力肺活量及其各秒率的同步测定(图 4-1-8),因此后者测定的技术要求与其相同,临床意义也有较大程度的相似性。

(1)呼气流量峰值:也称为最大呼气流量或峰流量。指被检查者从肺总量位置用最大力量、最快速度呼气所产生的最大流量,是综合反映通气能力的常用参数,主要用于支气管哮喘的动态随访和判断患者的咳痰能力。

(2)用力呼出 25% 肺活的呼气流量:完成 FVC 初始 25% 容积时的最大呼气流量,是综合反映通气能力的指标。

(3)用力呼出 50% 肺活量的呼气流量:完成 FVC 50% 容积时的最大呼气流量,是反映小气道功能的常用参数。

(4)用力呼出 75% 肺活量的呼气流量:完成 FVC 75% 容积时的最大呼气流量,是反映小气道功能的常用参数。

如上述,PEF 和 FEF_{25} 取决于呼气力量、大小气道通畅程度和肺弹力的共同作用,而 FEF_{50} 和 FEF_{75} 更主要取决于小气道的通畅程度。在小气道轻微受损或肺弹性轻微受损时,常仅有 FEF_{50} 和 FEF_{75} 的下降,PEF 和 FEF_{25} 无变化,此时 FEF_{50} 和 FEF_{75} 是反映小气道功能的参数。在严重小气道病变时,不仅有 FEF_{50} 和 FEF_{75} 的显著下降,也有 PEF 和 FEF_{25} 下降,因此 PEF、FEF_{25} 和 FEF_{50}、FEF_{75} 结合可反映小气道功能轻微和严重功能障碍。

6. 最大自主通气量

最大自主通气量(maximal voluntary ventilation,MVV)简称最大通气量。在单位时间内以尽快的速度和尽可能深的幅度所呼吸的气容积。一般先测定并计算出呼吸 12s 或 15s 的通气量,再乘以 5 或 4,该计算值即为 MVV,而不直接呼吸 1min。因为被测定者的呼吸极度增强必然伴随 CO_2 的过度排出以及动脉血和脑脊液 pH 的显著下降,从而导致呼吸抑制,所以很难坚持 1min 的最大通气。

理论上 MVV 是反映通气功能障碍的最可靠指标。在不同类型的通气功能障碍患者,不但 MVV 大小发生变化,且图形也有特征性变化(图 4-1-9)。

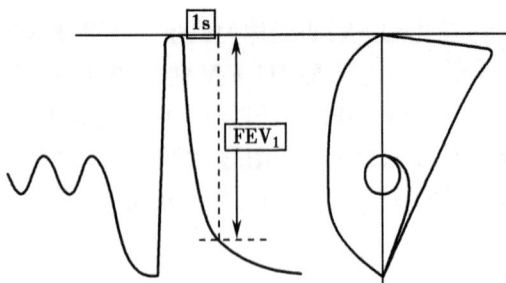

图 4-1-8　现代肺功能仪同步完成 MEFV 曲线和 FVC 曲线的测定

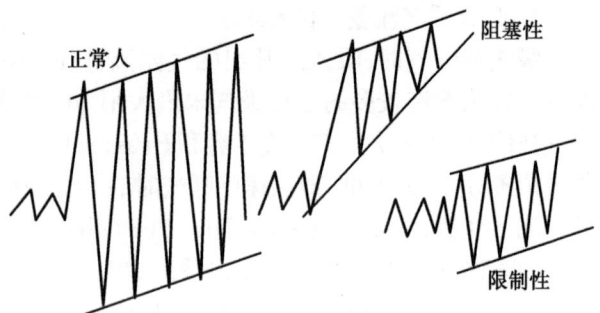

图 4-1-9　不同类型通气状态的 MMV 波形图

MVV 的测定比较困难,但其和 FEV_1 呈非常好的线性关系,故可用 FEV_1 换算,该换算值即为最大通气量的计算值。如前述,目前多直接用 FEV_1 实测值评价通气功能,而不再进行换算。

7. 通气储量百分比

最大通气量减去每分钟静息通气量为通气储量(ventilatory reservation),通气储量与最大通气量的比值乘以 100% 为通气储量百分比,即:

$$通气储量百分比 = \frac{MVV-VE}{MVV} \times 100\%$$

正常情况下,通气储量百分比约为 93%。该概念对判断肺通气功能非常有价值。各种肺内外病变导致 MVV 减少者,通气储量百分比必然下降;百分比越低,通气功能越差,低至 60%~70% 者说明肺功能已损害至比较严重的程度,使患者接近气急阈。

Cournand 对胸腔外科手术在功能上能否胜任曾用通气储量百分比的一些范围作为适应证的参考。①通气储量百分比 ≥93% 说明通气功能健全,胸部手术可以胜任;②在 87%~92% 之间,说明通气功能尚可,胸部手术可以考虑;③在 86% 以下,提示通气功能不佳,胸部手术须慎重选择或尽量避免;④在 60%~70% 之间,提示通气功能严重损害,接近气急阈,胸部手术应列为禁忌。

8. 气速指数

气速指数(airflow velocity index;air velocity index,AVI)由 Gaensler 介绍,实质是最大通气量占预计值的百分比与肺活量占预计值的百分比的比值,即

$$AVI = \frac{MVV\ 占预计值的百分比}{VC\ 占预计值的百分比}$$

正常情况下,气速指数约等于 1,临床上主要用来鉴别阻塞性和限制性通气功能障碍。在阻塞性通气功能障碍患者,即使 VC 正常,MVV 也会出现下降;一旦出现 VC 下降,MVV 的下降将更加显著,因此气速指数<1。在限制性通气功能障碍患者,早期即出现 VC 下降,但通过代偿性呼吸频率增快,MVV 可以正常;若 MVV 出现下降,则 VC 的下降将更加显著,因此气速指数>1。在混合型通气功能障碍患者,若气速指数小于 1,则以阻塞性通气为主,反之以限制性通气为主,若等于 1 则阻塞性和限制性所占比例相似。

注意:气速指数的计算以 VC 和 MVV 的实测值为基础,若 MVV 为换算值,则该参数的准确性下降,甚至得出相反的结论,这主要见于限制性通气功能障碍的患者。VC 和 MVV 的测定值必须准确,否则也将影响结果的判断。

(三)一氧化碳弥散

1. 基本概念

(1)弥散量的概念:单位分压差(1mmHg 或 1kPa)时,每分钟由肺泡经扩散膜到达红细胞内的气体容积(ml/min)称为该气体的弥散量(DL)。由于 CO_2 的弥散率为氧的 20 倍,因此临床上所谓的弥散(diffusion)主要指氧的弥散。尽管 CO_2 的弥散率为氧的 20 倍,但实际弥散量的差别并不大,因为肺泡毛细血管膜(ACM)两侧氧的分压差为 60mmHg,而 CO_2 为 6mmHg,即前者是后者的 10 倍,因此正常情况下 CO_2 的弥散量为氧的 2 倍。

(2)肺一氧化碳弥散量(diffusion capacity for carbon monoxide of lung,D_LCO) 简称 CO 弥散量。指单位 CO 分压差(1mmHg 或 1kPa)时,每分钟由肺泡经 ACM 到达红细胞内、与 Hb 结合的 CO 容积(ml)。$D_LCO_2 = 1.23 \times D_LCO$。

(3)每升肺泡容积的一氧化碳弥散量(diffusion capacity for carbon monoxide per liter of alveolar volume,D_LCO/V_A) 习惯上称为比弥散量(specific diffusing capacity,KCO),是 D_LCO 与肺泡容积(V_A)的比值。因排除肺容积对弥散量的影响,故个体之间比较更有价值。

2. 弥散途径
即肺泡气与血液之间的交换过程,包括气相弥散、膜相弥散和血相弥散三个连续不断的过程。

(1)气相扩散:气流至肺泡管后,流量接近零,即处于相对静止状态,但进入肺泡内的气体仍然进行扩散运动,并与肺泡内的残余气体充分混合。正常人的肺泡直径平均只有 200μm,从肺泡管到肺泡壁的扩散距离约为 500μm,而平衡时间短于 10ms,故气相扩散不是正常弥散过程的限速因素。在肺气肿患者,肺泡壁破坏,形成气肿泡,气体扩散距离明显增加,气相扩散可达 300ms 以上,此时将成为弥散的限速因素。

(2)膜相扩散：肺泡肺毛细血管膜又称扩散膜，它包括肺泡表面活性物质层及液层、肺泡上皮、上皮基底膜、内皮基底膜和毛细血管内皮。ACM 两侧的气体分压差驱动弥散完成，但弥散膜和气体本身的特性也影响弥散速度。机体新陈代谢不断消耗氧，排出 CO_2，肺泡气与肺泡周围毛细血管的 O_2 与 CO_2 分子相互弥散，并不断通过肺泡气排出体外或经血液循环运输至各组织器官，从而保障肺内气体交换的持续进行。健康成人肺泡总面积为 50~100m^2，而弥散膜的厚度<0.5μm，所以扩散膜的作用很理想，非常易于气体分子的扩散。当含氧量低的混合静脉血流经肺泡周围毛细血管时，氧分子顺浓度差跨越扩散膜，由气相进入液相，反之 CO_2 则由液相进入气相。根据亨利定律，进入液相的气体量与其分压和溶解度成正比。膜相扩散是影响弥散量的最主要因素。

(3)血相扩散：氧通过扩散膜进入血浆后，还必须通过红细胞膜、胞浆，最终与 Hb 结合，变成氧合血红蛋白（HbO_2）。由于氧与 Hb 的结合非常迅速，红细胞内游离的氧很少。肺泡、血浆和红细胞之间的 PO_2 梯度得以维持，使氧持续不断地沿分压梯度扩散，CO_2 从血液扩散到肺泡大体相似。氧和 Hb 的氧合以及 CO_2 的释放皆需要时间，因此血相扩散亦为弥散的限速因素之一。另外，血相扩散的速率还受肺血流量的影响，增加血流量可以增加 Hb 与氧的结合，加速血相扩散。

3. CO 弥散量测定的临床意义　各种影响 ACM 面积、厚度、CO 弥散能力以及 CO 与 Hb 反映的因素均能影响 D_LCO，使测定值减低。肺容积降低、气体分布不均、$\dot{V}/\dot{Q}$ 失调、静动脉分流、肺血管病变均可导致 CO 有效交换面积（即使弥散膜的面积、厚度正常）的减少和 D_LCO 下降，因此与其说 D_LCO 是反映弥散功能的参数，不如说是反映换气功能的参数。在肺实质或周围气道疾病，常同时有 D_LCO 和 D_LCO/V_A 下降；在肺实质疾病，D_LCO/V_A 下降常更显著，甚至在影像学改变、肺容积改变，抑或是 PaO_2 下降前即可出现。在单纯肺外结构病变、肺内孤立性病变、肺部分切除术，可出现肺容积减少和 D_LCO 的下降，但由于通气肺组织的结构正常或基本正常，D_LCO/V_A 常基本正常。

四、肺内气体分布、血流分布的测定及其临床意义

(一) 气体分布

肺内气体和血流的分布皆存在重力依赖性，上肺区和前肺区含气量多；下肺区和背部肺区含气量减少；血流的分布则正好相反。

闭合容积曲线（closing volume curve）

(1)测定方法：受试者深呼气至残气容积（RV），然后吸入纯氧至肺总量（TLC），再缓慢地呼气至 RV。将呼出气的容积和氮浓度分别输入函数记录仪的 x 轴和 y 轴，绘制出由 TLC 呼气至 RV 过程中氮浓度的变化曲线，称为闭合容积曲线（图 4-1-10）。该曲线包括 Ⅰ、Ⅱ、Ⅲ、Ⅳ 相，是反映肺内气体分布的常用方法。

(2)形成机制及特点：在 RV 位置，因重力作用，肺底部的肺泡容积较小，含氮量少（正常情况下，上、下部肺泡内的氮浓度基本相同）；而小气道处于关闭状态（图 4-1-10A）。从 RV 吸氧至 TLC 时，各级气道充分开放，并充满湿化、温化的纯氧；上、下部肺泡则同时扩张（图 4-1-10B），但因膈肌的作用明显强于肋间肌，下部肺泡扩张的容积比上部大，故进入肺下部的氧多于上部，而肺内氮浓度则自下而上递增。故呼气时，首先呼出解剖无效腔中的纯氧，氮浓度为零，形成第 Ⅰ 相。上肺区气道短，无效腔气首先呼出；而下肺区的气道无效腔气仍继续呼出，无效腔和肺泡气混合，形成第 Ⅱ 相。随着呼出气中肺泡气的比重增加，氮浓度快速升高，直至下肺区的无效腔气全部呼出，上、下部肺泡的混合呼出气同时呼出，氮浓度缓慢上升，形成第 Ⅲ 相，亦称平台相（图 4-1-10C）。随着呼出气继续增多，肺容积显著缩小，小气道开始自下而上逐渐关闭，上部肺泡排气的比重逐渐加大，氮浓度迅速升高，出现第 Ⅳ 相（图 4-1-10D）。

(3)主要参数：

1)氮浓度 Ⅲ 相斜率（Ⅲ-phase slope of nitrogen concentration）：曲线第 Ⅲ 相的斜率，反映各部位肺泡气体分布的均一性。正常情况下，所有肺泡的通气功能相似，呼气速度快，称为快肺泡，故 Ⅲ 相为

一水平线,斜率接近于零。斜率增加,说明肺泡内气体分布不均匀;斜率越大,气体分布不均越严重(图 4-1-11)。

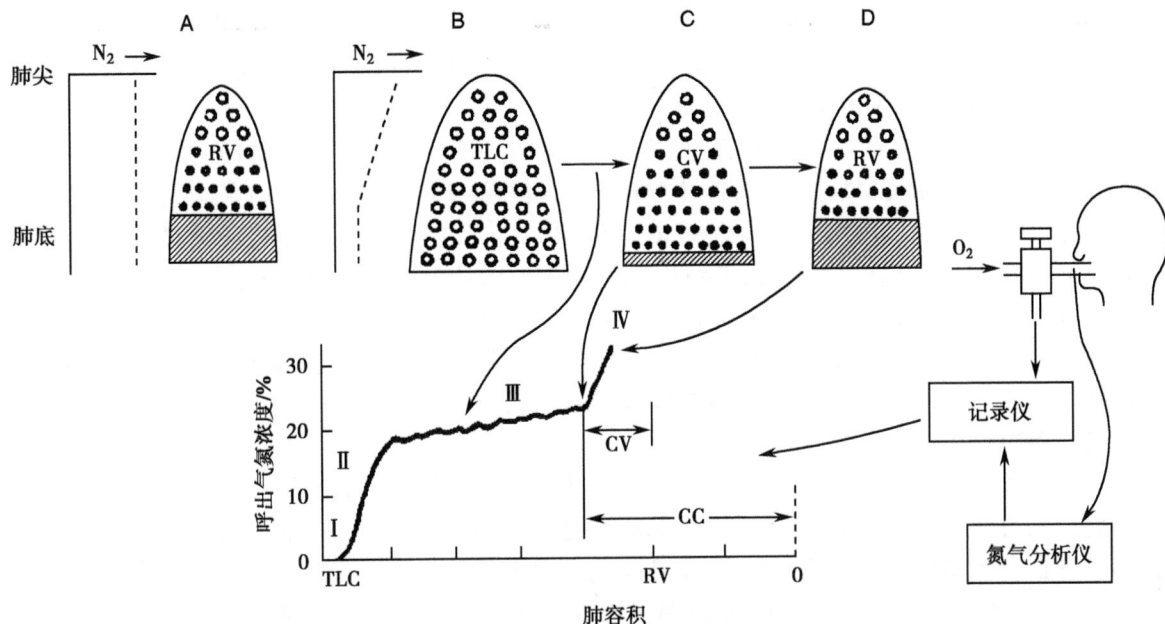

图 4-1-10　闭合容积曲线的测定

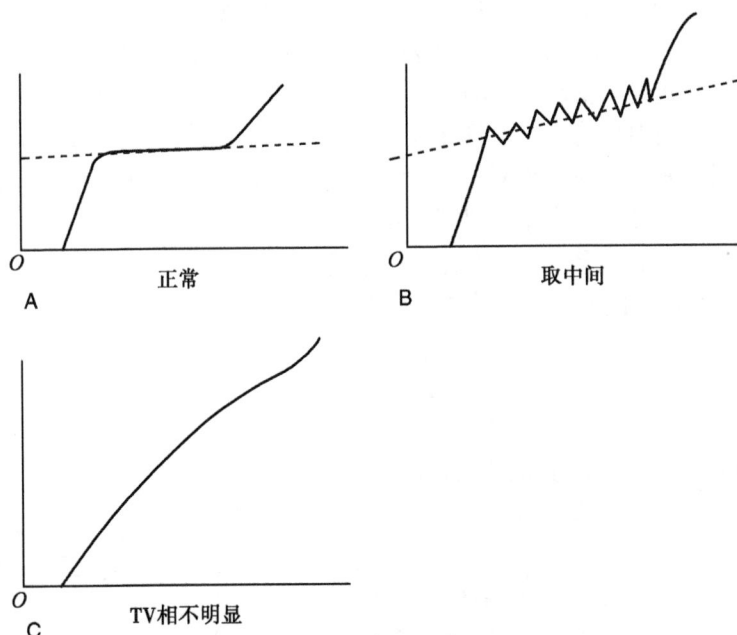

图 4-1-11　不同情况的闭合容积曲线示意图
图 A 为正常人的图形,表现为 I 相氮浓度位于零点,II 相氮浓度平稳升高,III 相氮浓度稳定,几乎为一直线,斜率接近 0,IV 相氮浓度升高,但 CV 正常;图 B 为轻度慢阻肺患者,气体分布不均;图 C 为严重气体分布不均,II、III、IV 相无法区别。

　　2)闭合容积(closing volume,CV)　平静呼气过程中肺部小气道开始关闭时所能继续呼出的气体容积,即第IV相的气体容积。

3）闭合容量（closing capacity，CC） 平静呼气过程中肺部小气道开始关闭时肺内的含气容积。CC=CV+RV。

4）临床意义：尽管肺内气体分布、血流分布存在重力依赖性，但正常情况下，机体发挥一系列代偿作用，上肺区通气减少，下肺区通气增加；血流发生反相变化，因此气体分布不均并不严重，小气道陷闭也较轻，故Ⅲ相非常平坦，Ⅳ相容积不大；随着年龄增大，气体分布不均和小气道陷闭皆有所加重，导致Ⅲ相斜率有所增加，Ⅳ相容积有所增大。

当小气道轻度病变，或肺弹性功能轻度减退时，在低容积状态下，小气道的口径明显变小，呼气过程中将提前关闭，CC和CV加大；同样气体分布不均，Ⅲ相斜率增大。小气道病变越重或肺弹性功能减退越明显，CC和CV的增加也越明显，Ⅲ相斜率也越大。因为气道关闭受肺容积影响，为排除此因素，常用CV/VC或CC/TLC的百分比来判断气道陷闭状况，比值增加提示小气道过早关闭。健康青年人CV/VC为5%~10%；30岁以后随年龄增长而加大；80岁时可达30%。

生理状态下，小气道的闭合与呼气流量有关，不同的呼气流量将影响CV大小，因此CV测定的重复性较差，目前较少使用，但对理解呼吸生理有重要价值。

（二）静动脉分流

静动脉分流（vein-arterial shunt）指静脉血未经肺泡气氧合即进入左心房的状态。分流可发生在生理情况下，称为生理性分流，正常人主要为心内分流，少部分来源于支气管血管和肺循环的吻合支，静动脉血分流率（Qs/Qt）小于5%；发生在疾病状况下的分流称为病理性分流，如ARDS肺泡的陷闭和实变。由于氧解离曲线和CO_2解离曲线的不同特点以及氧和CO_2在静、动脉血中的分压差不同，静动脉分流主要表现为顽固性低氧血症，$PaCO_2$多正常，甚至降低。静动脉分流测定有重要临床意义。

1. 反映疾病的严重程度和评价治疗效果 健康人的静动脉分流率小于5%，大于该数值说明分流量增加。正常人PaO_2大于150mmHg时，血红蛋白达到完全氧饱和（100%）；若进一步增加FiO_2或吸入气氧分压（PiO_2），只能增加物理溶解的氧量，从而相应地升高PaO_2，但不能继续增加SaO_2。在严重肺疾病患者，特别是急性呼吸窘迫综合征患者，随着分流率的增大，PaO_2随PiO_2改变而升高的幅度越来越小，当分流率达50%时，吸入纯氧亦仅能稍许提高PaO_2（图4-1-12）。若分流率小，肺病变的程度相对较轻，氧疗后低氧血症也比较容易改善；否则说明实变区域较大或有大量肺泡陷闭，多需要采取机械通气治疗，若治疗后分流率下降，说明病情好转，否则说明病情无改善或恶化。

2. 鉴别低氧血症的原因 一般认为，在$PaCO_2$不升高的情况下，低氧血症主要由换气功能障碍引起，而换气功能障碍主要包括$\dot{V}/\dot{Q}$失调、弥散障碍、静动脉分流。吸空气或低浓度氧时存在低氧血症的患者，若吸纯氧后分流率正常或接近正常，则主要由$\dot{V}/\dot{Q}$失调或弥散功能障碍引起；反之则主要由分流率增大引起，主要见于ARDS、阻塞性肺不张初期，也见于部分重症肺炎、严重肺水肿等。

（三）通气血流比例失调

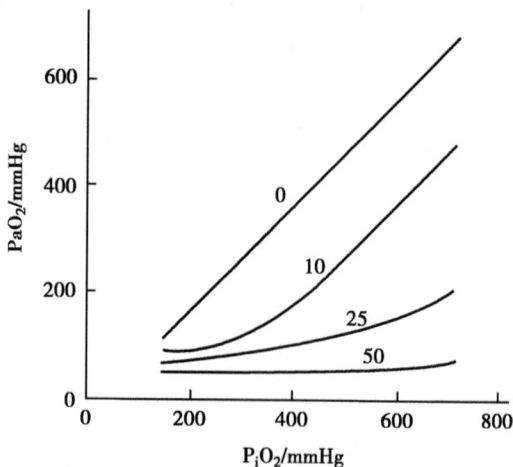

图4-1-12 不同分流率时P_iO_2和PaO_2的关系

吸入气道的气体，经各级支气管后进入肺泡，通过肺泡毛细血管膜（ACM）与毛细血管的血液进行气体交换。正常的气体交换，要求吸入肺泡的气体和相应的血液循环匹配。静息状态下，成人每分通气量约4L，肺循环血流量约5L，即$\dot{V}/\dot{Q}$为0.8，以此作为评价肺气体交换效率的指标。若肺内各部位$\dot{V}/\dot{Q}$一致，即分布均匀，两者的比值等于或接近0.8（图4-1-13A）；若通气血流比例失调（ventilation perfusion ratio mismatching，$\dot{V}/\dot{Q}$失调），两者的比例将明显大于0.8或小于0.8，发生换气功能障碍

(图 4-1-13B)。$\dot{V}/\dot{Q}$ 失调常与弥散功能减退和静动脉分流同时存在,其测定方法常缺乏特异性,需进行排除性诊断。

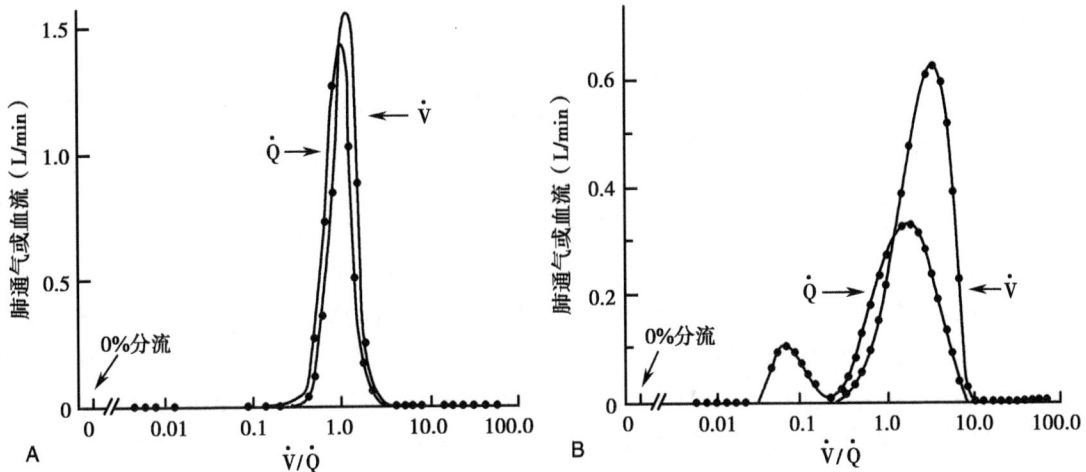

图 4-1-13 通气 / 血流分布图

A 和 B 分别为 1 例正常人和 COPD 患者的结果。A 显示肺通气与血流皆集中在 $\dot{V}/\dot{Q}$ 1.0 附近,曲线狭窄,说明 $\dot{V}/\dot{Q}$ 均一、匹配。B 显示较多肺血流分布在 $\dot{V}/\dot{Q}$ 0.03 和 0.3 之间,说明存在一定分流效应;肺通气主要集中在 $\dot{V}/\dot{Q}$ 2.0~8.0 之间,说明存在大量具有无效腔效应的肺泡。$\dot{V}/\dot{Q}$ 曲线变宽、两者对应差,说明气体、血流分布的均一性及匹配皆较差。

1. $\dot{V}/\dot{Q}$ 失调的特点

(1)$\dot{V}/\dot{Q}$ 失调的表现 $\dot{V}/\dot{Q}$ 失调包括 2 种基本情况,即高 $\dot{V}/\dot{Q}$ 和低 $\dot{V}/\dot{Q}$,前者表现为无效腔样通气,后者表现为静动脉血分流样效应。

1)静动脉血分流样效应:即指由于某些原因,如气道不完全性阻塞、肺泡萎陷或膨胀不全等造成肺泡通气不足,而血流灌注相对较好,故 $\dot{V}/\dot{Q}$ 明显小于 0.8。因为肺泡通气不足,流经肺泡的静脉血不能充分地进行气体交换,而直接进入动脉,故称为静动脉血分流样效应,后果与静动脉血分流相似。

2)无效腔样通气:即指由于某些原因,如肺血管痉挛或栓塞可造成局部血液灌注减少,而肺泡通气正常或下降幅度低,则 $\dot{V}/\dot{Q}$ 明显大于 0.8。当 $\dot{V}/\dot{Q}>0.8$ 时,进入肺泡的气体不能充分与血液交换,造成肺泡无效腔和生理无效腔增加,故称为"无效腔样效应",容易出现呼吸困难和呼吸功增加,后果与无效腔相似。

(2)$\dot{V}/\dot{Q}$ 失调的后果:临床上静动脉血分流或 $\dot{V}/\dot{Q}$ 失调往往均以低氧血症为主。主要原因有 3 个:①动脉血 PO_2(100mmHg)与混合静脉血 PO_2(40mmHg)的压差约为 60mmHg,而动脉血 PCO_2(40mmHg)与静脉血 PCO_2(46mmHg)的压差仅约 6mmHg,当 $\dot{V}/\dot{Q}$ 失调或静动脉血分流时,混合静脉血加入动脉血之后对 PO_2 的影响远大于对 PCO_2 的影响;② CO_2 的解离曲线呈线性,氧解离曲线呈 S 形,因此 $\dot{V}/\dot{Q}$ 失调时肺部能排出较多的 CO_2,而不能摄取更多的氧(肺部氧解离曲线处于平坦段);③急性或严重 $\dot{V}/\dot{Q}$ 失调时,将引起通气增强,但这只限于正常肺泡和原来 $\dot{V}/\dot{Q}$ 大于正常的肺泡,由于氧解离曲线和 CO_2 解离曲线的上述特性,增加通气量后可排出更多的 CO_2,但不能明显增加氧合。因此 $\dot{V}/\dot{Q}$ 失调、静动脉分流主要引起低氧血症,同时伴随肺泡 - 动脉血氧分压差($P_{A-a}O_2$)增大;而 $PaCO_2$ 可基本正常,甚至下降(详见下述)。

2. $\dot{V}/\dot{Q}$ 失调的临床意义

(1)限制性肺疾病是导致 $\dot{V}/\dot{Q}$ 失调的基础疾病:$\dot{V}/\dot{Q}$ 失调几乎见于各种限制性肺疾病,特别是肺实质疾病,如肺炎、肺水肿、肺间质疾病;表现为限制性通气功能障碍的肺外疾病,如胸腔积液、气胸,膈肌疾病也可出现 $\dot{V}/\dot{Q}$ 失调和低氧血症,但程度较轻。

在神经 - 肌肉疾病导致的通气功能减退患者,其最初表现为 $\dot{V}_A$ 下降,弥散功能基本正常,也不存在 $\dot{V}/\dot{Q}$ 失调,故同时出现 $PaCO_2$ 升高和 PaO_2 降低,且两者的变化幅度相似。但由于膈肌张力和收缩力下降,在重力作用下,随着时间的延长,将会出现肺泡的萎陷和低 $\dot{V}/\dot{Q}$ 肺区的出现,使低氧血症进一步加重,最终导致 $PaCO_2$ 升高和 PaO_2 降低的幅度不一致。因此在有一定程度限制性通气功能障碍的患者,多存在 $\dot{V}/\dot{Q}$ 失调。

(2)阻塞性肺疾病是导致 $\dot{V}/\dot{Q}$ 失调的常见疾病:阻塞性肺疾病患者,如支气管哮喘、COPD(特别是前者可以不存在肺泡和血管床的破坏)常有明显的通气功能减退,但也表现为单纯的低氧血症,$PaCO_2$ 并不升高,甚至降低;只有晚期或严重急性发作时才会同时出现 $PaCO_2$ 升高和 PaO_2 降低,且仍以 PaO_2 降低为主,这似乎与患者的通气功能障碍不一致。其主要机制为:在存在阻塞性通气功能障碍的患者,通过呼吸形式的代偿(深慢呼吸)和每分通气量的增加,$\dot{V}_A$ 不变或增大,但周围气道阻塞的不均匀导致 $\dot{V}/\dot{Q}$ 失调,且以低 $\dot{V}/\dot{Q}$ 为主;特别是在阻塞严重的肺区,通气量减少,血流量基本不变或代偿性增加,故出现单纯低氧血症,$PaCO_2$ 不升高或降低。随着阻塞的加重,$\dot{V}_A$ 不能有效代偿时才会出现 $PaCO_2$ 升高;此时 $\dot{V}/\dot{Q}$ 失调继续存在,甚至加重,故总体效应是 PaO_2 降低的幅度远大于 $PaCO_2$ 升高的幅度。这与传统描述有较大差异,对理解疾病的发展变化、呼吸康复和 MV 治疗具有重要价值。

(3)判断病变的严重程度、了解疾病发展趋势和提供治疗依据:在上述疾病,若 $\dot{V}/\dot{Q}$ 失调轻,一般认为肺实质或气道损伤的程度相对较轻,病变范围也相对较小,一般低浓度氧疗即可;否则说明损伤的程度相对较重,病变范围相对较大,需要高浓度氧疗,甚至机械通气(MV)治疗。在 MV 患者,若通气压力和潮气容积(VT)稳定,而 $\dot{V}/\dot{Q}$ 失调加重,则需增加 VT;若 $\dot{V}/\dot{Q}$ 改善,说明通气模式和参数合适。

(四) 反映换气功能的其他参数

1. **氧合指数**(oxygenation index,OI)　PaO_2 是反映气体交换能力的综合指标,但显著受 FiO_2 的影响,临床变异度较大。为尽可能降低 FiO_2 对 PaO_2 的影响,引入 OI($OI=PaO_2/FiO_2$)反映换气功能的变化。OI 一般为 430~560mmHg,理论上的最大值为 660mmHg。由于 OI 的测定方法简便易行,已成为衡量氧气交换能力的常用参数,并用于 ARDS 的诊断。需强调 FiO_2 对不同类型和不同程度的换气功能障碍,特别是静动脉血分流的影响程度不同,其变异度也相对较大,需结合临床特点综合分析。

2. **动脉血氧分压与肺泡气氧分压的比值**　PaO_2/P_AO_2 较 OI 更恒定,但临床实用性不强,故极少用。其正常变化范围为 0.90~0.93,临床上一般 >0.78 即为正常。

五、小气道功能的测定及其临床应用

小气道是一个"人为的"概念,它是指直径 2mm 以下的气道。与大、中气道相比,有如下特点:①管壁菲薄,炎症易波及气道全层及其周围组织;②管腔纤细,易因分泌物或渗出物等因素而导致阻塞;③纤毛减少或消失,微生物、尘埃等易沉积在黏膜上,导致黏膜损伤;④总横截面积非常大,气道阻力非常小,仅占总气道阻力的 20% 以下;气流速率缓慢,以层流为主,有利于吸入气体在肺内的均匀分布;⑤软骨缺如,平滑肌相对较丰富,在神经体液因素的作用下,通过小气道平滑肌的舒缩,调节小气道口径,控制进入和呼出肺泡的气体流量,有利于 $\dot{V}/\dot{Q}$ 的调节;⑥小气道结构主要通过肺弹力纤维维持,弹力纤维的破坏将导致小气道内径的明显缩小,甚至陷闭。

(一) 小气道功能与小气道病变

小气道功能和小气道病变是临床上经常混淆的概念,但实际上两者有明显不同,前者是功能概念,后者是解剖学概念。小气道病变是指小气道本身的病变,它可以导致小气道阻塞,出现气流受限,表现为小气道功能障碍;同样,肺弹性功能减退,如肺气肿,尽管小气道的结构可能正常,但会出现呼气期小气道陷闭,出现气流受限,也表现为小气道功能障碍。因此,小气道病变可以出现小气道功能障碍,但小气道功能障碍并不一定反映小气道病变。由于小气道功能受肺弹性功能和小气道病变的双侧影响,因此只有排除肺弹性减退后才能认为小气道功能反映小气道病变。所以同时测定小气道功能和肺的静态顺应性对判断小气道病变有重要价值。

(二) 小气道功能的测定

测定小气道功能的常用方法有:最大呼气流量-容积曲线、中段呼气流量、动态顺应性测定、闭合气量测定、震荡式肺功能仪测定小气道功能等。

(三) 小气道功能测定的意义

习惯上认为小气道功能改变有一定特异性,与一般意义上的气流阻塞不同,事实并非如此。以最大呼气流量-容积曲线为例说明如下:

一般认为,FEF_{50} 和 FEF_{75} 反映小气道功能,PEF 和 FEF_{25} 则不能。实际上,在小气道或肺组织的轻微或轻度病变时,仅有 FEF_{50} 和 FEF_{75} 下降,PEF 和 FEF_{25} 无明显变化,此时 FEF_{50} 和 FEF_{75} 反映小气道功能变化。在严重小气道病变或肺弹性功能减退时,不仅有 FEF_{50} 和 FEF_{75} 的显著下降,也有 PEF 和 FEF_{25} 的显著下降,此时应称为阻塞性通气功能减退,因此小气道功能障碍的确切概念应该是在 PEF 和 FEF_{25} 基本正常的情况下,FEF_{50} 和 FEF_{75} 下降。其他反映小气道功能的参数亦如此(详见下述)。

六、呼吸阻力与顺应性

呼吸动力需克服呼吸阻力方能实现肺通气。呼吸阻力增高是临床上肺通气功能障碍的最常见原因,大部分情况下,常规肺功能测定能够反映呼吸阻力和顺应性的变化,如一秒率(FEV_1/FVC)下降是阻塞性通气功能障碍的表现,提示气道阻力增大;若同时合并 FEV_1 下降,则提示气流阻力明显增大。若 FEV_1/FVC 不下降,但 FEV_1 下降,则是限制性通气功能障碍的表现,提示呼吸系统弹性阻力增大或顺应性下降;FEV_1 下降越明显,顺应性下降越严重。但这些皆为间接指标,有一定程度的误差;也多不能区分病变的具体位置,因此在某些特殊情况下,直接测定气道阻力、肺顺应性等参数有重要价值。

(一) 呼吸阻力与顺应性的概念

肺通气的阻力大体分为两类:弹性阻力(静态阻力)和非弹性阻力(动态阻力),前者主要包括肺和胸廓的弹性阻力,是平静呼吸时的主要阻力,约占总阻力的 2/3;非弹性阻力,包括黏性阻力和惯性阻力,约平静呼吸总阻力的 1/3,其中又以气道黏性阻力(简称气道阻力)为主。

(二) 与呼吸运动有关的压力

呼吸运动时,胸腔、肺泡及呼吸道中发生周期性的压力变化,以克服呼吸阻力,产生肺通气。正确理解这些压力的概念和意义(图 4-1-14)是进一步掌握呼吸动力学知识和进行呼吸阻力测定的前提。

1. **胸腔内压**　也称为胸腔压或胸膜腔内压,是胸腔内压强与大气压之差,一般为负压,故也成为胸腔负压,正常 FRC 位置平均约为 –5mmHg。胸腔内压直接受呼吸肌活动的影响,吸气时负压增加,呼气时减少。胸腔负压使壁薄的大静脉扩张,有利于静脉血液回流。因重力作用,直立位时胸腔负压从肺尖部到肺底部逐渐减少,肺

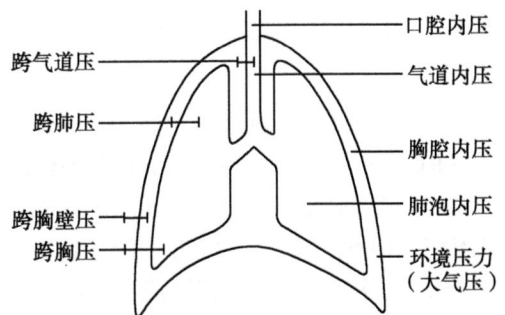

图 4-1-14　呼吸器官不同压力分布示意图

底部接近于零。受心脏相对固定的影响,心包周围胸腔的负压要比同水平肺周围胸腔的负压大。胸腔内压可直接测定,但更常用测定食管内压的方法来间接测得。

2. **肺泡内压**　肺泡内压强与大气压之差,取决于胸腔内压与肺弹性回缩压之差。吸气时,胸腔负压增加,超过肺弹性收缩压,使肺泡内压低于大气压,建立外界大气与肺泡之间的压力差,气体进入肺内,直至肺泡内压与大气压平衡,吸气气流停止。呼气时,胸腔负压减少而低于肺弹性收缩压,建立肺泡与外界大气之间的压力差,产生呼气,直至肺泡内压与大气压相平衡,呼气气流停止。

3. **气道内压**　气道内压强与大气压之差,在吸气或呼气末,气流停止时,从肺泡到鼻、口腔,各处气道内压相等。吸气时从口、鼻腔到肺泡的压力递减;呼气时则递增。在呼吸运动中,气道内任意两点间的压力差取决于气道阻力的大小、气流速度、气流形态(层流或湍流)的综合作用。

4. **口腔内压**　即气道开口处的压力,一般为大气压(零),在测定呼吸阻力和顺应性时常通过阻断气流的方法间接反映肺泡内压。

5. **经肺压**　也称为跨肺压,即肺泡内压与胸腔内压或肺间质内压之差,是扩张或收缩肺的压力。经肺压的大小主要与肺顺应性有关,肺顺应性减低时经肺压增大。

6. **经胸壁压**　也称为跨胸壁压,即胸腔内压与胸廓外大气压之差,实质是胸腔内压,是扩张或压缩胸壁的压力,其大小决定于胸壁的顺应性。

7. **经胸压**　也称为跨胸压,即肺泡内压与胸廓外大气压之差,是扩张或压缩胸廓、肺的总压力。控制性机械通气时的经胸压为呼吸肌驱动呼吸的总压力。

8. **经气道压**　也称为跨气道压,即气道内外压力之差,由于静息状态下肺间质负压与胸腔负压相同,胸腔内气道的经气道压也等于胸腔内压与气道内压之差。机械通气时,可通过呼气末正压增加呼气时的气道内压,减少经气道压,防止气道陷闭。

(三) 呼吸系统的顺应性

呼吸器官的主要特性之一是弹性,顺应性(compliance,C)是弹性阻力(elastance,E)的倒数,即 $E=1/C$。

弹性组织在外力作用下变形时,有对抗变形和弹性回位的倾向,称为弹性。弹性与弹性阻力不同,前者不考虑回位力的大小,而弹性阻力则为弹性组织回位力的大小。用同等大小的外力作用时,弹性阻力大者变形程度小;弹性阻力小者变形程度大。习惯上用顺应性来度量弹性阻力。顺应性为单位压力变化(ΔP)所引起的容积变化(ΔV),即 $C=\Delta V/\Delta P$(L/cmH$_2$O),常用单位是 L/kPa 或 L/cmH$_2$O。根据顺应性的测定方法分为静态顺应性(static compliance,Cs)和动态顺应性(dynamic compliance,Cdyn),前者习惯上简称顺应性(C),是指在呼吸周期中气流暂时阻断时测得的顺应性;后者是指在呼吸周期中,气流未阻断时测得的顺应性,较静态顺应性测定简单,但其大小容易受气流阻力的影响。需强调因吸气和呼气是两个相反的过程,弹性阻力的作用是相对的,若对吸气是阻力,则对呼气是动力;反之亦然。

1. **肺顺应性**　肺顺应性(lung compliance,CL)是指呼吸运动时,在外力作用下肺的可扩张性,用单位跨肺压改变时肺容积的改变率($\Delta V/\Delta P$)表示,健康成人约为 0.2L/cmH$_2$O。

(1) 比顺应性(specific compliance,Csp):单位肺容积下的顺应性,为肺顺应性(L/kPa 或 L/cmH$_2$O)与肺总量(TLC)或功能残气量(FRC)(单位 L)的比值。肺顺应性受 TLC 影响,TLC 大者顺应性较大,如成人;TLC 小者顺应性较小,如小儿。比顺应性排除了肺容积的影响,更具可比性。比顺应性(C/FRC)的正常值约为 0.8kPa·1(0.08cmH$_2$O·1)。

(2) 静态肺顺应性(static lung compliance,Csl):在呼吸周期中,气流暂时阻断时测得的肺顺应性。习惯上以 FRC 至 FRC+0.5L 的容积改变(ΔV)除以相应的压力改变(ΔP)表示。其基本测定方法为:进行分步吸气(或打气入肺)或分步呼气(或从肺内抽气),每次吸气或呼气后,屏气,放松呼吸肌,测定肺容积的变化和胸腔内压,然后绘制压力-容积(P-V)曲线,就可测得肺的顺应性。因为测定是在屏气、无呼吸运动、无气流的情况下进行的,故称为肺静态顺应性。

(3) 动态肺顺应性(dynamic lung compliance,CLdyn):呼吸周期中,气流未阻断时测得的肺顺应性,健康人可较好地反映静态肺顺应性。在小气道功能减退时,CLdyn 明显变化,此时 CLdyn 是反映小气道功能的良好指标。

(4) 肺顺应性的特点:①呼气相曲线和吸气相曲线并不重合,而是有一定的滞后,考虑与肺泡表面张力和肺组织的黏性有关,因此肺组织也称为黏弹性物体。②曲线呈"S"形,中间段陡直,简称陡直段,斜率或顺应性最大,与弹性纤维的可扩张性有关,相当于肺容积在功能残气量和 P-V 曲线高位拐点(upper inflexion point, UIP)之间的位置,为通常所指的顺应性;上段平坦,简称高位平坦段,斜率或顺应性小,与胶原纤维对弹性纤维的限制有关;高位平坦段与陡直段的交点即为 UIP;下段也平坦,简称低位平坦段,斜率或顺应性小,与肺容积缩小、小气道和肺泡陷闭以及表面张力持续增大(表面活性物质的作用在一定容积时达极限而不是继续增大)有关;低位平坦段与陡直段的交点称为低位拐点(lower inflexion point, LIP)。

健康成人自然呼吸位于中间段,吸气相和呼气相曲线非常接近,CL 皆约为 0.2L/cmH₂O。当肺充血、肺组织纤维化或肺泡表面活性物质减少时,肺静态顺应性减小,弹性阻力增加;肺过度充气超过 P-V 曲线的 UIP 时,弹性阻力将急剧增加;在急性呼吸窘迫综合征(ARDS)患者,肺容积显著缩小,使呼气末常位于低位平坦段,不仅弹性阻力显著增大,剪切力(或切变力)也显著增大,无论是否机械通气(MV),皆容易导致肺损伤加重。

(5)肺弹性阻力的来源:主要来自两个方面——肺泡表面液体层与气体的界面所形成的表面张力、肺弹性纤维的弹性回缩力,前者约占肺弹性阻力的 2/3,后者约占 1/3。

2. **胸廓顺应性** 胸廓顺应性(chest wall compliance, Ccw)是指呼吸运动时,在外力作用下胸廓的可扩张性,用单位跨胸廓压引起的胸廓容积变化($\Delta V/\Delta P$)表示。根据测定方法也分为静态胸廓顺应性(static chest wall compliance, Ccwst)和动态胸廓顺应性(dynamic chest wall compliance)。

因为胸廓和肺紧贴在一起,两者同步扩张和回缩,故正常胸廓顺应性与肺相同,也为 0.2L/cmH₂O。胸廓顺应性可因肥胖、胸廓畸形、胸膜增厚和腹内占位性病变等而降低,在出现气胸、胸腔积液、肺不张的情况下,胸廓和肺的变化程度不同步,顺应性也有所改变。总体而言,因胸廓弹性阻力增大而使肺通气发生障碍的情况较为少见,所以临床意义相对较小。胸廓处于自然位置时的肺容积相当于肺总量 67% 位置,此时胸廓毫无变形,不表现出弹性回缩力。肺容积小于肺总量的 67% 时,胸廓的弹性回缩力向外,是吸气的动力、呼气的阻力;肺容积大于肺总量的 67% 时,胸廓的弹性回缩力向内,成为吸气的阻力、呼气的动力。所以胸廓弹性回缩力的作用随胸廓位置变化,这与肺明显不同。

3. **呼吸系统顺应性** 呼吸系统顺应性(respiratory system compliance, Crs)又称胸肺总顺应性、总顺应性,是指呼吸运动时,在外力作用下胸部(主要包括胸廓和肺)的可扩张性,用单位肺内压变化引起的肺容积变化($\Delta V/\Delta P$)表示。计算公式为:1/Crs=1/CL+1/Ccw,故正常值约为 0.1L/cmH₂O,小于肺或胸廓的顺应性。根据测定方法也分为静态呼吸系统顺应性(static compliance of respiratory system)和动态呼吸系统顺应性(dynamic compliance of respiratory system),前者简称静态胸肺总顺应性、静态胸肺顺应性或静态顺应性;后者简称动态总顺应性(dynamic total compliance)。

在较高位肺容积或低位肺容积时,肺泡处于过度扩张或陷闭状态,顺应性随容积变化;中间部位的肺容积与压力变化呈线性关系,真正反映胸肺的弹性,故用这部分的顺应性表示静态总顺应性,习惯上以 FRC 至 FRC+0.5L 的容积改变(ΔV)除以相应的压力改变(ΔP)表示总顺应性。由于胸廓相对固定,变化小,故临床上常用总顺应性反映肺的顺应性。在健康人或胸廓、肺组织疾病患者,气道阻力正常,动态总顺应性可较好地反映静态总顺应性;在阻塞性肺疾病则是反映小气道功能和气道阻力增大的较好指标。

(四) 呼吸阻力

呼吸阻力是呼吸器官的摩擦阻力(frictional resistance),亦称为黏性阻力(viscous resistance)。两个互相接触的物体,当它们将要发生或已经发生相对运动时,就会在接触面上产生一种阻碍相对运动的力,称为黏性阻力。包括以下基本概念:

1. **气道阻力**(airway resistance, Raw) 气体流经气道时,来自气体分子之间和气体与气道壁之间的摩擦阻力。是呼吸系统的主要黏性阻力。常用阻断法和体容积描计仪法测定。

气道阻力以单位时间内推动一定量的气体流经呼吸道时所需的压力差(肺泡内压与口腔压之差)来表示,正常人每秒推动 1L 气体进出呼吸道需 1~3cmH₂O 的压力差,故气道阻力为 1~3cmH₂O/L·s⁻¹。不同情况下的气流阻力及所需的气道压力不同。气流形态大体分为层流、湍流两种基本形式。正常呼吸时这两种流态并存,湍流发生在大气道和气道分叉处;而层流则存于小气道内;两者之间则为层流、湍流并存的混合流。由于两种气流产生的阻力不同,在呼吸力学中,常以下列公式来表示驱动压(P)与其所克服的两种气流阻力之间的关系(图 4-1-15)。

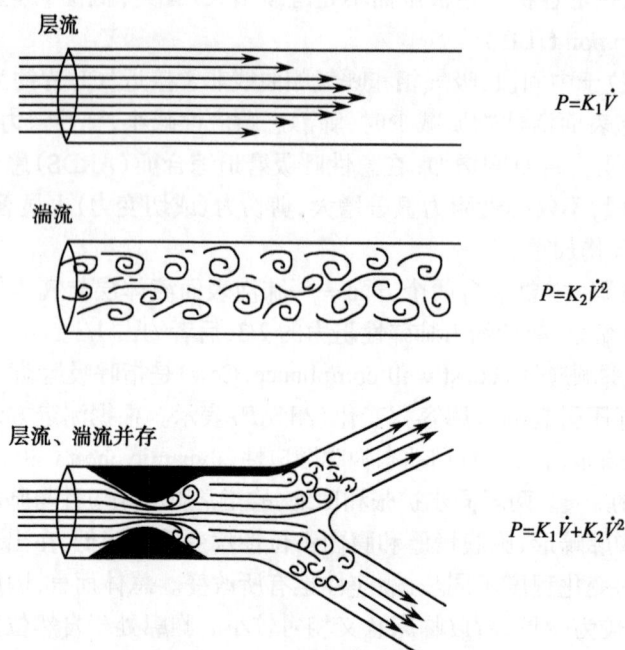

层流

$$P=K_1\dot{V}$$

湍流

$$P=K_2\dot{V}^2$$

层流、湍流并存

$$P=K_1\dot{V}+K_2\dot{V}^2$$

图 4-1-15　不同气流形态的阻力变化

$P=K_1\dot{V}+K_2\dot{V}^2$,其中 $\dot{V}$ 为气流速率(流量);K_1 与 K_2 分别为层流与湍流的常数。

气道阻力 = 驱动压 ÷ 流量。

在呼吸过程中,若单有层流而没有湍流时气体流动符合泊肃叶定律。

$$驱动压 = 流量 \times 阻力;阻力 = \frac{8 \times 管长 \times 气体黏滞性}{\pi \times 管的半径^4}$$

在单有湍流没有层流的状态下符合范宁方程。

$$驱动压 = \frac{流量^2 \times 摩擦因子 \times 管长}{4\pi^2 \times 管的半径^5};阻力 = 压差 ÷ 流量$$

$$阻力 = \frac{流量 \times 摩擦因子 \times 管长}{4\pi^2 \times 管的半径^5}$$

摩擦因子由雷诺数和管壁的光滑度决定,气体在不分支的管道中流动是湍流还是层流由雷诺数(Reynold number,Re)决定。

$$雷诺数 = \frac{流量 \times 气体密度 \times 管道半径}{气体黏滞性}$$

雷诺数>1 500 是湍流,<1 000 是层流,介于两者之间为混合流。

因为平静呼吸时两种流态同时存在,所以上述气道阻力的计算公式仅为评估气道阻力的一种简化方法。

2. 气道传导率(airway conductance,Gaw)　简称气导,是气道阻力的倒数。

3. 气流传导比值(specific airway conductance,sGAW)　简称比气导,是气导与肺容积的比值。比气导是一个常数,不受肺容积的影响,其个体差异小,能较好地比较不同患者的气道阻力。

4. **肺组织黏性阻力**(lung tissue viscous resistance,Rlt) 呼吸时肺组织相对位移所发生的摩擦阻力,在急性肺组织病变时显著增加。

5. **肺阻力**(lung resistance,RL) 呼吸时产生的气道阻力和肺组织黏性阻力之和。

6. **胸廓黏性阻力**(chest wall viscous resistance) 呼吸时胸廓组织相对位移所发生的摩擦阻力。一般可忽略不计,但肥胖患者显著增加。

7. **呼吸系统黏性阻力**(respiratory viscous resistance,Rrs) 简称呼吸阻力(respiratory resistance)。呼吸时,气体流经呼吸道时气体分子间、气体分子与气道壁之间的摩擦阻力以及胸、肺组织相对位移所发生的摩擦阻力之和,是肺阻力与胸廓黏性阻力之和。

(五)时间常数

时间常数(time constant,RC)是气道阻力(R)和肺泡顺应性(C)的乘积,反映肺泡充气或排空的速率。一个时间常数约为 0.01 秒。

1. **快肺泡**(fast alveoli) 正常情况下,小于 2mm 的小气道 - 肺泡单位(简称肺单位)的充气或排空皆很快,在 0.03 秒内(3 个 RC)即可完成,称为快肺泡。正常肺泡即为快肺泡。

2. **慢肺泡**(slow alveoli) 小气道阻力或肺组织顺应性增加时,相应呼吸单位的 RC 值变大,充气或排空的速率变慢,称为慢肺泡。

(六)与呼吸频率有关的顺应性

1. **非频率依赖性动态顺应性**(non-frequency dependence of dynamic compliance,Cst) 简称非频率依赖性。令被测定者以不同的频率进行呼吸。随着 RR 加快,肺泡的充盈、排空的时间逐渐缩短。由于正常肺单位的 RC 小,当 RR 增加至 60 次 /min 时,仍有足够的充盈和排空时间,动态顺应性保持稳定,与静态顺应性数值接近,Cdyn/Cst 在 0.8 以上,故能够反映正常肺的弹性,故称为非频率依赖性(图 4-1-16)。

判断 FDC 的标准通常采用 CLdyn60/CLdyn20 和 CLdyn60/CLst 两项指标,在正常人此比值 ≥ 0.8 或 0.75。

2. **频率依赖性动态顺应性**(frequency dependence of dynamic compliance,FDC) 简称频率依赖性。气道阻塞或肺弹性减退产生慢肺泡,在 RR 较低时,气体有足够的时间进出慢肺泡,因此慢肺泡的 Cdyn/Cst 值接近正常。随着 RR 的加快,气体进出慢肺泡的容积逐渐减少,最终只能进出快肺泡,Cdyn 降低;快肺泡充盈量增加,活动范围上移到 P-V 曲线的高位平坦段,其 Cdyn 也相应减小,最终肺顺应性或胸肺总顺应性随 RR 的增加而降低,故称为频率依赖性。若以 20 次 /min 的 RR 呼吸时测定的顺应性,称为 Cdyn20;相应以 40 次 /min、60 次 /min 的 RR 呼吸时测定的顺应性则称为 Cdyn40、Cdyn60。

小气道早期病变和轻度肺弹性减退时,肺动态顺应性呈频率依赖性(图 4-1-16);随着病变加重,动态顺应性的频率依赖性更加明显。由于慢肺泡为低的肺单位,且其通气量小于快肺泡,故容易导致低氧血症。

图 4-1-16A 显示肺动态顺应性(CLdyn)为肺容积的变化值与跨肺压(肺泡内压与胸腔内压之差)的变化值之比。在吸气末与呼气末,气流停止,肺泡内压 = 大气压 =0,故其跨肺压变化 = 胸腔内压变化,而肺容积变化为潮气容积。图 4-1-16B 的上图为电阻(R)、电容(C)的串联电路模式图,E 为电源电压,K 为开关(电容在 1 位时放电、2 位时充电);图 4-1-16B 的下图为一个肺功能单位模式图,ΔP 为呼吸驱动压,相当于 E,气道阻力(R)相当于 R,肺顺应性(C)相当于 C,RC 为时间常数。图 4-1-16C 表示正常人的 CLdyn 呈非呼吸频率依赖性,而哮喘患者的 CLdyn 随 RR 增加而降低,呈频率依赖性。

(七)呼吸系统顺应性和呼吸阻力测定的临床意义

如上所述,顺应性主要反映肺弹性阻力的变化,而呼吸阻力则主要是气道阻力的变化,其测定方法和临床意义不同。

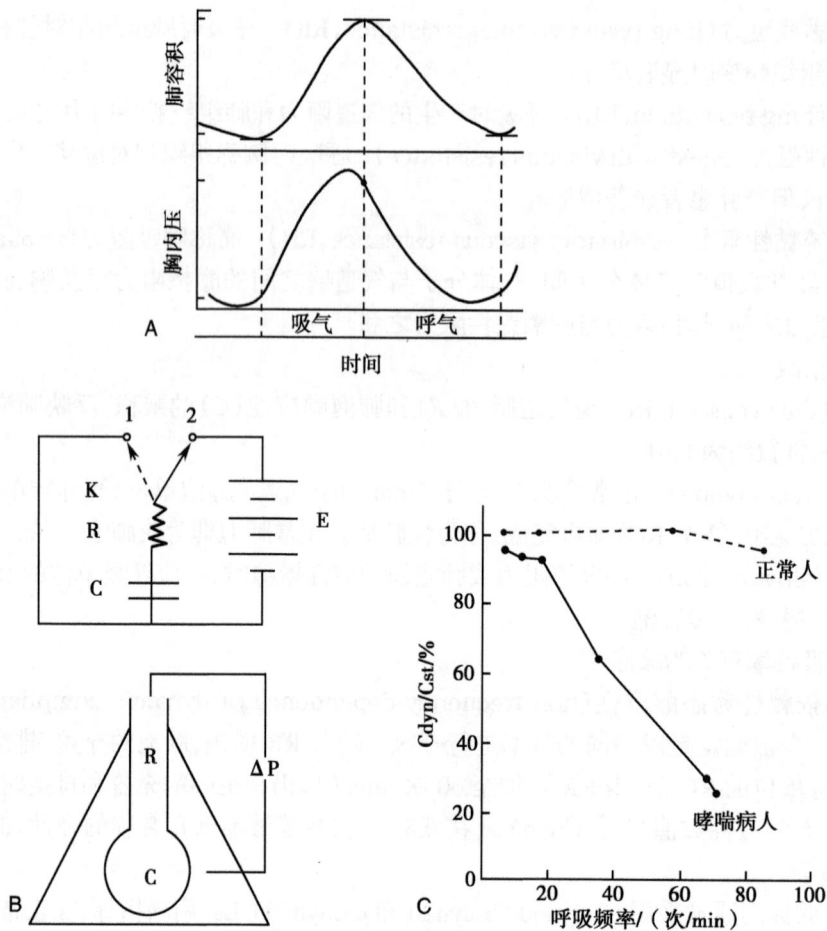

图 4-1-16　动态顺应性特点

呼吸系统顺应性测定的临床意义　顺应性主要反映胸肺的弹性,不同情况下顺应性的变化反映不同的病变特性,其中静态顺应性(包括肺顺应性和总顺应性)测定的主要目的是评价肺的特性,动态顺应性测定的目的主要是了解小气道的功能(包括小气道病变和肺弹性减退),胸廓顺应性的测定极少应用,这在上述内容中已有所阐述。但总体上顺应性测定不是常规的肺功能测定项目,除机械通气患者外,其临床价值相对有限。由于测定顺应性前需要首先测定常规肺功能,故以功能残气量(FRC)的变化为基础分析顺应性的特点。

(1)FRC 增加的疾病

1)慢性阻塞性肺疾病:COPD 患者静态肺顺应性增加(图 4-1-17),动态顺应性下降。COPD 患者肺弹性回缩力下降的主要原因是胶原纤维和弹力纤维排列和构成的改变,其次是肺泡气腔体积的增大。根据 Laplace 定律(拉普拉斯定律):$P=2T/r$,即肺泡弹性结构内的压力(P)与肺泡的曲率半径(r)成反比,与表面张力(T)成正比。因此,在肺泡表面张力恒定的情况下,COPD 患者增大的肺泡气腔产生的压力比正常小得多,从而导致静态顺应性下降。

由于肺弹性减退,肺泡顺应性(C)增大;对支气管,特别是小气道的环状牵曳力减弱,容易发生塌陷或完全陷闭,同时气管结构破坏,气道阻力(R)增加,时间常数(RC)增大,出现慢肺泡,快、慢肺泡的存在导致动态顺应性随着 RR 的增加而降低,即出现频率依赖性。

肺顺应性的测定对于鉴别大疱性肺气肿有一定价值。在肺大疱存在的情况下,正常肺的扩张受到限制;同时大疱周围的肺处于压缩状态而导致部分肺单位的功能丧失,肺静态顺应性下降。在非大疱性肺气肿,静态肺顺应性增加。

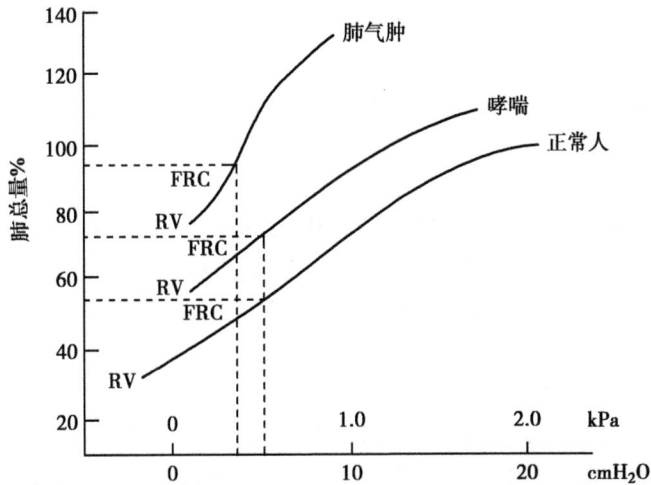

图 4-1-17　正常人、COPD 和支气管哮喘患者的静态顺应性

2）支气管哮喘：尽管支气管哮喘与 COPD 皆表现为呼气末肺容积增加，但顺应性的变化并不一致。支气管哮喘表现为动态顺应性增加，但静态顺应性和比顺应性正常，通常表现为整个静态 P-V 曲线平行上移（图 4-1-17）。因为支气管哮喘患者主要病理改变是支气管黏膜的充血、水肿和平滑肌痉挛；气道的基本结构仍完整，肺实质结构正常，因此静态顺应性正常。由于肺经常处于扩张状态，肺组织的黏性降低，同样的压力条件下，肺容积较大，故出现 P-V 曲线的平行上移。部分支气管哮喘患者有时表现为静态肺顺应性降低，但治疗后改善或恢复正常，这与部分小气道因充血严重或黏液栓阻塞导致的肺功能单位丧失有关。治疗后，陷闭的小气道开放，肺单位的功能恢复，顺应性自然增加。另有部分慢性患者可出现静态顺应性增加，主要与长期病变导致的气管和肺实质结构破坏有关。由于气道阻塞，RC 增大，动态顺应性出现频率依赖性下降。

（2）FRC 减少的疾病

1）肺实质部分损失：如肺部分切除、阻塞性肺不张。患者肺容积减少，静态肺顺应性减低。由于剩余肺组织的结构正常，比顺应性和动态顺应性皆正常。

2）肺实质病变：如弥漫性肺间质纤维化、各种原因的肺水肿、各种情况的肺组织损伤、肺炎等。由于肺弹性增加，气道阻力正常，故静态肺顺应性和比顺应性均减低，动态顺应性降低，但无频率依赖性。

（八）呼吸阻力测定的临床意义

正常情况下肺实质的黏性阻力很小，只有肺阻力的 1/5，因此肺阻力与气道阻力比较接近，能较好地反映气流阻塞情况。但在不同情况下，其临床意义也有所不同，本部分按 FRC 变化特点阐述。

1. FRC 正常的疾病　主要见于大中气道阻塞或轻度的周围气道阻塞。除非特别严重的情况，TLC 和 FRC 皆正常，吸气相和呼气相的气道阻力增加，但不能区别阻塞的部位。神经-肌肉疾病患者的 FRC 也基本正常，气道阻力不增大，除非有合并症或并发症。

2. FRC 增大的疾病　气道阻力皆增大，主要见于支气管哮喘和 COPD。

（1）COPD：气道阻力增加，其中呼气相阻力显著高于吸气相，甚至在吸气相阻力变化不大的情况下，呼气相阻力也明显增加。COPD 的主要病理特点是肺弹性减退、气管壁破坏，肺实质对支气管的环状牵引力减弱，在呼气时容易出现塌陷甚而完全陷闭；而吸气时在胸腔和间质负压的作用下仍能保持较大程度的开放，甚至是明显开放。

（2）支气管哮喘：与 COPD 有一定程度的相似，也表现为肺容积增加，但也有明显的不同，其吸气相和呼气相的阻力皆明显增加，呼气相更显著。因为支气管哮喘的主要病理改变是支气管黏膜的充血、水肿和平滑肌痉挛；气道的基本结构仍完整，肺实质正常。由于呼气时气道内径缩小，故呼气相气道阻力增加更明显。

3. FRC 减少的疾病

(1)肺组织部分损失:如肺切除、肺不张,气道和肺实质的容积皆减少,故气道阻力和肺组织的黏性阻力皆应降低。但由于肺组织黏性阻力本就有限,故主要表现为气道阻力降低,肺阻力和气道阻力非常接近。

(2)肺实质病变:如弥漫性肺间质纤维化、各种原因的肺水肿、各种情况的肺实质损伤、肺炎等。由于肺间质或肺泡的渗出成分明显增加,故肺组织的黏性阻力增大。因一般气道结构相对正常,故主要表现为气道阻力基本正常,肺阻力增大,肺阻力和气道阻力的差值增大。

七、气道反应性和可逆性

气道反应性(airway responsiveness,AR)指气管和支气管受各种物理、化学、药物以及变应原等刺激后,可引起气道阻力的变化。正常气道对含量较低的刺激物不发生收缩反应或仅有微弱反应,而某些人则发生过度收缩反应,引起气道管腔狭窄和气道阻力增高,称为气道高反应性(airway hyperresponsiveness,AHR),它是基于气道变态反应性炎症的一种病理生理状态。临床上主要通过支气管激发试验来测定气道反应性。气道可逆性是阻塞的气道自发发生或在药物作用下发生的舒张反应,对指导临床诊断和治疗有重要价值。

(一) 支气管激发试验

1. 支气管激发试验的分类及方法　支气管激发试验(bronchial provocation test)是检验气道对某种外加刺激因素引起收缩反应的敏感性,并根据其敏感性间接判断是否存在气道高反应性。其基本要求是吸入刺激物前后,做肺通气功能检查或观察气道阻力的变化,主要是通过计算第一秒用力呼气容积(FEV_1)或吸入刺激物浓度的变化判断是否存在高反应性。临床上的测定方法较多,分类也较复杂,大体上有以下几种不同的分类方法。①根据激发物分为特异性支气管激发试验(specific bronchial provocation test)和非特异性支气管激发试验(non specific bronchial provocation test)。非特异性激发试验有吸入激发试验、运动激发试验和CO_2过度通气激发试验等。吸入激发试验中,根据吸入物的不同,又分为乙酰甲胆碱激发试验、组胺激发试验、高渗盐水激发试验、蒸馏水激发试验等。②根据吸入方法可分为 5 次深吸气法、潮气呼吸法、简易手捏式雾化吸入法、APS(aerosol provocation system,支气管反应性测定装置)气雾给药法和连续呼吸 Astograph 法。③根据应用仪器可分为肺功能仪测定法和 Astograph 测定法。

2. 判断指标

(1)第 1 秒用力呼气容积下降 20% 激发剂量(the dose of the bronchoconstrictor trigger which causes a fall of the 20% of FEV_1 is considered as the 20% provocative dose,PD_{20}-FEV_1):支气管激发试验,FEV_1较对照值下降 20% 时,激发剂的最低累积剂量。

(2)气流传导比值下降 35% 激发剂量[the provocative dose of PAF causing a 35% fall in sGaw(PD_{35}-sGAW)]:支气管激发试验,气流传导比值较对照值下降 35% 时,激发剂的最低累积剂量。

(3)第 1 秒用力呼气容积下降 20% 激发浓度[provocative concentration of ACh(or other material) needed to cause a 20% fall in FEV_1(PC_{20}-FEV_1)]:支气管激发试验,FEV_1较对照值下降 20% 时,激发剂的最低累积浓度。

(4)气流传导比值下降 35% 激发浓度[the provocative concentration of PAF causing a 35% fall in sGaw(PC_{35}-sGAW)]:支气管激发试验,sGaw 较对照值下降 20% 时,激发剂的最低累积浓度。

3. 临床应用

(1)协助支气管哮喘的诊断、鉴别诊断、严重度评估和疗效评价:典型的支气管哮喘通过临床表现即可诊断,但对于发作不典型的患者,如仅表现为咳嗽或胸闷的患者,常无阳性体征,甚至常规肺功能检查也正常,支气管激发试验阳性有重要的辅助诊断价值;但若激发试验阴性、弱阳性或一过性阳性,则慢性支气管炎等疾病的可能性大。气道反应性的增高程度与哮喘的严重度呈正相关,气道反应性越高,哮喘越严重,预后越差。如 PC_{20} 值可用于判断哮喘的病情严重度,PC_{20} 8~2mg/ml 常为轻度哮喘;PC_{20} 2~0.25mg/ml 则多为中度哮喘;PC_{20} 0.25~0.03mg/ml 多为重度哮喘。气道反应性很高而哮喘症状不明显的患者,发生猝死的危险性较高,应积极抗炎治疗。经抗炎治疗后,若气道高反应性下降,说明气道炎症逐渐得到控制,可降级治疗;若治疗后气道高反应性无下降则可能需要升级治疗。哮喘患者治疗后症状消失,抗炎药物需维持多久、何时停药仍无定论。有学者提出:若治疗后气道反应性下降至正常水平,可停止抗炎治疗。同样进行脱敏治疗的患者,若治疗后气道高反应性下降,特别是特异性激发试验转为阴性,说明治疗有效,是停止脱敏治疗的指征。

(2)临床应用价值:由于气道反应性测定有潜在的风险,且操作较烦琐,故一般不作为支气管哮喘的常规检查手段。临床上主要用于咳嗽变应性哮喘、不典型哮喘的诊断和鉴别诊断。明确诊断的哮喘者不需做此项检查,除非是考核疗效或科研需要。

气道反应性测定,阴性的价值较阳性更大。阴性者基本上能排除哮喘,阳性者并不能诊断为哮喘,应结合病史、反应阈值以及激发时的症状综合判断。若阈值较低,激发时发生气喘症状,则能明确哮喘的诊断。慢性支气管炎、过敏性肺泡炎、长期吸烟者等,其气道反应性测定也可为阳性,但反应阈值一般较高。

过敏性鼻炎与支气管哮喘密切相关,常同时存在,或先后发生。过敏性鼻炎患者中有 75% 出现气道反应性增高;而气道反应性增高的患者中发生支气管哮喘的可能性更大。

(二)支气管舒张试验

支气管舒张试验(bronchodilation test,BDT)是指对于已有气流阻塞的受试者,应用一定剂量的支气管舒张剂后重复测定通气功能,以评价其舒张程度,是检查气道阻塞可逆性改变的常用测定方法。一般通过吸入 β 受体激动剂测定 FEV_1(或 PEF)的变化幅度判断阻塞的可逆性。判断标准不甚统一,目前常用标准为:FEV_1 的改善率 $\geq$ 12%,且绝对值的增加 $\geq$ 200ml。其具体变迁如下。

1. BDT 阳性判断标准

(1)FEV_1:FEV_1 的重复性好,测定简单、方便,能较好地区分阳性、阴性反应,是最常用的判断指标。但国内外所用的标准不尽相同,且同一标准也不断变化。如欧洲呼吸学会(ERS)1993 年指南所定义的阳性标准为:吸药后 FEV_1 和 / 或 VC 的增加值较预计值的改善率(ΔFEV_1%pred)$\geq$ 12%,且 FEV_1 增加的绝对值 $\geq$ 200ml;美国国家心肺血液研究所(NHLBC)2007 年的标准为:与吸药前相比,吸药后 FEV_1 的增加值较初始值的改善率(ΔFEV_1%initial)$\geq$ 12%,且 FEV_1 增加的绝对值 $\geq$ 200ml;我国 2003 年的哮喘指南中的标准为 ΔFEV_1%initial $\geq$ 15%,且 FEV_1 增加的绝对值 $\geq$ 200ml,2008 年则改为 ΔFEV_1%initial $\geq$ 12%,且 FEV_1 增加的绝对值 $\geq$ 200ml。全球哮喘防治创议(Global Initiative for Asthma,GINA)2006 年的标准为吸入支气管扩张剂或使用激素后 ΔFEV_1%initial $\geq$ 12% 或 FEV_1 增加的绝对值 $\geq$ 200ml,2007 年则改为 ΔFEV_1%initial $\geq$ 12% 和 FEV_1 增加的绝对值 $\geq$ 200ml。

(2)FEV_1 改善率的计算公式:在各指南中,吸药前后 FEV_1 改善率是一项常用的指标,但存在两种不同定义:

$$\Delta FEV_1\%initial=(吸药后\ FEV_1 - 吸药前\ FEV_1)/FEV_1\ 初始值\ \times 100\%$$
$$\Delta FEV_1\%pred=(吸药后\ FEV_1 - 吸药前\ FEV_1)/FEV_1\ 预计值\ \times 100\%$$

即对分母是 FEV_1 的预计值还是初始值存在分歧。FEV_1 预计值是根据受试者性别、年龄、身高、体重等经公式计算而得的 FEV_1 数值;FEV_1 初始值是受试者吸入短效 β_2 受体激动剂之前实测的 FEV_1 数值,即公式中吸药前 FEV_1。

ERS 的标准倾向于使用 ΔFEV_1%pred;美国、我国和 GINA 标准倾向于使用 ΔFEV_1%initial。目前多个研究表明 ΔFEV_1%initial 与受试者的初始气道阻塞情况相关,不能很好地反映气道反应的可逆性,而 ΔFEV_1%pred 则是与气道反应相关的独立因子,与患者初始气道阻塞情况无关,且能校正受试者的体重、年龄、性别,故较前者有更多优势。另有研究表明,两者敏感性相似,但 ΔFEV_1%pred 特异性更好。目前我国推荐应用初始值。

(3)FEV$_1$增加的绝对值与改善率的关系:FEV$_1$增加的绝对值被认为是较好地反映气道扩张的指标。一般而言,正常人FEV$_1$的自身变异率<200ml,故FEV$_1$增加的绝对值≥200ml可反映用药后的支气管扩张反应。目前多数指南以在FEV$_1$改善率≥12%的基础上同时FEV$_1$增加的绝对值≥200ml作为阳性标准,两者是"和"的关系;但也有指南将两者定义为"或"的关系,认为任何一个达到标准皆可认为是阳性,如2006年的GINA标准。

诊断标准是"和"还是"或"对结果的判断非常重要:"和"则均为阴性,"或"则均为阳性。特别是当受试者FEV$_1$的预计值或初始值太大或太小时,将出现一些问题。若FEV$_1$的预计值或初始值较大,则即使FEV$_1$增加的绝对值≥200ml,结果仍为阴性;若受试者FEV$_1$的预计值或初始值较小,则即使FEV$_1$改变未达到200ml,甚至很小,只要分母足够小,FEV$_1$的改善率仍可≥12%,因此"和"提高假阴性率,而"或"提高假阳性率。目前我国采用两者同时达到标准为阳性。

(4)其他:有学者认为阳性标准可按扩张程度分等级,如荷兰学者认为FEV$_1$改善率>9%即可认为BDT阳性,其中9%~12%为轻度扩张,>12%为明显扩张。由于BDT在支气管哮喘和COPD的鉴别诊断中有较大意义,有学者研究认为FEV$_1$改善率≥10%更有利于两者的鉴别。另有国外有研究建议将FEV$_1$增加的绝对值≥200ml改为≥340ml;就黄种人而言,由于体型等原因,可能200ml更合适。

2. 支气管扩张剂　目前各指南中对支气管扩张剂的具体种类、剂量、给药途径和时间等细节不统一,实用性稍显不足,而这些细节在一定程度上均可影响BDT的阳性率。

(1)支气管扩张剂的种类、剂量:多数指南规定支气管扩张剂为短效β$_2$受体激动剂,以沙丁胺醇或特布他林最为常用,剂量不统一,200~400μg较常用。也有指南应用支气管扩张剂和激素,如2006年GINA。研究表明:用沙丁胺醇做舒张剂的效果显著优于异丙肾上腺素;但与特布他林之间无明显差别。另有研究显示:长效β$_2$受体激动剂,如福莫特罗具有与短效β$_2$受体激动剂一样起效快的特点,且作用持久、沉积率高,但能否提高BDT的阳性率尚缺乏证据。

(2)给药途径:主要分为定量器吸入和雾化吸入,但研究显示两种给药途径对沙丁胺醇的支气管扩张效果无明显区别。

(3)用药方法:应严格按上述要求操作。错误的用药方法,如用药前或用药时未深吸气、用药和吸药不同步、用药后屏气不够等,均可造成有效药物吸入量减少,从而影响阳性率。

(4)间隔时间:BDT非动态监测,而是在吸入支气管扩张剂之后,间隔一定时间再重复测定,然后与吸入前对比。但目前指南对间隔时间无明确规定,因为不同短效β$_2$受体激动剂的起效时间、气道的反应、基础疾病不同皆会产生影响。临床上常用的时间间隔是>15分钟。短效β$_2$受体激动剂在吸入后数分钟起效,15~30分钟达高峰,其后出现一个平台期,在120分钟后开始下降。

(5)其他药物:对于吸入β$_2$受体激动剂后结果阴性的患者还可进一步进行口服泼尼松试验,每日20~30mg,连服1周,之后复测FEV$_1$(或PEF),如1周后改善率≥15%,仍可以认为支气管扩张试验阳性。该试验的准确率较高,但较为烦琐,费时费力,故较少应用。

3. 受试者的个体差异和系统误差　受试者的个体差异,包括年龄、疾病的种类和阶段、认知能力和动作的协调性皆可对试验结果产生诸多影响。如高龄哮喘患者吸药后FEV$_1$改善率及其增加的绝对值均低于年龄较轻的患者。在哮喘的不同阶段,气道情况不同,对支气管扩张剂的反应也不尽相同。处于缓解期时,由于其气道平滑肌无明显痉挛,对β$_2$受体激动剂的反应小;当气道黏膜水肿、气道内黏液栓形成和气道重塑时,β$_2$受体激动剂的作用明显减弱。这些都可能导致阳性率降低。

系统误差是相对于随机误差而言的,指的是在同一被测量物的多次测量过程中,保持恒定或以可预知的方式变化的测量误差的分量。在肺功能测量时的系统误差主要来自肺量计。对肺量计的日常维护和校准、测量技术的标准化以及实验室技术员的规范操作都可以减少甚至消除随机误差对测定结果的影响。

八、呼吸调节的检测

人体的呼吸调节非常复杂,但可简单地归纳为是通过中枢神经系统、神经性反射和代谢性体液化学变化三种途径进行调节。正常情况下,位于延髓的呼吸中枢神经元群节律性或周期性发放冲动,通过脊髓和末梢神经传导至呼吸肌(主要是吸气肌),引起肌肉放电和收缩,完成通气动作,最终通过气体交换使 PO_2 和 PCO_2 在化学感受区(包括延髓的中枢化学感受区及颈动脉窦、主动脉弓的外周化学感受器)维持在一定范围内,并将血液及脑脊液中 PO_2 和 PCO_2 变化上行传至呼吸中枢神经元群,再通过调整气体交换使 PaO_2 和 $PaCO_2$ 维持在正常范围,此为非随意呼吸调节。另一方面,咽下运动、屏气、唱歌、说话时呼吸的控制是随意的,大脑皮质能在一定限度内随意控制呼吸,即行为性呼吸调节。清醒时呼吸调节由非行为性和行为性呼吸调节共同作用,使气体交换量保持一定的范围。当由清醒时转为睡眠时,特别是非快速动眼睡眠(REM)时,呼吸调节发生很大的变化,即行为性呼吸调节失去作用而只依赖于非行为性呼吸调节。

(一)通气应答

通气应答(ventilatory responses)指在一定的刺激条件下,每分通气量(VE)的变化程度,但 VE 的影响因素多,可靠性不高,为此需加用一定的限定条件。一般通气应答主要是指低氧通气应答和高 CO_2 通气应答,即分别在一定条件下,PO_2 下降或 PCO_2 上升时,定量监测 VE 的变化,用于评价呼吸的化学性调节。两者的测定相对比较烦琐,个体差异大,重复性较差,临床应用较少。

1. 低氧通气应答(hypoxic ventilatory response)　也称低氧通气反应试验。在其他影响呼吸的变量恒定的条件下,单一给予低氧刺激,分别测定不同水平低氧刺激下的 VE 变化,称为低氧通气应答。以 VE 为纵坐标,以 SaO_2 为横坐标,可画出通气-低氧反应曲线。进行性低氧时,PaO_2 与 VE 不呈直线相关,但 SaO_2 与 VE 呈直线相关,故常用后者表示低氧通气应答。测定时,先让受试者呼吸气囊中含有充足氧的空气,随后将氮气逐渐加入气囊中以造成低氧状态,同时适当加入 CO_2 以防止 CO_2 水平的波动影响通气反应,让受试者重复呼吸,测定不同阶段呼出气或肺泡 PO_2 及 SO_2 的变化,同时测定 VE。正常反应时,SaO_2 每下降 1%,VE 约增加 1L,该反应随年龄增加而下降,长期生活在低氧环境下也可明显减弱。

若同时测定 $P_{0.1}$,且以其为纵坐标,以 SaO_2 为横坐标,则得到呼吸驱动低氧反应曲线,因 $P_{0.1}$ 的测定较少受其他因素影响,以 $\Delta P_{0.1}/\Delta SaO_2$ 代表低氧反应的敏感性较准确,正常人 $\Delta P_{0.1}/\Delta SaO_2 = (0.19 \pm 0.08)$ cm/1%。

2. 高二氧化碳通气应答(hypercapnic ventilatory response)　也称为高碳酸血症通气反应试验。指在其他影响呼吸的变量恒定的条件下,单一给予高 CO_2 刺激,分别测定不同水平 CO_2 刺激条件下 VE 的变化,称为高 CO_2 通气应答。试验时,让受试者重复呼吸预先加入气囊中的含 7%~8% CO_2 及充足 O_2(92%~93%)的混合气体。该气囊的容积为受试者肺活量加 1L,每次测定约需 4 分钟,可持续监测整个过程中 $PaCO_2$ 与 VE 的关系曲线。该关系曲线实质是直线,直线的斜率反映呼吸中枢对 $PaCO_2$ 的敏感性,正常的反应是 $PaCO_2$ 每增加 1mmHg,VE 增加 2~5L/min。

3. 通气应答测定结果的评价　通气应答检测不仅能单纯地反映呼吸中枢对低 O_2 及高 CO_2 的感受性,且能反映肺本身或者肺以外原因所引起的气体交换障碍等对通气应答结果的影响,因为单纯的呼吸化学性调节异常导致的原发性肺泡低通气综合征并不多见。另外,尽管正常人的通气应答值有较大的个体差异,但作为个体却长期保持不变,且在各种疾患中作为病理因素起作用,如不同 COPD 患者,即使其呼吸功能障碍的程度相同,但动脉血气变化结果可不尽相同;而阻塞型睡眠呼吸暂停低通气综合征患者,在睡眠中 SaO_2 降低的程度及呼吸停止时间与其通气应答具有良好的相关性,皆提示化学性调节的参与。多种心肺疾患所致的呼吸困难程度与其基础疾患程度不符合时,部分原因可能是由于呼吸化学性调节的个体差异所致,因此在判定通气应答结果是正常或异常时,应与基础疾患相结合进行分析研究。在进行通气应答检测时,还要注意测定方法不同所致的应答值的差异。

（二）0.1秒口腔闭合压

0.1秒口腔闭合压（mouth occlusion pressure at 0.1s after onset of inspiratory effort, $P_{0.1}$）简称口腔闭合压（mouth occlusion pressure），是目前临床上最常用的评价呼吸驱动的参数。

1. $P_{0.1}$的测定 受试者通过一口器、经测定装置呼吸，该装置的吸入气道上安装有闭合阀，在口腔附近装有压力传感器以测定口腔压。在受试者预先不知道的情况下突然阻断气道（一般在平静呼气末），在第2次吸气开始后0.1秒所产生的口腔负压即为$P_{0.1}$。

1975年，Whitelaw等研究发现受试者平静呼吸时，在事先不知情的情况下，于呼气末（FRC位置）阻断气道，检测$P_{0.1}$作为呼吸的输出参数。因为此时气道内的气流量为零，测定的压力值几乎不受呼吸系统阻力、顺应性、肺牵张反射、气体黏滞性、呼吸肌的力量与速度关系等因素的影响，因此其稳定性和重复性非常好。$P_{0.1}$的检测无创、简单，因而是反映呼吸中枢驱动能力的常用参数。在神经传导通路正常的情况下，$P_{0.1}$的正常范围为$1\sim2cmH_2O$。

2. $P_{0.1}$的评价和临床应用 Whitelaw等最先应用$P_{0.1}$研究了正常人呼吸中枢对CO_2的反应性，发现$P_{0.1}$与$PetCO_2$呈指数函数关系，而VE与$PetCO_2$则呈直线关系，$P_{0.1}$与VE之间呈非直线关系。他们测得$PaCO_2=7.33kPa$（55mmHg）时，$P_{0.1}$为$0.13\sim0.86kPa$。认为$P_{0.1}$可直接反映呼吸中枢吸气驱动。另有作者的研究显示正常人$P_{0.1}$与$PetCO_2$、$P_{0.1}$与VE之间呈直线关系。在无阻力负荷呼吸空气时$\Delta P_{0.1}/\Delta PetCO_2$为$(0.51\pm0.01)kPa/kPa$。Maltais等用$P_{0.1}$作为呼吸中枢的输出参数研究了正常人保持$CO_2$恒定进行低氧呼吸时上气道压力的变化结果，表明正常人呼吸空气时$P_{0.1}$为$(0.14\pm0.02)kPa$，$P_{0.1}$与SaO_2呈直线相关（$r=0.75\sim0.91$），斜率为$(-0.008\pm0.003)kPa/\%SaO_2$。随着低氧程度的加重，$P_{0.1}$逐渐升高。Clague证明在无阻力负荷和有阻力负荷下吸气费力的感觉（博格评分）与$P_{0.1}$有高度相关性（$r>0.9$）。阻力负荷下$P_{0.1}$对CO_2的反应性明显增强，而VE对CO_2的反应性则下降，说明$P_{0.1}$较VE更能反映呼吸中枢的输出水平。Hesser发现：运动负荷时由0递增到200W时，$P_{0.1}$与VE均增加，分别由0.4kPa/12.0L增加到0.96kPa/58.5L，反映了运动过程中呼吸中枢驱动逐渐增强。

$P_{0.1}$不仅用于呼吸中枢性疾病的诊断，也可作为机械通气（MV）上机的参数，但更常用于预测MV患者撤机能否成功，撤机成功的标准为$<4\sim6cmH_2O$（中枢性疾病除外）。Herrera等对20例MV患者测量$P_{0.1}$ 52次，全部$P_{0.1}>2cmH_2O$。当$P_{0.1}>4.2cmH_2O$时，89%的患者仍需继续全部或部分MV；当$P_{0.1}<4.2cmH_2O$时，78%的患者撤机成功。$P_{0.1}$过高反映呼吸中枢驱动过强，$P_{0.1}$常常是通气负荷过大的标志，不宜撤机，尤其是在气道阻塞性疾病。

（三）呼吸反射调节在不同疾病中的价值

在健康人，化学性调节发挥主要调节作用。$PaCO_2$升高、pH降低或PaO_2降低，呼吸中枢兴奋，呼吸运动加深加快，VE增大，CO_2排出量增多；反之，$PaCO_2$降低、pH升高或PaO_2升高，则呼吸运动变浅、变慢，VE降低，减少CO_2的排出，增加血液中碳酸的含量。通过呼吸中枢对呼吸运动的控制调整血液中H_2CO_3（CO_2）的浓度，使血液中［$NaHCO_3$］与［H_2CO_3］的比值尽量维持正常，pH也尽量维持相对稳定。但临床上，不同化学性刺激或相同化学性刺激在不同条件下对呼吸中枢的影响强度不同，与上述试验结果可能有较大的差异；多数情况下，机械性刺激可能发挥更大的作用。

在慢性高碳酸血症患者，临床上强调低流量吸氧以维持低氧血症对呼吸中枢的兴奋性，同时又强调PaO_2在60mmHg或SaO_2在90%以上以维持适当的氧合，实际上是不确切的，因为PaO_2在60mmHg以上时，其对呼吸中枢的作用基本不变，此时气道-肺实质的机械变化（如牵张反射、本体反射、毛细血管J反射等）才是兴奋呼吸中枢的主要因素，而化学调节相对处于次要地位。在哮喘急性发作的患者，可以出现低氧血症，但同时潮气量（VT）增大，VE增大，出现呼吸性碱中毒；并且即使纠正低氧血症，通气增强和呼吸性碱中毒也照样存在，呼吸性碱中毒的存在也不能抑制通气增强，因此哮喘患者的机械性调节，特别是本体感受器的兴奋性调节发挥主要调节作用；当然危重哮喘发作时，化学性调节也发挥了一定作用。在急性肺损伤或肺水肿等换气功能障碍的患者，常常将低PaO_2作为兴奋呼吸中枢的主要因素也是不确切的，因为此时将PaO_2纠正至60mmHg以上，呼吸加快、加强和 VE 增大照样存在,且常常存在呼吸性碱中毒,此时气道 - 肺实质的机械变化也是导致上述情况的主要因素。只有肺水肿和肺损伤改善,呼吸增强才会改善,否则需应用镇静 - 肌松药抑制过强的自主呼吸。

(四) 呼吸调节的结果

呼吸疾病或呼吸衰竭发生时,呼吸调节发挥相应的调节作用,以减轻或延缓高碳酸血症和低氧血症的发展。但代偿过度也会发生一系列不良反应。在气道阻塞性疾病,如 COPD、支气管哮喘急性发作时,VE、特别是肺泡通气量下降,导致高碳酸血症和低氧血症。气道阻力增加、动脉血气的改变皆可刺激呼吸中枢,使呼吸肌收缩力增强,呼吸加深,VE 增加,呼吸衰竭相应改善。但若气道阻力持续增加,呼吸中枢持续兴奋,氧耗量显著增加(可超过机体总氧耗量的 30%),CO_2 产生量也相应增加;呼吸肌持续做功增加,久而久之则发生呼吸肌疲劳,呼吸衰竭反而加重,此时多需给予 MV 辅助治疗。MV 一方面改善呼吸肌疲劳、降低氧耗量;另一方面增加 VE,呼吸衰竭也会相应改善。在肺实质疾病,如重症肺炎、ARDS、肺间质纤维化、急性肺水肿、肺栓塞等,其主要病理生理改变是换气功能障碍和低氧血症,此时低氧一方面刺激呼吸中枢,导致 VE 增加;但更主要的是机械性感受器的兴奋性增强,导致 VE 显著增加。即使吸氧改善低氧血症后,呼吸增快、增强也无明显改善,VE 增加导致 $PaCO_2$ 降低,发生呼吸性碱中毒;但低氧血症却不能相应改善。因为通气好的肺区已充分进行气体交换,P_AO_2 和 PaO_2 处于氧解离曲线的平坦段,通气量的增加不能使 SaO_2 明显增加;但通气差和无通气的肺区,肺泡通气量不能相应增加,PaO_2 和 SaO_2 也不能相应改善,两者混合的结果是 SaO_2 和 PaO_2 无明显改善。氧耗量显著增加,低氧血症反而进一步加重。此时需降低过度增强的呼吸运动,积极治疗原发病和诱发因素,适当应用镇静剂 - 肌松药或 MV。

九、肺功能诊断

肺功能检查数据是呼吸生理功能的反映,一般不能确切说明产生功能障碍的解剖位置和病理性质,必须结合检查图形、病史、胸部影像学结果全面分析,然后得出结论和建议。本文仅就肺功能检查结果进行评价。

(一) 肺功能参数正常值的判断

1. **医学参考值范围**　由于影响因素众多,世界各地肺功能参数的正常预计值公式不同。在成人中,各参数符合正态分布,其中健康人群低限(lower limit of normal,LLN)和健康人群高限(upper limit of normal,ULN)分别是其最低临界值和最高临界值。理论上 LLN 和 ULN 是判断肺功能结果的最可靠标准,目前被 ATS/ERS 和美国医学会采用。

2. **医学参考值范围的问题**　建立正常预计值公式都要求选择无高危因素、无症状的健康人,但这在肺功能测定中有较多问题。流行病学调查显示:无高危因素、无症状的气流阻塞患者并不少见。若按照传统方法调查,较大数量的异常人群也将被收入,导致结果的标准差加大,LLN 明显下降,同样 ULN 也将明显增大,如英国学者于 1995 年进行了一项研究,6 503 位不吸烟、无哮喘诊断、无呼吸系统症状的高加索人入选,FEV_1/FVC LLN 低于 70% 的年龄为男性 48 岁,女性 61 岁;均远低于正常人群 70 岁以上才低于 70% 的实际情况,其入选人群中很可能就包括很大一部分无症状、气道功能异常的人。故尽管理论上 LLN 和 ULN 的科学性最高,但实际应用时反而容易出现判断结果的不可靠。

3. **我国肺功能参数的正常预计值公式**　1988 年我国分六大地区建立了各自的肺功能正常预计值公式,但其后未能建立新的公式,无高危因素人群的选择困难是重要原因之一。我国大气污染严重,吸烟量持续上升和年轻化,使真正无高危因素、无症状的正常人群比例明显减少,高年龄人群更为明显,而大气污染、二手烟又是不可忽视且难以准确评估的 "隐形" 高危因素;无高危因素的健康人群中气道阻塞的比例较高,两者的共同影响导致我国正常人群的选择更加困难,如此计算出的 LLN 和 ULN 可能更不可靠。1988 年版的预计值公式仍是目前最权威的公式,实践和临床研究显示仍适用于现阶段人群。

4. 判断标准的选择、问题和应用　由于 LLN 和 ULN 的局限,目前评估肺功能损害程度的主要临床指南仍然采用传统实测值占预计值百分比的标准,劳动力鉴定也是如此,即在绝对值参数中,RV、FRC、TLC 在 ±20% 以内为正常,其他 ≥80% 为正常。

FEV_1/FVC(或 FEV_1/FEV_6 或 FEV_1/VC)和 RV/TLC 是常用的两个相对值参数,不能采用实测值占预计值 80% 的比例,目前也没有公认的正常百分比标准,其中后者主要用于阻塞性通气功能障碍的辅助诊断,对标准的要求不严格;但前者是判断通气功能的必备参数,无评价标准则比较困难,实际肺功能报告多参考总体肺功能情况判断。比如 TLC 和 VC 正常(提示肺容积未下降),FEV_1 占预计值百分比<80%(通气功能下降),若 FEV_1/FVC 也下降(不考虑下降幅度),则诊断为阻塞性通气功能障碍;若 VC 和 FEV_1 占预计值百分比皆轻度下降(提示肺容积和通气功能皆下降),FEV_1/FVC 也下降,则诊断为混合性通气功能障碍,因为在轻度阻塞性通气功能障碍患者,慢呼吸时可以充分呼出气体,VC 不应该下降;若 VC 下降则应合并限制性通气功能障碍。反向分析亦如此,因为在限制性通气功能障碍患者,肺容积下降,呼气时间缩短,FEV_1/FVC 应正常或升高,下降则提示合并阻塞性通气功能障碍。肺疾病的临床指南也采用其他评价标准,如 COPD 诊断的 GOLD 标准和我国的指南均采用 FEV_1/FVC<70% 的固定值。

众所周知,小儿的肺容积小,呼气时间短,FEV_1/FVC 常在 90% 以上,甚至达 100%;健康年轻人的 FEV_1/FVC 也多在 85% 以上;随年龄增加而下降,70~80 岁老年人可降至 70%。由于 FEV_1/FVC 在我国没有任何公认的正常值标准;而 GOLD 标准的影响广泛,较多地区也以 FEV_1/FVC<70% 的固定值作为阻塞性通气功能障碍的标准,这必然在低年龄段人群中造成大量漏诊,而在高年龄段人群中导致过度诊断。这种以固定界值诊断的方法简单方便、易于推广,但也失去准确性。有学者指出,这实际上是一种简化的流行病学诊断而不是临床诊断。由于 COPD 是老年疾病,故该固定值诊断的准确率相对比较高。但我国的情况有所不同,由于大气污染严重,吸烟率高,COPD 的发病年龄降低,年龄较轻者的漏诊率高,对预后的影响比较大。气道激发试验主要用于支气管哮喘的辅助诊断,则问题更多。由于年轻人居多,正常 FEV_1/FVC 较高,若降至 70% 则多已有明显的阻塞,进行激发试验的风险增高,此时宜选择气道舒张试验。

5. 目前国内肺功能参数的正常值标准　RV、FRC、TLC 在 ±20% 以内为正常,其他 ≥80% 为正常。TLC 下降是诊断限制性通气功能障碍的主要标准,但该指标测定较烦琐,影响因素较多,故常选择 VC<80% 作为标准。FEV_1/FVC 下降是诊断阻塞性通气功能障碍的必备条件,但无公认标准,原则上结合病史和其他肺功能参数、检查图形进行诊断,综合国外资料和我国的研究结果推荐 ≥92% 为正常。避免与 COPD 诊断的 GOLD 标准混淆。RV/TLC 主要用于阻塞性通气功能障碍的辅助诊断,可以无严格标准。

(二)肺功能的基本诊断

1. 肺功能正常(normal pulmonary function)　各种肺容积参数、通气功能核心参数和 D_LCO 皆在正常范围内。若部分指标稍微超出正常值范围则习惯上称为肺功能基本正常。

肺功能异常主要有通气功能障碍和换气功能障碍,前者分阻塞性、限制性、混合性通气功能障碍三种基本类型。

2. 阻塞性通气功能障碍(obstructive ventilatory disorder)　气流吸入和/或呼出受限引起的通气功能障碍。原则上以 FEV_1/FVC 降低(不考虑幅度)伴 FEV_1 占预计值%<80% 为诊断标准。若 FEV_1/FVC<92% 预计值,即使 FEV_1 占预计值百分比>80% 也可以诊断为阻塞性通气功能障碍。在轻中度阻塞患者,VC 多正常,在中重度患者多下降,常合并 RV、FRC 和 RV/TLC 的升高。也常因气体分布不均和 $\dot{V}/\dot{Q}$ 失调而出现 D_LCO 下降。

3. 限制性通气功能障碍(restrictive ventilatory disorder)　肺扩张和/或回缩受限引起的通气功能障碍。其诊断标准是 TLC(或 VC 或 FVC)<80%,多有 D_LCO 下降,FEV_1/FVC 不下降,常伴随 RV、FRC 下降,RV/TLC 可正常、下降或升高。

4. 混合性通气功能障碍(mixed ventilatory disorder)　同时存在阻塞性和限制性通气功能障碍的病理生理状态。其诊断要点是先明确阻塞存在,即 FEV_1/FVC 下降,此时应伴随 TLC 正常、VC 正常(轻度);TLC 正常或升高、VC 降低(中重度),RV、FRC 在正常上限或升高,若 TLC、VC、FRC、RV 降低或在正常低限水平,则应诊断同时合并限制性通气功能障碍,也有 D_LCO 下降。当然也可先根据肺容积的变化诊断限制性通气功能障碍,再分析阻塞性通气功能障碍的存在,见上述。

5. 换气功能障碍　从上述各种通气功能障碍的特点可以看出,换气功能障碍常常是通气功能障碍伴随的必然结果,结合 D_LCO/V_A 常有一定的鉴别诊断价值,在肺实质或周围气道疾病,常同时有 D_LCO 和 D_LCO/V_A 的下降;在肺实质疾病,D_LCO/V_A 下降更显著。在单纯肺外结构病变、肺内孤立性病变、肺部分切除术等导致的限制性通气功能障碍,D_LCO 下降,但由于通气肺的结构正常或基本正常,D_LCO/V_A 多正常。若肺容积、通气功能参数皆正常,仅有 D_LCO 下降,则肺功能诊断为肺通气功能正常或基本正常,换气功能障碍(或 CO 弥散量下降),是肺血管病变的特点。

6. 小气道功能障碍　反映小气道功能参数,主要是 FEF_{50}、FEV_{75}、MMFF 下降而常规通气功能参数基本正常的病理生理状态,是小气道轻微病变或肺弹性轻微下降的标志,常见于 COPD 的早期和支气管哮喘的缓解期以及老年人和长期吸烟者。

(三)肺功能障碍的分级

1. 肺通气功能障碍的分级　MMV 是反映通气能力的最可靠参数,既往多用于反映通气功能障碍的程度。MVV 测定比较困难,但其和 FEV_1 呈非常好的正相关线性关系,可用后者进行换算。这实际上并无多大价值,故目前直接用 FEV_1 的实测值评价通气功能,而不再进行换算。不同国家学术部门的分级标准不同,简述如下。

2000 年美国医学会的肺功能分级标准:

轻度:$60\% \leqslant FEV_1$ 占预计值 $\% < LLN$,

中度:$41\% \leqslant FEV_1$ 占预计值 $\% \leqslant 59\%$,

重度:FEV_1 占预计值 $\% \leqslant 40\%$。

2005 年 ATS/ERS 的标准为:

轻度:$70\% \leqslant FEV_1$ 占预计值 $\%$,

中度:$60\% \leqslant FEV_1$ 占预计值 $\% \leqslant 69\%$,

中重度:$50\% \leqslant FEV_1$ 占预计值 $\% \leqslant 59\%$,

重度:$35\% \leqslant FEV_1$ 占预计值 $\% \leqslant 49\%$,

极重度:FEV_1 占预计值 $\% < 35\%$。

相比较,美国医学会的 3 度分级方法比较合理,和弥散功能的分级标准一致,可操作性强。

上海和国内多数单位的分级方法与其相似,即

轻度:$60\% \leqslant FEV_1$ 占预计值 $\% < 80\%$,

中度:$40\% \leqslant FEV_1$ 占预计值 $\% < 60\%$,

重度:FEV_1 占预计值 $\% < 40\%$。

2. 换气功能障碍的分级　各国对 D_LCO 的分级标准一致,皆采用三级分类法,我国的标准为

轻度:$60\% \leqslant D_LCO$ 占预计值 $\% < 80\%$,

中度:$40\% \leqslant D_LCO$ 占预计值 $\% < 60\%$,

重度:D_LCO 占预计值 $\% < 40\%$。

D_LCO/V_A 的分类相同。

(四)低氧血症分级

健康年轻人的 PaO_2 约 80~100mmHg,但老年人下降,其预计公式为:$PaO_2=103.5-0.42 \times$ 年龄(卧位)或 $104.2-0.27 \times$ 年龄(坐位),70 岁以上老年人不低于 70mmHg。一般认为 PaO_2 低于预计值 −10mmHg 或低于 70mmHg 称为低氧血症。低氧血症的分级标准不统一,本文根据氧解离曲线的

特点和可操作性分为轻度 $PaO_2 \geqslant 60mmHg$；中度 $40mmHg \leqslant PaO_2 < 60mmHg$；重度 $PaO_2 < 40mmHg$，这与通气功能、换气功能的分级一致。

(五) 客观评价肺功能分级标准

肺功能异常的判断标准和分级标准选择的参数不一致，故少数情况下会出现 FEV_1/FVC 已明显下降(如小于 LLN 或小于预计值的 92%)，但 FEV_1 占预计值百分比仍大于 80% 的情况，也应诊断为轻度阻塞性通气功能障碍。同样 VC<80%，$FEV_1 \geqslant 80\%$，且 FEV_1/FVC 正常的情况下也应诊断为轻度限制性通气功能障碍，因为在肺容积下降的情况下，呼气完成加快，FEV_1 相对增大；即使选择 MVV 也有同样的问题，因为患者通过代偿性呼吸加快，MVV 增大，其下降幅度常小于 VC 和 TLC。目前的通气功能分级标准皆选择 FEV_1，使可操作性增强，但准确性有所下降，故在临界值附近时需合理评估。COPD 的肺功能分级标准采用 4 级分类法，与上述标准皆不同。多年的研究证明，肺功能情况及肺功能障碍的程度与受检者的运动能力、临床症状相关性比较弱，临床评估需综合考虑，但固定的评价标准还是必要的。

(六) 其他相关的异常肺功能概念

1. **气道阻塞**(airway obstruction)　气道病变导致气道管径缩小，气体呼出或吸入障碍，是阻塞性通气功能障碍的最常见原因。周围气道阻塞最常见，中心气道阻塞也不少见，且其 MEFV 和最大吸气流量曲线(MIFV)常有较明显的特征性改变，简述如下。

(1) 固定性大气道狭窄：大气道狭窄，气道阻力不随吸、呼气时相变化，最大呼气流量(PEF)和最大吸气流量(PIF)恒定，故 MEFV 和 MIFV 曲线呈对称的梯形，FEF_{50} 和用力吸入 50% 肺活量的吸气流量(FIF_{50})之比接近或等于 1(图 4-1-18)。因大气道横截面积非常小，轻微阻塞即可导致呼吸流量的显著下降。

(2) 胸廓内非固定性大气道阻塞：胸廓内气道阻塞，且阻塞程度随吸气、呼气时相变化。吸气时胸腔负压显著增大，气道扩张，气道阻力明显降低；而呼气时胸腔负压明显降低，气道回缩，气道阻力显著增大，因此在 MEFV 曲线上，PEF 显著下降，图形表现为不是很陡直的平台，而在 MIFV 曲线上，PIF 下降幅度要小得多(图 4-1-19)。FEF_{50}/FIF_{50} 明显小于 1。

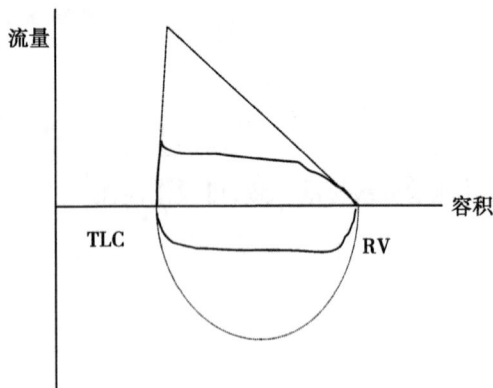

图 4-1-18　大气道固定阻塞的流量容积曲线

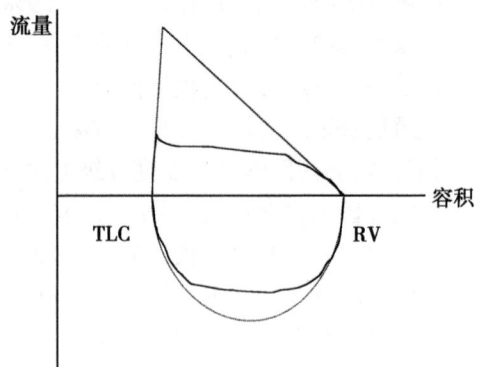

图 4-1-19　胸廓内大气道非固定阻塞的流量容积曲线

(3) 胸廓外非固定性大气道阻塞：胸廓外气道阻塞，且阻塞程度随吸、呼气时相变化。吸气时胸腔负压增大，伴随阻塞部位上游气道的负压显著增大，从而导致阻塞部位出现气道回缩，阻力明显增大；而呼气时胸腔负压显著降低，阻塞部位上游气道正压显著增加，导致阻塞部位气道扩张，阻力显著降低，因此在 MIFV 曲线上 PIF 显著下降，图形表现为不是很陡直的平台，而在 MEFV 曲线上，PEF 的下降幅度要小得多(图 4-1-20)。FEF_{50}/FIF_{50} 明显大于 1。

(4) 一侧主支气管的不完全阻塞：因健康侧支气管的阻力正常，呼气时流量迅速上升至较高的峰值,并迅速完成,初始部分流量较大;而患侧阻力显著增大,气体呼出显著减慢,故终末部分呈流量显著降低、时间较长的曲线;吸气相变化类似,初始部分流量大,呼气后期流量缓慢,呈"双蝶"形改变(图 4-1-21)。

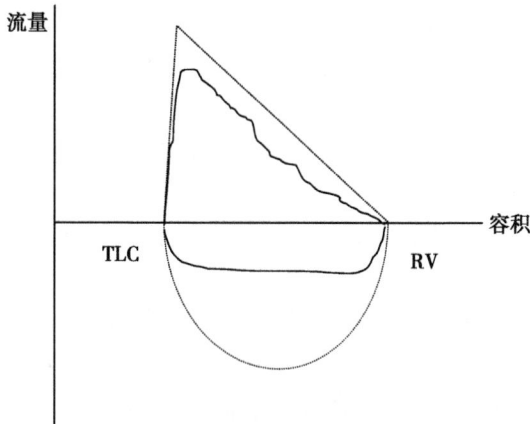

图 4-1-20　胸廓外大气道非固定阻塞的流量容积曲线

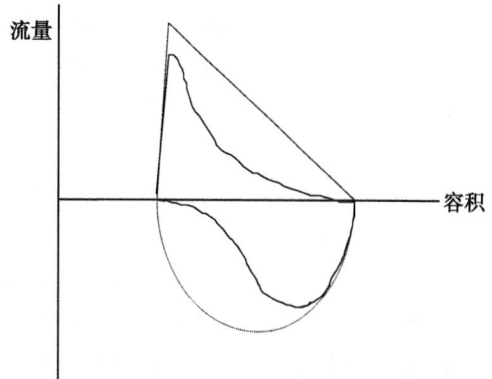

图 4-1-21　一侧支气管不完全阻塞的流量容积曲线

2. **气道陷闭**(airway collapse)　正常情况下,气道随呼吸周期的变化而出现内径和阻力的周期性变化,但幅度不大,各部位气道始终处于开放状态。若疾病导致一定时间和一定吸、呼气时相内出现气道的完全闭合和气流停止,则称为气道陷闭。

(1)上气道陷闭:上气道肌肉具有一定基础张力保持气道开放。每次膈肌收缩前,神经放电引起上气道肌肉收缩。颏舌肌收缩牵动舌头向前固定咽壁,进一步保持上气道开放和抵抗吸气时咽腔内负压对上气道的陷闭作用。随后肋间肌收缩稳定胸壁,膈肌和肋间外肌收缩产生胸腔负压完成吸气。若上述结构和功能的完整性被破坏,则可发生上气道的塌陷和气流停止,称为上气道陷闭。常见于阻塞型睡眠呼吸暂停低通气综合征(OSAS)。

(2)小气道陷闭:小气道缺乏软骨环的支撑,主要依靠肺弹力纤维环的牵拉而保持开放,受吸、呼气时相的影响较大。若出现肺结构破坏,肺弹力纤维的支撑作用显著减弱,则吸气时胸腔负压增大,小气道内径增大;呼气时胸腔负压显著降低,小气道塌陷和气流停止,称为小气道陷闭。小气道严重阻塞时也容易发生呼气相的陷闭。前者主要见于 COPD,后者常见于支气管哮喘。

3. **气流受限**(airflow limitation)　又称气流阻塞(airflow obstruction),是一种功能概念,指气流吸入或呼出受限,是气道阻塞或气道陷闭的结果。

(1)呼气气流受限:气道管径在呼吸运动中同肺组织失去协调,出现呼气相气道内径显著缩窄或提前关闭,导致呼出流量受限的病理生理状态。

(2)吸气气流受限:气道管径在呼吸运动中同肺组织失去协调,出现开放不足,导致吸入流量受限的病理生理状态。

(3)可逆性气流受限:FEV_1/FVC 降低时,可根据吸入气道扩张剂后 FEV_1 的改善率、PEF 昼夜波动率或日变异率来判断气流阻塞的可逆程度。一般认为 FEV_1 改善率 ≥12% 同时伴绝对值增加 200ml 为阳性,表示气流阻塞有可逆性;PEF 昼夜波动率 ≥20% 也提示气流阻塞有可逆性。

(4)不完全可逆性气流受限:若上述治疗后 FEV_1 改善率或 PEF 昼夜波动率达不到阳性标准则称为不完全可逆性气流受限,是诊断 COPD 的重要依据。

4. **肺过度充气**(pulmonary hyperinflation)　呼气末肺容积异常增大的一种病理状态,肺泡间隔可以出现破坏(如肺气肿),也可以完整;可以是生理性代偿,也可以是病理性扩张;可以是局限性,也可以是双肺弥漫性。

(1)动态肺过度充气(DPH):潮气呼气末肺容积超过了由肺和胸壁的弹性回缩力所决定的 FRC,

见于气流阻塞或呼气用力导致的气体陷闭,给予充分放松呼气肌或充足的时间呼气后,气体仍能呼出。主要见于支气管哮喘和COPD的急性发作期。

(2)静态肺过度充气(SPH):FRC的异常增加,且由肺和胸壁的弹性回缩力所决定。主要见于COPD的缓解期。可以单独存在,也可以与DPH同时存在。在后者,若给予充分放松呼气肌或充足的额外呼气时间,气体充分呼出后仍存在的过度充气状态即为SPH。

(3)气体陷闭(air trapping):呼气末气体不能充分呼出,而在肺内异常潴留的病理状态。常因急性气流阻塞而发生,也可在静态肺过度充气的基础上逐渐发生。

(4)气体陷闭容积:指在平静呼气末,给予充分放松呼气肌或充足的额外呼气时间后,继续呼出的气容积。

(5)吸气末肺容量(end-inspiratory volume, Vei):气体陷闭容积与潮气容积之和,反映肺过度充气的程度,是指导支气管哮喘患者机械通气时的常用参数。

5. **通气代偿(compensatory ventilation)**　通气功能障碍患者,通过代偿性呼吸增强、增快、$\dot{V}_A$增大,使$PaCO_2$不超过正常范围高限的生理状态。

6. **通气失代偿(decompensated ventilation)**　严重通气功能障碍患者,$\dot{V}_A$增大不足以克服通气阻力增加,出现呼吸性酸中毒的病理生理状态。

(朱　蕾)

第二节　动脉血气分析的临床应用

一、动脉血气分析的常用参数

1. **动脉血氧分压(oxygen partial pressure in arterial blood, PaO_2)**　动脉血中物理溶解状态的氧所产生的张力。

2. **血氧容量和氧含量**　血氧容量(blood oxygen capacity)指100ml血液充分与氧接触后的最大氧含量,包括物理溶解氧和与血红蛋白相结合氧两部分。血氧含量(blood oxygen content, CaO_2)则是指每100ml血液中所实际携带氧的毫升数。$CaO_2 = 0.003 \times PaO_2 + 1.39 \times SaO_2 \times Hb$(ml)。0.003是氧的溶解系数,即每100ml血液中每1mmHg PO_2有0.003ml物理溶解状态的氧。在生理范围内,溶解的氧量极少,在PO_2 100mmHg时,溶解量仅占氧含量的1.5%,其余绝大部分是血红蛋白结合的氧,故也习惯称为血红蛋白氧含量。

3. **动脉血氧饱和度(oxygen saturation in arterial blood, SaO_2)**　动脉血中氧含量与氧容量的比值。血红蛋白氧饱和度是指血红蛋白氧含量与血红蛋白氧容量之比。由于动脉血溶解氧非常低,所以两者一般有相同的含义。正常值为95%~98%。当PaO_2为150mmHg时,SaO_2为100%,亦称氧饱和。氧饱和时的氧含量等于氧容量。

SaO_2与PaO_2的关系图形呈"S"形,称为氧解离曲线(oxygen dissociation curve)(图4-1-22),可分为平坦段和陡直段两部分。PO_2超过60mmHg后,PO_2变化所引起SO_2的变化较小;但$PO_2 < 60$mmHg时,两者接近线性关系,PO_2稍降低,SO_2即明显下降。氧解离曲线的这种特点有利于血液从肺泡摄取氧和在组织释放氧。肺泡气PO_2处于氧解离曲线的平坦段,因此肺泡气PO_2变化引起PaO_2下降时,SaO_2可无明显变化。组织细胞的PO_2处于氧解离曲线的陡直段,有利于氧合血红蛋白的解离并向组织供氧。氧解离曲线可因各种因素而产生左移或右移。右移后,在相同PaO_2下SaO_2较低,有利于血液在组织中释放氧;左移则相反。$PaCO_2$降低、pH增高、2,3-二磷酸甘油酸(2,3DPG)减少和体温降低引起氧解离曲线左移;反之则右移(图4-1-22)。

P_{50}是血氧饱度为50%时的氧分压,它可反映血红蛋白对氧的亲和力,是反映氧解离曲线的位置的客观参数。正常人pH 7.40,$PaCO_2$ 40mmHg,37℃体温下为26.6mmHg。

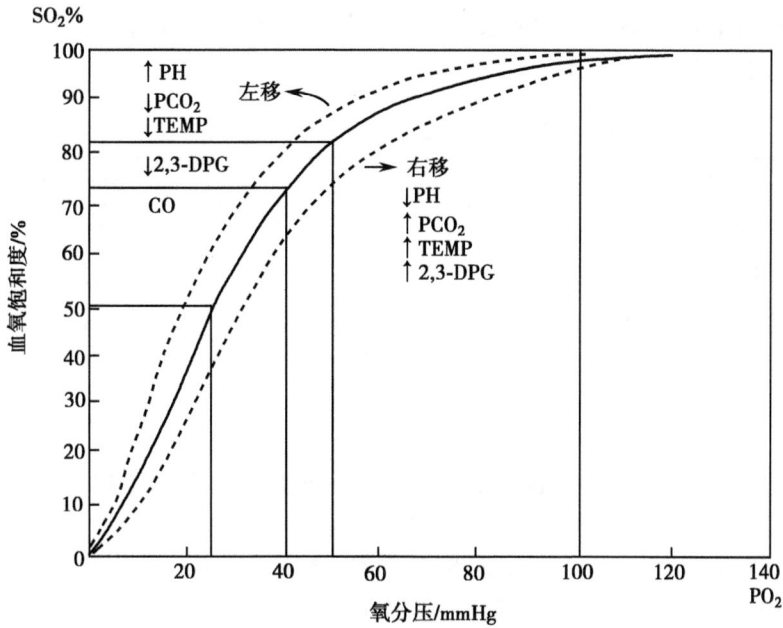

图 4-1-22　氧解离曲线及其影响因素

4. **动脉血二氧化碳分压**(partial pressure of carbon dioxide in arterial blood,$PaCO_2$)　血液中溶解状态的 CO_2 所产生的张力。组织代谢所产生的 CO_2 由静脉血携带到右心，然后通过肺血管进入肺泡，随呼气排出体外。肺泡气和动脉血 CO_2 分压的差值($P_{A-a}CO_2$)可忽略不计，因此 $PaCO_2$ 是反映肺通气功能的可靠参数，正常值为 35~45mmHg。

5. **血浆二氧化碳总量**(total plasma CO_2 content,TCO_2)　存在于血浆中的一切形式的 CO_2 含量(表 4-1-1)。HCO_3^- 是血浆中 CO_2 运输的主要形式，占 95%。TCO_2 的正常值为 23~31mmol/L，平均27mmol/L。

6. **实际碳酸氢盐**(actual bicarbonate,AB)　实际 $PaCO_2$ 及 SaO_2 条件下机体血浆中所含的 HCO_3^- 的量。正常值为 22~27mmol/L，平均值为 24mmol/L。AB 受呼吸和代谢因素的两重影响。

表 4-1-1　动脉血浆中各种形式 CO_2 的含量　　　　单位:mmol/L

成分	含量
H_2CO_3	0.001 7
CO_3^{2-}	0.03
溶解的 CO_2	1.2
氨基甲酰 CO_2	0.17
HCO_3^-	24

7. **标准碳酸氢盐**(standard bicarbonate,SB)　在 37℃、血红蛋白充分氧合、$PaCO_2$ 40mmHg 的条件下，机体血浆中的 HCO_3^- 的含量。它排除了呼吸的影响，是反映代谢性酸碱平衡的参数。正常值与 AB 相同。

8. **pH 值**　H^+ 的负对数，即 pH=-lg[H^+]，是反映血液酸碱度的指标。正常动脉血 pH 为 7.35~7.45。pH<7.35 为酸血症，pH>7.45 为碱血症。实际计算时常采用公式:pH=6.1+lg[HCO_3^-]/[$0.03PCO_2$]。从公式可见，pH 受到呼吸和代谢因素的双重影响。如果[HCO_3^-]变化伴有[PCO_2]的相应变化，只要[HCO_3^-]/[$0.03PCO_2$]保持 20:1，pH 即能保持正常。机械通气是否合适不能以 $PaCO_2$ 是否正常为标准，而必须以 pH 是否合适为原则。

9. 缓冲碱（buffer base,BB）　正常血浆中含有等量的阳离子和阴离子,而 BB 则是指血液中具有缓冲能力的负离子的总量(表 4-1-2)。

表 4-1-2　全血缓冲碱的组成

成分	含量
血浆 HCO_3^-	35%
红细胞 HCO_3^-	18%
氧合和还原血红蛋白	35%
血浆蛋白	7%
有机、无机磷酸盐	5%

10. 实际碱剩余（actual base excess,ABE）　将 1L 全血的 pH 值滴定到 7.40 所需的酸或碱的数量,正常值范围为 ±3mEg/L。与 AB 意义相似,但较少用。

11. 标准碱剩余（standard base excess,SBE,BE）　简称碱剩余,是 37℃、血红蛋白与氧充分结合、PCO_2 为 40mmHg 的条件下,将 1L 全血 pH 值滴定到 7.40 所需的酸或碱的数量。除外了呼吸因素的影响,是反映代谢性酸碱平衡的参数,与 SB 的含义相似,但因反映血液酸碱物质总的缓冲能力,故可能更确切。应当注意,测定的血液只是细胞外液和总体液的一小部分,而且体外测定的结果也不能完全代表整体情况。

临床常用的 BE 有全血 BE（BEb）及细胞外液 BE（BEecf）。BEb 受血红蛋白浓度的直接影响,因此需用血红蛋白浓度进行校正,只要测得 pH 和另外一个指标(如 HCO_3^- 或 $PaCO_2$)就能方便地在 Siggaard-Andersen 列线图上读出已经用血红蛋白纠正过的 BE 值。一般情况下上述各种 BE 的价值相似,可以同等对待。

二、酸碱平衡紊乱

酸碱平衡紊乱是临床各科的常见问题,发生原因众多,可以是呼吸性或代谢性,可以是单一性或复合性,机体的代偿或调节的特点也有差异,临床表现各不相同,治疗原则和方法需符合生理学要求。

(一)呼吸性酸中毒

血液中原发性 $PaCO_2$ 升高的病理生理状态。可发生于肺的通气、换气功能障碍的任何环节,或数个环节同时发生障碍,但主要发生于阻塞性通气功能障碍。根据发病急缓分为急性呼吸性酸中毒和慢性呼吸性酸中毒两种基本类型。

1. 急性呼吸性酸中毒　因发病急,机体调节系统来不及代偿,多有明显的临床表现,但细胞内代偿良好,故除非是非常严重的酸中毒,患者的生命体征多稳定。需强调急性呼吸性酸中毒必然伴随 PaO_2 的降低,因此低氧血症的程度及是否氧疗往往成为影响疗效的主要因素。

(1)动脉血气特点:$PaCO_2>45mmHg$,pH<7.35;$HCO_3^->SB$,SB 正常;BE 正常;多有低氧血症。理论上,$PaCO_2$ 升高幅度不会超过 150mmHg,但吸氧条件下,肺泡气氮气被稀释,$PaCO_2$ 升高幅度可增加,但一般不会超过 200mmHg。若 $PaCO_2$ 出现进一步升高,需考虑测定误差。

(2)代偿特点:$PaCO_2$ 升高,血液缓冲系统,主要是碳酸氢盐缓冲系统和血红蛋白缓冲系统(特别是红细胞内的碳酸酐酶)迅速发挥作用,但代偿程度有限,血浆 $[HCO_3^-]$ 仅可升高 3~4mmol/L,pH 有所恢复,血液的最大缓冲能力为 HCO_3^- 30mmol/L。细胞内的磷酸盐和蛋白缓冲系统迅速代偿,细胞内 pH 值可在 15 分钟内恢复 60% 左右,3 小时达最大代偿水平。脑脊液屏障使血液与脑脊液之间的离子转移缓慢,脑脊液的 pH 值比血浆更低。因此患者可以出现明显的精神-神经症状和循环功能变化,但多为功能性改变,随着呼吸性酸中毒的纠正,可迅速恢复。若合并严重缺氧,则容易出现多种并发症和器质性损害。

（3）血电解质变化：酸中毒使细胞内外 K^+-Na^+ 交换减弱，血钾浓度升高；HCO_3^- 浓度升高，Cl^- 转移进入红细胞内，相应 Cl^- 浓度降低；酸中毒使血清游离钙和游离镁浓度升高；酸中毒导致转移性血磷浓度升高。

（4）尿电解质和酸碱度的变化：肾脏代偿在数分钟即开始起作用，表现为泌酸和重吸收 HCO_3^- 增加，相应排钾减少，排氯增加，随着时间的延长，代偿作用加强。但因时间短，代偿程度有限，除尿 pH 显著下降外，其余变化多不明显。

2. 慢性呼吸性酸中毒　患者多有明显的基础疾病，其中以 COPD 最多见，也往往同时存在低氧血症，因发病缓慢，机体各缓冲池的代偿、离子转移、调节系统（主要是肾脏）的调节比较充分，故除原发病的表现外，呼吸性酸中毒本身导致的临床症状不明显或比较轻。该类患者多存在营养不良、电解质紊乱、反复感染、多脏器功能不全等情况，这些皆成为影响预后的重要因素。

（1）动脉血气特点：$PaCO_2>45mmHg$；pH 值正常或稍低于 7.35；$HCO_3^->SB>$ 正常，BE 为正值；存在低氧血症。

（2）代偿特点：细胞内、外皆充分代偿；血液与脑脊液之间的离子转移达平衡状态；肾功能充分代偿，故除非 $PaCO_2$ 显著升高（比如大于 80mmHg），一般情况下 pH 下降不明显，甚至在正常范围。因 HCO_3^- 重吸收增多，并相应排出 Cl^-，故出现低氯血症，其特点是 $\Delta Cl^-=\Delta HCO_3^-$。$HCO_3^-$ 达最大代偿约需 72 小时。代偿公式为 $\Delta HCO_3^-(mmol/L)=0.38\times\Delta PaCO_2\pm3.78(mmol/L)$，代偿极限可达 42~45mmol/L。

（3）血电解质变化：由于机体充分代偿，酸中毒本身对电解质变化的影响不大。但由于水肿、饮食差、利尿等原因，常出现低钠、低镁血症，血钾浓度可以升高、正常或降低。

（4）尿电解质和酸碱度的变化：肾代偿充分，泌酸和重吸收 HCO_3^- 增加，相应排钾减少，排氯增加，因此表现为尿 pH 值显著下降，24 小时尿钾排出减少、尿氯排出增加。

（二）呼吸性碱中毒

原发性肺过度通气，致 $PaCO_2$ 低于正常值范围的病理生理状态。根据发病的急缓，pH 值可以升高或正常。临床上习惯分为医源性和非医源性，前者多见于 MV 调节不当；后者多见于急性肺实质病变、高热或全身性急性病变、神经中枢异常、手术后患者和有精神 - 神经因素的患者。

1. 急性呼吸性碱中毒

（1）动脉血气特点：$PaCO_2<35mmHg$，$pH>7.45$，$HCO_3^-<SB=$ 正常，BE 正常，PaO_2 可以降低（多见于肺实质病变）、正常或升高。

（2）代偿特点　血液和细胞内的代偿皆有限，pH 上升明显；脑脊液缓冲能力微弱，与血浆之间的离子转移缓慢，pH 升高更明显，容易出现明显的神经 - 精神症状。代偿公式为 $\Delta HCO_3^-=0.2\times\Delta PaCO_2\pm2.5(mmol/L)$，代偿极限为 18mmol/L。

（3）电解质变化：因碱中毒，离子钙下降；碱中毒使细胞内外 K^+-Na^+ 交换增强，血钾浓度降低；$[HCO_3^-]$ 降低，Cl^- 从红细胞内移出，进入血浆，相应血 $[Cl^-]$ 升高，且 $\Delta Cl^-=\Delta HCO_3^-$。

（4）尿电解质和酸碱度的变化：肾的代偿在数小时即开始起作用，表现为泌酸减少和排出 HCO_3^- 增加，相应排钾增加，排氯减少，随着时间的延长，代偿作用加强。但因代偿程度有限，除尿 pH 显著升高外，其余变化多不明显。

2. 慢性呼吸性碱中毒

（1）动脉血气改变：$PaCO_2<35mmHg$，$pH>7.45$ 或在正常值的高限，$HCO_3^-<SB=$ 正常，BE 为负值，PaO_2 可以降低（多见于肺实质病变）、正常或升高。

（2）代偿特点：血液和细胞内充分代偿；脑脊液与血浆之间的离子转移达平衡状态；主要是肾功能充分代偿，导致 HCO_3^- 下降，pH 无明显改变。代偿公式为 $\Delta HCO_3^-=0.49\times\Delta PaCO_2\pm1.72(mmol/L)$，需 48~72 小时发挥最大代偿能力，代偿极限为 12~15mmol/L。

（3）电解质变化：碱中毒使细胞内外 K^+-Na^+ 交换增强，同时肾排钾增加，血钾浓度降低；$[HCO_3^-]$

降低,Cl^- 从红细胞内移出,进入血浆,肾代偿性重吸收 Cl^- 增加,血浆 $[Cl^-]$ 明显升高,且 $\Delta Cl^-=\Delta HCO_3^-$。

(4) 尿酸碱度和电解质变化:肾代偿充分,泌酸明显减少和重吸收 HCO_3^- 减少,相应排钾增加,排氯减少,因此表现为尿 pH 显著上升,24 小时尿钾排出增加、尿氯排出减少。

(三) 代谢性酸中毒

固定酸的原发性增多(酸性物质产生过多,或排出减少)或碱离子(主要是 HCO_3^-)原发性减少导致的酸中毒类型。根据发病急缓和机体的代偿程度,也可分为急性代谢性酸中毒和慢性代谢性酸中毒。

1. 动脉血气特点　HCO_3^- 浓度降低,AB>SB,SB<正常,BE 为负值;pH<7.35,在慢性病患者可基本正常(正常值低限);$PaCO_2$ 正常或小于 35mmHg。

2. 代偿特点　血液缓冲系统首先代偿,其后细胞内代偿逐渐发挥更强大的作用(代谢障碍性疾病除外);刺激外周化学感受器,使呼吸增强、增快;H^+ 通过血脑脊液屏障逐渐进入脑脊液,呼吸代偿逐渐增强;肾代偿则逐渐发挥作用(肾功能障碍者除外)。由于急性重症患者肾来不及代偿,肾功能不全的患者则无法代偿,故多数情况下肾代偿的实际意义不大,呼吸的代偿性调节发挥主要作用,在肺功能正常的慢性患者,预计代偿公式为 $PaCO_2=1.5\times[HCO_3^-]\pm2$(mmHg),约 12~24 小时达最大代偿水平,代偿极限为 10mmHg。

3. 血电解质变化　酸中毒使细胞内外 K^+-Na^+ 交换减弱,血钾浓度升高;酸中毒导致转移性血磷升高;如上所述,血氯可以正常或升高。

4. 根据原发病因及其特点

(1) 排泄障碍:血液 H^+ 浓度首先升高,血液代偿为主,其后细胞内缓冲逐渐发挥更强大的作用,H^+ 逐渐进入脑脊液,出现典型酸中毒大呼吸,除非严重酸中毒,其他临床表现较轻。

(2) 代谢障碍:细胞内 H^+ 浓度首先升高,但细胞内代谢受损,缓冲作用不能有效发挥。细胞损伤,H^+ 进入细胞外液,血液代偿为主。原发病和并发症表现突出。H^+ 逐渐进入脑脊液,也可出现典型酸中毒大呼吸。

(四) 代谢性碱中毒

各种原因引起的血浆 $[HCO_3^-]$ 原发性升高的病理生理状态。在呼吸功能正常的情况下伴随 $PaCO_2$ 的代偿性升高。临床上多分为医源性或非医源性,主要原因是 H^+ 丢失过多或 HCO_3^- 增加过多(也称为吸收性碱中毒);电解质分布异常导致的碱中毒也较多见。根据发病急缓和机体的代偿程度,也可分为急性代谢性碱中毒和慢性代谢性碱中毒。

1. 动脉血气改变　$PaCO_2$>45mmHg;pH>7.45,慢性者可以在正常值上限;HCO_3^- 浓度升高;急性者 SB 正常,慢性者 SB 大于正常;同样急性者 BE 正常,慢性者 BE 为正值。

2. 代偿特点　血液缓冲系统首先代偿,细胞内缓冲系统也随之发挥作用,但总体而言,机体的代偿能力有限;抑制周围化学感受器,呼吸减弱、减慢;HCO_3^- 逐渐进入脑脊液,抑制中枢化学感受器,呼吸显著减慢、变浅,通气量下降;肾功能正常的患者也逐渐排出更多的碱,但多数情况下肾功能问题是诱发或加重碱中毒的主要因素,因此肾功能多不能代偿(丧失代偿能力)或代偿不足,呼吸代偿是主要的调节因素,预计代偿公式为 $\Delta PaCO_2=0.9\times\Delta HCO_3^-\pm5$(mmHg)。约 12~24 小时达最大代偿水平,代偿极限为 55mmHg。

3. 电解质变化　碱中毒导致离子钙和离子镁浓度下降;血磷向细胞内转移,血磷浓度下降;碱中毒使细胞内外 K^+-Na^+ 交换增强,血钾浓度降低,在肾功能正常的患者,可促进 K^+ 通过肾脏的排出,进一步加重低钾血症;HCO_3^- 浓度升高,Cl^- 移入红细胞内,相应血浆 Cl^- 浓度降低,且 $\Delta Cl^-=\Delta HCO_3^-$。从碱中毒的病因可以看出,电解质紊乱作为主要或部分因素诱发者比较常见,因此无论是否代偿,合并低钾血症和低氯血症的机会皆比较多。

(五) 复合型酸碱紊乱

1. 呼吸性酸碱紊乱　只可能是单一的,因为不可能同时存在呼吸不足和通气过度。有人认为在呼吸性酸中毒发生肾功能代偿者,若给予机械通气后,呼吸性酸中毒迅速好转而肾脏又来不及排出过多的 HCO_3^-,可发生相对的"通气过度",应诊断呼吸性酸中毒合并呼吸性碱中毒,这是不正确的。确切诊断应为呼吸性酸中毒合并代谢性碱中毒,只是此种代谢性碱中毒与普通的代谢性碱中毒不同,即细胞内,尤其是脑脊液碱中毒较重,更易导致脑细胞的功能障碍和损伤,发生精神-神经症状。这是一种特殊的代谢性碱中毒,当然处理方法也不同,只需降低通气量即可。

2. 代谢性酸碱紊乱

(1)高氯性酸中毒:诊断的核心在于酸中毒是由于 HCO_3^- 的原发性还是继发性降低。原发性降低导致 Cl^- 的继发性升高,称为高氯性酸中毒。因为正常情况下,红细胞内外存在着 HCO_3^- 和 Cl^- 的等量交换,即氯转移。这不仅可保持细胞内外分布区内的电中性,更主要的是保证 CO_2 在血液中的正常运输。在血液 HCO_3^- 浓度降低的情况下,红细胞内的 Cl^- 转移至血浆的量增多。该种情况常见于肾脏或其他部位原发性丢失 HCO_3^- 增多,如肾小管酸中毒、消化液的大量丢失等。

(2)高 AG(阴离子隙)性酸中毒:实质是酸性阴离子的原发性增多,伴随 HCO_3^- 继发性降低。根据电中性原理:

$Na^+ + K^+ + UC$(未测定阳离子)$= Cl^- + HCO_3^- + UA$(未测定阴离子)。

$AG = UA - UC = (Na^+ + K^+) - (Cl^- + HCO_3^-)$。

由于 K^+ 浓度非常低,上式也可简化为:

$AG = UA - UC = Na^+ - (Cl^- + HCO_3^-)$。

正常情况下 AG 为 6~12mmol/L。一般认为 AG 大于 16mmol/L 为高 AG 性酸中毒。AG 增高可见于右边的各种离子浓度的变化,主要见于未测定阴离子的升高,且 AG 的升高幅度多较大。常见疾病有缺氧性和非缺氧性代谢障碍,如休克、心功能不全、酮症酸中毒、乳酸性酸中毒、肾功能不全、一氧化碳中毒、贫血等。

(3)低钾性碱中毒:与氢、钾与钠的竞争性交换有关。细胞内外钾、钠的不同分布主要与钠泵的作用有关。正常情况下,3 个 Na^+ 进入细胞外伴随 2 个 K^+ 和 1 个 H^+ 进入细胞内,从而保持细胞内外的电中性。在血 K^+ 降低的情况下出现两种变化,一是 H^+-Na^+ 交换增强,一是总的交换量下降,导致细胞外碱中毒、细胞内酸中毒、细胞内 Na^+ 浓度增高。这一过程也发生在肾脏,其后果是 H^+ 和 Na^+ 的排出量增多,导致高钠尿和酸性尿。总的结果是细胞外液碱中毒和轻度低钠。低钾还通过其他环节影响碱中毒的发生和维持。

(4)高钾性酸中毒:与上述机制相反,高钾导致酸中毒和轻度高钠。但这一变化幅度有效,临床价值较小。

(5)低氯性碱中毒:与氯转移有关,特点是血 Cl^- 浓度原发性下降,HCO_3^- 浓度代偿性升高,且两者的变化幅度相同。正常情况下,红细胞内外存在 HCO_3^- 和 Cl^- 的等量交换,即氯转移。这不仅可保持细胞内外分布区内的电中性,更主要的是保证 CO_2 在血液中的正常运输。在低氯的情况下,红细胞内的 HCO_3^- 转移至红细胞外增多,导致细胞外碱中毒和细胞内酸中毒。这一过程发生在肾小管,则导致 HCO_3^- 排出增多,Cl^- 重吸收增加,伴随碱性尿。

低氯还通过其他环节影响碱中毒的发生和维持,氯在碱中毒的维持中发挥核心作用。缺氯是代谢性碱中毒发生后肾脏不能代偿性排出 HCO_3^- 的主要原因。

(6)复合性代谢性酸碱紊乱:与挥发性酸仅有 CO_2 一种不同,体内可同时存在上述多种类型的固定酸和固定碱,而其中的一种类型又可包括多种成分,因此代谢性酸中毒和碱中毒可以以多种形式同时存在,比如低氯性碱中毒可合并高 AG 性酸中毒和低钾性碱中毒,称为复合性代谢性酸碱紊乱。但高 AG 性酸中毒可包含多种成分,进一步划分又可分为酮酸性酸中毒、乳酸性酸中毒、磷酸性酸中毒等。因此上述基本类型仅仅是对某一种或几种酸碱物质的概念化,从深度上讲未能阐明其根本原因,如高 AG 性酸中毒可以是代谢障碍引起,也可以是肾功能减退引起;从广度上讲未能阐明酸碱紊乱与原发病或电解质紊乱的根本联系,实际临床价值有限,比如一个临床医师处理糖尿病酮症酸中毒,或低钾性碱中毒患者,不可能以补充碱或酸离子为主,而必须首先补充胰岛素或钾盐。再比如,在酸中毒和碱中毒同时存在而 pH 值又正常的情况下,也不可能既补充酸、又补充碱,只要治疗原发因素(主要是电解质紊乱)即可。故临床上不宜过度追求复合性代谢性酸碱紊乱的概念。

3. 呼吸性合并代谢性酸碱紊乱　分两种基本情况:①通气功能和代谢功能同时或先后发生异常;②某种异常发生后逐渐代偿,经治疗后原发性异常迅速改善,而代偿增多或减少的酸碱物质不能相应迅速改善。以呼吸性酸中毒合并代谢性碱中毒,或呼吸性碱中毒合并代谢性碱中毒、呼吸性酸中毒合并代谢性酸中毒最多见,需结合病史综合分析。无论是何种情况的复合型紊乱,其处理原则是在首先保障合适 pH 值的基础上,处理原发因素和并发症。

(六)酸碱中毒与酸碱血症

1. 酸碱中毒　酸中毒是指血浆中碱性物质原发性减少或酸性物质原发性增多,而 pH 值可以异常(未代偿或代偿不充分)或正常(充分代偿或复合型紊乱);反之碱中毒则是指血浆中碱性物质原发性增多或酸性物质原发性减少,而 pH 值可以异常(未代偿或代偿不充分)或正常(充分代偿或复合型紊乱)。

2. 酸碱血症　酸血症是指血浆 pH 值低于正常值,碱血症则是指血浆 pH 值高于正常值。严重酸血症患者需补充碱性药物,而严重碱血症患者需补充酸性药物。酸血症可以是单纯酸中毒,也可以是酸中毒合并碱中毒;碱血症可以是单纯碱中毒,也可以是碱中毒合并酸中毒。因此酸碱中毒和酸碱血症既有区别,又有联系。酸碱血症必然存在酸碱中毒,而酸碱中毒则不一定出现酸碱血症。

(七)酸碱紊乱对机体影响的理论基础

酸碱紊乱主要通过以下环节影响机体的代谢:①正常酸碱度是维持机体内环境稳定的最基本的因素之一。pH 值的正常变化范围是 7.35~7.45,pH 值的明显改变会影响机体的基本代谢和细胞的电活动。②酸碱度的改变会导致电解质紊乱。③酸碱度的改变可能是机体电解质紊乱的结果。这两种情况皆可通过电解质紊乱损伤机体。④酸碱度的改变也影响氧与血红蛋白的结合和释放,特别是碱中毒导致氧的释放困难,容易发生组织缺氧。⑤影响血管的扩张性和组织器官的血供,特别是脑的血供,如碱中毒使脑血管收缩,供血减少;呼吸性酸中毒则可导致脑血管扩张,甚至脑水肿。

酸中毒和碱中毒对机体的影响是不一致的。机体较易耐受酸性环境,而对碱中毒较敏感。主要原因为:① pH 值和 H^+ 的变化不成线性关系。在 pH 值生存极限内(7.4 ± 0.4),pH 值和 H^+ 的关系可分为三段:在 pH 值 7.1~7.5 范围内,两者近似直线关系,pH 值降低 0.1,$[H^+]$ 升高 10nmol/L;pH 值<7.1 时,$[H^+]$ 的变化幅度显著大于 pH 值的改变;在 pH 值>7.5 时,pH 值的变化幅度显著大于 $[H^+]$,即 $[H^+]$ 的轻微下降就会导致 pH 值的显著升高。如 $[H^+]$100~80nmol/L,对应 pH 值 7.0~7.1;$[H^+]$50~40nmol/L,对应 pH 值 7.3~7.4;$[H^+]$20~15nmol/L,对应 pH 值 7.7~7.8。在三个阶段,pH 值变化皆为 0.1,$[H^+]$ 变化的绝对值分别改变 20nmol/L、10nmol/L、5nmol/L。这是所谓"机体容易耐受酸中毒而不容易耐受碱中毒"的主要原因,因此是相对的,是针对 pH 值而言。②机体对酸的缓冲能力远强于碱。③碱中毒使氧解离曲线左移,氧释放困难;酸中毒使氧解离曲线右移,更容易释放氧。④碱中毒使心脑血管收缩,供血减少,进一步加重组织缺氧。

总之,酸碱状态主要通过细胞内环境变化、继发性电解质变化、氧代谢变化以及血管扩张度变化影响机体的代谢和功能。由于细胞膜的半透膜作用和血脑屏障、血脑脊液屏障的阻碍作用,细胞内外和脑脊液内外酸碱度的变化并不一致。细胞内、外的酸碱度的变化也不同,代偿物质也不一样,前者以磷酸盐和蛋白质为主;后者以碳酸/碳酸氢盐为主,并通过红细胞进行放大。一般情况下细胞内代偿作用强大,血液稍弱,脑脊液非常弱。通过肺和肾的调节,血浆酸碱度可发生显著的代偿性变化。因此血液酸碱度的变化对机体的影响应结合疾病的发生、发展综合评价。

(朱 蕾)

第二章　电生理学检查的临床应用

第一节　心电生理学检查的临床应用

一、心电图

(一) 右位心心电图特点

右位心是心脏在胚胎发育过程中转位形成恰与正常心脏相反的先天性畸形。心脏居胸腔右侧,心尖指向右,左房室和右房室的位置互换,即右房室转向左后方、左房室位于右前方;上下腔静脉在脊柱的左侧而主动脉弓反在右侧,恰为正常心脏在镜中的影像。心电图表现为(图 4-2-1)。

1. Ⅰ导联 P、QRS、T 均倒置,与正常人Ⅰ导联的图形相反。

2. aVR 与 aVL、Ⅱ与Ⅲ的图形,犹似正常心脏位置心电图互换,aVF 图形与正常者相似。

3. 胸前导联 QRS 波群图形反转,自 V_1~V_5 的 R 波逐渐减小而 S 波逐渐增大,且 R/S<1,V_2、V_{3R}、V_{5R} 则分别与正常心电图的 V_1、V_3、V_5 的 R 波图形相同。

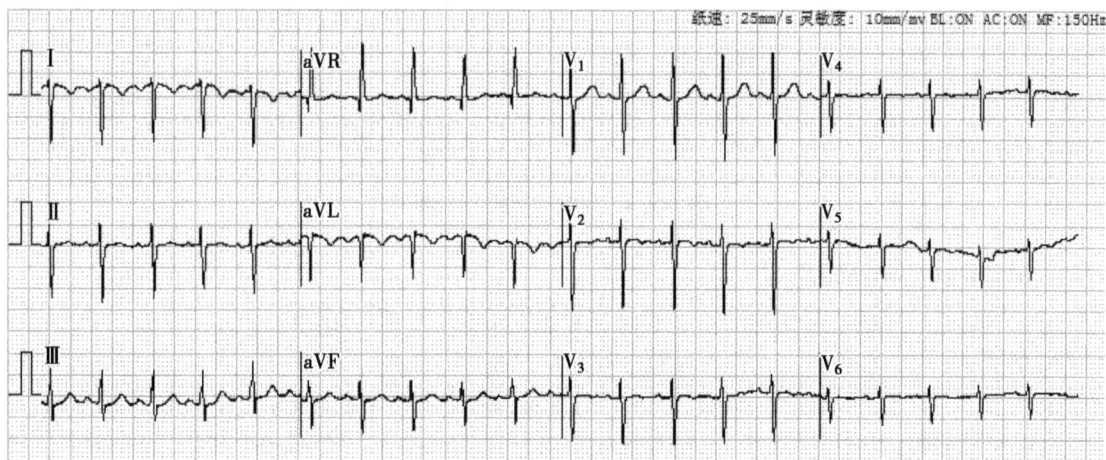

图 4-2-1　右位心心电图

因而,将右位心患者左右手电极反接,V_{3R}~V_{5R} 电极分别放置于右胸与正常心电图 V_3~V_5 电极相对称的位置,V_1、V_2 电极分别与正常心电图的 V_2、V_1 电极互换,则可记录到正常位置的心电图(图 4-2-2)。

右位心心电图需与电极位置差错记录的心电图相鉴别。当误将左右手电极互相接错时,Ⅰ导联 P 波、QRS 波及 T 波倒置,aVR 与 aVL 导联换位,Ⅱ与Ⅲ导联换位,aVF 导联不变,胸前导联常不受影响(图 4-2-3)。

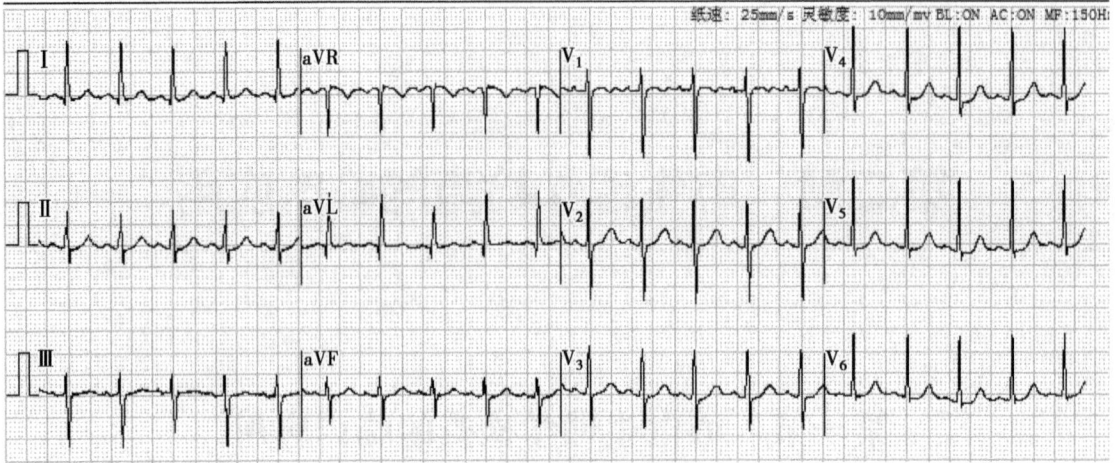

图 4-2-2 右位心患者左右手反接

V_{3R}~V_{5R} 分别放置于右胸与正常心电图 V_3~V_5 相对称的位置,其 V_1、V_2 分别相当于正常位置心电图的 V_2、V_1

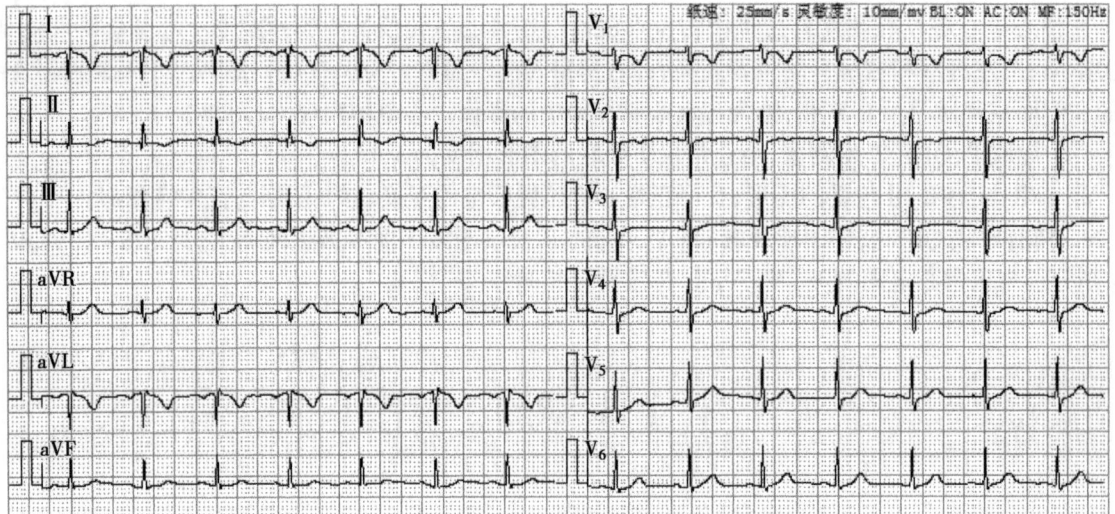

图 4-2-3 左右手反接心电图

(二) 房室肥大心电图特点

当心房与心室肥厚和 / 或扩张到一定程度时可引起心电图的相应改变。

1. 心房肥大

(1)右心房肥大:正常情况下,右心房先除极,左心房后除极(图 4-2-4A)。当右心房肥大时,其除极时间延长与稍后除极的左房重叠,主要表现为心房除极电压增高(图 4-2-4B),而总的除极时间并未延长。右心房肥大心电图特点如下(图 4-2-5):

1)肢体导联 P 波振幅 ≥ 0.25mV,以 Ⅱ、Ⅲ、aVF 导联最为明显。

2)V_1 导联 P 波直立时,其振幅 ≥ 0.15mV,若 P 波呈双向时,其振幅的算术和 ≥ 0.20mV。

3)P 波电轴右偏超过 +75°。

此种心电图改变因常见于肺源性心脏病,又称为"肺性 P 波"。

(2)左心房肥大:当心房肥大时,其除极时间延长,引起心房总的除极时间延长(图 4-2-4C)。左心房肥大心电图特点如下(图 4-2-6):

1)P 波增宽,时限 ≥ 0.12s,波顶常呈双峰,峰间距 ≥ 0.04s,在 Ⅰ、Ⅱ、aVL 导联较明显,因常见于二尖瓣狭窄,又称为"二尖瓣型 P 波"。

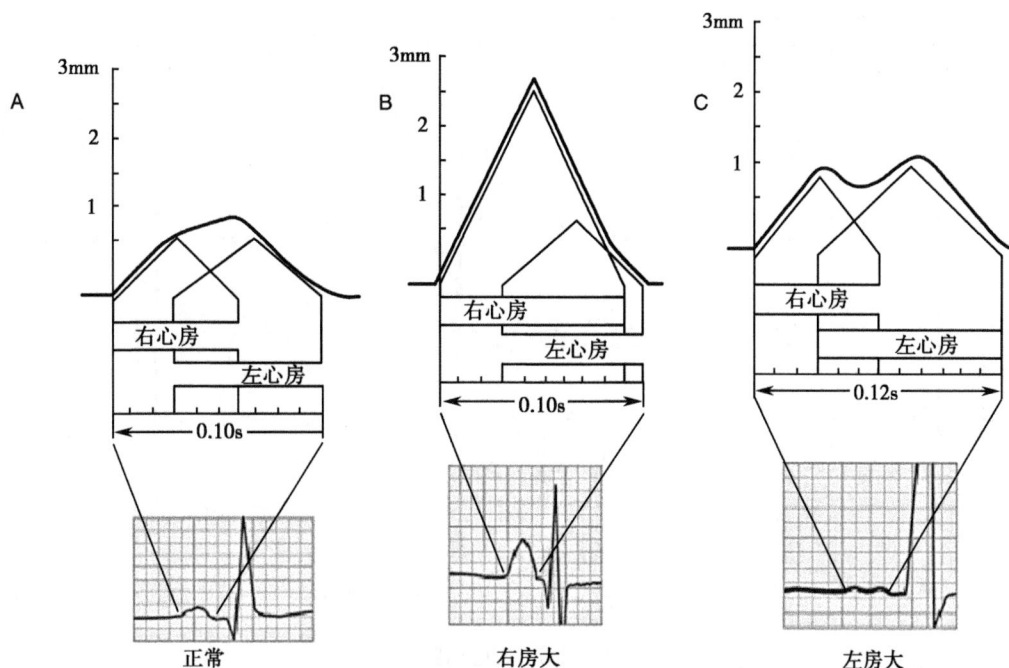

图 4-2-4 心房除极及心房肥大示意图

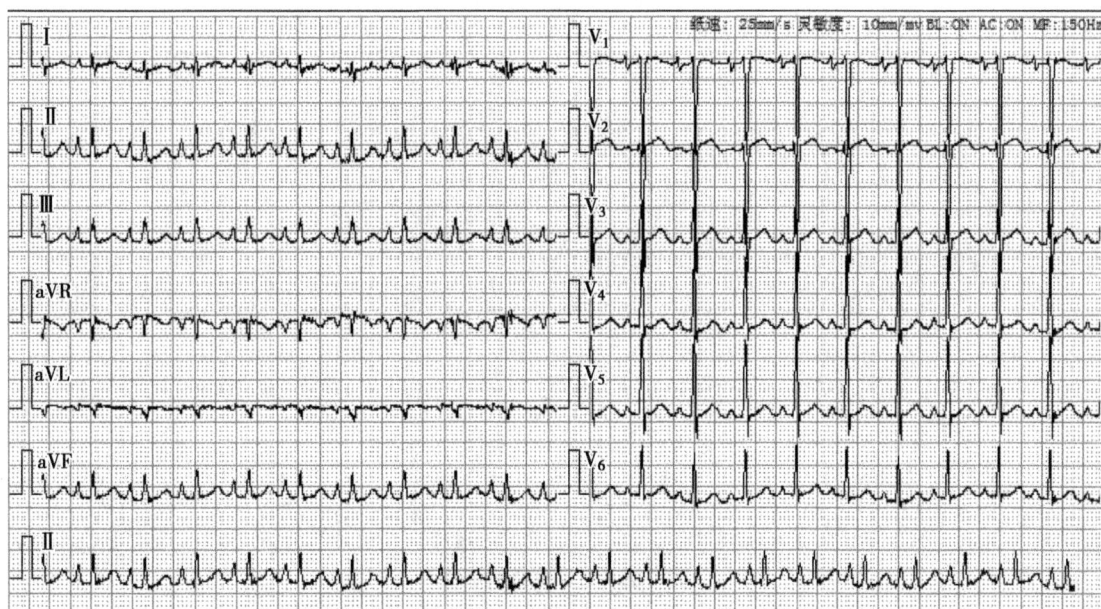

图 4-2-5 右心房肥大

2)V_1 导联 P 波常先正后负,负向波较深,P 波终末电势($Ptfv_1$)绝对值 ≥ 0.04mm/s。

除了左心房肥大外,房内阻滞也可出现 P 波增宽,应注意鉴别。一般后者的 P 波增宽常在 Ⅰ、Ⅱ、aVF 导联较明显,V_1~V_4 导联常出现先正后负的 P 波。

双侧心房肥大心电图见图 4-2-7。

2. 心室肥大

心室肥厚或扩大都可使心电图发生改变,心电图上主要表现为 QRS 波振幅增高、除极时间延长及形态改变。

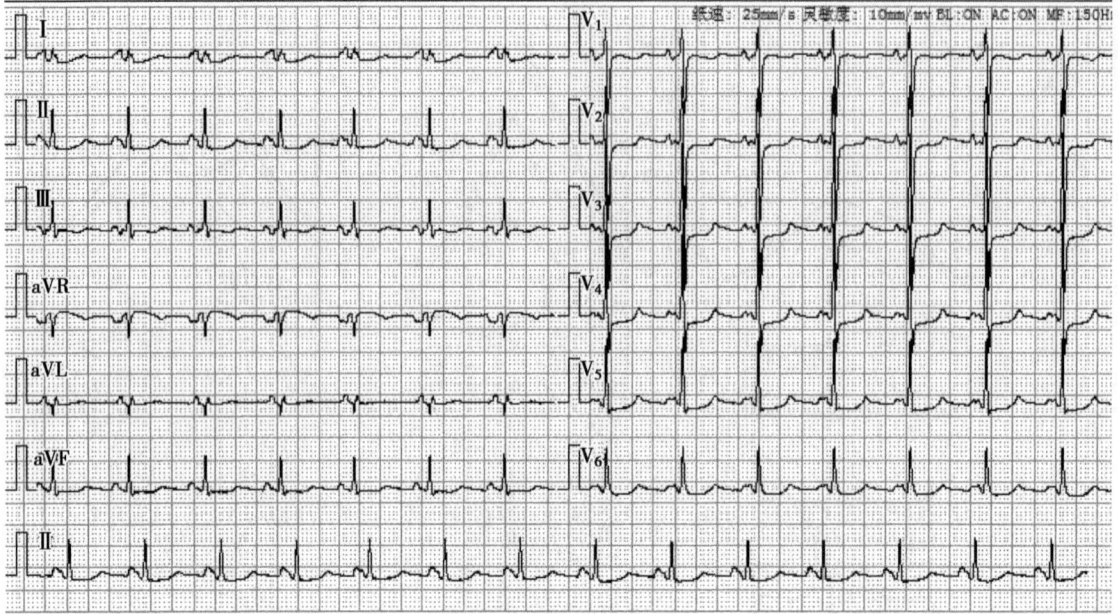

图 4-2-6 左心房肥大

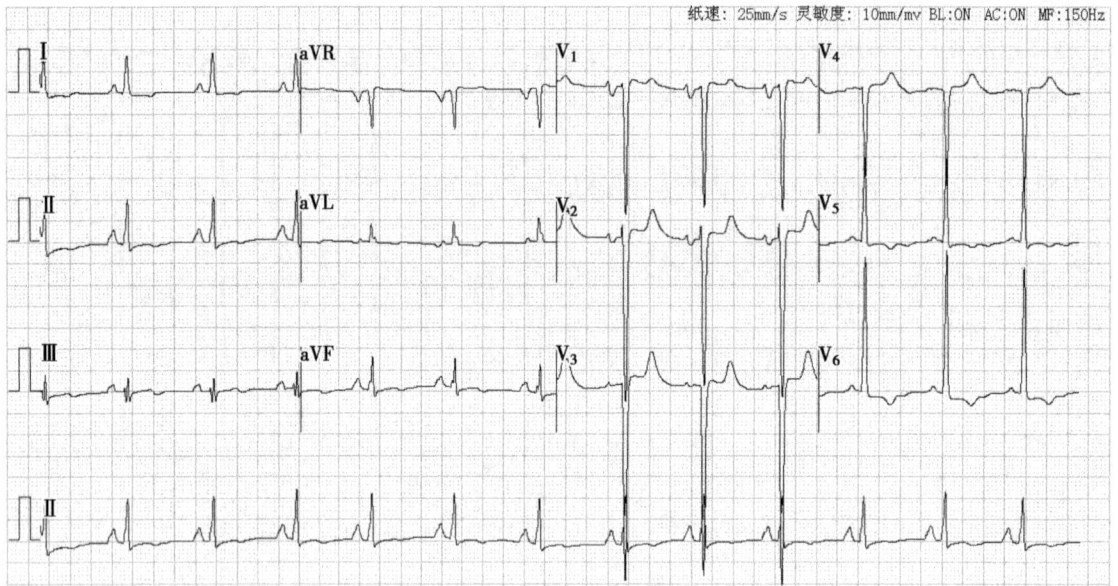

图 4-2-7 双侧心房肥大

(1)左心室肥大:正常情况下,左心室位于心脏的左后方,且左心室壁明显厚于右心室,故心室除极综合向量表现为左心室优势型特征。左心室肥大时,左心室优势特征表现得更为明显。心电图表现如下(图4-2-8):

1)QRS波电压增高:①胸导联中,R_{V5} 或 R_{V6} > 2.5mV,R_{V5} + S_{V1} > 4.0mV(男性),或 > 3.5mV(女性);② 肢 体 导 联 中,R_I > 1.5mV,R_{aVL} > 1.2mV,R_{aVF} > 2.0mV, 或 R_I + S_{III} > 2.5mV; ③ Cornell 标 准:S_{V3} + R_{aVL} > 2.8mV(男性),或 > 2.0mV(女性)。

2)额面 QRS 心电轴左偏。

3)QRS 波时限延长至 0.10~0.11s,但一般仍 < 0.12s。

4)继发性 ST-T 改变:以 R 波为主的导联如 V_5 导联,ST 段可呈下斜型压低 > 0.05mV,T 波低平、双向或倒置；以 S 波为主的导联，如 V₁ 导联反而可见直立 T 波。当 QRS 波电压增高并伴上述 ST-T 改变时，称为左室肥大伴继发性 ST-T 改变。

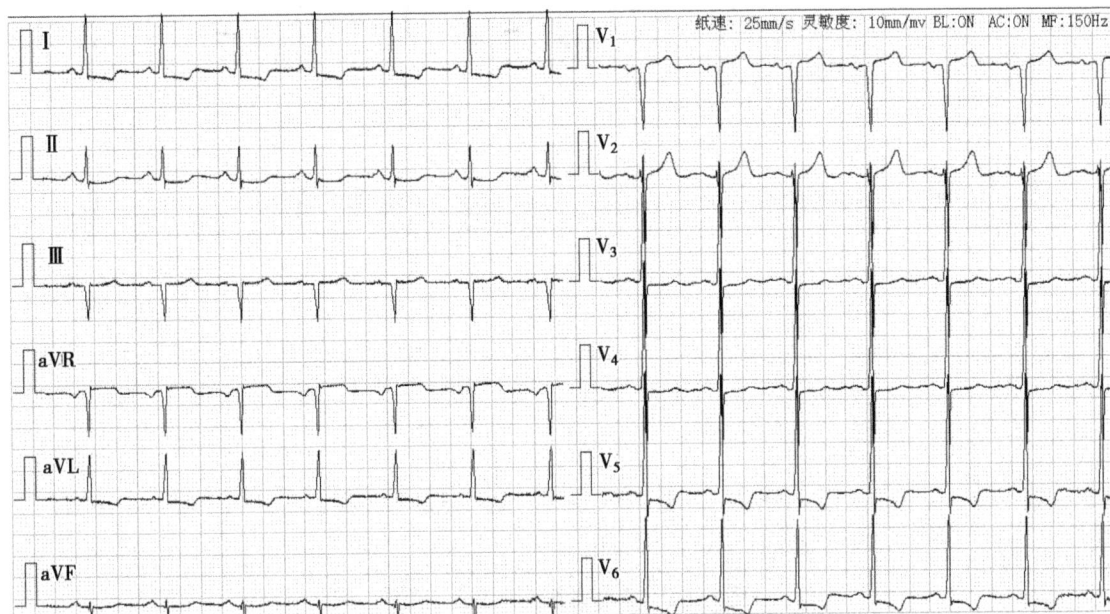

图 4-2-8　左心室肥大伴 ST-T 改变

在左室高电压的基础上，结合其他阳性指标之一，一般可以诊断左室肥大，符合的条件越多，诊断的可靠性越大。左心室肥大心电图可见于高血压、肥厚型心肌病、主动脉缩窄、二尖瓣关闭不全等。

单纯 QRS 电压增高诊断左室肥大宜慎重，因 QRS 电压还受多种因素的影响，如胸壁厚度、心脏大小、皮下脂肪、电极位置、呼吸动作等。不同年龄和性别，正常值也有不同，应注意判别。单纯 QRS 电压增高与左室肥大的不同点在于：①肢体导联 QRS 电压正常；②无导致左室肥大的病因；③ QRS 电轴正常；④ V₅ 导联 VAT 正常。超声心动图左室壁正常，左室腔无扩大。

（2）右心室肥大：当右心室轻度肥大时，并不能抵消正常左室的心电向量活动。只有当右心室肥大达到一定程度时，左、右心室的综合心电向量才转向右前方，使心电图出现右心室肥大的表现。右心室肥大时心电图表现为（图 4-2-9）：

1）QRS 波改变：①右胸导联呈高 R 波及左胸导联呈深 S 波，V₁ 导联 R/S ≥ 1，V₅ 导联 R/S ≤ 1，$R_{V1}+S_{V5}>1.05mV$，（重症 >1.2mV）；② aVR 导联 R/Q 或 R/S ≥ 1，R 波 >0.5mV。

2）心电轴右偏 ≥ +90°（重症 >+110°）。

3）继发性 ST-T 改变：右胸导联 V₁、V₂ 的 ST 段压低及 T 波倒置，称右室肥大伴继发性 ST-T 改变。

某些右心室肥大的病例，如慢性阻塞性肺心病，主要表现为右室流出道肥大，心电图可表现为：① V₁~V₆ 导联均呈 rS 型（R/S<1），即所谓极度顺钟向转位；② I 导联 QRS 波低电压（<0.5mV）；③心电轴右偏常 ≥ +90°；④常伴有 P 波电压增高。此类心电图改变应结合临床资料分析。

诊断右心室肥大定性诊断（依据 V₁ 导联 QRS 形态及电轴右偏等）比定量诊断更有价值。一般来说，阳性指标越多，则诊断的可靠性越高。右心室肥厚的心电图可见于肺心病、二尖瓣狭窄、肺动脉瓣狭窄、房间隔缺损、法洛四联症或原发性肺动脉高压等。

（3）双侧心室肥大：左、右心室均肥大时，心电图可表现为大致正常心电图或单侧心室肥大或双侧心室肥大图（图 4-2-10）。

1）当双侧心室除极综合心电向量相互抵消时，可表现为大致正常心电图。

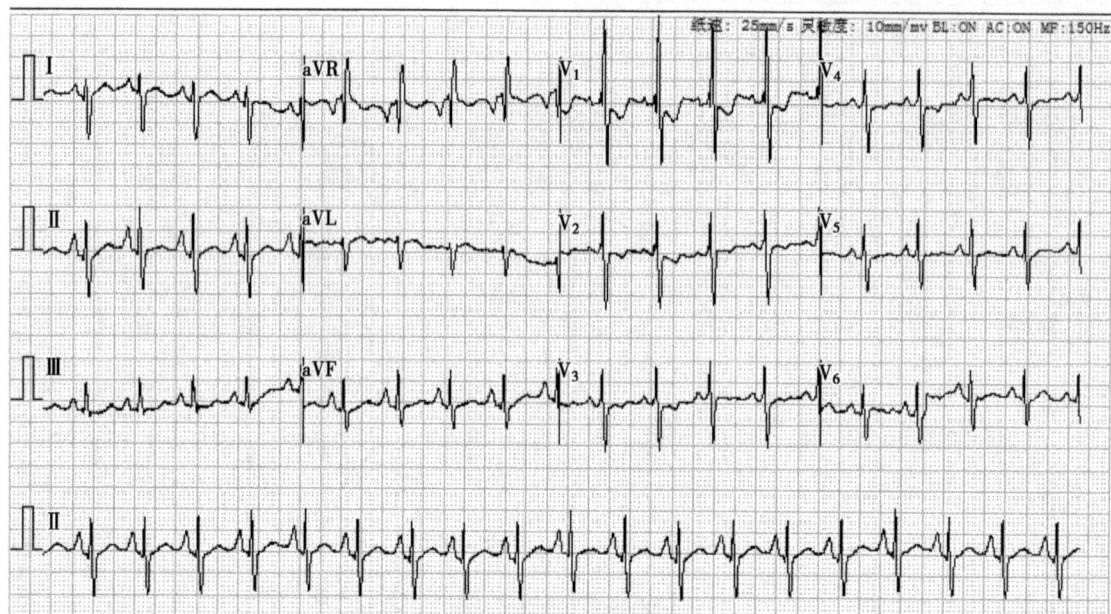

图 4-2-9　右心室肥大伴 ST-T 改变

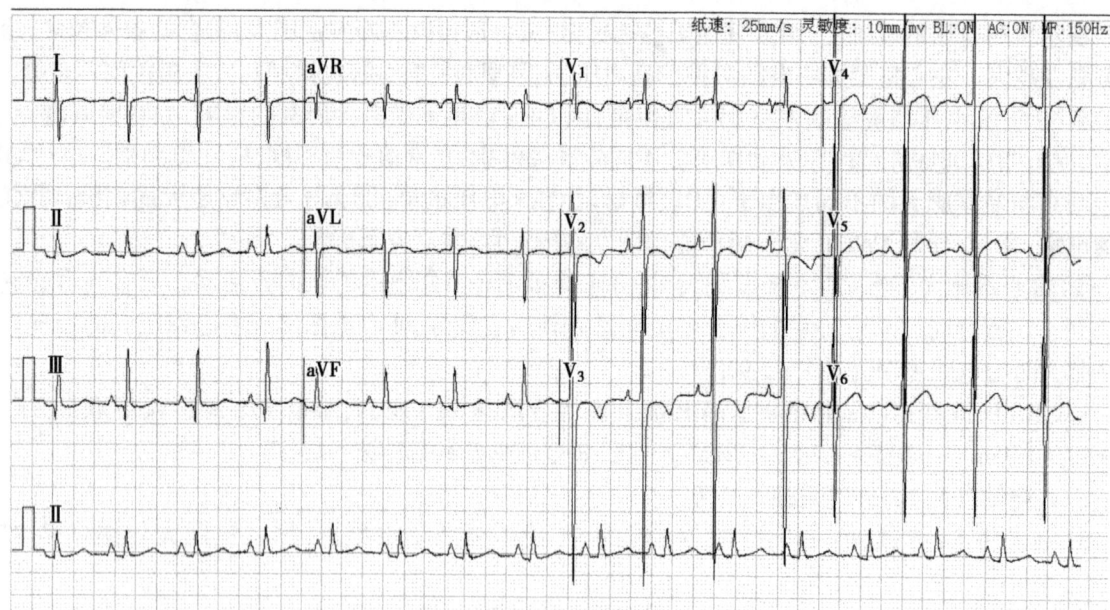

图 4-2-10　双侧心室肥大

2）当双侧心室除极心电向量差异明显时,可表现出一侧心室肥大的心电图特征(以仅表现左心室肥大者多见),而另一侧心室肥大的图形常被掩盖。

3）少数病例可出现双侧心室肥大心电图,既表现右心室肥大的心电图特征(如 V_1 导联以 R 波为主,电轴右偏等),又存在左心室肥大的某些征象(如 V_5 导联的 R 波振幅增高等)。

双侧心室肥大临床上见于房间隔缺损或动脉导管未闭合并肺动脉高压,瓣膜病等。

(三) 心肌缺血心电图特点

心肌缺血将引起心肌复极异常,心电图上主要表现为 ST-T 异常改变。随着心肌缺血程度和部位不同,在相应的导联上会表现出不同的 ST-T 异常变化。

1. 心肌缺血的心电图类型

(1)缺血型心电图变化　心肌缺血时,T 向量由缺血的心肌指向正常的心肌

1)当心内膜下心肌缺血时,T 向量由心内膜指向心外膜,在心外膜面可记录

到高耸且对称的 T 波(图 4-2-11A)。例如当下壁心内膜下缺血时,下壁导联 Ⅱ、Ⅲ、aVF 可出现高大直立的 T 波。

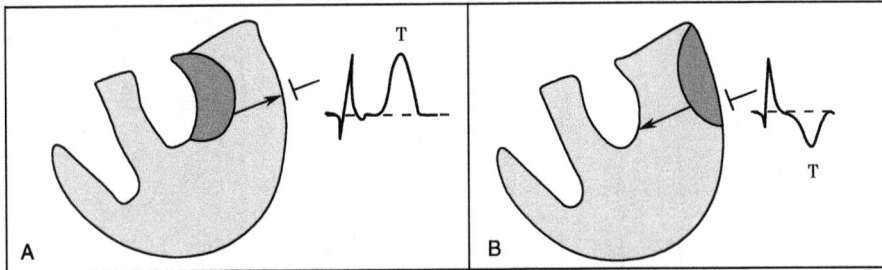

图 4-2-11　A. 心内膜缺血;B. 心外膜缺血

2)当心外膜下心肌缺血或透壁心肌缺血时,T 向量由心外膜指向心内膜,此时面向缺血区的导联出现倒置的 T 波(图 4-2-11B)。例如当下壁心外膜下缺血时,下壁导联 Ⅱ、Ⅲ、aVF 可出现高大倒置的 T 波。

(2)损伤型心电图改变　心肌缺血进一步加重时,可出现心肌损伤。心肌损伤时,ST 向量由正常的心肌指向损伤的心肌。

1)当心内膜下心肌损伤时,ST 向量由心外膜指向心内膜,此时面向心外膜的导联出现 ST 段下降(图 4-2-12A)。

2)当心外膜下心肌损伤时,ST 向量由心内膜指向心外膜,此时面向心外膜的导联出现 ST 段上抬(图 4-2-12B)。

另外,临床上发生透壁性心肌缺血时,心电图往往表现为心外膜下缺血(T 波深倒)或心外膜下损伤(ST 段抬高)类型。

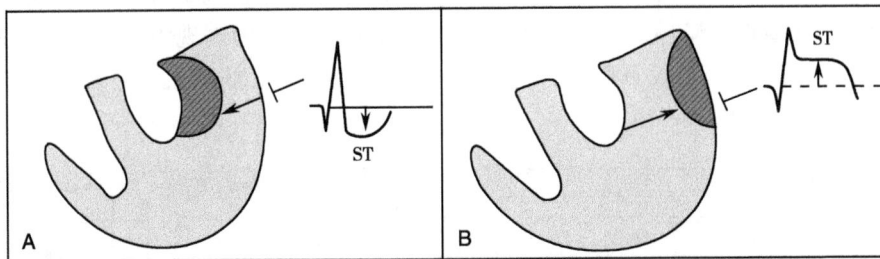

图 4-2-12　A. 心内膜损伤;B. 心外膜损伤

(3)2012、2013 年 ACCF/AHA(美国心脏病学会基金会/美国心脏协会)再次明确心肌缺血的心电图定义为:

1)新出现的左束支传导阻滞(LBBB)。

2)新发生的 ST 段抬高:① $V_2 \sim V_3$ 导联 ST 段抬高(J 点处)≥0.2mV;②其他导联 ST 段抬高 ≥0.1mV(无左心室肥厚和 LBBB);③ V_{3R}、V_{4R} 导联 ST 段抬高 ≥0.05mV;(男性);④ aVR 导联 ST 段抬高 ≥0.1mV 并伴 2 个连续的对应导联 ST 段压低 ≥0.05mV(图 4-2-13)。

3)新发生的 ST 段压低:①两个相邻导联新出现的 ST 段水平型或下垂型压低 ≥0.05mV;② $V_1 \sim V_3$ 导联新出现 ST 段水平型或下垂型压低 ≥0.1mV,伴有 T 波直立。

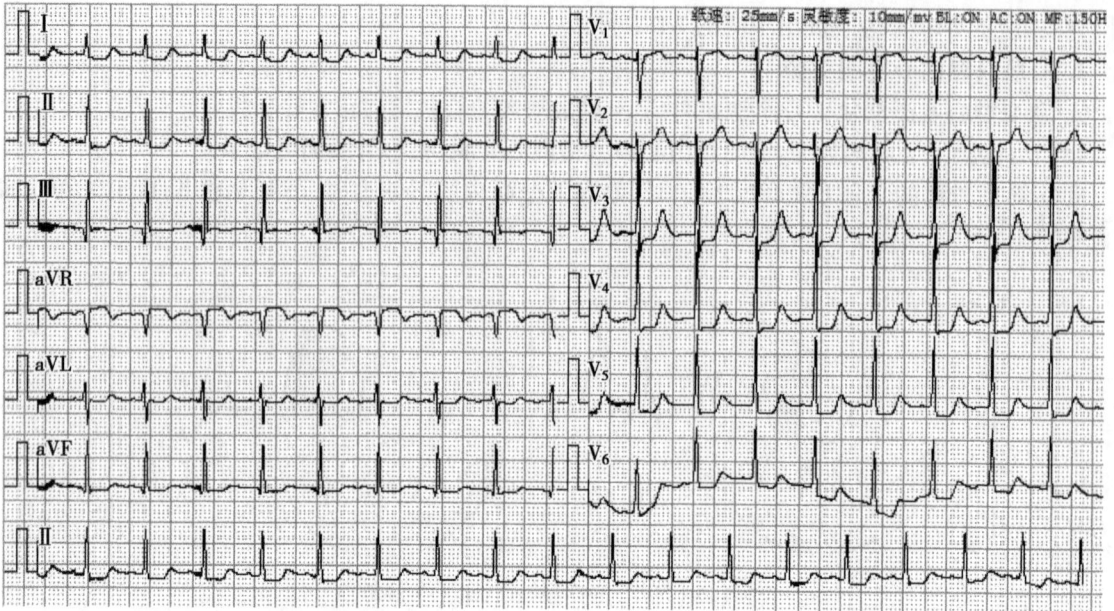

图 4-2-13　aVR 导联 ST 段抬高 ≥ 0.1mV 并伴 V3~V6 导联 ST 段压低 > 0.1mV

4）新出现的 T 波倒置：①新出现的（1 月内）T 波倒置；②在 R 波为主或 R/S>1 的导联新出现的 T 波倒置；③两个相邻导联（以心前导联多见）新出现的 T 波倒置；④伴或不伴 ST 改变的 T 波倒置 ≥ 0.1mV。

这里特别强调了在 R 波为主或 R/S>1 的两个相邻导联，新出现的 T 波倒置 ≥ 0.1mV，伴或不伴 ST 段改变，都是急性心肌缺血的重要标准之一，而这点却常常被忽视。

2. 临床意义

临床上典型的心绞痛症状发作时，心电图可出现缺血性 ST-T 改变，表现为面向缺血部位的导联 ST 段呈水平型或下斜型下移 ≥ 0.1mV（图 4-2-14），T 波低平、双向或倒置。有些冠心病患者心电图可呈持续性 ST-T 改变（ST 段呈水平型或下斜型下移 ≥ 0.05mV 和 / 或 T 波低平、双向或倒置），而仅于心绞痛发作时出现 ST-T 改变加重或呈假性正常化。冠心病患者心电图上出现深尖倒置、双肢对称的 T 波称为"冠状 T"（图 4-2-15），反映心外膜下心肌缺血或有透壁性心肌缺血，这种 T 波改变也可见于心肌梗死患者。变异型心绞痛（冠状动脉痉挛为主要因素）时，心电图表现为暂时性 ST 段抬高并伴有高耸的 T 波，对应导联常伴 ST 段下移（图 4-2-16）。这是急性严重心肌缺血的表现，若 ST 段持续性抬高，提示可能发生心肌梗死。

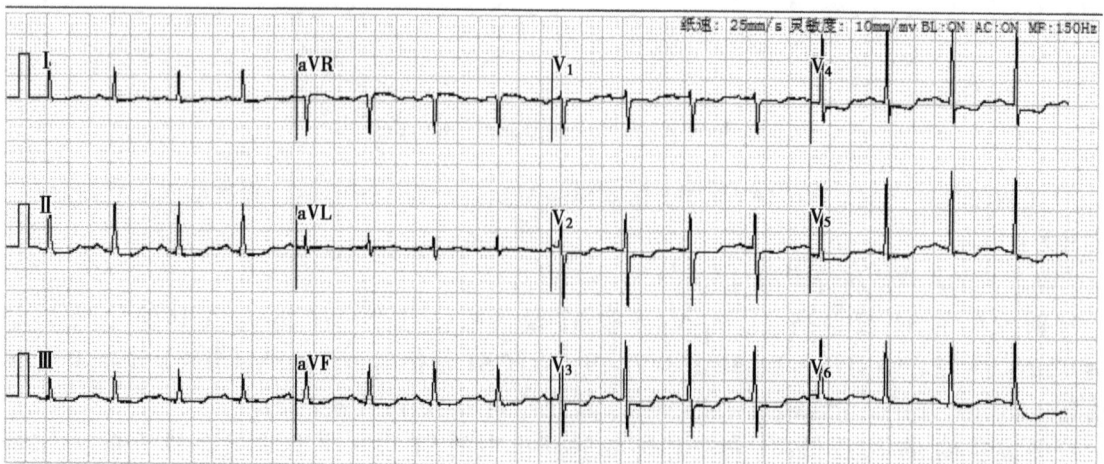

图 4-2-14　心肌缺血（心绞痛）

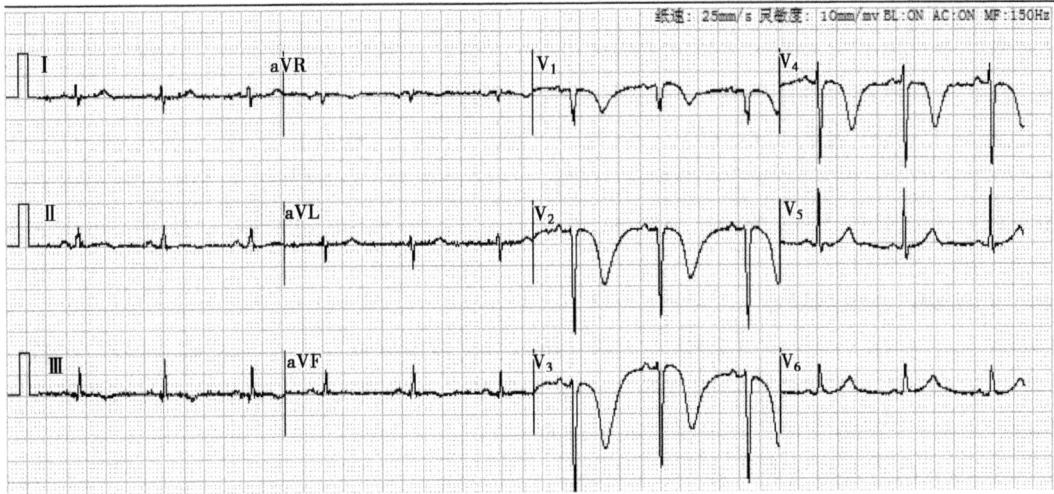

纸速：25mm/s 灵敏度：10mm/mv BL:ON AC:ON MF:150Hz

图 4-2-15　冠状 T

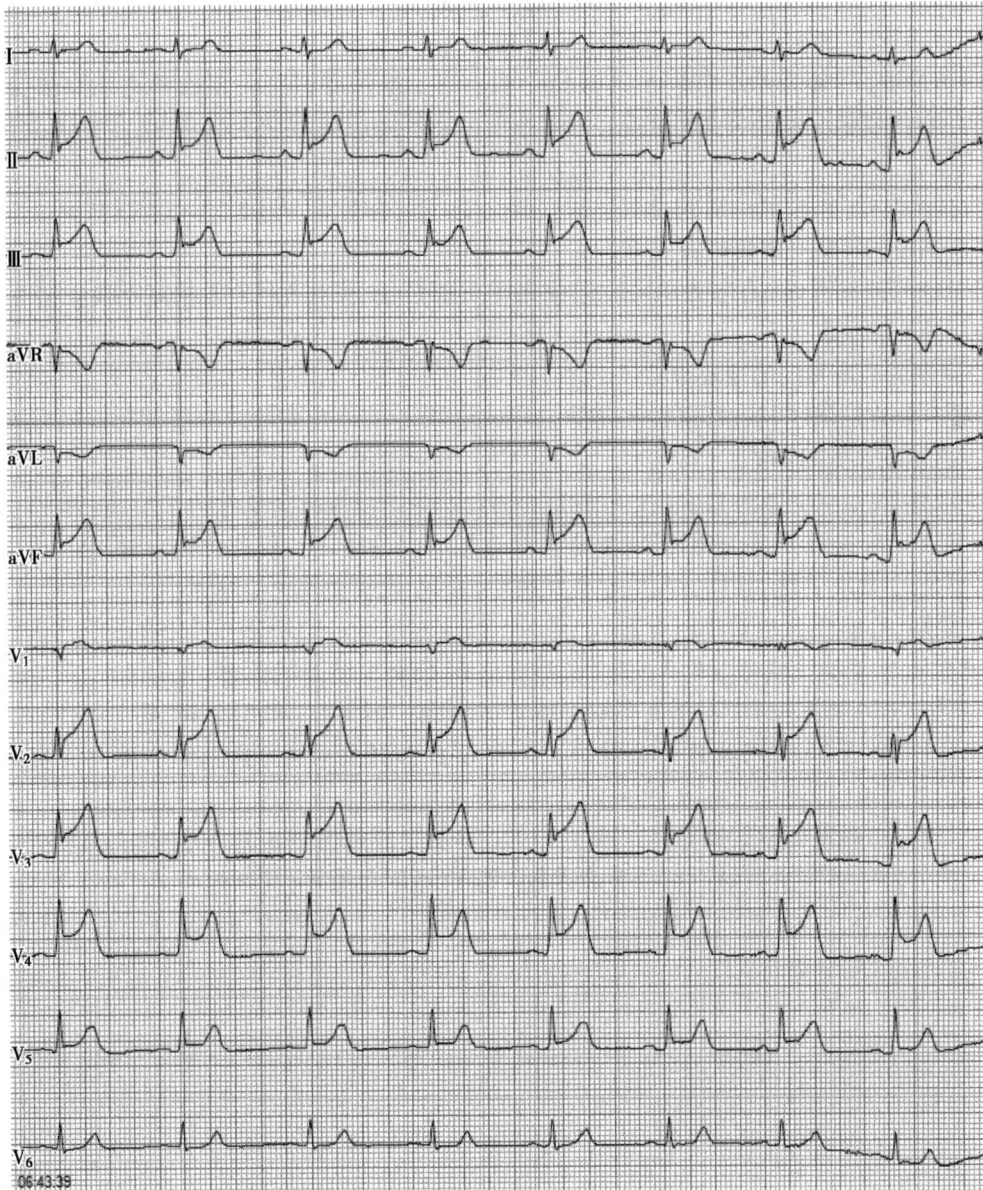

图 4-2-16　心肌缺血（变异型心绞痛）

3. 鉴别诊断

心电图上的 ST-T 改变可以是各种原因引起的心肌复极异常的共同表现。因而,当心电图出现 ST-T 改变时,应注意结合临床资料进行诊断与鉴别诊断。

除冠心病外,其他疾病如心肌病、心肌炎、瓣膜病、心包炎、脑血管意外(尤其颅内出血)等均可出现此类 ST-T 改变。电解质紊乱(低钾等)、药物(洋地黄影响)、起搏器植入术后以及自主神经调节障碍也可引起非特异性 ST-T 改变。此外,心室肥厚、束支传导阻滞、预激综合征等均可引起继发性 ST-T 改变,应注意鉴别。

(四)心肌梗死心电图特点

心肌梗死是指冠状动脉供血急剧减少或中断而引起相应供血区的心肌细胞发生缺血、损伤和坏死,心电图上可出现一系列特征性的改变并呈动态演变。心肌梗死的心电图改变及其演变规律对确定诊断、指导治疗和判断预后具有重要的临床意义。

1. 心肌梗死的心电图改变

(1)坏死型改变:坏死的心肌丧失了除极和复极的能力,不再产生心电向量,但坏死区周围的健康心肌仍在除极,其综合心电向量背离坏死心肌,因此在面向坏死心肌的导联上出现病理性 Q 波(Q 波时间 ≥0.03s,深度 ≥R/4)。

(2)损伤型改变:坏死心肌的周围为损伤心肌。由于损伤心肌产生损伤电流或除极受阻,其心电向量方向是由健康心肌指向损伤心肌,因此在面向损伤心肌的导联上出现 ST 段抬高并形成单向曲线。

(3)缺血性改变:损伤区周围的心肌呈缺血型改变,其心电向量是由缺血心肌指向健康心肌,因此在面向缺血部位的导联上出现倒置 T 波。

典型急性心肌梗死时,心电图可同时记录到坏死型 Q 波,损伤型 ST 段抬高及缺血型 T 波倒置,即急性心肌梗死的基本图形。

2. 心肌梗死心电图的演变及分期

心肌梗死心电图除了具有特征性改变外,其图形演变也有一定规律。心肌梗死常分为超急性期、急性期、亚急性期和陈旧期图。

(1)超急性期:冠状动脉闭塞后数分钟到数小时。心电图出现巨大高耸的 T 波,随后 ST 段呈斜型抬高与高耸直立的 T 波相连,此期病理性 Q 波尚未形成。这些表现仅持续数小时,临床上多因持续时间短而不易记录到,若能及时治疗,可避免发展为心肌梗死或使梗死范围缩小。

(2)急性期:心肌梗死后数小时至数天,是一个演变过程。心电图表现为:ST 段呈弓背向上型抬高,抬高显著者可与 T 波融合形成单向曲线,继而逐渐下降;T 波开始倒置,并逐渐加深;出现坏死型 Q 波。坏死型 Q 波、损伤型 ST 段抬高与缺血型 T 波倒置在此期内可同时并存(图 4-2-17)。

(3)亚急性期:心肌梗死后数天至数周。坏死型 Q 波持续存在,缺血型 T 波由深尖逐渐变浅(图 4-2-18)。如果 ST 段持续升高 6 个月以上,可能合并室壁瘤。

(4)陈旧期:心肌梗死后数周至半年或更久,ST 段和 T 波可恢复正常,或 T 波持续倒置、低平,趋于恒定不变,残留下坏死型 Q 波。部分患者在数年后 Q 波明显缩小,甚至消失。

近年来,随着急性心肌梗死后溶栓或介入治疗的开展,心肌梗死的病程显著缩短,心肌梗死的心电图不再出现上述典型演变过程。

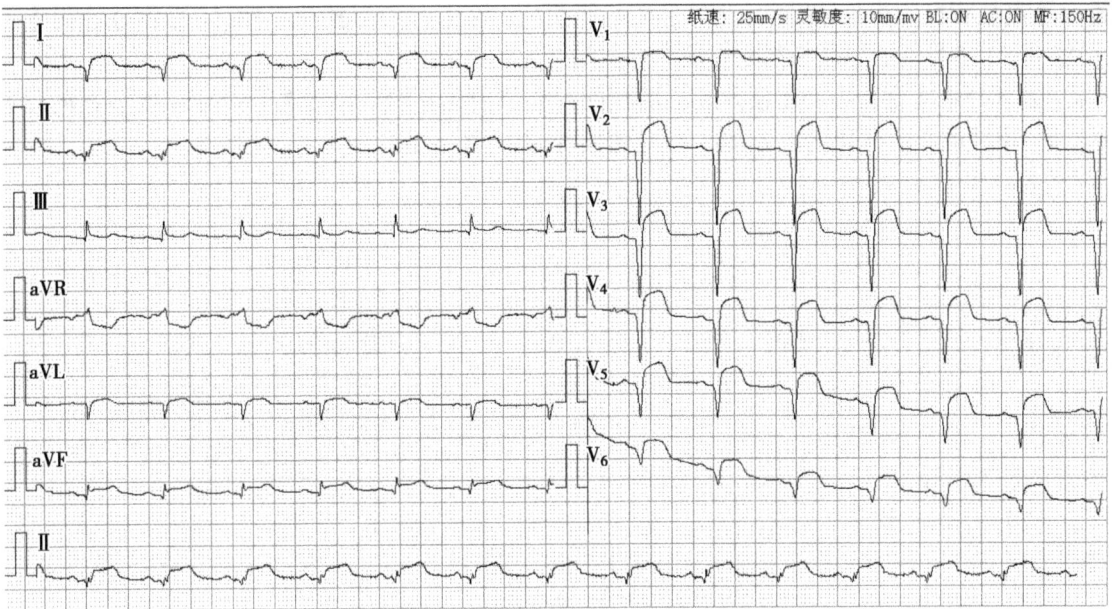

图 4-2-17 急性广泛前壁、下壁心肌梗死

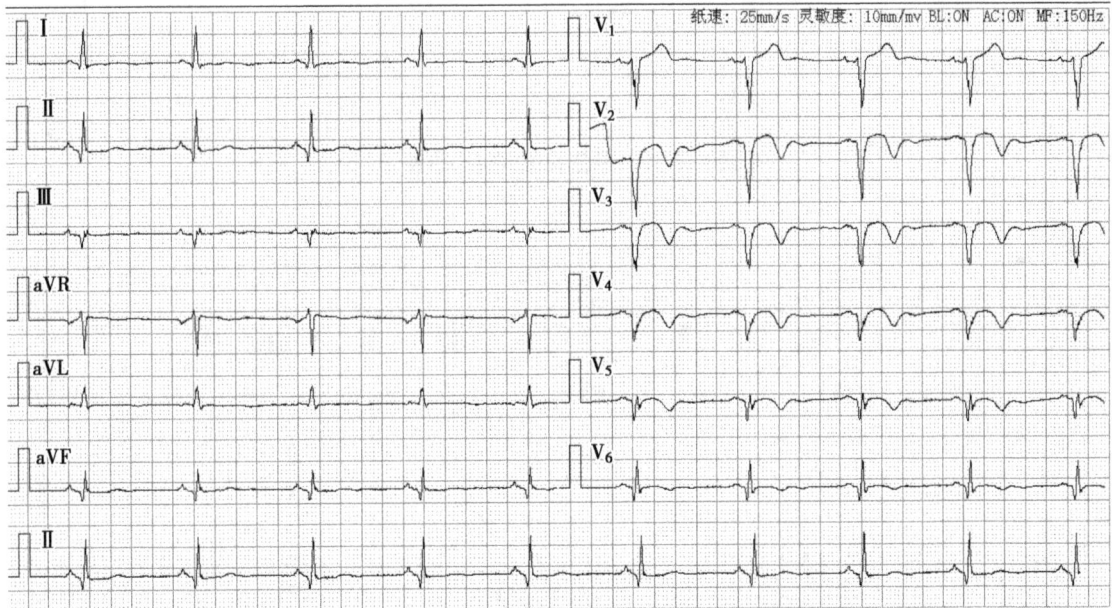

图 4-2-18 亚急性前壁心肌梗死，陈旧性下壁心肌梗死

3. 心肌梗死的定位诊断

体表心电图不但能确定梗死部位，还能大致判断梗死相关冠脉。临床上可根据心电图探查电极朝向梗死区时记录到的基本图形来判断心肌梗死部位和梗死相关冠脉(表 4-2-1)。①前间壁心肌梗死时，$V_1 \sim V_3$ 导联出现病理性 Q 波或 QS 波(图 4-2-19)；②前壁心肌梗死时，$(V_1)V_3$、$V_4(V_5)$ 导联出现病理性 Q 波；③侧壁心肌梗死时，I、aVL、V_5、V_6 导联出现病理性 Q 波；④广泛前壁心肌梗死时，胸前导联 $V_1 \sim V_5$ 出现病理性 Q 波(图 4-2-20)；⑤下壁心肌梗死时，II、III、aVF 导联出现病理性 Q 波(图 4-2-21)。⑥后壁心肌梗死时，$V_7 \sim V_9$ 导联出现病理性 Q 波，与正后壁相对的 V_1、V_2 导联出现 R 波增高、T 波高耸及 ST 段下移(图 4-2-22)；⑦右心室心肌梗死时，主要表现为 V_{3R}、V_{4R} 导联 ST 段抬高>0.1mV。孤

立的右心室梗死极为少见,常同时合并下壁心肌梗死。在急性心肌梗死早期,坏死型 Q 波尚未形成时,可根据 ST-T 异常的导联来判断心梗的部位和梗死相关冠脉。

此外,部分患者会发生心房梗死。心房梗死占心肌梗死总检出率的 7.3%~17%,大多数同时合并心室梗死,单独的心房梗死仅占 1.7%。心电图表现如下(图 4-2-23):

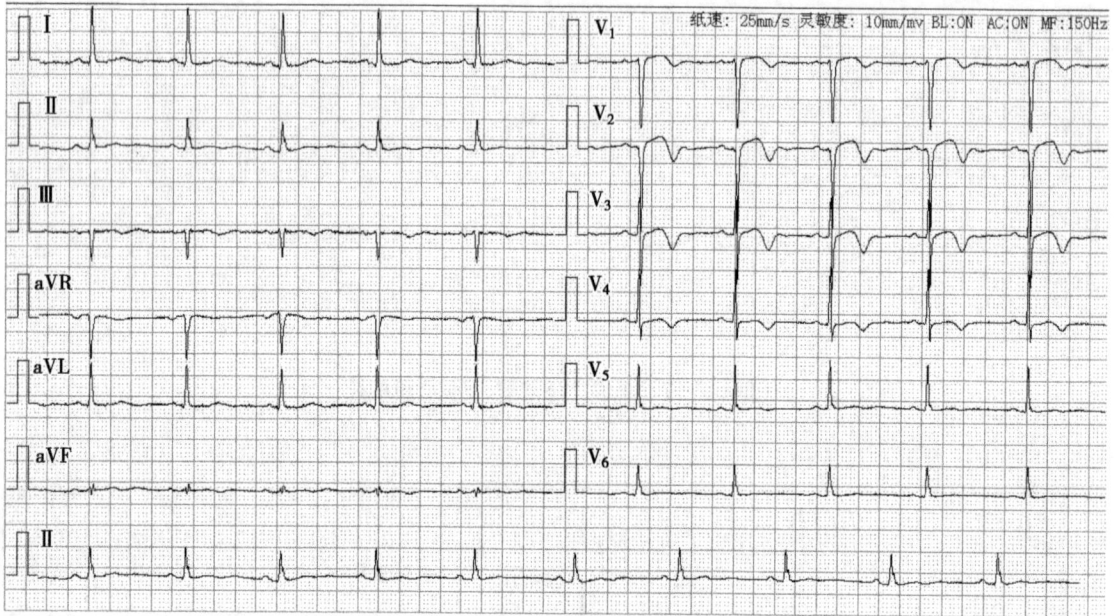

图 4-2-19　亚急性前间壁心肌梗死

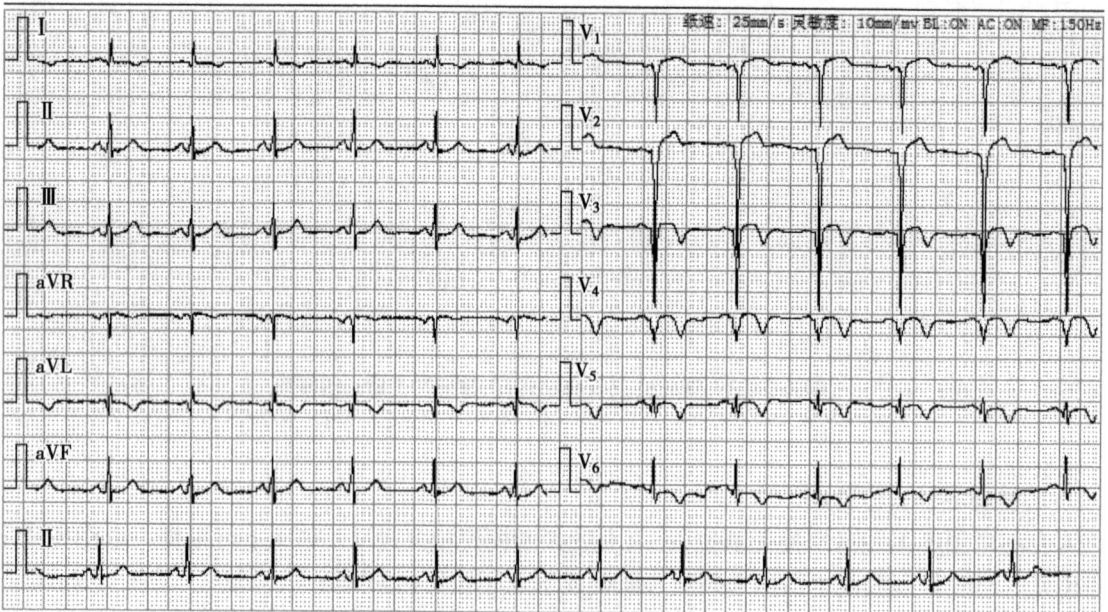

图 4-2-20　急性广泛前壁心肌梗死

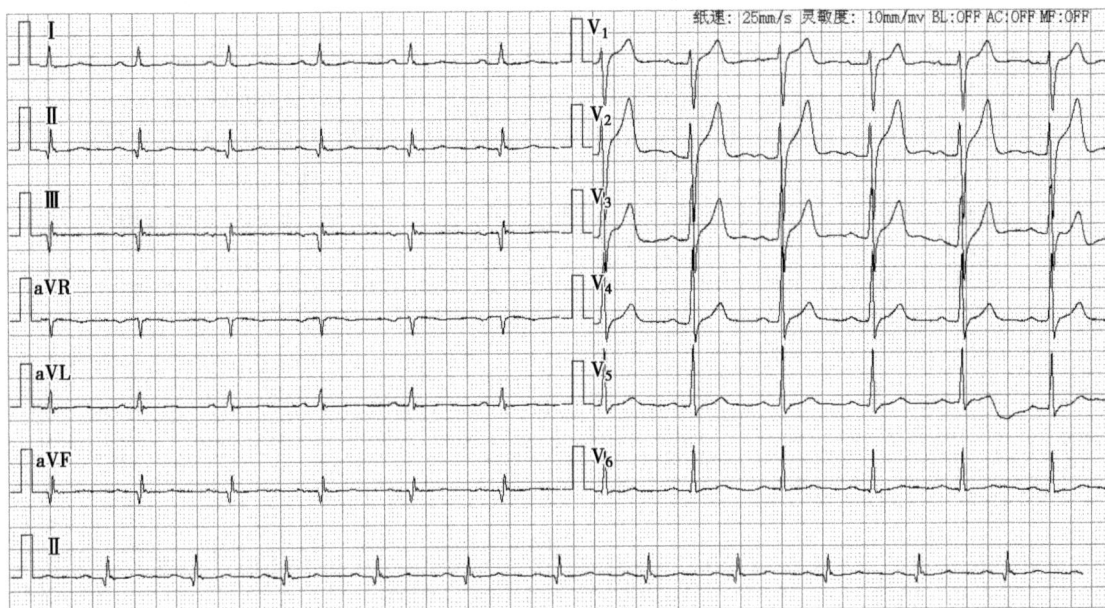

图 4-2-21　陈旧性下壁心肌梗死

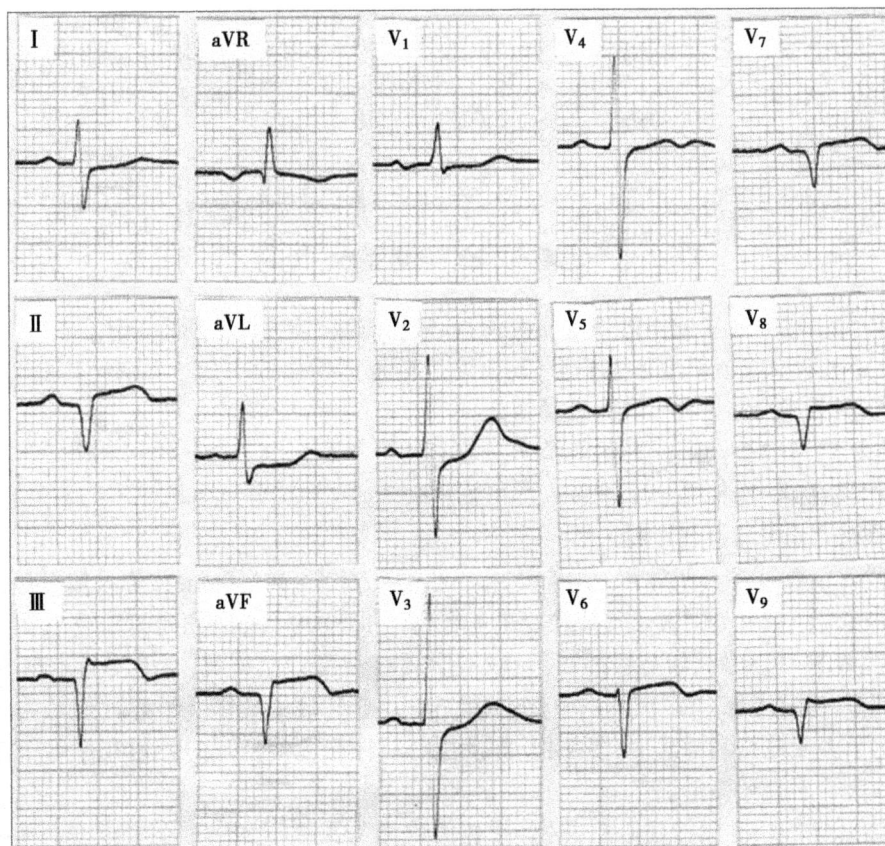

图 4-2-22　急性下壁、后壁心肌梗死

表 4-2-1　心肌梗死导联与部位及冠状动脉供血区域的关系

导联	心梗部位	冠状动脉
$V_1 \sim V_3$	前间壁	左前降支
V_3、V_4（V_5）	前壁	左前降支
$V_1 \sim V_5$	广泛前壁	左前降支
I、aVL、V_5、V_6	侧壁	左前降支的对角支或左回旋支
II、III、aVF	下壁	右冠状动脉或左回旋支
$V_7 \sim V_9$	后壁	左回旋支或右冠状动脉
$V_{3R} \sim V_{5R}$	右室	右冠状动脉

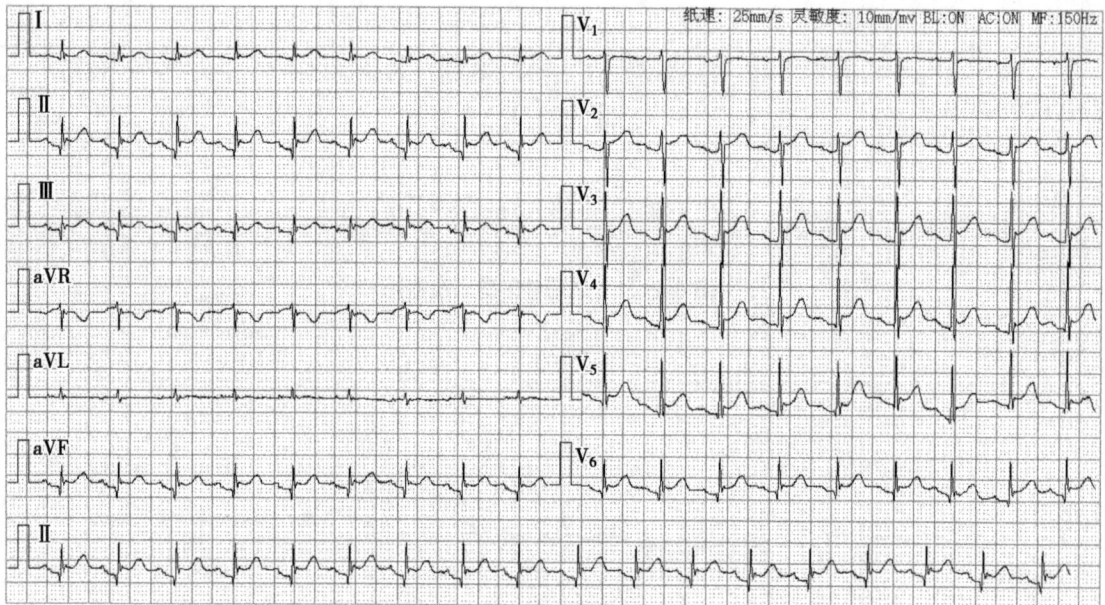

图 4-2-23　心房梗死

（1）PR 段抬高 ≥ 0.05mV 或压低 ≥ 0.1mV，前者较易辨认，且更具诊断特异性。

（2）PR 段呈水平型或上斜型形态异常，与 P 波后肢形成明显的交角。心房梗死的心电图异常改变，在伴有房室脱节或房室传导阻滞时较易辨认。

（3）P 波有切迹，呈 M 形或 W 形的异常形态。

符合上列异常标准愈多，诊断心房梗死的可靠性愈大。

4. 心肌梗死的分类和鉴别诊断

（1）Q 波型和非 Q 波型心肌梗死：研究表明，心肌梗死直径 > 20~30mm 或累及室壁厚度的 50% 以上且在 QRS 波起始 40ms 处时才可形成典型的 Q 波型心肌梗死。心肌梗死面积较小、厚度不及 50% 及位于 QRS 波终末 40ms 处（如基底部）时一般不形成 Q 波型心肌梗死，心电图只出现 ST 段抬高或压低及 T 波倒置，或只出现 QRS 波形的改变，如顿挫、切迹、R 波丢失等。新近研究发现，非 Q 波型心肌梗死还可见于多支冠状动脉病变，多部位、弥漫性心肌梗死可使梗死向量相互作用而抵消，亦不形成典型的 Q 波型心肌梗死图形。

（2）ST 段抬高和非 ST 段抬高心肌梗死：根据心电图有无 ST 段抬高，目前将急性心肌梗死分为 ST 段抬高（图 4-2-24）和非 ST 段抬高（图 4-2-25）两大类，它们与不稳定型心绞痛一起统称为急性冠脉综合征。以 ST 段改变对急性心肌梗死进行分类对临床治疗具有重要的指导作用。若治疗不及时，ST 段抬高和非 ST 段抬高心肌梗死均可演变为 Q 波型或非 Q 波型心肌梗死。

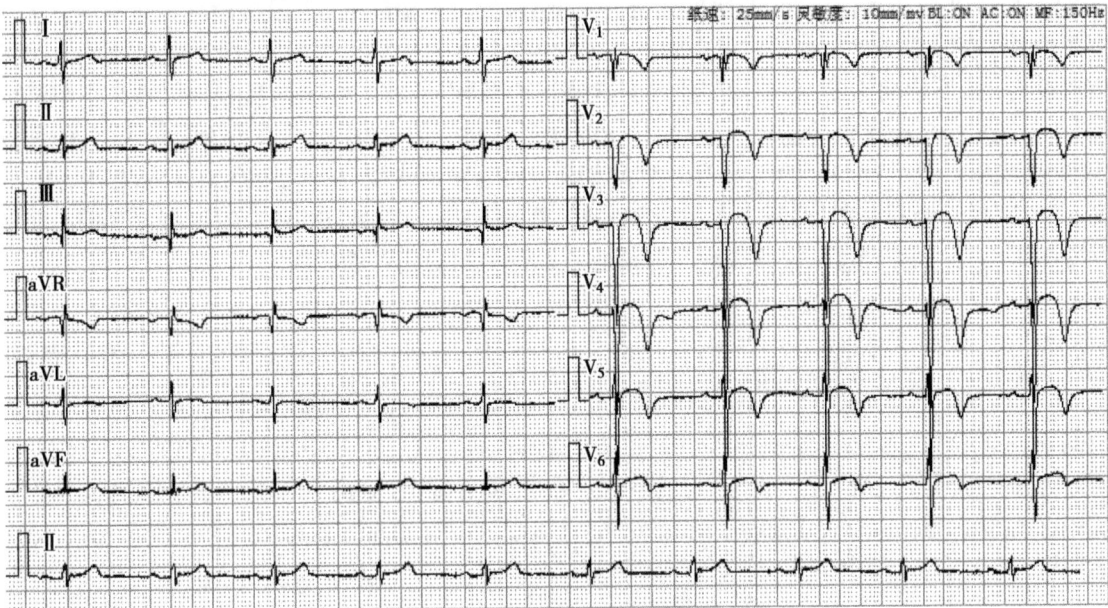

图 4-2-24 ST 段抬高型心肌梗死

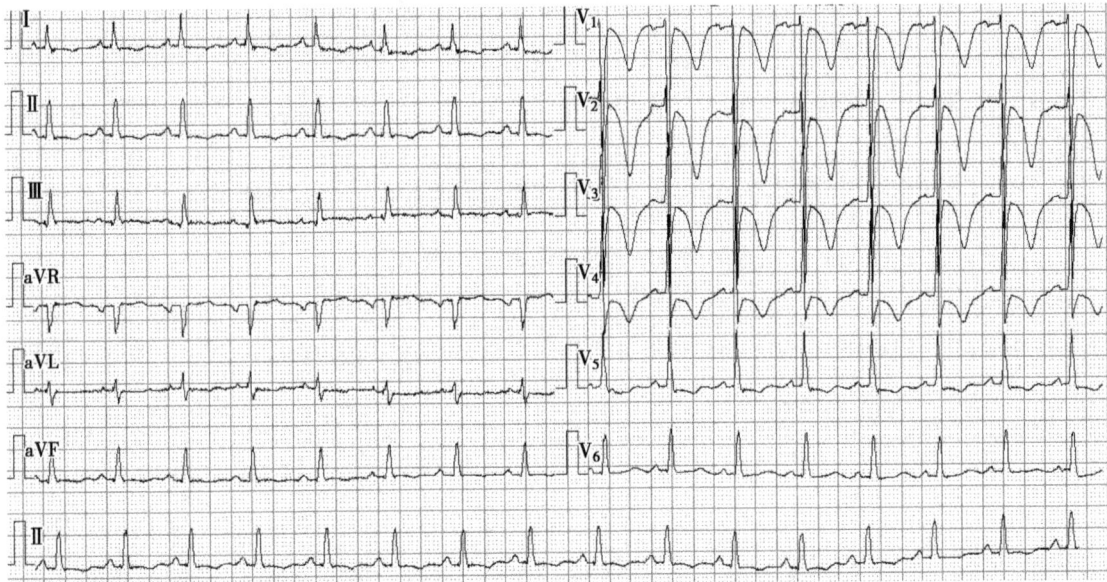

图 4-2-25 非 ST 段抬高型心肌梗死(心内膜下心肌梗死)

2007 年 AHA/ACCF/ESC/WHF(美国心脏协会 / 美国心脏病学会基金会 / 欧洲心脏病学会 / 世界心脏联盟)提出心肌梗死诊断标准如下:

心脏生化标志物(cTn 最佳)水平升高超过参考值上限 99 百位值,同时至少伴有下述心肌缺血证据之一:

1)缺血症状。

2)心电图提示新发缺血性改变。

3)心电图提示病理性 Q 波形成。

4)影像学提示新发局部室壁运动异常或存活心肌丢失。

急性心肌梗死诊断模式由原来的 3 选 2 转为 1+1 模式。心肌生化标志物阳性 + 其他任 1 条即可诊断为心肌梗死,提高了心肌生化标志物在诊断心肌梗死中的地位。

　　(3)心肌梗死合并其他病变:心肌梗死合并室壁瘤时,可见抬高的 ST 段持续存在达半年以上。心肌梗死合并右束支阻滞时,由于右束支阻滞的 QRS 波起始向量与正常相同,所以心肌梗死时仍可显示病理性 Q 波,不影响诊断,心电图初始向量表现出心肌梗死特征,终末向量表现出右束支阻滞的特点(图 4-2-26);心肌梗死合并左束支阻滞时,梗死波形常被掩盖,按原标准进行诊断较困难,但急性期 ST 段抬高或压低及弓背向上的形状超出左束支阻滞的继发性改变(图 4-2-27),在 I、aVL、V₅、V₆ 导联出现 q 波,都提示合并心肌梗死;左前分支阻滞时,II、III、aVF 导联呈 rS 型,有时可掩盖下壁心肌梗死(图 4-2-28),结合心电向量图、临床表现及血清心肌标记物的变化可助诊断。

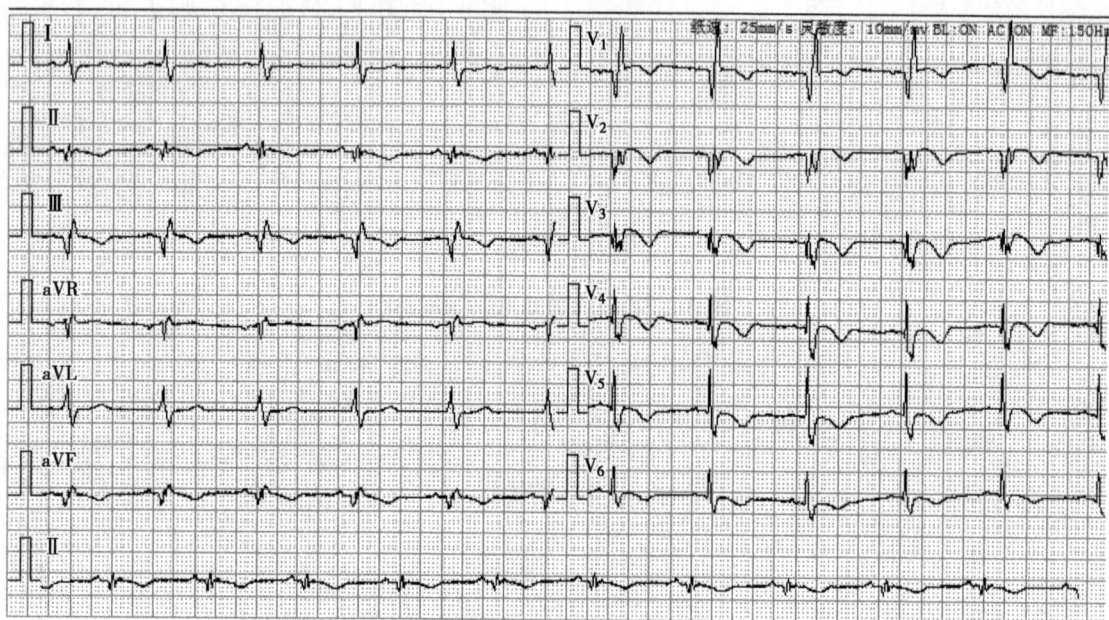

图 4-2-26　右束支阻滞合并心肌梗死

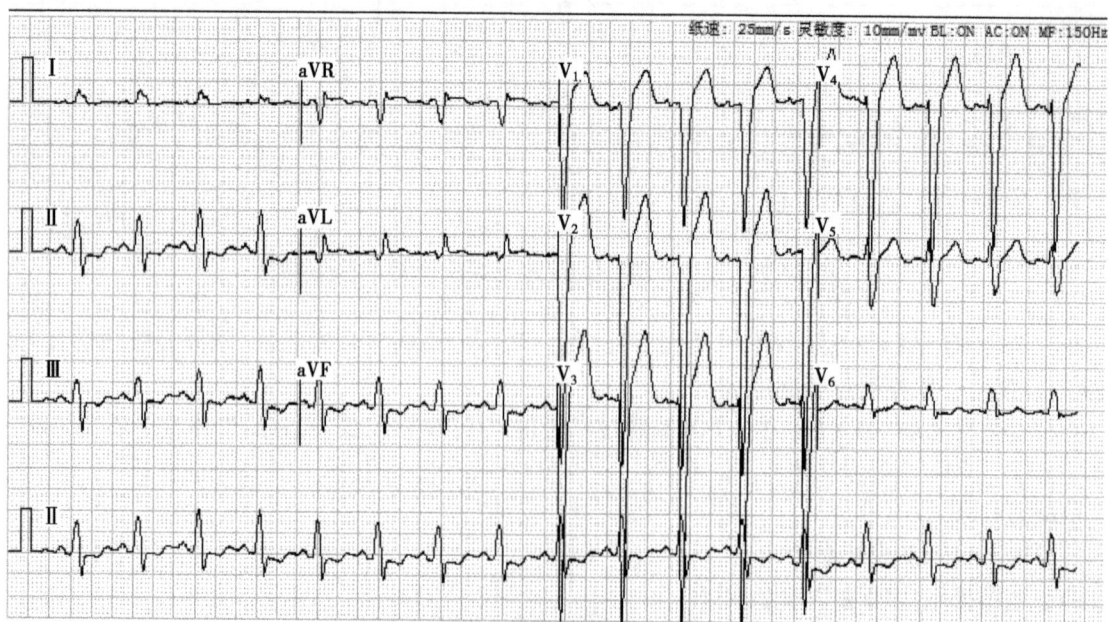

图 4-2-27　左束支阻滞合并心肌梗死

V_2~V_4 导联 ST 段抬高>0.5mV,超出左束支阻滞的继发性 ST-T 改变

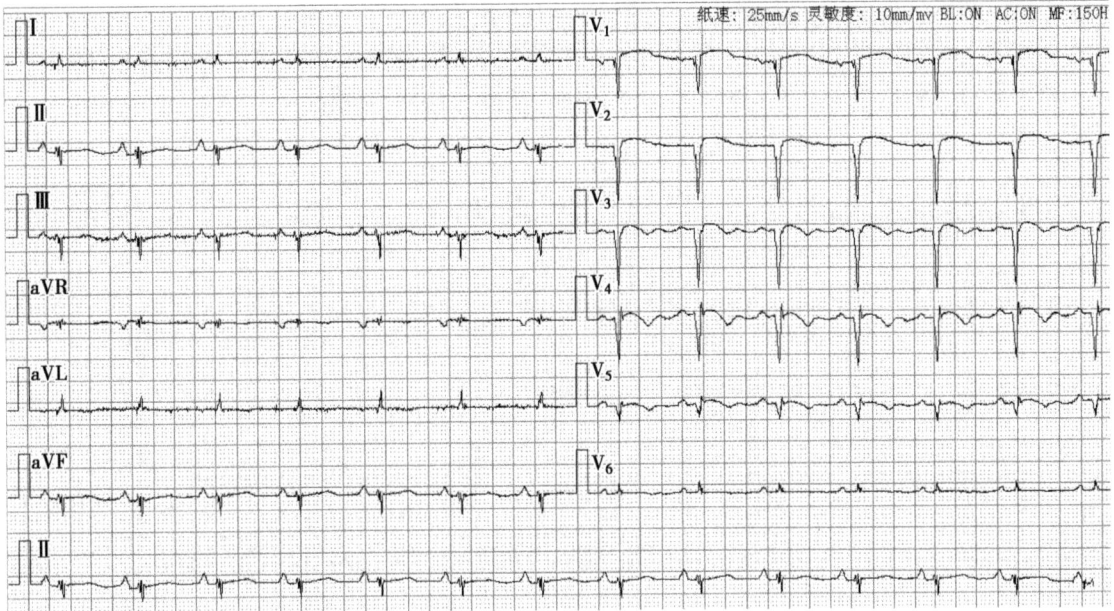

图 4-2-28 左前分支阻滞合并下壁 + 前壁心肌梗死

（4）心肌梗死的鉴别诊断：除了急性心肌梗死外，ST 段抬高还见于变异型心绞痛、室壁瘤、急性心包炎、早期复极等，根据病史、是否伴有病理性 Q 波及典型 ST-T 演变过程可以鉴别。此外，束支传导阻滞、预激综合征、心肌病、急性心肌炎、心室肥厚、急性肺动脉栓塞、生理性或位置性因素（电极位置或气胸）等也可出现异常 Q 波，但后者一般无典型 ST-T 动态改变，结合病史和临床资料一般不难鉴别。只有异常 Q 波、ST 段抬高及 T 波倒置三者同时出现，并呈动态变化才是急性心肌梗死的特征性心电图。

（五）心律失常的心电图特点

正常人的心脏起搏点位于窦房结，并按正常传导系统顺序激动心房和心室。如果心脏激动的起源点异常或 / 和传导异常，称为心律失常。心律失常的心电图分类如图 4-2-29 所示。

冲动形成异常
窦性心律失常　窦性心动过速、窦性心动过缓、心律不齐、停搏
异位心律
1. 主动性异位心律：期前收缩（房性、交界区性、室性）
　　　　　　　　　阵发性心动过速（房性、交界区性、室性）
　　　　　　　　　心房扑动、颤动；心室扑动、颤动
2. 被动性异位心律：逸搏（房性、交界区性、室性）
　　　　　　　　　逸搏心律（房性、交界区性、室性）

冲动传导异常
生理性　干扰及房室分离
病理性　窦房传导阻滞、房内传导阻滞、房室传导阻滞、
　　　　室内传导阻滞（左、右束支及左前、左后分支传导阻滞）
房室间传导途径异常　预激综合征

图 4-2-29 心律失常的心电图分类

1. 窦性心律失常

凡激动起源于窦房结的心律，称为窦性心律。窦性心律的心电图特点为 P 波规律出现，P 波在 I、II、aVF、V_4~V_6 导联直立，在 aVR 导联倒置，其他导联可直立、低平或双向。正常窦性心律的频率一般为 60~100 次 /min。由窦房结冲动形成异常或窦房结冲动传导障碍所致心律失常称为窦性心律失常，主要包括窦性心动过速、窦性心动过缓、窦性心律不齐、窦性停搏及病态窦房结综合征。

（1）窦性心动过速：正常成人窦性心律的频率>100 次 /min 时称为窦性心动过速。窦性心动过速时，PR 间期和 QT 间期都相应缩短，有时可伴有继发性 ST 段轻度压低和 T 波振幅偏低（图 4-2-30）。常见于精神紧张、运动、发热、甲状腺功能亢进、失血、贫血、心肌炎等情况。

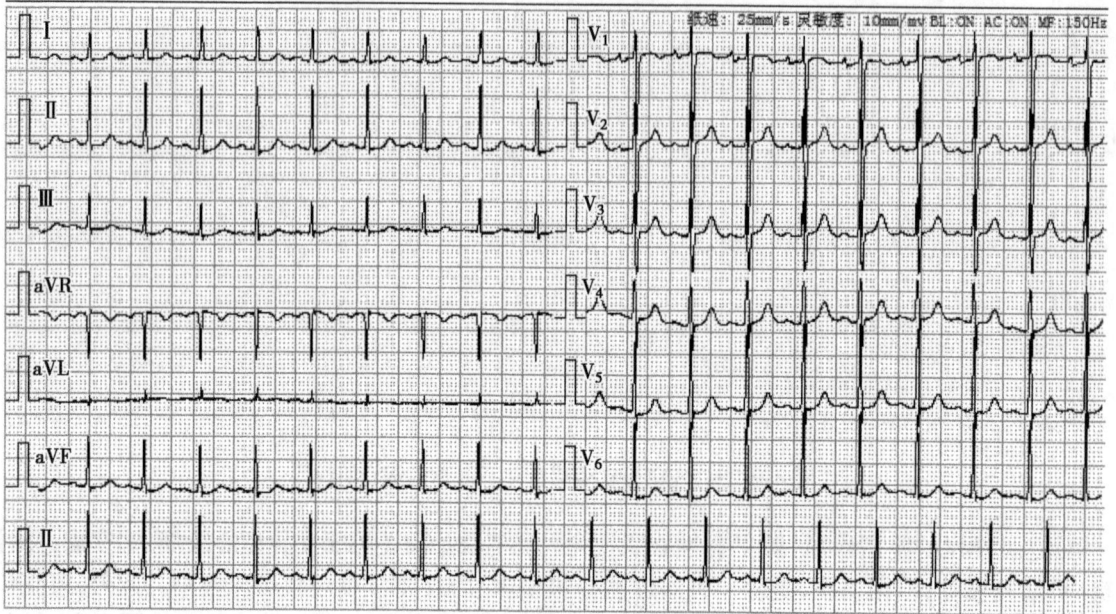

图 4-2-30　窦性心动过速

（2）窦性心动过缓：窦性心律的频率<60 次 /min 时称为窦性心动过缓（图 4-2-31）。老年人和运动员心率相对较慢，颅内压增高、甲状腺功能低下或使用 β 受体阻滞剂等都可出现窦性心动过缓。

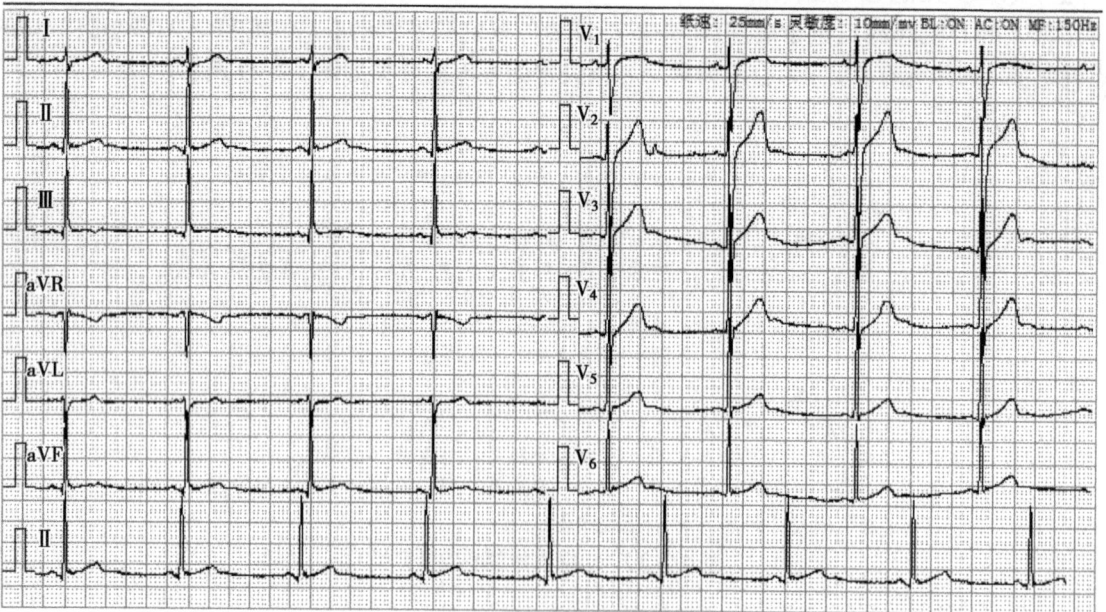

图 4-2-31　窦性心动过缓

（3）窦性心律不齐：窦性心律的起源未变，但节律不规则，在同一导联中 PP 间期相差>0.12s 时，称为窦性心律不齐（图 4-2-32）。窦性心律不齐常与窦性心动过缓同时并存。窦性心律不齐常与呼吸周期有关，称为呼吸性窦性心律不齐，多见于青少年或自主神经功能不稳定者，一般无临床意义。另一些少见的窦性心律不齐与呼吸无关,如室相性窦性心律不齐以及窦房结内游走心律不齐等。

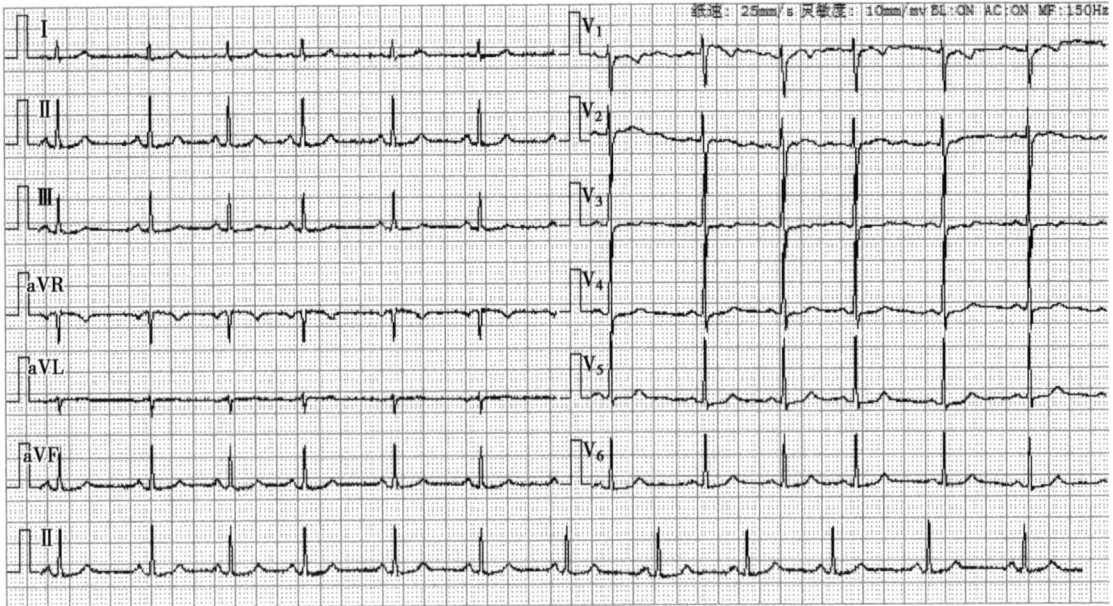

图 4-2-32 窦性心律不齐

(4)窦性停搏:亦称窦性静止。在规则的窦性心律中,一段时间内窦房结停止发放冲动,心电图上表现为规则的 PP 间距中突然脱落一个 P-QRS 波,形成长 PP 间距,且长 PP 间距不是正常 PP 间距的整数倍(图 4-2-33)。窦性停搏后常出现逸搏或逸搏心律。多见于迷走神经张力增高或窦房结病变等。

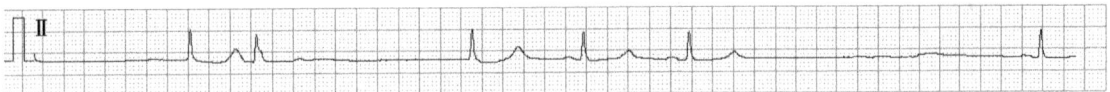

图 4-2-33 窦性停搏

(5)病态窦房结综合征:当心脏病变累及到窦房结及其周围组织时可产生一系列缓慢性心律失常,心电图可表现为:①药物难以纠正的持续性窦性心动过缓,心率<50 次 /min(图 4-2-34);②窦房传导阻滞或窦性停搏(图 4-2-35);③在显著窦性心动过缓的基础上,常出现快速性室上性心律失常(房速、房扑、房颤等),两者常交替出现,而心动过缓是产生本症的基础,故称为慢快综合征;④若病变同时累及到房室交界区,可伴有房室传导阻滞,或发生窦性停搏时,交界性逸搏间期>2s,提示窦房结与房室结结构均有病变,此称为双结病变。

2. 异位心律

2.1 逸搏与逸搏心律 逸搏与逸搏心律是一种较基本心律延迟出现的被动性异位心搏。当上位节律点发生病变或受到抑制而出现停搏或心率明显减慢时(如病态窦房结综合征),或因传导障碍而不能下传时(如三度房室传导阻滞),或其他原因造成较长间歇时(如早搏后长代偿间歇),其低位起搏点就会发出一个或一连串的冲动激动心室。若偶尔只出现 1~2 个延迟的异位搏动称为逸搏;若连续出现 3 次或 3 次以上则形成逸搏心律。逸搏按发生的部位不同可分为房性逸搏、房室交界性逸搏和室性逸搏三种,其中以房室交界性逸搏最多见,房性逸搏最少见。

(1)房性逸搏与房性逸搏心律 心电图表现为:①在一个长间歇之后,出现一个与窦性 P 波形态不同的 P'波,P'波可以直立、双相或倒置;② P'R 间期>0.12s;③ QRS 波与窦性下传者相同;④逸搏的 P'波可与基本心律的 P 波形成房性融合波。若连续出现 3 次或 3 次以上的房性逸搏,则形成房性逸搏心律,其频率多为 50~60 次 /min。

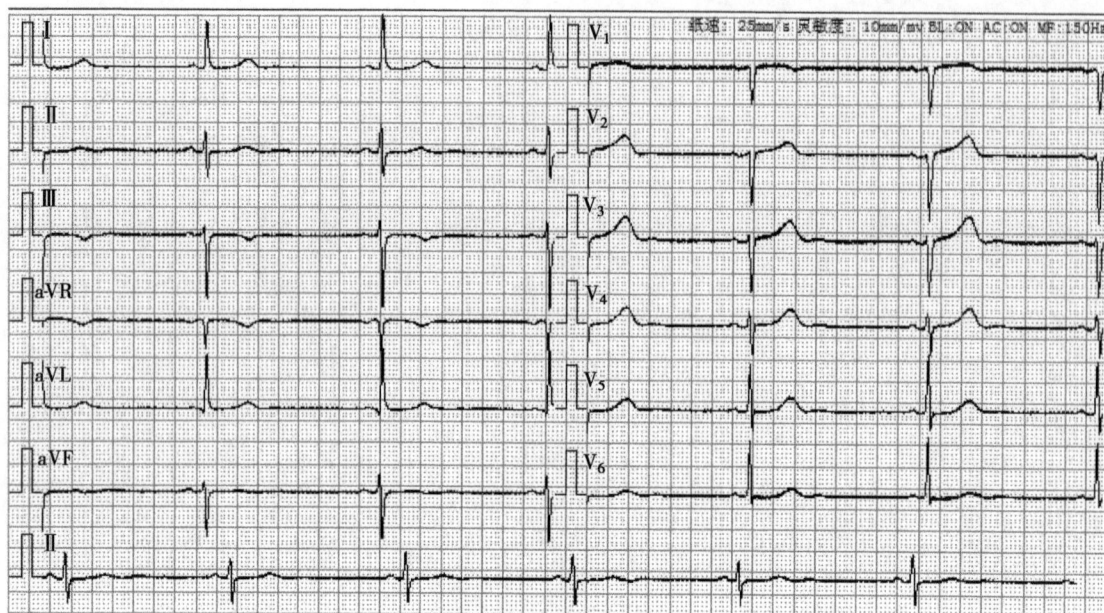

图 4-2-34　显著窦性心动过缓,心率约 35 次 /min

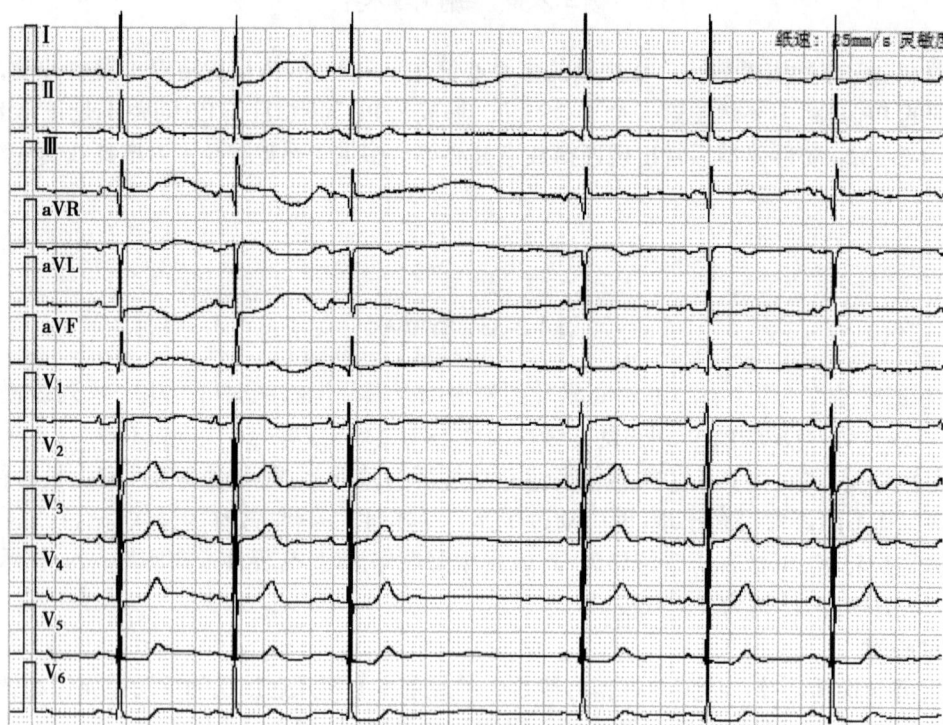

图 4-2-35　二度 II 型窦房传导阻滞

　　右房上部逸搏心律产生的 P′ 波与窦性心律 P 波相似;起搏点位于右房后下部冠状窦附近者,心电图表现为: I 及 aVR 导联 P 波直立,aVF 导联 P 波倒置,P′R 间期>0.12s,有人称为冠状窦心律(图 4-2-36)。节律点在左房者,称左房心律:来自左房后壁者,I、V₆ 导联 P 波倒置,V₁ 导联 P 波直立;来自左房前壁者,V₃~V₆ 导联 P 波倒置,V₁ 导联 P 波浅倒或双向。如果 P 波形态、PR 间期甚至心动周期有周期性变异时,称游走心律(图 4-2-37)。游走的范围可达房室交界区而出现倒置的逆行 P 波。

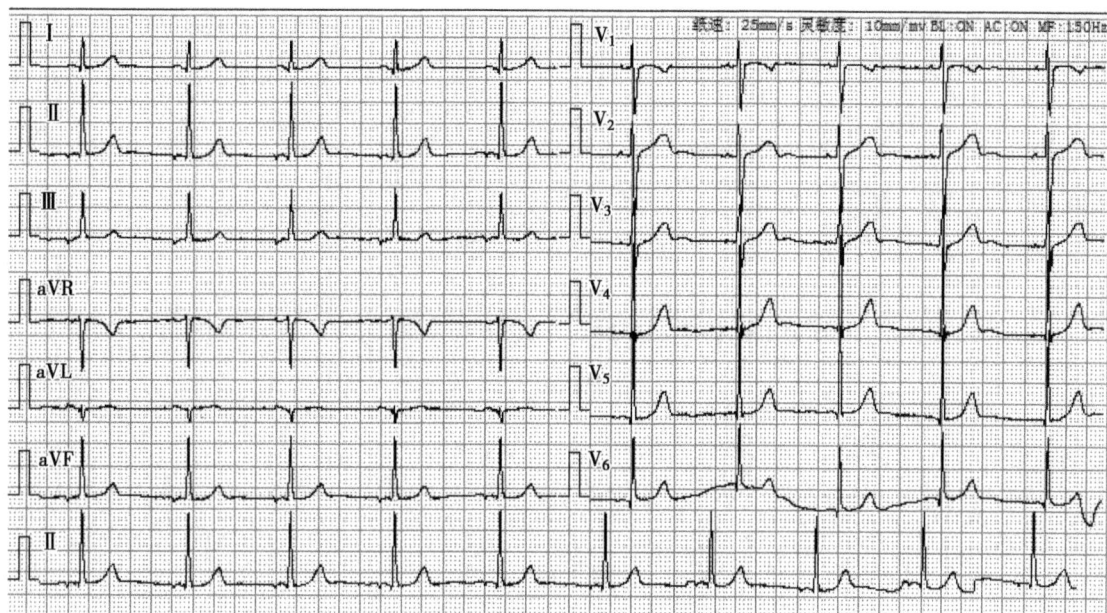

图 4-2-36　房性逸搏心律(冠状窦心律)

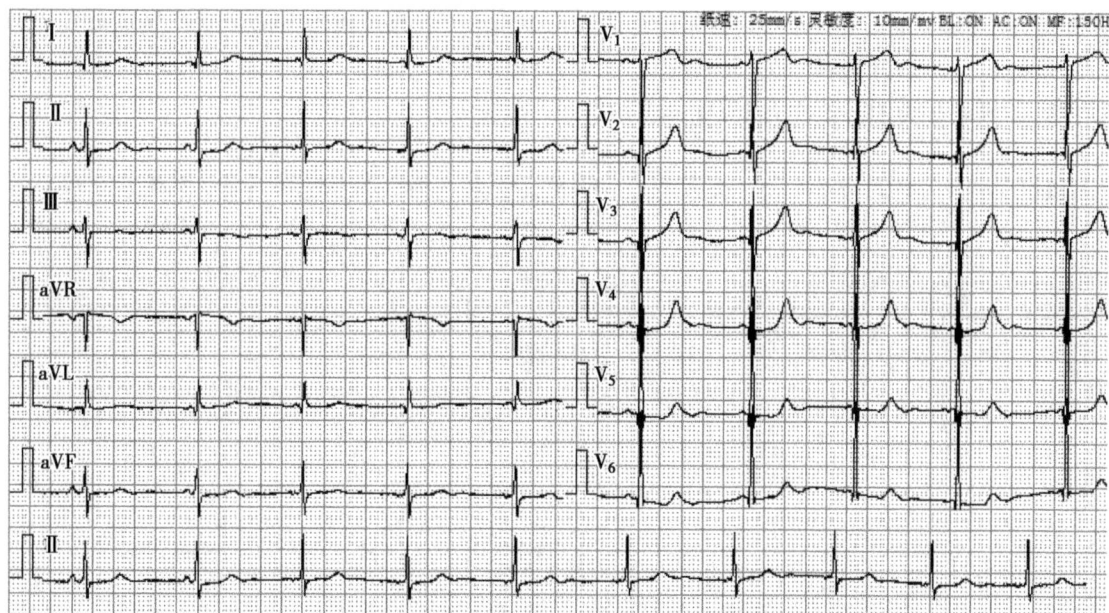

图 4-2-37　窦房结 - 心房内游走心律

　　(2)交界性逸搏与交界性逸搏心律　心电图表现为:①在一个较窦性周期为长的心室间歇之后出现一个 QRS 波,其形态与正常窦性 QRS 波相同或有轻度差别,后者见于交界性逸搏伴室内差异性传导;②逸搏周期较恒定,多为 1.2s~1.5s;③逆行 P′波可出现在 QRS 波之前(P′R 间期<0.12s)、之中(P′ 与 QRS 波重叠)或之后(RP′<0.20s);④交界处的激动逆传至心房,与窦性激动相遇时,各自控制心房的一部分,可产生房性融合波,其形态介于 P′ 波与窦性 P 波之间。如果连续出现 3 次或 3 次以上的交界性逸搏,则形成交界性逸搏心律,其频率多为 40~60 次 /min(图 4-2-38)。

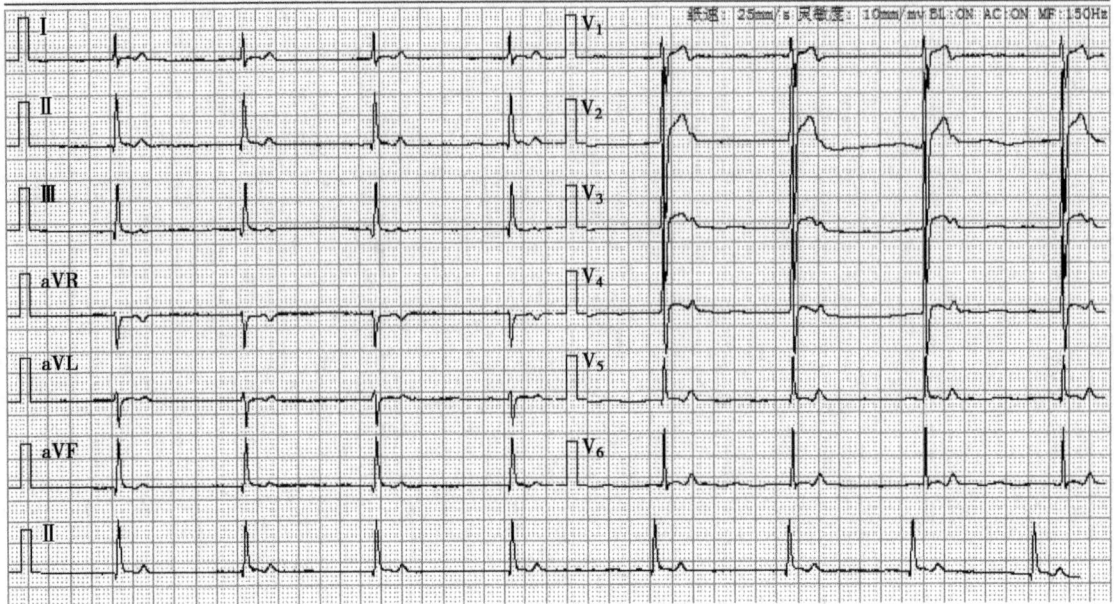

图 4-2-38　交界性逸搏心律

（3）室性逸搏与室性逸搏心律　心电图表现为：①在一较长的心室间歇之后,出现一个宽大畸形的 QRS 波,时间 ≥ 0.12s;② QRS 波前无相关的窦性 P 波;③室性逸搏与下传的窦性激动可形成室性融合波,有时可出现室性逸搏 - 夺获二联律。如果连续出现 3 次或 3 次以上的室性逸搏,则形成室性逸搏心律,其频率多为 20~40 次 /min（图 4-2-39）。

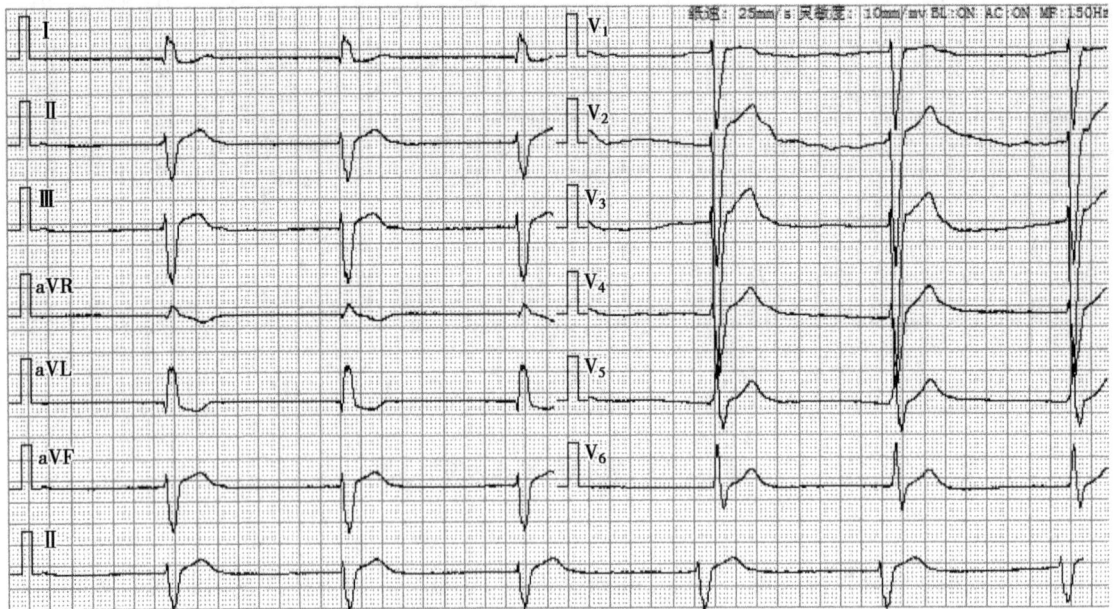

图 4-2-39　室性逸搏心律

2.2　干扰与脱节以及加速性自主心律

（1）干扰与脱节：正常的心肌细胞在一次兴奋后有较长的不应期,此时对接踵而来的激动不再产生反应或反应延迟,这种现象称为干扰。干扰是一种生理现象,可发生于窦房交界区、心房、房室交界区及心室各个不同平面。房性期前收缩的代偿间歇不完全、房性融合波、室性融合波、室内差异性传导等均属干扰现象。干扰最常发生于房室交界区。心脏中任何两个起搏点并行地发出激动,产生一系列的房室干扰,称为干扰性房室脱节。表现形式有持续性与间歇性、完全性和不完全性。其心电图表现为:①P 与 QRS 无固定关系,心房由窦性心律控制,心室由交界区或心室异位心律控制,心室率>心房率;②PR 间期不固定且<0.12s。如果偶有窦房结的激动能通过心房到达交界区并能传至心室时,就会夺获心室,形成不完全性干扰性房室脱节(图 4-2-40);若心房与心室保持一段时期的完全分离,则形成完全性干扰性房室脱节。干扰性房室脱节常见于迷走神经张力增高的正常人,多为一过性,预后良好;但也可见于下壁心肌梗死、风湿性心肌炎、洋地黄中毒等情况,其预后取决于原发疾病。完全性干扰性房室脱节与完全性房室传导阻滞均有房室分离,主要鉴别点如下:完全性干扰性房室脱节患者心室率较快,心室率 ≥ 心房率;完全性房室传导阻滞患者心室率缓慢,心室率<心房率。

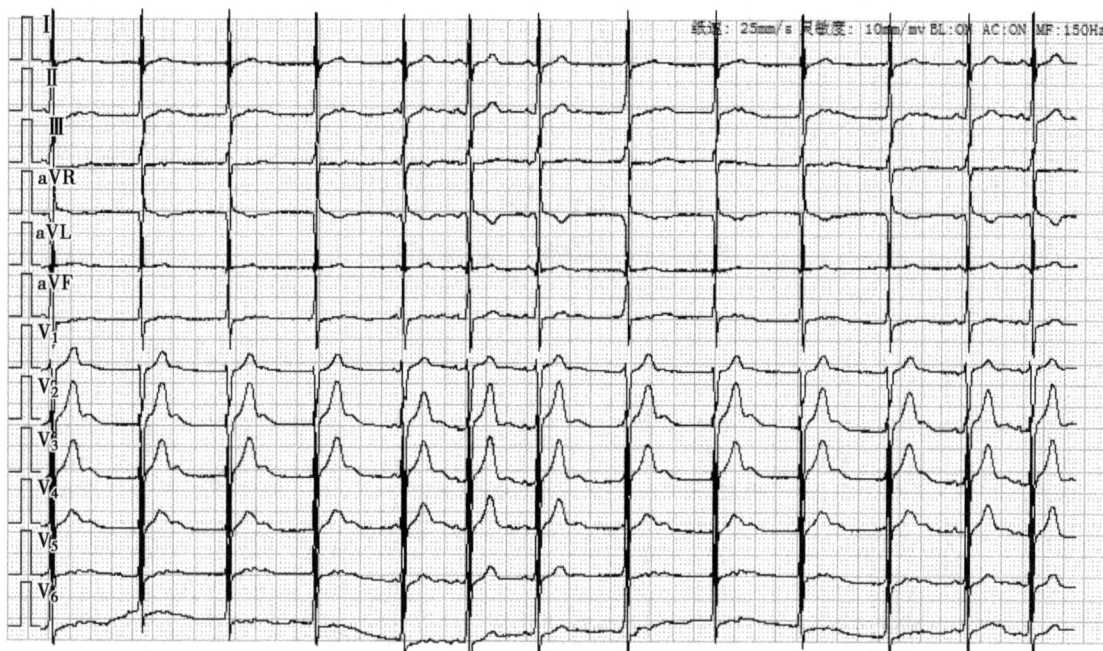

图 4-2-40　窦性心律不齐 + 加速性交界性自主心律,不完全性干扰性房室脱节

(2)加速性自主心律:又称为非阵发性心动过速,其频率比逸搏心律快,比阵发性心动过速慢,可发生在心房、房室交界区或心室,发作时多有渐起渐止的特点,多发生于器质性心脏病,为异位起搏点自律性增高引起。

1)加速性房性自主心律:又称非阵发性房性心动过速。心电图表现为(图 4-2-41):①连续出现 3 次以上的 P'-QRS-T 波,P' 波形态与窦性 P 波不同;②P'R 间期>0.12s;③P' 波频率为 70~140 次 /min,节律整齐;④QRS 波呈室上性;⑤有时与窦性心律并存,此时房性心律与窦性心律间歇出现(可见房性融合波)形成窦 - 房竞争现象。

2)加速性交界性自主心律:又称非阵发性交界性心动过速。心电图表现为(图 4-2-42):①心率为 70~130 次 /min;②P' 波为逆行,可落在 QRS 波之前(P'R<0.12s)、之中(P' 与 QRS 波重叠)或之后(RP' ≤ 0.20s);③有时出现窦性心律与加速性交界性自主心律交替现象,易形成干扰性房室脱节,交界性激动可与窦性或房性激动在房内形成房性融合波;④QRS 波呈室上性,RR 间期匀齐。

3)加速性室性自主心律:又称非阵发性室性心动过速。心电图表现为(图 4-2-43):① QRS 波宽大畸形,心室率为 60~100 次 /min;②窦性心律与室性心律并存时,常发生干扰性房室脱节或两种心律交替出现,可见室性融合波及心室夺获;③提高窦性频率可使非阵发性室性心动过速消失。

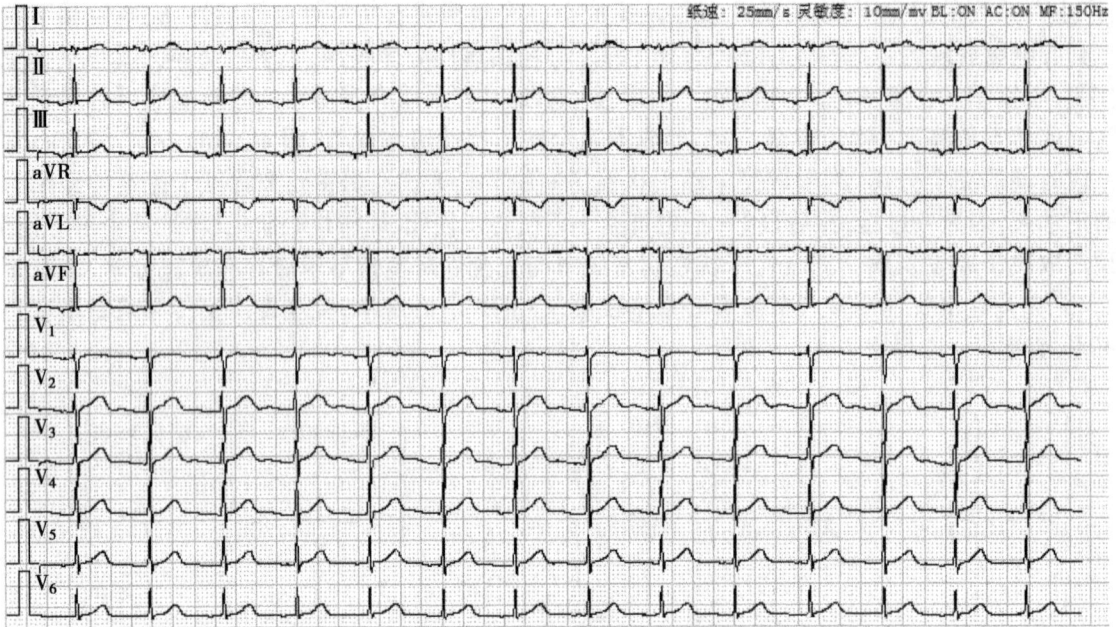

图 4-2-41 加速性房性自主心律

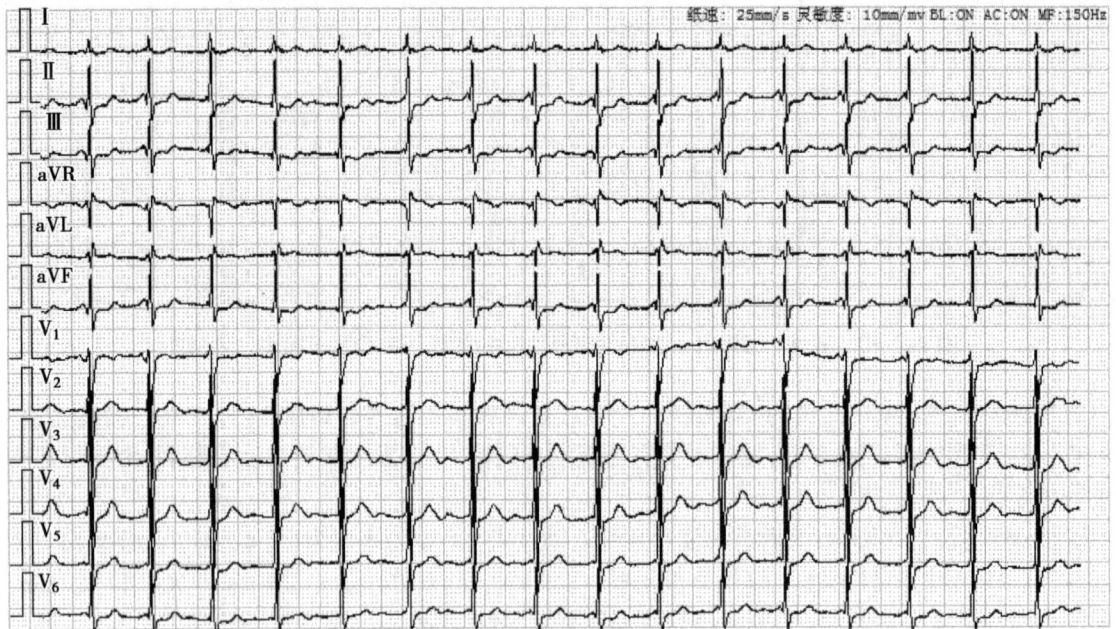

图 4-2-42 加速性交界性自主心律

2.3 期前收缩 期前收缩又称过早搏动,指起源于窦房结以外的异位起搏点提前发出的激动,是临床上最常见的心律失常。根据异位起搏点发生的部位不同,可分为房性、交界性和室性期前收缩。其中以室性期前收缩最为常见,房性次之,交界性较少见。联律间期是指异位搏动与其前窦性搏动间的时距,一般相差≤0.08s。折返途径与激动的传导速度可影响期前收缩的形态与联律间距。代偿间歇是指期前收缩后往往出现一个较正常心动周期为长的窦性搏动。由于房性异位激动常逆传侵入窦房结,使其提前释放激动,因而房性期前收缩大多为不完全性代偿间歇。室性或交界性期前收缩异位起搏点因不易侵入窦房结,故常表现为完全性代偿间歇。

单源性期前收缩:来自同一异位起搏点,其形态、联律间期相等。

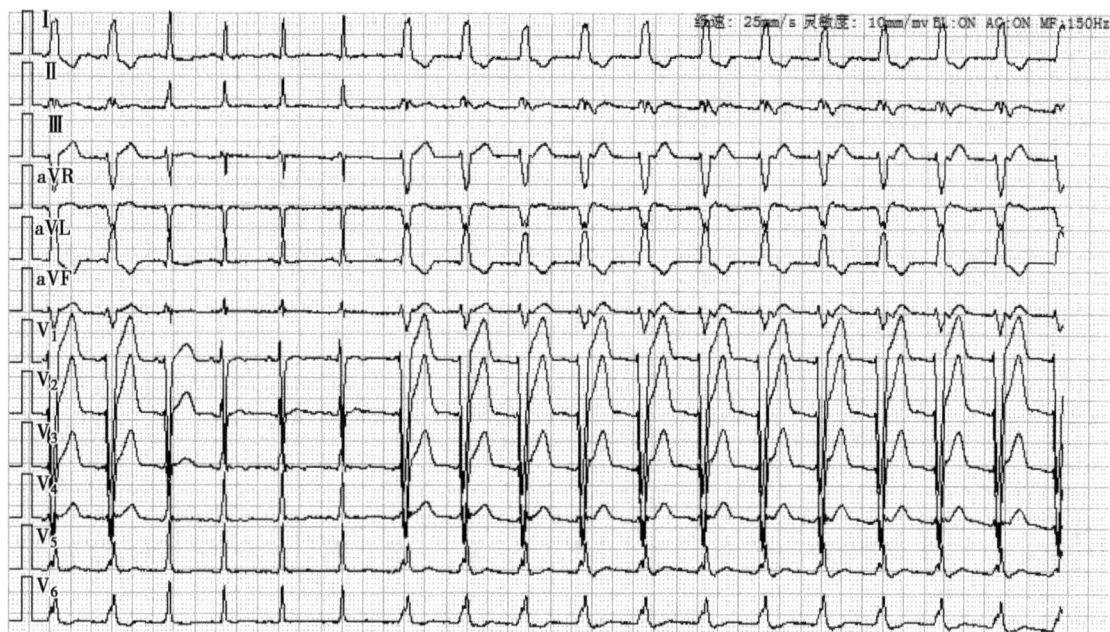

图 4-2-43　窦性心动过速与加速室性自主心律

多源性期前收缩：在同一导联中出现两种（或两种以上）形态与联律间期互不相同的期前收缩。如联律间距固定，而形态各异，则为多形期前收缩，其临床意义与多源性期前收缩相似。

频发性期前收缩：期前收缩可以偶发或频发，如>5 次 /min 称为频发期前收缩。常见的二联律（图 4-2-44）与三联律就是一种有规律的频发期前收缩，前者指期前收缩与窦性心律交替出现；后者指每两个窦性心搏后出现 1 次期前收缩。

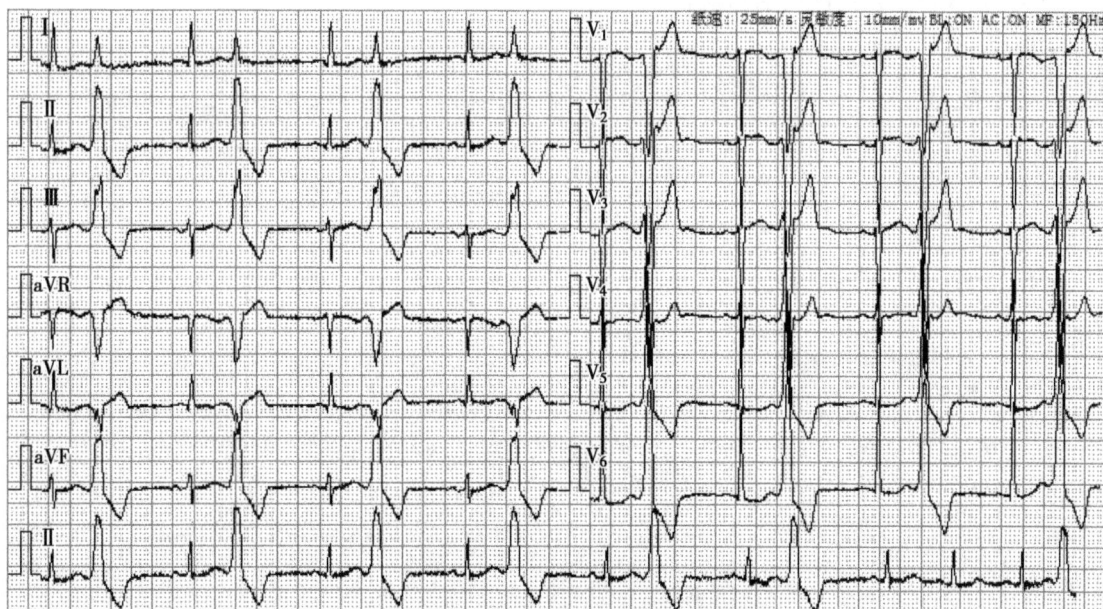

图 4-2-44　频发室性期前收缩呈二联律

（1）房性期前收缩　房性期前收缩心电图表现为：①提前出现的异常 P′ 波，其形态与窦性 P 波不同。② P′R 间期>0.12s。③大多呈不完全性代偿间歇。④房性期前收缩若来源于心房上部，P′ 波在Ⅱ、Ⅲ、aVF 导联直立，若来源于心房下部，P′ 波在Ⅱ、Ⅲ、aVF 导联倒置；房性期前收缩若来源于右房，P′ 波在Ⅰ、aVL 导联直立，若来源于左房，P′ 波在Ⅰ、aVL 导联倒置。

部分期前收缩的 P′R 间距可以延长,若异位 P′ 波后无 QRS 波,称房性期前收缩未下传;有时异位 P′ 波下传心室引起 QRS 波增宽变形,多呈右束支阻滞图形,称房性期前收缩伴室内差异性传导(图 4-2-45),此时应注意与室性期前收缩相鉴别。

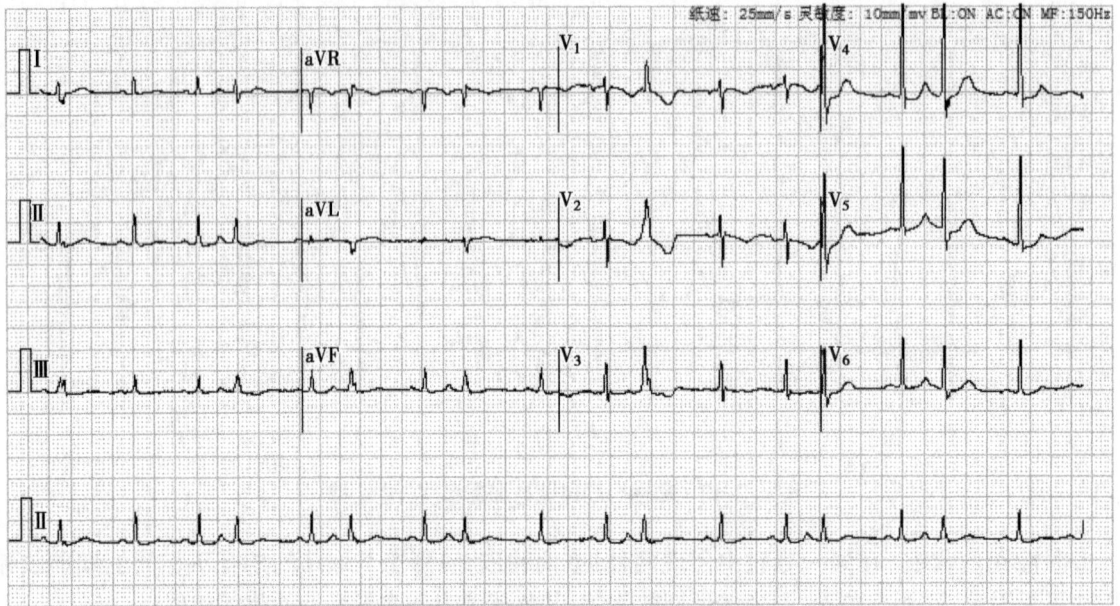

图 4-2-45　房性期前收缩来源于右心房上部,伴室内差异性传导

(2)交界性期前收缩　心电图表现为(图 4-2-46):①提前出现的 QRS-T 波,QRS 波形态与窦性下传者基本相同;②P′ 波为逆行,可落在 QRS 波之前(P′R<0.12s)、之中(P′ 与 QRS 波重叠)或之后(RP′<0.20s);③大多呈完全性代偿间歇。

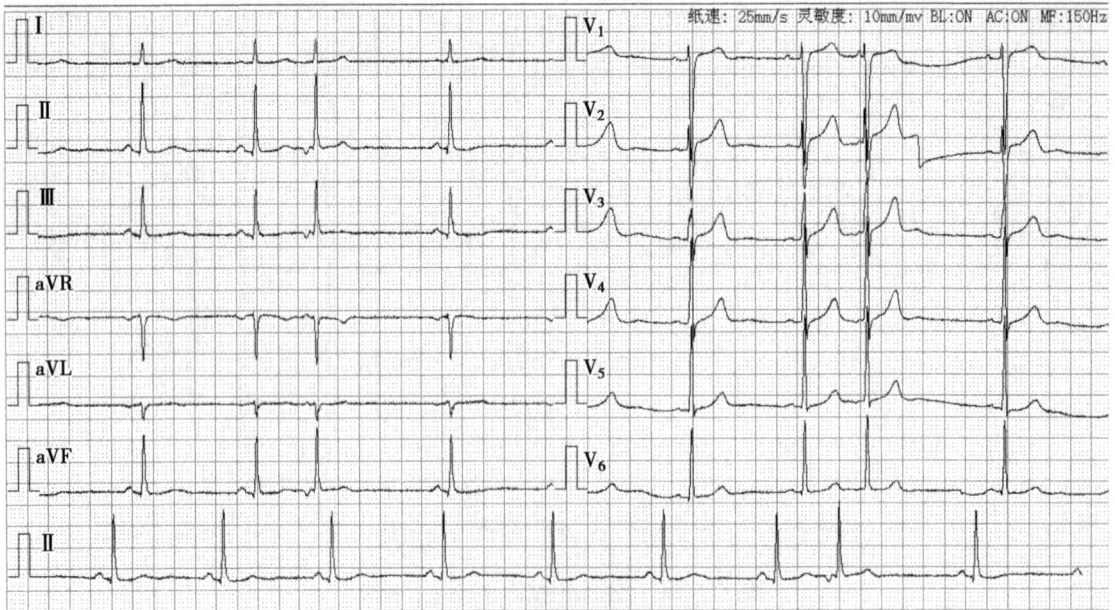

图 4-2-46　交界性期前收缩

(3)室性期前收缩　心电图表现为:①提前出现的宽大畸形的 QRS-T 波,QRS 波时限常>0.12s,T 波多与 QRS 主波方向相反;②提前出现的 QRS 波前无 P 波或无相关 P 波;③大多呈完全性代偿间歇。

根据心电图可大致确定室性期前收缩的起源部位：若来源于右室，则呈左束支阻滞图形（图 4-2-47）；若来源于左室，则呈右束支阻滞图形（图 4-2-48）。Ⅱ、Ⅲ、aVF 导联 QRS 波呈高大直立 R 波，则来源于流出道；Ⅱ、Ⅲ、aVF 导联 QRS 波呈 QS 型，则来源于流入道。

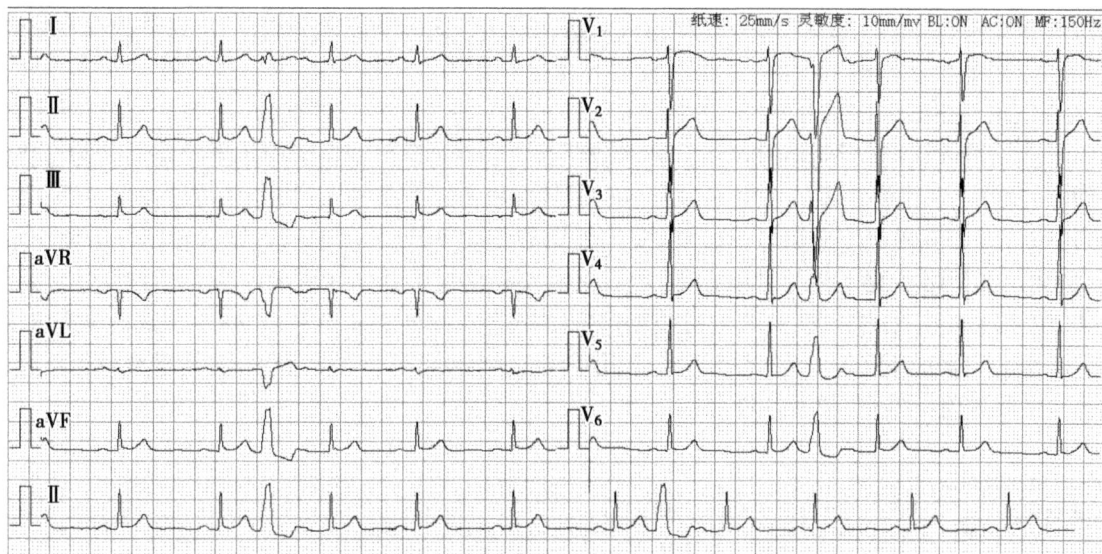

图 4-2-47　室性期前收缩来源于右室流出道

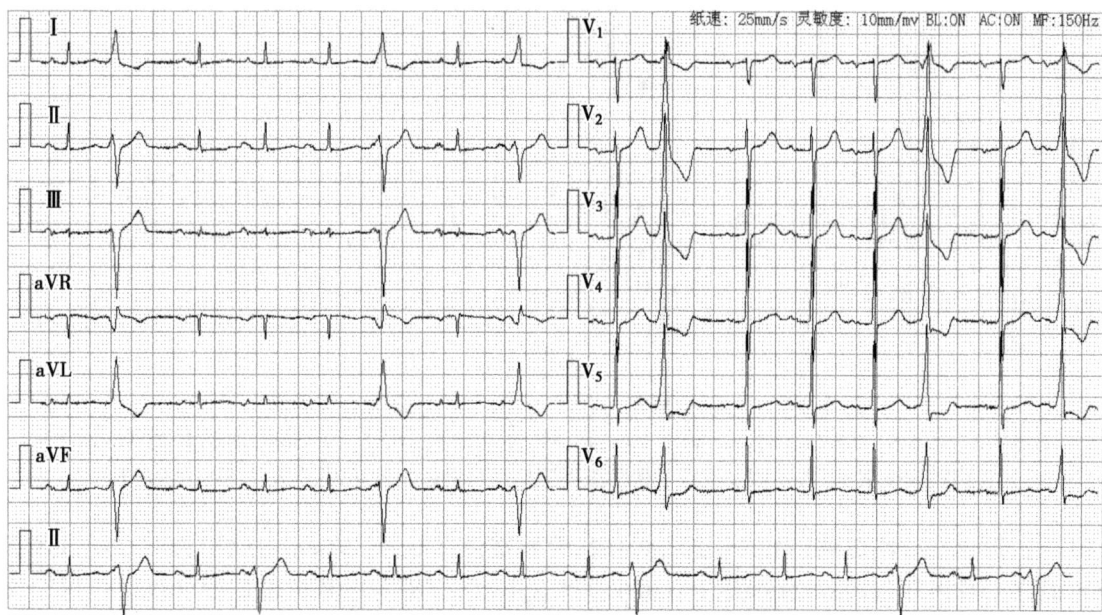

图 4-2-48　室性期前收缩来源于左室间隔部

2.4　异位性心动过速　异位性心动过速是指异位节律点兴奋性增高或折返激动引起的快速异位心律（期前收缩连续出现 3 次或 3 次以上）。根据异位性心动过速的频率不同可分为阵发性心动过速和非阵发性心动过速；根据异位节律点发生的部位不同又可分为室上性及室性心动过速。

（1）室上性心动过速：广义的室上性心动过速是指房室束以上的心动过速，包括窦房结、心房、交界区以及由旁路引发的心动过速。临床上阵发性室上性心动过速最常见，主要包括房室结折返性心动过速和房室折返性心动过速，此类心动过速呈突发、突止的特点，故称为阵发性室上性心动过速。其心电图表现为：节律快而规则，频率一般在150~240次/min（心室率在150次/min左右时应排除心房扑动2:1下传），其P′波常不易辨识，QRS波形态一般正常，伴有束支阻滞或室内差异性传导时，QRS波可增宽。这两类心动过速多无器质性心脏病变，但常反复发作，可通过导管射频消融术根治。

1）房室结折返性心动过速：部分人群的房室结表现出纵向性功能性分离，即房室结内存在着传导速度和不应期截然不同的双径路，由此引发的心动过速称为房室结折返性心动过速（atrioventricular nodal reentrant tachycardia，AVNRT）。房室结折返性心动过速发生的三要素为：①房室结双径路；②适当的室上性期前收缩；③折返环的存在。房室结折返性心动过速可根据前向传导径路而分为慢快型、快慢型和慢慢型，其中慢快型的发生率约为90%。其形成折返的条件为：快径路传导速度快而不应期长，慢径路传导速度慢而不应期短；适当的室上性期前收缩下传时，因遇房室结快径路不应期而不能下传，激动只能沿慢径路下传并激动心室，随后又沿快径路逆传并逆向激动心房，之后再次沿慢径路处下传、快径路逆传，如此反复，则形成慢快型房室结折返性心动过速（S-F AVNRT）。激动从房室结同时向上传至心房或向下传至心室，心房与心室几乎同时激动，因而P′波与QRS波几乎重叠在一起，心电图上RP′间期常<90ms（图4-2-49）。

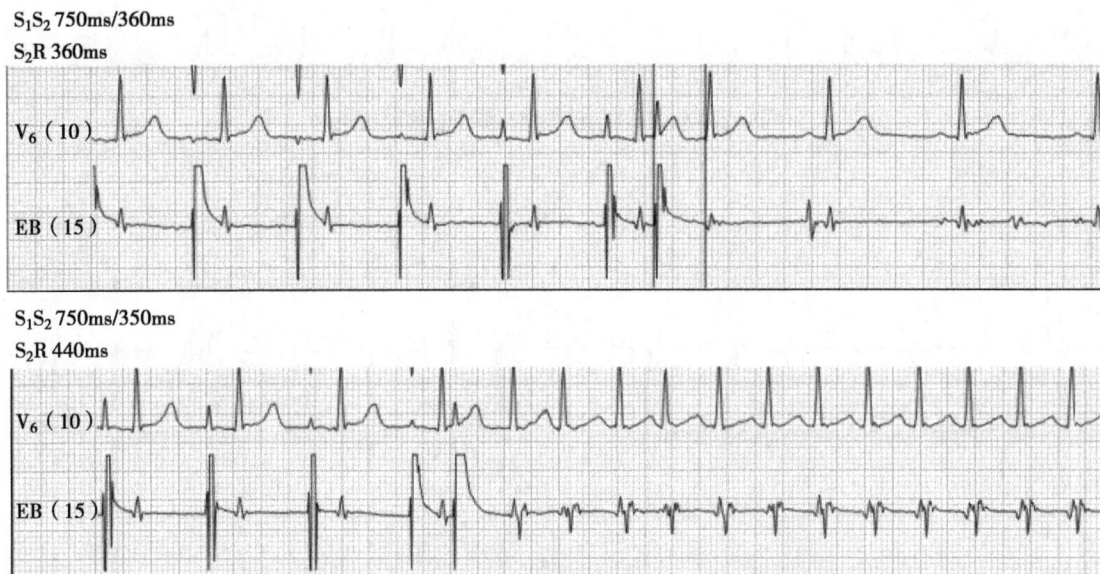

图4-2-49　慢快型房室结折返性心动过速（EB为食管导联）

心电图示：当S₁S₂为360ms时，S₂R为360ms，激动经快径传导；当S₁S₂为350ms时，S₂R为440ms，
S₂R跳跃延长90ms，提示激动遇到了快径路不应期而从慢径路传导，并诱发了S-F-AVNRT。

2）房室折返性心动过速：指在房室之间存在着异常传导通路-旁路，由此引发的心动过速称为房室折返性心动过速（atrioventricular reentrant tachycardia，AVRT），房室折返性心动过速可根据旁路传导方向而分为顺向型和逆向型，其中顺向型房室折返性心动过速占90%。其形成折返的条件为：旁路传导速度快而不应期长，房室结传导速度慢而不应期短；适当的室上性期前收缩下传时受阻于旁路，激动只能经房室结前向传导至心室，然后经旁路逆传至心房；适当的室性期前收缩逆传时受阻于房室结，激动只能经旁路逆传至心房，经房室结下传至心室；如此反复折返则形成顺向型房室折返性心动过速。因心房激动在心室之后，因而心电图上P′波在QRS波之后，RP′间期常>90ms（图4-2-50）。

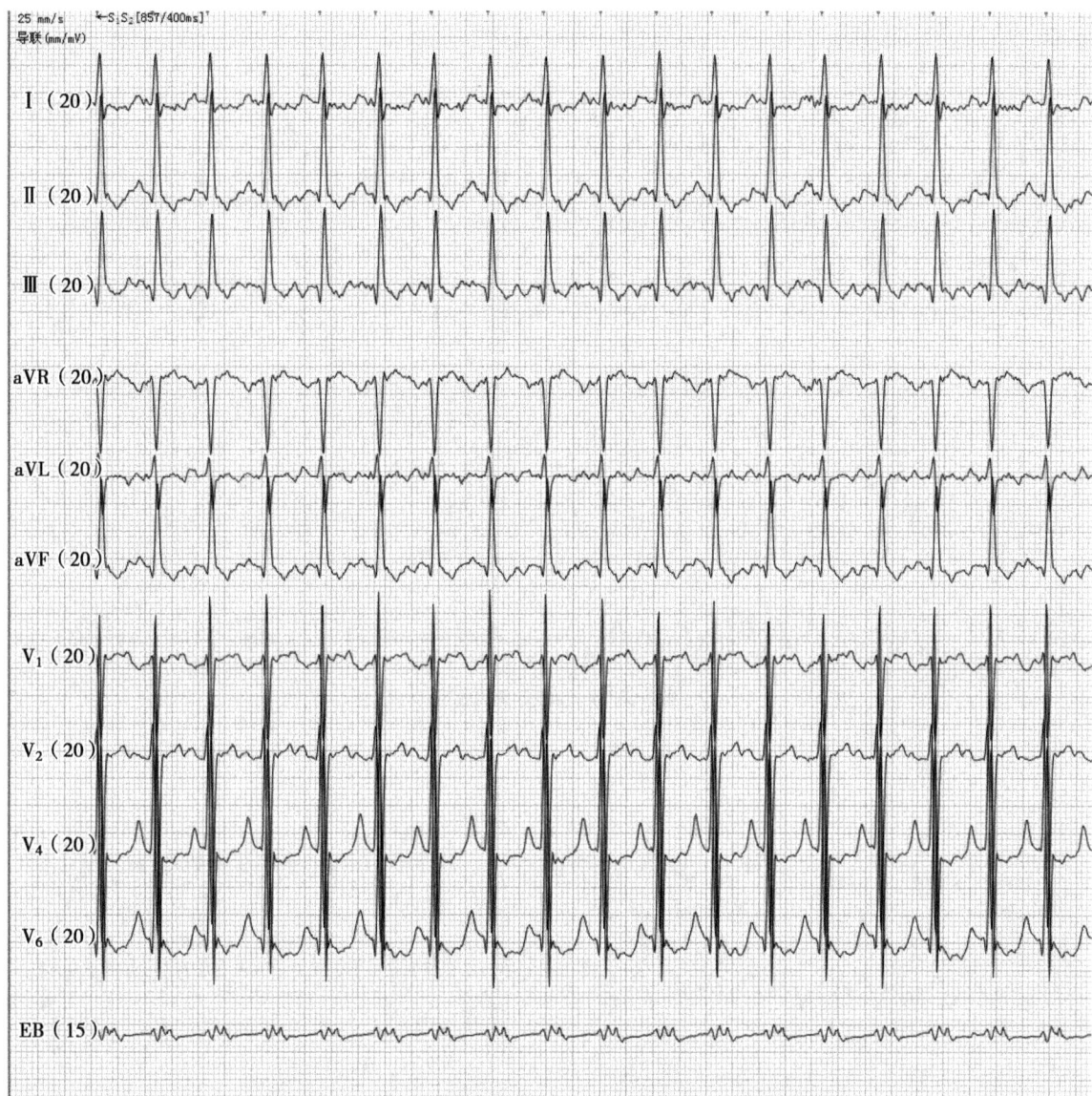

图 4-2-50　顺向型房室折返性心动过速（EB 为食管导联）

（2）室性心动过速：指起源于房室束分支以下的传导系统和 / 或心室肌的心动过速，属于宽 QRS 波心动过速。

1）心电图表现（图 4-2-51）：①连续出现 3 个或 3 个以上的室性期前收缩，QRS 波宽大畸形，时间 >0.12s；②频率一般在 140~200 次 /min，节律可稍不均齐；③室房分离，心室率快于心房率；④偶有室性融合波和心室夺获出现。

2）鉴别诊断：宽 QRS 波群心动过速包括室性心动过速、室上性心动过速合并束支阻滞或室内差异性传导、逆向型房室折返性心动过速、预激综合征合并房速、房扑或房颤、窦室传导等。临床上 80% 以上宽 QRS 波群心动过速为室性心动过速，其次为室上性心动过速合并束支阻滞或室内差异性传导（图 4-2-52），应注意鉴别。鉴别要点如下：①室房分离、心室夺获和室性融合波是支持室速强而有力的诊断依据（图 4-2-53）；② QRS 波越宽，室速的可能性越大（图 4-2-54）；③额面电轴极度右偏（−90°~+180°）也强烈支持室速（图 4-2-55）；④胸导联 QRS 主波方向一致向下可以肯定为室速（图 4-2-56），若一致向上须排除经旁路前传的心动过速才能诊断为室速；⑤心室率绝对不匀齐或 >200 次 /min 应考虑预激综合征合并心房颤动（图 4-2-57）。图 4-2-58（预激综合征合并房扑）、图 4-2-59（窦室传导）分别几种常见的宽 QRS 波心动过速的心电图表现。

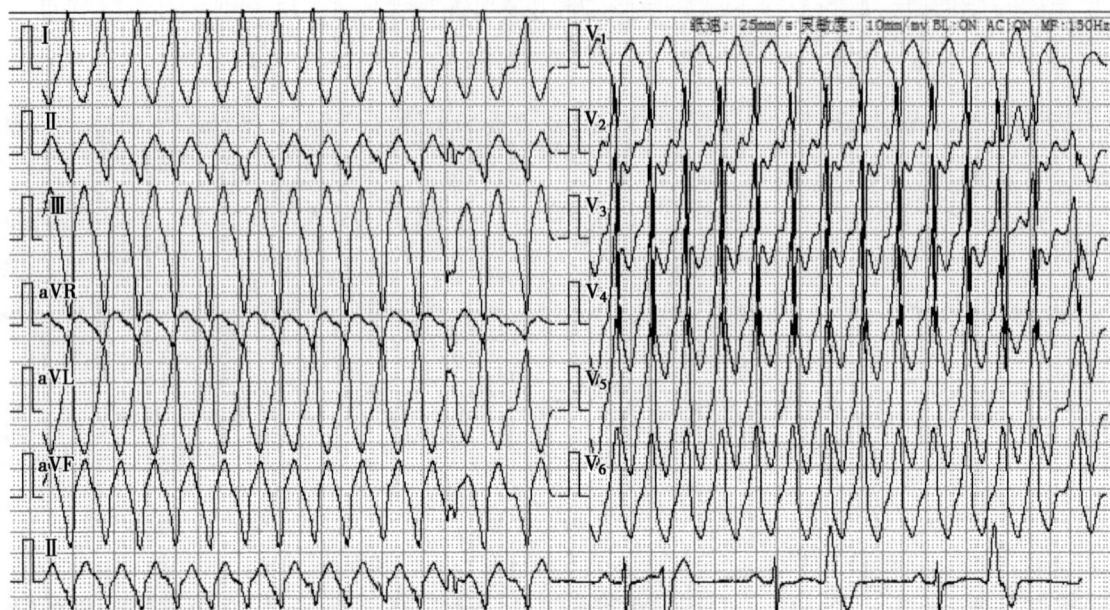

图 4-2-51　室性心动过速

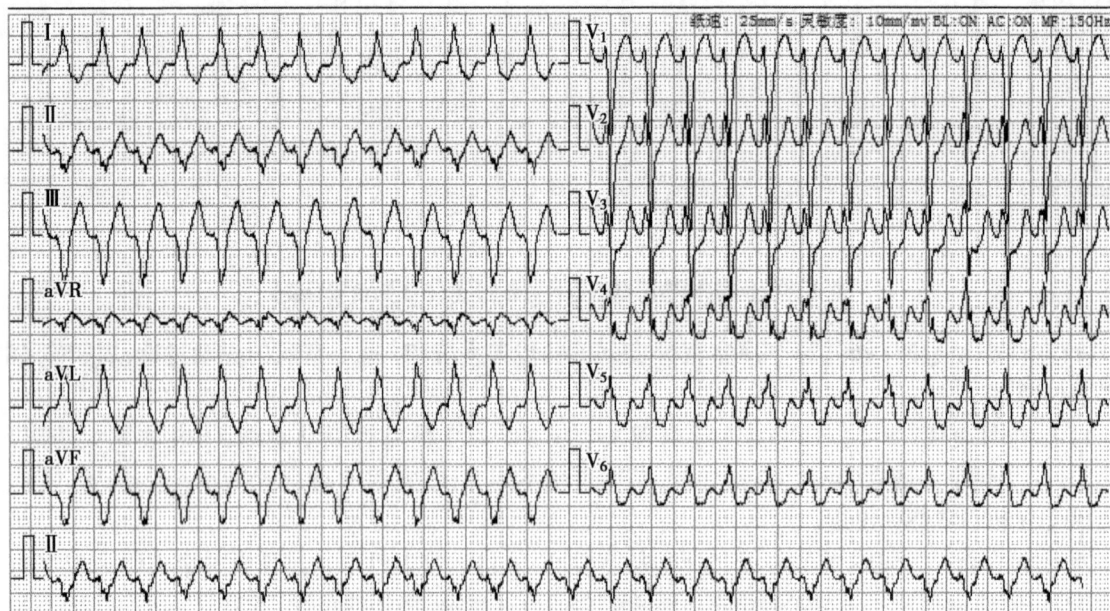

图 4-2-52　阵发性室上性心动过速合并左束支阻滞

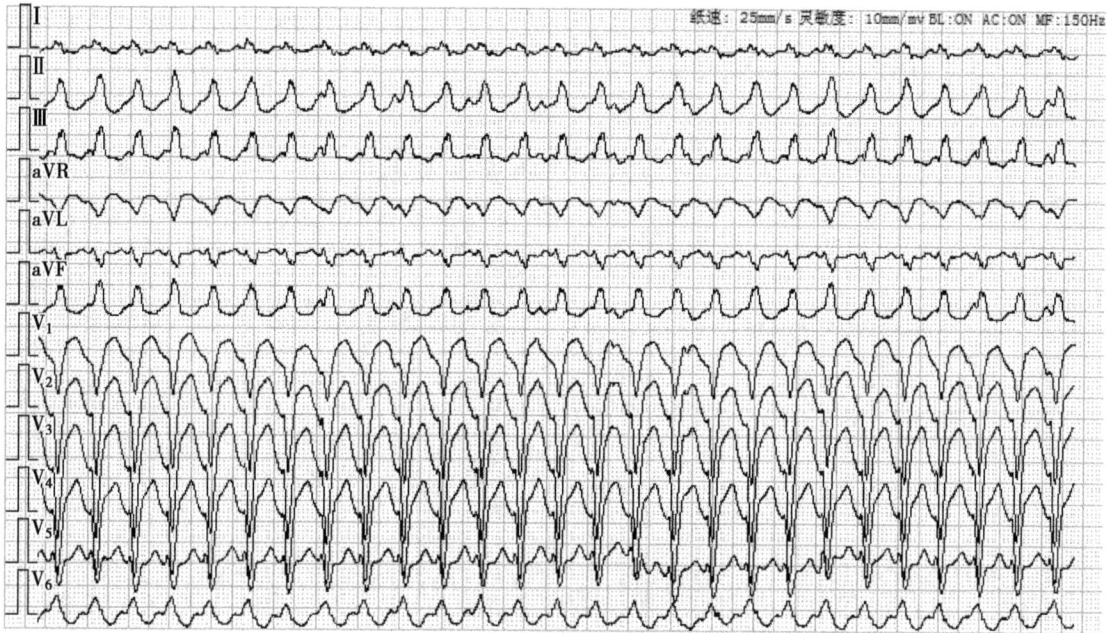

纸速: 25mm/s 灵敏度: 10mm/mv BL:ON AC:ON MF:150Hz

图 4-2-53 室性心动过速

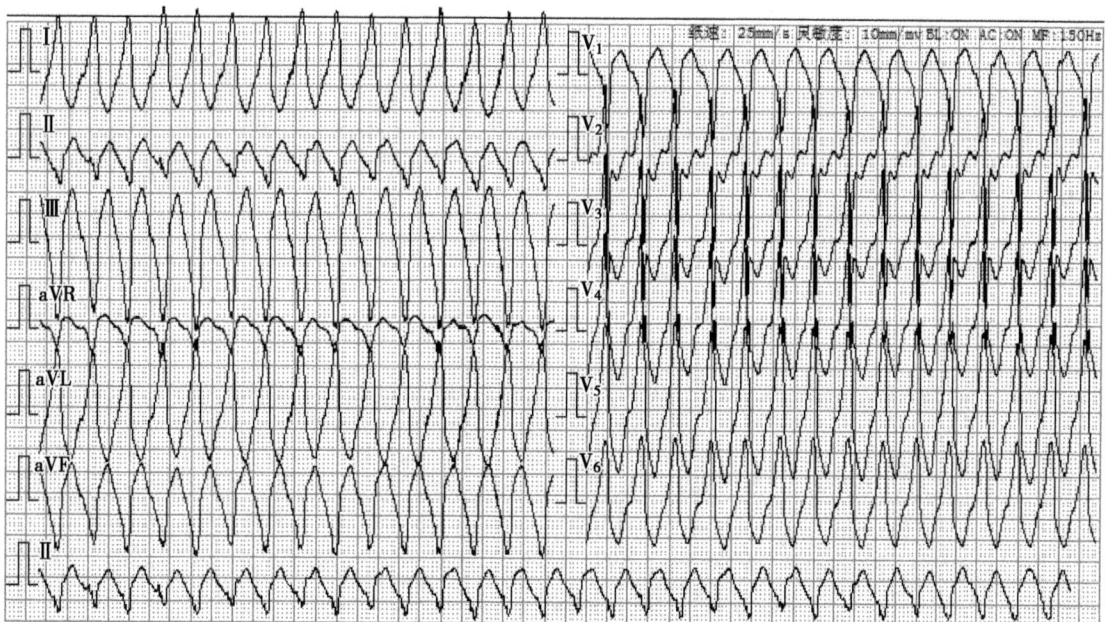

纸速: 25mm/s 灵敏度: 10mm/mv BL:ON AC:ON MF:150Hz

图 4-2-54 室性心动过速,QRS 波群较宽

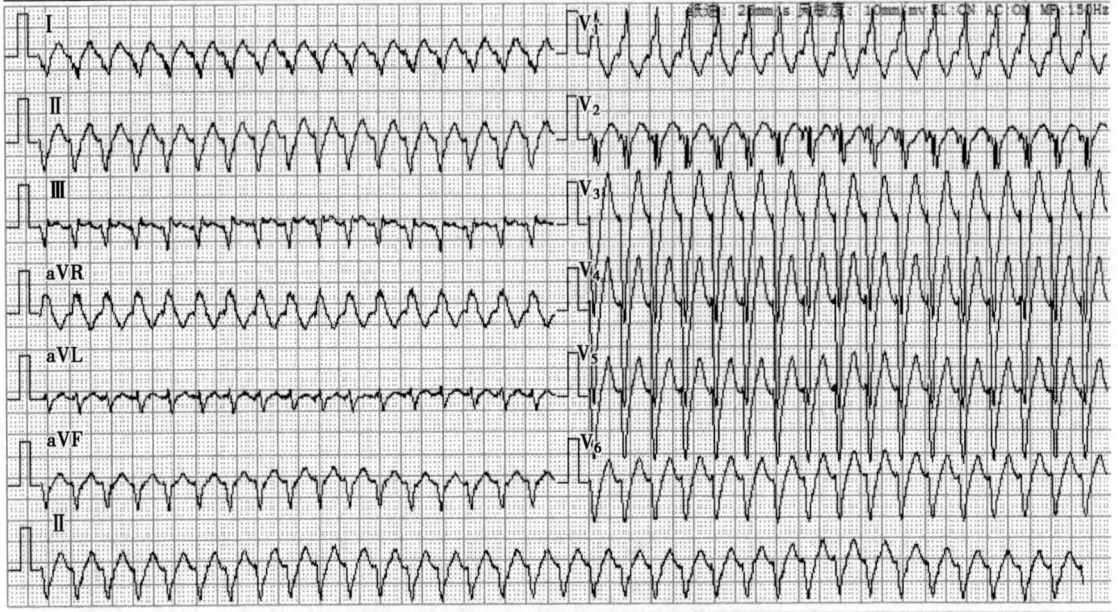

图 4-2-55　室性心动过速,额面电轴极度右偏

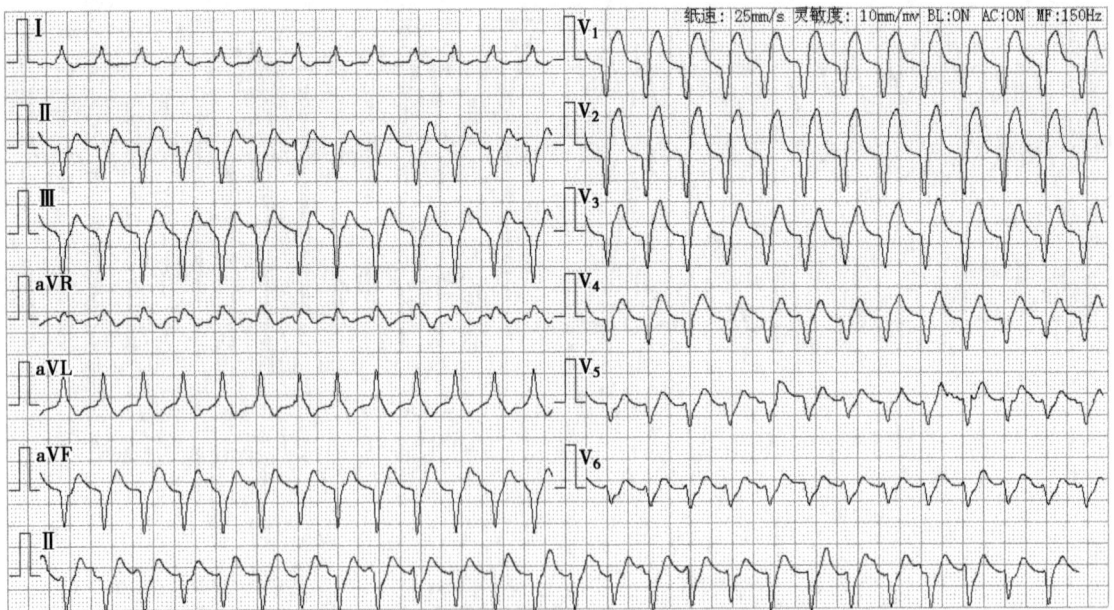

图 4-2-56　室性心动过速,胸导联 QRS 主波方向一致向下

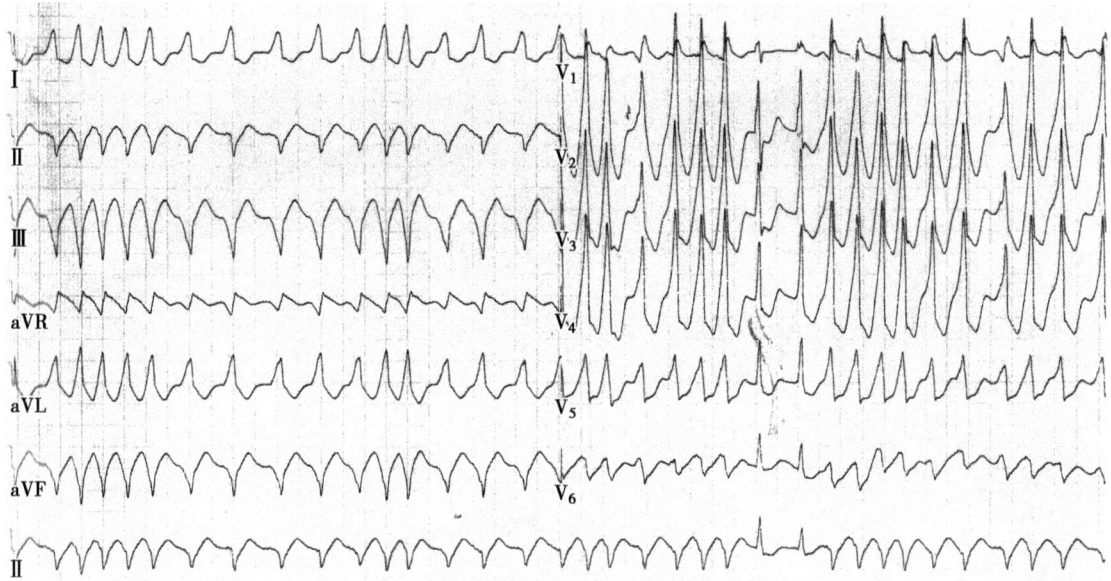

图 4-2-57 预激综合征合并心房颤动

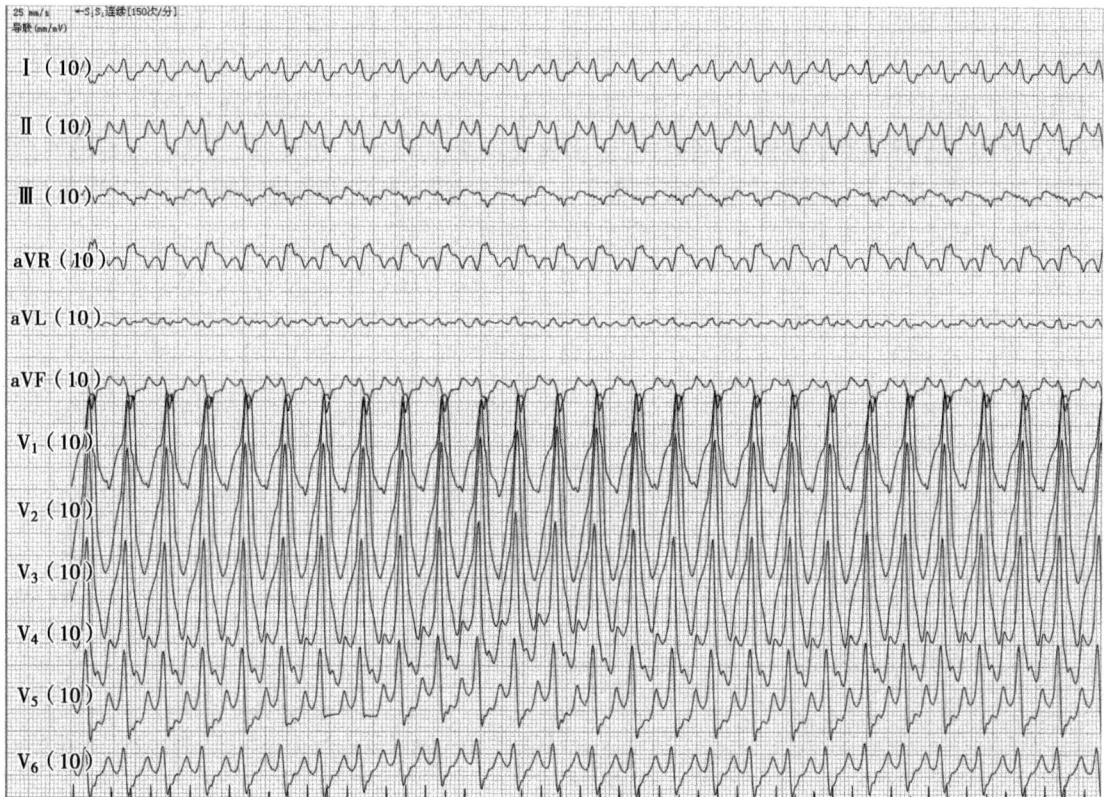

图 4-2-58 预激综合征合并心房扑动

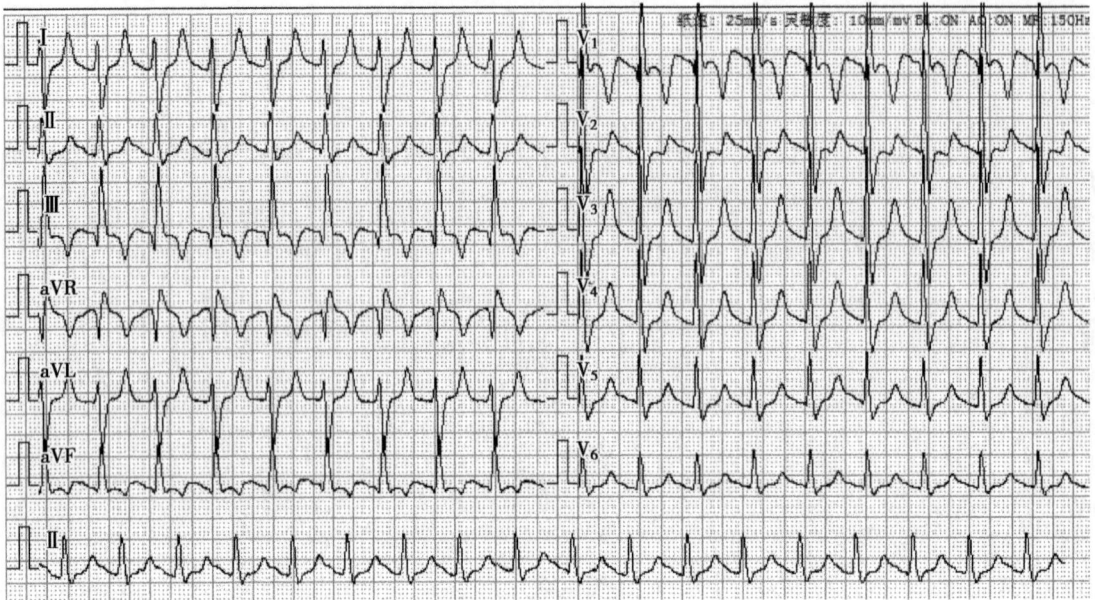

图 4-2-59　窦室传导

(3) 特发性室性心动过速：指室速患者经过各种检查均未发现心脏有结构或功能的异常改变，也无电解质紊乱及 QT 间期延长等致心律失常因素存在。右室流出道室速和左室间隔部室速是临床上最常见的两种特发性室速。右室流出道室速心电图呈左束支阻滞图形，Ⅱ、Ⅲ、aVF 导联呈巨大 R 波（图 4-2-60）；左室间隔部（左后分支型）室速心电图表现为右束支阻滞图形伴电轴左偏或极度右偏（图 4-2-61）。两者可通过射频消融治疗而根治。

(4) 尖端扭转型室性心动过速：属一种特殊类型的多形性室速。常见于先天性长 QT 间期综合征，严重的房室传导阻滞，逸搏心律伴巨大 T 波，低钾、低镁伴有异常 T 波及 U 波，某些药物如奎尼丁等。心电图表现为：①一串宽大畸形的 QRS 波群围绕基线不断扭转其主波方向，每隔 3~10 次心搏就扭转 1 次，每次发作持续数十秒钟，可自行停止，但反复发作，如不及时治疗，易进展为心室颤动；②心室率可达 200~250 次/min；③心动过速常由落于 T 波顶峰附近的室性期前收缩（R on T 现象）诱发；④发作间期，基础心律多缓慢且常伴有 QT 或 QTu 间期延长（图 4-2-62）。

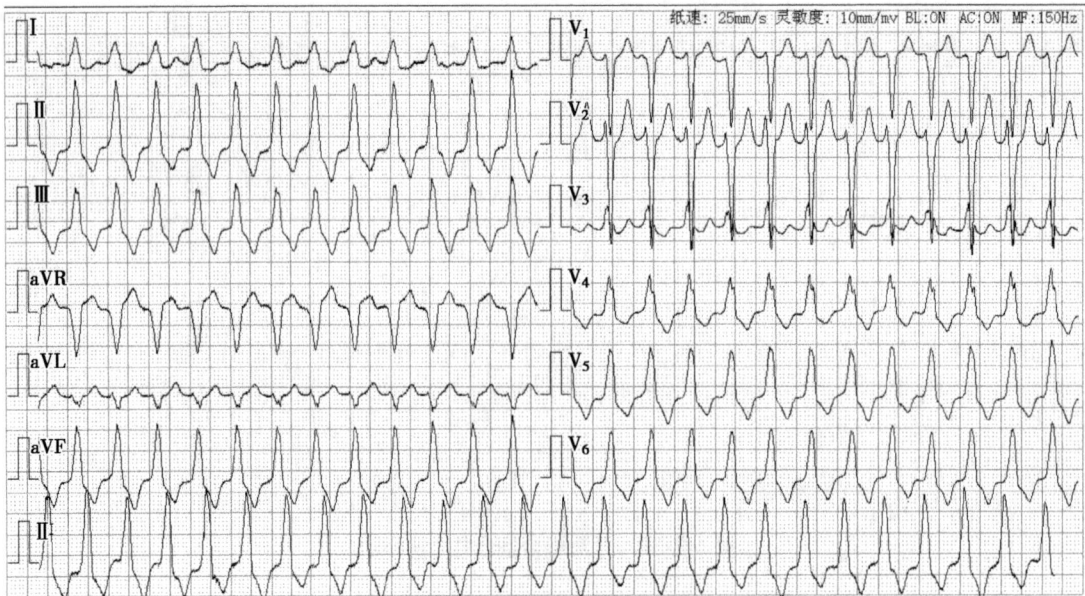

图 4-2-60　右室流出道室速

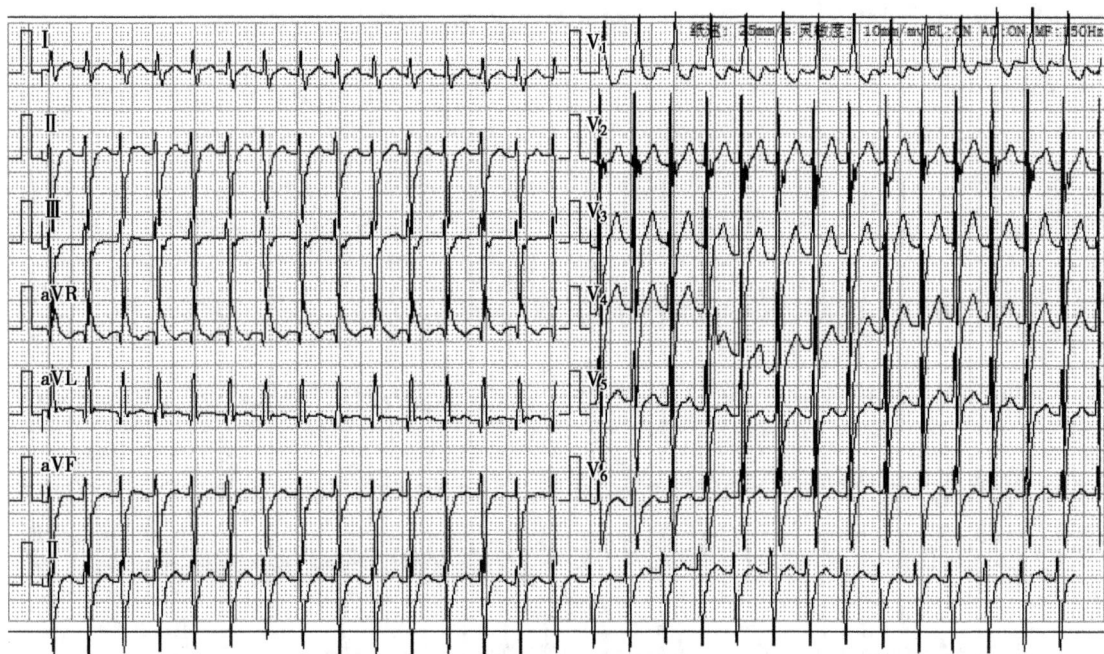

图 4-2-61 左室间隔部(左后分支型)室速

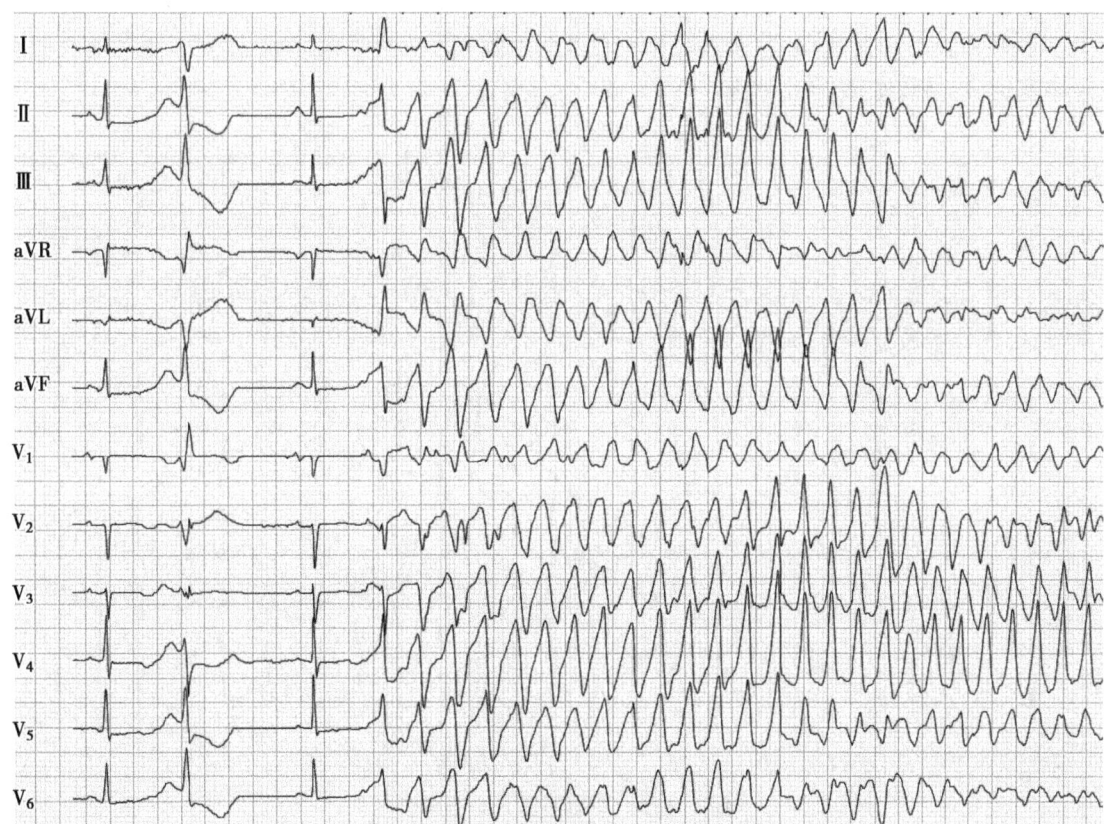

图 4-2-62 尖端扭转型室性心动过速

QT 间期延长,R on T 型室性期前收缩诱发了尖端扭转型室性心动过速

(5)多源性心动过速

1)多源性房性心动过速(紊乱性房性心动过速):常从多源性房性期前收缩发展而来,并为心房颤动的前奏。多见于慢性肺部疾患。心电图表现(图 4-2-63):①心房率>100 次 /min;②同导联有 3 种

或 3 种以上不同形态的异位 P′ 波；③ P′-P′ 间距不齐,可有不同程度的房室阻滞。

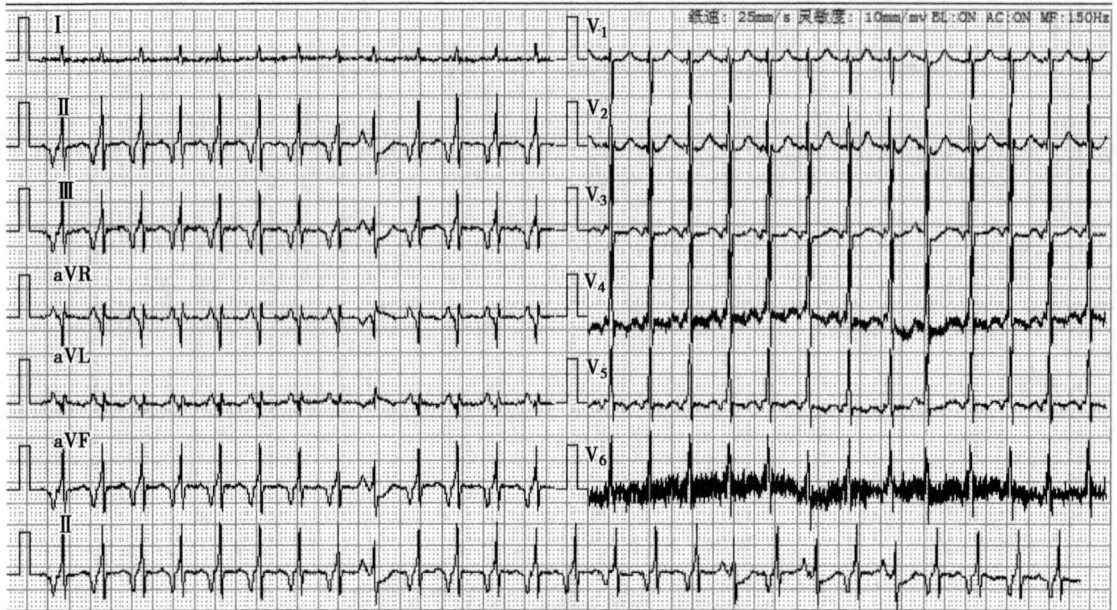

图 4-2-63　多源性房性心动过速(紊乱性房性心动过速)

2)多源性室性心动过速(心室紊乱心律):心电图主要表现为(图 4-2-64):频发多源性室性期前收缩及短串室速,常导致室颤,预后严重。

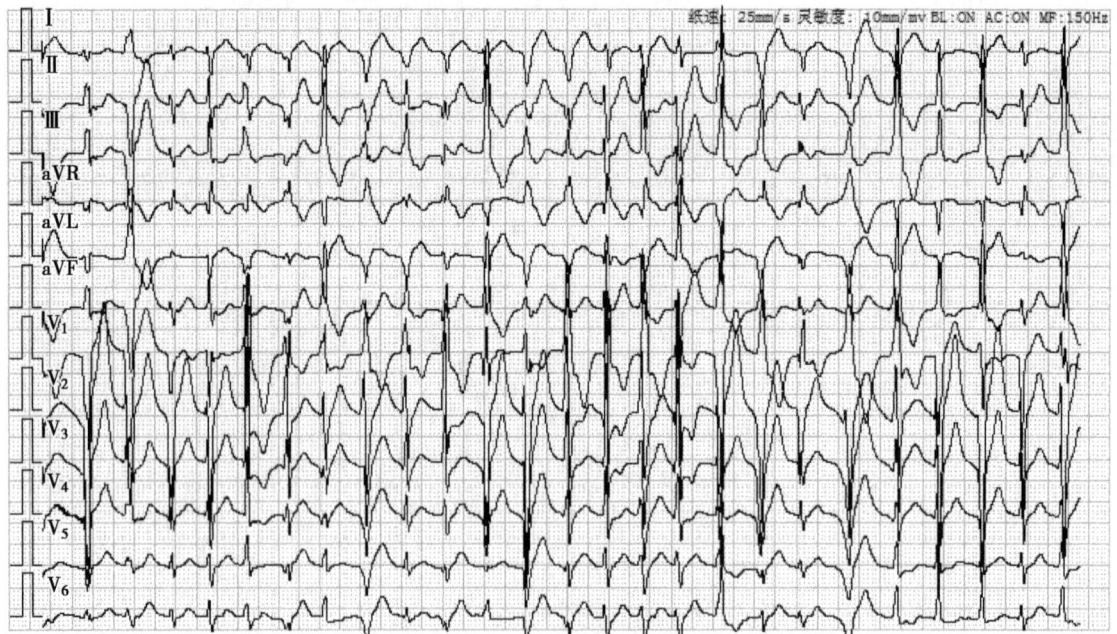

图 4-2-64　多源性室性心动过速

2.5　扑动与颤动

1)心房扑动:心房扑动与心房颤动不同,典型的心房扑动(房扑)属于房内大折返环路激动,且大多短阵出现。心电图表现为:① P 波消失,代以大小、形态、间距一致的大锯齿状 F 波,F 波间无等电位线;② F 波多在 Ⅱ、Ⅲ、aVF 和 V₁ 导联中清晰可见;③ F 波频率在一般为 250~350 次 /min,大多以固定的房室比例下传(2:1 或 4:1),因而心室率规则。如果房室传导比例不规则或伴有文氏传导现象,心室率可不规则(图4-2-65)。心房扑动时,QRS波形态多与窦性心律相同,也可呈室内差异性传导。若F波的大小和间距有差异,且频率>350次/min,则称为不纯性心房扑动,应注意与心房颤动进行鉴别。当不纯性心房扑动的F波与心房颤动的f波辨识不清时可通过卡尺测试来鉴别。由于心房扑动由固定的折返环构成,因而可用固定长度的卡尺测量其F波周期(图4-2-66)来进行识别。

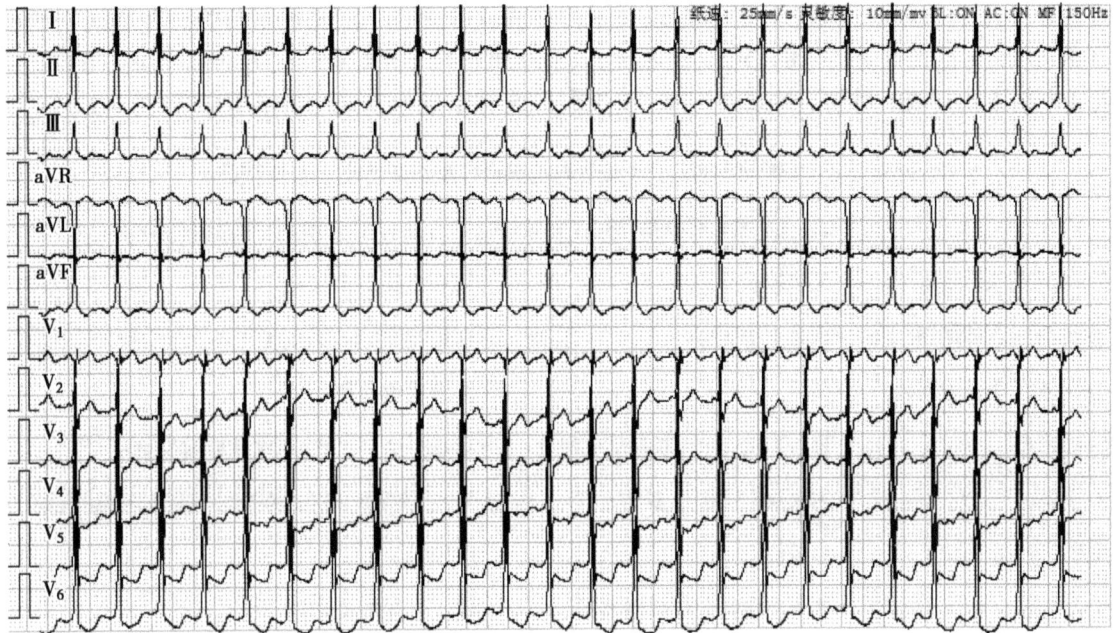

图4-2-65 心房扑动(2:1下传)

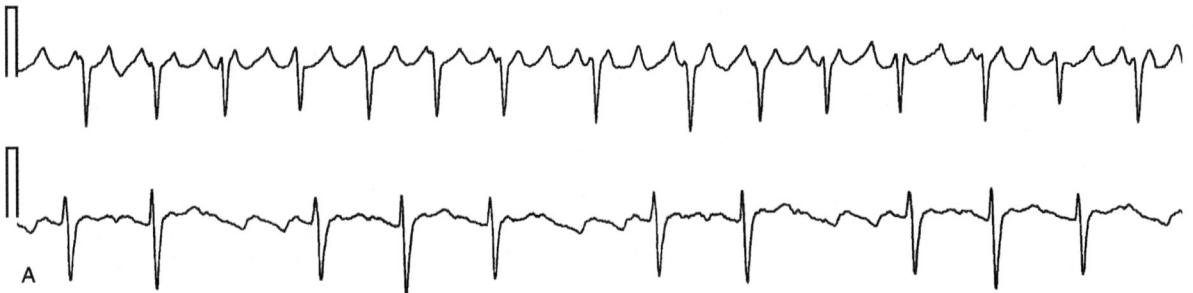

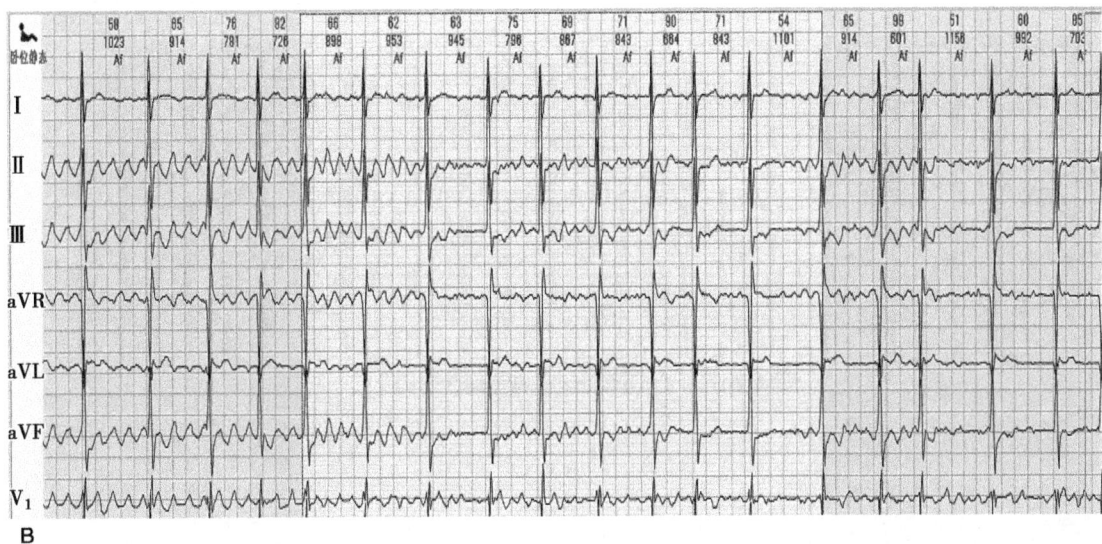

图4-2-66 A.心房扑动(卡尺测试可以测出固定的F波周期);B.心房颤动(卡尺测试测f波周期不固定)

2)心房颤动:心房颤动是临床上最常见的心律失常之一,多发生于有器质性心脏病的患者,其发生与心房扩大和心肌受损有关,但也有少数患者无明显的器质性心脏病。心房颤动(房颤)的发生机制较复杂,多为多个小折返激动所致。房颤时整个心房失去协调一致的收缩与舒张,心室率极不规则,心排血量下降,久之易形成附壁血栓。心电图表现为:①P波消失,代之以大小、形态、间距不等的颤动波(f波);②f波的频率为350~600次/min;③RR间期绝对不齐;④QRS波多呈室上型,伴室内差异性传导时可增宽变形。心房颤动伴室内差异性传导(图4-2-67)与房颤合并室性期前收缩(图4-2-68)均可出现宽大畸形的QRS波,易混淆,应注意进行鉴别(表4-2-2)。持续性心房颤动患者,如果心电图上出现RR间期绝对规则,且心室率缓慢,常提示发生完全性房室阻滞图(图4-2-69)。

表4-2-2　房颤伴室内差异性传导与房颤合并室性期前收缩的鉴别要点

	房颤伴室内差异性传导	房颤伴室性期前收缩
宽QRS波前RR间期	大多较长	不一定长
宽QRS波前联律间期	通常不固定	多固定
宽QRS波后类代偿间期	多无	多有代偿间期
QRS波形态	形态易变,V_1导联多呈三相波	形态少变(除外多源室性期前收缩)
	右束支阻滞图形多见	V_1导联多呈单相或双相波左束支阻滞图形多见
心室率	多较快	多较慢
洋地黄制剂	多未使用洋地黄或用量不足	可见于洋地黄过量

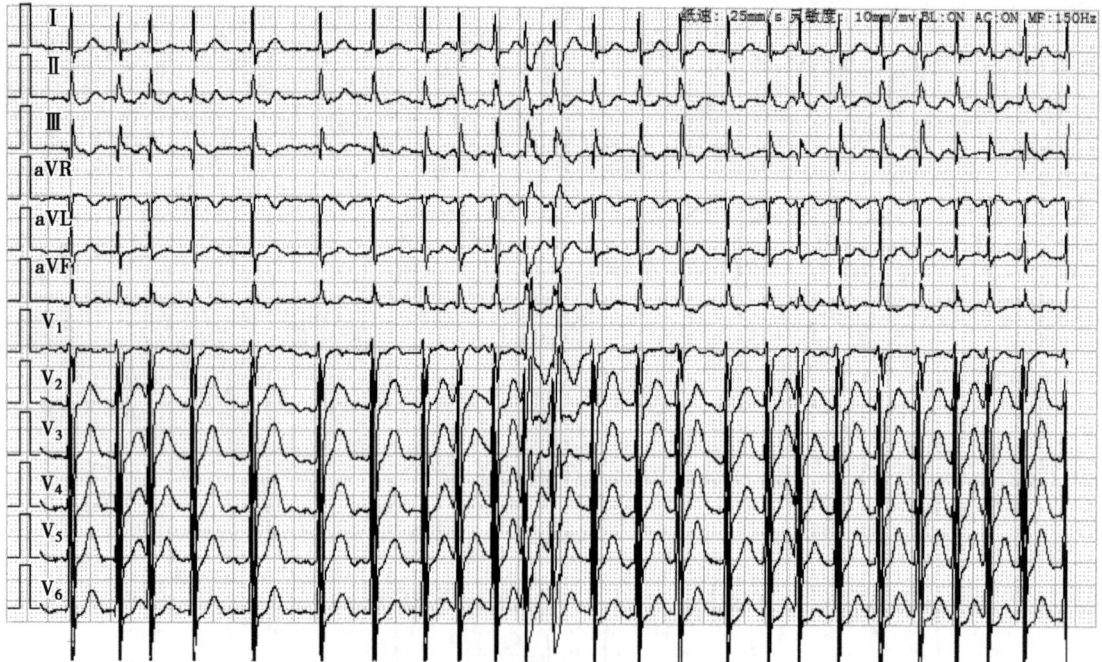

图4-2-67　心房颤动伴室内差异性传导

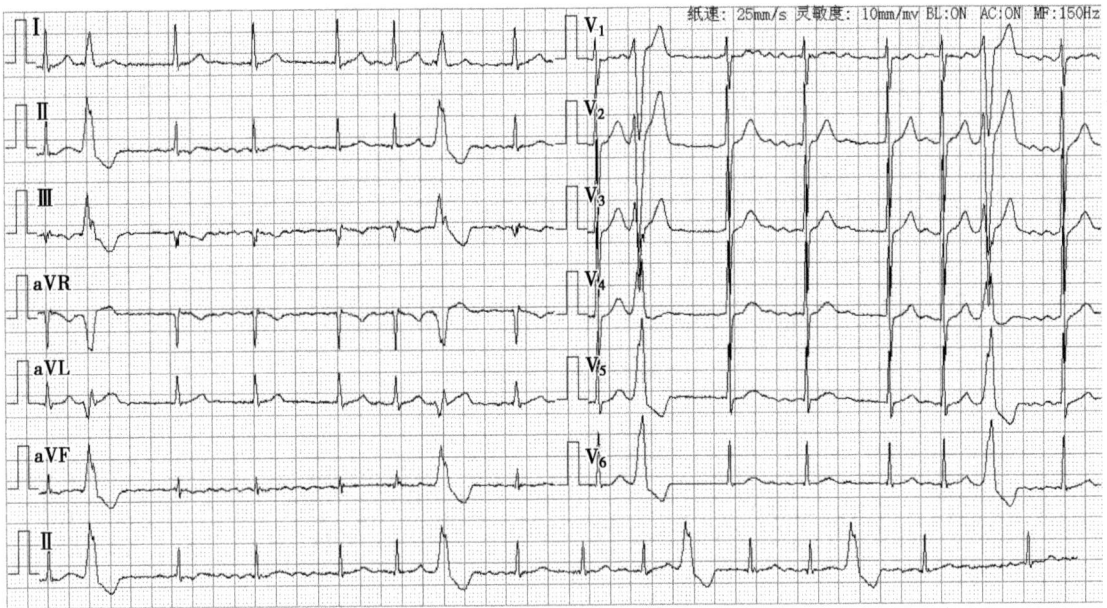

图 4-2-68　心房颤动伴室性期前收缩

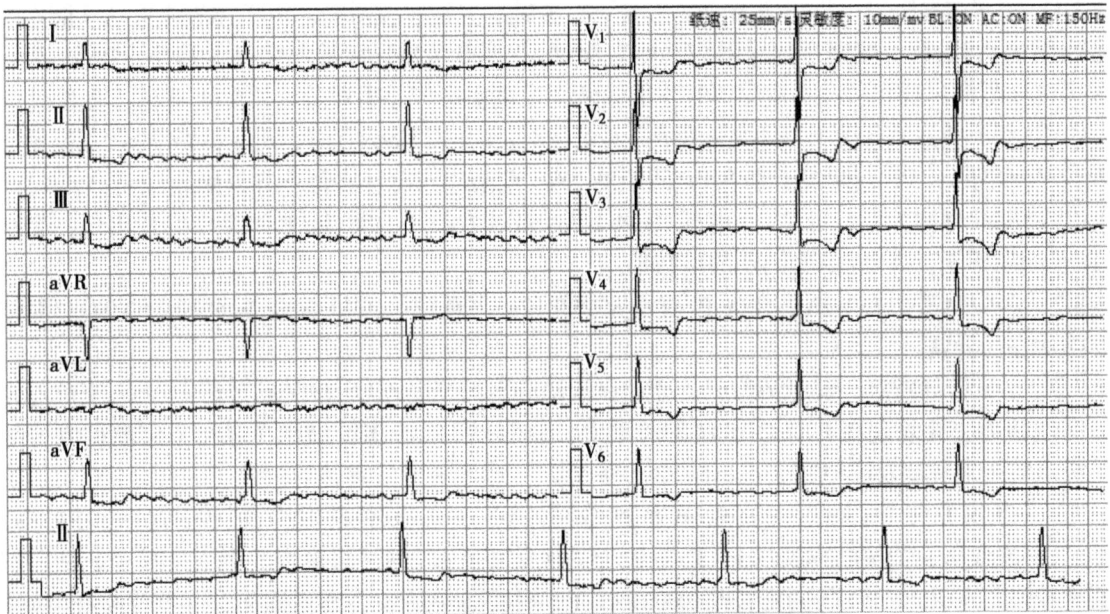

图 4-2-69　心房颤动伴交界性逸搏心律,三度房室传导阻滞

3)心室扑动与心室颤动:多发生于有器质性心脏病的患者,尤其是左室收缩功能减低的缺血性心脏病患者。心室扑动是心室肌产生环形激动的结果,常不能持久,不是很快恢复,便会转为心室颤动而死亡。其心电图表现为(图 4-2-70):P-QRS-T 波群消失,代之以连续快速而相对规则的大振幅波,形态类似于正弦波;频率在 150~250 次/min。心室颤动大多为心室内多个折返中心形成不协调的冲动经大小、方向不一的传导途径到达心室各部而引起。其心电图表现为:P-QRS-T 波群消失,代之以大小不一、形态各异且极不规则的小颤动波,频率为 200~500 次/min(图 4-2-71)。

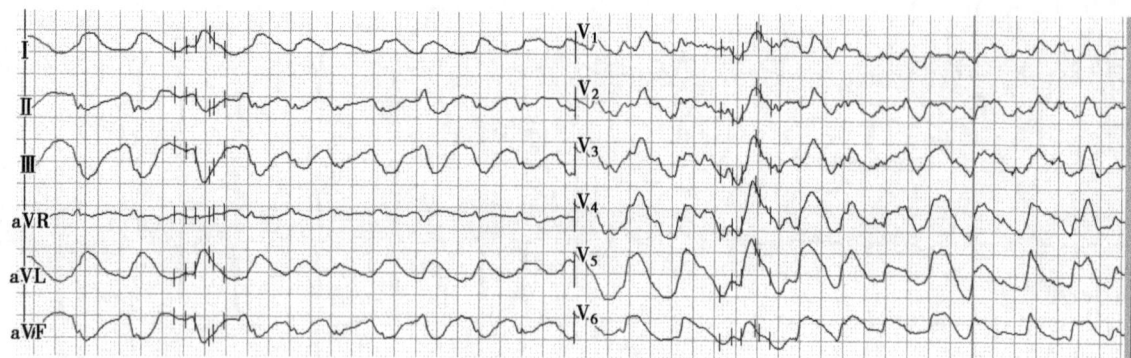

图 4-2-70　心室扑动

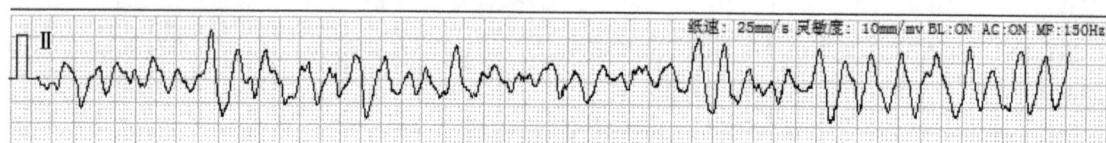

图 4-2-71　心室颤动

3. 激动传导异常

3.1　窦房传导阻滞　指窦房结激动传导至心房时发生延缓或阻滞。由于体表心电图不能直接显示窦房结电活动,故一度窦房传导阻滞不能观察到,三度窦房传导阻滞与窦性停搏难以鉴别,只有二度窦房传导阻滞出现心房和心室漏搏时才能诊断。二度窦房传导阻滞分为二度Ⅰ型和二度Ⅱ型:

(1)二度Ⅰ型称为莫氏Ⅰ型即文氏阻滞:心电图(图 4-2-72)表现为 PP 间距逐渐缩短,直至脱漏而出现长 PP 间距,长 PP 间距短于基本 PP 间距的 2 倍,此型应与窦性心律不齐鉴别。

(2)二度Ⅱ型称为莫氏Ⅱ型,心电图(图 4-2-73)表现为规律的窦性 PP 间距中突然出现一个长间歇,此长间歇等于正常窦性 PP 间距的整数倍。

3.2　房内阻滞　心电图表现为 P′ 波增宽 ≥ 0.12s,出现双峰或呈切迹,峰间距 ≥ 0.04s。需结合临床排除左房异常。

3.3　房室传导阻滞　窦房结发放的冲动在激动心房的同时,经房室交界区传入心室,引起心室激动。房室传导主要表现在 P 与 QRS 波的关系上,因而分析 P 与 QRS 波的关系可以了解房室传导情况。按房室阻滞程度及心电图表现不同可分为一度、二度和三度房室传导阻滞。

(1)一度房室传导阻滞:主要表现为 PR 间期延长。心电图表现为(图 4-2-74):① PR>0.20s 或 >0.22s(老年人);②按心率换算 PR 间距大于正常最高值;③同一患者在心率无明显变化情况下前后两次检测结果比较,PR 间期延长超过 0.04s。PR 间期随年龄和心率不同而存在明显变化,故诊断标准也应随之变化。一度房室传导阻滞应与房室结双径路中从慢径路下传的窦性激动相鉴别,后者常有 PR 间期短长突然变化,心电图可表现为:在窦(或房)性频率相对稳定的情况下,PR 间期突然显著延长超过 0.06s(跳跃现象),此时快径路处于不应期,激动从慢径路下传心室。一度房室传导阻滞可见于迷走神经张力增高的正常人,也可见于器质性心脏病、药物中毒、电解质紊乱等。

(2)二度房室传导阻滞:在一系列室上性激动中部分出现传导阻断(部分 P 波后 QRS 波脱漏),称为二度房室传导阻滞,可分为Ⅰ型和Ⅱ型。

1)二度Ⅰ型房室传导阻滞:二度Ⅰ型房室传导阻滞又称莫氏Ⅰ型,多为功能性或房室结、房室束近端的局限性损害引起,预后较好。典型心电图表现为:① P 波规律地出现,PR 间期逐渐延长直至脱漏一次 QRS 波,漏搏后传导阻滞得到一定恢复,PR 间期又趋缩短,之后又逐渐延长,如此周而复始,反复出现,称为文氏现象;②脱漏后的 RR 间距长于其前最后一个 RR 间距;③含有受阻 P 波的 RR 间距短于 2 个 PP 间距之和(图 4-2-75)。

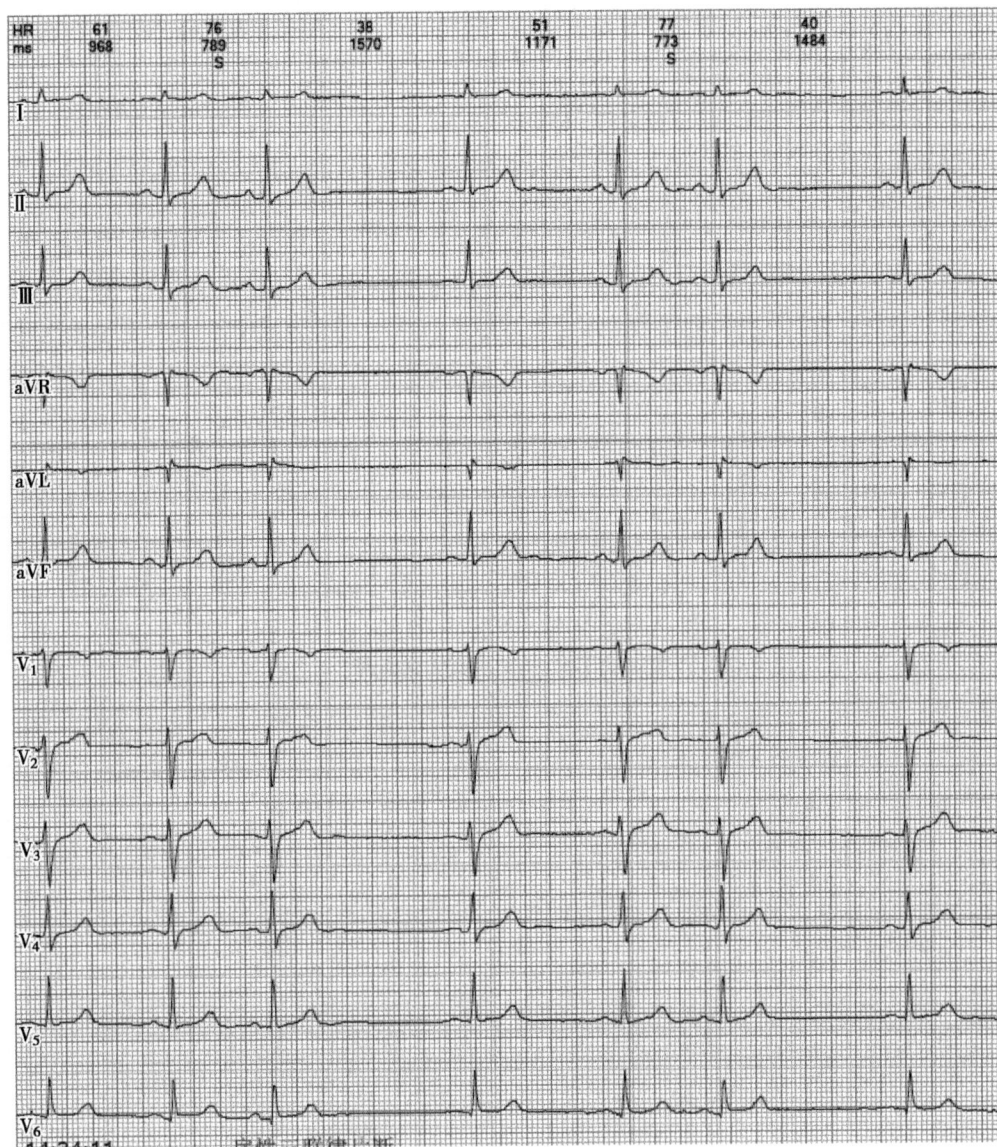

图 4-2-72　二度Ⅰ型窦房传导阻滞

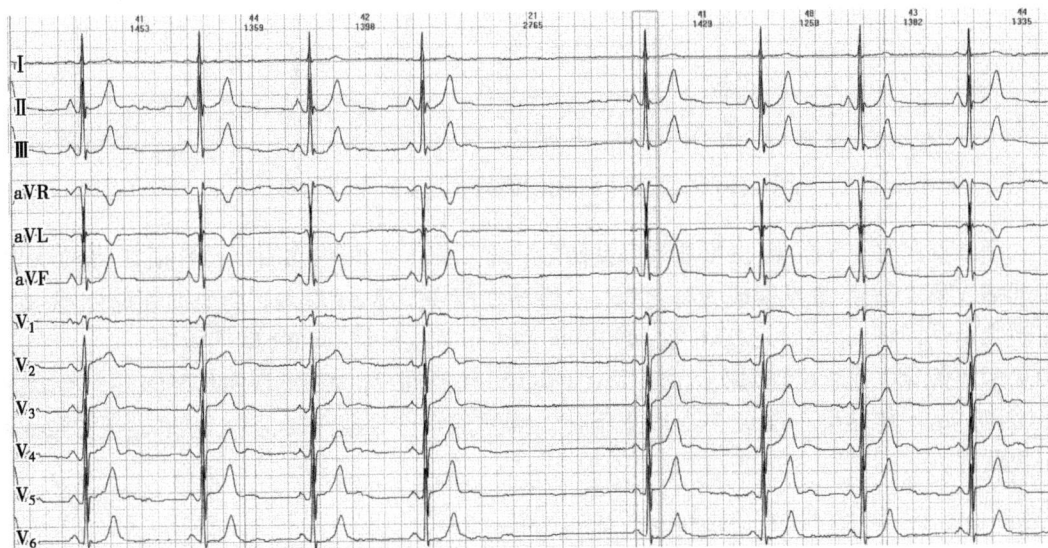

图 4-2-73　二度Ⅱ型窦房传导阻滞

169

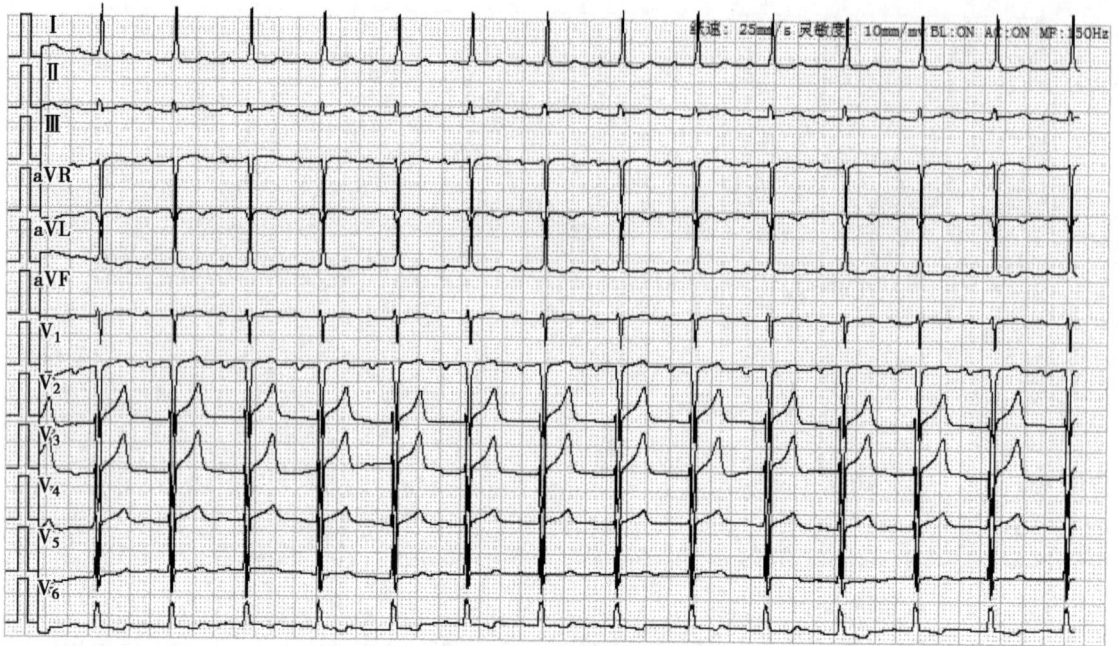

图 4-2-74 一度房室传导阻滞

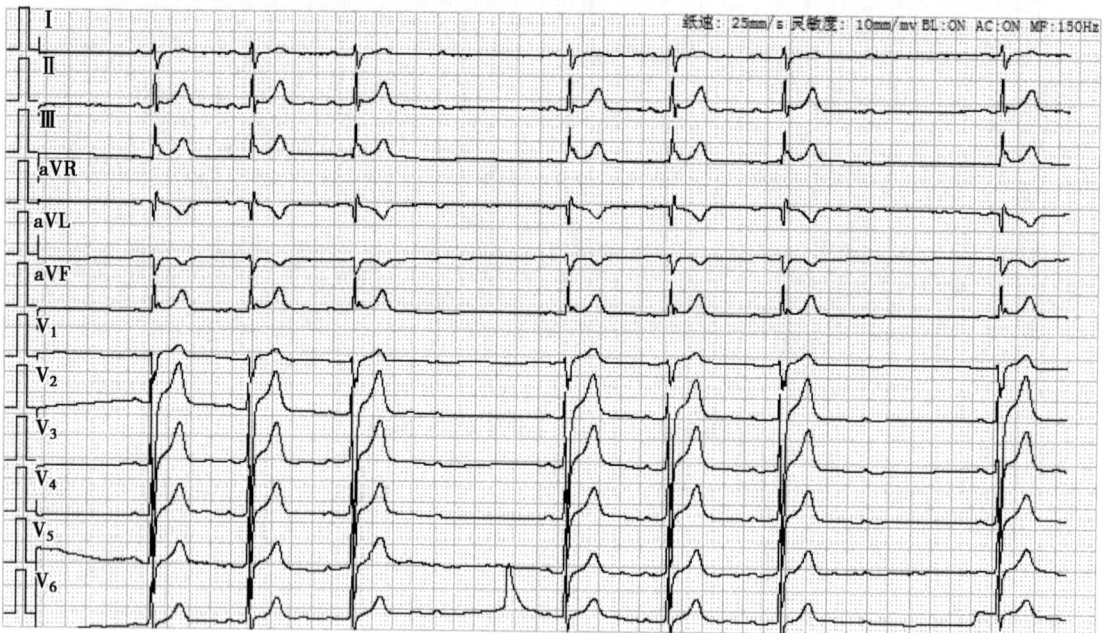

图 4-2-75 二度 I 型房室传导阻滞(房室 4:3 传导)

2)二度 Ⅱ 型房室传导阻滞:二度 Ⅱ 型房室传导阻滞又称莫氏 Ⅱ 型,多有器质性损害,病变大多位于房室束远端或束支部分,易发展成为高度或完全性房室传导阻滞,预后差。心电图表现为(图 4-2-76):①P 波规则出现,部分 P 波后无 QRS 波;②PR 间期可正常或延长,但 PR 间期固定。

如果房室传导中连续出现两次或两次以上的 QRS 波脱漏,称为高度房室传导阻滞。心电图表现为(图 4-2-77)房室传导呈 3:1 或 3:1 以上下传。高度房室传导阻滞时,因心室率过缓常致黑朦、晕厥等症状发生。

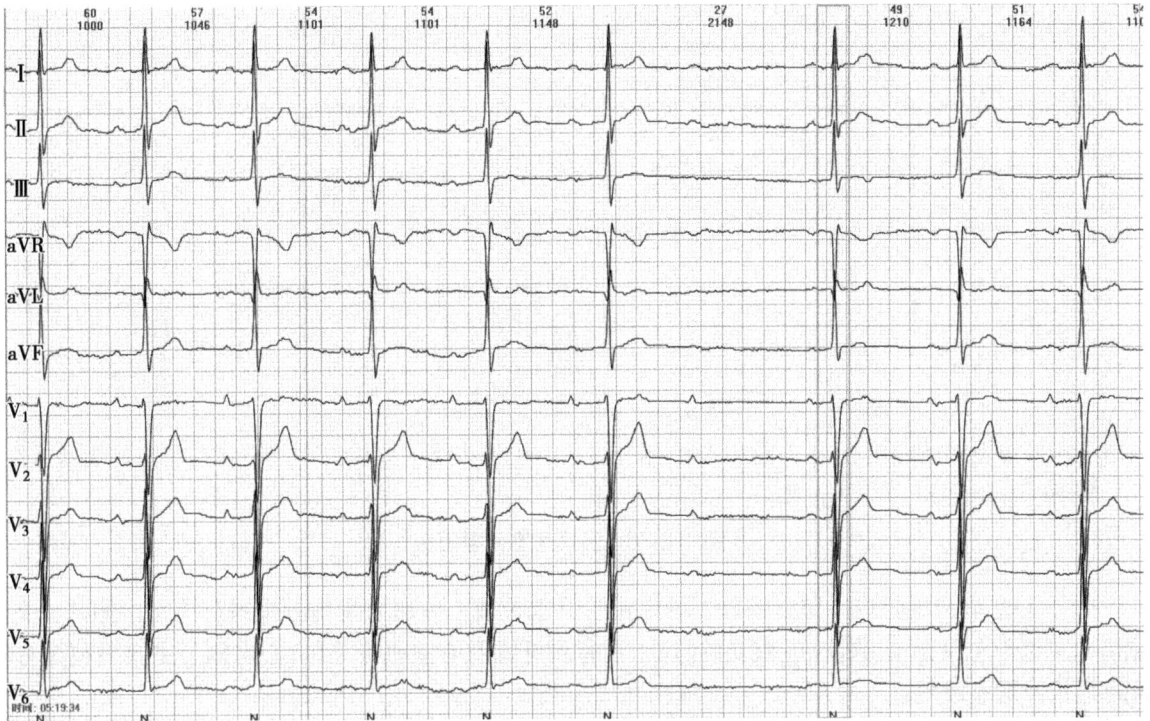

图 4-2-76　二度Ⅱ型房室传导阻滞

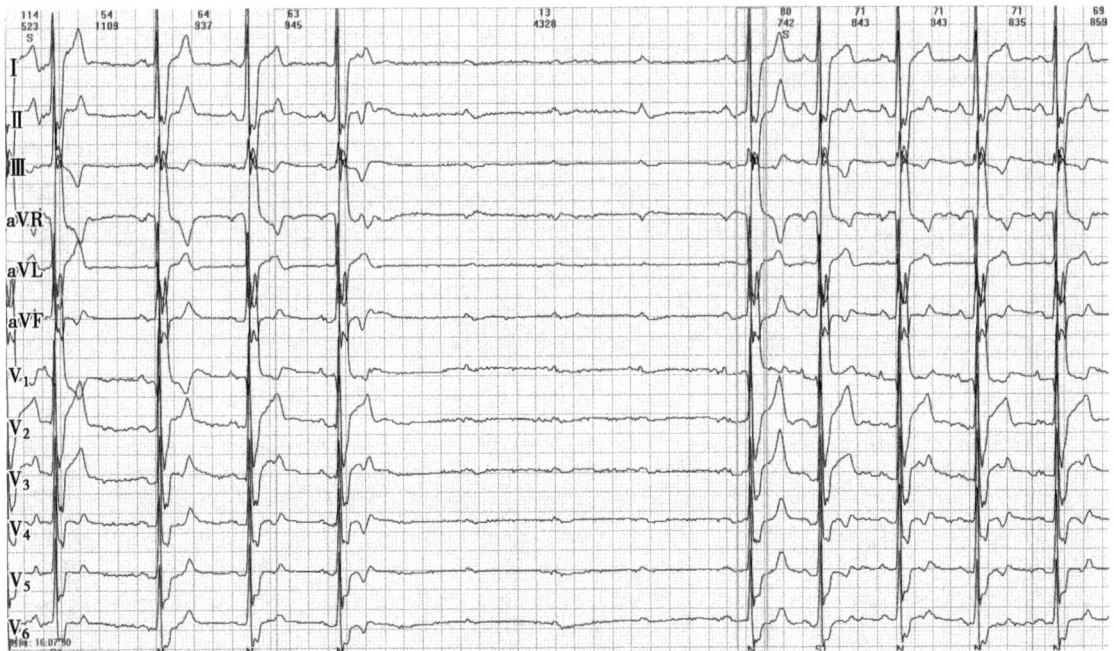

图 4-2-77　高度房室传导阻滞(5∶1下传)

　　3.4　三度房室传导阻滞　又称完全性房室传导阻滞。当来自房室交界区以上的激动完全不能通过房室交界区抵达心室时,阻滞部位以下的潜在节律点就会发放冲动,激动心室,出现逸搏心律。心电图表现为:①P波与QRS波毫无关系,各自保持自身固有的节律;②心房率>心室率;③可出现交界性逸搏或室性逸搏心律(文末彩图4-2-78)。心房颤动时,如果心室律变得缓慢而规则,应诊断为心房颤动合并三度房室传导阻滞。三度房室传导阻滞是一种病理性阻滞,运动或用阿托品抑制迷走神经后房室传导均难以改善。

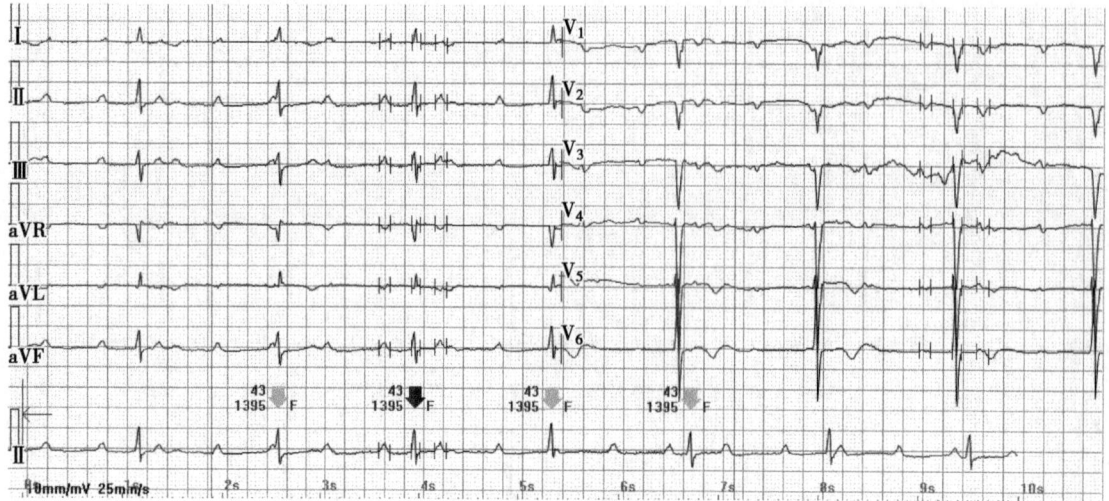

图 4-2-78　三度房室传导阻滞

　　3.5　心室内传导阻滞　房室束以下的室内传导系统或心室肌发生传导障碍称为室内阻滞。室内阻滞可发生于左束支、右束支、左束支的分支、浦肯野纤维及心室肌等部位,心电图上主要表现为 QRS 时间延长及形态改变。

　　(1)完全性左束支阻滞:左束支粗而短,由双支冠状动脉分支供血,不易发生传导阻滞;一旦发生,多提示心脏有器质性病变。完全性左束支阻滞的心电图表现为(图 4-2-79):① QRS 波时间 ≥0.12s;② V_1、V_2 甚至 V_3 导联呈 rS 型或 QS 型,S 波有切迹,R_{V5}、R_{V6}、R_I、R_{aVL} 导联无 Q 波,顶端粗钝有切迹;③电轴可左偏;④ ST-T 方向与 QRS 主波方向相反。若心电图图形与上述改变相同,但 QRS 波时间<0.12s,称为不完全左束支阻滞。

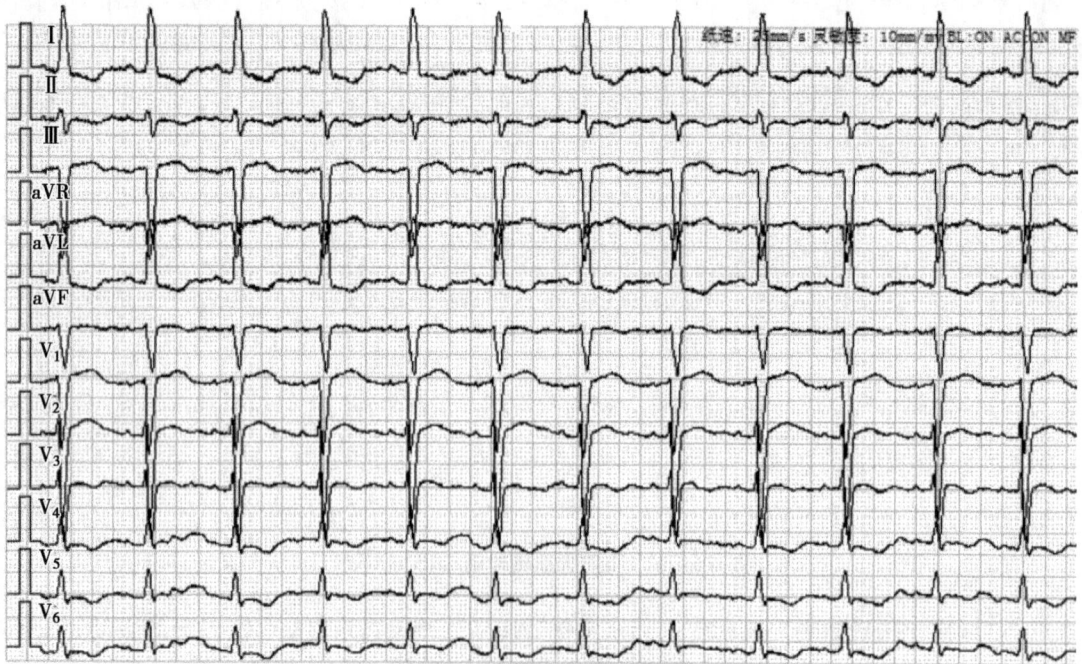

图 4-2-79　完全性左束支阻滞

　　(2)完全性右束支阻滞:右束支细而长,由单支冠状动脉供血,较易发生传导阻滞。完全性右束支阻滞的心电图表现为(图 4-2-80):① V_1 或 V_2 导联的 QRS 波呈 rSR′ 型或 M 型,aVR 导联则常呈 QR 型,其 R 波增宽而有切迹;② QRS 波时限增宽 ≥0.12s;③ I、V_5、V_6 导联终末的 S 波粗钝而有切迹,其时限≥0.04s；④V$_1$、V$_2$导联的ST段下移，T波倒置，V$_5$、V$_6$导联的T波直立。若心电图与上述改变相同，但QRS波时间<0.12s，称为不完全性右束支阻滞。右束支阻滞应与右室肥大、预激综合征（左侧旁路）、后壁心肌梗死等进行鉴别。

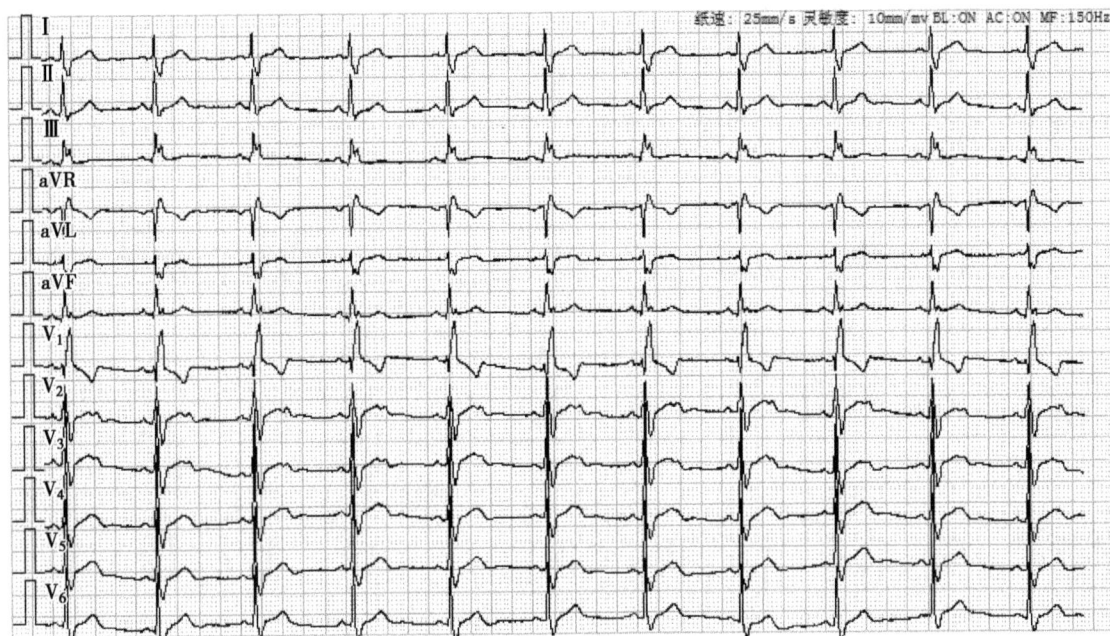

图4-2-80　完全性右束支阻滞

（3）分支阻滞：包括左前分支阻滞、左后分支阻滞、双侧束支阻滞及三分支阻滞

1）左前分支阻滞：心电图表现为：①额面电轴左偏超过-45°有较肯定价值；②Ⅰ、aVL导联的QRS波呈qR型，Ⅱ、Ⅲ、aVF的QRS波呈rS型，S$_Ⅲ$>S$_Ⅱ$；③QRS波时间轻度延长，但<0.12s（图4-2-81）。左前分支阻滞应与引起电轴左偏的其他原因进行鉴别，如横位心、左室肥大、下壁心肌梗死、高钾血症、预激综合征、右室起搏、胸廓畸形、肺气肿等。

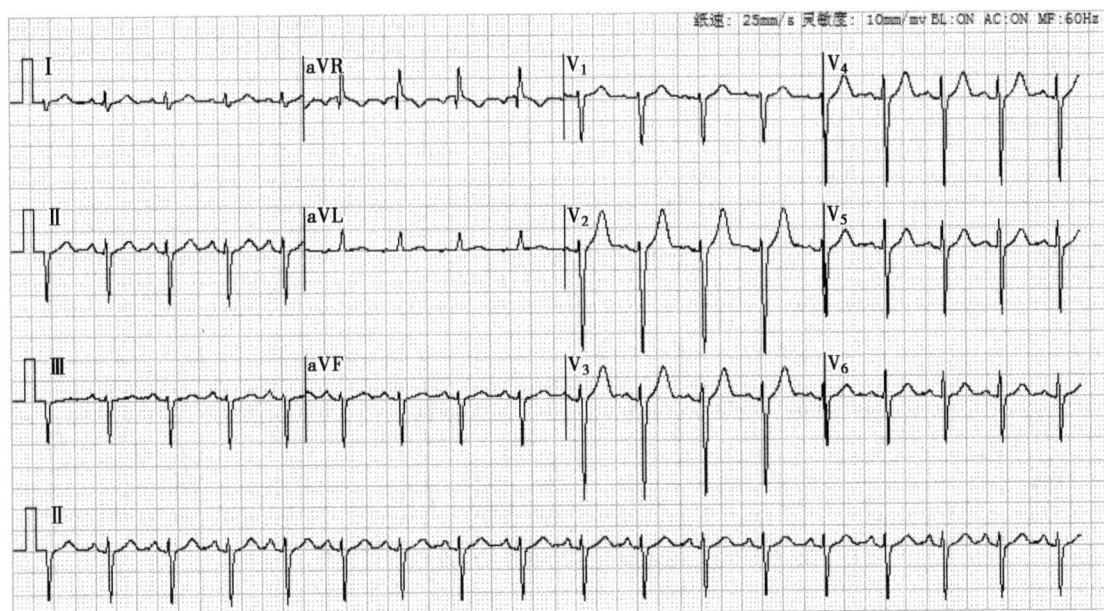

图4-2-81　左前分支阻滞

2）左后分支阻滞：左后分支阻滞心电图特点（图4-2-82）：①额面电轴右偏，以 ≥ +120° 有较肯定价值；② Ⅰ、aVL 导联 QRS 波呈 rS 型，Ⅱ、Ⅲ、aVF 呈 qR 型，q 波时间<0.025s，R Ⅲ>R Ⅱ；③ QRS 波时间<0.12s。左后分支阻滞应与引起电轴右偏的其他原因进行鉴别，如右心室肥大、急性肺梗死、高侧壁心肌梗死等。

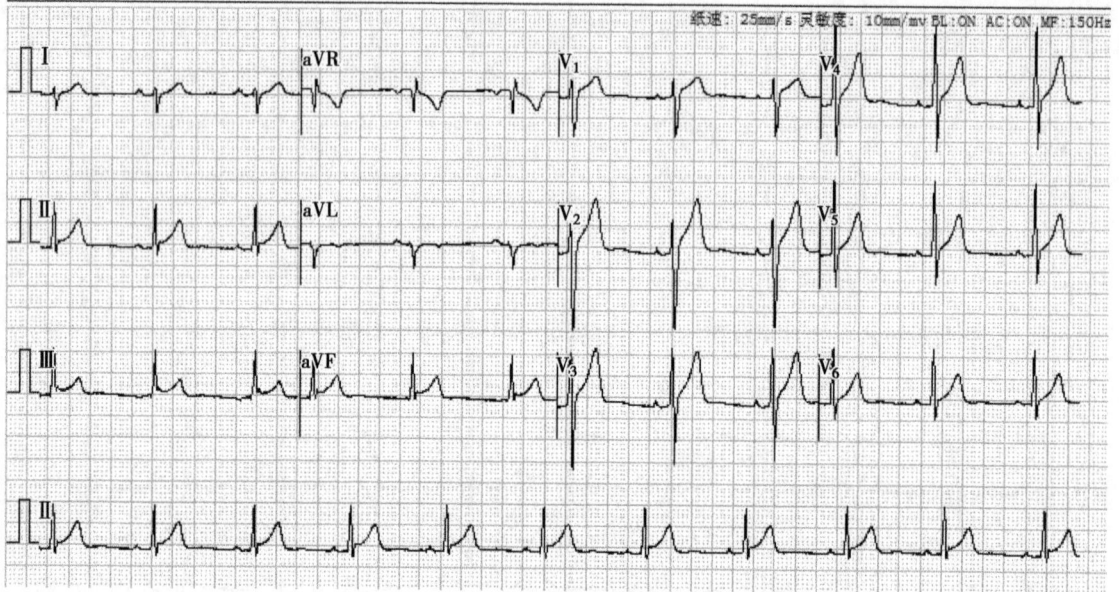

图 4-2-82　左后分支阻滞

3）双侧束支阻滞：指右束支、左前分支、左后分支这三支中其中两支发生传导阻滞。其中最常见的是右束支阻滞伴左前分支阻滞（图4-2-83）。右束支阻滞合并左前分支阻滞常见于冠心病、急性心肌梗死等。右束支阻滞合并左后分支阻滞的病因与右束支阻滞合并左前分支阻滞相似。

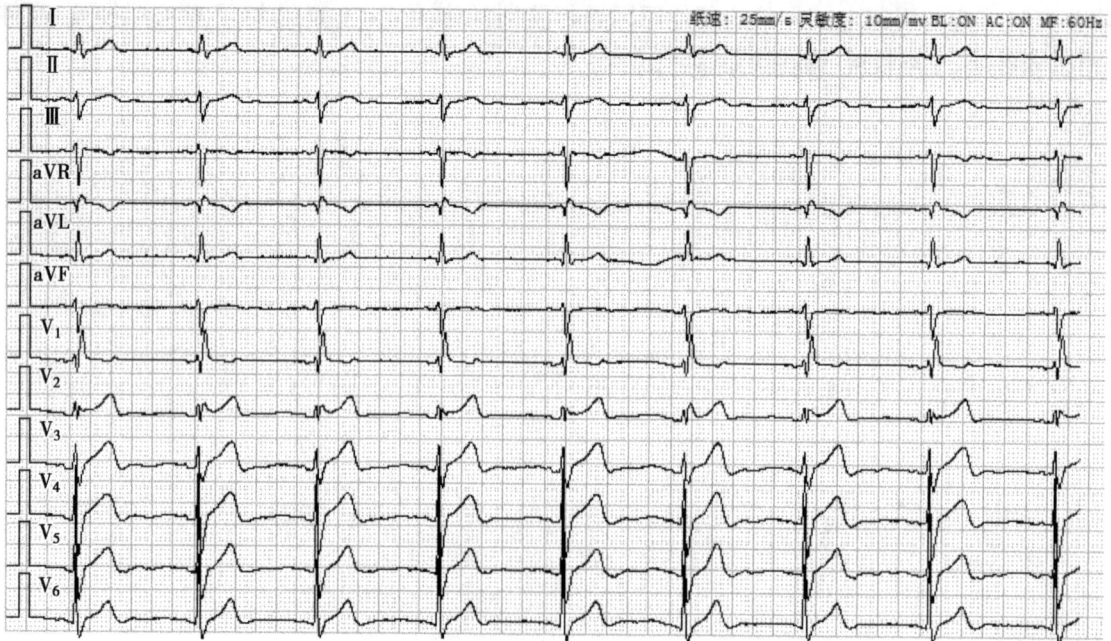

图 4-2-83　完全性右束支阻滞合并左前分支阻滞

4）三分支阻滞：包括右束支阻滞、左侧两个分支中一支完全阻滞，而另一分支传导时间延长。

3.6　预激综合征　除正常的房室传导通路之外，激动还通过附加通道——旁路下传，使部分（或

全部)心室肌预先激动,形成预激图形。当患者有心动过速病史时则称为预激综合征。预激综合征有下列几种类型:

WPW 综合征　由 Kent 束(肯特束)引起的预激综合征称为 WPW 综合征,又称经典型预激综合征。Kent 束大多位于左、右两侧房室沟或间隔旁,为连接心房肌和心室肌的一束纤维。心电图表现为(图 4-2-84):① PR 间期<0.12s;② QRS 波起始部有预激波;③ QRS 波增宽,但 P-J 间期正常;④伴有继发性 ST-T 改变。

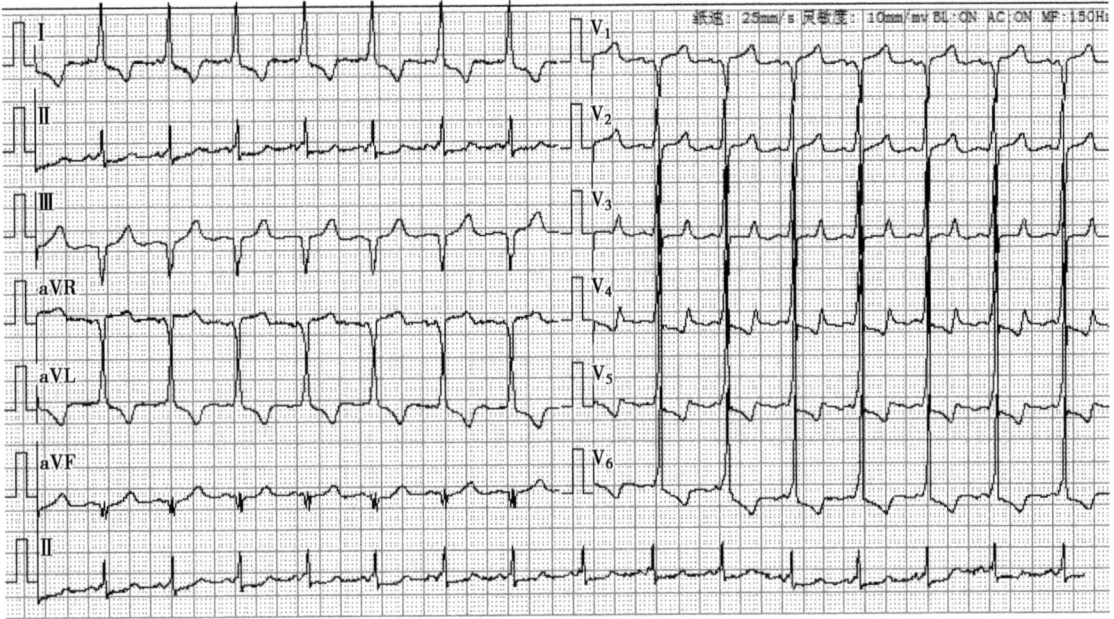

图 4-2-84　心室预激

【旁路定位】旁路所在位置不同,心电图表现也不同:当旁路位于左侧时,V_1 导联预激波向上且 QRS 波以 R 波为主(图 4-2-85);当旁路位于右侧时,V_1 导联预激波向下或 QRS 波以负向波为主(图 4-2-86)。当旁路位于前侧时,Ⅲ、aVF 导联预激波向上且 QRS 波以 R 波为主;当旁路位于后侧时,Ⅲ、aVF 导联预激波向下且 QRS 波以 S 波为主。房室旁路定位时应注意如下几点:

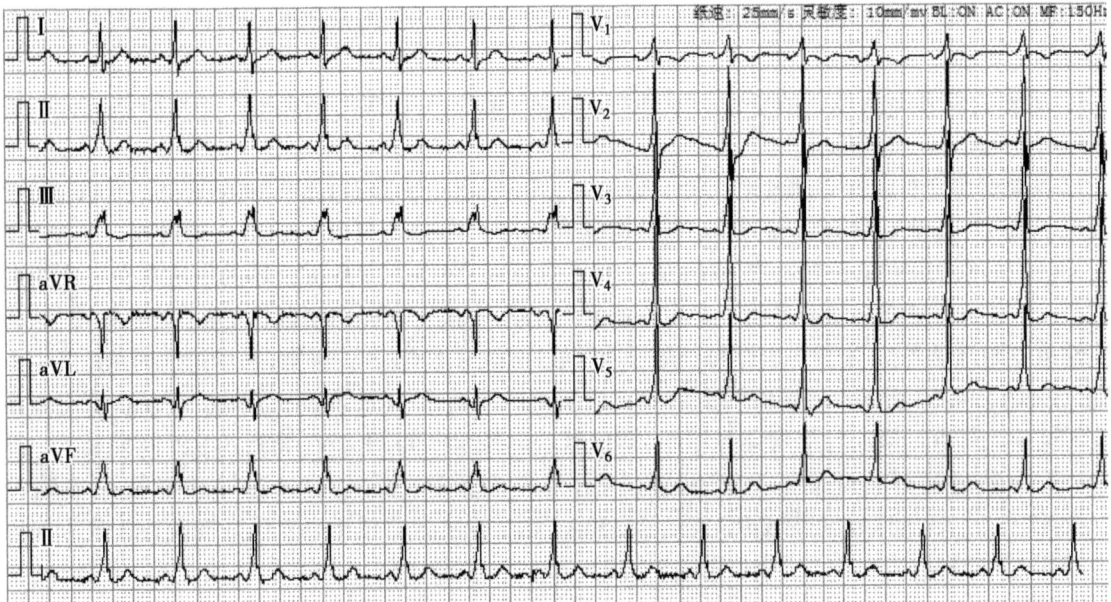

图 4-2-85　心室预激(左前侧旁路)

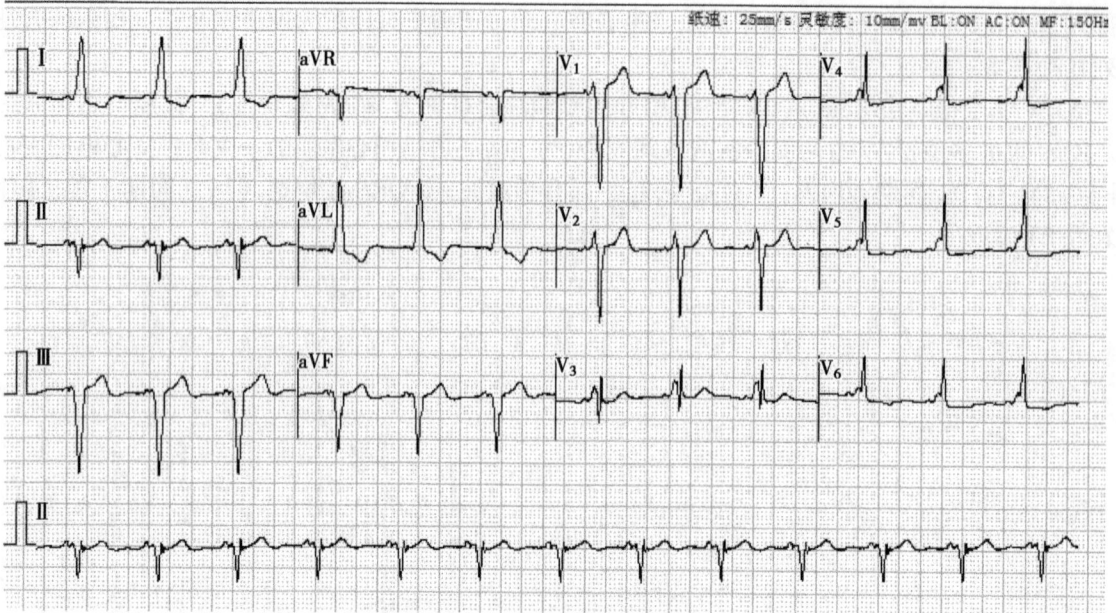

图 4-2-86　心室预激（右后侧旁路）

（1）房室旁路的解剖分区尚无统一的标准，相邻旁路分区的心电图表现常有重叠，心电图有时难以严格区分相邻两壁旁路。例如，右后间隔与右后壁近间隔旁路，右侧壁与右后侧壁旁路等。

（2）预激成分的大小对旁路的准确判断有较大影响。例如预激成分较小时，左后间隔旁路可以表现为右后间隔旁路的心电图表现。一般 QRS 时限>0.12s、预激成分达到最大化时判断位置较准确。必要时应进行 ATP 试验或心房起搏刺激，以增加预激成分。

（3）合并其他异常，例如束支阻滞、严重心室肥大、心肌梗死、心外因素引起的心脏移位、Ebstein 畸形以及存在多条旁路时，将使旁路定位较困难。

（4）目前各种房室旁路的定位方法和标准各有其优点和不足之处，既要掌握定位的一般规律，又要善于对每例心电图的特点具体分析，综合判断。

（5）尽管体表心电图对判断旁路的部位有较高的准确率，但精确的旁路解剖位置需要通过电生理检查和心内标测确定。

【预激综合征伴发心动过速的类型】预激综合征伴发的心动过速可按旁路是否参与折返环的形成而分为两大类：

（1）旁路直接参与折返环的房室折返性心动过速（AVRT），如顺向型和逆向型房室折返性心动过速，旁路是折返环的组成部分。

1）顺向型房室折返性心动过速（ortho-dromic atrioventricular reentrant tach-ycardia，O-AVRT）是一种常见的类型，其发生率为 90%~95%，显性旁路和隐匿性旁路均可引发此型心动过速。O-AVRT 发作时，激动从正常房室结传导系统下传，通过旁路逆传，心房与心室是折返环的组成部分。折返径路方向是：心房→房室结→希浦系统→心室→旁路→心房。该折返径路引起窄 QRS 波心动过速（伴有功能性束支阻滞例外）。主要心电图特征如下（图 4-2-87A）：① QRS 波正常，心动过速时 RR 间期非常规则，频率 150~250 次 /min；② RP′ 间期>90ms，且 RP′ 间期常 <P′R 间期；③同步记录食管心电图和 V$_1$ 导联心电图，可见偏心性室房传导顺序，即食管心电图 RP′ 间期与 V$_1$ 导联的 RP′ 间期相差>25ms 以上；④心动过速时若 I 导联 P′ 波倒置，提示为左侧旁路。⑤心动过速伴功能性束支阻滞时（图 4-2-87B），若 RR 间期较正常 QRS 波延长 35ms 以上，提示旁路位于束支阻滞同侧，RR 间期延长主要因室房逆传时间（RP′）延长所致（图 4-2-87B）；⑥心动过速时 QRS 波常出现电交替，可能与 AVRT 时心率较快有关。

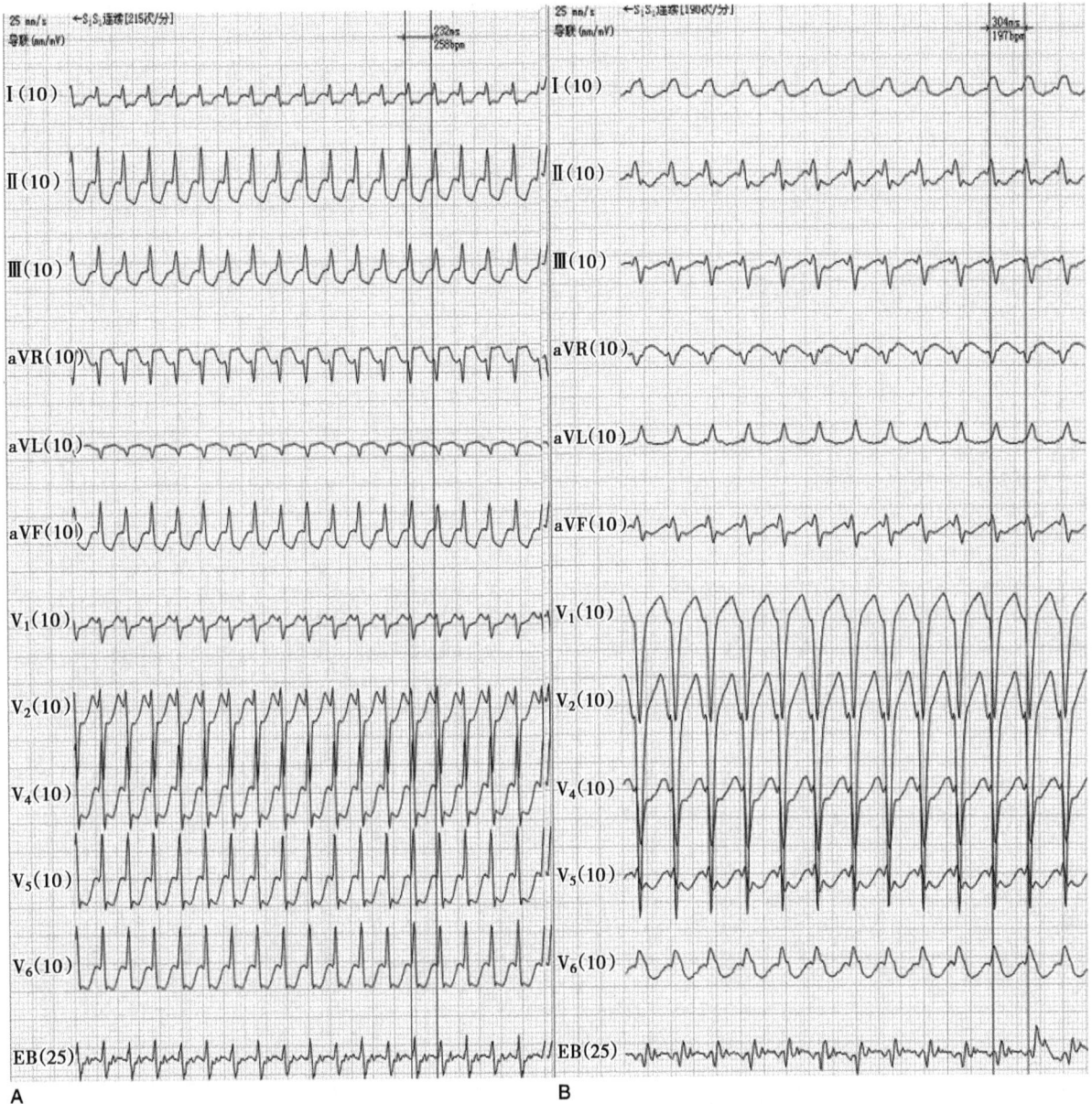

图 4-2-87　A. 顺向型房室折返性心动过速图；B. 顺向型房室折返性心动过速（左侧旁路）
伴功能性左束支阻滞，RR 间期延长

2）逆向型房室折返性心动过速（anti-dromic atrioventricular reentrant tach-ycardia，A-AVRT）较少见，发生率为 5%~10%，此型心动过速主要见于 WPW 综合征（显性旁路）。A-AVRT 发作时，激动从旁路下传，通过房室结逆传，心房与心室是折返环的组成部分。折返径路方向与 O-AVRT 相反：心房→旁路→心室→希浦系统→房室结→心房。该折返径路引起宽 QRS 波心动过速。其心电图特征如下：①心动过速频率 150~250 次 /min；② QRS 波宽大畸形呈完全预激图形（图 4-2-88B），其 δ 波方向及 QRS 形态与窦性心律预激心电图相似（图 4-2-88A）；③食管心电图可见 QRS 与 P′ 波有固定关系，且 RP′>P′R，因心房激动从旁路下传，P′R 间期通常较短。

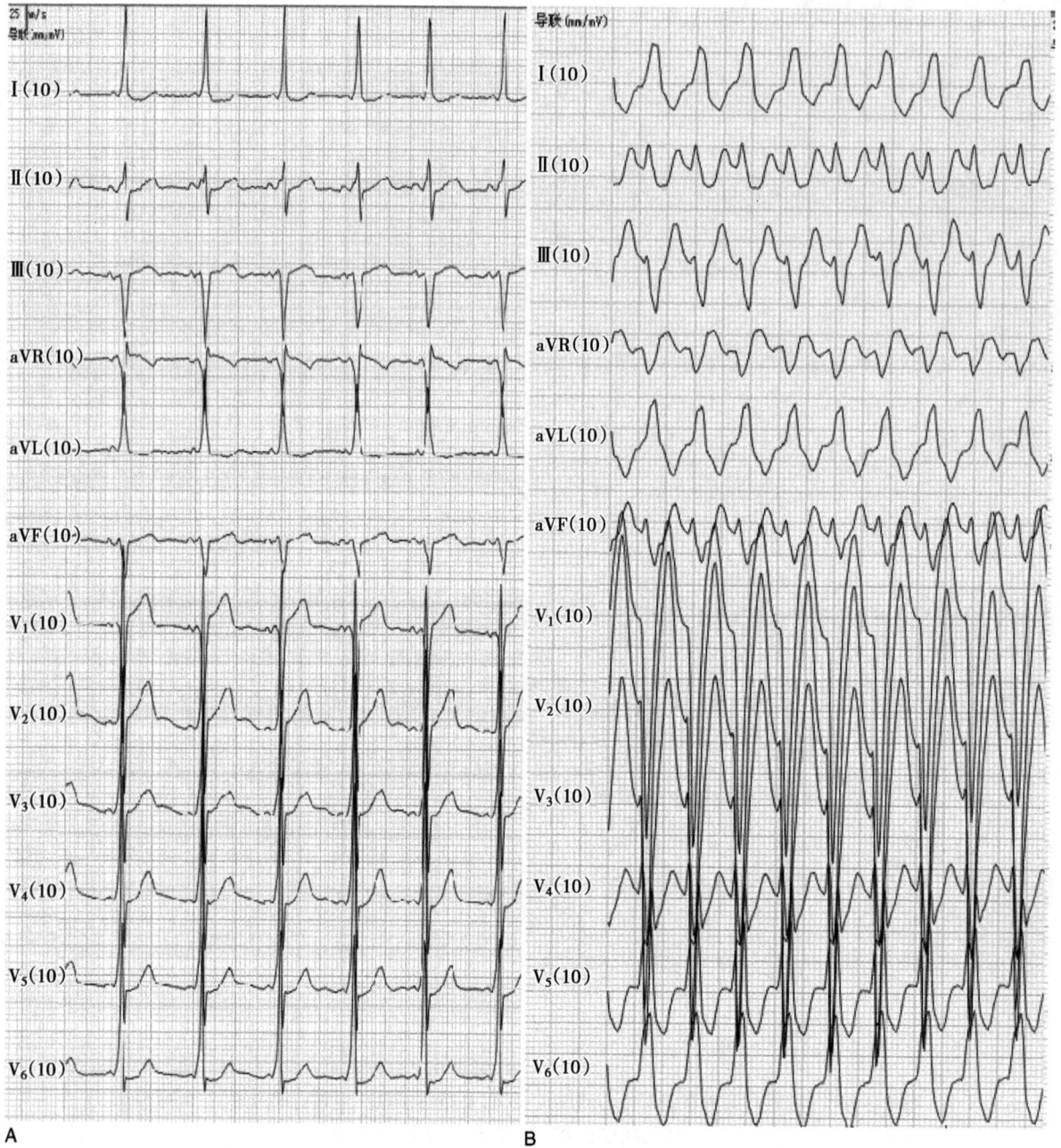

图 4-2-88　A. 心室预激(右侧旁路);B. A-AVRT,δ 波方向及 QRS 形态与 A 图窦性心律预激波相似

(2)预激综合征伴发的心动过速为非折返性或旁路不参与折返,主要分为以下两类:①室上性激动经房室之间存在的旁道前向传导,使心室部分或全部被旁道前传的激动除极,体表心电图显示 QRS 波呈显性预激图形的心动过速,例如预激综合征合并心房颤动、心房扑动(图 4-2-89)、房性心动过速;②由房室结双径路引发房室结折返性心动过速时,心房激动由旁路被动下传或者旁路与心动过速完全无关(旁路为旁观者)。

(3)LGL 综合征:由 James 束引起的预激综合征称为 LGL 综合征,又称短 PR 综合征。James 束为连接心房与房室结下部或房室束的一束纤维。心电图表现为(图 4-2-90):① PR 间期<0.12s;② QRS 波起始部无预激波。

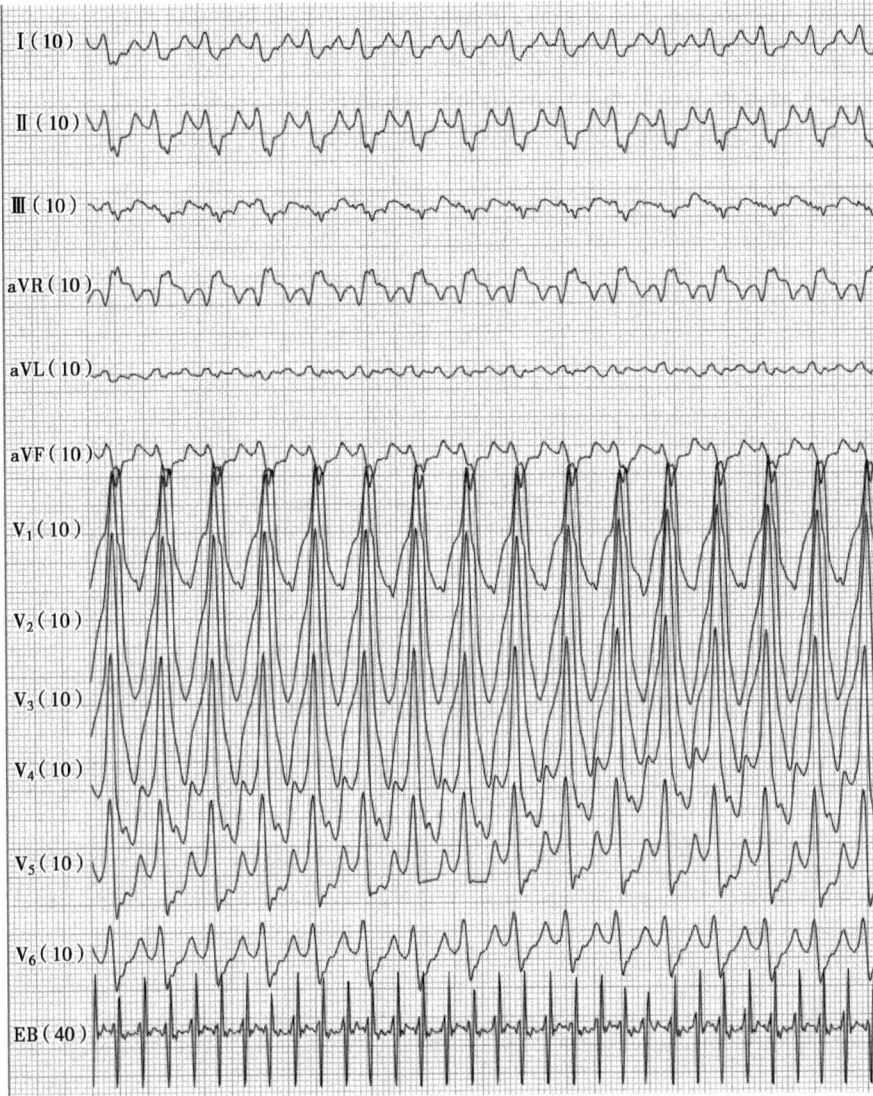

图 4-2-89 预激综合征合并心房扑动

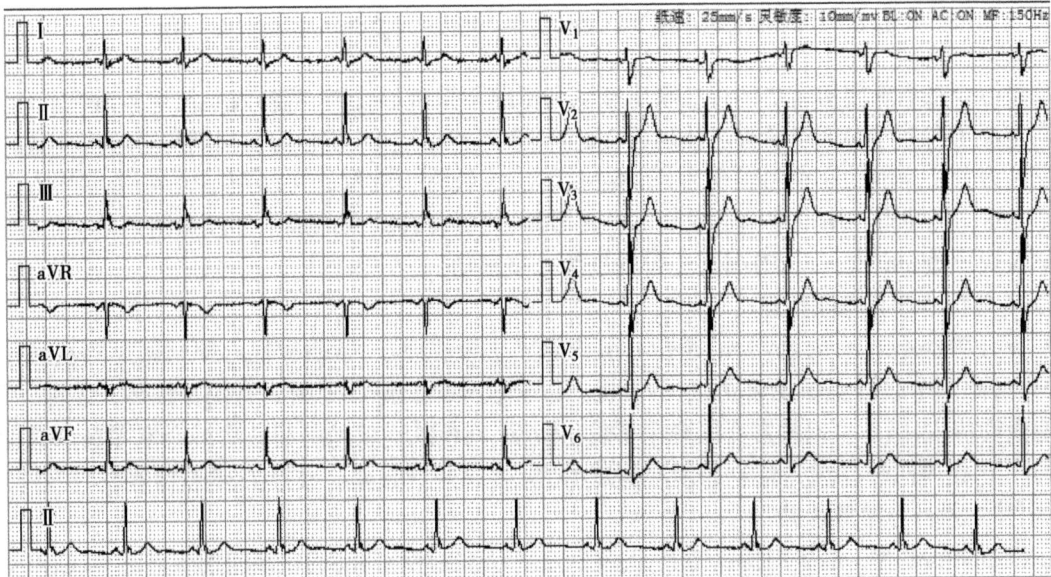

图 4-2-90 短 PR 综合征

（4）Mahaim 型预激综合征　近年来认为 Mahaim 纤维（马海姆纤维）连接右心房与右束支远端（右房 - 分支纤维）或右心房与近三尖瓣环处右室（右房 - 室纤维）。由于 Mahaim 纤维具有类房室结样结构和特征，传导速度缓慢且呈递减性，只能前传，不能逆传。故心电图表现为（图 4-2-91A）：① PR 间期正常；② QRS 波起始部有预激波；③ QRS 波增宽；④可引发宽 QRS 波的心动过速（左束支阻滞图形）（图 4-2-91B）。

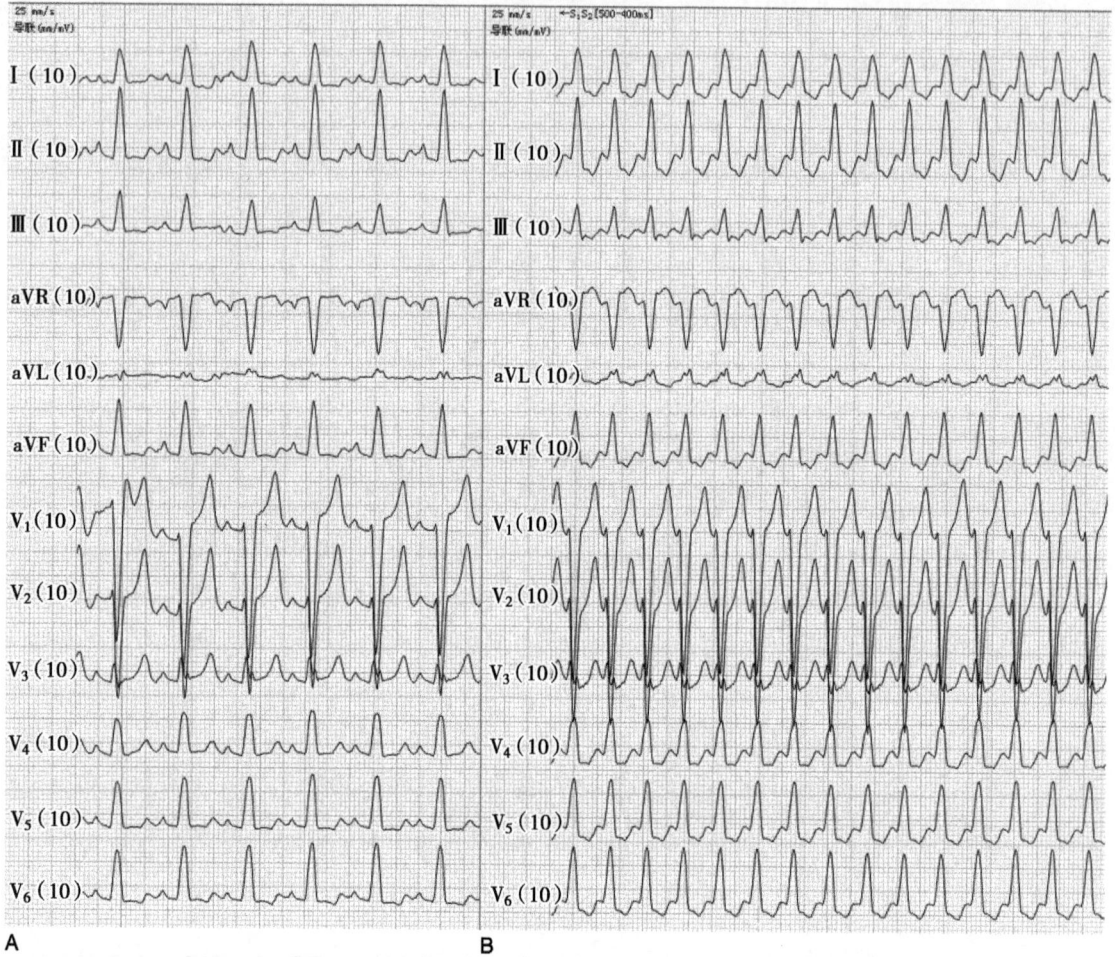

图 4-2-91　A. Mahaim 型心室预激；B. Mahaim 型旁路参与的心动过速

预激综合征患者因房室之间存在着房室结和旁路两条传导通路，容易发生房室折返性心动过速。预激综合征易合并心房颤动或心房扑动，其发生大多因冲动逆传、在心房易损期抵达心房所致。预激综合征易合并心房颤动心电图表现为（图 4-2-92）：QRS 波宽大畸形，RR 间距不匀齐，心室率大多超过 200 次 /min。当冲动在房室结内造成隐匿性传导时，可促使冲动大部或全部经旁路下传至心室，此时心室率极快可达 300 次 /min，有时甚至可发展为心室颤动。

（六）并行心律心电图特点

并行心律（parasystolic rhythm）是指心脏内除了主导心律（通常是窦性心律）外，还存在另一个异位起搏点，此两个起搏点相互独立、互不干扰。由于该异位起搏点周围具有保护性传入阻滞，可以阻止其他激动传入，因而可以按自身固有频率发出激动，间断或连续地引起心房或心室除极。这种异位节律与主导心律同时存在并竞争控制心房或心室，构成并行心律。并行心律包括室性、房性与交界性，其中室性并行心律最常见。

1. **室性并行心律**　心电图特点如下（图 4-2-93）：①室性异位搏动的联律间期明显不等（联律间期差大于 0.08s 以上）；②室性异位搏动间的距离总是某一最小公倍数的倍数；③伴有或不伴有室性融合波。

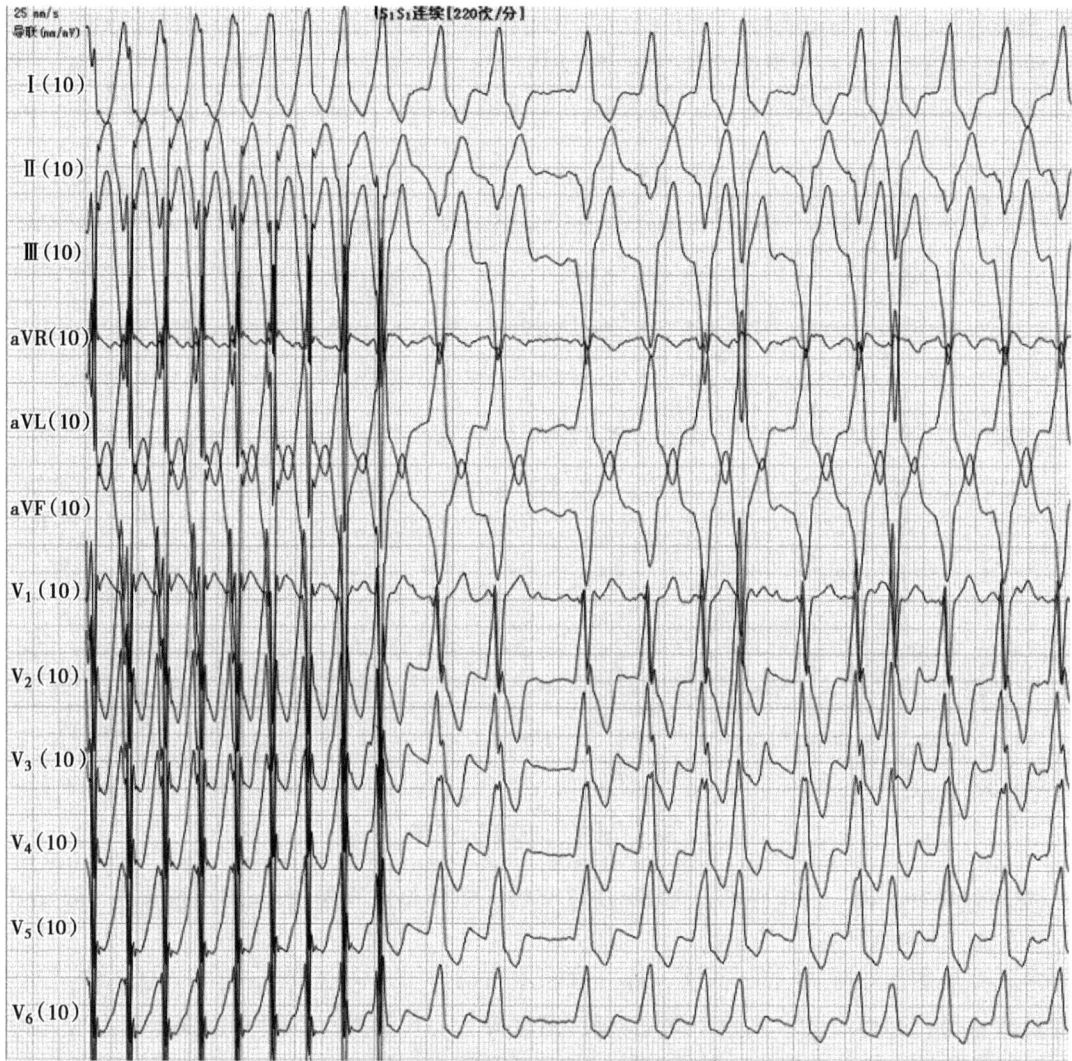

图 4-2-92 预激综合征合并心房颤动

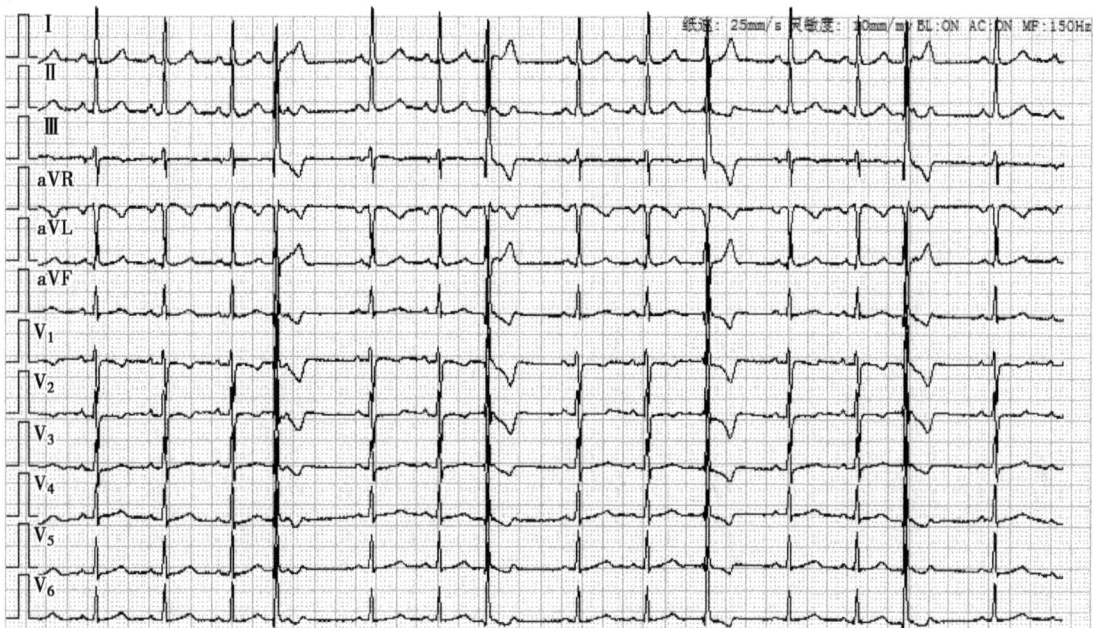

图 4-2-93 室性并行心律

2. 房性并行心律　心电图特点如下（图 4-2-94）：①存在两种形态不同且各有其自身规律的 P 波：其中一种为窦性节律，另一种为房性异位节律；②房性异位节律规则但较窦性节律慢；③其周围存在"传入阻滞"，因而不受窦性节律的干扰；④窦性节律无传入保护可被房性节律点侵入并发生干扰。

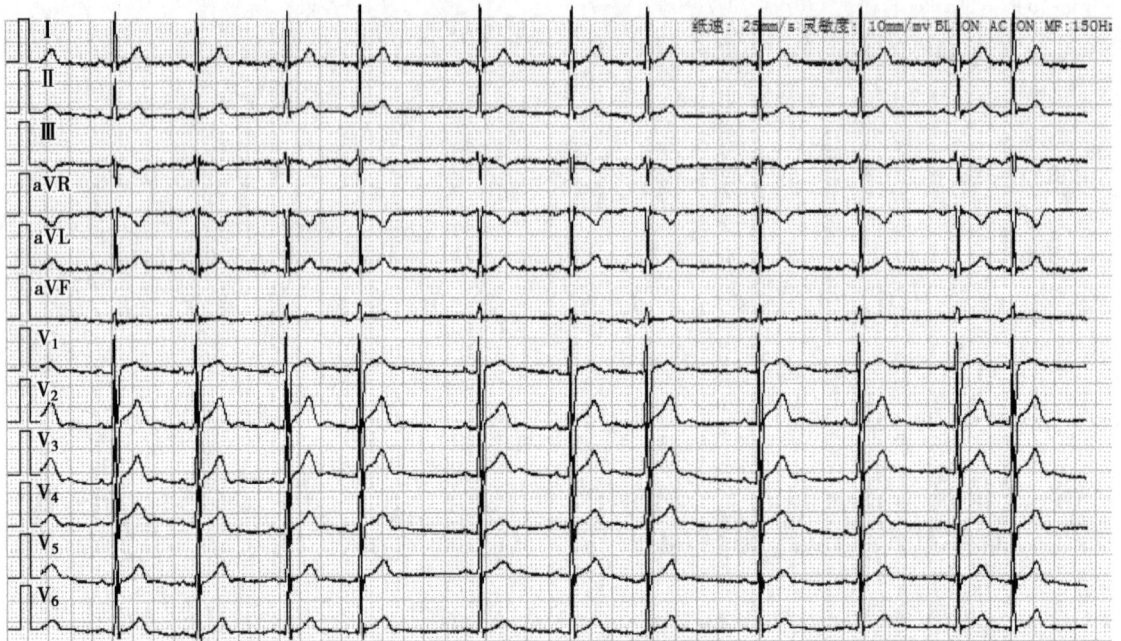

图 4-2-94　房性并行心律

3. 交界性并行心律　心电图特点如下：房室交界区规律地发放激动，因其周围存在"传入阻滞"，故交界区节律点不受窦性节律的干扰。

并行心律的频率范围为 20~400 次 /min。其频率可慢于主导心律，也可快于主导心律。与房性、交界性及室性异位起搏点的自主频率顺序相反，室性并行心律起搏点的频率要快于室上性并行心律起搏点。但是并行心律型室性心动过速（图 4-2-95）的频率慢于阵发性室性心动过速的频率。

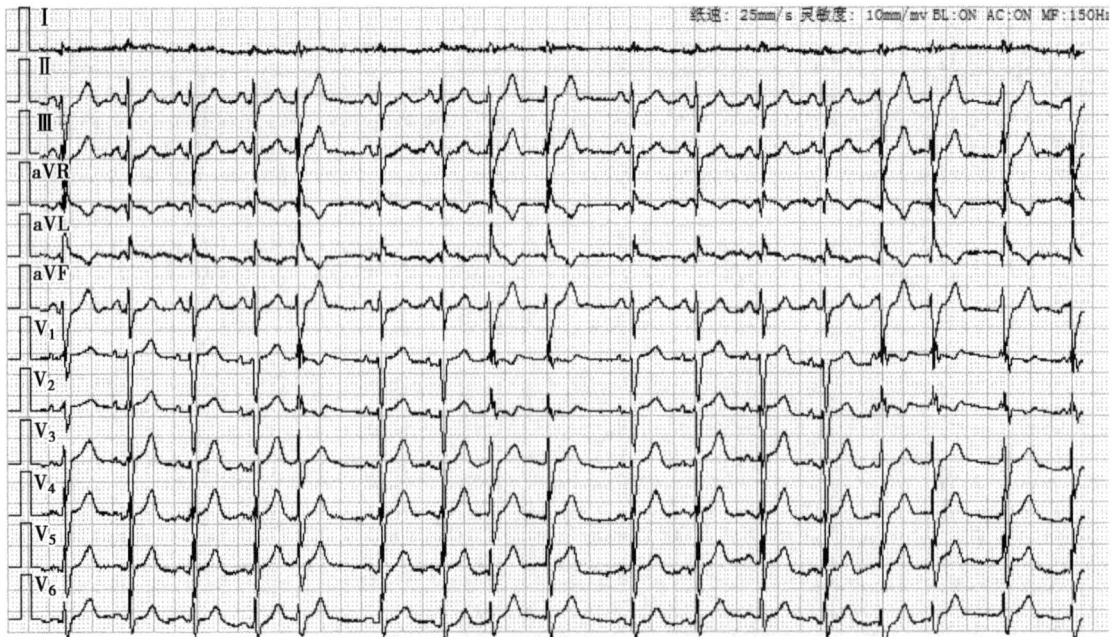

图 4-2-95　室性并行心律，短阵并行心律型室性心动过速

(七) 电解质紊乱和药物对心电图的影响

1. 电解质紊乱对心电图的影响

电解质无论是增高或降低均能影响心肌的除极与复极以及激动的传导,并可在血生化检查显示异常之前在心电图上表现出来。常见电解质紊乱主要是指血清钾、钙等电解质浓度失衡。

(1) 高血钾 随着血钾增高程度不同,心电图可有不同的表现。①血钾超过 5.5mmol/L 时,心电图表现为 T 波高尖,基底较窄,QT 间期缩短(图 4-2-96),此阶段心电图与急性心肌缺血相似;②血钾进一步增高超过 6.5mmol/L 时,可造成传导阻滞,心电图表现为 QRS 时间显著延长,QT 间期可延长;③血钾继续升高达 7mmol 以上时,心房肌可停止激动,窦房结激动通过结间束传至心室,出现窦室传导。心电图表现为(图 4-2-97):P 波消失,QRS 增宽,心率减慢,T 波高尖,甚至 ST 段与 T 波融合,此时应注意与室性自主性心律鉴别;④严重高血钾时,出现缓慢而宽大的 QRS 波群,甚至与 T 波融合呈正弦波,可发生心室颤动或心室骤停。

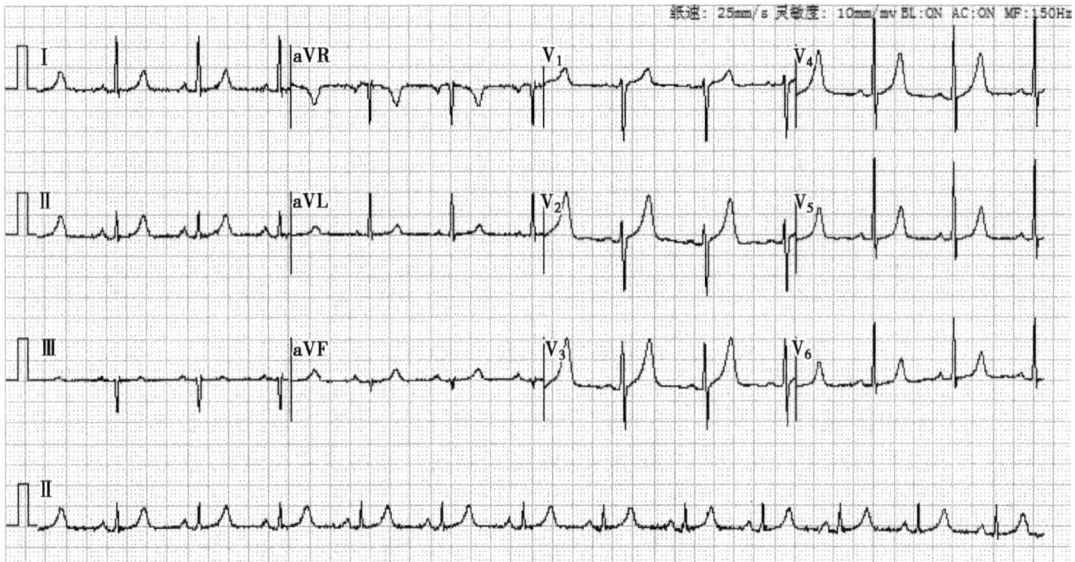

图 4-2-96 T 波高尖,提示高血钾

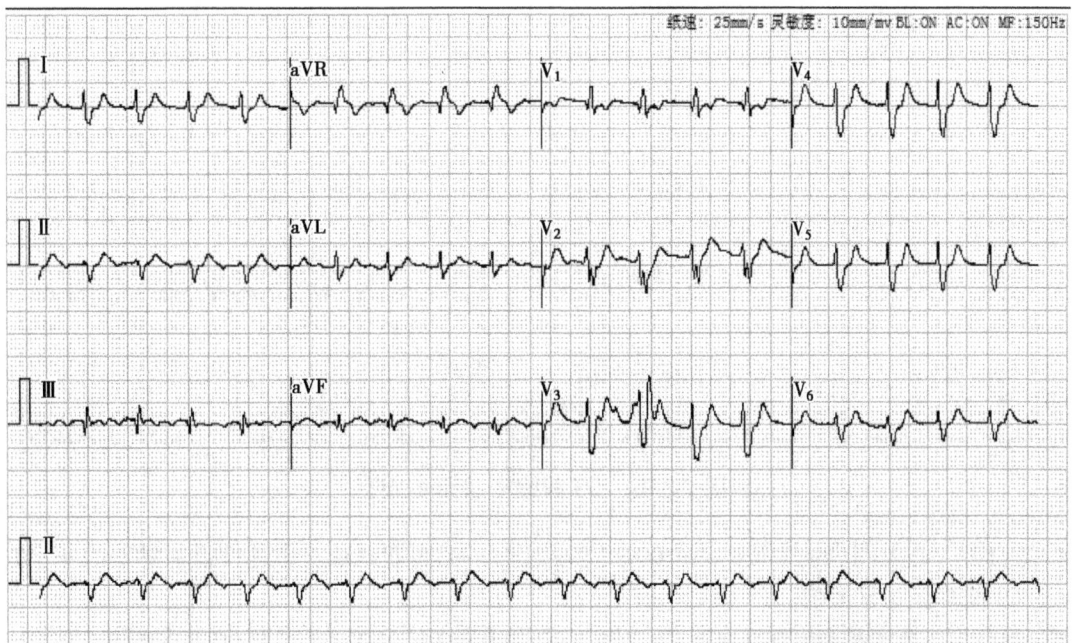

图 4-2-97 P 波消失,QRS 增宽,T 波高尖,提示高血钾引起窦室传导

（2）低血钾 心电图表现为（图4-2-98）：①当血钾<3.0mmol/L时，可出现心动过速，ST压低，T波低平或倒置，U波明显，T-u可融合呈驼峰状，使得QT间期（实际上是Qu间期）延长；②当血钾进一步降低时，可使QRS波时限延长，P波振幅增高，可出现多种心律失常，如多形性室性心动过速（尖端扭转型室性心动过速）；③严重低血钾时甚至可出现心室扑动或颤动，心搏骤停。

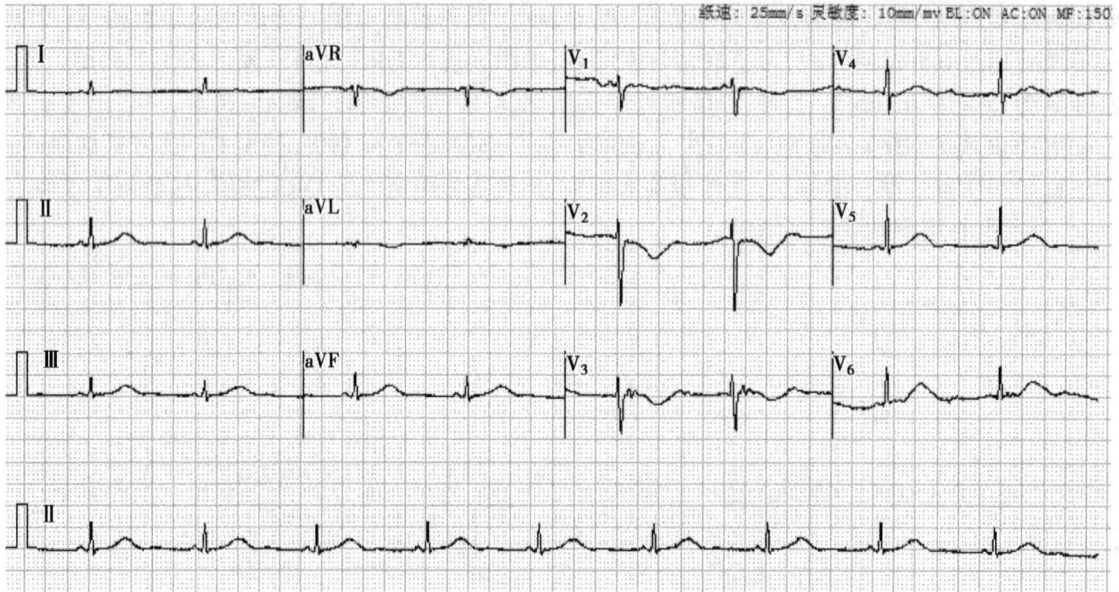

图4-2-98 V₂-V₃导联T波倒置，U波明显，提示低血钾

（3）高血钙 心电图表现为（图4-2-99）：ST段缩短或消失，R波后继以突然上升的T波，QT间期缩短，常伴有U波；严重时T波可低平或倒置，出现室性期前收缩或房室传导阻滞。

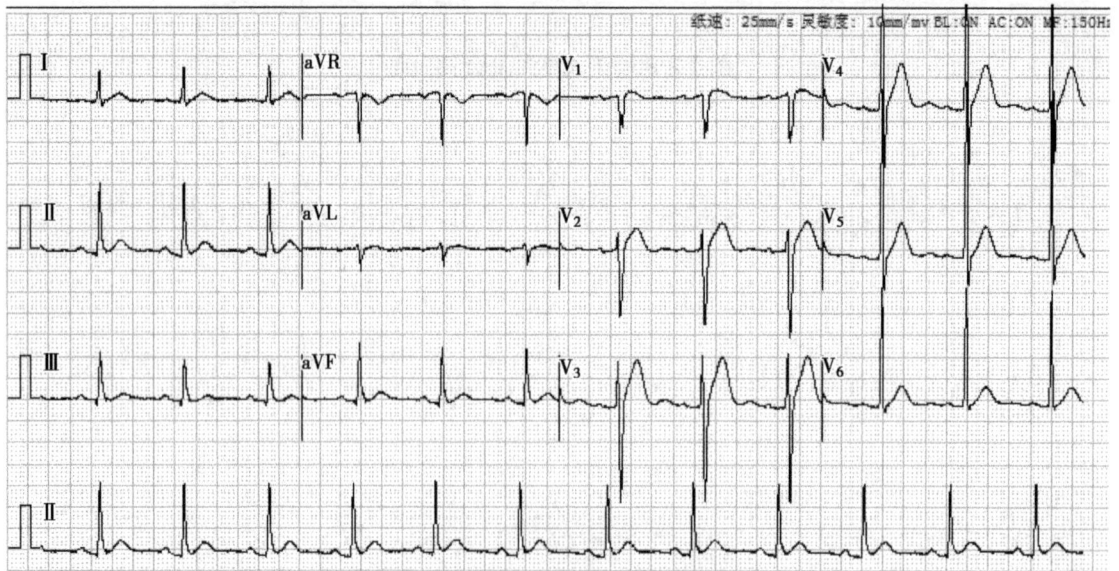

图4-2-99 ST段缩短，提示高血钙

（4）低血钙 心电图表现为（图4-2-100）：ST段延长，QT间期延长。单纯性低血钙对心率、节律及P波和QRS波多无明显影响。

部分患者电解质紊乱会出现高血钾、低血钙，心电图表现T波高尖、ST段及QT间期延长（图4-2-101）。

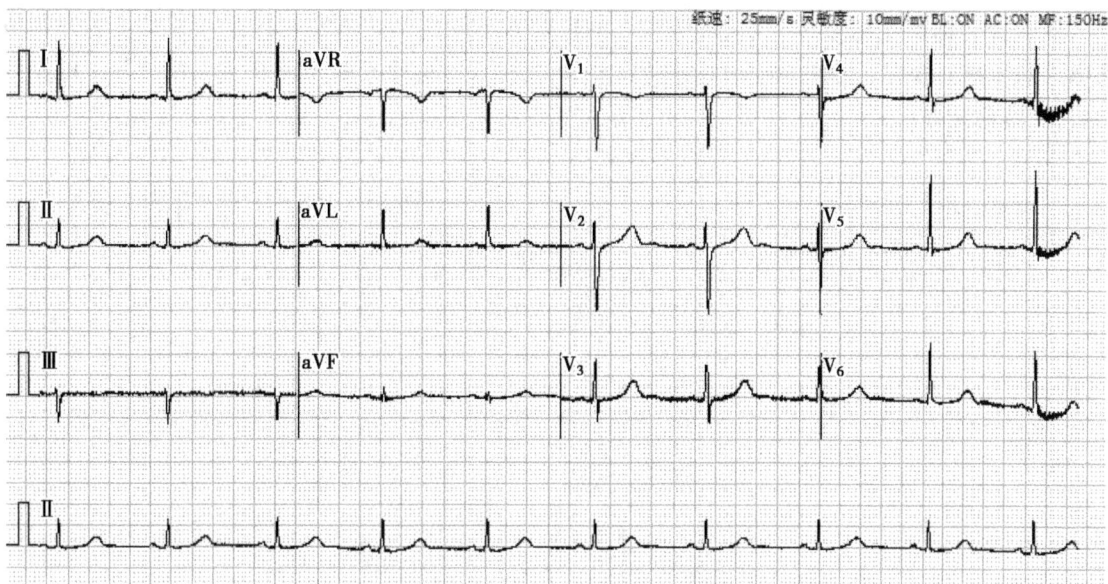

图 4-2-100　ST 段延长,提示低血钙

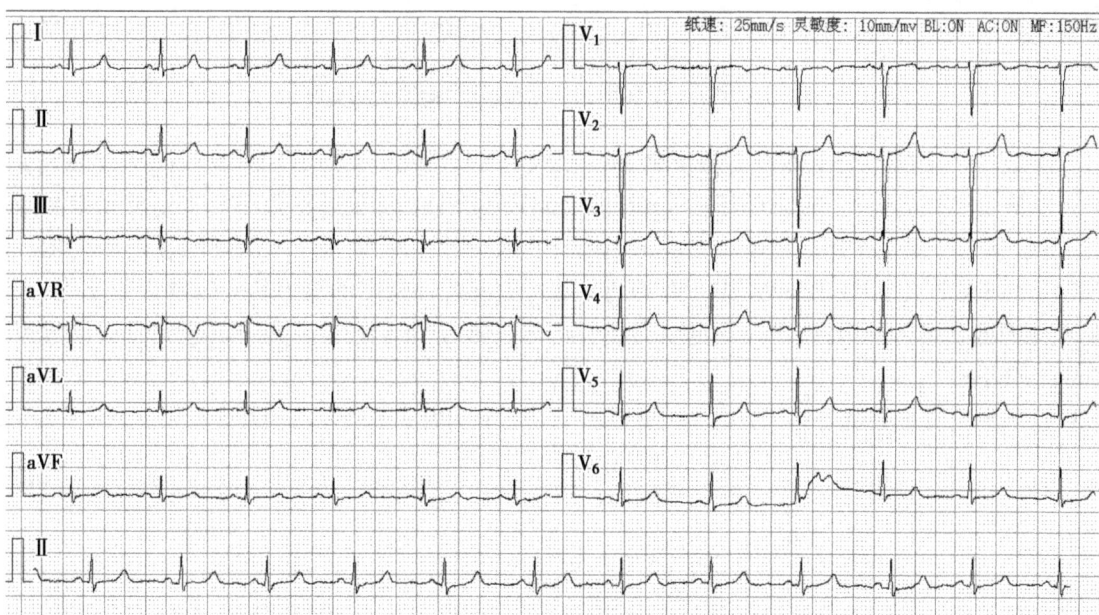

图 4-2-101　T 波高尖、ST 段延长,提示高血钾、低血钙

2. 药物对心电图的影响

　　某些药物可直接或间接影响心肌的除极与复极以及激动的传导,因而对心电图可造成一定的影响。

　　(1)洋地黄　洋地黄制剂可通过钠 - 钾泵而调节细胞内钙浓度,使动作电位 2 期缩短,3 期坡度减少。心电图表现为(图 4-2-102):ST 段呈凹面向上型压低,T 波低平、负正双向或倒置,ST-T 呈"鱼钩"形改变,上述心电图改变称为洋地黄效应。洋地黄中毒可引起多种心律失常:可发生频发及多源性室性期前收缩,严重时出现室性心动过速(特别是双向性心动过速),甚至室颤;洋地黄可增加房室交界处自动除极的速度,引起交界性心动过速伴房室脱节;此外洋地黄还可通过兴奋迷走神经抑制窦房结的自律性而出现窦性心动过缓、窦房传导阻滞或窦性停搏;洋地黄还可延长房室交界区不应期、抑制房室交界区传导而产生房室传导阻滞,房性心动过速伴不同比例的房室传导阻滞是常见的洋地黄中毒表现。当出现二度或三度房室传导阻滞时,表明严重的洋地黄中毒。另外洋地黄中毒也可发生心房扑动、心房颤动等。

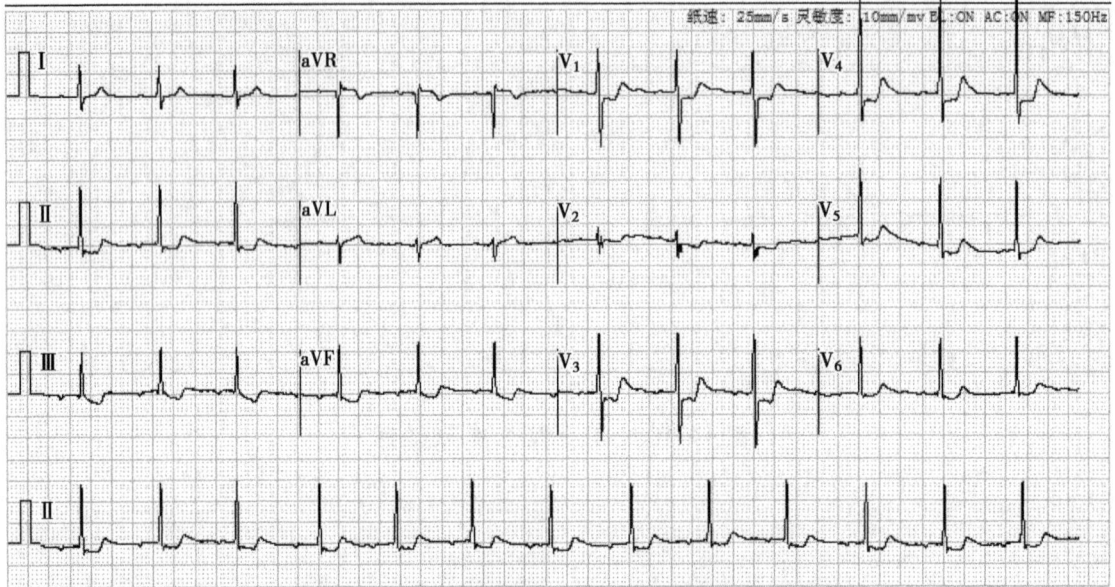

图 4-2-102　洋地黄效应,ST-T 呈"鱼钩型"改变

　　(2)奎尼丁　奎尼丁属Ⅰ类抗心律失常药,可使 QT 间期延长,ST 段降低,T 波低平或倒置,U 波明显,P 波增宽、有切迹,PR 间期稍延长,QRS 波时间增宽。QT 间期延长是奎尼丁发挥作用的结果,延长的程度提示奎尼丁作用的程度。奎尼丁中毒时心电图可表现为:①QT 间期明显延长,QRS 波时限延长超过原来的 25%(达到 50% 应立即停药);②可引起各种程度的房室传导阻滞以及窦性心动过缓、窦性停搏或窦房传导阻滞;③可引起各种室性心律失常,严重时发生尖端扭转型室性心动过速,甚至室颤和突然死亡。

　　(3)胺碘酮　属Ⅲ类抗心律失常药,可使 QTc 间期延长、PR 间期延长和 QRS 波增宽(图 4-2-103)。

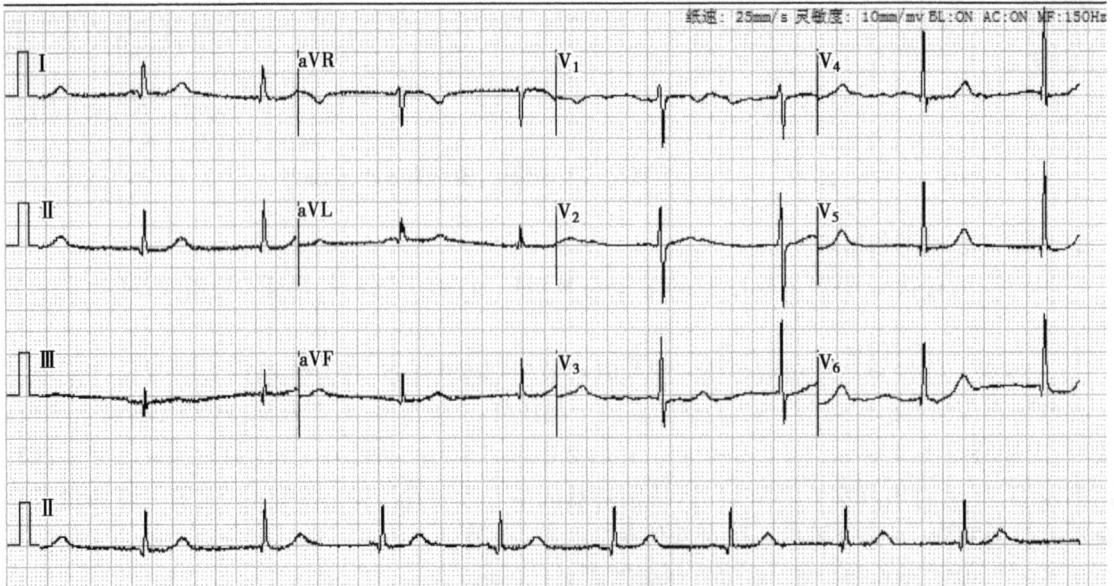

图 4-2-103　QTc 间期延长

（八）起搏器心电图特点

1. 起搏器基本知识

(1) 起搏器 NBG 编码：北美心脏起搏与电生理学会（NASPE）和不列颠起搏与电生理专家组（BPEG）制定和修改的起搏器 NBG 编码用 5 位字母表示，分别代表起搏心腔、感知心腔、感知后反应方式、频率应答功能、多部位起搏功能（表 4-2-3），其反映了起搏器的工作模式。

表 4-2-3 起搏器 NBG 编码

分类 / 部位、功能	起搏心腔	感知心腔	对感知的反应	频率应答	多部位起搏
使用的字母	O- 无	O- 无	O- 无	O- 无	O- 无
	A- 心房	A- 心房	T- 触发	R- 频率应答	A- 心房
	V- 心室	V- 心室	I- 抑制		V- 心室
	D- 双腔	D- 双腔	D- 双重		D- 双腔
	（A+V）	（A+V）	（T+I）		（A+V）
厂商使用符号	S- 单腔	S- 单腔			
	（A 或 V）	（A 或 V）			

(2) 起搏脉冲：人工心脏起搏器发放的电刺激在心电图上的具体反映，表现为一个持续时间极短、振幅差异较大的电脉冲，也称为起搏信号、刺激信号、钉样或针样信号等，它代表了起搏器所释放出的电能。

1）起搏脉冲的时间通常持续 0.3~0.5ms，在常规走纸速度（25mm/s）记录的心电图上，表现为直上直下时间极短的脉冲信号波。

2）起搏脉冲振幅的大小及形态与下列因素有关：正负两个起搏电极之间的距离：双极起搏时，正极与负极均位于心腔内，两电极间距离较近（一般为 1~2cm），所形成的局部电场较小，故起搏脉冲的振幅较小，甚至在某些导联上辨认不清，酷似室性、房性逸搏心律；单极起搏时，负极位于心腔内电极导线顶端，正极位于起搏器外壳，两个电极之间距离较远，形成的电场较大，故起搏脉冲的振幅较大。

3）起搏器工作时所释放电能的大小取决于输出电压和脉宽，当电压或和脉宽增加时，起搏脉冲的振幅增大；反之，起搏脉冲振幅则降低。

4）心电图机的滤波值与采样率对起搏脉冲的大小也有一定影响。心电图机的滤波值较大时起搏脉冲大，反之则起搏脉冲小；高采样率心电图记录时起搏脉冲也大，反之则起搏脉冲也小。有时为了减少干扰，将低通滤波值减小，这将导致部分起搏脉冲信号被滤掉，特别是双极脉冲受影响较大，甚至看不到起搏脉冲，此时，将心电图机的滤波调整为高频滤波可使起搏信号增大。

5）起搏脉冲的方向与导联轴的关系也影响起搏脉冲的大小。

(3) 起搏器计时周期：起搏器自身具有复杂而完善的计时功能，可以通过设置心房、心室起搏 / 感知事件后各种不应期和时间周期，控制心房、心室起搏脉冲的发放，避免起搏电极感知到自身电信号或电极间发生交叉感知而出现不恰当的起搏或抑制，避免不良心律失常事件的发生。起搏器的计时周期通常以毫秒（ms）为计算单位，常用参数包括起搏间期与逸搏间期，通常分为单腔起搏器的计时周期与双腔起搏期的计时周期。

1）起搏间期：指连续两个起搏脉冲信号之间的间距。

起搏频率（次 /min）=60/ 起搏间期（s）。

2）逸搏间期（起搏逸搏期）：指起搏脉冲信号与前一次自身心搏的间距。

3）单腔起搏器计时周期

单腔起搏器起搏模式有以下几种：

VOO：心室起搏、无心房/心室感知功能。起搏器以固定起搏间期定期发放脉冲刺激心室,脉冲的发放与自身心率快慢无关。心室起搏间期:VP-VP。

VVI：心室起搏、心室感知,感知心室自身电活动后抑制起搏器脉冲的发放,又称 R 波抑制型心室起搏或心室按需型起搏。VVI 模式下,心房信号不被感知。仅当"需要"时才发出脉冲起搏心室,起搏产生的心律实际上是一种逸搏心律。心室起搏逸搏间期:VS/VP-VP。

VVT：心室起搏、心室感知,感知心室自身电活动后触发起搏器脉冲的发放。弊端为耗电,临床不推荐作为心室单腔起搏模式应用。

VVIR：心室起搏、心室感知,感知心室自身电活动后抑制起搏器脉冲的发放,并具有频率应答功能。

AOO：心房起搏、无心房/心室感知功能。起搏器以固定起搏间期定期发放脉冲刺激心房,脉冲的发放与自身心率快慢无关。心房起搏间期:AP-AP。

AAI：心房起搏、心房感知,感知自身 P 波电活动后抑制起搏器脉冲的发放,即 AP-VS。心房起搏逸搏间期:AS/AP-AP。

AAT：心房起搏、心房感知,感知自身 P 波电活动后触发起搏器脉冲的发放。弊端为耗电,临床不推荐作为心房单腔起搏模式应用。

AAIR：心房起搏、心房感知,感知自身 P 波电活动后抑制起搏器脉冲的发放,并具有频率应答功能。

4）双腔起搏器计时周期

双腔起搏器起搏模式有以下几种:

DDD：双腔起搏,双腔感知,感知自身 P 波后触发心室起搏,即 AP-VP。

DDD 模式下只设置心房起搏逸搏间期 VA 间期:VS/VP-AP。

VA= 基础起搏间期 –AV。VP 均由前面的 AS 或者 AP 触发,VP 不会主动发放,因此不设置心室起搏逸搏间期。

DDI：相当于 AAI+VVI,房室之间呈分离状态,房室之间无触发关系。

心房起搏逸搏间期:VS/VP-AP;心室起搏逸搏间期:VS/VP-VP。

DVI：双腔起搏,心室感知,感知心室 R 波后抑制心室脉冲发放。房室之间无触发关系,心房无感知自身 P 波的功能,可出现竞争性心房起搏。

心房起搏逸搏间期:VS/VP-AP;心室起搏逸搏间期:VS/VP-VP。

VDD：相当于 VAT+VVI,心室起搏,心房、心室均有感知功能,感知后发生抑制或触发反应。与DDD 相比,仅减少了心房起搏功能。VDD 仅起搏心室,只需设置心室起搏逸搏间期。心室起搏逸搏间期:VS/VP-VP。

起搏器常见工作模式的起搏逸搏间期总结见表 4-2-4。

表 4-2-4　起搏器常见工作模式的起搏逸搏间期

起搏器工作模式	起搏逸搏间期	起搏逸搏间期值
AAI	AS/AP-AP 间期	LRI
VVI	VS/VP-VP 间期	LRI
DDD	VS/VP-AP 间期	LRI-AV
DDI	VS/VP-AP 间期	LRI-AV,LRI
	VS/VP-VP 间期	
DVI	VS/VP-AP 间期	LRI-AV,LRI
	VS/VP-VP 间期	
VDD	VS/VP-VP 间期	LRI

注:AP 心房起搏;AS 心房感知;AR 心房不应期感知;VP 心室起搏;VS 心室感知;VR 心室不应期感知;LRI 下限频率间期值

2. 起搏心电图特点

2.1　右心房起搏心电图特点

(1)高位右房起搏时,其 P′ 波极性与窦性 P 波近似,即心房起搏信号后的 P′ 波在 Ⅰ、Ⅱ、aVF、V4~V6 导联直立,在 aVR 导联倒置,其他导联可直立、低平或双向(图 4-2-104)。

(2)低位右房起搏时,心房起搏信号后的 P′ 波在 Ⅰ、aVL 导联直立,Ⅱ、aVF、导联倒置(图 4-2-105)。

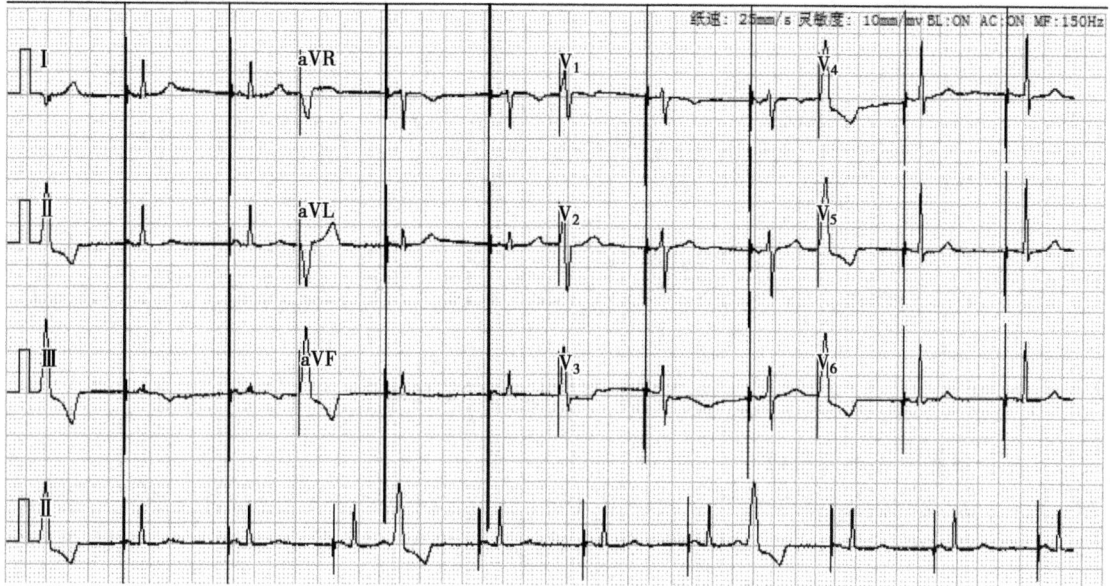

图 4-2-104　高位右房起搏心电图

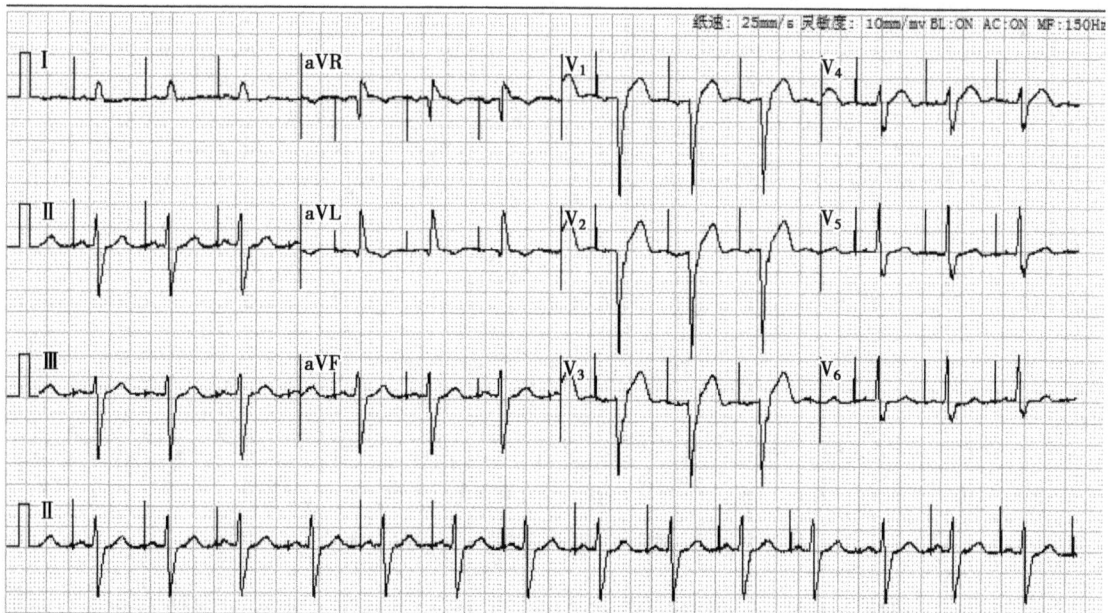

图 4-2-105　低位右房起搏心电图

(3)AAI 起搏模式心电图(图 4-2-106):心房起搏、心房感知,感知自身 P 波电活动后抑制起搏器脉冲的发放,其心电图特点如下:①起搏的 P′ 波前有起搏信号;②起搏信号距前次感知 P 波的间期等于心房起搏逸搏间期,即 AP-AS = 心房起搏逸搏间期,两次心房起搏之间的间期为基础起搏间期;③自身心房波可重整基础起搏间期;④心房起搏后有或无下传的 QRS 波。

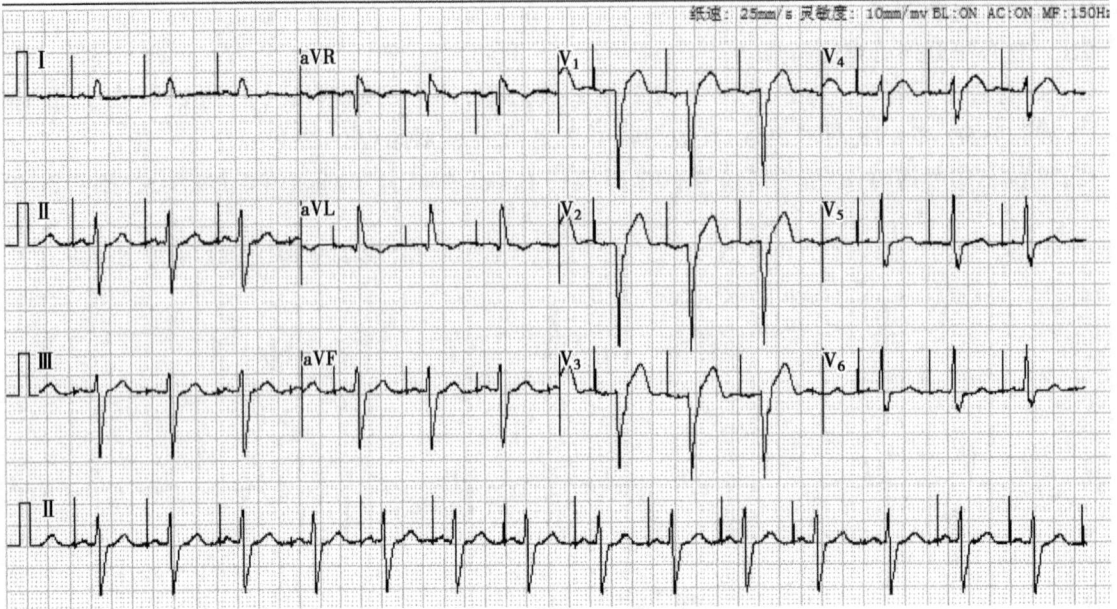

图 4-2-106　AAI 起搏模式心电图

2.2　右心室起搏心电图特点

(1) 右室心尖部起搏心电图特点如下 (图 4-2-107)：① QRS 波呈类左束支阻滞伴左前分支阻滞图形；② 额面电轴左偏 (−30°~−90°)；③ 左胸导联的 QRS 波较宽呈 QS 型，但不符合典型的左束支阻滞图形。

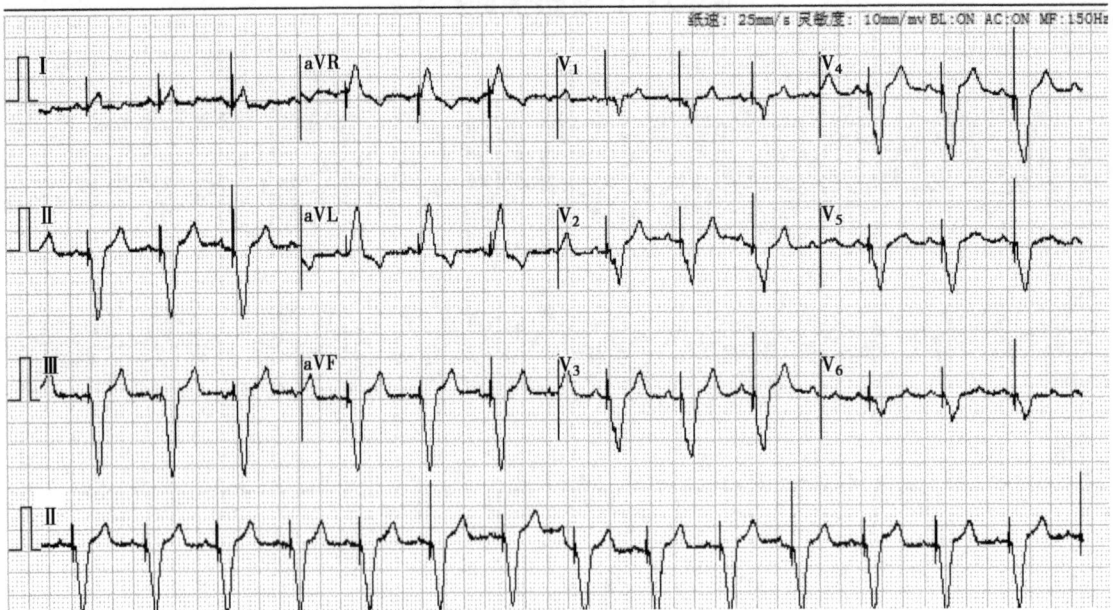

图 4-2-107　右室心尖部起搏心电图 (VAT 模式)

(2) 右室流出道起搏心电图特点如下 (图 4-2-108)：① QRS 波呈类左束支阻滞伴左前分支阻滞图形；② 额面电轴正常或右偏。

(3) VVI 起搏模式心电图 (图 4-2-109)：心室起搏、心室感知，感知自身 QRS 波电活动后抑制起搏器脉冲的发放，其心电图特点如下：① 起搏的 QRS 波前有起搏信号；② 起搏信号距前次感知 QRS 波的间期等于心室起搏逸搏间期，即 VP-VS= 心室起搏逸搏间期，两次心室起搏之间的间期为基础起搏间期；③ 自身心室波可以重整基础起搏间期；④ 自身心房波对起搏脉冲的发放无影响。

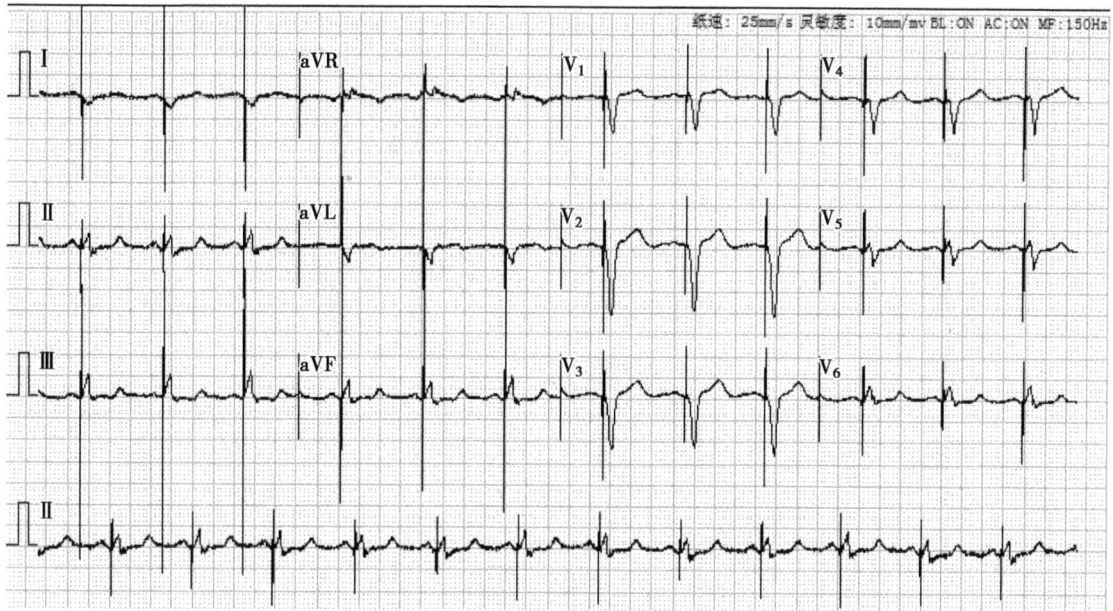

图 4-2-108　右室流出道起搏心电图（VAT 模式）

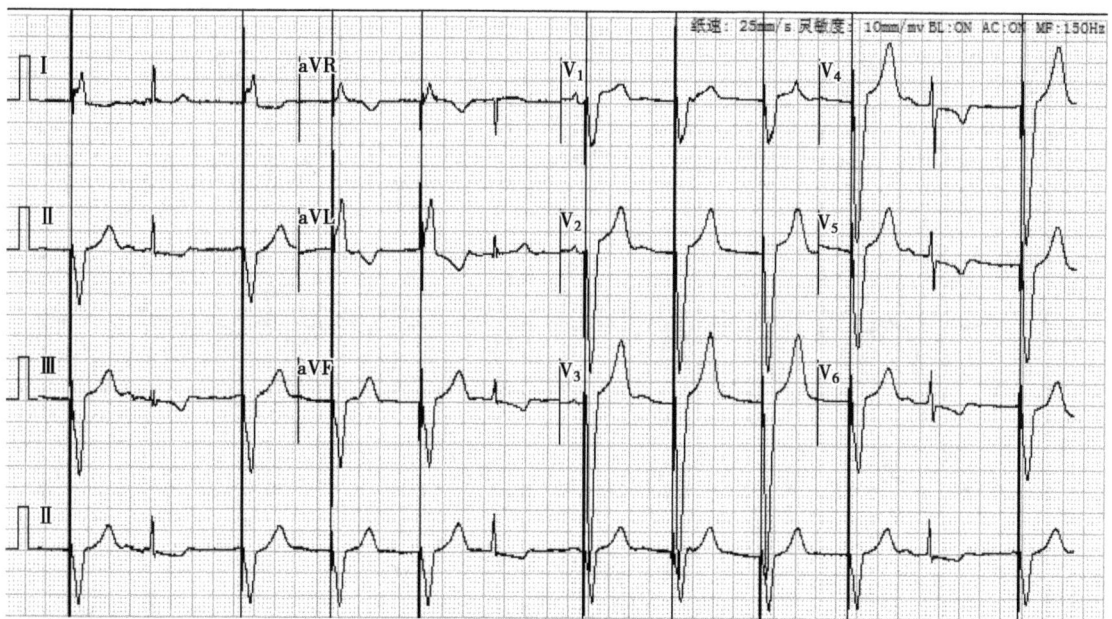

图 4-2-109　VVI 起搏模式心电图

（4）VAT 起搏模式心电图（图 4-2-110）：心室起搏、心房感知，感知自身 P 波电活动后触发心室起搏器脉冲的发放，其心电图特点如下：①起搏的 QRS 波前有起搏信号；②心室起搏信号前有自身的 P 波；起搏信号距前次感知 QRS 波的间期等于心室起搏逸搏间期，即 VP-VS = 心室起搏逸搏间期，两次心室起搏之间的间期为基础起搏间期；③自身心室波可以重整基础起搏间期；④自身心房波对起搏脉冲的发放无影响。VA = 基础起搏间期 -AV。VP 均由前面的 AS 或者 AP 触发，VP 不会主动发放，因此不设置心室起搏逸搏间期。

（5）DDD 起搏模式心电图（图 4-2-111）：当自身心房率＜基础起搏频率，PR 间期＞PAV 间期时，起搏器以 DDD 起搏模式工作，即 AP-VP。其心电图特点如下：①起搏的心房 P′ 前有起搏信号；②起搏的心室 QRS 波前有起搏信号；③两次心房 / 心室起搏之间的间期为基础起搏间期，即 AP-AP=VP-VP = 基础起搏间期；④起搏的 AV 间期可以根据病情自行设置。

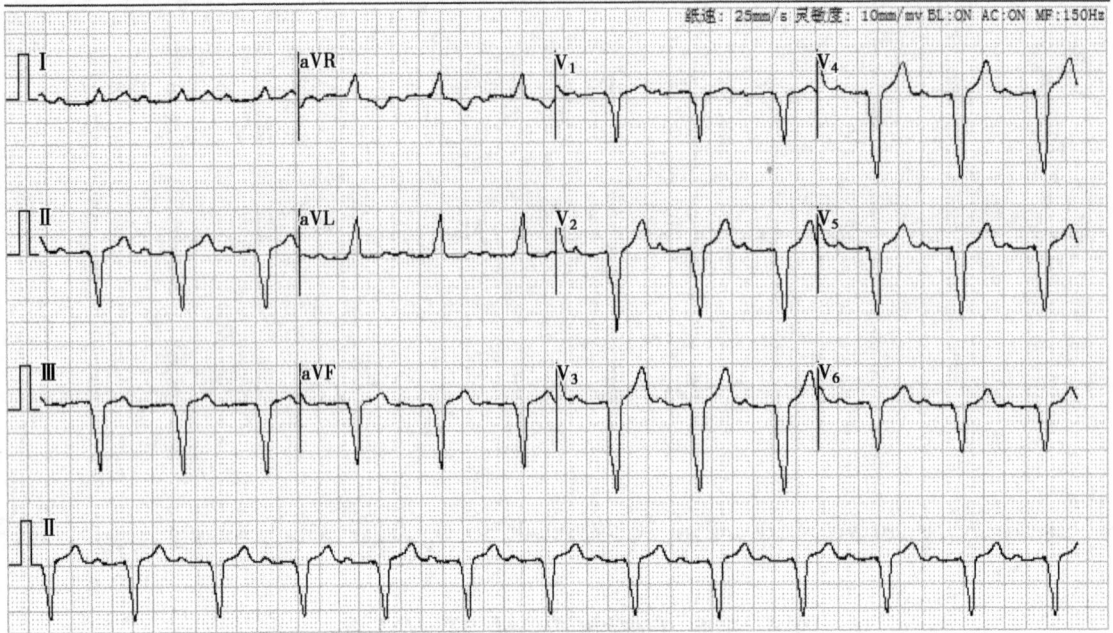

图 4-2-110　VAT 起搏模式心电图

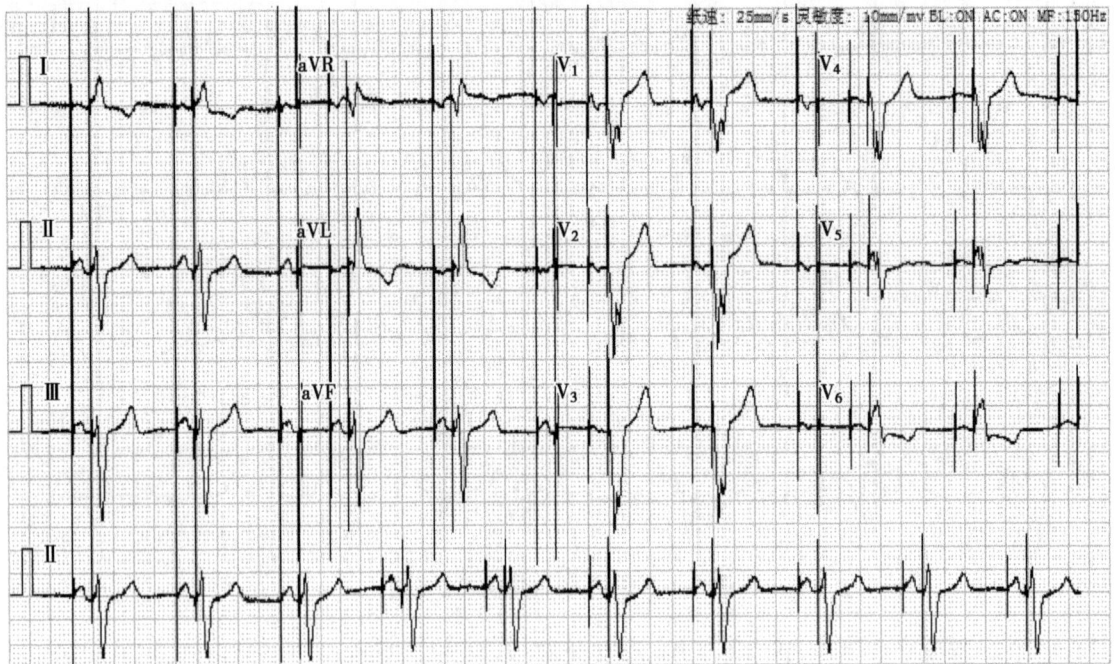

图 4-2-111　DDD 起搏模式心电图

3. 起搏器功能障碍心电图

（1）无起搏脉冲或间断发放起搏脉冲：①持续性无起搏脉冲,心电图呈自身心律,心率虽然慢于起搏下限频率,但看不到起搏脉冲信号；②间歇性无起搏脉冲发放,心电图表现为起搏间期长于基础起搏间期或起搏逸搏间期。

（2）间歇或持续性起搏无效：①心房或心室起搏脉冲按时发放但部分为无效起搏。②间歇或持续性出现心房或心室无效起搏：不应期外的心房起搏脉冲 AP 后无起搏的 P′波；不应期外的心室起搏脉冲 VP 后无起搏的 QRS′波。

（3）起搏频率或节律改变：①起搏频率下降；②起搏节律不齐。

（4）起搏图形改变：①起搏夺获的心电图波形发生改变通常提示电极移位或者穿孔；② CRT 起搏的 QRS 波形发生改变可能是电极移位，也可能是左室或右室或双室起搏无效。

4. 起搏器感知灵敏度　指起搏器能感知到一定幅度（最小）的自身心内电信号（或其他干扰信号）的能力。当起搏器感知到自身心电信号时，则抑制一次起搏脉冲的发放。灵敏度可自动和手动程控设定。数值越大，灵敏度越低；数值越小，灵敏度越高。单极感知时易感知到心外电信号而引起感知过度；双极感知的电场范围小，不易引起感知过度。心房、心室分别设置灵敏度。

（1）感知过度：感知电极对振幅较低的肌电信号、电磁信号及 T 波等发生感知而出现长间歇，心电图表现为（图 4-2-112）：起搏周期延长或暂停起搏（出现长间歇），低于起搏或传感器设定频率。单极感知时因感知电场大，容易感知到心外电信号而引起感知过度。

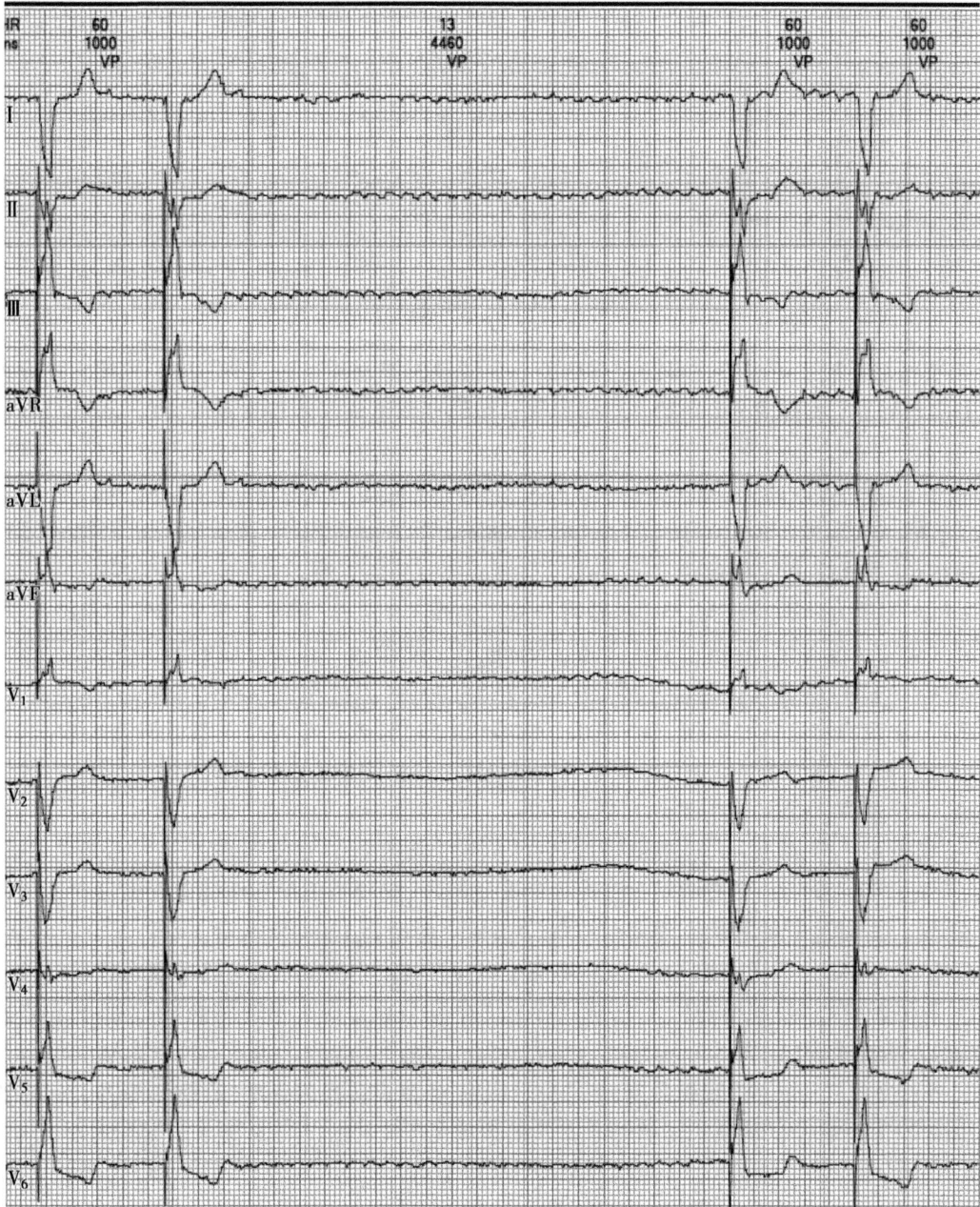

图 4-2-112　感知过度

（2）感知过低：起搏器不能感知自身心电信号，仍按原有的起搏频率发放起搏脉冲，表现为持续性或间歇性固定型起搏，与自身节律发生竞争现象（图 4-2-113）。

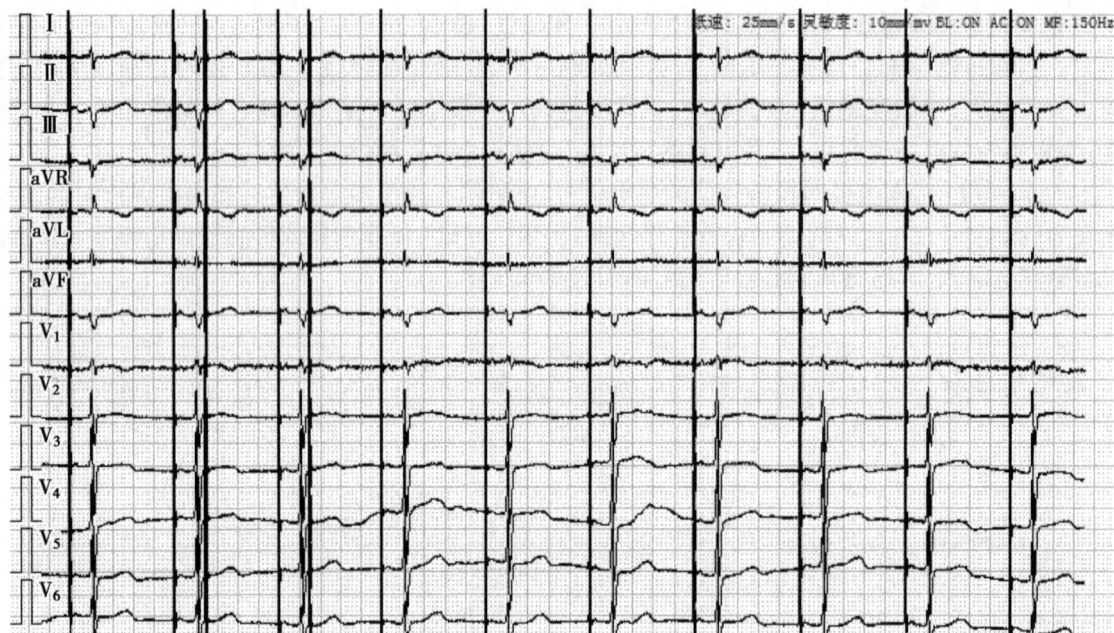

图 4-2-113　感知过低

5. 房室传导功能　可以将自身的或起搏的心房波经起搏器传导而起搏心室。该房室之间的传导时间称为房室间期（AVI）或 AV 间期。起搏器传导功能还与上限跟踪频率和模式转换频率（自身房速检出率）有关。

（1）房室间期（AVI）：包括指起搏的 AV 间期（PAV）或感知的 AV 间期（SAV）。PAV 指 AP-VP 间期，SAV 指 AS-VP 间期。SAV 一般较 PAV 短 30~50ms，因 P 波电压小、需达到一定振幅才能被心房电路感知，SAV 发生在 P 波起始后 30~50ms。

AVI 对血流动力学影响较大：AVI 过短可造成二尖瓣关闭不全，导致左室每搏输出量降低；AVI 过长可造成二尖瓣提前关闭，导致左房压升高、肺淤血等。设置合适的 AVI 应遵循以下原则：①完全性房室阻滞或 PR 间期显著延长患者，设置 AVI 为 150~200ms，以优化血流动力学效应；②患者无房室传导阻滞时，推荐房室结优先原则，AVI 应大于自身 PR 间期，或开启 AVI 正滞后搜索功能；③对梗阻性肥厚型心肌病或 CRT 植入患者，宜设置较短的 AVI（<PR 间期），达到再同步化心室起搏或保证双心室起搏；④尽量开启动态 AVI 调整功能。

（2）起搏器的上限频率：上限跟踪频率（UTR）决定起搏器的文氏阻滞点。当自身心房率快于 UTR 时，为限避免过快的心室起搏对血流动力学造成影响，起搏器似房室结样以起搏器文氏传导阻滞或 2：1 阻滞工作，此为起搏器的上限频率现象。UTR 一般设为 120~130ppm。

1）房室 1：1 跟踪：下限频率 ≤ 自身心房率 ≤ 上限跟踪频率 UTR 时，起搏器可跟踪自身心房 P 波并 1：1 下传起搏心室，起搏器以 VAT 模式工作（图 4-2-114）；或心房起搏脉冲呈 1：1 下传起搏心室，起搏器以 DDD 模式工作。

2）起搏器文氏阻滞：上限跟踪频率 ≤ 自身心房率 ≤ 模式转换频率时，双腔起搏器以起搏器文氏传导阻滞或 2：1 阻滞或自动模式转换使心室起搏频率低于 URT。TARP 决定起搏器的 2：1 阻滞点；TARP=AVI+PVARP，2：1 阻滞点 =60 000/TARP（ms）。UTR<心房率<2：1 阻滞点时，起搏器呈文氏传导阻滞，表现为 SAV 间期逐渐延长直至脱落一个 VP（图 4-2-115）。

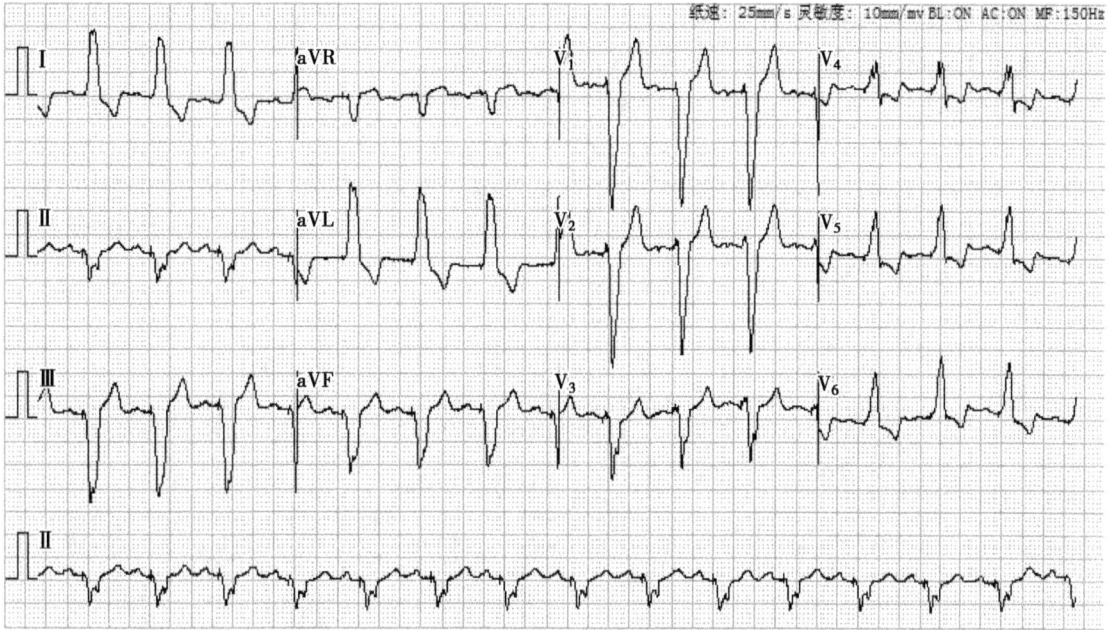

图 4-2-114　起搏器跟踪自身心房 P 波并 1∶1 下传起搏心室,起搏器以 VAT 模式工作

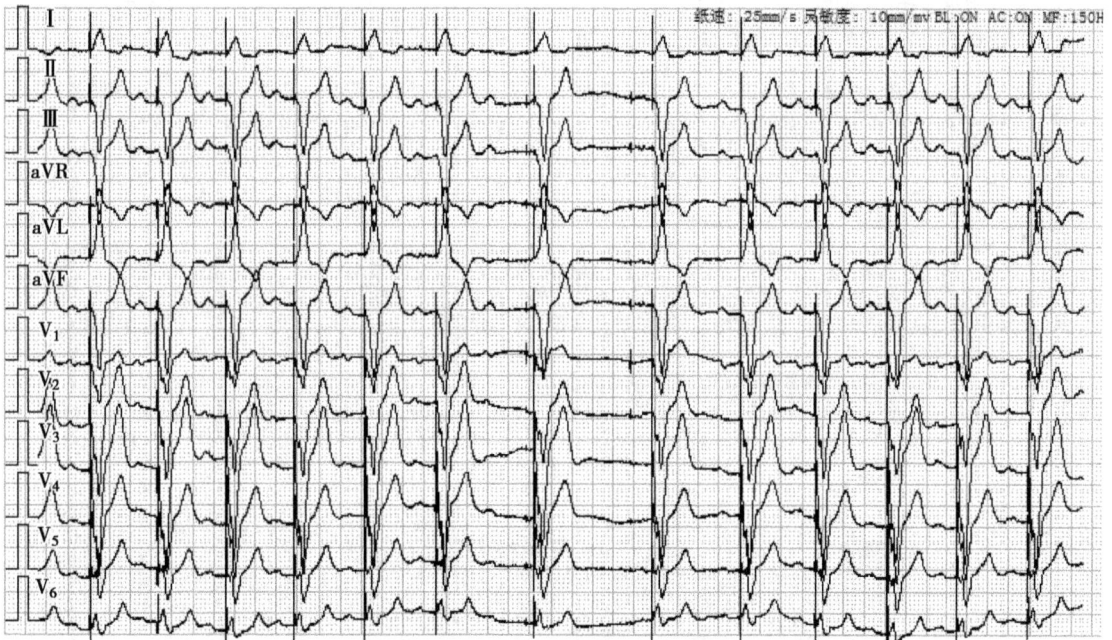

图 4-2-115　起搏器呈文氏传导

3)心室不跟随:心房颤动或心房扑动发作,心率超过模式转换频率时,起搏器将自动发生模式转换变为心室不跟踪的 VVI 或 DDI 模式。

6. **传感器频率**　频率应答型起搏器多植入于窦房结变时功能不良的患者:患者静息状态下以基础起搏频率工作,活动状态下起搏频率自动加快,形成传感器频率,以满足正常的生理需要,提高生活质量。

DDDR 为频率应答型双腔起搏器,具有下限起搏频率、最大跟踪频率,并增加了传感器上限频率(上限感知频率),在不同的生理状态下,起搏频率在上下限频率之间动态变化。其中,最大传感器频率决定最快的心房起搏频率,最大跟踪频率决定最大心室起搏频率。

7. 起搏器介导性心动过速（PMT）　是由于脉冲发生器自身原因或双腔起搏系统感知异位心律、干扰信号或相互影响而引起的起搏频率异常加快的心律失常。

（1）PMT 的原因　造成起搏器介导性心动过速（PMT）的常见原因如下：①室性激动逆传心房产生的逆行 P' 波落于 PVARP 之外（图 4-2-116）；②快速房性心律失常触发的心室跟踪起搏（图 4-2-117）；③脉冲发生器的电子元件失灵或电池耗竭时引起的起搏频率奔放现象；④心房感知到胸壁刺激信号、肌电位、QRS 波等远场信号后触发 VP；⑤频率应答功能引起起搏频率增速；⑥ PVARP 设置过短；⑦房室导线反接引起的 PMT。

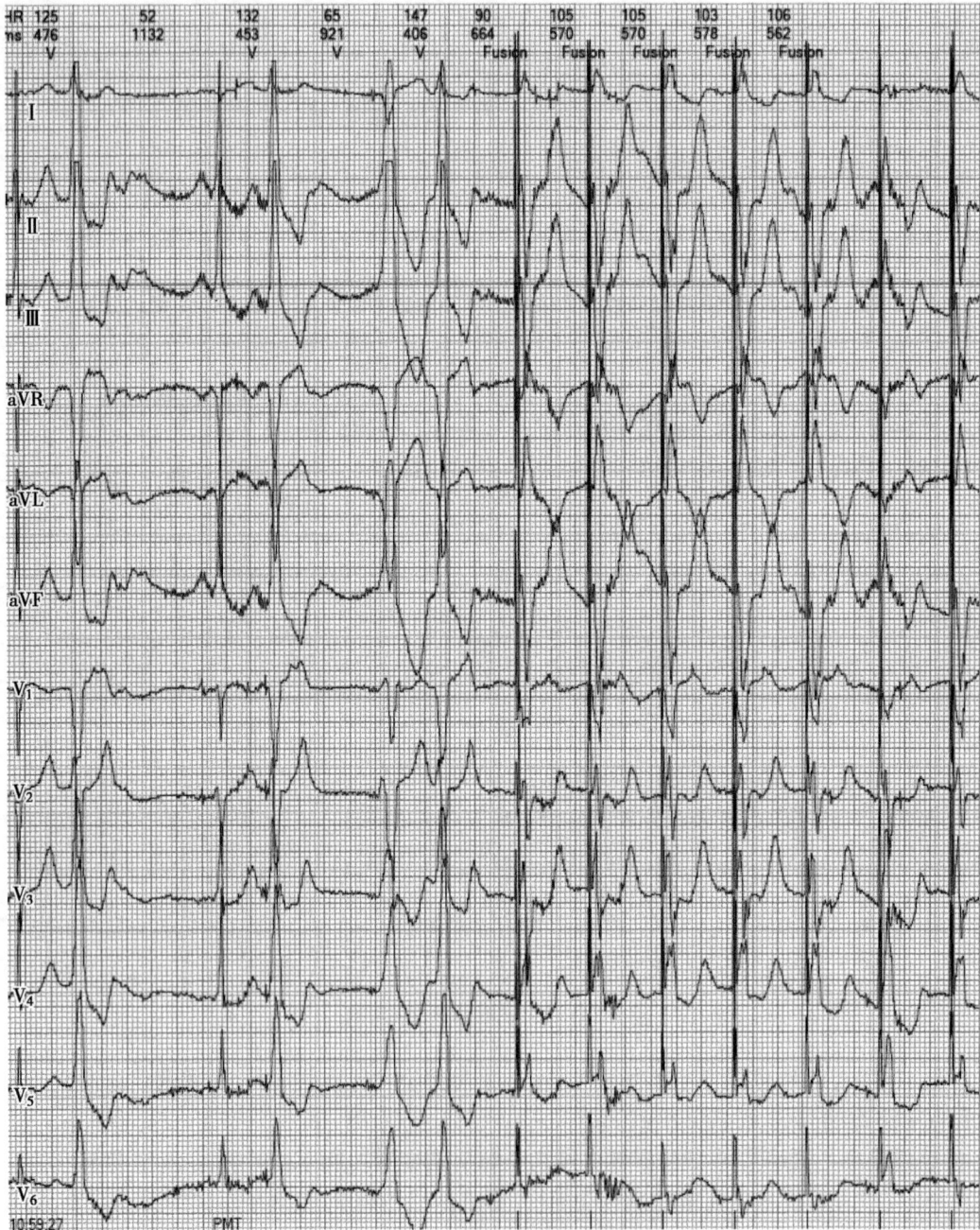

图 4-2-116　起搏器介导性心动过速

室性期前收缩逆传至心房产生 P' 波，P' 波被感知后产生起搏的 QRS 波，心室激动再次逆传至心房产生 P' 波，
P' 波再次被感知后产生起搏的 QRS 波，如此反复，则产生起搏器介导性心动过速，其频率不超过上限频率。

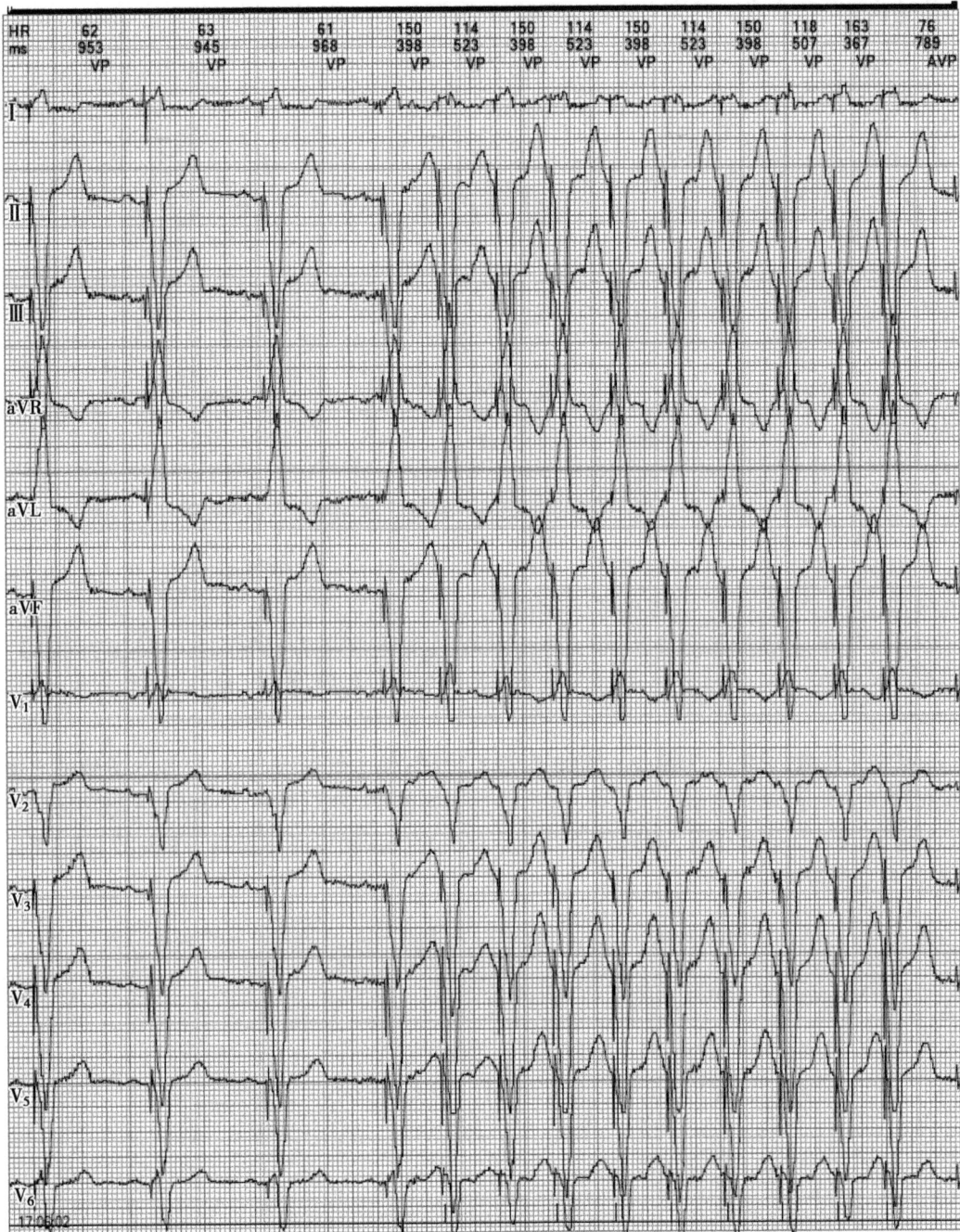

HR	62	63	61	150	114	150	114	150	114	150	118	163	76
ms	953	945	968	398	523	398	523	398	523	398	507	367	789
	VP	VP	VP	VP	VP	VP	VP	VP	VP	VP	VP	VP	AVP

图 4-2-117　起搏器介导性心动过速,快速房性心律失常触发的心室跟踪起搏

快速房性心律失常的 P′ 波被连续感知后产生一串起搏的 QRS 波,形成起搏器介导性心动过速,
其频率不超过上限频率。

(2)终止 PMT 的方法:①延长 PVARP,使逆行 P′ 波在 PVARP 之外可消除 PMT;②将起搏器工作模式程控为无心房感知或无心室跟踪功能的模式,如 VVI、DVI、DDI、DOO;③用磁铁将 DDD 模式转为 DOO 模式。

(3)起搏器自身的抗 PMT 功能:针对室性早搏逆行 P′ 波引起的 PMT,起搏器自身的抗 PMT 功能如下:①起搏器感知到 PVC 后自动延长 PVARP,使逆行 P′ 波在 PVARP 之;②感知到 PVC 后触发心房电极发放脉冲夺获心房,从而产生心房不应期预防室房逆传。

8. **自动模式转换功能(AMS)** 双腔起搏均可设置 AMS 功能。AMS 主要分为以下几类:

（1）快速房性心律失常时转换为非心房跟踪模式（图 4-2-118），转换频率可程控在 140~180ppm，多设置为 160ppm。DDD（R）转换为 DDI（R）或 VVI（R）模式。当心房率<转换频率时，可发生反转换，恢复到 DDD（R）模式。

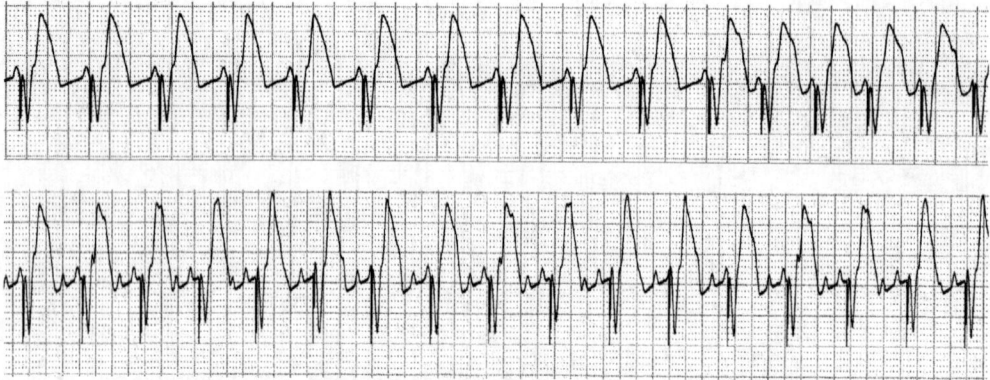

图 4-2-118　启动模式转换功能，转换为 DDIR 模式，心室率减慢

（2）为减少心室起搏，发挥房室结优先传导功能，可根据自身房室传导状态，在 AAI（R）与 DDD（R）之间转换，既减少 VP 比例，又能确保患者安全。

（3）在电磁干扰、磁铁频率状态下，AAI 转换为 AOO，VVI 转换为 VOO，DDD 转换为 DOO。

（4）电池耗竭时，心房电路关闭，转换为 VDD、VVI 模式；频率应答功能也关闭，且不能再程控为原工作方式。

9. 心室安全起搏（VSP）　为避免心室线路误感知到其他电信号而抑制 VP 发放导致的心室停搏，DDD 型起搏器发出心房起搏信号 AP 后，启动心室通道的 PAVB、CDW，CDW 内若感知到心室自身激动的 QRS 波或者其他电信号，起搏器于 AP 后 100~120ms 触发心室脉冲 VP 发放（图 4-2-119），保证心室起搏安全的程序称 VSP。

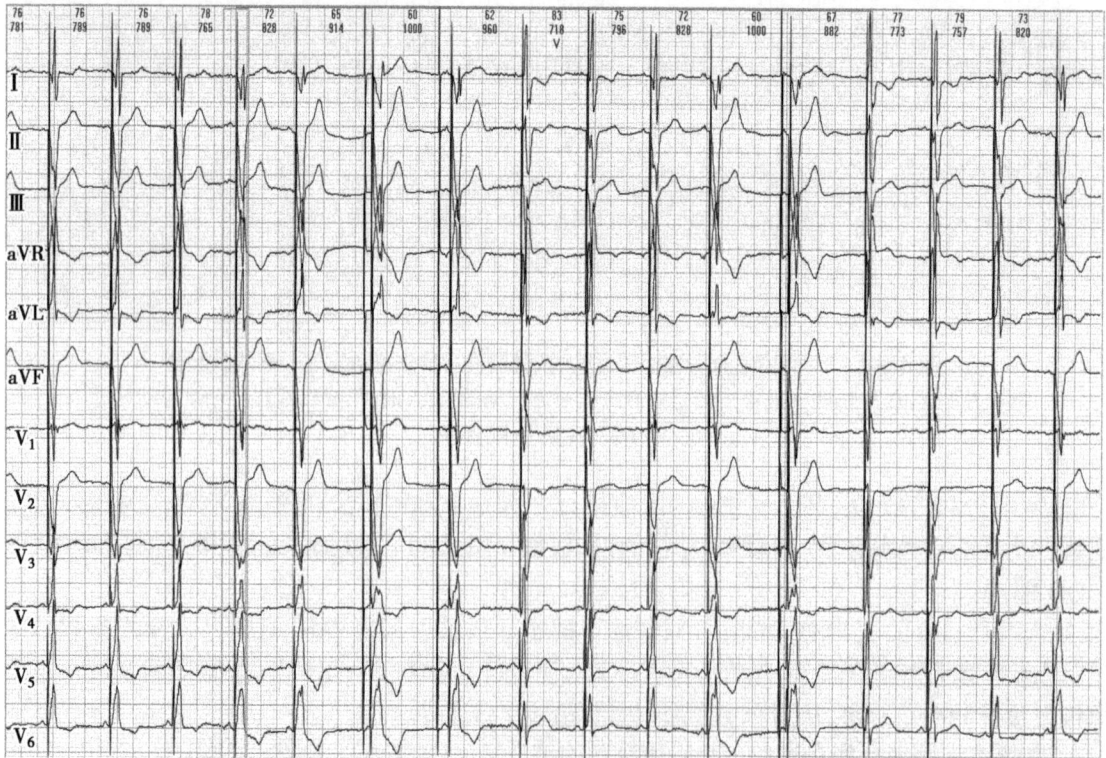

图 4-2-119　心室安全起搏（VSP）

(1) VSP 的诱发因素:任何引起交叉感知的因素均可引发 VSP。

1)心房因素:①心房输出过高、起搏电压过大或脉宽过大,心室过感知心房电信号;②心房感知不良,AP 发放后,自身 P 波下传的 QRS 波落于 CDW 内引发 VSP;③心房除极延迟落于 CDW 内;④心房电极脱位至心室,AP 刺激心室产生 QRS 波落于 CDW 内。

2)心室因素:①心室单极感知;②心室感知灵敏度过高;③ PAVB 过短;④心室导线绝缘层破裂而感知到异常电信号;⑤心室电极头端移位与心房导线接近而感知到心房电信号。

3)异位心律落于 CDW 内。

4)房室导线反接。

(2)处理:VSP 不是起搏器故障,是一种保护性反应,可针对上述诱发因素适当调整起搏器参数。

10. 噪音反转功能　为保障起搏器误感知电磁信号、肌电位等情况下心室电极也能有效起搏,不至于发生因脉冲抑制而出现的心室停搏,起搏器设置了噪音反转功能。

心室相对不应期(又称噪音采样期)内发生感知事件将重整心室不应期;若发生连续的噪音采样期内感知,可引起连续的不应期重整,当延长的不应期达到基础起搏间期时,心室脉冲照常发放而不被抑制。心电图表现为:①非频率应答起搏器,以下限频率发放起搏脉冲;②频率应答起搏器,以感知器驱动频率发放脉冲。

11. 双腔起搏器的其他特殊功能　起搏器除了以上功能外,还包括以下功能:频率滞后、休息频率、睡眠频率、频率骤降反应功能、心室率稳定功能、AV 间期自动调整功能、自动调整能量输出功能、减少心房起搏比率功能、减少心室起搏比率功能、心房节律控制功能等。

(1)起搏器自动调整能量输出功能:起搏器能自动检测起搏阈值,并根据阈值变化随时调整输出电压在安全范围内,既确保起搏安全,又节约能源,延长起搏器寿命。

(2)AV 间期自动调整功能:包括 AV 间期滞后搜索和频率适应性自动调整 AV 间期,使 AV 间期更符合生理需要或使特殊患者达到治疗目的。

(3)减少心房起搏比率功能:尽可能使窦性激动优先,包括休息频率、睡眠频率、心房滞后等。

(4)减少心室起搏比率功能:又称为房室结优先功能(MPV)。①程控 AV 间期>PR 间期;②减少心房起搏;③ AV 间期正滞后搜索;④自动模式转换:适用于房室传导功能正常或间歇性房室传导阻滞患者。

(5)心房节律控制功能:通过适时的心房起搏减少房性早搏后长周期,减少房性早搏以及房性心律失常的发生,预防心房颤动。

(6)非竞争性心房起搏(NCAP):PVARP 内的 AR 事件不触发心室起搏,但是不抑制后面的 AP-VP 发放,可能形成心房竞争性起搏,引发房性心律失常。为了避免这种现象,起搏器设置了 NCAP 功能:在 PVARP 内发生 AR 事件后开启 300ms 的 NCAP,在此期内不发放 AP,NCAP 结束后发放 AP,AV 间期自动缩短为 80ms,以保证心室率相对稳定。

12. 起搏器电池耗竭　心电图出现以下改变时提示起搏器电池耗竭:①起搏频率减慢、起搏节律不齐;②磁铁频率下降,可同时伴节律不规则;当起搏频率、磁铁频率下降 ≥10% 时,为电池耗竭指标,显示仅能维持约 3 个月时必须更换起搏器;③起搏器频率奔放;④起搏、感知功能障碍;⑤模式转换或频率应答功能丧失:AAI 转变为 AOO,VVI 转变为 VOO,DDD 转变为 DOO、VDD、VVI、VOO,VDD 转变为 VVI、VOO;⑥无起搏脉冲发放;⑦程控参数改变:电池电压下降 ≥15%,脉宽增加 ≥10%,脉冲幅度下降 ≥25%。

13. 起搏器常用名词和缩写

心室后心房不应期　post-ventricular atrial refractory period,PVARP

心房总不应期　total atrial refractory period,TARP

心房空白期　post-ventricular atrial blanking,PVAB

非竞争性心房起搏　non-competitive atrial pacing,NCAP

心室空白期　ventricular blanking, VB

心室感知器不应期　ventricular refractory period, VRP

心房后心室空白期　post-atrial ventricular blanking, PAVB

交叉感知窗　crosstalk detection window, CDW

心室间不应期　interventricular refractory period, IVRP

房室间期　atrioventricular interval, AVI

下限频率间期　lower rate interval, LRI

上限频率间期　upper rate interval, URI

最大传感器频率　maximum sensor rate, MSR

最大跟踪频率　upper tracking rate, URT

心室安全起搏　ventricular safety pacing, VSP

心脏再同步化治疗　cadiac resynchronization, CRT

房室结优先功能(最小化心室起搏功能)　minimizing pacing of ventrical, MPV

心室感知反应功能　ventricular sense response, VSR

心房跟踪恢复功能　atrial tracking recovery, ATR

房颤传导反应功能　conducted AF response, CAFR

（杨晓云）

二、心电图运动负荷试验

心电图运动负荷试验是指通过运动增加心脏负荷,使心肌耗氧量增加,诱发心肌缺血,用于冠心病及其他疾病的诊断、鉴别诊断及预后评价的一种无创性检查方法。心电图运动负荷试验诊断冠心病的敏感性为 68%,特异性为 77%,对于多支血管病变和血管重建不完全患者再狭窄的预测价值较高。

(一) 心电图运动负荷试验的临床应用

(1)诊断冠心病;

(2)评估冠心病的严重程度、活动耐量、预后、治疗效果、心脏康复情况(低危、中危不稳定型心绞痛患者在无活动性缺血或心衰症状 2~3 天后方可执行);

(3)预测心血管事件和心源性死亡;

(4)评估运动相关的症状;

(5)评估某些先天性或瓣膜性心脏病患者的心功能储备;

(6)评估心率变时性功能、心律失常和植入性器械治疗的反应(如频率应答起搏器的参数设置是否恰当);

(7)评估计划行剧烈运动的无症状性糖尿病患者;

(8)评估特殊职业人群心功能储备(飞行员、驾驶员、运动员等);

(9)评估血压异常而可能发展成高血压的患者以及正在接受降压治疗而又希望从事运动的患者的血压反应。

心电图运动负荷试验发展至今,其重点已不仅仅局限于诊断冠心病,在评估心血管疾病的危险性方面亦显示重要作用,并以改善预后为主要目的。

(二) 心电图运动负荷试验的禁忌证

1. 绝对禁忌证

(1)急性心肌梗死(2 天内);

(2)高危的不稳定型心绞痛;

(3)未控制的伴有临床症状或血流动力学障碍的心律失常;

(4) 有症状的严重主动脉狭窄;

(5) 临床未控制的有症状的心力衰竭;

(6) 急性肺栓塞或肺梗死、深静脉血栓;

(7) 急性心肌炎、心包炎、心内膜炎;

(8) 急性主动脉夹层;

(9) 因身体残疾不能安全、充分地进行运动试验。

2. 相对禁忌证(若心电图运动负荷试验的益处大于其危险性,可进行运动负荷试验)

(1) 左冠状动脉主干狭窄;

(2) 中度狭窄的瓣膜性心脏病;

(3) 快速性心律失常;

(4) 高度或完全性心脏阻滞;

(5) 肥厚型心肌病和其他流出道梗阻性心脏病;

(6) 近期脑卒中或短暂性脑缺血发作;

(7) 精神异常不能配合;

(8) 严重的高血压(收缩压>200mmHg 和 / 或舒张压>110mmHg);

(9) 其他未控制的非心脏疾病(如严重贫血、电解质紊乱、甲状腺功能亢进等)。

(三) 终止心电图运动负荷试验的指征

1. 绝对指征

(1) 在无 Q 波的导联上出现 ST 段抬高 ≥ 1.0mm(V$_1$、aVR 导联除外);

(2) 试验中随运动负荷增加,收缩压不增反而下降超过基础血压值 10mmHg,并伴有其他心肌缺血征象;

(3) 中、重度心绞痛;

(4) 加重的神经系统症状(共济失调、眩晕或近似晕厥等);

(5) 低灌注体征(发绀或苍白);

(6) 持续性室性心动过速,二度、三度房室传导阻滞等;

(7) 由于技术上的困难无法监测心电图或收缩压;

(8) 受试者要求终止运动。

2. 相对指征

(1) ST 段显著改变:J 点后 60~80ms 处,ST 段水平型或下垂型压低>2mm;

(2) 随运动负荷增加,收缩压不增反而下降超过基础血压值 10mmHg,不伴有其他心肌缺血征象;

(3) 胸痛加重;

(4) 劳累、呼吸困难、下肢痉挛、跛行;

(5) 除持续性室性心动过速以外的心律失常,包括多源性室性期前收缩、室性早搏三联律、室上性心动过速、传导阻滞等;

(6) 严重的高血压反应(收缩压>250mmHg 或舒张压>115mmHg);

(7) 室内阻滞与室性心动过速难以鉴别。

(四) 平板运动负荷试验导联系统以及试验方案

1. 导联系统

2013 年,AHA(美国心脏协会)公布的用于试验和训练的运动标准推荐,Mason、Likar 提出的 12 导联系统为标准的运动负荷试验导联系统。该导联系统将肢体电极放置于躯体:左、右上肢电极分别置于左、右锁骨下窝远侧端,左、右下肢电极置于左、右髂骨上。

12 导联中诊断冠心病敏感性最高、最有价值的导联是 Ⅰ、aVR、V$_4$~V$_6$ 导联,下壁导联 ST 段压低对冠心病的诊断价值很小。运动诱发急性心肌梗死的 ST 段抬高可定位受累的心肌区域,而 ST 段压低则不能准确定位。

2. 试验方案

常采用 Bruce 方案,其为变速、变斜率运动,每 3 分钟为一个运动量等级,逐级递增,直至达到运动终点,运动时间多为 6~12 分钟。该方案氧耗量及做功递增量较大,易达到预定心率。表 4-2-5 示 Bruce 活动平板试验方案。

表 4-2-5　Bruce 活动平板试验方案

级别	时间 /min	速度 /(m/h)	坡度 /°
1	3	1.7	10
2	3	2.5	12
3	3	3.4	14
4	3	4.2	16
5	3	5.0	18
6	3	5.5	20
7	3	6.0	22

(1)平板运动负荷试验基础代谢当量(Metabolic equivalent,MET):代谢当量是以安静坐位时的能量消耗为基础,是表达各种活动时相对能量代谢水平的常用指标。1MET= 耗氧量 3.5ml/(kg·min)。运动负荷试验 Ⅰ 级能耗量为 5MET, Ⅱ 级为 7~8MET, Ⅲ 级为 10MET, Ⅳ 级为 14MET,多数患者运动至 3~4 级达到目标心率。Bruce 方案中 Ⅲ 级以上速度相当于跑步,对于高龄或活动不便者不能完成。改良的 Bruce 方案则适用于老年人或体质较弱者。

(2)目标心率:极量平板运动负荷试验最大心率 =220– 年龄;亚极量平板运动负荷试验目标心率 = 极量运动负荷试验最大心率的 85%~90%。

(五) 心电图平板运动负荷试验方法及注意事项

1. 试验前详细了解患者病史、症状及药物史,对有晕厥症状者需警惕恶性心律失常以及血管迷走性晕厥的发生,排除禁忌证时方可执行,需签定知情同意书。配备经过培训的医师、技师、护士各一名,并备好抢救药品及除颤仪。

2. 检查宜安排在患者进餐 1~2 小时后进行。

3. 记录运动前仰卧位及立位 12 导联心电图,并测量血压作为对照。运动中连续监测患者心率、血压及心电图,按预定方案每 3min 记录心电图和血压,直至达到目标心率或出现终止运动的指征。恢复阶段,每 2min 记录心电图和血压,直至恢复到运动前水平,结束试验。

4. 试验期间应密切观察患者的反应并询问症状,当出现阳性结果或出现终止试验的指征时,应及时停止试验,让患者平躺于检查床,持续心电、血压监护,并作相应处理。

(六) 结果分析

1. 传统标准

(1)阳性标准:

1)运动中或运动后在 J 点后 60~80ms 处出现 ST 段水平或下斜型压低 ≥0.10mV 且持续>2min;运动前有 ST 段压低者,在原有基础上再次压低 ≥0.10mV,持续>2min;ST 段呈近似水平型压低 ≥0.20mV,持续>2min。

ST 段压低出现在胸前导联(V5、V6 导联)对诊断冠心病的敏感性较高,ST 段改变局限于下壁导联对冠心病的诊断价值较小。

2)运动中或运动后无病理性 Q 波导联出现 ST 段弓背向上抬高 ≥0.10mV;

3)运动中出现典型心绞痛症状。

(2)可疑阳性:

任高等编著的心绞痛内科学第 6 版中列出运动负荷试验可疑阳性标准:

1)运动中或运动后 ST 段呈水平或下斜型压低 ≥0.10mV,运动前有压低者在原有基础上再次压低 ≥0.10mV,ST 段呈近似水平型压低 ≥0.20mV,持续<2min;

2)ST 段呈水平或下斜型压低 ≥0.05mV 而<0.10mV;

3)运动中或运动后 ST 段呈近似水平型压低 ≥0.10m 而<0.20mV。

说明:

①以上标准中,ST 段压低程度、出现时间、持续时间和导联数与冠状动脉病变程度相关。

②以往无心肌梗死、运动诱发 ST 段抬高者,提示心外膜下和心内膜下全层心肌缺血,是冠状动脉近段几乎完全闭塞的结果,易迅速进展为 Q 波型心肌梗死;冠脉痉挛和冠脉轻度病变者很少发生 ST 段抬高。

③原有心肌梗死的患者,30% 前壁心肌梗死、15% 下壁心肌梗死者可能诱发 Q 波导联 ST 段抬高、其他导联对应性 ST 段压低,可能系原梗死部位缺血、室壁运动障碍或室壁无运动。

④ST-T "假性正常化":冠心病患者静息心电图有 T 波倒置、ST 段压低者,运动中上述改变可正常化,机制为多部位心肌缺血、相对向量相互抵消。

2. 其他指标

除上述传统标准外,尚有一些有助于判断冠心病患者预后的指标,包括 ST/HR 斜率、ST/HR 指数、R 波振幅增高、V_5 导联 Q 波振幅降低、P 波延长、运动诱发 U 波倒置、短暂的电轴偏移、室内传导异常、QT 间期变化等,这些指标的临床意义尚有待于进一步研究证实。

3. 心率异常反应及收缩压异常反应

运动试验中心率异常反应及收缩压异常反应对恶性心血管事件具有预测价值,主要指标如下:

(1)心脏变时性功能不全:指运动时不能达到年龄预测最大心率的 80%~85%,或较低的变时指数(以 MET 水平校正的心率);

(2)心率恢复反应异常:运动时最大心率与运动终止 2min 后检测心率的差值 ≤12 次 /min;

(3)运动后收缩压恢复的延迟:运动终止后 3min 收缩压与运动终止后 1min 收缩压的比值>1。

(七)影响运动负荷试验结果的因素

左心室肥大、右束支阻滞对运动负荷试验的结果影响较小,运动负荷试验有临床价值。

β 受体阻滞剂在运动负荷试验中可能引起不充分的心率反应,但对可能的冠心病评价并无显著影响,建议根据个体差异来决定试验前是否停药。

地高辛可引起 ST 段下移,检查前须停药 2 周。

降压药、扩管药影响血压反应,儿茶酚胺敏感性室速与运动试验诱发的室性心动过速相关。

女性运动试验的假阳性率较男性高。

心房复极可引起假阳性反应。

心室预激、心室起搏心律、完全性左束支阻滞者,无法评价 ST 段压低的意义,不宜做运动试验。

(八)运动试验危险度

1. 运动试验危险度

Bruce 方案前两个阶段出现阳性改变提示高度危险,这些患者评价年死亡率为 59%;至少可以运动至 Bruce 方案第三阶段而无 ST 段改变的患者为低度危险(评估的年死亡率<1%)。

2. Duck 评分与冠心病患者危险分层

Duck 评分是根据患者运动时间、ST 段压低幅度、运动中诱发心绞痛等因素,预测有无冠心病及其严重程度,对临床治疗冠心病和预后评估具有重要意义。

(1)Duck 评分公式

$$Duck 评分 = 运动时间(min) - 5 \times ST 段压低幅度(mm) - 4 \times 心绞痛指数$$

ST 段压低幅度自 J 点后 60~80ms 测量,若 ST 段压低<1mm,ST 段压低幅度计为 0,运动时间以 Bruce 方案为准。

(2)心绞痛指数判定

0 分:无胸痛

1 分:运动中有心绞痛

2 分:因心绞痛而终止运动

(3)Duck 评分危险分层

低危:Duck 评分 ≥+5 分;

中危:Duck 评分 +4 分 ~-10 分;

高危:Duck 评分 ≤ -11 分。

3. 预后评分系统

预后评分 =5 ×(充血性心衰病史 / 服用地高辛)+ 运动诱发的 ST 段压低(mm)+ 收缩压变化值 - 代谢当量

说明:充血性心衰病史或服用地高辛:是为 1,否为 0;

收缩压变化:

收缩压升高超过 40mmHg 为 0;

收缩压升高 31~40mmHg 为 1;

收缩压升高 21~30mmHg 为 2;

收缩压升高 12~20mmHg 为 3

收缩压升高 0~11mmHg 为 4;

收缩压低于试验前站立时为 5。

(九) 心肌梗死后的运动试验

1. 心肌梗死后的运动试验意义

(1)危险分层和预后评估;

(2)出院后运动量评估;

(3)评估药物治疗是否充分,是否需要应用其他的诊断或治疗措施。

2. 试验方案

亚极量运动试验或症状限制性运动试验。

(1)亚极量运动试验预定的终点:①峰值心率 120 次 /min,或者根据年龄预测极量心率的 70%;②峰代谢当量为 5MET;③临床或心电图终点:轻度心绞痛或呼吸困难,ST 段压低>2mm,劳力性低血压,出现 3 个或以上的连续室性期前收缩。只要达到任何一个终点即可终止运动。

(2)症状限制性运动试验:患者持续进行运动,直至出现必须终止运动的指征。由于运动量较亚极量运动试验大,应在心肌梗死 5 天后进行。

(3)安全性:文献指出心肌梗死后运动试验中,致死性心脏事件的发生率为 0.03%,非致死性心梗以及成功抢救的心搏骤停发生率为 0.09%,复杂心律失常包括室速发生率为 1.4%。症状限制性运动试验事件发生率为亚极量运动试验的 1.9 倍。以上数据显示,心肌梗死后运动试验是安全的。

3. 危险分层与预后

(1)运动不能:不能进行运动试验的患者,不良心脏事件的发生率最高。

(2)运动诱发的缺血:心肌梗死后运动试验诱发缺血型 ST 段压低是心源性死亡的重要预测指标。

(3)运动能力评定:未达到 5MET 提示预后不良。

(4)血压反应:研究认为运动试验中收缩压升高低于 10~30mmHg 是心肌梗死后发生不良心脏事件的独立预测指标。

(5)非 Q 波型心肌梗死患者,在运动负荷试验中诱发的 ST 段压低提示发生心脏性死亡的风险较高。

【病例】

患者,男性,42 岁。

活动后胸闷半年。

患者近半年来于活动后出现胸闷,持续 3~5 分钟后能自行缓解。类似症状共发作 3 次。

冠脉 CT 提示:冠状动脉粥样硬化,左前降支病变。

常规心电图正常。

心电图平板运动负荷试验:运动前心电图正常(图 4-2-120);运动至 3 分 30 秒,V_1~V_4 导联 ST 段突然呈上斜型抬高 0.20~0.30mV,并出现连发 3 跳的多形性室速(图 4-2-121)。患者诉胸闷,遂立即终止运动负荷试验。运动终止后 3 分钟 V_1~V_3 导联 ST 段仍然抬高 0.1mV,T 波高尖(图 4-2-122)。心电图运动负荷试验阳性。

冠脉造影示:LAD 中段狭窄 80%,LM、LCX、RCA 未见明显狭窄。

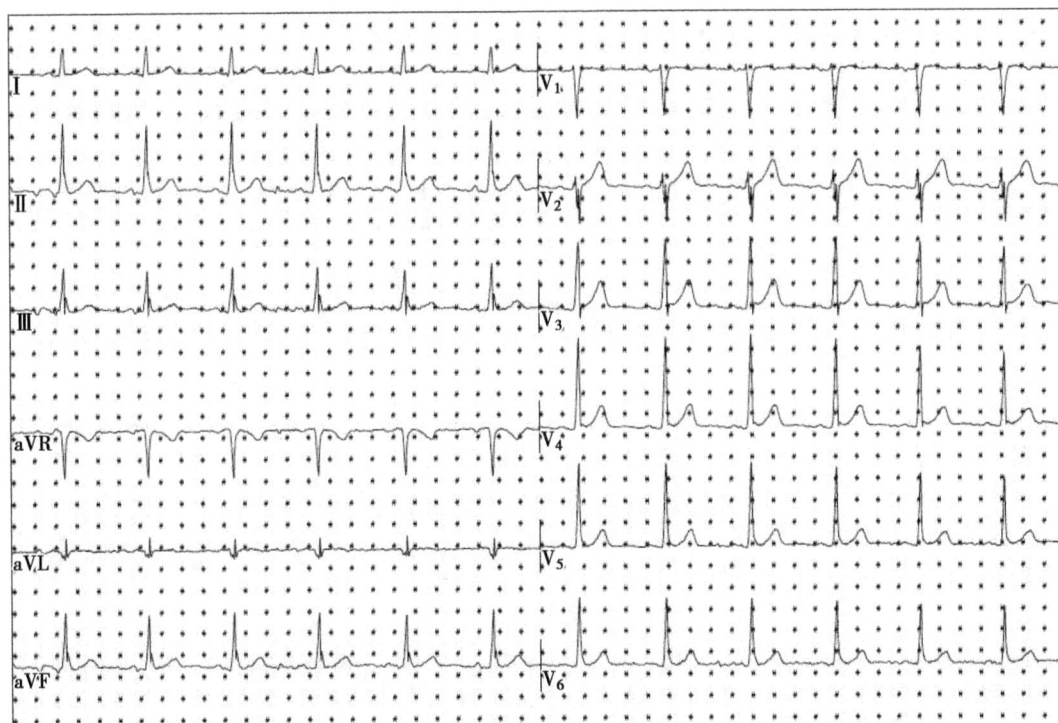

图 4-2-120 运动前心电图正常

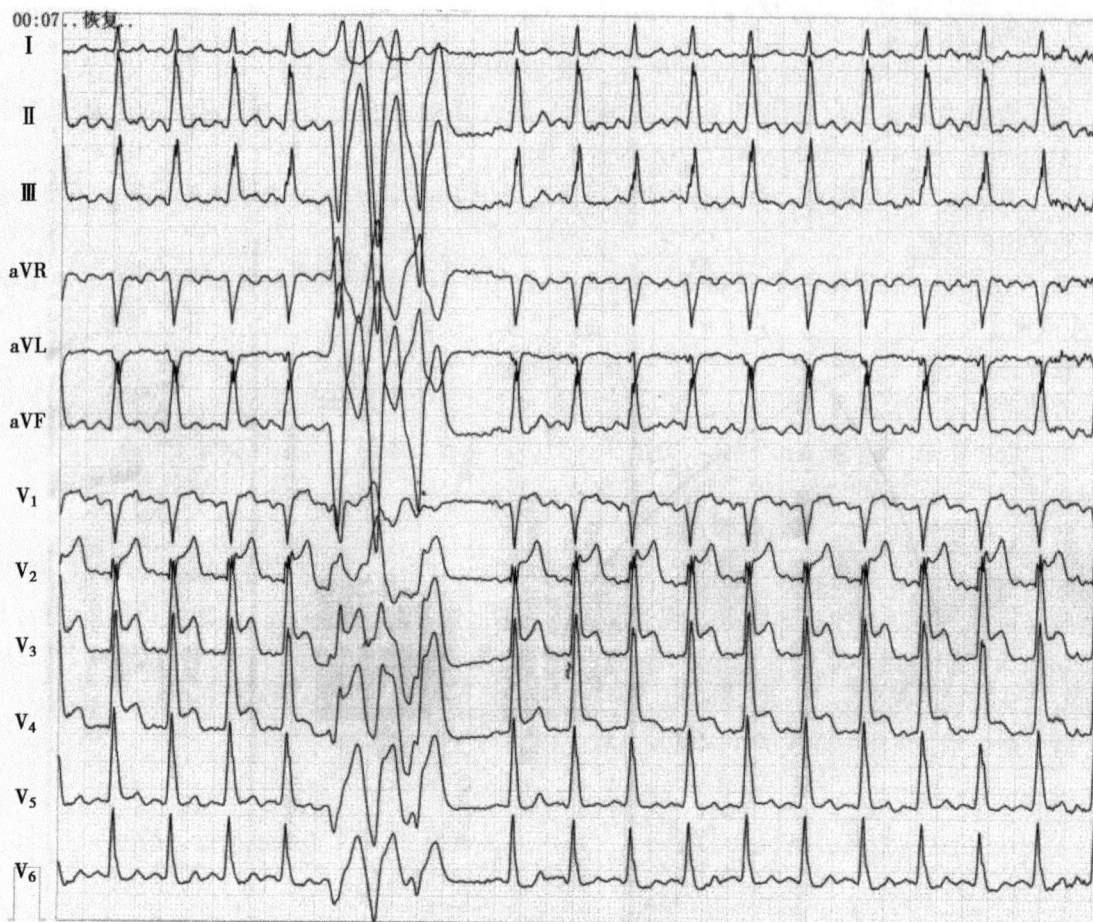

图 4-2-121　运动至 3′30″时，V_1~V_4 导联 ST 段呈上斜型抬高 0.20~0.30mV，并出现连发 3 跳多形性室速

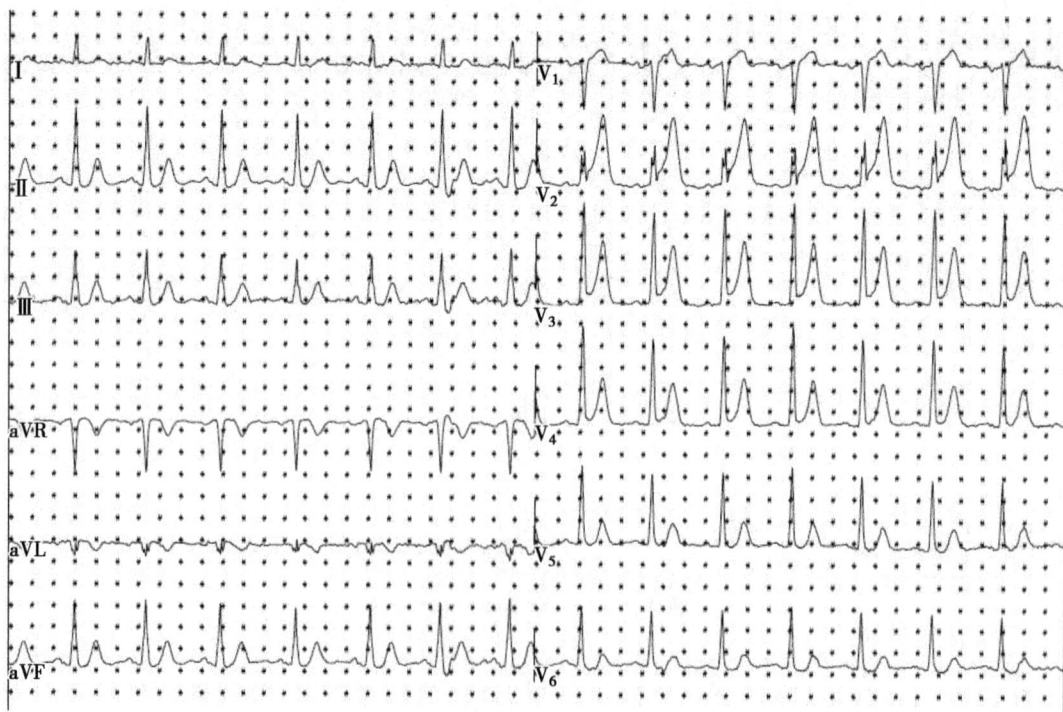

图 4-2-122　运动停止后 3 分钟，T 波高尖

（徐春芳　杨晓云）

三、经食管电生理检查技术

(一) 基本理论知识

经食管心脏电生理检查是一种无创性临床电生理诊断和治疗技术,我国于 1978 年开始应用于临床。食管位于心脏后方,相邻上段与左房后壁紧贴,下段邻近左室,利用这种解剖关系经放置食管电极导管可以清晰地记录到心房波(图 4-2-123);通过食管电极导管在食管发放刺激,间接地刺激左心房,可以检查心脏特殊传导系统的某些电生理特性,诊断与鉴别诊断某些心律失常性疾病,诱发与终止室上性心动过速。

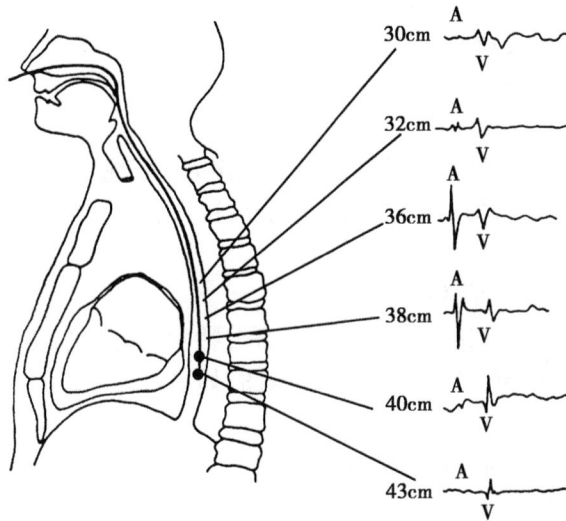

图 4-2-123　经食管电极清晰地记录到心房波

1. 基础知识

(1)放置食管电极导管

1)用甘油或生理盐水润滑食管电极导管前端后从患者鼻孔或口腔插入,到达咽部时,要求患者配合做吞咽动作并深呼吸,以使导管逐渐进入食管,并减少恶心反射。

2)导管插入深度约为 30~40cm,可参考以下公式:

公式一:(耳剑距 +8)cm;

公式二:(身高 +200)cm/10。

具体深度因人而异,以食管电极能紧靠左心房为最佳。

3)将导管尾端电极接心电图机导联线,记录 P-QRS-T 波群,当 P 波为先正后负双向并且振幅最大、QRS 波呈 QR 型、T 波倒置时即是理想的定位标志。

(2)食管电生理刺激仪操作流程

新型食管电生理刺激仪可与计算机连接而实现心脏电生理刺激、心电图记录与分析、心电图诊断报告与存档等一系列功能。

1)食管电极导管放置到位后,选择 P 波正负双向且振幅较大的两个食管电极记录食管导联心电图;另选合适的两个电极与心脏电生理刺激仪正负极相连接,调节刺激仪输出脉冲的幅度和频率,使之能完全起搏心脏为止。

2)根据不同的检查目的而设置起搏程序进行起搏,连续显示或记录心电图并进行分析,诊断结果。

（3）食管电生理检查的刺激方式

食管电生理检查的刺激方式主要包括非程序刺激和各种程序性刺激。

1）非程序刺激：即 S_1S_1 刺激法，用比患者固有心率或基础心率快的频率起搏，每次持续数秒至数十秒，用于测定窦房结恢复时间（SNRT）、房室传导文氏阻滞点及 2∶1 阻滞点，诱发和终止阵发性室上速。按发放的刺激频率分为起搏、超速、亚速、猝发等刺激，按发放方式可分为定时、定数和任意发放等。

2）程序刺激：即早搏刺激法，是在受检查者自身（窦性）心律或基础 S_1S_1 起搏心律基础上加上一个（S_2）或多个期前刺激（S_2S_3），通常采用 4∶1~8∶1 发放程控早搏刺激。S_1S_2 逐次递减或递增的间期称为步长，一般选用 5ms 或 10ms 的步长扫描，负扫描逐渐递减或正扫描逐渐递增，主要用于：①不应期测定；②检测双径、裂隙现象等；③诱发折返性心动过速；④测定诱发窗口等。

2. 食管电生理检查的适应证、禁忌证与并发症

（1）食管电生理检查的适应证

食管电生理检查的主要包括：

1）对严重的窦性心动过缓，原因不明的黑矇、晕厥患者进行窦房结和房室结功能的评价；

2）对有阵发性评室上性心动过速发作病史的患者进行食管电生理检查，以评价室上性心动过速的类型与机制；

3）评价预激综合征患者的旁路功能；

4）终止室上性心动过速、典型的心房扑动以及部分特发性室性心动过速；

5）研究某些特殊电生理现象以解释临床心电图，如隐匿传导、超常传导、房室结双径路及裂隙现象；

6）对复杂心律失常进行诊断与鉴别诊断；

7）研究抗心律失常药物；

8）射频消融术前筛选和术后疗效判断。

（2）食管电生理检查的禁忌证

食管电生理检查的禁忌证主要包括：

1）鼻咽部占位性病变、食管病变，如鼻咽癌、严重食管静脉曲张、食管狭窄、食管灼伤、食管癌等；

2）严重的器质心脏性病以及心功能不全；

3）心肌缺血、不稳定型心绞痛和心肌梗死；

4）长 QT 间期且伴尖端扭转性室性心动过速、严重电解质紊乱、高度房室传导阻滞、频发多源室性期前收缩；

5）持续性心房颤动；

6）严重高血压患者；

7）严重肝、肾功能不全。

因紧急情况需终止心动过速或需鉴别心动过速类型时不受此限制，应根据情况权衡利弊。

（3）食管电生理检查的并发症

食管电生理检查虽然为无创性检查，但由于电极导管需经鼻咽部插入食管中，并释放一定的电刺激，检查过程中可能会造成患者发生不良反应，引起以下并发症：

1）长时间心室停搏：病态窦房结综合征者在快速心房刺激停止后，由于自身窦房结功能较差，会出现窦房结恢复时间延长、长时间心室停搏而导致患者黑矇、甚至晕厥，应及时行起搏治疗。

2）心肌缺血：冠心病患者在快频率心脏起搏时容易加重心肌缺血，甚至诱发心绞痛，心电图可能会出现缺血性改变。

3）心律失常：快速心房起搏可能会诱发心房颤动或心房扑动等快速房性心律失常，一般在短时间内可以自行恢复。但对于预激综合征患者，尤其旁道前传不应期较短者会诱发极快心室率心房颤动，极个别患者会恶化为心室颤动。若发生心室颤动应及时行心肺复苏及除颤治疗。

4)鼻咽部损伤：插管粗暴、操作不规范可损伤鼻咽部黏膜、甚至导致电极导管嵌顿于鼻咽孔处。

食管电生理检查中出现的不良反应须及时处理,避免诱发恶性心律失常而危及生命。

3. 常用名语及英语缩写

(1)不应期：

有效不应期：effective refractory period,ERP。

相对不应期：relative refractory period,RRP。

功能不应期：functional refractory period,FRP。

(2)窦房传导时间：sinoatrial conduction time,SACT。

(3)窦房结恢复时间：sinus node recovery time,SNRT。

(4)房室结双径路：dual A-V nodal pathways,DAVNP。

快径路：fast A-V nodal pathway,FP。

慢径路：slow A-V nodal pathway,SP。

(5)房室结折返性心动过速：atrioventricular nodal reentrant tachycardia,AVNRT。

慢-快型房室结折返性心动过速：slow-fast atrioventricular nodal reentrant tachycardia,S-F-AVNRT。

快-慢型房室结折返性心动过速：fast-slowatrioventricular nodal reentrant tachycardia,F-S-AVNRT。

慢-慢型房室结折返性心动过速：slow-slowatrioventricular nodal reentrant tachycardia,S-S-AVNRT。

(6)房室折返性心动过速：atrioventricular reentrant tachycardia,AVRT。

顺向型房室折返性心动过速：ortho-dromic atrioventricular reentrant tach-ycardia,O-AVRT。

逆向型房室折返性心动过速：anti-dromic atrioventricular reentrant tach-ycardia,A-AVRT。

(7)持续性交界性折返性心动过速：permanent junctional reciprocating tachycardia,PJRT Reciprocating。

(8)食管导联：esophageal lead,ESO。

(9)双极食管导联：bipolar esophageal lead,EB。

(10)逆行 P 波：retrograde P wave,P′。

4. 常用名语及解释

(1)逆行 P 波

在 AVRT、AVNRT 或室性心动过速、室性期前收缩发生室房逆传时形成的逆行 P 波,用 P′ 表示,室房逆传间期用 RP′ 表示,房室传导间期用 P′R 表示。

(2)起搏术语

1)S：代表刺激仪发放的电脉冲,心电图表现为高尖的钉样脉冲信号,按发放前后的次序可分别有 S_1、S_2、S_3 等刺激。

2)起搏的 P 波：与起搏脉冲密切相关的心房除极波,出现在起搏脉冲之后。

3)经房室结下传的 QRS 波群：心房起搏激动下传激动心室形成的心室除极波,应注意房室传导关系和 QRS 波形态。

4)SP 间期：从起搏脉冲到 P 波起始。

5)S_1 刺激引起的 P 波称为 P_1,下传引起的 QRS 波称为 R_1；S_2 刺激引起的 P 波称为 P_2,下传引起的 QRS 波群称为 R_2；S_3 刺激、S_4 刺激分别依此类推。

6)SR 间期：从起搏脉冲到 QRS 波起始的时间间期,当起搏脉冲后的 P 波不清楚时,SR 间期代表房室传导时间；S_1R_1(P_1R_1)间期：代表进行基础刺激时的房室传导时间；S_2R_2(P_2R_2)间期：代表 S_2 期前刺激时的房室传导时间。

(3)逆传心房激动顺序

1)向心性激动：心房间隔部最早逆行激动,同时向两侧心房传导,V_1 导联与食管导联的逆行 P 波几乎同时出现。

2）右侧偏心性激动：右心房激动在先，左心房激动在后，V_1 导联的逆行 P 波早于食管导联出现。

3）左侧偏心性激动：左心房激动在先，右心房激动在后，食管导联的逆行 P 波早于 V_1 导联出现。

（4）刺激方式

心脏刺激仪能发放非程序刺激和各种程序性刺激脉冲，完成经食管心脏电生理检查。

1）非程序刺激：即 S_1S_1 刺激法，用比患者固有心率或基础心率快的频率起搏，每次持续数秒至数十秒，用于测定窦房结恢复时间（SNRT）、房室传导文氏阻滞点及 2:1 阻滞点，诱发和终止阵发性室上速。按发放的刺激频率分为起搏、超速、亚速、猝发等刺激，按发放方式可分为定时、定数和任意发放等。

2）程序刺激：即早搏刺激法，是在受检查者自身（窦性）心律或基础 S_1S_1 起搏心律基础上加上一个（S_2）或多个期前刺激（S_2S_3），通常采用 4:1~8:1 发放程控早搏刺激。S_1S_2 逐次递减或递增的间期称为步长，一般选用 5ms 或 10ms 的步长扫描，负扫描逐渐递减或正扫描逐渐递增，主要用于：①不应期测定；②检测双径、裂隙现象等；③诱发折返性心动过速；④测定诱发窗口等。

5. 常见电生理现象

（1）房室结双径现象：房室结双径路现象为一常见的电生理现象，在正常人群中的发生率约为30%。部分人群房室结内存在着功能性纵向分离的两条不同性能的传导径路，即房室结快径路和慢径路。通常快径路传导速度快，但不应期长。在心房 S_1S_2 程序刺激逐渐缩短时，S_2R 逐渐延长；当适时的期前收缩或 S_1S_2 程序刺激缩短到一定周长时恰逢快径路不应期不能下传，但可由仍处于应激期的慢径路下传至心室；当相邻二次 S_1S_2 间期缩短 5ms 或 10ms 而 S_2R 间期延长 $\geqslant 50$ms 时，表示存在房室结双径路（图 4-2-124）。此时跳跃前的 S_2R 间期代表激动经快径传导，跳跃延长后的 S_2R 间期代表激动经慢径传导。其中部分人群可并发房室结折返性心动过速。

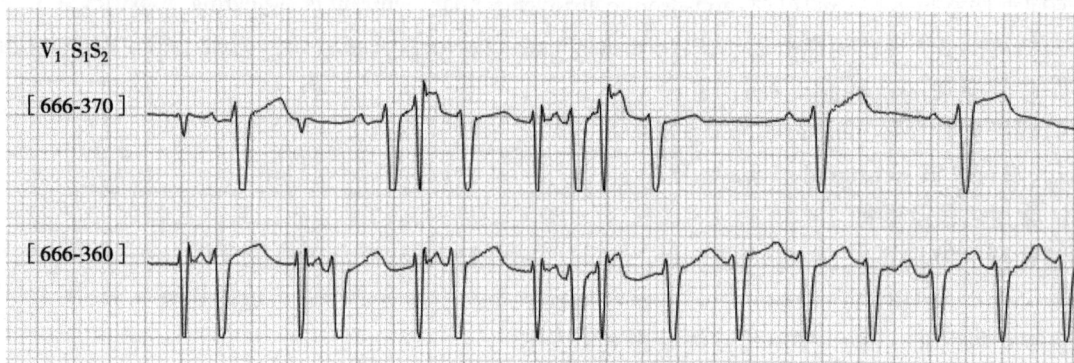

图 4-2-124　房室结双径现象

（2）裂隙现象：裂隙现象指激动在一定联律间期内发生传导阻滞，而长于或短于这个联律间期均不发生阻滞的现象。房室传导的裂隙现象表现为在心动周期的某个时相（称为裂隙带），冲动不能通过房室结下传，而早于和晚于这个时相到达的冲动，都能通过房室结下传。心房程序刺激可以观察房室顺传的裂隙现象，当心房 S_1S_2 程序刺激的联律间期逐渐缩短时，S_2R 间期逐渐延长，最后出现房室传导阻滞，联律间期再进一步缩短时，房室传导又可以暂时恢复（图 4-2-125）。裂隙现象是由于房室传导系统相邻两个水平应激性不同所致。晚于裂隙带到达的冲动，正值远近两处均脱离了不应期，冲动可以下传；在裂隙带到达的冲动，正值远端处于有效不应期，冲动受阻不能下传；早于裂隙带到达的冲动，正值近端处于相对不应期，传导速度减慢，待冲动到达远端时，远端已脱离不应期，恢复应激性，因而冲动得以下传。从理论上讲，房室传导系统不同水平的相邻组织间均可出现裂隙现象。

（3）隐匿性传导：指冲动经过某部位时，因该处尚处于相对不应期，激动可进入该部位，但并未传出，也未激动下位的心脏组织，因而这一传导未能在心电图表现出来而被隐匿，但其传导过的心脏组织发生了不应期重整，因而新的有效或相对不应期对下一次激动在该组织中的传导将产生干扰，发生传导延缓或阻滞并且在心电图上表现出来。根据这种继发性心电图表现能证实前次激动发生了隐匿性传导。

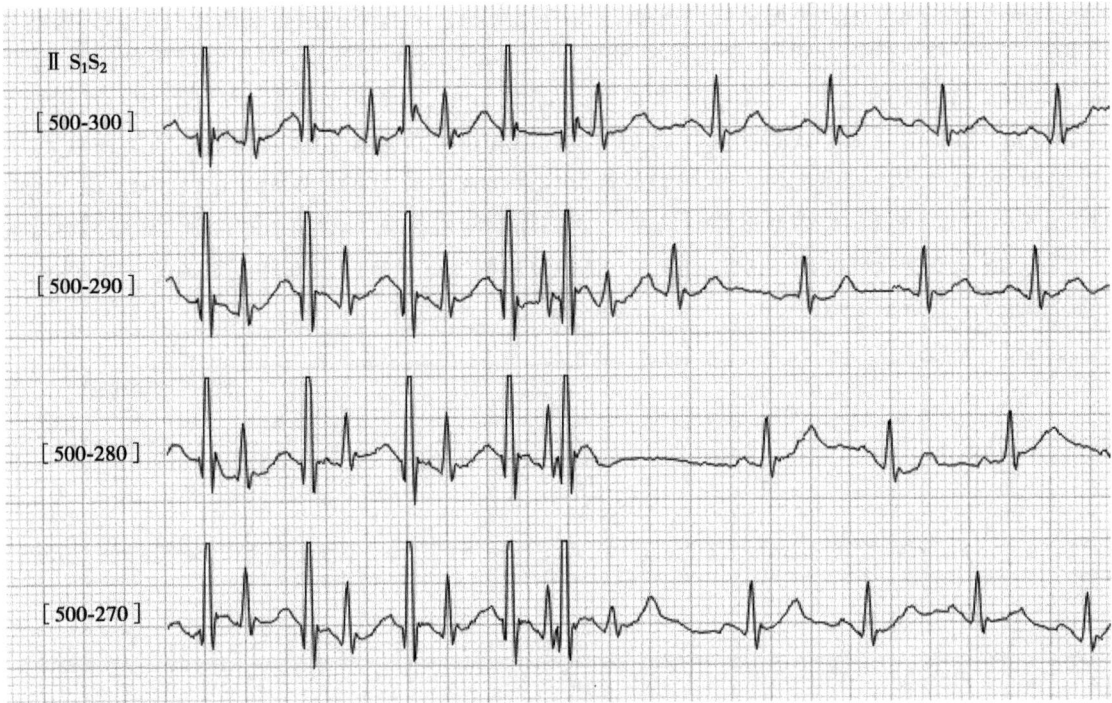

图 4-2-125　裂隙现象

隐匿性传导多发生于房室交界区,心房激动虽然未传入心室,但已到达房室交界区深部,以致影响后续到达房室交界区激动的传导。房室交界区的隐匿性传导不仅见于房室顺传导,也见于房室逆传导。隐匿性传导可使下一个激动传导延迟或传导阻滞或传导改善(图 4-2-126),也可影响下一个激动的生成。隐匿性传导是分析心律失常时发现的最基本的现象,与许多心律失常有关。

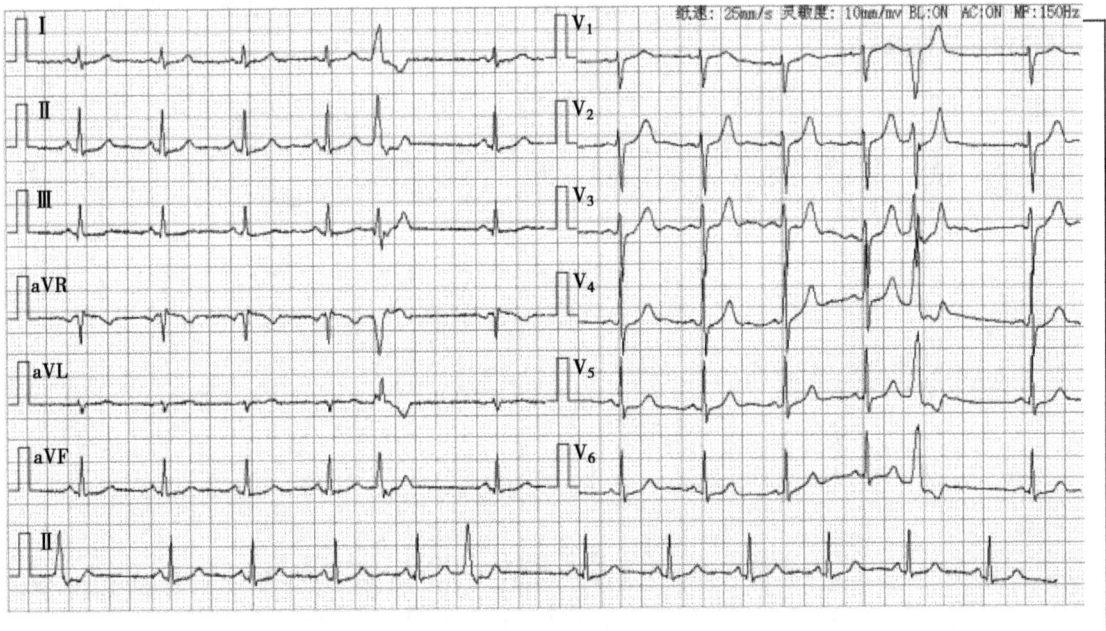

图 4-2-126　隐匿性传导

(4)周期重整:指心动过速时引进的期前刺激激动心室引起不完全代偿间歇后,原来的心动过速继续发生。不论所用的期前刺激是单个还是多个,重整后的心动过速,其第一个 QRS 波必须与刺激前的形态和周长相同。这段不完全代偿间歇称为回归周期。期前刺激只有在折返性心律失常时才能引起重整。为了使心动过速重整,刺激必须能够到达心动过速的起源点,并找到可激动间隙,折返性心动过速的波前和波尾之间一定存在一个可激动间隙,此时,刺激可进入折返环路,使心动过速重整(图 4-2-127)。重整的反应方式是指回归周期与引起重整的期前刺激的偶联间期之间的关系,有平坦型、递增型、递减型和混合型四种。平坦型重整反应是指回归周期在偶联间期相差 30ms 以上时保持相对恒定(相差 ≤ 10ms);递增型重整反应是指回归周期随着偶联间期的缩短而延长;递减型重整反应是指回归周期随着偶联间期的缩短而减少;混合型重整反应是指在长偶联间期时呈平坦型反应,在短偶联间期时呈递增型反应。

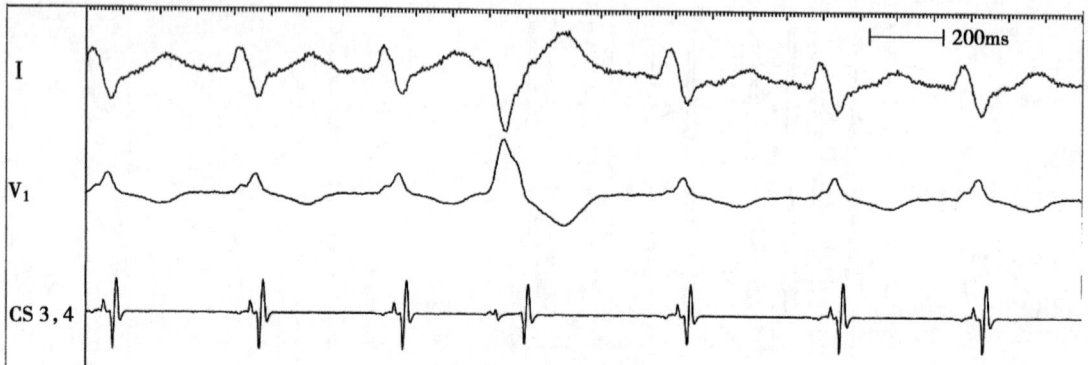

图 4-2-127　周期重整

(5)拖带现象:指以稍快于心动过速的频率超速起搏时,原有的心动过速频率增加到起搏频率,起搏停止后,恢复原有的心动过速,拖带现象实质上就是引起连续重整的超速起搏。若心律失常能够被拖带,则肯定为折返性心律失常。判断拖带现象的标准为:①超速起搏时心动过速周期缩短到起搏周期(图 4-2-128);②起搏停止后即恢复原有频率;③回归周期等于起搏周期。拖带时有室性融合波,称之为显性拖带。超速起搏时仅能在局部心电图上见到融合现象,而体表心电图上引起拖带的图形无改变,称之为隐匿性拖带。

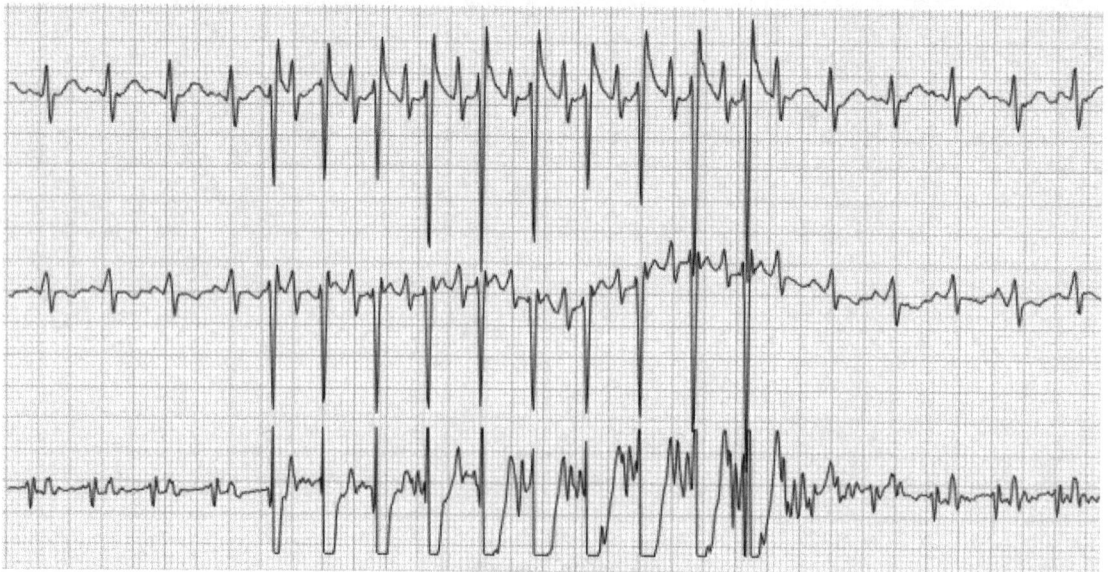

图 4-2-128　拖带现象

(6)心室双重反应:指一个心房激动引起两次心室反应。房室结双径路时,一个房性期前刺激可经快径路下传激动心室,同时可经慢径路下传引起第二次心室激动。心室双重反应亦可发生在有房室旁路的患者,一次心房激动可经旁路下传激动心室,同时经房室结下传,当其传导足够慢以致到达心室时心室已脱离不应期而再次使心室激动(图 4-2-129)。心房双重反应是指一个心室激动引起二次心房反应。房室结双径路时,一个室性期前刺激先经快径路逆传激动心房,当慢径路逆传足够慢时,同时可经慢径路逆传引起第二次心房激动。

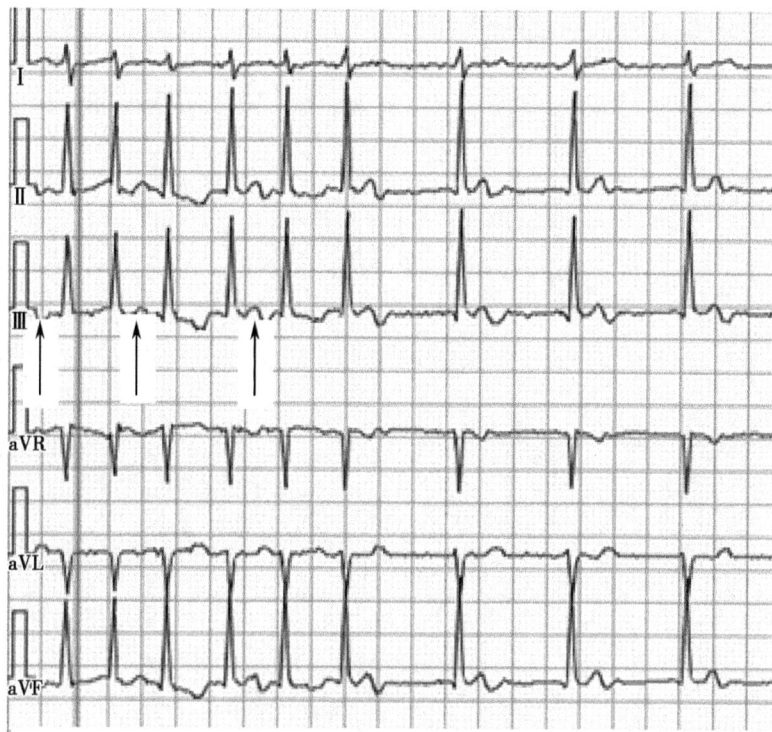

图 4-2-129　心室双重反应

(7)温醒现象:指心动过速开始发作时,其频率较慢,后逐渐加快,最后达到稳定的频率,又称之为预热现象。温醒现象多见于自律性异常引起的心动过速开始发作时(图 4-2-130),折返性心动过速时也可有温醒现象。

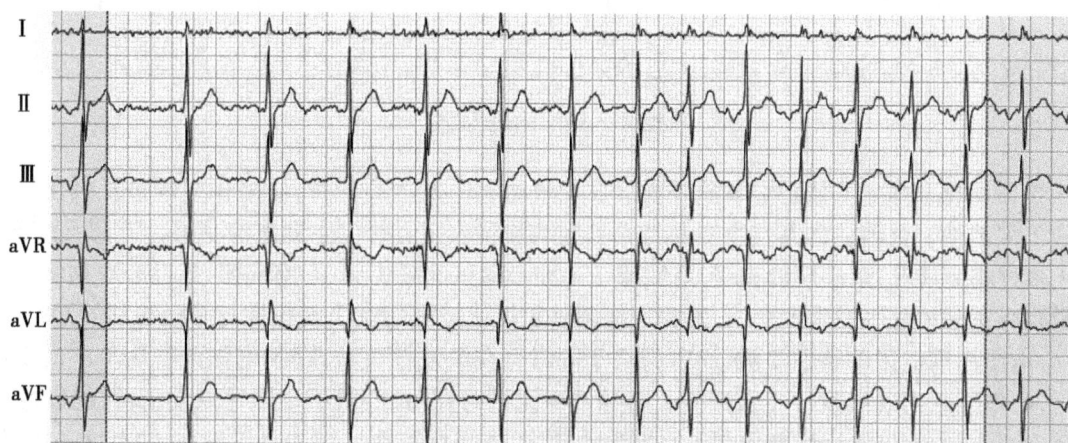

图 4-2-130　温醒现象

(8)蝉联现象:指室上性激动前传时,一条径路处于不应期而发生功能性阻滞,激动沿另一条径路下传,激动下传的同时对阻滞径路产生隐匿性传导,引起该径路在下次激动到达时再一次发生功能性阻滞,当心电图出现这种一侧传导径路下传并向对侧径路连续产生隐匿性传导,使之发生持续功能性阻滞时,则可以诊断为蝉联现象。在激动传导的方向上出现两条传导径路时都可能发生蝉联现象,传导的径路可以是解剖学的或是功能性的。蝉联现象常见于左、右束支之间,房室结快、慢径路之间,预激旁道与房室结 - 希浦传导系统之间,部位虽然不同,但发生蝉联现象的机制相同(图 4-2-131)。

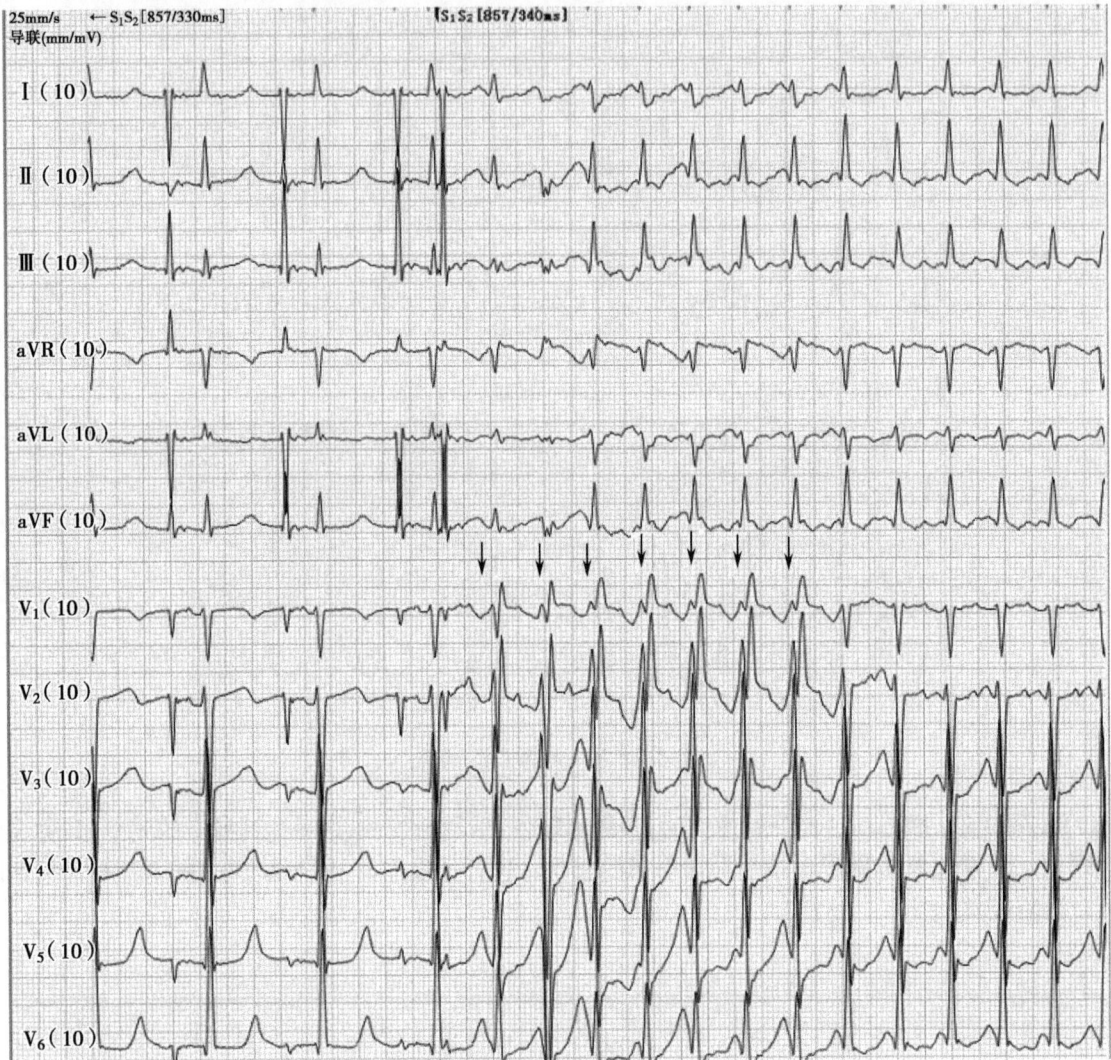

图 4-2-131　蝉联现象

(9)T 波记忆现象:"T 波记忆现象"是指心脏激动顺序发生改变后,心脏相应调整复极化过程而出现的 T 波改变。目前认为其发生主要与心脏激动顺序改变后的电生理重构有关。"T 波记忆现象"可见于多种临床情况,室性期前收缩、室性或室上性心动过速终止后、心室起搏、显性心室预激等。显性预激时心室激动顺序发生改变,心脏相应地调整复极化过程而使 T 波极性与除极异常的 QRS 主波同向,心电图出现电张调整性 T 波改变,但由于同时存在继发性 T 波改变,电张调整性 T 波改变被前者掩盖,心电图仅出现继发性 T 波改变。射频消融阻断旁路后,心脏激动顺序恢复正常,继发性 T 波改变随即消失,心脏仍然记忆着异常的心室激动顺序,电张调整性 T 波才得以显现,并持续一段时间。T 波记忆改变的程度取决于预激持续的时间、成分的大小和旁路的位置:心室预激时间愈长,预激成分愈大,T 波变化幅度就愈大(图 4-2-132A);若旁路位置靠后,"T 波记忆现象"多出现在 Ⅱ、Ⅲ、aVF 导联(图 4-2-132B)。

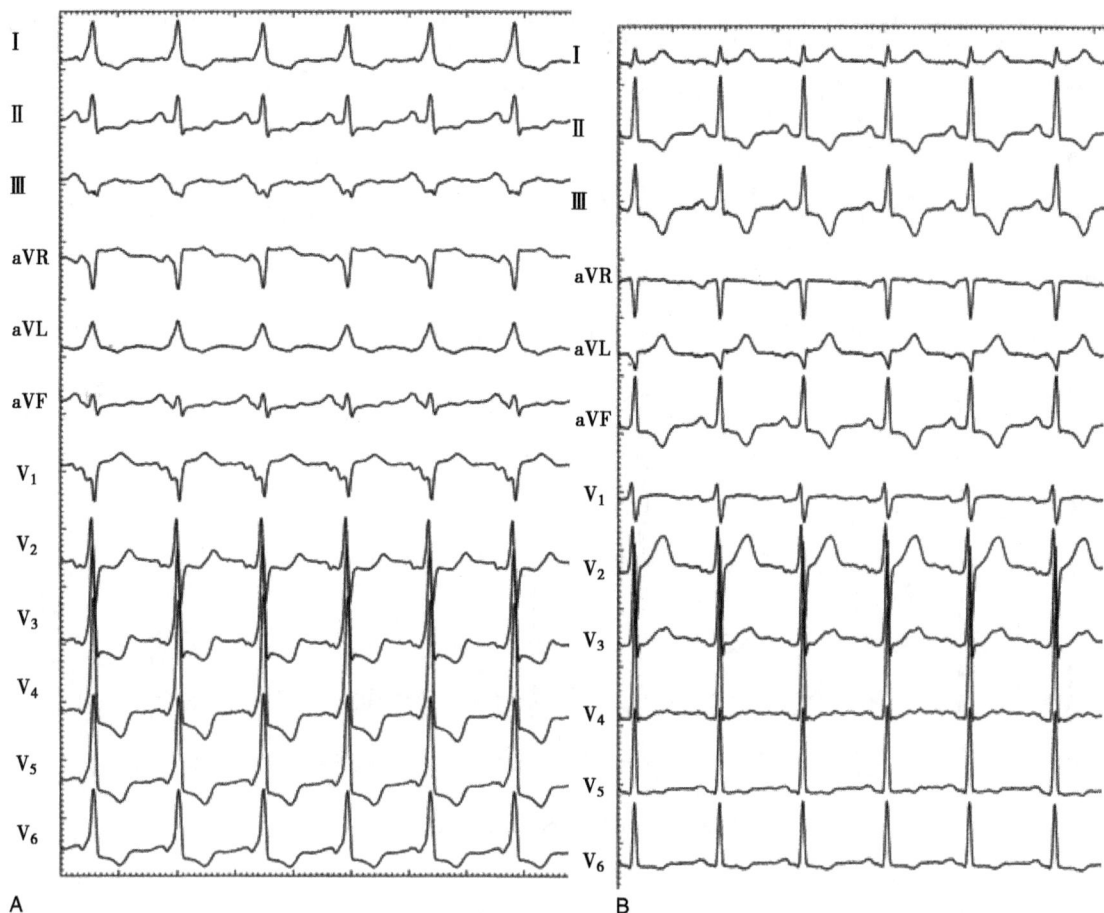

图 4-2-132　A. 心室预激；B. 消融后电张调整性 T 波得以显现

（10）心脏电交替现象：心脏电交替现象简称电交替（electrical alternans），是指来自同一起搏点的心搏的心电图形态和 / 或电压甚至极性呈交替性变化。心房、心室除极和复极的各波段如 P 波、QRS 波群、ST 段、T 波、U 波等均可能发生电交替。出现于单个或数个波（或段）的分别称为单纯性或复合性电交替。如 QRS 波群电交替（图 4-2-133），为单纯性电交替，常见于阵发性室上性心动过速；而 T 波电交替（T wave alternans，TWA）可见于长 QT 综合征、急性心肌缺血、变异型心绞痛、儿茶酚胺释放过多等，是发生恶性室性心律失常和心脏猝死的独立预测指标，因此更具有重要临床意义。最常见的电交替比例为 2∶1，少数还有 3∶1、4∶1，甚至更为复杂的情况。

（11）Coumel 定律：Coumel 定律是指预激综合征患者发生顺向型房室折返性心动过速同时合并旁路同侧束支阻滞时的 RR 间期比无束支阻滞时的 RR 间期延长，如果延长量 ≥ 35ms，提示旁路位于旁路通过侧；当合并旁路对侧束支阻滞时，与无束支阻滞时的 RR 间期相同。Coumel 定律是法国心脏电生理学家 Coumel 于 1973 年提出，在临床和心脏电生理检查中具有较大的应用价值。是判断隐匿性旁路位置的重要方法。心电图表现为（图 4-2-134）：①心动过速时，QRS 波出现宽、窄 2 种图形；②宽 QRS 波形心动过速为束支阻滞，若其 RR 间期长于窄 QRS 波心动过速，提示旁路位于束支阻滞的同侧；③如宽、窄 QRS 波心动过速 RR 间期相等，提示旁路位于束支阻滞的对侧。

（12）Bix 法则：瑞典心脏病学家 Harold Bix 提出：当室上性心动过速发作时，如果在两个 QRS 波群中间看到 P/F 波，就应该考虑到可能有另一个 P/F 波隐藏在 QRS 波群内。Bix 法则对室上速的诊断，特别是对房扑伴 2∶1 下传心室，或房室结双径路 2∶1 下传心室的鉴别具有重要临床价值。心电图特点如下（图 4-2-135）：①常为节律规整的窄 QRS 心动过速，室律整齐，多为窄 QRS 波心动过速；室率常在 150 次 /min 左右；②2 个 QRS 波中间可见 P 或 F 波，其可直立或倒置；③因 QRS 波内隐藏着 P 或 F 波，所以 QRS 波形态可与窦律或房室传导比例不同时略有差别；④房室传导时间或比例改变可显露隐藏在 QRS 波内的心房波。

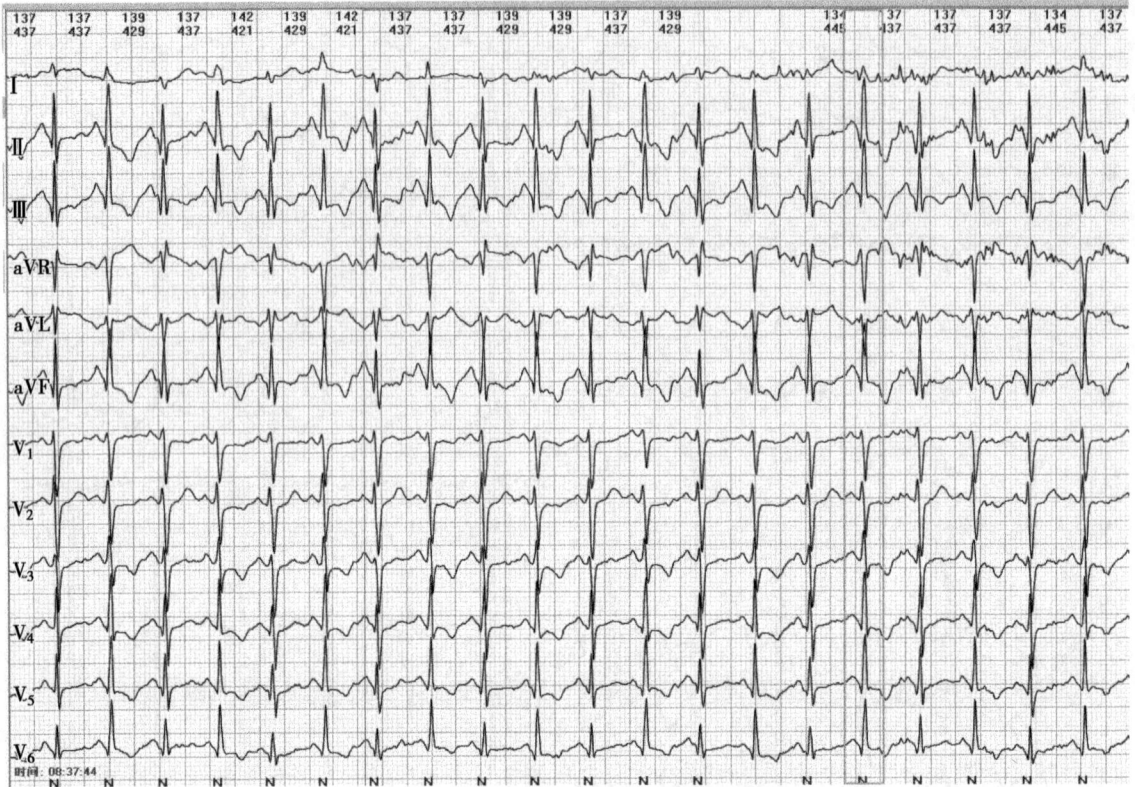

图 4-2-133 心脏 QRS-T 波电交替现象

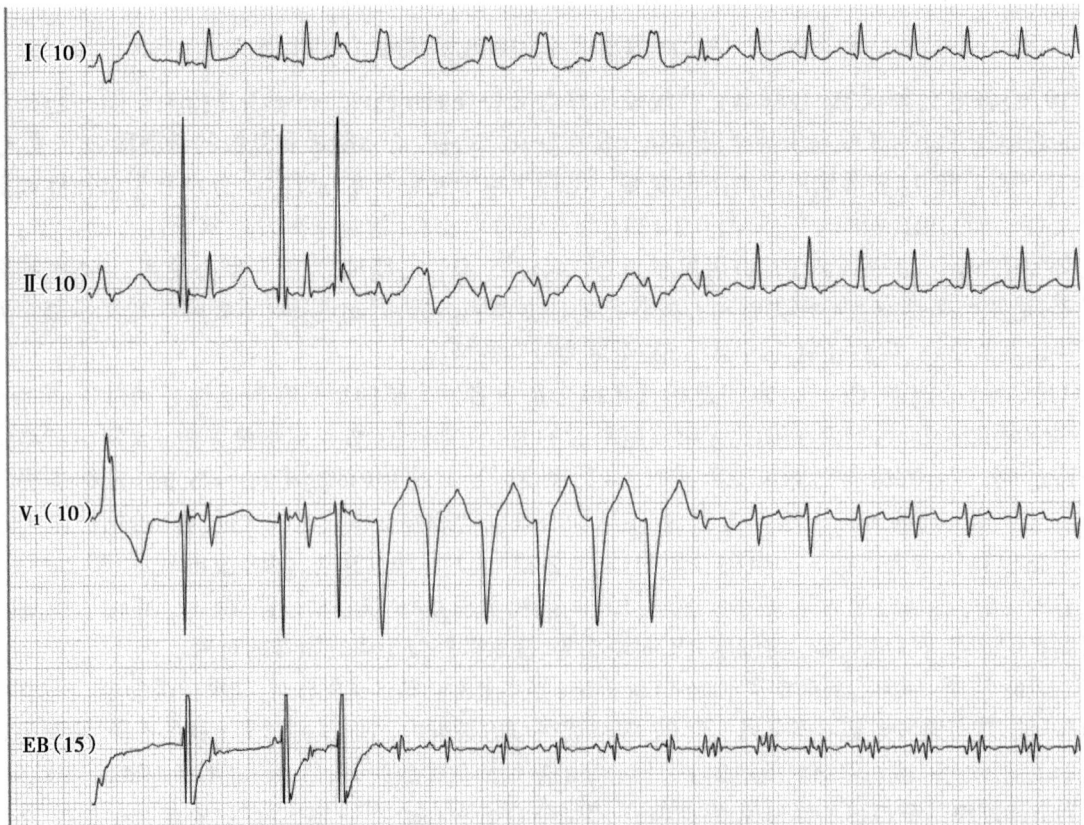

图 4-2-134 Coumel 定律
左侧隐匿性旁路,左束支阻滞时 RR 间期比无束支阻滞时的 RR 间期延长约 40ms

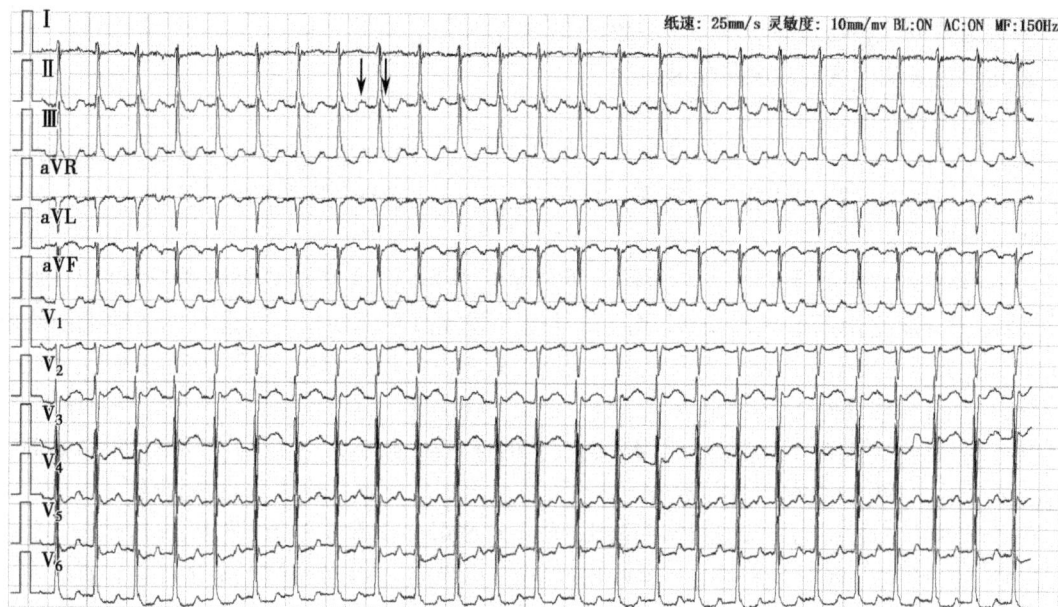

图 4-2-135　Bix 法则

（二）临床应用

1. 食管电生理检查的临床应用范围

（1）测定窦房结功能：主要测定窦房结恢复时间、窦房结传导时间、窦房结不应期。

（2）测定全传导系统的不应期：主要测定窦房结、心房、房室结、希 - 蒲系及心室的不应期。

（3）预激综合征中的应用　测定旁路不应期、制造完全预激图形、诊断隐匿性预激、多条旁道，研究预激综合征并发心律失常的机制。

（4）阵发性室上性心动过速中的应用：研究室上速的发病机制，诱发和终止室上速，判断室上速的疗效。

（5）分析和诊断某些特殊电生理现象：如隐匿性传导、超常传导、房室结双径路及裂隙现象。

（6）抗心律失常药物研究中的应用：可用来研究和评价某种抗心律失常药药物对心脏传导系统的影响，从而揭示抗心律失常药物的作用机制。

（7）临时起搏治疗：用于三度房室传导阻滞和心搏骤停患者的抢救，也可作为心脏电复律术和外科危重患者手术时的保护措施。

2. 孕妇与婴幼儿的食管电生理检查

妊娠期，药物对胎儿有一定的影响，因而应慎用抗心律失常药。孕妇发生阵发性室上性心动过速时，可选择经食管电生理超速抑制方法终止室上性心动过速。该方法治疗妊娠期室上性心动过速效果显著，副作用小。

婴幼儿发生阵发性室上性心动过速时，若药物治疗效果欠佳，可在临床医生指导下行经食管电生理超速抑制方法终止室上性心动过速。食管电极导管可从口咽或鼻咽部插入，插管深度因人而异，刺激电压幅度选择合适大小。

3. 诊断与鉴别诊断心律失常

食管电生理检查在临床上主要用于以下几种心律失常的鉴别：

（1）窦性心律失常与房性心律失常：①窦性停搏与窦房传导阻滞；②房内传导阻滞与心房肥大；③房性期前收缩伴室内差异性传导与室性期前收缩；④房性心动过速与心房扑动 2∶1 下传。

（2）宽 QRS 波群心动过速：①室性心动过速；②室上性心动过速伴室内差异性传导或束支阻滞；③经房室旁道前传的预激性心动过速。

（3）房室结折返性心动过速与房室折返性心动过速。

4. 常见心律失常的食管电生理检查

4.1　房室结折返性心动过速

房室结折返性心动过速可分为常见的慢 - 快型（S-F-AVNRT）和少见的快 - 慢型（F-S-AVNRT）和慢 - 慢型（S-S-AVNRT）等，其中慢 - 快型房室结折返性心动过速的发生率约为 90%。

（1）慢 - 快型房室结折返性心动过速（S-F-AVNRT）

诱发 S-F-AVNRT 需具备以下 3 个条件。①房室结双径路：房室结双径路传导速度与不应期不一致，快径路传导速度快而不应期长，慢径路传导速度缓慢而不应期短。②适当的房性期前收缩：提前出现的心房激动在快径路内前传时发生传导阻滞，只能沿慢径路前传，然后从已脱离不应期的快径路逆传形成折返，若慢径路能继续前传，则能形成 S-F-AVNRT，否则只能形成单次心房回波。③折返环：房室结双径路构成折返环路：激动沿慢径路前传的速度要足够慢、快径路逆向不应期较短时，激动才能沿已脱离逆向不应期的快径路逆传形成折返，若逆向不应期较长则不易形成逆传。

常规心电图特点如下：①心动过速发作时，逆行 P′ 波可完全融于 QRS 波中，有时位于 QRS 波终末部，Ⅱ、Ⅲ、aVF 导联出现假性 S 波，V_1 导联出现假性 r′ 波，Ⅰ、aVL 导联 P′ 波常直立。有时 V_1 上一肋间或 V_1 导联下一肋间记录的 QRS 波 r′ 波更清晰，亦支持心动过速为 S-F-AVNRT。②心动过速发作时可突然出现心率减半，激动呈 2:1 下传心室，且心动过速未终止，也可由 2:1 房室传导突然转为 1:1 传导。③心动过速发作时室性期前收缩不能终止心动过速。④心动过速发作时，无论合并功能性左束支阻滞或右束支阻滞与无束支阻滞时相比，RR 间期均无延长。

食管电生理检查时其特点如下：① S_1S_2 程序刺激 S_1S_2 反扫到一定间期时，如果 S_1S_2 间期缩短 10ms，S_2R 间期跳跃性延长 ≥ 50ms，提示有 DAVNP，S_2R 跳跃后即诱发心动过速，则心动过速大多为 S-F-AVNRT。②心动过速发作时，记录食管心电图 RP′ ≤ 90ms（如果食管为多极导管，应以 RP′ 最短的导联为标准），或 P′ 波融于 QRS 波内不能明视。③心动过速发作时，同步记录 V_1 导联和食管心电图，逆行 P′ 波几乎同时出现，即 RP'_{V1} 与 RP'_E 相差 ≤ 25ms。④部分患者 S_1S_2 程序刺激时可无 S_2R "跳跃"现象，但随着 S_2R 间期逐渐延长可诱发 PSVT，PSVT 发作时 RP′ ≤ 90ms。说明患者快慢径路传导速度相差较小。⑤ S_1S_2 程序刺激时，若患者 S_2R 间期多次跳跃性延长，称为房室结多径路，亦可同时诱发 AVNRT。此种 AVNRT，RP′ 间期可 >90ms，但 RP'_{V1} 与 RP'_E 相差 ≤ 25ms。⑥有时心动过速发作时尽管 RP′ 间期 >90ms，亦可能为房室结折返性心动过速，其逆传径路可能为相对慢径路，称为慢 - 慢型 AVNRT。

（2）房室结折返性心动过速的少见类型

1）快 - 慢型房室结折返性心动过速（F-S-AVNRT）

F-S-AVNRT 又称非典型 AVNRT 或少见型 AVNRT。其特点是快径路前传、慢径路逆传，即慢径路不应期反而比快径路更长。心房逆传激动顺序与典型的 S-F-AVNRT 不同，心房最早激动处常在冠状静脉窦口。其心电图特点如下。① P′ 波：由于激动沿慢径路逆传速度慢，所以逆行 P′ 波在 RR 间期后 1/2 处，P′R 间期短而固定，RP′ 间期较长。② QRS 波多呈室上性：少数伴束支传导阻滞，QRS 波也可呈宽大畸形。③ RR 间期规则，心律绝对整齐。心室率为 100~150 次 /min。④诱发 F-S-AVNRT 的期前收缩无 P′R 间期延长。⑤可由房性期前收缩诱发，轻度增快的心率亦可诱发。⑥食管左心房起搏较难诱发心动过速，心动过速发作后亦不易自然终止。⑦心电生理检查时房程序刺激不显示双径路。

2）慢 - 慢型房室结折返性心动过速（S-S-AVNRT）

S-S-AVNRT 由前传慢径和逆传慢径构成心动过速折返环。S-S-AVNRT 的前传和逆传慢径有不同的解剖学分布区，前传慢径可能由房室结右侧后延伸构成，而逆传慢径可能由房室结左侧后延伸构成。由于 S-S-AVNRT 前传慢径的传导时间长、有效不应期短，其心电图特点如下：① P′ 波：由于激动沿慢径顺传和另一条慢径逆传，所以逆行 P′ 波在 RR 间期中间或之后 1/2 处，P′R 间期长而固定，RP′

间期大于 90ms。② QRS 波多呈室上性：少数伴束支传导阻滞，QRS 波也可呈宽大畸形。③ RR 间期规则，心律绝对整齐。心室率常介于 100~150 次 /min 之间。④可由房性期前收缩诱发，轻度增快的心率亦可诱发。⑤食管电生理检查心房程序刺激时可见房室结多径路，即 S_1S_2 程序刺激中可见 S_2R $(P_2'R)$ 间期多次跳跃延长现象。

3）房室结折返性心动过速伴 2∶1 传导阻滞以及束支阻滞

AVNRT 伴 2∶1 传导阻滞以及束支阻滞临床上较少见，主要表现如下。① AVNRT 伴下端共同径路 2∶1 传导阻滞：有人发现房室束以上发生 2∶1 房室传导阻滞时，AVNRT 仍可继续存在，表明下端共同径路位于房室束的近端。② AVNRT 伴二度Ⅰ型结房逆向传导阻滞：AVNRT 可伴前向及逆向阻滞而不中止心动过速，前者的发生率在电生理检查中约为 15%。而逆向阻滞者罕见，多为二度Ⅰ型及 2∶1 逆传阻滞，且无治愈者。③ AVNRT 伴频率依赖性交替性束支传导阻滞。

4）房室结折返性心动过速与房室折返性心动过速并存

当患者合并存在房室结双径路与旁路时，用食管电生理检查可分别诱发出 AVNRT 和 AVRT，有时甚至会出现多种不同的 AVRT：①由房室结慢径路顺传、旁路逆传形成的 O-AVRT。②由房室结快径路顺传、旁路逆传形成的 O-AVRT。③当出现由房室结快、慢径路间或顺传与旁路逆传形成的 O-AVRT 时，心电图表现为：RP′ 间期不变，RR 间期或 P′R 间期明显长短交替。④由旁路顺传、房室结慢径路逆传形成的 A-AVRT。⑤由旁路顺传、房室结快径路逆传形成的 A-AVRT。⑥由旁路顺传与房室结快、慢径路间或逆传形成的 A-AVRT。

4.2 预激综合征相关的心律失常

预激综合征并发的心动过速分两类：①旁路直接参与折返的房室折返性心动过速（AVRT），旁路是折返环的组成部分；②旁路不参与折返、与旁路无关或不直接有关的心动过速，例如预激综合征合并心房颤动、心房扑动以及房性心动过速，或者由房室结双径路引发房室结折返性心动过速（AVNRT）时，心房激动由旁路被动下传或者旁路与心动过速完全无关（旁路为旁观者）。旁路参与的折返性心动过速主要包括以下几种类型：

(1) 顺向型房室折返性心动过速（O-AVRT）

O-AVRT 是一种常见的室上性心动过速，显性旁路和隐匿性旁路均可引发此型心动过速。

1）折返环的组成及折返径路：激动从正常房室结下传，通过旁路逆传，心房与心室是折返环的组成部分。折返径路方向是：心房→房室结→希浦系统→心室→旁路→心房。该折返径路引起窄 QRS 波心动过速（伴有功能性束支阻滞例外）。

2）主要心电图特征如下：① QRS 波正常，心动过速时 RR 非常规则，频率 150~250 次 /min。② RP′ 间期>90ms，且 RP′ 间期常<P′R 间期。③心动过速伴有功能性束支阻滞（宽 QRS 波）时，若 RR 间期较正常 QRS 波延长 35ms 以上，提示旁路位于束支阻滞同侧，RR 间期延长主要因室房逆传时间（RP′）延长所致。④心动过速时肢体导联Ⅰ导联 P′ 波倒置，提示为左侧旁路。⑤心动过速时，同步记录食管心电图和 V_1 导联心电图，可见偏心性室房传导顺序，即食管心电图 RP′ 间期与 V_1 导联的 RP′ 间期相差>25ms 以上。但间隔部旁路仍呈向心性室房传导顺序。⑥心动过速时 QRS 波常出现电交替，可能与 AVRT 时心率较快有关。

3）食管电生理检查特点如下：①适时的心房刺激（S_1S_1 或 S_1S_2）可诱发和终止心动过速。②心动过速发作时，食管心电图 P′ 波较 V_1 导联的 P′ 波提前 25ms 以上，RP_E' 间期<RP_{V_1}' 间期。③心动过速时发作，给予 RS_2 刺激，常可终止心动过速。④心动过速伴功能性束支阻滞时，若旁路位于束支阻滞同侧，RR 间期延长，频率减慢；若旁路位于束支阻滞对侧，RR 间期一般无变化。⑤心房起搏刺激可拖带心动过速。

(2) 逆向型房室折返性心动过速（A-AVRT）

A-AVRT 较少见，主要见于 WPW 综合征（显性旁路）。

1）折返环的组成及折返径路：激动从旁路下传，通过房室结逆传，心房与心室是折返环的组成部分。折返径路方向与顺向型房室折返性心动过速相反：心房→旁路→心室→希浦系统→房室结→心房。该折返径路引起宽 QRS 波心动过速。

2）主要心电图特征如下：①心动过速频率 150~250 次 /min。② QRS 波宽大畸形呈完全预激图形，其 δ 波方向及 QRS 形态与窦性心律预激心电图相似。③食管心电图可见 QRS 与 P′ 波有固定关系，且 RP′>P′R，因心房激动从旁路下传，P′R 间期常很短。

（3）持续性交界性折返性心动过速

持续性交界性折返性心动过速是一种特殊类型的顺向型房室折返性心动过速，多发生于儿童及青少年，心动过速常持续发作。此种旁路多位于后间隔，一般只能逆传，不能前传。逆传时旁路具有房室结样递减传导特性，旁路逆传时间大于房室结下传时间。

1）折返环的组成及折返径路：室上性激动从房室结下传心室，通过传导速度缓慢的旁路逆传心房，形成窄 QRS 波心动过速。

2）主要心电图特征如下：①窦性心律时，心电图正常。②心动过速时频率一般介于 100~200 次 /min 之间。③心动过速发作时呈窄 QRS 波，与短阵性窦性心律交替出现，且反复发作。④心动过速常由窦性周期的临界性缩短、房性期前收缩或室性期前收缩自然诱发，发作开始无 PR 间期延长。⑤心动过速发作时，Ⅱ、Ⅲ、aVF、V_4~V_6 导联逆传 P′ 波负向。⑥心动过速时，逆传 P′ 与 QRS 波呈 1：1 传导。⑦ RP′ 间期>P′R 间期。

3）电生理检查特点如下：①适时的心房或心室刺激（S_1S_1 或 S_1S_2）可诱发或终止心动过速。②旁路仅能逆传，心室刺激逆向心房最早激动位于冠状窦口及其附近。③适当的心室 S_1S_1 刺激周长，旁路呈递减性室房传导或文氏传导。④心动过速发作时，RP′ 间期>P′R 间期。⑤心室 S_1S_1 刺激可拖带心动过速。心动过速期间，在房室束不应期给予心室 RS_2 刺激，可见提前激动心房，且逆传。⑥心房激动位于冠状窦口及其附近。此特征可排除 F-S-AVNRT 及房性心动过速。

（4）房束旁路（Mahaim 纤维）参与的心动过速

Mahaim 纤维（马海姆纤维）是一种特殊的房室旁路，具有类房室结样特性，传导缓慢，呈逆减性传导。构成房室折返性心动过速的 Mahaim 纤维主要是房束旁路纤维，旁路起于右心房侧，止于右室心尖部，或直接插入该处心肌，或与右束支远端连接。旁路仅发生在右侧，只能前传，不能逆传，可引发特殊类型的逆向型房室折返性心动过速。

1）折返环的组成及折返径路：由于旁路无逆传功能，心动过速时，激动从缓慢传导的房束旁路前传，通过房室束及房室结系统逆传心房，心房组织是折返环的基本成分，形成宽 QRS 波心动过速。

2）主要心电图特征如下：

①频率依赖性左束支阻滞：Mahaim 纤维旁路传导速度较房室结慢，一般情况下，窦性激动沿房室结下传心室，体表心电图正常。窦性心律加快时，房室结进入不应期，激动沿旁路下传，表现为频率依赖性左束支阻滞。此类左束支阻滞 V_1 呈 rS 型，而一般的左束支阻滞 V_1 多为 QS 型，rS 型少见。

②一度房室传导阻滞：窦性激动沿旁路下传时因其传导速度慢于房室结，引起 PR 间期延长。

③预激波：预激时表现为左束支阻滞图形。预激成分大小取决于激动沿房室结与旁路下传除极心室的速度和时间差。由于 Mahaim 纤维旁路传导速度慢于房室结，经旁路下传的心室预激成分有时并不在 QRS 起始部而位于 QRS 靠后部位。

④宽 QRS 波心动过速：由于旁路只有前传功能，且心室最早激动部位在右室心尖部，因此心动过速时呈左束支阻滞图形伴电轴左偏。

3）食管电生理检查以及主要电生理特征如下：①心房 S_1S_1 递增或 S_1S_2 程序期前刺激，QRS 波由正常逐渐转为预激明显的左束支阻滞图形。②心室 S_1S_1 和 S_1S_2 程序期前刺激，逆传心房激动（A 波）以 HBE（希氏束电图）处最早，无旁路逆传特征（合并其他旁路者除外）。③随心房刺激频率增快，旁路 1：1 下传可转为文氏传导，呈递减性传导特性。ATP 试验可阻断旁路前传。

(5) 预激综合征合并心房颤动

预激综合征合并心房颤动是一种严重的恶性心律失常,在预激综合征患者中其发生率高达11.5%~39%,心室率极快时可发生心室颤动或死亡。

1) 主要心电图特征如下:P 波消失,心室率极不规则,频率可达 200~250 次 /min,甚至 300 次 /min。由于心房激动可从正常房室传导系统下传心室,也可从旁路下传,或两者同时下传,故 QRS 波宽大畸形且幅度和宽度多变。有时可见正常 QRS 波,而宽大畸形 QRS 波可见起始粗钝的 δ 波。当心室率较快或心房激动主要从旁路下传时,心电图酷似室性心动过速,应注意进行鉴别。

2) 高危旁路的判断:①心室率取决于旁路的不应期,一般认为,电生理检查中,如果旁路不应期<270ms 则看作高危旁路,易发生心室颤动。②预激综合征合并心房颤动时,如果最短的相邻 RR 间期<250ms,有发生心室颤动的危险。③有多条旁路。④旁路 2∶1 阻滞点>240 次 /min。⑤同一患者,房颤和 A-AVRT 均可发生。高危旁路是射频消融手术的指征。

预激综合征合并心房颤动时常伴有血流动力学不稳定,若短时间内不能终止,应首选同步电复律;对于无器质性心脏病及血流动力学尚稳定的患者可考虑药物复律;β 受体阻滞剂、非二氢吡啶类钙离子拮抗剂、洋地黄类药物可减慢房室结传导、加速旁路传导,导致心室颤动发生,应禁用。

(6) 多条旁路参与的房室折返性心动过速

多条旁路指旁路数目 ≥2 条。约 10%~15% 的预激综合征患者存在多条旁路。

1) 心电图特征:下述心电图表现提示多条旁路:①窦性心律时,呈现两种或两种以上不同类型的预激 QRS 图形。②顺向型 AVRT 时,体表心电图或食管心电图的逆传 P′ 波呈现两种或两种以上不同形态。③心动过速期发作时,体表心电图或食管心电图呈现两种或两种以上 RP′ 间期的突然改变。④O-AVRT 自发转为 A-AVRT,或者相反。⑤预激综合征患者平素心电图出现两种不同类型的宽 QRS 波心动过速。⑥预激综合征患者发生 A-AVRT 及 O-AVRT 时,逆向心房激动顺序与顺向心室激动顺序两者不符。⑦心房颤动时,呈现两种或两种以上不同类型的预激 QRS 图形。⑧使用延长旁路不应期的药物,预激 QRS 波类型发生改变。

2) 食管电生理检查与电生理特征:①心房递增刺激或程序期前刺激时,显示出多种不同的心室预激图形。②诱发出两种以上预激图形的心动过速,QRS 波增宽且形态多变。③诱发 O-AVRT 时出现两种 RP′ 间期和 P′ 波形态。④诱发 O-AVRT 时 P′ 波提示的旁路部位与显性预激提示的旁路部位不同。⑤O-AVRT 伴功能性束支阻滞时 RR 间期长度出现与同侧旁路相矛盾的改变。

(三) 食管电生理检查病例分析

病例 1 房室结双径路,慢 - 快型房室结折返性心动过速

目的:诊断与鉴别诊断阵发性室上性心动过速

(1) 一般临床资料

患者,男性,29 岁。反复发作心悸 4 年。体检无异常。常规心电图正常,建议做食管电生理检查。

(2) 食管电生理检查

S_1S_2 程序递减刺激(图 4-2-136):当 S_1S_2 为 750ms/360ms 时,S_2R 为 360ms;S_1S_2 为 750ms/350ms 时,S_2R 为 440ms;S_2R 跳跃延长 90ms,并诱发了 S-F-AVNRT。

室上性心动过速发作时心电图特征如下(图 4-2-137):RR 间期绝对规则,心室率约 160 次 /min,食管心电图示 RP'_E(60ms)<PR_E(320ms),RP'_E=RP'_{V_1}<90ms,V_1 导联可见假性 r′ 波(实为逆传 P′ 波),提示激动从慢径路下传、快径路逆传,即患者发生了慢 - 快型房室结折返性心动过速(S-F-AVNRT)。

【鉴别诊断】 S-FAVNRT 为窄 QRS 波心动过速,需与顺向型房室折返性心动过速(O-AVRT)进行鉴别。O-AVRT 折返径路是:心房→房室结→希浦系统→心室→旁路→心房,即激动从正常房室结下传、旁路逆传,其逆向激动多呈偏心性,RP'_E<RP'_{V_1},RP'_E>90ms。

S₁S₂ 750ms/360ms
S₂R 360ms

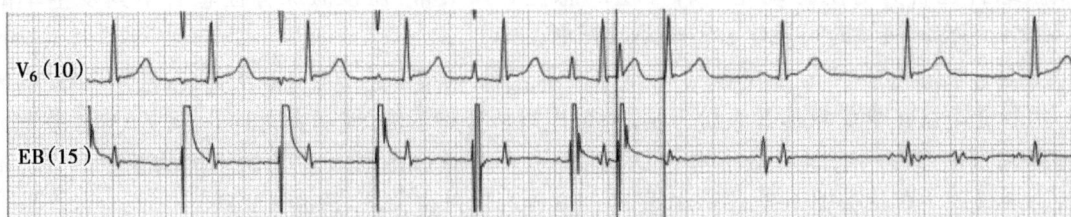

S₁S₂ 750ms/350ms
S₂R 440ms

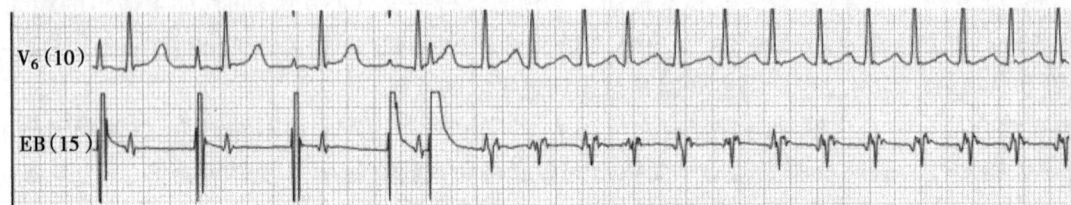

图 4-2-136　房室结双径路　慢 - 快型房室结折返性心动过速

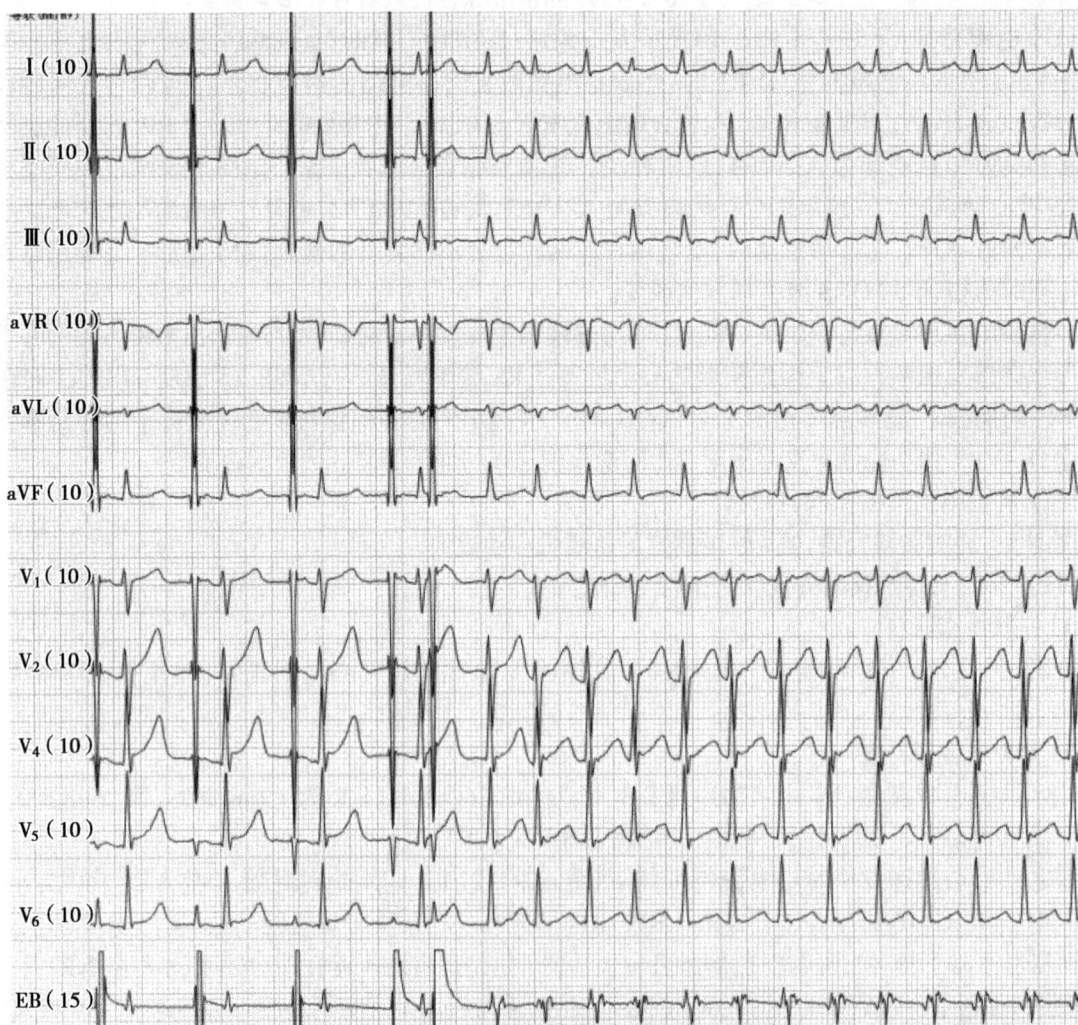

图 4-2-137　慢 - 快型房室结折返性心动过速

室上速发作时,心室率约 166 次 /min,RR 间期绝对规则,RP'_E=RP'_{V1}=60ms,V_1 导联可见假 r' 波。
RP'<PR,提示为慢 - 快型房室结折返性心动过速

病例 2 预激综合征，顺向型房室折返性心动过速

目的：诊断预激综合征及顺向型房室折返性心动过速

（1）一般临床资料

患者，男性，42 岁。反复发作心慌 5 年。常规心电图见图 4-2-138，提示心室预激，建议做食管电生理检查。

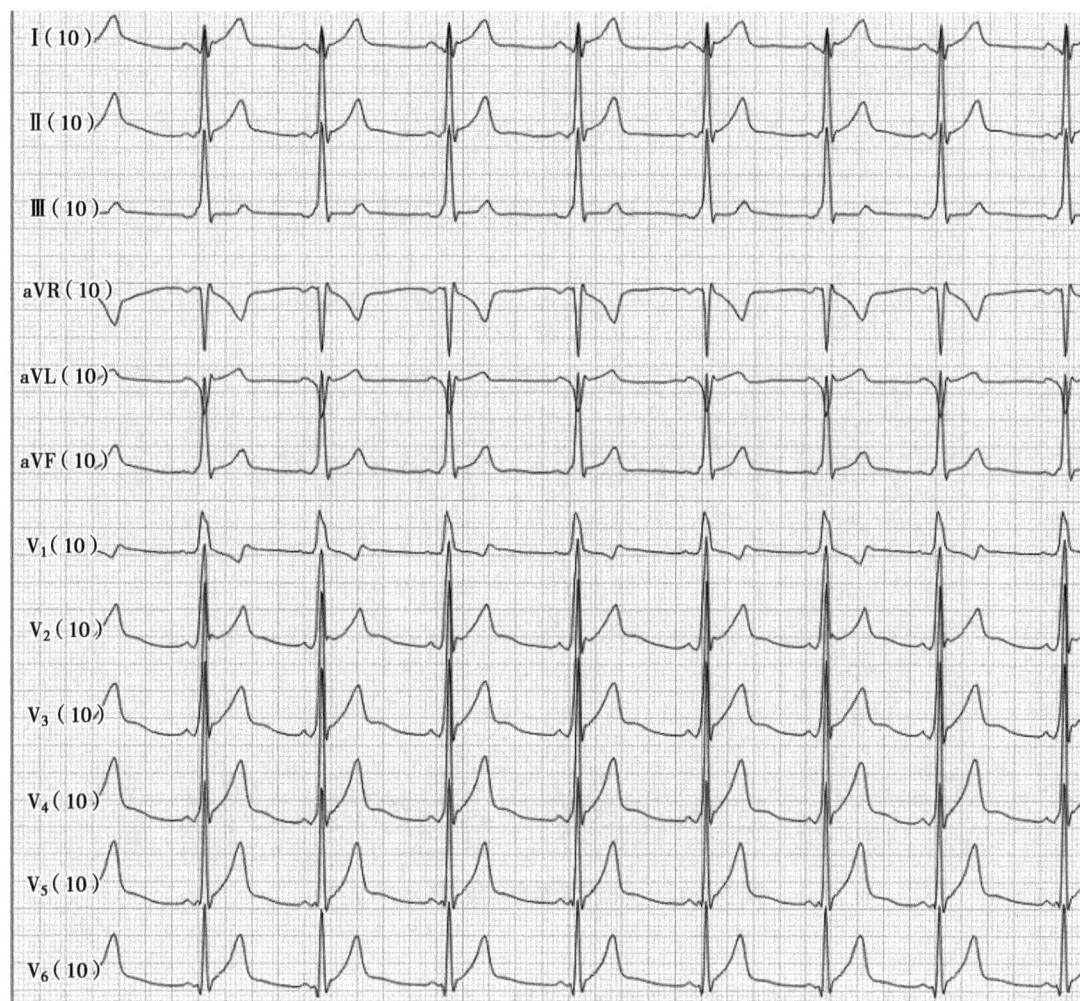

图 4-2-138 心室预激

（2）食管电生理检查

室上速发作时心电图（图 4-2-139）特征如下：RR 间期绝对规则，心室率约 166 次/min；RP′间期>90ms，RP'_E=120ms，RP'_{V1}=180ms，且 RP′间期常<P′R 间期，提示激动从房室结下传、左侧旁路逆传，即患者发生了顺向型房室折返性心动过速（O-AVRT）。

顺向型房室折返性心动过速的折返径路如下：激动从正常房室结下传，通过旁路逆传，心房与心室是折返环的组成部分。其折返径路方向是：心房→房室结→希浦系统→心室→旁路→心房。该折返径路引起窄 QRS 波心动过速（伴有功能性束支阻滞例外）。

【鉴别诊断】顺向型房室折返性心动过速（伴有功能性束支阻滞例外）为窄 QRS 波心动过速，需与 S-F-AVRT 进行鉴别：S-F-AVNRT 折返径路是激动从慢径路下传、快径路逆传，其逆向激动多呈向心性，RP'_E=RP'_{V1}<90ms。

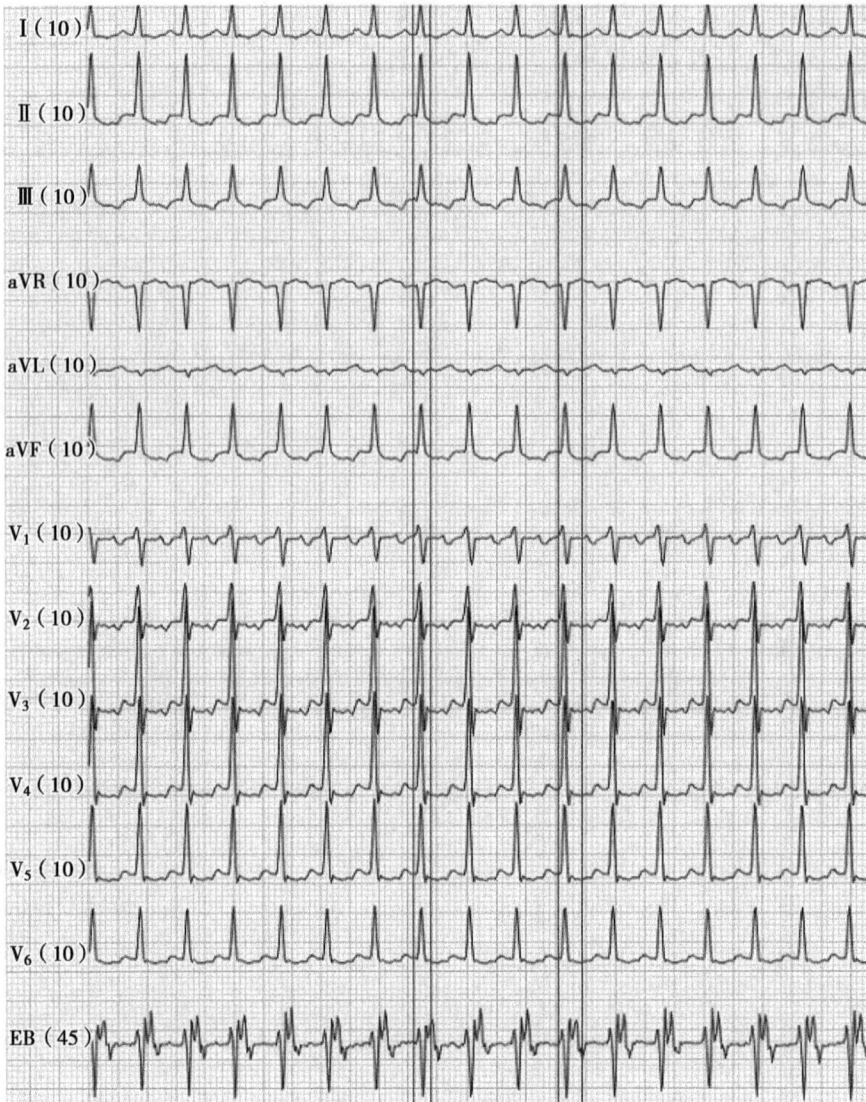

图 4-2-139　顺向型房室折返性心动过速

病例 3　预激综合征,逆向型房室折返性心动过速

目的:诊断预激综合征及逆向型房室折返性心动过速

(1)一般临床资料

患者,男性,39 岁。反复发作心慌 7 年。常规心电图检查见图 4-2-140,提示心室预激。

(2)食管电生理检查

心动过速发作时心电图(图 4-2-141)特征如下:①心动过速频率 150~250 次 /min;② QRS 波宽大畸形呈完全预激图形,其 δ 波方向及 QRS 形态与窦性心律预激心电图相似;③食管心电图可见 QRS 与 P′ 波有固定关系,且 RP′>P′R。

心动过速时,心房激动从旁路下传,房室结逆传,其折返径路如下:心房→旁路→心室→希浦系统→房室结→心房,折返径路方向与顺向型房室折返性心动过速相反,因而称之为逆向型房室折返性心动过速(A-AVRT)。

由于心房激动主要从旁路下传,QRS 群波较宽,心电图酷似室性心动过速,应注意进行鉴别。

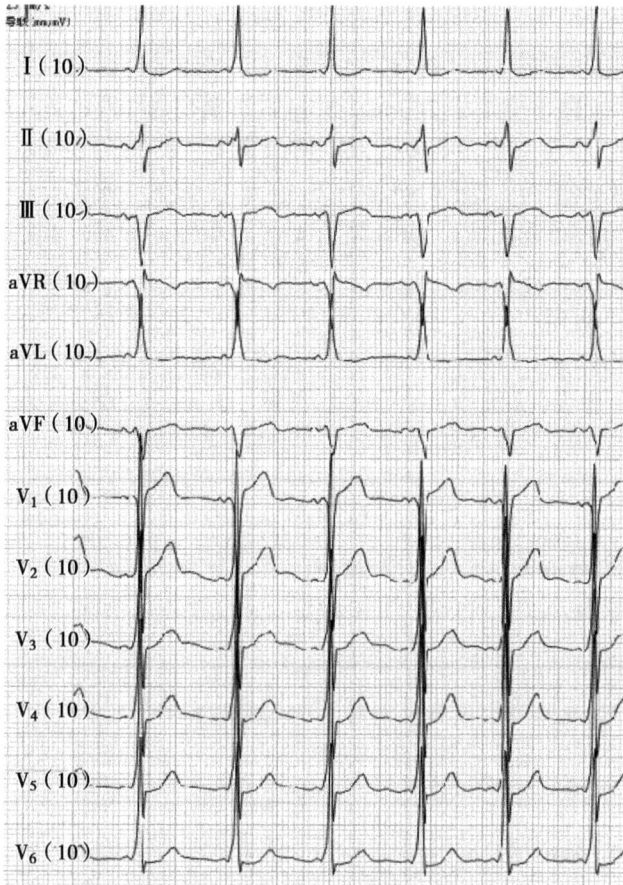

图 4-2-140　心室预激

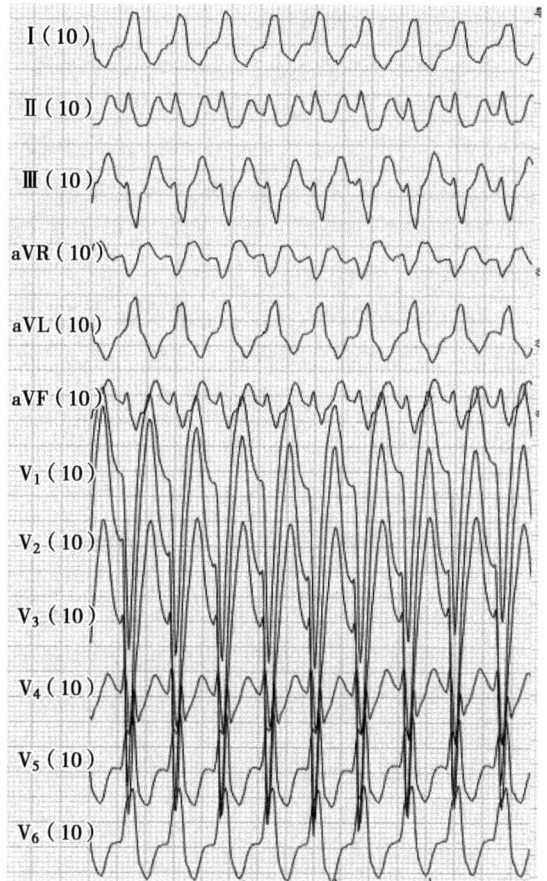

图 4-2-141　逆向型房室折返性心动过速

病例 4　预激综合征；心房颤动；高危旁路

目的：识别预激综合征高危旁路

（1）一般临床资料

患者，女性，51 岁。反复发作心悸 5 年。常规心电图检查见图 4-2-142，提示心室预激（右侧旁路）。

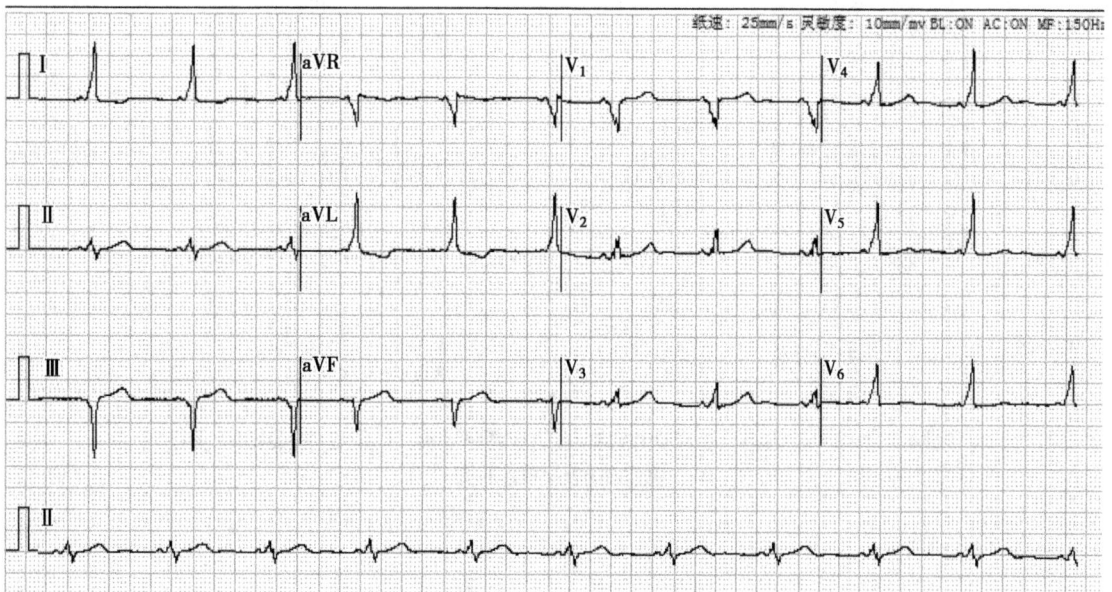

纸速：25mm/s 灵敏度：10mm/mv BL：ON AC：ON MF：150Hz

图 4-2-142　心室预激（右侧旁路）

(2) 食管电生理检查

S_1S_2 程序刺激：S_1S_2 为 250ms 时，激动仍从旁路下传（图 4-2-143A）；S_1S_2 为 240ms 时，因遇到旁路不应期而不能从旁路下传（图 4-2-143B）。提示旁路不应期为 240ms。S_1S_1 刺激频率为 200 次 /min时，诱发了心房颤动，其心电图特征如下：P 波消失，心室率快而不规则，最短 RR 间期 <250ms；由于心房激动可从正常房室传导系统下传心室，也可从旁路下传，或两者同时下传，故 QRS 波宽大畸形且幅度和宽度多变（图 4-2-144）。有时可见正常 QRS 波，而宽大畸形 QRS 波可见起始粗钝的 δ 波。当心室率较快或心房激动主要从旁路下传时，心电图酷似室性心动过速，应注意进行鉴别。

高危旁路的判断：①电生理检查中，若旁路不应期 <270ms 则看作高危旁路，此类患者易发生心室颤动；②预激综合征合并心房颤动时，若最短相邻 RR 间期 <250ms，有发生心室颤动的危险；③多条旁路；④旁路 2∶1 阻滞点 >240 次 /min；⑤同一患者，房颤和 A-AVRT 均可发生。高危旁路是射频消融手术的指征。

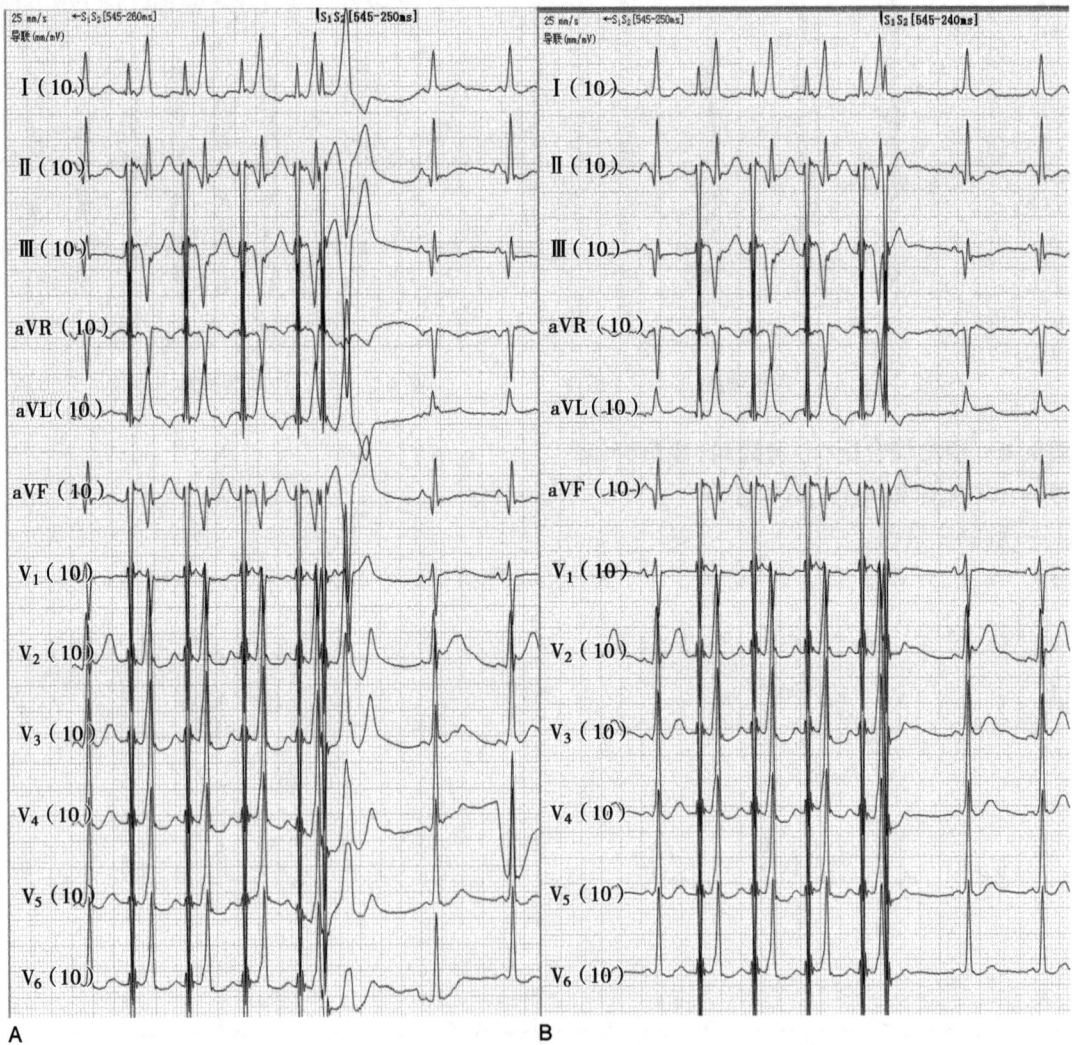

图 4-2-143　A. S_1S_2 为 250ms 时，激动从旁路下传；B. S_1S_2 为 240ms 时，
激动未能从旁路下传

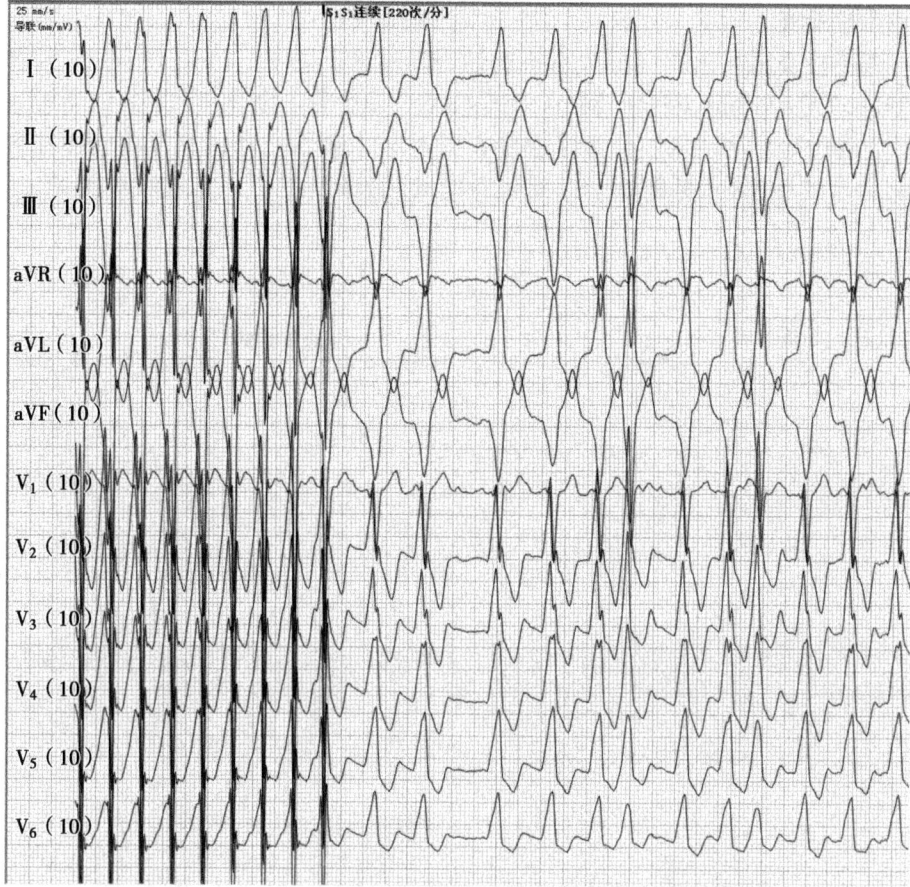

图 4-2-144　S_1S_1 刺激频率为 200 次 /min 时,诱发了心房颤动

病例 5　预激综合征,Commel 定律,功能性束支阻滞

目的:利用食管电生理检查技术,掌握 Coumel 定律

(1)一般临床资料

患者,女性,32 岁。反复发作心悸 5 年。常规心电图检查见图 4-2-145,提示心室预激(左侧旁路)。

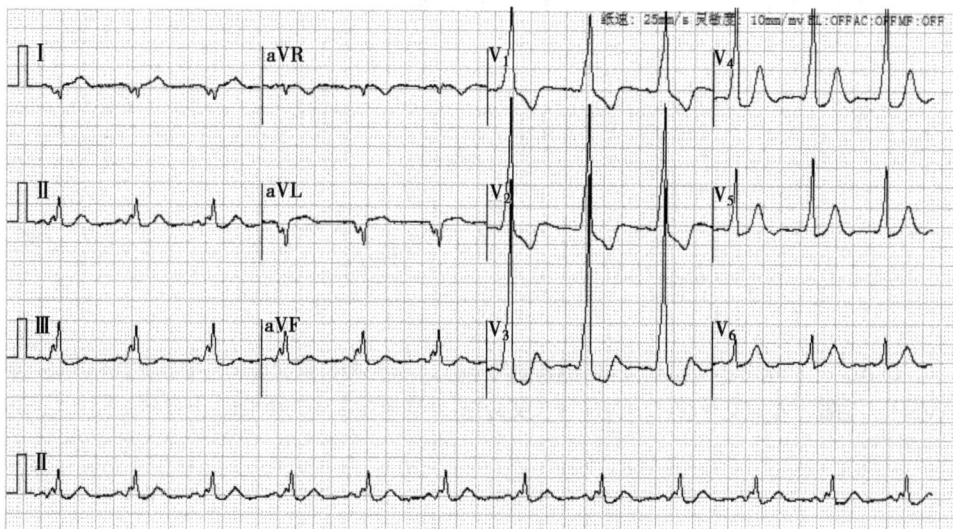

图 4-2-145　心室预激(左侧旁路)

（2）食管电生理检查

食管心房调搏检查诱发出顺向型房室折返性心动过速。图 4-2-146A 示：QRS 波群呈室上性，RR 间期 =320ms，RP'_E =128ms，RP'_{V1}=184ms，RP'_E<RP'_{V1}，即食管心电图 P′ 波较 V_1 导联的 P′ 波提前了 56ms，提示心动过速时激动从左侧旁路逆传。图 4-2-146B 示心动过速伴功能性左束支阻滞时，RR 间期延长，频率减慢；提示旁路位于束支阻滞同侧；若旁路位于束支阻滞对侧，RR 间期一般无变化。

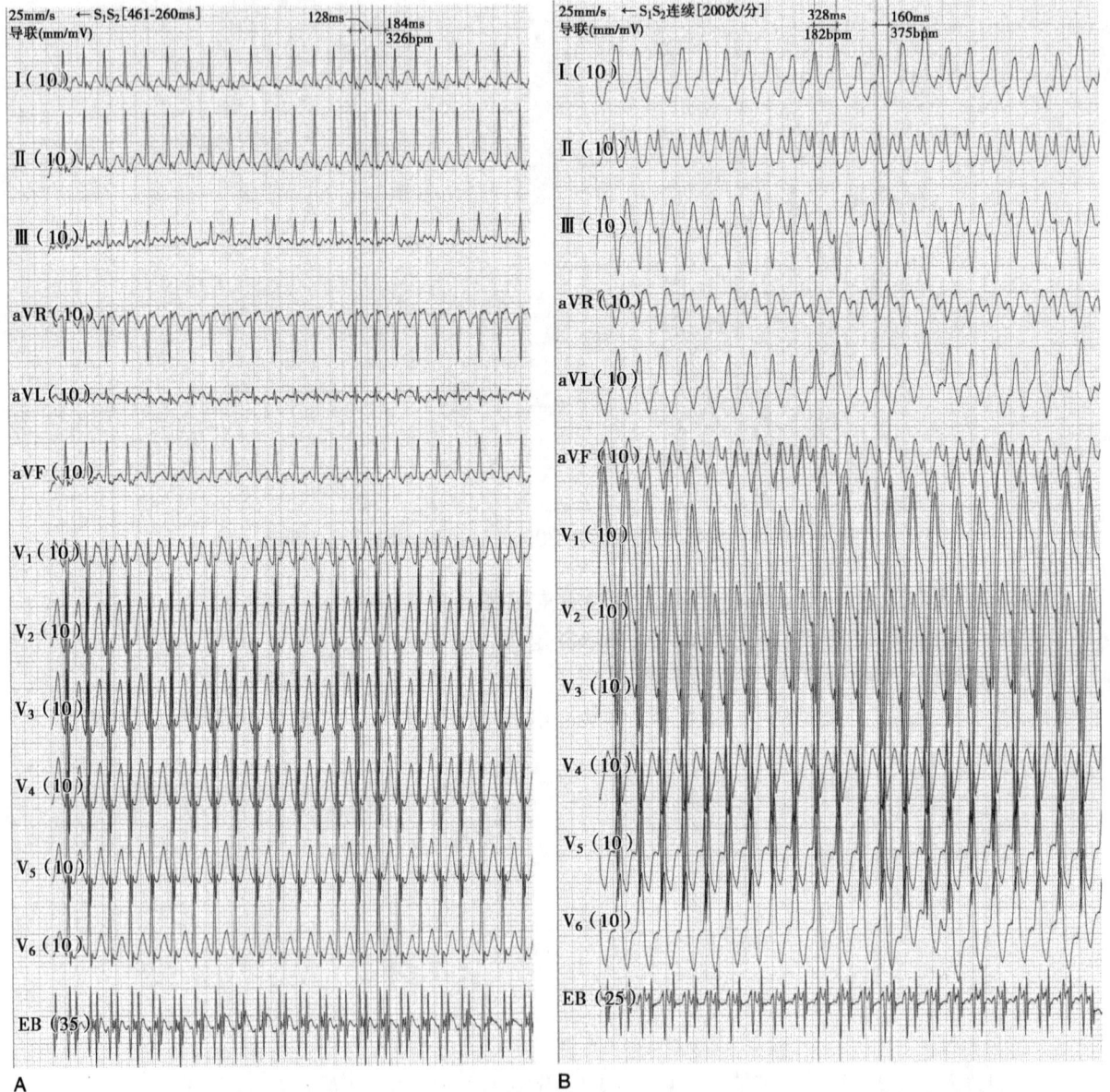

图 4-2-146　A. O-AVRT 心房激动从房室结 - 希浦系前传至心室，经左侧旁路逆传至心房，形成窄 QRS 波心动过速；B. O-AVRT 伴功能性左束支阻滞，O-AVRT（左侧旁路）伴功能性左束支阻滞时，RR 间期延长至 328ms

病例6 Mahaim 型预激综合征

目的：利用食管电生理检查技术，识别 Mahaim 型预激综合征

(1)一般临床资料

患者，男性，31 岁。心悸不适 2 年。体检时常规心电图见图 4-2-147；心慌发作时记录心电图见图 4-2-148。

诊断：Mahaim 型预激综合征

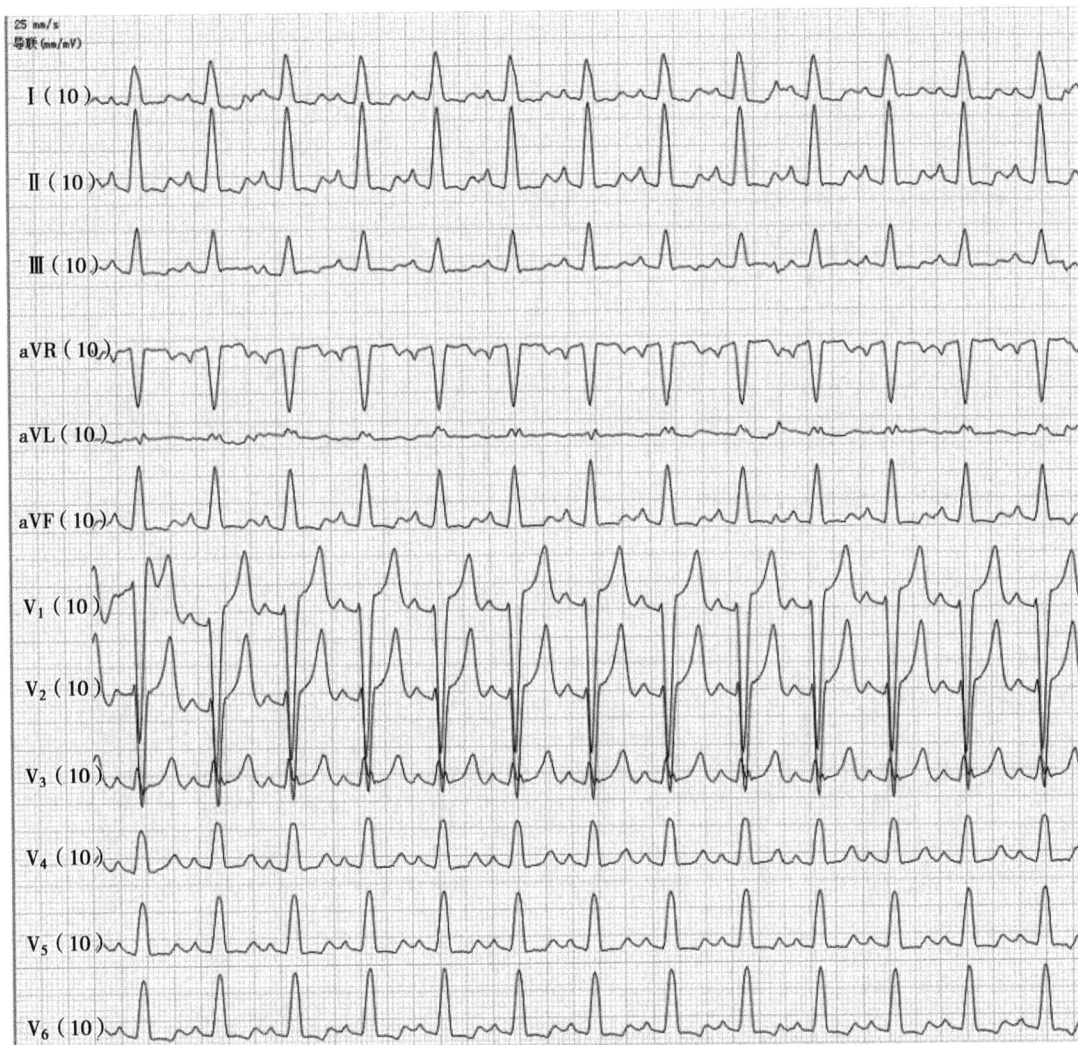

图 4-2-147　Mahaim 型心室预激，呈类左束支阻滞图形

(2)食管电生理检查

S_1S_2 程序递减刺激，随着心房期前刺激逐渐提前，房室结可能进入不应期；室上性激动沿 Mahaim 纤维房束旁路下传，S_2R 间期大于 200ms 并随着偶联间期缩短而逐渐延长，QRS 波出现明显的类似左束支传导阻滞图形，V_1 导联仍呈 rS 型。这与一般食管电生理检查出现频率依赖性的左束支传导阻滞不同。

Mahaim 纤维是一种特殊的房室旁路，传导缓慢，具有类房室结样递减传导特性。由于旁路只能前传，不能逆传，可引发特殊类型的逆向型房室折返性心动过速。其心电图表现为：①窦性心律加快时，房室结进入不应期，激动沿旁路下传，表现为频率依赖性左束支阻滞(见图 4-2-147)。②窦性激动沿旁路下传时，因其传导速度慢于房室结，引起 PR 间期延长。③预激时表现为左束支阻滞

图形。预激成分大小取决于激动沿房室结与旁路下传除极心室的速度和时间差。④呈宽 QRS 波心动过速：由于旁路只能前传，且心室最早激动部位在右室心尖部，因此心动过速呈左束支阻滞图形（图 4-2-148）。

　　Mahaim 型预激心电图表现为快频率依赖性左束支阻滞，V_1 导联呈 rS 型，而一般的左束支阻滞 V_1 导联多为 QS 型，rS 型少见，且患者多伴有器质性心脏病，应注意鉴别。

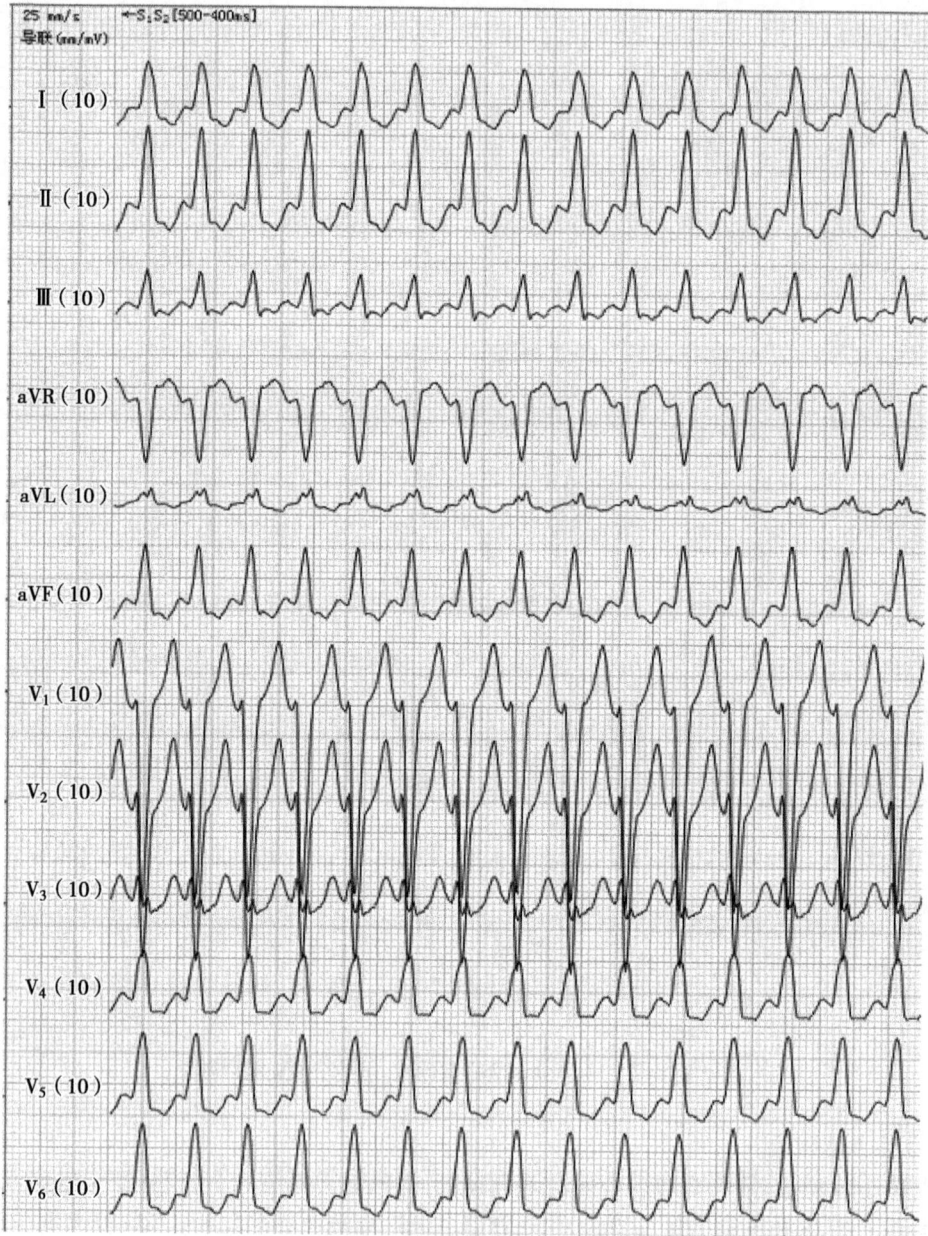

图 4-2-148　Mahaim 型预激综合征呈逆向型房室折返性心动过速

病例 7　预激综合征合并心房扑动 + 右束支阻滞

目的：诊断与鉴别诊断宽 QRS 波群心动过速

（1）一般临床资料

患者，男性，56 岁。反复发作心悸 2 年。心悸发作时记录常规心电图见图 4-2-149。心电图诊断：宽 QRS 波群心动过速。

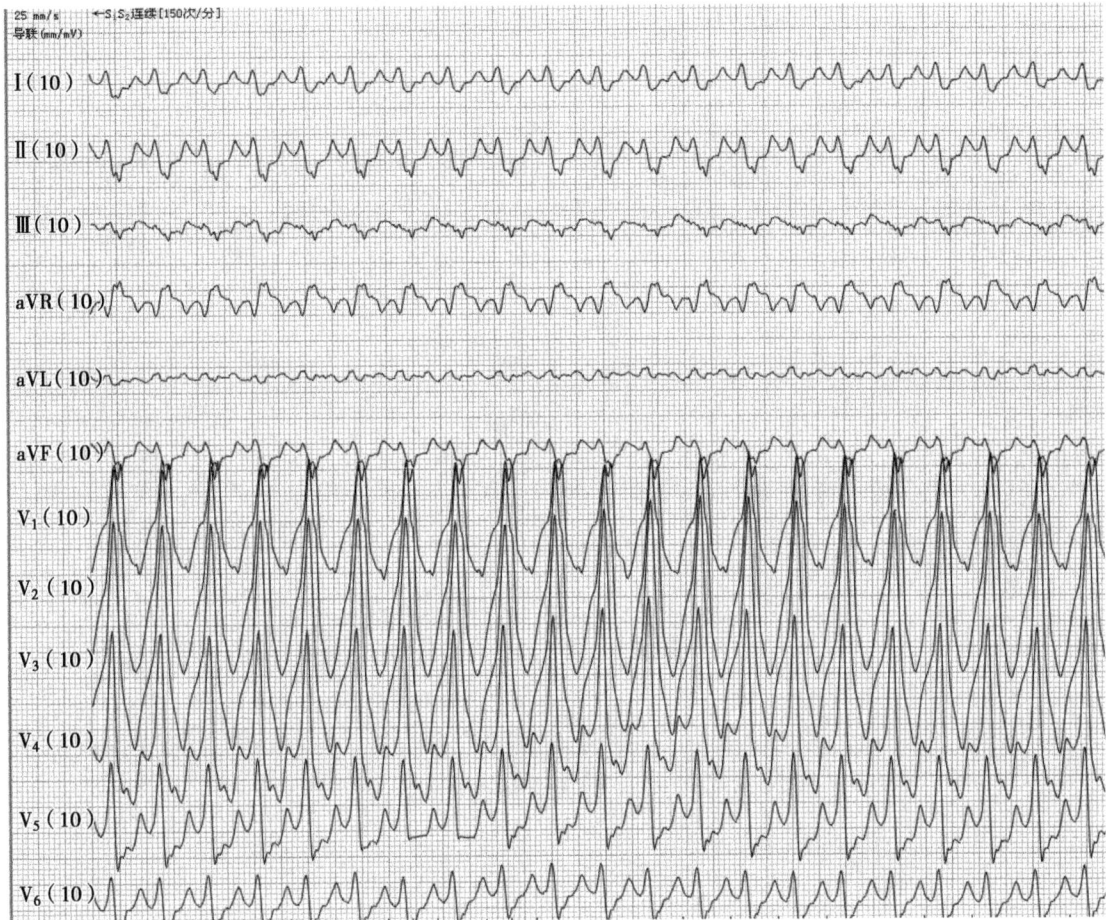

图 4-2-149　宽 QRS 波群心动过速

（2）食管电生理检查

食管心电图检查见图 4-2-150，其特点如下：RR 间期绝对规则，心室率 166 次 /min，心房率 332 次 /min，房室呈 2：1 下传，提示主导心律为心房扑动。图 4-2-150A 中 QRS 波群增宽呈右束支阻滞图形；图 4-2-150B 中 QRS 波群初始可见预激波，QRS 波群终末增宽呈右束支阻滞图形，提示为预激综合征伴右束支阻滞。食管心电图诊断（图 4-2-151）：预激综合征合并心房扑动 2：1 下传合并右束支阻滞。

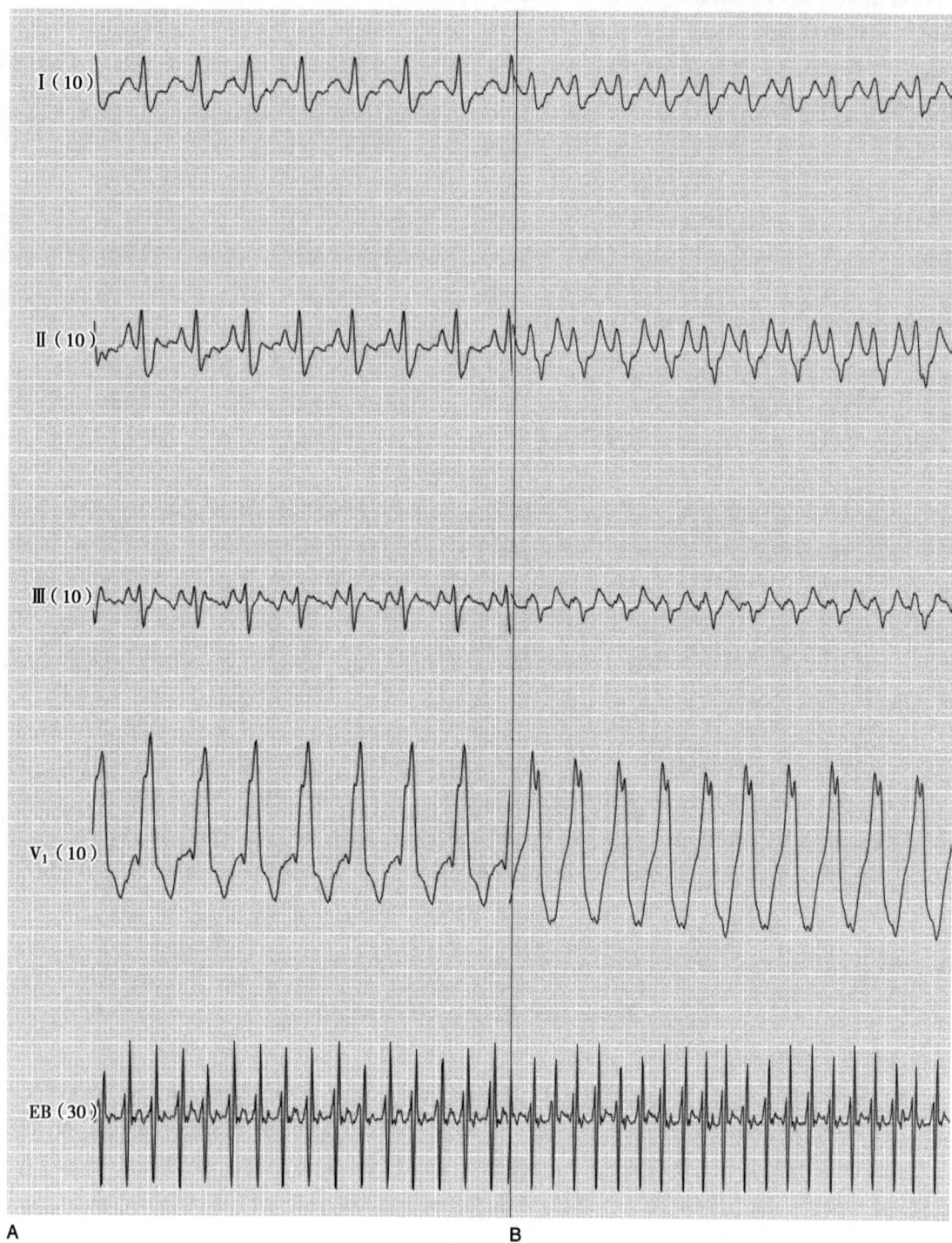

图 4-2-150　A. 心房扑动(2∶1下传)合并右束支阻滞;B. 预激综合征合并心房扑动(2∶1下传)
合并右束支阻滞

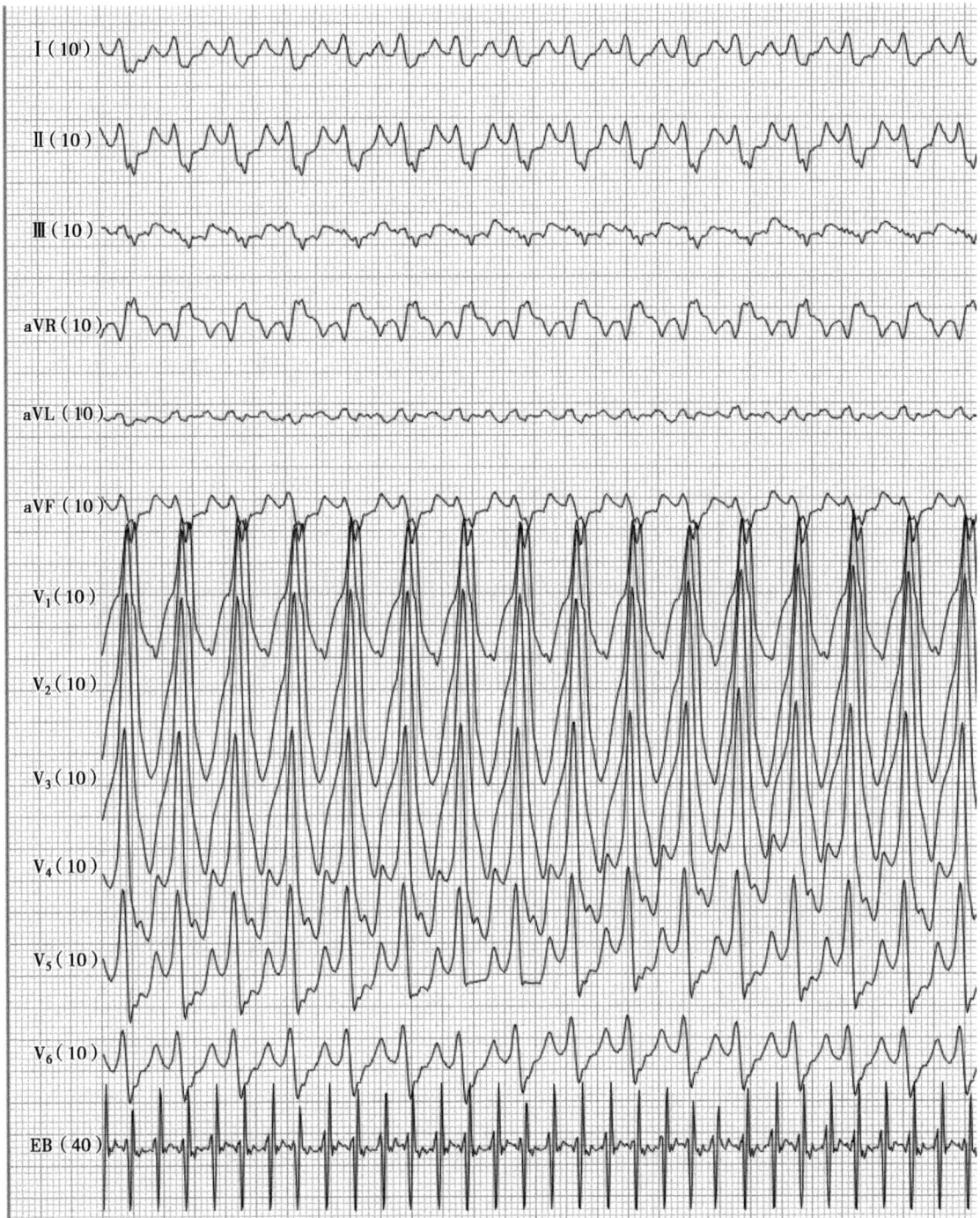

图 4-2-151 预激综合征合并心房扑动 2∶1 下传合并右束支阻滞

病例 8 室性心动过速

目的：利用食管电生理检查技术，诊断与鉴别诊断宽 QRS 波群心动过速

（1）一般临床资料

患者，女性，24 岁。反复发作心悸 2 年。心悸发作时记录心电图见图 4-2-152。诊断：宽 QRS 波群心动过速。

（2）食管电生理检查

食管心电图记录宽 QRS 波群心动过速（图 4-2-153）特点如下：宽 QRS 波群呈右束支 + 左前分支图形；心室率约 166 次 /min，心房率约 100 次 /min；可见室房分离，提示为左后分支型室性心动过速。

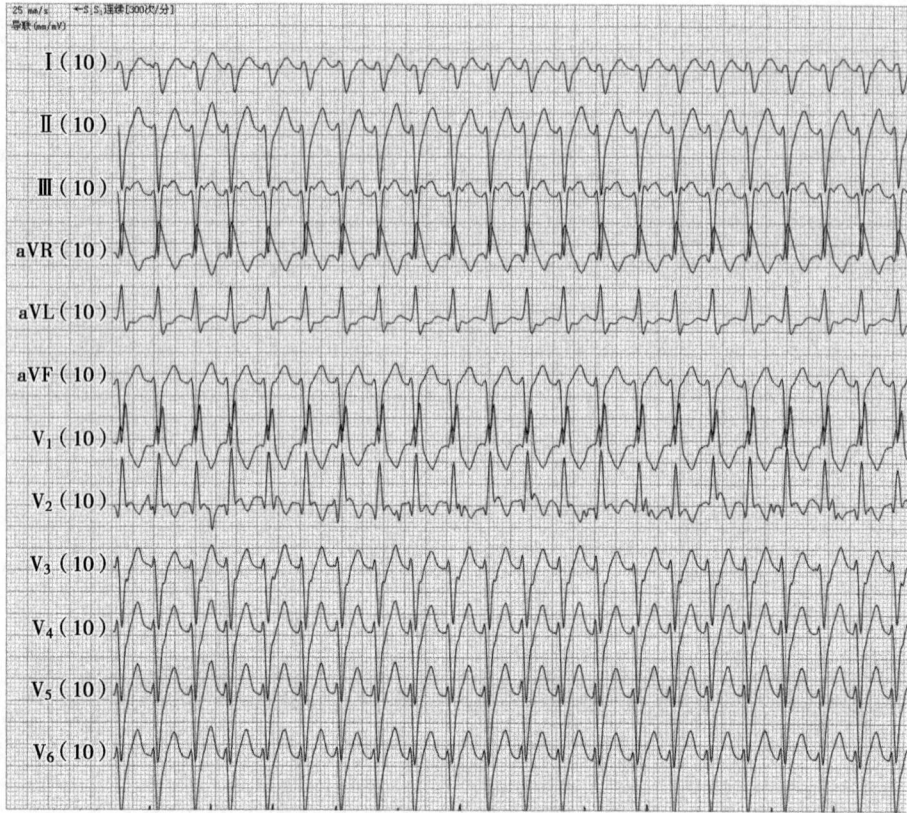

图 4-2-152　宽 QRS 波群心动过速

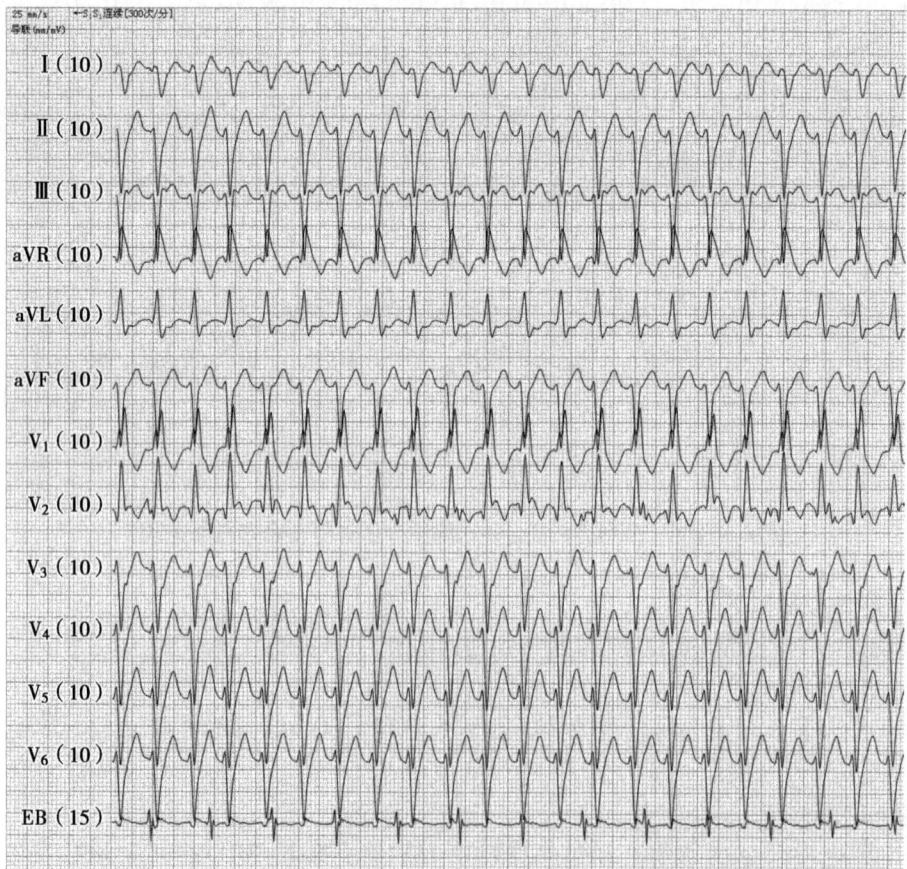

图 4-2-153　食管心电图显示室房分离，提示左后分支型室性心动过速

病例 9　病态窦房结综合征

目的：利用食管电生理检查技术，检测窦房结功能，识别病态窦房结综合征患者

(1) 一般临床资料

患者，女性，72 岁。反复发作头晕、乏力、黑矇 2 月。常规心电图检查见图 4-2-154。

心电图诊断：窦性心动过缓。

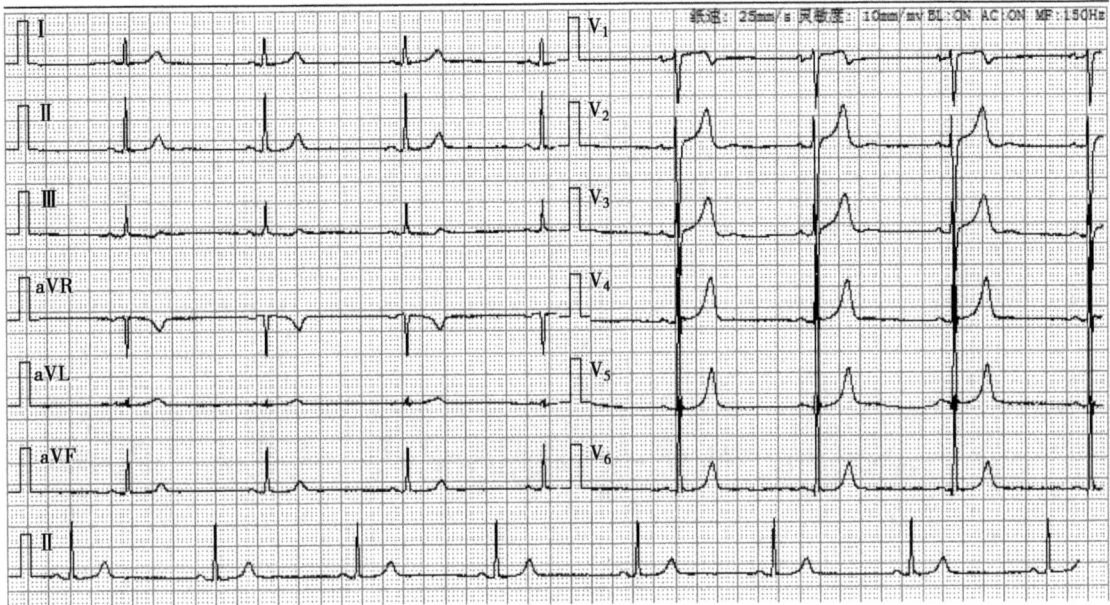

图 4-2-154　窦性心动过缓

(2) 食管电生理检查

用 S_1S_1 方式定时刺激，当 S_1S_1 刺激频率为 90 次 /min 时测得窦房结恢复时间（SNRRT）最长达 2 048ms（图 4-2-155），提示窦房结功能障碍。

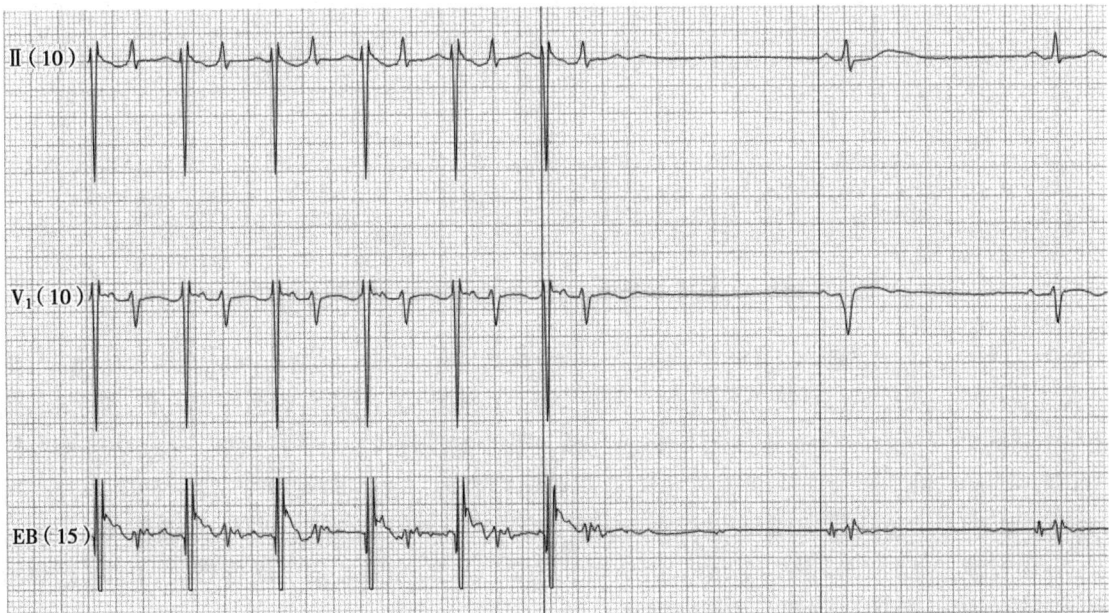

图 4-2-155　S_1S_1 刺激频率为 90 次 /min 时，窦房结恢复时间延长达 2 048ms

病例 10 拖带,折返性心律失常

目的:利用食管电生理检查技术,识别各种电生理现象

(1)一般临床资料

患者,女性,30 岁。反复发作心悸 2 年。常规心电图检查正常。

(2)食管电生理检查

图 4-2-156 示:室上速发作时呈窄 QRS 波心动过速,频率 176 次 /min(RR 间期 340ms);RP′ 间期 <P′R 间期;P′$_{V1}$ 与 P′$_E$ 几乎同时出现,RP′$_{EB}$ ≈ RP′$_{V1}$=120ms;P′ 在 I 导联直立。拟诊:隐匿性间隔旁路,顺向型房室折返性心动过速。

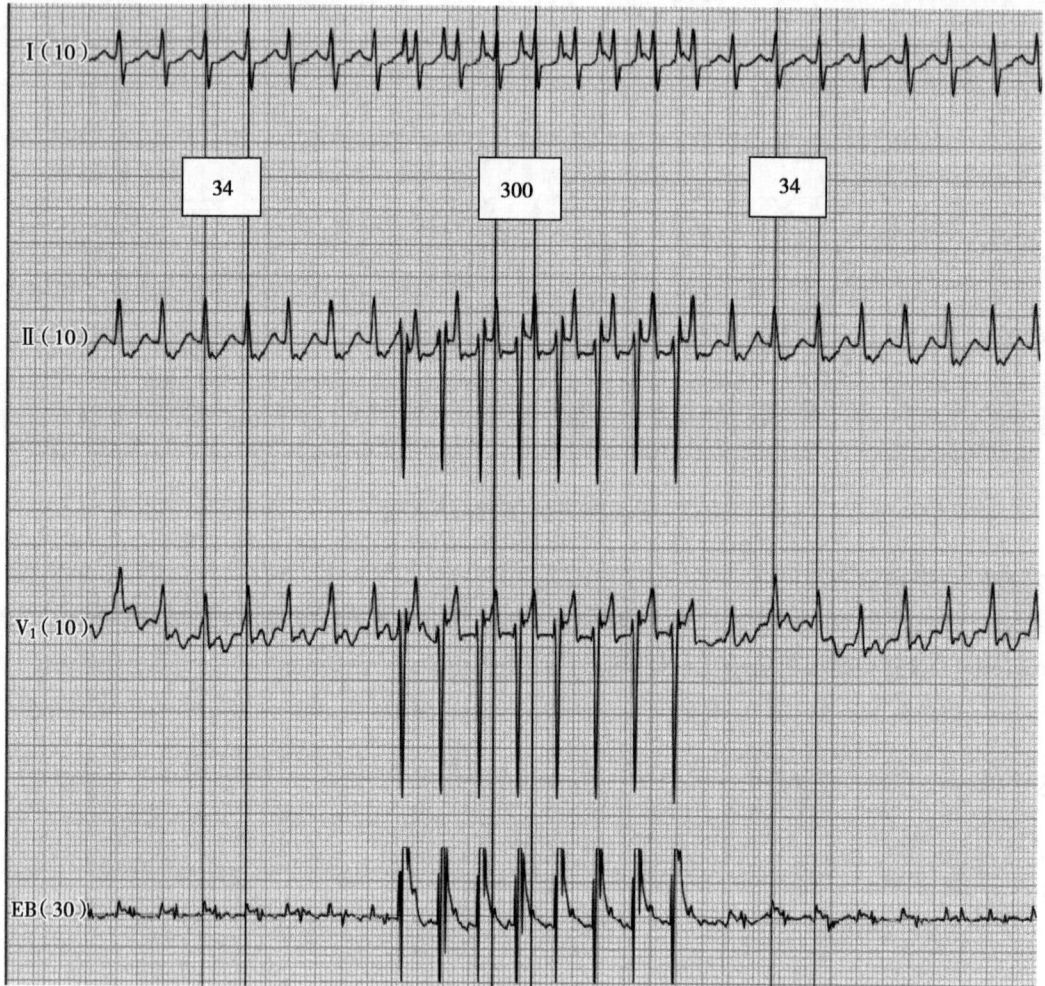

图 4-2-156 S$_1$S$_1$ 心房刺激,周长为 300ms,成功拖带心动过速

拖带检测 ①心电图图 4-2-156 特点如下:心动过速发作时,RR 间期 =340ms,用 S$_1$S$_1$ 方式、给予周长为 300ms 的心房刺激,自第 3 个刺激波开始,心动过速的 RR 间期与刺激间期一致(300ms),刺激停止后 RR 间期恢复为 340ms,成功拖带心动过速。②心电图图 4-2-157 特点如下:心动过速发作时 RR 间期 =410ms,给予周长为 400ms 的 S$_1$S$_1$ 心房刺激拖带时,RR 间期无改变,提示刺激未进入折返环,因而不影响心动过速周长(即心动过速 RR 间期无变化),为无效拖带。③心电图图 4-2-158 特点如下:心动过速发作时 RR 间期 =320ms,给予周长为 270ms 的 S$_1$S$_1$ 心房刺激拖带时,心动过速终止;提示刺激频率快于拖带区,因而心动过速终止。

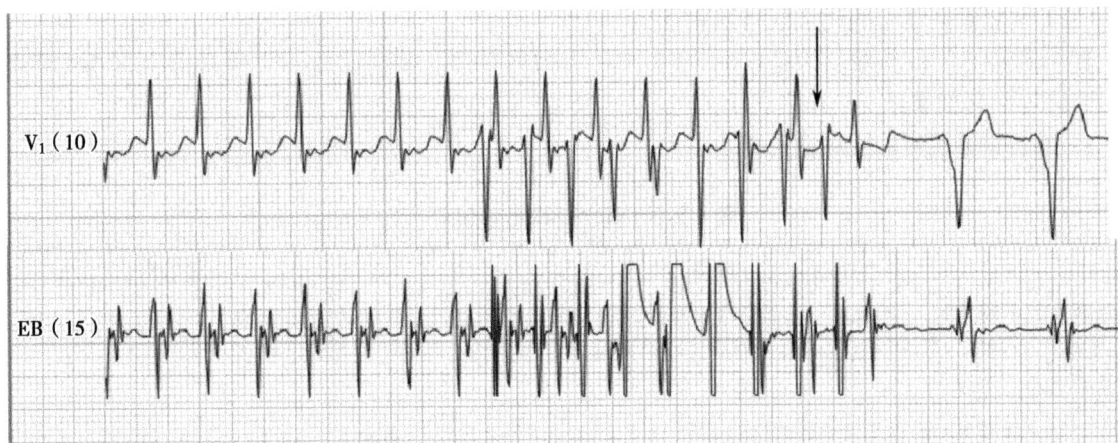

图 4-2-157 刺激未进入折返环,拖带无效

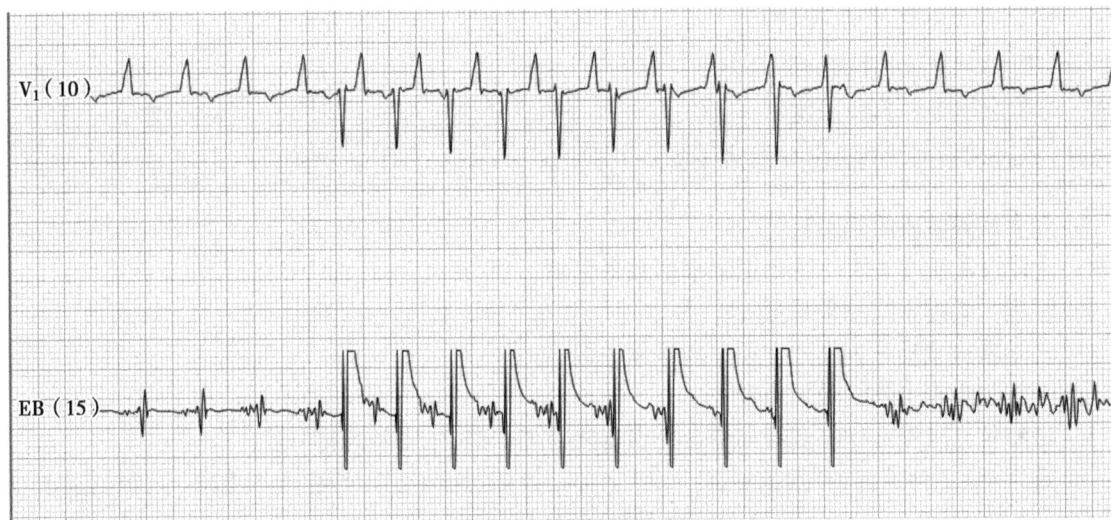

图 4-2-158 刺激频率快于拖带区,心动过速终止

(杨晓云)

四、直立倾斜试验的临床应用

晕厥是临床常见症状之一。晕厥的原因多种多样,临床上神经介导性(反射性)晕厥最常见,主要包括血管迷走性晕厥、情境性晕厥、颈动脉窦过敏性晕厥和不典型晕厥。血管迷走性晕厥(vasovagal syncope,VVS)是神经介导性晕厥中的一种常见类型,在院外晕厥事件中发生率达 40%,而直立倾斜试验(head-upright tilt,HUT)是诊断 VVS 的金标准。

(一)直立倾斜试验诱发 VVS 的机制

VVS 患者由平卧位改为直立位时,过多的静脉血淤积于下肢,回心血量较正常人明显减少。因压力反射引起交感神经过度兴奋,心室强烈收缩,造成空排效应,激活心室后下区的机械感受器(或 C 纤维);激动传至脑干,"矛盾性"地引起交感神经活性减低、迷走神经活性增强,导致外周血管扩张,血压下降和/或心率减慢,心排出量减少,大脑骤然缺血而发生晕厥,这就是经典的贝-雅反射(Bezold-Jarisch reflex)。目前认为贝-雅反射是大多数 VVS 患者发生晕厥的主要机制。此外,自主神经功能失调、体液因素异常、血容量减少、胰岛素敏感性异常、家族遗传性也与 VVS 的发生有关。

（二）直立倾斜试验的适应证与禁忌证

直立倾斜试验目前被认为是诊断 VVS 唯一有效的手段。倾斜试验前应注意排除心、脑、神经及代谢疾病等引起的晕厥。

1. 直立倾斜试验的适应证见表 4-2-6

表 4-2-6　直立倾斜试验的适应证

适应证	证据分类	推荐分级
当晕厥原因不明确时,一次晕厥发作但造成身体严重损伤或从事高危职业者(如机动车驾驶员、高空作业者等);晕厥反复发作但无器质性心脏病或虽有器质性心脏病但已排除心源性晕厥的患者	I	B
临床上为评估患者反射性晕厥的敏感性	I	C
区别反射性晕厥和直立低血压性	Ⅱa	C
为鉴别晕厥伴抽搐与癫痫发作	Ⅱb	C
为评估原因不明但反复发作晕厥的患者	Ⅱb	C
为评估晕厥反复发作同时伴精神疾病者	Ⅱb	C
倾斜试验不能作为评估疗效的证据	Ⅲ	B
异丙肾上腺素诱导 HUT 试验禁用于 CHD 患者	Ⅲ	B

2. 直立倾斜试验的禁忌证

(1)主动脉瓣狭窄或左室流出道狭窄所致晕厥者;

(2)重度二尖瓣狭窄所致晕厥者;

(3)已知有冠状动脉近端严重狭窄的晕厥患者;

(4)严重脑血管疾病的晕厥患者;

(5)房室传导阻滞或病态窦房结综合征患者发生的晕厥,未安置起搏器;

(6)有发热、急性炎症、严重高血压、不稳定型心绞痛、急性心肌梗死、心功能不全、妊娠或其他严重疾病不便检查者。

（三）直立倾斜试验操作方法

直立倾斜试验操作方法见表 4-2-7：

表 4-2-7　直立倾斜试验操作方法

建议	证据分类	推荐分级
无静脉通道时,倾斜前至少平卧 5 分钟;开放静脉通道时,倾斜前至少平卧 20 分钟	I	C
倾斜角度介于 60°~70° 之间	I	B
倾斜时间介于 20~45 分钟之间	I	B
直立位时含服硝酸甘油剂量固定于 300~400μg 之间	I	B
异丙肾上腺素诱导倾斜试验阶段,药物剂量从 1μg/min 逐渐增加至 3μg/min,使心率较基础状态增加 20~30 次 /min	I	B

（四）直立倾斜试验的阳性反应类型及阳性诊断标准

直立倾斜试验的终点是诱导了反射性低血压和 / 或心动过缓,或伴有晕厥或晕厥先兆(恶心、面色苍白、大汗、严重头晕、虚弱无力、黑矇、听力遥远或丧失、濒临知觉丧失等症状之一或几项)的延时性直立性低血压。

1. 阳性反应主要表现为以下三种类型

(1)混合型:晕厥时心率减慢但 ≥ 40 次 /min,或心室率<40 次 /min,但持续时间<10 秒,伴有或不伴有时间<3 秒的心脏停搏,血压下降出现于心率减慢之前。

(2)心脏抑制型:

Ⅱa 型:心脏抑制型但无心脏停搏。心率减慢且心室率<40 次 /min 持续时间>10 秒,但不伴有时间>3 秒的心脏停搏,心血压下降出现于心率减慢之前;

Ⅱb 型:心脏抑制型伴心脏停搏。心脏停搏>3 秒,血压下降出现于心率减慢之前或与之同时出现。

(3)血管抑制型:收缩压<60~80mmHg 或平均血压下降>20~30mmHg,晕厥高峰时心率减慢不超过 10%。

2. 直立倾斜试验阳性诊断标准(见表 4-2-8)

表 4-2-8 直立倾斜试验阳性诊断标准

直立倾斜试验阳性诊断标准	证据分类	推荐分级
非心脏病患者诱发了反射性低血压 / 心动过缓,再现晕厥症状,或进行性直立性低血压(伴或不伴晕厥),分别诊断为反射性晕厥和体位性低血压	I	B
无器质性心脏病患者诱发了反射性低血压 / 心动过缓,但未诱发晕厥可诊断为反射性晕厥	Ⅱa	B
器质性心脏病患者应排除心律失常或其他心源性晕厥后才考虑倾斜试验阳性意义	Ⅱa	C
诱发了短暂意识丧失但无低血压和 / 或心动过缓,应考虑为精神性假性晕厥	Ⅱa	C

3. 倾斜试验的敏感性和特异性

倾斜试验的敏感性和特异性与受试者的心理状态、倾斜床的角度、倾斜时间、是否应用激发药物及激发药物的种类和剂量等有关。倾斜试验的敏感性波动范围较大,文献报道为 30%~85%;倾斜试验的特异性为 80%~90%。药物激发试验可提高其敏感性但会降低特异性。倾斜试验阴性并不能排除血管迷走性晕厥;血管抑制型、混合型及阴性结果也不能排除自发性晕厥时心室停搏的存在。

4. 直立倾斜试验的并发症

倾斜试验有低风险,有发生死亡的病例报道。临床上有个别病例报道缺血性心肌病或病态窦房结综合征患者在倾斜试验过程中使用异丙肾上腺素发生了危及生命的室性心律失常,而使用硝酸甘油没有发生死亡的病例报道。少数患者用异丙肾上腺素时出现心悸、用硝酸甘油时出现头痛。缺血性心肌病、顽固性高血压、左室流出道梗阻、主动脉严重狭窄的患者倾斜试验过程中应禁用异丙肾上腺素,心律失常患者应慎用。倾斜试验过程中出现阳性反应时立即放平倾斜床或头低脚高位,患者一般可自发性完全恢复意识。

病例 血管迷走性晕厥(心脏抑制型)

患者男,27 岁。反复发作晕厥 10 年。既往无心脑血管疾病、糖尿病及肝肾疾病等。

体格检查:T 36.3℃ R 19 次 /min BP 130/80mmHg HR 83 次 /min。

常规心电图、动态心电图、超声心动图、头颈磁共振、血常规、肝肾功能、血电解质及血糖等均正常。

诊治经过:医生建议做直立倾斜试验(HUT)。

基础直立倾斜试验进行到约 16 分钟时,患者发生晕厥。此时心电图(图 4-2-159)显示心室停搏超过 3 秒(6.6 秒以上),血压测不到。

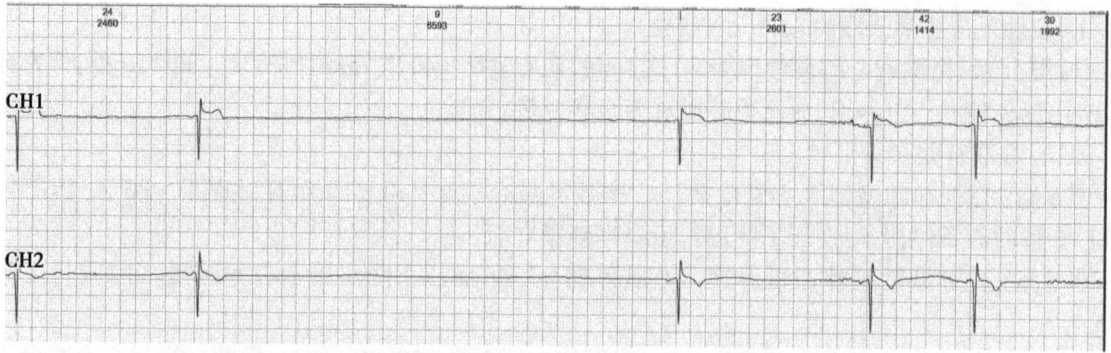

图 4-2-159 患者倾斜试验过程中发生晕厥,心电图显示心室停搏

诊断:血管迷走性晕厥(心脏抑制型)

解析与点评:基础倾斜试验进行到 16 分钟时,患者出现长达 6.6 秒的窦性停搏,并发生晕厥,此时血压也相应地下降。患者的临床表现符合血管迷走性晕厥(心脏抑制型,Ⅱb 型)的诊断。

(杨晓云)

五、心电图药物试验

(一)心得安试验

1. 适应证

主要用于鉴别自主神经功能失调导致的心电图 ST-T 改变与冠心病心肌缺血导致的心电图 ST-T 改变。

2. 禁忌证

支气管哮喘、慢性喘息性支气管炎、心肺功能不全、病态窦房结综合征或窦性心动过缓患者禁做此试验。

3. 方法

服药前先记录体表心电图作为对照,然后口服心得安(普萘洛尔)20mg,于服药后 0.5、1.0 和 1.5 小时分别记录 12 导联心电图。

4. 结果判断

(1)心得安试验阳性:口服心得安后异常的 ST-T 改变恢复正常。

(2)心得安试验阴性:口服心得安后异常的 ST-T 无改变。

(3)心得安试验可疑阳性:口服心得安后异常的 ST-T 较服药前有所改善,但未完全恢复至正常。

5. 临床意义

鉴别心肌缺血与自主神经功能失调引起的 ST-T 改变,但因心得安能降低心肌耗氧量而改善心肌供血状况,故对 40 岁以上患者应慎重判断结果。

(二)阿托品试验

1. 适应证

(1)生理性心动过缓与病理性心动过缓的鉴别。

(2)辅助诊断病态窦房结综合征。

(3)辅助判断房室传导阻滞。

(4)其他缓慢型心律失常的鉴别诊断。

2. 注意事项

青光眼、前列腺肥大患者慎用。

3. 方法

首先记录静息时心电图作为对照,然后静脉注射阿托品 1.5~2.0mg(0.03mg/kg),于注射后即刻、1、

2、3、5、10、15 及 20 分钟分别描记一次心电图,并记录心率。

4. 结果判断

注射后在上述时间内观察,具体判断结果如下:

(1)阳性出现下列情况之一者:①窦性心律<90 次/min;②心率虽>90 次/min,但为房室交界性心律,或出现窦性停搏、窦房传导阻滞。

(2)阴性出现下列情况之一者:①窦性心律≥90 次/min;②原来的窦房传导阻滞、窦性静止消失。

5. 临床意义

用于辅助鉴别窦性心动过缓是否由于迷走神经经张力过高所致。阿托品试验阳性,提示窦房结功能不良;阿托品试验阴性,提示窦性心动过缓系迷走神经张力亢进所致。

6. 并发症

阿托品试验操作简便、安全,与运动负荷试验、其他电生理检查等相比,患者更易接受,目前临床仍在广泛使用。但文献偶有报道阿托品试验诱发室性心动过速、心室颤动、心绞痛、二度Ⅱ型窦房传导阻滞,对需行阿托品试验的患者应严格掌握适应证和阿托品剂量,警惕发生恶性心律失常。阿托品试验前应备好急救药品和抢救设施,及时发现和处理不良反应。

此外,临床上还有葡萄糖负荷试验、双嘧达莫负荷试验、腺苷负荷试验、三磷酸腺苷负荷试验、肾上腺素负荷试验、多巴胺负荷试验、多巴酚丁胺负荷试验、异丙肾上腺素负荷试验、麦角新碱负荷试验、硝酸甘油负荷试验、氯化钾负荷试验等。

(杨晓云)

第二节 脑电图的临床应用和评价

一、脑电图在癫痫中的临床应用和评价

脑电图是研究癫痫发作特征的重要工具,是确诊癫痫和确定发作类型的重要方法。

(一)癫痫发作期的脑电图改变

1. 全面性发作 全面性发作的最初临床症状的特征是由于双侧半球同时受累,发作的运动症状是双侧的。发作期的脑电图最初有双侧半球广泛性放电。

(1)强直阵挛发作:全面强直阵挛发作是临床最常见的全面性发作类型之一。发作间期脑电图背景活动正常或轻度异常。发作时的强直期以突然而广泛的低电压去同步化开始,持续 1~3 秒,而后出现广泛的 10~20Hz 的低波幅快活动,逐渐波幅增高和频率减慢。但由于该期全身肌肉持续剧烈收缩,脑电活动中夹杂大量的肌电位差,甚至可完全掩盖脑电活动。部分患者在强直期之前有短暂的阵挛期,脑电图可见全导多棘复合波暴发或棘慢复合波节律性发放。阵挛期棘波频率进一步减慢,并混有不规则的慢波,慢波逐渐增多,转为棘波或多棘波与慢波交替出现,棘波或多棘波对应于收缩相,而慢波对应于松弛相。随着发作的进展,周期性交替的电活动减慢至 1~0.5Hz 左右或更慢时,阵挛期结束,进入发作后期。发作后期可出现数秒的低电压或等电位图形,并伴有强度不等的肌电活动。随后出现弥漫性 0.5~1Hz 的低波幅不规则的慢波,波幅逐渐增高,频率逐渐增快,持续数十秒至数分钟,逐渐出现睡眠纺锤波,患者进入深度睡眠(图 4-2-160)。

(2)典型失神发作:失神发作的机制可能与丘脑皮质环路的异常振荡节律有关。典型失神发作具有特征性的脑电图改变,即双侧同步 3Hz 棘慢复合波节律性暴发,少数可有多棘慢复合波。暴发起止突然,持续数秒至数十秒不等,容易被过度换气诱发。棘慢复合波的最大波幅出现在额-中央区。发作间期、清醒期可见少量散发或持续 3 秒以内的广泛性 3Hz 棘慢复合波发放,偶可见局限在一侧或双侧额区的单发棘波或棘慢复合波(图 4-2-161)。

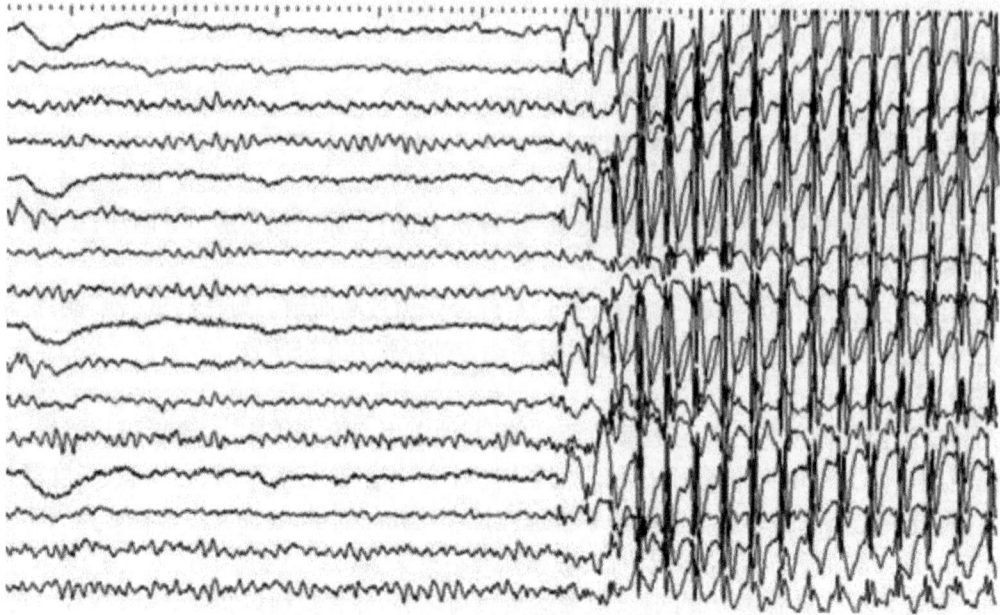

图 4-2-160 强直阵挛发作：全导棘慢复合波节律性发放

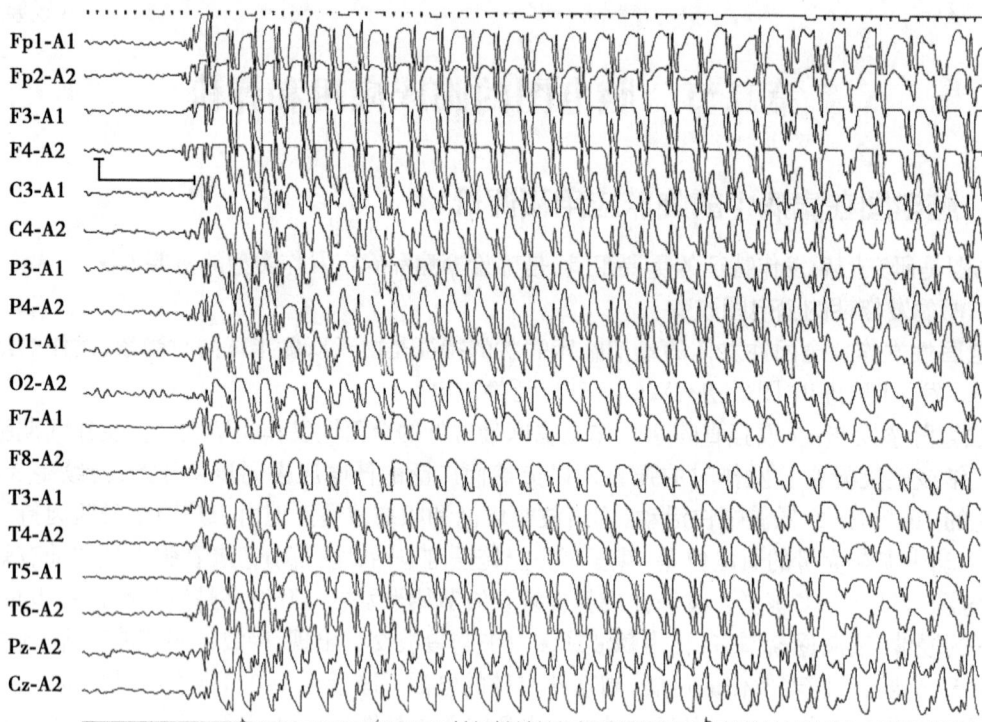

图 4-2-161 典型失神发作：双侧同步 3Hz 棘慢复合波节律性暴发

（3）不典型失神发作：发作期可见广泛性高波幅 1.5~2.5Hz 慢棘慢复合波发放，也可为不规则的棘慢复合波、多棘慢复合波或弥漫性高波幅慢波，持续数秒到数十秒不等，可突然暴发出现，也可由较慢的背景活动逐渐演变而来（图 4-2-162）。

（4）强直发作：发作期脑电图为广泛性 10~25Hz 棘波节律，或称快活动，波幅逐渐增高，额区最突出，持续数秒，很少超过 10 秒。

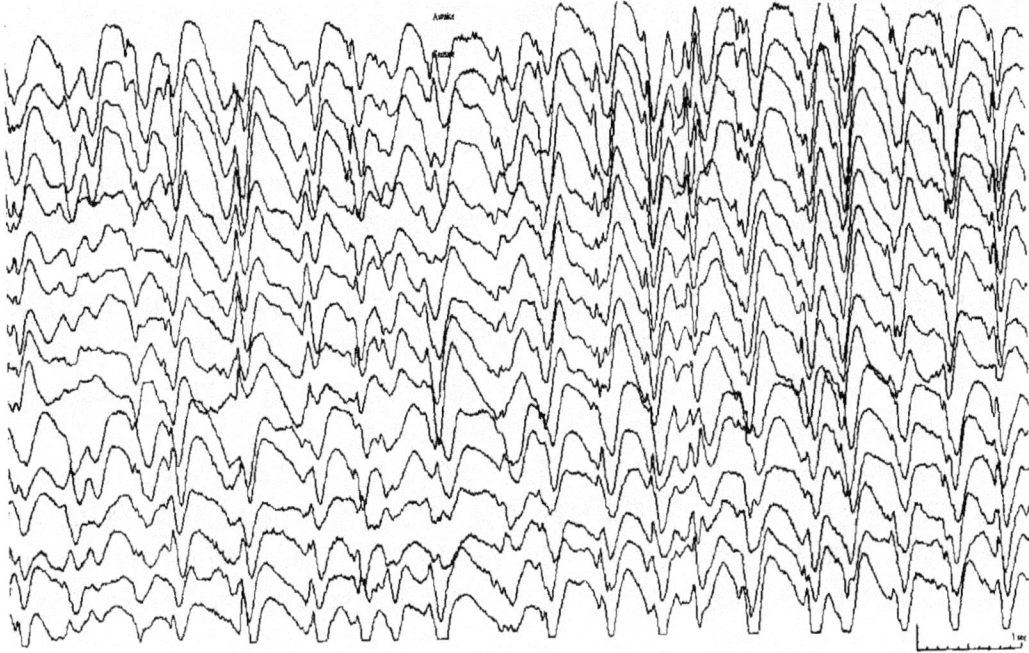

图 4-2-162 不典型失神发作：广泛性 2Hz 左右慢棘慢波

(5)肌阵挛发作：肌阵挛的脑电图特征取决于肌阵挛的类型和癫痫综合征的类型。LGS（伦诺克斯 - 加斯托综合征）肌阵挛发作时脑电图为广泛同步的多棘慢复合波暴发，青少年肌阵挛癫痫则为广泛性 3.5~5Hz 棘慢复合波、多棘慢复合波暴发，肌阵挛的强度与多棘波的数量和波幅有关。

2. 局灶性发作

(1)局灶性运动性发作：局灶性运动性发作是最常见的部分性发作。发作期脑电图最初为弥漫性低电压快活动，而后可出现一侧额区及顶区的节律性放电或各种频率的广泛性节律性放电，其中可夹杂不同程度的肌电干扰，对侧半球可逐渐出现频率不等的慢波活动。

(2)局灶性感觉性发作

1)躯体感觉性发作：发作放电从对侧的顶区、中央区起源，最初为低波幅的 10~20Hz 快波活动，或不规则棘波、尖波及慢波活动，波幅逐渐增高，频率逐渐减慢，并向同侧的额区、枕区、颞区扩散，也可扩散到对侧顶、中央区。

2)视觉性发作：发作期放电从一侧枕或后颞区开始，为 10~20Hz 的低中波幅棘波节律，波幅渐高，频率渐慢，并向同侧顶、中颞区扩散，甚至扩散到整个同侧半球，但频率较快的棘波活动仍以后头部突出，前头部或对侧枕区则以高波幅慢波活动为主。

3)听觉性发作：发作放电起源于中、后颞区，可为棘波节律或其他节律性放电。

4)嗅幻觉和味幻觉：部分患者发作期为一侧或双侧颞区出现 5~6Hz 的中波幅的 θ 节律发放或尖波节律发放。发作间期可见一侧或双侧蝶骨电极和前颞区散发的尖、棘波。

3. 癫痫持续状态（status epilepticus，SE）

SE 是指异常癫痫样电活动持续发放，导致意识障碍、精神行为或认知功能异常，和 / 或各种形式的惊厥发作持续时间超过 5 分钟或者发作间期未恢复到基线水平。根据有无运动症状，SE 分为惊厥性癫痫持续状态（cnvulsive status epilepticus，CSE）和非惊厥性癫痫持续状态（non-convulsive status epilepticus，NCSE），前者包括全面性强直 - 阵挛性癫痫持续状态（generalized tonic-clonic status epilepticus，GTCSE）和持续性部分性癫痫（epileptic partial continua，EPC）；后者包括 4 种主要临床类型：失神发作持续状态（absence status epilepticus，ASE）、单纯部分性发作癫痫持续状态（simple partial status epilepticus，SPSE）、复杂部分性癫痫持续状态（complex partial status epilepticus，CPSE）

和昏迷中的癫痫持续状态,其中,昏迷中的癫痫持续状态还包括微小发作持续状态(subtle status epilepticus,SSE)。

(1)GTCSE:发作期脑电图开始与自限性的全面强直-阵挛发作相似,之后表现为节律性或不规则棘波、尖波、棘慢复合波、多棘慢复合波发放,后期在弥漫性慢波或抑制背景上出现不规则或间断的棘慢复合波、多棘慢复合波暴发,继之广泛电压抑制或电静息,持续数十秒至十余分钟,并逐渐弥漫性0.5~3Hz的高波幅慢波,波幅逐渐增高,持续数分钟到数十分钟,之后患者逐渐入睡,呈现睡眠期脑电图的改变。

(2)CSE:脑电图背景从基本正常到明显异常。发作期脑电图可表现为不规则的多形性慢波活动,可不出现棘波、尖波发放,并且发作期脑电图很难判定放电的确切起源部位。发作间期脑电图可表现为弥漫性、以一侧为主的棘波、棘慢复合波、多形性慢波或多灶性放电,以额、颞区或额、中央区为著;也可在一侧前头区有持续性高波幅节律性慢活动、夹杂棘波。

(3)NCSE:脑电图上持续的癫痫样放电,导致出现临床上的非惊厥性发作,其具体可表现为失语、遗忘、意识障碍或行为改变,包括意识模糊、昏迷、谵妄、躁狂等;有时也可出现自动症、眼球偏斜、眼球震颤样运动(常为水平性)或面部、口周、腹部及肢体轻微抽动。NCSE的脑电图变化多样,且部分异常脑电图与临床表现并不完全一致,并且不同基础疾病所导致的NCSE的脑电图表现不同。

2005年Walker M等提出相应的NCSE确诊依据:①频繁或持续局灶性痫性放电,伴有振幅、频率和(或)放电部位的改变;②无癫痫性脑病或癫痫综合征,出现频繁或持续广泛性棘波发放;③有癫痫性脑病或癫痫综合征,出现频繁或持续广泛性棘波发放(常为快波),周期性—侧癫痫样放电(periodic lateralized epileptiform discharge,PLED)或双侧独立性周期性—侧癫痫样放电(bilateral independent periodic Lateralized epileptiform discharge,BIPLED)。不满足以上条件,但具备以下条件之一者为疑诊:①急性脑损伤后出现频繁或持续脑电活动异常(棘波、尖波、节律性慢波、PLED、BIPLED、广泛性周期性癫痫性放电、三相波);②癫痫性脑病患者既往有类似的发作间期异常脑电活动,出现频繁或持续广泛性异常脑电图,并伴有相应的临床表现。

2013年国际抗癫痫联盟推荐使用的诊断标准为:

1)不伴癫痫性脑病:①癫痫样放电波(棘波、多棘波、尖波、尖慢复合波)>2.5Hz。②或<2.5Hz,或节律性δ/θ电活动(>0.5Hz)并伴以下情况之一:a.静脉使用抗癫痫药(antiepileptic drug,AED)后脑电图和临床症状好转;b.上述脑电图改变伴微小发作;c.典型的演变过程,发作次数增加(电压增加及频率改变),或发作类型演变(频率改变>1Hz/放电部位改变)或终末递减(电压/频率)。

2)伴癫痫性脑病:与基础情况相比,临床症状改变,上述脑电图表现显著增多或频率增加;静脉使用AED后临床症状及脑电图改善。上述两种情况,若静脉使用AED后,脑电图改善而临床症状无好转,或波动无明确演变过程,则为疑诊NCSE(图4-2-163)。

(二)癫痫综合征的脑电图

1. 儿童和青少年失神癫痫

(1)儿童失神癫痫(childhood absence epilepsy,CAE):经典脑电图表现是3Hz棘慢复合波。发作期脑电图为双侧对称同步的3Hz棘慢复合波爆发。棘慢复合波的频率在发作开始时稍快,平均3.5~4.5Hz;结束前稍慢,可到2.5~2.8Hz。波幅以前头部最高。发作后背景活动无抑制或慢波现象。发作间期背景活动正常。半数以上患儿可见少量散发的局灶性棘慢复合波,以额区最显著,也可位于中央颞区或顶枕区。

(2)青少年失神癫痫(juvenile absence epilepsy,JAE):发作时脑电图为双侧同步3Hz棘慢复合波节律爆发,常有多棘慢复合波,频率可达3.5~4Hz。发作间期常有片段性3.5~4.5Hz快棘慢复合波发放。

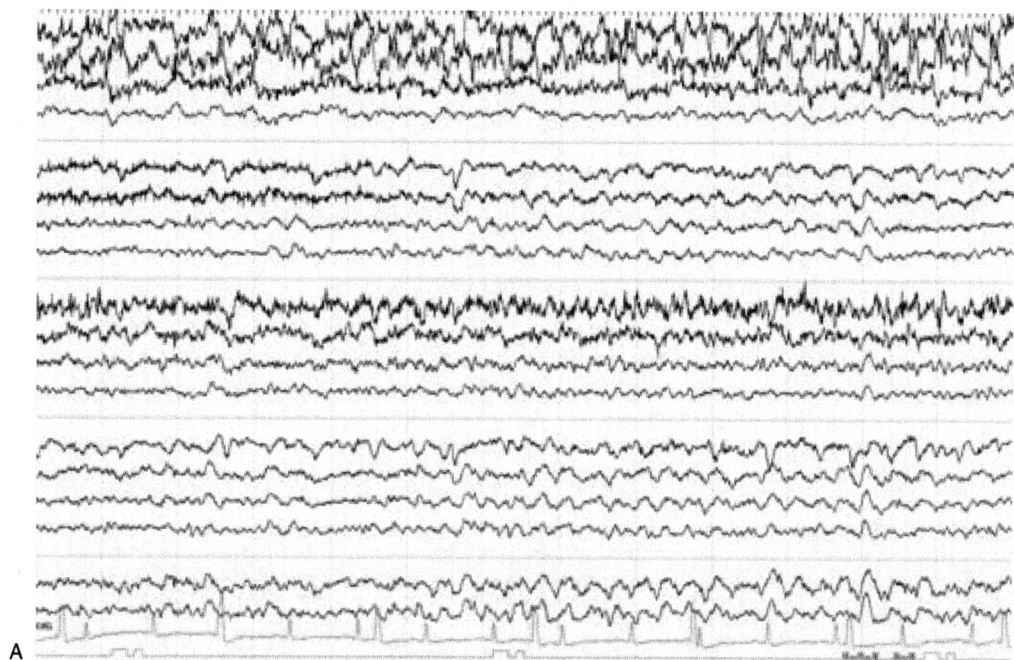

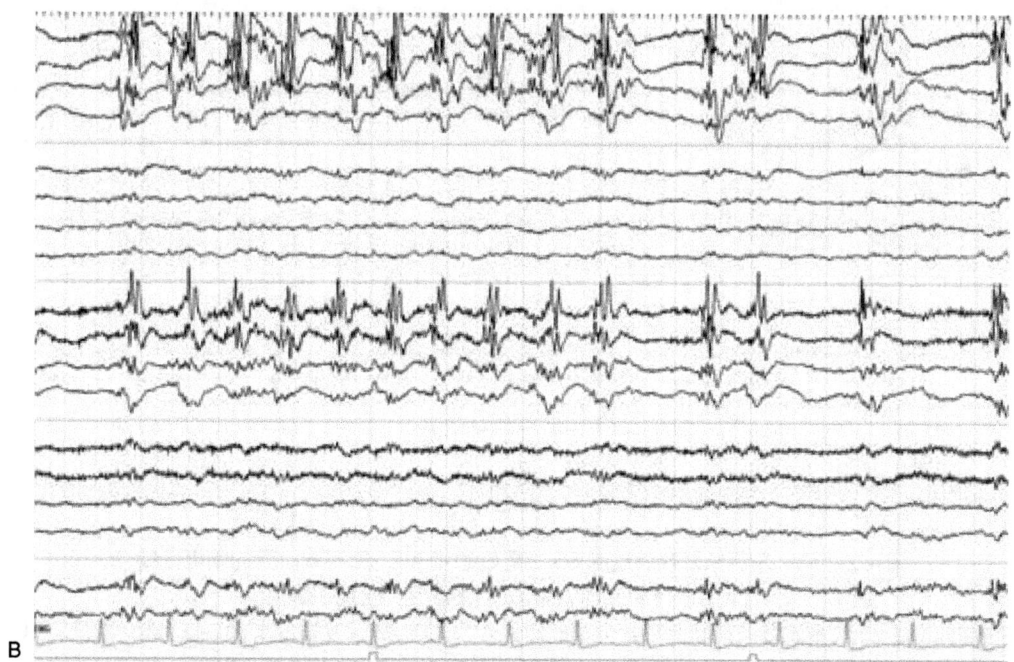

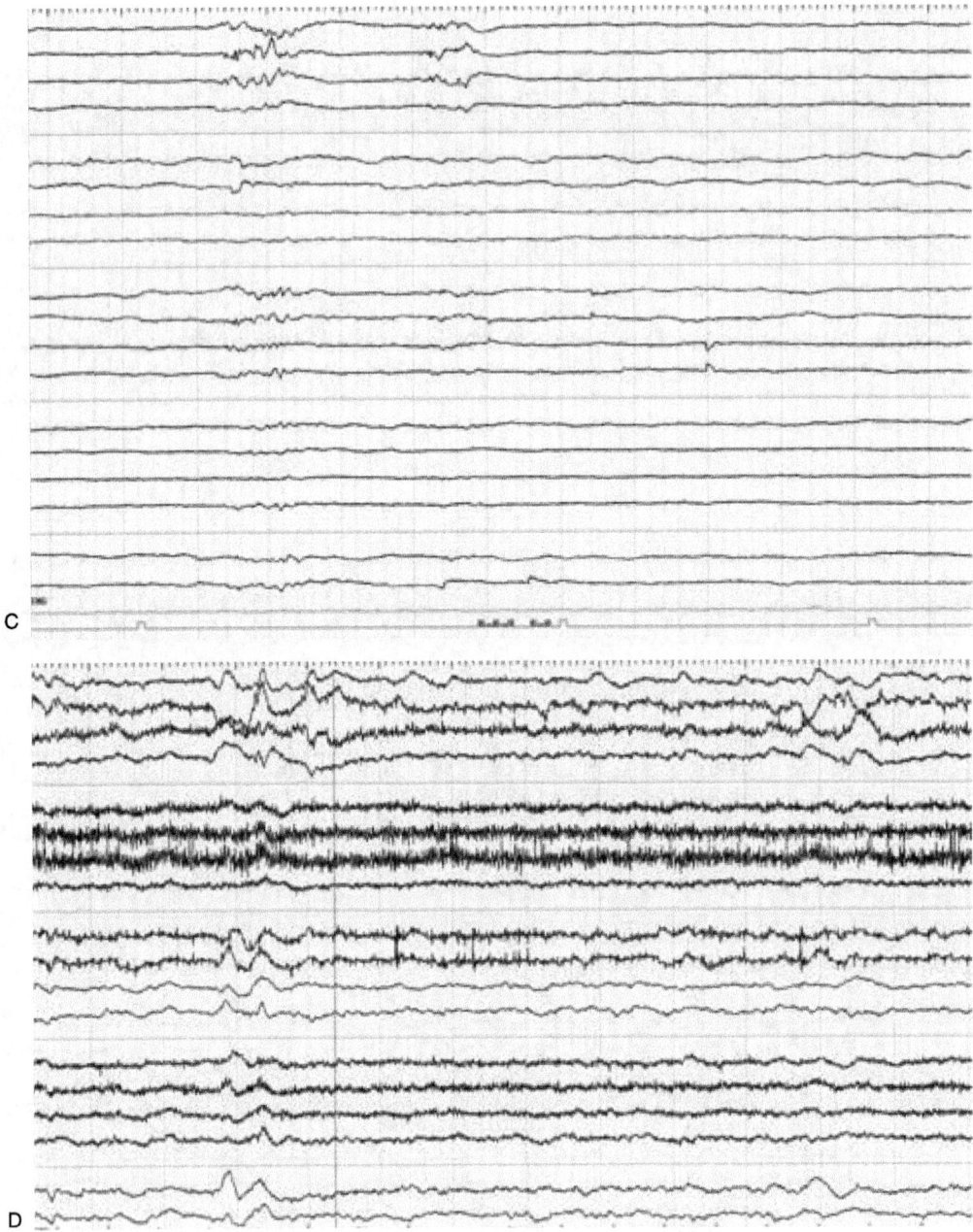

图 4-2-163　左侧额颞叶病灶的 55 岁男性患者 NCSE 不同阶段的脑电图特点，
NCSE 最初表现为失语，后发展到完全意识障碍

A. 初期脑电图显示，慢波背景基础上左侧半球节律性 θ 和尖波，颞区波幅最高；B. 咪达唑仑减量应用 2 天后，脑电图表现为左侧半球多棘波周期性放电，间隔短暂性电减弱；C. 使用硫喷妥钠麻醉和多种抗癫痫药物 2 天后，脑电图显示左侧半球暴发抑制和严重的脑病；D. 21 天后，脑电图仍是脑病表现，患者神志清楚，但仍处于轻度失语状态。

2. **伴有中央颞区棘波的儿童良性癫痫**(benign children epilepsy with centrotemporal spikes，BECT)　BECT 又称为儿童良性 Rolandic 癫痫，是儿童期最常见的部分性癫痫，是一种特殊类型的部分性癫痫综合征，发病年龄为 3~13 岁。

发作间期脑电图表现为特征性的中央 - 中颞痫性放电，通常为刻板的双相或三相尖波或棘波，随后出现慢波,即棘慢复合波。尖波或棘波平均波幅 100~300μV。痫性放电经常在中央和颞区同时出现,但其中一个部位的波幅可能会更高。棘慢复合波经常在双侧半球的同源区域对称或独立出现,也可从一侧转移到对侧。尖波经常是孤立性放电。患者在兴奋或思考时棘慢复合波较少或消失,入睡后立刻明显增多,并趋于全脑或双侧性发放。BECT 患者中后颞区放电一般持续到青春期前后才逐渐消失。

发作期为一侧中央颞区起源的低电压快活动,波幅逐渐增高且频率逐渐减慢(强直期),逐渐演变为棘波和慢波交替(阵挛期),可扩散到同侧半球,有时进一步扩散到对侧半球。

3. **儿童枕叶癫痫**　儿童枕叶癫痫可分为两种,一种为早发变异型 Panayiotopoulos 综合征;另一种为晚发变异型,符合 Gastaut 最初描述的综合征。

发作间期的脑电图在两种儿童枕叶癫痫中没有明显的区别,通常表现为正常背景活动下枕叶形态刻板的痫性放电。特征性放电包括双相棘波或尖波,其特征为典型的高波幅负相尖波,随后出现低波幅正相波峰,跟随出现负相慢波。放电在枕区波幅最高,但有时可扩散到后颞区。发作期脑电图为最初位于一侧枕区的节律性棘波,继而演变为 θ 或 δ 频率的放电。发作时放电既在同侧向前扩散,又向对侧枕区扩散,但通常局限在枕区且枕区最明显、最确定。

4. **青少年肌阵挛癫痫**(juvenile myoclonic epilepsy,JME)　发作间期脑电图在背景活动正常或接近正常的基础上可有自发的、暴发性泛化的、双侧同步的痫性放电。JME 的癫痫样放电为暴发性泛化双侧同步对称的多个棘波(多棘波),以额区和中央区波幅最高,随后为高波幅不规则的 2~5Hz 的慢波,混杂有棘波。痫性放电可以是孤立的多棘波暴发,也可以是持续 20 秒的长时间阵发性活动,如图 4-2-164。

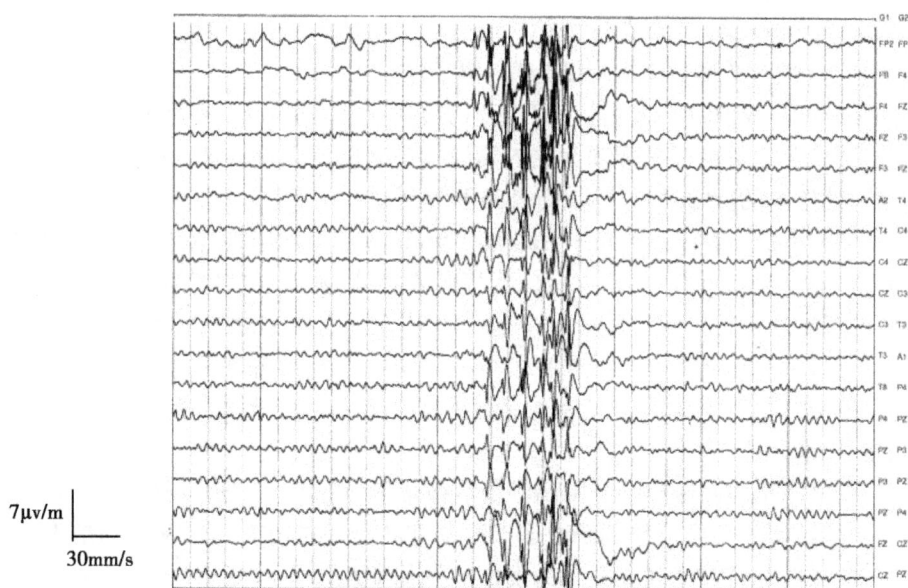

图 4-2-164　青少年肌阵挛癫痫

肌阵挛发作时常伴有多棘波和多棘慢波暴发,发作期多棘波的数量较发作间期多,波幅从第一个波到最后一个波逐渐升高。肌阵挛的发作强度与棘波的重复数量相关。多棘波为中高波幅,在额区波幅最高,跟随有高波幅的慢波。由于发作本身十分短暂,典型的相应的脑电图放电一般持续 1~2 秒,也可长达 4 秒。

5. **West 综合征**　West 综合征也称为婴儿痉挛症。婴儿痉挛发作间期的脑电图背景活动多数表现为高度失律。典型特征为在弥漫性不规则中高波幅混合慢波上,夹杂大量杂乱多灶性棘波、尖波,左右不对称、不同步,完全失去正常脑电图节律。偶尔出现广泛性棘波、尖波发放,但不呈节律性重复出现。棘、尖波和慢波多数没有固定的组合关系,既不形成真正的棘(尖)慢复合波。棘、尖波发放常在后头部更突出。高度失律在清醒期和睡眠期持续存在,在睡眠期更明显,如图 4-2-165。

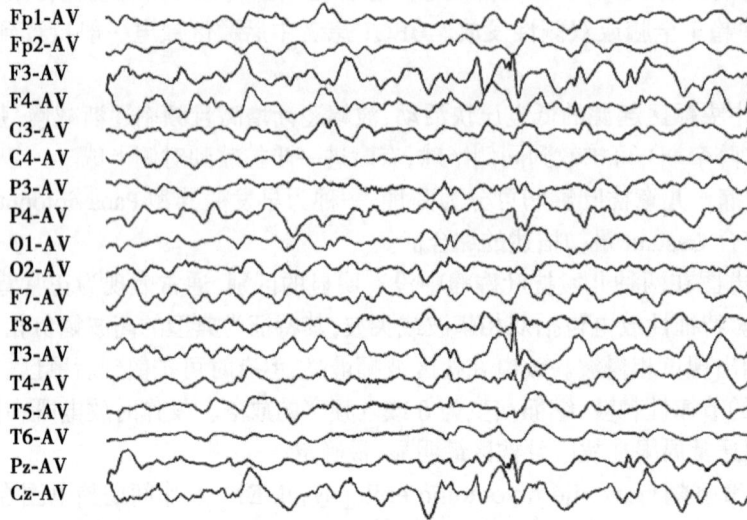

图 4-2-165 婴儿痉挛症的高度失律

高度失律可存在 5 种变异型

(1)伴有半球间同步化增强的高度失律。

(2)不对称的高度失律。

(3)伴有持续的局部异常放电的高度失律。

(4)伴有泛化局灶性或单侧性波幅降低的高度失律。

(5)由最初的高电压、双侧不同步慢活动和相对少的痫性放电组成的高度失律。

发作期脑电图最常见的特征是额部为主的高波幅短暂的泛化性慢波,继而出现弥散性波幅减低(脑电抑制)。发作期放电的持续时间可从 0.5~100 秒不等。

6. Lennox-Gastaut 综合征(Lennox-Gastaut syndrome,LGS) 脑电图清醒时背景节律变慢,典型的 LGS 波形是弥漫、两侧同步的 1.5~2.5Hz 慢棘慢复合波,在额、颞区波幅最高。慢棘慢复合波可单独散在出现,更多见的是短程或长程暴发,甚至持续出现。有时波形不规则,两侧不对称,或有局限性棘慢波灶。过度换气和闪光刺激对波形的影响不明显。广泛性棘波节律和快节律暴发是 LGS 第二个最具特征性的脑电图改变,几乎在所有的患者睡眠中出现,为广泛性 10~20Hz 的低高波幅的快节律暴发,持续 0.5~10 秒不等。

强直发作时脑电图出现两侧弥漫的中高幅快节律暴发,约 10~25Hz,以额区为主。放电常先出现最高波幅,随后出现波动。几种发作期脑电图改变与非典型失神有关。最常见的是弥散性双侧对称的高波幅 1~2.5Hz 棘慢复合波活动。失张力发作的发作期脑电图改变不恒定,最常见的是与肌阵挛发作相似的高波幅多棘波或多棘慢波。

7. 颞叶癫痫(temporal lobe epilepsy,TLE) 国际抗癫痫联盟(ILAE)将颞叶癫痫分为颞叶内侧癫痫和新皮质颞叶癫痫。90% 颞叶癫痫患者在表面脑电图上可看到发作间期癫痫样活动,然而,由于脑脊液、脑膜、颅骨和头皮的影响,头皮脑电图常常漏掉许多发作间期癫痫样放电。除了发作间期癫痫样放电外,颞叶间断性节律性 δ 活动与颞叶癫痫的诊断高度相关。颞叶内侧致癫痫灶和颞叶间断性节律性 δ 活动具有明显的相关性。另一方面,颞叶和颞叶外侧癫痫以及其他神经系统疾病都可记录到颞叶间断性节律性多形性 δ 活动。

(1)颞叶内侧癫痫(medial temporal lobe epilepsy,MTLE):MTLE 是成人中最常见的局灶性相关性癫痫。复杂部分性发作是最常见的发作形式。发作间期 MTLE 患者脑电图变化常一致,常见一侧或双侧前颞叶尖波、棘波或局灶性慢波活动,部分患者出现前额双侧独立发放的棘、尖波,有时伴有颞区间断慢波活动。与 MTLE 的复杂部分性发作有关的发作期脑电图改变为出现临床症状后或 30 秒内出现前颞区或下颞区单侧 5Hz(或更快)的颞叶放电。

(2)新皮质颞叶癫痫(neocortical temporal lobe epilepsy,NTLE):NTLE 发作间期的脑电图特征的规则性和特异性较 MTLE 差。发作间期癫痫样放电主要位于颞区,但分布更广泛。发作期脑电图最常见的是广泛分布的放电,常累及整个大脑半球,一般频率变慢,频率和波幅的稳定性低,在发作中较后期出现。

8. **额叶癫痫**(frontal lobe epilepsy,FLE)　由于额叶的大部分区域,包括眶额皮质、半球间凹面和扣带回以及脑沟区放电相对难被头皮电极记录到,并且与额叶外侧癫痫相比,这种限制在额叶内侧癫痫更明显。高波幅尖样慢波广泛分布于额区,是眶额区病灶的特征。仅有 60%~80% 额叶癫痫发作间期脑电图表现为棘波或尖波,低于颞叶癫痫,并且发作间期放电的对于额叶癫痫的定位价值低于颞叶癫痫,因为额叶癫痫发作间期放电可以是双侧的、单侧的甚至全面性的,包括继发性的双侧同步。

致痫灶位于额叶外侧时发作间期和发作期的 EEG 的定位价值高于位于额叶内侧和底面时。对于传统脑电图提示双侧癫痫电活动的患者,即使提高脑电图电极安放的密度,既不能增加脑电图的敏感性,也无助于发作起源的定位。短的发作时程、发作时快速的皮层扩散、发作早期肌肉动作导致的频繁的肌电伪迹以及远离头皮电极隐藏在脑沟内的大面积的额叶皮层限制了额叶癫痫发作期脑电图的定位价值。发作期脑电图模式包括重复的癫痫样放电,节律性 δ 波、单侧或全面性脑电图抑制。颞叶癫痫中常出现的节律性 δ 波在额叶癫痫中少见。头皮 EEG 中局灶性发作性 β 放电往往提示额叶外科手术的预后较好(图 4-2-166)。

9. **顶叶癫痫**(parietal lobe epilepsy,PLE)　大多数的顶叶癫痫患者存在发作间期放电。发作间期放电较广泛,可以是多灶的或双侧的,继发双侧同步较常见,尤其是上矢状窦旁病灶。

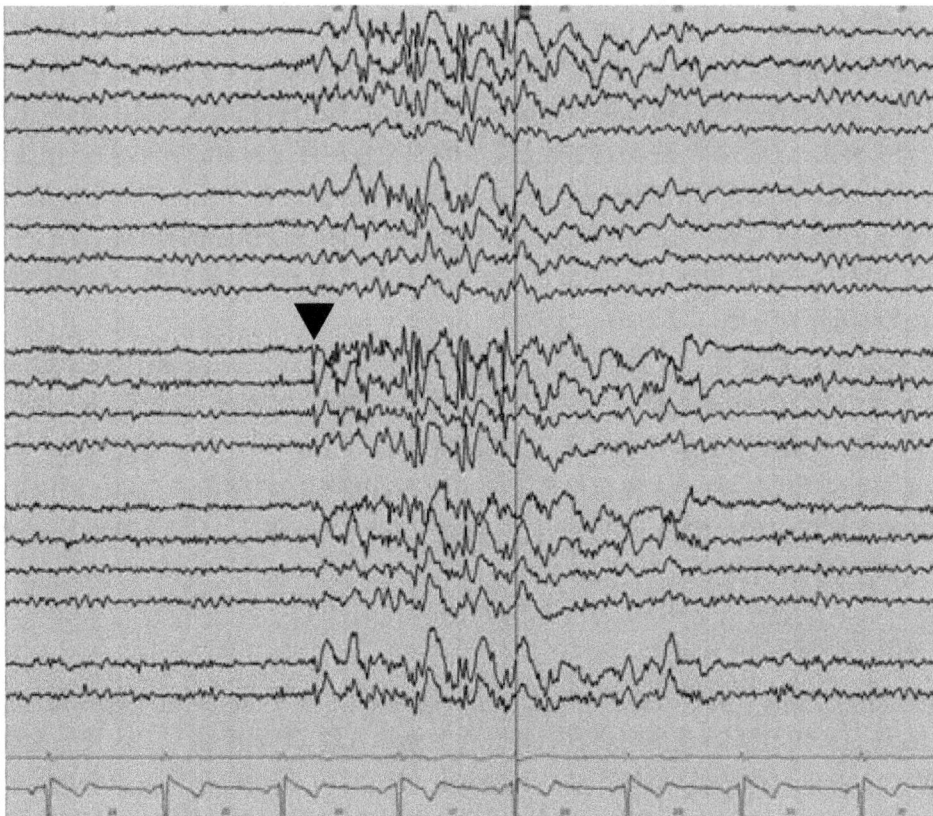

图 4-2-166　额叶癫痫:右侧额叶局灶放电继发双侧同步

10. 枕叶癫痫(occipital lobe epilepsy, OLE) 绝大多数枕叶癫痫的患者存在异常的发作间期脑电图,但是头皮脑电图很难监测到位于枕叶内侧和下部的放电。由于放电的快速传播,一些枕叶癫痫患者中最常见的发作间期放电是位于颞区或颞枕区的具有最大波幅漂移变化的棘波和尖波。继发双侧同步的广泛的和双侧发作间期放电非常普遍,局限于枕叶的孤立的癫痫样发电非常少见。6%~13%的枕叶癫痫患者具有光敏感性。

二、中枢神经系统感染

(一)中枢神经系统病毒性感染

脑电图对多数病毒性脑炎或脑膜炎不能提供诊断依据,主要是评价脑功能损伤的程度,仅对少数情况,如单纯疱疹病毒性脑炎具有高度的诊断提示意义。

1. 病毒性脑炎 在脑炎急性期脑电图总是异常,多表现为弥散性高波幅的慢波,节律或非节律性δ波。当白质受累时慢波活动更突出。慢波活动的加重常伴有意识障碍,表明损伤严重。部分患者有局灶性、多灶性癫痫样放电,并可合并癫痫发作。

2. 单纯疱疹病毒性脑炎(herpes simplex virus encephalitis, HSE) 单纯疱疹病毒性脑炎常伴有特征性的脑电图改变,包括单侧或双侧周期性复合波。最早的脑电图改变包括局限性或单侧性出现的背景慢活动和不规则的慢活动,在受侵犯的颞区最显著。局限性或一侧性的尖波和/或慢波复合波常出现于颞区,并且快速进化到每1~3秒一次的周期性复合波。周期性一侧性或双侧性痫性放电常出现在神经系统症状出现后的第2—12天,偶可延长到24—30天出现;双侧大脑半球之间可呈锁时关系或者相互独立。随着病情的好转恢复,周期性复合波逐渐消失,代之以局灶性或一侧性慢波,或局灶坏死囊变区为低电压。致死性病例脑电图逐渐恶化,电压进行性降低,发展为在低电压背景上的低波幅周期性慢波,间隔时间逐渐延长和不规则,最终发展为电静息。

(二)中枢神经系统慢病毒感染

1. 克-雅病(Creutzfeldt-Jakob disease, CJD) 克-雅病主要在中年以上发病,临床特征为进行性痴呆、运动障碍和肌阵挛。脑电图特征性的周期性波形具有诊断意义。该病的早期脑电图可正常或仅表现为轻度非特异性变慢。随着疾病进展,出现双相或三相慢波,开始为散发间断出现,可不对称或在某一局部突出,以后逐渐变为双侧广泛同步的周期性时限200~400毫秒的三相波或尖波,以0.5~1秒的间隔出现。多数患者在起病后12周左右发展为这种具有特征性的周期性波形。出现周期波时常伴有肌阵挛,但两者并不完全同步。周期性三相波对CJD诊断的特异性为67%,敏感性为86%。如果多次描记脑电图,90%以上的患者可记录到周期性复合波。周期性复合波在终末期可能消失,肌阵挛也可同时消失(图4-2-167)。

2. 亚急性硬化性全脑炎 亚急性硬化性全脑炎(subacute sclerosing panencephalitis, SSPE)是麻疹慢病毒引起的亚急性或慢性脑炎。病程早期背景活动解体,弥漫性、局灶性或一侧性慢波活动增多,可有不对称,以后发展为多形性δ波,间断出现额区为主的单一节律慢波活动。可见各种波形的局灶性或广泛性癫痫样放电。复合性周期波可出现在病程的任何阶段,多见于中期,典型的为300~1 500μV的高波幅多形性慢波、尖慢复合波,持续0.5~2秒,间隔4~15秒周期发放。晚期背景活动逐渐衰弱,周期性放电消失。

三、自身免疫性脑炎

某些自身免疫性脑炎可有特异性的脑电图表现,如部分抗N-甲基-D-天冬氨酸受体(N-methyl-D-aspartate receptor, , NMDAR)脑炎患者具有特异性的极端δ刷,即弥漫性1~3Hz慢波上叠加节律性β快波,全脑区、对称性和同步性、持续存在,不受睡眠、意识水平、运动发作和抗癫痫药物的影响。慢波节律来自丘脑,可能与NMDAR功能低下有关,提示病情重、住院时间长和预后差如图4-2-168。

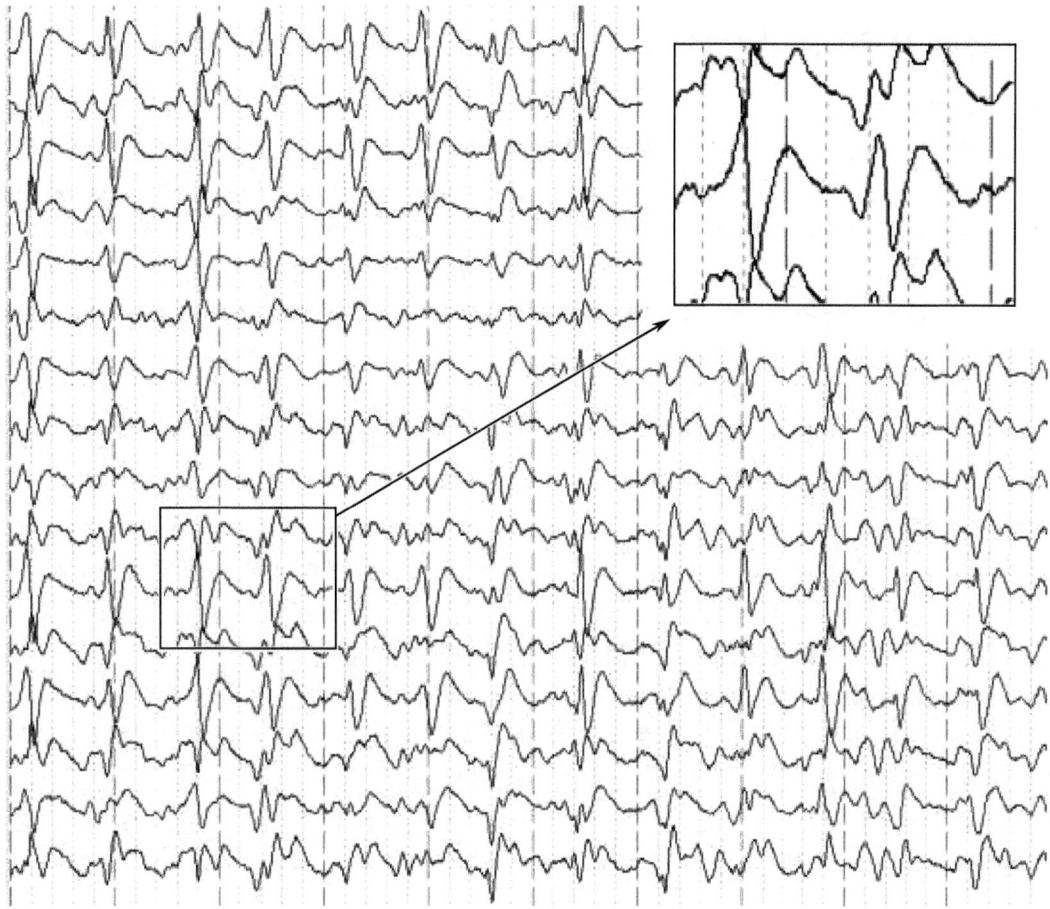

图 4-2-167　CJD 的三相波

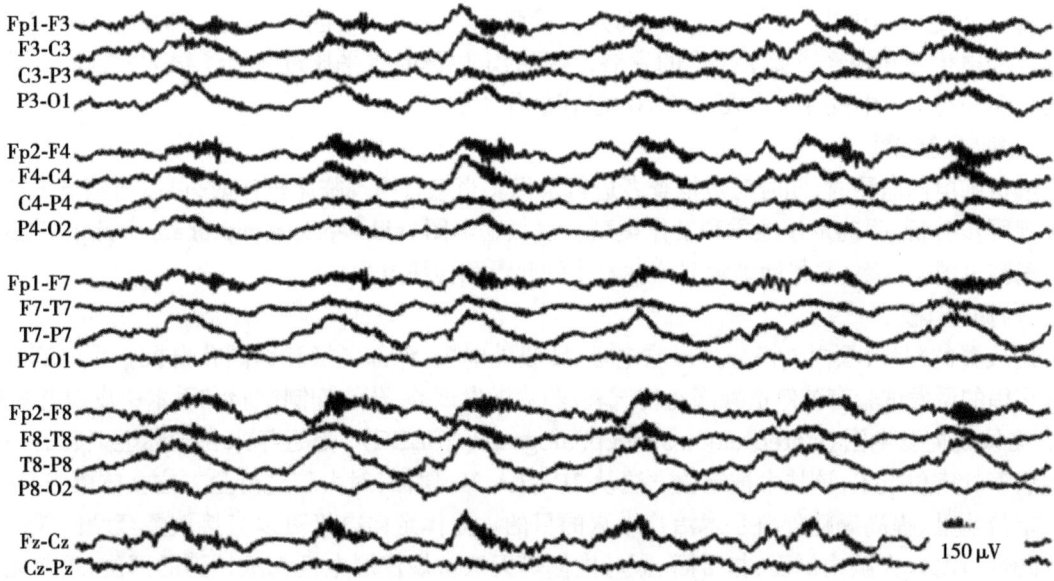

图 4-2-168　抗 NMDAR 脑炎的极端 δ 刷

四、缺氧、代谢和中毒性脑病

(一) 缺氧性脑病

脑循环骤停时,7~13秒时出现慢波活动,波幅增高,频率减慢,进而出现平坦电位。电静息首先出现在大脑皮质,而脑干仍可有高波幅的电活动。如果脑循环中断时间超过5分钟,则出现不可逆的脑损伤。心肺复苏后早期的脑电图改变预后意义不大,24~48小时的脑电图更有预后意义。心肺复苏后的脑电图改变分为5级:Ⅰ级以α活动为主,伴或不伴散发θ活动;Ⅱ级以θ活动为主,伴少量α活动和间断弥漫性δ活动;Ⅲ级为弥漫性持续性慢波活动,伴少量快波活动,脑电图的自发性变化和对刺激的反应性存在;Ⅳ级为低波幅无反应的弥漫性持续δ活动;Ⅴ级为低电压、暴发抑制或电静息。Ⅰ级预后良好,而Ⅳ~Ⅴ级常伴有持久性的植物状态或死亡。Ⅱ~Ⅲ级的预后不确定。此外,心肺复苏后昏迷的患者如出现下列脑电图波形常提示预后不良:类似三相波的广泛性周期性尖波或棘波、双侧不同步的周期性一侧性痫性放电和α昏迷图形。

(二) 肝性脑病

肝性脑病的脑电图改变可以从轻微的异常,如背景变慢和弥漫性间断性节律性慢活动,到重度异常,如昏迷患者中常见的弥散性持续性慢活动。三相波常见于肝性脑病的中期,即嗜睡和轻度昏迷期。三相波形态上类似于棘慢复合波。三相波以前头部明显,散发或持续出现。

(三) 一氧化碳中毒

急性期脑电图呈现不同程度的慢波性异常,常为1~4Hz高波幅慢波活动,额区或额颞区突出。惊厥发作时可伴有广泛性或局灶性棘波、尖波发放。持续低电压状态提示预后不良。急性一氧化碳中毒后的迟发性脑病初期,脑电图多表现为弥漫性δ波,间有数量不等的θ波;少数以弥漫性θ波为主;α波基本消失。

五、癫痫外科

20%左右的癫痫患者通过合理的抗癫痫药物治疗不能有效控制发作,称为难治性癫痫,其中部分可通过颅内电极记录或颅外多导联脑电图记录确定发作起源部位,并通过外科手术切除或阻断致痫区,达到控制发作的目的。

随着立体定向脑电图、皮层脑电图、视频录像脑电图、多导脑电图、高分辨MRI、MRS、SPECT、PET等神经电生理和神经影像学技术的发展,癫痫的定位诊断水平比过去有了很大的提高。其中脑电图在癫痫外科定位中发挥着重要的和不可替代的作用。

(一) 视频脑电图

在进行脑电图监测时,同时对被检查者进行录像。当患者出现临床发作时,可以将脑电图变化与临床表现同步分析,明确发作性质和发作类型。视频脑电图(video-electroencephalography, VEEG)可提高癫痫脑电图阳性率,并帮助确定部分性发作的起源和传播过程。

(二) 颅内电极

根据放置的部位,颅内电极分为皮质电极、硬膜外电极、深部电极和卵圆孔电极。颅内脑电图描记时常采用的诱发试验有减停抗癫痫药物试验、药物激发试验、药物抑制试验和手术中皮质电刺激。

1. **立体定向脑电图**(stereo-electroencephalography, SEEG)　是近年来在国际上兴起的一种全新的癫痫病灶定位技术,该技术把定位方法从2D引入3D层面,对大脑进行全方位立体覆盖,从而达到准确定位病灶、提高癫痫外科手术治疗效果的目的。立体定向电极可以直接放置至颅内任何靶向部位,如额叶深部、大脑内侧面、扣带回、颞叶内侧等无法常规皮层电极无法达到的部位,术前能够设置电极的路径,从而规避颅内动脉、静脉,大大降低手术风险。

2. **颅内脑电图的特征**　颅内脑电图波形及分布与头皮脑电图相似,顶枕区以α波为主,额、颞区以17~20Hz的β波为主,间有α波,并混有少量θ波。中央区附近可见20~25Hz的连续性快波。有时可记录到弓形波,即 μ 节律。颅内电极记录的是局部而不是全面的背景活动。局部背景活动异常多与海马硬化或新皮质胶质增生有关,常为 δ 或 θ 频段的局部慢波活动。单纯的慢波活动不能作为癫痫定侧定位的主要依据。

由于没有颅骨和头皮的阻隔,颅内脑电图可记录到头皮脑电图没有发现的棘波,且波形和波幅没有明显的衰减或畸变,棘波波幅更高,可达数百甚至上千微伏,时限更短。发作间期棘波表明局部皮质兴奋性增高而产生自发的超同步化放电,常常是术前和术中定位癫痫起源的重要依据。

六、昏迷和脑死亡的电生理评估

(一) 昏迷的脑电图

1. 间断节律性 δ 活动　间断节律性 δ 活动见于昏迷早期,为间断性出现的中高波幅 2~3Hz 节律性 δ 活动,可为一侧或双侧暴发,如为双侧出现,多数同步但可对称或不对称。成人的电压在额区最高,儿童则以枕区多见。双侧相对持续的间断节律性 δ 活动常见于以下病变:

(1)幕上半球或中线结构损伤引起的第三脑室压力增高。

(2)中毒性或代谢性脑病。

(3)广泛的结构性脑损伤,以皮质和皮质下受累为主。

2. 持续非节律性 δ 活动　持续非节律性 δ 活动是各种病因所致昏迷的最常见脑电图,但缺乏病因特异性。损伤部位主要在皮质和皮质下白质。在昏迷早期,α 节律逐渐消失,出现间断的 θ 频带节律,以后出现弥漫性非节律的 δ 活动,为 1~3Hz 的高 - 极高波幅不规则 δ 活动持续发放。持续非节律性 δ 活动常见于急性病变的活动期,慢性稳定性病变时少见。

3. 假周期性波型

(1)暴发抑制波型:在暴发阶段,高波幅的 δ 和 θ 慢波中可夹杂数量不定的棘、尖波,持续 1~3 秒,可双侧同步出现,也可局限于某一侧半球。两次暴发之间为低波幅的 δ 和 θ 频段的慢波或平坦图形,持续 2~10 秒或更长。暴发抑制脑电图最常见于抑制中枢神经系统的急性药物中毒、严重缺氧性脑病、严重低温状态和各种药物诱导产生的麻醉状态。

(2)假周期性全面性癫痫样放电:由棘波、多棘波或尖波组成,为全脑双侧同步放电,频率多为 0.5~1Hz,间歇期常表现为无活动或低电压慢活动。假周期性全面性癫痫样放电最常见于严重的急性脑缺氧及 CJD 所致的昏迷者,也见于代谢和中毒性脑病。

缺氧后出现暴发抑制或假周期性全面性癫痫样放电的昏迷患者多数死亡,少数存活者也多遗留神经残疾。如病情加重,暴发期将变得更短,波型更简单,且电压更低;而抑制期则逐渐延长直至脑电活动完全消失。相反,抑制期缩短,暴发期延长,并逐渐出现生理性节律则是临床恢复的表现。

(3)周期性一侧癫痫样放电(PLED):有时出现于一侧半球的不同范围,偶有双侧半球各自独立出现。PLED 可见于各种半球损伤的患者,如急性脑梗死、脑出血、肿瘤或感染等。

4. 三相波　三相波由高电压的正相电位和其前后的两个负相偏转组成。三相波的诊断特异性一直是学术界争论的焦点之一。多数学者认为典型和不典型的三相波均可见于各种中毒代谢性脑病,还见于阿尔茨海默病、脑血管病、肿瘤、感染或外伤性脑病等。

5. 纺锤波昏迷　如果患者在昏迷状态下脑电图以纺锤波图形为主,称为纺锤波昏迷,表现为中央 - 顶区为主的 10~14Hz 纺锤形节律,常伴有尖波出现,对刺激无反应。纺锤波昏迷最常见于颅脑外伤或脑炎后昏迷的患者,也可见于其他病因引起的昏迷。

6. α 昏迷　昏迷患者的脑电图常呈现慢波性异常,亦可见到癫痫样放电、周期性脑波与电静息等。有的昏迷患者脑电图呈类似正常成人清醒状态的 α 频率范围内的活动,称为 α 昏迷。α 昏迷患者的脑电图与正常成人清醒状态的脑电图比较,虽然频率与波形无明显差异,但是波幅一般较低,多在 15~40μV,分布在前部,或后部,或弥漫性为主,无调节变化;有时两侧电压不等或有少量慢波;对声、光、疼痛等刺激无反应性,个别患者出现与正常人不同的反应,对有害刺激、听刺激诱发短暂的波幅增高与频率变慢,甚至 α 活动阵发增强。一般认为,心跳呼吸骤停后的 α 昏迷,α 活动呈弥漫性,在前部占优势,尤其在中央区更明显。药物中毒引起的 α 昏迷,其脑电图改变大致与缺氧性脑病者相同,有的波幅较高,频率较快,或间有 β 活动,有的间有自发调节变化。虽然 α 昏迷并不意味着脑的不可逆性改变,但是除药物中毒所致者预后较好外,一般预后不良。

(二) 脑死亡的脑电图

1. 脑死亡的概念　脑死亡的基本定义是包括脑干在内的脑功能不可逆转的丧失。脑死亡需要通过全面的临床评估和特殊的实验室检查确定。作为脑死亡的确诊试验,脑电图、诱发电位和脑血流图可任选其一。

2. 电静息　电静息(electro silence,ECS)又称无脑电活动(electro cerebral inactivity,ECI),是指在头皮所有部位记录不到可确认的脑源性的自发或诱发性电活动。无脑电活动表明大脑皮质功能丧失,80% 的临床脑死亡患者脑电图显示为持续电静息。

3. 对电静息的解释　在临床诊断为脑死亡的患者,脑电图出现电静息表明大脑皮质功能丧失。但这并不意味着伴有电静息的脑损伤都是持续不可逆的。在某些情况下,电静息在一段时间内仍有恢复的可能:大剂量中枢镇静药物中毒常引起脑电图的暴发抑制图形,严重时抑制间隔可持续数分钟,但仍有恢复的可能,如电静息状态持续数小时则恢复的可能性很小。体温在 32~24℃可出现电静息状态,但如没有其他合并症,在一定时间内仍有逆转的可能。休克时脑灌注压降低可引起电静息,随着血压恢复到 80mmHg 以上,脑电活动可逐渐恢复。严重代谢和内分泌病变也可引起或加重电静息,包括电解质紊乱、酸碱平衡失调、血气异常和肝、肾、胰腺等器官因严重低灌注而导致的功能衰竭。

在符合临床脑死亡标准并排除各种可逆性情况的患者中,约 20% 的脑电图没有电静息,而是显示某种其他异常电活动,常为很低波幅和 / 或很慢频率的多灶性暴发电位。这种微弱的脑电活动在临床诊断脑死亡后可持续数小时至数天,最终发展为电静息。

七、睡眠障碍

(一) 发作性睡病

发作性睡病患者的多导睡眠脑电图有以下特征:①日间睡眠次数增多($\geqslant 3$ 次),常以 90~140 分钟的周期反复出现,每次睡眠持续时间在 5~120 分钟,午睡时间特别长;②睡眠潜伏期缩短($\leqslant 8$ 分钟),并常有持续数秒至 1~2 分钟的"微睡眠";③ REM 潜伏期缩短,至少有 2 次或更多的以 REM 期开始的睡眠;④夜间睡眠 REM 潜伏期缩短或以 REM 期开始的睡眠,REM 期呈小片段,周期性不规则,REM 期睡眠时间占总睡眠时间的 30% 以上。

(二) 睡眠中周期性肢体运动

睡眠中周期性肢体运动多见于成人,表现为睡眠期脚趾及足背屈,甚至整条腿屈曲运动,间隔 20~80 秒重复假节律性出现。肢体运动时脑电图无明显变化,或出现顶尖波或 K 复合波;有时伴有脑电觉醒反应,从而使睡眠趋于片段化。

(曹丽丽)

第三节　肌电图的临床应用和评价

广义的肌电图(electromyogramEMG)包括神经传导、神经重复电刺激、各种反射、单纤维肌电图、巨肌电图等;狭义的肌电图是指针电极肌电图。

一、神经传导检查的临床应用和评价

(一) 运动神经传导检查

运动神经传导是通过研究混合肌肉动作电位来评价周围神经的功能状态,由于神经传导速度反映的是神经干中快和粗的神经纤维的功能状态,对于周围神经的临床诊断和损伤程度的评价非常重要。对有些神经病变在其临床表现尚未明显之前即可以发现其亚临床改变,如遗传性周围神经病、糖尿病早期神经病变。对于缺血、嵌压引起的周围神经局部损害,可以通过运动神经传导检查寻找局部节段性脱髓鞘来明确损害部位。此外,运动神经传导检查可以鉴别周围神经病变、神经 - 肌肉接头病变和肌肉病变。

通常情况下,神经脱髓鞘和轴索损伤经常是重叠的,在神经传导速度测定的结果上,主要有以下 3 种情况:①波幅明显下降而潜伏期正常或接近正常;②波幅正常而有明显的潜伏期延长;③无反应。

1. 脱髓鞘病变　髓鞘是神经传导的基本物质,髓鞘脱失,就会出现神经传导减慢、波形离散或传导阻滞。脱髓鞘病变的典型运动神经传导改变为末端潜伏期延长、神经传导阻滞和神经传导速度减慢,尤其是当神经传导速度减慢非常明显时,如上肢传导速度小于 35m/s,下肢传导速度小于 30m/s,提示可能存在遗传性周围神经病。事实上,如果波幅保持正常的一半以上,而传导速度下降到不足正常均值的 50%~60%,提示是脱髓鞘病变。运动传导的减慢也可因脊髓前角细胞受损所致,运动传导速度下降到正常平均值的 70%,而波幅则下降到不足正常值的 10%。然而,不管波幅如何,如果传导速度下降到不足正常平均值的 60%,就提示存在周围神经病变。

2. 轴索病变　在神经传导检查中最常见。轴索病变的典型运动神经传导的改变则表现为肌肉动作电位波幅明显降低,传导速度和末端潜伏期正常或稍微延长。当损伤很严重时,才会出现传导速度的下降,但不低于正常值下限的 75%;末端潜伏期可以轻度延长,但不高于正常值上限的 130%。如果波幅下降到正常值的一半以上,即使传导速度下降到正常值的 70%~80%,也可以没有脱髓鞘。

3. 传导阻滞　运动神经传导检查时,如果近端刺激的复合肌肉动作电位的波幅和面积较远端刺激下降大于 50%,并且远端刺激复合肌肉动作电位的波幅大于正常值下限的 20% 和 1mV,同时近端刺激较远端刺激的复合肌肉动作电位的时程延长不超过 30%,这种现象被称为神经传导阻滞。传导阻滞的存在提示近端刺激点和远端刺激点之间存在脱髓鞘病变。

4. 无反应　如果绝大多数神经纤维都不能通过病灶进行传导,就没有反应。这时应小心鉴别究竟是神经失用还是神经完全断伤,这对于处理和判断预后均十分重要。在受伤后的第 4~7 天,有可能两者远端的传导都还是正常的,但在受损第 2 周就不相同了。神经完全断伤的远端再也不能引起神经传导兴奋,这是顺向变性的结果,在神经失用时,连续追踪测定可以看到肌肉动作电位波幅的逐渐提高,这是日益修复的结果,如图 4-2-169。

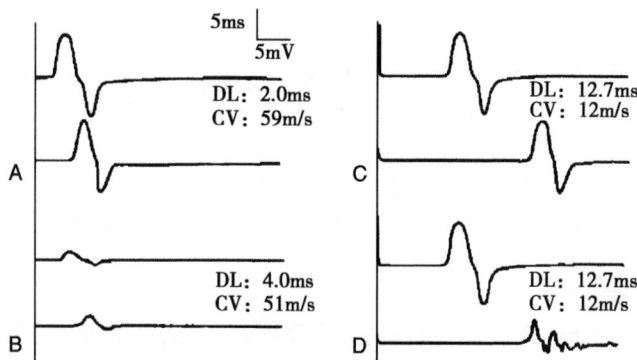

图 4-2-169　不同类型的周围神经传导

A. 正常;B. 轴索损害:波幅降低,潜伏期轻度延长,传导速度轻度下降;C. 脱髓鞘:波幅正常,潜伏期显著延长,传导速度显著降低;
D. 传导阻滞:近端刺激波幅显著下降,波形离散。

(二) 感觉神经传导检查

感觉神经传导反映了冲动在神经干上的传导过程,它研究的是后根神经节和其后周围神经的功能状态。

1. 后根神经节病变　周围感觉神经来源于后根神经节,节内含双极细胞,其中枢支形成了感觉神经根,周围支形成了周围感觉神经。感觉神经根损害即使很严重,由于它位于后根神经节近端,所以仅影响中枢支,而后根神经节和周围感觉支则完好无损,感觉电位仍然正常。所以后根神经节近端任何部位损害均不影响感觉神经电位,而后根神经节以下及其远端周围神经任何部位损害均会产生异常感觉神经电位。因此,感觉神经电位对于鉴别后根神经节前和节后病变非常重要。

2. 发现早期的周围神经病变　对于早期比较轻微的远端轴索损害或轻度混合神经损害,感觉神经电位异常可能是神经电生理检查的唯一发现,如早期的腕管综合征。

3. 由于感觉神经纤维没有参与运动单位,所以可以用来鉴别周围神经病变、神经 - 肌肉接头病变以及肌肉本身的病变。

二、重复神经刺激的临床应用和评价

重复神经刺激(repetitive nerve stimulation,RNS)是目前用来评价神经和肌肉接头之间功能状态的一项较有价值的神经电生理检查。主要观察第 1 个波和第 4 个波的波幅或面积比,观察其增减变化趋势。

(一) 低频重复电刺激

在检查神经和肌肉接头病变时最常用,主要是对那些怀疑突触后膜病变(如重症肌无力)的患者,刺激频率 1~5Hz,连续刺激 7 次。在观察波形时,主要看基线是否稳定、波形是否一致和具有重复性。重症肌无力患者通常第 3 个或第 4 个波的波幅最低,波幅降低超过 15%,到第 5 个和第 6 个波时,波幅降低减慢,形成"V"字形改变。正常肌肉在低频刺激时可出现波幅递减,但一般不超过 5%~8%。波幅降低在 10%~15% 之间时,存在可疑的突触后膜病变。低频刺激不仅在重症肌无力产生递减反应,而且在许多其他疾病也存在,如肌无力综合征、多发性硬化、肉毒中毒、运动神经元病以及再生的神经,如图 4-2-170。

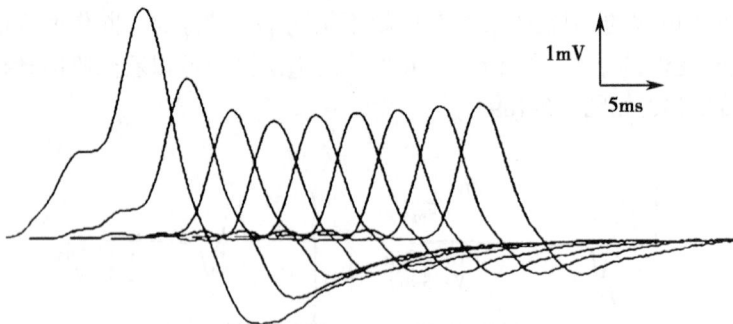

1mV

5ms

图 4-2-170　重症肌无力低频重复神经刺激
复合肌肉动作电位第 4 个较第 1 个波幅下降超过 15%

(二) 高频重复电刺激

高频刺激对 Lambert-Eaton 综合征(兰伯特 - 伊顿综合征)的诊断非常重要,可以说是目前唯一的诊断性检查手段;在鉴别突触后膜和突触前膜异常时,起着决定性作用。刺激频率为 20~50Hz,当刺激 20~50 次后,动作电位波幅明显增高,异常者可增高达基线的 200%。由于高频刺激的频率很高,多数患者不能耐受,多选用远端肌肉,如小指展肌。高频递增反应是 Lambert-Eaton 综合征和肉毒毒素中毒的特征性电生理表现(图 4-2-171)。

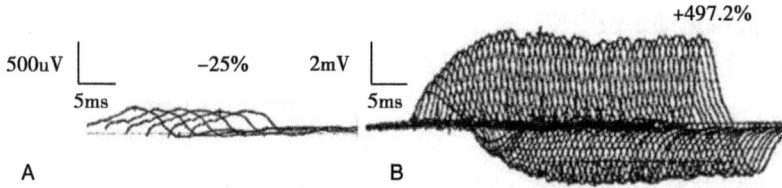

图 4-2-171　Lambert-Eaton 综合征尺神经重复神经刺激的特异性表现
A. 复合肌肉动作电位波幅较低,低频重复刺激波幅下降;
B. 高频重复刺激时复合肌肉动作电位波幅增高,大于 100% 以上。

三、F 波、H 反射和瞬目反射的临床应用和评价

(一) F 波

传统的神经传导技术应用于远端神经的研究,而 F 波则有助于对近端节段神经的运动传导进行评价。

对大多数周围神经病来说,F 波潜伏期可能正常或轻度延长。但在以神经根损害为主的病变时,F 波潜伏期明显延长。如 Guillain-Barré 综合征(吉兰-巴雷综合征)的早期,但常规神经传导检查完全正常时,就会出现 F 波潜伏期延长或 F 波消失。如果神经根病变以感觉根损害为主,F 波不会出现异常。F 波正常不能除外神经根性或神经丛性损害的存在。但是,一旦出现远端运动传导正常而 F 波有延长,则表明有近端损害,单侧病变者左右对比更为可靠。

(二) H 反射

腓肠肌 H 反射潜伏期的正常值上限为 30~35 毫秒,潜伏期侧间差异一般在 1.5 毫秒以内。如果 H 反射的潜伏期延长大于平均值 +2.58SD、侧间差异大于平均值 +2.58SD 或者 H 反射未引出均为异常。

在近端胫神经、坐骨神经、腰骶神经丛病和骶 1 神经根病变时,都可以出现 H 反射潜伏期延长。在糖尿病以及酒精性、尿毒症性和其他各种原因导致的多发性神经病中,H 反射表现为潜伏期延长。H 反射异常可能是 Guillain-Barré 综合征早期的唯一所见。

(三) 瞬目反射

瞬目反射(blink reflex,BR)又称眼轮匝肌反射,是由轻叩或轻触面部、角膜受声、光等多种刺激而引起眼睛闭合的防御反射,起着保护眼球的作用。从 1969 年 Bender 等研究以来,瞬目反射对三叉神经、面神经和脑干病变的早期诊断具有重要的临床价值。瞬目反射主要用于两个方面:①评估各种神经系统疾病的脑干功能障碍;②作为三叉神经、面神经功能障碍的检查方法。

三叉神经是瞬目反射弧的传入通路,当一侧三叉神经完全损害时,刺激健侧反射正常,当刺激患侧时,R1、R2 和 R2′ 均消失。当三叉神经损失不完全时,则患侧 R1、R2 和 R2′ 潜伏期均延长,伴有波幅降低。只要是影响脑干的病变,理论上均可以影响瞬目反射。当然,瞬目反射改变可因脑干病变的部位、范围不同而有很大差异。通过分析瞬目反射的改变,可为临床提供脑干损害范围的佐证,对定位诊断有重要意义。瞬目反射可以反映面神经的全长,所以在面神经受损时,无论刺激患侧还是健侧,均出现患侧瞬目反射障碍。受损严重时,因缺乏神经支配,反应电位可以完全消失。轻度受损和处于恢复过程中者,可见到潜伏期延长和振幅减小。

四、针电极肌电图的临床应用和评价

狭义的肌电图(electromyogram,EMG)是指以同心圆针插入肌肉中,收集针电极附近一组肌纤维的动作电位以及在插入过程中、肌肉处于静息状态下,肌肉做不同程度随意收缩时的电活动。针电极肌电图(以下简称肌电图)和神经传导速度检查相结合,是对周围神经和肌肉病变的最主要的检查手段。神经传导速度研究的是运动和感觉神经的兴奋性,而肌电图研究的是运动单位的整合性,即检查整个运动系统,主要是下运动神经元,即周围神经、神经-肌肉接头和肌肉本身的功能状态。

（一）宽时限、高波幅运动单位电位

一般于轴索损伤后数月才可以出现，与神经纤维对失神经支配的肌纤维进行再生支配，导致单个运动单位的范围增大有关，是神经源性损害的典型表现。募集相往往较差，可出现单纯相。

（二）短时限、低波幅运动单位电位

肌源性损害的典型表现。其时限短、波幅低的原因与肌纤维坏死后运动单位内有功能的肌纤维减少，运动单位变小有关。此时募集时出现早期募集现象，表现为病理干扰相。

（曹丽丽）

第四节　经颅多普勒的临床应用和评价

经颅多普勒超声（transcranial Doppler，TCD）是利用超声多普勒效应来检测颅内脑底动脉环上的各个主要动脉血流动力学及各血流生理参数的一项无创伤性脑血管疾病检查方法。1982 年由挪威 Rune 教授创建的 TCD 检测技术，为无创性脑血流循环的研究及脑血管疾病的诊断和评价开创了一个新的领域。由于其仪器简单、操作便利、重复性好、反映面广等优点，TCD 已成为目前脑血管疾病诊断、监测和血管功能评估的重要手段。

一、TCD 在高血压脑血管病中的临床应用和评价

（一）脑血管痉挛

高血压早期表现为脑血管痉挛，青年患者多见，颅内多支血管多见，双侧痉挛多见。大脑中动脉和大脑后动脉发生率最高。

（二）脑供血不足

见于年龄大的高血压患者，发病率高。多支血管多见，大脑后动脉、大脑中动脉、椎动脉多见，双侧血管供血不足多见。

二、TCD 在脑动脉硬化症中的临床应用和评价

（一）经颅多普勒频谱形态改变

1. S_1 和 S_2 融合成一圆钝峰，S_2 峰大于 S_1 峰。

2. 收缩期 S_1 极为陡直，S_2 不明显，舒张期血流速度降低，舒张末期血流速度明显降低，接近于零，甚至等于零，这种形态的频谱图形称为高阻波形，是典型的中重度脑动脉硬化的经颅多普勒频谱。

（二）经颅多普勒频谱的参数改变

收缩期血流速度与舒张末期血流速度的比值（S/D）、搏动指数（PI）和阻力指数（RI）均升高。

（三）血流速度的改变

早期脑动脉硬化患者绝大多数可以检测到多支血管收缩期血流速度降低，明显低于正常值，表明脑动脉硬化引起的脑供血不足。动脉硬化的血管出现狭窄时，在狭窄血管处可检测到血流速度增高。收缩期血流速度明显增高时，往往可出现湍流或涡流信号，这表明脑血管狭窄已是中重度狭窄。

三、TCD 在脑动脉狭窄中的临床应用和评价

脑动脉狭窄最常见的原因是脑动脉粥样硬化、脑动脉炎、先天性血管畸形等。TCD 对于检测脑底动脉严重狭窄有肯定价值，局部血流速度减慢和频谱图形异常是脑血管狭窄最基本的 TCD 表现。

（一）血流速度改变

血流速度是反映血管管腔大小最直接、最敏感的指标。动脉轻度狭窄时，狭窄段血流速度正常，可出现舒张期血流速度升高；随着动脉狭窄程度的增加，收缩期和舒张期血流速度都增加，呈节段性改变；严重狭窄时（>95%）血流速度降低。

（二）血流频谱图形改变

脑血管狭窄的典型改变为紊乱频谱和回声频谱，出现涡流、湍流信号和弥散波形。

（三）血流音频的变化

血管杂音的出现是诊断脑动脉狭窄最重要的指征。

TCD 检测可为动脉硬化症治疗前后提供一个相对客观的疗效观察指标。通过 TCD 直接对脑动脉进行检测，可以对脑动脉硬化、脑供血不足、脑动脉狭窄及其程度进行判断。此外，通过 TCD 可监测脑动脉硬化后引起的血流动力学、血管病理生理变化。

四、TCD 在偏头痛中的临床应用和评价

（一）脑血管痉挛

单支或多支血管高流速表现，其他参数、图谱均正常，以大脑中动脉和大脑后动脉为主。患者年龄轻时，脑血管痉挛的发病率高，患者年龄大时，脑血管痉挛的发病率低。头痛可呈现同侧单支血管痉挛，但两侧收缩期血流速度一般相差不到 20% 或不超过 20cm/s。如果超过了，诊断为两侧血流速度不对称。

（二）脑供血不足

单支或多支血管收缩期血流速度降低，其他参数、图谱均正常。多发生在高年龄组，发生率较低。原因可能是偏头痛发作期颅外血管扩张，颅内血管收缩，或颅内、颅外血管均扩张。

五、TCD 在脑动静脉畸形中的临床应用和评价

1. 收缩期与舒张期血流速度均增高，S/D、PI、RI 指数降低，这是诊断脑动静脉畸形的一个重要依据。

2. 出现"盗血"现象的经颅多普勒特征。由于畸形血管内的阻力低，灌注压低于周围血管，可使其周围供应大脑的其他血管的血流向畸形血管，产生颅内"盗血"现象，表现为对侧大脑前动脉或大脑后动脉出现反向血流，其他同侧血管血流速度低。

3. 舒张期血流速度明显上升，远端流速低。

4. 对二氧化碳分压变化反应性降低。

六、TCD 在锁骨下动脉盗血综合征中的临床应用和评价

由于锁骨下动脉或无名动脉的起始部分发生部分或完全性阻塞时，通过这些动脉的血流速度明显加快，由于虹吸作用引起患侧椎动脉血流减少或产生反向流动进入患侧锁骨下动脉的远端部，产生椎 - 基底动脉供血不足及患侧上肢缺血，称为锁骨下动脉盗血。

1. 患侧椎动脉血流速度明显降低或患侧椎动脉血流信号方向发生逆转，健侧正常，部分患侧血流速度有代偿性增高。

2. 颈内动脉颅外段或锁骨上窝探测锁骨下动脉有较高的血流速度，显示颈内动脉颅外段或锁骨下动脉存在狭窄。

3. 如果锁骨下动脉阻塞，锁骨下动脉完全探不到信号。

七、TCD 在急性脑血管疾病的临床应用和评价

（一）缺血性脑卒中

1. **急性期** 被阻塞血管（受累血管）TCD 频谱图像缺如。

2. **发作期及恢复期** 监测到有侧支循环的频谱图像，为反向多普勒表现。收缩期血流速度下降。侧支循环的血流频谱一般在急性期发作后数小时到数天内可检测到，特别是在恢复期能检测到良好的侧支循环血流的 TCD 图像。这也是缺血性脑卒中患者 TCD 监测的重要特征。

3. **频谱图像的改变** 缺血性脑卒中患者的病理基础大多是脑动脉硬化，因此可出现脑动脉硬化的频谱改变，如高阻波形、收缩期血流速度降低等。

(二) 短暂性脑缺血发作

短暂性脑缺血发作(transient ischemic attack,TIA)患者血管出现收缩期高流速表现,即血管痉挛,其余为血管动脉硬化的表现。

1. 患侧单支或多支动脉血管狭窄的频谱表现。

2. 患侧血管出现较低或极低收缩期流速频谱,而健侧收缩期流速较高,两侧血流出现不对称,显示患者血管分支或末端有梗死。

3. TIA 患者均有动脉硬化的多普勒频谱表现。

(三) 脑出血

1. 出血血管出现收缩期高流速信号,平均流速增高。出血 24~72 小时内最为明显。如果检测到单支血管收缩期高流速的多普勒频谱就应考虑出血。

2. 健侧血管可出现动脉硬化、脑供血不足的多普勒频谱图像。

3. 脑出血恢复期,4 周以后,收缩期血流速度有时可下降至正常。

(四) 蛛网膜下腔出血

使用 TCD 可动态观察了解脑血管痉挛的情况,了解脑血管痉挛发生、发展的全过程。并对出血部位具有一定的定位诊断价值;还可以帮助了解蛛网膜下腔出血的出血量。

1. 蛛网膜下腔出血的患者一般均可检测到某支或多支血管的收缩期高流速的经颅多普勒频谱图像,而其频谱图像及 S/D、PI、RI 均在正常范围内,显示脑血管痉挛的征象。

2. 部分患者除检测到收缩期高流速的经颅多普勒频谱图像外,尚可见到动脉瘤、脑动静脉畸形的多普勒频谱表现。

(五) 脑动脉瘤

1. 收缩期血流速度降低,舒张末期血流速度相对增高,PI 降低。

2. 脑动脉硬化引起的颅内动脉瘤会出现脑动脉硬化的经颅多普勒表现。

3. 动脉瘤破裂,出血动脉可见收缩期高流速的脑血管痉挛的多普勒频谱表现。

八、TCD 在微栓子监测中的临床应用和评价

应用经颅多普勒监测脑循环中的微栓子信号(microembolisignal,MES)是目前开展的一项新的无创性监测方法。它能直接检测脑循环中微栓子的数量和性质,对不同类型的缺血性卒中的发病机制、鉴别诊断、病情监测和药物疗效的评价以及发现高危卒中患者都有较大的价值。

(一) 微栓子的 TCD 特征

微栓子在 TCD 频谱上表现为突出于背景的高强度、短暂的信号(high-intensity transient signals,HITS),因此,理论上循环中的栓子能被 TCD 检测到。

MES 的基本特征:①时程短暂,通常持续时间 ≤300ms,取决于微栓子通过取样容积的时间;②信号强度至少高于背景血流强度 3dB,这与微栓子的特性有关;③MES 在血流频谱上一般为单相的;④在出现视觉信号的同时,可听到"嚓、嚓"等声响,听觉信号与所用仪器及微栓子的速度有关。临床检测中不但要区别微栓子或伪差,还要尽可能地区别微栓子的不同性质,如气体栓子和固体栓子(文末彩图 4-2-172)。

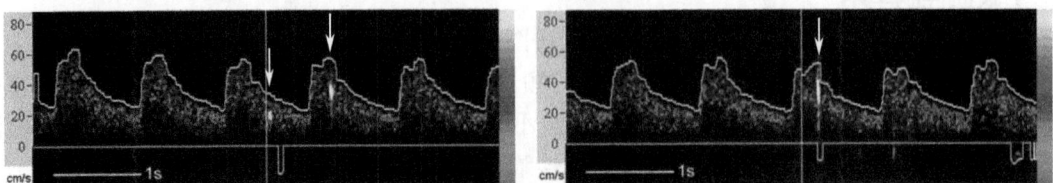

图 4-2-172　TCD 检测到左侧大脑中动脉微栓子
箭头为微栓子信号

(二) 微栓子检测与缺血性脑血管病

1. TCD 与颅内外动脉粥样硬化　颅内外动脉狭窄是缺血性脑血管病的独立危险因素,多项研究表明微栓子信号(MES)与动脉狭窄密切相关。症状性颅内外动脉狭窄患者的 MES 阳性率高于无症状者;无症状颅内外动脉狭窄患者 MES 阳性者,卒中发病率较 MES 阴性者高。

2. TCD 与 TIA　TIA 是由于局部脑或视网膜缺血引起的短暂性神经功能缺损,临床症状一般不超过 1 小时,最长不超过 24 小时,且无责任病灶的证据。TIA 是缺血性脑卒中最重要的独立危险因素,发作越频繁,脑卒中风险越高。对颈内动脉系统 TIA 患者进行 TCD 微栓子监测,发现 MES 是早期脑卒中再发的重要危险因素,TIA 发生后距微栓子监测之间时间越短,微栓子发生率越高。

3. TCD 与心源性脑梗死　心源性脑梗死约占全部脑梗死的 1/3,近来研究表明,心源性脑栓塞较大动脉粥样硬化型脑梗死可能更常见。导致心源性脑卒中的高危因素有心房颤动、心脏瓣膜病、急性心肌梗死附壁血栓形成、心房黏液瘤、人工心脏瓣膜以及扩张性心肌、左心房及左心室病附壁血栓等,其中心房颤动是心源性脑栓塞最常见的原因,在调整其他血管危险因素后,单独心房颤动可以使卒中风险增加 3~4 倍。与非心源性卒中的预防及治疗方案有所不同,心源性脑卒中强调抗凝治疗。对于有潜在心源性栓子来源的患者建议常规微栓子监测进行筛查。

4. 在卵圆孔未闭患者中的临床应用和评价

卵圆孔未闭(patent foramen ovale,PFO)是隐源性脑梗死中常见的类型,也是近年研究的热点。55 岁以下不明原因的缺血性卒中和 TIA 患者应该进行 PFO 筛查。既往认为经食管超声心动图(transesophageal echocardiography,TEE)是诊断 PFO 的金标准,近年研究发现,经颅多普勒超声发泡试验(contrast-transcranial Doppler,C-TCD)具有无创、易操作、患者配合率更佳、敏感性和特异性更高等特点,比 TEE 有更广泛的实用价值。C-TCD 除了定性之外,更重要的作用是对左向右分流做出半定量判断,根据栓子信号数量可对 PFO 程度进行评价,见文末彩图 4-2-173。

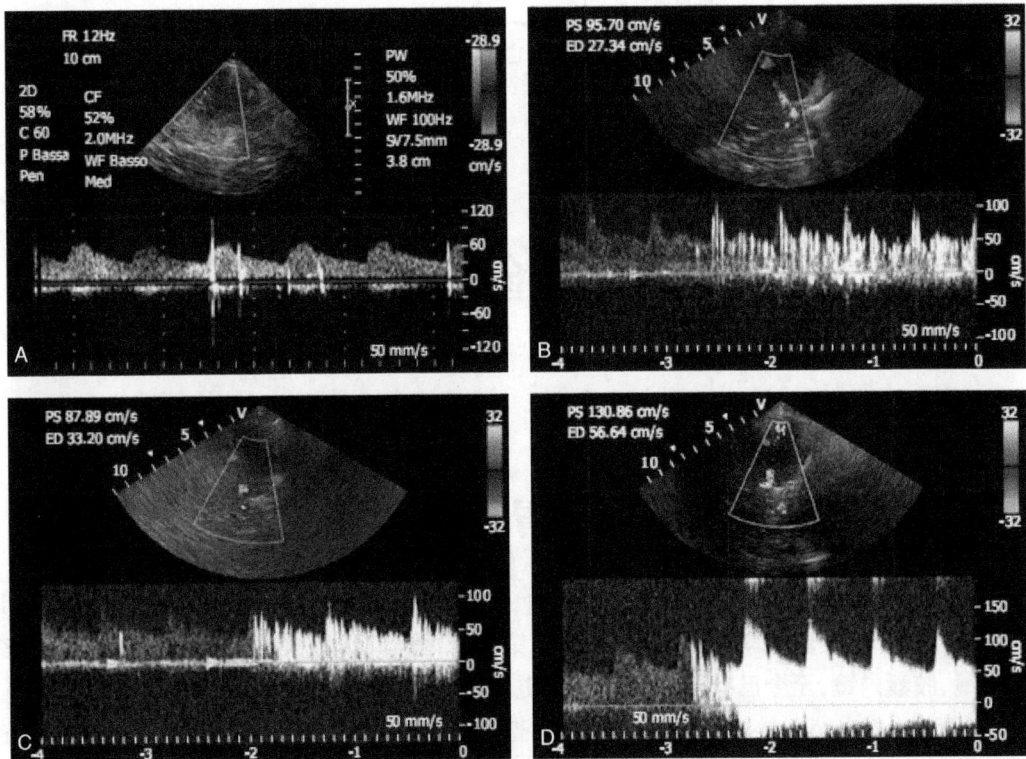

图 4-2-173　TCD 发泡试验显示心脏右向左分流的微栓子信号
A. 低度;B. 中度;C. 高度;D. 雨帘状

九、TCD 在评估脑死亡中的临床应用和评价

TCD 是脑死亡患者的脑血流评估的主要方法。脑死亡的 TCD 主要有三种表现。

1. **振荡波**　在 1 个心动周期内出现收缩期正向和舒张期反向血流信号,脑死亡血流指数<0.8,DFI=1−R/F(R:反向血流速度,F:正向血流速度)。

2. **收缩早期尖小收缩波**　收缩早期单向性正向血流信号,持续时间小于 200ms,流速低于 50em/s。

3. **血流信号消失**　判定次数:间隔 30min,检测 2 次。2 次检测颅内前循环和后循环均为上述任一血流频谱符合 TCD 脑死亡判定标准,如图 4-2-174。

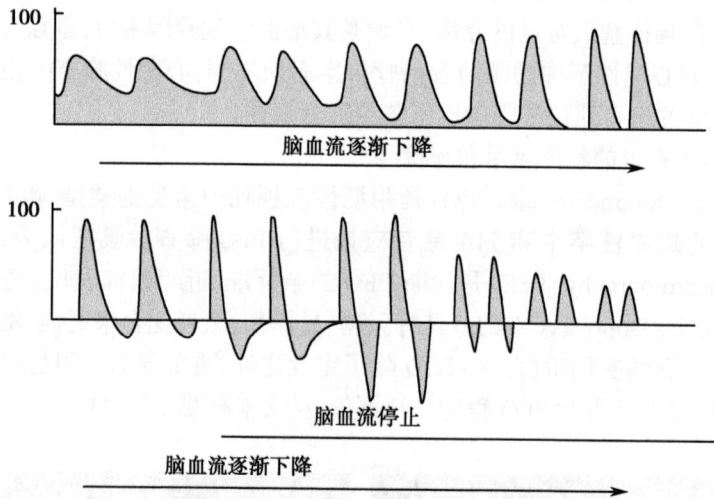

图 4-2-174　脑死亡患者的 TCD 表现

第三章　内镜检查的临床应用

第一节　胃镜检查

内镜(endoscopy)是从人体的自然腔道(口腔、肛门、鼻腔等)或有创腔道(腹部、胆道等)进入人体,进行诊断检测和治疗的光学仪器。自 19 世纪第一台内镜问世以来,从最初的硬式内镜至纤维内镜、电子内镜、胶囊内镜,至今已有 100 多年的历史。近年来,新的仪器设备和先进技术不断涌现,如色素内镜检查术(chromoendoscopy)、放大内镜检查术(magnifying endoscopy)、荧光内镜(fluorescein electronic endoscopy)、红外线电子内镜(hlfrared electronic endoscope)、窄光谱光源结合放大内镜(narrow band light source combined with magnifying endoscopy)、激光扫描共焦显微镜术(laser scanning confocal microscopy)等。检查的内容精细到对胃小凹、腺管开口、黏膜血管形态的观察,为消化道肿

瘤早期诊断提供了有力的帮助,提高了早期癌变的诊断效率,也为内镜下治疗奠定了基础。内镜下开展的各种治疗技术,疗效确切,创伤小,开始取代传统的手术治疗。

一、胃镜检查的适应证、禁忌证和并发症

(一)适应证

胃镜检查是上消化道病变的首选检查方法,可以直接观察食管和胃内的异常变化,使用安全、方便,具有其他检查所无法替代的直接效果。一般而言,凡怀疑上消化道炎症、溃疡、肿瘤、憩室、血管病变或异物等,都可以进行胃镜检查,并可钳取组织做病理学检查。临床上,适应证可以归纳为以下几方面:

1. **上消化道症状**　如吞咽困难、上腹部疼痛或不适、反酸、烧心、打嗝、嗳气等各种消化不良症状,怀疑上消化道病变,都可以接受胃镜检查。

2. **全身症状或者系统症状**　如消瘦、体重下降、贫血、胸腔和腹腔不明原因积液,需要明确病因。

3. **消化道出血**　无论少量出血或者大出血,为明确病因或者接受治疗,都需要首先接受胃镜检查。

4. **各种影像学检查、实验室肿瘤指标检查异常,临床怀疑上消化道病变**

5. **上消化道肿瘤高危人群,或有癌前病变及癌前疾病随访**

6. **上消化道疾病治疗后评估、肿瘤术后复查**

7. **需要胃镜下治疗,如止血、取异物、息肉或早期病变切除等**

(二)禁忌证

大多数情况下,上消化道内镜检查的禁忌证都是相对的,但应避免不必要的内镜检查。如在检查前给患者充分解释检查的必要性、安全性,使其有必要的思想准备,配合必要的监护措施,都可以进行胃镜检查。

1. **绝对禁忌证**

(1)严重心脏病:如严重心律失常,特别是心室率缓慢者,心肌梗死急性期及重度心力衰竭者等。

(2)严重肺部疾病:如支气管哮喘急性发作期、呼吸衰竭等。

(3)怀疑休克、消化道穿孔等危重患者。

(4)急性重症咽喉部疾病,内镜不能插入者。

(5)腐蚀性食管、胃损伤的急性期。

(6)神志不清或精神失常不能合作者。

(7)明显的胸主动脉瘤及脑卒中急性期患者、烈性传染病患者。

2. **相对禁忌证**

(1)心肺功能不全。

(2)消化道出血患者,生命体征不平稳。

(3)严重出血倾向,血红蛋白低于 50g/L 者。

(4)高度脊柱畸形,巨大食管或十二指肠憩室。

3. **麻醉的禁忌证**

有药物过敏史,特别是镇静药物过敏者;孕妇及哺乳期妇女;患有容易引起窒息的疾病,如支气管炎伴痰多者、胃潴留、急性上消化道大出血致胃内容物较多者;严重打鼾者及过度肥胖者宜慎用;心动过缓者慎用;由于全麻会抑制患者呼吸,故对伴有严重高血压、严重心脏病和脑血管疾病者不适合做无痛胃镜检查。

(三)并发症

1. **胃镜检查的并发症**

(1)心脏意外。

(2)肺部并发症。

(3)穿孔。

(4)感染。

(5)出血。

(6)下颌关节脱臼。

(7)喉头痉挛。

(8)腮腺肿大。

(9)其他。

2. 麻醉的并发症

一般胃镜检查前需要使用咽部麻醉剂,无痛胃镜需配合丙泊酚、芬太尼及利多卡因等药物静脉注射。患者在胃镜检查过程中,很快进入鼾睡状态,且环咽肌较松弛,有助于胃镜推进。无痛胃镜的检查过程中可能出现相关副作用,如呼吸抑制甚至暂停,心率、血压下降,心排血量降低,但通过相关医疗手段可及时纠正。检查结束后,患者可快速苏醒。

二、胃镜检查的准备及注意事项

1. 患者至少空腹 6 小时以上,特殊情况需要延长禁食时间,如幽门梗阻或胃轻瘫者、贲门失弛缓症患者、近端胃大部切除术后等。

2. 咽部麻醉,可用 2% 利多卡因或普鲁卡因咽部喷雾或口服。如患者对以上麻醉药物过敏,不麻醉也可以耐受检查。

3. 口服去泡剂(二甲硅油)以保证胃腔内黏膜表面清洁。

4. 嘱患者松开领口及腰带,摘下义齿,左侧卧位躺于检查床上,咬住口垫。

三、胃镜检查的临床诊断

(一)食管病变

1. 炎症 胃内容物反流可引起炎症损伤,还有许多原因,如感染、化学物质、放射线及一些全身性疾病均可造成不同程度的食管炎症。食管炎是组织学的诊断,内镜下可见齿状线周围黏膜破损,伴有黏膜充血、表面有炎性渗出物,黏膜质脆,触之易出血;较严重的病例黏膜上皮脱落、坏死,形成糜烂灶甚至溃疡;甚者可出现食管狭窄及 Barrett 食管(巴雷特食管)。反流引起的食管炎内镜下的诊断标准中,得到公认的是 Los Angeles 分级。

A 级:黏膜破损局限于食管下段,纵向长度<0.5cm。

B 级:黏膜破损不仅局限于食管下段,纵向长度>0.5cm,但破损病灶相互不融合。

C 级:黏膜破损病灶相互融合,但非全周性,范围<75%。

D 级:病灶相互融合,且范围≥75%,或存在溃疡。

2. 巴雷特食管(Barrett esophagus,BE) 食管的复层鳞状上皮被化生的柱状上皮所替代的一种病理现象,是食管癌前病变之一。内镜下的典型表现为食管下段出现天鹅绒样红色斑块,与周围黏膜分界清晰,可伴有糜烂。根据其形态,内镜下可分为全周型、岛型和舌型。也有按纵向距离分为短段和长短 Barrett 食管。目前 BE 的诊断标准尚未完全统一,组织学检查发现柱状上皮可确诊。

3. 息肉 食管息肉起源于食管上皮细胞,诊断主要靠内镜下检查及活检。内镜下可见圆形或半球形隆起,可呈分叶状、乳头状或蕈状;表面光滑,有时呈细而均匀的颗粒,可为广基或有蒂。多可在内镜下圈套切除。

4. 黏膜下肿瘤 最常见的食管良性或者潜在恶性的肿瘤,发生于黏膜肌层、黏膜下层和固有肌层,表面光滑,外形可呈圆形或椭圆形,也可见马蹄形、哑铃形或条索形等。除非肿瘤表面有溃疡或糜烂,常规活检很难取到深层组织;超声胃镜检查可明确肿瘤的来源层次,并可判断其性质。常见的有平滑肌瘤、间质细胞瘤、脂肪瘤、囊肿等。

5. **食管癌** 以鳞状细胞癌、腺癌及未分化癌多见。早期食管癌局限于黏膜及黏膜下层,主要表现为局限性充血、浅表糜烂、粗糙不平等黏膜浅表改变,与炎性病变不易鉴别。内镜下可进行局部染色,根据着色差异判断病灶的形态、范围并指导活检;常用复方碘溶液,正常鳞状上皮细胞因含糖原而着棕褐色,癌变黏膜则不着色。中晚期食管癌具有肿块突出或有深溃疡、管腔狭窄等特点,较易辨认诊断。

6. **其他病变** 包括食管结核、食管淋巴瘤、食管克罗恩病、食管真菌感染、食管巨细胞病毒感染、嗜酸性粒细胞食管炎、食管放射治疗后瘢痕改变、食管狭窄、食管憩室、食管气管瘘或者胸腔瘘等。内镜表现形态不一,需要根据病史、组织学检查等明确。

(二) 胃部病变

1. **慢性胃炎** 消化系统中最常见的一类疾病,分为非萎缩性胃炎和萎缩性胃炎。

(1)非萎缩性胃炎(慢性浅表性胃炎):慢性胃炎中最常见的类型,可以完全治愈,也可以发展为慢性萎缩性胃炎。内镜下可见黏膜水肿与充血性红斑;附着性黏液是浅表性胃炎的主要表现之一,由破坏的黏膜组织、炎性渗出物和黏液组成,但仅在炎症较明显时出现;炎症重时可伴有黏膜糜烂、出血。

(2)萎缩性胃炎:胃镜下可见黏膜颜色改变,皱襞细小或消失,黏膜下血管显露,可伴有增生或肠化生等改变;确诊需依靠胃黏膜活检标本的组织学检查。

无论浅表性胃炎或者萎缩性胃炎,都是一种病理状态。内镜下还可以根据黏膜表面的表现分为不同类型,如糜烂、出血点、上皮增生等。糜烂指黏膜层的缺损,其深度不超过黏膜肌层。急性糜烂性出血性胃炎是急性上消化道大出血的重要原因之一;胃镜下可表现为黏膜明显充血,表面覆血凝块或白色渗出物,散在单个或多个糜烂灶,局限或弥漫性的黏膜出血。慢性糜烂性胃炎较为多见,其特征为中央呈脐样凹陷的隆起形病变,排列呈串或簇状,亦可单发。

因此,慢性胃炎悉尼分类系统按照内镜特征和组织学改变,描述胃炎的各种特征和分类可能更合理。胃炎按临床特征分为急性、慢性和特殊类型三种。在慢性胃炎中,按内镜表现描述为充血水肿型、糜烂型、出血型、增生型等,按照病理组织学改变描述为浅表性、萎缩性,在萎缩性胃炎中进一步描述其是否伴有肠化生和异型增生,前者是一种癌前状态,后者为癌前病变。

(3)特殊类型胃炎:有些胃炎在病因、病理和形态上均不同于以上两种,将其归为特殊类型胃炎。

1)巨大肥厚性胃炎:又称Ménétrier病,是胃黏膜覆盖上皮良性过度增生所致,表现为黏膜皱襞异常巨大,可伴有多发性糜烂,但较少有深溃疡,活检较软,往往需要与恶性肿瘤浸润所引起的恶性巨大皱襞相鉴别。

2)腐蚀性胃炎:由于化学因素,如误服强酸、强碱等腐蚀性物品造成的黏膜损伤。特点包括明确的病因,常伴有口腔、食管贲门黏膜损伤,部位多发生在胃窦和幽门前区,黏膜损伤常深达肌层,表现为瘢痕改变。

3)化脓性胃炎:已很少见,继发于败血症,或者局部异物嵌顿。

4)放射性胃炎:有明确的放射治疗病因,内镜表现为黏膜片状充血、出血,毛细血管扩张,严重者可有溃疡、出血。

5)自身免疫性胃炎:与一般慢性胃炎表现相同,需要通过病理诊断明确。

2. **溃疡** 多见于胃角和胃窦小弯侧,一般为单个,也可为多个,检查中应注意部位、形态、大小、深度、分期及溃疡基底、边缘和周围黏膜的情况,结合活检及病理学诊断来判断其良恶性质。胃溃疡自急性期至完全愈合,一般可分为三期:活动期(active stage,A期)、愈合期(healing stage,H期)和瘢痕期(scarring stage,S期),各期的形态特征如下:

(1)活动期:A1期,溃疡表面覆污苔,周围黏膜肿胀,无皱襞集中;A2期,白苔,溃疡周围黏膜充血,肿胀逐渐消失,皱襞开始向溃疡集中。

(2)愈合期:H1期,溃疡表面覆薄苔,溃疡缩小,出现集中生长的皱襞;H2期,溃疡接近愈合,表面仍有少量薄苔残留。

(3)瘢痕期:S1 期,又称红色瘢痕期,溃疡表面苔消失,中央充血,瘢痕呈红色;S2 期,又称白色瘢痕期,红色完全消失。

鉴别胃溃疡的良恶性是胃镜检查的主要目的之一。一般来说,恶性溃疡常呈不规则形,基底不平整,表面多覆污苔且常有出血,边缘不清晰,周围黏膜常有糜烂、出血、结节、僵硬或颜色改变,向溃疡集中的黏膜皱襞形态多样,局部蠕动消失。但无论是溃疡的位置、大小及形态等,良恶性溃疡之间都没有绝对的界限,直视下活检病理检查是确诊的唯一手段。

3. 息肉　来源于胃黏膜上皮组织,一般表现为直径小于 2cm 的丘形、半球形、手指状的腔内局限性隆起,表面光滑,大多数位于胃体和胃窦部。按组织学可分为两种:①肿瘤性,即胃腺瘤性息肉;②非肿瘤性,即增生性、错构瘤及炎性息肉等。内镜下良性息肉与息肉样癌的鉴别有时很困难,见表 4-3-1。

表 4-3-1　内镜下息肉的良恶性鉴别

	良性息肉	息肉恶变
大小	<2cm	>2cm
形态	多规则	桑葚状结节或不规则形
表面	光滑	不平,伴出血、糜烂、覆白苔
色泽	与周围黏膜接近	灰白或污秽
根部	有蒂	广基,根部与正常黏膜分界不清

伴明显的萎缩性胃炎及恶性贫血者,恶性可能较大。内镜下切除是治疗胃息肉的首选方法。癌变者需要采用黏膜剥离技术(ESD)切除并病理评估是否切除完全。

4. 黏膜下肿瘤　除异位胰腺以外,均来源于胃壁间叶组织,包括间质细胞瘤、脂肪瘤、纤维瘤、囊肿、血管瘤等;根据其生长方向的不同,可分为胃内型、壁内型、胃外型和混合型 4 种。内镜下表现为半球形隆起,基底宽大而境界欠清晰,黏膜表面光滑或可发生缺血坏死性溃疡,周围可见桥形皱襞,活检钳可推动。大多数黏膜下肿瘤可通过超声胃镜确认并初步判断其性质,增强 CT 对 2cm 以上肿瘤诊断也有一定帮助。

5. 胃癌　胃癌起源于胃黏膜,按其侵犯胃壁深度的不同可分为:侵犯深度不超过黏膜下层的称为早期胃癌,已超过黏膜下层的称为进展期胃癌。

(1)胃癌前病变(gastric precancerous lesion):一个病理性概念,包括肠上皮化生(intestinal metaplasia,IM)和异型增生(dysplasia,Dys),主要伴存于慢性萎缩性胃炎,是从正常胃黏膜向胃癌转化过程中的一个重要阶段。胃癌的癌前疾病或者癌前状态(precancerous conditions)系一临床概念,包括慢性萎缩性胃炎、胃溃疡、胃息肉、残胃、恶性贫血等疾病,将这些疾病与胃癌的发生联系起来是因为患这类疾病时,较之正常人发生胃癌的机会多些。患上述这些疾病时之所以发生胃癌较多些,正是在这类疾病时,其胃黏膜往往出现了异型增生。虽然不是全部癌前的病变都能发展成为胃癌,但从胃癌的预防及早期发现的角度,应正确掌握癌前病变的诊断和合理处置,特别是对重度的或疑似癌变的异型增生,应及时采取手术切除或内镜下治疗。

(2)早期胃癌:以胃窦和胃体小弯处较为多见,目前仍采用日本内镜学会的分类法进行早期胃癌的分型。

Ⅰ 型:隆起(息肉)型,病变呈息肉样向腔内突出。

Ⅱ 型:平坦型,可分为以下 3 个亚型:

Ⅱa 型(表浅隆起型):病灶轻度隆起;

Ⅱb 型(表面平坦型):病灶凹陷和隆起均不明显;

Ⅱc型(浅凹陷型):病灶轻微凹陷相当于糜烂。

Ⅲ型:深凹陷型,病灶凹陷显著。

若病灶同时具备两种形态,则称为混合型。在各类早癌中,以Ⅱc型、Ⅲ型及Ⅱ+Ⅲ型为最多;隆起型胃癌一般较凹陷型大,微小癌大多为Ⅱc型。早期胃癌的治疗以手术或内镜下黏膜切除为主,术后是否需要化疗目前尚有争议。

(3)进展期胃癌:胃癌绝大多数是腺癌,按其组织和细胞分化程度的不同可分为高分化、低分化和未分化型。国内目前使用按大体形态分类的Borrmann分型(博尔曼分型),它是根据肿瘤在黏膜面的形态特征和在胃壁内浸润的方式进行分类的。Borrmann Ⅰ型(息肉样癌):肿瘤呈息肉样明显突出于黏膜面,表面可有糜烂或溃疡形成,与周围正常黏膜分界清楚。Borrmann Ⅱ型(溃疡型癌):肿瘤表面有明显的溃疡形成,边缘呈堤状隆起,边界较清楚、局限,向周围浸润现象不明显。Borrmann Ⅲ型(溃疡浸润型癌):肿瘤表面也有明显的溃疡形成,但边缘呈坡状隆起,底部向深层及周围浸润性生长,使界限不清。Borrmann Ⅳ型(弥漫浸润型癌):肿瘤向胃壁各层弥漫性浸润生长,黏膜面没有明显的肿块隆起,也没有深溃疡形成,表面可完整或有浅溃疡和糜烂灶。此型胃癌的特点是胃壁增厚、变硬,黏膜变平,皱襞多消失,胃腔缩小,若累及全胃则称为弥漫浸润型或全胃皮革胃,若仅累及胃窦部则称为局部浸润型或局部皮革胃。以上4个型中,以Ⅲ型最多见,Ⅰ型最少见。

(三)十二指肠病变

1. **炎症**　多发生在十二指肠球部,壶腹乳头部、降部、纵行皱襞处次之。日本田中将其分为红斑型、糜烂型和黏膜粗糙型;也有人简单分为结节型和糜烂型。在实际工作中,一般只描述为十二指肠球炎,而不作详细分型。

2. **溃疡**　十二指肠溃疡很少癌变,内镜检查是最佳、最直接的确诊方法;与胃溃疡的分期法相同,分为活动期(A期)、愈合期(H期)和瘢痕期(S期)。一些球溃疡损害弥漫而浅表,在内镜下酷似白霜覆盖在充血、水肿的黏膜上,称为霜斑样溃疡;球溃疡愈合后可表现为球腔畸形、幽门变形,严重的表现为假憩室或幽门梗阻。球后溃疡指发生在十二指肠降部的溃疡。多沿黏膜环状皱襞分布,可多发。

3. **息肉**　同胃肠道其他部位的息肉一样,十二指肠息肉可单发或多发,可带蒂或亚蒂,表面多光滑。较为特殊的是错构瘤样息肉,多见于Peutz-Jeghers综合征(波伊茨 - 耶格综合征),表现为全消化道多发息肉并伴有皮肤和口唇黏膜色素沉着者,好发于十二指肠,有一定遗传性和癌变率。

4. **黏膜下肿瘤**　十二指肠间质细胞瘤是最常见的一种,其余还可见脂肪瘤、囊肿、神经源性肿瘤等;Brunner腺腺瘤起源于十二指肠黏膜下Brunner腺,表现为0.5~1.5cm单个或多个圆形小结节,成堆或散在出现,广泛增生可表现为铺路石样外观,极少癌变。

5. **肿瘤**　十二指肠是小肠肿瘤的多发部位,原发性十二指肠恶性肿瘤最常见的部位是乳头周围,肿瘤没有特异性表现。十二指肠恶性淋巴瘤很少见,可表现为黏膜增厚,并有不同大小的结节状隆起或散在的溃疡,肠壁僵硬,可出现肠管扩张,确诊依赖于病理活检。

第二节　结肠镜检查

一、结肠镜检查的适应证、禁忌证和并发症

肠镜检查是目前发现肠道肿瘤及癌前病变最简便、最安全、最有效的方法。

(一)适应证

1. 不明原因的腹泻、便秘、下腹不适等下消化道症状,怀疑肠道疾病,都可以接受结肠镜检查。

2. 全身症状或者系统症状,如消瘦、体重下降、贫血、胸腔和腹腔不明原因积液,肝、肺、骨等的不明原因占位,需要明确病因或者原发灶。

3. 便血或者怀疑下消化道出血。

4. 各种影像学检查、实验室肿瘤指标检查异常,临床怀疑上消化道病变者。

5. 下消化道肿瘤高危人群,或有癌前病变及癌前疾病随访。

6. 下消化道疾病手术、内镜等治疗后评估、肿瘤术后复查。

7. 需要肠镜下治疗者,如止血、息肉或早期病变切除等。

8. 原因未明的低位肠梗阻(肠道准备只能采用灌肠而非口服泻药)。

(二) 禁忌证

一般而言,任何能经受腹部手术的人都适合进行结肠镜检查。以下情况慎行:

1. 严重心脏病患者,包括严重心律失常、心肌梗死等。

2. 呼吸功能衰竭者,有辅助人工呼吸(如气管插管)例外。

3. 各种急性及严重的结肠炎性疾病。

4. 任何原因所致的腹膜炎。

5. 大量腹腔积液或正在进行腹膜透析的患者需慎行。

(三) 并发症

结肠镜检查的并发症并非少见,包括结肠穿孔、出血、结肠系膜撕裂、气体爆炸、一过性低血压和呼吸心搏骤停等;其中以穿孔、出血最常见。主要原因是操作不当,其他因素包括结肠扭曲、肠粘连、结肠肿瘤等。

二、检查注意事项

(一) 术前准备

1. 饮食准备　检查前 3 天进少渣食物,检查前一天必须进无渣的低脂、细软、流质软食;直到开始口服泻药进行肠道准备前 2 小时。如不能耐受饥饿者,应采取措施避免低血糖的发生,如口服糖水或者静脉补液。

2. 肠道准备　肠道清洁的方法有很多种,特别是单纯使用致泻药物的方法被广泛应用;泻药的种类很多,番泻叶、硫酸镁、液状石蜡等都可选择,目前常用口服电解质和 / 或甘露醇法。一般经过 6~8 小时的准备即可进行结肠镜检查。清洁的肠道是安全、有效进行结肠镜检查的前提;肠道清洁程度可分为 4 级:

(1)甲级,准备良好:全结肠无粪渣或积有少量清澈的液体。

(2)乙级,准备较好:有少量粪渣或积有较多清澈的液体,不影响进镜及观察。

(3)丙级,准备欠佳:有较多粪便散附在肠壁上或积有较多混浊粪质,稍影响进镜与观察。

(4)丁级,准备不良:肠腔内积满糊状粪便及粪水。

(二) 术后处理

一般诊断性检查,肠内气体不多者不需留院观察,检查后可离开。术后肠道内积气较多尚无法自行排出者,可给予乳果糖、液状石蜡等口服,适当活动;术中腹胀、腹痛剧烈,腹部明显膨隆,抽气后无明显缩小而不能排除肠穿孔者,应及时做腹部平片以明确。

三、结肠镜检查的临床诊断

(一) 概述

大肠大致可分为盲肠、结肠和直肠,结肠又可分为乙状结肠、降结肠、横结肠和升结肠;结肠镜检查是从肠腔内观察病变,无法精确的区分各肠段。一般以进镜深度及肠腔形状来估计检查部位。

1. 直肠　长约 12~15cm,形态较直而固定,中间膨大为直肠壶腹。

2. 乙状结肠　细长、弯曲,游离度大,肠腔呈圆形;有时因肠管折叠,操作存在一定困难,也是结肠镜检查容易发生穿孔的部位。

3. 降结肠及脾曲 短直,隧道样,较固定,肠腔呈类圆形或三角形,结肠袋较浅;脾曲黏膜呈淡青蓝色。

4. 横结肠及肝曲 肠腔呈等边三角形,结肠袋深凹;肠袢下垂扭曲;肝曲因靠近肝脏而呈青蓝色。

5. 升结肠 短直,肠腔粗大呈等边三角形,结肠袋深凹。

6. 盲肠 短粗状圆形盲袋,黏膜皱襞隆起呈"V"形或"Y"形,其夹角处可见阑尾开口。盲升结肠移行部可见唇样黏膜皱襞围合而成的回盲瓣,中央见圆形开口,由此进入末端回肠。

(二)炎症

结肠炎症性疾病在临床上很常见,可分为非特异性炎症以及特异性炎症,它们所引起的临床症状极为相似。结肠镜检查的优势在于:协助诊断与鉴别诊断;研究钡剂灌肠检查时出现狭窄或充盈缺损的一些异常改变的性质;确定炎症的严重程度和累及范围;药物或手术治疗前后的评估,并指导治疗方案的制订;随访和追踪癌前期病变。

1. 特异性结肠炎 又称感染性结肠炎,分为细菌性、寄生虫性、病毒性和真菌性大肠炎;观察时要注意分辨病灶的范围,有无溃疡形成,其形状特点及连续性炎症的走向、走行等,都是诊断这类疾病的重要线索。

肠结核是结核分枝杆菌引起的肠道慢性特异性感染,大多继发于肠外结核,主要为肺结核,好发于回盲部,病变形态改变多样,常呈跳跃式分布,病灶之间的黏膜可完全正常。内镜下活动期肠结核可表现为溃疡型、增殖型和混合型(溃疡增殖型)。愈合期可见多发性溃疡瘢痕,病变部位黏膜萎缩,可有假憩室。环形瘢痕可导致肠腔狭窄变形。

2. 非特异性结肠炎 又称非感染性结肠炎,大部分原因尚未完全清楚,缺乏特异性的诊断方法,与结肠镜检查关系密切。

(1)溃疡性结肠炎:根据病变范围可分为全结肠型、右半结肠型、左半结肠型、直肠型结肠炎;一般表现为自直肠开始向口侧蔓延的弥散性、连续性且比较均一性的炎症。随着病变的进展,可出现圆形、不规则形或纵行溃疡,表面有脓血和渗出物,并可有形态多样的炎性息肉形成,息肉之间融合口可见黏膜桥。

(2)克罗恩病(Crohn disease,CD):可发生于消化道的任何部位,以末端回肠和右半结肠最为多见;当病变累及结肠时,即使是直肠未受侵犯,也可有较广泛的肛管、肛周感染甚至肛瘘形成。由黏膜表层淋巴组织的炎症所致的口疮样(阿弗他)病变是最早期出现的改变,此后发生溃疡并融合成不规则形或纵行溃疡。铺路石样改变是CD的特征所见,可伴有肠腔狭窄或肠壁僵硬等,病变呈跳跃式分布。

(3)缺血性结肠炎:由各种因素导致某段结肠供血不足,或血液回流受阻引起的病变,临床上根据缺血程度将其分为3型:一过型、狭窄型、坏疽型。以脾曲为中心的左半结肠为好发部位,病变肠段与正常肠段黏膜有明显分界是其特征性改变。急性期以黏膜水肿、充血、色泽鲜亮为特征;黏膜血流障碍进一步发展则出现黏膜脱落、坏死以及纵行溃疡,需要与溃疡性结肠炎或者克罗恩病鉴别;反复发作也可演变为狭窄型,有时需与结肠癌鉴别。

(三)息肉

结肠息肉指结肠黏膜的各种局限性隆起病灶,其组织学类型、形态和大小都不尽相同。从其形态难以判断其性质,通常需靠内镜下活检以明确组织学类型。

1. 形态分类 大体的形态诊断首先要观察病变是否隆起,圆形还是不规则形,走行是沿横轴分布还是纵行,是否对称,有无凹陷,基底部的形状等。按其形态可分为以下几类:

(1)隆起型(Ⅰ):有蒂型(Ⅰp型)、亚蒂型(Ⅰsp型)、无蒂型(Ⅰs型)。

(2)表面型(Ⅱ):表面隆起型(Ⅱa型、Ⅱa+Ⅱc型)、表面平坦型(Ⅱb型)、表面凹陷型(Ⅱc型、Ⅱc+Ⅱa型)。

2. 组织学分类 我国多以Morson分类为基础将息肉分为腺瘤性、错构瘤性、炎症性和增生性等。

(1) 腺瘤：由腺上皮发生的良性肿瘤，好发部位以直肠和乙状结肠为主，根据其组织学特点可分为管状腺瘤、绒毛状腺瘤、管状绒毛状腺瘤和锯齿状腺瘤；根据其腺上皮的不典型增生程度又将其分为轻、中、重度不典型增生 3 级。腺瘤性息肉可能发生癌变已得到公认，如直径大于 2cm，无蒂或宽广的短蒂，质地较硬，表面有糜烂和溃疡形成时要考虑癌变的可能。目前对结肠腺瘤的处理主张经内镜予以完整切除。

家族性腺瘤性息肉病有遗传表现，在人群中发病率不高，表现为全结肠 0.1~4cm 的腺瘤，呈地毯样改变，数目可达到数百至数千个，有明显恶变倾向。

(2) 错构瘤：组织学上除肠黏膜腺体外，可有平滑肌成分从黏膜肌层长入息肉内。一般见于 Peutz-Jeghers 综合征，又称黑斑息肉病，是一种少见的常染色体显性遗传病；主要表现为胃肠道多发息肉，尤其好发于空肠和回肠，同时有皮肤和黏膜色素沉着；息肉为散在多发，大小差异明显，多为有蒂或亚蒂，表面不光滑，质地中等偏软。一般认为极少恶变，宜长期随访并注意消化道以外脏器肿瘤的发生。

(3) 增生性息肉：通常表现为直径<0.5cm 的小丘状隆起，广基，色泽苍白。属于非肿瘤性，与癌无明显关系；故切除所有增生息肉无意义。

(4) 炎性息肉：一般无蒂，形态多样，可见丘状、不规则形或者黏膜桥状。常为多发，为增生的纤维组织与残存的岛状黏膜构成的假息肉，多见于溃疡性结肠炎和 CD；也可在炎症的基础上形成真正的炎性息肉，表面充血，质地较脆，一般不发生恶变。

(四) 黏膜下肿瘤

一般指由肠壁构成成分过度增殖所形成的肠壁肿块，常见的有脂肪瘤、平滑肌瘤、淋巴管瘤等；超声内镜检查可通过肿块的来源层次判断其性质。一般活检只能取到表面黏膜而无法获得肿瘤组织。

1. 脂肪瘤　最常见的结肠黏膜下肿瘤，多位于升结肠和盲肠；一般无症状，恶变罕见。内镜下表现为直径 1~3cm 的半球形隆起，表面光滑，可呈黄色，活检钳推之质软。一般不需要特殊处理，也可在肠镜下完整切除。

2. 黏膜下肿瘤　包括平滑肌瘤、间质瘤、脂肪瘤等，来源于黏膜肌层或固有肌层；表面黏膜光滑，活检钳推之相对固定，质地较硬。肿瘤较大时黏膜表面可形成溃疡，超声肠镜检查有助于确定病灶存在，并初步判定病变性质。

3. 淋巴管瘤　好发于直肠和右半结肠，可为单房性或多房性；内镜下可表现为半球状广基隆起，表面黏膜光滑完整，有囊性感，活检较深可使黏膜开窗后内容物排出；无须特殊处理。

4. 类癌　又称嗜银细胞瘤，是一种低度恶性肿瘤，多呈局限性浸润生长，转移较少。内镜下常见于直肠，表现为广基类圆形隆起肿块，表面光滑，质硬。直径小于 1cm 者分化较好，内镜下可完整切除；大于 2cm 者表现为低度恶性，可伴有区域淋巴结和肝脏转移，建议手术治疗。

(五) 肿瘤

大肠癌在组织学上可分为腺癌、黏液腺癌、未分化癌、鳞状细胞癌、腺鳞癌和印戒细胞癌等。早期大肠癌指病灶限于黏膜及黏膜下层的浅层，且无淋巴结转移；因病变较小，如果检查不仔细或者肠道准备不佳，容易漏诊。进展期大肠癌指肿瘤浸润达肌层及肌层以外，其诊断并不困难，肠镜下活检取病理可明确诊断。

1. 早期大肠癌　按其形态可分为隆起型与表面型，具体参见结肠息肉相关章节。比较特殊的为偏侧发育型肿瘤 (laterally spreading tumor, LST)，指横向扩展的较大片状肿瘤，根据其形态可分为颗粒型和非颗粒型。内镜下颗粒型 LST 较易被发现，呈结节或颗粒状成簇生长，表面无明显的色泽改变。染色后病灶较为扁平的常为管状腺瘤，相对较为隆起的可能为早期癌，大结节表面无结构的为黏膜下癌。非颗粒型 LST 的结节或颗粒在内镜下不成簇，病灶表面往往有凹陷，但没有明确界限。

2. 进展期大肠癌　根据肿瘤形态可分为肿块型、溃疡型、浸润型，也可按大体形态分类的 Borrmann 分型，具体可参见胃癌的相关章节。

(1)肿块型大肠癌:呈广基息肉状、菜花样,向腔内生长,表面结节样改变,有糜烂、溃疡形成,质硬、易出血;

(2)溃疡型大肠癌:有大而明显的溃疡,周围呈结节状隆起,质硬而脆,易出血;

(3)浸润型大肠癌:肠壁增厚、质硬,黏膜表面结节感,有散在糜烂和小溃疡,若呈环形浸润,肠腔呈管状狭窄。

结肠癌应与息肉、类癌、恶性淋巴瘤等病灶相鉴别;少数结肠癌为多发癌,有同时性和异时性两种,结肠癌术后应定期随访;息肉切除术后、多发息肉、炎症性肠病等患者也应强调定期进行结肠镜随访,降低大肠癌的发病率。

第三节 小肠镜检查

小肠疾病虽然比较少见,但由于其诊断上的困难,一直是临床上的难题。近几年随着胶囊内镜和气囊电子小肠镜的出现,使得小肠检查技术有了突破性的进展,极大提高了小肠疾病的检出率。患者对两种检查手段耐受性良好,安全性值得肯定。二者还具有一定的互补性,胶囊内镜适于作为初步检查手段,而气囊小肠镜可进一步确认病变或进行治疗,两者的相互结合将在小肠疾病的诊断和治疗中发挥更大的作用。

一、小肠镜检查的适应证、禁忌证和并发症

(一) 适应证

1. 原因不明的腹痛、腹泻、呕吐,经 X 线钡餐、胃镜及肠镜检查未能确诊,或可疑小肠疾病。
2. 原因不明的消化道出血,经胃镜、肠镜检查尚未发现病灶,临床上怀疑有小肠疾病。
3. 不明原因的贫血、消瘦和发热等,疑有小肠良性或恶性肿瘤。
4. 吸收不良综合征。
5. 肠结核或克罗恩病。
6. 手术时协助外科医师进行小肠检查并定位。
7. 镜下进行息肉摘除术、电凝止血和活组织检查。
8. 小肠 X 线钡餐、CT 检查、胶囊内镜检查病变和部位不能确定或症状与以上检查诊断不符者。

(二) 禁忌证

1. 不配合或精神病患者(采用全身静脉麻醉者例外)。
2. 消化道急性穿孔。
3. 严重心肺功能不全。
4. 急性胰腺炎、胆管炎,伴全身情况较差者。
5. 急性完全性肠梗阻。
6. 腹腔广泛粘连。
7. 高热、感染、出血倾向和肝肾功能不全未控制者。
8. 脑出血、昏迷和严重高血压心脏病未改善者。
9. 存在其他疾病可能影响检查完成或者风险较大危及生命安全的状态。

(三) 并发症

1. 穿孔和出血。
2. 消化道黏膜擦伤。
3. 大量注气造成术后腹胀、腹痛(目前推荐应用 CO_2 给气装置可避免)。
4. 急性胰腺炎。
5. 继发于麻醉操作及其他药物的并发症,如呼吸窘迫、支气管痉挛、吸入性肺炎,其总体发生率

较低。

　　小肠镜检查过程中时间较长,易成袢,进镜时必须在明视野状态下进行,遵循"循腔而入"的操作原则,尽量使内镜在保持拉直状态下进行操作。外套管的推进或外拉注意掌握好力度,推进时注意保持内镜相对固定状态。插镜阻力过大,易造成黏膜撕裂出现并发症,所以在检查过程中插镜要轻柔,尽量少充气,避免肠腔过度伸展;通过变换体位、手掌压腹等拉直镜身;当管腔过度弯曲且无法辨别位置时,在内镜插入或调整角度前为气囊充气并轻轻回拉外套管,减少在肠管内的弯曲,使内镜容易插入;插入外套管时感觉阻力较大,可能由于黏膜嵌入外套管与内镜之间,应避免强行推进;避免在乳头附近为气囊充气,防止损伤肝胰壶腹而引起术后胰腺炎。退镜时采用放松外套管气囊而内镜气囊充气状态下缓慢退镜,吸尽小肠内的气体,减少检查后患者腹胀。需要活检时,因小肠壁较薄,不可太深,以免发生穿孔;疑为血管性病变,禁做活检。

二、小肠镜检查的注意事项

　　经口小肠镜检查同胃镜检查前准备,因检查时间较长,为防止反流误吸等情况的发生,一般建议气管插管采用全麻;经肛小肠镜检查的术前准备及麻醉方式同结肠镜检查。

三、小肠镜检查的临床诊断

　　正常小肠黏膜在小肠镜下所见如天鹅绒的绒面,粉红色,有时可见数量不等的粟粒状淋巴滤泡。十二指肠、空肠的黏膜表面突出大量密集绒毛,管径较大,环状皱襞粗而密集,局部血供丰富;回肠管径较小,黏膜环状皱襞细而稀疏,局部血供也相对较少。在病理情况下,绒毛异常是主要特征,绒毛不同程度的改变对正常黏膜与异常黏膜、良性病变与恶性病变之间的鉴别诊断起到重要作用。

　　(一)炎症性病变

　　可分为感染性和非感染性,如某些细菌、病毒或真菌、寄生虫的感染,感染后吸收不良、克罗恩病、成人乳糜泻、嗜酸性胃肠炎、Whipple病(惠普尔病)等。

　　1. 非特异性炎症　凡不能用小肠先天性发育不良、特异性病原体感染、血管异常和良恶性肿瘤等疾病解释的小肠炎症称为非特异性小肠炎。内镜下表现为黏膜水肿,表面形成各种形态的糜烂灶,浅凹陷表面覆浅黄白苔;环形皱襞变粗;血管纹理模糊,黏液分泌亢进,光泽存在,绒毛变粗、变模糊。常见原因包括应用非甾体抗炎药、病毒感染、不当饮食与应激等。

　　亦可形成非特异性溃疡,多发或单纯性,临床表现为小肠慢性出血、腹痛、腹泻等;回肠与空肠的比例为2:1。

　　2. 克罗恩病　是一种不明原因的慢性炎症性疾病,可发生于自口腔至肛门的任何部位,病变常呈节段性分布在消化道内,以回肠和右半结肠多见。主要表现为纵行溃疡、裂隙样溃疡、隆起性改变(铺路石样)、炎性息肉、肠腔变形、假憩室、狭窄和瘘管形成等,表现多样,病灶处活检,若病理提示为非干酪样肉芽肿性炎性改变则为主要诊断依据。

　　3. 肠结核　小肠结核中,末端回肠发病较空肠和十二指肠多见,分为溃疡型、增生型和混合型。内镜下表现多样,如散在的大小不一的多发溃疡、多发炎性息肉、多发炎性憩室、溃疡瘢痕以及肠管偏侧或对称性狭窄,最终可导致肠梗阻。

　　4. 小肠吸收不良综合征　包括乳糜泻、热带口炎性腹泻和Whipple病等,多为小肠炎症引起,故以小肠炎性表现多见;少数黏膜充血不明显,黏膜苍白、皱襞低平;结合病理组织学检查是确诊本病的主要手段,小肠绒毛不同程度的萎缩、变短,甚至消失。

　　(二)血管源性病变

　　不明原因的消化道出血往往是小肠出血造成的,国外报道小肠出血以血管病变多见(70%~80%),如小肠血管海绵样变、血管瘤、毛细血管扩张症等,病灶小且平时多无症状,更无法被X线钡餐及血管造影等检查发现。小肠镜下小肠血管病变的表现与胃镜、肠镜下的表现基本一致,多见单发或多发的蓝紫色小隆起,或者黏膜毛细血管扩张呈小血管瘤样;偶尔可以发现病灶表面的新鲜渗血可确诊,检查同时可进行内镜下止血治疗。

(三) 肿瘤

小肠肿瘤发生率相对较低,约占胃肠道肿瘤的 1%~3%,其中良性肿瘤约占 1/4,但因小肠结构特殊,肿瘤临床表现特征性不强,临床医师对本病的认知度不高,各种针对小肠疾病检查的手段存在缺陷等诸多因素导致小肠肿瘤诊断率较低。带气囊小肠镜通过经口或与经肛方式相结合可完成全小肠无盲区的检查,由于小肠镜对小肠黏膜的观察更直观、清晰,对可疑部位能反复观察,对可疑病变通过活检可获得病理组织学诊断,使小肠镜成为小肠肿瘤定位定性诊断的最佳方法。

1. **良性肿瘤**　常见的有小肠息肉和黏膜下肿瘤,与胃、结肠肿瘤相似:增生性息肉较小而无蒂;管状腺瘤常有蒂,色红,呈桑葚状;绒毛状腺瘤体积大,呈分叶状。小肠腺瘤以单发隆起为主,好发部位依次为空肠、回肠和十二指肠。如发现多发性隆起伴口唇黏膜黑色素沉积者,应考虑 Peutz-Jeghers 综合征的可能。回肠腺瘤与息肉样淋巴滤泡性增生在鉴别上有困难时,可通过染色观察表面腺管开口状态或活检后确定息肉性质,有条件的可以行内镜下治疗。

小肠黏膜下肿瘤包括平滑肌瘤、脂肪瘤、神经纤维瘤、淋巴管瘤等,黏膜表面完整,色泽与黏膜一致,表浅或者表面有溃疡者可通过活检确定,一般超声小肠镜检查可确定病灶大小、来源,部分判断病灶的性质。

2. **恶性肿瘤**　小肠恶性肿瘤发病率低的主要原因与小肠蠕动、肠道内容物吸收、黏膜与致癌物质接触时间、肠内细菌数量和肠内 IgA 免疫系统的免疫防御功能有直接关系。小肠恶性肿瘤中以小肠癌最多见,其次是恶性淋巴瘤和平滑肌肉瘤。

小肠癌的形态诊断参照大肠癌的分类法,可分为隆起型、非狭窄型、管外发育型和轮状狭窄型;病变好发于空肠,空肠与回肠的比例为 2∶1。以分化型腺癌为主,肠壁可见菜花样隆起,表面溃疡出血居多,有时可见非溃疡性肠腔环形狭窄;腺瘤癌变呈环堤状增生,中央溃疡,表面不规则隆起。十二指肠乳头癌较为多见,占小肠癌的 45%~50%,常与腺瘤并存;表现为乳头部明显肿大,开口处糜烂、溃疡和肿瘤形成。

平滑肌肉瘤是肠道最常见的恶性软组织肿瘤,好发于回肠和空肠,十二指肠少见。内镜下表现为较大的黏膜下肿块,常大于 2cm,并有增大倾向,表面常有溃疡形成,与非肿瘤性炎症有时难以鉴别,确诊靠病理检查。

恶性淋巴管瘤多发生于回肠末端;其次是空肠和十二指肠,多为单发,少数多发。内镜下分为隆起型、溃疡型和狭窄型;可表现为多发性溃疡及结节状隆起,狭窄呈偏侧性。

消化道类癌以直肠、回肠多见,依次为空肠和十二指肠;十二指肠类癌多发于十二指肠球部,降部少见。小肠类癌主要位于黏膜下层,病灶较小时不易发现,大的病变与黏膜下肿瘤难以鉴别,生长缓慢,质硬。

第四节　胶囊内镜检查

胶囊内镜(capsule endoscopy)最初被称为无线胶囊内镜,其主要特点是可对全胃肠道进行简便快捷的、无创的、连续的可视性检查。Given 胶囊内镜自 2001 年问世以来,已成为诊断小肠疾病的重要工具,也使小肠疾病的诊断水平得到较大的提高,开辟了内镜技术医学应用的新领域,且与胃镜和肠镜具有良好的互补性,被称为消化内镜史上的第四个里程碑。

一、胶囊内镜检查的适应证、禁忌证和并发症

(一) 适应证

1. 不明原因的消化道出血。

2. 无法解释的怀疑为肠源性的腹痛、腹泻。

3. 克罗恩病。

4. 缺铁性贫血。

5. 吸收功能障碍。

6. 肠易激综合征为排除小肠病变。

7. 小肠肿瘤、息肉。

8. 对以下治疗的监测和指导：急性胃肠道移植物抗宿主病、NSAID 并发症、肠移植、克罗恩病随访。

9. 不明原因的缺铁性贫血。

10. 肠道寄生虫病。

（二）禁忌证

1. 胃肠道梗阻。

2. 无手术条件者及拒绝接受任何外科手术者，这样一旦胶囊内镜滞留将无法通过手术取出。

3. 有严重动力障碍者，包括未经治疗的贲门失弛缓症和胃轻瘫患者（除非用胃镜将胶囊送入十二指肠降部）。

4. 患者体内如有心脏起搏器或已植入其他电子医学仪器，因可能引起相互间信号干扰，目前尚需要进一步评估其可行性。

（三）并发症

主要并发症为内镜滞留于狭窄近侧，如小肠克罗恩病、肿瘤，估计胶囊内镜在狭窄近侧的滞留率为 5%，而最终需手术者不到 1%。也有的内镜潴留在食管或胃内，他们都为老年、长期卧床者。胶囊内镜排出延迟或滞留者，可根据滞留位置选择不同的内镜将其取出；极少数患者需行手术切除狭窄段肠段、肿瘤等梗阻部位，并将胶囊一并取出。

二、胶囊内镜检查的注意事项

1. 了解病情，核实患者确无检查禁忌证，并签署知情同意书。

2. 术前准备同肠镜检查，术前 2 小时口服去泡剂；体毛较多时需备皮，范围从季肋部至耻骨之间。

3. 将数据记录仪和电脑正确连接后，按工作站界面要求录入患者的一般信息，并对记录仪进行初始化。

三、胶囊内镜检查的临床诊断

参照小肠镜检查的临床诊断相关章节。

四、胶囊胃镜

"胶囊胃镜"全称为"遥控胶囊内镜系统"，由五部分组成定位胶囊内镜、巡航胶囊内镜控制系统、ESNavi 软件、便携记录器和胶囊定位器。医生可以通过软件实时精确操控的体外磁场来控制胶囊机器人在胃内的运动，改变胶囊姿态，按照需要的角度对病灶重点拍摄照片，从而达到全面观察胃黏膜并做出诊断的目的。

磁控胶囊胃镜的特点如下：①安全性高，患者只需口服下正常胶囊大小的胃镜即可，基本上不会对食管黏膜造成损伤。②胶囊胃镜避免了麻醉风险，为特殊患者提供了检查的可能性。③初步研究表明，与传统胃镜相比，胶囊胃镜对局灶性病变的诊断准确率达 92% 以上，可以成为胃病检查的有效选择。

由于消化道内会存留气泡、黏液、食物残渣等，为了更好地进行消化道的观察，需提前进行充分的胃肠道准备,包括检查当日晨起禁食、检查前口服祛泡剂、祛黏液剂、检查过程中适量饮水,以便细致全面地观察。行小肠检查者必要时可使用清肠剂等。当然,如果有吞咽困难或消化道梗阻的患者是不推荐做胶囊内镜检查,在检查中,如发现有可疑病灶,则需要重新内镜检查,并取活检得以证实。

第五节　十二指肠镜逆行胰胆管造影

一、内镜逆行胰胆管造影的适应证、禁忌证和并发症

(一) 适应证

凡临床上属胆胰管疾病及疑有胆胰管疾病,经相关检查未能明确诊断者,皆为内镜逆行胰胆管造影(endoscopic retrograde cholangiopancreatography,ERCP)的适应证,主要见于以下情况。

1. 不明原因的胆汁淤积性黄疸。
2. 疑有胆道结石或胆道肿瘤。
3. 先天性胆囊、胆管、肝内胆管异常。
4. 胆囊切除术后,或胆道术后再次出现黄疸。
5. 慢性胰腺炎、胰腺囊肿、胰管肿瘤。
6. 急性化脓性胆管炎。
7. 急性胆源性胰腺炎。
8. 原因不明的上腹部绞痛,疑有胆道蛔虫、胰管结石。
9. 其他,如疑有乳头括约肌功能障碍。

(二) 禁忌证

1. 严重的心肺功能不全。
2. 有脑部病变,如脑卒中、昏迷等。
3. 有碘造影剂过敏者。
4. 急性非胆源性胰腺炎4周内。
5. 有食管、贲门、幽门梗阻。
6. 有胆道梗阻和狭窄,又不具备胆道引流技术。

(三) 并发症

早期并发症发生于检查后 24 小时内,较为常见的并发症是注射造影剂后引起的急性胰腺炎,尤其是胰腺本身有炎症时更易诱发,多数为水肿性胰腺炎,较少为坏死性胰腺炎。此外,其他并发症有化脓性胆管炎、败血症、上消化道出血等。胆管炎发生的主要原因是胆道原有感染合并术后胆道引流不畅,如胆道狭窄、结石残留梗阻或假性囊肿形成。

二、ERCP 检查的注意事项

(一) 术前准备

1. **器械消毒**　ERCP 检查最严重的并发症是术后胆道感染,因而术前器械必须严格消毒,这是预防感染的关键环节。

2. **患者准备**　术前充分估计患者的全身情况,对于老年患者及危重患者要监测血压、脉搏和血氧饱和度等生命体征。患者俯卧于检查床上,按 X 线透视要求去除相关物品。术前予肌内注射地西泮10mg,静脉内注射山莨菪碱 10mg,口服利多卡因胶浆。

(二) 术后处理

造影成功的患者,为了预防胆管炎和胰腺炎,术后应禁食并适当给予广谱抗生素、抑制胰酶等对症治疗。观察有无腹痛、发热及血象变化。对于胆汁淤积性黄疸和胆道狭窄的患者,应放置引流管。

三、ERCP 检查的临床诊断

(一) 胆道疾病

理想的胆道造影应显示整个肝内外胆管系统和胆囊。胆道形态有很大的个体差异和变异。胆管显影顺序是胆总管、胆囊管、胆囊、肝总管、左右肝管和肝内胆管。胆总管下端由于胰头向右挤压,在 X 线片可见向右弯曲。

1. **胆系结石**　按结石部位可分为胆囊结石、肝内胆管结石、胆总管结石和肝胰壶腹结石。若结石嵌顿在壶腹部或胆总管下端,内镜下可见乳头明显水肿膨出,乳头开口向下、变形。造影剂充盈胆管后可见结石部位的造影剂充盈缺损,X 线下呈透亮区,有时需与气泡鉴别。

2. **胆管囊肿**　胆总管囊性扩张可呈椭圆形或球形,轮廓光滑,与胆管相同并沿胆管走向分布。扩张部位可累及肝总管、肝内胆管及胆囊管。一般扩张部位在胆总管中上段,其下段多合并狭窄、畸形、屈曲及胆胰管汇流异常。

3. **胆管癌**　其造影表现为局限性不规则狭窄、管壁僵直,远侧胆系有不同程度的扩张。可将其归纳为梗阻型、不规则型和腔内充盈缺损型的直接征象;梗阻后低胆汁淤积性肝内外胆管扩张、迂曲,形如"软藤状"的间接征象。

4. **壶腹癌**　可分为肿块型、溃疡型、混合型与特殊型 4 中,ERCP 是确诊乳头壶腹癌的首选方法,可见乳头不规则隆起、糜烂、坏死、溃疡和菜花样改变等,活检取得病理结果可确诊。

5. **原发性硬化性胆管炎**　表现为肝内外胆管全部或部分受累变细,狭窄近端的肝管和肝内小胆管显著扩张,胆管弥漫性狭窄,胆管壁不规则。一般可分为肝外型(串珠样改变)、肝内型(枯枝样改变)和弥漫型。

6. **胆道蛔虫病**　胆总管内显示条状透亮影,虫体有时抵达肝内胆管,也可在胆总管内屈曲成团。一般可采用乳头切开后网篮将其取出。

(二) 胰腺疾病

理想的胰管造影要求主胰管头端到尾端显影,次级胰腺分支显影;避免注入过量造影剂使整个胰腺显影。常见的主胰管形态为水平型,光滑。

1. **慢性胰腺炎**　根据胰管的影像改变,慢性胰腺炎可分为 5 型:Ⅰ型,又称轻型,主胰管正常或稍不规则;Ⅱ型,局灶性胰腺炎,可发生于头、尾、体部,伴有一支或数支扩张的微小囊肿形成;Ⅲ型,广泛性胰腺炎,表现为主胰管不规则狭窄;Ⅳ型,节段性梗阻性胰腺炎,头部胰管狭窄,远端胰管均匀性扩张;Ⅴ型,头部主胰管完全性梗阻,近端胰管不显影。

2. **胰腺假性囊肿**　造影剂经主胰管注入囊内,显示大小不一、数目不等的囊肿,大的可以使主胰管受压。造影剂不宜注入过多,以免引起感染。

3. **胰管结石**　主要的发生部位为主胰管头部,其次为体部,表现为胰管内充盈缺损、远端胰管及分支不同程度扩张,严重者可有扭曲。ERCP 是最准确的诊断方法。

4. **胰腺癌**　根据主胰管造影表现,可分为 5 型:狭窄型、闭塞型、圆锥型、压迫型和其他(囊肿型和充盈缺损型)。胰头癌所致的胰段胆管狭窄或完全梗阻,胆管可以受肿瘤的影响而移位,出现具有特异性诊断价值的"双管征",即胰管及胰段胆管狭窄同时显像。

四、ERCP 的临床治疗

ERCP 不仅可用于诊断,也可以用于治疗,常用于经内镜乳头括约肌切开(endoscopic sphincterotomy, EST)及取石术、经内镜乳头气囊扩张术(endoscopic papillary balloon dilatation,EPBD)、经内镜胆道引流术、胰管结石的内镜治疗、胰管梗阻的内镜治疗等。

第六节　超声内镜检查

一、超声内镜检查的适应证、禁忌证和并发症

(一) 适应证

超声内镜检查术(endoscopic ultrasonography,EUS)适用于:

1. 判断消化系统肿瘤的侵犯深度及外科手术切除的可能性。
2. 判断有无淋巴结转移。
3. 确定消化道黏膜下肿瘤的起源与性质。
4. 判断食管静脉曲张的程度与栓塞治疗的效果。
5. 显示纵隔病变。
6. 诊断十二指肠壶腹部肿瘤。
7. 胆囊及胆总管良恶性病变的诊断。
8. 判断消化性溃疡的愈合和复发。
9. 胰腺良恶性病变的诊断。

(二) 禁忌证和并发症

1. **禁忌证**　同一般内镜检查,具体参见相关章节。
2. **并发症**　消化道超声内镜检查较安全,一般无严重并发症。

其可能发生的并发症有:

(1)窒息:发生率极低,主要由于胃内注水过多时变动体位所致。避免方法:注水 ≤ 500ml,术中变动体位前抽尽胃内注入水。

(2)吸入性肺炎:较少发生,常系患者术中误吸胃内液体或注入水量过多所致。

(3)麻醉意外。

(4)器械损伤:如咽喉部损伤、食管穿孔、胃穿孔、消化道管壁插伤。

(5)出血。

(6)心血管意外。

超声内镜引导下的穿刺较常规超声内镜检查更容易出现术后并发症,胰腺炎较为多见,发生率约为 1%~2%;感染和出血发生率更低,针道种植转移的可能性存在,但实际发生的概率比经皮途径低得多。

二、超声内镜检查的注意事项

术前准备同胃肠镜检查,但超声内镜检查对消化道腔内清洁程度有较高的要求,故术前可加用消泡剂以获得更好的成像效果。对需要行超声内镜引导穿刺检查的患者,术前应行止凝血时间、凝血酶原时间等检测。

三、超声内镜检查的临床诊断

超声内镜的定位依据内镜定位以及探头所在位置所探及的解剖结构定位。目前的应用包括:隆起性病灶的鉴别诊断、肿瘤的分期诊断、胰胆管疾病的诊断、超声内镜下的介入治疗 4 个方面。

(一) 消化道管壁的 5 层结构

1. **第一层**　强回声,相当于黏膜与上皮分界面。
2. **第二层**　低回声,相当于黏膜固有层、黏膜肌层。
3. **第三层**　强回声,相当于黏膜下层。

4. **第四层**　低回声,相当于固有肌层。

5. **第五层**　强回声,相当于浆膜(或纤维膜)。

(二) 隆起性病灶的鉴别诊断

由于可以通过显示消化道管壁5层结构及壁外情况,EUS可用于确定病变来源于管壁的哪一层,是壁本身还是壁外的压迫。这一点,EUS检查明显优于X线钡餐和内镜检查,尤其是小病灶诊断。CT对于小的壁内病变也往往不能显示。EUS是目前诊断消化道黏膜下肿瘤的最佳方法,指导治疗方案的选择。

1. **来源于黏膜层的病灶**　黏膜层局限性隆起,向腔内突出,轮廓清晰光整,黏膜下层以下结构正常。腺瘤内部一般回声高低混杂存在;增生性息肉呈中等回声,内部欠均匀;炎性息肉回声均匀而偏高;癌变时可出现片状不规则低回声,并向深部伸展。

2. **来源于黏膜下层的病灶**　脂肪瘤边界清晰,呈均匀一致的高回声;纤维瘤可表现为边界呈梭形的较强回声占位;异位胰腺的回声没有特定规律,可呈低回声、等回声或混合回声,形态不规则,常与固有肌层分界不清;囊肿可表现为边界清晰规则的无回声区,有完整的高回声包膜;类癌表现为边界清晰、略高于固有肌层强度的均匀低回声结节。

3. **来源于肌层的病灶**　来源于黏膜肌层或固有肌层的低回声病灶,主要为平滑肌瘤、平滑肌肉瘤和间质瘤。病灶较大时肿瘤内部可出现散在不规则偏心无回声区,表明内部有液化坏死,肿瘤顶端黏膜可发生溃疡。

4. **壁外压迫性隆起**　超声内镜可显示消化道壁的各层结构完好,对外压性隆起的诊断准确率达100%。一般隆起部位与外压灶的种类和部位相关联,常见脾压迫多位于胃底,胆囊压迫位于胃窦或胃角,胰腺囊肿压迫多位于胃窦和胃体后壁;少数壁外恶性肿瘤压迫,常为肝左叶肝癌和胰腺癌等所致,浆膜层甚至全层受到浸润,出现层次的"断裂征"。

(三) 肿瘤的分期

超声内镜检查不仅用于肿瘤的诊断与鉴别诊断,更用于判断肿瘤的浸润深度、淋巴结及周围脏器侵犯情况。对于术前分期、可切除性和术后复发判断、放化疗效果评估等多方面有重要的指导意义,已成为临床上重要的检查手段。EUS能清楚显示低回声肿瘤侵犯消化道壁的层次,从而对其进行分期诊断,目前应用广泛的是TNM分期。

1. **T分期(肿瘤浸润深度)**　T_{is}期,局限于上皮内而未累及黏膜固有层(原位癌);T_1期,肿瘤侵入前3层(黏膜下层以上);T_2期,肿瘤浸润至固有肌层或浆膜下层;T_3期,肿瘤浸润浆膜层;T_4期,肿瘤侵及邻近脏器。

2. **N分期(淋巴结转移)**　N_0期,无淋巴结转移;N_1期,1~6个区域性淋巴结转移;N_2期,7~15个区域性淋巴结转移;N_3期,超过15个区域性淋巴结转移。

3. **M分期(远处转移)**　M_0期,无远处转移;M_1期,有远处转移。

对于进展期肿瘤,EUS是术前判断肿瘤侵犯深度的方法之一,明显优于CT、MRI或其他方法,对周围淋巴结转移的诊断率也相当高。

(四) 胰腺疾病的超声内镜诊断

胰腺的超声内镜检查是指经胃壁和十二指肠壁对胰腺的钩突、头、体和尾部实质以及胰管进行腔内超声探查的一种方法,可以获得高质量的胰腺形态学影像,从而对各种胰腺良、恶性疾病进行准确的鉴别或分期。根据胰腺周围标志性的血管结构及其在超声影像中的特征,可以观察到胰腺实质均匀、细颗粒样回声结构,主胰管在胰腺体、尾部呈平行于脾静脉的管道结构。

1. **胰腺超声的适应证**　胰腺癌的诊断(特别是小病灶肿瘤);胰腺癌的进展期诊断、淋巴结转移的诊断;胰岛细胞瘤的诊断、定位;囊性疾病(肿瘤性、假性等)的鉴别诊断;胰腺炎性疾病的诊断。

2. **胰腺疾病的超声内镜诊断**　胰腺炎的特征性表现为胰石、假性囊肿、胰管扩张及胰实质回声增强。胰腺囊性肿瘤发生率低,小的肿瘤内部为无回声,大的内部可见分隔,并伴有肿瘤实质性部分的团块状高回声。胰腺癌多呈低回声实质性肿块,内部不均匀,边缘呈毛刺或分叶状,多伴有胰管和胆管的扩张。胰岛细胞瘤大多较小,超声胃镜对其诊断的准确性最高,可见胰腺内圆形低回声占位,边界清晰,一般无胆胰管的增粗。

(五) 胆道疾病的超声内镜诊断

胆管内腔内超声检查的基本方法包括超声内镜和微型超声探头的插入及超声仪的协调;探头所处部位不同,其显示的胆总管形态及其毗邻结构也不同。EUS 声像图所显示的胆总管呈三层结构,由内向外依次为:第 1 层高回声带相当于黏膜上皮层及界面波;第 2 层低回声带为包括外膜在内的纤维肌层;第 3 层高回声带相当于胆总管后方的界面波、浆膜下层及浆膜层。

1. 胆管腔内超声检查的适应证　鉴别胆管良、恶性肿瘤;胆管癌的诊断和分期评价;胆管炎;胆总管结石;胆道狭窄的定性及定位诊断;对 ERCP 失败或诊断未明者,做补充检查;黄疸的鉴别诊断,尤其是胆汁淤积性黄疸的诊断。

2. 胆总管病变超声内镜诊断　胆总管结石的典型声像图特征可见腔内存在伴有声影的恒定强回声图,结石回声与管壁之间有明确的分界,能见到胆汁的细窄无回声带。胆总管癌多呈低回声向胆总管腔内隆起,边界清晰,内部回声不均匀,起源于胆管壁并侵犯胆总管 3 层结构。EUS 与 ERCP 的联合应用可极大提高胆总管癌的诊断率。

(六) 超声内镜在治疗中的应用

1. EUS 引导的细针穿刺吸引术　EUS 缺乏组织学诊断的特异性,针吸术有助于消化道黏膜下肿瘤的诊断,肿大淋巴结的性质判定和胰腺肿块、囊性病变的组织学诊断。其主要并发症是出血、穿孔和感染,但发生概率低,并且尚未报道针道种植转移的情况。

2. EUS 引导下的腹腔神经节阻滞术　主要用于晚期胰腺癌和慢性胰腺炎患者的顽固性腹痛,也可用于腹部其他器官引起的内脏原发腹痛,提高患者的生活质量。常用阻滞剂有无水乙醇和 / 或丁哌卡因。

3. 胰腺假性囊肿胃内置管引流术　通过超声内镜引导下进行穿刺后置管,将囊液引流到胃腔,这是治疗胰腺假性囊肿的方法之一,疗效确切,并发症少。

4. 其他　EUS 监测内镜下食管静脉曲张的治疗;EUS 引导下注射肉毒杆菌毒素治疗贲门失弛缓症;EUS 引导下肝穿刺活检;EUS 引导下胆管 - 十二指肠置管引流术,这是建立在 EUS 引导下胰胆管造影基础上的新技术,对 ERCP 失败的胆汁淤积性黄疸有很大的治疗价值等。

(陈世耀　马丽黎　练晶晶)

第四章　胃肠动力学检查的临床应用

第一节　食管动力检查的临床应用

一、食管压力测定

食管压力测定(oesophagus manometry)作为食管疾病的一种诊断方法已经有 30 余年了,它可以用于食管压力、协调性及动力的定性和定量评估。

（一）临床应用

1. 适应证

（1）评价食管动力障碍性疾病：

1）原发性食管动力障碍，如胃食管反流病（GERD），食管下括约肌（LES）、食管上括约肌（UES）功能障碍，贲门失弛缓症，食管痉挛，LES 高压，胡桃夹食管，食管裂孔功能障碍等。

2）怀疑有食管动力障碍性疾病，如有反酸、吞咽困难、烧心、咽部异物感等症状，而影像学和内镜检查未发现有器质性改变。

3）继发性食管动力障碍——硬皮病，糖尿病，甲状腺功能减退，慢性特发性假性小肠梗阻（CIIP）。

（2）pH 监测前 LES 定位。

（3）抗反流手术前除外食管动力障碍性疾病。

（4）评价疗效，如贲门失弛缓的药物、扩张及手术治疗的疗效判断，GERD 的各种抗反流措施的疗效等。

（5）非心源性胸痛。

（6）难以解释的反复肺部感染、哮喘、婴幼儿呕吐等。

2. 禁忌证

（1）严重心肺功能不全。

（2）全身衰竭或昏迷，精神病患者、检查不配合者。

（3）重度的食管静脉曲张。

（4）食管的机械性梗阻。

3. 术前准备

（1）术前 48 小时停服下列药物：硝酸甘油、钙通道阻滞剂、促动力药、H_2 受体阻滞剂、镇静剂、止痛剂、抗抑郁药物、抗胆碱能药物。如病情不允许停用一些会影响食管动力的药物（如心脏患者服用硝酸甘油、钙通道阻滞剂等），分析检查结果时则必须考虑这些药物的影响作用。

（2）术前至少禁食 8 小时以防呕吐及误吸，如有明显的吞咽困难者，前一日晚餐应进流食，晚 8 时后禁食，必要时延长禁食时间。

（二）临床评价

1. 疾病诊断

（1）贲门失弛缓症：贲门失弛缓症患者常有典型的食管测压表现。

1）食管体部吞咽蠕动消失。

2）LES 压力 >45mmHg。

3）吞咽时 LES 松弛不全。

4）食管体扩张时，可见食管基础压力升高。

（2）弥漫性食管痉挛：

1）同步性（非传导性）收缩增加（吞咽时 >20%~30%），同步性收缩中可夹杂正常传导性收缩。

2）测压异常出现于末端 2/3 食管。

3）多峰收缩波（波峰数 >2）。

4）收缩持续时间延长（>6 秒）。

5）自发性收缩。

6）收缩幅度增加（>180mmHg）。

（3）胡桃夹食管

1）>180mmHg 的高幅蠕动收缩。

2）收缩持续时间延长，可伴有 LES 压力升高。

（4）LES 高压：与贲门失弛缓症不同，LES 高压患者食管体部吞咽蠕动正常。

1)LES 压力>45mmHg。

2)食管体部吞咽蠕动正常。

(5)非特异性食管动力障碍：

1)多峰或重复性收缩增加。

2)收缩持续时间延长。

3)非传导性收缩——食管不同部位中的吞咽蠕动波中断。

4)收缩幅度降低。

5)孤立性 LES 功能不全。

(6)硬皮病：

1)LES 压力降低导致胃食管反流(LES 功能不全)。

2)食管下段吞咽蠕动减弱或消失。

2. 展望

食管压力检查是临床医师及临床研究者定量评估食管动力的有效手段。这些动力学研究可为各种疾病引起的食管肌肉异常提供有价值的指导意见。技术的进步使测压检查更加简单、可靠,软件的开发节省了大量的分析时间。但是,没有一种技术能完全取代检查时间对细节的仔细观察及对相应疾病的认识。

二、24 小时 pH 监测(24h pH monitoring)的临床应用

1969 年,Spencer 最先研究报道了用玻璃电极进行持续性食管内 pH 监测技术。1974 年,Johnson 和 DeMeester 最早对正常志愿者和有症状的患者食管酸暴露情况进行了定量分析,随着时间的推移,pH 监测技术被广泛应用于胃食管反流病的诊断和治疗中,并被患者和医师广泛接受。

(一) 临床应用

1. 适应证

(1)有典型的 GERD 症状(烧心、反流),但内镜检查正常,且对抑酸治疗无反应

(2)GERD 症状不典型(初始诊断或实验性治疗后的诊断)

1)无法解释的非心源性胸痛。

2)肺部症状——咳嗽、哮喘、复发性吸入性肺炎。

3)耳鼻喉症状——声音嘶哑、喉炎。

4)其他拟诊为 GERD 的不典型症状,如非溃疡性消化不良、嗳气、呃逆、上腹痛。

(3)对药物治疗无效

(4)手术前为进一步证实 GERD 的诊断

(5)随访

1)药物治疗——评价药物治疗的有效性,尤其是 Barrett 食管的治疗。

2)外科手术——术前和术后的评估。

2. 禁忌证严重食管 - 胃底静脉曲张

3. 术前准备

(1)术前至少 6 小时禁食任何固体或液体食物,以免呕吐或误吸,同时避免胃内食物中和作用。

(2)术前 24 小时停服抗酸药物。质子泵抑制剂应停服 7 天以上。其他影响胃功能或胃酸分泌的药物应停用 48 小时以上。

4. 注意事项

(1)日常活动:建议患者受检时保持正常日常活动,以使检查更符合生理情况;携带检测仪时禁止沐浴。

(2)饮食:进日常饮食(但禁食酸性食物、碳酸、酸性或酒精饮料)。

(3)术中禁服抑酸药、轻泻剂、抗酸剂、阿司匹林及非甾体抗炎药等。

(4)禁止吸烟,否则,应在日记中记录吸烟时间。

（5）记录不同时间及事件。

5. pH 监测的正常值

DeMeester 及 Johnson 计分系统

表 4-4-1　DeMeester 及 Johnson 计分系统

指标		正常值
pH<4 的时间 /%	总时间	<4.2
	平卧时间	<1.2
	直立时间	<6.3
	最长发作时间	<9.2
发作次数	总次数	<50
	长于 5min 的次数	<3

（二）临床评价

1. 反映病理性胃食管反流的指标

（1）pH<4 时间百分比（反流指数 / 总反流时间）。该指标是区分生理性与病理性反流最有效的指标。对正常人研究发现，pH<4 的时间占总监测时间的百分比，4.5%~7% 是正常值的上限。

（2）24 小时内反流（pH<4）超过 5 分钟的次数。正常应小于 3 次，该指标反映反流的严重程度。

（3）最长反流时间。

（4）反流与进食、体位、睡眠、活动及症状的关系。

（5）症状指数：实际反流症状的次数占总症状次数的百分比。症状指数 ≥ 50% 即有临床意义。

2. 展望

食管 pH 监测使 GERD 的诊断过程由繁杂到简便且易操作，尤其是我们已经了解了直立、平卧和运动引起的反流模式，与症状相关的反流事件的重要性以及疾病的食管外表现，如胸痛、声音嘶哑、哮喘及其他头部症状。药物治疗失败的患者现在可以得到有效的评估及最佳的治疗方案。抗反流手术前进行术前评估可确认手术对象是否是确诊的 GERD 患者。而将来一定会出现更新的技术使我们对反流性疾病的病因，特别是其食管外的表现有更新的认识，更好地评价治疗效果。

三、食管多通道腔内阻抗 -PH 技术（multichannel intraluminal impedance-pH，MII-pH）临床应用及临床评价

GERD（胃食管反流病）被认为是酸相关疾病，因此 24 小时食管 pH 检测曾被认为是 GERD 诊断的"金标准"。质子泵抑制剂（PPI）由于其强大的抑酸作用一直是 GERD 的主要治疗药物。但是目前的研究却发现，PPI 在这些即使存在食管异常酸暴露的患者中作用有限。PPI 治疗失败的比例大约 30%，其相关因素如下：患者的依从性、幽门螺杆菌（Hp）感染状态、PPI 的生物利用度、夜间酸突破、PPI 的快代谢型、PPI 抵抗、内脏高敏感、十二指肠胃反流、功能性烧心、非酸反流等。非酸反流是指 pH>4 的胃食管反流。24h 食管多通道腔内阻抗 -pH 技术为非酸反流的检测提供了条件。

利用阻抗技术可以鉴别反流物的成分：液体通过金属环时，环路中呈现低阻抗的现象；气体通过金属环时，环路中呈现高阻抗的现象。从阻抗导管中阻抗变化的方向（从远端到近端，或从近端到远端）可以区别反流和吞咽。

阻抗导管还可以放置 pH 通道，结合反流物质的 pH 值，可鉴别酸和非酸反流，此时称为联合阻抗 -pH 监测。所以 MII-pH 监测不仅可监测酸反流，还可以监测非酸反流，并且还能对反流的成分进行分析，分辨液体、混合和气体反流。

MII-pH 监测尽管在功能上可以覆盖单纯 24h pH 监测，但是由于该技术价格昂贵，且不如单纯

24h pH 监测普及,在未经治疗的 GERD 患者中仍可选择行单纯 pH 监测。总体来说,阻抗技术在 GERD 中的应用为该领域的研究提供了一个新的方向。

四、超声内镜

超声内镜(ultrasonic endoscope)是观察食管肌层结构和运动功能的唯一方法。

1. **下食管括约肌**　超声内镜可以检测下食管括约肌(LES)的性状、肌层厚度、松弛时 LES 的开放情况,同时还是评估其生理功能的重要手段。贲门失弛缓症、弥漫性食管痉挛或胡桃夹食管患者的 LES 肌层厚度明显增加。

2. **食管体部**　食管的横断面性状、静息状态的肌层厚度及收缩时肌层厚度的变化提供了食管生理功能的重要信息。超声内镜所显示的食管肌层厚度的增加即代表了肌肉收缩或兴奋,而肌层厚度的减少则是肌肉松弛或动力抑制的标志,因此,超声内镜可以充分记录食管蠕动反射的两个最重要的因素——肌层的收缩和松弛。

3. **原发性食管动力障碍中食管肌层肥厚**　弥漫性食管痉挛(DES)患者远端食管肌层厚度的增加最为明显,由远端到近端,肌层厚度逐渐降低。贲门失弛缓症患者肌层增厚的程度是最明显的。当食管瘀滞或食物潴留时,由于食管肌层受牵拉而使肌层变薄及食管扩张,因此,可以认为固有肌层厚度是评价食管原发性动力障碍的一个指标。食管硬皮病患者肌层则较正常薄,此外,硬皮病患者食管超声的回声也有所不同,在肌层中有纤维化表现。

4. **展望**　超声内镜技术应用与食管疾病诊断的独特性、创新性和重要性已得到共识。今后利用这项技术检测食管功能将会有更多的发现。同时食管超声内镜检查的经验和原理也同样能推广应用于胃肠道其他疾病的诊断。

五、食管通过闪烁显像

食管通过闪烁显像(oesophagus scintigraphic transit testing)是评估食管动力功能的一种无创技术。与压力检查相比,是非侵袭性的,方便重复检查以评价食管对治疗的反应;与食管钡餐相比,可以对食管内残留的固体或液体做定量分析。

(一) 临床应用

1. **适应证**　适应证尚未确定。早期的研究证明其对动力障碍检测具有很高的敏感性,但随后有研究报道其敏感性并不高,尤其对高幅收缩或 LES 压力升高为特征性的疾病,如 ETS 在检测贲门失弛缓症、硬皮病和非特异性动力障碍方面有较高的敏感性,但在弥漫性食管痉挛和孤立性 LES 功能紊乱方面敏感性较低。

2. **术前准备**　禁食一夜,或检测前禁食至少 3 小时。

(二) 临床评价

1. **诊断标准**(表 4-4-2)

表 4-4-2　诊断标准

	单次吞咽 ETT/s	10min 时食管滞留 /%	视觉回顾单次吞咽图像和曲线	多次吞咽超过 10min
正常人	≤14	≤18	食团在食管上段、中段和下段的正常推进运动;可见到 1~2 个轻微的快速的逆向 / 向前运动;通过 LES 顺畅	放射性从食管快速通过;在食管中段(主动脉弓处)可见到轻微的局部滞留;在连续的吞咽中没有见到 GER
贲门失弛缓症	>30	>50	缺乏食管蠕动;可见食团从口咽部正常进入食管上段;在食管中下段通过严重延迟;在直立位没有改善	食管中下段严重滞留;可见典型的鸟嘴样表现;没有 GER

	单次吞咽 ETT/s	10min 时 食管滞留 /%	视觉回顾 单次吞咽图像和曲线	多次吞咽超过 10min
硬皮病	>30	18≤E10≤30	在食管上段食团正常运动,在食管中下段其通过严重延迟;在直立位明显改善	在仰卧位食管中下段严重滞留;直立位清除明显;可见到 GER
弥漫性食管痉挛	>14	18≤E10≤30	反复逆行 / 向前通过整个食管;因为间歇出现的特点,应>2 次吞咽才能完成检测或用半固体食团	通常正常;可见到轻微的滞留
下食管括约肌功能紊乱	14	≤30	在食管中上段正常通过而在通过 LES 时延迟;当 ETT 轻微延长(15~16s)时很难与正常区分	通常正常;可见轻微的滞留;没有 GER
非特异性食管动力障碍	>14	≤30	在≥2 次吞咽中可见到异常的逆行 / 向前动作;难与正常区分使用半固体 / 固体有助于区分	可见轻微的滞留
反流性食管炎	>20	≤30	在食管中上段正常通过而在通过下段时延迟	在食管下段可见轻微的滞留;可见 1 次或多次自发性反流发作

2. **展望** 食团通过的视觉分析、定量测定食管通过时间以及 10min 时食管滞留等多种标准均有助于发现异常的食管动力,如果综合应用这些方法,可以最大程度提高检查的敏感性。用电影形式动态显示或回放吞咽动作是十分重要的,虽然大多数的研究只分析一次吞咽过程,但如果应用多达 5 次的吞咽可以获得与测压检查结果很好的相关性。使用液相和固相或半固相食团有助于诊断,并且也可以对治疗反应进行评估。

第二节 胃动力检查的临床应用

一、胃排空闪烁显像(stomach scintigraphic measurement)

与测压检查相比,闪烁显像是非侵袭性的,不受正常生理功能的干扰,并能对固体和液体进行定量分析;与放射科方法比较,闪烁显像试验低放射性核素,易于定量,并使用普通的可消化食物而不是如钡餐这样的非营养物质。

(一) 临床应用

1. 适应证

胃潴留症状包括恶心、呕吐、腹胀、疼痛、早饱和消瘦。胃排空检测可评估这些症状并在内镜或其他方法排除解剖病变后证明是否存在胃排空异常。胃排空闪烁显像同样可用来评价疗效。另外,随着胃起搏等治疗胃轻瘫方法的发展,闪烁显像可用以分析局部胃动力功能紊乱。

2. 术前准备

(1)禁食 8 小时;

(2)绝经前妇女应在月经周期的早期进行,以减少激素对胃肠道动力的影响;

(3)检查前停用烟、酒以及影响胃排空的药物:止痛麻醉药,抗胆碱能药,抗抑郁药(包括解痉剂、三环类抗抑郁药),钙离子阻滞剂,H_2 受体拮抗剂,质子泵抑制剂,生长抑素或奥曲肽,含铝的制酸剂。

(二) 临床评价

胃排空延迟最常见的原因是胰岛素依赖型糖尿病,这与自主神经病变有关,胃潴留程度或轻或重,潴留最常见于胃底和胃窦。心脏或肺移植时,外科迷走神经损坏引起的严重胃潴留与糖尿病患者胃轻瘫相似。当发生严重胃潴留时,不仅要考虑到胃轻瘫,必须排除解剖原因(溃疡、肿瘤)引起的幽门梗阻。

胃排空闪烁显像的发展提供了定量、生理性的胃功能检查方法,不仅可以测定固体相和液体相在胃底和胃窦的排空,而且可以测定胃窦的收缩频率和振幅。当使用固体相和液体相结合试餐时,还可以提供小肠和大肠的转运信息。因此,闪烁显像是测定胃排空和肠道转运的重要检查方法。

二、稳定性放射性核素呼气试验(^{13}C breath test of gastric emptying)的临床应用

呼气试验可分析进食含稳定放射性核素 ^{13}C 标记的食物后呼出气体中 ^{13}C/^{12}C 的比值变化,根据呼气中 ^{13}C 排泄的动态变化可半定量的评估胃排空时间。作为一种非侵入性检查手段,^{13}C 呼气试验是安全的,可以减少放射线负担,并可有效评估固体和液体食物的胃排空时间。

1. 呼气试验的临床应用

目前呼气试验已经被应用于很多状态的胃固体和液体排空时间检测,包括健康人、儿童以及非溃疡性消化不良、幽门螺杆菌感染、糖尿病、妊娠剧吐、毕Ⅱ式胃空肠吻合术、肌萎缩侧索硬化等疾病状态。另外呼气试验可应用于检测药物的作用。

2. 呼气试验的局限性

受试者存在消化不良或肝脏疾病时,可能会对呼气试验的结果产生影响。另外,闪烁显像可以在检测胃排空时间的同时,观察胃内食物的分布情况及小肠和大肠的转运情况,而呼气试验不能。

三、胃窦十二指肠压力测定(gastroduodenal manometry)

(一) 临床应用

1. 适应证

此项检查主要用于研究工作,临床适应证有:

(1)诊断或除外慢性假性小肠梗阻(CIP);

(2)研究影响胃肠动力的某些系统性疾病(如糖尿病,进行性系统硬化症),以确定小肠受累情况;

(3)病毒感染后,胃轻瘫及动力异常综合征;

(4)CIP 患者小肠移植术前评价;

(5)评价无器质性病变、但有严重的特发性消化不良症状(如疼痛,恶心,呕吐等)的患者;

(6)预测药物疗效——促动力药(如:西沙必利,甲氧氯普胺,多潘立酮及红霉素)的即时疗效,可在动力检查时一并证实;

(7)确定肠道营养的最佳方法(经口、胃或空肠)。

2. 禁忌证

严重食管-胃底静脉曲张;严重心肺功能不全者。

3. 术前准备

(1)术前 48 小时停用会影响胃肠动力的药物(钙通道阻滞剂,肾上腺素能药物,三环类抗抑郁药,鸦片制剂);

(2)术前空腹一夜,以防插管时误吸,同时保证能记录到空腹运动模式(MMC);

(3)胃肠外营养患者,术前 12 小时应改用类晶体食物。

(二) 临床评价

1. 疾病诊断

(1)神经病变:慢性假性小肠梗阻,多发性硬化,糖尿病,帕金森病,脑干疾病,病毒感染(如:疱疹、带状疱疹及 EB 病毒等)常可损害肠神经系统、自主神经或中枢神经系统,而引起胃窦十二指肠动力

异常：清醒状态下 MMC 增多，MMC 中断，餐后动力低下，进餐（总热量大于 500kcal，1kcal=4.186 8kJ）后很快（2 小时内）即进入 MMC 运动。

（2）肌源性疾病：肌源性假性肠梗阻、淀粉样变性、胶原病、肌营养不良等肌源性疾病常导致动力异常：病变部位收缩力减低（包括 MMC）。

（3）胃轻瘫：该类患者胃窦动力低下，测压表现为：末端胃窦的餐后收缩频率减慢或距幽门 6cm 的胃窦腔收缩频率减慢。

（4）小肠机械性梗阻：小肠梗阻常需放射学检查确诊，该类患者测压表现有：长时间同步性收缩，微小的簇状暴发性收缩波，中间隔有静止期（如餐后 30min 仍有上述表现，则具有重要意义）。

（5）慢性消化不良：餐后胃窦动力低下，与健康人比，该类患者餐后胃窦收缩幅度及收缩频率均降低，并常导致胃排空减慢。

（6）胃排空减慢亦常见于功能性消化不良患者：胃内 MMC Ⅲ 相缺失，常伴有十二指肠动力障碍。

（7）消化性溃疡：如胃溃疡患者 MMC 动力减弱持续至溃疡愈合后，提示该患者存在原发性或继发性胃窦幽门运动功能障碍；十二指肠球部溃疡患者亦存在胃窦幽门十二指肠运动功能障碍。但其意义尚不清楚。

（8）迷走神经干切断术后：消化期动力异常；胃窦 MMC 受抑制；胃底容受性舒张受阻，导致胃张力增加；引起餐后早期胃排空加快，也可能引起倾倒综合征；远端胃出现异位起搏区，其频率常超过正常胃电基本节律，达 4 次 /min 或以上，从而导致胃动过速。

2. 注意事项　应激可能导致胃肠道动力异常（如胃排空迟缓，胃窦收缩减弱，MMC 周期性运动受抑制及传导异常）。此外，应除外静脉输液所致的动力异常，高血糖（大于 140mg/dl）会减少 MMC Ⅲ 相，及抑制胃排空。

第三节　结肠动力检查的临床应用

钡条 - 试餐法（barium meal X-ray method）

（一）临床应用

1. 适应证

（1）了解肠道动力异常的情况，并可判断药物治疗前后的效果。

（2）了解便秘、腹胀、腹泻患者肠道运动情况，以便指导治疗。

（3）鉴别便秘是慢通过型还是出口梗阻型，指导治疗。

2. 禁忌证

消化道穿孔，幽门、肠道完全梗阻者。

3. 术前准备

禁食 12 小时。

4. 方法

有双标记物法和简易法。

（1）双标记物法：相隔 12 小时服用钡条，分别在第 12、18、24、36、48、60 小时摄片，计算出胃肠道通过时间，正常人在 2 000kcal 试餐、膳食纤维 10~20g 的情况下，50% 标记物排出的时间是 25h，其中口 - 盲部通过时间是 9h，结肠通过时间是 16h。

（2）简易法：临床多用此法。服用钡条一次，在 48h 摄片一张，以第五腰椎棘突下缘与髂嵴连线为降结肠和乙状结肠的分界线（48h 异常者应加摄 72h）。

5. 参考值

正常人在 48 小时 90% 排出体外。

（二）临床评价

1. 便秘的类型

（1）结肠传输延迟：慢传输型便秘钡条在结肠和 / 或直肠内存留时间过长，而钡剂灌肠检查未发现巨结肠和 / 或巨直肠。结肠无力钡条在升结肠内转运过慢。

（2）粪便沿结肠正常通过，但在直肠内被保存时间过长。

（3）钡剂转运时间正常。

2. 展望

钡条 - 试餐法具有简单性、可靠性、可重复性，对评估胃肠传输功能、功能性胃肠病的病因、诊断及治疗效果有一定的帮助。临床上可将钡条 - 试餐法与直肠肛管测压、排粪造影等其他检查相结合，可提高对腹泻及便秘的诊断。

第四节　肛门直肠检查的临床应用

一、肛门直肠测压（anorectal manometry）

（一）临床应用

1. 适应证

便秘，大便失禁，药物、手术或生物反馈治疗前的评价，术前、术后评价。

2. 禁忌证

（1）月经期，妊娠 3 月内和 5 月以上。

（2）肛裂，肛周脓肿，不可纳性脱肛。骨盆创伤和肛门直肠术后一周左右。

（3）急性肠道感染以及左半结肠病变潜在穿孔危险者慎行。

（4）偏瘫，脊髓损伤，精神异常等不能合作的患者。

3. 并发症

痔疮出血，直肠黏膜损伤、穿孔，肛门撕裂及反射性心律失常少见。

（二）临床评价

肛门直肠测压异常所见

（1）糖尿病：直肠敏感性降低，自发性肛门括约肌松弛增加。

（2）老年性便秘：肛管静息压力降低，最大收缩压力下降。

（3）盆底痉挛综合征：排便时，肛门外括约肌和 / 或耻骨直肠肌矛盾性收缩；引起排便的直肠容量阈值不正常增高。值得一提的是，正常人情绪紧张时亦可出现盆底痉挛综合征。

（4）大便失禁：多种原因均可致大便失禁。肛门直肠测压可见如下异常表现：静息压力降低，最大收缩压力下降，直肠最大耐受容量减小，较小直肠容积即可引出直肠肛门抑制反射（RAIR），直肠受牵张或腹压增加（咳嗽）时，肛门外括约肌反射性收缩消失，肛管反应性降低。

肛门直肠测压提供了患者个体化的病理生理学信息，能够了解肛门内外括约肌的功能以及直肠的感觉和顺应性。各种病因导致肛门括约肌功能障碍、括约肌损伤、直肠顺应性下降和感觉异常都可以引起肛门直肠运动障碍性疾病，包括先天性巨结肠、盆底综合征、特发性大便失禁、直肠脱垂等。

二、排粪造影

排粪造影（defecography，DFG）是通过向患者直肠注入造影剂，对患者"排便"时肛管直肠部位进行动、静态结合观察的检查方法。

（一）造影前应清肠

造影前 2~3h 口服钡剂充盈小肠。用稠钡剂加适量羧甲基纤维素钠或钡糊剂 300ml 灌肠，以充盈至降结肠为准,并涂抹肛管标记肛门。拍摄侧坐于特制排粪桶上的静息、提肛、初排(力排充盈)、力排黏膜和正位力排黏膜相。摄片应包括骶尾骨、耻骨联合和肛门。

(二) 排粪造影是诊断出口梗阻型便秘的重要检查方法

有助于诊断直肠、肛管解剖及功能障碍异常。

1. 耻骨直肠肌失弛缓症　力排时肛直角增大不明显,仍保持 90° 左右或更小;耻骨直肠肌长度无明显增加,且多出现耻骨直肠骨压迹。

2. 耻骨直肠肌肥厚症　肛直角小,肛管变长,排钡很少或不排,且出现"搁架征"(shelf sign)。该征是指肛管直肠结合部向上方在静坐、力排时,均平直不变或少变,状如搁板。

3. 直肠前膨出　亦称为直肠前突。开口小、纵深、排粪终末钡剂滞留三大特征,并有患者有用手指或其他物品填塞阴道压迫后壁方能排便的病史。

4. 直肠前壁黏膜脱垂、内套叠　直肠黏膜脱垂是指增粗而松弛的直肠黏膜脱垂于肛管上,造影时该部呈凹陷状,而直肠肛管结合部的后缘光滑连续。当增粗松弛的直肠黏膜脱垂在直肠内形成大于3mm 深的环状套叠时,即为直肠内套叠。

三、盆底肌电图检查(anal sphincter electromyography)

受试者取左侧卧位,可用针电极、柱状膜电极或丝状电极分别描记耻骨直肠肌、外括约肌的肌电活动。可以判断有无肌源性和神经源性病变,有助于妇女咳嗽性遗尿,耻骨直肠肌综合征,肛管内括约肌痉挛性收缩,直肠内套叠,大便失禁等疾病的诊断。

第五节　奥迪括约肌测压的临床应用

(一) 适应证

1. **I 型**　患者存有胆源性腹痛,并符合以下 1~2 项客观标准者。

(1)肝功能异常(≥2 次记录);

(2)胆总管扩张(>12mm);

(3)内镜逆行胰胆管造影(ERCP)证实胆总管排空延迟(>45min)。

2. **II 型**　出现于十二指肠乳头切开术前。如患者有上述 1~2 项异常,进行奥迪括约肌测压,可确定是否需行十二指肠乳头切开术治疗。如患者有上述三项异常者,内镜或手术治疗前无需行奥迪括约肌测压。

3. **III 型**　胆源性腹痛患者(无胆管梗阻的客观证据),在排除肠易激综合征及对患者进行仔细的临床评估后,可考虑行奥迪括约肌测压。

(I~III 型的分型标准为 Genen 标准)

4. 复发性胰腺炎,或无器质性病变的胰源性腹痛患者。

5. 慢性胰腺炎患者。

6. 胆总管结石患者。

(二) 禁忌证

有严重出血倾向者。

(三) 并发症

1. **奥迪括约肌测压术后,胰腺炎危险性增高**　如:经胰管插管进行奥迪括约肌测压,使用无吸引通道的水灌注导管。

2. **胆管炎**

3. **十二指肠穿孔(少见)**

4. **出血(少见)**

5. 常出现无临床胰腺炎症状的高淀粉酶血症

(四) 术前准备

术前禁食一夜(6~8 小时),以防插管时误吸。

(五) 结果分析

1. **正常值** 奥迪括约肌基础压力:10~20mmHg(即相对于十二指肠内压的压力);时相性收缩幅度:100~140mmHg;时相性收缩频率:3~6 次 /min;逆行性收缩:5%~20%。

2. **奥迪括约肌功能异常的测压表现** 奥迪括约肌基础压力升高——较十二指肠压力高40mmHg;胆总管 / 十二指肠压力梯度升高;收缩频率增快——超过 10 次 /min;以逆向性收缩为主(>50% 的时间);括约肌压力对胆囊收缩素的矛盾性反应增加;时相性收缩幅度增加——大于200~300mmHg。

(郑长青)

第五章 实验室检查的临床应用

第一节 临床一般检验的临床应用

一、概述

(一) 基本概念

临床一般检验是将患者的血液、尿液、体液、分泌物和排泄物等标本,通过目视观察、物理、化学、仪器或分子生物学方法检测,并强调对检验全过程(分析前、分析中、分析后)采取严密质量管理措施以确保检验质量,从而为临床、为患者提供有价值的实验资料。通常情况下临床实验室以诊、防、治人体疾病或评估人体健康提供信息为目的,对取自人体的材料进行生物学、微生物学、免疫学、化学、血液学、生理学、细胞学、病理学或其他检验学的分析。并提出检查范围内的客观性实验报告,包括结果解释和为进一步的检查提供临床诊疗线索。

(二) 临床一般检验的内容

1. **血液学检验** 血液和造血组织的原发性血液病以及非造血细胞疾病所致的血液学变化的检查。包括红细胞、白细胞和血小板的数量、生成动力学、形态学和细胞化学等的检验;止血功能、血栓栓塞、抗凝和纤溶功能的检验;溶血的检验;血型鉴定和交叉配血试验等。

2. **排泄物与体液检验** 对尿、粪和各种体液以及胃液、脑脊液、胆汁等排泄物、分泌液的常规检验。

3. **生化学检验** 对组成机体的生理成分、代谢功能、重要脏器的生化功能、毒物分析及药物浓度监测等的临床生物化学检验。包括糖、脂肪、蛋白质及其代谢产物和衍生物的检验;血液和体液中电解质和微量元素的检验;血气和酸碱平衡的检验;临床酶学检验;激素和内分泌功能的检验;药物和毒物浓度检测等。

(三) 临床一般检验的应用范围

临床一般检验的主要目的是为临床诊断所用,但随着医学模式由单纯的疾病诊断逐渐向健康保健、预防与医学相结合的方向发展,其职能和应用价值也有所扩展。

1. 为临床医疗工作服务　为疾病的诊断和治疗计划的制订、分析病情、观察疗效、判断预后等提供科学依据。

2. 为开展预防工作提供依据　进行防病调查,能早期发现传染性疾病的传染源以及损害人体的各种致病因素,为制定预防措施,控制疾病传播提供重要资料。

3. 进行社会普查　可了解社会群体的卫生状况和健康水平,及时发现潜在性疾病、遗传性疾病等,为制定卫生条例,提高防病治病的主动性,保护环境卫生,规划保健机构设置等提供依据。

4. 开展健康咨询　通过临床基础检验,为社会群体提供健康咨询,以保证健康,减少疾病,建立正确的生活规律,延长寿命。还可以开展对计划生育、优生优育等提供实验依据。

二、血液一般检验的应用

血液一般检查是临床应用最为广泛的检测项目,检查频率高、普及面广,在所有医学检验项目中可排第一。在很多情况下,如各种疾病诊断、治疗、健康体检时都需要借助血液检查,从而反应机体内血细胞的数量、质量、各种细胞比例关系。血液一般检测包括血液细胞成分的常规检测、网织红细胞检测和红细胞沉降率检测。血常规检测的项目多包括红细胞计数、血红蛋白测定、红细胞平均值测定和红细胞形态检查,白细胞计数及分类计数,血小板计数、血小板平均值和血小板形态的检测。通过对血细胞数量和质量的检验以配合临床诊断与治疗。

(一) 红细胞数量及形态检测

红细胞来源于骨髓造血干细胞分化的红系祖细胞,原始红细胞经 3~5 次有丝分裂而依次发育为早幼、中幼、晚幼红细胞。现有研究证实多种原因可造成红细胞生成障碍、破坏增多以及异常增殖,进而引起红细胞数量减少或增多引起贫血疾病或红细胞增多症,还有一些疾病是由红细胞在质量方面发生异常而导致。因此,临床通过对红细胞数量及形态学改变的检查,对诊疗疾病具有重要意义。

【参考区间】红细胞计数:男性 $(4.0\sim5.5) \times 10^{12}$/L,女性 $(3.5\sim5.0) \times 10^{12}$/L,新生儿 $(6.0\sim7.0) \times 10^{12}$/L。

1. 红细胞减少

(1)生理性减少:婴幼儿生长发育较快导致造血原料不足引起红细胞减少,此外老年人造血功能减退以及妊娠晚期孕妇血容量增多都可引起红细胞生理性减少,这也是临床较为常见的生理性贫血。

(2)红细胞生成减少:多见于缺铁性贫血、巨幼细胞贫血、再生障碍性贫血、白血病以及慢性系统性疾病等。

(3)红细胞破坏增多:临床多见于溶血性贫血如异常血红蛋白病、免疫性溶血性贫血、葡萄糖-6-磷酸脱氢酶缺乏症和脾功能亢进等。

(4)失血较多:多种原因引起机体血容量下降,红细胞丢失过多,如外伤、各种失血性贫血等。

2. 红细胞增多

(1)相对性增多:因血浆容量减少导致红细胞增多,临床常见于严重呕吐、腹泻、大量出汗、大面积烧伤、慢性肾上腺皮质功能减退、尿崩症、甲状腺功能亢进危象、糖尿病酮症酸中毒。

(2)绝对性增多:按发病原因可分为继发性和原发性两类,继发性临床多见于慢性肺心病、慢性阻塞性肺气肿,亦见于肝癌、卵巢癌等肿瘤性疾病。原发性也称为真性红细胞增多症,临床特点为红细胞持续性显著增高,同时伴有白细胞和血小板增多。

3. 红细胞大小异常

(1)小红细胞:通常直径小于 6μm,因血红蛋白合成不足,胞浆体积变小,中央淡染区扩大,呈小细胞低色素性贫血。在遗传性球性红细胞增多症中,可见血红蛋白充盈较好,细胞着色深,中央淡染区消失。

(2)大红细胞:直径大于 10μm。见于溶血性贫血,急性失血性贫血,也可见于巨幼细胞贫血。

(3)巨红细胞:直径大于 15μm,也有超巨红细胞直径大于 20μm,常见于叶酸或 / 和维生素 B_{12} 缺乏所致的巨幼细胞贫血。

(4)红细胞大小不均:细胞间直径可相差一倍以上,反映骨髓中红细胞系增生异常旺盛,临床多见于严重溶血性贫血和失血性贫血。

4. 红细胞形态异常

(1)球形细胞:临床多见于遗传性球形红细胞增多症患者,也可见于自身免疫性溶血性贫血。

(2)椭圆形细胞:主要见于遗传性椭圆形细胞增多症患者,巨幼细胞贫血时亦可见到巨椭圆形红细胞。

(3)靶形细胞:主要特点为中心淡染、边缘深染状如枪靶。多见于珠蛋白生成障碍性贫血、异常血红蛋白病,少量也可见于缺铁性贫血、其他溶血性贫血以及黄疸或脾切除后的病例。

(4)口形细胞:常见于遗传性口形细胞增多症,少量可见于弥散性血管内凝血(DIC)及酒精中毒时。

(5)镰形细胞:形如镰刀状,见于镰状细胞贫血。

(6)泪滴形细胞:多见于骨髓纤维化,也可见于珠蛋白生成障碍性贫血和溶血性贫血等。

(7)棘细胞:棘细胞外周呈钝锯齿状突起,刺细胞外周呈不规则、不匀称的棘刺状突起,见于棘形细胞增多症,也可见于脾切除后、酒精中毒性肝病、尿毒症等。

(8)红细胞缗钱状:常见于多发性骨髓瘤、原发性巨球蛋白血症等。

(9)红细胞形态不整:又称裂细胞,红细胞可呈梨形、泪滴形、新月形、长圆形、哑铃形、逗点形、三角形等。多见于弥散性血管内凝血、血栓性血小板减少性紫癜、恶性高血压、严重烧伤以及心血管创伤性溶血性贫血等。

5. 红细胞内异常结构

(1)嗜碱性点彩:红细胞内含有细小嗜碱性点状物质,是核糖体凝集而成,其出现表明红细胞再生加速且紊乱,见于增生性贫血、骨髓纤维化等,亦多见于铅等重金属中毒时也增多。

(2)有核红细胞:除在新生儿可见到有核红细胞外,成人出现有核红细胞属病理现象,临床多见于各种溶血性贫血、红白血病、骨髓纤维化、严重缺氧等。

(3)染色质小体:多见于溶血性贫血、巨幼细胞贫血、红白血病及其他增生性贫血。

(4)卡伯特环(Cabot ring):红细胞内出现一条很细的淡紫红色线状体呈环形或"8"字形,其出现提示严重贫血、溶血性贫血、巨幼细胞贫血、铅中毒及白血病等疾病。

6. 血细胞比容测定

血细胞比容(hematocrit,HCT)又称血细胞压积(packed cell volume,PCV),是指红细胞在血液中所占容积的比值,即将抗凝全血经规定时间和速度离心沉淀后,下沉红细胞体积与全血体积之比,该数值通常与红细胞数量、大小、血浆容量相关。应用温氏法检测:男 0.40~0.50L/L(40~50vol%);女 0.37~0.48L/L(37~48vol%)。

(1)血细胞比容增高:各种原因所致的血液浓缩,血细胞比容常达 0.50 以上。临床上测定脱水患者的血细胞比容,作为计算补液量的参考。各种原因所致的红细胞绝对性增多时,血细胞比容均增加,如真性红细胞增多症时,可高达 0.60 以上,甚至达 0.80。

(2)血细胞比容减低:见于各种贫血,由于贫血类型不同,红细胞体积大小也有不同,血细胞比容的减少与红细胞数减少并不一定成正比。因此必须将红细胞数、血红蛋白量和血细胞比容三者结合起来,计算红细胞各项平均值才更有参考意义。

7. 红细胞平均值测定

是指每个红细胞的平均体积,即平均红细胞体积(mean corpuscular volume,MCV),通常以飞升(fl)为单位,而每个红细胞内所含的血红蛋白平均量称为平均红细胞血红蛋白含量(mean corpuscular hemoglobin,MCH),以皮克(pg)为单位,此外,将每升红细胞平均所含血红蛋白的克数称为平均红细胞血红蛋白浓度(mean corpuscular hemoglobin concentration,MCHC),以 g/L 表示。血细胞分析仪法检测：MCV 80~100fl；MCH 27~34pg；MCHC 320~360g/L（32%~36%）。

（1）贫血的形态学分类取决于红细胞计数、血红蛋白量和血细胞比容测定的准确性：红细胞平均值测定可作为贫血形态学分类依据，小红细胞性贫血可低至 MCV 50fl、MCH 15pg、MCHC 220g/L；大红细胞可高至 MCV 150fl、MCH 50pg，但 MCHC 正常或减低；MCHC 增高见于球形细胞增多症，但不超过 380g/L。

（2）红细胞平均指数仅代表红细胞平均值，也有一定局限性，如溶血性贫血和急性白血病，虽属正细胞性贫血，但红细胞可有明显的大小不均和异形，大细胞性贫血，也可有小细胞存在，小细胞贫血，也可有大红细胞，对贫血患者的血涂片进行镜下红细胞形态的观察仍然是十分重要的。

8. 红细胞体积分布宽度测定

红细胞体积分布宽度（red blood cell volume distribution width，RDW）是反映外周血红细胞体积（大小）异质性的参数，多数仪器用所测红细胞体积大小的变异系数，即 RDW-CV。RDW 对贫血的形态学分类有重要意义，有助于贫血的诊断与鉴别诊断。RDW-CV 参考区间：11.5%~14.5%。

（1）贫血的形态学分类：不同病因引起的贫血，红细胞形态学特点不同，按 MCV、RDW 两项参数对贫血的新的形态学分类法对贫血的鉴别诊断有一定的参考价值。

（2）用于缺铁性贫血的诊断和鉴别诊断：缺铁性贫血和轻型 β- 珠蛋白生成障碍性贫血均表现为小细胞低色素性贫血，缺铁性贫血患者 RDW 增高，而珠蛋白生成障碍性贫血患者大多为正常。缺铁性贫血患者在缺铁潜伏期时 RDW 即有增高，治疗后贫血已得到纠正，RDW 仍未降至正常水平，可能反映体内贮存铁尚未完全补足，故 RDW 对缺铁性贫血治疗中的动态监测可能有一定的价值。

（二）血红蛋白检测

血红蛋白是红细胞中一种非膜蛋白，人体内的血红蛋白由两个 α 亚基和两个 β 亚基构成，其主要功能是运输氧和二氧化碳，维持血液酸碱平衡。其临床检查意义与红细胞计数基本相同，但有些情况二者减少程度可不尽相同，如缺铁性贫血血红蛋白的减少较红细胞为甚，巨幼细胞贫血时血红蛋白减少程度低于红细胞，因此，临床同时测定二者有利于对贫血类型的鉴别诊断。

【参考区间】血红蛋白：男性 120~160g/L，女性 110~150g/L，新生儿 170~200g/L。

1. 血红蛋白增多

（1）成年男性血红蛋白>170g/L；成年女性血红蛋白>160g/L 时即认为增多。

（2）血红蛋白相对性增多临床多见于连续呕吐、腹泻、严重烧伤、慢性肾上腺皮质功能减退、尿崩症和糖尿病酮症酸中毒等。

（3）血红蛋白绝对性增多可见于继发性红细胞增多症和真性红细胞增多症。

2. 血红蛋白减少

单位容积循环血液中血红蛋白和红细胞数低于参考区间底限时通常称为贫血。临床常根据血红蛋白数值将贫血分成轻、中、重和极度贫血，轻度：男性 120~90g/L、女性 110~90g/L，中度：90~60g/L，重度：60~30g/L，极重度：<30g/L。

（三）白细胞检测

白细胞计数是测定血液中各种白细胞的总数，通常白细胞可分为 5 种类型，即中性粒细胞、嗜酸性粒细胞、嗜碱性粒细胞、淋巴细胞和单核细胞，每种白细胞各有其生理功能，在不同病理情况下，这些细胞会发生数量和质量的变化，见表4-5-1。

【参考区间】白细胞总数：成人 $(4~10) \times 10^9/L$；儿童 $(5~12) \times 10^9/L$；新生儿 $(15~20) \times 10^9/L$。

1. 中性粒细胞测定 中性粒细胞由骨髓造血干细胞增殖分化而产生，根据其功能和形态特点可划分为干细胞池、生长成熟池（又分为分裂池、成熟池、贮存池）和功能池（又分为循环池和边缘池）三个阶段。前两个阶段在骨髓中生成，成熟后释放入外周血进入功能池。在外周血中可分为中性杆状核粒细胞（neutrophilic stab granulocyte，Nst）和中性分叶核粒细胞（neutrophilic segmented granulocyte，Nsg）两类。细胞体呈圆形，胞质丰富，胞核为深紫红色，染色质紧密成块状，核形弯曲呈杆状者称杆状核,有时核弯曲盘绕而呈 C 形、S 形、V 形或不规则形,而核呈分叶状称分叶核,通常为 2~5 叶,病理情况下分叶异常多可达 10 叶。中性粒细胞具有趋化、变性、黏附、吞噬和杀菌作用等功能,在机体防御和抵抗病原菌侵袭过程中起着重要作用。

表 4-5-1　5 种白细胞正常百分数和绝对值

细胞类型	百分数 /%	绝对值 / × 10⁹/L
中性粒细胞(N)		
杆状核(st)	0~5	0.04~0.05
分叶核(sg)	50~70	2~7
嗜酸性粒细胞(E)	0.5~5	0.05~0.5
嗜碱性粒细胞(B)	0~1	0~0.1
淋巴细胞(L)	20~40	0.8~4
单核细胞(M)	3~8	0.12~0.8

（1）中性粒细胞增多：中性粒细胞增多常伴随白细胞总数的增多,引起其增多的原因很多,常可归纳为反应性增多和异常增生两类。前者多见于感染特别是化脓性球菌（如金黄色葡萄球菌、溶血性链球菌、肺炎链球菌等）感染为最常见的原因,如流行性脑脊髓膜炎、肺炎、阑尾炎等。此外,严重组织损伤及大量血细胞破坏、急性大出血、代谢紊乱所致的代谢性中毒以及白血病、骨髓增殖性疾病及恶性肿瘤等中性粒细胞均可增多。异常增生性粒细胞增多为造血干细胞疾病,临床多见于急、慢性粒细胞性白血病、真性红细胞增多症和骨髓纤维化等。

（2）中性粒细胞减少：病毒感染是常见的原因,如流行性感冒、病毒性肝炎、风疹,某些血液病如再生障碍性贫血、粒细胞缺乏症、骨髓纤维化及恶性组织细胞病等。此外,在系统性红斑狼疮、肝硬化、脾功能亢进以及药物与理化因素的作用都可引起中性粒细胞减少。

（3）中性粒细胞的核象变化：正常时外周血中性粒细胞的分叶以三叶居多,也可见少量杆状核粒细胞,杆状核与分叶核的正常比值为 1:13。在病理情况下,中性粒细胞核象可发生变化,出现核左移或核右移现象。核左移是指外周血中杆状核增多（>0.06）,并出现晚幼粒、中幼粒或早幼粒细胞等,多见于各种病原体所致的感染、大面积烧伤、白血病和类白血病反应。类白血病反应是指非白血病患者对感染、恶性肿瘤、大出血等刺激所产生的周围血中类似白血病表现的血象反应。

（4）中性粒细胞的中毒性改变：可单独或同时出现大小不均、中毒颗粒、空泡变性、核变性等。常见于各种严重感染、中毒、恶性肿瘤及大面积烧伤等,中毒性粒细胞出现的程度与中性粒细胞核左移的程度一样,均可反应病情的程度及与预后的关系。

2. **嗜酸性粒细胞测定**　与其他粒细胞一样嗜酸性粒细胞来源于骨髓的造血干细胞,在嗜酸性粒细胞因子刺激下分化成熟。嗜酸性粒细胞具有杀伤细菌、寄生虫的功能,也是免疫反应和过敏反应过程中极为重要的细胞。

（1）嗜酸性粒细胞增多：临床常见嗜酸性粒细胞增多疾病有变态反应性疾病,如支气管哮喘、药物过敏、荨麻疹、食物过敏、血管神经性水肿、血清病等。在寄生虫病、皮肤病、慢性粒细胞白血病、嗜酸性粒细胞白血病、淋巴瘤、多发性骨髓瘤、嗜酸性粒细胞肉芽肿以及某些恶性肿瘤均可见嗜酸性粒细胞增多。此外,风湿性疾病、脑腺垂体功能减低症、肾上腺皮质功能减低症、过敏性间质性肾炎等也常伴有嗜酸性粒细胞增多。

（2）嗜酸性粒细胞减少：常见于伤寒、副伤寒初期,大手术、烧伤等应激状态,或长期应用肾上腺皮质激素后,其临床意义甚小。

3. **嗜碱性粒细胞测定**　嗜碱性粒细胞增多常见于过敏性疾病如过敏性结肠炎、药物、食物、吸入物超敏反应以及慢性粒细胞白血病、嗜碱性粒细胞白血病,转移癌、骨髓纤维化、慢性溶血等。嗜碱性粒细胞减少多无临床意义。

4. 淋巴细胞测定 根据发育与成熟途径将其分为胸腺依赖的 T 淋巴细胞与骨髓依赖的 B 淋巴细胞,前者参与细胞免疫,对病毒、结核分枝杆菌、真菌等的防御免疫,在自身免疫性疾病、组织移植排斥反应、抗肿瘤等方面起主导作用。B 淋巴细胞在抗原刺激下可转化为浆细胞合成免疫球蛋白,参与机体体液免疫。此外,还有自然杀伤细胞(NK 细胞),其作用靶细胞主要有肿瘤细胞、病毒感染细胞、某些自身组织细胞、寄生虫等,因此 NK 细胞是机体抗肿瘤、抗感染的重要免疫因素,也参与第 Ⅱ 型超敏反应和移植物抗宿主反应。

(1)淋巴细胞增多:淋巴细胞增多见于感染性疾病如麻疹、风疹、水痘、流行性腮腺炎、传染性单核细胞增多症、传染性淋巴细胞增多症、病毒性肝炎、巨细胞病毒感染、肾综合征出血热等,也可见于百日咳杆菌、结核分枝杆菌、布鲁氏菌、梅毒螺旋体、弓形虫等的感染。此外,在急性和慢性淋巴细胞白血病、淋巴瘤、移植物抗宿主反应(GVHR)、移植物抗宿主病(GVHD)、急性传染病恢复期等也将出现淋巴细胞比例增多。临床上淋巴细胞相对增高多见于再生障碍性贫血、粒细胞减少症和粒细胞缺乏症等。

(2)淋巴细胞减少:主要见于应用肾上腺皮质激素、烷化剂、抗淋巴细胞球蛋白等的治疗以及放射线损伤、免疫缺陷性疾病、丙种球蛋白缺乏症等。

(3)异形淋巴细胞:外周血中一类形态变异的不典型淋巴细胞,多为 T 淋巴细胞受抗原刺激转化而来,少数为 B 淋巴细胞。主要分为三型:Ⅰ 型(泡沫型)、Ⅱ 型(不规则型)、Ⅲ 型(幼稚型)。异形淋巴细胞增多主要见于病毒感染性疾病,如传染性单核细胞增多症、肾综合征出血热等疾病,此外,某些细菌性感染、病毒性肝炎、风疹、立克次体病、药物过敏、放射治疗等也可出现异形淋巴细胞。

5. 单核细胞测定 单核细胞胞体较大、胞质较多、细胞核大,通常进入组织转变为吞噬细胞进而形成单核 - 吞噬细胞系统,其主要功能为诱导免疫反应、吞噬杀灭病原体、吞噬红细胞、清除死亡细胞、调节白细胞生成以及具有抗肿瘤活性。在婴幼儿及儿童单核细胞可增多,属生理性增多。病理性增多主要见于感染性心内膜炎、疟疾、急性感染恢复期、活动性肺结核等,某些血液系统疾病如单核细胞白血病、粒细胞缺乏症恢复期、多发性骨髓瘤、淋巴瘤、骨髓增生异常综合征等也可见单核细胞增多。单核细胞减少多无临床意义。

(四)血小板检测

血小板(platelet,Plt)是哺乳动物血液中的有形成分之一,是从骨髓成熟的巨核细胞胞质裂解脱落下来的具有生物活性的小块胞质,经过骨髓造血组织中的血窦进入血液循环成为血小板。新近研究证实肺部也是血小板生成的重要器官,参与调解血小板减少的相关疾病。血小板体积小,无细胞核,没有规则形状,直径为 2~3μm,寿命约 7~14 天,每天约更新总量的 1/10,衰老的血小板大多在脾脏中被清除。在正常血液中血小板有较恒定的数量(每立方毫米 10 万 ~30 万),在止血、伤口愈合、炎症反应、血栓形成及器官移植排斥等生理和病理过程中有重要作用。临床通过测定血小板计数、平均血小板体积(mean platelet volume,MPV)和血小板体积分布宽度(platelet distribution width,PDW)、血小板形态等诊断血小板异常性疾病。

【参考区间】血小板计数$(100~300) \times 10^9/L$;血小板平均容积 7~11fl;血小板分布宽度 15%~17%。

1. 血小板减少

(1)生成障碍:如再生障碍性贫血、急性放射性损伤、急性白血病、骨髓纤维化晚期等。

(2)破坏或消耗增多:多见于原发性血小板减少性紫癜、系统性红斑狼疮、恶性淋巴瘤、上呼吸道感染、风疹、新生儿血小板减少症、输血后血小板减少症、DIC、先天性血小板减少症。

(3)血小板分布异常:脾肿大(肝硬化、班替综合征)、血液被稀释(输入大量库存血或大量血浆)等。

2. 血小板增多 临床通常将高于 $400 \times 10^9/L$ 视为血小板增多,血小板反应性增多见于脾摘除术后,急性大出血和溶血之后。原发性增多见于骨髓增殖性疾病,如真性红细胞增多症和原发性血小板增多症、骨髓纤维化早期及慢性粒细胞白血病等。

3. 血小板平均容积和血小板分布宽度测定

(1)血小板平均容积:代表单个血小板的平均容积,增加见于:①血小板破坏增加而骨髓代偿功能良好者;②造血功能抑制解除后,MPV增加是造血功能恢复的首要表现。减低见于:①骨髓造血功能不良,血小板生成减少;②有半数白血病患者MPV减低;③MPV随血小板数而持续下降,是骨髓造血功能衰竭的指标之一。

(2)血小板分布宽度:反映血小板容积大小的离散度,用所测单个血小板容积大小的变易系数($CV\%$)表示,PDW为15%~17%。PDW减少表明血小板的均一性高。PDW增高表明血小板大小悬殊,见于急性髓系白血病、巨幼细胞贫血、慢性粒细胞白血病、脾切除、巨大血小板综合征、血栓性疾病等。

(五)网织红细胞检测

网织红细胞是晚幼红细胞到成熟红细胞之间的未完全成熟的红细胞。由于胞质内还残存核糖体等嗜碱性物质,煌焦油蓝或新亚甲蓝染色,呈现浅蓝或深蓝色的网织状细胞而得名。

【参考区间】成人:百分数0.005~0.015(0.5~1.5%);绝对数$(24~84) \times 10^9/L$;新生儿:0.03~0.06(3~6%)。

1. 网织红细胞增多

表示骨髓红细胞系增生旺盛,常见于溶血性贫血、急性失血;缺铁性贫血、巨幼细胞贫血及某些贫血患者治疗后,如补充铁或维生素B_{12}及叶酸后。

2. 网织红细胞减少

表示骨髓造血功能减低,常见于再生障碍性贫血,在骨髓病性贫血(如急性白血病等)时,骨髓中异常细胞大量浸润,使红细胞增生受到抑制,网织红细胞也减少。

(六)红细胞沉降率检测

红细胞沉降率(erythrocyte sedimentation rete,ESR)是指红细胞在一定条件下沉降的速率。影响红细胞沉降速率的因素:血浆中各种蛋白的比例改变,如血浆中带有正电荷的纤维蛋白原、球蛋白增多、清蛋白减少均可导致血沉加快;红细胞数量、形状和大小——红细胞数量减少,下沉阻力减小时血沉加快,红细胞形态异常不利于叠连导致血沉减慢,大红细胞因表面积相对减小,受到血浆的摩擦逆阻力减小,因此其下沉较小红细胞要快。

【参考区间】男性0~15mm/h;女性0~20mm/h。

1. 生理性增快

妇女月经期、妊娠3个月以上至分娩后三周内可见血沉加快,可能与生理性贫血、产伤或纤维蛋白原含量增加有关。12岁以下的儿童、60岁以上的高龄者因血浆中纤维蛋白原增多引发血沉增快。

2. 病理性增快

(1)炎症性疾病:如急性细菌性炎症,风湿热、结核病活动期,因急性期反应物质增多,如C-反应蛋白、α_2巨球蛋白、纤维蛋白原及免疫球蛋白增加导致血沉明显加快,当病情控制趋于稳定,血沉逐渐恢复正常。

(2)组织损伤与坏死:如大手术、急性心肌梗死时血沉增快,加以鉴别的是心绞痛时血沉正常无明显改变。

(3)肿瘤:良性肿瘤血沉多为正常,而增长迅速的恶性肿瘤血沉增快明显,这与肿瘤细胞分泌糖蛋白(属球蛋白)、肿瘤组织坏死、继发感染或贫血等因素有关。

(4)高球蛋白血症:各种原因导致血浆球蛋白相对或绝对增高时,血沉均可增快,如多发性骨髓瘤、感染性心内膜炎、巨球蛋白血症、淋巴瘤、系统性红斑狼疮、慢性肾炎、肝硬化等。

(5)贫血:部分贫血患者,血沉可轻度增快。

(6)在其他临床常见疾病中血沉也可呈现明显加快,如动脉粥样硬化、高脂血症、糖尿病、肾病综合征、黏液水肿等。

3. 血沉减慢

通常血沉减慢的临床意义较小,临床可见于严重贫血、球形红细胞增多症和纤维蛋白原含量重度缺乏者。

三、尿液一般检验的应用

尿液是具有重要意义的体液之一,通过生成并排出尿液,带走机体的水分、代谢产物,调节和维持机体内环境稳定。尿液检查是临床医学常用的一种检测方法,尿液检查不仅对泌尿系统疾病的诊断、疗效观察有重要意义,而且对其他系统疾病的诊断、预后判断也有重要参考价值。临床实验室尿液检查项目主要包括:

一般性状检测(尿量、气味、外观、比重等)、化学检测(酸碱度、尿蛋白、尿糖、尿酮体、尿胆原、尿胆红素等)和尿沉渣显微镜检测(细胞、管型、结晶)。本章将对尿液检查的临床应用作简要阐述。

(一)尿液一般性状检测

1. 尿量　尿量的多少主要取决于肾脏生成尿液的能力和肾脏的稀释与浓缩功能。成年人正常尿量在 1~2L/24h。

(1)多尿:通常情况下当尿量超过 2.5L/24h 时可视为多尿。①生理性多尿:主要见于食用含水分高的水果或饮水过多、静脉输液、精神紧张或癔症等。此外,服用有利尿作用的药物如咖啡因、脱水剂、噻嗪类和咖啡等也可引起排尿量增加。②病理性多尿常见于一些肾脏疾病,如慢性肾炎、慢性肾盂肾炎、慢性肾间质肾炎、肾小管酸中毒Ⅰ型、慢性肾衰早期,急性肾衰多尿期等均可出现多尿。③其他:如尿崩症、原发性醛固酮增多症、甲状腺功能亢进、糖尿病等也可引发多尿。

(2)少尿或无尿:尿量少于 400ml/24h 或每小时尿量持续小于 17ml(儿童<0.8ml/kg)为少尿;12h 无尿或 24h 尿量小于 100ml 为无尿。生理性少尿多见于出汗过多或缺水。病理性少尿常见于肾前性少尿,如休克、失血过多、脱水、重症肝病、严重腹泻、呕吐、大面积烧伤和感染等;也可见各种肾脏实质性改变而导致的肾性少尿,如急性肾小球肾炎、急性肾盂肾炎、急性间质性肾炎、慢性肾炎急性发作等。此外,因结石、尿路狭窄、肿瘤压迫引起尿路梗阻或排尿功能障碍的也可引起少尿。

2. 尿液颜色和透明度　正常人尿液是淡黄色,清晰透明的液体。病理情况下可见以下临床表现。

(1)血尿:尿液内含有一定量的红细胞,称为血尿,可呈淡红色云雾状、洗肉水样或混有血凝块。每升尿液中含血量超过 1ml,即可出现淡红色,称肉眼血尿。多见于泌尿系统感染、泌尿道结石、结核、肿瘤以及血管病变,此外,在某些血液病、感染性疾病、心血管疾病、结缔组织病、肿瘤及出血性疾病(血小板减少性紫癜、过敏性紫癜)等。

(2)血红蛋白尿:当血管内红细胞破坏过多,出现血红蛋白尿,尿液呈浓茶色、红葡萄酒色或酱油色,镜检可无红细胞,但隐血试验呈阳性。主要见于溶血性贫血、血型不合的输血反应、阵发性睡眠性血红蛋白尿症、蚕豆病等。

(3)胆红素尿:尿内含有大量的结合胆红素,尿液呈豆油样改变,振荡后出现黄色泡沫且不易消失,常见于阻塞性黄疸和肝细胞性黄疸。

(4)脓尿和菌尿:当尿内含有大量的脓细胞、炎性渗出物或细菌时,新鲜尿液呈白色混浊(脓尿)或云雾状(菌尿)。菌尿静置后无下沉,脓尿放置后可有云絮状沉淀,加热或加酸均不能使二者混浊消失。临床多见于泌尿系统感染如肾盂肾炎、膀胱炎、前列腺炎、尿道炎、精囊炎等。

(5)乳糜尿:尿中混有乳糜液或淋巴液而呈稀牛奶状称为乳糜尿,若同时混有血液,称为乳糜血尿,可见于丝虫病、腹膜结核、肿瘤、胸腹部创伤或手术、肾病综合征及肾周围淋巴管梗阻。

(6)结晶尿:多因含大量盐类结晶所致,加热后尿液浑浊消失为尿酸盐,如加热浑浊增加,但再加入醋酸浑浊可变清者为磷酸盐或碳酸盐。

3. **尿气味**　气味正常尿液的气味来自尿中挥发性的酸性物质，一般为微弱芳香气味。如尿液长时间放置后，尿素分解可出现氨臭味。若新鲜尿液即有氨味，见于慢性膀胱炎及尿潴留等。糖尿病酮症酸中毒时尿呈烂苹果样气味，苯丙酮尿症者尿有鼠臭味。有机磷农药中毒者，尿带蒜臭味。

4. **尿比重**　指在4℃条件下尿液与同体积纯水的重量之比，一般尿比重波动在1.015~1.025。尿比重高低主要取决于肾小管浓缩和稀释功能，临床上高比重尿多见于血容量不足导致的肾前性少尿、糖尿病、急性肾小球肾炎、肾病综合征等。低比重尿见于大量饮水、慢性肾小球肾炎、慢性肾衰竭、肾小管间质疾病、尿崩症等。

（二）尿液化学检测

1. **酸碱反应**　新鲜尿液多为弱酸性或中性反应，正常饮食条件下晨尿多偏弱酸性，pH 5.5~6.5，平均 pH 6.0，随机尿为 pH 4.5~8.0。临床主要用于了解机体酸碱平衡和电解质平衡情况，是临床上诊断呼吸性或代谢性酸/碱中毒的重要指标。尿 pH 降低见于酸中毒、高热、痛风、糖尿病及口服氯化铵、维生素 C 等酸性药物。尿 pH 增高多见于碱中毒、尿潴留、膀胱炎、应用利尿剂、肾小管性酸中毒等。

2. **尿蛋白检测**　健康成人尿蛋白总量为 20~80mg/24h，尿蛋白定性试验阳性或定量试验超过 120mg/24h 尿时称蛋白尿。生理性蛋白尿多指泌尿系统无器质性病变，尿内暂时出现蛋白质，程度较轻，持续时间短，诱因解除后消失。如机体在剧烈运动、发热、寒冷、精神紧张、交感神经兴奋及血管活性剂等刺激下而出现的蛋白尿。病理性蛋白尿原因较多，下述几种常见病理性蛋白尿。

（1）肾小球性蛋白尿：这多为肾小球滤过膜受损孔径增大所致，是最常见的一种蛋白尿。常见于原发性肾小球损害性疾病，如急慢性肾小球肾炎、肾病综合征等，以及继发性肾小球损害性疾病糖尿病、高血压、系统性红斑狼疮、妊娠高血压综合征等。

（2）肾小管性蛋白尿：由于炎症或中毒等因素引起近曲小管对低分子量蛋白质的重吸收减弱所致的蛋白尿，常见于肾盂肾炎、间质性肾炎、肾小管性酸中毒、重金属（如汞、镉、铋）中毒、药物（如庆大霉素、多黏菌素 B）及肾移植术后。

（3）混合性蛋白尿：肾小球和肾小管同时受损所致的蛋白尿，见于肾小球疾病后期如慢性肾小球肾炎或肾盂肾炎后期以及同时累及肾小球和肾小管的全身性疾病，如糖尿病、系统性红斑狼疮等。

（4）溢出性蛋白尿：因血浆中出现异常增多的低分子量蛋白质，超过肾小管重吸收能力所致的蛋白尿。临床可见于多发性骨髓瘤、浆细胞病、巨球蛋白血症、溶血性贫血、挤压综合征等。

（5）组织性蛋白尿：由于肾组织被破坏或肾小管分泌蛋白增多所致的蛋白尿，多为低分子量蛋白尿，以 T-H 糖蛋白为主要成分。肾脏炎症、中毒时排出量增多。

（6）偶然性蛋白尿：也称假性蛋白尿，由于尿中混有大量血、脓、黏液等成分而导致蛋白定性试验阳性。一般不伴有肾本身的损害，经治疗后很快恢复正常。

3. **尿糖测定**　正常人尿中可有微量的葡萄糖，当血糖浓度超过肾糖阈（一般为 8.88mmol/L 或 160mg/dl）时或血糖虽未升高但肾糖阈降低，将导致尿中出现大量的葡萄糖，尿糖定性试验阴性，定量为 0.56~5.0mmol/24h 尿。

（1）血糖增高性糖尿：最常见于因胰岛素分泌量相对或绝对不足引发的糖尿病，其他使血糖升高的内分泌疾病，如库欣综合征、甲状腺功能亢进、嗜铬细胞瘤、肢端肥大症等均可出现糖尿，其他如肝硬化、胰腺炎、胰腺癌等也可出现糖尿。

（2）血糖正常性糖尿：血糖浓度正常，由于肾小管病变导致葡萄糖的重吸收能力降低所致，即肾阈值下降产生的糖尿，又称肾性糖尿，常见于慢性肾炎、肾病综合征、间质性肾炎和家族性糖尿等。

（3）暂时性糖尿：

1）生理性糖尿：如大量进食碳水化合物或静脉注射大量的葡萄糖后可一时性血糖升高，尿糖阳性。

2）应激性糖尿：见于颅脑外伤、脑出血、急性心肌梗死时，肾上腺素或胰高血糖素分泌过多或延髓血糖中枢受到刺激,可出现暂时性高血糖和糖尿。

(4)其他原因糖尿:乳糖、半乳糖、果糖等进食过多,肝硬化时机体对乳糖、半乳糖的利用下降等情况。此外,尿中如含有维生素C、尿酸、异烟肼、链霉素、阿司匹林、黄连等物质,可引起假性糖尿。

4. 酮体测定　酮体包括β-羟丁酸、乙酰乙酸和丙酮,三者是体内脂肪代谢的中间产物。当体内糖分解代谢不足时,脂肪分解活跃但氧化不完全可产生大量酮体,从尿中排出形成酮尿。酮体的检测实际上是测定丙酮和乙酰乙酸。一般检查法为阴性。临床多见为糖尿病性酮尿,常伴有酮症酸中毒,酮尿是糖尿病性昏迷的前期指标,同时多伴有高糖血症和糖尿。此外,在高热、严重呕吐、腹泻、长期饥饿、禁食、过分节食、妊娠剧吐、酒精性肝炎、肝硬化等亦而出现酮尿。

5. 尿胆红素与尿胆原测定　由于肝及胆道内外各种疾病引起胆红素代谢障碍,使非结合胆红素及结合胆红素在血中潴留,后者能溶于水,部分可从尿中排出为尿胆红素;结合胆红素排入肠道转化为尿胆原,大部分尿胆原从肠道被重吸收经肝转化为结合胆红素再排入肠道,小部分尿胆原从肾小球滤出和肾小管排出后即为尿中尿胆原。尿胆原与空气接触变成尿胆素。尿胆红素、尿胆原和尿胆素三者共称尿三胆,前二者称尿二胆,是目前临床上常用的检测项目,正常人尿胆红素定性阴性,定量 ≤2mg/L,尿胆原定性为阴性或弱阳性,定量 ≤10mg/L。尿胆红素增高见于急性黄疸性肝炎、阻塞性黄疸、门静脉周围炎、纤维化及药物所致的胆汁淤积。尿胆原增高多见于肝细胞性黄疸和溶血性黄疸。

6. 血红蛋白尿测定　正常人尿中无游离血红蛋白。当有血管内溶血时,红细胞破坏,大量血红蛋白释放入血形成血红蛋白症,可经肾小球滤过随尿液排出,形成血红蛋白尿。通常血红蛋白尿测定有助于诊断溶血性疾病,如心脏瓣膜修复术、大面积烧伤、严重肌肉外伤、疟疾感染、DIC、血小板减少性紫癜、血型不合的输血等。

7. 本周蛋白尿测定　是指游离的免疫球蛋白轻链浓度增高超过近曲小管重吸收的极限时,可随尿液排出形成本周蛋白尿。其特点为在尿液加热至40~60℃时发生凝固,当100℃左右时可再溶解,而温度降低至56℃左右时可重新凝固。临床上本周蛋白尿阳性可见于多发性骨髓瘤、巨球蛋白血症、原发性淀粉样变性等疾病。

8. 微量清蛋白测定　是指在人体尿中出现微量清蛋白,是一种血液中的正常蛋白质,但在生理条件下尿液中仅出现极少量,是反映人体肾脏异常渗漏蛋白质。通常患者尿清蛋白超过参考区间上限30mg/L,处于30~300mg/24h 范围内,为早期糖尿病肾病的主要特点。尿微量清蛋白也可见于大多数肾小球疾病、狼疮性肾炎、小管间质疾病等。此外,高血压、肥胖、高脂血症、吸烟、剧烈运动与饮酒也可致微量清蛋白尿。微量蛋白的检测是早期发现肾病最敏感、最可靠的诊断指标,通过尿液微量白蛋白的数值,结合发病情况、症状以及病史陈述就可以较为准确的诊断病情。

(三)尿液有形成分检测

1. 尿液细胞测定

(1)红细胞:尿沉渣中不染色红细胞形状为浅黄色双凹盘状。肾小球源性血尿时,红细胞通过肾小球滤过膜时受到挤压损伤以及不同pH 和渗透压变化的影响可呈多形性改变。非肾小球源性血尿时,红细胞形态类似外周血中的红细胞,呈双凹盘形。玻片法平均 0~3 个 /HP,定量检查 0~5 个每微升。通常尿沉渣镜检红细胞>3 个 /HP,肉眼无法看到尿液显血红色,称为镜下血尿。若 1L 尿中含血量 1ml 以上,肉眼能观察到尿呈红色,称为肉眼血尿。临床常见血尿疾病有急性肾小球肾炎、膀胱炎、肾盂肾炎、紫癜性肾炎、狼疮性肾炎、血友病及肿瘤等。

(2)白细胞:健康成人 24h 随尿排出的白细胞<200 万个。新鲜尿中,白细胞外形完整,无明显的退行性改变,浆内颗粒清晰可见,胞核清楚,常分散存在。尿中以中性粒细胞较多见,也可见到少量淋巴细胞和单核细胞,变态反应疾病也可出现嗜酸性粒细胞。正常尿中离心沉淀法每个高倍视野白细胞平均 0~5 个 /HP,不离心尿不超过 1 个。若离心后每个高倍视野白细胞或脓细胞超过 5 个为脓尿,临床多见于泌尿系统感染,如肾盂肾炎、膀胱炎、尿道炎及肾结核等。

(3) 上皮细胞：尿中上皮细胞来源于肾小管、肾盂、肾盏、输尿管、膀胱和尿道等。包括肾小管上皮细胞、移行上皮细胞和复层鳞状上皮细胞。正常情况下前二者极少见或偶见，鳞状上皮细胞来自阴道和尿道黏膜表层，在女性尿液中较常见，临床意义不大。镜检尿中出现肾小管上皮细胞常提示肾小管病变，如成堆出现提示肾小管有急性坏死性病变。移行上皮细胞增多提示相应部位的病变，如膀胱炎时可见大量大圆上皮细胞，肾盂肾炎时可见大量尾形上皮细胞，大量出现应警惕移行上皮细胞癌。鳞状上皮细胞尿中大量出现或片状脱落且伴有白细胞、脓细胞，可考虑尿道炎。

2. 尿液管型测定

(1) 透明管型(hyaline cast)：无色透明圆柱体，偶见于健康人，若持续出现大量透明管型，提示肾脏有严重的病变，见于急性和慢性肾小球肾炎、慢性进行性肾衰竭、急性肾盂肾炎、肾淤血等。

(2) 颗粒管型(granular cast)：肾实质病变导致变性细胞分解形成大小不等颗粒，这些颗粒聚合于糖蛋白基质中形成颗粒管型。健康人尿中一般无颗粒管型，增多提示肾脏有实质性病变。

(3) 细胞管型(cellular cast)：①红细胞管型(erythrocyte cast)：管型基质中嵌入红细胞且多在10个以上可见于急性肾小球肾炎、急性肾小管坏死等。②白细胞管型(leukocyte cast)：管型中充满白细胞或脓细胞且多退化变性或坏死，其出现提示肾实质有细菌感染性病变。③肾上皮细胞管型(renal epithelial cast)：在各种原因所致的肾小管损伤时出现。

(4) 蜡样管型(waxy cast)：由颗粒管型、细胞管型在肾小管中长期停留变性或直接由淀粉样变性的上皮细胞溶解后形成，出现提示肾小管有严重病变，预后不良。多见于慢性肾小球肾炎晚期、慢性肾衰竭及淀粉样变性。

(5) 脂肪管型(fatty cast)：由肾小管上皮细胞脂肪变性、崩解，大量脂肪滴进入管型内而形成。脂肪管型提示肾小管损伤、肾小管上皮细胞发生脂肪变性。

(6) 宽大管型(broad cast)：来自破损扩张的肾小管、集合管或乳头管，多数由颗粒管型和蜡样管型演变而来。该管型提示肾脏严重病变，宽大管型常出现于肾衰竭或昏迷患者，又称为肾衰竭管型或昏迷管型。

3. 尿液结晶测定

尿液经离心沉淀后，在显微镜下观察到形态各异的盐类结晶。结晶体经常出现于新鲜尿中并伴有较多红细胞应怀疑患有肾结石的可能。正常尿液可见生理性结晶，如草酸钙结晶、尿酸结晶、非结晶性尿酸盐、马尿酸结晶、磷酸盐类结晶。

常见病理性结晶有胆红素结晶、胱氨酸结晶、亮氨酸结晶、酪氨酸结晶、胆固醇结晶、药物结晶、造影剂结晶等。

(四) 尿液多项检测的临床应用

1. 尿路感染 各种病原微生物在泌尿系统生长、繁殖所致的尿路急慢性炎症反应，分为肾盂肾炎、膀胱炎和尿道炎。多见于育龄期妇女、老年人、免疫力低下及尿路畸形者。

(1) 尿液常规检查：尿液常浑浊，可有异味。可有白细胞尿、血尿、蛋白尿。尿沉渣镜检白细胞>5个/HP 称为白细胞尿，对尿路感染诊断意义较大；部分尿感患者有镜下血尿，尿沉渣镜检红细胞数多为3~10个/HP，呈均一性红细胞尿，极少数急性膀胱炎患者可出现肉眼血尿；蛋白尿多为阴性~微量。部分肾盂肾炎患者尿中可见白细胞管型。

(2) 细菌学检查：采集清洁中段尿沉渣涂片进行细菌检查，该法设备简单、操作方便，检出率达80%~90%，可初步确定是杆菌或球菌、是革兰阴性还是革兰阳性细菌，对及时选择有效抗生素有重要参考价值。此外，可采用清洁中段尿、导尿及膀胱穿刺尿做细菌培养，其中膀胱穿刺尿培养结果最可靠。

(3) 亚硝酸盐还原试验：此法诊断尿路感染的敏感性在70%以上，特异性在90%以上。一般无假阳性，但球菌感染可出现假阴性，该方法可作为尿感的过筛试验。

(4) 其他检查：急性肾盂肾炎可有肾小管上皮细胞受累，出现尿 N- 乙酰 - β -D- 氨基葡萄糖苷酶(NAG)升高。慢性肾盂肾炎可有肾小管和/或肾小球功能异常，表现尿比重和尿渗透压下降，甚至肾性糖尿、肾小管酸中毒等。

2. **肾小球疾病**　指一组有相似的临床表现(如血尿、蛋白尿、高血压等),但病因、发病机制、病理改变、病程和预后不尽相同,病变主要累及双肾肾小球的疾病。可分原发性、继发性和遗传性。原发性肾小球病常病因不明,继发性肾小球病系指全身性疾病,如系统性红斑狼疮、糖尿病等的肾小球损害,遗传性肾小球病为遗传变异基因所致的肾小球病,如 Alport 综合征(奥尔波特综合征)等。尿液检查为诊断治疗上述疾病提供了重要的实验室检查依据。

(1)急性肾小球肾炎:几乎全部患者均有肾小球源性血尿,约 30% 患者可有肉眼血尿,常为起病首发症状和患者就诊原因。可伴有轻、中度蛋白尿,少数患者(<20% 患者)可呈肾病综合征范围的大量蛋白尿。尿沉渣除红细胞外,早期尚可见白细胞和上皮细胞稍增多,并可有颗粒管型和红细胞管型等。

(2)急进性肾小球肾炎:患者可有血尿、蛋白尿、尿少等症状,且多在早期出现少尿或无尿,可见红细胞管型。

(3)慢性肾小球肾炎:多为轻度尿异常,尿蛋白常在 1~3g/d,尿沉渣镜检红细胞可增多,可见管型。

(4)肾病综合征:在正常生理情况下,肾小球滤过膜具有分子屏障及电荷屏障作用,当这些屏障作用受损时,致使原尿中蛋白含量增多,当其增多明显超过近曲小管回吸收量时,形成大量蛋白尿。在此基础上,凡增加肾小球内压力及导致高灌注、高滤过的因素(如高血压、高蛋白饮食或大量输注血浆蛋白)均可加重尿蛋白的排出。

(5)IgA 肾病:尿沉渣检查常显示尿红细胞增多,相差显微镜显示变形红细胞为主,提示肾小球源性血尿,但有时可见到混合性血尿。尿蛋白可阴性,少数患者呈大量蛋白尿(>3.5g/d)。多次查血 IgA,升高者可达 30%~50%。

3. **间质性肾炎**　间质性肾炎在临床可区分为急性和慢性,前者常出现无菌性白细胞尿,可伴白细胞管型,早期还可发现嗜酸性粒细胞尿、血尿及蛋白尿。蛋白尿多为轻度,但是,非甾体抗炎药引起肾小球微小病变病时,却可出现大量蛋白尿(>3.5g/d),乃至肾病综合征。慢性间质性肾炎检测出现夜尿多、低比重及低渗透压尿;近端肾小管重吸收功能障碍出现肾性糖尿,一般患者尿常规变化轻微,仅有轻度蛋白尿,少量红、白细胞及管型。

4. **急性肾衰竭**　急性肾衰竭是由各种原因引起的肾功能在短时间内(几小时至几周)突然下降而出现的氮质废物滞留和尿量减少综合征。实验室检查主要表现为氮质废物血肌酐(Cr)和血尿素氮(BUN)升高,水、电解质和酸碱平衡紊乱及全身各系统并发症。常伴有少尿(<400ml/d),但也可以无少尿表现。

尿液检查尿蛋白多为 ±~+,常以小分子蛋白为主。尿沉渣检查可见肾小管上皮细胞、上皮细胞管型和颗粒管型及少许红、白细胞等。尿比重降低且较固定,多在 1.015 以下,因肾小管重吸收功能损害,尿液不能浓缩所致。尿渗透浓度低于 350mmol/L,尿与血渗透浓度之比低于 1.1。尿钠含量增高,多在 20~60mmol/L 肾衰指数和滤过钠分数常大于 1。应注意尿液指标检查须在输液、使用利尿药、高渗药物前进行,否则会影响结果。

四、胸腹腔积液和脑脊液一般检验的应用

(一) 浆膜腔积液一般检验的应用

人体的胸腔、腹腔、心包腔统称为浆膜腔,浆膜腔内少量液体来自壁浆膜毛细血管内的血浆滤出,并通过脏浆膜的淋巴管和小静脉的回吸收,当液体的产生和回吸收不平衡时,引起积液。在生理状态下,正常成人胸腔液<20ml,腹腔液<50ml,心包腔液 10~50ml,在腔内主要起润滑作用,一般不易采集到。病理状态下,腔内有多量液体潴留,称为浆膜腔积液,可将其分为漏出液和渗出液两大类,区分积液的性质对疾病的诊断和治疗有重要意义。

1. **一般检测的应用**

(1)颜色:正常浆膜腔液为淡黄色,漏出液多为浅黄色,渗出液的颜色随病因而变化,如血性积液

可为淡红色、红色或暗红色,见于恶性肿瘤、急性结核性胸、腹膜炎、风湿性及出血性疾病、外伤或内脏损伤等。黄色或淡黄色可见于黄疸,草黄色多见于尿毒症引起的心包积液,黄色脓性多见于化脓菌感染。绿色常见于铜绿假单胞菌感染。乳白色多为胸导管或淋巴管阻塞。

(2)透明度:通常情况下漏出液多为透明,渗出液因含有大量细胞、细菌、蛋白质而呈不同程度混浊,放置后可见到蛛网状物。

(3)比重:漏出液比重多在 1.018 以下,渗出液因含有多量蛋白及细胞比重多高于 1.018。

(4)凝固性:漏出液中纤维蛋白原含量少,一般不易凝固,渗出液因含有纤维蛋白原等凝血因子、细菌和组织裂解产物,往往自行凝固或有凝块出现。

2. 化学检测的应用

(1)黏蛋白定性试验:浆膜上皮细胞受炎症刺激分泌黏蛋白量增加,黏蛋白是一种酸性糖蛋白,其等电点为 pH 3~5,因此可在稀乙酸溶液中析出,产生白色沉淀。漏出液黏蛋白含量很少,多为阴性反应,渗出液中因含有大量黏蛋白,多呈阳性反应。

(2)蛋白定量试验:测定总蛋白含量是鉴别渗出液和漏出液最有用的试验,常用双缩脲法或染料结合法,可测定清蛋白、球蛋白、纤维蛋白原等蛋白质的含量。漏出液蛋白总量常小于 25g/L,而渗出液的蛋白总量常在 30g/L 以上,若腹水/血清总蛋白比值大于 0.5,可提高检出渗出液的临床敏感性和特异性。若肝硬化后总蛋白浓度小于 15g/L,常提示预后较差。蛋白质如为 25~30g/L,可采用蛋白电泳方法进一步鉴别,渗出液在电泳中表现为大分子量蛋白质显著高于漏出液。

(3)葡萄糖测定:漏出液中葡萄糖含量与血糖相似,渗出液中葡萄糖常因细菌或细胞酶的分解而减少,如化脓性胸(腹)膜炎、化脓性心包炎,积液中葡萄糖含量明显减少或无糖。此外,继发性细菌性腹膜炎检测葡萄糖常低于 2.8mmol/L,结核性渗出液、癌性积液、类风湿性浆膜腔积液葡萄糖含量可明显减少,而红斑狼疮积液葡萄糖可在正常范围。

(4)乳酸测定:浆膜腔积液中乳酸含量测定有助于渗出液与漏出液的鉴别诊断,当乳酸含量>10mmol/L 以上时,高度提示为细菌感染,尤其在应用抗生素治疗后的胸腔积液,一般细菌检查又为阴性时更有价值。风湿性、心功能不全及恶性肿瘤引起的积液中乳酸含量可见轻度增高。严重感染时,浆膜腔积液中蛋白含量显著增高、乳酸水平增高、葡萄糖下降,临床常将三者合并检测分析。

(5)乳酸脱氢酶(LDH):广泛存在于人体各组织中,当炎症、损伤时可从组织细胞中大量溢出,因此 LDH 测定有助于漏出液与渗出液的鉴别诊断。漏出液 LDH 接近血清,渗出液 LDH>200U/L,其活性越高表明炎症明显。化脓性胸膜炎 LDH 活性显著升高,可达正常血清的 30 倍,且与感染程度呈正相关。癌性积液中度增高,由于恶心肿瘤细胞分泌大量 LDH,结核性积液略高于正常。

(6)溶菌酶(Lys):感染性积液 Lys 活性常增高。94% 的结核性积液的 Lys 含量大于 30mg/L,且积液与血清 Lys 比值大于 1.0,明显高于恶性积液、结缔组织病性积液。

(7)淀粉酶(AMS):急性胰腺炎引起的腹水、胸水中淀粉酶活性明显升高,食管破裂时胸水中 AMS 增高,恶性肿瘤积液时 AMS 活性亦可见增高。

(8)腺苷脱氨酶(ADA):ADA 活性增高主要见于风湿性、结核性积液;恶性积液、狼疮性积液次之;漏出液最低。当经抗结核药物治疗有效时,其 ADA 活性随之减低,故而 ADA 活性可作为抗结核治疗时疗效观察的指标之一。

(9)透明质酸酶(HA):增加是诊断间皮瘤的标志之一。

3. 显微镜检测

(1)细胞计数:正常浆膜腔积液中无红细胞,漏出液主要为间皮细胞和淋巴细胞。渗出液以中性粒细胞为主多见于急性化脓性炎症、结核病感染早期等,以淋巴细胞为主多见于慢性感染,嗜酸性粒细胞为主多见过敏性疾病和寄生虫病,出现红细胞多见于肿瘤和结核。如在浆膜腔积液中检查出肿瘤细胞,可作为诊断原发性或继发性肿瘤的重要依据。

(2)脱落细胞测定:在浆膜腔积液中检出恶性肿瘤细胞是诊断原发性或继发性癌肿的重要依据。

(3)寄生虫测定:乳糜液离心沉淀后检查有无微丝蚴,在阿米巴病的积液中可以找到阿米巴滋养体。

(4)细菌学测定:若肯定或疑为渗出液,则应经无菌操作离心沉淀,取沉淀物涂片作革兰氏染色或抗酸染色镜检,查找病原菌,必要时可进行细菌培养。培养出细菌后作药物敏感试验以供临床用药参考。

(二)脑脊液一般检验的临床应用

脑脊液(cerebrospinal fluid,CSF)一种无色透明液体,大约70%来自脑室系统脉络丛的超滤和分泌,其余由脑室的室管膜和蛛网膜下腔所产生,通过蛛网膜绒毛回吸收入静脉。正常脑脊液容量成人约为120~180ml,约占身体内体液总量的1.5%,新生儿约为10~60ml。其主要功能为提供营养、缓冲外力震荡、颅内压调节及维系酸碱平衡。生理状态下,血液和脑脊液之间的血脑屏障对某些物质的通透性具有选择性,并维持中枢神经系统内环境的相对稳定。当中枢神经系统发生感染、炎症、肿瘤、外伤、出血和阻塞等可引起脑脊液性状和成分的改变,因此通过脑脊液的检查对神经系统疾病的诊断、病情观察和用药指导等具有重要临床意义。

1. 一般性状检测

(1)压力:正常人侧卧位的初压70~180mmH$_2$O,坐位是卧位的一倍左右。也可根据脑脊液从穿刺针滴出的滴数判断,颅压正常每分钟45~60滴,超过表明颅压增高。脑脊液压力增高见于化脓性脑膜炎、结核性脑膜炎等颅内各种炎症性病变以及脑肿瘤、脑出血、脑积水等颅内非炎症性病变。此外,高血压、动脉硬化、咳嗽、哭泣和低渗溶液的静脉注射等也可引起压力增高。脑脊液压力减低主要见于脑脊液循环受阻、脑脊液流失过多、脑脊液分泌减少等因素。

(2)透明度:正常脑脊液清澈透明,不同原因导致的病理情况下透明度下降,如化脓性脑膜炎时,脑脊液中细胞数极度增加呈乳白色混浊。病毒性脑膜炎、流行性乙型脑膜炎、中枢神经系统梅毒等疾病脑脊液可透明或微浑。结核性脑膜炎时细胞数中度增加,脑脊液可呈毛玻璃样混浊。

(3)颜色:生理情况下脑脊液为无色液体,病理状态下不同原因可导致脑脊液颜色发生变化,临床常见脑脊液颜色改变的情况如下。

1)红色:常因出血引起,主要见于穿刺损伤、蛛网膜下腔或脑室出血。穿刺损伤在留取3管标本时,第1管为血性,以后2管颜色逐渐变浅,离心后红细胞全部沉至管底,上清液则无色透明。如为蛛网膜下腔或脑室出血,3管均呈血性,离心后上清液为淡红色或黄色。

2)黄色:多见于陈旧性蛛网膜下腔出血,此时脑脊液中含有溶解的红细胞、血红蛋白破坏,释放氧合血红蛋白而呈现黄色。此外,血清中胆红素超过256μmol/L或脑脊液中胆红素超过8.6μmol/L时,可使脑脊液黄染。椎管阻塞、多神经炎和脑膜炎时脑脊液中蛋白质含量升高颜色可呈黄色。

3)其他:有时可见脑脊液为灰白色,常见于各种化脓菌如脑膜炎球菌、肺炎球菌、溶血性链球菌引起的化脓性脑膜炎。淡绿色多见于铜绿假单胞菌、肺炎链球菌、甲型链球菌引起的脑膜炎等。褐色或黑色见于脑膜黑色素瘤、高胆红素血症等。

(4)凝固性:正常脑脊液无凝块和无沉淀,生理情况下因脑脊液不含有纤维蛋白原,放置24h后也不会形成薄膜、凝块和沉淀物。如有炎症疾病感染时脑脊液可出现薄膜及凝块。如急性化脓性脑膜炎时,脑脊液静置1~2h即可出现凝块或沉淀物。结核性脑膜炎的脑脊液静置12~24h后,可见液面有纤细的膜状物形成。神经梅毒可出现小絮状凝块。蛛网膜下腔阻塞时,由于阻塞远端脑脊液蛋白质含量常高达15g/L,使脑脊液呈黄色胶胨状。

(5)比重:比重增高常见于各种颅内炎症,比重减低见于脑脊液分泌增多。

2. 化学检测

(1)蛋白质测定:在生理状态下,由于血脑屏障的作用,脑脊液中蛋白含量甚微,约为血浆蛋白含量的1%,主要为清蛋白。在中枢神经系统发生病变时,脑脊液中蛋白质含量增加。脑脊液中蛋白质的测定,有助于神经系统疾病的诊断。正常情况下脑脊液蛋白定性试验为阴性或弱阳性,蛋白定量试验检查可受年龄和穿刺部位影响,通常腰椎穿刺可在 0.20~0.45g/L 范围,小脑延髓池穿刺 0.10~0.25g/L,脑室穿刺 0.05~0.15g/L,儿童蛋白含量较低,腰椎穿刺脑脊液中蛋白含量高于脑室穿刺。

脑脊液蛋白含量增高见于以下情况:

1)中枢神经系统病变使血脑屏障通透性增加:常见原因有脑膜炎蛛网膜下腔出血、脑出血等、糖尿病性神经病变,甲状腺及甲状旁腺功能减退,尿毒症及脱水等。

2)脑脊液循环障碍:如脑部肿瘤或椎管内梗阻(脊髓肿瘤、蛛网膜下腔粘连等)。

3)鞘内免疫球蛋白合成增加伴血脑屏障通透性增加:如 Guillain-Barre 综合征(吉兰 - 巴雷综合征)、胶原血管疾病、慢性炎症性脱髓鞘性多发性神经根病等。

(2)葡萄糖测定:脑脊液中葡萄糖来自血糖,其含量约为血糖的 50%~80%,即 2.5~4.5mmol/L。它受血糖浓度、血脑屏障通透性及脑脊液中糖酵解速度的影响。临床常见脑脊液葡萄糖增高有如下情况:①饱餐或静脉注射葡萄糖后;②脑出血;③影响到脑干急性外伤或中毒;④糖尿病等。

脑脊液葡萄糖减低临床多见于急性化脓性脑膜炎、结核性脑膜炎、真菌性脑膜炎,葡萄糖含量越低则预后越差。此外在急性颅脑损伤、脑出血、脑脓肿、恶性肿瘤、神经性梅毒、中毒、低血糖及早产儿等均可出现脑脊液葡萄糖含量下降。

(3)氯化物测定:脑脊液氯化物常随血清氯化物的改变而变化,由于正常脑脊液中的蛋白质含量较少,为了维持脑脊液和血液渗透的平衡,脑脊液中氯化物的含量较血浆约高 20% 左右,实验室检查参考范围成人在 120~130mmol/L,儿童为 111~123mmol/L。病理情况下脑脊液中氯化物含量可发生变化,检测方法同血氯测定。增高多见于尿毒症、脱水、心力衰竭、病毒性脑膜炎及浆液性脑膜炎等。减低主要见于结核性脑炎、细菌性脑膜炎、大量呕吐、腹泻、水肿等情况。

(4)酶学测定:正常脑脊液中含有多种酶,其活性远低于血清。如乳酸脱氢酶(LDH)、天冬氨酸转氨酶(AST)、肌酸激酶(CK)等,绝大多数酶不能通过血脑屏障。在炎症、肿瘤、脑血管障碍疾病时,由于脑组织破坏,脑细胞内酶的溢出或血脑屏障通透性增加使血清酶向脑脊液中移行。

1)乳酸脱氢酶(LDH):脑脊液中 LDH 含量相当于血清的 1/10,成人 3~40U/L,有 5 种同工酶形式,即 LDH_1、LDH_2、LDH_3、LDH_4、LDH_5。临床检查常见细菌性脑膜炎脑脊液中的 LDH 活性增高,同工酶以 LDH_4~LDH_5 为主,有利于与病毒性脑膜炎的鉴别,病毒性脑膜炎 LDH 活性多正常或轻度升高,多以 LDH_1~LDH_2 为主。此外,颅脑外伤因新鲜外伤的红细胞完整,脑脊液中 LDH 活性多为正常,而脑血管疾病 LDH 活性则明显增高。在脑肿瘤、脱髓鞘病的进展期中脑脊液 LDH 活性将增高,缓解期下降。

2)天冬氨酸转氨酶(AST)测定:正常脑脊液中含量 5~20U/L。其活性增高见于脑血管病变、中枢神经系统感染、脑肿瘤、脱髓鞘病、颅脑外伤等。

3)肌酸激酶(CK)测定:CK 有 3 种同工酶,在脑脊液中同工酶全部是 CK-BB,含量为 0.94 ± 0.26U/L(比色法),其活性约为血浆的 1/50。CK-BB 增高主要见于中枢神经系统感染,以化脓性脑膜炎最明显,其次为结核性脑膜炎、脑血管疾病及肿瘤。病毒性脑膜炎 CK-BB 正常或轻度增高,因此有利于中枢神经系统细菌与病毒感染的鉴别。

4)其他:溶菌酶(Lys)在结核性脑膜炎时,脑脊液中 Lys 活性多显著增高,可达正常 30 倍。腺苷脱氨酶(ADA)脑脊液中参考区间范围为 0~8U/L,结核性脑膜炎则明显增高,常用于该病的诊断和鉴别诊断。

3. 细胞学检测

正常脑脊液中无红细胞,仅有少量白细胞,成人脑脊液含量为 $(0~8) \times 10^6/L$;儿童 $(0~15) \times 10^6/L$。有核细胞主要为单个核细胞,多为淋巴细胞及单核细胞,内皮细胞偶见。临床脑脊液中细胞增多见于以下情况:

(1)中枢神经系统感染性疾病:

1)化脓性脑膜炎细胞数显著增加,白细胞总数常在 $1\,000 \times 10^6/L$ 以上,多以中性粒细胞为主。

2）结核性脑膜炎细胞中度增加,多在 $500 \times 10^6/L$ 左右,早期以中性粒细胞为主,后期以淋巴细胞及浆细胞为主。

3）病毒性脑炎、脑膜炎,细胞数仅轻度增加,一般不超过 $1\,000 \times 10^6/L$,以淋巴细胞为主。

4）新型隐球菌性脑膜炎,细胞数中度增加,以淋巴细胞为主。

（2）中枢神经系统肿瘤性疾病:细胞数可正常或稍高,以淋巴细胞为主,脑脊液中找到白血病细胞,可诊断为脑膜白血病。

（3）脑寄生虫病:脑脊液中细胞数可升高,以嗜酸性粒细胞为主,脑脊液离心沉淀镜检可发现血吸虫卵、阿米巴原虫、弓形虫、旋毛虫的幼虫等。

（4）脑室和蛛网膜下腔出血:为均匀血性脑脊液,除红细胞明显增加外,还可见各种白细胞,但仍以中性粒细胞为主,出血时间超过 2~3 天可发现含有红细胞或含铁血黄素的吞噬细胞。

4. 细菌和寄生虫检测

细菌学检查可用直接涂片法或离心沉淀后取沉淀物制成薄涂片。临床上怀疑为化脓性脑膜炎,可行脑脊液细菌学检查作革兰氏染色镜检。考虑结核性脑膜炎时可将脑脊液静置24h后取所形成的薄膜进行涂片,作抗酸染色镜检,临床亦常应用简便和高灵敏度的 ELISA 法做抗体检测。此外,如疑为隐球菌脑膜炎,常采用印度墨汁染色法,可见未染色的荚膜,通常情况下细菌培养主要适用于脑膜炎奈瑟菌、葡萄球菌、链球菌、大肠埃希菌、流感嗜血杆菌等。通常利用脑脊液涂片检查可直观发现肺吸虫卵、血吸虫卵、弓形虫、阿米巴滋养体等。

5. 免疫学检测

（1）免疫球蛋白检查:免疫球蛋白由浆细胞合成和分泌,感染时合成量可增加数倍,脑脊液中也可见增加。正常脑脊液中主要含有 IgG 和少量 IgA,临床常用参考范围为 IgG 0.01~0.04g/L,IgA 0.001~0.006g/L,IgM 0.000 11~0.000 22g/L。IgG 增加见于多发性硬化、亚急性硬化性全脑炎、结核性脑膜炎和梅毒性脑膜炎等。IgA 增加见于各种脑膜炎及脑血管疾病。正常脑脊液中无 IgM,若出现 IgM,提示中枢神经系统近期有感染(如急性化脓性脑膜炎、急性病毒性脑膜炎)、脑肿瘤及多发性硬化症。

（2）结核性脑膜炎的抗体检测:通常应用 ELISA 法检测结核性脑膜炎患者血清及脑脊液中抗结核杆菌抗原的特异性 IgG 抗体,若脑脊液中抗体水平高于自身血清,有助于结核性脑炎的诊断。用聚合酶链反应可检出脑脊液中微量结核分枝杆菌,是目前最敏感方法,但易出现假阳性。

（3）乙型脑炎病毒抗原检测:采用荧光素标记的特异性抗体检测细胞内乙脑病毒抗原,临床多用于乙脑的早期诊断,但阳性率不高。

（4）用单克隆技术检测脑脊液中的癌细胞:细胞学检查脑脊液中癌细胞形态难以肯定或出现假阴性结果时,采用单克隆抗体技术检测脑脊液中癌细胞,不仅有助于癌性脑病的早期诊断,还可鉴定癌性细胞的组织来源。

6. 脑脊液蛋白电泳检测

脑脊液蛋白电泳是指利用各种蛋白质在电场作用下迁移率不同来进行检测,由于脑脊液中蛋白质含量较低,电泳前须进行浓缩处理,一般常采用透析法进行浓缩,其主要临床应用见下表4-5-2。

表 4-5-2　脑脊液蛋白电泳临床应用

项目	参考区间	临床应用于临床评价
前清蛋白	0.02~0.07(2%~7%)	临床常见于脑积水、脑萎缩及中枢神经系统变性疾病
清蛋白	0.56~0.76(56%~76%)	多见于脑血管病变、椎管阻塞及脑肿瘤等
α_1 球蛋白	0.02~0.07(2%~7%)	见于急性化脓性脑膜炎、结核性脑膜炎急性期、脊髓灰质炎等
α_2 球蛋白	0.04~0.12(4%~12%)	

项目	参考区间	临床应用于临床评价
β 球蛋白	0.08~0.18(8%~18%)	见于动脉硬化、脑血栓等脂肪代谢障碍性疾病,若同时伴有 α_1 球蛋白明显减少或消失,多见于中枢神经系统退行性病变,如小脑萎缩或脊髓变性等
γ 球蛋白	0.03~0.12(3%~12%)	见于脱髓鞘病,尤其是多发性硬化症。寡克隆蛋白带大多见于多发性硬化症、亚急性硬化性全脑炎、病毒性脑炎等

7. 髓鞘碱性蛋白检测

髓鞘碱性蛋白(myelin basic protein,MBP)约占髓鞘蛋白质总量的 30%。MBP 是反映中枢神经系统有无实质性损害,特别是髓鞘脱失的诊断指标。在外伤和神经系统疾病时,由于神经组织细胞破坏,血脑屏障通透性改变导致脑脊液 MBP 增加。各种神经系统疾病患者中多发性硬化症(MS)的急性恶化期脑脊液 MBP 最高,在慢性进展期中等水平增高,且高于缓解期。检测脑脊液 MBP 对急性期 MS 的灵敏度为 100%,对慢性活动期 MS 的灵敏度为 84.6%,对非活动性 MS 的灵敏度极低。复发型 MS 患者急性活动期脑脊液 MBP 与临床评分和病灶体积高度相关,脑脊液 MBP 含量在治疗前明显增高及治疗后显著下降的患者,对激素等药物的短程疗效较好。故脑脊液 MBP 检测对判断 MS 的病程、病情严重程度、预后和指导治疗很有意义。此外,重度新生儿缺氧缺血性脑病患儿脑脊液 MBP 水平明显增高,而中度和轻度组无明显改变。脑积水患者脑脊液 MBP 也显著增高,且与脑积水的程度呈正相关。

8. τ蛋白检测

目前临床 τ 蛋白检测诊断阿尔茨海默病的临界值为 375ng/L。临床应用时需要考虑其他疾病因素的干扰,如痴呆、急慢性脑损伤、脑膜病变等导致脑膜炎 τ 蛋白水平增高。现有研究亦证实微管相关蛋白 τ 蛋白是最符合标准的阿尔茨海默病的生物学标志物,从早期到晚期阿尔茨海默病患者,脑脊液 τ 蛋白水平均增高。

五、粪便一般检验的应用

粪便(feces)是食物在体内经消化的最终产物,由已消化和未消化的食物残渣、消化道分泌物、大量细菌和水分组成。粪便检测意义在于了解消化道有无炎症、出血、寄生虫感染、肿瘤等情况,以及通向肠道的肝、胆、胰腺等器官有无病变,间接地判断胃肠、胰腺、肝胆系统的功能状况帮助临床诊疗。

(一) 一般性状检测

1. 粪便量　健康成人每日排便 1 次,约为 100~300g,随食物种类、进食量及消化器官功能状态而异。喜食细粮与肉食者粪便相对细腻而量少,进食粗纤维食物多者粪便量多,当胃肠道出现功能紊乱时粪便量和次数可增多或减少。

2. 颜色与性状　正常成人的粪便排出时为黄褐色圆柱形软便,婴儿粪便呈黄色或金黄色糊状便。

病理情况可见如下改变:

(1)鲜血便:多见于肠道下段出血,如直肠息肉、结直肠癌等,痔疮时常在排便之后有鲜血滴落,而其他疾患则鲜血附着于粪便表面。

(2)柏油样便:粪便多稀薄、黏稠、质软、漆黑、发亮的黑色粪便似柏油称柏油样便,见于消化道出血。服用活性炭、铋剂等之后也可排出黑便,但无光泽且隐血试验阴性,若食用较多动物血、肝或口服铁剂等也可使粪便呈黑色,隐血试验亦可阳性,应注意鉴别。

(3)白陶土样便:见于各种原因引起的胆管阻塞患者。

(4)脓性及脓血便:大多为肠道下段有病变,常见于痢疾、溃疡性结肠炎、局限性肠炎,结直肠癌也常表现为脓性及脓血便,阿米巴痢疾以血为主,血中带脓,呈暗红色稀果酱样,细菌性痢疾则以黏液及脓为主,多表现为脓中带血。

(5)米泔样便:粪便呈白色淘米水样,内含有黏液片块,量大、稀水样,见于重症霍乱、副霍乱患者。

(6)黏液便:正常粪便中的少量黏液与粪便均匀混合不易察觉。如有小肠炎症时增多的黏液均匀地混于粪便中,大肠病变时因粪便已逐渐形成,黏液不易与粪便混合,而来自直肠的黏液则附着于粪便的表面。单纯黏液便的黏液无色透明,稍黏稠,脓性黏液便则呈黄白色不透明,见于各类肠炎、细菌性痢疾,阿米巴痢疾等。

(7)稀糊状或水样便:见于各种感染性和非感染性腹泻。小儿肠炎时粪便呈绿色稀糊状。大量黄绿色稀汁样便(3 000ml 或更多),并含有膜状物时见于假膜性肠炎。艾滋病患者伴发肠道隐孢子虫感染时,可排出大量稀水样粪便。副溶血性弧菌食物中毒,排出洗肉水样便。出血坏死性肠炎排出红豆汤样便。

(8)细条样便:排出细条样或扁片状粪便,提示直肠狭窄,多见于直肠癌。

(9)乳凝块:乳儿粪便中见有黄白色乳凝块,亦可见蛋花汤样便,常见于婴儿消化不良、婴儿腹泻。

3. 气味　正常粪便有臭味因含蛋白质分解产物,如吲哚、粪臭素、硫醇、硫化氢等所致,肉食者味重,素食者味轻。患慢性肠炎、胰腺疾病、结肠或直肠癌溃烂时有恶臭。阿米巴肠炎粪便呈血腥臭味。脂肪及糖类消化或吸收不良时粪便呈酸臭味。

4. 寄生虫　蛔虫、蛲虫及绦虫等较大虫体,肉眼即可分辨,钩虫虫体需将粪便冲洗过筛方可见到。

5. 结石　粪便中可见到胆石、胰石、胃石、肠石等,最常见的是胆结石,常见于应用排石药物或碎石术后,一般需筛洗后方易找到。

(二)化学检测

1. 隐血试验　当消化道少量出血时,由于血含量少粪便外观不显血色,将其称作隐血。利用化学方法加以测定,称为粪便隐血试验(facal occult blood test,FoBT),是临床常用的检查指标,正常情况下检测为阴性。阳性者常见于消化性溃疡活动期、胃癌、钩虫病、消化道炎症和出血性疾病等。此外,隐血试验对消化道出血和肿瘤的鉴别诊断有一定意义,消化性溃疡呈间歇阳性,阳性率为 40%~70%,消化道恶性肿瘤,如胃癌、结肠癌,阳性率可达 95%,呈持续性阳性。此外,在急性胃黏膜病变、肠结核、克罗恩病、溃疡性结肠炎、钩虫病及流行性出血热等隐血实验常为阳性。

2. 胆色素实验　正常情况粪便中无胆红素,可有粪胆原和粪胆素。阻塞性黄疸患者因排向肠道的胆汁减少,导致粪胆原和粪胆素减少和缺如,粪便常呈淡黄色或灰白色。溶血性黄疸患者粪便中粪胆原、粪胆素含量增多,颜色可呈深黄色。此外,婴幼儿肠道菌群尚未建立以及成人服用大量抗生素后粪便多为金黄色,胆红素定性实验可为阳性。

3. 脂肪测定　粪便脂肪检查常采用称量法、滴定法,在普通膳食情况下,脂肪约占粪便干重的10%~20%。正常成人 24h 粪便中的脂肪总量约为 2~5g,如果超过 6g,则称为脂肪泻。常见于梗阻性黄疸、慢性胰腺炎、胰腺癌、胰腺纤维囊性病以及小肠病变等。

(三)显微镜检测

1. 细胞　在显微镜下观察粪便中的有形成分,有助于消化系统各种疾病的诊断,因此粪便的显微镜检测是常规检测的重要手段。

(1)白细胞:主要为中性粒细胞,正常情况下粪便中不见或偶见。肠道炎症时增多,其数量多少与炎症轻重及部位有关。小肠炎症时白细胞数量一般<15/HP,细菌性痢疾,可见大量白细胞、脓细胞或小吞噬细胞。过敏性肠炎、肠道寄生虫病时可见较多嗜酸性粒细胞。

(2)红细胞:正常粪便中无红细胞,当下消化道出血、痢疾、溃疡性结肠炎、结肠和直肠癌时,粪便中可见到红细胞。细菌性痢疾时红细胞少于白细胞,散在分布,形态正常。阿米巴痢疾时红细胞多于白细胞,多成堆出现并有残碎现象。

(3)巨噬细胞:为一种吞噬较大异物的单核细胞,含有吞噬颗粒及细胞碎屑,见于细菌性痢疾和溃疡性结肠炎。

(4)肠黏膜上皮细胞:在生理条件下,少量脱落的肠道上皮细胞大多被破坏,故正常粪便中很难发现。在结肠炎症,如坏死性肠炎、霍乱、副霍乱、假膜性肠炎等时上皮细胞数量增多,其中以假膜性肠炎的肠黏膜柱状上皮细胞增多最明显。

(5)肿瘤细胞:取乙状结肠癌、直肠癌患者的血性粪便及时涂片染色,可能发现成堆的癌细胞。

2. 食物残渣　正常粪便中的食物残渣系已消化的无定形细小颗粒,仅可偶见淀粉颗粒和脂肪小滴等。腹泻者的粪便中易见到淀粉颗粒,慢性胰腺炎、胰腺功能不全时增多。在急、慢性胰腺炎及胰头癌或因肠蠕动亢进、腹泻、消化不良综合征等,脂肪小滴增多。在胃蛋白酶缺乏时粪便中较多出现结缔组织。肠蠕动亢进,腹泻时,肌肉纤维、植物细胞及植物纤维增多。

3. 结晶　正常人粪便中可见到多种结晶,如草酸钙、磷酸钙、碳酸钙等结晶,一般无临床意义。病理性结晶有:

(1)夏科-莱登结晶:为菱形无色透明结晶,其两端尖长、大小不等、折光性强,是嗜酸性粒细胞破裂后嗜酸性颗粒相互融合形成。多见于阿米巴痢疾及过敏性肠炎的粪便中。

(2)血红素结晶:斜方形结晶,棕黄色,不溶于氢氧化钾溶液,遇硝酸呈青色,见于胃肠道出血后的粪便内。

(3)脂肪酸结晶:脂肪酸吸收不良所致,多见于梗阻性黄疸患者。

4. 寄生虫和寄生虫卵　肠道寄生虫病时,从粪便中能见到的相应病原体,主要包括阿米巴(如溶组织内阿米巴)、鞭毛虫(蓝氏贾第鞭毛虫、肠滴虫等)、孢子虫(隐孢子虫)和纤毛虫(结肠小袋纤毛虫)几类单细胞寄生虫;蠕虫包括吸虫(如血吸虫等)、绦虫(猪肉绦虫)、线虫(似蚓蛔线虫)等成虫虫体或虫卵。

5. 细菌检查　粪便中细菌极多,占干重 1/3,多属正常菌群。大肠埃希菌、厌氧菌和肠球菌是成人粪便中主要菌群,产气杆菌、变形杆菌、绿脓杆菌多为过路菌,此外还有少量芽孢菌和酵母菌。成人粪便中菌量与菌谱处于相对稳定状态,保持着细菌与宿主之间的生态平衡。粪便中球菌和杆菌的比例大约为 1:10。长期使用广谱抗生素、免疫抑制剂及慢性消耗性疾病患者可发生肠道菌群失调,引起革兰阴性杆菌数量严重减少甚至消失,而葡萄球菌或真菌等明显增多,粪便中球菌/杆菌比值变大。粪便涂片染色后油镜观察可初步判断致病菌的种类,但确证需通过细菌培养与鉴定。采用粪便悬滴检验和涂片染色筛选霍乱弧菌。

六、评价

(一)血液一般检验的评价
1. 红细胞和血红蛋白检测的评价
(1)缺铁性贫血:

1)红细胞和血红蛋白均减少,其中血红蛋白减少更为明显。

2)网织红细胞检查可轻度增高。

3)中重度贫血可见红细胞体积减小,中心淡染区扩大。

4)MCV 减小 RDW 增高为小细胞非均一性贫血。

(2)巨幼细胞贫血:

1)红细胞和血红蛋白均减少,其中红细胞减少更为明显。

2)可见红细胞大小不均一,椭圆形巨红细胞、嗜多色红细胞和卡伯特环(Cabot ring)等。

3)网织红细胞正常或轻度升高。

4)白细胞轻度减少或正常。

5)血小板计数正常或减少,有时可见巨大血小板。

6)检测 MCV、RDW 可见增大和增高。

（3）再生障碍性贫血：

1）重型再障时检测红细胞、血红蛋白、网织红细胞、白细胞和血小板均明显减少。

2）非重型再障检查血象可见全血细胞减少，但不如重型再障明显。

3）检测 RDW 多为正常，MCV 可见增大。

2. 白细胞检测的评价

（1）急性淋巴细胞白血病：原始及幼稚淋巴细胞在造血中过度增生的一种恶性血液疾病。多数病例检测白细胞总数增多，可高达 100×10^9/L 以上，也有表现为正常或轻度减低，同时检测可见血红蛋白、红细胞、血小板减少，淋巴细胞系过度增生，粒细胞和巨核细胞明显减少或缺如。

（2）急性非淋巴细胞白血病：亦称急性髓细胞性白血病，在急性粒细胞白血病中多表现为原粒细胞恶性增殖，白细胞计数不定，可正常或增高，血红蛋白、红细胞、血小板明显减少。在急性单核细胞性白血病中可见原始和幼稚单核细胞的恶性增生，血象检查多为白细胞计数增高，也可见正常或减少，血红蛋白、红细胞和血小板减少为主。骨髓象多表现为单核系过度增生、粒系红系受抑制以及巨核细胞明显减少。

（3）慢性淋巴细胞白血病：临床常为白细胞计数增高，血红蛋白、红细胞、血小板晚期减少，多以小淋巴细胞为主，原始和幼稚淋巴细胞少见，淋巴细胞比例大于等于 50%，淋巴细胞绝对值 $>5 \times 10^9$/L，骨髓淋巴细胞 >40% 以及淋巴结肿大等典型表现，多数病例诊断并不难。

（4）慢性粒细胞白血病：多表现为粒细胞过度增生，中幼粒和晚幼粒细胞增多为主，血象检查以白细胞显著增高为突出表现，可高达 500×10^9/L 以上，同时检测嗜酸性粒细胞和嗜碱性粒细胞均可增高。血红蛋白、红细胞、巨核细胞和血小板早期多为正常，晚期减少。

（5）类白血病反应与白血病鉴别：临床应注意类白血病反应与慢性粒细胞白血病的鉴别。通常类白血病反应多能查到原发疾病，血象中除白细胞数量和形态改变外，红细胞和血红蛋白无明显变化，血小板正常或增多。骨髓象变化不大，除增生活跃及核左移外，原始细胞及早期幼稚细胞增高不明显，无细胞畸形及核浆发育失衡，红细胞及巨核细胞系无明显异常。类白血病反应在原发病好转或解除后也迅速恢复正常，预后较好。

3. 血小板、网织红细胞检测的评价

（1）血小板测定评价

原发性血小板减少性紫癜：是一种免疫性出血性疾病，病患血中含有抗血小板抗体，引发血小板破坏过多，同时抑制巨核细胞产生血小板，引起皮肤黏膜出血。血小板检查可见明显减少，可出现异型血小板、巨大血小板等。白细胞计数多为正常，红细胞和血红蛋白因出血而减少。

（2）网织红测定评价

1）反应骨髓造血功能状态：网织红细胞是反应造血功能的重要指标，在溶血性贫血、急性失血性贫血时可见网织红细胞增多，缺铁性贫血、巨幼细胞贫血时可出现增多或在正常范围。网织红细胞减少多表明造血功能下降，见于再生障碍性贫血、白血病等。

2）贫血疗效观察：临床给予贫血患者应用抗贫血药物后，检测网织红细胞增高说明疗效有效，反之说明疗效不佳。缺铁性贫血、巨幼细胞贫血患者给予铁剂或叶酸治疗后，3~5 天后检测网织红细胞计数可见上升，7~10 左右上升明显，一般增至 0.06~0.08 或达到 0.10 以上。治疗 2 周后网织红细胞逐渐下降，红细胞和血红蛋白增高，这一网织红细胞反应常作为贫血治疗的疗效判断指标。

3）观察病情变化：溶血性贫血、失血性贫血病患，检测网织红细胞计数可见其逐渐降低，表明溶血或出血已得到控制，反之持续不减低或出现增高者，表明为得到控制或加重。

4. 血沉检测评价

血沉是一项常规筛检试验，虽然特异性差，但仍然具有一定的参考价值。通常红细胞沉降率测定不用于无症状人群的筛选检查，而是选择性地用于有某种临床症状，而病史和体检又无异常发现者。临床上，血沉主要用于观察病情的动态变化，如在组织损伤和坏死时血沉可短期增加，区别功能性与

器质性病变、鉴别良性与恶性肿瘤,尤其是恶性程度高、增长迅速的肿瘤血沉增快更为明显。在多种高球蛋白血症中均可见血沉增快,如系统性红斑狼疮、多发性骨髓瘤、巨球蛋白血症、肝硬化、慢性肾炎等。此外,在贫血、高胆固醇血症时也可出现血沉增快。对某些红细胞沉降率增快而无法解释者,应在数月内多次重复检测,一过性增快可能是具有隐性疾病的预兆,仔细询问病史和体检,可部分说明增快原因。

(二)尿液一般检验的评价

1. 病理性多尿的发生与相关疾病(表4-5-3)

表4-5-3　病理性多尿的发生与常见疾病

分类	发生	疾病
肾脏疾病	肾小管受损致使肾浓缩功能减退。肾性多尿患者夜尿增多,昼夜尿量之比<2:1	慢性肾炎、慢性肾盂肾炎、肾小管酸中毒Ⅰ型、失钾性肾病、慢性肾衰竭早期、急性肾衰竭多尿期等
内分泌疾病	ADH严重分泌不足或缺乏,或者肾脏对ADH不灵敏或灵敏度减低,肾小管及集合管重吸收水分的能力明显降低	尿崩症、原发性醛固酮增多症、甲状腺功能亢进等
代谢性疾病	渗透性利尿作用引起的多尿,尿比重和尿渗透压均增高	糖尿病

2. 少尿的临床评价(表4-5-4)

表4-5-4　少尿的类型与临床评价

类型	临床意义
肾前性少尿	因肾缺血、血容量减低、血液浓缩或应激状态等造成的肾血流量不足,肾小球滤过率减低所致 ①休克、失血过多、心力衰竭、过敏、肾动脉栓塞、肿瘤压迫 ②重症肝病、全身性水肿 ③严重腹泻、呕吐、大面积烧伤、高热 ④严重创伤、感染(如败血症等)
肾性少尿	因肾实质病变导致肾小球滤过率减低所致 ①急性肾小球肾炎、急性肾盂肾炎、急性间质性肾炎、慢性肾炎急性发作等 ②慢性疾病,如慢性肾小球肾炎、高血压性和糖尿病性肾血管硬化、多囊肾等导致的肾衰竭
肾后性少尿	各种原因所致的尿路梗阻

3. 细胞

(1)尿中多形性红细胞>80%,尿中红细胞>8 000个/ml时,称肾小球源性血尿,常伴有尿蛋白增多和颗粒管型、红细胞管型、肾小管上皮细胞等,表现为红细胞大小改变、形态异常和红细胞内血红蛋白分布和含量变化。多形性红细胞<50%时常定义为非肾小球源性血尿,见于肾结石、泌尿系肿瘤、肾盂肾炎、多囊肾、急性膀胱炎、肾结核、前列腺炎等。混合性血尿主要见于IgA肾病。

(2)在低渗条件下可见到中性粒细胞胞质内颗粒呈布朗分子运动,由于光折射在油镜下可见灰蓝色发光现象,其运动似星状闪光,称闪光细胞。通常尿中中性粒细胞增多主要见于肾盂肾炎、膀胱炎、尿道炎、前列腺炎等。尿中淋巴细胞、单核细胞为主多见于肾移植术后、慢性炎症、新月体性肾小球肾炎以及应用抗生素、抗癌药物引起的间质性肾炎。尿中嗜酸性粒细胞增多见于过敏性、变态反应性疾病。此外,成年女性生殖系统有炎症时,常有阴道分泌物混入尿内,除有成团脓细胞外,并伴有多量扁平上皮细胞。

(3)通常情况尿中吞噬细胞约为白细胞的2~3倍,可分为小吞噬细胞(来自中性粒细胞)和大吞噬细胞(来自单核细胞)。尿中出现吞噬细胞多见于急性肾盂肾炎、膀胱炎、尿道炎等。

(4)管型是蛋白质、细胞及其崩解碎片在肾小管、集合管内凝固而成的圆柱形蛋白凝聚体,是尿液沉渣中最有诊断价值的成分。临床上常见的透明管型见于急性和慢性肾小球肾炎、慢性进行性肾衰竭、急性肾盂肾炎、肾淤血等。粗颗粒管型见于慢性肾炎、肾盂,细颗粒管型见于慢性肾炎或急性肾小球肾炎后期。红细胞管型可见于急性肾小球肾炎、慢性肾炎急性发作、急性肾小管坏死等。白细胞管型可与上皮细胞管型、红细胞管型并存,常提示急性肾盂肾炎、肾脓肿、间质性肾炎等疾病。蜡样管型出现提示肾小管有严重病变。脂肪管型提示肾小管损伤、肾小管上皮细胞发生脂肪变性。细菌管型为含有大量的细菌、真菌的管型,见于感染性疾病。结晶管型为含盐类、药物等化学物质结晶的管型。有时亦可见其他类似管型的物质如类圆柱体、黏液丝等。

4. 结晶体

结晶体的发现一般临床意义较小,若经常出现新鲜尿中并伴有大量红细胞时,应考虑有泌尿系结石的可能性。通常酸性尿易伴有尿酸结晶、草酸钙结晶、非晶形尿酸盐等,碱性尿多见磷酸盐、磷酸钙结晶等。若服用磺胺类药物时尿中伴有大量磺胺结晶同时尿中含有红细胞或管型者,应考虑发生泌尿系结石、尿闭、急性肾衰竭的可能性,应及时停药,采取相应治疗措施。

5. 尿电解质

(1)尿钠检查:正常情况下体内钠的摄入量与排出量应保持平衡,钠主要经肾由尿液排出,尿钠含量为 130~260mmol/24h(3~5g/24h)。当肾有病变时血钠浓度偏低,而尿液钠含量增高。尿钠排出减少见于各种原因引起低钠血症如呕吐、腹泻、严重烧伤、糖尿病酸中毒等。一次性尿钠检测意义:①急性肾小管坏死时,肾小管对钠吸收减少,常呈急性少尿,一次性尿钠大于 40mmol/L;②肾前性少尿时,肾小管重吸收钠能力正常,为急性少尿,呈低尿钠,尿钠<30mmol/L。

(2)尿钙检查:肾是排泄钙的重要器官,肾小球每日滤出的钙约 10g,其中 1/2 在近曲小管重吸收,1/3 在髓袢升支重吸收,其余在近曲小管和集合管吸收,仅 1% 随尿排出,尿钙含量为 0.1~0.3g/24h。尿钙减少见于甲状旁腺功能减退、慢性肾衰竭、慢性腹泻和小儿手足搐搦症。临床上尿钙增加见于甲状旁腺功能亢进、多发性骨髓瘤等,此外在用药监护时,如维生素 D_2、D_3 及 $A\text{-}T_{10}$(双氢素尿醇)的治疗效果观察,可进行尿钙检查并作为用药剂量参考。

(3)尿钾检查:在正常情况下,自肾小球滤过的钾 98% 被重吸收,而尿中排出的钾在 51~102mmol/24h 左右。临床上尿钾排出增多见于呕吐、腹泻、原发性醛固酮增多症、库欣综合征、肾小管间质疾病、肾小管酸中毒、糖尿病酸中毒、药物如锂、乙酰唑胺等。尿钾排出减少多见于各种原因引起的钾摄入少、吸收不良或胃肠道丢失过多。

(三)胸腹腔积液和脑脊液一般检验的评价

1. 胸腹腔积液检测评价

(1)漏出液测定评价:漏出液为非炎性积液,临床多见于以下情况。

1)血浆胶体渗透压降低,当血浆清蛋白低于 25g/L 时,导致血管与组织间渗透压平衡失调,水分进入组织或潴留在浆膜腔而形成积液。常见于晚期肝硬化、肾病综合征、重度营养不良等。

2)毛细血管内流体静脉压升高,使过多的液体滤出,组织间液增多并超过代偿限度时,液体进入浆膜腔形成积液。常见于慢性充血性心力衰竭、静脉栓塞。

3)淋巴管阻塞,常见于丝虫病或肿瘤压迫等,此时积液可以是乳糜样的。前两种原因形成的漏出液常为多浆膜腔积液,同时伴有组织间液增多引起的水肿。

(2)渗出液测定评价:渗出液为炎性积液,炎症时由于病原微生物的毒素、组织缺氧、血管活性物质增加、外伤、癌细胞浸润以及炎症介质作用使血管内皮细胞受损,导致血管通透性增加,以致血液中大分子物质如清蛋白、球蛋白、纤维蛋白原等及各种细胞成分都能渗出血管壁。

渗出液形成主要原因有:

1)感染性:如化脓性细菌、分枝杆菌、病毒或支原体等。

2)非感染性:如外伤、化学性刺激(血液、尿液、胰液、胆汁和胃液),此外恶性肿瘤(如转移性肺癌、乳腺癌、淋巴瘤、卵巢癌)、风湿性疾病也可引起类似渗出液的积液。渗出液常表现为单一浆膜腔积液,甚至是一侧胸膜腔积膜炎,如结核性胸膜炎。

(3)漏出液与渗出液中细胞分类评价:漏出液中细胞较少,主要为淋巴细胞和间皮细胞;渗出液中各种细胞增多的临床意义不同。

1)中性粒细胞为主:常见于化脓性积液、结核性积液早期、膈下脓肿、肺梗死。

2)淋巴细胞为主:多见于慢性炎症如结核性、梅毒性、肿瘤性以及结缔组织病引起的积液。

3)浆细胞增高:主要见于恶性肿瘤、充血性心力衰竭或多发性骨髓瘤浸润浆膜所致的积液。

4)嗜酸性粒细胞增多:常见于气胸、血胸、过敏性疾病、间皮瘤、真菌或寄生虫病所致的积液。

(4)漏出液与渗出液鉴别诊断评价

区别积液性质对某些疾病的诊断和治疗均有重要意义,两者鉴别要点见下表 4-5-5。

表 4-5-5　漏出液与渗出液鉴别评价表

鉴别要点	漏出液	渗出液
原因	非炎症所致	炎症、肿瘤、化学或物理性刺激
外观	浅黄,浆液性	不定,可为血性、脓性、乳糜性等
透明度	透明或微混	多混浊
比重	低于 1.018	高于 1.018
凝固	不自凝	能自凝
黏蛋白定性	阴性	阳性
蛋白定量	<25g/L	>30g/L
葡萄糖定量	与血糖相近	常低于血糖水平
细胞计数	$<100 \times 10^6$/L	$>500 \times 10^6$/L
细胞分类	以淋巴细胞、间皮细胞为主	根据不同病因分别以中性粒细胞或淋巴细胞为主
细菌学检测	阴性	可找到病原菌
积液 / 血清总蛋白	<0.5	>0.5
积液 / 血清 LDH 比值	<0.6	>0.6
LDH	<200IU	>200IU

2. 脑脊液检测评价

(1)化脓性脑膜炎:血常规检查可见白细胞计数明显增高,以中性粒细胞为主。脑脊液检测外观呈浑浊状,压力检测显著增高。细胞计数可达 10×10^6/L 以上,严重者可高达数倍,蛋白质定性为阳性,含量显著增加,糖及氯化物明显降低。抗菌治疗前,脑脊液涂片染色镜检,约半数患者的白细胞内可见致病细菌,可确诊和帮助选择抗菌药,但需时较长不能及时得到结果。此外,可以经荧光素标记已知抗体检测脑脊液,快速检出致病菌,其特异性及敏感性均较佳。也可利用酶联免疫吸附试验或对流免疫电泳,用已知抗体检测脑脊液中致病菌的某些可溶性抗原。

(2)结核性脑膜炎:血常规检查大多正常,部分患者血沉可增高,伴有抗利尿激素异常分泌综合征的患者可出现低钠和低氯血症。脑脊液检测可见压力增高明显,可达 400mmH$_2$O 或以上,外观微黄或可因细胞数量增加呈毛玻璃样浑浊,静置后有薄膜形成。细胞计数增加,早期以中性粒细胞为主,晚期淋巴细胞显著增多,常为(50~500) $\times 10^6$/L。蛋白增高明显通常为 1~2g/L,糖及氯化物下降。脑脊液抗酸染色少数为阳性,脑脊液培养出结核菌可确诊,但需大量脑脊液和数周时间。

(3)病毒性脑膜炎:脑脊液外观清亮或微浊、压力正常或增加,白细胞数正常或轻度增多,分类计数以淋巴细菌为主,蛋白质大多正常或轻度增高,糖含量正常。涂片和培养无细菌发现,部分患者脑脊液病毒培养及特异性抗体测试阳性。

(4)脑脓肿:脓肿形成后血象检查多正常或轻度增高,70%~90% 脑脓肿患者红细胞沉降率加快,C反应蛋白增加,可凭此与脑脓瘤相鉴别。通过腰椎穿刺可了解是否有颅内压增高及增高程度,但颅内压增高明显者,尤其病情危重时,腰椎穿刺应视为有"危险"的操作。脑脊液检查可有白细胞增高,一般在 $(50\sim100)\times10^6/L$,蛋白也常升高,糖和氯化物变化不大或稍低,早期脑脓肿或脓肿接近脑表面或脑室时脑脊液变化明显,若出现脓性改变则说明脓肿破溃。

(5)脑肿瘤:临床诊断治疗中除了利用影像学检查意外,还应注重脑脊液实验室检查,通常脑脊液颜色变化不大或呈黄色,压力增高,细胞计数正常或增加,以淋巴细胞为主,蛋白含量轻度增加,葡萄糖和氯化物含量正常,涂片和培养无细菌发现。有时脑脊液中可找到肿瘤细胞,尤其是髓母细胞瘤、多形性胶质母细胞瘤及脑转移瘤。此外,临床也多应用肿瘤标记物检测,如癌胚抗原(CEA);癌抗原153(CAl53)、甲胎蛋白(AFP)等。

(6)蛛网膜下腔出血:重症蛛网膜下腔出血患者在急性期血常规检查可见白细胞增高,可有尿糖与尿蛋白阳性。若 CT 扫描不能确定蛛网膜下腔出血临床诊断,可行腰椎穿刺及脑脊液检查。脑脊液检测外观颜色呈均匀一致血性、无凝块,大多数脑脊液压力明显增高($200\sim400mmH_2O$)。蛛网膜下腔出血后脑脊液中细胞计数增加,多以红细胞为主。白细胞在不同时期有不同变化,6~72h 脑脊液中以中性粒细胞为主的血细胞反应,72h 后明显减少。3~7 天出现淋巴 - 单核吞噬细胞反应,免疫激活细胞明显增高,并出现红细胞吞噬细胞,此时脑脊液中也开始出现含铁血黄素吞噬细胞,14~28 天逐渐达到高峰。蛋白含量轻度增加,出血后 8~10 天蛋白质增加最多,以后逐渐减少。葡萄糖和氯化物含量多为正常,这些检查将提供蛛网膜下腔出血诊断的重要依据。

(四) 粪便一般检验的评价

粪便检测意义在于了解消化道有无炎症、出血、寄生虫感染、肿瘤等情况以及通向肠道的肝、胆、胰腺等器官有无病变,间接地判断胃肠、胰腺、肝胆系统的功能状况帮助临床诊疗。常见如下应用:

1. **消化吸收功能检测**　慢性腹泻患者常规的粪便镜检,若有较多淀粉颗粒、脂肪小滴或肌肉纤维等,常提示为慢性胰腺炎等胰腺外分泌功能不全,可进一步应用放射性核素技术,作脂肪消化吸收试验、蛋白质消化吸收试验或糖类消化吸收试验。

2. **黄疸的鉴别诊断**　阻塞性黄疸,粪便为白陶土色,粪胆原定性试验阴性,定量检测所得值低于参考区间低限;溶血性黄疸,粪便深黄色,粪胆原定性试验阳性,定量检测所得值超出参考区间上限。

3. **消化道肿瘤过筛试验**　粪便隐血持续阳性常提示为胃肠道的恶性肿瘤,间歇阳性,提示为其他原因的消化道出血。可进一步做内镜检查或胃肠 X 线钡餐(剂)摄片。粪便涂片找到癌细胞可确诊为结肠、直肠癌。

4. **肠道感染性疾病**　粪便检查是急、慢性腹泻患者必做的实验室检查项目,诸如肠炎、细菌性痢疾、阿米巴痢疾、霍乱、假膜性肠炎、肠伤寒等,除一般性状观察外,粪便涂片及培养有确立诊断及鉴别诊断价值。

5. **肠道寄生虫病**　如蛔虫病、钩虫病、鞭虫病、蛲虫病、姜片虫病、绦虫病、血吸虫病等,可根据粪便涂片找到相应虫卵而确定诊断。

(刘　洋)

第二节　白细胞疾病的实验室检查和临床应用

白细胞疾病的诊断离不开实验室检查。根据临床表现,选择性地使用实验室检查,有助于疾病的诊断、鉴别诊断、治疗方案选择、预后判断以及疗效的监测。

一、概述

血液和骨髓中有多种类型及处在分化发育不同阶段的白细胞,这些细胞的良性和恶性变都属于白细胞疾病。白细胞疾病的病因复杂,涉及分化发育障碍、感染、免疫、基因突变、遗传等多种因素,以获得性为主,也有少数先天性和遗传性疾病,白细胞的肿瘤几乎包括了绝大部分造血与淋巴组织肿瘤。

(一) 造血和淋巴组织肿瘤的分类

造血和淋巴组织肿瘤(tumours of haematopoietic and lymphoid tissues)包括多种类型的急、慢性肿瘤性疾病,主要涉及白细胞的病变。根据血液、骨髓和淋巴组织中增生的细胞种类、恶变程度和患者的病程及临床表现等进行分类或分型。自从认识到血液肿瘤性疾病以来,已经有多种分类或分型方案,最经典的是 1976 年法、美、英(FAB)三国 7 名血液学家组成的协作组在传统形态学的基础上结合细胞化学染色,制定的 FAB 分型方案。最新的是 2016 年世界卫生组织(WHO)修订的分类方案,代表了当前造血和淋巴组织肿瘤分类的发展趋势。WHO 以疾病为基础,结合形态学(包括外周血液常规检查、骨髓涂片、骨髓切片、细胞化学或免疫组织化学)、免疫表型、细胞遗传学、分子生物等和临床特征,造血和淋巴组织肿瘤主要分为五个类型。

1. 髓系肿瘤　主要包括慢性骨髓增殖性疾病(chronic myeloproliferative diseases,CMPD)、骨髓增生异常 - 骨髓增殖性疾病(myelodysplastic/myeloproliferative diseases,MD-MPD)、骨髓增生异常综合征(myelodysplastic syndrome,MDS)、急性髓系白血病(acute myeloid leukemia,AML)等。

2. 淋巴系肿瘤　主要包括 B 系细胞肿瘤、T 系和 NK 系细胞肿瘤、霍奇金淋巴瘤(Hodgkin lymphoma,HL)等。

3. 肥大细胞病　主要包括皮肤肥大细胞增生症、系统性肥大细胞肿瘤等。

4. 组织细胞和树突细胞肿瘤　主要包括巨噬细胞 / 组织细胞肿瘤、树突细胞肿瘤等。

5. 造血和淋巴组织肿瘤不能分类型　主要包括造血肿瘤不能分类、髓系肿瘤不能分类、淋巴系肿瘤 / 淋巴瘤不能分类、组织细胞肿瘤不能分类型。

(二) 常见的良性白细胞疾病

1. 白细胞减少症(leucopenia)　主要指中性粒细胞减少症,其诊断主要依赖于血液学检验。

2. 传染性单核细胞增多症(infectious mononucleosis,IM)　常由病毒感染(例如 EB 病毒)所致的急性传染病,多见于儿童和青少年,血液中异型淋巴细胞增高和嗜异性抗体阳性,结合临床表现可以诊断。

3. 类白血病反应(leukemoid reaction,LR)　LR 是指某些因素(如急性感染、中毒、组织损伤和恶性肿瘤等)刺激机体造血组织所致的一种酷似白血病的血液学改变。

二、实验室检查

白细胞疾病的实验室检查最常用的是细胞形态学检查,在此基础上,可选用骨髓病理学检查、细胞化学染色、流式细胞免疫表型分析,必要时进行染色体分析或基因诊断。

目前国际上采用的是细胞形态学(morphology,M)即 FAB 分型、免疫学(immunology,I)即根据细胞表面免疫学标志进行的分型、细胞遗传学(cytogenetics,C)即染色体异常、分子生物学(molecular biology,M)即染色体改变伴有基因特异变化,即通常的 MICM 分型。

(一) 细胞形态学检查

细胞形态学检查根据检体不同可分为外周血细胞形态检查及骨髓细胞形态学检查。

1. 外周血细胞形态检查　通过普通显微镜进行瑞 - 吉染色后的外周血细胞学检查,可以了解外周血中各种血细胞数量、细胞形态异常等,从而辅助诊断,观察疗效及判断预后。标本的采集及血涂片的制备可参考《白细胞分类计数参考方法》(国家卫生行业标准 WS/T 246—2005),外周血细胞分类计数方法:①采用“城垛式”方法检查血涂片。每个明确识别的细胞必须归入下列分类中:中性分叶核粒细胞;中性杆状核粒细胞;淋巴细胞;异型淋巴细胞;单核细胞;嗜酸性粒细胞;嗜碱性粒细胞;其他有核细胞(除有核红细胞外)。能明确识别的破碎细胞,应恰当分类。②每张血涂片根据标本白细胞总数应计数相应个数白细胞,若样本中白细胞数量减少,应增加检查血涂片的数量。③白细胞分类结果以百分率和绝对值表示。④计数所有的有核细胞,结果以每100个白细胞计数中见到几个表示。

2. 骨髓细胞学检查　是一种对骨髓进行穿刺样本涂片染色后显微镜下形态学检查的方法,以此来诊断造血系统疾病,对白血病、贫血、多发性骨髓瘤、免疫性血小板减少症等的诊断及病情监测有重要意义,此外,某些原发瘤或转移瘤患者可在其骨髓中找到瘤细胞,某些寄生虫病(如疟疾、黑热病)也可在患者骨髓中找到寄生虫,对于诊断有重要意义。

骨髓细胞学标本的采集一般由临床医师骨髓穿刺获得骨髓液,取玻片上骨髓小粒丰富的骨髓液制备骨髓片,检验人员根据医嘱按科室标准操作规程(standard operating procedure,SOP)进行染色,染色后首先在低倍镜下观察采集的骨髓标本是否满意,选择细胞分布均匀部位观察骨髓片有核细胞增生情况,根据骨髓片中有核细胞的密度或有核细胞与成熟红细胞的比例来估计有核细胞的增生程度,正常骨髓象为增生活跃。在涂片体尾交界处或分布均匀处油镜分类计数200~500个有核细胞,计数要有一定顺序,计数的细胞为除巨核细胞、破碎细胞、分裂象以外的其他有核细胞,计算粒红比值及各种细胞相对比例,观察各系统细胞的形态特点,有无其他异常细胞及寄生虫,细胞形态的观察应全面,包括细胞胞体(如大小、形态)、胞核(如核形、核位置、染色质、核仁大小、核仁数量等)及胞质(如量、颜色、颗粒、空泡等)的形态特点等,对于有病变的细胞系统观察更应仔细。涂片中巨核细胞单独计数、分类,通常计数全片或1.5cm×3cm血膜上的巨核细胞,并分类一定数量巨核细胞。

骨髓细胞学检查没有相应的国家卫生行业标准,检验科一般参考最新版的《临床检验基础》《临床血液学检验》《全国临床检验操作规程》并根据医院实际情况制定的SOP进行检验。

(二)骨髓病理学检查

骨髓病理检查是通过骨髓活组织检查(bone marrow biopsy,BMB)简称骨髓活检,即用一个特制的穿刺粗针取一块大约0.5~1厘米长的圆柱形骨髓组织进行病理学检查。常作为骨髓穿刺术的一部分,通过观察骨髓组织结构和空间定位,补充骨髓涂片检查的有效方法,能提供更具体的骨髓细胞结构信息以及病变的程度。骨髓活检和骨髓穿刺比较各有优缺点,临床上骨髓穿刺较为常用,两者检查相辅相成,见下表4-5-6。

表4-5-6　骨髓穿刺及骨髓活检优缺点对比表

	骨髓穿刺	骨髓活检
取材方式	骨髓穿刺针抽取骨髓液后涂片,瑞-姬染色	骨髓活检针获取一条骨髓组织,固定包埋切片后吉姆萨等染色
优点	1. 操作较简便,重复性、即时性好 2. 涂片中细胞分布均匀,胞体舒展,易染色,较易分辨各系原、幼细胞及其微细结构 3. 易于识别巨型变、巨幼样变和小巨核细胞 4. 细胞化学染色效果好,结果可量化	1. 保持造血组织的天然结构,便于判断红髓和脂肪组织的比例 2. 可全面了解骨髓增生程度,有核细胞密度及其分布 3. 可避免骨髓稀释 4. 对骨髓纤维化、毛细胞白血病有诊断作用,能提示骨髓增生异常综合征向急性髓细胞性白血病的转化及发育不良 5. 可鉴别"干抽"
缺点	1. 造血组织的天然结构已遭到破坏,无法判断红髓、黄髓比例 2. 若抽吸过猛,导致骨髓稀释 3. 若遇"干抽"不能分析	1. 有核细胞群集,不易区分原、幼细胞的类型 2. 难以观察细胞内的超微结构 3. 细胞化学染色结果难以量化

由于骨髓病理检查一般属病理科,故在后文中不再进一步描述。

(三)流式细胞免疫表型分析

流式细胞术(flow cytometry,FCM),简称流式,是一种定量分析技术,可用于对悬浮于液体中的微小颗粒的计数和分选,其特点是能通过多参数来分析细胞的固有性质(如光散射)以及细胞的标记特征[如表面分子、脱氧核糖核酸(deoxyribonucleic acid,DNA)]同时分析,如有需要还可表面抗原点、胞浆内抗原、核内抗原等同时测定。流式细胞术检测对象的一个重要特点是细胞表面有标志性标志,白细胞分化抗原(cluster of differentiation,CD)在白细胞不同的分化阶段和活化过程中可以出现或消失。正常造血细胞不同阶段的抗原表达是受一系列基因严格控制的,在一定的分化阶段有标志性抗原表达而另一些抗原则表达减少或消失,抗原表达或消失及其量的多少都存在着明显的规律性。一部分白细胞异常疾病尚遵循这种分化模式,但白血病细胞经常出现异常的抗原表达模式。这些异常表型可以作为诊断白血病的有用指标,也可作为检测微量残留病(minimal residual disease,MRD)的重要标志。

流式细胞免疫分型是细胞形态学分型的重要补充和进一步深化,以荧光标记技术联合流式细胞术检测并判定白细胞相关疾病的免疫表型,具有准确、快速、客观、重复性好、特异性强等特点,提高了疾病诊断的准确性。

运用流式仪进行免疫表型分析时,采用适当的方法制备标本的单细胞悬液、选择合理的荧光素标记抗体、调整仪器测试状态,严格做好质量控制、针对不同的细胞群体合理设门分析,以获得准确、全面分析结果。获取数据后,通过采用合理的设门策略、采取单参数或多参数分析图,根据不同的临床情况,对数据进行分析并提出解释说明,结合临床、形态学和细胞遗传学等信息,对疾病作为诊断。在分析中设门是一个关键步骤,即根据光散射和/或荧光特征限定目标细胞群。"设门"是选择特殊的细胞群并分析其各个参数的方法,其分析的前提是门内的细胞代表所有目标细胞,而且没有其他细胞混入。

(四)细胞遗传学检查

1. **染色体分析** 染色体分析又叫核型分析,为了识别各条染色体及染色体上的不同片段,需采用显带技术使染色体上出现明暗相间的带纹,使每条染色体显示不同的带型特征以供分辨。在显带之前先要制备染色体,骨髓染色体制备包括直接法、短期培养法和同步法。不论哪种方法,制备过程均包括:①应用秋水仙酰胺将细胞周期阻滞于中期分裂象;②0.075mol/L 的 KCl 低渗溶液处理细胞使染色体分散;③用 3∶1 甲醇冰醋酸溶液反复多次固定;④气干法滴片使细胞膜破裂、染色体分散。

显带技术有 4 种:Q 带、G 带、R 带和 C 带,临床上普遍采用的是 G 显带和 R 显带技术。G 显带有多种方法如:热盐水法、碱处理法、尿素法和蛋白酶消化法,其中胰酶 G 显带法重复性好、应用最广,步骤大致为:①制备好的染色体玻片老化或烤片;②0.1% 胰酶(0.9% 生理盐水配置)与 0.02% EDTA(乙二胺四乙酸)溶液 1∶1 混合后用 3%Tris 溶液或 10% NaHCO₃ 将 pH 调至 6.8~7.0,37℃温育;③将玻片投入上述溶液振荡 30~60s 后取出,在 PBS(pH 6.8)中漂洗 2 次;④5% 吉姆萨染色液染色、水冲洗、待干、镜检。R 显带步骤:①将制备好的染色体玻片投入 PH 6.5 的 87.5℃ Earle 溶液温育 60~120min;②新鲜配制 10% 吉姆萨染色液染色 10~30min 后,水洗、待干、镜检。

2. **荧光原位杂交(fluorescence in situ hybridizationFISH)** 荧光原位杂交原理是用荧光素标记的核酸序列作为探针与靶 DNA 杂交,在荧光显微镜下观察杂交信号,从而对标本中待测核酸定性、定位和定量分析。玻片制备方法同染色体分析,后续步骤为:将探针加于玻片上后封片、在杂交仪上 73~74℃变性、37~42℃杂交 8~24h,取出后移除封片,在梯度 SSC(柠檬酸钠缓冲液)溶液中洗涤后晾干,加入适量复染溶液(DAPI/Antifade)复染 30min,荧光显微镜镜检。

(五)分子生物学检测

分子生物学检测主要包括融合基因定性、定量检测和基因突变检测。对于拟诊白血病的患者应进行融合基因筛查。目前根据文献总结出几十个与临床诊断和预后相关的基因,可用于初诊及治疗后监测。

实验步骤大致为：①Ficoll 分离患者骨髓或外周血（原始细胞>20%）单个核细胞；②PBS 洗涤后抽提总 RNA，分光光度仪检测 RNA 浓度和纯度；③将 RNA 逆转录成 cDNA；④合成各融合基因及内参照基因的引物及其相应探针，在荧光定量 PCR 仪上进行多重 PCR 反应，根据反应曲线判读结果。

若筛查到存在某一类或几类融合基因，后可采用定性或定量的方法进一步检测。

融合基因定性步骤：①~③同筛查处理，用该融合基因相应引物进行 PCR 扩增，产物在加入示踪剂的 2% 琼脂糖凝胶电泳，紫外光（260~280nm）下观察电泳条带并判读结果。

定量分析步骤基本同筛查，仅需在④中引入标准品以制备标准曲线。目前普遍采用 NGS（二代测序）技术进行基因组 DNA 的突变检测，因 NGS 敏感度高、筛查普广，将患者骨髓用 Ficoll 分离出单个核细胞后抽提基因组 DNA 并对其质量检测后，即可进行 NGS 检测。

总之，MICM 分型使白细胞异常疾病的诊断从细胞形态学水平上升到分子生物学水平，不仅对研究疾病发病机制和生物学特征，而且对指导临床治疗和预后判断具有十分重要的意义。规范的治疗是建立在准确的 MICM 分型基础之上的，只有综合 MICM 分型及其他预后因素，准确判断复发危险度，进行不同强度的治疗，才能获得好的疗效。

三、常见临床应用与评价

（一）急性髓细胞性白血病和相关的前体细胞肿瘤

急性髓细胞性白血病（AML）和相关的前体细胞肿瘤是髓系原始细胞在血液、骨髓和其他组织中的克隆性增殖。从最初的 FAB 分型到最新的 2016 版 WHO 分型。目前 AML 主要分为六个类型，①AML 伴重现遗传学异常；②AML 伴骨髓增生异常相关改变；③治疗相关的髓系肿瘤；④非特定类型 AML；⑤髓系肉瘤；⑥21 三体综合征相关的髓系增殖。取消了母细胞性浆细胞样树突细胞肿瘤分类诊断。

1. 实验诊断

（1）细胞形态学：在急性髓细胞性白血病的实验诊断中，细胞形态学的基础性诊断依然重要。考虑到分类的通用性及世界各地血液学实验室条件不一，我国大多数实验室仍在 FAB 分类的基础上，从形态学的角度把急性髓细胞性白血病分为以下八种类型，其外周血和骨髓象细胞形态特征如下。

1）微分化型急性髓细胞性白血病（AML-M_0）

血象：红细胞及血红蛋白呈中度至重度减低。白细胞数常减低，分类以原始细胞为主，原始细胞形态缺乏特异性。血小板数明显减低。

骨髓象：骨髓有核细胞增生明显活跃或极度活跃，以原始细胞为主，多占 60% 以上，无典型的形态学特征，无 Auer 小体（奥氏小体）。红系细胞增生减低。巨核细胞及血小板明显减低。

2）急性髓细胞性白血病未分化型（AML-M_1）

血象：红细胞及血红蛋白呈中度至重度减低。血涂片中偶见幼红细胞。白细胞数高低不一，但多数增高。分类时可见数量不等的原始细胞，多者达 90% 以上，有时可见 Auer 小体。

骨髓象：骨髓增生明显活跃或极度活跃，原始细胞 ≥ 90%。非红系细胞，即去除有核红细胞、淋巴细胞、浆细胞、肥大细胞、巨噬细胞外的有核细胞，原始细胞形态较一致，核质比例高，核形规则，染色质呈细沙状，核仁清晰，Auer 小体可见。红系细胞增生重度受抑制。巨核细胞及血小板明显减低。

3）急性髓细胞性白血病部分分化型（AML-M_2 本型按白血病分化程度不同可分为 M_{2a} 及 M_{2b} 两种亚型）

血象：红细胞及血红蛋白呈中度至重度减低。白细胞数多增高，分类时除可见原始粒细胞外，还可见早幼粒细胞及其以下各期粒细胞，原始细胞中 Auer 小体易见。血小板明显减少。

骨髓象：骨髓增生明显活跃或极度活跃，M_{2a} 型骨髓中原始粒细胞 I 型加 II 型比例为 30%~89%（NEC），单核细胞 <20%（NEC），早幼粒细胞及其以下各期粒细胞 >10%。M_{2b} 型骨髓中粒系统明显增生,异常的原始及早幼粒细胞增多,以异常的中性中幼粒细胞增多为主,常>30%(NEC),这类中幼粒细胞有核仁1~2个,核浆发育不平衡。有的晚幼粒亦见有核仁。有核凹陷处常有淡染区,胞浆可见空泡。多数病例红系细胞增生受抑制,少数病例可见红系细胞增生正常。巨核细胞及血小板明显减少。

4)急性早幼粒细胞白血病(AML-M$_3$)

血象:红细胞及血红蛋白呈不同程度减低,白细胞数时常减低,也可增高,分类时以异常早幼粒细胞为主。血小板明显减低。

骨髓象:骨髓增生极度活跃。粒系细胞显著增生,骨髓中以多颗粒的异常早幼粒细胞增生为主,≥30%(NEC),原始粒细胞可增多,但一般<10%。异常早幼粒细胞形态:胞体大小不一,外形不规则,可有伪足状突起,胞质量丰富,部分细胞可形成"内外质",既近核处胞质着色浅而颗粒多,外侧胞质着色深而无颗粒。胞质内含大量紫红色嗜天青颗粒,颗粒可分布不均,也可覆盖于核上。Auer小体易见,可呈柴捆状排列。红系细胞增生受抑制。巨核细胞及血小板明显减低。

5)急性粒-单核细胞白血病(AML-M$_4$)

血象:红细胞及血红蛋白呈中度至重度减低。白细胞数多数病例增高,分类可见原始细胞,常不能区分原始粒细胞及原始单核细胞,需借助细胞化学染色,亦可见较成熟的粒细胞及单核细胞。血小板常明显减低。

骨髓象:骨髓增生明显活跃或极度活跃,粒系、单核系细胞异常增生,原始细胞≥20%,各阶段单核细胞≥20%(NEC),各阶段粒细胞≥20%(NEC),原始细胞在形态学上辨认有难度,在观察形态的同时,需结合细胞化学染色。M$_4$eo型:符合M$_4$的同时,伴骨髓嗜酸性粒细胞≥5%(NEC)。嗜酸性粒细胞可以有形态上的异常改变。红系细胞增生受抑制。巨核细胞及血小板明显减低。

6)急性单核细胞白血病(AML-M$_5$)

血象:红细胞及血红蛋白呈中度至重度减低。白细胞数大多增高,也可偏低,分类可见比例不定的原始及幼稚单核细胞。血小板数明显减低。

骨髓象:骨髓增生明显活跃或极度活跃,单核系细胞异常增生,原始、幼稚、成熟单核细胞≥80%(NEC)。M$_{5a}$型:原始单核细胞占单核系细胞80%及其以上,幼稚单核细胞较少;M$_{5b}$型:原始单核细胞占单核系细胞80%以下,幼稚单核细胞比例明显增高。原始单核细胞胞体较大,外形规则或不规则,胞质灰蓝色,可有伪足突起,胞质内可见空泡,可见细长的Auer小体,胞核呈多形性,常有凹陷或折叠,核染色质疏松呈细网状,核仁明显。幼稚单核细胞外形不规则,胞质丰富,灰蓝色,可见嗜天青颗粒,胞核折叠成笔架形、肾形等,染色质呈条索状,核仁不清。粒、红两系增生受抑制。巨核细胞及血小板明显减少。

7)纯红系白血病(AML-M$_6$)

急性红白血病主要由红系细胞组成,2016版WHO分类中不包括原粒细胞的增加。历史上认可的红白血病有2种亚型,但在2016年分类中只含1种,即纯红系白血病。

血象:红细胞及血红蛋白呈中度至重度减低。血片中易见幼红细胞,并可见大幼红细胞、巨大幼红细胞及核畸形幼红细胞。白细胞数不定,常减低,也可正常或增高,分类时可见原始粒细胞或原始单核细胞。血小板常明显减低。

骨髓象:红系是唯一明显的急性白血病细胞成分,无明显原始粒细胞成分,骨髓中红系细胞>80%,且原始红细胞≥30%,易见类巨幼样变和核碎裂等核发育异常的红系病态造血特征。巨核细胞及血小板明显减少。

8)急性巨核细胞白血病(AML-M$_7$)

血象:红细胞及血红蛋白呈中度至重度减低。病变细胞实为巨核系细胞,数量不定,可增高、正常或减低。分类时可见胞体较大且不规则的细胞。血小板多数减少,可见畸形及巨形血小板。

骨髓象:骨髓增生活跃、明显活跃或极度活跃。原始巨核细胞≥20%。该类细胞胞体大小不一,胞质蓝色,有泡状、瘤状或龟状突起,核圆形或不规则形,核仁明显或隐匿。多数病例血小板减少。

粒、红两系细胞增生受抑制。

(2)流式细胞免疫分型

白血病免疫分型是利用不同单克隆抗体检测白血病细胞胞膜和胞质抗原,通过流式细胞术(FCM)分析其表达情况,实现对白血病细胞谱系来源及其分化程度的判断。正常血细胞中的抗原表达具有系列保守性、时序性、抗原表达量但模式化的特点。白血病细胞中的抗原表达模式基本与相应阶段正常细胞相似,但具有以下特点:跨系表达、时相混乱及抗原表达量的改变。一般白血病免疫分型的步骤为:

第一步:筛查,初步筛选白血病类型;

第二步:确诊,进一步确定白血病类型,并且将某一系别的白血病根据分化程度的不同再分为不同亚型(即根据筛查结果加做其他系列特异性标记)。

由于 CD45 为白血病共同抗原,白血病细胞均表达,白血病细胞幼稚程度不同,核衰度不同,侧向散射光号度不同,故 CD45/ 侧向散射(side scatter,SSC)设门具有其他 FCM 免疫分型所不能取代的优势,故白血病的免疫分型主要利用 CD45 进行免疫表型的多参数分析。AML 由于幼稚的髓细胞异常增多,其 CD45/SSC 图形不同于正常骨髓(BM)的图形,并且不同 AML 亚型可表现出各型特异的 CD45/SSC 图形改变。设门时,首先分析 CD45/SSC 图,划分出不同的细胞群体,观察其与正常 BM 的差别,找到异常细胞群,再进一步分析不同群细胞的免疫表型特征,以确定白血病细胞的性质,并做出判断。

AML 无其他特异性异常(NOS)的免疫表型如下:

1)$AML-M_0$:幼稚细胞 SSC 往往较低,与淋巴细胞相似。多数病例表达早期造血细胞标志,如 CD34、CD38、HLA-DR。缺乏粒单细胞成熟相关的标志如 CD11b、CD15、CD14 和 CD65。经常表达 CD13 和 / 或 CD117,约 60% 的病例表达 CD33。T、B 淋巴细胞限制性胞内抗原 cCD3、cCD79a、cCD22 均阴性。组织化学染色髓过氧化物酶(MPO)为阴性,但 FCM 或免疫组织化学可出现部分幼稚细胞阳性。50% 的病例表达末端脱氧核苷酸转移酶(TdT)。

2)$AML-M_1$:SSC 比淋巴细胞稍大,原始细胞表达 MPO 和一个或更多的髓系相关标志,如 CD13、CD33 和 CD117。CD34 和 HLA-DR 在 70% 的病例中阳性。一般不表达成熟粒细胞标志如 CD15、CD65,亦不表达单核细胞成熟标志 CD14、CD64,部分病例表达 CD11b。T、B 淋巴细胞相关的胞内抗原 cCD3、cCD79a、cCD22 均阴性。30% 的病例表达 CD7,10%~20% 的病例其他淋巴相关标志如 CD2、CD4、CD19 和 CD56。

3)$AML-M_2$:SSC 比 $AML-M_1$ 稍大,原始细胞表达一个或多个髓系相关性标志,如 CD13、CD33、CD65、CD11b 和 CD16。常表达 CD34、HLA-DR 和 / 或 CD117,这些标志可能只表达于部分原始细胞。一般不表达单核细胞成熟标志 CD14 和 CD64。20%~30% 病例表达 CD7,其他淋巴细胞相关标志例如 CD2、CD4、CD19 和 CD56 较少表达(<10%)。

4)$AML-M_3$:即急性早幼粒细胞白血病(acute promyelocytic leukemia,APL):以 CD34、HLA-DR、CD11b、CD11c、CD18 低表达或阴性为特征。白血病细胞经常均一高表达 CD33 和异质性表达 CD13。多数病例表达 CD117,虽然有时弱表达。粒系分化标志 CD15 和 CD65 常为阴性或仅弱表达。CD64 经常表达于微颗粒型。在 BCR3 亚型 PML/RARα 融合基因阳性患者经常部分表达 CD34 和 CD2,约 20%APL 患者表达 CD56,预后较差。

5)$AML-M_4$:SSC 与 $AML-M_2$ 相似,往往与正常的单核细胞群融合成一体。经常显示集中原始细胞群,不同程度表达髓系抗原 CD13、CD33、CD65 和 CD15。原始细胞经常表达单核细胞分化的特征性标志,如 CD14、CD4、CD11b、CD11c、CD64、CD36、CD68、CD163 和溶菌酶。特别是 CD15 和强 CD64 共表达是单核细胞分化的特征性标志。经常存在较少分化的髓系原始细胞,表达 CD34 和 / 或 CD117,多数病例表达 HLA-DR。30% 病例表达 CD7,其他淋巴细胞相关标志很少表达。

6)$AML-M_5$:不同程度表达髓系标志,如 CD13、CD33(经常非常强)、CD15 和 CD65。一般至少表达两个以上单核细胞特征性标志,如 CD14、CD4、CD11b、CD11c、CD64、CD36、CD68 和溶菌酶。30% 病例 CD34 阳性,CD117 表达更多见。几乎所有病例表达 HLA-DR,但 MPO 可能表达于 M_{5b},而 M_{5a} 则较少表达。异常表达 CD7 和 / 或 CD56 见于 24%~40% 病例。CD45 荧光强度与成熟单核细胞相似,M_{5a} 型的 CD45 稍低,但不会低于原粒细胞。M_{5a} 细胞表达 CD13、CD33、HLA-DR、CD11b,CD34 为 +/−,CD14 和 CD4 为 −/+。M_{5b} 细胞也表达 CD13、CD33、HLA-DR,而 CD11b 为阳性,CD34 为阴性。CD14 和 CD4 为阳性,但 CD4 的荧光强度低于正常 T 细胞。

7)AML-M_6:红系幼稚细胞不表达髓系相关标志,抗 MPO 阴性,表达血型糖蛋白 A 和血红蛋白 A。如幼红细胞分化程度较高时,表达血型糖蛋白 A 和血红蛋白 A,不表达 MPO 和其他髓系相关标志,经常为 CD34 和 HLA-DR 阴性,但 CD117 可能阳性。如幼红细胞处于分化程度较低时,常常不表达血型糖蛋白 A 或只有弱表达,但 CD36 经常阳性。

8)AML-M_7:幼稚的巨核细胞表达一个或多个血小板糖蛋白:CD41(糖蛋白 II_b)、CD61(糖蛋白 III_a),而较成熟的血小板糖蛋白 CD42(糖蛋白 I_b)常为阴性。CD13、CD33 可能为阳性,而 CD34、CD45 和 HLA-DR 常为阴性,尤其是儿童。CD34 为特征性阳性。原始细胞不表达 MPO 及其他髓系标志。不表达淋系标志和 TdT,但可以异常表达 CD7。如果胞浆 CD41 和 CD61 阳性则更具有特异性和敏感性,因为在 FCM 的检测中,血小板很容易黏附于原始细胞上,出现假阳性。

(3)细胞遗传学分析和分子生物学检测

对于伴重现性细胞遗传学异常的髓系白血病可以通过细胞遗传学分析和分子生物学方法诊断、鉴别诊断和疗效监测。AML 伴重现性遗传异常分别为:①t(8;21)(q22;q22),形成 *AML-ETO* 融合基因,约见于 15%~20% 的 AML,它和 AML 中的 M_{2b} 亚型有特别的联系(92% 见于 AML-M2b);②t(15;17)(q22;q12 或 21),形成 *PML/RARα* 融合基因,这种易位只见于 APL,约 85% 的 AML-M_3 可检出此易位;③inv(16)(p13q21),形成 *MYH11-CBFB* 融合基因,约见于 8% 的 AML 和 25% 的 AML-M_4 患者,常有显著的骨髓嗜酸性粒细胞数量增加或形态异常,与独特的临床病例学亚型 M_{4EO} 密切相关;④t(9;11)(p21.3;q23.3),形成 *MLLT3-KMT2A* 融合基因,与单核细胞白血病(AML-M_5)有特别关联,重排常断裂在 11q23 位置;⑤t(6;9)(p23;q34.1),*DEK* 和 *NUP214* 基因发生融合,为 AML 少见的重现性异常,可表现为急性粒 - 单核细胞白血病或急性原粒细胞白血病;⑥inv(3)(q21.3q26.2)或 t(3;3)(q21.3;q26.2),复位远端 GATA2 增强子激活 *MECOM* 的表达,同时引起 GATA2 单倍剂量不足;⑦t(1;22)(p13;q13),形成 *RBM15-MKL1* 融合基因;⑧t(9;22)(q34;q11),形成 *BCR-ABL* 融合基因,是 2016 版 WHO 新增的亚型;⑨伴 *NPM1* 突变的 AML,常累及 *NPM1* 基因的第 12 号外显子,在成人 AML 中的发生率约为 30%,儿童 AML 中发生率约 7.5%,是核型正常的 AML 中最常见的基因突变;⑩伴 *CEBPA* 双等位基因突变的 AML,主要见于初发白血病,在初发 AML 中占 6%~15%;⑪伴 *RUNX1* 突变的 AML,*RUNX1* 突变常与 13- 三体伴随出现,其他核型异常与正常核型出现 *RUNX1* 突变的概率相仿。

初发或复发 AML 推荐进行 NGS 检测,用于预后分层。预后不良的基因突变有:*FLT3-ITD* 或 *TKD*、*C-kit* 基因的 8 号(C-kit8)或 17 号(C-kit17)外显子突变;*IDH1* 和 *IDH2* 基因突变。预后可能良好的基因突变有:*NPM* 基因突变,大多数 *FLT3-ITD* 突变阴性、而 NPM 突变阳性;*CEBPA* 基因的双等位基因突变且不伴有其他预后不良的突变基因存在时预后较好。其他诸如 *TET2*、*ASXL1*、*RUNX*、*p53*、*DNMT3A* 等相关基因谱(几十种)检测已逐步进入临床。

2.**临床评价**

AML 和相关的前体细胞肿瘤的诊断依然起始于全血细胞检测以及血液和骨髓形态学的评估,包括血液和骨髓中所有各系细胞的病理形态和原始细胞计数。考虑我国国情依然按照 FAB 分类,首先根据临床特点与形态学检查作出基础性诊断,有条件实验室需要细胞遗传学、基因检查和免疫表型分析,从形态学基础诊断中分出特定类型和非特定类型。

必要检查和报告中的关键信息:①临床的化疗史、MDS 病史;②形态学中原始细胞百分比,病态造血百分比；③流式免疫表型分析（所有病例）确认髓系；④细胞遗传学（所有病例）定义多种核型类型；⑤有选择性进行检测分子学。

（二）前体淋巴细胞肿瘤

前体淋巴细胞肿瘤包括前 B 淋巴细胞肿瘤和前 T 淋巴细胞肿瘤，按传统惯例，起源于骨髓的淋巴细胞恶性肿瘤称为淋巴细胞白血病，起源于其他淋巴组织的称为淋巴瘤。在淋巴细胞白血病中可有其他淋巴组织受累，而在淋巴瘤中也可有骨髓的侵犯。WHO 将急性淋巴细胞白血病（ALL）归类于前 B、T 细胞肿瘤，ALL 与淋巴母细胞淋巴瘤是前 B、T 细胞肿瘤同一疾病不同病期的临床表现。

1. 实验诊断

（1）细胞形态学分析

血象：红细胞及血红蛋白呈不同程度减低。绝大部分病例白细胞升高，分类以原始淋巴细胞和幼稚淋巴细胞为主，外周血涂片易见破碎细胞，少数病例白细胞数正常或降低。

骨髓象：多数病例骨髓增生明显活跃或极度活跃，少数增生活跃，甚至减低。骨髓中以原始及幼稚淋巴细胞增生为主。小原始淋巴细胞，胞体小，胞质量少，核形规则，染色质较粗且结构一致，核仁小而隐匿。大原始淋巴细胞，胞质量较丰富，核形欠规则，常有凹陷、切迹，染色质较疏松，结构较不一致，核仁清晰。粒、红两系增生受抑制。巨核细胞及血小板减少。

（2）流式细胞免疫分型

B 淋巴母细胞白血病 / 淋巴瘤（B-ALL/LBL）占淋巴母细胞淋巴瘤的 10% 左右，其余为 T 细胞淋巴瘤。

1）B 淋巴母细胞白血病 / 淋巴瘤：原始细胞几乎全部表达 CD19、cCD79a 和 cCD22，但它们均不是 B 系特异性的，高强度的表达或几种抗原表达的组合高度支持 B 系白血病。多种病例的原始细胞表达 CD10、CD22、CD24、PAX5 和 TdT。CD20 和 CD34 的表达可变，CD45 可为阴性；髓系相关抗原 CD13 和 CD33 可阳性，但这些抗原的表达并不能排除 B-ALL 的诊断。

2）T 淋巴母细胞白血病 / 淋巴瘤：原始细胞表达 TdT，不定表达 CD1a、CD2、CD3、CD4、CD5 和 CD8。这些抗原中，CD7 和胞内 CD3 阳性率最高，但仅 cCD3 为系 T 特异性。CD4 和 CD8 经常双阳性，（CD3）CD10 也可能阳性，但也不是 T-ALL 所特异性的。

在 CD45/SSC 图中，T-ALL 幼稚细胞的 CD45 荧光强度一般低于正常淋巴细胞，而 CD45 阴性的 T-ALL 很少见，分布 SSC 与淋巴细胞相似，一般不会超过淋巴细胞的界限。在 T 系标志中，CD7 最敏感，但 CD7 也表达于部分 AML 中，因此特异性差。目前认为 T 系最特异性的标志是胞膜和胞浆 CD3，且胞浆的 CD3 早于胞膜。CD38 对 T-ALL 的诊断也有帮助，绝大多数（大约 95% 以上）的 T-ALL 伴 CD38 阳性表达，而 98% 以上的 B-ALL 伴 HLA-DR 阳性表达。因此，当幼稚细胞只表达 CD7 一个 T 系标志，CD38 阳性表达而 HLA-DR 阴性时，高度提示 T-ALL。

（3）细胞遗传学分析和分子生物学检：B-ALL/LBL 染色体数量异常的发生率明显高于 AML，其中主要为超二倍体（22%~44%）和亚二倍体（5%）。依据细胞遗传学和分子生物学的改变，2016 版 WHO 分型将 B-ALL/LBL 伴重现性遗传学异常共分为 7 个亚型，大约 60%~85% 的 ALL 患者可检出克隆性染色体畸变，其中约 66% 为特异性染色体重排。异常类型包括：超二倍体，亚二倍体，t(8;14)(q24;q32)、t(11;14)(p13;q11)、t(4;11)(q21;q23)、t(9;22)(q34;q11)(BCR-ABL1)、t(v;11q23)(MLL/KMT2A 重排)、t(12;21)(p13;q22)(TEL-AML1/ETV6-RUNX1)、t(5;14)(q31;q32)(IL3-IGH)、t(10;14)(q24;q11)以及 t(1;19)(q23;p13)(E2A-PBX1/TCF-PBX1)。除超二倍体和亚二倍体仅可在染色体核型分析中检出外，其余细胞遗传学异常均可通过核型分析，FISH 以及 PCR 检测。成人与儿童融合基因表达谱略有不同。成人主要以伴 t(9;22)(q34;q11)(BCR-ABL1)，儿童中以 t(12;21)(p13;q22)(TEL-AML1/ETV6-RUNX1) 和 t(1;19)(q23;p13)(E2A-PBX1/TCF-PBX1) 为主。通过 PCR 技术在 B-ALL/LBL 非特指型和 T-ALL/LBL 中均可检出 TCR 和 IGH 重排，因而不能作为诊断标准，但是可以作为淋巴细胞异常增生的重要指标。

运用二代测序(NGS)技术,可在前体淋巴细胞肿瘤中筛查出以下基因突变,但都不具有特异性,如 *IKZF1* 和 *CDKN2A/B*、*FLT3*、*NRAS/KRAS*、*DNMT3A*、*IDH1*、*IDH2*、*NOTCH1* 等。

2. 临床评价

前体 B 淋巴细胞白血病 / 淋巴瘤不另作分类,特定型以及前体 T 淋巴细胞白血病 / 淋巴瘤形态学仍为临床应用的基本项目,免疫表型为 B、T 系列确认项目,但不需免疫表型的进一步细分。前体 B 淋巴细胞白血病 / 淋巴瘤伴重现性遗传学异常类型,在形态学和免疫表型检查的基础上,需要遗传学和基因检查细分。

(三)混合表型急性白血病

混合表型急性白血病(mixed-phenotype acute leukemia,MPAL)是增殖的原始细胞,在形态学、细胞化学和免疫表型上缺乏足够证据将它归类于特定谱系起源的急性白血病。WHO 将其分为三个类型,包括:急性未分化细胞白血病、急性双系白血病及急性双表型白血病。

1. 实验诊断

(1)细胞形态学分析

血象:红细胞及血红蛋白呈不同程度减低。白细胞数一般较高,分类可见原始细胞。血小板数常明显减低。

骨髓象:骨髓增生明显活跃或极度活跃。原始、幼稚细胞显著增生,≥20%。急性未分化细胞白血病,白血病性原始细胞无任何形态学分化和成熟特征;双系型者可有两种典型的形态系列细胞群同时存在,通常多见粒系原始粒细胞及淋系原始、幼稚淋巴细胞,镜下原始、幼稚淋巴细胞胞体小,胞质量少,无颗粒,核染色质浓染等。而原始粒细胞胞体较大,胞质量丰富,核染色质细致。双表型者白血病细胞常表现为单一细胞形态,或难以归类。红系及巨核系细胞增生显著受抑制。

(2)流式细胞免疫分型

MPAL 为非单一表型的急性白血病,即包含了双表型抗原表达(单一原始细胞群同时表达髓系和淋系抗原),也包含双谱系抗原的表达(两群以上的原始细胞分别表达髓系和淋系抗原)。WHO(2016)分型中定义 MPAL 的谱系特异性标志与 2008 版相比并无变化(表 4-5-7),但值得强调的是,除非需要进一步定义 B 系、T 系或者髓系白血病,否则当存在 2 种不同幼稚细胞群时,MPAL 的诊断并不一定需要这些特异性标志物。同样,由于这些标准仅用于诊断 MPAL,并不广泛用于 AML 和 ALL,因此,在不考虑 MPAL 的 ALL 和 AML 患者中,不需要为了明确细胞系列而满足更加严格的 MPAL 诊断标准。

表 4-5-7　MPAL 的谱系诊断标准

髓系

MPO(流式细胞分析、免疫组织化学、细胞化学)或单核细胞分化标志物(至少包括两种相关标志物:非特异性酯酶细胞化学、CD11c、CD14、CD64、溶菌酶)

T 淋巴系

细胞质 CD3(CD3ε 链的抗体)或膜表面 CD3 强阳性

B 淋巴系

CD19 强阳性伴至少下列中 1 项标志物高表达:CD79a、胞浆 CD22 或 CD10

CD19 弱表达伴至少下列中 2 项标志物强表达:CD79a、胞浆 CD22 或 CD10

注:MPAL 混合表型急性白血病;MPO 髓过氧化物酶;"强阳性"定义为等同或更加明亮于正常 B 或 T 细胞样本。

(3)细胞遗传学分析和分子生物学检测

在混合表型急性白血病中细胞遗传学异常出现频率最高的是:①t(9;22),形成 *BCR-ABL* 融合基因;②涉及 11q23 的各种易位,导致 *MLL* 基因重排;③涉及多条染色体异常的复杂核型等。可用分子生物学技术对①和②产生的融合基因进行定性和定量检测。

2. 临床评价

当形态学检查提示白血病细胞缺乏形态学成熟特征或原始细胞大小悬殊和染色差异明显,或缺乏特异的细胞化学反应,应疑及本型白血病。根据 WHO 推荐的积分标准,形态学加免疫学检查可以基本解决混合表型急性白血病的诊断。

(四) 成熟 B 淋巴细胞肿瘤

成熟 B 淋巴细胞肿瘤是处于不同分化阶段的 B 细胞克隆性增殖。基于淋巴细胞发育迁移与功能表达等方面的认识,在 WHO 分类中,淋巴瘤没有独立的类别,是与白血病一起归类于淋巴组织肿瘤。成熟 B 淋巴细胞肿瘤有 40 余种,化繁为简:

(1) 按传统方法简分 3 大类:白血病(如 CLL、B-PLL、HCL 等);淋巴瘤(如 SLL、MCL、FL 等);浆细胞肿瘤(如 PCM、浆细胞瘤等)。

(2) 按细胞大小简分 2 大类:小 B 细胞淋巴瘤(如 CLL、B-PLL、HCL 等);大 B 细胞淋巴瘤(如各个类型的 LBCL、Burkitt 淋巴瘤 / 白血病等)。

(3) 按细胞成熟性分 2 大类:成熟细胞型淋巴瘤(如 CLL、HCL、SLL 等);原幼细胞型淋巴瘤(如各种类型的 LBCL、Burkitt 淋巴瘤等)。

(4) 按外周淋巴生发中心简分 3 大类:生发中心前淋巴瘤 / 白血病(如 MCL、CLL、SLL 等);生发中心淋巴瘤 / 白血病(如 FL、Burkitt 淋巴瘤等);生发中心后淋巴瘤 / 白血病(如 MZL、LPL、等)。

1. 实验诊断

(1) 细胞形态学分析成熟 B 细胞肿瘤是高度异质性的疾病,类型众多,形态复杂

血象:患者初诊时红细胞、血红蛋白常正常,晚期减少。白细胞数一般正常,有骨髓侵犯时,分类可见各种类型的淋巴肿瘤细胞,部分患者晚期可并发白血病,此时外周血象似白血病样改变。疾病晚期血小板数常减少。

骨髓象:骨髓增生一般明显活跃。粒、红两系细胞增生大致正常。淋巴瘤细胞侵犯骨髓时可见形态异常的淋巴瘤细胞。细胞类型因肿瘤类型不同而异。淋巴瘤细胞型:胞体大小悬殊,形态不规则,胞质淡蓝色,量少,可有空泡或少许嗜天青颗粒,胞核多形性,有凹陷、切迹、分叶、折叠及花瓣状等畸形,核染色质呈粗颗粒状,核仁 1~2 个不等。淋巴细胞型:胞体较规则,核圆形居多,折叠扭曲现象不明显,染色质相对细致,部分核仁可见。组织细胞型:胞体大小悬殊,形态极不规则,核折叠扭曲现象明显,核染色质相对细致,核仁清晰。巨核细胞数量正常或增高,晚期巨核细胞增生受抑制。

(2) 流式细胞免疫分型

成熟 B 淋巴细胞肿瘤免疫表型分析是必不可少的诊断步骤之一。FCM 可以明确属于哪种淋巴细胞增殖性疾病(LPD)、确定抗体作用靶点(CD20)、提供一些预后因素(ZAP-70、CD38)以及监测微量残留病(图 4-5-1)。

大多数成熟 B 细胞淋巴瘤为表达成熟 B 细胞标志物(CD19、CD20 和 CD22 等)的单克隆 B 细胞,某些类型淋巴瘤具有独特的免疫学特征,结合前向散射光(forward scattered light)和 CD5、CD10 等抗原的表达特征可以对成熟 B 细胞淋巴瘤进行进一步区分归类。

(3) 细胞遗传学分析和分子生物学检测

常规染色体核型分析很难得到分裂象,且异常检出率低。培养时加入 DSP30 等寡核苷酸片段可提高分裂相得率和异常检出率。采用间期 FISH 的方法可在 B-CLL 中检出 80% 以上的克隆性核型异常。大约有 1/3~1/2 的 CLL 患者有克隆性的核型异常,不像 CML 几乎都具有相同的 t(9;22) 易位,CLL 的染色体异常种类较多,数目异常中 +12 最多见,也能见到 3 号三体和 18 号三体。结构异常中 13q- 和 14q+ 较常见。其他较常见的结构异常还有,del(11q22-23),6q- 和 17p-。del(11q) 与晚期CLL、病情加重和生存期短有关,17p- 导致重要的抑癌基因 *p53* 丢失。T 细胞 CLL 的特征性染色体异常为 inv(14)(q11q32)。核型异常不是 CLL 的特异性改变,因此核型分析对 CLL 的诊断并无价值。但克隆性异常与否及类型与 CLL 患者的预后有关。

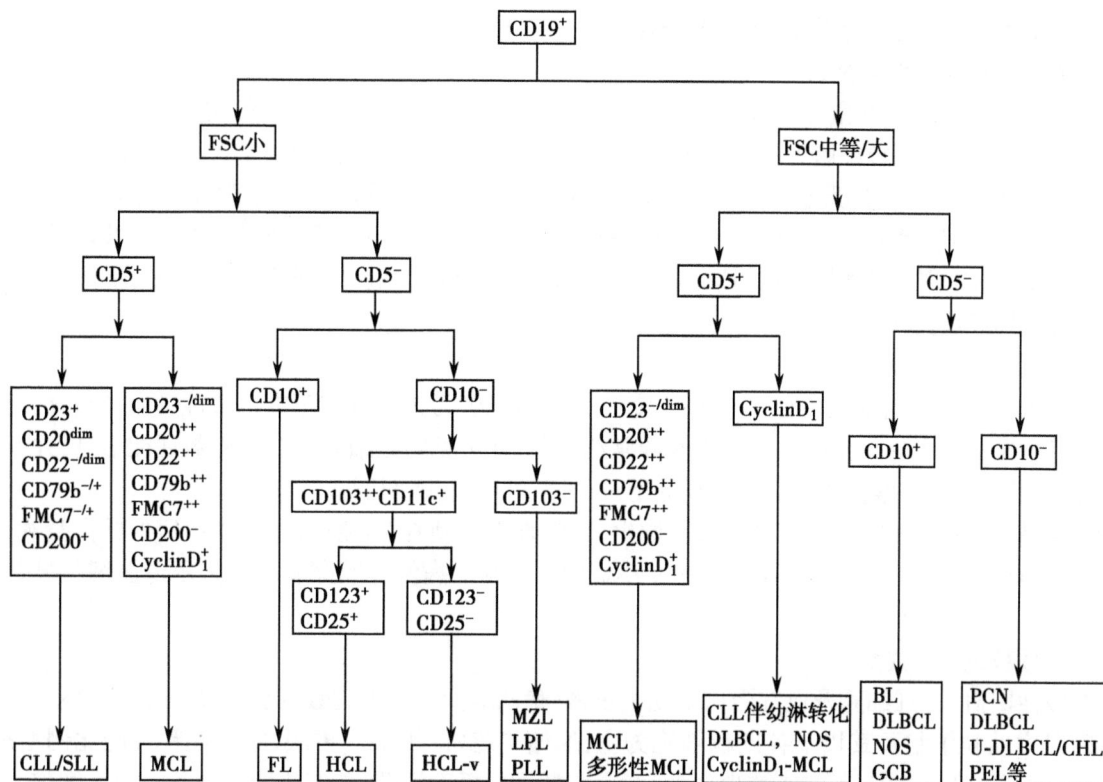

图 4-5-1 FCM 对成熟 B 细胞淋巴瘤的典型免疫表型鉴别诊断流程图

CLL. 慢性淋巴细胞白血病;MCL. 套细胞淋巴瘤;FL. 滤泡淋巴瘤;HCL. 毛细胞白血病;SMZL. 脾边缘区淋巴瘤;
LPL/WM. 淋巴浆细胞淋巴瘤/华氏巨球蛋白血症;PLL. 幼淋巴细胞白血病;DLBCL. 弥漫性大 B 细胞淋巴瘤;
BL. Burkitt 淋巴瘤;PTCL,NOS. 非特指型外周 T 细胞淋巴瘤。

运用二代测序对 CLL 检测,其基因突变并不具有特异性,但结合其他实验结果可评估于预后。在 CLL 中常见的基因异常有 *NOTCH1*、*SF3B1*、*BIRC3*、*ATM* 以及 *MYD88*,发生率约为 3%~15%。

2. 临床评价

成熟 B 淋巴细胞肿瘤类型众多,形态复杂。细胞形态学诊断,需要考虑病理学诊断信息。有病理学诊断信息的,形态学检查发现的异常,可以作出大体上符合性或提示性诊断。无病理学诊断信息的,需要详尽地整合临床、血象、骨髓象特征,典型者可以提示性或倾向性结论。形态学和流式免疫表型或免疫组化整合可以明确良恶性及淋巴瘤类型。分子遗传学检测则有助于基因型的鉴别。

(五) 骨髓增殖性肿瘤的实验诊断与临床应用

骨髓增殖性肿瘤(MPN)是克隆性干细胞紊乱疾病。外周血单系或多系细胞增多,临床常见肝、脾肿大,骨髓有核细胞增多,细胞可以向终末细胞成熟,无明显病态造血。最常见的为真性红细胞增多症(PV)、原发性血小板增多症(ET)、原发性骨髓纤维化(PMF)和慢性粒细胞白血病(CML)4 种类型。骨髓增殖性肿瘤起病缓慢,经过克隆性演变并逐渐向疾病终末期——骨髓纤维化、无效造血或向急性白血病发展,最终发展为骨髓衰竭。

1. 实验诊断

(1)细胞形态学分析

1)真性红细胞增多症:

①血象:红细胞数增高,绝对值(6~10)×10^{12}/L,血红蛋白值增高,为 170~250g/L,血片见红细胞形态基本正常,但分布明显重叠,可见嗜多色性红细胞,偶见幼红细胞。白细胞数增高,粒细胞呈核左移现象,偶见幼粒细胞。血小板数增高,可见巨型血小板及畸形血小板。

②骨髓象:骨髓增生明显活跃。红系细胞增生明显活跃,比例、形态大致正常。巨核细胞多见,大

多为成熟细胞伴大量血小板生成,血小板增多。

2)原发性血小板增多症:

①血象:红细胞、血红蛋白一般正常,红细胞形态大致正常。白细胞数增高,常为(10~30)×10⁹/L,以中性杆状核和分叶核粒细胞为主,偶见中、晚幼粒细胞。血小板数明显增高,常大于>1 000×10⁹/L,血涂片中血小板常聚集成堆,形态大小不一,可见巨型及畸形血小板,偶见巨核细胞碎片及小巨核细胞。

②骨髓象:骨髓增生明显活跃。粒、红两系细胞无明显改变。巨核系细胞异常增生,数量增多,大多为成熟型巨核细胞,胞质量丰富,核分叶过多,并可见小巨核细胞。血小板明显增多,常聚集成堆,形态异常,可见巨型及畸形血小板。

3)原发性骨髓纤维化

①血象:红细胞、血红蛋白轻度或中度减少,大多数患者为正常细胞正常色素性贫血,成熟红细胞大小不等。血涂片中易见泪滴形红细胞及异常红细胞,并可见幼红细胞。白细胞数往往增高,并有核左移现象,易见幼粒细胞。血小板数量高低不一,早期可增高,晚期下降。

②骨髓象:由于骨髓中纤维组织大量增生,因此骨髓穿刺常"干抽",如果能抽到少量骨髓液,有核细胞也很少,含有大量纤维丝及凝聚的血小板团。早期的病例骨髓穿刺涂片显示造血细胞显著增多或正常。少数患者可呈灶性增生。

4)慢性粒细胞白血病

①慢性期血象:红细胞及血红蛋白早期可正常,晚期减少。白细胞数明显增高,一般>50×10⁹/L,分类时以中幼粒细胞及其以下各期粒细胞为主,原始细胞常<10%。嗜酸、嗜碱性粒细胞比例增高。血小板数不定,可见增多、正常或减少。骨髓象:骨髓增生极度活跃,粒红比明显增高。粒系细胞明显增生,以中幼粒及其以下各期粒细胞增生为主,原始细胞比例<10%,嗜酸、嗜碱性粒细胞常增多,各期细胞可见轻度形态异常。巨核细胞早期增多,晚期则减少,可见小巨核细胞。

②加速期血象:红细胞及血红蛋白进行性减低。白细胞数多增高,原始粒细胞≥10%,嗜碱性粒细胞可增高,≥20%。血小板数多数减少。骨髓象:骨髓增生明显活跃或极度活跃,粒系细胞增生明显活跃,原始粒细胞≥10%,嗜碱性粒细胞易见。红系细胞增生受不同程度的抑制。巨核细胞增生或减少,出现病理性小巨核细胞及巨大异形血小板。

③急变期血象:红细胞及血红蛋白明显下降。白细胞数多明显增高,原始粒细胞或原始淋巴细胞及幼稚淋巴细胞或原始单核细胞及幼稚单核细胞≥20%,或原始粒细胞+早幼粒细胞≥30%。血小板数多明显下降。骨髓象:骨髓增生明显活跃或极度活跃,原始粒细胞或原始淋巴细胞及幼稚淋巴细胞或原始单核细胞及幼稚单核细胞≥20%,或原始粒细胞+早幼粒细胞≥50%。红系增生重度受抑制。巨核细胞多减少,小巨核细胞易见。

(2)流式细胞免疫分型

CML在慢性期时其骨髓细胞免疫表型为髓系表型,没有明显特异的免疫学表型。造血干/祖细胞标记如CD34、CD33、HLA-DR可略高于正常,成熟粒细胞标记如CD14及CD11b阳性率可有明显增高。而费城染色体及*BCR-ABL*融合基因阳性则是确诊CML的关键,所以慢性期CML患者免疫表型检查无特殊意义。但如果疾病进入加速期或急变期,则免疫表型检查有重要意义了,CD34、CD33、HLA-DR明显高于正常,并先于形态学改变。如为急淋变和急巨变则相应的免疫学标记阳性率明显增高,对判断CML的急变类型非常重要。从而为临床制定治疗方案提供帮助。

慢性嗜酸性粒细胞白血病患者血清类胰蛋白酶水平升高(>11.5ng/ml),此型患者特点:①男性;②骨髓造血细胞极度增生,未成熟嗜酸性粒细胞比例较高,出现CD117⁻、CD25⁺基因型和表型的畸形肥大细胞(有别于传统的,CD117⁺、CD25⁺肥大细胞增多症细胞);

(3)细胞遗传学分析和分子生物学检测

MPN包括慢性髓细胞白血病(CML,*BCR-ABL*阳性)、真性红细胞增多症(PV)、原发性血小板增多症(ET)、原发性骨髓纤维化(PMF)、慢性中性粒细胞白血病(CNL)、慢性嗜酸性粒细胞白血病(非特指型)、肥大细胞增生症和不能分类的骨髓增殖性肿瘤。

BCR-ABL 阳性 CML 患者会出现特征性的费城染色体,它是 9 号和 22 号染色体相互易位 t(9;22)(q34;q11)形成了衍生的 22 号染色体,可用染色体分析或 FISH 方法检测。在分子水平上费城染色体能促成 BCR 和 ABL 两个基因发生融合,由于 BCR 基因断裂片段的不同,可以形成 3 种不同类型的 BCR-ABL 融合基因:① M-BCR,转成 e13a2 和 e14a2,产生 P210 蛋白;② m-BCR,产生 e1a2 转录产物和 P190 蛋白;③ μ-BCR,主要见于病情较轻的 CML 中性粒细胞变异型,它产生 e19a2 转录产物和 P230 蛋白。针对不同的 BCR-ABL 融合基因设计不同的引物和探针可对其进行定性或定量检测。已发现 BCR-ABL 的 ABL 激酶区突变会导致一些 CML 患者对靶向药物耐药,CML 患者需采用 Sanger 测序检测 ABL 激酶区突变。

PV、ET、PMF 均无特征性的细胞遗传学异常,PV 中约 20% 患者初诊时可见 +8、+9、del(20q)、del(13q)及 del(9p)等染色体改变,有时 +8、+9 同时出现。95% 以上患者可出现 JAK2 V617F 基因突变,JAK2(EXON12)突变阳性率约为 4.3%。ET 中约 5%~10% 的 ET 可见异常核型,如 +8、9q 异常、del(20q)和 5q 缺失等。JAK2 V617F 阳性率约为 55%,CALR(EXON9)突变阳性率约为 25%,MPL(EXON10)突变阳性率约为 1.2%。PMF 中约 60% 有克隆性染色体异常,常见 +8、-7、del(7q)、del(11q)、del(20q)及 del(13q),也可见到单倍体、三倍体及非整倍体,无费城染色体。JAK2 V617F 突变阳性率约为 65%,CALR(EXON9)突变阳性率约为 35%,MPL(EXON10)突变阳性率约为 2.7%。

慢性嗜酸性粒细胞白血病(非特指型)无特异性的遗传学改变,少数患者可见 +8 及 i(17q),无费城染色体,部分女性患者可见 JAK2 V617F、PGK 或 HUMARA 基因改变。CNL 中亦无特异性的遗传学改变,大多数患者核型正常,初诊或疾病进展时最常见的染色体异常为 +8 或 del(20q);CNL 中常见的基因突变为 CSF3R 突变(T618I、T615A),也可见 JAK2 V617F 和 SETBP1 突变。

2. 临床评价

外周血和骨髓细胞学检查是这类疾病最重要的常规检查,典型特征者还可以提示有无伴随的基因异常(如 CML 细胞象中明显增多的嗜碱性粒细胞、嗜酸性粒细胞和偏小型巨核细胞特征可以预示费城染色体和 BCR-ABL 的存在)。骨髓组织切片检查是 MPN,尤其是 PMF、ET 和 PV 等诊断的主要方法,细胞遗传学和基因检查,如费城染色体和 BCR-ABL、JAK2 突变,可以提供进一步的分子依据。

(六)骨髓增生异常综合征

骨髓增生异常综合征(MDS)是一组以无效造血、病态形态和外周血细胞减少为特征的克隆性髓系肿瘤。2016 版 WHO 造血和淋巴组织肿瘤分类中将其分为如下几种类型:MDS 伴单系病态造血;MDS 伴多系病态造血;MDS 伴环形铁粒幼细胞;MDS 伴孤立 del(5q);MDS 伴原始细胞增多;MDS 不能分类型和儿童难治性血细胞减少症。

1. 实验诊断

(1)细胞形态学分析

1)血象:全血细胞减少或任何一个系列或两个系列血细胞减少。红细胞及血红蛋白呈不同程度的减低,成熟红细胞形态各异,可见大或巨大红细胞、嗜多色性红细胞及点彩红细胞,并可见幼稚红细胞,部分幼稚红细胞呈巨幼样改变。白细胞数正常或减少,粒细胞可有形态异常,可见核分叶过多、Pelger 样畸形、胞质内颗粒减少或缺如、异常大颗粒等。血小板呈不同程度的减低,易见巨大或异形血小板,偶见小巨核细胞。

2)骨髓象:骨髓增生活跃或明显活跃,粒红比例下降,甚至倒置。粒系细胞增生活跃或低下,除见上述外周血中的病态造血外,还可见双核或环形核粒细胞等异常改变。红系细胞增生明显活跃,比例常增高,仅有少数病例增生减低。幼红细胞多有形态异常,可见双核、多核、核分叶、核出芽、核碎裂及类巨幼样变等病态造血。成熟红细胞形态如血象描述。骨髓中原始细胞比例可增高,不同类型的 MDS 原始细胞比例不同。巨核细胞数量不定,易见病态造血,如小巨核细胞、多圆核巨核细胞、单个大圆核巨核细胞及明显畸形的巨核细胞。血小板数量减少,易见巨大或异形血小板。

（2）流式细胞免疫分型

多参数流式细胞术可以对 MDS 患者骨髓细胞分别进行原始细胞群、成熟粒细胞群、单核细胞群的分析，补充了细胞形态学对单核细胞评估的忽略。在诸多的异常改变中，原始细胞 CD45 表达减弱、CD34 阳性细胞的数量增多及表达呈聚集性、成熟粒细胞和单核细胞表达 CD34 或者 CD117 以及在原始细胞群、成熟粒细胞群及单核细胞群三个细胞群体中出现 ≥2 个细胞群体的异常，具有较高的诊断特异性，而单一出现以下异常仅有较低的诊断特异性：成熟粒细胞 SSC 减弱、成熟粒细胞或单核细胞分化抗原异常、成熟粒细胞表达 CD56。

（3）细胞遗传学分析和分子生物学检测

约 40%~70% 以上的 MDS 患者伴有克隆性染色体异常或 FISH 异常，和早期阶段的 MDS 相比，晚期阶段的 MDS 染色体异常检出率较高，而且畸变的类型也较复杂。原发性 MDS 的染色体异常可分为两类：一类和 AML 比较相似，如 1q 三体、t(1;3)(p36;q21)、t(1;7)q10;p10)、-5、-7、+8、+9、i(17q)、-18、+21 和 -Y 等；另一类为单纯染色体部分片段缺失，如 5q-、7q-、9q-、11q-、12p-、13q-、20q- 等。上述异常中 +8、-5/5q-、-7/7q- 和 20q- 最多见。对于常见的 MDS 细胞遗传学异常，染色体和 FISH 异常检出率敏感度相当。在 2008 年和 2016 年版 WHO 分型中，均将 MDS 伴单纯的 del(5q) 独立单列，该类型患者可不伴有或仅伴有除 -7 和 del(7q) 外的一种核型异常，其 5 号染色体缺失断裂点位置及片段大小各不相同，但大多分布在 5q31-5q33 之间，除了 5q- 综合征外，核型异常和 WHO 分型间通常无特别联系。

运用 NGS 单列技术，可在 80%~90% 的 MDS 患者中筛查到基因突变，常见基因突变有 *SF3B1*、*TET2*、*SRSF2*、*ASXL1*、*DNMT3A*、*RUNX1*、*U2AF1*、*p53* 和 *EZH2*，但这些基因突变不具有特异性，不可作为 MDS 诊断标准。

2. 临床评价

骨髓增生异常综合征，细胞形态学检查是最重要的检查手段。原始细胞、病态造血和骨髓铁染色是最主要的评判指标。除 MDS 的 5q- 综合征常由形态学异常发现，细胞遗传学确认外。一般流式免疫表型分析、细胞遗传学和基因检查作为参考或诊断组成的一部分。

（七）常见的良性白细胞疾病的实验诊断与临床应用

常见的良性白细胞疾病包括白细胞减少症、白细胞增多症和类白血病反应等。白细胞减少症是指外周血白细胞计数多次检查低于 4×10^9/L，又不符合其他造血和淋巴组织疾病诊断的综合病症，包括意义未明白血病减少症以及有明确病因或原发病相关的白血病减少症。在初诊时，如果白血病计数低于 2×10^9/L，中性粒细胞绝对值低于 0.5×10^9/L 时，又无其他血液病者，称为粒细胞缺乏症。白细胞增多症（继发性或反应性白细胞增多症），是非造血和淋巴组织肿瘤所致的外周血白细胞计数高于正常的综合征。类白血病反应是外周血白细胞计数高低不一（多为增高），本质为非造血和淋巴组织肿瘤，只是骨髓因疾病而作出的一种继发性血液学应答。类白血病反应可分中性粒细胞型、淋巴细胞型、单核细胞型、嗜酸性粒细胞型等，最常见为中性粒细胞型。

实验诊断

（1）白细胞减少症

1）血象：红细胞、血红蛋白基本正常。白细胞明显减少，中性粒细胞可见中毒颗粒及空泡，淋巴细胞比例相对增高，单核细胞比例一般也增高。在恢复期可见粒细胞核左移现象。血小板数基本正常。

2）骨髓象：可分为再生障碍型和成熟障碍型两种。

再生障碍型：粒系细胞增生明显受抑制，各期粒细胞比例减低。

成熟障碍型：粒系细胞增生活跃或明显活跃，原始、早幼及中幼粒细胞比例明显增高，中幼粒以下各阶段粒细胞比例明显降低，甚至缺如，并可见毒性和退行性变。红系细胞增生活跃，各期比例及形态大致正常。巨核细胞及血小板无明显异常。再生障碍型患者可见浆细胞、巨噬细胞等非造血细胞比例增高。

(2)中性粒细胞型类白血病反应

1)血象:红细胞、血红蛋白基本正常。白细胞数明显增高,多大于 $30 \times 10^9/L$,中性粒细胞比例明显增高,并有核左移现象,可出现较多的幼稚粒细胞,可见中毒颗粒、空泡及核变性现象。

2)骨髓象:骨髓增生活跃或明显活跃。粒系细胞增生明显活跃,中性中幼粒及其以下各阶段粒细胞比例明显增高,可见中毒颗粒及空泡。红系细胞比例偏低,形态无明显异常。巨核细胞及血小板数大致正常。

总之,实验诊断的方法很多,但是有分层和渐进性需求。有的通过外周血和骨髓细胞形态学就能作出诊断(如白血病的基本诊断或类型分型);有的需要通过骨髓病理学检查才能发现疾病的根本异常(如骨髓纤维化和组织结构病变的 MPN);有的需要通过免疫表型检查才能明确细胞谱系列或缺陷(如淋系肿瘤的 B、T、NK 细胞);有些疾病的定义和细分类型的诊断,需要细胞遗传学和基因检查(如伴重现性遗传学异常的髓系与淋系肿瘤)。各种方法均各有优势与不足,在不同疾病的诊断中的重要性也各不相同,需要根据当地的诊疗水平和条件,患者的经济状况,合理评估方法学并以循证医学为原则进行检验项目的优化、选择与应用。

(李 莉)

第三节 红细胞疾病的实验室检查与临床应用

一、概述

红细胞的主要生理功能是通过其所包含的血红蛋白进行气体交换,在维持生命基本体征的活动中承载非常重要的作用。红细胞异常可分为贫血和红细胞增多症两大类;其或是造血系统的原发病,或是由于继发于其他疾病和环境改变所致病理生理变化而表现的临床征象,一般广义的称为"红细胞疾病"。

(一)贫血

贫血(anemia)指全身循环红细胞总量减少,在临床上表现为外周血单位容积内血红蛋白量、红细胞数量和比容低于参考区间下限的临床征象。诊断依据常以单位容积血红蛋白(hemoglobin,Hb)水平低于参考区间的下限为标准,其参考区间因地区、年龄、性别以及生理血浆容量等因素的变化而异。血红蛋白浓度的降低一般都伴有相应红细胞数量或血细胞压积的减少,但也有不一致。例如某些缺铁性贫血或地中海贫血可仅有血红蛋白的减少,而红细胞数量或血细胞压积都在正常范围内。

根据临床病因和发病机制,贫血可分为红细胞破坏过多、红细胞生成减少和失血性贫血(表4-5-8)。又因其病因不同,红细胞形态可表现为大细胞、正常细胞、小细胞和小细胞低色素性贫血。根据红细胞形态对于贫血分类在"血液一般检验的应用"中已有述及。贫血按严重程度分4级。①极重度贫血:Hb≤30g/L;②重度贫血:Hb 31~60g/L;③中度贫血:Hb 61~90g/L;④轻度贫血:Hb>90g/L 至参考区间下限。

表 4-5-8 常见贫血的病因和发病机制分类

贫血的分类	常见贫血的病因或相关疾病
1. 红细胞生成减少	
再生障碍性贫血	骨髓造血衰竭综合征
纯红细胞再障	骨髓造血细胞减少主要累及红系细胞
造血原料缺乏	叶酸和维生素 B_{12} 缺乏、缺铁或利用障碍等
骨髓病性贫血	白血病、转移瘤、骨髓纤维化等占位性病变等
骨髓无效造血	先天性红细胞生成异常性贫血、骨髓增生异常综合征等
红细胞造血调节异常	肝脏、肾脏和内分泌疾病、慢性感染和炎症所致贫血等

续表

贫血的分类	常见贫血的病因或相关疾病
2. 红细胞破坏过多	
内在缺陷	
红细胞膜异常	红细胞膜骨架蛋白缺乏、膜脂蛋白、胆固醇和磷脂构成异常等
红细胞酶缺陷	葡萄糖 -6- 磷酸脱氢酶（G-6-PD）或丙酮酸激酶（PK）缺乏等
珠蛋白合成异常	异常血红蛋白病、珠蛋白合成障碍性贫血等
外在缺陷	
免疫性溶血性贫血	自身免疫性溶血性贫血、新生儿溶血病、药物免疫性贫血等
非免疫性溶血性贫血	微血管病性溶血性贫血、溶血尿毒症综合征、疟疾等
3. 失血性贫血	
急性失血	消化道大出血、大量咯血、外伤大出血、宫外孕大出血等
慢性失血	钩虫病、痔疮、月经量多、慢性创面渗血、出血性疾病等

（二）红细胞增多症

红细胞增多症（erythrocytosis）是指单位体积的外周血液中红细胞数、血红蛋白与血细胞比容高于正常。红细胞增多症可区分为相对性和绝对性增多；而绝对红细胞增多在临床上又分为原发性、继发性和特发性等 3 种类型（表 4-5-9）。原发性疾病以真性红细胞增多症（polycythemia vera，PV）最为多见。

表 4-5-9　红细胞增多症的分类

红细胞增多症的分类	常见疾病的病因或相关疾病
原发性红细胞增多	先天性:EPO 受体突变
	获得性:真性红细胞增多症
继发性红细胞增多	先天性:氧敏感性途径突变、高氧亲和力血红蛋白、二磷酸甘油酸变位酶缺乏
	获得性:EPO 介导（低氧,病理性 EPO 产生,外源 EPO 等）
特发性（原因不明的）红细胞增多	

注:EPO　红细胞生成素。

二、相关的实验室检查

红细胞疾病的实验室检查手段大致可分为两类。①筛查试验:确定是否存在贫血或红细胞增多,并大致归类;②诊断试验:主要依据实验诊断路径,深入检测靶分子的量乃至基因水平,用于查明疾病的病因。

（一）筛查试验

1. 贫血的筛查试验　采用血细胞分析仪检测红细胞数量、血红蛋白浓度和红细胞比容；平均红细胞体积（mean corpuscular volume，MCV）和红细胞体积分布宽度（red cell volume distribution width，RDW）；平均红细胞血红蛋白含量（mean corpuscular hemoglobin，MCH）和平均红细胞血红蛋白浓度（mean corpuscular hemoglobin concentration，MCHC）；白细胞计数和白细胞分类计数；血小板计数；以及网织红细胞（reticulocyte，Ret）和网织红细胞生成指数（reticulocyte production index，RPI）等；并在显微镜下观察红细胞形态特点,必要时进行骨髓细胞形态学和组织学检查。筛查试验结果能够判断是否贫血、确定贫血程度和对贫血初步分类,为探究病因提示实验诊断路径。

2. 红细胞增多症的筛查试验　一般说来,多次检查成年男性红细胞计数>6.0×10^{12}/L,血红蛋白>170g/L,成年女性红细胞计数>5.5×10^{12}/L,血红蛋白>160g/L,即认为符合红细胞增多症。红细胞容量绝对增加是真性红细胞增多症的主要诊断依据;在临床上,还需要结合临床表现和各种检查综合分析筛查,对于无肝脾增大或白细胞、血小板不增高甚至减低,维生素 B_{12} 正常者,需长期严密观察,慎重诊断。

(二) 诊断试验

1. 贫血诊断试验　要确定贫血的病因和发病机制,不但要借助生物化学和免疫学的检测技术,必要时可借助分子诊断学技术(表 4-5-10)。

表 4-5-10　贫血的常用诊断试验

贫血类别	检验项目	贫血类别	检验项目
造血原料缺乏贫血	血清铁、总铁结合力、转铁蛋白饱和度	红细胞酶病	高铁血红蛋白还原试验
	血清铁蛋白		葡萄糖 6-磷酸脱氢酶荧光斑点试验
	血清转铁蛋白和可溶性转铁蛋白受体		葡萄糖 6-磷酸脱氢酶活性测定
	红细胞原卟啉		丙酮酸激酶荧光斑点试验
	叶酸和维生素 B_{12}		丙酮酸激酶活性测定
	红细胞生成素		红细胞酶病分子诊断技术
再生障碍性贫血	骨髓细胞学	血红蛋白病	血红蛋白电泳 / 色谱分析
	骨髓组织学		血红蛋白 A_2 定量测定
	造血干 / 祖细胞培养		抗碱血红蛋白测定
	细胞因子测定		异丙醇试验
溶血征象确认	血浆游离血红蛋白		热不稳定试验
	血浆结合珠蛋白		血红蛋白病分子诊断技术
	尿含铁血黄素试验	抗体补体所致溶血病	抗球蛋白试验(Coombs 试验)
红细胞膜病	红细胞渗透脆性试验		红细胞相关抗体分型试验
	酸化甘油溶解试验		红细胞相关抗体定量测定
	自身溶血试验		冷凝集素测定
	红细胞膜蛋白分析		双相溶血试验
	红细胞膜磷脂分析		酸溶血试验
	红细胞 ATP 和 ATP 酶测定		血细胞膜 CD55 和 CD59 检测
	红细胞膜病分子诊断技术		糖基磷脂酰肌醇锚链蛋白测定

(1)缺铁性贫血:血清铁(serum iron,SI)、总铁结合力(total iron-binding capacity,TIBC)在人体早期铁代谢发生改变时可能变化不显著;转铁蛋白饱和度(transferrin saturation,TS)对于鉴别缺铁性贫血、慢性疾病引起的贫血和其他贮铁增多的贫血仅次于血清铁蛋白。骨髓铁染色一般认为是判断铁缺乏症的“金标准”,缺铁性贫血患者绝大多数细胞外铁表现为阴性,细胞内铁明显减少或缺乏。经铁

剂治疗后,细胞外铁增多。血清铁蛋白(serum ferritin,SF)能准确反映体内贮存铁情况,与骨髓细胞外铁染色具有良好的相关性。红细胞原卟啉(erythrocyte protoporphyrin,EP)以两种形式存在于红细胞内:一种是与锌离子结合为锌原卟啉(zinc protoporphyrin,ZPP);另一种是游离状态存在,称红细胞游离原卟啉(free erythrocyte protoporphyrin,FEP)。EP增多可以间接反映铁的缺乏,但对缺铁性贫血敏感性稍逊,临床实际应用较少。常用铁代谢指标对于铁缺乏的临床诊断效率见表4-5-11。

表4-5-11　常用铁代谢指标诊断铁缺乏的临床诊断效率

诊断试验指标	SF	TS	ZPP
最佳临界值	30μg/L	15%	14μg/gHb
敏感度/%	94	82	56
特异度/%	96	75	87
准确度/%	95	78	75

(2)巨幼细胞贫血

1)血涂片观察:巨幼细胞贫血患者的血涂片中红细胞较大,多呈卵圆形。大细胞贫血也可见于溶血性贫血、再生障碍性贫血(再障)、骨髓增生异常综合征、肝病、甲状腺功能减退(甲减)和化疗后等,其红细胞呈大圆形,应注意鉴别。

2)骨髓细胞学检查:成熟红细胞特征与血片一致;幼稚细胞则受叶酸或维生素 B_{12} 治疗的影响很大。补充叶酸或维生素 B_{12} 治疗24小时后,骨髓细胞的巨幼变逐渐消失,到治疗后48小时后已基本不见骨髓细胞的巨幼变。

3)叶酸和维生素 B_{12} 定量:要判断叶酸缺乏,必须同时测定血清和红细胞叶酸都减低才有价值。

4)血清高半胱氨酸(homocysteine,Hcy)和甲基丙二酸(methylmalonic acid,MMA)测定。对鉴别叶酸和维生素 B_{12} 缺乏有帮助。

(3)再生障碍性贫血:全血细胞减少,不伴肝、脾、淋巴结肿大的患者即拟诊再障,因此血细胞分析和网织红细胞计数结合影像学检查是本病诊断的筛查试验,骨髓细胞学和组织学检查是诊断本病的可靠依据。然而采取生物化学、免疫学、分子生物学技术以及造血祖细胞培养和生长因子测定是鉴别诊断、疗效观察和病情转归的重要方法。

(4)溶血性贫血:在众多的溶血证据中,按阳性率从高到低依次为: ^{51}Cr红细胞寿命>间接胆红素升高>红细胞肌酸升高>网织红细胞升高>结合珠蛋白下降>骨髓粒红比例降低>游离血红蛋白升高,建议应用上述检测,得到溶血的充分证据,是诊断溶血性贫血的首要措施。其次,判断血管内溶血(多为获得性、急性)或血管外溶血(多为遗传性、慢性)。再次按发病率的高(常见)、低(少见),对自身免疫性溶血性贫血(温抗体型>冷抗体型)、阵发性睡眠性血红蛋白尿症、珠蛋白生成障碍性贫血(β链>α链)、红细胞酶病(G-6-PD>PK)以及红细胞膜病(遗传性球形红细胞增多症>椭圆形红细胞增多症),分别依次用抗球蛋白试验(Coombs试验),酸化血清溶血试验(Ham试验)试验、CD55/CD59锚连接蛋白,血红蛋白电泳,G-6-PD/PK斑点荧光或活性测定以及红细胞渗透脆性试验/膜蛋白电泳分析等实验室检查进行实验诊断。

2. 红细胞增多症诊断试验

红细胞增多症的诊断首先宜将原发性、继发性与相对性红细胞增多症相鉴别。诊断试验在本病分类和鉴别诊断中十分重要(表4-5-12)。检测血浆中EPO的水平有助于鉴别诊断真性红细胞增多症与继发性红细胞增多症。真性红细胞增多症患者多数因红系过度增生,负反馈下调EPO,致使血清EPO水平多正常或降低;治疗好转后,血清EPO水平上升。相反,继发性红细胞增多症则表现为EPO水平正常或增高。分子标志物是红细胞增多症的重要诊断试验。真性红细胞增多症主要具有诊断性价值的分子指标为 JAK2、SH2B3 突变,且前者突变基因负荷与疾病的预后和转归相关。

表 4-5-12 红细胞增多相关实验项目和表现特点

实验项目	真性红细胞增多症	继发性红细胞增多
骨髓象	全血细胞增生	红系增生
血清维生素 B_{12}	增高	正常
中性粒细胞碱性磷酸酶	增高	正常
EPO	减低或正常	增加
内源性 CFU-E 生长	有	无
JAK2 基因突变	有	无

三、常见的临床应用

(一) 缺铁性贫血

缺铁性贫血(iron deficiency anemia,IDA)是骨髓储存铁缺乏或耗竭引起合成红细胞内血红蛋白的铁不足或缺乏而导致的贫血。铁是合成血红蛋白必需的元素,由于各种原因造成人体铁的缺乏,使血红蛋白的合成减少,导致红细胞成熟障碍而呈现小细胞低色素性贫血。缺铁性贫血早期可以没有症状或症状很轻,当缺铁严重或病情进展很快时,可出现慢性贫血症状,如皮肤和黏膜苍白、头晕乏力、心悸等。由于组织缺铁、含铁酶的缺乏,临床上可出现消化系统症状如食欲不振、舌乳头萎缩、口角炎和舌炎等,严重者有异食癖,可出现匙状甲(反甲)。缺铁性贫血是最为常见的一类贫血,男性和绝经后妇女发生率约 2%~5%,女性患者多于男性,在婴幼儿、孕妇及育龄妇女中尤为多见。

【实验室检查】

1. **血象** ①血细胞分析:血红蛋白浓度的减少较之红细胞计数的减少更为明显;MCV、MCH 和 MCHC 均下降,呈现小细胞低色素性贫血。红细胞直方图特征为曲线波峰左移,峰底变宽,显示小细胞不均一性,RDW 增大。②血涂片染色检查:红细胞体积较小,大小不均,染色较浅;中心淡染区扩大,贫血严重者红细胞仅存边缘一圈红色,呈环形。

2. **骨髓象** 呈增生性贫血骨髓象,以红系细胞增生为主,中、晚幼红细胞明显增加,粒红比例减低。严重缺铁时骨髓各阶段的幼红细胞较正常小,呈"核老质幼"样;胞质量少且蓝染,呈"裙缘"状。骨髓外铁即含铁血黄素减少或缺如、铁粒幼细胞比率降低。粒细胞和巨核细胞系统一般无明显改变。在钩虫导致的缺铁性贫血患者中嗜酸性粒细胞比例可高达 20% 以上。

3. **血清铁、总铁结合力、转铁蛋白饱和度测定** 检测方法有原子吸收分光光度法、比色分析法等。

4. **血清铁蛋白测定** 检测方法有化学(电化学)发光免疫法、免疫比浊法、荧光免疫法和放射免疫法等,以前者最为常用。

5. **血清转铁蛋白测定** 检测方法有化学(电化学)发光免疫分析法、免疫比浊法、酶免疫测定法和放射免疫测定法等,主要采用免疫比浊法进行检测。

6. **红细胞原卟啉测定** 临床常用酸性溶剂提取 FEP 后,以荧光比色法测定红细胞内游离原卟啉,应用血液荧光测定仪检测 ZPP。

【诊断】

缺铁是一个渐进的发展过程,临床上分储铁缺乏、缺铁性红细胞生成和缺铁性贫血等 3 个阶段。

1. **诊断标准** 储铁缺乏期,即体内仅有贮存铁的消耗:①有明确缺铁病因和临床表现;②血清铁蛋白<15μg/L;③骨髓铁染色显示铁粒幼细胞<10%,细胞外铁缺乏;符合①再加上②或③中任何 1 条即诊断成立。

缺铁性红细胞生成期,指红细胞摄入铁较少,但红细胞内血红蛋白减少不明显:①符合储铁缺乏的诊断标准；②转铁蛋白饱和度<15%；红细胞游离原卟啉>0.9μmol/L；符合①再加上②或③中任何1条即诊断成立。

缺铁性贫血期，红细胞内血红蛋白明显减少：①符合缺铁性红细胞生成的诊断标准；②呈现小细胞低色素性贫血；③铁剂治疗有效。

2. **鉴别诊断** 缺铁性贫血主要应与形态学表现为小细胞低色素性的贫血，包括铁粒幼细胞性贫血、珠蛋白合成障碍性贫血、慢性病性贫血等的鉴别诊断（表4-5-13）。

表4-5-13 小细胞低色素贫血的鉴别诊断

项目	缺铁性贫血	铁粒幼细胞性贫血	珠蛋白合成障碍性贫血	慢性病性贫血
发病年龄	中、青年女性	中老年	幼年	不定
病因	铁缺乏	铁失利用	珠蛋白合成障碍	慢性炎症、感染及肿瘤等
Ret	正常/↑	正常/↑	略↑/正常	正常
SF	↓	↑	↑	正常/↑
SI	↓	↑	↑	↓
TIBC	↑	↓	正常	正常/↓
TS	↓	↑	↑	↓
骨髓外铁	↓	↑	↑	↑
细胞内铁	↓	环形铁粒幼细胞>15%	↑	↓

（二）巨幼细胞贫血

巨幼细胞贫血（megaloblastic anemia,MA）是由于多种原因引起叶酸和/或维生素B_{12}缺乏，使细胞DNA合成（核发育）障碍，导致骨髓三系细胞核浆发育不平衡（巨幼样变）及无效造血的一种贫血。临床上常分为叶酸缺乏的巨幼细胞贫血和维生素B_{12}缺乏的巨幼细胞贫血两种。

【实验室检查】

1. **筛查试验** ①多为全血细胞减少；②Ret正常/轻度增高；③呈大细胞正色素性贫血，平均红细胞体积（MCV）>100fL，呈大卵圆形；④中性粒细胞核分叶过多（5叶者>5%，或6叶者>1%）。

2. **诊断试验** ①骨髓检查有一定诊断意义；②血清和红细胞叶酸测定；③血清维生素B_{12}测定；④诊断性治疗试验；⑤血清Hcy和MMA测定；⑥内因子阻断抗体测定和维生素B_{12}吸收试验等。

【诊断】

1. **骨髓检查** 增生明显/极度活跃，出现典型的巨幼红细胞（>10%），粒细胞系统和巨核细胞系统也见巨型变。

2. **血清叶酸减低和/或红细胞叶酸减低**

3. **血清维生素B_{12}减低**

4. **叶酸诊断性治疗试验** 每天口服叶酸10μg共10天（同时禁食肝类、新鲜水果和绿叶蔬菜等），4~6天后测网织红细胞升高可考虑叶酸缺乏。

5. **维生素B_{12}诊断性治疗试验** 每天肌内注射1μg维生素B_{12}，4~6天后测网织红细胞升高，考虑为维生素B_{12}缺乏。

6. **叶酸缺乏** 血清Hcy水平增高而MMA水平正常。

7. **维生素B_{12}缺乏** 测定血清Hcy水平和血清MMA水平都增高。

8. **明确维生素B_{12}缺乏的原因** 有条件时可测定内因子阻断抗体和进行维生素B_{12}吸收试验。

9. **鉴别诊断** 叶酸和维生素B_{12}缺乏的鉴别诊断指标如表4-5-14所示。

表 4-5-14 叶酸和维生素 B_{12} 缺乏的鉴别诊断

	血清叶酸	血清维生素 B_{12}	红细胞叶酸	血清,Hcy	MMA
叶酸缺乏	↓	N	↓	↑	N
维生素 B_{12} 缺乏	N/↓	↓	↓	↑	↑
二者同时缺乏	↓	↓	↓		

(三) 再生障碍性贫血

再生障碍性贫血(aplastic anemia,AA)是由于造血干细胞和造血祖细胞量和质的缺陷所致骨髓造血功能衰竭,产生全血细胞减少的一种综合征,简称再障。涉及遗传因素的先天性再障占极少数;大多数为获得性,与化学、物理和生物等因素有关,但其中多数属病因不明的原发性。再生障碍性贫血的发病机制可能与造血干细胞、造血微环境缺陷以及免疫机制改变有关。临床上以红细胞、粒细胞和血小板减少所致的贫血、感染和出血为特征。纯红细胞再生障碍(pure red cell aplasia,PRCA)指红系祖细胞衰竭而致骨髓中单纯红细胞减少或缺如所引起的红系造血障碍性贫血,简称纯红再障。

【实验室检查】

再障的实验室检查见表 4-5-15。

表 4-5-15 再障的实验室检查

检测项目	疾病特征
血细胞和网织红细胞计数	全血细胞严重减少,网织红细胞明显减低
血涂片检查	红细胞、粒细胞形态大致正常
HbF%(儿童)	对儿童患者的预后有指导意义
骨髓涂片和活检	造血细胞减少、造血总容量减少
骨髓细胞培养	各种造血细胞集落形成单位减少甚至为零
外周血染色体断裂点分析(<50 岁)	排除范科尼贫血
Ham 试验、流式细胞术检测 GPI 锚链蛋白	排除 PNH(阵发性睡眠性血红蛋白尿症)
维生素 B_{12} 和叶酸测定	排除巨幼细胞贫血
肝功能试验	排除肝病
病毒学试验	排除病毒性疾病
抗核抗体和抗 dsDNA	排除免疫性疾病
基因突变分析	必要时

【诊断】

1. **诊断依据** 具有排他性特征。在结合临床表现的基础上,实验诊断必须符合以下 2 条以上:①血红蛋白<100g/L;②血小板<50×10^9/L;③中性粒细胞<1.5×10^9/L。此外,外周血网织红细胞减少;骨髓涂片检查见骨髓增生低下、造血细胞减少,骨髓非造血细胞增多;骨髓组织学见骨髓脂肪变和有效造血面积减少(<25%);体外造血祖细胞培养、骨髓核素扫描、T 细胞亚群分析、粒细胞碱性磷酸酶积分增高、血液红细胞生成素升高等也有助于再障的诊断。

按表 4-5-16 中指标进一步确定临床类型。由于多数再障(70%~80%)是特发性的,尚无某一个实验或检查能够确定诊断再障,因此再障依然是排除性诊断:①排除其他导致全血细胞减少或骨髓增生低下的原因;②排除先天性骨髓造血功能衰竭症;③查找潜在的病因;④记录发现的细胞遗传学异常和 PNH 克隆。

表 4-5-16　获得性再生障碍性贫血的临床分型

特征	非重型	重型	极重型
临床症状	轻	重	重
血象			
网织红细胞($\times 10^9$/L)	≥15	<15	<15
中性粒细胞($\times 10^9$/L)	≥0.5	<0.5	<0.2
血小板($\times 10^9$/L)	≥20	<20	<20
骨髓象	增生低下	不良	不良

2. **鉴别诊断**　多种疾病具有与再障相似的全血细胞减少症,故需进行鉴别诊断。

(1)阵发性睡眠性血红蛋白尿症(paroxysmal nocturnal hemoglobinuria,PNH):一种获得性克隆性红细胞膜缺陷溶血病,发作时可见骨髓红系增生、血红蛋白尿和含铁血红素尿、网织红细胞增高、黄疸、酸化血清溶血试验(Ham 试验)阳性、血细胞(粒细胞、红细胞)补体调节蛋白(CD55、CD59)阴性表达细胞增多(>10%)。值得注意的是少数病例可相互转化,即 AA-PNH 综合征。

(2)骨髓增生异常综合征:多数患者骨髓象增生活跃,出现一系或多系病态造血;少数患者骨髓增生低下酷似再障,更应注意寻找病态造血细胞、幼稚前体细胞异常定位、染色体分析和突变基因检查等有助于鉴别。

(3)非白血性白血病:可表现为全血细胞减少,容易与再障混淆。多部位骨髓检查和活检寻找原始和幼稚血细胞可明确诊断;当鉴别较为困难时,可借助于细胞遗传学和分子生物学手段综合判断。

(4)急性造血功能停滞:是一种骨髓突然停止造血的现象,常由感染和药物引起,起病高热、病情凶险,易误诊为急性再障,其实验结果虽示贫血严重、网织红细胞明显减少、甚至为 0,但血小板多不少见,骨髓增生多为活跃,可见特征性巨大原始红细胞;病程有自限性,经支持治疗 2~6 周多可恢复。

(5)范科尼(Fanconi)贫血:多发于 5~10 岁儿童,进行性骨髓衰竭、发育异常或畸形以及有肿瘤易发倾向。采用染色体断裂试验、流式细胞术 DNA 含量和细胞周期检测等有助于诊断和儿童再障的鉴别。

近来,Baynara 等应用核酸分子杂交技术,发现获得性 AA 和先天性 AA 造血细胞的 *GM-CSF* 及 *IL-3* 受体基因的转录表达正常,先天性 AA 对 GM-CSF、IL-3 和 SCF 的刺激缺乏反应性,并非由于这些因子的受体 mRNA 表达缺陷所致;提示先天性 AA 的干/祖细胞可能存在着内在本质性缺陷,对 GM-CSF、IL-3 和 SCF 刺激的反应性不如获得性 AA 明显。造血祖细胞培养对先天性 AA 和获得性 AA 有一定的鉴别诊断价值。

(四)溶血性贫血

溶血性贫血(hemolytic anemia)指由于遗传性/获得性等原因导致红细胞破坏速率超过骨髓造血代偿能力的一类溶血。临床上,虽有溶血,但无贫血称为溶血性疾病(hemolytic disease);有溶血又伴贫血称为溶血性贫血。

【实验室检查】

1. **溶血证据**

(1)红细胞寿命检测　^{51}Cr-RBCT½ 为 22~35 天,<22 天为缩短。

(2)红细胞破坏过多的检测　①血象:检测红细胞数量和血红蛋白(RBC/Hb);血涂片有核红细胞、豪-乔(Howell-Jolly)小体、嗜多色性红细胞等。②尿液:检测血红蛋白尿、尿含铁血黄素试验(Rous test);尿胆红素和尿胆原。③胆红素代谢:检测总胆红素和间接胆红素。④血清结合珠蛋白和血浆游离血红蛋白。⑤乳酸脱氢酶尤其同工酶等。

(3)红细胞代偿性增生的检测　①网织红细胞计数和绝对值;②骨髓象——增生程度和红系增生情况、粒红比例等;③红细胞肌酸水平;④血清转铁蛋白受体等测定。

2. 溶血诊断试验

(1)红细胞膜缺陷

①红细胞渗透脆性试验;②酸化甘油溶血试验;③自身溶血试验及其纠正试验;④红细胞膜蛋白电泳;⑤红细胞膜基因检测。

(2)红细胞酶缺陷

1)红细胞葡萄糖 6- 磷酸脱氢酶(glucose-6-phosphate dehydrogenase,G-6-PD)缺陷:①高铁血红蛋白还原试验;②G-6-PD 玻片洗脱染色试验;③变性珠蛋白(Heinz)小体生成试验;④硝基四氮唑蓝试验;⑤G-6-PD 荧光斑点试验;⑥G-6-PD 活性定量测定;⑦G-6-PD 缺陷基因检测。

2)红细胞丙酮酸激酶(pyruvate kinase,PK)缺陷:①PK 荧光斑点试验;②PK 活性定量测定;③PK 缺陷基因检测。

(3)血红蛋白病

1)地中海贫血:①一分钟碱变性试验;②HbF 酸洗脱试验;③红细胞包涵体试验;④HbA$_2$ 定量测定;⑤HbF 定量测定;⑥Hb 醋酸纤维膜电泳;⑦血红蛋白基因检测。

2)异常血红蛋白:①异丙醇试验;②热不稳定(热变性)试验;③红细胞镰变试验;④Hb 电泳分析;⑤基因检测。

(4)免疫性溶血性贫血

①抗球蛋白试验(Coombs 试验);②冷凝集素试验;③冷热双相溶血(D-L)试验等。

(5)阵发性睡眠性血红蛋白尿

①糖水溶血试验;②蛇毒因子溶血试验;③酸化血清溶血试验(Ham 试验);④血细胞 CD55/CD59 测定;⑤基因检测等。

【诊断】

1. 诊断路径

不同类型的溶血性贫血诊断路径见图 4-5-2、图 4-5-3。

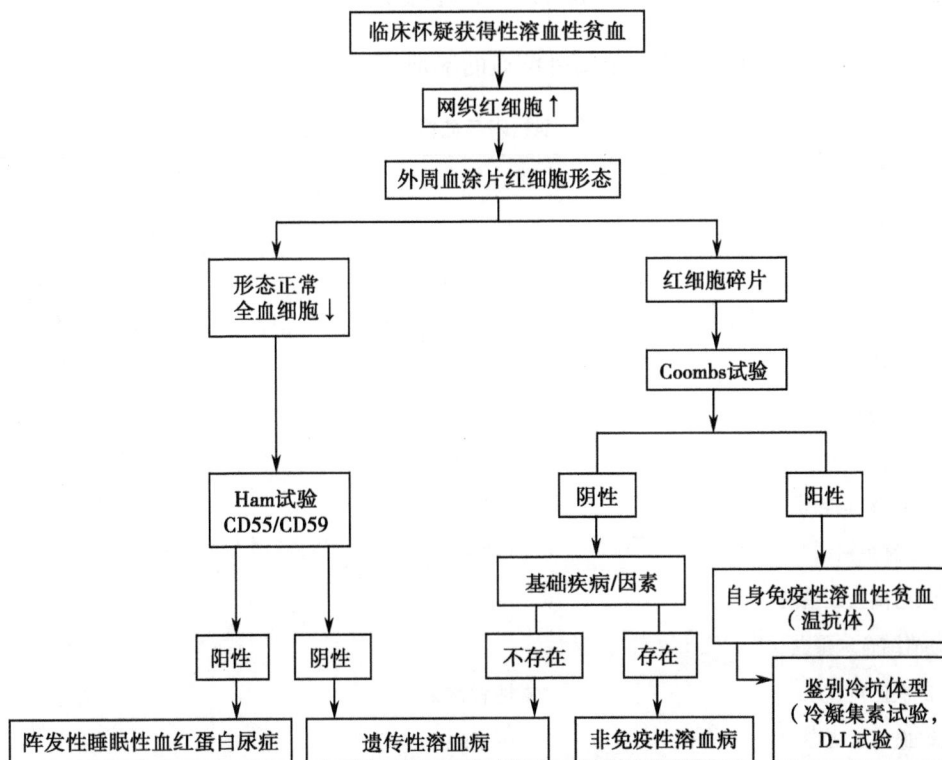

图 4-5-2　获得性溶血性贫血的实验诊断路径

临床怀疑遗传性溶血性贫血

红细胞脆性试验

正常 ／ 降低 ／ 增加

- 正常 → 红细胞酶病 → 高铁Hb还原试验 → 降低／正常
  - 降低 → G6PD检测 → 降低 → G6PD缺陷症 ／ 正常 → 其他溶血
  - 正常 → PK检测 → 正常 → 其他溶血 ／ 降低 → PK缺陷症
- 降低 → 红细胞Hb异常 → Hb电泳分析
- 增加 → 红细胞膜病 → 血片红细胞形态
  - 球形 ／ 椭圆形 ／ 口形 ／ 其他 → 红细胞膜蛋白分析
    - 球形红细胞增多症 ／ 椭圆形红细胞增多症 ／ 口形红细胞增多症 ／ 其他膜缺陷症

HbA₂/HbF↑ → β地贫
HbH↑ → α地贫
HbBarts → α地贫
HbS → 镰状贫血
HbE → HbE病
HbC、D → HbC、D病
正常 → 异丙醇试验（+）
不稳定Hb病

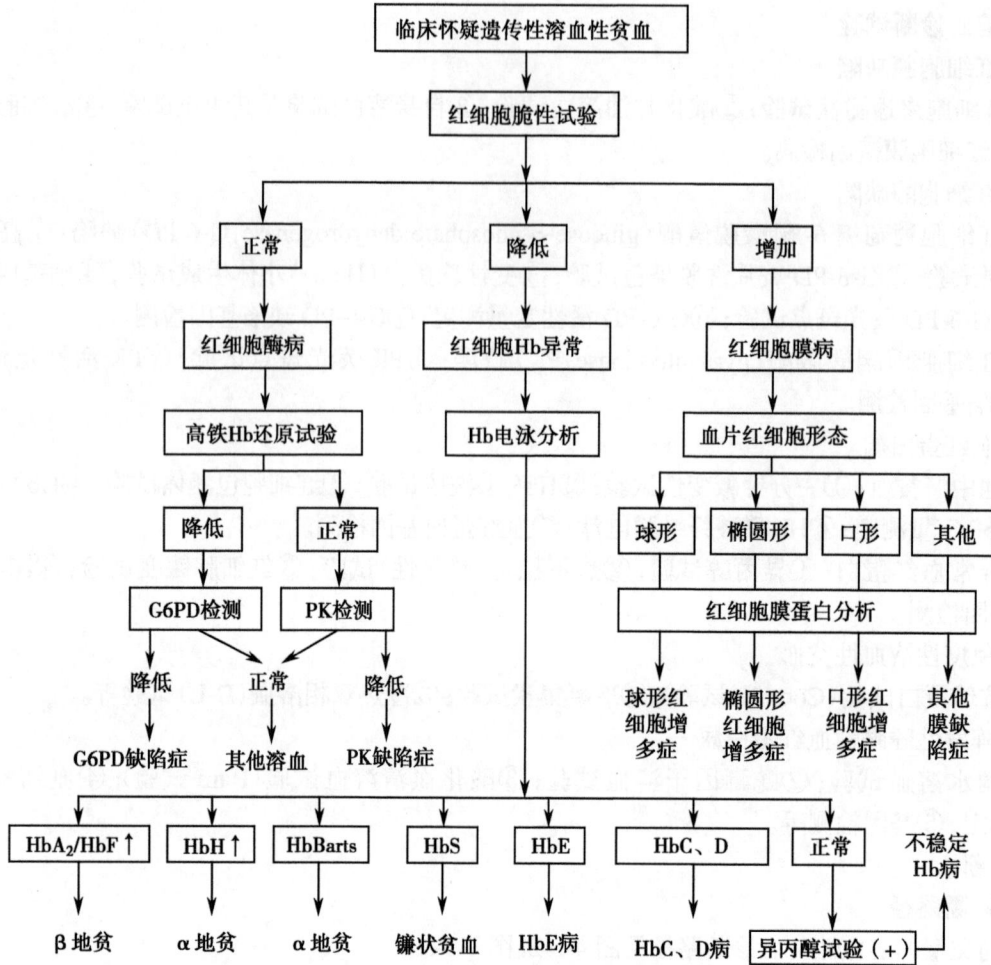

图4-5-3　遗传性溶血性贫血实验诊断路径

2. 鉴别诊断　重要的是血管内与血管外溶血的鉴别（表4-5-17）。

表4-5-17　血管内与血管外溶血的鉴别

鉴别要点	血管内溶血	血管外溶血
病因	多见于获得性	多见于遗传性
特点	急性,也见慢性	慢性,可见急性溶血危象
贫血	较重	较轻,溶血危象时加重
黄疸	较明显	可轻、可重
间接胆红素	↑↑	↑
肝脾肿大	不明显,有压痛	多明显,无压痛
红细胞形态异常	可见	常见
血红蛋白尿	常见	无
血浆游离血红蛋白	↑↑	↑/N
血清结合珠蛋白	↓↓	↓/N
含铁血黄素尿	慢性者常见	无
高铁血红素蛋白尿	可出现	无

注：↑/↓ 增高/降低；↑↑/↓↓ 明显增高/明显降低；N 正常。

3. 常见溶血性疾病的实验诊断

(1) 自身免疫性溶血性贫血（autoimmune hemolytic anemia, AIHA）

无基础疾病者诊断为原发性 AIHA，有基础疾病则为继发性 AIHA。红细胞自身抗体检查为主要诊断依据：①直接抗球蛋白试验（direct antiglobulin test, DAT）检测被覆红细胞膜自身抗体。温抗体自身抗体与红细胞最佳结合温度为 37℃，冷抗体自身抗体与红细胞最佳结合温度为 0~5℃。②间接抗球蛋白试验（indirect antiglobulin test, IAT）检测血清中的游离温抗体。③冷凝集素试验检测血清中冷凝集素。冷凝集素是 IgM 型冷抗体，与红细胞最佳结合温度为 0~5℃。冷凝集素效价>1：32 时即可以诊断冷凝集素综合征（cold agglutinin syndrome, CAS）。CAS 的 DAT 为补体 C3 阳性。④冷热溶血试验检测冷热双相溶血素（D-L 抗体）。D-L 抗体是 IgG 型冷热溶血素，在 0~4℃时与红细胞结合，并吸附补体，但并不溶血；在 30~37℃发生溶血。阵发性冷性血红蛋白尿症（paroxysmal cold hemoglobinuria, PCH）的冷热溶血试验阳性，DAT 为补体 C3 阳性。

(2) 遗传性球形红细胞增多症（hereditary spherocytosis, HS）

①血细胞分析和形态学检查：贫血、网织红细胞增多，血涂片中球形红细胞显著增多；

②红细胞渗透脆性试验：渗透脆性增强，开始溶血氯化钠浓度多为 5.2~7.2g/L；

③酸化甘油溶解试验：红细胞溶血时间缩短；

④红细胞自身溶液血试验：48h 溶血率明显增加，加入葡萄糖或三磷酸腺苷均可有不同程度的纠正；

⑤胆红素代谢检查：血清未结合胆红素增高，尿胆原正常或增高；

⑥分子诊断技术：单链构象多态性分析、聚合酶链反应结合 DNA 测序等可检出膜蛋白基因突变位点（表 4-5-18）；聚丙烯酰胺凝胶电泳和免疫印迹法可见膜蛋白异常表达；

⑦抗球蛋白试验（Coombs 试验）阴性。实验诊断需结合临床特征、基因分析和实验室检查综合分析。

表 4-5-18 遗传性红细胞膜病临床表型与相关基因

临床表型	基因	位点
遗传性球形红细胞增多症（HS）		
HS 1 型	ANK1	8p11.21
HS 2 型	SPTB	14q23.3
HS 3 型	SPTA1	1q23.1
HS 4 型	SLC4A1	17q21.31
HS 5 型	EPB42	15q15.2
遗传性椭圆形红细胞增多症（HE）		
HE 1 型	EPB41	1p35.3
HE 2 型	SPTA1	1q23.1
HE 3 型	SPTB	14q23.3
遗传性嗜派洛宁异形红细胞症	EPB41	1p35.3
	SPTA1	1q23.1
	SPTB	14q23.3
脱水遗传性口形红细胞增多 1	PIEZO1	16q24.3
脱水遗传性口形红细胞增多 2	KCNN4	19q13.31
水化遗传性口形红细胞增多	RHAG	6p12.3
东南亚卵形红细胞症	SLC4A1	17q21.31

（3）红细胞酶缺陷病（erythrocyte enzyme defects）

如 G-6-PD、PK 和 P5′N 等酶缺陷病的实验诊断首先通过血涂片共细胞形态、筛查试验初步判断，但确认则依赖 G-6-PD 活性、PK 活性和 P5′N 活性定量测定（表 4-5-19），必要时进行基因分析（表 4-5-20）和家系调查。

表 4-5-19　遗传性红细胞酶病的鉴别要点

	G-6-PD 缺陷	PK 缺陷	P5′N 缺陷
外周血	"咬痕"红细胞↑	棘形红细胞↑	嗜碱性点彩红细胞↑↑
筛查试验	高铁血红蛋白还原率↓ 海因茨小体（+） G-6-PD 荧光斑点试验（+）	海因茨小体（−） 包含体试验（+） PK 荧光斑点试验（+）	核苷酸光谱吸收比值<2.29
诊断试验	G-6-PD 酶活性↓	PK 酶活性↓	P5′N 活性↓
基因检查	（+）	（+）	（+）

表 4-5-20　遗传性红细胞酶病临床表型与相关基因

临床表型	基因	位点
G-6-PD 缺陷	*G-6-PD*	Xq28
丙酮酸激酶缺陷	*PKLR*	1q22
烯醇酶缺乏症	*ENO1*	1p36.23
腺苷酸激酶缺乏症	*AK1*	9q34.11
磷酸葡萄糖异构酶缺乏症	*GPI*	19q13.11
嘧啶 5′- 核苷酸缺乏症	*NT5C3A*	7p14.3
γ 谷氨酰半胱氨酸合成酶	*GCLC*	6p12.1
谷胱甘肽过氧化物酶缺陷	*GPX1*	3p21.31
谷胱甘肽还原酶缺乏症	*GSR*	8p12
谷胱甘肽合成酶缺乏症	*GSS*	20q11.22
己糖激酶缺乏症	*HK1*	10q22.1 A
二磷酸甘油变位酶缺乏症	*BPGM*	
磷酸甘油酸激酶 1 缺乏症	*PGK1*	Xq21.1
磷酸丙糖异构酶缺乏症	*TPI1*	12p13.31

（4）珠蛋白生成障碍性贫血（thalassemia）

又称地中海贫血，表型与基因型相结合是进行地中海贫血诊断的基本原则。

1）血液学表型分析诊断：根据红细胞指标和血红蛋白分析的结果对不同类型地中海贫血进行初步诊断。①MCH、HbA$_2$ 和 HbF 均正常：正常或静止型地中海贫血。②MCH<27pg、HbA$_2$>3.5% 和 HbF<5%：β 地中海贫血基因携带者。③MCH<27pg、HbA$_2$<3.5% 和 HbF<2.0%：α 地中海贫血特征或铁缺乏。④MCH<27pg、HbA$_2$<3.5% 和 HbF 升高（5%~30%）：δβ 地中海贫血或遗传性胎儿血红蛋白持续存在症（hereditary persistence of fetal hemoglobin，HPFH）。⑤若 MCH<19pg、HbA$_2$<3.5% 和 HbF>30% 并有中、重度贫血时，则应属于中间型或重症 β 地中海贫血的范畴。⑥异常血红蛋白区带：HbH、Hb Bart 为中间型或重症 α 地中海贫血；α 地中海贫血或 β 地中海贫血可合并 Hb 变异体。

2）基因分型诊断：在血液学表型分析的指导下对检测对象进行筛查以确定进行 DNA 分析的方向及流程（表 4-5-21）。

表 4-5-21　常见地中海贫血的主要症状、血液学指标和基因型

诊断	主要症状	全血细胞计数	血红蛋白变异	基因型
α 地中海贫血				
静止型 α 地中海贫血	无明显症状	大致正常，MCH<27pg	正常	$-\alpha/\alpha\alpha$
轻型 α 地中海贫血	轻度贫血	Hb 正常或略低，MCH<26pg	正常	$-\alpha/-\alpha$
	轻度贫血	Hb 正常或略低，MCH<24pg	正常	$--/\alpha\alpha$
HbH 病	慢性溶血性贫血，依病情而变化	Hb 80~100g/L、MCH<22pg	HbH 10%~20%	$--/-\alpha$
Hb Bart 胎儿水肿	危及生命胎儿贫血	Hb<6g/L、MCH<20pg	Hb Bart 80%~90% Hb Portland 10%~20%	$--/--$
β 地中海贫血				
轻型 β 地中海贫血	轻度贫血	Hb 90g/L 以上 MCV 55~75fL MCH 19~25pg	HbF 0.5%~6% HbA_2>3.5%	β^+/β^N β^0/β^N
中间型 β 地中海贫血	较重，根据病情输血	Hb 60~100g/L MCV 55~70fL MCH 15~23pg	HbF 可达 100% HbA_2 不定	β^+/β^+、 β^+/β^0 和 β^0/β^0 （有影响因素）
重型 β 地中海贫血	病情严重，依赖输血	Hb<7g/L MCV 50~60fL MCH 14~20pg	HbF 70%~90% HbA_2 不定	β^+/β^0 β^0/β^0

（5）异常血红蛋白（hemoglobin variant）：常规检查涉及红细胞计数和红细胞指数、Hb 电泳和 / 或色谱分析，再以特定的试验，包括 DNA 分析技术来逐步进行鉴别和确诊（表 4-5-22）。

表 4-5-22　常见异常血红蛋白的主要症状、血液学指标和基因型

诊断	主要症状	全血细胞计数	血红蛋白变异	基因型
镰状细胞病	慢性溶血性贫血 镰状细胞病危象	Hb 60~90g/L	HbS 55%~90% HbA_2>3.5%	HbSS
HbS 杂合子	无明显症状	大致正常	HbS 30%~40% HbA_2>3.5%	HbAS
镰状细胞 /β^+ 地中海贫血	依病情而变化	Hb 90~120g/L 低色素小细胞增多	HbS>55%、HbF>20% HbA_2>3.5%	$HbS\beta^+$- 地中海贫血
HbE 杂合子	轻度低色素贫血	Hb 正常或略低	HbE 25%~35%	HbAE
HbE 病	轻度贫血，药物或感染致溶血性贫血	Hb 100g/L 以上 MCV 65fL、MCH 20pg	HbE>95%、HbF<3% HbA_2≈2.5%	HbEE
HbE/β^+ 地中海贫血	中度低色素贫血，依病情而变化	低色素小细胞症	HbA_2+ HbE 25%~80% HbF 6%~50%	$HbE\beta^+$ 地中海贫血
不稳定 Hb 病	慢性溶血性贫血，依病情而变化	显著贫血，病毒感染、药物加重溶血	HbX≈20%、HbF<5% $HbA_2$3%~4%	150 种以上变异体
运氧功能失调的异常 Hb	先天性发绀伴 HbM、先天性红细胞增多症伴高氧亲和力异常 Hb		依不同异常类型而改变	较多变异体

(6)阵发性睡眠性血红蛋白尿症(paroxysmal nocturnal hemoglobinuria,PNH)

临床表现符合 PNH,实验室检查结果具备以下①项和／或②项诊断依据者即诊断成立。

1)诊断依据:

（Ⅰ）Ham 试验、蔗糖溶血试验、蛇毒因子溶血试验和尿含铁血黄素试验等四项检测中符合下述任何一种情况者,即可诊断。A. 两项以上阳性;B. 只有一项阳性,但必须具备以下条件:①两次以上阳性;或一次阳性,但操作正规、有阴性对照、结果可靠,即时重复仍阳性者;②有溶血的其他直接或间接证据,或有肯定的血红蛋白尿出现;③能除外其他溶血,特别是遗传性球形红细胞增多症、自身免疫性溶血性贫血和阵发性发冷性血红蛋白尿等;

（Ⅱ）流式细胞术检测:外周血中 CD55 或 CD59 阴性的中性粒细胞或红细胞>10%(5%~10% 为可疑)。

2)鉴别诊断:PNH 主要与再障、免疫性溶血性贫血和骨髓增生异常综合征等相鉴别。见本节"(三) 再生障碍性贫血"。

(五) 真性红细胞增多的实验诊断与临床应用

见本章第二节"骨髓增殖性肿瘤的实验诊断与临床应用"。

四、评价

(一) 贫血的实验诊断

贫血的实验诊断路径:①根据筛查试验结果,确定有无贫血以及严重程度、进行贫血的形态学分类;②综合诊断试验数据,分析可能存在的病因及发病机制;③结合临床表现和其他检查进行疾病诊断,适当时采用实验项目进行疗效观察和临床评价。

在大多数情况下,采集外周血标本利用血细胞分析仪检测即可方便地诊断贫血及严重程度。根据红细胞形态特点和红细胞平均值参数进行形态学分类,对于临床较为常见的缺铁性贫血、巨幼细胞贫血等各种营养性贫血、珠蛋白合成障碍性贫血、异常血红蛋白病和遗传性球形红细胞增多症等初诊和筛查不仅简便,而且实用。但真正查明贫血的基础疾病,其意义远超过了解贫血的类型和程度,早期的结肠癌或白血病患者的贫血可能是轻度的;钩虫病或痔出血引起的贫血可能是重度的。

贫血类型明确后更为重要的是要寻找贫血的病因、阐明发病机制,以利于临床治疗。①深入了解病史:病史包括饮食习惯史、药物史、血红蛋白尿史、输血史、家庭成员贫血史、地区流行性疾病(甲状腺功能低下、蚕豆病、疟疾史)等,应特别注意贫血发生的急缓、伴发的症状,常可提供重要的诊断线索。例如育龄妇女缺铁性贫血尤其多见,多发性骨髓瘤极少在儿童发生,风湿病常伴有免疫性溶血等。②仔细作体格检查:体征中注意肝、脾、淋巴结肿大,皮肤、黏膜出血和黄疸等。例如,脾肿大伴黄疸拟诊溶血性贫血、巨脾原因不明则常见于骨髓增殖性肿瘤。③筛查试验:血细胞分析可以提供大量的筛查信息,例如全血细胞减少可见于再生障碍性贫血、阵发性睡眠性血红蛋白尿等;贫血伴白细胞增多往往为各类白血病、骨髓纤维化、急性失血等。红细胞平均指数反映不同类型贫血可能的病因;血涂片细胞形态学检查极有价值,异形红细胞可提供重要的诊断线索;而所有的贫血患者都应提供网织红细胞计数和生成指数,或未成熟网织红细胞指数(immature reticulocyte fraction,IRF)、网织红细胞成熟指数(reticulocyte maturity index,RMI),这是因为其是最常用反映骨髓红系造血功能的参数,一般认为 Ret>100×10^9/L 方为有效代偿,否则提示造成血原料缺乏或造血功能异常。④骨髓涂片检验:对于了解贫血发生的原因和机制很有必要,如骨髓造血功能状况是增生或减低,各系统有核细胞百分率、粒红比例是否正常,有核细胞是否减少,淋巴细胞、组织细胞、浆细胞、嗜酸或嗜碱性粒细胞百分率正常与否,有无异常细胞出现等。必要时宜进行骨髓活组织检查,并根据需要作特殊组织化学染色。⑤诊断试验:根据需要选择某些确诊试验,如了解铁的贮存,血清铁蛋白检测和骨髓涂片作铁染色较为重要;诊断异常血红蛋白病,可选用 Hb 电泳检测,若要分析突变基因,则应选择分子生物学方法;怀疑自身免疫性溶血性贫血应选择抗球蛋白试验等。⑥其他检查:贫血常可源于非血液系统疾病,如消化系统或泌尿系统肿瘤,需要结合采用其他检查,如影像学检查、脏器功能检查等。

有时诊断贫血也并非简单、明确,除考虑患者性别、年龄特征外,还应注意其所居住海拔高度、生物学变异等,可疑患者要定期复查。血液标本的采集、测定方法的规范化及质量保证措施等可影响贫血的诊断。

(二) 红细胞增多症的实验诊断(图 4-5-4)

红细胞增多症并不是一种诊断性疾病名称,以任何原因致红细胞增多者均属此类。①结合临床表现判别相对性红细胞增多。其是由于血浆容量减少,因而单位体积的红细胞数增多,而全身红细胞总容量并无明显改变。如多次腹泻、连续呕吐、出汗过多、烧伤、休克等血液浓缩均属此范畴。②在绝对红细胞增多症中应采用各种检查手段鉴别继发性红细胞增多症,如新生儿红细胞增多症、高原性红细胞增多症以及慢性心肺和肾脏疾病、变性血红蛋白和血红蛋白病所致红细胞增多症等;原发性红细胞增多症以 PV 常见,其属骨髓增殖性肿瘤,依据中华医学会血液学分会白血病淋巴瘤学组发布的《真性红细胞增多症诊断与治疗中国专家共识(2016 年版)》和 WHO(2016)PV 标准进行实验诊断。至 2016 年,已报道红细胞增多症相关基因见表 4-5-23 所述。

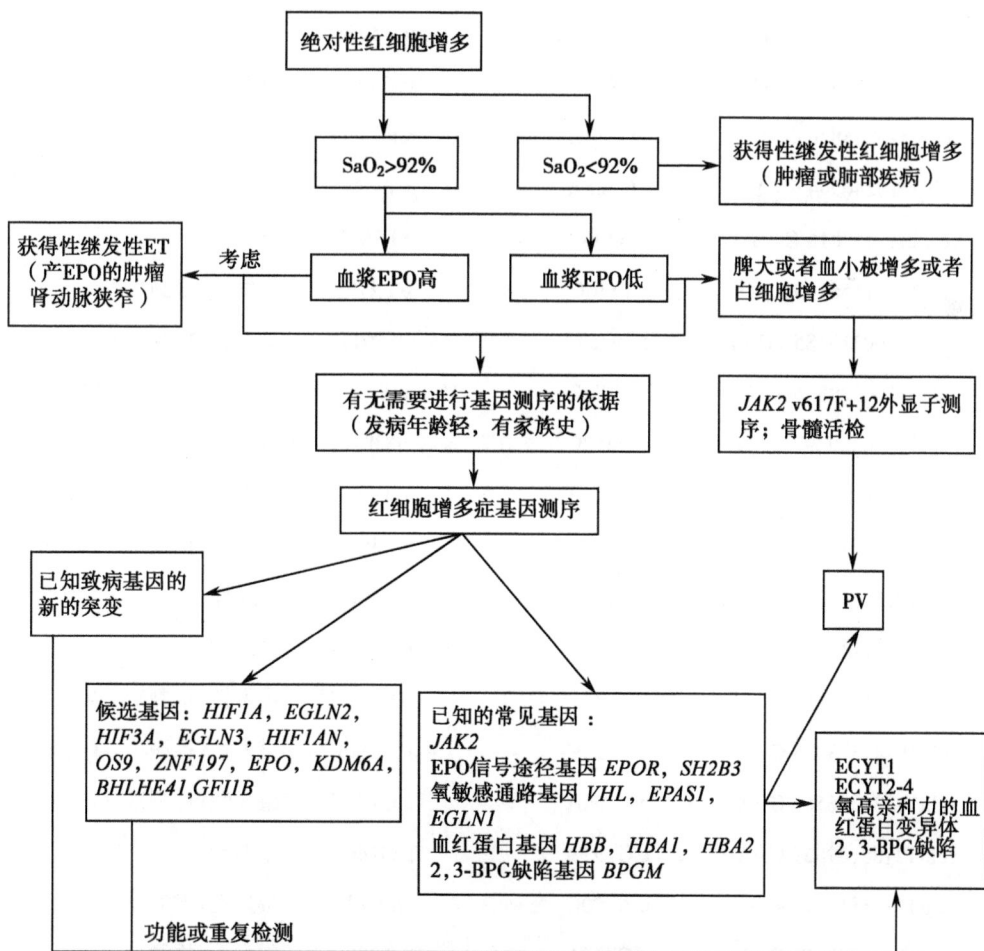

图 4-5-4 红细胞增多症实验诊断和鉴别诊断流程

表 4-5-23　文献已报道红细胞增多症相关基因

基因	基因突变位点	cDNA 变异	氨基酸变异	类型	例数
EPAS1	chr2：46607420 G＞A	c.G1609A	p.G537R	继发性	1
	chr2：46607405 T＞C	c.T1594C	p.Y532H	继发性（推测）	2
	chr2：46574031 AAGG＞A	c.47delAGG	p.del17E	继发性（推测）	1
	chr2：46611651 T＞C	c.T2465C	p.M822T	继发性（推测）	1
VHL	chr3：10191578 C＞G	c.C571G	p.H191D	继发性	1
	chr3：10191605 C＞T	c.C598T	p.R200W	继发性	4
	chr3：10183685 G＞T	c.G154T	p.E52X	继发性（推测）	1
	chr3：10183605 C＞T	c.C74T	p.P25L	继发性（推测）	2
JAK2	chr9：5070026 AA＞TT	c.1615_1616invAA	p.K539L	原发性	1
	chr9：5050747 A＞T	c.A530T	p.E177V	原发性（推测）	1
	chr9：5022168 G＞A	c.G181A	p.E61K	原发性（推测）	1
	chr9：5054775 G＞C	c.G827C	p.G276A	原发性（推测）	1
	chr9：5072561 G＞A	c.G1711A	p.G571S	未知	1
HBB	chr11：5246832 T＞G	c.A440C	p.H147P	继发性	1
	chr11：5246840 G＞C	c.C432G	p.H144Q	继发性	1
	chr11：5246944 C＞T	c.G328A	p.V110M	继发性	1
	chr11：5247816 C＞G	c.G306C	p.E102D	继发性	1
EGLN1	chr1：231556799 A＞G	c.T836C	p.L279P	继发性（推测）	1
EPO	chr7：100319185 TC＞T	c.19delC	p.P7fs	继发性（推测）	1
	chr7：100320336 A＞G	c.A296G	p.E99G	非绝对性红细胞增多	1
	chr7：100320290 G＞C	c.G250C	p.G84R	继发性（推测）	2
SH2B3	chr12：111856181 G＞A	c.G232A	p.E78K	原发性（推测）	1
	chr12：111884812 G＞A	c.G901A	p.E301K	原发性（推测）	1
	chr12：111885310 G＞A	c.G1198A	p.E400K	原发性	1
	chr12：111856571 G＞C	c.G622C	p.E208Q	原发性	1
	chr12：111885466 C＞T	c.C1243T	p.R415C	原发性（推测）	1
EGLN2	chr19：41313427 G＞T	c.G1139T	p.R380L	继发性（推测）	1
BPGM	chr7：134346563 C＞A	c.C304A	p.Q102K	继发性（推测）	1
OS9	chr12：58109559 G＞A	c.G497A	p.G166D	不明确	1
HIF3A	chr19：46811511 A＞C	c.A190C	p.I64L	继发性（推测）	1
	chr19：46823777 C＞A	c.C896A	p.A299D	继发性（推测）	1
BHLHE41	chr12：26276001 A＞C	c.T447G	p.F149L	不明确	1

（王昌富　李琳芸）

第四节 出血性与血栓性疾病的实验室检查和临床应用

出血、血栓性疾病是临床常见病与多发病。严重危害患者的健康。该类疾病的诊断与鉴别诊断，需要临床医师、实验室工作者和影像学工作者协同互助，才能得以完成。对于出血性疾病，实验室检查对该类疾病的病因诊断、疗效监测、预后判断的作用毋庸置疑；对于血栓性疾病，除部分易栓症的病因诊断外，实验室检查为疾病的治疗监测，发挥重要的作用。

出血与血栓疾病的实验诊断，主要是通过机体血栓与止血机制或各个相关因素的系列实验室检查，判断受检者血栓与止血的平衡关系，找到缺陷所在。正常情况下，机体的生理止血主要涉及以下因素：①血管壁和血小板；②凝血因子和抗凝因子；③纤维蛋白溶解（纤溶）因子和抗纤溶成分；④血液流变特性及血管功能特性等。在这些因素的相互作用下，凝血和抗凝血保持动态平衡。病理状态时，凝血和抗凝血动态平衡失调：凝血机制亢进（增强）或抗凝血机制减退（减弱）会形成血栓，会出现血栓性疾病（称血栓病）；反之，凝血机制减退（减弱）或抗凝血机制亢进（增强），会引起出血性疾病（称出血病）。出血病与血栓病常用的实验室检测方法有凝固法、发色底物法、光学和阻抗法血小板功能检测、酶联免疫吸附法、流式细胞术、免疫电泳法、基于基因扩增的分子生物学方法等。血栓与止血试验的参考区间因所用仪器、试剂和方法学的不同有较大差异。一般来说，各个实验室根据其具体情况，制定某个试验的特定参考区间。血栓与止血试验涉及止血各个环节，各项检测均有其特定的临床意义。临床医师应该从筛查试验着手，根据前者的结果选择进一步的确诊试验，配合相关的鉴别试验，得出最后的诊断。若是遗传性出血病或血栓病，可进一步选择分子生物学检测以确定基因缺陷所在。

一、血栓与止血的筛查试验

(一) 一期止血的筛查试验

一期止血过程主要涉及血管壁及血管内皮细胞的功能，血小板的数量与功能，临床常用的筛查试验主要包括出血时间、血小板计数（platelet count，PLT）。血小板功能分析仪 -200（platelet function analyzer-200，PFA-200）的闭孔时间（closure time，CT）测定对筛查初期止血异常更有其独特的价值。

1. **出血时间（bleeding time，BT）** 出血时间是皮肤毛细血管被刺破后自然出血到自然止血所需的时间。BT 主要反映毛细血管与血小板的相互作用，包括皮肤毛细血管的完整性与收缩功能、血小板数量与功能、血管周围结缔组织成分、血管内皮细胞的功能等。BT 的参考区间是 $(6.9 \pm 2.1)\,\text{min}$。一期止血功能缺陷时 BT 延长。

2. **血小板计数（PLT）** PLT 的数量是维持一期止血功能正常的重要前提，其数量异常，可能导致一期止血的异常。

3. **血小板功能分析仪 PFA-200 的闭孔时间（CT）** 仪器模仿小血管损伤时血小板在内皮下的黏附、聚集、释放反应后使伤口堵塞的过程，使用不同的诱导剂使血小板活化后，观察后者使反应膜上小孔关闭的时间。参考区间是胶原和 ADP 膜小孔 CT 为 67~87s，胶原和肾上腺素膜小孔 CT 为 111~145s。若患者有血小板功能缺陷或血管性血友病因子缺陷，可以导致 CT 延长抗血小板药物使用有效时，CT 也会延长。

【临床评价】

一期止血缺陷的筛查试验，血小板计数应用最为广泛，血小板数量的减少或增加，都可以是临床出血的原因。重要的是血小板数量正常时，须注意血小板功能性疾病的诊断和血管性血友病因子、纤维蛋白原对一期止血的影响。BT 临床上并不常规使用，WHO 推荐出血时间测定器的模板法检测，后者具有方法相对标准化的特点，结果相对准确、可靠。血小板功能分析仪 PFA-200 的闭孔时间（CT），是一期止血缺陷较为敏感的检测手段,除此之外该装置还可以应用于抗血小板药物如阿司匹林和ADP受体(P2Y12)抑制剂疗效的监测。

(二) 二期止血的筛查试验

二期止血主要涉及凝血因子和抗凝血物质的异常,一些异常抗凝物常常可在体外干扰凝血反应。常用的有凝血酶原时间(prothrombin time,PT)、活化部分凝血活酶时间(activated partial thromboplastin time,APTT)、凝血酶时间(thrombin time,TT)等。

1. **凝血酶原时间(PT)**　常用于外源凝血途径凝血因子筛查和口服香豆素类抗凝药的监测,上述因素异常,可以导致PT延长。不同试剂、仪器对异常标本的检测灵敏度有所不同,故可以不必拘泥于该检测的参考区间,临床上一般以超过正常对照值3秒以上,为异常结果。

2. **活化部分凝血活酶时间(APTT)**　常用于内源凝血途径凝血因子及异常抗凝物的筛查,上述因素异常,可以导致APTT延长。临床上一般以超过正常对照值10秒以上,为异常结果,参考区间为31~42秒。

3. **凝血酶时间(TT)**　在肝素、类肝素物质增多,纤维蛋白原含量或结构异常,纤溶亢进等状况下可以延长。一般待测血浆比对照血浆延长3秒以上有临床意义,参考区间:16~18秒。

【临床评价】

二期止血缺陷,最常用APTT、PT的组合检测进行筛查,除纤维蛋白原降低检测不够灵敏,凝血因子Ⅷ无法检测外,该两项试验检测凝血因子缺乏症的敏感性和特异性均较满意;它们尚可用于异常抗凝物质的检出。TT的检测在二期止血中主要是发现部分纤维蛋白原结构和含量异常,其对肝素/类肝素物质的存在非常敏感。理论上,上述筛查试验的时间缩短,反映机体的高凝状态;事实上,多数情况下,上述试验对高凝状态的诊断并不敏感。

(三) 纤溶活性的筛查试验

血浆纤溶活性增高的筛查,常用的是血浆纤溶酶降解纤维蛋白(原)降解产物,如血浆鱼精蛋白副凝固试验,又称3P试验(plasma protamine paracoagulation test,3P)、优球蛋白溶解时间(euglobulin lysis time,ELT)、血浆纤维蛋白(原)降解产物[fibrin(nogen)degrationproduct,FDP]和D-二聚体(D-dimer,DD)等。

1. **血浆纤维蛋白(原)降解产物(FDP)**　包含纤维蛋白原和纤维蛋白降解产物的总量,故可以反映总的纤溶活性高低。参考区间<5mg/L。各种原因导致的纤溶活性亢进时,FDP可以升高。与D-二聚体联合检测,当FDP明显升高而DD正常时,有助于原发性纤溶亢进症的诊断。

2. **血浆D-二聚体(DD)**　DD是交联纤维蛋白被纤溶酶分解后的产物,反映了凝血酶和纤溶酶的生成。临床上大于0.5mg/L有临床意义。鉴于该试验有较高的敏感性和较低的特异性,其阴性测定值临床上一般多用于静脉血栓的排除诊断。与FDP配合检测,在DIC诊断时有较高的敏感性和特异性。

3. **3P试验**　主要反映血浆中可溶性纤维蛋白单体(FM)和FDP中的较大的片段(X片段)增多。正常情况下为阴性。DIC的早、中期,3P试验可以阳性。

4. **血浆优球蛋白溶解时间(ELT)**　是总纤溶活性检测的又一指标。参考区间为大于120分钟。各种原因造成的纤溶活性亢进,该检测值可以明显缩短。

【临床评价】

目前,最常用的是FDP和DD的组合检测,对判断纤维蛋白溶解系统的功能的敏感度甚高,但特异性不高。3P试验主要用于检出FM和FDP中的X片段,所以用于DIC诊断时有其局限性,冷冻血浆可以出现假阳性。ELT需要有足够的优球蛋白成分,有一定特异性,但敏感性差,影响因素多,测定时间长,目前已经较少应用。但3P试验无须特殊的仪器和试剂,在基层医疗机构,仍然有临床应用价值。

二、血栓与止血的诊断试验

(一)一期止血的诊断试验

1. **血管性血友病因子**（von Willebrand factor, vWF）**相关检测** 主要有血浆 vWF 抗原（vWF：Ag）、vWF 活性（vWF：activity, vWF：A）、vWF 瑞斯托霉素辅因子（vWF：ristocetin cofactor, vWF：RC）检测、瑞斯托霉素诱导的血小板聚集（ristocetin-induced platelet agglutination, RIPA）、vWF 的胶原结合试验（vWF：CBC）、vWF 的 FⅧ结合试验（vWF：FⅧBC）以及 vWF 多聚体分析和基因诊断。在血管性血友病的各种亚型，上述检测试验有不同程度的异常。但在 2N 型 vWD，仅为 vWF 与 FⅧ结合位置突变造成，表现为除 vWF：FⅧBC 异常外的其他试验结果多数在正常范围内。此外，vWF：Ag 作为内皮细胞损伤较为敏感的指标，在血管内皮时可以明显升高。

2. **血浆内皮素 -1**（endothelin-1, ET-1） 血浆 ET-1<5ng/L。主要来源于血管内皮细胞。血浆 ET-1 水平可作为了解血管内皮损伤程度的一项指标，用于心血管病患者的疗效判断、预后估计等。

3. **血浆凝血酶调节蛋白**（thrombomodulin, TM） 抗原含量（TM：Ag）和活性测定（TM：A）。参考区间：TM：Ag 20~35ng/ml，TM：A 68%~120%。血浆 TM 水平减低见于 TM 缺乏症，该患者的血栓性疾病发病率增高。TM 是血管内皮细胞分泌的一种抗凝蛋白，且与 vWF 呈负相关。

4. **血浆 6- 酮 - 前列腺素 F1α**（6-keto-PGF1α）**和去甲基 6- 酮 - 前列腺素 F1α**（DM-6-keto-PGF1α） 内皮细胞合成的前列环素（PGI2）半衰期较短，在 30 分钟内很快转变为无活性稳定的 6-keto-PGF1α，后者在体内可经肝脏氧化代谢转变为 DM-6-keto-PGF1α，测定二者含量可间接反映内皮细胞合成 PGI$_2$ 的多少。DM-6-keto-PGF1α 比 6-keto-PGF1α 能更准确地反映体内 PGI$_2$ 的生成水平，也可作为反映血管内皮早期损伤的指标之一。由于检测烦琐，限制它们的临床应用。

5. **血小板聚集试验**（platelet aggregation test t, PAgT） 目前使用较多的是富血小板血浆透射比浊法，加入不同的诱导剂，可以检测不同参数来反映血小板聚集功能。以血小板最大聚集率为例，参考区间为 ADP（1.0mmol/L）62.7%±16.1%，ADP（0.5mmol/L）37.4%±14.3%；COL（3mg/L）71.7%±19.3%；AA（20mg/L）69%±13%；EPI（0.4mg/L）67.8%±17.8%；RIS（1.5g/L）87.5%±11.4%。①遗传性血小板缺陷，如格兰茨曼血小板功能不全（Glanzmann thrombasthenia, GT）：ADP、COL、AA 诱导的血小板聚集率减低或不聚集，RIPA 正常；巨血小板综合征（Bernard-Soulier syndrome, BSS）：ADP、COL、AA 诱导的血小板聚集正常，但 RIPA 减低或不凝集。血小板储存池缺陷症（storage pool defect, SPD）：致密颗粒缺陷时，ADP 诱导的血小板聚集减低，COL 和 AA 诱导的聚集正常；α 颗粒缺陷时，血小板聚集正常。血小板花生四烯酸代谢缺陷症（arachidonic acid metabolism defect, AMD）：ADP 诱导的血小板聚集减低，COL 和 AA 均不能诱导血小板聚集，RIPA 正常。②临床多见获得性血小板功能缺陷症临床多见；如尿毒症、骨髓增生性疾病、肝硬化、异常球蛋白血症、部分急性白血病、骨髓增生异常综合征（MDS）、心肺旁路术等，可见血小板聚集功能减低。药物的影响如抗血小板药物治疗，如阿司匹林、氯吡格雷、双嘧达莫等可显著抑制血小板聚集功能。血栓前状态与血栓性疾病、急性心肌梗死、脑血栓形成、心绞痛、动脉粥样硬化、高血压病、糖尿病、高脂蛋白血症等疾患时，ADP、COL、AA 诱导的血小板聚集率可增高，即使用低浓度的诱导剂也可致血小板明显聚集。

6. **血小板膜糖蛋白**（pletalet glucoae protein, GP） 血小板功能的正常，依赖于其表面糖蛋白的数量和功能的正常。糖蛋白阳性血小板百分率：GPⅠb（CD42b）、GPⅡb（CD41）、GPⅢa（CD61）、GPⅨ（CD42a）为 95%~99%，CD62P（GMP-140）<2%，CD63<2%，纤维蛋白原受体,（FIB-R）<5%。

巨血小板综合征：血小板膜 GPⅠb/Ⅸ-Ⅴ含量显著减少或缺乏，GPⅠb/Ⅸ-Ⅴ复合物分子结构缺陷的变异型患者含量可正常。

血小板无力症：血小板膜 GPⅡb/Ⅲa 含量显著减少或缺乏，轻型患者可有部分残留（5%~25%），分子结构异常的变异型患者含量可正常或轻度减少，但经 ADP 活化后不能表达纤维蛋白原受体（fibrinogen receptor, FIB-R），CD62P 在静止与活化血小板表达均无异常。

血小板贮存池缺陷病：致密颗粒缺乏（Ⅰ型）患者，活化血小板膜 CD62P 表达正常。α 颗粒缺乏（Ⅱ型）或 α 颗粒与致密颗粒联合缺陷（Ⅲ型）患者，活化血小板膜 CD62P 表达减低或缺乏，但 GPⅠb、GPⅡb、GPⅢa、GPV 和 GPⅨ 表达正常。

血栓前状态与血栓性疾病：循环血小板膜 GPⅡb/Ⅲa 分子数量增加、FIB-R 表达量增加、CD62P 或 CD63 表达增加是血小板活化的特异性分子标志，尤其是 FIB-R 高表达时，表明血小板的聚集性显著增高，易导致血栓形成。

7. 血小板活化分析　以测定活化血小板膜糖蛋白分子标志物较为常用，纤维蛋白原受体（FIB-R）、CD62P、CD63 分别为 GPⅡb/Ⅲa 活化、α 颗粒释放和溶酶体释放的标志；血小板膜磷脂酰丝氨酸和凝血因子水平可反映血小板的凝血功能，均可用多色流式细胞术检测。

血栓前状态与血栓性疾病：血小板活化程度升高，颗粒释放反应功能亢进，见于缺血性心血管病，血小板膜 PS、FIB-R、CD62P 和 CD63 均可呈不同程度升高。轻度血小板活化即可见 FIB-R 升高，血小板 CD62P、CD63 升高，提示血小板激活水平较高，发生 α 颗粒及溶酶体释放反应。血小板在动脉血栓形成疾病关系密切，用药前后需要通过血小板活化检测去了解体内血小板的功能状态与活化水平，有助于治疗方案与药物选择和疗效观察。在体外用血小板诱导剂，如 ADP、胶原、凝血酶受体活化肽等激活血小板，血小板第 3 因子（PF$_3$）和促凝血功能缺陷症患者血小板 PS 表达不增高（健康人血小板 PS 表达可达 80% 以上），血小板无力症患者血小板 FIB、FIB-R 表达不增高，血小板 α 颗粒缺乏症（灰色血小板综合征）患者血小板，CD62P 表达和血浆 β-血小板球蛋白（β-TG）、PF4 浓度不增加。血小板环氧化酶或 TXA$_2$ 合成酶缺乏症，服用抑制环氧化酶或 TXA$_2$ 合成酶药物，如阿司匹林，血浆 TXB$_2$ 显著降低。

8. 血小板糖蛋白自身抗体测定　较多使用的是单克隆抗体特异性捕获血小板抗原试验（monoclonal antibody immobilization of platelet antigens，MAIPA）和改进抗原捕获酶联免疫吸附试验（modified antigen capture ELISA，MACE）。流式微球技术检测血小板特异性自身抗体方法在临床逐步开始应用。正常人体内无法检出血小板糖蛋白自身抗体。如特发性血小板减少性紫癜（ITP）和继发性 ITP（见于系统性红斑狼疮等）、服用某些药物或同种免疫反应时，机体可产生血小板自身抗体，这些自身抗体可导致血小板破坏增加或生成障碍，使循环血小板显著减少。ITP 患者治疗有效时，患者血小板自身抗体水平可下降，完全治愈的患者甚至可呈阴性；而复发时，血小板自身抗体水平常常回升。

9. 血小板生存时间（platelet survival time，PST）　不同方法学检测的参考区间不同，TXB$_2$ 法（9.3±1.7）天，MDA 法（10.8±4.2）天。PST 缩短见于：血小板破坏增多性疾病，例 ITP、输血后紫癜、同种免疫性血小板减少性紫癜、系统性红斑狼疮、脾功能亢进等；血小板消耗过多性疾病，例如血栓性血小板减少性紫癜（TTP）、溶血性尿毒症综合征（HUS）等；血栓性疾病，例如心肌梗死、糖尿病、一些恶性肿瘤等。

【临床评价】

一期止血的分类检测，可以使患者的止血异常原因得以揭示。临床应用较多的是：

1. VWD 的诊断体系　随着全自动血凝仪的广泛推广使用，结合 VWF：Ag、VWF：A 和 FⅧ：C，可以对 VWD 患者做出大致的分类；精细的分型需要结合多聚体检测及系列活性检测和分子生物学试验。

2. 血小板功能检测　是诊断血小板功能缺陷性疾病较为常用的试验，临床应用最为广泛的是血小板聚集试验。使用不同的诱导剂及不同的浓度，可以对该类疾病进行诊断。各实验室需要制定自己的正常值区间，以便对疾病做出正确判断。此外，血小板聚集试验，也可以用作抗血小板药物疗效的监测：服药后，相应的诱导剂引起的血小板聚集率居高不下，往往提示药物的作用不达标。寻找原因，更换敏感药物是提高疗效的有效手段。

3. 血小板活化分析　在血栓前状态和血栓病的诊断有重要价值。流式细胞术检测血小板表面特异糖蛋白标志物的增高，较先前的酶联免疫吸附法检测 α 颗粒内容物 β-TG 和 PF4 的释放具有操作简单,敏感性高和特异性强的特点。同样,流式细胞术检测血小板表面的糖蛋白,对血小板功能障碍性疾病的诊断有决定性意义。

4. 血小板自身抗体的检测　以往多采用 MAIPA/MACE 方法,但上述两种方法操作较为烦琐,结果判断又带有一定的主观因素。流式微球技术检测血小板特异性自身抗体方法具有操作简便,敏感性高、特异性等特点,已经逐步在临床开展。

5. 血小板生存时间测定　对血小板破坏增加的病理生理状况有重要价值。但由于方法学较为复杂,目前临床应用有限。

(二) 二期止血的诊断试验

1. 凝血因子活性测定　除组织因子(TF)、凝血因子Ⅷ外,其余凝血因子均可以用凝固法测定其凝血活性。参考区间,FIB 2.0~4.0g/L,其余凝血因子的活性多在 50%~150%。凝血因子活性降低,见遗传性或获得性的病因,前者如血友病 A(凝血因子Ⅷ缺乏)、血友病 B(凝血因子Ⅸ缺乏),后者如肝病、鼠药中毒、弥散性血管内凝血(DIC)等;凝血因子活性升高,见于血栓前状态及血栓性疾病等情况。一般方法无法检测到血浆中组织因子的含量,在严重感染所致内毒素血症、严重创伤、休克、急性呼吸窘迫综合征、DIC、急性早幼粒细胞白血病(M_3)等可见血浆 TF 含量或活性增加。凝血因子临床常用 5M 尿素溶解试验进行筛查,发色底物法可以进行半定量检测 ELISA 法可以作抗原含量检测。可以用来检测凝血因子先天性或获得性缺陷的患者。

2. 血浆凝血酶原片段 1+2 测定(F_{1+2})　凝血酶原 FⅡ被凝血酶原酶激活为凝血酶 FⅡa 时,凝血酶原分子的氨基端(N 端)273 位精氨酸(Arg273)与 274 位苏氨酸(Thr274)之间的肽键被裂解,从 N 端释放出片段 1+2(fragment 1+2, F_{1+2}),即 1 位丙氨酸(Ala1)至 273 位精氨酸(Arg273)的肽片段。因此,血浆中 F_{1+2} 的浓度直接反映凝血酶原酶的活性,同时也是凝血酶生成的标志,所以 F_{1+2} 被视为反映凝血活化的分子标志物之一。参考区间是(0.67 ± 0.19)nmol/L。血栓前状态与血栓性疾病,如 DIC 大约 90% 的 DIC 病例可见血浆 F_{1+2} 含量显著增高,对慢性 DIC,常规检测(如 PT、PLT、FIB)可能未见异常,但由于 F_{1+2} 的高敏感性,常常可在 DIC 的临床表现出现之前呈现升高,故对于早期 DIC 的诊断有意义。急性心肌梗死(AMI),易栓症与静脉血栓形成:血浆 F_{1+2} 可明显增高。口服避孕药和雌激素替代治疗可见 F_{1+2} 升高。

3. 血浆纤维蛋白肽 A 测定(FPA)　凝血酶降解纤维蛋白原生成纤维蛋白单体(FM)并释放出 FPA,血液中出现 FPA 表明凝血酶活性增高。因此,FPA 被视为反映凝血活化的分子标志物之一,对血液高凝状态的诊断有重要意义。参考区间:男性不吸烟者(1.83 ± 0.61)μg/L,女性不吸烟、未服避孕药者(2.22 ± 1.04)μg/L。血浆 FPA 增高对 DIC 诊断有较高的灵敏度,被作为早期或疑难 DIC 病例的诊断试验之一。血浆 FPA 增高见于血栓前状态和血栓性疾病。

4. 血浆凝血酶 - 抗凝血酶复合物测定(thrombin-antithrombin test, TAT)　凝血酶生成后,血浆中的 AT 能迅速与其 1:1 结合,生成无活性的 TAT 复合物。血浆 TAT 复合物浓度升高,表明凝血酶水平升高,AT 被大量消耗,血液呈现高凝状态,血栓形成危险性增高。参考区间 1.0~4.1μg/L,平均为 1.5μg/L。血浆 TAT 增高见于约 90% 以上 DIC 病例,并可用于早期诊断 DIC。血栓前状态时,TAT 可呈轻度升高,提示血液有潜在的高抗凝性和血栓形成倾向。血栓性疾病,血浆 TAT 可显著升高。

5. 血浆抗凝血酶(antithrombin, AT)测定　AT 是凝血过程中最重要的丝氨酸蛋白酶,主要是在肝素的辅助下灭活凝血酶、FXa 和 FIXa。当 AT 缺陷时,患者易出现血液高凝状态而形成血栓。一般分别测定其活性及抗原含量,参考区间分别是 AT:A 108.5% ± 5.3%,AT:Ag(290 ± 30.2)mg/L。遗传性 AT 缺陷:Ⅰ 型患者 AT 含量及活性均减低;Ⅱ 型患者 AT 含量正常但活性减低。在抗凝治疗中,若出现肝素治疗无效,应注意检查有无 AT 缺乏。获得性 AT 减低,如肝脏疾病的 AT 合成缺陷,肾脏疾病的 AT 外排增加,DIC 和血栓病时的消耗增多均可以导致其降低。

6. 血浆蛋白 C(protein C, PC)测定　分活性和抗原检测两部分,参考区间分别为 PC:A 100.24% ± 13.18%,PC:Ag 102.5% ± 20.1%。遗传性 PC 缺陷 PC 含量或活性减低,纯合子型患者,血浆 PC 水平接近 0 或 <20%,杂合子患者血浆 PC 水平低于健康人的 50%,患者易出现复发性的静脉血栓形成。肝疾病、DIC、维生素 K 缺乏症,PC 可减低。由于外伤或脓毒症所致的急性呼吸窘迫综合征,PC 常减低。口服抗凝药的影响口服香豆素类抗凝药治疗初期,由于 PC 比其他依赖维生素 K 的凝血因子的半衰期短,首先迅速减低约 40%~50%,导致产生短暂的血液高凝状态。若患者本身存在 PC 缺陷,则极易发生血栓栓塞并发症或香豆素(coumarin)诱导的皮肤坏死。

7. **血浆蛋白 S(protein S,PS)测定** 血浆中的 PS 约 60% 为 C4BP-PS,40% 为 FPS(游离 PS),两者之和称总 PS(TPS),只有 FPS 辅助 APC 发挥灭活 FVa 和 FⅧa 功能。测定 FPS:A 可反映 PS 的抗凝血功能。参考区间:血浆 FPS:Ag 100.9% ± 11.6%,TPS:Ag 96.6% ± 9.8%。遗传性 PS 缺陷:Ⅰ 型患者 TPS、FPS 和 PS:A 均减低;Ⅱa 型患者 TPS:Ag 正常,但 FPS:Ag 和 FPS:A 减低;Ⅱb 型患者 TPS:Ag 和 FPS:Ag 正常,但 FPS:A 减低。获得性 PS 缺陷:见于肝病,急性呼吸窘迫综合征,口服抗凝药、避孕药时,PS 可明显降低。

8. **血浆组织因子途径抑制物(tissue factor pathway inhibitor,TFPI)测定** 也分为活性和抗原测定,参考范围分别为 TFPI:A 99.96% ± 5.0%,TFPI:Ag(97.5 ± 26.6)μg/L。临床多为获得性 TFPI 缺乏,可见于各种原因所致 DIC、脓毒血症、大手术等因凝血亢进消耗而减少。

9. **血浆肝素及类肝素物质测定** 一般血浆中该类物质增多,TT 多延长,在待检血检中加入一定量甲苯胺蓝后,TT 明显缩短或恢复正常,提示血浆中有肝素或类肝素物质增多。临床使用肝素后,可以直接检测肝素含量,为剂量调节及判断疗效提供依据。正常情况下,血浆中无法检测出肝素和类肝素物质。严重肝病、系统性红斑狼疮、流行性出血热、过敏性休克等可有肝素样抗凝物增多。已发现某些肿瘤细胞可以分泌肝素样物质。在器官移植、一些药物副反应、过敏反应、放射病、肾病综合征、出血热等造成肝脏严重损伤时,肝素在肝脏的降解作用减弱,导致肝素样抗凝物增多,患者可有较明显的出血症状。

10. **血浆狼疮抗凝物(lupus anticoagulant,LAC)测定** LAC 是一组抗磷脂或磷脂与蛋白(如 β-2-glycoprotein 1 和凝血因子)复合物的抗体,可以干扰磷脂依赖的止血反应和体外凝血试验(如 APTT、SCT、RVVT 等)。血浆 LAC 阳性,可见于自身免疫性疾病(如 SLE)、病毒感染、骨髓增生性疾病、复发性流产等,约有 24%~36% 患者可发生血栓形成。

11. **血浆凝血因子抑制物测定** 凝血因子抑制物可以是同种抗体,也可以是自身抗体。正常人体内为阴性。较多见的是凝血因子Ⅷ抗体。常见于接受反复输血、FⅧ浓缩制剂的血友病 A 患者,也可见于一些自身免疫病和妊娠期间妇女。

12. **活化蛋白 C 抵抗(activated protein C resistance,APCR)试验** APC 可以灭活 FVa 和 FⅧa,若发生 APCR,血栓形成的风险大大增加。正常人 APCR 为阴性。造成 APC-R 的原因可能是:①存在 APC 的抗体;②存在 APC 的某种抑制物;③蛋白 S 缺乏;④由于基因突变等导致 FVa 和 FⅧa 不被 APC 灭活;⑤某种尚不明确机制。

二期止血的特殊检测,主要包括凝血因子的活性检测、凝血活化不同阶段分子标志物的检测、抗凝系统的检测及病理性抗凝物质的检测等。①凝血因子活性的检测,国内广泛使用的一期法与西方国家使用的二期法之间,在某些凝血因子的特殊突变的检测结果有差异。②分子标志物的检测,可以观察到止血或血栓形成过程中机体凝血系统的分子水平的变化,对疾病的早期诊断与治疗有指导意义。随着医疗设备自动化的发展,许多分子标志物可以采用化学发光技术测定,较先前的酶联免疫吸附试验的敏感性和特异性大幅提高,检测时间也大大缩短。③机体的抗凝系统,在抵抗血栓形成时发挥重要作用。常用的检测包括这些抗凝蛋白的活性和抗原检测。一般是以活性检测作为疾病诊断的依据。结合抗原检测,临床上可以将疾病进行分型诊断。比较特殊的是病理性抗凝物质,可以导致出血或引起血栓形成。前者的代表为凝血因子Ⅷ的抑制物,后者以抗磷脂抗体综合征中的狼疮抗凝物质为代表。系统的检测不仅可以明确诊断,还可以为治疗方案的选择和疗效的监测提供依据。

(三) 纤溶异常的诊断试验

1. **血浆纤溶酶原(plasminogen,PLG)测定**　活性和抗原的参考区间 PLG：A(85.55±27.83)%，血浆 PLG：Ag(0.22±0.03)g/L。①肝实质损伤，如肝硬化等，肝合成 PLG 减少，其活性和含量均减低；②DIC、脓毒血症、溶栓治疗、原发性纤溶亢进时，由于纤溶活性增高，PLG 因消耗增多而降低；③某些恶性肿瘤、糖尿病时可见 PLG 增高；④异常纤溶酶原血症(dysplasminogenemia)：PLG 含量一般正常，但活性减低，杂合子型为 40%~60%，纯合子型可<5%；⑤遗传性 PLG 缺乏极少见，其含量和活性均显著减低。

2. **血浆组织型纤溶酶原激活物(tissue-type plasminogen activator,t-PA)测定**　活性和抗原的参考区间 t-PA：A 0.3~0.6 活化单位(AU)/ml，t-PA：Ag 1~12μg/L。纤溶亢进：见于原发性与继发性纤溶亢进症，如 DIC 等。纤溶活性减低：见于血栓前状态与血栓性疾病，如深静脉血栓形成、动脉血栓形成、缺血性脑梗死、高脂血症、口服避孕药等。

3. **血浆纤溶酶原激活物抑制物-1(plasminogen activator inhibitor-1,PAI-1)测定**　活性和抗原的参考区间 PAI-1：A 0.1~1.0 抑制单位(IU)/ml，PAI-1：Ag：(4~43)ng/ml。PAI 减少，可增高出血风险；相反，PAI-1 增多可导致血栓风险增加，部分深静脉血栓患者有 PAI-1 释放增高或 t-PA 减少。

4. **血浆 α_2-抗纤溶酶(α_2-antiplasmin,α_2-AP)测定**　活性和抗原的参考区间 α_2-AP：A 80%~120%，血浆 α_2-AP：Ag 0.06~0.10g/L。遗传性 α_2-AP 缺陷症较少见，为常染色体隐性遗传，纯合子患者出血风险增加，伤口愈合差。获得性 α_2-AP 缺乏症肝病，DIC，感染性疾病时，全身淀粉样变及溶栓治疗。血浆 α_2-AP 增高见于动脉与静脉血栓形成，恶性肿瘤等。

5. **血浆纤溶酶-抗纤溶酶复合物(plasmin-antiplasmin complex,PAP)测定**　血浆 PAP 是反映体内纤溶实际水平较为敏感的标志物，优于血浆 α_2-AP。血浆 PAP 浓度增高，提示纤溶活性亢进，出血风险增加。参考区间 0.12~0.70mg/L。PAP 的临床应用，主要在 DIC 和 DIC 前期的诊断，其敏感性和特异性较强。

【临床评价】

纤溶系统的分类检测，临床并不普及。主要是由于筛选试验 FDP 结合 D-二聚体检测，对于纤溶功能的判断已经可以提供信息。但其主要成分的检测，对于判断疾病的原因，仍有重要价值。PAP 等分子标志物检测，对于 DIC 前期的诊断和治疗，有积极意义。

三、出血性疾病

根据血栓与止血的病理生理过程，血管内皮细胞、血小板、凝血、抗凝血和纤维蛋白溶解系统分别参与作用。生理情况下，各种成分各自发挥作用并互相协调和制约，机体的止血和抗栓作用可控。临床上，一般将血小板与血管内皮细胞缺陷造成的出血称为一期止血缺陷，而将凝血因子、抗凝和纤维蛋白溶解系统功能缺陷导致的出血称为二期止血缺陷。

(一) 一期止血缺陷性疾病

一期止血缺陷，较常见的是血小板数量减少、血小板功能缺陷性疾病和血管性血友病(von Willebrand disease,vWD)等。

1. 原发免疫性血小板减少症

原发免疫性血小板减少症(primary immune thrombocytopenia,ITP)，曾称特发性血小板减少性紫癜(ITP)，是一种原因未明的、主要发病机制是由于患者对自身抗原的免疫失耐受、导致免疫介导的血小板破坏增多和免疫介导的巨核细胞产生血小板不足，根据临床表现、发病年龄、血小板减少持续时间和治疗效果，可将 ITP 分为：①新诊断的 ITP(确诊后 3 个月以内)；②持续性 ITP(确诊后 3~12 个月持续血小板减低)；③慢性 ITP(血小板持续减低超过 12 个月)；④重症 ITP(血小板数低于 10×10^9/L，伴出血症状)；⑤难治性 ITP(脾切除无效或复发)，其中急性型和慢性型常见(表 4-5-24)。

表 4-5-24　急性 ITP 和慢性 ITP 鉴别表

	急性型	慢性型
主要发病年龄	2~6 岁	20~40 岁
性别差异	无	男：女为 1：3
发病前感染史	1~3 周前常有感染史	常无
起病	急快	缓慢
口腔与舌黏膜出血	严重时有	一般无
血小板计数	常 $<20 \times 10^9/L$	$(30~80) \times 10^9/L$
嗜酸性粒细胞计数增多	常见	少见
淋巴细胞增多	常见	少见
骨髓中巨核细胞	正常或增多，不成熟型	正常或明显增多，但产生血小板的巨核细胞减少或缺如数月至数年
病程	2~6 周，最长 6 个月	少见，常反复发作
自发性缓解	80%	

(1) ITP 的实验室检查

1) 血象：血小板计数明显减少，慢性者一般较急性为高。由于血小板减少，故出血时间延长，血块退缩不良，束臂试验阳性。除大量出血外，一般无明显贫血及白细胞减少。在 ITP 诊断中血涂片检查与血细胞计数同样重要，有助于排除假性血小板减少、遗传性血小板病、TTP、DIC、MDS 或恶性肿瘤相关的血小板减少。

2) 血小板形态及功能：外周血小板形态可有改变。如体积增大、形态特殊、颗粒减少、染色过深等。这些血小板对 ADP、胶原 (COL)、凝血酶 T 或肾上腺素 (EPT) 的聚集反应增强或减弱。血小板第 3 因子 (PF3) 的活力减低，血小板的黏附性减低。

3) 骨髓检查：骨髓中巨核细胞增多，以幼稚型巨核细胞增多明显，细胞胞质中颗粒减少，嗜碱性较强，产生血小板的巨核细胞明显减少或缺乏，胞质中出现空泡、变性。在少数病程较长的难治性 ITP 患者，骨髓中巨核细胞数可减少。

4) 血小板抗体测定：目前推荐的检测方法为单克隆抗体血小板抗原固定试验 (MAIPA)，其对 ITP 诊断的敏感性和特异性较高，直接用于检测抗血小板 GPⅡb/Ⅲa、GPⅠb/Ⅸ 的特异性抗体，并能区分免疫和非免疫性血小板减少，有助于 ITP 诊断。

5) 其他指标：包括网织血小板 (RP)、血小板生成素 (TPO)、血小板微颗粒 (PMP)、幽门螺杆菌 (helicobacter pylori, Hp) 的检测等。RP 代表新生血小板，同时检测 RP 和 TPO 可鉴别血小板减少的原因。ITP 患者因血小板破坏增多，巨核细胞代偿性增多，TPO 水平无明显升高，而 RP 百分率明显增高。再障患者，巨核细胞和血小板均减少，血清 TPO 水平升高，RP 显著降低。有学者研究发现，血清 TPO 水平高的 ITP 患者治疗反应不佳，因为 TPO 水平升高，提示该患者巨核细胞也存在受抑制现象。PMP 增高伴有大血小板的患者，止血功能较好，出血倾向减少。Hp 的检测简便易行、无创，阳性患者应根除 Hp。自身免疫性系列抗体检测（风湿系列、抗磷脂抗体、抗甲状腺抗体等）应作为常规筛查项目。

(2) 诊断标准　2016 年中华医学会血液学分会止血与血栓学组 ITP 诊断治疗专家共识发表：

1) 至少 2 次检测显示血小板计数减少，血细胞形态无异常；

2) 脾一般不增大；

3) 骨髓检查：巨核细胞数增多或正常、有成熟障碍；

4) 须排除继发性血小板减少症，如假性血小板减少、先天性血小板减少，自身免疫性疾病、甲状腺疾病、药物诱导的血小板减少、同种免疫性血小板减少、淋巴系统增殖性疾病、骨髓增生异常（再生障碍性贫血和骨髓增生异常综合征等）、恶性血液病、慢性肝病、脾功能亢进、弥散性血管内凝血（DIC）、妊娠血小板减少、TTP 以及感染等所致的继发性血小板减少。

5）特殊性检测：血小板抗体（MAIPA 法 / 流式微球法）和 TPO（不做常规用）检测。

2. 继发免疫性血小板减少症

继发免疫性血小板减少症是指有明确病因或在某些原发病的基础上发生的血小板减少伴随临床出血的一组病变。它不是一种独立性疾病而是原发病的一种临床表现。常见的病因见表 4-5-25。

表 4-5-25　继发性血小板减少症的病因和分类

病因	分类
血小板生成减少	(1)物理因素：超量或长期电离辐射，如 X 线、γ- 射线和中子流等 (2)化学因素：苯、醇、铅和有机磷中毒等 (3)药物因素：抗肿瘤药物、抗生素、磺胺药、解热镇痛药、抗甲状腺药等 (4)造血系统病：再生障碍性贫血、阵发性睡眠性血红蛋白尿、急性白血病、多发性骨髓瘤和骨髓转移癌等 (5)其他：某些感染性疾病（如肝炎后再障）
血小板破坏增多	(1)药物免疫性血小板减少性紫癜、输血后紫癜和新生儿紫癜等 (2)免疫性疾病：系统性红斑狼疮（SLE）、Evans 综合征、恶性淋巴瘤和甲状腺炎等
血小板耗损过多	弥散性血管内凝血（DIC）、血栓性血小板减少性紫癜（ITP）、溶血性尿毒症综合征（HUS）和体外循环等
血小板分布异常	(1)脾功能亢进、肝硬化伴脾肿大等 (2)髓外造血、骨髓纤维化等

该组病变的临床特点包括引起血小板减少的原发性疾病的临床表现，有类似 ITP 的皮肤、黏膜和内脏的出血倾向，有时还能引起血栓。

（1）实验室检查

除 CFT（毛细血管脆性试验）阳性、PLT 减少、BT 延长外和血块收缩不佳外。骨髓象随病因不同而异：再生障碍者，巨核细胞减少；破坏加速和分布异常者，巨核细胞增多；与免疫因素相关者（如 SLE 等），血小板抗体增高和血小板寿命缩短；若血栓性因素导致血小板减少，往往伴有贫血、微血管性溶血、血小板活化和血管内皮受损的检验指标改变；慢性肝肾功能衰竭引起的血小板减少性出血，都会有相关生化指标的改变。

（2）临床诊断

这些血小板减少性紫癜临床并不少见，而且病情严重，需及早诊治，否则会发生严重的出血，病死率较高。依据上述检验已能大致诊断有关原发病。对其中较特殊的疾病可做如下分析。

1）Evans 综合征：亦称特发性免疫性血小板减少症伴自身免疫性溶血性贫血。它主要是通过自身免疫机制同时破坏了血小板和红细胞，引起血小板减少和溶血性贫血的一种疾病。实验室检查除有 ITP 的阳性结果外，尚有抗球蛋白试验（Coombs 试验）阳性和溶血性贫血的检测异常，如血红蛋白减低、网织红细胞增高，血涂片上出现有核红细胞，骨髓红系增生，间接胆红素、游离血红蛋白、尿含铁血黄素增高结合球蛋白减低等。

2）血栓性血小板减少性紫癜（thrombotic thrombocytopenic purpura, TTP）：TTP 是由于遗传或获得性因素造成血管性血友病因子裂解酶（vWF-cleaving protease, vWF-cp）或称 *ADAMTS13* 量的缺乏或质的缺陷，导致不能正常降解大分子的 vWF 多聚体（uL-vWF），聚积的 UL-vWF 和血小板结合后，促进血小板的黏附与聚集，增加它们在血管内的滞留，引起体内广泛的"微血栓形成"。本病多见于 10~40 岁的青壮年女性。起病急骤。临床特征有发热（98%）、出血（96%）和溶血（96%）组成的"三联症"；若另有神经症状(92%)和肾损害(84%)，构成了本症典型的"五联症"。实验室检查有正细胞正色素性贫血，网织红细胞显著增高，95% 的病例血片上可见有核红细胞、异形红细胞和红细胞碎片；常有白细胞增高，伴中性粒细胞左移、96% 以上病例的血小板减少，多数为 $(10\sim50)\times10^9/L$。骨髓红系细胞增生明显活跃、巨核细胞增生或正常，常伴成熟障碍、CRT 不佳、CFT 阳性。PT 和 APTT 多数正常，TT 半数延长，BT 多数延长，FDP 增高，TXB_2 增高，6- 酮 -$PGFl\alpha$ 减低，PAIg(血小板相关免疫球蛋白)增高。多数病例有血尿、蛋白尿、管型尿和尿素氮、肌酐增高。间接胆红素和血清游离血红蛋白增高，结合珠蛋白降低。10%~20% 的病例可见到 LE 细胞，50% 的病例抗核抗体阳性；但 Coombs 试验和补体试验阴性。病变部位组织活检有特异的血管内血栓形成。

3)溶血性尿毒症综合征(hemolytic uremic syndrome, HUS)：本综合征多由大肠埃希菌(O157：H7、肺炎链球菌等感染所致)，发病机制未明。也有人认为是 TTP 的一部分，统称为 TTP-HU 综合征。有些病例与革兰氏阴性菌感染、产生内毒素、激发 DIC、导致纤维蛋白在肾小球毛细血管内沉积、并发急性肾功能衰竭有关。50% 以上的病例见于 5 岁以下的婴儿和儿童，少数见于孕妇和产妇。临床上常经过 7~10 天的前驱期后急速进入严重的无尿性急性肾功能衰竭，并伴有明显的出血、溶血、黄疸、心力衰竭和神经系统等症状。实验室检查有特异性的是血液培养可找到大肠埃希菌 O157：H7；80% 患者血清感染菌抗体效价增高；PCR 法感染菌基因效率增高。

3. 获得性血小板功能异常

获得性血小板功能异常是指在某些原发病的基础上发生的血小板功能异常伴随临床出血或血栓形成的疾病，其发生率远远高于先天性血小板功能缺陷，发病机制也复杂得多。获得性血小板功能缺陷的病因有慢性肾脏疾病、慢性肝脏疾病、DIC、心肺旁路、抗血小板抗体、慢性骨髓增生性疾病、白血病和骨髓增生异常综合征、异常蛋白血症、贮存血小板和使用抗血小板药物等。临床出血的共同特点是存在诱发血小板功能减低的原发疾病，但无出血性疾病的家族史和既往史。

(1)免疫性血小板功能异常：多见于慢性型 ITP、恶性淋巴瘤和慢性淋巴细胞白血病等。主要是由于患者体内产生抗血小板膜 GPⅡb/Ⅲa 或 GPIb/Ⅸ的自身抗体，引起血小板黏附、聚集和释放功能减低。临床上常表现为获得性血小板无力症、血小板第 3 因子缺乏症和贮存池病的出血倾向。

(2)白血病和骨髓增生性疾病：在急性白血病、骨髓增生异常综合征、慢性粒细胞白血病和骨髓纤维化等，多数患者的出血倾向是由于血小板聚集不佳，致密颗粒和 α- 颗粒释放障碍，血小板 GPⅡb/Ⅲa 和 GPIb/Ⅸ缺乏所致。

(3)尿毒症：患者常见 BT 延长，PF_3 缺乏，TXA_2 合成异常和血小板聚集不佳等，可能是由于肾功能衰竭后尿素、胍基琥珀酸和酚类等代谢产物的积累和对血小板功能损害的结果，在进行有效的透析后，上述异常可得以改善。

(4)药物：非类固醇类药物，如阿司匹林和吲哚美辛等，可以抑制花生四烯酸的环氧酶代谢途径；抗生素类药，如青霉素和氨苄西林等，可直接覆盖或损伤血小板膜的糖蛋白；P2Y1α 受体抑制剂不可抑制血浆纤维蛋白原与 GPⅡb/Ⅲa 的结合。通过上述不同的药理作用，致使血小板黏附、聚集、释放和促凝活性等功能的减低，引起 BT 延长，加重出血倾向。

(5)心肺旁路手术：由于体外循环过程中血小板活化及形成碎片。体外循环管道壁上吸附的纤维蛋白原，机械性损伤，剪切力作用以及血小板暴露于血 -气界面等因素均可引起血小板活化；血小板膜性质改变，血小板微颗粒形成也引起血小板功能异常。此外，血小板膜 α_2 肾上腺素受体和纤维蛋白原受体减少也起着一定的作用。

(6)异常球蛋白血症：约 1/3 IgA 型骨髓瘤或巨球蛋白血症、15% IgG 型骨髓瘤及少数良性单克隆丙种球蛋白病患者有血小板功能障碍。血小板功能异常与血浆单克隆免疫球蛋白(M 蛋白)浓度相关。M 蛋白可抑制血小板的所有功能，如聚集、释放、促凝活性及血块退缩等。

(7)肝病：多有出血时间延长及其他血小板功能异常。发生原因有高丙种球蛋白所致的血小板相关免疫球蛋白干扰血小板功能，血小板膜磷脂异常，FDP 升高和异常纤维蛋白原抑制血小板聚集。

(8)DIC：患者的血小板由于体内受凝血酶或其他刺激而活化，发生获得性贮存池疾病样缺陷。DIC 过程中发生的高纤维蛋白（原）降解产物及低纤维蛋白原血症也可能抑制血小板功能。

(9)贮存的血小板：血小板贮存 72h 后，功能发生明显变化，对 ADP 反应性降低，凝血酶诱导的分泌发生障碍。贮存血小板内腺苷酸浓度降低，膜蛋白和前列腺素代谢也有改变。

4. 遗传性血小板功能异常症

遗传性血小板功能异常症在我国十分少见，主要有血小板无力症、巨血小板综合征，而贮存池病、血小板第 3 因子缺乏症和血小板活化缺陷等在世界范围也属罕见。患者表现有皮肤和黏膜轻度至中度的出血倾向，在创伤、手术和分娩后出血加重，且难止血。

(1)血小板无力症（thrombocytasthenia）亦称 Glanzmann 病，系常染色体隐性遗传，它的基本缺陷是血小板膜 GP Ⅱ b/Ⅲ a 数量减少或缺乏，常伴 GP Ⅱ b/Ⅲ a 基因的缺陷。患者的血小板对 ADP、胶原、肾上腺素、凝血酶、花生四烯酸等诱导剂无聚集反应，但对瑞斯托霉素（ristocetin）有凝集反应。

(2)巨血小板综合征：亦称 Bernard-Soulier 综合征，系常染色体隐性遗传。它的基本缺陷是血小板膜 GPIb/Ⅸ 或 GPV 的数量减少或缺乏，也可有 GP Ib/Ⅸ 或 GPV 基因的缺陷。患者的血小板膜不能结合 vWF，使其不能黏附于内皮下组织、并对瑞斯托霉素不发生凝集反应。

(3)贮存池病（storage pool disease）：血小板缺乏贮存颗粒或某内容物释放障碍。包括致密颗粒缺陷症、α- 颗粒缺陷症（亦称灰色血小板综合征）以及致密颗粒与 α- 颗粒联合缺陷症。这些疾病有的系常染色体隐性遗传，有的系常染色体显性遗传。患者的血小板对 ADP、胶原和凝血酶等诱导剂缺乏释放反应，故释放产物减少。

(4)血小板第 3 因子（PF₃）缺乏症：系常染色体隐性遗传。患者的血小板膜磷脂的结构缺陷，故其表面缺乏凝血因子 Ⅴ a 和 Ⅹ a 的受体，致使血小板不能有效地提供凝血催化表面，引起凝血机制异常、表现为血小板凝血活性（PF₃ 有效性）测定异常。

实验室检查见表 4-5-26。

表 4-5-26　遗传性血小板功能异常症的检验结果

血小板功能检查	血小板无力症	巨大血小板综合征	致密颗粒释放障碍	灰色血小板综合征	血小板活化缺陷
分子缺陷	GP Ⅱ b/Ⅲ a 减少、缺乏、结构异常	缺失 GP Ⅰ b、GPV、GP Ⅸ	致密颗粒及其内容物缺乏	α- 颗粒及其内容物缺乏	环氧化酶、血栓烷 A₂ 合成缺陷
功能缺陷	主要为聚集功能缺陷	黏附功能缺陷，不能结合 vWF	对 ADP、胶原、凝血酶释放反应障碍	对凝血酶释放反应障碍	AA 诱导血小板聚集释放障碍
黏附试验					
玻璃柱	↓	↓	↓		↓
内皮下	可正常	↓	↓		N
聚集试验					
ADP	(-)	N	↓		↓
凝血酶	(-)	N	N		↓
肾上腺素	(-)	N	↓		↓
花生四烯酸	(-)	N	↓		↓
胶原	(-)	N	↓		↓
瑞斯托霉素	↓	(-)	N		N
释放反应	(+)	N	↓		↓

血小板功能检查	血小板无力症	巨大血小板综合征	致密颗粒释放障碍	灰色血小板综合征	血小板活化缺陷
致密颗粒成分					
ATP	↓	N	↓	N	N
5-羟色胺	N	N	↓	N	N
α-颗粒成分					
PF4	(+)	(+)	(+)	(−)	(+)
β血小板球蛋白	(+)	(+)	(+)	(−)	(+)
PF_3	↓	N	N	N	N
TXA_2 合成	(+)/↓	N	(+)	N	N/(−)
CD41/CD61	(−)或质异常	N	N	N	N
CD42b,c	N	(−)	N	N	N
CD42d	N	(−)	N	N	N
CD42a	N	(−)	N	N	N

注:N 正常;↓减低;(+)阳性;(−)阴性。

【诊断】参照表 4-5-26,确诊以证实存在血小板膜蛋白和膜磷脂缺乏或相关基因的分子诊断为主。

5. 血管性血友病

血管性血友病(von Willebrand disease,vWD)是常见的遗传性出血性疾病之一。该病是由于患者体内的血管性血友病因子(von Willebrand factor,vWF)基因分子缺陷而造成血浆中 vWF 数量减少或质量异常所导致。根据遗传方式、临床表现和实验室检查的结果,大体上可将遗传性 vWD 分为 3型:1 型,主要是由于 vWF 量的合成减少所致,而 vWF 多聚体的结构基本正常。本型患者为常染色体显性遗传;2 型,主要是由于 vWF 的结构与功能缺陷所致。又分为 2A 亚型,缺乏中相对分子质量和高相对分子质量的多聚体;2B 亚型,缺乏高相对分子质量多聚体,但与血小板 GPI b 结合增高;2M 亚型,卫星带型异常;2N 亚型,多聚体正常。2 型患者除少数外,多数为常染色体显性遗传,临床有轻度到中度的皮肤和黏膜出血倾向;3 型,主要是由于 vWF 的抗原和活性均极度减低或缺如所致。3 型患者为常染色体隐性遗传,患者多为纯合子或双重杂合子,临床出血严重。

由于 vWF 大多聚体的缺陷,使一期止血反应中血小板对受损血管壁的黏附发生障碍,又由于vWF 大和小多聚体的异常,致使因子Ⅷ:C 的活性减低。因此患者有皮肤(紫癜和瘀斑)、黏膜(鼻和牙龈)出血和经量增多等表现,但很少有关节腔和肌肉群等深部组织的出血倾向。然而创伤、手术和分娩常有异常出血。

实验室检查(表 4-5-27)

(1)出血时间测定和血小板功能分析仪检测:出血时间延长是诊断 vWD 的重要标准之一。在 3型(重型)和大部分 2 型 vWD,出血时间均有明显延长,而在 1 型 vWD 则变异较大,出血时间可以正常或接近正常。血小板功能分析仪 PFA-200 在 VWD 表现为闭孔时间(CT)延长。

(2)活化部分凝血活酶时间(APTT)和因子Ⅷ:C 测定:vWD 患者常有 APTT 延长和因子Ⅷ:C 缺乏,一般介于 10%~40%,异常率可达 70% 左右。在重型患者Ⅷ:C 及Ⅷ:Ag 可达 3%~5%,而不少 2 型患者因子Ⅷ含量可以正常。

(3)vWF:Ag 定量测定:1 型患者为中度降低,而重型 vWD 患者的 vWF:Ag 量极低或缺如。vWD 的 vWF:Ag 异常率为 40% 左右。文献报告血浆 vWF 含量与血型有关。O 型者 vWF 含量显著低(350~1 570U/L,平均值为 750U/L),而 A 型,B 型、AB 型 vWF 平均值为 1 150U/L(560~2 380U/L)。

(4)vWF 多聚物分析:一般采用 SDS- 凝胶电泳分析。将患者血浆标本先进行 SDS- 琼脂糖凝胶(1%~1.4%)电泳,然后用 ^{125}I 标记的抗 vWF 单抗进行反应,然后作放射自显影分析,不同相对分子质量的多聚物区带可以明显地分开。本法在 vWD 的分型诊断中有较大的应用价值。在 2 型(2A,2B型)vWD 患者缺乏高分子多聚物区带。

(5)瑞斯托霉素诱导的血小板聚集(RIPA):vWD 缺乏 vWF:Rco 活性,瑞斯托霉素(1~1.2g/L)加入患者富血小板血浆中,血小板无聚集反应,故大部分 vWD 患者 RIPA 减低或缺如,但不少 1 型患者(约 30%)RIPA 可以正常。近年报道 2B 型 vWD 低浓度瑞斯托霉素(0.5g/L)可引起血小板聚集。故对疑有质改变的 2 型 vWD 还应做低浓度的 RIPA 检测。

(6)vWF:Rco 测定:用新鲜或甲醛固定的健康人血小板加上待检血浆和瑞斯托霉素可定量测定 vWF:Rco。参考范围为 500~1 500U/L。大多数 vWD 患者的 vWF:Rco 降低,异常率可达 50%以上。

(7)胶原结合实验:用Ⅲ型胶原包被检测患者血浆中 vWF 与胶原的结合能力。高分子量 vWF多聚体优先与胶原结合,所以本实验亦是一个 vWF 的功能试验,有助于 1 型与 2 型(特别是 2A 型)vWD 的分型诊断。

(8)FⅧ结合试验:酶联法检测患者血浆中 vWF 与因子Ⅷ的结合能力,是一种 2N 型 vWD 的确诊试验。

表 4-5-27　vWD 分类与检测结果

临床资料	1 型	2A 型	2B 型	2N 型	2M	3 型
出血时间	延长或正常	延长	延长	正常		延长
因子Ⅷ:C	减低	低或正常	低或正常	明显减低		显著减低
vWF:Ag	低	低	低或正常	正常		缺如
vWF:Rco	低	减低	减低	正常		缺如
RIPA	低或正常	显著减低	增高	正常	降低	无
vWF 多聚物	正常	缺乏大中多聚物	缺乏大多聚物	正常	正常,卫星条带可异常	缺如
发病率 /%	70~80	10~12	3~5	少见	少见	1~3

(二)二期止血缺陷性疾病

二期止血缺陷,分遗传性和获得性两类。遗传性疾病中最为常见的血友病 A 和血友病 B、低 / 无纤维蛋白原血症及异常纤维蛋白原血症也较为多见。而获得性凝血缺陷常见的有获得性维生素 K 依赖的凝血因子缺乏症、肝病出血、病理性抗凝物质增多和获得性血友病 A 等。

1. 血友病

(1)概述:血友病(hemophilia)是一组由于遗传性凝血因子Ⅷ和Ⅸ基因缺陷导致的激活凝血酶原酶的功能发生障碍所引起的出血性疾病。包括血友病 A(hemophilia A,HA)或称血友病甲、因子Ⅷ缺乏症;血友病 B(hemophillia B,HB)或称血友病乙、因子Ⅸ缺乏症。血友病发病率 A:B 为 138:20。凝血因子Ⅷ、Ⅸ分别位于 Xq28 和 Xq27,HA 和 HB 同为性连锁(伴性)隐性遗传。血友病患者所生的女儿都是致病基因携带者,所生的儿子都是健康人。女性携带者所生的女儿 50% 是健康人,50% 是致病基因携带者;所生的儿子 50% 是患者,50% 是健康人。但是,也有 46%~50% 的患者无遗传性家族史,用现代先进的基因技术检测,可发现患者有基因缺陷,推测可能是母体在妊娠过程中胎儿自身基因突变所致。

血友病的临床特点是：自发性或轻微外伤后出血难止；出血常发生于负重的大关节腔内（如膝、踝、肘、腕、髋、肩关节）和负重的肌群内（肱三头肌、股四头肌、腓肠肌、腰大肌）。前者，长期出血可导致"血友病假瘤"形成。此外，重型血友病发生内脏出血（血尿、黑便、咯血）和致命的颅内出血的机会较轻型明显增多；患者皮肤瘀斑、黏膜出血也较常见。创伤或手术可以造成严重出血，反复关节腔内出血常致关节腔纤维组织增生和粘连，造成关节畸形和残疾。血友病出血用一般的止血药物无效，但用新鲜血浆或特殊的血浆凝血因子制剂可以获得显著的疗效。

（2）实验室检查

1）筛查试验：出血时间、血小板计数、凝血酶原时间测定均正常。活化的部分凝血活酶时间（APTT）可延长。APTT 以超过正常对照值的 10 秒以上为异常。

2）确诊试验：常用 FⅧ/FⅨ的促凝活性（FⅧ/FⅨ:C）进行测定。根据 FⅧ/FⅨ:C 水平的高低，将血友病分成重型（<1%）、中型（1%~5%）、轻型（5%~40%）。

3）排除试验：主要通过凝血因子活性测定排除其他遗传性出血病，APTT 纠正试验排除获得性凝血因子Ⅷ/Ⅸ缺陷，vWF:Ag 和 vWF:A 检测与 vWD 进行鉴别诊断。

4）基因诊断：随着分子生物学技术的发展，基因诊断不仅可以了解导致血友病 A 的本质所在，阐明疾病的发病机制；其另一重要用途是可以利用所了解的基因缺陷的本质，进行血友病 A 家系中相关女性的致病基因携带者的诊断。对确诊为携带者的女性，在其妊娠的早期进行产前诊断，避免患儿的出生。因此，这项工作对优生、优育、提高人口素质有着深远的意义。

5）胚胎植入前遗传学诊断（preimplantation genetic diagnosis，PGD）：为从根本上杜绝血友病患儿的出生，减少携带致病基因女性因妊娠血友病胎儿而面临的反复流产的痛苦。PGD 被成功应用于血友病家庭的优生优育计划。该方法是将基因诊断技术和辅助生殖技术结合，体外受精的受精卵在发育到一定阶段时，对 1~2 个卵裂球进行基因诊断，选择健康的受精卵植入女性子宫。该项技术的实施，理论上可以使血友病家系选择正常的男性胎儿，并使其后代避免致病基因携带者的出生。

（3）诊断

无论是否存在临床出血，是否具有明显的家族史，一旦确定 FⅧ:C 或 FⅨ:C 显著降低，而 vWF 无明显减少，排除获得性因素，即可诊断血友病。血友病的严重程度由各自因子的活性百分率来确定。有条件的地方可进一步检测相关因子的抗原含量，抗原水平可正常，也可降低，但与血友病的诊断无关。通常把活性和抗原含量同步降低的类型称作交叉反应物质（CRM）阴性，而把活性下降、抗原含量不降低的类型称作 CRM 阳性。

2. 遗传性纤维蛋白原缺陷症

遗传性纤维蛋白原缺陷症包括：①遗传性低（无）纤维蛋白原血症（hereditary hypofibrinogenemia or hereditary fibrinogen denciency）；②异常纤维蛋白原血症（dysfibrinogenemia）是由于纤维蛋白原分子结构发生基因缺陷所致。包括纤维蛋白肽（FPA 或 FPB）释放障碍，纤维蛋白单体聚合障碍；纤维蛋白交联异常，如 Tokyo 型；纤维蛋白原对纤溶酶原结合能力降低，如 New York 1 型等。

临床上，低（无）纤维蛋白原血症属常染色体隐性遗传。杂合子型一般无出血症状，但在手术、创伤时出血增多；纯合子型有自发性出血倾向，创伤、手术后出血加重，且创面愈合不佳；异常纤维蛋白原血症常有出血（占 20%）、血栓形成（25%）和伤口愈合不佳等表现，但有半数以上的患者无临床症状。

（1）实验室检查见表 4-5-28。

（2）诊断：低（无）纤维蛋白原血症的诊断需要注意家族史、自幼出血倾向，表型诊断参见表 4-5-29。纤维蛋白原含量在 0~0.4g/L 可诊断为无纤维蛋白原血症（afibrinogenemia）；纤维蛋白原达 0.5~0.8g/L 可诊断为低纤维蛋白原血症（hypofibrinogenemia），对家系中的患者需要进行基因诊断以明确分子缺陷所在。而异常纤维蛋白原血症应符合：①临床有出血、血栓形成或无明显症状；②凝血酶和爬虫酶凝固时间延长,不能被甲苯胺蓝或鱼精蛋白纠正;③呈常染色体显性遗传特征;④免疫法测定的结果高于 Clauss 法;⑤基因诊断确定纤维蛋白原分子缺陷。

表 4-5-28　遗传性纤维蛋白原缺陷症的检验结果

	纤维蛋白原缺乏症		异常纤维蛋白原血症	
	纯合子型	杂合子型	纯合子型	杂合子型
CT	↑	N	N	N
APTT	↑	N	↑	N
PT	↑	N	↑↑	N
TT	↑	N	↑↑	↑/N
爬虫酶时间	↑↑	N	↑↑	
RVVT	↑	N	↑	↑
Fg/(g/L)	0~0.4	0.5~1.5	N	N
Fg:Ag	0 或↓	↓/N	N	N
BT	↑	↑/N	N/↑	
血小板黏附试验(PAdT)	↓	↓/N	N	N
血小板聚集试验(PAgT)	↓	↓/N	N	N
SDS-PAGE 分析	N	N	可发现异常纤维蛋白原条带	

注:↑ 延长;↑↑ 明显延长;↓ 减低;N 正常;延长的 CT、APTT、PT、RVVT、爬虫酶时间和减低的 PAdT、PAgT,均可被正常血浆或纤维蛋白原所纠正

3. 遗传性因子XⅢ缺乏症

遗传性因子XⅢ缺乏症(hereditary factor XⅢ deficiency)是由于因子XⅢ的 α 和 / 或 β 亚基基因遗传性缺陷导致因子XⅢa(转谷酰胺酶)的活性减低,不能有效地使可溶性纤维蛋白单体交联成稳定的纤维蛋白。本症患者呈常染色伴隐性遗传。临床上分为纯合子和杂合子两型,纯合子型的特点是有延迟性出血倾向(创伤、手术当时出血不多,12~36h 后出血增多),创面愈合不佳(愈合延迟和瘢痕挛缩)以及生育能力低下(女性常有习惯性流产,男性多不育)和新生儿的脐带残断出血等。杂合子型患者一般无出血倾向,即使在创伤和手术时异常出血也较少见。

(1)实验室检查:有临床出血而 APTT 和 PT 正常时,首先应怀疑本症。需作因子XⅢ定性试验,观察患者血浆凝块在 5mol/L 尿素或 2% 单碘(单氯)醋酸溶液中的溶解时间。本试验特异性高,灵敏度低,不能检出杂合子型患者。然后需进一步检测因子XⅢ亚基抗原含量(FXⅢα:Ag,FXⅢβ:Ag):纯合子型 FXⅢα:Ag 常为 0%,FXⅢβ:Ag 为低于 50%;杂合子型则分别为 50% 和正常,有确诊的价值。另外,由于血凝块形成不佳,故见血栓弹力图异常,参见表 4-5-29。

表 4-5-29　遗传性因子XⅢ缺乏症的检验结果

	纯合子型	杂合子型
APTT	N	N
PT	N	N
TT	N	N
凝血因子	N	N

续表

	纯合子型	杂合子型
BT	N	N
血小板功能	N	N
凝血块稳定性	aN	N
FⅩⅢ：C	↓↓	↓
FⅩⅢα：Ag	↓/0	↓/N
FⅩⅢβ：Ag	↓/0	↓/N
血栓弹力图	aN	aN/N

注：N 正常；↓ 减低；↓↓ 明显减低；aN 异常

(2)诊断：遗传性因子ⅩⅢ缺乏症应存在典型的延迟性出血，并合并有因子ⅩⅢ亚基的缺陷，是否存在因子ⅩⅢ定性试验阳性并不重要。需注意 50 岁以上的患者既可能是获得性因子ⅩⅢ缺乏症，也不排除遗传性因子ⅩⅢ缺乏症的可能。

(三) 获得性凝血障碍性疾病

1. 肝脏疾病的凝血障碍

出血是肝脏疾病(简称肝病)的常见症状，也是患者死亡的重要原因之一。据统计约 85% 的肝病患者有 1 项或 1 项以上的血栓与止血试验异常，其中 15% 的患者有出血倾向。出血常表现为皮肤瘀斑，黏膜出血(鼻出血、牙龈出血)，月经过多，内脏出血(黑便、血尿)等，且出血的严重程度与肝功能损害的严重性呈正相关。肝病出血的原因甚为复杂，涉及一期止血、二期止血、纤溶亢进和血小板异常等各个方面，但主要与以下几个方面有关：

(1)凝血因子和抗凝蛋白的合成减少：当肝细胞受损或坏死时，肝细胞合成凝血因子(除 Ca^{2+} 和组织因子外的其他凝血因子)和抗凝蛋白(抗凝血酶、肝素辅因子Ⅱ、蛋白 C、蛋白 S 等)的能力减低，这些因子或蛋白的血浆水平降低，导致凝血和抗凝机制紊乱。

(2)凝血因子和抗凝蛋白的消耗增多：肝病常并发原发性纤溶或 DIC，此时血浆中纤溶酶水平增高，纤溶酶不仅可以水解纤维蛋白(原)，而且可以水解多个凝血因子，同时也消耗了大量抗凝蛋白。因此，这些因子或蛋白的血浆水平进一步降低。

(3)异常抗凝物质和血 FDP 增多：肝病时，肝细胞合成肝素酶的能力减低，使类肝素抗凝物质不能及时被灭活而在循环血液中积累。此外，高纤溶酶血症致使纤维蛋白(原)降解，产生的 FDP 水平增高。FDP 具有抗凝血作用。

(4)血小板减少及其功能障碍：在肝炎病毒损伤骨髓造血干(祖)细胞、脾功能亢进和免疫复合物等因素的作用下，抑制了血小板的生成和血小板黏附、聚集和释放等功能，致使患者血小板数减少，寿命缩短及其功能低下。

【实验室检查】肝病时血栓与止血的检测结果列于表 4-5-30。

肝病的凝血障碍，血栓止血的检测有重要价值。一般说来，观察肝病病情和判断预后有价值的指标是：①FⅦ：C 减低，先于肝功能异常，可作为肝病早期诊断的指标之一；②Fg 和因子 Ⅴ：C 减低，反映肝病严重，或进入肝硬化；③异常凝血酶原增高是诊断原发性肝癌的参考指标之一；④因子Ⅷ：C 和 vWF 水平愈增高，反映肝病愈严重，因子Ⅷ：C 降低示并发 DIC；⑤AT 的水平低于 35% 或 PLG 的水平低于 20% 时提示预后不佳；⑥肝病时常呈多个因子的联合变化，故需综合分析。但上述指标的异常并不说明一定发生临床出血。

表 4-5-30　主要肝疾病血栓与止血检验的结果

	急性肝炎	慢性肝炎	重症肝炎	肝硬化	原发性肝癌	肝叶切除
凝血试验						
APTT	N/↑	↑	↑↑	↑/N	↑	↑
PT	N/↑	↑	↑↑	↑/N	↑	↑
TT	N/↑	↑	↑↑	↑/N	↑↑	↑
HPT	N/↑	↓	↓↓	↓	↓	↓
凝血因子						
F Ⅱ、Ⅶ、Ⅸ、Ⅹ	N	↓/↓↓	↓↓	↓↓	↓/不定	↓
Fg 和 FV：C	N/↑	N/↓	↓	↓/↓↓	↓/不定	↓
FⅧ：C	N/↑	↑/N	↑↑	↑↑	↑	↑
vWF：Ag	↑	↑	↑↑	↑↑	↑	↑↑
抗凝试验						
AT	N/↓	↓	↓↓	↓	↑/N	↓
PC 和 PS	N/↓	↓	↓↓	↓↓	↓/N	
类肝素物质	N	N/↑	↑↑	↑	↑	N/↑
HC-Ⅱ	N/↓	↓	↓↓	↓	↓	↓
纤溶试验						
ELT	N	N/↓	不定	↓	不定	
K-t-PA	↑	↑	↑↑	↑↑	↑	
PAI-1	↓	↓	↓↓	↓↓	↓	
PLG	N	↓	↓↓	↓	↓	
α₂-PI	N	↓	↓	↓	↓	
FDP	N/↑	N/↑	↑↑	↑↑	↑	
DD	N/↑	N/↑	↑	↑	↑	
血小板试验						
血小板计数	N	N/↓	↓	↓	不定	
血小板功能	N/↓	↓/N	↓	↓/N	↓/N	
膜糖蛋白	N	↓	↓	↓	↓	
BT	N	N	↑	↑	N	

2. 依赖维生素 K 凝血因子缺乏症

由于缺乏维生素 K 所引起的因子 Ⅱ、Ⅶ、Ⅸ、Ⅹ 缺乏所导致的一系列症状,称为依赖维生素 K 凝血因子缺乏症。本症常有明确的原因,且呈多个因子联合缺乏,故临床上除有原发病的表现外,尚有皮肤、黏膜和内脏的出血倾向。常见原因有:

(1)吸收不良综合征:维生素 K 在肠道内吸收不良,其原因有:完全阻塞性黄疸和胆汁丧失过多所致的肠内胆盐缺乏,影响维生素 K 的吸收;肠瘘、结肠炎和肿瘤引起肠道吸收功能不良;长期口服石蜡油类润滑剂,使肠道中脂溶性维生素 K 随之排出体外过多等。

(2) 肠道灭菌综合征：肠道正常菌群可以合成维生素 K_2，经常服用肠道灭菌类抗生素时，可引起细菌合成维生素 K_2 减少。

(3) 新生儿出血症：出生 3~7 日龄的新生儿由于从母体获得的维生素 K 已耗尽，又缺乏肠道正常细菌群，不能自身合成维生素 K，其肝功能尚未完善，不能合成正常依赖维生素 K 的凝血因子。

(4) 口服抗凝剂：香豆素类衍生物（华法林、醋硝香豆素等），通过抑制羧基化酶的活性而有拮抗维生素 K 的作用，使依赖维生素 K 的凝血因子缺乏生物活性。

维生素 K 缺乏的临床表现在不同年龄、不同病因中，略有差异。成人维生素 K 缺乏时可表现为皮肤瘀斑、黏膜出血（鼻出血、口腔出血）、内脏出血（呕血、黑粪、血尿）等，深部关节和肌肉出血少见。新生儿出血症（haemorrhagic disease of the newborn，HDN）可以表现为较严重的脑间、颅内、胸腔和腹腔出血，也可有消化道、皮肤和鼻黏膜出血。

【实验室检查】

(1) 筛查试验：可以选择活化的部分凝血活酶时间（APTT）、血浆凝血酶原时间（PT）测定。但依赖维生素 K 的凝血因子活性需下降到健康人 30%~35% 以下才有可能出现 APTT 和 PT 的延长；Thrombotest 类似我国的肝促凝血活酶时间，所不同的是试剂中添加了兔的因子 V 和纤维蛋白原，并使凝血活酶检测标准化。在早期或临床前的维生素 K 缺乏时就有改变。

(2) 确诊试验：①直接检测血浆维生素 K 浓度，本症患者成人 <100ng/L，脐血 <50ng/L；②测定血浆非羧化的因子 Ⅱ 浓度和尿中 Gla 水平（非羧基化蛋白水平升高，24h 尿 Gla 水平 <25μmol/24h 尿）；③维生素 K 依赖的蛋白活性降低，如 F Ⅱ：C、F Ⅶ：C、F Ⅸ：C 和 F Ⅹ：C 均小于 50%，蛋白 C 和蛋白 S 活性均小于 40%。

【诊断】

本症的诊断主要依据病史（患者多有原发病病史，如胆结石和胆管肿瘤导致阻塞性黄疸、术后引流或胆瘘、长期服用广谱抗生素、严重肝病、口服抗凝剂、鼠药中毒、新生儿尤其是早产儿等），不同程度的出血症状与体征，实验室检查可以有不同程度的筛选与确诊试验的阳性来进行诊断。

3. 病理性抗凝物质增多

循环中的病理性抗凝物质是指直接抑制某一特异性凝血因子或其凝血反应，或与凝血因子非活性部位结合使其清除率增加；或针对多种凝血因子及不同凝血阶段和途径的获得性凝血因子抑制物。这些物质包括：非特异性凝血因子抑制物有肝素样抗凝物质和狼疮样抗凝物质。

特异性凝血因子抑制物：FⅧ、FⅨ、FⅩ、FⅩⅢ、Fg、FⅡ、FV 和 vWF 抑制物。多为遗传性凝血因子缺乏症患者输注血制品后出现的抗体，称同种（异体）抗体；既往无凝血异常的患者所出现的抗体是一种自身抗体。

(1) 肝素样抗凝物质增多

肝素样抗凝物质具有葡胺聚糖的理化性质，可以加速抗凝血酶对多个活化凝血因子的灭活。肝素样抗凝物质增多见于 SLE 患者，也可见于肝病、流行性出血热、急性白血病、浆细胞恶性疾病、肿瘤、DIC、移植后、服用某些药物、老年人等。由于肝素在肝脏降解降低，血管内皮细胞，肿瘤细胞释放的葡胺聚糖增加；治疗肾上腺肿瘤的药物苏拉明可抑制降解葡胺聚糖的酶；肝脏损害引起葡胺聚糖释放，但降解能力却下降，造成葡胺聚糖增加。结果是加速包括 FⅪa、FⅨa、FⅩa、FⅫa 和凝血酶等凝血因子的灭活；此外，肝素样抗凝物质对纤溶系统的活化加剧了血液的低凝状态。患者很少引起出血，但可有瘀斑、黏膜出血、血尿、消化道出血及注射部位、伤口出血等症状。

APTT、PT、TT 均延长且不能被正常血浆纠正，但延长的 TT 可被甲苯胺蓝或鱼精蛋白纠正；凝血酶时间正常；血浆肝素定量增高。

(2) 狼疮样抗凝物质增多

狼疮样抗凝物质（lupus like anticoagulant，LA）是一种免疫球蛋白，多为 IgG，少数为 IgM 或两者复合物，其主要通过结合磷脂复合物及抑制磷脂表面发生的凝血反应来干扰依赖磷脂的凝血过程起抗凝作用。LA 形成二价的抗原 - 抗体复合物,增加与磷脂的亲和力,与磷脂竞争凝血因子的催化表面。这种抗凝物质,除见于 SLE 外,也可发生于自身免疫性疾病、恶性肿瘤、药物引起的免疫反应等。临床患者可以出现血栓栓塞、流产,部分患者可有皮肤、黏膜和内脏的出血倾向。

筛查试验主要是依赖磷脂的凝血筛选试验延长(APTT、白陶土凝集时间、蛇毒试验、稀释的凝血酶原时间),由于抗体的异质性,且针对不同的抗原。因此应选用多种试验证实;混合试验加入等量正常的乏血小板混合血浆不能纠正筛选试验的异常结果;确诊试验补充外源磷脂能缩短或纠正延长的筛选试验即狼疮样抗凝物质确诊试验阳性;排除其他抗凝物质存在,如 F V,FⅧ抑制物和肝素等。

(3)因子Ⅷ抑制剂

HA 患者接受含有 FⅧ 的血制品替代治疗后产生的特异性抑制或灭活 FⅧ促凝活性的抗体,发生率占 HA 20%~30%。近年发现抑制物产生与基因突变有关,基因突变可成为临床预测抑制物发生的危险因素之一。重型 HA 患者由于体内基本无 FⅧ蛋白的合成与分泌,替代治疗采用的 FⅧ 则成为异体抗原,诱导免疫反应,产生同种免疫抗体。

非 HA 患者产生的 FⅧ抑制物是一种自身抗体(或称获得性血友病),由于体内多种抗体与 FⅧ有交叉反应性而产生。此类抗体发生率为 1/100 万,男女患病率均等,可自行消失,多在 60 岁以后发病,50% 伴有自身免疫性疾病,如 SLE、类风湿关节炎,此外药物(如青霉素,α 干扰素等)、恶性肿瘤、支气管哮喘、皮肤病、GVHD 患者、妊娠或分娩后,甚至健康老人中也可产生。

1)筛查试验:PT、TT 正常,APTT 延长且不能被正常血浆纠正,FⅧ: C 随孵育时间呈进行性下降。

2)FⅧ抑制物定量试验(Bethesda 法):将患者血浆与正常血浆按一定比例混合,37℃孵育 2h 后,测定正常血浆中剩余的 FⅧ: C。规定能使正常血浆中 FⅧ: C 降低 50% 的抑制活性为 1 个 Bethesda 单位(BU),患者血浆稀释倍数的倒数为患者血浆抗体滴度的 BU。

(4)弥散性血管内凝血

弥散性血管内凝血(disseminated intravascular coagulation, DIC)是由于多种病因所引起的血栓与止血病理生理改变的一个中间环节。其特点是体内有血小板聚集,病理性凝血酶生成,纤维蛋白在微血管中沉积,形成广泛性微血栓。在此过程中,消耗了大量血小板和凝血因子,使凝血活性减低。同时,通过内激活途径引发继发性纤溶亢进。因此出现了微血栓病性凝血障碍和出血症状。

本症患者常发生于严重感染(败血症、重症肝炎),严重创伤(挤压伤、体外循环),广泛性手术(扩大根治术、大面积灼伤),恶性肿瘤(广泛转移、早幼粒细胞白血病),产科意外(羊水栓塞、胎盘早期剥离)以及其他疾病(溶血性输血反应、呼吸窘迫综合征)等。急性患者有:①广泛性出血、注射部位和手术创面渗血难止,大片状皮肤瘀斑和血肿以及广泛性黏膜和内脏出血;②微循环衰竭、休克或血压降低;③微血栓栓塞、微血管病性溶血性贫血等表现。解除病因,是治疗成功的关键。DIC 的病理生理过程包括凝血激活的高凝阶段、弥散性血管内凝血的代偿阶段、凝血因子大量消耗的失代偿阶段和继发性纤溶的出血阶段。

PLT 减低,PT 延长和 Fg 含量减低为 DIC 的筛检试验;以 FDP 和 D- 二聚体的阳性或明显增高为确诊试验,对典型 DIC 可以作出实验诊断。上述试验的动态改变,对 DIC 的诊断意义更大。但这些试验缺乏早期诊断的价值。对早期 DIC 的诊断可选用凝血因子和血液凝固调节蛋白的活性测定以及血栓止血标志物检测。

【实验室检查】综合国内外弥散性血管内凝血诊断标准推荐如下

1)主要指标:同时有以下 3 项以上异常:①PLT<100 × 10⁹/L,或进行性下降(肝病、白血病小于 50 × 10⁹/L),或有 2 项以上血浆血小板活化产物升高:β-TG、PF₄、TXB₂ 和 P- 选择素;②血浆 Fg 含量低于 1.5g/L,或进行性降低,或超过 4.0g/L(白血病、恶性肿瘤低于 1.8g/L,肝病低于 1.0g/L);③FDP 超过 20μg/L(肝病超过 60μg/L),或 D- 二聚体升高或阳性;④血浆 PT 时间缩短或较正常对照延长 3s 以上,或呈动态变化(肝病超过 5s 以上);⑤PLG 含量和活性降低;⑥AT 含量和活性降低(肝病不适用);⑦血浆因子Ⅷ:C 低于 50%(肝病必备)。

2）疑难 DIC 病例应有以下一项以上异常：①因子Ⅷ：C 降低，vWF：Ag 升高，Ⅷ：C/vWF：Ag 比值降低（低于 1：1）；②F$_{1+2}$ 升高；③PAP 升高；④血或尿 FPA 升高。

3）DIC 前状态的诊断：临床上有 DIC 病因的存在，同时有凝血和纤溶反应的异常，但尚未达到上述 DIC 诊断标准。以下指标可供参考：①TF 活性阳性；②可溶性纤维蛋白单体复合物（SFMC）阳性或增高；③FPA 增高（超过 2.0pmol/ml）；④TAT 增高（超过 4.0mg/L）；⑤Bβ$_{15-42}$ 增高（超过 1.0pmol/ml）；⑥PAP 增高（超过 1.0mg/L）；⑦D- 二聚体增高（超过 3mg/L）；⑧AT 活性减低（低于 60%）；⑨数天内动态观察 PLT 和 Fg 急剧减低，而 FDP 急剧升高；⑩用肝素治疗后上述指标改善以致恢复正常。符合上述 3 项者可诊断为 DIC 前状态。

中华医学会血液学分会血栓与止血学组制定的《弥散性血管内凝血诊断中国专家共识（2017 年版）》见表 4-5-31。

表 4-5-31　中国 DIC 诊断积分系统（2017 年）

积分项	分数
存在导致 DIC 的原发病	2
临床表现	
不能用原发病解释的严重或多发出血倾向	1
不能用原发病解释的微循环障碍或休克	1
广泛性皮肤黏膜栓塞，灶性缺血性坏死、脱落及溃疡形成，不明原因的多脏器功能衰竭	1
实验室检查	
PLT 计数	
非恶性血液病	
≥ 100 × 10^9/L	0
(80~100) × 10^9/L	1
< 80 × 10^9/L	2
24h 内下降 ≥ 50%	1
恶性血液病	
< 50 × 10^9/L	1
24h 内下降 ≥ 50%	1
D- 二聚体	
< 5mg/L	0
5~9mg/L	2
≥ 9mg/L	3
PT 及 APTT 延长	
PT 延长 < 3s 且 APTT 延长 < 10s	0
PT 延长 ≥ 3s 或 APTT 延长 ≥ 10s	1
PT 延长 ≥ 6s	2
纤维蛋白原	
≥ 1.0g/L	0
< 1.0g/L	1

DIC 必须与原发性纤溶鉴别,DIC 与原发性纤溶的临床出血表现相似,有时鉴别较难。但是他们的发病机制和治疗原则截然不同,因此常需应用分子标志物检测才能作出正确的鉴别(表 4-5-32)。

表 4-5-32　原发性纤溶和 DIC 的鉴别诊断

	原发性纤溶	DIC		原发性纤溶	DIC
PLT	N	↓	SFMC	N	↑
β-TG	N	↑	PCP	N	↑
PF4	N	↑	D- 二聚体	N	↑
P- 选择素	N	↑	Bβ$_{1-42}$ 肽	↑	N
F$_{1+2}$	N	↑	Bβ$_{15-42}$ 肽	N	↑
FPA	N	↑			

(5)原发性纤溶亢进症

原发性纤溶亢进症简称原发性纤溶,是由于纤溶酶原激活剂(t-PA,u-PA)增多导致纤溶酶活性增强,后者降解血浆纤维蛋白原和多种凝血因子,使它们的血浆水平及其活性降低。临床表现可有穿刺部位或手术创面的渗血难止,皮肤大片状瘀斑,黏膜和内脏过多出血。虽称"原发性"但常见于:高 t-PA、u-PA 含量器官(如胰腺、前列腺、甲状腺)的手术或过度挤压导致纤溶激活剂释放增多;引起纤溶抑制剂(PAI,α$_2$-PI)减少或活性降低性疾病,如严重肝疾病、恶性肿瘤、中暑、冻伤和某些感染等。

【实验室检查】除血小板计数和血小板功能基本正常,APTT、PT、TT 可能延长外,重要的是血浆 Fg 含量明显降低,ELT 明显缩短,血、尿 FDP 明显增高,血浆 PLG 减低和 / 或 PL 活性增高,PAI 和 / 或 α$_2$-PI 活性降低,t-PA 和 u-PA 活性增高,纤维蛋白肽 Bβ$_{1-42}$ 水平增高。但是,3P 试验阴性,纤维蛋白肽 Bβ$_{15-42}$ 和 D- 二聚体多正常。

【诊断】原发性纤溶亢进症诊断关键是没有凝血亢进的证据,但有一系列纤维蛋白溶解系统功能亢进的实验指标支持,纤维蛋白原降解产物阳性而纤维蛋白降解产物(D- 二聚体)阴性。

四、血栓性疾病

(一)动脉血栓病

1. **心肌梗死**(myocardial infarction,MI)　一种常见的动脉血栓栓塞性疾病。它的发生和发展与动脉粥样硬化关系密切,故是冠状动脉粥样硬化性心脏病(coronary atherosclerotic heart disease,CAD)最为严重的一种。80% 以上的心肌梗死患者是在动脉粥样硬化的基础上,冠状动脉(简称冠脉)内发生血栓栓塞。冠脉内膜下出血或冠脉持续性痉挛,使管腔发生持久而完全的闭塞,导致该冠脉所供应的心肌严重持续地缺血,引起心肌坏死。心肌梗死的诊断包括影像、心电图、生化酶学和血栓止血检测。

【实验室检查】一般存在血小板聚集增高,凝血因子活性增强,纤溶活性减低;高密度脂蛋白(HDL)和载脂蛋白 A Ⅰ(ApoA Ⅰ)降低;低密度脂蛋白(LDL)和载脂蛋白 B100(ApoB100)增高。诸多研究表明,心肌梗死患者血管内皮细胞损伤的检验指标(vWF、TM、ET-1)增高,血小板黏附和聚集功能增强,血小板释放 β-TG、PF4、5-HT 和 P 选择素增多,花生四烯酸代谢产物 TXB$_2$ 增高,血栓前体蛋白(TpP)升高,但 6- 酮 -PGF$_{1α}$ 降低。较有价值的观察指标是分子标志物检测。超敏 C 反应蛋白(hs-CRP)在心肌梗死诊断时比较常用。目前,心肌损伤重要指标有:肌钙蛋白(cTnI),肌红蛋白,肌酸激酶同工酶 CK-MB 等。AMI 胸痛发作 6h 内 TpP 的敏感性最高,发病 6h 后 hs-CRP、CK-MB 及 cTnI 显著升高,cTnI 阳性持续时间长,而 hs-CRP 在 AMI 时可出现明显升高。TpP 对于 AMI 早期诊断具有参考价值,cTnI 与 hs-CRP、CK-MB 一起相互补充,具有重要的临床诊断及判断预后的意义。

【诊断】虽然生化酶学和血栓止血检测都很敏感,但心肌梗死的诊断往往需要患者病史的支持,如患者长期以来常有高血压、高血脂和糖尿病等病史,多突然发病,心前区剧烈疼痛,持续 1~2 小时,且对硝酸甘油无效,严重时甚至出现心源性休克、室性心律失常,左心衰竭等。心电图、心脏超声诊断和心导管等影像学检查是诊断的金标准。

2. **脑梗死**(cerebral infarction) 亦称缺血性脑卒中。本症多见于脑血栓形成(cerebral thrombosis)和脑栓塞(cerebral embolism)。脑血栓形成是一种最常见的脑动脉血栓栓塞性疾病,它是在脑动脉粥样硬化或动脉炎的基础上,血管内皮细胞损伤、血小板被活化和纤溶活性减低,血液黏滞性和凝固性增高,血流减慢或淤滞,导致血管管腔狭窄或闭塞,引起与闭塞血管相关的脑组织缺血、缺氧,严重者可致脑组织局部损伤或坏死。脑栓塞是指身体其他部位的栓子(主要是血栓,其次有气栓、脂肪栓、感染性栓子、癌细胞、寄生虫等)脱落经血流进入颅内,导致脑血管闭塞和相关脑组织损害而发生的急性缺血性脑血管病变。

患者起病缓慢,多见在睡眠或休息时发病。最常见的是对侧中枢性偏瘫,偏身感觉异常,主侧半球受累或失语。椎 - 基动脉梗死常出现脑干和小脑症状。一般无意识障碍和颅内压升高等表现。

【**实验室检查**】急性发作期,部分患者的血液流变学异常,纤维蛋白原含量增高,血小板黏附性和聚集性增高;血小板释放产物,如 β-TG、PF$_4$、P 选择素和 TXB$_2$ 水平增高。血管损伤后的 vWF:Ag、TM 和 ET-1 增高,但 6- 酮 -PGF$_{1\alpha}$ 则降低。抗凝血酶减低,纤溶活性由一过性增强可转为长期降低。但是,较有价值的诊断、观察指标是分子标志物检测(表 4-5-33)。

表 4-5-33 血栓前状态和血栓性疾病分子标志物检测的结果

分子标志物	化学性质	病理生理过程	检测方法	心肌梗死	脑梗死	深静脉血栓形成	DIC	血栓前状态
血管损伤标志物								
vWF	蛋白质	在各种血栓病中均增高	免疫比浊或 ELISA	↑	↑	↑	↑	↑/N
ET-1	蛋白肽	血管损伤时增高	ELISA 或 RIA	↑	↑	↓	↑/↓	N
TM	蛋白质	血管损伤时增高	ELISA	↑			↑	↑/N
6- 酮 -PGF1α	蛋白质	血管损伤时降低	ELISA 或 RIA	↓/N	↓/N	↓	↓/N	N
血小板活化标志物								
β-TG	蛋白质	α 颗粒释放增多	ELISA 或 RIA	↑	↑	↑/N	↑	↑
PF$_4$	碱性蛋白	α 颗粒释放增多	ELISA 或 RIA	↑	↑	↑/N	↑	↑
5HT	吲哚胺	致密体释放增多	ELISA 或 RIA	↑	↑	↑/N	↑	↑
TXB$_2$	花生四烯酸衍生物	血小板活化增多	ELISA 或 RIA	↑	↑	↑/N	↑/N	↑
P- 选择素	蛋白质	α 颗粒释放增多	ELISA 或 RIA	↑	↑	↑	↑	↑
活化标志物凝血因子								
TF	脂蛋白	组织和血管损伤增高	ELISA	↑	↑		↑/↓	↑/N
TFPI	蛋白质	由于消耗而减低	ELISA	↓			↑/↓	↑/↓
F$_{1+2}$	蛋白肽	随凝血酶生成而增多	ELISA	↑	↑/N	↑	↑	↑
FPA	蛋白肽	随纤维蛋白生成而增多	ELISA	↑	↑/N	↑	↑	↑

续表

分子标志物	化学性质	病理生理过程	检测方法	心肌梗死	脑梗死	深静脉血栓形成	DIC	血栓前状态
抗凝蛋白活性标志物								
TAT	蛋白质	随凝血酶生成而增高	ELISA 或 RIA	↑	↑/N	↑	↑	↑
PCP	蛋白肽	随蛋白 C 活化而增高	ELISA 或 RIA	↑	↑/N		↑	
纤溶活化标志物								
t-PA	蛋白质	血管调节时增高或降低	ELISA	↓	↓	↓/N	↓/↑	↓/N
PAI	蛋白质	血管调节时增加	ELISA 或 RIA	↑	↑	↑	↑/↓	↑
PAP	蛋白质	随纤溶酶增加而增多	ELISA 或 RIA	↑	↑/N	↑	↑	N
Bβ$_{15-42}$	蛋白肽	随纤溶激活而增多	ELISA 或 RIA	↑	↑/N	↑	↑	N
FDP	蛋白肽	随纤溶激活而增多	ELISA	↑	↑	↑	↑	↑
D-D	蛋白肽	随纤溶激活而增多	ELISA 或 RIA	↑	↑	↑	↑	↑

注：↑ 增高；↓ 降低；N 正常；RIA 放射免疫分析；ELISA 酶联免疫吸附测定

【诊断】脑梗死的诊断依据临床出现的神经定位症状、生命体征变化和磁共振等影像学检查来确诊。

（二）静脉血栓病

1. 肺梗死（pulmonary infarction,PI） 因脱落血栓或脂肪栓子、羊水栓子和空气栓子等造成肺血栓栓塞症（pulmonary thromboembolism,PTE）而阻断局部的血流供应,发生肺组织出血或坏死。因肺动脉血栓栓塞导致的肺梗死与静脉血栓,尤其是下肢深静脉血栓（DVT）有明显相关性,50% 的DVT 患者合并 PTE,并可发展为肺梗死,80% 的肺梗死患者尸检发现程度不一的深静脉血栓,15% 的PTE 可发展为 PI,并有发病逐年增高的趋势。目前认为 PTE 的病因和发病机制与静脉血栓类似,是在先天性抗凝或纤溶异常的基础上,存在心脏病、肿瘤、妊娠分娩、血液病、肥胖和较长时间不活动等病理生理改变而造成的。肺梗死患者大部分猝死于症状发生后的 2 小时内,但也容易将症状不明显的肺血栓栓塞患者误诊或漏诊。本症的检查手段,包括 X 线检查、心电图检查、超声血管检查、肺扫描、放射性核素 ^{131}I 或 ^{99m}Tc 标记和肺动脉造影等。

【实验室检查】

（1）血液检测：包括血气分析（当 20% 的肺血管堵塞后,即有明显的氧分压降低,一般动脉氧分压（PaO$_2$）<80mmHg,红细胞计数升高（无明显出血时）,可>5.5×10^{12}/L；白细胞总数轻度上升,多为（12~15）×10^9/L,且以中性粒细胞为主,当血沉随之增快时,常提示肺梗死的存在。

（2）血栓止血检测：血浆 D- 二聚体水平超过 500μg/L（ELISA 法）是 90% 以上肺栓塞和肺梗死患者的共同特点。这是患者血浆纤溶酶分解纤维蛋白的标志,也是体内自发溶栓的开始。但由于这种纤溶活性是低水平的,因此胶乳法定性或半定量检测 D- 二聚体,常常是不敏感的。其他有关分子标志物的检测,也已广泛应用于临床。如,ET-1、TM、vWF：Ag、TXB$_2$ 和 P 选择素等。据国外报道,肺梗

死时 β-TG 和 PF$_4$ 也会增高。

【诊断】诊断要求下列第 1 项中符合 3 条以上，第 2、3 和 4 项中有任何一条符合即可诊断 PET。如仅符合 1 项，则需排除其他心肺病变。PTE 临床诊断评价评分表见表 4-5-34，诊断流程见图 4-5-5。

(1)有下列情况可怀疑肺栓塞或肺梗死：①具有栓子形成的原发病；②发病突然，有胸痛、咯血、呼吸困难、晕厥、休克等表现；③心电图呈典型的 S1Q3T3 改变或明显右心负荷加重；④血气分析 PaO$_2$、PaCO$_2$ 降低；⑤X 线显示肺部片状阴影或楔形阴影。

(2)肺扫描：显示肺血流扫描缺损而通气扫描正常。

(3)肺动脉造影：不同大小的肺血管截断或充盈缺损。

(4)明确存在下肢或其他部位的深静脉血栓。

显然，血栓止血检查在此并不重要。虽然，D- 二聚体水平是否超过 500μg/L 可作为肺梗死的排除指标，但毕竟不能用于临床诊断。近来报道，采用免疫学方法检测 F$_{1+2}$、FPA 和 FPB 皆为高敏感和强特异性的分子标志物。凝血酶 - 抗凝血酶复合物(thrombin-antithrombin complex，TAT)和蛋白 C 活化肽(protein C peptide，PCP)检测也被证实具有一定的参考价值。

表 4-5-34　PTE 临床诊断评价(Wells)评分表

临床情况	分值
DVT 症状 / 体征	3.0
PTE 的诊断较其他诊断可能性大	3.0
心率>100 次 /min	1.5
4 周内制动或外科手术	1.5
既往有 DVT 或 PTE 史	1.5
咯血	1.0
6 个月内接受化疗或肿瘤转移	1.0

高度怀疑 PTE：>4 分

低度怀疑 PTE：≤4 分

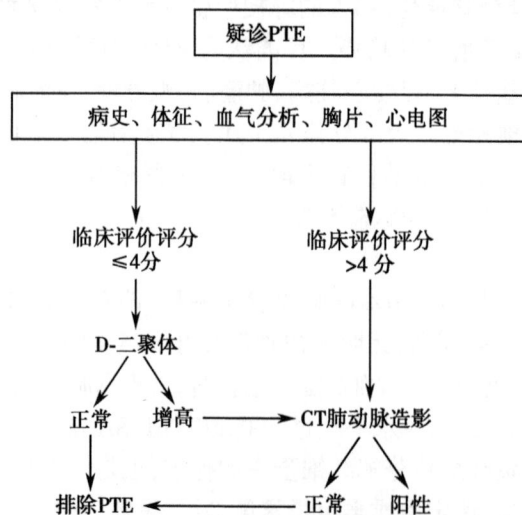

图 4-5-5　PTE 的诊断流程

2. **深静脉血栓**(deep vein thrombosis,DVT)　由于静脉血流淤滞(手术后患者制动、长期卧床),静脉壁损伤(感染、化学和免疫损伤等),血液呈高凝状态(血液黏度和凝固性增高)等原因导致静脉血流缓慢或停滞而形成血栓和栓塞。病变常累及下肢静脉、髂股静脉和肠系膜上静脉、肝静脉等;尤其好发于损伤的或功能不全的静脉瓣部位。

本病的临床表现随血栓所在部位和涉及的范围而异。多为小腿疼痛、肿胀,足及踝部水肿,浅表静脉怒张,腓肠肌显著压痛,受累皮肤颜色、温度和感觉改变等。

【实验室检查】本症患者的全血黏度和血浆黏度增高,纤维蛋白原含量和 vWF：Ag 增高,AT、PC和 PS 减低,PLG 水平降低而 FDP、D- 二聚体水平增高,部分患者血小板功能亢进(β-TG、PF4 升高)。但是,较有价值的血栓止血指标是分子标志物检测。

【诊断】DVT 与其他血栓栓塞性疾病的诊断一样,临床上患者有明显的栓塞部位持续性疼痛,血管造影和血管多普勒超声、磁共振等影像学阳性结果是 DVT 的诊断依据。由于 D- 二聚体检测的高敏感性,DVT 诊断时,也用 D- 二聚体小于 500μg/L 作为阴性排除指标。

(三) 血栓前状态和易栓症

1. **血栓前状态**(prethrombolic state)　也称血栓前期(prethrombotic phase)血液有形成分和无形成分的生物化学和流变学发生某些变化,这些变化可以反映:①血管内皮细胞受损或受刺激;②血小板和白细胞被激活或功能亢进;③凝血因子含量增高或被活化;④血液凝固调节蛋白含量减少或结构异常;⑤纤溶成分含量减低或活性减弱;⑥血液黏度增高和血流减慢等。在这一病理状态下,血液有可能发生血栓形成或血栓栓塞性疾病。但必须指出,一般所指的高凝状态是仅限于体内凝血因子的血浆水平升高及 / 或凝血因子被激活(由无活性酶原形式转变成有活性的酶形式),从而引起血液凝固性增强的一种病理过程。高凝状态实际上也包括在血栓前状态之内。血栓前状态仅仅是一种血栓与止血的病理状态,可以长时期存在,故临床上常无特异的症状和体征。

【实验室检查】从过去的研究结果和临床实践来看,一般的血栓止血检测,如 BT、PLT、APTT、PT和 ELT 等,对研究和诊断血栓前状态缺乏敏感性和特异性,不能满足临床和研究的需要。因此,目前国内外都开始利用敏感和特异的分子标志物对血栓前状态和血栓性疾病进行检测。

【诊断】血栓前状态目前还不能确定是一种疾病,还不能用实验室检查来完成诊断。而所谓的分子标志物也只能反映在某些因素作用下,血管内皮细胞、血小板、凝血因子、血液凝固调节蛋白和纤溶成分发生了变化,这些物质在活化或代谢的过程中表现出某些特征或释放出某些产物。分子标志物与血栓形成并无直接相关性,但可用于参考。一般认为,当内皮细胞、血小板、凝血因子、血液凝固调节蛋白和纤溶成分中有任何三类分子标志物发生有利于血栓的改变,则确定体内存在血栓前状态是比较可信的。

2. **易栓症**(thrombophilia)　1965 年由 Egeberg 在报道首例遗传性抗凝血酶缺乏症伴血栓栓塞时提出。近年来,该词的含义已扩大到其他有血栓栓塞的遗传性血液凝固调节蛋白缺陷,凝血因子异常和纤溶成分缺陷或代谢障碍等疾病,参见表 4-5-35。

表 4-5-35　易栓症的分类及其特征

	发生率 /%	遗传方式	血栓特征	血栓形成机制
抗凝活性缺陷				
AT 缺陷	2.6~2.8	AD	静脉血栓	不能抑制凝血酶和因子 Xa
HC-Ⅱ缺陷	<1	AD	静脉血栓	不能抑制凝血酶
蛋白 C 缺陷	2~5	AD	静脉血栓	不能生成 APC 以灭活因子 Va、Ⅶa
蛋白 S 缺陷	5.6	AD	静脉和动脉血栓	同上
APC 抵抗	20~60	AD	静脉血栓	因子 Va 或 Ⅶa 不被 APC 灭活

续表

	发生率 /%	遗传方式	血栓特征	血栓形成机制
血块溶解减弱				
异常纤溶蛋白原血症	0.6	AD	静脉、动脉血栓	形成不易纤溶的异常纤维蛋白
纤溶酶原缺乏	1~2	AD/AR	静脉血栓	不能生成纤溶酶
t-PA 缺乏		AD	静脉血栓	不能激活纤溶酶原
PIA-1 过多		AD	静脉和动脉血栓	过度中和 t-PA
因子XII缺乏		AD	静脉和动脉血栓	不能激活纤溶酶原
代谢缺乏				
高半胱氨酸血症		AR	静脉和动脉血栓	内皮细胞中毒作用增强
高组氨酸糖蛋白血症		AD	动脉血栓	结合纤溶酶原,降低纤溶活性

注:血栓形成中的发生率(尤指白种人)。

AD 常染色体显性遗传;AR 常染色体隐性遗传。

　　实验室检查　易栓症患者的血栓与止血检验主要是某个血液凝固调节蛋白、凝血因子和纤溶成分分子结构的单一性缺陷,根据缺陷成分的活性及其抗原性的不同,可对易栓症作出实验室分型,参见表4-5-36。

　　【实验室检查】检验结果对易栓症的诊断具有决定性的作用。易栓症的检验结果和分型诊断以及易栓症的分类、遗传方式、血栓特征和发病机制如上所述。本症患者临床上以反复发作性静脉血栓为主要表现,也可以有动脉血栓栓塞发生,发病年龄多在 50 岁以下,血栓形成或栓塞可以自发或诱发发生,其诱因常是妊娠、产后、手术、创伤和药物等。

表 4-5-36　易栓症的检验结果与分型

易栓症	检验结果和分类		肝素结合活性
AT 缺乏	AT：A	AT：Ag	
Ⅰ型Ⅰa	↓	↓	N
Ⅰb	↓↓	↓	N/aN
Ⅱ型Ⅱa	↓	N	↓
Ⅱb	↓	N	N
Ⅱc	N	N	aN
蛋白 C 缺陷	PC：A	PC：Ag	PC：A/PC：Ag 比率
Ⅰ型	↓	↓	>0.75
Ⅱ型Ⅱa	↓	N	<0.75
Ⅱb	N	N	<0.75
蛋白 S 缺陷	PS：A	TPS：Ag	FPS：Ag
Ⅰ型	↓	↓	↓
Ⅱ型Ⅱa	↓	N	N
Ⅱb	↓	N	↓

续表

易栓症	检验结果和分类		肝素结合活性
APC 抵抗（FVa 缺陷）			
	APC-SR	诊断值	参考值
纯合子型	<0.45	<0.70	>0.84
杂合子型	0.45~0.70	<0.70	>0.84
HC-Ⅱ缺陷			
	HC-Ⅱ：A	HC-Ⅱ：Ag	
Ⅰ型	↓	↓	
Ⅱ型	↓	N	
纤溶酶原缺乏			
	PLG：A	PLG：Ag	
Ⅰ型	↓	N	
Ⅱ型	↓	↓	
PAI-1 过多			
束臂实验	PAI：A	PAI：Ag	t-PA
前	↑	↑	N
后	↑↑	↑↑	N/↑

注：↑增高；↓降低；↑↑明显增高；↓↓明显降低；APC-SR 活化蛋白 C 敏感比值；N 正常。

五、抗血栓和溶血栓治疗的实验室检查

临床上常用抗凝药、抗血小板药和去纤药作为预防血栓形成（抗栓疗法），用纤溶促进剂作为溶解血栓（溶栓疗法）的药物。但是，若这些药物应用过量，可造成出血并发症；若用量不足，又达不到预期效果。因此，在应用这些药物的过程中，必须区别不同情况，选择相应指标，作为实验室监测，以指导和调整临床合理用药，使药物既能达到防治血栓形成，又不至于引起出血等并发症的目的。

（一）抗凝治疗的监测

抗凝治疗的常用药物是肝素（普通肝素和低分子量肝素）和口服抗凝剂，其目的是降低血浆凝血因子的活性或阻止凝血因子的激活，从而降低血液的凝固性，以预防血栓的形成或阻止其发展。

1. 普通肝素（unfractionated heparin，uFH）

出血发生率约为 7%~10%，血小板减少发生率约为 5%。为防止出血及使药物发挥最大疗效，建议选用以下指标作为实验室监测。

（1）活化的部分凝血活酶时间（APTT）：本试验简便、敏感、快速和实用，是监测肝素的首选指标。文献报道，应用小剂量肝素（5 000~10 000U/24h），可以不作实验室监测。但是，在应用中等以上剂量肝素（>10 000U/24h）时，必须作实验室监测。使 APTT 达正常对照值的 1.5~2.5 倍，在此浓度范围内，可取得最佳抗凝效果而出血风险最小。APTT 达到正常对照的 1.5 倍时，称为肝素起效阈值。

（2）活化凝血时间（ACT）：参考范围为 74~125s。在体外循环和血液透析过程中，需常规应用较大剂量肝素（>5U/ml）作为抗凝剂。此时一般选用 ACT 作为监测指标。肝素在 1~5U/ml 范围，ACT 与肝素浓度有较好的相关性。在体外循环过程中，维持 ACT 在 350~450s 为宜；应用硫酸鱼精蛋白中和肝素，使 ACT 恢复至正常范围即可。

（3）抗凝血酶活性（AT：A）测定：肝素的抗凝作用需依赖 AT 的含量、活性正常，AT：A 的正常血

浆水平为 80%~120%,此时应用普通肝素有较好抗凝效果;当 AT：A 低于 70%,肝素效果减低;当 AT：A 低于 50% 时,肝素几乎失效。因此,在应用肝素的全过程中,务必定时检测 AT：A,使其维持在正常范围内。若 AT：A<70%,则需及时补充血浆或抗凝血酶制剂。因此,AT：A 测定是判断肝素是否有效的指标。

(4)血浆肝素浓度测定:可以直接报告肝素的血浆含量,普通肝素的安全、有效剂量范围是 0.2~0.5U/ml。

(5)血小板计数:肝素可致血小板减少,常发生于应用肝素后 2~14 天。若 PLT<50×10⁹/L,则需停用肝素或输注单采血小板悬液,以将血小板数提高至 80×10⁹/L 以上。

2. 低分子肝素(LMWH)

低分子肝素也有引起临床出血的可能性,但其发生率仅为普通肝素的 1/3。因此,每天应用一剂 3 000AFＸaU 的 LMWH 作皮下注射时,可以不作监测。但是作静脉持续滴注时,则需作实验室监测。由于应用 APTT、凝血酶原时间(PT)、凝血酶-抗凝血酶复合物(TAT)等试验与 LMWH 的剂量、临床疗效和血栓形成之间均无明显相关性,故这些试验难以作为 LMWH 的监测指标。因此,国际上推荐选用抗因子Ｘa 活性测定作为监测指标。本法具有快速、可靠和重复性好的特点。临床用药的安全、有效血浓度范围是 0.5~1.0AFＸaU/ml。

对肝素类药物进行实验室监测的采血时间,随肝素应用的方法不同而异。持续静滴者,血药浓度保持相对恒定,根据需要可随时进行检测;间歇静注或皮下注射者,在每次注射前半小时或下次用药前检测;超声雾化吸入者,可在下次吸入前检测。

3. 新型口服抗凝剂活性监测(表 4-5-37)

表 4-5-37　新型口服抗凝剂活性监测

实验监测	达比加群	利伐沙班
PT	不敏感	定性,变性大
APTT	定性,变异大 峰值 APTT>4ULN 谷值 APTT>2ULN	峰值 PT>1.5ULN
AFＸα	不敏感	敏感,可用
DRVVT	敏感,常用	敏感,常用
dTT	定量,非常规试验 >200mg/ml,>65s	血浆 dTT>200mg/ml 有出血危险
ECT	定量,非常规试验 >3ULN 有出血危险	

注:AFＸα 抗活化因子Ｘ试验;DRVVT 稀释蝰蛇酶时间;ECT 蝰蛇酶凝固时间;dTT 稀释凝血酶时间;ULN 单位

4. 口服抗凝剂

目前国内主要以维生素 K 拮抗剂华法林为代表,其对依赖维生素 K 的凝血及抗凝因子的活性均有抑制作用。由于应用剂量过大或个体对口服抗凝剂的耐受性不一,故易导致出血并发症,建议选用以下指标进行实验室监测。

(1)血浆凝血酶原时间(PT)和国际标准化比值(INR):本试验简便、敏感、快速和实用,是监测维生素 K 拮抗剂类口服抗凝剂的首选指标。在口服抗凝的治疗过程中,PT 比率(PTR)维持在 1.5~2.0 为佳,可防止抗凝不全所致药物疗效减低或抗凝过度而致出血并发症。若 PTR>2.0,其出血并发率为 22%；而 PTR<2.0，出血并发率仅为 4%，二者有统计学意义。目前，国际公认的监测维生素 K 拮抗剂类口服抗凝剂指标为"凝血酶原时间国际标准化比率（international normalized ratio，INR）"，INR=PTR^{ISI}，ISI 为"国际敏感度指数（international sensitivity index）"，它是用多份凝血因子水平不同的血浆，与国际参比试剂（international reference preparation，IRP）作严格校对，通过回归分析求得直线斜率所获得的结果。试剂的 ISI 值愈接近于 1.0，表明该试剂愈敏感。目前，WHO 强调用 INR 来监测口服抗凝剂的用量是一种较好的方法。可以避免不同实验室因使用不同的凝血酶原时间检测试剂所导致的结果差异。国际上在口服抗凝剂治疗过程中已广泛采用 INR 作为监测的指标。美国胸科医师学会推荐在预防深静脉血栓形成（DVT）INR 在 1.5~2.5 之间，治疗 DVT、肺梗死（PE）、短暂性脑缺血发作（TIA）INR 在 2.0~2.8 之间，心肌梗死（MI）、动脉血栓和人工心瓣膜置换术、反复 DVT 和 PE 患者，INR 在 2.5~3.0 之间。由于亚洲人体表面积较小，建议国人口服抗凝剂的 INR 以 1.8~2.5 为宜。

（2）凝血酶原片断 1+2（F$_{1+2}$）：F$_{1+2}$ 是凝血酶原酶片断裂解凝血酶原产生的一种多态片段，后者反映凝血酶的生成和凝血酶原酶的活性。F$_{1+2}$ 对口服抗凝剂的监测较 INR 更为特异和敏感。但该项检测试剂价格昂贵，目前难以推广使用。

（3）其他观察试验：应用尿隐血试验或尿红细胞检测，每天 1 次。若尿隐血试验阳性或尿红细胞增多，表明有出血现象，需及时调整口服抗凝剂的用量。

（二）溶血栓治疗的监测

溶栓治疗的目的是用溶栓药物溶解已经形成的血栓，其主要并发症是出血，为达到较好的溶栓效果，尽量避免出血并发症的发生，故建议选用以下指标作实验室监测。

1. 纤维蛋白原（Fg）、凝血酶时间（TT）和纤维蛋白（原）降解产物（FDP）的检测　溶栓药物无论是链激酶（SK）、尿激酶（UK）或基因重组组织纤溶酶原激活物（rt-PA）等，输入体内均可通过外源性途径使纤溶酶原转变为纤溶酶，后者裂解纤维蛋白和 / 或纤维蛋白原，产生大量 FDP，故血浆 Fg 含量降低，TT 延长，FDP 升高。持续应用溶栓药，致机体处于高纤溶状态。血浆 Fg 含量>1.5g/L，TT<正常对照的 1.5 倍，FDP<300mg/L，提示纤溶活性不足；但是，当 Fg<1.5g/L，TT>正常对照值的 3 倍，FDP>400mg/L 时，其临床出血并发症增加 3 倍。因此，目前多数学者认为维持 Fg 在 1.2~1.5g/L，TT 为正常的 1.5~2.5 倍，FDP 在 300~400mg/L 最为适宜。这样，需要在溶栓过程中定时检测上述指标，根据其改变调整用药剂量，以达到溶栓治疗安全有效的目的。凝血酶 - 抗凝血酶复合物（TAT）在溶栓治疗监测中有一定价值，但由于试剂昂贵，限制了其临床应用。

2. 溶血栓治疗发生出血相关指标改变　溶栓开始数小时后，血浆 Fg 下降至 1.0g/L 以下，治疗 3 天后血小板低于 50×10^9/L，APTT 延长到正常对照值的 2 倍以上，表示血液的凝固性明显下降，有引起出血的危险，提示临床应该及时采取措施，以防患者出血。在溶栓过程中，上述监测指标以每天检测 1 次为宜。

（三）抗血小板治疗的监测

由于血小板参与血栓形成，因此它是动脉血栓形成的重要成分之一。所谓抗血小板药是指在体内或体外均有抑制血小板功能和代谢的药物。小剂量阿司匹林（80~325mg/d）和双嘧达莫（150~200mg/d）治疗，无须作实验室监测。P2Y12 受体抑制剂（如氯吡格雷、替格瑞洛等）是一种对血小板有特异作用的抗血小板药，应用氯吡格雷 75mg/d 的患者，在用药开始的 1~2 周内，需每周进行血小板聚集试验（PAgT）检测、出血时间（BT）、血小板计数或血栓弹力图（TEG）各 1 次，待进入稳定期后改为每 2~4 周检测 1 次，使血小板最大聚集率降至正常的 30%~50%，BT 延长为治疗前的 1.5~2.0 倍，PLT 不低于 50×10^9/L 或 TEG 中血小板抑制率在 70% 为宜。使用阿司匹林者应以花生四烯酸为诱聚剂监测血小板聚集。

（四）降纤药的监测

由于 Fg 是构成血液黏度的重要因素之一，因此应用蛇毒类去纤药物可以降低 Fg 水平，从而降低血液黏度，防止血栓形成和血栓栓塞性疾病的发展。应用蛇毒类药物的治疗过程中，临床上常选用 Fg 和 PLT 作为监测指标,使血浆 Fg 和 PLT 分别维持在 1.25~1.5g/L 和 (50~60) × 10^9/L 水平。若 Fg<1.0g/L 或 PLT<50 × 10^9/L,出血并发率则明显升高。此外,也有人使用 APTT,PT,TT 使其分别维持在正常对照的 1.5~2.5 倍、1.0~1.5 倍和 2.0~3.0 倍。由于各种蛇毒分解 Fg 的时间不同,故在用药后应该每 12 小时检测 1 次,连续检测 3 天,以后改为每天 1 次,再检测 3 天。

(王学锋)

第五节　心血管疾病的实验室检查和临床应用

一、概述

脂质代谢是体内重要且复杂的生化反应,生物体内脂肪在各种相关酶的催化下,消化吸收、合成与分解,加工成机体所需要的物质,保证正常生理功能的运作,对于生命活动具有重要意义。脂质代谢紊乱可分为原发性与继发性两类,临床多为先天性或获得性因素造成的机体内组织器官中脂类及其代谢产物的异常变化,如高脂蛋白血症、脂质贮积病及其造成的临床综合征、肥胖症、糖尿病、酮症酸中毒、脂肪肝和新生儿硬肿症等。

心脏是人体最重要的器官,它与血管组成人体的血液循环系统。早在二十世纪中期,国内外陆续开展动态测定与心肌损害相关的一些代谢酶活性,作为诊断急性心肌梗死、心绞痛、心肌炎和心力衰竭等心血管疾病的重要手段。

二、相关的实验室检查

(一)脂质代谢紊乱检测

血清脂质包括胆固醇、三酰甘油、磷脂(phospholipid)和游离脂肪酸(free fatty acid,FFA)。血清脂质检测除了可作为脂质代谢紊乱及有关疾病的诊断指标外,还可协助诊断原发性胆汁性肝硬化、肾病综合征、肝硬化及吸收不良综合征等,具体分型见表 4-5-38。

1. 胆固醇检测　胆固醇(cholesterol,CHO)是脂质的组成成分之一。胆固醇中 70% 为胆固醇酯(cholesterol ester,CE)、30% 为游离胆固醇(free cholesterol,FC),总称为总胆固醇(total cholesterol,TC)。胆固醇可作为细胞膜的成分维持其形态与功能,是类固醇和维生素 D 的前体,最终在肝脏中转化为胆汁酸排入肠道。

表 4-5-38　血脂紊乱分型

	遗传方式	发病机制	实验室检查	临床特点
1. 高胆固醇血症				
(1)家族性高胆固醇血症	常染色体显性遗传	LDL 受体缺陷或缺失	LDL 胆固醇升高	典型黄色瘤 早发 CAD
(2)家族性载脂蛋白 B 缺陷	常染色体显性遗传	ApoB 配基结合区缺陷致 LDL 清楚迟缓	LDL 胆固醇升高	典型黄色瘤 早发 CAD
(3)多基因性高胆固醇血症	多项遗传因素与环境因素复杂的相互作用	LDL 调节因素的影响	胆固醇升高	
(4)家族性高 α 脂蛋白血症	常染色体显性性状遗传有些家族的病因似为多基因性	慢性酒精中毒、雌激素应用效应和接触氯代烃类杀虫剂者、遗传性胆固醇酯转运蛋白缺乏有关	HDL- 胆固醇显著增高	CAD 发生率较低,故轻度延长的报道

续表

	遗传方式	发病机制	实验室检查	临床特点
2. 高三酰甘油血症	常染色体隐性遗传	所有组织中皆无活性LPL	三酰甘油极度增高	发疹性黄瘤、胰腺炎发作
(1)脂蛋白酯酶缺乏 (2)ApoC-Ⅱ缺乏		LDL 活化障碍	三酰甘油极度增高	发疹性黄瘤、胰腺炎发作
(3)家族性高三酰甘油血症	常染色体显性性状遗传	肝内三酰甘油合成增多	三酰甘油明显增高,LDL 水平正常或降低,HDL-胆固醇水平明显减低	一般是在常规脂类筛检时发现,CAD的关系还有争议
3. 混合性血脂增高 (1)异常 β 脂蛋白血症	(1)ApoE 的常染色体隐性缺陷,致使乳糜微粒残体分解失常;(2)独立的后天加剧因素(如肥胖、糖尿病、妊娠)或遗传因素(FCH)	富含胆固醇的 IDL 型颗粒(常陈 β-VLDL)异常聚集	ApoB 的脂蛋白生成过多	导致 IDL 样颗粒(由于 VLDL 分解障碍)和乳糜微粒残体(由于乳糜微粒代谢障碍)聚集,引起黄瘤、末梢血管病和CAD
(2)其他类型高三酰甘油血症	可能有高三酰甘油血症的家族史,饮酒过多及糖尿病			
(3)获得性脂蛋白代谢紊乱	无内在遗传因素			

【参考区间】合适水平:<5.20mmol/L。边缘水平:5.23~5.69mmol/L。升高:>5.72mmol/L。

血清 TC 水平受年龄、家族、性别、遗传、饮食、精神等多种因素影响,且男性高于女性,体力劳动者低于脑力劳动者。作为诊断指标,TC 既不特异,也不灵敏,通常作为心脑血管疾病诊治的参考指标,特别是测定 TC 常作为动脉粥样硬化的预防、发病估计、疗效观察的参考指标。TC 增高也见于各种高脂蛋白血症、甲状腺功能减退、肾病综合征及药物的影响。TC 减低多见于甲状腺功能亢进、肝硬化、贫血、营养不良和恶性肿瘤,具体见表 4-5-39。

表 4-5-39　TC 临床应用

状态	临床应用
增高	1. 动脉粥样硬化所致的心、脑血管疾病 2. 各种高脂蛋白血症、阻塞性黄疸、甲状腺功能减退症、类脂性肾病、肾病综合征、糖尿病等 3. 长期吸烟、饮酒、精神紧张和血液浓缩等
降低	1. 应用某些药物,如糖皮质激素、环孢素、阿司匹林、口服避孕药、β-肾上腺素能阻滞剂等 2. 甲状腺功能亢进症 3. 贫血、营养不良和恶性肿瘤等 4. 应用某些药物,如雌激素、甲状腺激素、钙拮抗剂等

2. 血清甘油三酯检测　人体中储存着大量的甘油,主要为甘油三酯(triglyceride,TG),是甘油和 3 个脂肪酸所形成的酯,又称为中性脂肪(neutral fat)、三酰甘油。TG 是机体恒定的供能来源,主要存在于 β-脂蛋白和乳糜颗粒中,直接参与胆固醇和胆固醇酯的合成。临床检测 TG 的主要适应证是早期识别动脉粥样硬化的危险性和高脂血症的分类以及低脂饮食控制和药物治疗的监测。

【参考区间】0.56~1.70mmol/L。

TG 受生活习惯、饮食和年龄等的影响,在个体内及个体间的波动较大。由于 TG 的半衰期短

(5~15min),进食高脂、高糖和高热饮食后,外源性 TG 可明显增高,且以乳糜微粒的形式存在。由于乳糜微粒的分子较大,能使光线散射而使血浆浑浊,甚至呈乳糜样,称为饮食性脂血。因此,必须在空腹12~16h 后静脉采集 TG 测定标本,以排除和减少饮食的影响,具体见表 4-5-40。

表 4-5-40　TG 临床应用

状态	临床应用
增高	1. 冠心病、原发性高脂血症、动脉粥样硬化症、肥胖症、阻塞性黄疸 2. 甲状腺功能减退症、肾病综合征、糖尿病、严重贫血 3. 心血管疾病的危险因素、饥饿、高脂饮食等
降低	1. 肝功能严重低下、甲状腺功能亢进症、肾上腺皮质功能降低、慢性阻塞性肺疾患、脑梗死 2. 营养不良 3. 先天性 α-β 脂蛋白血症

3. 血清脂蛋白检测　脂蛋白(lipoprotein)是血脂在血液中存在、转运及代谢的形式,利用超高速离心法和电泳法可将其分为不同的类型。超高速离心法根据密度不同将脂蛋白分为乳糜微粒(chylomicron,CM)、极低密度脂蛋白(very low density lipoprotein,VLDL)、低密度脂蛋白(low density lipoprotein,LDL)、高密度脂蛋白(high density lipoprotein,HDL)和 VLDL 的代谢产物中密度脂蛋白(intermediate density lipoprotein,IDL)。脂蛋白(a)〔LP(a)〕是脂蛋白的一大类,其脂质成分与 LDL 相似。

(1)乳糜微粒检测:乳糜微粒(CM)是最大的脂蛋白,CM 脂质含量高达 98%,蛋白质含量少于2%,其主要功能是运输外源性 TG。

【参考区间】阴性。血清 CM 极易受饮食中的 TG 的影响,易出现乳糜样血液。如果血液中脂蛋白酯酶缺乏或活性减低,血清 CM 不能及时廓清,使血清浑浊,常见于 I 型和 V 型高脂蛋白血症。

(2)高密度脂蛋白检测:高密度脂蛋白(HDL)是血清中颗粒最小、密度最大的一组脂蛋白,其蛋白质和脂质各占 50%。HDL 水平增高有利于外周组织清除 CHO,从而防止动脉粥样硬化的发生,故HDL 被认为是抗动脉粥样硬化因子。HDL 检测临床多应用于早期识别动脉粥样硬化的危险性评估以及使用降脂药物治疗反应的监测。

【参考区间】1.03~2.07mmol/L。

1)HDL 增高:HDL 增高对防止动脉粥样硬化、预防冠心病的发生有重要作用。HDL 与 TG 呈负相关,也与冠心病的发病呈负相关,且 HDL 亚型 HDL_2 与 HDL 的比值对诊断冠心病更有价值。HDL水平低的个体发生冠心病的危险性大,HDL 水平高的个体患冠心病的危险性小,故 HDL 可用于评价发生冠心病的危险性。此外 HDL 增高还可见于慢性肝炎、原发性胆汁性肝硬化等。

2)HDL 减低:HDL 减低常见于动脉粥样硬化、急性感染、糖尿病、慢性衰竭、肾病综合征以及应用雄激素、β 受体阻滞剂和孕酮等药物。

(3)低密度脂蛋白测定:低密度脂蛋白(LDL)是富含 CHO 的脂蛋白,是动脉粥样硬化的危险性因素之一。LDL 经过化学修饰后被吞噬细胞摄取,形成泡沫细胞并停留在血管壁内,导致大量CHO 沉积,促使动脉壁形成动脉粥样硬化斑块(atherosclerotic plaque),故 LDL 为致动脉粥样硬化的因子。

【参考区间】2007 年《中国成人血脂异常防治指南》规定,合适水平:<3.37mmol/L;边缘水平:3.37~4.12mmol/L;升高:>4.14mmol/L。

1)LDL 增高:LDL 是动脉粥样硬化的危险因子,LDL 水平增高与冠心病发病呈正相关。因此,LDL 可用于判断发生冠心病的危险性。LDL 增高也见于其他疾病如遗传性高脂蛋白血症、甲状腺功能减退症、肾病综合征、阻塞性黄疸、肥胖症以及应用雄激素、β 受体阻滞剂、糖皮质激素等。

2)LDL减低:LDL减低常见于无β-脂蛋白血症、甲状腺功能亢进症、吸收不良、肝硬化以及低脂饮食和运动等。

(4)脂蛋白(a)测定:脂蛋白(a)[LP(a)]的结构与LDL相似,可以携带大量的CHO结合于血管壁上,有促进动脉粥样硬化的作用。同时,LP(a)与纤溶酶原有同源性,可以与纤溶酶原竞争结合纤维蛋白位点,从而抑制纤维蛋白水解作用,促进血栓形成。因此,LP(a)是动脉粥样硬化和血栓形成的重要独立危险因子。

【参考区间】0~300mg/L。

LP(a)增高主要见于:动脉粥样硬化、冠心病、心肌梗死冠状动脉搭桥术后或经皮腔内冠状动脉成形术(PTCA)后再狭窄或脑卒中的发生等。可将LP(a)含量作为动脉粥样硬化的单项预报因子,或确定为是否存在冠心病的多项预报因子之一。LP(a)增高还可见于1型糖尿病、肾脏疾病、炎症、手术或创伤后以及血液透析后等。

4. 血清载脂蛋白检测　脂蛋白中的蛋白部分称为载脂蛋白(apolipoprotein,Apo)。Apo一般分为ApoA、ApoB、ApoC、ApoE和Apo(a),每类中又分有若干亚型。载脂蛋白检测主要用于早期识别冠心病的危险性评估,特别是对具有早期动脉粥样硬化改变家族史的人中,发病危险性的评价更有意义。

(1)载脂蛋白AⅠ测定:

载脂蛋白A(ApoA)是HDL的主要结构蛋白,ApoAⅠ和ApoAⅡ约占蛋白质中的90%,ApoAⅠ与ApoAⅡ之比为3:1。ApoAⅠ可催化磷脂酰胆碱-胆固醇酰基转移酶,将组织内多余的CE转运至肝脏处理。因此,ApoA具有清除组织脂质和抗动脉粥样硬化的作用。因此,ApoAⅠ为临床常用的检测指标。

【参考区间】男性:(1.42±0.17)g/L。女性:(1.45±0.14)g/L。

1)ApoAⅠ增高:ApoAⅠ可以直接反映HDL水平。因此,ApoAⅠ与HDL一样可以预测和评价冠心病的危险性,但ApoAⅠ较HDL更精确,更能反映脂蛋白状态。ApoAⅠ水平与冠心病发病率呈负相关,因此ApoAⅠ是诊断冠心病的一种较灵敏的指标。

2)ApoAⅠ减低:ApoAⅠ减低见于:①家族性ApoAⅠ缺乏症、家族性高密度脂蛋白缺乏症(Tangier病)、家族性LCAT(卵磷脂-胆固醇酰基转移酶)缺乏症和家族性低HDL血症等。②急性心肌梗死、糖尿病、慢性肝病、肾病综合征和脑血管病等。

(2)载脂蛋白B测定:载脂蛋白B(ApoB)是LDL中含量最多的蛋白质,90%以上ApoB存在于LDL中。ApoB具有调节肝脏内外细胞表面LDL受体与血浆LDL之间平衡的作用,对肝脏合成VLDL有调节作用。

【参考区间】男性:(1.01±0.21)g/L。女性:(1.07±0.23)g/L。

1)ApoB增高:ApoB可直接反映LDL水平,其增高与动脉粥样硬化、冠心病的发生率呈正相关,也是冠心病的危险因素,可用于评价冠心病的危险性和降脂治疗效果等,且其在预测冠心病的危险性方面优于LDL和CHO。此外,高β-载脂蛋白血症、糖尿病、甲状腺功能减退症、肾病综合征和肾衰竭等ApoB也增高。

2)ApoB减低:ApoB减低见于低β-脂蛋白血症、无β-脂蛋白血症、ApoB缺乏症、恶性肿瘤、甲状腺功能亢进症、营养不良等。

(二)心肌标志物检测

心肌损伤标志物是指特异性存在于心肌的物质,当心肌损伤时,可大量释放至循环血液中,检测其血浓度变化,可诊断心肌损伤。随着实验室检查能力与水平的提高,用于诊断心肌损伤和评价心脏功能的心肌标志物已被临床医学认可和用于临床诊断,通过生物化学方法检查血液中的心肌损伤标志物,在诊断急性或慢性心血管系统疾病及评估危险度分层起了重要作用,同检测在治疗过程中的心肌标志物动态变化,提示临床治疗效果并可作为判断患者预后的实验室辅助指标。所以心肌损伤标志物的检查在临床诊断中显得尤为重要。根据心肌损伤的性质和程度不同,主要分为急性心肌损伤标志物和慢性心脏疾病标志物。急性心肌损伤标志物主要包括肌酸激酶及同工酶、肌钙蛋白、肌红蛋白;慢性心脏疾病标志物主要有 B 型利钠肽和心房利钠肽。各类血清心肌标志物在血清中出现的时间和半衰期各不相同,通过检测相关心肌标志物观察其在疾病发生发展过程中的动态变化,从而反映出心肌损伤时间和程度,为临床诊断治疗提供有效的辅助诊断价值。

1. 肌酸激酶测定

肌酸激酶(creatine kinase,CK)也称为肌酸磷酸激酶。CK 主要存在于胞质和线粒体中,以心肌、骨骼肌含量最多,其次是脑组织和平滑肌。肝脏、胰腺和红细胞中的 CK 含量极少。

【参考区间】①酶偶联法(37℃):男性 38~174U/L,女性 26~140U/L。②肌酸显色法:男性 15~163U/L,3~135U/L。③连续监测法:男性 37~174U/L,女性 26~140U/L。

CK 水平受性别、年龄、种族、生理状态的影响。男性肌肉容量大,CK 活性高于女性。新生儿出生时由于骨骼肌损伤和暂时性缺氧,可使 CK 升高(表 4-5-41)。黑人 CK 约为白人的 1.5 倍。运动后可导致 CK 明显增高,且运动越剧烈、时间越长,则 CK 升高越明显。

(1)CK 增高

1)AMI:AMI 时 CK 水平在发病 4~6 小时即明显增高,其峰值在 10~36 小时,3~4 天恢复正常。如果在 AMI 病程中 CK 再次升高,提示心肌再次梗死。因此,CK 为早期诊断 AMI 的灵敏指标之一,但诊断时应注意 CK 的时效性。发病 8 小时内 CK 不增高,不可轻易排除 AMI,应继续动态观察;发病 24 小时的 CK 检测价值最大,此时的 CK 应达峰值,如果 CK 小于参考值的上限,可排除 AMI。但应除外 CK 基础值极低的患者和心肌梗死范围小及心内膜下心肌梗死等,此时即使心肌梗死,CK 也可正常。

2)心肌炎和肌肉疾病:心肌炎时 CK 明显升高。各种肌肉疾病,如多发性肌炎、横纹肌溶解症、进行性肌营养不良、重症肌无力时 CK 明显增高。

3)溶栓治疗:AMI 在溶栓治疗后出现再灌注,可引起 CK 活性水平增高,使峰值时间提前。因此,CK 水平有助于判断溶栓后的再灌注情况,但由于 CK 检测具有中度灵敏度,所以不能早期判断再灌注。如果发病后 4 小时小时内 CK 即达峰值,提示冠状动脉的再通能力达 40%~60%。

4)手术:心脏手术或非心脏手术后均可导致 CK 增高,其增高的程度与肌肉损伤的程度、手术范围、手术时间有密切关系。转复心律、心导管术以及冠状动脉成形术等均可引起 CK 增高。

(2)CK 减低

长期卧床、甲状腺功能亢进症、激素治疗等 CK 均减低。

表 4-5-41　CK 变化临床意义

状态	临床意义
增高	生理性:1. 剧烈运动、分娩者、新生儿、男性高于女性 2. 治疗及诊断(电休克、放射治疗、心脏按压) 3. 药物(麻醉药、止痛药、抗生素、地塞米松) 病理性: 1. 心肌梗死、溶栓治疗、病毒性心肌炎、心包炎、脑血管意外 2. 肌营养不良、皮肌炎、手术等
降低	1. 长期卧床 2. 甲状腺功能亢进症、激素治疗

2. 肌酸激酶同工酶测定

CK 是由 2 个亚单位组成的二聚体,形成 3 个不同的亚型:①CK-MM(CK$_3$),主要存在于骨骼肌和心肌中,CK-MM 可分为 MM$_1$、MM$_2$、MM$_3$ 亚型。MM$_3$ 是 CK-MM 在肌细胞中的主要存在形式。②CK-MB(CK$_2$),主要存在于心肌中。③CK-BB(CK$_1$)主要存在于脑、前列腺、肺、肠等组织中。正常人血清中以 CK-MM 为主,CK-MB 较少并主要来源于心肌,CK-BB 含量极微。检测 CK 的不同亚型对鉴别 CK 增高的原因有重要价值。因此,检测到血清中 CK-MB 明显升高,提示各种原因导致心肌损伤导致大量释放出。

【参考区间】①CK-MM:94%~96%。②CK-MB:<5%。③CK-BB:极少或无。

(1)CK-MB 增高

1)AMI:CK-MB 对 AMI 早期诊断的灵敏度明显高于总 CK,其阳性检出率达 100%,且具有高度的特异性。其灵敏度为 17%~62%,特异性为 92%~100%。CK-MB 一般在发病后 3~8h 增高,9~30h 达高峰,48~72h 恢复正常水平。与 CK 比较,其高峰出现早,消失较快,对诊断发病较长时间的 AMI 有困难,但对心肌再梗死的诊断有重要价值。另外,CK-MB 高峰时间与预后有一定关系,CK-MB 高峰出现早者较出现晚者预后好。

2)其他心肌损伤:心绞痛、心包炎、慢性心房颤动、安装起搏器等,CK-MB 也可增高。

3)肌肉疾病及手术:骨骼肌疾病时 CK-MB 也增高,但 CK-MB/CK 常小于 6%,以此可与心肌损伤鉴别。

(2)CK-MM 增高

1)AMI:CK-MM 亚型对诊断早期 AMI 较为灵敏。$CK-MM_3/CK-MM_1$ 一般为 0.15~0.35,其比值大于 0.5,即可诊断为 AMI。

2)其他:骨骼肌疾病、重症肌无力、肌萎缩、进行性肌营养不良、多发性肌炎等 CK-MM 均明显增高。手术、创伤、惊厥和癫痫发作等也可使 CK-MM 增高。

(3)CK-BB 增高

1)神经系统疾病:脑梗死、急性颅脑损伤、脑出血、脑膜炎时,血清 CK-BB 增高,CK-BB 增高程度与损伤严重程度、范围和预后成正比。

2)肿瘤:恶性肿瘤患者血清 CK-BB 检出率为 25%~41%,CK-BB 由脑组织合成,若无脑组织损伤,应考虑为肿瘤,如肺、肠、胆囊、前列腺等部位的肿瘤。

3. 乳酸脱氢酶测定

乳酸脱氢酶(lactate dehydrogenase,LD)是一种糖酵解酶,广泛存在于机体的各种组织中,其中以心肌、骨骼肌和肾脏含量最丰富,其次为肝脏、脾脏、胰腺、肺脏和肿瘤组织,红细胞中 LD 含量也极为丰富。由于 LD 几乎存在于人体各组织中,所以 LD 对诊断具有较高的灵敏度,但特异性较差。LD 检测的适应证:怀疑心肌梗死以及心肌梗死的监测;怀疑肺栓塞;鉴别黄疸类型;怀疑溶血性贫血;诊断器官损伤;恶性疾病的诊断与随访。

【参考区间】连续检测法:104~245U/L。速率法:95~200U/L。

乳酸脱氢酶测定的临床应用见表 4-5-42。

表 4-5-42　乳酸脱氢酶测定的临床应用

疾病	临床应用
心脏疾病	LD 是诊断急性心肌梗死发生一周以上的指标;AMI 时 LD 活性增高较 CK、CK-MB 增高晚(8~18h 开始增高),24~74h 达到峰值,持续 6~10d。病程中 LD 持续增高或再次增高,提示梗死面积扩大或再次出现梗死。心肌炎、心包炎、心力衰竭等疾病导致心肌损害时,血清 LD 活性水平也可出现上升
肝脏疾病	急性病毒性肝炎、肝硬化、阻塞性黄疸以及心力衰竭和心包炎时的肝淤血、慢性活动性肝炎等 LD 显著增高
恶性肿瘤	恶性淋巴瘤、肺癌、结肠癌、乳腺癌、胃癌、宫颈癌等 LD 均明显增高
其他	贫血、肺梗死、骨骼肌损伤、进行性肌营养不良、休克、肾脏病等 LD 均明显增高

4. 心肌蛋白检测

肌钙蛋白是存在于骨骼肌和心肌细胞中的一组收缩蛋白。心肌肌钙蛋白（cardiac troponin, cTn）是肌钙蛋白复合体中与心肌收缩功能有关的一组蛋白，由肌钙蛋白 T（TnT，是调节蛋白的部分）、肌钙蛋白 I（TnI，含抑制因子，在骨骼肌中表达）和肌钙蛋白 C（TnC，与钙结合的蛋白）三种亚单位组成，他们均有不同基因锁编码。cTnI 和 cTnT 是心肌特有的抗原，可利用抗 cTnI 或 cTnT 的特异性血清进行测定。在怀疑急性心肌梗死的患者，一般在入院、入院后 6 小时、12 小时各测一次心肌肌钙蛋白。

（1）心肌肌钙蛋白 T 测定

心肌肌钙蛋白是肌肉收缩的调节蛋白，存在于心肌和骨骼肌肌原纤维的细丝中，在钙离子作用下，通过构型变化调节肌动蛋白和肌球蛋白之间的接触。当心肌细胞损伤时，cTnT 便释放到血清中。因此，cTnT 浓度变化对诊断心肌缺血损伤的严重程度有重要价值。

【参考区间】$0.02\sim0.13\mu g/L$；$>0.2\mu g/L$ 为临界值；$>0.5\mu g/L$ 可以诊断 AMI。

【临床应用】由于 cTn 与骨骼肌中异质体具有不同的氨基酸顺序，由不同的基因所编码，具有独特的抗原性，既有 CK-MB 升高时间早、又有 LD_1 诊断时间长的优点，其特异性更优于 CK-MB。

1）诊断急性心肌梗死：cTnT 是诊断 AMI 的确定性标志物。AMI 发病后 3~6 小时血清 cTnT 即升高，10~24 小时达峰值，峰值可为参考值的 30~40 倍，恢复正常需要 10~15 天。诊断 AMI 的灵敏度为 50%~59%，特异性为 74%~96%，其特异性明显优于 CK-MB 和 LD。

2）创伤与微小心肌损伤判定：①钝性心肌外伤、心肌挫伤、甲状腺功能减退症患者的心肌损伤、药物损伤时 cTnT 也可升高。②不稳定型心绞痛患者常发生微小心肌损伤（minor myocardial damage, MMD），CK-MB 常不敏感，阳性率仅为 8%，这种心肌损伤只有检测 cTnT 才能确诊，阳性率可达 39%。因此，cTnT 水平变化对诊断 MMD 具有重要价值。

3）预测血液透析患者心血管事件：肾衰竭患者反复血液透析可引起血流动力学和血脂异常，因此所致的心肌缺血性损伤是导致患者死亡的主要原因之一，及时检测血清 cTnT 浓度变化，可预测其心血管事件发生。cTnT 增高提示预后不良或发生猝死的可能性增大。

4）评估溶栓疗法成功与否，观察冠状动脉是否复通：溶栓成功的病例 cTnT 呈双峰，第一峰高于第二峰。研究发现，用 cTnT 评估复通，90min 时优于 CK-MB 和肌红蛋白，如果联合其他检查诊断 AMI 指标效果则更好。

（2）心肌肌钙蛋白 I 测定

心肌肌钙蛋白 I（cardiac troponin I, cTnI）以复合物和游离的形式存在于心肌细胞胞质中，cTnI 有快骨骼肌型（fTnI）、慢骨骼肌型（sTnI）和心肌型。当外来因素引发心肌细胞损伤时，cTnI 即可从胞浆释放入血液中，测定血清 cTnI 浓度变化可以反映心肌细胞损伤的程度，临床主要用于晚期诊断 AMI、心绞痛患者的预后评价、溶栓疗效评判、心脏移植后排斥反应监测以及其他疾病引发的心肌损伤等。

【参考区间】$<0.2\mu g/L$。

cTnI 是一个十分敏感和特异的急性心肌梗死标志物，临床诊断 AMI 时与 cTnT 比较 cTnI 对诊断 AMI 具有较低的初始灵敏度和较高的特异性。AMI 发病后 4~6h，cTnI 释放入血，达到诊断决定值。心肌缺血症状发作 14~36h 达到峰值，峰值出现时间与血中 CK、CK-MB 相似。5~10 天恢复到正常参考范围内。在 7 天后，cTnI 诊断 AMI 的敏感性超过 LD_1/LD_2。有文献报道测定血清 cTnI 诊断 AMI 的敏感性为 97%，特异性为 98%。急性心肌炎患者 cTnI 水平增高，其阳性率达 88%，但多为低水平增高。

cTnI 可敏感地测定出小灶性可逆性心肌损伤的存在，如不稳定型心绞痛和非 Q 波 MI。cTnI 在不稳定型心绞痛患者血中的阳性率为 20%~40%，此类患者为高危人群，30 天和 6 个月内 MI 发生率和死亡率均明显高于阴性患者，必须及时应用经皮冠状动脉成形术或溶栓治疗。cTnI 可用于溶栓后再灌注的判断。成功溶栓使冠状动脉复通后 30 分钟、60 分钟，cTnI 会持续升高，其敏感性约为 80%，高于 CK-MB 和肌红蛋白。

(3)肌红蛋白测定

肌红蛋白(myoglobin,Mb)是存在于骨骼肌、心肌和平滑肌中的含氧结合蛋白,正常人血清 Mb 含量极少,当心肌或骨骼肌损伤时,血液中的 Mb 水平升高,对诊断 AMI 和骨骼肌损害具有临床意义。Mb 分子量小,仅为 17.8kDa,且位于细胞质内,故心肌损伤后出现较早。到目前为止,它是 AMI 发生后出现最早的可检测的标志物之一。肌红蛋白检测主要用于早期诊断 AMI 和再梗死以及监测 AMI 后溶栓治疗的效果。此外,Mb 也用于骨骼肌疾病检查,有助于诊断治疗。

【参考区间】①定性:阴性。②定量:ELISA 法 50~85μg/L。

1)诊断 AMI:由于 Mb 分子量小,心肌细胞损伤后即可从受损的心肌细胞中释放,故在 AMI 发病后 30 分钟~2 小时即可升高,6~9 小时达到高峰,24~36 小时恢复至正常水平,所以 Mb 可作为早期诊断 AMI 的指标,明显优于 CK-MB 和 LD。Mb 诊断 AMI 的灵敏度为 50%~59%,特异性为 77%~95%。对于 AMI 发病后无典型的特征性心电图患者,可采用心电图结合 Mb 能将 AMI 早期诊断的有效率从 72% 提高到 82%。另外,Mb 临床应用的主要问题是特异性不高,为 60%~95%。近年来有学者提出联合检测碳酸酐酶同工酶Ⅲ(CAⅢ)可提高 AMI 诊断的特异性,采用 Mb 与 CAⅢ的比值诊断 AMI。心肌梗死和骨骼肌损伤时,两者均升高,但是 CAⅢ特异性较高,仅见于骨骼肌损伤时,在心肌梗死时,CAⅢ始终正常。Mb/CAⅢ比值于 AMI 发病后 2 小时增高,其灵敏度和特异性高于 CK 或 CK-MB,也是早期心肌损伤的指标之一。

2)判断 AMI 病情:Mb 主要由肾脏排泄,AMI 患者血清中增高的 Mb 很快从肾脏清除,发病后一般 18~30 小时时血清 Mb 即可恢复正常。如果此时 Mb 持续增高或反复波动,血清可出现新的 Mb 浓度峰,提示心肌梗死持续存在,或再次发生梗死以及梗死范围扩展等,因而 Mb 是判断再梗死的良好指标。

3)其他:①骨骼肌损伤,急性肌肉损伤、肌病。②休克。③急性或慢性肾衰竭。

(4)其他心肌损伤标志物

1)心肌肌凝蛋白轻链:心肌肌凝蛋白轻链(light chain cardiacmyosin,CM-LC)是心肌肌原纤维的收缩蛋白,在 AMI 后 4—6h 开始升高,1—5 天达到峰值,并持续 1—2 周。CM-LC 被认为是迄今诊断 AMI 最特异、最敏感的生化指标。其出现代表着心肌不可逆的损伤,可作为判断心肌梗死范围及严重程度重要指标,它的升高与射血分数呈负相关。在临床不但用于 AMI 的早期诊断,也可用于晚期诊断,在早期再灌注治疗中估计梗死范围优于 CK。但由于测定技术复杂,各级医院条件水平不一,目前还未能较大范围的推广应用。

2)脂肪酸结合蛋白:脂肪酸结合蛋白(fatty acid binding protein,FABP)同 Mb 一样都是心肌和骨骼肌的胞浆蛋白,但其在心肌的含量比骨骼肌高得多。FABP 在 AMI 后 1—3h 内开始升高,5—10h 达到高峰,12—24h 恢复正常,是早期评价 AMI 的一个有价值的标志物。FABP 对 AMI 诊断的敏感性优于 CK-MB 和 Mb,通常在 CK-MB 和 Mb 活性升高的患者中,99% 的患者也表现有 FABP 浓度的升高。FABP 在再灌注的 1h 内即出现高峰,远在于 CK-MB 和 CTnT 之前,可成为判断溶栓治疗成功、冠脉再灌注的良好指标。FABP 还可以作为围手术期心肌损伤的指标。

3)糖原磷酸化酶同工酶 BB(glyc-ogen phosphorylase BB,GPBB):主要存在心肌和脑,于胸痛后发作后 1—4h 开始升高,峰值通常出现在 CK、CK-MB 之前,1~2 天恢复正常;GPBB 可能为 AMI 早期诊断的重要标志物,在 AMI 初的 4h 内,其敏感性明显优于 CK、CK-MB、Mb 和 CT-nT,心肌特异性与 CK-MB 相似。

4)肌动蛋白:肌动蛋白(actin)是最近较受关注的心肌结构蛋白,其特点是心肌含量高,有希望查出微小的心肌损伤。它在胸痛发作的 1h 即升高,并持续 5~10 天。

三、常见临床应用

(一)脂质代谢紊乱性疾病

通常情况,大多患者是因为发生了动脉粥样硬化性血管病变、胰腺炎、黄色瘤或是由于其他原因进行血液检查,并发现机体血脂水平升高。此时,医务人员应该详细询问患者的病史及家族史。实验室检查以血脂测定为主,此外,还应进行有关冠心病危险因素的评估。无论有无临床表现,脂代谢紊乱的诊断主要是依据患者的血脂水平而作出的。有关高脂血症的诊断标准,目前在国际上和国内均无统一的方法。

1. **血脂常规筛选对象** 男性>40岁、女性>50岁;具有2个或2个以上的CAD危险因素的成年人;具有临床CAD、周围血管病、颈动脉粥样硬化的患者;有黄色瘤体征的患者;患有2型糖尿病的患者;有脂质代谢紊乱或CAD家族史的人群,都应行血脂的检查。

2. **冠心病主要危险因素的评价** NCEP(美国胆固醇教育计划)确定的冠心病主要危险因素,见表4-5-43。

表4-5-43 冠心病主要危险因素

危险因素	保护因素
高龄(男性≥45岁,女性≥55岁)	HDL-胆固醇水平升高(≥1.6mmol/L或60mg/dl)
女性绝经过早,且未用雌激素替代治疗	
早发性冠心病家族史	
持续吸烟史	
高血压:多次测量>140/90mmHg	
糖尿病	
肥胖:体重指数>27	
HDL-胆固醇水平降低(<0.9mmol/L或35mg/dl)	
LDL-胆固醇水平升高	

3. **血脂紊乱常用实验室诊断** 在进行血脂紊乱的诊断时,应该明了脂代谢异常是属于何种类型,因为不同原因所致的高脂血症其治疗方法亦不相同,因此必须将原发性高脂血症与继发性高脂血症区分开来,并进而确定其具体的病因,见表4-5-44。

表4-5-44 高脂血症类型

	原发性	继发性
胆固醇升高	家族性高胆固醇血症	甲状腺功能减退症
三酰甘油升高	家族性载脂蛋白 B_{100} 缺陷症	肾病综合征
	家族性高三酰甘油血症	糖尿病
	脂蛋白酯酶缺乏症	酒精性高脂血症
	家族性载脂蛋白CⅡ缺乏症	雌激素治疗
	特发性高三酰甘油血症	
胆固醇及三酰甘油均升高	家族性混合型高脂血症	甲状腺功能减退症
	Ⅲ型高脂蛋白血症	肾病综合征糖尿病

4. **原发性高脂蛋白血症的实验室诊断**

(1)Ⅰ型高脂蛋白血症:主要是血浆中乳糜微粒浓度增加所致。将血浆置于4℃冰箱中过夜,见血浆外观顶层呈"奶油样",下层澄清。测定血脂主要为甘油三酯升高,胆固醇水平正常或轻度增加,此型在临床上较为罕见。

(2)Ⅱ型高脂蛋白血症,又分为Ⅱa型和Ⅱb型。

1）Ⅱa 型高脂蛋白血症：血浆中 LDL 水平单纯性增加。血浆外观澄清或轻微混浊。测定血脂只有单纯性胆固醇水平升高，而甘油三酯水平则正常，此型临床常见。

2）Ⅱb 型高脂蛋白血症：血浆中 VLDL 和 LDL 水平增加。血浆外观澄清或轻微混浊，测定血脂见胆固醇和甘油三酯均增加，临床较多见。

（3）Ⅲ型高脂蛋白血症：又称为异常 β- 脂蛋白血症，主要是血浆中乳糜微粒残粒和 VLDL 残粒水平增加，其血浆外观混浊，常可见一模糊的"奶油样"顶层。血浆中胆固醇和甘油三酯浓度均明显增加，且两者升高的程度（以 mg/dL 为单位）大致相当。此型在临床上很少见。

（4）Ⅳ型高脂蛋白血症：血浆 VLDL 增加，血浆外观可以澄清也可以混浊，主要视血浆甘油三酯升高的程度而定，一般无"奶油样"顶层，血浆甘油三酯明显升高，胆固醇水平可正常或偏高。

（5）Ⅴ型高脂蛋白血症：血浆中乳糜微粒和 VLDL 水平均升高，血浆外观有（奶油样）顶层，下层混浊，血浆甘油三酯和胆固醇均升高，以甘油三酯升高为主，见表 4-5-45。

表 4-5-45　高脂血症的分型

分型	脂蛋白变化	血脂变化
Ⅰ	CM↑	甘油三酯↑↑↑
Ⅱa	LDL↑	胆固醇↑↑↑
Ⅱb	LDL、VLDL↑	胆固醇↑↑　甘油三酯↑↑
Ⅲ	IDL↑	胆固醇↑↑　甘油三酯↑↑
Ⅳ	VLDL↑	甘油三酯↑↑
Ⅴ	VLDL、CM↑	甘油三酯↑↑↑

注：IDL 是中密度脂蛋白，为 VLDL 向 LDL 的过渡状态。家族性高胆固醇血症的重要原因是 LDL 受体缺陷。

5. 继发性异常脂蛋白血症的实验诊断

（1）糖尿病：TG、TCHO、LDL 升高、HDL 降低。

（2）甲减：TG、LDL 升高。

（3）肾病综合征：TG、TCHO、LDL 升高，水平与 Alb 降低一致。

（4）药物：利尿药：TG、TCHO、LDL 升高。

口服避孕药：TG、VLDL 升高。

糖皮质激素：TG、TCHO 升高。

6. 低脂蛋白血症的实验诊断

（1）低 LDL 血症：常染色体显性遗传，CAD 发病率低。

（2）无 LDL 血症：常染色体隐性遗传，肝脏合成 ApoB 能力低。

（3）并发脂类吸收不良、智力低下、生长停滞。

（4）低 HDL 血症：常并发于高 TG 血症，CAD 发病率增加。

（5）无 HDL 血症：Tangier 病（家族性高密度脂蛋白缺乏症），常染色体隐性遗传，血清中几乎没有 HDL、ApoA Ⅰ、ApoA Ⅱ、TCHO、LDL 降低，TG 正常或稍高，CAD 与脾亢危险性大。

7. 代谢综合征的实验诊断

中心性肥胖以及以下四项中的两项：TG 升高、HDL-C 减低、血压升高。

8. 血脂检测的重点对象

已有冠心病、脑血管病或周围 AS 病者；有高血压、糖尿病、肥胖、吸烟者；有冠心病或 AS（动脉粥样硬化）家族史者，尤其是直系亲属中有早发病或早病死者；有皮肤黄色瘤者；有家族性高脂血症者。

9. 血脂分析的分析前准备

(1)测 TG、脂蛋白、Apo 时要在禁食 7~12 小时后抽血;总胆固醇测定不一定要空腹血。

(2)妊娠后期各项血脂都增高,应在产后查血。

(3)停用影响血脂的药物数天或数周。

(4)采血前 24 小时内不做剧烈运动。

(5)保持同一体位采血。

(6)止血带使用不可超过 1 分钟。

10. 血脂项目的选择

美国胆固醇教育计划(NCEP)与我国血脂异常防治组建议中规定要做的试验:TG、TCHO、HDL、LDL。血脂异常筛查:TG、TCHO。

(二) 急性胸前区疼痛

急性冠脉综合征(ACS)是一组由急性心肌缺血引起的临床综合征,以冠状动脉粥样硬化斑块破裂或侵袭,继发完全或不完全闭塞性血栓形成为病理基础的一组临床综合征,包括急性 ST 段抬高性心肌梗死、急性非 ST 段抬高性心肌梗死和不稳定型心绞痛(UA)。多数 ACS 患者在发病早期会出现急性胸前区疼痛,或以胃部不适作为主要临床表现,多数 ACS 患者有典型的心电图改变,心肌缺血是其重要的病理生理改变。心肌损伤标志物增高程度与心肌坏死范围及预后明显相关。肌酸激酶同工酶与肌钙蛋白相比,虽然敏感性较低,但对于急性心肌梗死的诊断仍然具有较重要的价值。

1. 肌红蛋白

肌红蛋白是急性心肌损伤的早期血清学标志物。正常健康人血中 Mb 含量很低,在心肌缺血、损伤或梗死时可迅速释放进入血液循环,引起其浓度显著升高,故 Mb 是缺血性心脏疾病的较早期的敏感性指标,但由于骨骼肌中也富含 Mb,故其特异性较低。肌红蛋白增高见于 AMI 早期、急性肌损伤,患者胸痛发作 2~4 小时血清或血浆中 Mb 升高,提示患者很有可能发生急性心肌梗死。目前认为在胸痛发作后 2~12 小时内检测 Mb 较 CK-MB 和 cTnT 均具有较高的阴性预测值,即 Mb 阴性可排除 AMI。Mb 在血中持续时间较短,迅速被肾脏清除而排除体外。胸痛发作 6 小时内血中 Mb 水平升高具有阳性预报价值。心电图无改变的肌红蛋白增高提示心肌梗死发生的可能性极大。Mb 增高也见于肌营养不良、肌萎缩、多发性肌炎、急性或慢性肾功能衰竭、严重充血性心力衰竭和长期休克等。

2. 肌钙蛋白

心肌肌钙蛋白(cardiac troponin,cTn)由心肌肌钙蛋白 T(cTnT)、心肌肌钙蛋白 I(cTnI)和心肌肌钙蛋白 C(cTnC)三个亚单位组成,三个亚单位共同组成调节复合物,协同调节心肌的收缩与舒张。cTnT 将肌钙蛋白复合物与原肌球蛋白结合在一起,其氨基酸排列顺序为心肌所特有。95% 的 cTnT 以结合的形式存在,尚有 6%~8% 以游离形式存在于胞质中。cTnI 是复合物中抑制亚单位,有防止肌肉收缩的作用。cTnC 则能与钙结合,肌肉收缩时活化细丝。在心肌中 cTnT、cTnC 和 cTnI 的半衰期分别为 3.5 天、5.3 天和 3.2 天。但血清中 cTnT 半衰期为 120 分钟,由肾脏排出体外。

cTn 是急性心肌损伤的特异性血清学标志物,是诊断 ACS 的首选标志物,有 ACS 症状的患者均应进行心肌损伤标志物的检测,cTn 被认为是目前用于 ACS 诊断特异性最高和有很好灵敏度的生物化学标志物,是诊断急性心肌梗死(AMI)的首选标志物。最早可在发病后 2 小时出现,窗口期较宽,cTnI(4~10 天)、cTnT(5~14 天)且在窗口期,其增高幅度要比 CK-MB 高 5~10 倍。胸痛发生 4 小时后的患者,直接选用 cTnI 或 cTnT 检测。由于无心肌损伤时 cTn 在血液中的含量很低,因此也可以用于微小心肌损伤的诊断。cTn 还具有判断预后价值,对于任何冠状动脉疾病患者,即便心电图或其他检查(如运动试验)阴性,只要 cTn 增高,也应视为具有高危险性。一般情况下,患者入院即刻就应采血测定,对于大多数患者可在入院即刻和 6~9 小时分别采血。其含量增加高度提示 AMI 的发生,但在胸痛后 6 小时评价心肌损伤时,其敏感性较低。若胸痛发生 8 小时后连续检测两次结果均为阴性,提示心肌损伤可能性很小。心梗后第 3~4 天的 cTnT 含量可用于辅助估计梗死面积。

3. 肌酸激酶及其同工酶

肌酸激酶(CK)是由脑型(B型)和肌型(M型)两种亚单位组成的二聚体,形成CK-1(CK-BB)、CK-2(CK-MB)、CK-3(CK-MM)3种同工酶。CK-1主要存在于脑组织中;CK-2和CK-3主要存在于各种肌肉组织中,骨骼肌中CK-3占98%~99%,CK-2占1%~2%,心肌中CK-3占80%左右,CK-2占20%左右。心肌中CK-MB相对含量在所有组织中最高,分别为骨骼肌和脑的18倍和7.5倍。CK及CK-MB诊断性能优于AST和LD及其同工酶。CK及CK-MB可用于再灌注和再梗死的判断。因为红细胞中无CK及CK-MB,因此测定CK及CK-MB不受溶血干扰。但CK及CK-MB活性会受骨骼肌疾病、分娩、药物、甲状腺功能紊乱等因素影响。CK-MB在胸痛发作早期的诊断敏感性同肌红蛋白。伴有CK-MB水平增加的不稳定型心绞痛患者数月后心肌梗死的发生率和死亡率都明显高于CK-MB正常的不稳定型心绞痛患者。CK在AMI发作6小时内和36小时后敏感性低,对心肌微小损伤不敏感。CK-MB同工酶在心肌中的浓度明显高于骨骼肌,因此总CK具有更好的敏感性和特异性,结合患者心电图的变化及胸痛病史,或结合血清或血浆cTnI或cTnT检测结果综合判断患者是否发生心肌损伤。在无法测定cTnT、cTnI时,目前临床上倾向用CK-MB替代CK可作为心肌损伤的酶标志物。

4. 缺血修饰白蛋白(ischemia-modified albumin,IMA)

大部分检测心肌损伤的标志物只有在心肌坏死后血中浓度才升高,而心肌缺血标志物能在急性冠脉综合征早期可逆阶段就被检出,有助于对急性缺血患者进行正确诊断和及时治疗。其中缺血修饰白蛋白是最理想的心肌缺血标志物,具备以下特性:

(1)高度的心肌特异性;

(2)心肌缺血后迅速增高;

(3)循环中稳定性好;

(4)24小时内血中浓度恢复基础水平;

(5)容易检测,可很快得到结果;

(6)具有较好的分析特性(CV值低);

(7)经济。

缺血修饰白蛋白逐渐开始用于临床急性心肌缺血的诊断,排除诊断ACS及ACS危险性分级,降低心血管病高危个体的漏诊率。

辅助ACS的排除诊断和危险性分层胸痛患者心肌损伤标志物多为阴性,心电图无显著变化,半数以上的患者处于ACS诊断的边缘,难以确诊。由于缺血修饰白蛋白对急性心肌缺血诊断的敏感性和阴性预测值(NPV)高,FDA于2003年批准用于ACS排除诊断,可使50%以上的胸痛患者除外心源性病因。

5. Mb与cTnT、cTnI(或CK-MB)联合应用有助于AMI的排除诊断

存在ACS临床表现,伴有以下情况常提示AMI:①出现症状24小时内至少有一次cTnT、cTnI浓度超过正常参考人群的第99百分位数。②连续两次CK-MB浓度超过正常参考人群的第99百分位数。对于疑似AMI患者,需结合病史、体格检查、心电图与心肌标志物全面考虑再作出判断。症状发作6小时内可同时检测cTnT、cTnI和Mb。虽然Mb在骨骼肌中的浓度较高,诊断心肌损伤的特异性较差,但是去分子量小,心肌损伤后其血清浓度迅速升高,故一直作为AMI的早期诊断标志物。cTnT和cTnI具有心肌特异性,是急性心肌损伤中最理想的标志物,cTn测定用于确定临床诊断心肌损伤的准确性和程度,区别同时由骨骼肌和心肌损伤时的心肌损伤程度,其窗口期长,可用于AMI未及时就诊患者后期回顾性诊断。

6. 心肌标志物应用原则

(1)cTnT或cTnI取代CK-MB成为检出心肌损伤的首选标准。cTnI能够发现少量心肌损伤,即"微灶性MI";临床试验中只需开展一项心肌肌钙蛋白测定(cTnT或cTnI),无需同时进行两项心肌肌

钙蛋白测定。如已经常规提供一项心肌肌钙蛋白测定,建议不必同时进行 CK-MB 质量测定。

(2)肌红蛋白和 CK-MB 为常规早期心肌标志物。因其诊断特异性不高,主要用于早期排除 AMI 诊断。

(3)如患者已有典型的可确诊急性心肌梗死的心电图变化,应立即进行针对 AMI 的治疗。对这些患者进行心肌损伤标志物的检测,有助于进一步确定 AMI 的诊断,判断梗死部位的大小,检测有误合并症,如再梗死或者梗死扩展。

(4)对于胸痛发作 6 小时后的就诊患者,无需检测早期标志物,如肌红蛋白。此时只需测定确定标志物如心肌肌钙蛋白。

(5)不再将乳酸脱氢酶、天冬氨酸转氨酶、α- 羟丁酸脱氢酶用于 ACS 诊断。限制 LD 及同工酶应用,不作为常规检查,个案处理,主要用于排除 AMI 诊断。不考虑继续使用 CK-MB 活性测定和乳酸脱氢酶同工酶测定来诊断 ACS 患者。如暂不开展 cTnT 或 cTnI 测定,可以保留 CK 和 CK-MB 测定以诊断 ACS 患者,但建议使用 CK-MB 质量测定。

(三) 急性冠脉综合征

急性冠脉综合征(acute coronary syndrome,ACS)是指以冠状动脉粥样硬化斑块破裂(rupture)或糜烂(erosion),继发完全或不完全闭塞性血栓形成为病理基础以及临床症状表现与急性心肌缺血相符的一种综合征,它包括心电图上 ST 段抬高心肌梗死(ST-segment elevation myocardial infarction,STEMI)、非 ST 抬高心肌梗死(non-ST segment elevation myocardial infarction,NSTEMI)和不稳定型心绞痛(unstable angina pectoris,UAP)。其中,STEMI 大多是由于冠状动脉的急性完全性阻塞所致,而NSTEMI/UA 则是由于病变血管的严重但非完全性阻塞导致,NSEMI/UA 的病理形成机制和临床表现类似,所区别是心肌缺血的程度不同,NSTEMI 所导致的心肌缺血情况较重,血液中可检测到心肌损伤的标志物,即肌钙蛋白 T、肌钙蛋白 I 或 CK-MB。ACS 是一种常见的严重的心血管疾病,是冠心病的一种严重类型。常见于老年、男性及绝经后女性、吸烟、高血压、糖尿病、高脂血症、腹型肥胖及有早发冠心病家族史的患者。ACS 患者常常表现为发作性胸痛、胸闷等症状,可导致心律失常、心力衰竭甚至猝死,严重影响患者的生活质量和寿命。如及时采取恰当的治疗方式,则可大大降低病死率,并减少并发症,改善患者的预后。由于心电图检查对于 AMI 的检出率不足 50%,因此,联合心脏标志物的检查至为重要。合理应用急性心肌损伤的生物标志物对 ACS 的正确诊断、危险性分类和预后估计有重要价值。

1. cTnT、cTnI　目前诊断心肌损伤(尤其是 AMI 和 ACS 危险分层中)最灵敏和最特异的生物化学标志物,cTnT、cTnI 升高的 ACS 患者病死和缺血事件再发生率的危险增加。怀疑 ACS 和 AMI 时应进行心肌损伤标志物检测,结合临床症状、体征、心电图考虑早期危险分层。cTnT、cTnI 是进行危险分层的首选标志物,对可疑 ACS 患者均应在入院即刻和入院后 6~9h 进行 cTnT、cTnI 检测。临床症状符合 ACS 的患者,发病 24 小时内 cTnT、cTnI 峰值至少应有一次超过正常参考人群的 99 百分位数,预示其病死和缺血事件再发生率的危险增加。从临床试验中征集的 NSTEMI 患者其血管造影的数据显示 cTnT、cTnI 浓度越高,心肌损伤越复杂越严重,越容易见到血栓,冠状动脉内血流受损越严重。

2. CK-MB　被确定为 ACS 患者评估中的重要预后因素。怀疑 ACS 时,CK-MB 检测至少两次超过参考范围的上限(第 99 百分位点)。NSTEMI 患者 CK-MB 浓度与 30 天死亡率呈等级正相关。间隔2 小时测定 CK-MB 对 AMI 诊断的敏感性和特异性分别为 91% 和 94%,采用高压电泳的方法可以较快速的分离 CK-MB1 和 CK-MB2 从而计算二者比例,不但有助于确诊还可以进行危险度的分层。

3. 除 cTnT、cTnI 以外,多种生物标志物联用有助于加强 ACS 患者的危险分层　如测定 hs-CRP和 B 型利钠肽(BNP)或 N 末端 B 型利钠肽原(NT-proBNP)。

4. CK-MB 和 Mb　临床观察了解 AMI 患者疗程中有无再梗死或梗死范围有无扩大时,CK-MB和 Mb 是较好的标志物。

(四)慢性心脏疾病

慢性心脏疾病是一种复杂的临床综合征,因各种原因的初始心肌损伤引起心脏结构和功能的改变,逐渐导致心室泵血功能低下,心脏不能泵出足够的血液满足组织代谢的需要,或者在提高充盈压力后才能泵出组织代谢需要的相应血液。慢性心力衰竭是其中一种,为临床常见的危重症,是各种不同病因器质性心脏病的主要并发症。利钠肽家族是调节体液、体内钠平衡及血压的重要因子,当心内血容积增加和左心室压力超负荷时即可大量分泌,故检查血清或血浆利钠肽激素或其前体片段可用于心力衰竭的实验室诊断。B型利钠肽(B-type natriuretic peptides,brain natriuretic peptide,BNP)或N-末端前B钠尿肽(NT-proBNP)是利钠肽家族中的成员,它作为心衰定量标志物,不仅反映左室收缩功能障碍,也反映左室舒张功能障碍、瓣膜功能障碍和右室功能障碍情况。BNP/NT-proBNP可用于急诊状态下对那些心力衰竭(heart failure,HF)体征和症状不典型患者或非急性情况下对那些有疑似心力衰竭体征和症状的患者关于心力衰竭的排除或者确认。

患者出现心力衰竭时,血中BNP水平增加;当HF通过治疗得到控制时,血中BNP水平下降;HF的患者或HF通过治疗得到控制的患者,其血中的BNP水平仍高于心脏正常的人。在急性呼吸困难患者中有30%~40%存在急诊医生难以确诊而影响预后,以BNP 100pg/ml作为临界值的阴性预测值达到90%,可以减少74%的临床不确定性;而BNP超过400pg/ml提示患者存在心力衰竭的可能性达95%。而BNP在100~400pg/ml时可能由肺部疾病、右心衰竭、肺栓塞等情况引起。呼吸困难患者急诊就诊时的BNP水平以及治疗后的变化也可以反映其出院时风险。

BNP可用于心力衰竭的诊断与分级评估、呼吸困难的鉴别诊断以及对心肌梗死后心功能进行检测和预后评估。在诊断HF患者时,对于已经明确临床HF诊断的情况下,不推荐常规应用BNP检测。在诊断HF患者时,BNP检测不能用来代替常规的左心室结构或功能失常的临床评价或检查。BNP是容量依赖性激素,除HF外,其他可产生水钠潴留、血容量增多的病症,亦可导致其升高,如库欣综合征、原发性醛固酮增多症、肝硬化、肾功能衰竭等。因此,BNP不能作为心力衰竭的唯一诊断指标。此外,在肺气肿、慢性阻塞性肺疾病、肾脏疾病,肾脏透析、心脏病发作或服用心脏药物,如强心苷或利尿剂时,也会使血浆BNP浓度发生改变,影响BNP诊断HF的准确性。BNP在诊断HF时有其独特的临床应用评价:BNP是HF的定量标志物;BNP对于诊断HF是高度准确的;BNP可以帮助给急诊科患者进行危险分层以便判断是该入院还是出院。BNP测试有助于改善患者管理,减少总治疗费用;BNP测试节省6个月内费用;BNP是HF最强大的预测物;BNP水平有助于评估出院的安全性;BNP指导的治疗能提高慢性HF疗效;BNP水平以及症状和体重增加,是确定临床失代偿的最好方法;BNP是急性冠脉综合征患者死亡的最强大的预测物。

四、评价

(一)脂代谢紊乱检测的评价

1. 胆固醇检测评价

胆固醇除了可以作为高胆固醇血症的诊断指标之外,不作为其他任何疾病的诊断指标。对于动脉粥样硬化和冠心病而言,总胆固醇(TC)是一个明确的危险因子,与冠心病的发病率呈正相关。影响TC水平的因素有:

(1)年龄与性别,TC水平往往随年龄上升,但到70岁或80岁后有所下降,中青年女性低于男性,50岁后女性高于男性。

(2)长期的高胆固醇、高饱和脂肪和高热量饮食可使TC增高。

(3)遗传因素。

(4)其他,如缺少运动、脑力劳动、精神紧张等可能使TC升高。

2. 三酰甘油检测评价

三酰甘油增高与动脉粥样硬化性心血管疾病风险密切相关。当高TG同时伴有TC、LDL-C增高,HDL-C减低,并同时存在冠心病其他危险因子(如冠心病家族史、饮酒、吸烟、肥胖等)时,对动脉粥样硬化和冠心病诊断更有意义。在他汀治疗有效降低低密度脂蛋白胆固醇后,三酰甘油增高成为"心血管病剩留风险"的重要组分。有效管理三酰甘油,对进一步降低心血管系统风险,进而减少心血管疾病的发病率与致死、致残率具有重要意义。三酰甘油每增高1mmol/L,男性和女性冠心病事件风险分别升高12%和37%。三酰甘油增高不仅和心血管风险相关,还与糖尿病患者微血管并发症的发病风险密切相关。三酰甘油增高可能是视网膜硬性渗出和黄斑病变、增生性视网膜病变的重要致病因素,且视网膜病变严重程度与甘油三酯水平呈正相关。有研究表明,TG水平与胰岛素抵抗有关,是糖尿病的独立危险因子,此外,高三酰甘油血症也可促进白蛋白尿进展及糖尿病肾病的发生发展。极高水平(≥1 000mg/dl)的三酰甘油血症还可能诱发急性胰腺炎,有助于协助诊断急性胰腺炎。

英国伦敦大学学院、布里斯托尔大学和维康基金桑格研究院三家机构研究,对4 000名健康英国人的基因组序列数据分析研究后发现,一种名为 *APOC3* 的基因变异与血液中的三酰甘油水平密切相关,携带该种基因变异的人,血液中的三酰甘油水平显著低于没有该基因变异的人,他们患心血管疾病的风险也较常人要小得多,这种基因变异十分罕见。研究人员称,大约只有0.2%的人会携带这种变异基因,一旦弄清楚该变异基因的防护机制,科学家既可据此开发出新的疗法,帮助那些心血管疾病高风险人群。

3. 脂蛋白检测评价

流行病学与临床研究证明,HDL-C与冠心病发病呈负相关,并能促进动脉样硬化的发展。HDL-C增高(>1.55mmol/L)被认为是冠心病的"负"危险因素。在此基础上每增高0.03mmol/L,则冠心病危险性降低2%~3%。HDL-C或HDL-C/TC比值能更好地预测心脑动脉粥样硬化的危险性。儿童时期男女HDL-C水平相同,青春期男性开始下降,至18~19岁达最低点,以后男性低于女性,女性绝经后与男性接近。高TG血症往往伴低HDL-C,肥胖者常有TG升高,同时HDL-C也多偏低。吸烟可使HDL-C下降,适量饮酒、长期体力劳动和运动会使HDL-C升高。高脂血症对LDL检测可产生干扰。生理条件下LDL-C水平随年龄增高而上升,青年与中年男性高于女性,老年前期与老年期女性高于男性。已经证实LDL及其所携带的胆固醇(LDL-C)偏高常会引起冠心病等心脑血管疾病,使心脏的危险性增加,这要引起注意,所以有人称LDL-C为坏胆固醇。肝功能不全者,长期出现低密度脂蛋白偏高,就有可能诱发脂肪肝,患者出现肝肿大,食欲减退,肝区胀痛,转氨酶升高,少数出现轻度黄疸,脾大等症状。低密度脂蛋白偏高会导致高胆固醇血症、高甘油三脂血症、混合型高脂血症、低密度脂蛋白血症几种症状。LP(a)升高是心血管疾病的独立危险因素,临床多用于协助健康咨询和判断心血管疾病危险。而血清LP(a)水平的个体差异性较大,LP(a)水平高低主要由遗传因素决定,基本不受性别、饮食和环境的影响。

4. 血清载脂蛋白检测评价

血清/血浆样品ApoAⅠ减少提示心血管(冠心病),脑血管(脑血栓)疾病的危险性增加,常被作为心脑血管疾病的危险性评价的灵敏指标之一。有人主张用ApoB/ApoAⅠ比值代替LDL-C/HDL-C作为AS的指标。

(二)心肌标志物检测的评价

1. 肌酸激酶及其同工酶

血清CK能够经济、快速、有效地准确辅助诊断AMI,是当今应用最广的心肌损伤标志物,但是血清CK缺乏特异性,因此必须与病毒性心肌炎、骨骼肌创伤等疾病相鉴别;在AMI发病早期6小时以前和36小时后诊断的敏感性较低,对微小心肌损伤也不敏感。CK-MB是早期诊断AMI的指标之一,检测对估计梗死范围、判断再梗死及再灌注成功有帮助,是目前应用广泛的心肌损伤标志物之一。CK-MB在AMI发病后6~36小时内的诊断敏感性可达92%~96%;CK-MB的特异性和敏感性均高于CK,是目前临床上作为心肌损伤的常规检验项目。由于CK-MB峰值出现较早,下降较快,因此不适用于诊断发病时间较长的AMI。与肌钙蛋白相比,CK-MB在心肌损伤的诊断中敏感性较低且缺乏特异性,但因其使用较久,临床对心肌损伤检测时习仍惯性使用。目前发达国家在急性心肌损伤检测中直接采用 CK-MB 检测。对于未开展 cTnI 和 cTnT 检测时,CK-MB 测定用于诊断 ACS 的敏感性和特异性接近肌钙蛋白。

2. 乳酸脱氢酶

由于 LD 广泛存在于多种组织,血清 LD 诊断心肌损伤的特异性较低。红细胞中 LD 含量丰富,而 AMI 患者在溶栓治疗中通常出现溶血,因此血清 LD 无法用于评估溶栓后的再灌注情况。测定血清 LD 同工酶有助于提高 AMI 诊断的特异性。但是 LD 及同工酶用于诊断 AMI 的敏感性、特异性均不高,目前已经不推荐用于 AMI 的诊断,不作为常规检查项目,对患者作个案处理。LD 及其同工酶检测适用于:①怀疑心肌梗死(无条件开展 cTnI 或 cTnT,病程超过 5~7 天)时,以及心肌梗死的检测。②怀疑肺栓塞。③怀疑溶血性贫血。④鉴别黄疸类型。⑤诊断器官损伤。⑥恶性疾病的诊断和随访。

3. 心肌肌钙蛋白

cTnT 用于临床是因其心肌特异性和高灵敏度使其能够更频繁和更准确地诊断心肌损伤。在 AMI 发作时 cTnT 的敏感性只有 50%~60%,随着时间延长,敏感性逐渐提高,发作 6 小时敏感性达 90% 以上,并且维持这一高水平直到 5 天以上。在胸痛发生后 5~10 天内,cTnT 诊断 AMI 的临床敏感性为 100%,特异性也优于 CK-MB 和肌红蛋白。

目前认为 cTnI 与 cTnT 对急性心肌梗死、不稳定型心绞痛、围手术期心肌损伤等疾病的诊断、病情监测、疗效观察及预后评估都有较高的价值,特别是对微小的、小灶性心肌梗死的诊断具有重要价值(表 4-5-46)。

表 4-5-46　cTnT 测定的临床评价

1. 晚期诊断 AMI,监测 AMI 的病程进展
2. 评价溶栓治疗效果
3. 评价不稳定型心绞痛患者的预后
4. 评价小面积心肌梗死(如侵入性心脏治疗后)
5. 诊断伴有骨骼肌损伤的心肌损伤(如围手术期心肌梗死、心脏创伤)

cTnI 与 cTnT 均存在以下共同的特点:

(1)心肌中肌钙蛋白含量比 CK 多,敏感性高于 CK,不仅能检测出 AMI 患者,而且还能检测微小损伤,如心肌炎、不稳定型心绞痛。

(2)有较长窗口期,cTnT 长达 7 天,cTnI 长达 10 天,甚至 14 天。对诊断迟到的急性心肌梗死和不稳定型心绞痛、心肌炎的一过性损伤更有利。

(3)肌钙蛋白在血中的浓度和心肌损伤范围有较好的相关性,可用于判定病情轻重,指导临床正确治疗;如胸痛发作 6 小时后,血中心肌肌钙蛋白浓度正常即可排除 AMI。

(4)双峰的出现易于判断再灌注是否成功。

(5)心肌肌钙蛋白窗口期长,诊断近期发生的再梗死效果较差。

(6)在损伤发生 6 小时内敏感度较低,对确定是否早期使用溶栓疗法价值较小。

4. 肌红蛋白

(1)在 AMI 发作 12 小时内诊断敏感性很高,有利于 AMI 早期诊断,是迄今出现最早的急性心肌梗死标志物。

(2)可用于判断再梗死和再灌注成功与否。

(3)胸痛发作 2~12 小时内,Mb 阴性可排除急性心肌梗死。

(4)窗口期太短,恢复到正常范围很快,峰值在 12 小时,AMI 发作 16 小时后测定易出现假阴性,不能用于心肌损伤的回顾性诊断。

(5)特异性较差,若结合 CAⅢ可提高 Mb 诊断 AMI 的特异性。

5. 心肌损伤标志物联合应用

（1）CK-MB、cTn、Mb 联合应用检测急性心肌损伤的临床评价

正常血清 CK-MB 活性很低，心肌梗死后血清 CK-MB 迅速升高，其升高时间及峰值时间略早于总 CK。在所有 AMI 患者在发病 48h 内 CK-MB 均有升高，若 24h 内仍无 CK-MB 活性升高者，大致可排除 AMI。CTn 在心外组织无表达，与传统的 CK-MB、LDH 等心肌酶相比，它更具有高度特异性，故 CTn 被认为是较心肌酶更优秀的心肌损伤标志物。CTnT 常为判断梗死范围的大小及其预后的指标，CTnI 特异性较 CTnT 更优越，可达 100%，但是，也有一定的局限性，如 AMI 早期，其敏感度仅为25%，故有学者认为联合肌红蛋白可以可靠地诊断 AMI，并在治疗中监测心肌损伤情况。Mb 相比其他标志物可能会更早地对 AMI 诊断，其敏感性与 CK-MB 相似，但特异性较差，诊断时间窗较短，因此临床多联合其他心肌损伤标志物共同检测如 CK-MB、CTnI、CTnT 等。

（2）临床常用标志物检测组合

针对 AMI 的不同时期，应同时连续测定多种血清标志物，或选定几种标志物组合，以增加诊断敏感性和特异性。常用的各种血清标志物，按升高的时间顺序分为两大组合：

1）出现时间早：CK、CK-MB、CK-MB1、CK-MB2、GPBB、Mb、FABP 为一组，因其升高出现较早，消失也快，对 AMI 的早期诊断价值较大；

2）出现时间晚：LDH 及其同工酶、CTnT 或 CTnI 为另一组，因其升高开始较晚，但持续时间长，尤其是 CTnT 和 CTnI，对 AMI 发病 3 天以后的病例有较大诊断意义。临床证明，CK、CK-MB、CTnT 再加 LDH1/IDH2 活性比值是一种较优的组合，可兼顾 AMI 不同病期，对预后评估起到积极意义。

6. 心肌标志物在评价溶栓治疗效果中的价值

急性心肌梗死发生后，临床常采取紧急的冠状动脉置换术、溶栓疗法和经皮冠状动脉成形术（PTCA）等治疗措施。心肌标志物作为无创的再灌注成功与否的评估指标广泛应用于临床。与持续阻塞的患者不同，在建立了新的冠状动脉循环的 AMI 患者，将释放大量的酶和蛋白质类物质进入循环，出现一个小高峰。对于溶栓治疗后的患者，血清或血浆标志物肌红蛋白、CK-MB 和 cTnI 或 cTnT 浓度可在短时间内由于心肌再灌注出现迅速增加。肌红蛋白、CK-MB 和 cTnI 或 cTnT 均是溶栓治疗效果评价的有效指标，其中 Mb 由于分子量最小入血最快，其溶栓治疗阴性预测值高于其他标志物，最适于鉴定溶栓治疗是否失败，评价所选择的治疗方案是否成功，溶栓治疗效果的实验室评估对 AMI 患者的预后有良好的建议。

采集治疗开始和治疗开始后 90 分钟的标本，动态观察测定血清或血浆 cTnT、cTnI 和 Mb 或 CK-MB 变化水平。实施溶栓后 90 分钟，无再灌注损伤，由于栓塞开通后，血流进入病变部位，将游离的心肌损伤标志物冲洗入血液，将出现一迅速上升和下降的冲洗小峰。如若 Mb 出现快速陡峭的峰大于或等于 $150\mu g/(L\cdot h)$ 或者 CK-MB 增加大于 $24\mu g/(L\cdot h)$，或测定值大于 4 倍，提示心肌再灌注，溶栓治疗有效，反之，若无增高峰，则可能提示溶栓治疗失败。溶栓治疗后肌钙蛋白增加比率大于 $0.2\mu g/(L\cdot h)$ 或增高 6.8 倍以上，提示治疗有效，再灌注成功。若观察到心肌损伤标志物出现显著而持续时间长的重新升高，表明心肌损伤加重，出现再灌注损伤或再梗死。

7. 心肌标志物在评价心脏外科手术心肌保护中的价值

心脏外科手术所致的心肌损伤及术后并发的微小心肌梗死均可影响手术患者的治疗效果、疾病的恢复或预后。为更好检测心脏外科手术治疗后患者的治疗效果，疾病情况和预后，临床通常可使用血清或血浆的心肌损伤标志物的检测对患者术前心功能状态、术后心肌损伤及其恢复状况进行评价。

在评价心脏直视手术时心肌保护的效果和心肌损伤的严重程度时，cTnI 或 cTnT 对诊断心肌损伤的特异、敏感性都明显优于 CK-MB、Mb；cTnI 或 cTnT 测定用于比较不同心肌保护方法，具有客观性，cTnI 或 cTnT 测定有助于判断手术中心肌损伤的严重程度，评价治疗干预的有效性。cTnI 或 cTnT 可特异性的升高于心脏术后，且其血清或血浆表达量与心脏损伤大小密切相关，创伤越大其含量越高。在微创冠脉搭桥术后 cTnI 基本没有升高，而在心脏换瓣术后可见其明显增加。在常温不

停跳心内直视术后,若术后 12 小时的 cTnI>10.00μg/L,可提示患者预后不佳。而 CK-MB 和肌红蛋白不具有心脏损伤特异性,在胸外科手术后仍会增加,且其表达含量与心脏创伤大小无关。cTnI 或 cTnT 测定还能有助于决定心室辅助循环的应用指征。

(刘　洋)

第六节　肝、胆、胰疾病的实验室检查和临床应用

一、概述

　　肝、胆、胰疾病既是常见病和多发病,又是具有地域性和复杂性的难治性疾病。肝、胆、胰的解剖变异多,生理功能复杂,与邻近脏器的关系密切,其所发疾病的诊断、治疗既简单亦困难,且并发症多,再次手术率高,不仅严重影响着广大人民群众的身体健康。还可能引发许多其他问题。随着我们对肝、胆、胰疾病研究的不断深入,诊断手段的不断提高,检测方法的不断完善,使肝胆胰疾病诊断的整体水平提高到了一个新的阶段,同时生物化学、免疫学技术的飞速发展,使临床检验更为科学精确。

　　肝、胆、胰解剖位置邻近,关系密切,不少疾病彼此影响,检查方法也有许多共同之处。血清酶学测定是临床常用的反映肝损害的检测指标。血、尿胆红素检查也可初步鉴别黄疸的性质。血、尿淀粉酶测定对急性胰腺炎诊断具有重要价值。各型肝炎病毒标志物检测可确定肝炎类型。甲胎蛋白对于原发性肝细胞癌有较特异的诊断价值,而癌胚抗原等肿瘤标志物对结肠癌和胰腺癌具有辅助诊断和估计疗效的价值。某些血清自身抗体测定对恶性贫血、原发性胆汁性肝硬化、自身免疫性肝炎等有重要的辅助诊断价值。腹水常规检查可大致判断出腹水系渗出性或漏出性,结合生化、细胞学及细菌培养对鉴别肝硬化合并原发性细菌性腹膜炎、结核性腹膜炎和腹腔恶性肿瘤很有价值。近年对肝、胆、胰疾病精准诊断引起我国消化病学界的高度重视,其检测方法的多样性增强了疾病的诊疗以及预后的评判,本节将重点阐述临床常用的肝、胆、胰疾病实验室检查项目及临床意义。

二、相关实验室检查

(一) 蛋白质代谢检测

　　肝脏是机体蛋白质合成代谢的主要器官,如清蛋白、糖蛋白、脂蛋白、多种凝血因子、抗凝因子、纤溶因子及各种转运蛋白等均在肝脏合成,γ 球蛋白主要由机体浆细胞合成。当肝细胞受损、间质细胞增生时这些血浆蛋白质合成能力下降,尤其是清蛋白减少,导致低清蛋白血症,临床上可出现水肿,甚至出现腹水与胸水。在重症肝病时血浆纤维蛋白原、凝血酶原等凝血因子合成减少,临床上出现皮肤、黏膜出血倾向。因此,临床多通过检测血浆蛋白含量及蛋白组分的相对含量(蛋白电泳)、凝血因子含量等,帮助诊断治疗急慢性肝病及其损害的严重程度。

1. 血清总蛋白、清蛋白和球蛋白检测

　　肝脏是合成血清总蛋白(serum total protein,STP)的重要场所,血液中绝大部分的血清总蛋白与全部的清蛋白(albumin,A)都来自肝脏,因此检测血清总蛋白和清蛋白含量是反映肝功能受损的重要指标。由于肝脏具有很强的代偿能力,通常情况下只有当肝脏病变达到一定程度和在一定病程后才能出现血清总蛋白的改变,因此它常用于检测慢性肝损伤,并可反映肝实质细胞的功能改变。

　　清蛋白由肝实质细胞合成,血浆中半衰期为 15~20 天,是正常人体血浆中含量最多的蛋白质组分,约占血浆总蛋白 60%~70%,属于非急性时相蛋白,在维持血液胶体渗透压、体内代谢物质转运及营养等方面起着重要作用。球蛋白(globulin,G)是多种蛋白质的混合物,其中包括含量较多的免疫球蛋白和补体、多种糖蛋白、金属结合蛋白、多种脂蛋白及酶类。球蛋白与机体免疫功能与血浆黏度密切相关。根据清蛋白与球蛋白的量,可计算出清蛋白与球蛋白的比值(A/G)。

　　【参考区间】正常成人血清总蛋白 60~80g/L,清蛋白 35~55g/L,球蛋白 20~30g/L,A/G 为(1.5~2.5):1。

(1)血清总蛋白测定

1)血清总蛋白升高：其升高多见于多发性骨髓瘤，患者血浆总蛋白超过 100g/L，球蛋白常超过 50g/L，此外还见于巨球蛋白血症、冷沉淀球蛋白血症等疾病以及各种原因引起的机体明显失水引起血液浓缩(严重脱水,休克,饮水量不足)，总蛋白含量相对增高，临床称为假性蛋白增多症。

2)血清总蛋白降低：总蛋白降低反映蛋白合成减少或丢失过多，常见肝脏疾病有亚急性重症肝炎、慢性中度以上持续性肝炎、肝硬化、肝癌等肝实质性疾病以及缺血性肝损伤、肾病综合征、胃肠道疾病引发吸收障碍、严重烧伤、大出血等使蛋白质大量丢失。在长期营养不良及消耗性疾病，如肿瘤、结核、甲亢等也可出现血清总蛋白降低。

(2)清蛋白测定

1)清蛋白增高：清蛋白浓度增高常见于机体严重失水导致的假性清蛋白增多症以及治疗过程中输注过多清蛋白等情况。

2)清蛋白降低：清蛋白浓度降低原因与血清总蛋白降低原因基本相同，主要为肝实质细胞受损蛋白合成能力下降，如亚急性重症肝炎、慢性中度以上持续性肝炎、肝硬化、肝癌等，以及蛋白质摄入不足或消化吸收不良、肾病综合征(大量肾小球性蛋白尿)、消耗性疾病、肿瘤、严重烧伤、急性大失血、严重感染等。清蛋白如<25g/L 称为低蛋白血症，临床上常出现严重水肿及胸、腹水，清蛋白持续下降表明肝细胞坏死呈进行性加重，提示预后不良。此外，妊娠时出现的清蛋白降低可在分娩后恢复，临床也可见到因清蛋白合成障碍的先天性清蛋白缺乏患者，血清检查几乎无清蛋白。

(3)球蛋白测定

当球蛋白>35g/L 时称为高球蛋白血症(hyperglobulinemia)，主要是因球蛋白增高，其中以 γ 球蛋白增高为主。临床多见于：

1)慢性肝脏疾病：包括自身免疫性慢性肝炎、慢性活动性肝炎、肝硬化、慢性酒精性肝病、原发性胆汁性肝硬化等；球蛋白增高程度与肝脏病严重性相关。

2)M 蛋白血症：如多发性骨髓瘤、淋巴瘤、原发性巨球蛋白血症等。

3)自身免疫性疾病：如系统性红斑狼疮、风湿热、类风湿关节炎等。

4)慢性炎症与慢性感染：如结核病、疟疾、黑热病、麻风病及慢性血吸虫病等。

球蛋白降低临床常见原因为合成减少，如生理性减少、免疫功能抑制(长期应用肾上腺皮质激素或免疫抑制剂)、先天性低 γ 球蛋白血症等。此外，清蛋白降低和 / 或球蛋白增高均可引起 A/G 倒置，见于严重肝功能损伤及 M 蛋白血症，如慢性中度以上持续性肝炎、肝硬化、原发性肝癌、多发性骨髓瘤、原发性巨球蛋白血症等。

2. 血清蛋白电泳检测

血清蛋白电泳是临床上广泛应用辅助诊断的实验室检查指标，主要是根据血清中各种蛋白质的分子量不同、等电点及所带的负电荷数不同，它们在电场中泳动方向和速度具有区别。清蛋白分子质量小在电场中迅速向阳极泳动，γ 球蛋白因分子质量大泳动速度最慢。电泳后从阳极开始依次为清蛋白、α_1 球蛋白、α_2 球蛋白、β 球蛋白和 γ 球蛋白五个区带。临床上多利用血清蛋白电泳结果诊疗不同类型的疾病。

【参考区间】醋酸纤维素膜法：

清蛋白　　0.61~0.71(61%~71%)

α_1 球蛋白　　0.03~0.04(3%~4%)

α_2 球蛋白　　0.06~0.10(6%~10%)

β 球蛋白　　0.07~0.11(7%~11%)

γ 球蛋白　　0.09~0.18(9%~18%)

(1)肝脏疾病：肝炎发病早期或病变较轻时电泳结果多无异常。慢性肝炎、肝硬化、肝细胞癌时可有典型的蛋白电泳图形，此时可见清蛋白、α_1 球蛋白、α_2 球蛋白、β 球蛋白降低，γ 球蛋白增加。在慢性活动性肝炎和失代偿的肝硬化时,若γ球蛋白增加高达40%提示预后不佳。此外,急性肝坏死表现为清蛋白下降,球蛋白显著升高。传染性肝炎患者可见清蛋白轻度下降,α_2球蛋白和γ球蛋白同时增高。

(2)M蛋白血症:如骨髓瘤、原发性巨球蛋白血症等,清蛋白浓度降低,单克隆γ球蛋白明显升高,亦有β球蛋白升高,偶有α球蛋白升高。

(3)肾脏疾病:肾病综合征可致α_2及β球蛋白增高,清蛋白及γ球蛋白降低。急性肾炎时α_2合并β球蛋白增高,慢性肾炎时γ球蛋白中度增高。

(4)炎症和感染:急性感染可见α_1、α_2球蛋白增加,慢性炎症和感染多为γ球蛋白增加。

3. 血清前清蛋白检测

前清蛋白(prealbumin,PAB)由肝细胞合成,分子量比清蛋白小,电泳上向阳极的泳动速度较清蛋白快,于清蛋白前方可以看到一条染色很浅的区带。前清蛋白是一种组织修补材料和载体蛋白,能与T_4、T_3结合,对后者亲和性更大,因此又叫甲状腺素结合前清蛋白,还具有运输维生素A的作用。前清蛋白半衰期较其他血浆蛋白短,因此前清蛋白测定更能早期反映肝细胞损害。

【参考区间】1岁100mg/L;1~3岁168~281mg/L;成人280~360mg/L。

(1)血清前清蛋白增高:见于霍奇金病。

(2)血清前清蛋白降低:可作为肝功能受损的敏感指标,急性病毒性肝炎时其血清水平明显降低。肝硬化、肝癌及胆汁淤积性黄疸时也降低,对早期肝炎、急性重症肝炎有特殊诊断价值。此外,常作为营养不良的指标,100~150mg/L为轻度缺乏,50~100mg/L为中度缺乏,<50mg/L为严重缺乏。

4. 血浆凝血因子检测

除组织因子及由内皮细胞合成的vWF、Ca^{2+}外,其他凝血因子几乎都在肝脏中合成。肝脏还合成凝血抑制因子,如抗凝血酶Ⅲ(AT-Ⅲ)、α_2巨球蛋白、α_1抗胰蛋白酶、C_1酯酶抑制因子及蛋白C等。凝血因子较清蛋白半衰期短,因此在肝功能受损早期,清蛋白测定多为正常,而凝血因子(Ⅱ、Ⅶ、Ⅸ、Ⅹ)确有显著降低。血浆凝血因子测定常作为肝脏疾患的过筛试验。目前临床凝血功能检查习惯上在血液学实验室检查中进行,并不作为常规的肝脏实验室检查项目。

(1)凝血酶原时间(prothrombin time,PT)测定:在待检血浆中加入过量的组织因子和钙离子,使凝血酶原转变为凝血酶,观测血浆的凝固时间。它反映因子Ⅱ、Ⅴ、Ⅷ、Ⅹ在血浆中水平,可用于判断肝病预后。临床常用参考范围为:11~15s。在急性缺血性或毒性肝损伤时PT延长>3s,急性病毒性、酒精性肝炎PT延长极少超过3s,肝硬化时多表现为PT延长,是肝硬化失代偿期的特征。

(2)活化部分凝血活酶时间(activated partial thromboplastin time,APTT)测定:在受检血浆中加入接触因子激活剂、部分磷脂和钙离子后,观察其凝血时间。参考区间大致为30~42s。在肝病早期可见PT延长,但随着病情进展APTT也将延长,维生素K缺乏时,因子Ⅸ、Ⅹ不能激活APTT亦可延长,维生素K治疗可鉴别肝脏疾病与维生素K缺乏。DIC时由于凝血因子的消耗临床多表现为APTT延长。

(3)凝血酶时间(thrombin time,TT)测定:于受检血浆中加入"标准化"凝血酶试剂,测定开始出现纤维蛋白丝所需时间。参考区间大致为16~18s。TT延长主要反映血浆纤维蛋白原含量减少或结构异常和FDP的存在,因子Ⅶ、Ⅸ、Ⅹ也有影响。肝硬化或急性暴发性肝功能衰竭合并DIC时,TT是一个常用的检测手段。

(4)肝促凝血酶原试验(HPT):HPT能较准确地反映血浆因子Ⅰ、Ⅶ和Ⅹ的变化。特别是当肝细胞损害和肝功能异常时,因子Ⅶ最先减少,其次是因子Ⅰ、Ⅹ的减少,所以本试验对判断肝脏疾病的严重程度和预后较PT为优。

(5)抗凝血酶Ⅲ(AT-Ⅲ)测定:AT-Ⅲ是抗凝系统中最重要的成分,它由肝脏合成,为一种多功能的丝氨酸蛋白抑制物,可抑制凝血酶生成,具有强大的抗凝活性,70%~80%凝血酶由其灭活。严重肝病时AT-Ⅲ活性明显降低,合并DIC时降低更显著。

5. 血氨检测

人体内氨是蛋白质代谢过程中由氨基酸脱氨生成,肾脏谷氨酰胺分解和肠道内细菌作用也是体内氨的来源。肝脏是唯一能解除氨毒性的器官,大部分氨在肝内通过鸟氨酸循环生成尿素,经肾脏排出体外,一部分与谷氨酸合成谷氨酰胺,在肾脏形成铵盐随尿排出体外。肝脏利用氨合成尿素,是保证血氨正常的关键,肝硬化、肝性昏迷、肝性脑病、重型肝炎、尿毒症都可以引起血氨升高。在肝硬化及暴发性肝衰竭等严重肝损害时,肝组织破坏严重,引发氨在中枢神经系统积聚,引起肝性脑病,血氨检测是诊断肝性脑病的重要依据。

【参考区间】18~72μmol/L。

(1)血氨升高:严重肝损害(如肝硬化、肝癌、重症肝炎等)、上消化道出血及尿毒症时血氨明显升高,此外食入大量蛋白质饮食导致血氨升高。通常血氨检测是临床用于评价肝硬化程度和肝性脑病发生的重要实验室指标。

(2)血氨降低:低蛋白饮食、贫血。

(二)胆红素代谢检测

正常成人每天可生成250~300mg胆红素,胆红素是血液循环中衰老红细胞破坏、降解后由血红蛋白分子中的辅基血红素,在肝、脾和骨髓等网状内皮系统内降解而产生,约占总胆红素的80%~85%,其余15%~20%来自含有亚铁血红素的非血红蛋白物质及骨髓中无效造血的血红蛋白,这种胆红素称为旁路胆红素。胆红素是难溶于水的脂溶性物质,在血液中主要以胆红素-清蛋白复合物的形式存在和运输,称为非结合胆红素(unconjugated bilirubin,UCB)。以清蛋白为载体的非结合胆红素随血流进入肝脏,在窦状隙与清蛋白分离后,迅速被肝细胞摄取,肝细胞对胆红素的转化在滑面内质网上进行,与胆红素尿苷二磷酸葡萄糖醛酸反应,形成结合胆红素(conjugated bilirubin,CB)。在胆红素尿苷二磷酸葡萄糖醛酸基转移酶的催化下,胆红素迅速与尿苷二磷酸-α-葡萄糖醛酸反应,通过其丙酸基与葡萄糖醛酸结合生成极性较强的水溶性结合物——胆红素葡萄糖醛酸单酯和双酯,此即结合胆红素。

结合胆红素随胆汁进入肠道,在小肠上段的碱性pH条件下,通过来自肝脏、小肠上皮细胞和肠道细菌的β-葡萄糖醛酸苷酶的作用,大部分被水解而脱下葡萄糖醛酸,转变成未结合胆红素,然后经肠道厌氧菌的还原作用,逐步形成中胆素原、粪胆素原和尿胆素原,三者统称为尿胆原簇化合物(胆素原)。在肠道下段,三种胆素原接触空气分别被氧化成中胆素、粪胆素和尿胆素(统称为胆素),随粪便排出,呈棕黄色,成为粪便的主要颜色。在小肠下段约有10%~20%的胆素原被肠黏膜细胞重吸收,经门静脉入肝,其中大部分以原形再排入胆道,构成"胆素原的肠肝循环"。约2%~5%重吸收的胆素原进入体循环,而出现于尿中,并可氧化为尿胆素,成为尿的主要色素。

当红细胞破坏过多(溶血性贫血)、肝细胞对胆红素转运缺陷(Gilbert综合征)、结合缺陷(Crigler-Najjar综合征)、排泄障碍(Dubin-Johnson综合征)及胆道阻塞(各型肝炎、胆管炎症等)均可引起胆红素代谢障碍,临床上通过检测血清总胆红素、结合胆红素、非结合胆红素、尿内胆红素及尿胆原,借以诊断有无溶血及判断肝、胆系统在胆色素代谢中的功能状态。

1. 血清胆红素测定

胆红素是胆汁中的主要化学成分,分别由含血红素的蛋白质和胆固醇在肝细胞内经过复杂的化学反应代谢转变而来,并随胆汁分泌排泄。其代谢的变化通常反映肝功能的状态,临床常用检测以帮助诊疗。

【参考区间】

血清总胆红素(serum total bilirubin,STB)　新生儿:0~1d 34~103μmol/L、1~2d 103~171μmol/L、3~5d 68~137μmol/L。成人:3.4~17.1μmol/L;

结合胆红素　0~6.8μmol/L;

非结合胆红素　1.7~10.2μmol/L。

(1)判断黄疸程度：正常人血清胆红素总量不超过17.1μmol/L,若血清中胆红素浓度超过正常值,但不超过34.2μmol/L时,肉眼未见黄染则称为隐性黄疸。通常34.2~171μmol/L为轻度黄疸,171~342μmol/L为中度黄疸,>342μmol/L为重度黄疸。在病程中检测可以判断疗效和指导治疗。

(2)判断黄疸类型：若STB增高伴非结合胆红素明显增高提示为溶血性黄疸,总胆红素增高伴结合胆红素明显升高为胆汁淤积性黄疸,三者均增高为肝细胞性黄疸。三种类型黄疸鉴别诊断见下表4-5-47:

表4-5-47　三种类型黄疸实验室鉴别诊断

类型	非结合胆红素	结合胆红素
正常	有	无或少量
溶血性黄疸	高度增加	正常或轻度增加
肝细胞性黄疸	增加	增加
胆汁淤积性黄疸	不变或轻度增加	高度增加

2. 尿胆红素、尿胆原检测

(1)尿内胆红素测定：非结合胆红素不能透过肾小球屏障,因此不能在尿中出现;而结合胆红素为水溶性,能够透过肾小球基底膜而在尿中出现。正常成年人尿中含有微量胆红素,大约为3.4μmol/L,通常的检验方法不能被发现。

【参考区间】阴性。尿胆红素试验阳性提示血中结合胆红素增加,多见于胆汁排泄受阻、肝外胆管阻塞,如胆石症、胆管肿瘤、胰头癌等。在肝细胞损害病毒性肝炎,药物或中毒性肝炎,急性酒精肝炎时尿胆红素检测也呈阳性改变。此外在肝细胞性及梗阻性黄疸时尿内胆红素阳性,而溶血性黄疸则为阴性。

(2)尿中尿胆原测定：在胆红素肠肝循环过程中,仅有极少量尿胆原逸入血液循环从肾脏排出。

【参考区间】定量:0.84~4.2μmol/(L·24h)。定性:阴性或弱阳性。

临床常见尿胆原增多情况多见于:

1)肝细胞受损,如病毒性肝炎、药物或中毒性肝损害及肝硬化等。

2)溶血性贫血及巨幼细胞贫血。

3)充血性心力衰竭伴肝淤血时,影响胆汁中尿胆原转运及再分泌,进入血中的尿胆原增加。

4)其他,如肠梗阻、顽固性便秘,使肠道对尿胆原重吸收增加,使尿中尿胆原排出增加。

尿胆原减少或缺如可见于胆道梗阻性疾病,如胆石症、胆管肿瘤、胰头癌、Vater壶腹癌等,完全梗阻时尿胆原缺如,不完全梗阻时则减少,同时伴有尿胆红素增加。此外,在新生儿及长期服用广谱抗生素情况下,由于肠道细菌缺乏或受到药物抑制,使尿胆原生成减少。

(三)胆汁酸代谢检测

人类胆汁中存在的胆汁酸主要有:胆酸(cholic acid,CA)、鹅脱氧胆酸(chenodeoxycholic acid,CDCA)、脱氧胆酸(deoxycholic acid,DCA)和少量石胆酸(lithocholic acid,LCA)等。在肝细胞内,胆固醇经7α-羟化酶的催化生成初级游离胆汁酸,其随胆汁进入肠道后,经肠道菌群作用,形成次级胆汁酸。两者均可与甘氨酸或牛磺酸结合生成相应的初级结合型胆汁酸。然后随胆汁排入肠道,在协助脂类物质消化吸收的同时,在回肠和结肠上段受细菌的作用,先被水解生成游离胆汁酸。在回肠,尤其在回肠末端有95%胆汁酸被重吸收经门静脉入肝脏,在肝中已水解脱去牛磺酸或甘氨酸的胆汁酸又重新形成结合胆汁酸,继之又分泌入胆汁,此即胆汁酸的肠肝循环。其生理意义在于使有限量的胆汁酸被反复利用,最大限度地发挥其促进脂类物质消化吸收的生理作用。

【参考区间】总胆汁酸(酶法)0~10μmol/L

1. 总胆汁酸测定　肝胆疾病患者,由于肝损伤的存在,经门静脉回肝的胆汁酸因肝细胞功能低下或侧支循环的形成,肝不能充分摄取胆汁酸,导致血中总胆汁酸(total bile acids,TBA)浓度增加。在急、慢性肝炎、门脉性肝硬化、胆汁淤积、原发性肝癌、药物性黄疸及酒精性肝硬化时,血清胆汁酸水平无区别地升高。对已确诊的肝病患者,血清胆汁酸的测定与其他常规肝功能试验相比并无优越性,但在肝病早期、无黄疸的潜在性肝病进展期以及肝实质细胞微小坏死等情况下,常规肝功能实验尚未检出任何异常时,血清胆汁酸的测定确实具有诊断价值。此外,TBA测定可用来区别高胆红素血症和胆汁淤积,TBA正常而胆红素升高可视为高胆红素血症,反之则视为胆汁淤积,二者均升高则考虑为胆汁淤积性黄疸。

2. 胆汁酸比值测定　患者血清胆汁酸浓度增高的特征取决于所患肝胆疾病的性质。在胆道梗阻时,患者血清中CA和CDCA浓度增加,但以CA为主,CA/CDCA>1相反,肝实质细胞病变时,以CDCA为主,CD/CDCA<,因此,血清中CA/CDCA比值可作为胆道阻塞性病变与肝实质细胞性病变的鉴别指标。

3. 其他　药物(如苯妥英钠、异烟肼等)致中毒性肝炎,在发病前期,血胆汁酸已有升高,故血清胆汁酸测定可用于监测药物中毒性肝炎的发生。此外,餐后血清胆汁酸水平检测可作为回肠功能状况的一项指标,若餐后水平不升高,则表明有回肠病变或功能紊乱。有建议该项试验在筛选隐匿性腹部病变(可能源于末端回肠)可能是有用的。胆汁酸(负荷)耐量试验可用于检测肝脏对胆汁酸处理的能力,即静脉注射一定量胆汁酸后,如其肝功能正常则血清胆汁酸的清除快速而有效,如肝细胞有细微的病变,则能灵敏地反映出来。

(四) 酶学检测

肝、胆、胰是人体含酶最丰富的器官,肝细胞中所含酶种类已知约数百种,在全身物质代谢及生物转化中都起重要作用,但常用于临床诊断不过10余种。有些酶具有一定组织特异性,测定血清中某些酶的活性或含量可用于诊断肝、胆、胰的损伤。此外,人体内有一类具有相同催化活性,但分子结构、理化性质及免疫学反应等都不相同的一组酶即同工酶(isoenzyme),对其测定可提高酶学检查对肝、胆、胰损伤诊断及鉴别诊断的特异性。

1. 血清氨基转移酶及其同工酶测定

(1)丙氨酸转氨酶(alanine aminotransferase,ALT)

丙氨酸转氨酶是肝功能检查的重要指标,是反映肝损伤的敏感指标之一,阳性率可达80%~100%。主要存在于肝细胞质内,细胞内浓度高于血清中1 000~3 000倍。只要有1%的肝细胞被破坏,就可以使血清酶增高一倍。因此,谷丙转氨酶(丙氨酸转氨酶)被世界卫生组织推荐为肝功能损害最敏感的检测指标。

【参考区间】终点法(赖氏法)速率法(37℃)AST 10~40U/L

1)急性肝炎:此时ALT可急剧上升,短时间内达到高峰,炎症消退后此酶活性恢复正常。当ALT恢复后又反跳或持续升高,通常表示肝炎又有复发或发展为肝坏死。一般血清ALT活性高低与病情轻重一致,但亦有ALT短暂明显升高,短期内即恢复正常,而无任何自觉症状表现。相反,部分急性重症肝炎ALT先是升高,以后随着黄疸加重而急剧下降甚或降至正常,称为胆-酶分离现象,说明有大片肝细胞坏死,提示预后险恶。肝炎后如血清ALT活性持续升高或反复波动半年以上,则多成为慢性肝炎。

2)肝硬化伴有肝损害:ALT可有不同程度的升高,但在代偿期特别是无活动性肝损害时,ALT可正常,因此观察ALT的变化,可以了解病情变化。

3)原发性肝癌:ALT可以正常也可以轻度升高,如ALT升高说明肝细胞有活动性损害,提示预后不良。此外,当静滴葡萄糖液造成人工高血糖状态,此时肝癌则出现ALT升高,而肝炎或肝硬化患者无此现象,有助于鉴别诊断。

4)肝内外阻塞性黄疸:ALT升高,但一般不超过500U/L,如梗阻解除后ALT迅速恢复正常,当ALT<300U/L时,对黄疸病例无鉴别意义,必须结合其他临床资料予以考虑。胆囊炎、胆石症在无黄

痕时,ALT 亦可升高,有时甚至高达 400U/L 以上,但随着症状缓解后,此酶大幅度下降。

5)其他:药物中毒性肝炎可致 ALT 升高,如氯丙嗪、异烟肼、四环素、利福平、巴比妥类和抗癌药物,可导致肝细胞中毒、坏死,ALT 可升高,但停药后可恢复正常。传染性疾病如肝脓肿等 ALT 可以轻度升高。其他肝外病变,如骨骼肌病、多发性肌炎、肌营养不良、胰腺炎、胰癌等疾病,ALT 可以升高。在某些外伤、手术药物麻醉、剧烈运动等情况下也可使 ALT 升高,但持续时间短,而且比肝炎恢复快。

(2)天冬氨酸转氨酶(aspartate aminotransferase,AST)

AST 主要存在于肝细胞线粒体内,当肝脏发生严重坏死或破坏时,才能引起 AST 在血清中浓度偏高。AST 偏高,肝炎患者转氨酶数值老是居高不下,反映肝细胞炎症始终未停止,肝细胞肿胀、坏死等病变持续存在。测定血清中此酶含量可用以协助诊断疾病和观察愈后。

【参考区间】终点法(赖氏法)速率法(37℃):AST 10~40U/L

1)肝脏疾病:与 ALT 一样,是肝损害最敏感的指标之一,阳性率达 80%~90%。急性黄疸性肝炎在黄疸出现前 3 周 AST 即升高,黄疸出现后此酶急剧升高,可达正常的 150 倍以上,黄疸消退后此酶迅速下降。

2)胆道疾病如胆道梗阻、胆管炎,尽管肝细胞无显著损害,亦会引起 AST 升高。一般来说,肝外胆管阻塞 AST 多不超过 300U/L,当阻塞解除后 1~2 周即恢复正常。

3)轻度肝损害时,ALT 升高大于 AST,当肝脏严重病变时,AST 升高大于 ALT。

4)慢性肝炎、肝硬化、肝癌以及药物中毒致肝细胞坏死,如异烟肼、四氯化碳、利福平、锑剂、四环素、磺胺、避孕药等的伤害,此酶均可显著升高。

5)心肌疾病:如急性心肌梗死发病后 6 小时 AST 即升高,其升高程度与心肌损害程度呈正相关,发作 48 小时达最高峰,3~5 天后即恢复正常。急性心力衰竭因肝小叶充血至肝细胞损害此酶也升高。急性心肌炎发病初期此酶与病情呈正相关。慢性心肌炎多呈中等升高。心脏手术、心导管检查、胸外心脏按压等此酶均可升高。

6)创伤:如当各种大面积创伤或手术时 AST 均可有不同程度升高,但升高短暂。辐射伤、一氧化碳中毒此酶亦升高。

7)皮肌炎在未出现肌肉损害的临床表现前 AST 即升高;类风湿关节炎、红斑狼疮、硬皮病、痛风、肾病、肌红蛋白尿、肢端肥大症等 AST 均会升高。

(3)ALT/AST 比值

肝细胞内含有的 ALT 和 AST 两种转氨酶,含量都很丰富,而且 AST 的含量比 ALT 多,但是在急性肝病时,肝细胞的损伤使 ALT 更容易透过细胞进入血清,故血清 ALT/AST 比值有相当的鉴别诊断价值。急性肝炎患者其 ALT/AST 比值常大于 1,甚至达 2.5 以上,慢性肝炎时比值接近于 1。在肝硬化、肝癌、酒精性肝病时,比值<1,常在 0.6~0.7 之间。在急性心肌梗死患者此比值明显地小于 1。

(4)AST 同工酶(isoenzymes of AST)

在肝细胞中有两种 AST 同工酶,存在于胞浆组分者称为上清液 AST(supernatant AST,ASTs);存在于线粒体中者称为线粒体 AST(mitochondrial AST,ASTm)。正常血清中大部分为 ASTs,ASTm 仅占 10% 以下;当肝细胞受到轻度损害,线粒体未遭破坏,血清中 ASTs 漏出增加,而 ASTm 正常。如肝细胞严重损害,线粒体遭到破坏,此时血清中 ASTm 升高,因此 ASTm 升高表明肝细胞坏死严重。

【参考区间】ASTm<7U/L;ASTs<21U/L。

AST 的两种同工酶 ASTs 及 ASTm,分别存在于可溶性的细胞质及线粒体。正常人血清中 AST 同工酶主要为 ASTs,ASTm 增高常见于重症肝炎、休克引起的肝细胞坏死,心肌梗死引起的休克、骨骼肌及血小板破坏等。

2. 碱性磷酸酶及其同工酶测定

(1)碱性磷酸酶(alkaline phosphatase,ALP):ALP 在碱性环境中能水解磷酸酯产生磷酸,主要分布在肝脏、骨骼、肾、小肠及胎盘中,血清中 ALP 以游离的形式存在,极少量与脂蛋白、免疫球蛋白形成复合物。正常情况下,体内 ALP 是来源于肝(肝 ALP)和骨(骨 ALP)各半。ALP 主要用于阻塞性黄疸、肝癌、胆汁淤积性肝炎等的检查,阻塞性黄疸、原发性肝癌、继发性肝癌、胆汁淤积性肝炎都会使碱性磷酸酶偏高。

【参考区间】磷酸对硝基苯酚速率法(37℃):

女性——1~12 岁<500U/L、15 岁以上;40~150U/L。

男性——1~12 岁<500U/L、12~15 岁<700U/L、25 岁以上:40~150U/L。

生理性 ALP 增高多见于妊娠期妇女、儿童生长发育期及紫外线照射后等。

病理性增高多见于肝胆疾病,如:

1)阻塞性黄疸,无论是肝内还是肝外阻塞,此酶均明显升高,阻塞的程度和持续时间长短与血清 ALP 呈正相关。

2)肝细胞性黄疸此酶可正常或轻度升高。

3)原发性或继发性肝癌。

4)急、慢性肝炎,肝硬化,肝坏死等。

此外,在骨骼系统疾病如纤维性骨炎、成骨不全、佝偻病、骨转移癌及骨折修复愈合期等都可见 ALP 升高。甲状旁腺功能亢进时 ALP 活性也增高(表 4-5-48)。

表 4-5-48　血清 ALP 增高常见原因

肝胆疾病	骨骼疾病	其他
阻塞性黄疸 ↑↑↑	纤维性骨炎 ↑↑↑	愈合性骨折 ↑
胆汁性肝硬化 ↑↑↑	骨肉瘤 ↑↑↑	生长中儿童 ↑
肝内胆汁淤积 ↑↑↑	佝偻病 ↑↑	后期妊娠 ↑
占位性病变 ↑↑	骨软化症 ↑↑	
传染性单核细胞增多症 ↑↑	骨转移癌 ↑↑	
病毒性肝炎 ↑	甲状旁腺功能亢进 ↑↑	
酒精性肝硬化 ↑		

血清 ALP 活力降低常见于恶性贫血、心脏外科手术后、蛋白质热能营养不良、甲状腺功能低下等。其他一些疾病如低锌血症、坏血病、肝切除及移植后、乳碱综合征、乳糜泻、摄入放射性重金属、软骨营养障碍、酒精性肝病、糖尿病。

(2)碱性磷酸酶同工酶(isoenzymes of alkaline phosphatase):碱性磷酸酶同工酶可用凝胶电泳分离,从阳极至阴极依次命名为 ALP1、ALP2、ALP3 及 ALP4,但一般习惯还是按同工酶的器官来源而命名的,分别称为肝、骨、小肠、胎盘和胆汁等五种同工酶。

【参考区间】正常人血清中以 ALP2 为主,占总 ALP 的 90%,出现少量 ALP3。发育中儿童 ALP3 增多,占总 ALP 的 60% 以上。妊娠晚期 ALP4 增多,占总 ALP 的 40%~65%。血型为 B 型和 O 型者可有微量 ALP5。

成人:血清只出现 ALP2 及 ALP3,ALP2>ALP3;儿童:ALP3>ALP2。

血清中 ALP 不是单一的酶,而是一组同工酶,分型为 ALP1~ALP6,正常人血清中只出现 ALP2 及 ALP3,O 或 B 型血的正常人,饭后偶尔出现 ALP5。ALP1 出现常见于阻塞性黄疸、转移性肝癌、局限性肝损害、脂肪肝等,ALP1>ALP2。肝细胞癌、转移性肝癌时可出现 ALP1,同时 ALP2 增加,原发性肝癌不出现 ALP1,仅 ALP2 增加。ALP3 多见于小儿增生性疾病。ALP4 见于妊娠后期(耐热性 ALP)。ALP5 在 O 或 B 型血之肝硬化者显著增加。ALP6 可在溃疡性结肠炎活动期出现。

3. γ- 谷氨酰转移酶测定

存在于肾、胰、肝、脾、肠、脑、肺、骨骼肌和心肌等组织中,肾内最多,其次为胰和肝,胚胎期则以肝内最多,在肝内主要存在于肝细胞质和肝内胆管上皮中。正常人血清中 GGT 主要来自肝脏。此酶在急性肝炎、慢性活动性肝炎及肝硬化失代偿时仅轻中度升高。但当阻塞性黄疸时,此酶因排泄障碍而逆流入血,原发性肝癌时,此酶在肝内合成亢进,均可引起血中转肽酶显著升高,甚至达正常的 10 倍以上。酒精中毒者 GGT 亦明显升高,有助于诊断酒精性肝病。

【参考区间】γ- 谷氨酰 -3- 羧基 - 对硝基苯胺法(37℃):男性 11~50U/L;女性:7~32U/L。

(1)肝炎:急性病毒性肝炎此酶可以轻度至中度升高,其变动一般与转氨酶平行,但在急性恢复期 γ-GT(γ- 谷氨酰转肽酶)恢复较 ALP 晚,如 γ-GT 持续升高,提示肝炎转为迁延性或慢性。

(2)肝硬化:代偿期 γ-GT 多属正常;肝功能失代偿期或有肝活动性损害时,γ-GT 升高;肝内纤维增生时,其升高程度与纤维化程度呈正相关。

(3)肝癌:原发性或继发性肝癌,此酶活力明显增高,其原因可能由于肝癌组织本身或癌周围组织炎症刺激,导致血中 γ-GT 明显升高。当肝癌手术切除后此酶迅速下降,当肝癌复发时,此酶再度升高,因此对肝癌之诊断有重要意义,而且通过 γ-GT 检测,可判断疗效和预后。

(4)阻塞性黄疸:不管肝内或肝外阻塞性黄疸,此酶升高,其升高幅度与阻塞程度和阻塞时间长短呈正相关,如胆汁性肝硬化、毛细胆管性肝炎、肝癌、肝外胆管癌等,血清 γ-GT 不仅显著增高,可达 700~1 000U 以上,且其阳性率也较 ALP、GPT 和 GOT 为高。因此,本试验对阻塞性黄疸有较高的诊断价值。阻塞解除后此酶恢复正常。

(5)嗜酒者和酒精性肝炎:嗜酒者 γ-GT 可升高,酒精性肝硬化、肝炎 γ-GT 几乎都上升,常达 100~2 000U/L,成为酒精性肝病的特征。

(6)判断恶性肿瘤有无肝转移:肿瘤患者如有 γ-GT 的升高,常说明有肝转移。

(7)药物:如服巴比妥类、抗癫痫类药物,可因药物对肝细胞的损害而导致 γ-GT 增高,不过其增高程度与药物剂量无关。

(8)其他疾病:如心肌梗死、胰腺疾病等可因心肌或胰腺损害,产生 γ-GT 增多,释放到血循环内也多,因而血清中 γ-GT 也增高。

4. 乳酸脱氢酶及其同工酶测定

乳酸脱氢酶(LD 或 LDH)催化乳酸氧化成丙酮酸,同时将氢转移给辅酶而成为 NADH(还原型烟酰胺腺嘌呤二核苷酸),依条件不同而有可逆性。LD 是一种含锌的糖酵解酶,广泛存在于人体各组织中,以肝、心肌、肾、肌肉、红细胞含量较多。LD 是由两种不同亚基(M 和 H)组成的四聚体,形成 5 种结构不同的同工酶,即 LD1(H4),LD2(H3M),LD3(H2M2),LD4(HM3)和 LD5(M4)。

【参考区间】190~245U/L,正常人血清中 LDH 同工酶活性大小顺序为:LDH2> LDH1> LDH3> LDH4>LDH5。

LDH1:130 ± 5.5U/L,LDH2:41 ± 5U/L,LDH3:20 ± 4.5U/L,LDH4:5 ± 3.2U/L,LDH5:4 ± 2.8U/L

LDH1(28.4 ± 5.3)%;LDH2(41.0 ± 5.0)%;LDH3(19.0 ± 4.0)%;LDH4(6.6 ± 3.5)%;LDH5(4.6 ± 3.0)%。

(1)乳酸脱氢酶同工酶结果要与临床症状结合才能作出准确判断。

(2)LDH1 和 LDH2 升高,且 LDH1/LDH2>1 见于:急性心肌梗死、溶血性贫血、急性镰刀型红细胞贫血、巨幼红细胞贫血等恶性贫血。急性肾皮质坏死及各种血管内外溶血症(若无 LDH1 升高,可排除溶血性贫血)。

(3)LDH5 升高:骨骼肌炎症、损伤及退化、肝损伤(肝硬化、肝炎、肝过度充血)、癌。

(4)单纯 LDH1 升高:细菌性细胞瘤(如畸胎瘤、睾丸细胞瘤及卵巢坏死性细胞瘤)。

(5)总 LDH 升高而同工酶谱正常见于:心脏病、肝病、骨骼肌病、瘤及其他功能性失调症。对部分癌症患者 LDH 值越高,预后越不良。

(6)LDH2、LDH3 及 LDH4 均升高：大量血小板破坏(如：肺栓塞、大量输血等)、淋巴系统疾病(如传染性单核细胞增多症、淋巴瘤及淋巴性白血病等)。

5. α-L- 岩藻糖苷酶测定

α-L- 岩藻糖苷酶(α-L-fucosidase，AFU) 为溶酶体酸性水解酶，存在于人体组织(肝、脑、肺、肾、胰、白细胞、纤维组织等)细胞溶酶体中，血清和尿液中含有一定量。其主要生理功能是参与含岩藻糖苷的糖蛋白、糖脂等生物活性大分子物质的分解代谢。该酶缺乏时，上述生物大分子中岩藻糖苷水解反应受阻，引起岩藻糖苷蓄积病。

【参考区间】27.1 ± 12.8U/L。

(1)升高见于：原发性肝癌，其特异性和敏感性较 AFP 高，而在转移性肝癌、胆管细胞癌、恶性间皮瘤、肝硬化等升高不明显。此外其在妊娠结束后 5 天左右多降到正常。

(2)降低见于：临床常见于卵巢肿瘤、B 淋巴细胞白血病等。

6. 谷氨酸脱氢酶测定

血清谷氨酸脱氢酶(glutamate dehydrogenase，GLDH 或 GDH) 是仅存在于细胞线粒体内的酶，可使 L- 谷氨酸和其他氨基酸脱氢。以肝脏含量最高，GDH 主要分布于肝小叶中央区肝细胞线粒体中，其活性测定是反映肝实质(线粒体)损害的敏感指标，反映肝小叶中央区的坏死。

【参考区间】速率法(37℃)。男性 0~8U/L；女性 0~7U/L。

(1)肝细胞坏死：如卤烷致肝细胞中毒坏死时 GDH 升高最明显(可达参考区间上限 10~20 倍)；酒精中毒伴肝细胞坏死时，GDH 增高比其他指标敏感。

(2)慢性肝炎、肝硬化：GDH 升高较明显。慢性肝炎时 GDH 升高可达参考区间上限 4~5 倍，肝硬化时升高 2 倍以上。

(3)急性肝炎：急性肝炎弥漫性炎症期无并发症时，GDH 向细胞外释放较少，其升高程度不如ALT 升高明显。GDH 升高反映肝小叶中央区坏死，而 ALT 主要分布于肝小叶周边部。

(4)肝癌、阻塞性黄疸时：GDH 活力正常。

7. 单胺氧化酶测定

单胺氧化酶(monoamine oxidase，MAO) 为一种含铜的酶，分布在肝、肾、胰、心等器官，肝中 MAO来源于线粒体，MAO 可加速胶原纤维的交联，血清 MAO、活性与体内结缔组织增生呈正相关，因此临床上常用 MAO 活性测定来观察肝脏纤维化程度。

【参考区间】0~3U/L(速率法，37℃)。

(1)肝硬化：反映结缔组织 MAO 的活性，当肝组织结缔组织增多时，结缔组织中的 MAO 进入血内，所以血清此酶活性增高，临床上用于观察肝硬化程度，根据腹腔镜观察，重症肝硬化患者70%~80%MAO 增高，而且与肝硬化结节程度呈正相关，但对早期肝硬化并不敏感。

(2)肝炎：急性肝炎其 MAO 活性可正常或稍增高，而当有大块肝坏死，大量肝细胞线粒体破坏，MAO 释放入血，血中 MAO 亦会明显增高；慢性肝炎在无活动性肝细胞损害的情况下，MAO 多属正常，但当有活动性肝细胞损害时，MAO 亦增高。

(3)其他疾病：原发性肝癌、甲状腺功能亢进、糖尿病、充血性心力衰竭等 MAO 亦会增高。

8. 脯氨酰羟化酶测定

脯氨酰羟化酶(prolyl hydroxylase，PH) 是胶原纤维合成酶，能将胶原 - 肽链上的脯氨酸羟化为羟脯氨酸。当肝纤维化时，肝脏胶原纤维合成亢进，血清中 PH 增高，因此测定血中 PH 活性可作为肝纤维化的指标。

【参考区间】39.5 ± 11.87μg/L。

(1)肝脏纤维化的诊断肝硬化及血吸虫性肝纤维化，PH 活性明显增高；原发性肝癌因大多伴有肝硬化，PH 活性亦增高；而转移性肝癌、急性肝炎、轻型慢性肝炎，PH 大多正常，当肝细胞坏死加重伴胶原纤维合成亢进时，PH 活性增加；慢性中、重度肝炎因伴有明显肝细胞坏死及假小叶形成，PH 活性增高。

(2)肝脏病变随访及预后诊断慢性肝炎、肝硬化患者,其 PH 活性进行性增高,提示肝细胞坏死及纤维化状态加重,若治疗后 PH 活性逐渐下降,提示治疗有效,疾病在康复过程中。

(五)肝脏纤维化标志物检测

肝脏纤维化是一种肝脏疾病,病因有很多,在临床上多见有病毒性肝炎、酒精肝、脂肪肝、自身免疫性疾病等。肝纤维化的实验室检查包括单胺氧化酶、脯氨酰羟化酶、Ⅲ型前胶原N末端肽、Ⅳ型胶原及其分解片断、层粘连蛋白、纤维连接蛋白、波形蛋白及透明质酸等的测定。

1. Ⅲ型前胶原氨基末端肽测定

血清 PCⅢ 水平与肝纤维化病变程度呈密切相关,反映肝纤维合成状况和炎症活动性,早期即显著升高,而陈旧性肝硬化和部分晚期肝硬化、肝萎缩患者血清 PCⅢ 不一定增高。

【参考区间】均值为 100ng/L,>150ng/L 为异常。

(1)肝炎急性病毒性肝炎时,血清 PⅢP(Ⅲ型前胶原肽)增高,但在炎症消退后 PⅢP 恢复正常,若 PⅢP 持续升高提示转为慢性活动性肝炎。因此 PⅢP 检测还可鉴别慢性持续性肝炎与慢性活动性肝炎。在酒精性肝炎时,PⅢP 也明显增高,并与 PH 活性相关,此酶与胶原合成所必须的羟脯氨酸合成有关。

(2)肝硬化血清 PⅢP 含量能可靠地反映肝纤维化程度和活动性及肝脏的组织学改变,是诊断肝纤维化和早期肝硬化的良好指标。伴有肝硬化的原发性肝癌,血清 PⅢP 明显增高。但与原发性血色病患者的肝纤维化程度无相关性。

(3)用药监护及预后判断血清 PⅢP 检测可用于免疫抑制剂(如甲氨蝶呤)治疗慢性活动性肝炎的疗效临测,并可作为慢性肝炎的预后指标。

2. Ⅳ型胶原

Ⅳ型胶原为构成基底膜主要成分,反映基底膜胶原更新率,含量增高可较灵敏反映肝纤维化过程,是肝纤维化的早期标志之一。

(1)在肝纤维化时出现最早,适合于肝纤维化的早期诊断。

(2)能反映肝纤维化程度,随着慢性迁延型肝炎、慢性活动型肝炎、肝硬化、肝癌病程演病,Ⅳ-C 胶原在血清含量逐步升高。

(3)对重症肝炎和酒精性肝炎也显高值。

(4)是药物疗效和预后观察重要依据,血清Ⅳ-C 水平与肝组织学的改变完全一致。

(5)在与基底膜相关疾病可出现Ⅳ-C 水平的异常,如甲状腺功能亢进,中晚期糖尿病、硬皮病等。

3. 层粘连蛋白(LN)

LN 为基底膜中特有的非胶原性结构蛋白,与肝纤维化活动程度及门静脉压力呈正相关,慢活肝和肝硬化及原发性肝癌时明显增高,LN 也可以反映肝纤维化的进展与严重程度。另外,LN 水平越高,肝硬化患者的食管静脉曲张越明显。

【参考区间】ELISA(酶联免疫吸附测定)法:20~80μg/L。

LN 升高临床常见于肝硬化、慢性肝炎肝纤维化。

4. 透明质酸酶(HA)

HA 为基质成分之一,由间质细胞合成,可较准确灵敏地反映肝内已生成的纤维量及肝细胞受损状况,有认为本指标较之肝活检更能完整地反映出病肝全貌,是肝纤维化和肝硬化的敏感指标。

【参考区间】(57±27)μg/L。

血清 HA 是反映肝内皮细胞功能,反映活动性纤维化,预测肝硬化的良好指标。

(六)其他检测

1. 胰腺直接分泌实验:促胰酶素-促胰液素试验(P-S test)

胰泌素的主要作用是促使胰导管组织分泌富含碳酸氢盐的物质,本试验是通过给胰腺以刺激引起胰外分泌活动,插管至十二指肠,由分泌物内容的变化来估价胰外分泌功能。虽然直接胰功能试验较难操作及标准化,且费时费力,会给患者带来较大痛苦,但因为是直接检查胰液分泌的方法,所以至今还是胰腺外分泌功能试验的金标准。

【参考区间】胰泌素 60min,胰液量>80ml 或 2ml/kg;重碳酸盐浓度 85.62±6.0mmol/L 或排泌量超过 6.2mmol/L。注射胰酶泌素及胰泌素后 90min,淀粉酶总排泌量超过 93 000U(Somogyi 法)。

(1)注射促胰液素后,如果测定的胰液总量、碳酸氢盐降低、淀粉酶排出量减少等现象时,即为异常表现。

(2)慢性胰腺炎及晚期胰腺癌等广泛的胰腺病变时,可见到胰液总量减少,最大碳酸氢盐浓度降低,胰酶分泌减少。

(3)慢性胰腺炎或胰腺癌时可见异常低下,急性胰腺炎时诊断意义不大。胰腺癌时因导管受压胰液流出量常减少,尤以大面积胰头癌时减少更为显著。

(4)胰腺囊性纤维性变时胰液流出量、HCO_3^- 浓度及淀粉酶排出量均减少。

(5)血色病患者分泌容量显著增加,但 HCO_3^- 低于正常。

2. 间接分泌实验

Lundh 试验:进标准餐后刺激空肠上段及十二指肠黏膜内 S 细胞,释放内源性胰酶泌素,作用于胰腺,测定十二指肠液胰蛋白酶的含量,可间接判断胰腺外分泌功能。给予标准试餐,收集十二指肠液 90~100min,测定胰蛋白酶或其他酶及电解质含量。

【参考区间】胰蛋白酶活力 36.97±14.28U/(kg·h)。胰腺外分泌功能正常时,出现两个高峰值,第一次在试餐后 30min,第二次在 60~80min。十二指肠液每次高峰后缓慢下降,第一次值大于第二次值。

本试验对慢性胰腺炎诊断的敏感性为 75%~85%,特异性为 75%~85%。胰腺癌试验阳性率 70%~80%。

3. 对氨基苯甲酸试验(PABA test、BTP test)

BT-PABA(N—苯甲酰—L—酪氨酰—对氨基苯酸)为一种人工合成的药物,口服到小肠后即被胰糜蛋白酶分解为 BZ-TY(N—苯甲酰—L—酪氨酸,N-benzoyl-L-tyrosine)与对氨基苯甲酸(PABA),PABA 经肠吸收,肝脏摄取并由肾脏排泄,所以尿中排出 PABA 可反映肠内胰酶活力。如胰腺功能障碍,分泌糜蛋白酶量减少,BT-PABA 不能被充分裂解,尿中 PABA 排泄量就减少,故测定尿中 PABA 含量可间接反映胰腺外分泌功能状态。某些药物(对乙氨基酚、苯佐卡因、氯霉素、普鲁卡因、磺胺药、利尿剂)可干扰胰酶分泌,试验前 3 天应禁用。由于试验中 PABA 需经小肠吸收、肝脏结合、肾脏排泄,故肝肾功能不全、炎性肠病、胃肠手术、糖尿病均会影响试验准确性,为了减少假阴性,近来采用各种改良方法如加对照试验或测定血 PABA 浓度,采血时间最好在服药后 90~150min,其准确性和尿试验相仿,同时测定血和尿的 PABA,还可提高试验的特异性。临床检测胰糜蛋白酶降低主要见于胰腺功能缺损,本试验结果降低可见于慢性胰腺炎、胰腺癌、胰腺部分切除术后等。本试验和 P-S test 有相关性,但病症轻微时不如 P-S test 敏感。

三、常见临床应用

(一) 急慢性肝炎

1. 急性肝炎

(1)血清酶:在众多的急性肝炎诊断指标中丙氨酸转氨酶(ALT)和天冬氨酸转氨酶(AST)检测最为常用。此外,血清谷氨酰基转移酶(GGT)及乳酸脱氢酶(LDH)的检测亦有参考价值,其临床意义见下表 4-5-49。

(2)尿胆色素:急性肝炎早期尿中尿胆原增加,黄疸期尿胆红素和尿胆原均增加,淤胆型肝炎时尿胆红素呈强阳性而尿胆原可阴性。黄疸性肝炎血清直接和非结合胆红素均升高,但前者幅度高于后者。

表 4-5-49　常用急性肝炎主要临床生化检验项目及临床意义

临床生化检验项目	临床意义
ALT	各型急性肝炎在黄疸出现前 3 周 ALT 即开始升高,黄疸消退后 2~4 周才恢复正常,重型肝炎患者若黄疸迅速加深 ALT 降低
AST	与 ALT 相同但特异性较 ALT 低
ALP	显著升高有利于肝外梗阻型黄疸的诊断,有助于肝细胞型黄疸的鉴别
尿胆色素	急性肝炎早期尿中尿胆原增加,黄疸期尿胆红素和尿胆原均增加,淤胆型肝炎时尿胆红素呈强阳性而尿胆原可阴性,黄疸性肝炎血清直接和非结合胆红素均升高
凝血酶原	肝病时凝血酶原时间长短与肝损害程度呈正相关
血氨浓度	血氨浓度升高提示肝性脑病

(3)血氨浓度:升高提示患者肝性脑病,但血氨浓度升高与急性肝炎的发生无必然联系。

(4)其他实验室检查:包括肝炎病毒标记物的检测、血液常规检查及尿常规检查等。

2. 慢性肝炎

用于慢性肝炎的实验诊断可选用 ALT、GGT、A/G、乙型肝炎表面抗原(HBsAg)等指标。常用慢性肝炎主要临床生化检验项目及临床意义见表 4-5-50。

表 4-5-50　常用慢性肝炎主要临床生化检验项目及临床意义

临床生化检验项目	临床意义
ALT	血清 ALT 是诊断病毒性肝炎的灵敏指标
GGT	慢性持续性肝炎 GGT 轻度增高
	慢性活动性肝炎 GGT 明显增高
	重症肝炎晚期或肝纤维化时 GGT 降低
白蛋白和 A/G 比值	白蛋白明显降低、A/G 比值倒置

(1)ALT 测定:血清 ALT 的检测是诊断病毒性肝炎的灵敏指标。对于无黄疸型的肝炎,ALT 的升高可能是诊断慢性肝炎主要的依据。

(2)GGT 测定:GGT 在反映慢性肝细胞损伤和其病变活动时较 ALT 敏感。急性肝炎恢复期 ALT 的活性已正常,如果 GGT 活性持续升高,提示肝炎慢性化。慢性肝炎即使 ALT 正常,如果 GGT 持续不降(在排除胆道疾病的情况下),提示病变仍处在活动期。慢性持续性肝炎 GGT 轻度增高,慢性活动性肝炎 GGT 明显增高。

(3)白蛋白和 A/G 比值:慢性肝炎患者白蛋白水平明显降低、且 A/G 比值倒置,这是慢性肝炎的重要特性。γ 球蛋白增高的程度可评价慢性肝病的演变及预后,慢性活动性肝炎及早期肝纤维化时 γ 球蛋白呈轻、中度升高,若 γ 球蛋白增高达 40% 时提示预后不佳。

(二)酒精性肝病

目前尚无对酒精性肝病既敏感又特异的诊断标志物,多数用于酒精性肝病的检测指标是结合长期酗酒史,以及临床表现作出酒精性肝病的诊断。

1. 血清转氨酶　酒精性脂肪肝和肝纤维化时,AST 及 ALT 轻度升高;酒精性肝炎时 AST 升高更明显,AST/ALT>2。

2. 酒精浓度　酒精检测方法有酶法、呼气法和气相层析法。酶法检测血液酒精适用于采用自动化分析仪检测。呼气法属于酒精测试筛选法,主要用于交通违规者。利用气相层析原理测定血清或全血酒精含量的方法,准确可靠,属于标准参考方法。

3. ASTm、**谷氨酸脱氢酶(GD)及** GGT　ASTm 及 GD 增高表明酒精对肝细胞线粒体已有特异性损害。血清 GGT 增高的机制有二：一是因肝细胞损伤所致，二是酒精具有诱导微粒体酶的作用，诱导 GGT 增高。

4. 90% 患者血清中转铁蛋白异质体(一种无糖基结合的转铁蛋白)增加。

（三）肝硬化

肝硬化是常见的一种慢性肝病，近年来随着生活节奏的加快以及人们的不良饮食习惯，肝硬化发病率一直居高不下，对患者生活质量造成严重影响，甚至导致死亡。早期肝硬化患者肝脏代偿能力较强，临床症状并不明显，往往未进行有效治疗而导致肝功能损害、门静脉高压等，进而累及多器官和系统受损，出现肝性脑病、继发感染、消化道出血、肝腹腔积液以及癌变等严重临床症状，所以早期诊断肝硬化疾病对及时治疗具有重要意义。

1. AST 和 ALT 是临床最为常见检测项目之一，二者主要分布在肝细胞内，当肝细胞出现坏死时，AST 和 ALT 大量释放入血，导致其水平明显升高，并且其水平与肝细胞受损程度存在密切关系。

2. γ-GT 和 ALP 是反映胆红素代谢及胆汁淤积的指标，当肝细胞变性坏死时，该项生化指标会异常增高。

3. CHE(胆碱酯酶)、TP(总蛋白)和 ALB(白蛋白)主要反映肝脏合成功能，当上述指标水平降低时，说明机体正常肝细胞数量减少，合成蛋白的功能较差，肝脏储备功能减退，预后较差。

4. TBIL(总胆红素)和 DBIL(直接胆红素)是反映肝脏分泌和排泄功能的指标，当机体肝脏发生病变时，结合胆红素回流入血，血中 TBIL 和 DBIL 水平升高，机体解毒和分泌能力降低，并且 TBIL 水平越高代表肝损伤程度越严重，延长病程。

综上所述，以上指标多为临床常用的检测项目，具有方便、快捷、高效及一定的特异性，可帮助医务人员判断肝损害程度，作为肝硬化疾病诊断的有效依据。

（四）脂肪肝

脂肪肝的发生、发展过程中常伴随着血清指标的变化，由于血清标本采集方便、指标检测简单，因此血清学指标检测被广泛应用于脂肪肝的诊断及病情评估。

1. **血清酶学检查**

(1)ALT、AST：一般为轻度升高，达正常上限的 2~3 倍。酒精性脂肪肝的 AST 升高明显，AST/ALT>2 有诊断意义。非酒精性脂肪肝时则 ALT/AST>1。ALT>130U，提示肝小叶脂肪浸润明显，ALT 持续增高提示有脂肪性肉芽肿。

(2)γ-GT、ALP：酒精性脂肪肝时 γ-GT 升高较常见，ALP 也可见升高，达正常上限的 2 倍；非酒精性脂肪肝患者 γ-GT 可以升高。

(3)谷胱甘肽硫转移酶(GST)：可反映应激性肝损伤，较 ALT 更敏感。

(4)谷氨酸脱氢酶(GDH)、鸟氨酸氨甲酰基转移酶(OCT)：GDH 为线粒体酶，主要在肝腺泡Ⅲ带富有活性，OCT 为尿素合成酶，参与转甲基反应。脂肪肝时两酶都升高，尤其是酒精性脂肪肝，其 GDH/OCT>0.6。

(5)胆碱酯酶(CHE)、卵磷脂-胆固醇酰基转移酶(LCAT)：80% 脂肪肝血清 CHE 和 LCAH 升高，但低营养状态的酒精性脂肪肝升高不明显。CHE 对鉴别肥胖性脂肪肝有一定意义。

2. **血浆蛋白变化**

(1)β 球蛋白，$α_1$、$α_2$、β 脂蛋白多升高。

(2)白蛋白多正常。

(3)肥胖性脂肪肝时，LDL-C 升高，HDL-C 显著降低，ApoB，ApoE，ApoCⅡ、Ⅲ升高。

3. **血浆脂类**　正常人肝内脂肪量占肝重 5%，而脂肪肝患者可达 40%~50%，其中甘油三酯)、胆固醇、磷脂常升高，胆固醇升高显著，常>13mmol/L。

4. **色素排泄试验**　磺溴酞钠(BSP)、吲哚氰绿(ICG)排泄减少。在肥胖性和酒精性脂肪肝时，因为脂肪贮积多在肝腺泡Ⅲ带,而色素处理也在此部位。肝脏脂肪贮积影响了肝细胞排泄色素的功能。排泄减少的程度与肝脏脂肪浸润程度有关。

5. **凝血酶原时间(PT)**　非酒精性脂肪肝多正常,部分可延长。

6. **血胰岛素水平**　呈高反应延迟型,糖耐量曲线高峰上升,下降延迟。

(五)原发性肝癌

肝癌有肯定诊断价值的指标有 AFP、GGT-Ⅱ 和异常凝血酶原(DCP)等。对肝癌诊断有一定价值,但其特异性不高,如 a-*L*-岩藻糖苷酶(AFU)、α-抗胰蛋白酶(AAT)等。对肝癌的诊断有提示作用的指标有 5-核苷酸磷酸二酯酶、醛缩酶同工酶及同工铁蛋白(IF)等,见表4-5-51。

表4-5-51　常用肝癌生化检验项目及临床意义

临床生化检验项目	临床意义
AFP	AFP>500μg/L 持续 1 个月或 AFP>200μg/L 持续 2 个月,AFP 含量由低值逐渐升高,诊断为活动性肝病和生殖腺胚胎癌、病毒性肝炎、肝纤维化患者血清 AFP 有不同程度的升高,但大多<100μg/L。胃癌、胰腺癌、结肠癌、胆管细胞癌及妊娠等血清 AFP 含量可能升高
AFP 异质体	有助于鉴别原发性肝癌和良性肝病,有助于检测小肝癌及 AFP 低浓度增高的原发性肝癌
AFU	AFU 可作为原发性肝癌早期诊断的参考指标,肺癌、乳腺癌、子宫癌、肝纤维化及糖尿病患者血清 AFU 水平也升高,妊娠期间血清 AFU 升高,分娩后迅速下降
DCP	DCP 检测可作为临床诊断及监测原发性肝癌的参考指标,尤其对 AFP 阴性或低浓度的原发性肝癌患者更有意义
IF	恶性肿瘤组织中 H 亚型的 IF 增多,对肝癌诊断有一定意义

1. 甲胎蛋白及异质体

(1)甲胎蛋白(AFP):AFP 分子量为 68 000kDa,半衰期 4.5 天,糖蛋白,是早期发现和诊断肝癌最特异的检验项目。AFP 正常情况下主要存在于胎儿组织中,由胚胎期肝细胞、卵黄囊合成,胃肠道也能合成少量的 AFP。出生后 AFP 的合成降低,一周岁后血清 AFP 降至成人水平。在细胞癌变过程中,原来已丧失合成 AFP 能力的细胞又开始合成 AFP。

测定血清 AFP 的临床意义:

1)原发性肝癌的诊断:有80% 原发性肝癌患者血清中 AFP 升高。若 AFP 大于 500μg/L 持续 1 个月或 AFP 大于 200μg/L 持续 2 个月,AFP 含量由低值逐渐升高,诊断为活动性肝病和生殖腺胚胎癌。AFP 含量越高,恶性程度高,病情越重,术后远期生存率越低。

2)病毒性肝炎、肝纤维化患者血清 AFP 有不同程度的升高,但大多小于 100pg/L。其主要原因是由于受损的肝细胞再生能力幼稚化,肝细胞又具备了合成 AFP 的能力。随着受损肝细胞的修复,AFP 将逐渐恢复正常。

3)其他:胃癌、胰腺癌、结肠癌、胆管细胞癌及妊娠等血清 AFP 含量也有可能升高。

(2)AFP 异质体:AFP 异质体是不同组织细胞合成 AFP 的糖链结构不同,对植物凝集素的结合力亦不相同,这种不同糖链结构的 AFP 称为 AFP 异质体。常用检测 AFP 异质体的植物凝集素有伴刀豆凝集素 A(ConA)和扁豆凝集素(LCA)。人血清 AFP 分为 LCA(或 ConA)结合型和非结合型两种。LCA 结合型 AFP 电泳时速度较慢,而非结合型电泳速度较快。血清 AFP 异质体含量与 AFP 浓度无关。AFP 异质体的检测有助于鉴别原发性肝癌和良性肝病;有助于检测小肝癌及 AFP 低浓度增高的原发性肝癌。

2. a-*L*-岩藻糖苷酶(AFU)

AFU 是一种广泛存在于机体组织细胞中的溶酶体酸性水解酶,参与岩藻糖基的糖蛋白、糖脂等生物活性大分子的分解代谢。临床意义：

(1)AFU 升高主要见于原发性肝癌，AFU 活性高低与肝癌的大小以及 AFP 浓度无明显相关性。一些肝癌体积很小，但 AFU 活性很高，因此检测血清 AFU 可作为原发性肝癌早期诊断的参考指标。

(2)肺癌、乳腺癌、子宫癌、肝纤维化及糖尿病患者血清 AFU 水平也不同程度的升高。

(3)妊娠期间血清 AFU 水平升高，分娩后迅速下降。

3. 异常凝血酶原

凝血酶原是由肝细胞合成的凝血因子。异常凝血酶原(DCP)与凝血酶原的化学结构非常相似。不同之处在于：DCP 分子氨基端的特定位置上的谷氨酸残基未被羧基化，因而缺乏与钙离子的结合能力，一般凝血试验中无凝血活性。采用放射免疫分析(RIA)法一般测不出正常人血清中 DCP，但可检测到肝癌、肝炎和肝纤维化患者血清中的 DCP。慢性肝炎和转移型肝癌患者血清中的 DCP 阳性率很低。因此，DCP 检测可作为临床诊断及监测原发性肝癌的参考指标，尤其对 AFP 阴性或低浓度的原发性肝癌患者更有意义。

4. 同工铁蛋白(IF)

IF 是由 24 个亚单位聚集而成的含铁大分子蛋白，分子量约为 45 000kDa。铁蛋白具有两种亚型，肝脏型(L 型)和心脏型(H 型)。胎儿组织中以 H 亚型占优势，一些恶性肿瘤组织中 H 亚型亦增多，故 H 亚型可视为一种癌胚蛋白。肝癌时由于肝癌细胞合成 IF 增多，释放速度加快。因此，IF 的检测对肝癌诊断有一定意义。

(六) 胰腺炎和胰腺癌

1. 胰腺炎检测项目

(1)淀粉酶测定：淀粉酶是诊断急性胰腺炎最常用的指标，因检测方便，价格低廉，一直是临床诊断常用的检测项目。通常血清淀粉酶在起病 6~12h 开始升高，48h 达高峰，可持续 3~5 天或更长时间，而后逐渐下降，此时尿淀粉酶开始升高。检测血淀粉酶准确性高，影响因素少，建议以血淀粉酶为主。应注意淀粉酶升高提示胰腺炎，但并不能就此确诊为胰腺炎，淀粉酶升高的患者仅有 50% 是胰腺疾病。急腹症是淀粉酶升高的常见原因，如消化性溃疡穿孔、肠系膜梗死、肠梗阻、阑尾炎、胆道感染、胆石症，绝大多数非胰腺炎疾病所致的淀粉酶升高不超过 3 倍。

此外并非所有的急性胰腺炎淀粉酶均升高，不升高的情况有：

1)极重症急性胰腺炎。

2)极轻胰腺炎。

3)慢性胰腺炎基础上急性发作。

4)急性胰腺炎恢复期。

5)高脂血症相关性胰腺炎，甘油三酯升高可能使淀粉酶抑制物升高。

(2)血清脂肪酶测定：通常血清脂肪酶于起病后 24h 内升高，持续时间较长(7~10 天)。超过正常上限 3 倍有诊断意义，其敏感性、特异性与淀粉酶基本相同，但在血清淀粉酶活性已经下降至正常，或其他原因引起血清淀粉酶活性增高时，脂肪酶测定有互补作用。

(3)其他标志物测定：血清胰腺非酶分泌物可以在急性胰腺炎时增高，如胰腺相关蛋白(PAP)、胰腺特异蛋白(PSP)和尿胰蛋白酶原活性肽(TAP)；有些血清非特异性标志物对胰腺炎的病情判断有帮助，如 C 反应蛋白(C-reactive protein，CRP)、白细胞介素 6(interleukin-6，IL-6)等。

(4)血生化项目测定：血常规检测可见白细胞增加，中性粒细胞核左移，液体丢失亦可致红细胞压积增高。此外 5%~10% 急性胰腺炎患者有甘油三酯增高，可能是胰腺炎的病因，也可能继发于胰腺炎。急性胰腺炎患者也可出现高胆红素血症、血清转氨酶、乳酸脱氢酶和碱性磷酸酶增高等情况，严重患者血清白蛋白降低、尿素氮升高、血清钙下降等。

2. 胰腺癌检测项目

胰腺癌的发病率逐年增高，尽管在影像学方面，如 ERCP、MRCP、CT、B 超等已取得了较大的进展,但早期诊断仍需要实验室检查作为诊断依据。胰腺癌在其发生、发展过程中,癌细胞产生和释放多种抗原、酶、代谢产物、激素等相关物质,正是对这些肿瘤标记物的检测大大提高了胰腺癌的检出率。迄今仍无一种血清标志物能早期诊断胰腺癌,临床常以多种组合检测来提高诊断率,这对胰腺癌肿瘤分期、疗效观察、预后判断及随访均具有重要意义。

(1)糖类抗原19-9(CA19-9):测定血清或胰液中的 CA19-9 水平可用于胰腺癌肿瘤的分期、有无远处器官转移以及肿瘤可切除性判断等,并用于疗效判定、术后随访、监测术后肿瘤的复发以及估计预后。CA19-9 是目前用来诊断胰腺癌的各项肿瘤标志物中敏感性(86%)和特异性(87%)最高的一项指标,但当胰腺癌<1cm 时常为阴性,在其他消化系统肿瘤如胃癌、胆管癌、大肠癌和良性疾病如胆管炎时也可升高。它在监测术后复发和对辅助治疗反应性测定上是一项十分有用的指标。

(2)癌胚抗原(CEA):目前研究表明检测血清或胰液 CEA 水平,对诊断进展期胰腺癌具有重要参考价值,诊断胰腺癌的阳性率为 50%~93%,对胰液检查发现胰腺癌患者胰液中 CEA 水平明显高于慢性胰腺炎患者。CEA 可用于监测胰腺癌的复发和疗效评定,术前血清 CEA 水平与胰腺癌术后生存时间有关,可作为估计短期生存时间的独立预后因素。

(3)胰癌抗原(POA):正常胎儿胰腺组织及胰腺癌细胞的抗原,肿瘤复发 POA 可上升。

(4)糖类抗原50(CA50):诊断胰腺癌的特异性与敏感性与 CA19-9 类似,阳性还可见于胆囊癌、肝癌、卵巢癌、乳腺癌等。

(5)糖类抗原242(CA242):唾液酸化的鞘糖脂抗原,是胰腺癌和结肠癌的标志物。与其他肿瘤标志物同时检测可提高胰腺癌检测的敏感性和特异性。

(七)胆囊炎和胆石症

1. 胆囊炎

胆囊炎是较常见的疾病,发病率较高。根据其临床表现和临床经过,又可分为急性和慢性两种类型,常与胆石症合并存在。右上腹剧痛或绞痛,多见于结石或寄生虫嵌顿梗阻胆囊颈部所致的急性胆囊炎,疼痛常突然发作,十分剧烈,或呈绞痛样。胆囊管非梗阻性急性胆囊炎时,右上腹疼痛一般不剧烈,多为持续性胀痛,随着胆囊炎症的进展,疼痛亦可加重,疼痛呈放射性,最常见的放射部位是右肩部和右肩胛骨下角等处。

(1)血常规:急性胆囊炎时,白细胞计数轻度增多,中性粒细胞增多。如白细胞计数超过 $20\times10^9/L$,并有核左移和中毒性颗粒,则可能是胆囊坏死或有穿孔等并发症发生。

(2)十二指肠引流:慢性胆囊炎时,如胆汁中黏液增多;白细胞成堆,细菌培养或寄生虫检查阳性,对诊断帮助很大。

2. 胆石症

(1)胆红素代谢:当胆石引起胆管梗阻时,血清总胆红素增高,其中主要是结合胆红素增高,即1min 胆红素与总胆红素之比常大于 40%;如胆管完全梗阻,其比值可大于 60%。尿中胆红素含量显著增加,而尿胆原则减少或缺如,粪胆原亦减少或消失。

(2)血清酶学检查:梗阻性黄疸时,ALP 明显增高,常高于正常值的 3 倍;γ-GT 亦显著性升高;血清转氨酶呈轻到中度升高;LDH 一般稍增高。

(3)凝血酶原时间测定:胆管梗阻时,凝血酶原时间延长,应用维生素 K 后凝血酶原时间可恢复正常。但如胆管长期梗阻而引起肝功能严重损害时,即使注射维生素 K,凝血酶原时间也不会恢复正常,提示肝细胞制造凝血酶原有障碍。

(4)血清铁与铜含量测定:正常人血清铁与血清铜的比值为 0.8~1.0,当胆道发生梗阻时,血清铜含量增加,使铁铜比值小于 0.5。

(5)十二指肠引流液检查:目前已较少采用,主要是引流液的采集较麻烦,且不能为多数患者所接受。目前采集十二指肠液有两种方法,即十二指肠插管法与逆行胆管造影时进行。一般需在应用八肽缩胆囊素刺激胆囊收缩后,再收集富含胆汁的十二指肠液,然后将此液体置于显微镜下观察,如发现胆固醇结晶和(或)胆色素钙盐颗粒则对胆石症的诊断有重要帮助。

(八) 黄疸

黄疸是许多疾病的一种症状,为了对黄疸患者做出可靠的临床诊断,除详细了解病史进行全面的体格检查外,还要根据不同类型的黄疸选择合理的实验室检查以便最后确诊。

1. 溶血性黄疸

溶血性黄疸血清总胆红素升高,但一般很少超过 85μmol/L,其中非结合胆红素明显增加占 80%以上。直接胆红素与总胆红素之比小于 20%。尿中胆红素阴性而尿胆原增加,24 小时尿胆原明显增高,急性大量溶血时可达 1 000mg 以上(正常不超过 300mg)。此外,溶血性黄疸时除血红蛋白下降外,周围血中网织红细胞增加,并出现幼红细胞,骨髓有核红细胞增生。

2. 肝细胞性黄疸

(1)血清总胆红素升高,其中以结合胆红素升高为主。

(2)尿中胆红素阳性,尿胆原常增加,但在疾病高峰时,因肝内淤胆致尿胆原减少或缺如,同样粪中尿胆原含量可正常、减少或缺如。

(3)肝功能试验根据不同肝病可出现下列某些试验异常:

1)转氨酶升高。

2)凝血酶原时间异常多见于严重肝病,常提示肝细胞损害严重。

3)严重肝病时,也可出现胆固醇、胆固醇酯、胆碱酯酶活力下降等。

4)伴有肝内淤胆时,碱性磷酸酶可升高。

5)慢性肝病时血清清蛋白可下降。

6)免疫学检查血中肝炎病毒标记物阳性常支持病毒性肝炎的诊断,线粒体抗体阳性常支持原发性胆汁性肝硬化的诊断,血清甲胎蛋白增高对原发性肝细胞癌诊断有参考价值。

3. 胆汁淤积性黄疸

(1)胆红素浓度逐渐升高,一般在 171/μmol/L(10mg/dl)左右,多不超过 256.5μmol/L(15mg/dl),个别可超过 513μmol/L(30mg/dl)以上,其中以结合胆红素升高为主,占血清总胆红素 >60%。

(2)尿胆红素阳性,尿胆原减少或消失。粪胆原减少或缺如,如梗阻为壶腹部周围癌引起者可因出血使粪便呈黑色或隐血阳性。

(3)肝功能试验:最明显的为碱性磷酸酶、γ- 谷胺酰转移酶升高。血清总胆固醇可升高,脂蛋白 -X 可阳性,长时期梗阻可使血清转氨酶升高及清蛋白下降,如维生素 K 缺乏可使凝血酶原时间延长,此时如注射维生素 K 可使凝血酶原时间纠正。

四、评价

目前,临床常用的肝、胆、胰功能实验室检查主要意义在于寻找肝、胆、胰疾病的病因和病原,同时验证损伤的类型和定位,了解肝、胆、胰损伤程度,评估预后和观察病情。进一步监测肝、胆、胰功能状态,为判断疗效和对手术的耐受性做出客观评价。此外,实验室检查也帮助了解各种理化和环境因素对肝、胆、胰的损害以及其他系统疾病对肝、胆、胰功能的影响。

(一) 肝、胆功能实验室检查评价

肝脏是体内最大的多功能实质性器官,肝脏在机体的生物转化功能和物质代谢中具有极其重要的作用。肝病时蛋白合成代谢异常的指标有总蛋白、白蛋白、前白蛋白、胆碱酯酶及凝血酶原时间。当肝脏合成功能下降时,以上指标在血液中浓度也随之降低,其降低程度与肝脏合成功能损害程度呈正相关。急性肝炎时临床常用检验项目为血清丙氨酸转氨酶、天冬氨酸转氨酶、血清 γ- 谷氨酰基转移酶及乳酸脱氢酶,用于慢性肝炎的实验诊断可选用 ALT、GGT、A/G、乙型肝炎表面抗原等指标。肝纤维化疾病检测主要包括Ⅲ型前胶原、Ⅳ型胶原、层粘连蛋白和透明质酸,其临床意义为诊断慢性肝病患者病情发展状况和治疗效果,可作为判断炎症、纤维化程度的重要诊断依据。除诊断肝纤维化的指

标可用于诊断肝纤维化外,可选用 Alb、A/G、蛋白电泳、单胺氧化酶、胆碱酯酶等指标。肝癌临床生化检验项目包括 AFP、GGT-Ⅱ、AFU、AAT 和异常凝血酶原等。肝性脑病的临床生化检验项目有 AST、ALP、血氨、血浆氨基酸等。

当肝细胞损伤或胆道阻塞时会引起胆汁酸代谢障碍,导致患者血清胆汁酸增高。通过对血中结合胆红素、未结合胆红素及尿液中尿胆红素、尿胆原的测定对黄疸诊断及鉴别诊断有重要价值,临床常用尿内胆色素检查帮助诊断不同类型黄疸,详见下表 4-5-52。碱性磷酸酶同工酶的检测对肝外阻塞性黄疸及肝内胆汁淤积性黄疸,原发与继发性肝癌具有鉴别意义。ALP1 升高可见于肝外胆管梗阻,如转移性肝癌、肝脓肿、肝淤血等并可伴有 ALP2 的升高。而肝内胆管梗阻所致胆汁淤积,如原发性肝癌及急性黄疸性肝炎患者则以 ALP2 的增高为主,ALP1 相对减少。

表 4-5-52　三种类型黄疸尿内胆色素检查

类型	尿胆红素	尿胆原
正常人	阴性	1∶20 阴性
梗阻性黄疸	强阳性	阴性
溶血性黄疸	阴性	强阳性
肝细胞性黄疸	阳性	阳性

(二)胰腺能实验室检查评价

胰腺是人体内仅次于肝脏的第二大外分泌器官,胰腺具有外分泌和内分泌双重功能。其外分泌功能主要分泌胰液至十二指肠参与食物的消化,胰腺的内分泌功能主要由胰岛细胞完成,分泌胰岛素、胰高血糖素和胰多肽等激素。各种物理、化学和生物致病因素是导致胰腺疾病发生发展的主要原因,因此疾病累及胰腺导致结构与功能改变相关的生物化学检查,广泛应用于胰腺疾病的诊断、疗效监测和预后判断。

常用的有关胰腺酶和外分泌功能的试验有以下几个方面:

血清淀粉酶(AMY)活性测定主要用于急性胰腺炎的诊断,急性胰腺炎发病后 2~12 小时,血清 AMY 即开始升高,12~72 小时时达高峰,3~4 天后恢复正常。血清 AMY 升高还见于急性腮腺炎、胰腺脓肿、胰腺损伤、胰腺肿瘤引起的胰腺导管阻塞。AMY 与血清脂肪酶、胰凝乳蛋白酶联合测定可提高对急性胰腺炎诊断的特异性和敏感性。脂肪酶由胰腺腺泡细胞合成并经胰液分泌,其对急性胰腺炎诊断的敏感性比 AMY 高,在慢性胰腺炎、胰腺癌或胰腺管阻塞时也明显升高。血清核糖核酸酶(RNase)升高是诊断胰腺癌的灵敏指标,阳性率可达 90%。单纯性水肿性胰腺炎发展为胰腺坏死或脓疡时 RNase 活性升高,其升高幅度与胰腺坏死程度密切相关。

胰腺外分泌功能是从生理学角度研究和诊断胰腺疾病的方法,近年来,胰腺外分泌功能试验方法不断更新、发展和完善,为胰腺疾病的诊断提供了新途径。胰腺外分泌功能试验分为直接分泌试验和间接分泌试验。直接分泌试验是利用胃肠激素直接刺激胰腺测定胰液和胰酶的分泌量作为判断胰腺疾病的参数。间接试验是应用试餐刺激胃肠分泌胃肠激素进而测定胰腺外分泌功能。胰腺外分泌功能不足的主要原因是慢性胰腺炎和胰腺肿瘤,然而只有远端胰管阻塞超过 60% 时才会出现胰腺外分泌功能障碍。胰泌素试验敏感性达 74%~94%,特异性 80%~98%。在慢性胰腺炎中酶分泌的减少可能早于碳酸氢盐分泌减少而出现,因此酶分泌的测定在疾病的早期尤有帮助,而且多酶测定具有更高特异性和敏感性。Lundh 试验可受一些非胰性因素影响,因为依赖胰泌素和促胰酶素内源性释放,肠病时、肠黏膜释放激素受损时、急性胰腺炎发作期以及插管定位等,可影响试验结果,胃肠手术后影响激素释放亦影响结果准确性。因此 Lundh 试验较促胰酶素 - 促胰液素试验敏感性及特异性低。

(刘 洋)

第七节　肾脏疾病的实验室检查和临床应用

一、概述

肾脏（kidney）是机体内重要的排泄器官，其主要功能是通过肾小球的滤过及肾小管的重吸收和分泌生成尿液，排泄代谢产物从而维持机体内水、电解质及酸碱平衡。同时也是重要的内分泌器官，在维持机体内环境稳定方面有极为重要的作用。肾脏疾病是临床常见病、多发病，各种肾脏疾病均可造成机体代谢紊乱与体液生物化学的改变。因此，肾脏疾病的生物化学检验在指导肾脏疾病诊断和治疗方面有着重要的价值。

肾脏疾病的实验室检查包括：尿液常规检查、肾功能检查、尿液生化检查、肾脏免疫学检查及尿液微生物学检查等。

二、相关实验室检查

（一）尿液特殊检测

1. 昼夜尿比密检查

正常尿生成过程中，远端肾小管对原尿有稀释功能，而集合管则具有浓缩功能。检测尿比密可间接了解肾脏的稀释 - 浓缩功能。

【参考区间】成人尿量 1 000~2 000ml/24h，其中夜尿量<750ml，昼尿量（晨 8 时至晚 8 时的 6 次尿量之和）和夜尿量比值一般为（3~4）∶1；夜尿或昼尿中至少 1 次尿比密>1.018，昼尿中最高与最低尿比密差值>0.009。

（1）高比密尿

1）尿少比重增高：见于急性肾炎、肝脏疾病、心力衰竭、周围循环衰竭、高热、脱水或大量排汗等。

2）尿多比重增高：常见于糖尿病、使用放射造影剂等。

（2）低比密尿

尿液比重常<1.015 时，称为低渗尿（hyposthenuria）或低比重尿。如尿液比重固定在 1.010±0.003（与肾小球滤过液比重接近），称为等渗尿（isosthenuria），提示肾脏稀释浓缩功能严重损害，可见于急性肾衰竭多尿期、慢性肾衰竭、肾小管间质疾病、急性肾小管坏死等。尿崩症常出现严重的低比重尿（<1.003，可低至 1.001）。

2. 尿渗量（尿渗透压）检查

尿渗量（uosm）系指尿内全部溶质的微粒总数量而言，测定尿渗量更能反映肾浓缩和稀释功能。

【参考区间】禁饮后尿渗量为 600~1 000mOsm/kg·H_2O，平均 800mOsm/kg·H_2O；血浆 275~305mOsm/kg·H_2O，平均 300mOsm/kg·H_2O。尿 / 血浆渗量比值为（3~4.5）∶1。

（1）判断肾浓缩功能：禁饮尿渗量在 300mOsm/kg·H_2O 左右时，即与正常血浆渗量相等，称为等渗尿；若<300mOsm/kg·H_2O，称低渗尿；正常人禁水 8h 后尿渗量<600mOsm/kg·H_2O，再加尿 / 血浆渗量比值等于或小于 1，均表明肾浓缩功能障碍。见于慢性肾盂肾炎、多囊肾、尿酸性肾病等慢性间质性病变，也可见于慢性肾炎后期以及急、慢性肾衰竭累及肾小管和间质。

（2）一次性尿渗量检测用于鉴别肾前性、肾性少尿：肾前性少尿时，肾小管浓缩功能完好，故尿渗量较高，常大于 450mOsm/kg·H_2O。肾小管坏死致肾性少尿时，尿渗量降低，常<350mOsm/kg·H_2O。

3. 蛋白尿检查

临床研究表明不少肾脏病变早期就可出现蛋白尿，或者尿沉渣中出现有形成分。蛋白尿是尿液中出现超过正常量的蛋白质，当肾小球通透性增加，或血浆中低分子蛋白质过多，这些蛋白质大量进入原尿，超过了肾小管的重吸收能力时，产生蛋白尿。前者称为肾小球性蛋白尿，后者称为血浆性（或溢出性)蛋白尿。此外,当近曲小管上皮细胞受损,重吸收能力降低或丧失时,则产生肾小管性蛋白尿。可以对尿蛋白进行定性和定量检查,是肾脏疾病诊断的一个粗筛试验。

【参考区间】阴性;24 小时尿蛋白定量<0.15g/24h;随机尿蛋白/肌酐比值<0.045g/mmol。

尿中若持续含有蛋白质,则应视为病理现象。常见于急、慢性肾炎,各种原因引起的肾病综合征,泌尿系感染(如肾盂肾炎、膀胱炎、肾结核),其他情况有发热性疾病、心脏功能不全、高血压性肾病、糖尿病性肾病、肾血管性高血压、甲状腺功能亢进症、系统性红斑狼疮、败血症、白血病、多发性骨髓瘤、先兆子痫,以及使用损害肾脏的药物后等情况。

(二)肾小球检测

肾小球的功能主要是滤过,评估滤过功能最重要的参数是肾小球滤过率(glomerular filtration rate,GFR)。正常成人每分钟流经肾脏的血液量为 1 200~1 400ml,其中血浆量为 600~800ml/min,有 20% 的血浆经肾小球滤过后,产生的滤过液(原尿)约为 120~160ml/min,此即单位时间内(分钟)经肾小球滤出的血浆液体量,称为肾小球滤过率。

肾清除率系指双肾于单位时间(min)内,能将若干毫升血浆中所含的某物质全部加以清除而言,结果以毫升/分(ml/min)或升/24 小时(L/24h)表示,计算式为:

$$清除率 = 某些物质每分钟在尿中排出的总量 / 某物质在血浆中的浓度$$

即

$$C = U \times V \div P$$

C 清除率(ml/min);U 尿中某物质的浓度;V 每分钟尿量(ml/min);P 血浆中某物质的浓度。

1. 肾小球滤过率测定

锝 -99m- 二乙撑三胺五乙酸(^{99m}Tc-DTPA)几乎完全经肾小球滤过而清除,其最大清除率即为肾小球滤过率测定(GFR)。用 SPECT 测定弹丸式静脉注射后两肾放射性计数率的降低,按公式自动计算 GFR,并可显示左右分侧肾 GFR,敏感性高。

【参考区间】总 GFR 100 ± 20ml/min。

(1)GFR 影响因素:与年龄、性别、体重有关,因此须注意这些因素。30 岁后每 10 年 GFR 就下降 10ml/(min·1.73m²),男性比女性 GFR 高约 10ml/mm,妊娠时 GFR 明显增加,第 3 个月增加 50%,产后降至正常。

(2)GFR 降低常见于:急、慢性肾衰竭、肾小球功能不全、肾动脉硬化、肾盂肾炎(晚期)、糖尿病(晚期)和高血压(晚期)、甲状腺功能减退、肾上腺皮质功能不全、糖皮质激素缺乏。

(3)GFR 升高见于:肢端肥大症和巨人症,糖尿病肾病早期。

(4)可同时观察左右肾位置、形态和大小,也可结合临床初步提示。肾血管有无栓塞。

2. 血清肌酐测定

血液的肌酐(creatinine,Cr)水平,由外源性和内生性两类组成。Cr 主要由肾小球滤过排出体外,肾小管基本不重吸收且排泌量也较少,在外源性肌酐摄入量稳定的情况下,血中的浓度取决于肾小球滤过能力,当肾实质损害,GFR 降低到临界点后(GFR 下降至正常人的 1/3 时),血 Cr 浓度就会明显上升,故测定血肌酐浓度可作为 GFR 受损的指标。

【参考区间】全血 Cr 为 88.4~176.8μmol/L;血清或血浆 Cr,男性 53~106μmol/L,女性 44~97μmol/L。

(1)血 Cr 增高见于各种原因引起的肾小球滤过功能减退:①急性肾衰竭,血肌酐明显的进行性的升高为器质性损害的指标,可伴少尿或非少尿;②慢性肾衰竭,血 Cr 升高程度与病变严重性一致——肾衰竭代偿期,血 Cr<178μmol/L;③肾衰竭失代偿期,血 Cr>178μmol/L;④肾衰竭期,血 Cr 明显升高,血>445μmol/L。

(2)鉴别肾前性和肾实质性少尿:①器质性肾衰竭,血 Cr 常超过 200μmol/L。②肾前性少尿,如心衰、脱水、肝肾综合征、肾病综合征等所致的有效血容量下降,使肾血流量减少,血肌酐浓度上升多不超过 200μmol/L。

(3)老年人、肌肉消瘦者:Cr 可能偏低,因此一旦血 Cr 上升,就要警惕。肾功能减退,应进一步作内生肌酐清除率（endogenous creatinine clearance rate,Ccr）检测。

（4）当血肌酐明显升高时，肾小管肌酐排泌增加，致 Ccr 超过真正的 GFR。此时可用西咪替丁抑制肾小管对肌酐分泌。

3. 内生肌酐清除率测定

肌酐是肌酸的代谢产物，在成人体内含 Cr 约 100g，其中 98% 存在于肌肉内，每天约更新 2%，血 Cr 的生成量和尿的排出量较恒定，其含量的变化主要受内源性肌酐的影响，而且肌酐分子量为 113，大部分从肾小球滤过，不被肾小管重吸收，排泌量很少，故肾单位时间内把若干毫升血液中的内在肌酐全部清除出去，称为内生肌酐清除率。

【参考区间】成人 80~120ml/min，老年人随年龄增长，有自然下降趋势。

（1）判断肾小球损害的敏感指标：当 GFR 降低到正常值的 50%，Ccr 测定值可低至 50ml/min，但血肌酐、尿素氮测定仍可在正常范围，因肾有强大的储备能力，故 Ccr 是较早反映 GFR 的敏感指标。

（2）评估肾功能损害程度：临床常用 Ccr 代替 GFR，根据 Ccr 一般可将肾功能分为 4 期：第 1 期（肾衰竭代偿期）Ccr 为 51~80ml/min；第 2 期（肾衰竭失代偿期）Ccr 为 50~20ml/min；第 3 期（肾衰竭期）Ccr 为 19~10ml/min；第 4 期（尿毒症期或终末期肾衰竭）Ccr<10ml/min。

（3）指导治疗：肾衰竭 Ccr 小于 30~40ml/min，应开始限制蛋白质摄入；Ccr 小于 30ml/min，用氢氯噻嗪等利尿治疗常无效，不宜应用；小于 10ml/min 应结合临床进行肾替代治疗，对袢利尿剂（如呋塞米、依他尼酸）的反应也已极差。

4. 血尿素氮测定

血尿素氮（blood urea nitrogen,BUN）是蛋白质代谢的终末产物，体内氨基酸脱氨基分解成 α- 酮基和—NH_3，—NH_3 在肝脏内和 CO_2 生成尿素，因此尿素的生成量取决于饮食中蛋白质摄入量、组织蛋白质分解代谢及肝功能状况。尿素主要经肾小球滤过随尿排出，正常情况下 30%~40% 被肾小管重吸收，肾小管有少量排泌，当肾实质受损害时，GFR 降低，致使血浓度增加，因此目前临床上多测定尿素氮，粗略观察肾小球的滤过功能。

【参考区间】成人 3.2~7.1mmol/L；婴儿、儿童 1.8~6.5mmol/L。

（1）血中尿素氮增高可见于各种原发性肾小球肾炎、肾盂肾炎、间质性肾炎、肾肿瘤、多囊肾等所致的慢性肾衰竭。

（2）急性肾衰竭肾功能轻度受损时，BUN 可无变化，但 GFR 下降至 50% 以下，BUN 才能升高。因此血 BUN 测定不能作为早期肾功能指标。但对慢性肾衰竭，尤其是尿毒症 BUN 增高的程度一般与病情严重性一致：肾衰竭代偿期 GFR 下降至 50ml/min，血 BUN<9mmol/L；肾衰竭失代偿期，血 BUN>9mmol/L；肾衰竭期，血 BUN>20mmol/L。

（3）肾前性少尿，如严重脱水、大量腹水、心脏循环功能衰竭、肝肾综合征等导致的血容量不足、肾血流量减少灌注不足致少尿。此时 BUN 升高，但肌酐升高不明显，BUN/Cr（mg/dl）>10∶1，称为肾前性氮质血症。经扩容尿量多能增加，BUN 可自行下降。

（4）蛋白质分解或摄入过多，如急性传染病、高热、上消化道大出血、大面积烧伤、严重创伤、大手术后和甲状腺功能亢进、高蛋白饮食等，但血肌酐一般不升高。以上情况矫正后，血 BUN 可以下降。

（5）血 BUN 作为肾衰竭透析充分性指标，多以 KT/V 表示，K= 透析器 BUN 清除率（L/min），T= 透析时间（min），V=BUN 分布容积（L），KT/V>1.0 表示透析充分。

（6）BUN/Cr（单位为 mg/dl）的意义：①器质性肾衰竭，BUN 与 Cr 同时增高，因此 BUN/Cr≤10∶1。②肾前性少尿，肾外因素所致的氮质血症，BUN 可较快上升，但血 Cr 不相应上升，此时 BUN/Cr 常>10∶1。

5. 血尿酸测定

尿酸（uric acid,UA）是核蛋白和核酸中嘌呤分解代谢的最终产物，尿酸主要是在肝脏中生成，大部分经肾小球滤过随尿排出体外。正常情况下，体内的尿酸处于动态平衡。当肾脏发生病变时，血尿酸会升高。血尿酸的检测，有助于肾脏损伤的早期诊断。

【参考区间】女性 89.2~356.9μmol/L；男性 148.7~416.4μmol/L

(1)增高：见于痛风、白血病、多发性骨髓瘤、真性红细胞增多症、肾小球肾炎、重症肝病、妊娠等。

(2)降低：恶性贫血、乳糜泻等。

6. 血 β_2- 微球蛋白测定

β_2- 微球蛋白（β_2-microglobulin，β_2-MG）是体内有核细胞包括淋巴细胞、血小板、多形核白细胞产生的一种小分子球蛋白；与同种白细胞抗原（HLA）亚单位是同一物质；与免疫球蛋白稳定区的结构相似。其分子量为 11 800，由 99 个氨基酸组成的单链多肽。β_2-MG 广泛存在于血浆、尿、脑脊液、唾液及初乳中。正常人血中 β_2-MG 浓度很低，可自由通过肾小球，然后在近端小管内几乎全部被重吸收。

【参考区间】成人血清 1~2mg/L。

(1)肾小球滤过功能受损，血 β_2-MG 升高比血肌酐更灵敏，在 Ccr 低于 80ml/min 时即可出现，而此时血肌酐浓度多无改变。若同时出现血和尿 β_2-MG 升高，血 β_2-MG<5mg/L，则可能肾小球和肾小管功能均受损。

(2)IgG 肾病、恶性肿瘤以及多种炎性疾病如肝炎、类风湿关节炎等可致 β_2-MG 生成增多。

(三) 肾小管检测

肾小管疾病是由各种原因引起的肾小管间质性急慢性损害的临床病理综合征。临床常分为急性间质性肾炎、慢性间质性肾炎。急性间质性肾炎以多种原因导致短时间内发生肾间质炎性细胞浸润、间质水肿、肾小管不同程度受损伴肾功能不全为特点，临床表现可轻可重，大多数病例均有明确的病因，去除病因、及时治疗，疾病可痊愈或使病情得到不同程度的逆转。慢性间质性肾炎病理表现以肾间质纤维化、间质单个核细胞浸润和肾小管萎缩为主要特征。本病确诊主要靠病理检查，临床疑诊时应尽早进行肾穿刺。

1. α_1- 微球蛋白测定

α_1- 微球蛋白（α_1-microglobulin，α_1-MG）为肝细胞和淋巴细胞产生的一种糖蛋白，分子量仅 26 000Da。游离 α_1-MG 可自由透过肾小球，但原尿中 α_1-MG 约 99% 被近曲小管上皮细胞以胞饮方式重吸收并分解，故仅微量从尿中排泄。

【参考区间】成人尿 α_1-MG<15mg/24h 尿，或<10mg/g 肌酐；血清游离 α_1-MG 为 10~30mg/L。

(1)升高：各种肾病导致的肾功能不全，如肾小球损伤早期、原发性肾小球肾炎、间质性肾炎、糖尿病肾病、狼疮肾、急慢性肾功能衰竭等，该项检查为评价肾功能的指标。也见于 IgA 型骨髓瘤、肝癌等。

(2)降低：提示重度肝功能损害，见于肝病患者。

2. 血半胱氨酸蛋白酶抑制剂 C 测定

半胱氨酸蛋白酶抑制剂 C（cystatin C）由机体所有有核细胞产生，产生速率稳定，可用于评价肾小球滤过率（GFR）。它能敏感反映早期肾功能损害，可用于肾脏透析、糖尿病肾病、肾移植和肿瘤患者肾功能的监控。

【参考区间】0.51~1.09mg/L

当肾功能受损时，Cys C 在血液中的浓度随肾小球滤过率变化而变化。肾衰时，肾小球滤过率下降，Cys C 在血液中浓度可增加 10 多倍；若肾小球滤过率正常，而肾小管功能失常时，会阻碍 Cys C 在肾小管吸收并迅速分解，使尿中的浓度增加 100 多倍。

3. 尿酶的测定

正常尿含酶量极少，肾脏疾患时血液中以及肾组织中的某些酶可在尿中出现，从而使尿酶活性发生改变，这些改变和肾脏病变有关。目前已知尿酶有 40 多种，认为对肾脏疾病较有诊断价值的尿酶约有 10 多种，主要有：乳酸脱氢酶（lactate dehydrogenase，LDH）、碱性磷酸酶（ALP）、亮氨酸氨基肽酶（leucine aminopeptidase，LAP）等属于反映代谢的酶；溶菌酶（LYS）、β 葡糖苷酸酶（β-glucuronidase，β-GLU）、N- 乙酰 -β- 氨基葡萄糖苷酶（NAG）等为溶酶体的酶；γ- 谷氨酰转肽酶（γ-glutamyl transpeptidase，γ-GT）和丙氨酸氨基肽酶（alanine aminopeptidase，AAP）是反映近端肾小管刷状缘功能的酶。

(四) 遗传性肾病基因检测

遗传性肾炎(即 Alport 综合征,AS)是一种主要表现为血尿、肾功能进行性减退、感音神经性耳聋和眼部异常的遗传性肾小球基底膜疾病,是由于编码肾小球基底膜的主要胶原成分-Ⅳ胶原基因突变而产生的疾病。基因突变的发生率约为 1/10 000~1/5 000。

1. 尿常规检查,以及有无血尿,同时结合慢性肾功能衰竭家族史和临床表现。

2. 肾活检电镜检查是否出现特异性的超微病理变化。

3. 基因诊断仍然是确诊该病最可靠的标准,检测皮肤基膜 $\alpha5(Ⅳ)$ 链及肾组织基膜 $\alpha5(Ⅳ)$ 链表达异常情况。

三、常见临床应用

(一) 肾小球肾炎

肾小球的功能主要是滤过,评估滤过功能最重要的参数是肾小球滤过率(glomerular filtration rate,GFR)。正常成人每分钟流经肾脏的血液量为 1 200~1 400ml,其中血浆量为 600~800ml/min,有 20% 的血浆经肾小球滤过后,产生的滤过液(原尿)约为 120~160ml/min,此即单位时间内(分钟)经肾小球滤出的血浆液体量,称为肾小球滤过率。

肾小球肾炎(glomerulonephritis)是最常见的肾小球疾病,根据起病急缓可分为急性肾小球肾炎、急进性肾炎以及慢性肾炎。肾小球肾炎临床常表现为不同程度水肿或高血压,实验室检查常伴不同程度的蛋白尿、血尿;急进性肾炎还可根据其免疫病理和电镜表现特点,进一步分型。

肾小球肾炎是肾脏疾病中常见的疾病,实验室检查对肾小球肾炎的诊断有一定的辅助价值,常见实验室检查如下:

1. **蛋白定性、24 小时尿蛋白定量检查**

2. **尿液检查**

3. **血红蛋白定性实验**　用于初筛确定是否有血尿存在,无论血红蛋白尿、肌红蛋白尿或红细胞尿,该实验呈阳性。尿显微镜检查用于判断是否有红细胞存在,从而鉴别是红细胞血尿还是其他血尿。

4. **肾功能检测**　急性肾小球肾炎多有一过性肾功能下降。急进性肾小球肾炎短期内可有肾衰竭。

(二) 肾病综合征

肾病综合征(nephrotic syndrome,NS)是指由多种病因引起的,以肾小球基膜通透性增加伴肾小球滤过率降低等肾小球病变为主的一组临床表现相似的综合征,而不是独立的疾病。典型表现为大量蛋白尿、低蛋白血症、高度水肿、高脂血症。肾病综合征发生于任何年龄,但在儿童中更流行,1 岁半至 4 岁最常见。年轻男性好发,但在年龄较大患者中,性别分布较平均。

1. **尿常规测定**　单纯性肾病,尿蛋白定性多为阳性;24h 定量超过 0.1g/kg,偶有短暂性少量红细胞。肾炎性肾病除出现不同程度的蛋白尿外,还可见镜下或肉眼血尿。

2. **血生化测定**　表现为低蛋白血症(血清白蛋白<30g/L,婴儿<25g/L),白蛋白与球蛋白比例倒置,血清蛋白电泳显示球蛋白增高;血胆固醇显著增高(儿童>5.7mmol/L,婴儿>5.1mmol/L)。

3. **肾功能测定**　少尿期可有暂时性轻度氮质血症,单纯性肾病肾功能多正常。如果存在不同程度的肾功能不全,出现血肌酐和尿素氮的升高,则提示肾炎性肾病。

4. **血清补体测定**　有助于区别单纯性肾病与肾炎性肾病,前者血清补体正常,后者则常有不同程度的低补体血症、C3 持续降低。

5. **血清及尿蛋白电泳**　通过检测尿中 IgG 成分反映尿蛋白的选择性,同时可鉴别假性大量蛋白尿和轻链蛋白尿,如果尿中 γ 球蛋白与白蛋白的比值小于 0.1,则为选择性蛋白尿(提示为单纯型肾病),大于 0.5 为非选择性蛋白尿,提示为肾炎型肾病。

6. **血清免疫学检查检测**　抗核抗体、抗双链 DNA 抗体、抗 Sm 抗体、抗 RNP 抗体、抗组蛋白抗体,乙肝病毒标志物以及类风湿因子、循环免疫复合物等,以区别原发性与继发性肾病综合征。

7. 凝血、纤溶有关蛋白的检测　如血纤维蛋白原及第 V、Ⅶ、Ⅷ 及 Ⅹ 因子,抗凝血酶Ⅲ,尿纤维蛋白降解产物(FDP)等的检测可反映机体的凝血状态,为是否采取抗凝治疗提供依据。

8. 尿酶测定　测定尿溶菌酶、N- 乙酰 -β- 氨基葡萄糖苷酶(NAG)等有助于判断是否同时存在肾小管 - 间质损害。

(三) 糖尿病肾病

糖尿病肾病(diabetic nephropathy,DN)是糖尿病引起的严重和危害性最大的一种慢性并发症,是糖尿病全身性微血管病变表现之一,临床特征为蛋白尿、渐进性肾功能损害、高血压、水肿,晚期出现严重肾功能衰竭,是糖尿病患者的主要死亡原因之一。

1. 尿糖定性　是筛选糖尿病的一种简易方法,但在糖尿病肾病可出现假阴性或假阳性故测定血糖是诊断的主要依据。

2. 尿白蛋白排泄率(UAE)　20~200μg/min 是诊断早期糖尿病肾病的重要指标;当 UAE 持续大于 200μg/min 或常规检查尿蛋白阳性(尿蛋白定量大于 0.5g/24h)即诊断为糖尿病肾病。

3. 尿沉渣　一般改变不明显较多白细胞时提示尿路感染;有大量红细胞提示可能有其他原因所致的血尿。

4. 尿素氮、肌酐　糖尿病肾病晚期内生肌酐清除率下降和血尿素氮、肌酐增高。

5. 核素肾动态肾小球滤过率(GFR)　GFR 增加;B 超测量肾体积增大符合早期糖尿病肾病。在尿毒症时 GFR 明显下降,但肾脏体积往往无明显缩小。

(四) IgA 肾病

IgA 肾病是最为常见的一种原发性肾小球疾病,是指肾小球系膜区以 IgA 或 IgA 沉积为主,伴或不伴有其他免疫球蛋白在肾小球系膜区沉积的原发性肾小球病。病变类型包括局灶节段性病变、毛细血管内增生性病变、系膜增生性病变、新月体病变及硬化性病变等。其临床表现为反复发作性肉眼血尿或镜下血尿,可伴有不同程度蛋白尿,部分患者可以出现严重高血压或者肾功能不全。

1. 免疫学测定　50% 的患者血清 IgA 水平升高。37%~75% 患者测到含有 IgA 的特异性循环免疫复合物。

2. 尿液测定　蛋白尿定量和分型对 IgA 肾病病情判断、估计预后很重要。蛋白尿<1g/24h 者常为轻微及病灶性系膜增生为主。中~重度蛋白尿多为弥漫性系膜增生,常伴新月体及肾小球硬化。血尿:尿 RBC 形态呈多形性,提示血尿来源是肾小球源性。

3. 肾功能测定　血肌酐上升到 1.5mg/dl(132.6μmol/L)多为病情进展。GFR<20ml/min 时,病理改变属Ⅲ级以上。

(五) 肾功能衰竭

肾脏功能部分或全部丧失的病理状态。按其发作之急缓分为急性和慢性两种。急性肾功能衰竭系因多种疾病致使两肾在短时间内丧失排泄功能,简称急性肾衰。慢性肾功能衰竭是由各种病因所致的慢性肾病发展至晚期而出现的一组临床症状组成的综合征。根据肾功能损害的程度将慢性肾功能衰竭分为 4 期:肾贮备功能下降,患者无症状;肾功能不全代偿期;肾功能失代偿期(氮质血症期),患者有乏力,食欲不振和贫血;尿毒症阶段,有尿毒症症状。

1. 血常规检查　明显贫血,为正常细胞性贫血,白细胞数正常或增高。血小板降低,细胞沉降率加快。

2. 尿常规检查　随原发病不同而有所差异。其共同点是:

(1)尿渗透压降低:比重低,多在 1.018 以下,严重时固定在 1.010~1.012 之间,作尿浓缩稀释试验时夜尿量大于日尿量,各次尿比重均超过 1.020,最高和最低的尿比重差小于 0.008。

(2)尿量减少:多在每日 1 000 毫升以下。

(3)尿蛋白定量增加:晚期因肾小球绝大部分已损伤,尿蛋白反而减少。

(4)尿沉渣检查：可有多少不等的红细胞、白细胞、上皮细胞和颗粒管型,蜡样管型最有意义。

3. **肾功能检查**　各项指标均提示肾功能减退。

4. **血生化检查**　血浆中白蛋白减少,血钙偏低,血磷增高,血钾和血钠随病情而定。

5. **其他检查**　X线尿路平片和造影、同位素肾图、肾扫描、肾穿刺活组织检查等,对于病因诊断有帮助。

(六) 遗传性肾病

遗传性肾病是指胎儿出生前因染色体结构或数目异常或基因突变而导致的肾病。近年来,随着遗传学技术和分子生物学的日益发展,遗传性肾病的诊断率逐年升高。由于遗传性肾病发病隐匿、临床表现多样、药物治疗效果不佳等问题,临床医师易漏诊或误诊,且预后较差,患儿多进展至终末期肾功能不全。目前已知的遗传性肾病种类繁多,对于其分类迄今尚无公认标准。临床通常可将遗传性肾病分为遗传性肾小球疾病、遗传性肾小管及间质疾病、肾结构异常、代谢病、错构瘤等。其中常见的遗传性肾小球疾病主要包括奥尔波特综合征(Alport syndrome, AS)、遗传性肾病综合征等。

已知遗传性肾病综合征可分为家族性和散发性,对于明确家族史的患者,确诊遗传性肾病综合征的难度较小。但对于散发性的病例,判断遗传性肾病综合征有一定难度,主要依据有:是否为早发的激素耐药型肾病综合征;是否有特殊的肾外表现;肾病理类型及基因检测结果。诊断前应仔细进行生化检测,并进行临床检查,包括寻找眼部异常、生殖异常或骨骼异常等表现,在开始基因检测之前均应完成。遗传性肾病综合征诊断的金标准仍为基因检测。

四、评价

(一) 尿液特殊检测评价

1. 昼夜尿比密试验评价

(1)夜尿>750ml 或昼夜尿量比值降低,而尿比密值及变化率仍正常,可见于间质性肾炎、慢性肾小球肾炎、高血压肾病和痛风性肾病早期主要损害肾小管时。若同时伴有夜尿增多及尿比密无 1 次>1.018 或昼尿比密差值<0.009,提示上述疾病致稀释 - 浓缩功能严重受损;若每次尿比密均固定在 1.010~1.012 的低值,称为等渗尿(与血浆比),表明肾只有滤过功能,而稀释 - 浓缩功能完全丧失。

(2)尿量少而比密增高、固定在 1.018 左右(差值<0.009),多见于急性肾小球肾炎及其他影响减少 GFR 的情况。

(3)尿量明显增多(>4L/24h)而尿比密均低于 1.006,为尿崩症的典型表现。

2. 尿渗量(尿渗透压)测定评价

尿渗透量浓度反映肾脏对溶质和水相对排泄速度,不受溶质颗粒大小和性质的影响,只与溶质微粒的数量有关。检测尿渗透量浓度时,前 1 天晚饭后应禁水 8h,清晨送尿检查。不同时间的尿标本测定的尿渗透量浓度结果,有较大差异。尿渗透量浓度可受药物的影响,使之升高的药物有:麻醉剂、卡马西平、氯磺苯脲、环磷酰胺、长春新碱等;使之降低的药物有:乙酰苯磺酰环己脲、脱甲金霉素、优降糖(格列本脲)、钾盐等。肌肉运动或饥饿可使尿渗透量浓度测定结果降低。正常情况下,禁水 12h 后,尿/血浆渗透量浓度比值应大于 3;禁水 24h 后应大于 1;肾浓缩功能障碍时,比值等于或小于 1。

3. 蛋白尿测定评价

当肾小球、肾小管发生病变时,如各期肾炎、肾病以及高血压发生肾动脉硬化时,均可出现蛋白尿;各种细菌性感染,如肾盂肾炎、肾结核、败血症等亦可出现蛋白尿;非感染性疾病,如肾结石、多囊肾、肾淀粉样变性以及休克、严重肌肉损伤、发热、黄疸、甲状腺功能亢进、溶血性贫血及白血病等,也可出现蛋白尿。

(二) 肾小球检测评价

1. 肾小球滤过测定评价

CCr 在 30~40ml/min 时通常限制蛋白质摄入;<30ml/min 时噻嗪类利尿剂常无效,要改用呋塞

米、利尿酸钠等袢利尿剂;≤10ml/min 应采取透析治疗,此时对袢利尿剂也往往无反应。一般认为,CCr 50~70ml/min 时为肾功能不全代偿期,而 20~50ml/min 为失代偿期,用药应十分谨慎,特别是主要由肾排泄的药物,应根据 CCr 的下降程度及时调节药物剂量及用药间隔时间。一些具有明显肾毒性的化学疗法药物要慎用。

2. 血肌酐测定评价

(1)由于肾脏储备和代偿能力很强,故早期或轻度肾小球滤过功能受损时,血肌酐正常。只有当肾小球滤过功能降至正常人 1/3 时,血肌酐才明显增高,故不能反映早期肾功能受损,对晚期肾病临床意义较大。

(2)当急、慢性肾小球肾炎等使肾小球滤过功能减退时,血肌酐可升高。同时应在已知内生肌酐清降率的基础上穿插着测定血肌酐值作为追踪观察的指标。

(3)尿素氮与肌酐值同时测定更有意义,如二者同时升高,说明肾脏有严重损害。

3. 血尿素测定评价

当 60%~70% 有效肾单位受损时,BUN 才增高。因此 BUN 测定不能作为早期肾功能受损的指标,但对肾功能衰竭,尤其是尿毒症诊断有特殊价值,并可判断病情,估计预后。根据 BUN 测定结果可判断肾功能衰竭的程度。A. 肾功能衰竭代偿期:Ccr 下降,血 Cr 正常。BUN 正常或轻度升高(<9mol/L)。B. 肾功能衰竭失代偿期(氮质血症期或尿毒症前期):Ccr 明显下降(<0.83ml/s),血 Cr 增高(>90mmol/L),BUN 中度升高(>9mmol/L)。C. 尿毒症期:Ccr<0.33ml/s,血 Cr>445μmol/L,BUN>20mmol/L。

4. 血尿素测定评价

引起尿酸增加的原因主要有:嘌呤摄入过多、内源性嘌呤产生过多、嘌呤代谢增加等。过多的尿酸盐结晶沉积在组织内,主要是关节与软骨处,发生炎症反应,引起痛风。但少数痛风患者在痛风发作时血尿酸测定正常。血尿酸增高无痛风发作者为高尿酸血症。

5. β_2- 微球蛋白(β_2-MG)测定

(1)用血 β_2-MG 估测肾功能

1)血 β_2-MG 是反映肾小球滤过功能的灵敏指标,各种原发性或继发性肾小球病变如累及肾小球滤过功能,均可致血 β_2-MG 升高。

2)血 β_2-MG 是反映高血压病和糖尿病肾功能受损的敏感指标。

3)长期血液透析患者血 β_2-MG 升高与淀粉样变、淀粉骨关节病及腕管综合征的发生相关。

4)血 β_2-MG 有助于动态观察、诊断早期肾移植排斥反应。

(2)血 β_2-MG 是以淋巴细胞增殖性疾病的主要标志物,如多发性骨髓瘤、慢性淋巴性白血病等,血 β_2-MG 浓度明显增加。

(3)病毒感染,如人巨细胞病毒、EB 病毒、乙肝或丙肝病毒及艾滋病病毒感染时,血 β_2-MG 可增高。

(4)自身免疫性疾病时,血 β_2-MG 增高,尤其是系统性红斑狼疮活动期。50% 类风湿关节炎患者血 β_2-MG 升高,并且和关节受累数目呈正相关。

(三)肾小管检测评价

1. α_1- 微球蛋白测定评价

(1)近端肾小管功能损害:尿 α_1-MG 升高,是反映各种原因包括肾移植后排斥反应所致早期近端肾小管功能损伤的特异、敏感指标。与 α_1-MG 比较,β_2-MG 不受恶性肿瘤影响,酸性尿中不会出现假阴性,故更可靠。

(2)评估肾小球滤过功能:根据前述 α_1-MG 排泄方式,血清 α_1-MG 升高提示 GFR 降低所致的血潴留。血清和尿中 α_1-MG 均升高,表明肾小球滤过功能和肾小管重吸收功能均受损。

(3)血清 α_1-MG 降低见于严重肝实质性病变所致生成减少,如重症肝炎、肝坏死等。

2. 血半胱氨酸蛋白酶抑制剂 C（胱抑素 C,Cys C）测定评价

（1）对肾脏疾病的肾功能评价 Cys C 的生物学特性使它成为基本满足理想内源性 GFR 标志物要求的内源性物质。大量研究证实 Cys C 是优于血肌酐（Scr）的内源性标记物。

（2）研究者认为，胱抑素 C 在肾移植术后对检测肾小球滤过率而言，比肌酐和肌酐清除率都敏感，可以快速诊断出急性排斥反应或药物治疗可能造成的肾损害。

（3）在糖尿病中，胱抑素 C 检出糖尿病肾病的灵敏度为 40%，特异性为 100%。

（4）心血管疾病中，研究者发现 GFR 轻度下降与血浆 Hcy 之间存在显著相关，而 Cys C 能更简便地反映血浆 Hcy 水平；并且当 Scr 还处于正常水平时 Cys C 就已经提示 GFR 轻度下降。Cys C 不仅是 GFR 的标志物，而且在冠心病和心血管的风险预测上可与其他指标互补。

（刘　洋）

第八节　糖代谢紊乱的实验室检查和临床应用

一、概述

血糖，即血液中的葡萄糖，是人体内主要的能量来源，肝糖原和肌糖原是体内碳水化合物的储存形式。

糖代谢紊乱（glucose metabolism disorders）指调节葡萄糖、果糖、半乳糖等代谢的激素或酶的结构、功能、浓度异常，或组织、器官的病理生理变化，监测血糖会有血糖的升高或降低。临床上重要的糖代谢紊乱主要是血糖浓度过高和过低。治疗需查找引起糖代谢紊乱的原发疾病，针对病因治疗。

血糖监测的适应证见表 4-5-53。

表 4-5-53　血糖监测的适应证

状态	适应证
高糖血症	1. 门诊患者或住院患者的糖尿病筛选 2. 糖尿病治疗监测 3. 评价碳水化合物代谢
低糖血症	1. 糖尿病治疗时出现低血糖血症有关的症状 2. 排除临床表现健康的低糖血症患者 3. 患者的低糖血症相关症状 4. 新生儿低糖血症的检测 5. 儿童期先天性代谢障碍的相关线索

二、相关的实验室检查

（一）空腹血糖检测

空腹血糖（fasting blood glucose,FBG）是诊断糖代谢紊乱的最常用和最重要的指标。FBG 易受肝脏功能、内分泌激素、神经因素和抗凝剂等多种因素的影响，且不同的检测方法，其结果也不尽相同。以空腹血浆葡萄糖（fasting plasma glucose,FPG）检测较为方便，且结果也最可靠。FPG 是检测至少 8 小时不摄入含热量食物后的血浆葡萄糖含量，是糖尿病最常用的检测项目。若 FPG 不止一次高于 7.8mmol/L（126mg/dl）即可诊断为糖尿病。

【参考区间】①葡萄糖氧化酶法：3.9~6.11mmol/L。②邻甲苯胺法：3.9~6.4mmol/L。

血糖测定一般可测血浆、血清和全血葡萄糖。推荐以血浆葡萄糖浓度为诊断糖尿病的指标。空腹血浆糖水平是目前诊断糖尿病的最主要的依据，也是判断糖尿病病情和控制程度的主要指标。空腹血糖多是正常或只有轻度升高,一般人全血血糖不超过 6.1mmol/L(110mg/dl),血浆葡萄糖不超过 6.9mmol/L(125mg/dl)。若空腹 FBG 不止一次超过 6.7mmol/L(120mg/dl),FPG 等于或超过 7.8mmol/L (140mg/dl),即可确诊为糖尿病。一般应 2 次重复测定,以防误差,同时还要注意精神、饮食及药物等因素的影响。

(1)FBG 增高:FBG 增高而又未达到诊断糖尿病标准时,称为空腹血糖受损(impaired fasting glucose,IFG);FBG 增高超过 7.0mmol/L 时称为高糖血症(hyperglycemia)。根据 FBG 水平将高糖血症分为 3 度:FBG 7.0~8.4mmol/L 为轻度增高;FBG 8.4~10.1mmol/L 为中度增高;FBG 大于 10.1mmol/L 为重度增高。当 FBG 超过 9.0mmol/L(肾糖阈)时尿糖即可呈阳性。

1)生理性增高:餐后 1~2h、高糖饮食、剧烈运动、情绪激动、胃倾倒综合征等。

2)病理性增高:①糖尿病,如 1 型、2 型及其他类型糖尿病;②内分泌疾病,如巨人症、甲状腺功能亢进症、肢端肥大症、皮质醇增多症、嗜铬细胞瘤和胰高血糖素瘤等;③应激性高血糖,如中枢神经系统感染、颅内压增高、颅脑损伤、心肌梗死、大面积烧伤、脑卒中等;④药物影响,如噻嗪类利尿剂、口服避孕药、泼尼松等;⑤胰腺疾病,如坏死性胰腺炎、胰腺癌、胰大部分切除等;⑥肝脏疾患,如严重的肝病变,导致肝功能障碍,使葡萄糖不能转化为肝糖原贮存而出现餐后高血糖;⑦其他,如高热、呕吐、腹泻、脱水、麻醉和缺氧等。

(2)FBG 减低:FBG 低于 3.9mmol/L 时为血糖减低,当 FBG 低于 2.8mmol/L 时称为低糖血症(hypoglycemia)。

1)生理性减低:饥饿、长期剧烈运动、妊娠期等。

2)病理性减低:①胰岛素分泌过多,如胰岛素瘤、胰岛素用量过大、口服降糖药、胰岛 B 细胞增生或肿瘤等;②对抗胰岛素的激素分泌不足,如肾上腺皮质激素、生长激素缺乏;③肝糖原贮存缺乏,如急性肝坏死、急性肝炎、肝癌、肝淤血等;④急性乙醇中毒;⑤先天性糖原代谢酶缺乏,如Ⅰ、Ⅲ型糖原贮积病(glycogen storage disease)等;⑥消耗性疾病,如严重营养不良、恶病质等;⑦非降糖药物影响,如磺胺药、水杨酸、吲哚美辛等;⑧特发性低血糖。

(二)口服葡萄糖耐量试验

正常人服用一定量葡萄糖后,血糖浓度暂时性升高,升高的血糖浓度刺激胰岛分泌胰岛素,促使大量葡萄糖合成肝糖原贮存,从而使血糖在短时间内降至正常水平,此时称耐糖现象。当机体内分泌失调等因素引起糖代谢异常时,口服或注射一定量的葡萄糖后,血糖急剧升高,在短时间内不能降至原有水平(或空腹水平),造成耐糖异常或糖耐量降低。葡萄糖耐量试验(glucose tolerance test,GTT)是检测葡萄糖代谢功能的试验(表 4-5-54),采用口服或注射一定量葡萄糖后,间隔一定时间测定血糖水平;糖耐量试验检测机体葡萄糖代谢状况比空腹血糖敏感,主要用于诊断症状不明显或血糖升高不明显的可疑糖尿病。现多采用 WHO 推荐的 75g 葡萄糖标准口服葡萄糖耐量试验(oral glucose tolerance test,OGTT),分别检测 FPG 和口服葡萄糖后 30min、1h、2h、3h 的血糖和尿糖。

表 4-5-54 OGTT 的适应证

OGTT 的适应证
1. 无糖尿病症状,随机血糖或 FBG 异常以及有一过性或持续性糖尿
2. 无糖尿病症状,但有明显的糖尿病家族史
3. 有糖尿病症状,但 FBG 未达到诊断标准者
4. 妊娠期,甲状腺功能亢进症、肝脏疾病时出现糖尿者
5. 分娩巨大胎儿或有巨大胎儿史的妇女
6. 原因不明的肾脏疾病或视网膜病变

【参考区间】①健康成年人 OGTT:FPG 3.9~6.11mmol/L。②服糖后 0.5~1 小时血糖达高峰,一般为 7.8~9.0mmol/L,峰值应 ≤11.1mmol/L。③服糖后 2 小时血糖(2h PG)≤7.8mmol/L。④服糖后 3 小

时血糖恢复至空腹血糖水平。⑤同时检测各时间点的尿糖均为阴性。

OGTT是一种葡萄糖负荷试验,用以了解机体对葡萄糖代谢的调节能力,是糖尿病和低糖血症的重要诊断性试验。临床上主要用于诊断糖尿病、判断糖耐量异常(IGT)、鉴别尿糖和低糖血症,OGTT还可用于胰岛素和C-肽释放试验。

1. 糖尿病的诊断依据　糖代谢紊乱的发生是一个动态变化的过程,可分为不同的阶段,通过OGTT可检测糖代谢是处于正常、糖尿病前状态还是糖尿病。临床上存在以下情况者,即可诊断糖尿病(表4-5-55)。①具有糖尿病症状,FPG>7.0mmol/L。②OGTT血糖峰值>11.1mmol/L,OGTT 2h PG>11.1mmol/L。③具有临床症状,随机血糖>11.1mmol/L,且伴有尿糖阳性者。临床症状不典型者,除非第一次OGTT结果明显异常,否则应该在不同时间做2次OGTT测定以判断是否异常,但一般不主张做第3次OGTT。

2. 判断IGT　FPG<7.0mmol/L,2h PG为7.8~11.1mmol/L,且血糖到达高峰的时间延长至1小时后,血糖恢复正常的时间延长至2~3小时以后,同时伴有尿糖阳性者为IGT。IGT长期随诊观察,约1/3能恢复正常,1/3仍为IGT,1/3最终转为糖尿病。IGT常见于2型糖尿病、肢端肥大症、甲状腺功能亢进症、肥胖症及皮质醇增多症等。

3. 平坦型糖耐量曲线(smooth OGTT curve)　FPG降低,口服葡萄糖后血糖上升也不明显,2h PG仍处于低水平状态。常见于胰岛B细胞瘤、肾上腺皮质功能亢进症、腺垂体功能减退症,也可见于胃排空延迟、小肠吸收不良等。

4. 人群筛查　以获取流行病学数据。

5. 储存延迟型糖耐量曲线(storage delay OGTT curve)　口服葡萄糖后血糖急剧升高,提早出现峰值,且大于11.1mmol/L,而2h PG又低于空腹水平。常见于胃切除或严重肝损伤。由于胃切除后胃肠道迅速吸收葡萄糖或肝脏不能迅速摄取和处理葡萄糖而使血糖急剧增高,反应性引起胰岛素分泌增高,进一步导致肝外组织利用葡萄糖增多,而使2h PG明显降低。

6. 有无法解释的肾病、神经病变或视网膜病变　其随机血糖<7.8mmol/L,可用OGTT评价。若此时有异常OGTT结果,不代表有肯定的因果关系,还应排除其他疾病。

7. 鉴别低血糖

(1)功能性低血糖:FPG正常,口服葡萄糖后出现高峰时间及峰值均正常,但2~3h后出现低血糖,见于特发性低糖血症。

(2)肝源性低血糖:FPG低于正常,口服葡萄糖后血糖高峰提前并高于正常,但2h PG仍处于高水平,且尿糖阳性。常见于广泛性肝损伤、病毒性肝炎等。

表4-5-55　糖尿病及其他高血糖的诊断标准　　　　　　　　　　　　　(血糖浓度,mmol/L)

疾病或状态	静脉血浆	静脉全血	毛细血管全血
DM 空腹	≥7.0	≥6.1	≥6.1
服糖 2h	≥11.1	≥10.0	≥11.1
IGT 空腹	<7.0	<6.1	<6.1
服糖 2h	7.8~11.1	6.7~10.0	7.8~11.1
IFG 空腹	6.1~7.0	5.6~6.1	5.6~6.1
服糖 2h	<7.8	<6.7	<7.8

(三)血清胰岛素和胰岛素释放试验

健康人在葡萄糖刺激下,胰岛素呈二时相脉冲式分泌,静脉注射葡萄糖后的1~2分钟内是第一时相,10 分钟内结束。这一时相呈尖而高点的分泌峰,反映贮存胰岛素的快速释放。第二时相紧接第一时相,持续 60~120 分钟,直到血糖水平恢复正常,反映胰岛素的合成和持续释放能力。糖尿病患者由于胰岛 B 细胞进行性损害导致功能障碍和胰岛素生物学效应不足(胰岛素抵抗),而出现血糖增高和胰岛素降低的分离现象。胰岛素对葡萄糖反应的第一时相将消失,而其他刺激物如氨基酸、胰高血糖素仍能刺激其产生,因此在大多数 2 型 DM 患者仍保留第二时相的反应,而 1 型 DM 患者几乎没有任何反应。在进行 OGTT 的同时,分别于空腹和口服葡萄糖后 30min、1h、2h、3h 检测血清胰岛素浓度的变化,称为胰岛素释放试验(insulin releasing test),借以了解胰岛 B 细胞基础功能状态和储备功能状态,间接了解血糖控制情况。

【参考区间】①空腹胰岛素:10~20mU/L。②释放试验:口服葡萄糖后胰岛素高峰在 30 分钟 ~1 小时,峰值为空腹胰岛素的 5~10 倍。2 小时胰岛素 <30mU/L,3 小时后达到空腹水平。

血清胰岛素检测和胰岛素释放试验主要用于糖尿病的分型诊断及低血糖的诊断与鉴别诊断。血清胰岛素增高常见于:2 型糖尿病,此类患者常较肥胖,其早期、中期均出现高胰岛素血症;胰岛素自身免疫综合征、甲状腺功能减退、脑垂体功能减退症及 Addison 病等。胰岛素降低常见于:1 型糖尿病及 2 型糖尿病晚期患者;胰腺炎、胰腺外伤、胰岛 B 细胞功能遗传学缺陷患者等。

1. **对空腹低血糖患者进行评估**

2. **糖尿病分型**

(1)1 型糖尿病空腹胰岛素明显降低,口服葡萄糖后释放曲线低平。

(2)2 型糖尿病空腹胰岛素可正常、稍高或减低,口服葡萄糖后胰岛素呈延迟释放反应。

3. **胰岛 B 细胞瘤**　胰岛 B 细胞瘤常出现高胰岛素血症,胰岛素呈高水平曲线,但血糖降低。

4. **B 细胞功能评估**　确认 DM 患者是否需要胰岛素治疗,并将它们与靠饮食控制的糖尿病患者分开。如在服糖 75g 后血清胰岛素水平超过 60μU/ml 时不可能发生微血管并发症,此时能够靠饮食控制;但若胰岛素峰值 <4 060μU/ml,则需要胰岛素治疗而且很可能发生微血管病变。

5. **通过测定血胰岛素浓度和胰岛素抗体来评估胰岛素抵抗机制**

6. **预测 2 型糖尿病的发展并评估患者情况,预测糖尿病易感性**

7. **其他**　肥胖、肝功能损伤、肾功能不全、肢端肥大症、巨人症等血清胰岛素水平增高;腺垂体功能低下,肾上腺皮质功能不全或饥饿,血清胰岛素减低。

(四) 血清 C- 肽检测

C- 肽(connective peptide,C-P)由胰岛 B 细胞分泌,是胰岛素原(proinsulin)在蛋白水解酶的作用下分裂而成的、与胰岛素等分子的一个多肽。C- 肽与胰岛素以等摩尔分数分泌进入血液循环,且 C-肽不被肝脏所破坏,半衰期比胰岛素长(约 35 分钟),在禁食后 C- 肽浓度比胰岛素高 5~10 倍,因此检测空腹 C- 肽水平、C- 肽释放试验可用于评价胰岛 B 细胞分泌功能和储备功能。C- 肽不受外源性胰岛素干扰,不与胰岛素抗体反应,所以与血清胰岛素相比,血清 C- 肽水平能更好地反应 B 细胞功能。

【参考区间】①空腹 C- 肽:0.3~1.3nmol/L。②C- 肽释放试验:口服葡萄糖后 30 分钟 ~1 小时出现高峰,其峰值为空腹 C- 肽的 5~6 倍。

C- 肽检测常用于糖尿病的分型诊断,其意义与血清胰岛素一样,且 C- 肽可以真实反映实际胰岛素水平,故也可以指导临床治疗中胰岛素用量的调整。

1. **C- 肽水平增高**

(1)胰岛 B 细胞瘤时空腹血清 C- 肽增高、C- 肽释放试验呈高水平曲线。

(2)肝硬化时血清 C- 肽增高,且 C- 肽 / 胰岛素比值降低。

2. **C- 肽水平减低**

(1)空腹血清 C- 肽降低,见于糖尿病。

(2)C- 肽释放试验:口服葡萄糖后 1h 血清 C- 肽水平降低,提示胰岛 B 细胞储备功能不足。释放曲线低平提示 1 型糖尿病;释放延迟或呈低水平见于 2 型糖尿病。

（3）C-肽水平不升高,而胰岛素增高,提示为外源性高胰岛素血症,如胰岛素用量过多等。

3. 血清 C-肽测定主要用于以下各方面

（1）评估空腹低血糖:某些 B 细胞瘤患者,特别是有间歇性胰岛素分泌过多时,检测胰岛素可正常,但是 C 肽浓度都升高。若低血糖是由于胰岛素注射所致,则胰岛素水平会很高而 C-肽降低,这是因为 C-肽不存在于药用胰岛素中,并且外源性胰岛素会抑制 B 细胞分泌功能。

（2）评价 B 细胞功能:基础或刺激性 C-肽水平可以评价患者 B 细胞胰岛素分泌能力和分泌速度,指导临床是否需要使用胰岛素治疗。

（3）监测胰腺手术效果:在全胰腺切除术后,检测不到血清 C-肽,而在成功的胰腺或胰岛细胞移植后 C-肽水平升高。

（4）糖尿病分型:当需要连续评估 B 细胞功能或不能频繁采血时,可测定尿 C-肽。24 小时尿 C-肽(非肾衰者,因肾衰可使 C-肽浓度升高)与空腹血清 C-肽浓度相关性很好,并与葡萄糖负荷后,连续取血标本的 C-肽浓度相关性也好。

（五）糖化血红蛋白检测

成人血红蛋白(Hb)通常由 HbA（97%）、HbA_2（2.5%）、HbF（0.5%）组成。发现 HbA 中含有几种次要的血红蛋白——HbA_{1a}（与磷酰葡萄糖结合）、HbA_{1b}（与果糖结合）、HbA_{1c}（与葡萄糖结合),统称为 HbA_1。糖化血红蛋白(glycosylated hemoglobin,GHb)是在红细胞生存期间 HbA 与葡萄糖缓慢、连续的非酶促反应结合的产物。由于 HbA 所结合的成分不同,其中 HbA_{1c} 是葡萄糖糖化血红蛋白的产物,含量最高、占 80%,约占总 Hb 的 4.5%。由于 HbA_{1c} 直接反映了机体内血糖的水平,HbA_{1c} 是比总 GHb 更好的监控糖尿病患者血糖控制水平的指标,是目前临床最常检测的部分(表 4-5-56)。由于糖化过程非常缓慢,一旦生成不再解离,生成量与血糖的浓度和高血糖存在的时间相关,不受血糖暂时性升高的影响。因此,GHb 对高血糖,特别是血糖和尿糖波动较大时有特殊诊断价值。

表 4-5-56　糖尿病患者 HbA_{1c} 检测时间频度

糖尿病类型 / 治疗	推荐频度
1 型糖尿病,最小量或常规治疗	每年 3~4 次
1 型糖尿病	每月 1~2 次
加强治疗 2 型糖尿病	稳定的代谢条件下每年 2 次
糖尿病孕妇	每 1~2 个月 1 次
妊娠期糖尿病	每 1~2 个月 1 次

【参考区间】HbA_{1c} 4%~6%,HbA_1 5%~8%。

GHb 水平取决于血糖水平、高血糖持续时间,其生成量与血糖浓度呈正比。GHb 的代谢周期与红细胞的寿命基本一致,故 GHb 水平反映了近 2~3 个月的平均血糖水平。

1. 糖化血红蛋白　主要用于监控糖尿病患者血糖水平的控制程度,反映过去 6~8 周的平均血糖水平。GHb 增高提示近 8~10 周的糖尿病控制不良,GHb 愈高,血糖水平愈高,病情愈重。糖尿病的治疗目标是将 HbA_{1c} 降至非糖尿病水平。对于胰岛素治疗的糖尿病患者,应将 GHb 作为常规检测指标,至少每个月检测一次。故 GHb 可作为糖尿病长期控制的良好观察指标。糖尿病控制良好者,2~3 个月检测 1 次,控制欠佳者 1~2 个月检测 1 次。在某些临床状态下,如糖尿病妊娠或调整治疗时,每 4 周 1 次检测可及时提供有价值的信息。

2. 筛检糖尿病　HbA_1<8%,可排除糖尿病;HbA_1>9%,预测糖尿病的准确性为 78%,灵敏度为 68%,特异性为 94%;HbA_1>10%,预测糖尿病的准确性为 89%,灵敏度为 48%,特异性为 99%。

3. 预测血管并发症　由于 GHb 与氧的亲和力强,可导致组织缺氧,故长期 GHb 增高,可引起组织缺氧而发生血管并发症。$HbA_1>10\%$,提示并发症严重,预后较差。

4. 鉴别糖尿病性高血糖及应激性高血糖　糖尿病高血糖的 GHb 水平增高,而应激性高血糖的 GHb 则正常。

三、常见临床应用

(一)糖尿病

糖尿病(diabetes mellitus,DM)是一组由于胰岛素绝对或相对不足导致的以高血糖为特征,伴有脂肪、蛋白质等代谢紊乱的代谢性疾病。DM 分为 1 型糖尿病(type 1 diabetes mellitus,T1DM)、2 型糖尿病(type 2 diabetes mellitus,T2DM)、妊娠糖尿病(gestational diabetes mellitus,GDM)和特殊类型糖尿病。高血糖则是由于胰岛素分泌缺陷或其生物作用受损,或两者兼有引起。糖尿病时长期存在的高血糖,但是糖尿病患者往往会有多个代谢指标的紊乱。导致各种组织,特别是眼、肾、心脏、血管、神经的慢性损害、功能障碍。

1. 首选试验

(1)血糖测定:空腹血糖检测值为 5.6~6.9mmol/L,或随机血糖 6.5~11.0mmol/L 时必须重复检测,并进行 OGTT 试验。

(2)口服葡萄糖耐量试验:有典型的糖尿病症状,即多饮、多食、多尿、体重下降,且一天当中任意时血浆葡萄糖浓度 ≥ 11.1mmol/L,或者空腹血糖 ≥ 7.0mmol/L,或者 OGTT 2 小时血浆葡萄糖浓度 ≥ 11.1mmol/L,即可诊断糖尿病。

(3)糖化血红蛋白测定:HbA_{1c} 反映 8~10 周的血糖水平,是检测糖尿病血糖控制的金标准。ADA 建议糖尿病的治疗目标是 $HbA_{1c}<7\%$,若 $>8\%$ 则必须调整或重新制定治疗方案。ADA 建议所以糖尿病患者均应常规测定 HbA_{1c},血糖控制稳定达标者每年至少测定 2 次,治疗方案变动或血糖未达标者,至少需要季度检测。

2. 次选试验

(1)馒头餐试验:评估确诊的糖尿病患者胰岛细胞功能,在血糖稳定后可采用该试验,馒头餐试验可减少高血糖对胰岛细胞造成的糖毒性损伤。

(2)静脉葡萄糖耐量试验:胃肠功能吸收异常不适合做 OGTT 者,可采用静脉葡萄糖耐量试验,但不作为糖尿病诊断试验。

(3)自我血糖监测:取血量、检测便捷、快速。

(4)尿糖:反映尿液在膀胱中蓄积的这段时间的平均水平。尿糖只能提供诊断糖尿病的线索,结果阴性不能排除糖尿病。

(5)糖化血清蛋白 / 果糖胺:反映最近 2~3 周的血糖控制情况。可用于糖尿病的筛查、疗效判断、并发症预测。检测结果不受血红蛋白病、镰状细胞贫血和年龄的影响。

(6)胰岛素:在进行 OGTT 或馒头餐试验同时取血测定胰岛素,了解胰岛细胞功能,观察胰岛细胞的两个时相分泌水平。该使用也有助于判断胰岛素抵抗。

(7)C- 肽:C- 肽测定对于接受胰岛素治疗的患者更能精确地判断 B 细胞分泌功能,且对糖尿病分型、治疗及预后均有重要意义。

(8)胰岛自身抗体:①胰岛自身抗体可在 1 型糖尿病发病前 10 年检出,诊断后 10~20 年仍可以检出,滴度下降较慢。②预测 B 细胞功能,胰岛自身抗体阳性则提示内源性胰岛素不足。

(9)尿微量白蛋白:检测尿微量白蛋白,有利于早期发现糖尿病肾病、高血压等造成的肾脏损害,以便及时早期干预治疗,以延缓糖尿病肾病等的发生发展。

(二)其他疾病

药源性糖代谢紊乱是指由应用某些药物引起的糖代谢异常,包括高血糖和低血糖,前者根据血糖升高的程度又分为糖尿病和糖耐量受损,严重时可引起糖尿病酮症酸中毒或糖尿病高渗性昏迷。药源性糖代谢紊乱的特点,是在诱发药物停用后,血糖通常恢复正常或得到明显改善。正常情况下,由于胰岛素的分泌与作用,使葡萄糖的产生与利用保持平衡,血糖维持在较窄的正常范围内。其中肝脏糖异生,肝糖原合成与分解以及肌肉组织糖原合成与分解,葡萄糖氧化利用是主要的葡萄糖代谢过程。

多种常用的药物都可引起糖代谢紊乱,而且具有多种不同的作用机制,如药物作用在胰腺抑制胰岛素的合成与分泌,或药物作用于肝脏或外周组织,增加胰岛素抵抗。主要影响胰岛素分泌的药物有:某些免疫抑制剂,一些抗精神病类药物,噻嗪类利尿药物,二氮嗪,α干扰素,苯妥英钠等。主要影响胰岛素作用的药物有:烟酸,糖皮质激素,β受体激动剂,甲状腺激素,雌激素等。有些药物可能具有多种作用机制,作用于糖代谢的多个环节引起糖代谢紊乱。同一种药物,既可导致高血糖,也可导致低血糖,如β受体阻断剂、加替沙星等。

药源性低血糖最常见而重要,常发生在1型和2型DM治疗期间。常见诱因为肝肾功能不全、药物剂量过大或用法不大,如使用胰岛素制剂和磺脲类及非磺脲类促胰岛素分泌剂;体力活动过度、进食不规则、进食少或饮酒等。

综上所述,引起糖代谢紊乱的药物种类较多,从糖皮质激素、降压药、降脂药、免疫抑制药、抗精神药物、避孕药到抗菌药,均有引起高血糖或低血糖的风险。随着新开发药物种类的日益增多,药物引起的糖代谢紊乱的概率也大增。同时糖尿病本身的并发症种类多伴随疾病,常需合并使用多种药物治疗,药物使用不当可能影响血糖水平的控制,严重时可能引起糖尿病酮症酸中毒、糖尿病高渗昏迷和低血糖昏迷等内科急症。因此,为减少药源性血糖紊乱对患者的伤害,减少药源性糖代谢紊乱导致的血糖异常,提升医护人员、临床药师的关注度和警惕性,临床要注意检测比较服药前与服药后空腹血糖检测患者血糖,血清钾、尿酮体(KET)、尿蛋白试验(PRO)、尿C肽、尿量、尿素、尿糖、胰岛素以及糖化血红蛋白检测等。

四、评价

(一) 空腹血糖

当血糖水平很高时,空腹血糖水平是首先要关注的。由于葡萄糖溶于自由水,而红细胞中所含的自由水较少,所以血糖浓度比血浆或血清低12%~15%,且受血细胞比容影响。一般来说用血浆或血清葡萄糖测定结果更可靠。血糖浓度不仅与标本的性质有关,还受饮食、取血部位和测定方法的影响。餐后血糖升高,动脉血糖>毛细血管血糖>静脉血糖,因此,非特殊情况下,血糖测定必须采集清晨空腹静脉血液。FPG是糖尿病的常用检测项目,但应注意在2型糖尿病中,高血糖出现相对较晚,因此仅用FPG这个标准将延误诊断,并对糖尿患者群的流行情况估计过低。在临床已诊断的2型糖尿病患者中,有30%已有糖尿病并发症,如视网膜病、蛋白尿和神经肌肉疾病等,说明2型糖尿病可能至少在临床诊断前10年就发生了。

(二) 口服葡萄糖耐量试验

1. OGTT是糖尿病诊断的重要指标。OGTT虽比FPG更灵敏,但是其影响因素多,重复性较差,一般需多次测定,并非糖尿病诊断必需,因此不推荐临床常规应用。大多数糖尿病患者会出现空腹血糖升高,空腹血糖<5.6mmol/L或随机血糖<7.8mmol/L完全可排除糖尿病,所以临床上首先推荐空腹血糖测定。

2. 对不能承受大剂量口服葡萄糖、胃切除后及其他口服葡萄糖吸收不良的患者,为排除葡萄糖吸收的因素,应进行静脉葡萄糖耐量试验(intravenous glucose tolerance test,IGTT)。IGTT的适应证与OGTT相同。

3. OGTT结果受多种因素的影响,一天中的血糖是动态变化的。空腹时血糖水平相对恒定,随进食而改变,下午较上午高。因此OGTT在上午7—9时进行测定为宜,一般同一人做两次OGTT。进行OGTT时多次静脉采血会造成患者精神紧张导致血糖水平升高。

4. 成年人糖耐量一般随年龄、体重的增加而减退。有报道空腹血糖水平每 10 岁增加 0.11mmol/L，餐后 2 小时血糖每 10 岁增加 0.44~1.11mmol/L。妊娠时因供应胎儿能量需要母体血糖水平降低 15%~20%，此时内分泌及代谢改变会影响 OGTT 的结果。

（三）血清胰岛素

监测血清胰岛素可用于对糖尿病进行分型以利于采用合理的治疗方法和改善糖尿病患者生活水平。评估空腹低血糖患者的情况，评估胰岛 B 细胞功能状态确认是否需要胰岛素治疗，进而延缓糖尿病患者的病情发展。但是胰岛素半衰期短，易受外源因素影响；红细胞内存在胰岛素降解酶，溶血使检测结果降低。

（四）血清 C- 肽

C- 肽的测定对区分 1 型和 2 型糖尿病及指导治疗具有重要意义。C- 肽检测比胰岛素具有更多的优点：C- 肽在肝脏的代谢可以忽略不计，因此与血胰岛素浓度相比，C- 肽浓度可更好地反应 B 细胞功能。C- 肽不受外源性胰岛素干扰，且不与胰岛素抗体反应。

（五）糖化血红蛋白

1. 糖化血红蛋白的行程是不可逆的，其浓度与红细胞寿命（平均 120 天）和该时期内血糖的平均浓度有关，不受每天葡萄糖波动的影响，也不受运动或食物的影响。

2. 糖化血红蛋白测定标本不一定采用空腹血，任何时候都可测定。其测定值相对较稳定，不易受急性（如应激、疾病相关）血糖波动的影响，比血糖测定的干扰因素少许多，检测结果可指导血糖管理或治疗。

3. 由于 GHb 的形成与红细胞寿命有关，在溶血性疾病或其他原因引起红细胞寿命缩短时，GHb 明显减低。另外，若近期有大量失血，新生红细胞大量生成，也会使糖化血红蛋白结果偏低。但是 HbA_{1c} 仍可用于检测上述患者，其测定值必须与自身以前测定值作比较而不是与参考值进行比较。

4. 用胰岛素治疗的糖尿病患者，应将 HbA_{1c} 或 HbA_1 作常规检测指标，至少每 3 个月 1 次。

5. 高浓度 GHb 也可见于缺铁性贫血患者，这可能与较多的衰老红细胞有关。HbF、HbS、HbC 等异常血红蛋白因血红蛋白病和测定方法的不同，可引起 GHb 的假性增高或减低。另外维生素 E、C 等可使测定结果降低。尿毒症患者尿素水平升高可使 HbA_{1c} 假性升高。

6. 与 FPG 和餐后 2 小时血糖相比，HbA_{1c} 的检测方法已标准化，与 DM 长期并发症相关性更强，生物变异小。

7. GHb 参考范围的个体差异很小，且不受急性疾病的影响，年龄因素目前尚无定论。对于控制不良的糖尿病患者，测定值可达参考范围上限的 2 倍或更多，但很少再超过 15%，若超过应考虑是否存在 HbF 干扰。

（刘　洋）

第九节　自身免疫性疾病的实验室检查和临床应用

一、概述

自身免疫（autoimmunity）泛指机体免疫系统受某些内因、外因或遗传等因素作用产生针对自身正常或变性的组织、器官、细胞、蛋白质或酶类等自身抗原发生的免疫应答反应，出现自身抗体或自身致敏淋巴细胞的现象。自身免疫应答大多是由外界异物（病原体、化学品等）结合自身成分引起，或是由自身抗原的暴露或者改变引起，或是由于自身抗原结构相同或部分相似的异物抗原引起。自身免疫包括生理性自身免疫和病理性自身免疫。在正常生理活动中，自身免疫协助机体及时清除衰老或死亡的自体细胞，维持机体内环境的生理稳定。如果机体的自身免疫应答或免疫耐受功能在内因与外因的共同作用下失控，对自身抗原成分的免疫应答反应过度，从而直接或间接破坏自身组织，可能引起自身免疫性疾病(autoimmune disease,AID),即为病理性自身免疫。内因包括遗传因素、免疫耐受性减低或丧失、免疫调节失常、衰老体弱等;外因主要是可以引起自身抗原出现或改变的因素,包括感染、外伤、物理、化学等因素。

自身免疫性疾病是指某种原因使机体自身免疫应答反应异常而导致机体自身组织器官发生损伤和/或功能障碍的疾病。自身免疫性疾病常伴有特征性自身抗体谱,患者血液中存在高滴度的自身抗体被认为是自身免疫性疾病的特征之一,也是临床确诊自身免疫性疾病的重要依据。自身免疫性疾病按累及的系统和器官可分为非器官特异性自身免疫病和器官特异性自身免疫病两大类。有些自身抗体因对某些疾病具有高度特异性,可用以诊断相应自身免疫性疾病;有些自身抗体可因疾病进展或治疗产生相应变化,临床上对其监测可有助于确诊、判断疾病活动程度、指导用药、观察疗效及评价预后。

自身免疫性疾病种类很多,病理性自身免疫应答可以累及机体任何组织器官,其共同特点如下:

(1)多数自身免疫性疾病是自发或特发性的,病毒感染、服用某种药物等外因可能有一定的影响。

(2)多数患者血清中有高水平的丙种球蛋白。

(3)患者血清中可检测到高滴度的自身抗体或与自身组织抗原反应的自身反应性淋巴细胞。

(4)自身抗体和/或自身反应性淋巴细胞作用于靶抗原所在细胞、组织,造成相应组织器官的病理性损伤和功能障碍。

(5)病程一般较长,发作与缓解交替出现,仅有少数为自限性。

(6)有遗传倾向,研究发现某些特定基因与自身免疫性疾病的发病关系密切。

(7)多数自身免疫性疾病易发生于女性,发病率随年龄而增高。

(8)自身免疫性疾病有重叠现象,一个患者常同时患两种或两种以上自身免疫性疾病,血清学的交叉重叠现象更为常见。

(9)应用肾上腺糖皮质激素等免疫抑制剂治疗具有一定疗效。

(10)在某些实验动物中经免疫相关抗原、输注自身抗体或者输注自身免疫性T细胞可复制出相似的疾病动物模型。

自身免疫性疾病大多伴有特征性的自身抗体谱。自身免疫性疾病的患者,其血清或其他体液中通常可检测到一种或多种高滴度的自身抗体,为自身免疫性疾病的诊断提供非常有价值的依据。

二、相关实验室检查

(一)抗核抗体谱检测

抗核抗体谱(antinuclear antibodies,ANAs)是一组对细胞核内的DNA、RNA、蛋白或这些物质的分子复合物的多种自身抗体的总称,临床上通常称为抗核抗体(antinuclear antibody,ANA),其实质包括很多种特异性的自身抗体。ANA是自身免疫性疾病患者血清中最常出现的一类自身抗体,ANA检测对于自身免疫性疾病的诊断具有重要意义。ANA传统上是指抗细胞核抗原成分(包括DNA、RNA、蛋白或这些物质的分子复合物)的自身抗体的总称。近年来ANA的概念有所扩大,是指抗真核细胞所有抗原成分(包括核酸、核蛋白、细胞骨架及胞质成分等)的自身抗体,抗体主要为IgG,也包括IgA、IgM、IgD和IgE,它们可与不同种属来源细胞的相应抗原成分发生反应。ANA主要存在于血液中,也可存在于胸水和关节滑膜液等体液中。ANA检测是许多自身免疫疾病诊断的首选筛查项目。ANA与ANAs是相同的概念。目前ANA所包括的范围有所扩大,广义的ANA除了包括针对细胞核抗原的抗体外,还包括针对细胞胞质成分的抗体。目前通常采用以HEp-2细胞为底物的间接免疫荧光法(indirect immunofluorescent assay,IFA)进行检测。正常人ANA检测结果为阴性,若ANA结果阴性,可基本排除自身免疫性疾病。若ANA结果阳性,提示存在自身抗体,在荧光显微镜下可见特异的荧光模型,阳性标本需进一步做类型分析并进行滴度测定,以确定自身抗体类型与含量。有些自身抗体与疾病的诊断密切相关。抗核抗体可与HEp-2细胞很多基质发生反应,对应不同的细胞器抗原,细胞显示不同的特异性荧光。

ANAs 作为筛选性实验其包括的自身抗体主要有以下 10 种。

1. 抗 DNA 抗体检测　1957 年,Ceppelini R. 等首次从 SLE 患者血清中发现了抗脱氧核糖核酸(deoxyribonucleic acid,DNA)抗体。抗 DNA 抗体可分为两种类型:抗双链 DNA 或天然 DNA(double-stranded DNA,dsDNA or nature nDNA)抗体和抗单链 DNA(single-stranded DNA,ssDNA)或变性 DNA 抗体。抗 ssDNA 抗体对疾病诊断缺乏特异性,故临床上实用价值不大。抗 dsDNA 抗体是目前公认的系统性红斑狼疮(systemic lupus erythematosus,SLE)高度特异性抗体,诊断特异性为90%,敏感性为 70%,被列为 SLE 诊断标准之一,但抗 dsDNA 抗体阴性不能排除 SLE。抗 dsDNA 抗体与 SLE 疾病活动性关系密切,其抗体效价随疾病的活动或缓解而升降,常被作为 SLE 活动的指标,可用于监测 SLE 病情变化、SLE 疾病活动期判断、药物治疗效果观察等。血清抗 dsDNA 抗体水平升高时提示疾病复发。血清抗 dsDNA 抗体呈高滴度时伴低补体,提示发生狼疮性肾炎的危险性大。SLE 缓解期其血清抗 dsDNA 抗体水平降低甚至转阴。目前推荐采用以绿蝇短膜虫为底物的 IFA 法检测抗 dsDNA 抗体,抗体阳性时绿蝇短膜虫动基体显示荧光,阴性时动基体不显示荧光。正常人检测结果为阴性。另随着 DNA 纯化技术的发展,纯化抗原的免疫印迹法或酶联免疫吸附法(ELISA)也逐步在临床推广。

2. 抗组蛋白抗体检测　抗组蛋白抗体(anti-histone antibody,AHA)是针对组蛋白的一类复杂的自身抗体。组蛋白是一种与 DNA 结合的富含赖氨酸与精氨酸的碱性蛋白,由 H_1、H_{2A}、H_{2B}、H_3、H_4 五种亚单位构成。组蛋白是染色质基本结构——核小体的重要组成部分。H_1 在双螺旋之外,H_{2A}、H_{2B}、H_3、H_4 被双螺旋包绕。AHA 可在多种自身免疫性疾病中出现,比如药物性狼疮(drug-induced lupus,DIL)、SLE、类风湿关节炎(rheumatoid arthritis,RA)、系统性硬化病(systemic sclerosis,SSc)等,不具疾病诊断特异性。SLE 阳性率为 50%,DIL 阳性率为 90%。AHA 阳性并不能区分 SLE 和 DIL,但筛查阴性者基本可以排除 DIL。有研究表明,AHA 水平和疾病活动性之间没有明确的关系。抗组蛋白抗体可以使用 ELISA 法进行检测,正常人检测结果为阴性。

3. 抗 RNP 抗体检测　抗 RNP 抗体(anti-ribonuclear protein antibody,anti-RNP)的靶抗原位于核小核糖核蛋白颗粒(snRNP)上。临床上通常检测的抗 RNP 抗体主要为识别 U1 类 snRNP,又称为抗U1-RNP 抗体。抗 U1-RNP 抗体阳性的患者通常抗 ds-DNA 抗体阴性,肾脏受累较少。1972 年已将其作为诊断混合性结缔组织病(mixed connective tissue disease,MCTD)的重要血清学依据。抗 U1-RNP 抗体在 MCTD 患者中均为阳性,且滴度很高。该抗体也可低滴度水平在多种自身免疫性疾病中出现,其不具疾病诊断的特异性,但有助于鉴别结缔组织病和非结缔组织病。SLE 患者的阳性率30%~50%,全身性进行性硬化症 25%~30%,皮肌炎为 10%~20%,RA 为 5%~10%。抗 U1-RNP 抗体通常采用蛋白质印迹法(Western blot)或纯化抗原的免疫印迹法进行检测。采用纯化或重组抗原检测抗U1-RNP 抗体可以获得更加准确的检测结果,正常人检测结果为阴性。

4. 抗 Sm 抗体检测　Sm 为患者 Smith 的简称。由于 Sm 和 U1-RNP 是同一分子复合物中的不同抗原位点,两种抗原具有相关性。如抗 U1-RNP 抗体与抗 Sm 抗体同时存在,则疑诊为 SLE 的可能性较大。由于抗 Sm 和抗 RNP 抗体的靶抗原具有交叉成分,因此在临床检测过程中可能出现交叉反应而影响结果判断。抗 Sm 抗体阳性均伴有抗 U1-RNP 抗体阳性,但抗 U1-RNP 抗体则可以单独存在。抗 Sm 抗体在 SLE 中的阳性率为 20%~40%,虽然敏感性较低,但特异性较高。抗 Sm 抗体阴性并不能排除 SLE 诊断。有研究表明,在全部抗 Sm 阳性的病例中,92.2% 患者确诊为 SLE,抗 Sm 抗体几乎仅见于 SLE 患者中,因此抗 Sm 抗体可认为是 SLE 的标志性抗体。有研究显示 SLE 患者由活动期转为缓解期后,ANA、抗 dsDNA 抗体滴度均可降低,但抗 Sm 抗体可长期存在。抗 Sm 抗体对早期、不典型的 SLE 或经治疗缓解后的 SLE 患者进行回顾性诊断具有重要意义。临床常采用纯化或重组抗原的免疫印迹法进行检测,正常人检测结果为阴性。

5. 抗 SSA 抗体检测　抗 SSA 抗体是在干燥综合征(Sjögren syndrome,SS)中发现的第一个抗原,故命名为 SSA,即 SS 的抗原。已证明 SSA 抗原与 Ro 抗原是同一种物质,故命名为 SSA/Ro 抗原。靶抗原 SSA/Ro 为核糖核蛋白复合物,由 RNA 成分与蛋白成分非共价组合而成,后者有 60kDa 和 52kDa 两种(以下简称 Ro60 和 Ro52)。抗 SSA 及抗 SSB 抗体是干燥综合征(SS)诊断标准中重要的血清学诊断指标。患者血清中的自身抗体可能针对其中一种或者同时针对两种蛋白复合物,后者更为常见,两种自身抗体间无相关关系。抗 SSA 抗体在其他风湿免疫病和非结缔组织病中亦可检出,因而抗 SSA 抗体对 SS 而言并不特异。原发性 SS 患者(pSS)体内抗 SSA 阳性率可达到 70%~100%,而在 SLE 中为 24%~60%。抗 SSA 阳性的 SLE 患者常伴有 SS 或光敏感性疾病,尤其当抗体为高滴度时。SS 患者通常伴抗 SSB 抗体阳性,抗 SSA 和抗 SSB 抗体均阳性的 pSS 患者通常表现出更多的腺体外症状,如脉管炎、淋巴结病等。此外,抗 SSA 抗体与亚急性皮肤性红斑狼疮关系密切。

抗 SSA 抗体阳性在新生儿红斑狼疮发生率几乎为 100%,该抗体通过胎盘传递给胎儿可引起炎症反应,并可引起先天性新生儿心脏传导阻滞。抗 SSA 抗体阳性的孕妇,新生儿发生先天性心脏传导阻滞的概率约为 2%。当抗 SSA 抗体通过胎盘进入胎儿后,可引起新生儿狼疮综合征,此时新生儿抗 SSA 抗体的阳性率大于 90%。因此,抗 SSA 抗体可作为预防先天性心脏病或狼疮性新生儿的产前监测指标。临床常采用纯化或重组抗原的免疫印迹法进行检测,正常人检测结果为阴性。

6. 抗 SSB 抗体检测　抗 SSB 抗体是与干燥综合征相关的另一重要自身抗体,由于该抗体首先在患者 La 血清中检测获得,因此又称为抗 La 抗体。抗 SSB 抗体的靶抗原是 RNA 多聚酶转录中的小 RNA 磷酸蛋白质。其分子量有 48kDa、47kDa、45kDa 三种,其中针对 48kDa 的抗 SSB 抗体特异性更强。由于 SSB 靶抗原中的核糖核酸蛋白颗粒与 SSA 靶抗原的成分部分相同,故抗 SSB 抗体阳性几乎总伴有抗 SSA 抗体阳性。在 SS 中抗 SSA 抗体的检出率约为 60%。部分患者可同时检出抗 SSB/La 抗体,两者同时检出时高度提示原发性干燥综合征(pSS)。抗 SSB 抗体还可在少数 SLE 患者中出现,检出率为 10%~15%,这类患者多为 SLE 合并 SS。抗 SSB 抗体亦可引起新生儿狼疮综合征,造成先天性心脏传导阻滞。此外,抗 SSB 抗体与器官受累相关,可作为 pSS 预后评估的标志物之一。对 SS 的诊断,抗 SSB 抗体较抗 SSA 抗体更特异,是 SS 的血清标志抗体。pSS 阳性率达 40%,其他自身免疫性疾病中如有抗 SSB 抗体,常伴有继发性 SS。临床检测发现与抗 SSA 阳性和抗 SSB 阴性患者相比,抗 SSA 和抗 SSB 均为阳性的 SLE 患者较少累及肾脏损伤,抗 dsDNA 抗体也较少阳性,这种抗体模式常在迟发性 SLE 患者中出现。临床常采用纯化或重组抗原的免疫印迹法进行检测,正常人检测结果为阴性。

7. 抗 Scl-70 抗体检测　Scl-70 靶抗原为 DNA 拓扑异构酶 I,ANA 荧光模型表现为核仁型。抗体可与鼠肝中分离的分子量为 70kDa 的抗原成分反应,该抗体也因此而得名。抗 Scl-70 抗体被视为硬皮病(SSc)的血清特异性抗体,阳性率为 25%~40%,对诊断 SSc 的特异性为 100%,敏感性为 40%。局灶型硬皮病患者此抗体一般为阴性。抗 Scl-70 抗体在其他结缔组织病和非结缔组织病极少阳性,仅 2% 的 SSc 患者可出现阳性,但有较高特异性。抗 Scl-70 抗体阳性患者皮肤病变往往弥散广泛,且易发生肺间质纤维化。进行性系统性硬化症(pSS)患者抗 Scl-70 抗体阳性率高达 75%。雷诺病患者存在抗 Scl-70 抗体,提示可能发展为 pSS。有文献报道,抗 Scl-70 抗体与恶性肿瘤特别是肺癌具有明显关系。临床常采用纯化或重组抗原的免疫印迹法进行检测,正常人检测结果为阴性。

8. 抗 Jo-1 抗体检测　其靶抗原是一种氨酰 tRNA 合成酶,其在胞质中以小分子核糖核蛋白(scRNPs)形式出现,分子量为 50kDa。抗 Jo-1 抗体是目前公认的多发性肌炎(polymyositis,PM)/皮肌炎(dermatomyositis,DM)的血清标记性抗体,阳性率为 20%~30%,且多数患者伴有间质性肺部疾病和多关节炎或关节痛等,在合并肺间质病变的 PM/DM 患者,阳性率可高达 60%。抗 Jo-1 抗体对肌炎的诊断具有较高特异性(>95%),抗体的效价与疾病的活动性相关,与患者的肌酸激酶水平及肌炎活动的临床指标有关。PM 患者中更多见抗 Jo-1 抗体,阳性率可达 40%,在 DM 中约 5% 阳性。临床常采用纯化或重组抗原的免疫印迹法进行检测,正常人检测结果为阴性。

9. **抗核糖体P蛋白抗体检测**　抗核糖体P蛋白抗体(anti-ribosomal P-protein autoantibody,抗Rib-P抗体)的靶抗原是胞质中核糖体大亚基上的3条分子量为38kDa、16.5kDa和15kDa的磷酸化蛋白,抗Rib-P抗体可在天然原位与P蛋白结合。有研究表明,抗Rib-P抗体可渗入活细胞中导致蛋白合成受阻,提示这些抗体可能与致病机制有关。抗Rib-P抗体滴度升高主要见于SLE患者,在其他自身免疫病如:系统性硬化症、SS、皮肌炎、RA、未分化结缔组织病和原发性抗磷脂综合征等患者中很少出现(<5%)。有研究显示,抗Rib-P抗体滴度升高出现在SLE发病前6年,提示该抗体对SLE的发生有预测价值。另有证据显示该抗体与SLE相关的精神疾病有关。抗Rib-P抗体与抗dsDNA抗体的消长相平行,但与抗dsDNA抗体不同的是,抗Rib-P抗体不会随病情好转很快消失,可持续1~2年后才转阴。临床常采用纯化或重组抗原的免疫印迹法进行检测,正常人检测结果为阴性。

10. **抗着丝粒抗体检测**　抗着丝粒抗体(anti-centromere antibody,ACA)的靶抗原是位于染色体着丝粒区域的三种蛋白质,分别为CENP-A、CENP-B和CENP-C。大多数ACA阳性血清至少与其中两种抗原发生反应,并且总是与CENP-B反应。SSc患者血清中,ACA的阳性率为22%~36%,与雷诺现象有密切关系。ACA是SSc的亚型CREST综合征的特异性抗体,阳性率可达80%~98%。CREST综合征的名字来源于疾病的典型表现:钙质沉着(calcinosis,C)、雷诺现象(Raynaud phenomenon,R)、食管运动功能障碍(esophageal dysmotility,E)、指端硬化(sclerodactyly,S)、毛细血管扩张(telangiectasis,T)。ACA阳性往往是患者预后较好的一个指标。ACA在CREST综合征中检出率高,有着丝点抗体的患者,肾、心、肺及胃肠受累较(<5%),有该抗体且有雷诺症的患者可能是CREST的早期变异型或顿挫型,因为其中有些患者在数年后发展为完全的CREST综合征;ACA与抗Scl-70是互相排斥的,两者同时出现者少见。此外,ACA还于PBC(阳性率10%~20%),偶见于SS肺动脉高压、其他结缔组织病等。以HEp-2细胞为底物的IFA法进行检测,阳性者在间期细胞上出现大小均一的(46~92个)荧光颗粒。也可采用纯化三种抗原蛋白的ELISA法或免疫印迹法进行检测,正常人检测结果为阴性。

(二) 类风湿因子检测

类风湿因子(rheumatoid factor,RF)是由于细菌、病毒等感染因子,引起体内产生的以变性IgG的Fc片段为抗原的一种自身抗体。依其免疫球蛋白类型可分为IgG、IgM、IgA、IgE和IgD共五型,以IgM型为主。由于IgM型RF具有高凝集、易于沉淀的特点,临床上对RA的诊断、分型和疗效观察通常以检测IgM型RF为主。RF常作为区别RA与脊柱关节病的标准。然而,RF还可出现在SLE、pSS、PM/DM、感染性疾病、肿瘤、其他风湿免疫病甚至健康人中,如亚急性细菌性心内膜炎的阳性率为40%,因而RF的临床特异性较差。如同时存在两种类型RF,一般仅见于RA。高滴度的IgA-RF常与关节外表现有关。凡是存在变性IgG,并能产生抗变性IgG自身抗体的人,在其血清或病变中均能测出RF,提示RF并不是RA的特异性自身抗体。虽然RF的测定对诊断RA具有一定的价值,但并没有特异性,有5%的健康老年人也可出现阳性,75岁以上老年人RF阳性率为2%~25%。临床最常采用的检测方法为胶乳凝集法和免疫比浊法。

【参考区间】胶乳凝集法:阴性;

　　　　　　免疫比浊法:<20U/ml。

(三) 抗中性粒细胞胞浆抗体检测

抗中性粒细胞胞浆抗体(antineutrophil cytoplasmic antibody,ANCA)通常采用以乙醇固定的中性粒细胞为底物的IFA法进行检测,依据荧光模型表现不同主要分为两种:一种是胞浆型ANCA(cytoplasm ANCA,cANCA),该型荧光模型表现为均匀分布在整个中性粒细胞胞质的颗粒荧光,细胞核无荧光。抗原主要为蛋白酶3(proteinase 3,PR₃),位于中性粒细胞嗜苯胺蓝颗粒中。另一种是核周型ANCA(peripheral ANCA,pANCA),该型荧光模型表现为围绕中性粒细胞胞核的带状、平滑的核周荧光,可由多种不同的特异性抗体引起。目前发现的靶抗原主要有乳铁蛋白(lactoferrin)、髓过氧化物酶(myeloperoxidase,MPO)、白细胞弹性蛋白酶(leukocyte elastase)、组织蛋白酶G(cathepsin G)、杀菌/

通透性增高蛋白（bactericidal/permeability-increasing protein，BPI）。核周型荧光模型的形成原因可能是：与自身抗体温育过程中，因为抗原与核膜有高亲和性，所以抗原从颗粒中扩散至核周围。相对于cANCA 而言，pANCA 的诊断特异性欠佳。此外还有一种较少出现的是非典型 ANCA（xANCA），它代表了 pANCA 和 cANCA 的混合物，主要为 MPO 以外的其他抗原的抗体，其中部分抗原尚不明确。阳性主要见于溃疡性结肠炎、自身免疫性肝炎和慢性炎症性疾病。

抗 PR₃ 抗体与肉芽肿性多血管炎（granulomatosis with polyangiitis，GPA）密切相关。cANCA 诊断GPA 的特异性大于 90%，联合抗 PR₃ 抗体可超过 95%。抗 PR₃ 抗体对 GPA 的敏感性取决于疾病的活动性和病期阶段，在初发不活动的 GPA 中，阳性率只有 50%，而活动性典型的 GPA，几乎 100% 阳性。抗 PR₃ 抗体在其他多种原发性血管炎中也可被检测到，如显微镜下多血管炎（microscopic polyangitis，MPA）、坏死性新月体肾小球肾炎（necrotizing and crescentic glomerulonephritis，NCGN）、结节性多动脉炎（polyarteritis nodosa，PAN）等。此外，抗 PR₃ 抗体滴度与病情活动一致，常被作为原发性血管炎判断疗效、预测复发的指标，用于指导临床治疗。

抗 MPO 抗体主要与 MPA、NCGN、嗜酸性肉芽肿性多血管炎（eosinophilic granulomatosis with polyangiitis，EGPA）相关，阳性强烈提示坏死性血管炎或特发性 NCGN。此外抗 MPO 抗体还可用于判断疗效、估计复发和指导疗效。抗 MPO 抗体可见于其他一些疾病，如 PAN、抗肾小球基底膜疾病、GPA、SLE、RA 和 Felty 综合征（费尔蒂综合征）等。抗 MPO 抗体在 10%~15% 的 SLE 中存在，且 SLE 中 ANCA 阳性可能与慢性炎症反应有关。

杀菌 / 通透性增高蛋白（BPI）主要见于肺部炎症性疾病，并与长期慢性铜绿假单胞菌感染有一定关系。组织蛋白酶 G（Cath-G）可见于 SLE、炎症性肠病（IBD）、原发性胆汁性胆管炎（PBC）等。白细胞弹性蛋白酶（HLE）可见于 SLE、IBD、PBC 等。

临床上通常采用以中性粒细胞为底物的 IFA 法作为 ANCA 的筛选方法，该方法为一种定性或半定量方法，要求操作者具有丰富的操作和读片经验。ELISA 法可检测抗纯化中性粒细胞胞质抗原的ANCA，从而确诊 ANCA 的具体种类，为临床疾病的诊断提供确切的实验结果。正常人检测结果为阴性。

（四）抗磷脂抗体检测

抗磷脂抗体（anti-phospholipid antibodies，aPLA）是一组能与多种含有磷脂结构的抗原物质发生反应的抗体，主要包括狼疮抗凝物（lupus anticoagulant，LA）、抗心磷脂抗体（aCL）、抗 β₂- 糖蛋白 I 抗体（β₂-GP I）抗体等。aPLA 是抗磷脂综合征（anti-phospholipid syndrome，APS）的主要标志物，APL可有 IgG、IgM 或 IgA 型，同一患者几种 Ig 类型的 aPLA 可共存。aPLA 还可在许多疾病中出现，如 SLE、SS、混合性结缔组织病（mixed connective tissue disease，MCTD）、类风湿关节炎（RA）以及一些非风湿性疾病如药物诱发性疾病、感染和神经系统疾病。慢性栓塞性肺动脉高压患者中 aPLA 的检出率在10%~20% 之间。

抗磷脂抗体在 SLE 中的阳性率可达 15%~70%，该抗体阳性的 SLE 患者，与动脉及静脉血栓、习惯性流产、血小板减少、Coombs 阳性的溶血性贫血和某些罕见症状相关。若患者出现血栓、习惯性流产、血小板减少，溶血性贫血、网状青斑、各种神经症状以及抗磷脂抗体阳性，且不符合 SLE 或其他疾病的诊断标准，则可诊断为 APS。抗磷脂抗体并不是 SLE 或 APS 的特异性抗体，在多种结缔组织疾病和非结缔组织疾病患者中也可出现，且随年龄增高阳性率逐渐上升。

1. 狼疮抗凝物检测　LA 是可在体内自然产生或因自身免疫而产生的异质性免疫球蛋白，可与β₂-GP I，凝血酶原或其他带负电荷的磷脂结合而使磷脂依赖性的凝血时间延长，是与血栓持续相关的独立危险因素。有 10% 的 SLE 患者 LA 阳性，这些患者的小血管受损时，凝血酶原片段和纤维蛋白肽 A 水平较 LA 阴性的 SLE 患者明显升高。此外，LA 可引起肺动脉高压的发生。

2. 抗心磷脂抗体检测　诊断为 APS 的患者中，aCL 的阳性率高达 97%，因而视为原发性 APS 的筛选指标之一，但它的特异性只有 75%。aCL 可有 IgA、IgG 或 IgM 亚型，中等和高滴度的 aCL IgG

和 IgM 抗体是临床诊断 APS 的重要指标。aCL 见于 50% 的 SLE 患者和 5%~40% 的其他 CTD 患者。检出 aCL 的患者有发展为静脉和动脉血栓的危险,自发性流产、死胎和早产患者经常可检出 aCL,与是否存在自身免疫病的症状无关。

3. 抗 β_2- 糖蛋白 I 抗体检测　在 APS 患者中,IgG 和 / 或 IgM 型抗 β_2-GP I 抗体的阳性率为 30%~60%,无症状的人群中也可出现该自身抗体。抗 β_2-GP I 抗体的浓度与静脉血栓史具有明显的相关性,其中 IgM 型抗体与动脉血栓具有很好的相关性。抗 β_2-GP I 抗体只出现在自身免疫病中,而 aCL 在 PS 和某些感染性疾病中可出现(如梅毒、AIDS、肝炎和结核等)。因此,抗 β_2-GP I 抗体可作为自身免疫性血栓形成的血清学标志,检测该抗体有助于区分自身免疫性和感染性的血栓。SLE 患者中血栓的严重程度与抗 β_2-GP I 抗体的滴度具有很好的相关性。抗 β_2-GP I 抗体对 APS 的特异性高于 aCL,为 98%;相反,抗 β_2-GP I 抗体对 APS 的敏感性仅为 54%,明显低于 aCL。

(五) 抗核小体抗体检测

核小体是由 146 个碱基对组成的 DNA 链包绕 8 个组蛋白分子(2 个 H_{2A}-H_{2B} 二聚体夹着 2 个 H_3-H_4 二聚体)构成。抗核小体抗体(anti-nucleosome antibody,AnuA)是针对核小体的抗体,是诊断 SLE 较好的一个实验诊断指标。临床上通常采用 ELISA 法或没有印迹法进行检测,正常人检测结果为阴性。

(六) 抗环瓜氨酸抗体检测

1998 年首次报道了抗环瓜氨酸肽抗体(anticyclic citrullinated peptide antibody,抗 CCP 抗体)。2000 年,荷兰学者 Schellekens 根据聚丝蛋白(filaggrin)的 cDNA 序列合成 21 个氨基酸残基组成的环瓜氨酸肽,该多肽即为抗 CCP 抗体的靶抗原。抗 CCP 抗体以 IgG 型为主,约 35% 的 RF 阴性的 RA 患者血清中存在抗 CCP 抗体,是诊断 RA 的标记抗体。抗 CCP 抗体已被纳入美国风湿病学会和欧洲抗风湿联盟修订的诊断 RA 的标准中。

【参考区间】

ELISA 法:<5RU/ml

ECLIA 法:<17U/ml

(七) 抗核周因子检测

抗核周因子(antiperinuclear factor,APF)是将颊黏膜细胞作为底物检测 ANA 时,偶然发现细胞核周围有均质型的 4~7μm 荧光颗粒,称之为抗核周因子(APF)。抗核周因子的靶抗原存在于颊黏膜上皮细胞核周胞质内,是上皮细胞的中等纤维或其前体的一种不溶性蛋白质。APF 主要出现在 RA 患者血清中,而少见于 SLE 等非类风湿关节炎的风湿性疾病患者。APF 是一种以 IgG 型为主的 RA 特异性的免疫球蛋白。APF 可出现在 RA 早期,甚至在发病之前。临床上通常用 ELISA 法检测该抗体。正常人检测结果为阴性。

(八) 抗角蛋白抗体检测

抗角蛋白抗体(antikeratin antibody,AKA)是 1979 年由 Young 等采用间接免疫荧光法(indirect immunofluorescence assay,IIF 或 IFA)检测 RA 患者血清与大鼠食管的角质层成分反应时发现的。AKA 主要为 IgG 型抗体,RA 患者血清中 AKA 的阳性率和特异性均较高,但在 SLE、SS、pSS 及丙型肝炎(HCV)患者中也可查到这种抗体。

目前有许多实验室采用以大鼠食管角蛋白作为底物的 IFA 法检测 AKA,其对 RA 的诊断特异性较高,但敏感性低,故多数实验室建议与其他 RA 相关抗体联合应用,以提高检测敏感度和特异性。临床检测 AKA 通常采用大鼠食管组织为底物的 IFA 法进行检测,正常人检测结果为阴性。

(九) 抗突变型瓜氨酸波形蛋白抗体测定

抗突变型瓜氨酸波形蛋白(mutated citrullinated vimentin antibody,MCV)抗体与抗 CCP 抗体诊断 RA 的特异性和敏感性相当。在 RF 检测为阴性的患者体内可检测到针对 MCV 抗体,得以弥补 RF 检测的不足之处。此外,抗 MCV 抗体与 RA 疾病活动度评分(DAS-Score)有良好相关性。

(十) 抗角蛋白丝聚集素(原)抗体检测

抗角蛋白丝聚集素(原)抗体(anti-filaggrin antibody, AFA)是指能够识别人表皮角质蛋白聚集素(原)和各种上皮组织的其他角质蛋白丝相关蛋白的一类抗体的总称,该类抗体为 RA 较特异的标记抗体。目前已可提取和纯化丝聚集素,临床上多采用 ELISA 法进行检测,正常人检测结果为阴性。

(十一) 抗线粒体抗体检测

抗线粒体抗体(anti-mitochondrial antibody, AMA)由 Mackay1958 年首次在 PBC 患者血清中发现。AMA 的靶抗原是真核细胞线粒体膜上的多种蛋白,现已发现有 9 种抗原亚型(M1~M9),不同亚型其临床意义存在差异。M1 为线粒体外膜的心磷脂;M2 是线粒体内膜上的丙酮酸脱氢酶复合体,包括丙酮酸脱氢酶复合物 E2 亚单位、E1 亚单位、X 蛋白、支链 α- 丙酮酸脱氢 E2 亚单位和酮戊二酸脱氢酶复合物 E2 亚单位;M3 位于线粒体外膜,本质尚不清楚;M4 为亚硫酸盐氧化酶;M5 可能是心磷脂复合物;M6、M8 均位于线粒体外膜,性质不明;M7 为一种心肌特异的肌氨酸脱氢酶;M9 是一种糖原磷酸化酶。

IFA 是检测 AMA 的筛选性方法,当 AMA 阳性时,须用纯化抗原作为包被抗原的免疫印迹法或 ELISA 法进行线粒体抗体分型。正常人检测结果为阴性。

(十二) 抗核包膜(被)蛋白抗体检测

包括抗 gp210 抗体、抗 p62 抗体和抗板层素抗体等。抗 gp210 抗体是 PBC 的高度特异性抗体,其诊断 PBC 的特异性可高达 96%~99%,极少出现于 AIH、RA、PM、SS 和非自身免疫性肝病患者中;其诊断 PBC 的敏感性为 10%~41%。约 1/4(10%~40%) 的 PBC 患者中,抗 gp210 抗体可与抗线粒体抗体(AMA)同时出现,抗 gp210 抗体也存在于 20%~47%AMA 阴性的 PBC 患者中。对于临床、生化和组织学表现疑诊 PBC 而 AMA 阴性的患者,或 AMA 阳性而临床症状不典型、存在重叠综合征(如与干燥综合征重叠)的患者,抗 gp210 抗体检测有重要价值。抗 gp210 抗体的存在提示患者预后不良,可作为 PBC 患者的预后指标。抗 p62 抗体为 PBC 另一高特异性自身抗体,在其他肝病或风湿免疫病中未检出,其敏感性为 23%~32%。抗板层素 A 抗体和抗板层素 C 抗体可见于 PBC(6%~8%)、AIH(9%~23%) 等自身免疫性肝病中,并与疾病活动性密切相关。

(十三) 抗平滑肌抗体检测

抗平滑肌抗体(anti-smooth muscle antibody, ASMA)是以平滑肌组织为抗原的一种自身抗体,无器官及种属特异性,主要为 IgG 和 IgM 型抗体。ASMA 靶抗原为肌动蛋白(actin),肌动蛋白可以单体(G- 肌动蛋白)或聚合体(F 肌动蛋白)形式存在于微丝中。抗 F 肌动蛋白自身抗体与 1 型 AIH 关系密切,而抗 G- 肌动蛋白自身抗体则与酒精性肝硬化有关。除肌动蛋白外,可与之反应的还有波形蛋白、结蛋白、微管蛋白、肌球蛋白和肌钙蛋白等。ASMA 通常采用 IFA 法进行检测。正常人检测结果为阴性。

(十四) 抗肝肾微粒体抗体检测

抗肝肾微粒体抗体(anti-liver-kidney microsomal antibody, LKM)是由 Rizzetto 等在 1973 年在自身免疫性慢性活动性肝炎患者血清中发现的。其靶抗原为 P450 酶复合物和 UDP- 葡萄糖醛酸转移酶。抗 LKM 抗体有 3 型(LKM-1、LKM-2 和 LKM-3),其中以抗 LKM-1 抗体最有意义。抗 LKM-1 抗体是 Ⅱ 型 AIH 的标志性抗体,Ⅱ 型 AIH 患者多为青年女性伴高免疫球蛋白血症,病情较重,抗 LKM-1 抗体阳性率可达 90%。此外,抗 LKM-1 抗体也可见于 2%~10% 的慢性丙型病毒性肝炎患者。临床常采用纯化或重组抗原的免疫印迹法进行检测,正常人检测结果为阴性。

抗 LKM-2 抗体仅见于替尼酸(tienilic acid)诱发的肝炎患者。靶抗原是细胞色素 P450 Ⅱ C9 (CYP2C9)。替尼酸现已禁用,故目前抗 LKM-2 抗体检测意义不大。

抗 LKM-3 抗体的靶抗原是尿嘧啶核苷二磷酸葡萄糖醛酸基转移酶。此抗体在 Ⅱ 型 AIH 患者的阳性率为 10%(这些患者抗 LKM-1 抗体也阳性),也可见于 10%~15% 的慢性丁型病毒性肝炎患者,但滴度较低,因此临床开展较少。

(十五) 抗肾小球基底膜抗体

肾小球基底膜(glomerular basement membrane,GBM)是由内外透明层及中间致密层构成的网状结构,以糖蛋白为主体,主要由Ⅳ型胶原、层粘连蛋白(laminin)、板层素(lamin)、蛋白聚糖和肌纤蛋白等组成。其中Ⅳ型胶原是抗 GBM 抗体的主要靶抗原,为 3 个 α 链亚单位组成的聚合体。肺肾综合征抗原位于 α_3 链 NC1 结构域(分子量 29 000Da 的蛋白质),该抗原定位于 GBM 的内层,亦见于肺、晶状体、耳蜗、脑及睾丸组织中,并与肺泡基底膜中的Ⅳ型胶原成分相似,因此为交叉反应性抗原。

抗 GBM 抗体是抗 GBM 抗体型肾小球肾炎的标志性抗体。此型肾炎为肺出血肾炎综合征(goodpasture syndrome,GS),其临床特征为急性进行性抗 GBM 抗体型肾小球肾炎与肺含铁血黄素沉着症(hemosiderosis)。在未累及肺的病例中抗 GBM 抗体阳性率为 60%,而在累及肺的病例中抗 GBM 抗体阳性率高达 80%~90%。这些抗体主要是 IgG 类,很少为 IgA 类。临床病程与抗体水平相关,高滴度的抗 GBM 抗体提示疾病将恶化。在抗 GBM 抗体阴性但仍怀疑为抗 GBM 抗体型肾小球肾炎时,应进行肾脏组织活检。

抗 GBM 抗体亦可见于其他多种肾脏病患者,包括肾移植后排斥反应,并有助于肾小管间质疾病的鉴别诊断。另外,在抗 GBM 抗体阳性者中,约有 20%~35% 的患者可同时检测出 pANCA(MPO-ANCA),该类患者常伴有急进性肾小球肾炎或坏死性肉芽肿性血管炎。临床常用 IFA 法作为抗 GBM 抗体的筛查试验,必要时可用 ELISA 法复查。正常人检测结果为阴性。

三、常见临床应用

(一) 类风湿关节炎

类风湿关节炎(rheumatoid arthritis,RA)是一种以慢性、侵袭性关节炎为主要表现的自身免疫病。RA 在各年龄段皆可发病,30~50 岁发病更为常见,男女患病比例约为 1:3。

1. 实验室检查

(1)血常规:RA 患者可出现小细胞低色素性贫血,常为慢性病贫血及缺铁性贫血伴发。在长期使用非甾体抗炎药(NSAID)的患者中,需警惕有无消化道慢性出血。RA 患者常见血小板升高,且和疾病的活动度相关;很少出现白细胞和血小板减少,如果出现则多见于药物治疗的副作用或并发 Felty 综合征或干燥综合征。

(2)非特异性免疫学指标:红细胞沉降率(ESR)和 C 反应蛋白(CRP)常升高,且与疾病活动度相关。70% 患者血清中出现各种类型的免疫复合物,尤其是活动性和 RF 阳性患者。在急性期和活动期,患者血清补体均有升高,只有在少数有血管炎患者出现低补体血症。

(3)关节滑液:正常人关节腔内的滑液不超过 3.5ml。在关节有炎症时滑液增多,滑液中的白细胞明显增多,可达 $2\,000 \times 10^6/L$~$75\,000 \times 10^6/L$,且中性粒细胞占优势,其黏度差,含葡萄糖量低(低于血糖)。

(4)特异性免疫学指标:

1)类风湿因子测定:

RF 敏感性 60%~80%,但特异性较差,仅 76%~86%。RF 一直被视为诊断 RA 的重要血清学标准之一,对 RA 的预后也有一定意义,RF 与 RA 的关节破坏程度和关节外表现有关,且滴度越高,对 RA 的诊断特异性越高。持续高滴度的 RF,常提示病情较重、进展快、骨破坏严重。

2)抗环瓜氨酸抗体测定:

抗 CCP 抗体敏感性 42%~72%,但特异性可高达 97%~99%,在疾病早期甚至关节症状出现之前即可出现阳性,且与 RF 不相关。在已确诊的 RA 患者中,抗 CCP 抗体阳性者较阴性者更易发展为多关节损伤,提示抗 CCP 抗体的含量与 RA 病情严重程度及发展相关。有研究报告 RA 患者抗 CCP 抗体长期高水平阳性,提示患者的关节损伤将更重。抗 CCP 抗体检测在 RA 的早期诊断、早期治疗和预后判断中具有重要的临床意义。

【参考区间】ELISA 法<5RU/ml

ECLIA 法<17U/ml

3）抗核周因子（APF）检测：

敏感性 50%~80%，特异性 89%~94%，是 RA 的血清特异性抗体，是早期诊断 RA 的有效指标之一。APF 对 RA 的诊断特异性随血清滴度的增加而增加，与抗 CCP 抗体密切相关。APF 与 RA 的多关节痛、晨僵及 X 线骨破坏之间呈明显相关性，而与发病年龄、病程长短、性别和疾病亚型无关。在早期 RF 阴性的 RA 患者中有 53.3% 的患者 APF 呈阳性，且这种 RA 患者往往预后较差，这不仅有助于早期诊断，也有助于判断预后。APF 与 RF 无相关性，因而可弥补检测 RF 的不足，特别是对 RF 阴性 RA 具有补充诊断意义。APF 在幼年类风湿患者中的阳性率显著高于 SLE 和正常人，故对幼年 RA 有一定的诊断价值。

4）抗角蛋白抗体检测：

对早期 RA 的诊断特异性为 90%，敏感性为 32%。是 RA 的血清特异性抗体，阳性提示预后不良，与抗 CCP、抗 APF、CRP 均密切相关。AKA 与 RA 关节压痛数、晨僵时间有关，在 RA 早期甚至临床症状出现之前即可出现。

5）抗突变型瓜氨酸波形蛋白抗体检测：

敏感性 78.2%，特异性 93.4%，可在 RA 早期出现，与 RA 的预后相关，与抗 CCP、抗 APF、抗 AKA 均密切相关。

6）葡萄糖 -6- 磷酸异构酶检测：

葡萄糖 -6- 磷酸异构酶（glucose-6-phosphate isomerase，GPI）在 RA 患者中可明显升高，在强直性脊柱炎和骨关节炎中则无明显改变，有利于 RA 的鉴别诊断。GPI 与 RF 同时检测时，诊断的敏感性可达 80% 以上，诊断正确率可达 90%。GPI 还与 RA 关节肿胀及关节疼痛数正相关，可用于 RA 病情评估。

7）抗角蛋白丝聚集素（原）抗体检测：

IgG 型 AFA 是目前发现的针对 RA 最具特异的血清学标记，该抗体可出现在疾病的早期甚至出现在临床症状之前，它们的存在和滴度与疾病的活动性和严重性相关。分泌 AFA 的浆细胞存在于 RA 患者滑膜组织中，对 RA 发病机制有很大意义。

需要注意的是，大多数 RA 患者血清中可检出 RF、抗 CCP 抗体等自身抗体，但自身抗体阴性不能排除 RA 的诊断。

2. 临床应用

RA 是一种复杂的自身免疫性疾病，临床诊断中自身抗体检测是重要的实验室指标，国际、国内有关 RA 的诊断标准中，RF 及抗 CCP 抗体检测已纳入其中，因此疑为 RA 的患者，均应检测 RF 及抗 CCP 抗体。RA 患者检测关节滑膜液中的 RF，该检测是一些有条件的医院开展的辅助诊断项目。可用 100U/ml 的透明质酸酶预处理关节滑膜液，以去除其高黏稠性。RA 患者关节滑膜液中的 RF 滴度水平、患者滑膜液白细胞计数及分类、白蛋白和透明质酸的测定结果均可用于判断滑膜病变损害程度。当 RA 患者体内查及与其他自身免疫性疾病相关的自身抗体时，应考虑有与相关自身免疫性疾病重叠的可能性，应进一步结合临床症状进行分析。

目前众多学者关注肿瘤坏死因子 α（tumor necrosis factor α，TNF-α）在 RA 活动期滑囊炎和骨损坏过程中作用的研究，临床采用 TNF-α 拮抗剂治疗 RA，TNF-α 拮抗剂可与 TNF-α 结合，从而抑制 TNF-α 与受体结合，最终抑制 TNF-α 受体介导的异常免疫反应和炎症过程。已有的一些治疗结果显示 TNF-α 拮抗剂不仅能有效和迅速地控制炎症反应，而且能够停止甚至修复已经损坏了的关节，是 RA 治疗方面的重大突破。

RA 是一种由细胞因子参与介导的慢性炎性疾病，促炎性因子与抗炎性因子之间的平衡紊乱是免疫炎性损伤的重要原因，针对炎性因子的调控与效应通路中酪氨酸激酶相关受体、酪氨酸激酶 JAK

和转录因子 STAT 的研究是近年来研究的热点。

RA 的诊断主要依靠临床表现、实验室检查及影像学检查。2010 年美国风湿病学会和欧洲抗风湿病联盟提出了新的 RA 分类标准和评分系统,纳入了炎症标志物 ESR、CRP 和抗 CCP 抗体,提高了诊断的敏感性,为早期诊断和治疗提供了重要依据,但并不是诊断标准,临床工作中仍应结合不同患者的具体情况,降低误诊率。

(二)系统性红斑狼疮

系统性红斑狼疮(systemic lupus erythematosus,SLE)是一种典型的自身免疫性结缔组织病,累及多器官多系统的小血管和结缔组织,血清中出现以 ANA 为代表的多种自身抗体,这些自身抗体与相应的抗原结合,形成免疫复合物沉积在心血管结缔组织、肾小球基底膜、浆膜和多种脏器小血管壁上并激活补体,吸引中性粒细胞和淋巴细胞造成局部组织慢性免疫炎性损伤。

SLE 发病高峰在 15~40 岁,以育龄期妇女多见,男女之比为 1:(5~10),各地患病率不完全清楚,美国约(14.6~50.8)/10 万,我国约为 70/10 万人。病因和发病机制尚不完全清楚,可能为内外因素作用于遗传易感个体,导致机体免疫系统紊乱而发病。

1. 实验室检查

(1)靶器官受损的指标:血常规、尿常规、肌酸磷酸激酶、肝肾功能;反映免疫异常的指标:免疫球蛋白、补体水平;反映体内炎症水平的指标:血沉、C 反应蛋白。

(2)自身抗体的检测:

1)ANA 是诊断 SLE 的首选筛选性实验,95% 以上未经治疗的 SLE 患者均可检出 ANA,但 ANA 不是 SLE 的特异性自身抗体,ANA 阳性需进一步做确诊试验,以确定自身抗体的种类及含量,低滴度水平的自身抗体不具有临床意义。约 5% 的 SLE 患者 ANA 可为阴性,临床诊断时应结合其他指标和临床症状进行综合分析。

2)SLE 的特征性自身抗体为抗 dsDNA 抗体和抗 Sm 抗体。抗 dsDNA 抗体与疾病的活动度相关,滴度随疾病治疗后可下降或转阴;而抗 Sm 抗体、抗 RNP 抗体、抗 SSB 抗体等的滴度消长与疾病活动性无明显相关性。

3)抗增殖细胞核抗原抗体(anti-proliferating cell nuclear antigen,anti-PCNA)很少见于其他疾病,为 SLE 标志性抗体,检测灵敏度为 3%~6%,在 SLE 中阳性率为 5%~10%,这些患者常有关节炎和低补体血症。通常经过类固醇或细胞毒性药物治疗后,抗 PNCA 抗体检测为阴性。

4)抗核小体抗体(AnuA)在 SLE 中的阳性率为 70%~90%,在非活动期的检出率为 62%,在诊断 SLE 时其特异性 >98%。在非活动期 SLE 患者中,AnuA 可早于 dsDNA 的出现。几乎所有的 SLE 活动期患者抗核小抗体阳性,而抗 dsDNA 抗体的阳性率小于 10%。因此,检测抗核小体抗体对 SLE,尤其对抗 dsDNA 抗体和 / 或抗 Sm 抗体阴性的 SLE 有较高的诊断价值。AnuA 是 SLE 病情恶化的早期标志,定期检测有助于病情进展观察和疗效分析。

5)抗心磷脂抗体(ACA)阳性的 SLE 患者,发生血管炎、溶血性贫血、心脏及中枢神经系统损害的概率明显高于抗心磷脂抗体阴性者。抗 β_2-GP I 抗体是针对心磷脂的辅助因子 β_2-GP I 的抗体。抗磷脂抗体是 SLE 实验室诊断的指标之一,其阳性对于 SLE 的诊断与病程发展评估具有重要提示价值。

2. 临床应用

SLE 是一种典型的系统性自身免疫性疾病,自身抗体检测是诊断 SLE 最重要的实验室诊断标准。目前在不同的 SLE 患者体内发现了 200 余种自身抗体,通过对 SLE 基因结构与表达、内源性反转录病毒及全基因组关联研究等,为阐明 SLE 的发病机制和诊断、治疗方法提供了依据。但是有关上述因素间的相互关系及 SLE 的具体发病机制还需要深入研究。

SLE 的发病机制研究中重点关注在遗传因素的影响,如研究 DNA 甲基化、组蛋白修饰和染色质重塑等表观遗传学变化;环境因素,如化学药物、金属、毒素、氨基酸及药物因素等诱因的促发;患者家族性遗传基因多态性与免疫调节紊乱的关系;多组免疫因子的信号传导与参与炎性损伤等,这些都可能是激活患者 T 细胞使之成为自身免疫性细胞,从而产生大量自身抗体和效应细胞而致病的因素,以上均是该领域研究者们探索的领域。

SLE 的诊断基于特异性的临床表现和自身抗体。临床怀疑 SLE 时,首先检测抗核抗体(ANA),ANA 阳性再进行分类,即检测抗 dsDNA 抗体、抗 Sm 抗体、抗 U_1-RNP 抗体或 AnuA,一般约 98% 病例可以诊断。ANA 阴性可再查抗 SSA 和抗心磷脂抗体,若为阳性,结合临床标准可诊断 SLE;若为阴性,而且与临床标准不符合,可以除外 SLE。最近的研究又发现了一些新型抗体与 SLE 的发生、发展有关。如抗细胞膜 DNA(cell membrane DNA,cmDNA)抗体、抗 N- 甲基 -D- 天冬氨酸受体(N-methyl-D-aspartate receptor,NMDAR)抗体等。

(三) 干燥综合征

干燥综合征(Sjögren syndrome,SS)是以外分泌腺高度淋巴细胞浸润为特征的自身免疫性疾病。其免疫性炎症反应累及外分泌腺体的上皮细胞,又称为自身免疫性外分泌腺体上皮细胞炎或自身免疫性外分泌病。累及泪腺、唾液腺等外分泌腺,也累及肾、肝、肺等内脏器官及血管、关节、皮肤等,其血清中有多种自身抗体和高免疫球蛋白血症。

1. 实验室检查

(1)血常规:SS 患者可有轻度正细胞正色素性贫血,白细胞低于正常,血小板降低。部分患者可有顽固性血小板减低。

(2)尿常规:SS 患者肾损伤多为肾小管病变,因肾小管酸中毒而表现为反常性碱性尿,尿液 pH 值升高。

(3)血 Ig 水平常见 IgG 显著升高,补体降低。

(4)常见肝肾功能改变,低钾、酸中毒。

(5)自身抗体:ANA 检测是实验室诊断 SS 的首选实验。原发性 SS 患者血清中可检测到多种自身抗体,ANA 阳性率为 70%~80%,以抗 SSA 或抗 SSB 抗体为主,二者阳性是 SS 重要的实验室诊断标准之一,阳性率分别为 70% 和 40%,抗 SSA 灵敏度高,抗 SSB 抗体具有较高的诊断特异性。

(6)RF 在 SS 诊断中有重要意义,在 2012 年美国风湿病学会(ACR)推出的 SS 分类标准中,RF 联合 ANA(≥1:320)被列为血清学诊断标准之一,尤其是对于抗 SSA 和 SSB 抗体阴性 SS 患者的诊断有重要参考价值。

(7)抗毒蕈碱乙酰胆碱 3 受体抗体是一种在 SS 患者血清中发现的新型自身抗体,可以阻断乙酰胆碱能神经信号的有效传递,引起腺上皮细胞的分泌功能低下,可能与 SS 发病有关。SP1 是一种主要在唾液腺中表达的蛋白,SS 患者血清抗 SP1 抗体的阳性率明显高于 RA 患者和无口干眼干的健康人,并指出抗 SP1 抗体对抗 SSA 抗体和抗 SSB 抗体阴性的 SS 有一定的诊断意义。

2. 临床应用

目前 SS 的诊断主要依靠病理活检,抗 SSA 抗体、抗 SSB 抗体可辅助诊断,抗 SSA 抗体的临床特异性相对较低,抗 SSB 抗体的诊断特异性较高,但只有在抗 SSA 抗体阳性时,检测抗 SSB 抗体才有意义。抗 SSA 抗体、抗 SSB 抗体更多出现在伴有内脏损害的 SS 患者。

(四) 血管炎

血管炎是指血管因血管壁炎症细胞浸润导致血管壁结构损伤而引起的一系列临床表现。根据受累血管管径大小,可将血管炎大致分为大血管炎、中等血管炎和小血管炎三类。根据病因可分为原发性血管炎和继发性血管炎。原发性血管炎中最常见的是自身免疫性微血管炎,又称 ANCA 相关性血管炎(ANCA associated vasculitis,AAV),包括显微镜下多血管炎(microscopic polyangitis,MPA)、肉芽肿性多血管炎(granulomatosis with polyangiitis,GPA)和嗜酸性肉芽肿性多血管炎(eosinophilic granulomatosis with polyangiitis,EGPA)。

1. 实验室检查

(1)ANCA 是 ANCA 相关性血管炎的主要标记抗体。利用间接免疫荧光染色,ANCA 染色呈现两种类型：胞浆型（cytoplasmic ANCA，c-ANCA）和核周型（perinuclear ANCA，p-ANCA），其所针对的抗原分别为髓过氧化物酶（myeloperoxidase，MPO）和蛋白酶-3（proteinase 3，PR3）。需要注意的是，并非所有 ANCA 相关性血管炎均有 ANCA 阳性，也不是 ANCA 阳性即为 ANCA 相关性血管炎。

（2）PR_3-ANCA 在 GPA 患者中的特异性为 90% 以上，敏感性取决于疾病的活动性和病期阶段，在初发不活动的 GPA 中，阳性率只有 50%，而在活动性典型性 GPA 中几乎 100% 阳性。PR_3-ANCA 可以在一定程度上反映疾病的活动性，缓解期 PR_3-ANCA 抗体滴度的升高可能预示着复发。MPA 和 EGPA 患者中 PR_3-ANCA 的含量增高不明显。

（3）MPO-ANCA 的特异性不如 PR_3-ANCA，主要见于 MPA 和 EGPA。抗 MPO 抗体阳性强烈提示坏死性血管炎或特发性新月体肾小球肾炎（NCGN）经胎盘从母体转移至新生儿体内，导致新生儿出现 MPO-ANCA 相关性血管炎（MPO-ANCA associated vasculitis，MPO-AAV）的临床表现。

（4）抗 GBM 抗体是抗肾小球基底膜抗体肾炎的特异性抗体，因肺基底膜和肾小球基底膜具有共同抗原，患者常常表现为肺和肾同时受累，AAV 患者血清中 GBM 抗体的增高，常提示患者可能已出现肺、肾受累的情况，因此通过对 AAV 患者进行 GBM 抗体检测，可判断疾病的波及范围，采取相应的干预措施。

2. 临床应用

ANCA 检测是原发性小血管炎患者的诊断、疗效观察、病情活动和复发的一项重要指标，许多研究已证明原发性小血管炎患者血清中 ANCA 的水平与疾病活动度相关，高水平的 ANCA 或 ANCA 持续增高提示病情的恶化或缓解后复发。ANCA 的水平增高往往出现在疾病复发之前，故对 ANCA 的动态监测、为预测疾病复发具有重要意义。

（五）强直性脊柱炎

强直性脊柱炎（ankylosing spondylitis，AS）是以骶髂关节炎及中轴关节病变为特征的慢性炎性脊柱关节病。因为脊柱强直性改变常见于疾病晚期，轻症患者不一定出现脊柱强直改变，所以称其为脊柱炎和脊柱炎性疾病。目前最新分类将强直性脊柱炎分为中轴型强直性脊柱炎和周围型强直性脊柱炎。AS 的确切病因尚未完全阐明，目前诊断 AS 尚未找到敏感且特异的血清学指标，但研究表明，大部分 AS 患者与 HLA-B27 密切相关，提示 AS 是由遗传决定的易感人群对环境因素的免疫反应所致。有实验证明，HLA-B27 转基因小鼠可自发发生脊柱关节病，进一步证明了 HLA-B27 参与了 AS 的发病。AS 的患病率与 HLA-B27 的出现频率与种族分布差异紧密相关，约 90% 的 AS 白人患者 HLA-B27 阳性。而在非洲黑人和日本人中，几乎不存在 AS 和 HLA-B27（B27 的阳性率<1%）相关性。AS 的诊断主要依赖于详细的病史和细致的体格检查，常规血液学检查没有特异性改变。

1. 实验室检查

（1）HLA-B27 检测：HLA-B27 阳性率在强直性脊柱炎（AS）患者中高达 90%~95%。HLA-B27 的检测方法较多，包括微量淋巴细胞毒试验（microlymphocyte cytotoxicity test，MLCT）、玫瑰花法、ELISA 法、流式细胞仪法和特异性寡核苷酸聚合酶链反应（PCR-SSP）法。微量淋巴细胞毒试验是最经典的方法，但由于实验条件难以控制和 HLA 高度多态性等因素，容易出现误判和错判。ELISA 法操作简单、快速，不需要特殊仪器，适合在基层医院推广使用。流式细胞仪法和 PCR-SSP 法是新近发展起来的技术，实验效果均优于淋巴细胞毒试验，具有较好的临床适用性，但实验技术要求高、需要昂贵的设备。其中流式细胞仪法只限于测定淋巴细胞上的 HLA-B27 表达，排除了其他细胞的干扰，结果分析客观、重复性高、标本用量少，已成为国际上检测 HLA-B27 的常规方法。AS 患者 HLA-B27 阳性率高达 90%~95%，而普通人群 HLA-B27 阳性率仅 4%~9%。

（2）活动期 C 反应蛋白（CRP）和血沉：可增高，但血沉或 CRP 正常并不能代表疾病的活动性。血清 Ig 升高，尤以 IgA 显著，循环免疫复合物也可升高。由于有骨侵蚀和骨炎，可有血清碱性磷酸酶和磷酸肌酸激酶升高。

2. 临床应用

AS 患者 ANA 和 RF 均为阴性,因此该病又被称为血清阴性脊柱关节病。血液淋巴细胞 HLA-B27 抗原表达阳性对诊断 AS 具有重要意义,灵敏度 90%~95%,阴性预测值可达 99%,特异性约 90%,一般对疑为 AS 的患者常规检验血液淋巴细胞 HLA-B27 抗原的表达,阳性者结合临床和血清学试验 RF 阴性结果可诊断 AS,阴性者可除外 AS。但 HLA-B27 抗原阳性还可见于一些其他疾病,如 Reiter 综合征(莱特尔综合征)、银屑病关节炎、急性前葡萄膜炎、肠炎性肠病关节炎等。因此,HLA-B27 抗原阳性不能作为 AS 的特异性诊断指标,一定要结合患者的临床资料评价。由于 RA 临床症状与 AS 相似,易造成误诊,因此临床上需检测针对 RA 较为特异的 RF、AKA 和抗 CCP 抗体等实验室指标与 AS 进行鉴别诊断。AS 患者三项检测指标常为阴性,若三项检测指标中的一项甚至三项出现阳性时,则应考虑 RA 或两种疾病重叠的可能性。

随着对 AS 研究的进展,已发现白细胞介素(IL)-23R 阳性的 T 淋巴细胞在发病中起主要作用,以 IL-23 为靶点的新型治疗药物已逐步进入临床。随着人们对于 AS 发病机制更深入的认识,相信会发现更好实验室相关指标。

(六) 混合结缔组织病

混合性结缔组织病(mixed connective tissue disease,MCTD)是一种以具有多种结缔组织病(系统性红斑狼疮、硬皮病、多发性肌炎和类风湿关节炎)的混合临床表现为特征,血中常有高滴度斑点型抗核抗体和高滴度的抗 U1RNP 抗体的结缔组织病。女性多发,约占 80%。MCTD 的病因和发病机制尚不清楚,主要与遗传、环境因素和性激素有关。其病理学特点是广泛的增殖性血管病变,包括血管内膜增厚、中层变厚、管腔狭窄,而血管的炎症性浸润不明显。

1. 实验室检查

(1)血沉检测:主要评价患者炎症状态。

(2)肌酐(CRE)检测:主要评价患者疾病活动度。

(3)血细胞分析:主要评价 MCTD 对血细胞数量的影响。

(4)肝功能、肾功能检测:主要评价 MCTD 对肝脏功能及肾脏功能的影响。

(5)免疫球蛋白检测:90% 以上患者有多克隆免疫球蛋白水平的明显升高。

(6)自身抗体的检测:高滴度 ANA 和抗 U1-RNP 抗体阳性是本病的特征。ANA 是检测抗 U1-RNP 抗体的筛选实验,抗 U1-RNP 抗体滴度随疾病活动程度而变化,长期缓解的 MCTD 患者,该抗体水平可显著下降或转阴。

2. 临床应用

该病病因及发病机制尚不明确。有学者认为 MCTD 不是一种独立的疾病,而是结缔组织病的中间状态或亚型。目前,尚未找到该病独特的实验室诊断标志物。很多自身抗体可用于 MCTD 的诊断与鉴别诊断,如抗 Sm 抗体是 SLE 的标志性抗体,其阳性可排除 MCTD,AKA 和抗 CCP 抗体是诊断 RA 的标志性抗体,抗 Scl-70 抗体和抗 Jo-1 抗体与 SSc 和 PM/DM 两类疾病相关。临床上随着 MCTD 疾病的发展,其可发展为某种明确的自身免疫性疾病,但 MCTD 发生发展的转归机制不明确,也是学者们的研究关注热点。

(七) 多发性肌炎和皮肌炎

多发性肌炎(polymyositis,PM)和皮肌炎(dermatomyositis,DM)是指一组以骨骼肌受累为突出表现的获得性自身免疫性疾病。对称性四肢近端肌无力是 PM/DM 的特征性表现,DM 还可同时有特征性的皮肤改变。除此之外,还可累及多脏器,常见消化道和呼吸系统,也可有心脏和肾脏受累。女性多于男性,DM 成人和儿童均可发病,而 PM 儿童很少见。

1. 实验室检查

(1)反映患者炎症状态的指标:血沉和 C 反应蛋白(CRP),其水平与疾病的活动程度并不平行,约 50% 的 PM 患者血沉和 CRP 正常,只有 20% 的 PM 患者活动期血沉>50mm/h。

（2）免疫球蛋白检测：90% 以上患者有多克隆免疫球蛋白水平的明显升高。

（3）肌酶谱的改变：目前多数医院没有专门设立针对肌炎的肌酶谱检查，多以心肌酶谱作为检查项目。PM/DM 患者急性期血清肌酶明显增高。磷酸肌酸激酶（CK）、醛缩酶、谷草转氨酶、谷丙转氨酶及乳酸脱氢酶等都可升高，其中 CK 的改变对肌炎最为敏感，升高的程度与肌丛损伤程度平行。PM 血清 CK 水平有时可高达正常上限的 50 倍，而 CK-MB 无异常升高，可区别于心肌梗死和心肌炎。

（4）自身抗体检测：ANA 检测是实验室诊断 PM/DM 的筛选实验，在 PM/DM 中的阳性率为 30%~50%，ANA 阴性可排除 PM/DM，ANA 阳性应进一步检测肌炎特异性自身抗体（MSAs），主要包括抗氨酰 tRNA 合成酶（aminoacyl tRNA synthetase，ARS）抗体、抗信号识别颗粒（signal-recognition particle，SRP）抗体和抗 Mi-2 抗体三大类。目前发现抗 ARS 抗体有十余种，其中抗组氨酰氨基合成酶（Jo-1）抗体最常见也最具临床意义，其在 PM/DM 中阳性率为 10%~30%，它的存在高度提示 PM/DM。

2. 临床应用

肌炎相关性自身抗体与 PM/DM 的关联性不如 MSAs，它们也可见于其他自身免疫性疾病。ANA 可见于 60%~80% 的 PM/DM 患者。约 20% 的患者有低滴度的 RF 阳性，部分患者血清中还可检测出针对肌红蛋白、肌球蛋白、肌钙蛋白或原肌球蛋白等抗原的非特异性抗体。抗 Scl-70 抗体常见于伴发硬皮病的 DM 患者；抗 PM-Scl 抗体见于 10% 的肌炎患者，并常合并硬皮病；抗 SSA 和抗 SSB 抗体见于伴发干燥综合征或 SLE 的患者。

抗染色质解旋酶 DNA 结合蛋白 4（chromodomain-helicase-DNA-binding protein 4，CHD4）抗体是肌炎特异性自身抗体中唯一与皮肌炎高度相关的自身抗体，是一种对皮肌炎诊断较为特异的自身抗体。有研究发现，抗 CHD4 抗体在多发性肌炎和皮肌炎中的阳性率分别为 4.5% 和 26.1%，在其他结缔组织病患者和正常人中均未检测到；抗 CHD4 抗体对皮肌炎诊断的特异性为 99.4%，对皮肌炎而言，该抗体阳性组多以皮肤损害为首发表现，病程中多出现 V 型或围巾型皮疹；而该抗体阴性组常以肌肉症状首发，病程中发热多见。

（八）硬皮病

系统性硬化病（systemic sclerosis，SSc），又称硬皮病，是一种自身免疫性弥漫性结缔组织疾病。临床上以弥漫性或局限性皮肤增厚和纤维化为典型特征，如果皮肤病变广泛，并侵及内脏，称为弥漫性硬皮病；若病变累及局部皮肤，内脏受累晚且较少，则称为局限性硬皮病。弥漫性硬皮病另一个特点为血管病变，引起雷诺现象、手指末端缺血坏死、肺动脉高压、肺间质纤维化、肾脏病变、心肌病变及心包积液，消化系统如吞咽困难、食管反流等。肾危象、肺动脉高压及肺间质病变是死亡的主要原因。

1. 实验室检查

（1）血沉检测：局限型硬化症患者多正常；弥漫型硬化症患者大多数轻至中度增高。

（2）免疫球蛋白检测：约 50% 伴有高丙种球蛋白血症。

（3）自身抗体的检测：ANA 是实验室诊断硬皮病的筛选实验。抗 Scl-70 抗体对 pSS 的诊断特异性几乎达 100%。抗着丝粒抗体是局限性硬化症的标志性抗体。

2. 临床应用

85%~95% 患者在疾病早期就可以用间接免疫荧光法（Hep-2 细胞为基质）检出 ANA 阳性，荧光模型多呈均质型、斑点型或核仁型。ANA 阳性需进一步确诊实验以明确特异性抗体种类，以明确诊断。ANA 阴性不能排除硬皮病。大多数抗 Scl-70 抗体阳性的患者病情较重，涉及广泛的皮肤和内脏器官严重迅速的损伤。局限性硬化症患者中，抗着丝粒抗体阳性率可达到 40%~80%，而在弥漫性系统性硬化症患者中阳性率少于 10%。抗着丝粒抗体常与局限性硬化症平行存在，抗 Scl-70 常与 pSS 相关，而抗 Scl-70 抗体在局限性硬化症患者中罕见。与抗 Scl-70 抗体比较，抗着丝粒抗体阳性提示预后良好。抗 PM-Scl 抗体阳性的患者较抗 Scl-70 抗体阳性患者预后好。抗原纤维蛋白抗体（抗 U3-RNP）阳性时 ANA 荧光模式为核仁块状着染，pSS 患者抗原纤维蛋白抗体的阳性率为 3%~6%，该抗体对 pSS 的特异性较高，但也可在其他系统性风湿性疾病中查及，而且抗体阳性的大部分患者仅有很弱的

pSS 的相关症状。抗原纤维蛋白抗体阳性的系统性硬化症患者,常与肺动脉高压、扩散性皮肤损伤、毛细血管扩张症和关节炎等相关。抗 Ku 抗体常见于硬皮病、PM/DM,特别是硬皮病多发性肌炎重叠症;也与原发性干燥综合征及原发性肺高压有较高相关性。抗 Ku 抗体阳性 ANA 荧光模式表现为核质细颗粒着染。若 ANA 为阴性,可基本排除抗 Ku 抗体阳性的可能性。

(九) 原发性胆汁性胆管炎

原发性胆汁性胆管炎(primary biliary cholangitis,PBC),原名叫原发性胆汁性肝硬化(primary biliary cirrhosis,PBC),是一种病因不明,以肝内中、小胆管慢性进行性非化脓性炎症损伤为特征,以肝内胆汁淤积为主要临床表现,最终可导致肝纤维化和肝硬化的疾病。该病好发于中年以上女性,通常进展缓慢,但其生存率较同性别及同龄人群为低。常伴有其他肝外自身免疫性疾病。近年来 PBC 检出率越来越高,但其发病机制至今仍未完全阐明,治疗上也缺乏特异的防治措施。

1. 实验室检查

(1)肝功能检查:血清胆红素升高,碱性磷酸酶和 γ- 谷氨酰转氨酶显著升高。

(2)免疫球蛋白检测:常升高,血清 IgM 显著升高,IgA 和 IgG 正常或轻度升高。

(3)自身抗体的检测:

1)ANA 检测是实验室原发性胆汁性胆管炎的筛选实验。

2)抗 M2 抗体对 PBC 的敏感性为 95%~98%,特异性约为 80%~90%,是 PBC 诊断标准中重要的一项,但与 PBC 的疾病严重程度、治疗效果及预后无明确关系。抗 M2 抗体在 PBC 中阳性率高,且滴度也较高。在其他慢性肝脏疾病(阳性率为 30%)、进行性全身性硬化症(阳性率为 7%~25%)等,也可检测到抗 M2 抗体,但都以低滴度为主。

3)约 31% 的 PBC 患者可检测到抗可溶性酸性核蛋白(sp100)抗体,尤其在 AMA 阴性的 PBC 患者中,其检测率为 48%,检测此抗体对诊断 PBC 有较大价值,其他的自身免疫性肝病患者抗 sp100 抗体通常为阴性。

4)抗 gp210 抗体对 PBC 的敏感度和特异性分别为 38% 和 99%,对于抗 M2 型抗体阴性的 PBC 诊断有更高的价值。

2. 临床应用

约 15% 的抗 M2 抗体阳性患者并非真正的 PBC 患者,联合检测抗 sp100 抗体及抗 gp210 抗体可提高 PBC 的诊断敏感性和特异性。

一些患者 AMA 阴性,但具有典型的 PBC 临床、生化及组织学特征,诊断为 AMA 阴性的 PBC,也有学者命名为"自身免疫性胆管炎",其发病机制尚不完全清楚,但可以确定 PBC 的发生、发展与胆管上皮细胞免疫、遗传、环境因素等有关。

目前,有 3 项诊断标准已经确定,其中 2 项存在时才能确诊 PBC:胆汁阻塞的生化指标(血清中碱性磷酸酶和 γ 谷氨酰转移酶),肝脏活检显示 PBC 相关组织学特征,PBC 特异的自身抗体阳性特别是针对氧 - 酸脱氢酶家族 M2 型的抗线粒体抗体。

(十) 自身免疫性肝炎

自身免疫性肝炎(autoimmune hepatitis,AIH)是一种与自身免疫反应密切相关的一种慢性进行性肝炎症性疾病,病因不明,女性多发。临床上以血清转氨酶增高、高丙种球蛋白血症和自身抗体阳性为特点,常伴发其他肝外自身免疫性疾病。肝组织学病理主要表现为界面炎、汇管和汇管周围区淋巴细胞特别是浆细胞浸润。免疫抑制治疗对其有一定疗效。

1. 实验室检查

(1)肝功能检查:转氨酶持续或反复升高,常为正常的 3~5 倍,一般 ALT>AST,γ-GT 和腺苷脱氨酶常升高,血清胆红素常明显升高。

(2)免疫球蛋白检测:以血清 IgG 升高最明显,其次为 IgM 和 IgA。

(3)自身抗体的检测:

1) ANA 是 AIH 最常见的自身抗体之一，约有 75% 的 1 型 AIH 患者 ANA 阳性，而且有 10% 的 AIH 患者，ANA 是其血清中唯一可检测到的自身抗体。

2) 约有 85% 的 1 型 AIH 患者可检测到抗平滑肌抗体（ASMA），高滴度的 ASMA 对 1 型 AIH 有重要诊断意义。

3) 抗 LKM-1 是 2 型 AIH 的标志抗体，这类患者多伴高免疫球蛋白血症，抗 LKM-1 抗体阳性率可达 90%。此外，抗 LKM-1 抗体也可见于 2%~10% 的慢性丙型病毒性肝炎患者。

4) 抗 LC-1 抗体为 2 型 AIH 的特异性抗体，阳性率为 56%~72%，常与抗 LKM-1 抗体同时存在，可用于判断疾病活动性和评价预后。

5) 抗 SLA/LP 阳性为 3 型 AIH 的特异性抗体，但也有学者认为，3 型应归为 1 型。各型的病因及对糖皮质激素的疗效并无明显差异，因此分型对临床指导意义不大。

2. 临床应用

临床上，70%~80% 的 AIH 患者呈 ANA 阳性，20%~30% 呈 ASMA 阳性，ANA 和 / 或 ASMA 阳性者可达 80%~90%。ANA 和 ASMA 为非器官组织特异性自身抗体，在高滴度阳性时支持 AIH 诊断，低滴度阳性可见于各种肝病甚至正常人。间接免疫荧光法（IFA）可见 ANA 在细胞或组织切片上的荧光模式（核型）以核均质型略多见，也常见到多核点型、细颗粒型及两种或多种模式混合型。目前尚未发现不同荧光模式在 AIH 中的临床意义。

ASMA 与多种细胞骨架成分包括微丝、微管和中间丝反应。ASMA 的主要靶抗原是微丝中的肌动蛋白，后者又可分为 G- 肌动蛋白和 F 肌动蛋白（F-actin）。在所有 AIH 相关的自身抗体中抗 F-actin 表现出高度敏感性（30%~40%），它只能通过间接免疫荧光法检测，对 AIH 诊断具有高度特异性。抗 SLA/LP 和抗 LC1 抗体诊断 AIH 的特异性也高达 100%。抗 LKM-1 抗体在病毒性肝炎中也有表达，而且抗 SLA/LP 和抗 Ro-52 抗体阳性血清（利用杆状病毒载体在昆虫细胞中重组表达 Ro-52）存在高度相关性。抗 SLA/LP 和抗 Ro-52 抗体阳性的患者表现出高度 AIH 活动性，病程更为严重。

具有鉴别诊断意义的抗线粒体抗体在 AIH 中不表达，而抗线粒体抗体是原发性胆汁性胆管炎（PBC）和重叠综合征（AIH 合并抗线粒体抗体或 PBC 合并抗 SLA/LP）的特异表达抗体，检出率达 10%。

少数 AIH 患者（约 3%~4%）呈抗 LKM-1 和 / 或抗 LC-1 阳性，可诊断为 2 型 AIH。抗 LKM-1 阳性患者常呈 ANA 和 SMA 阴性，因此抗 LKM-1 的检测可避免漏诊 AIH。抗 LKM-1 的靶抗原为细胞色素 P450 IID6，已在 AIH 患者肝内检测到针对该自身抗原的 CD_4^+ 和 CD_8^+ T 细胞的存在。LC-1 所识别的靶抗原是亚氨甲基转移酶 - 环化脱氨酶。在 10% 的 2 型 AIH 患者中 LC-1 是唯一可检测到的自身抗体，且抗 LC-1 与 AIH 的疾病活动度和进展有关。

此外，对于那些常规自身抗体阴性却仍疑诊 AIH 的患者，建议检测其他自身抗体如非典型 pANCA 和抗去唾液酸糖蛋白受体抗体（ASGPR）等。

四、评价

抗核抗体是以真核细胞的核成分为靶抗原的一组抗体，形成抗核抗体谱。抗核抗体的经典筛查方法为间接免疫荧光法，抗核抗体谱的检测方法主要有酶联免疫法，化学发光法和免疫印迹检测法等。抗核抗体中一种抗体可以出现不同的荧光染色模型，不同的抗体也可以出现同样的荧光染色模型。荧光染色模型具有一定的提示作用，但仅根据荧光染色模型特点来推断抗体的特异性是片面的。抗核抗体筛查阳性（高滴度）提示风湿免疫病的可能性。抗 dsDNA 抗体为 SLE 诊断标准之一，诊断特异性为 90%，敏感性为 70%。抗 dsDNA 抗体常被作为 SLE 活动的指标，用于监视 SLE 病情变化、SLE 疾病活动期判断、药物治疗效果观察等。抗 Sm 抗体为 SLE 血清标记抗体，SLE 中的阳性率为 20%~40%，阴性并不能排除 SLE 诊断。抗 SSA/Ro 及抗 SSB/La 抗体是 SS 诊断标准中重要的血清学诊断指标，检出率约为 60%。部分患者可同时检出抗 SSB/La 抗体，两者同时检出时高度提示 pSS。抗

SSA/Ro 及抗 SSB/La 抗体在其他风湿免疫病如 SLE 中亦可检出。抗 rRNP 抗体与 SLE 患者中枢神经系统、肝脏或肾脏受累相关。抗 Scl-70 抗体为 SSc 的血清特异性抗体,诊断特异性为 100%,敏感性为 40%。抗 Jo-1 抗体对肌炎的诊断具有较高特异性,抗体的效价与肌酸激酶水平及肌炎活动的临床指标有关。抗 PM-Scl 抗体常见于多发性肌炎/硬皮病重叠综合征患者(25%),也可见子单独 PM 患者(8%)和单独硬皮病患者(2%~5%)。

aPLA 为 APS 的主要标志物,可在 SLE、SS、MCTD、RA 以及一些非风湿性疾病如药物诱发性疾病中出现。APS 的患者中 aCL 的阳性率为 97%,为原发性 APS 的筛选指标之一,但特异性不佳。中等和高滴度的 aCL IgG 和 IgM 抗体是临床诊断 APS 的重要指标。APS 的患者中抗 β_2-GP Ⅰ 抗体 IgG 和/或 IgM 型抗 β_2-GP Ⅰ 抗体的阳性率为 30%~60%,可作为自身免疫性血栓形成的血清学标志。

ANCA 可分为 c-ANCA、p-ANCA 和非典型 ANCA,对系统性血管炎的诊断与鉴别诊断具有重要意义。c-ANCA 诊断 GPA 的特异性好(90%),抗 PR_3 抗体在初发不活动 GPA 中阳性率只有 50%,而活动性典型 GPA 可达 100%。抗 PR_3 抗体还可作为原发性血管炎判断疗效、预测复发的指标,用于指导临床治疗。抗 MPO 抗体阳性强烈提示坏死性血管炎或特发性 NCGN。抗 MPO 抗体也可作为原发性血管炎判断疗效、预测复发的指标,用于指导临床治疗。

RF 和抗 CCP 抗体是诊断 RA 的重要指标,为 RA 诊断标准之一。RF 还可出现在 SLE、pSS、PM/DM、感染性疾病、肿瘤甚至健康人中,因而 RF 诊断 RA 的临床特异性较差。RF 联合 ANA(≥1:320)被列为血清学诊断标准之一,尤其是对于抗 SSA 和 SSB 抗体阴性的 SS 患者的诊断有重要参考价值。抗 MCV 抗体与抗 CCP 抗体诊断 RA 的特异性和敏感性相当,与 RA 疾病活动度评分(DAS-score)有良好相关性。GPI 与 RF 同时检测时,诊断 RA 的敏感性可达 80% 以上,诊断正确率可达 90%。

由于 HEp-2 细胞核和胞质中包括多种自身抗体的靶抗原,因此,以 HEp-2 细胞为底物的 IFA 法检测 ANA 可作为检测抗核抗体谱的筛选实验,若 ANA 检测结果为阴性,可基本上排除抗核抗体谱阳性的可能性,从而节约检测时间和医疗成本。若为阳性则需进行抗体确诊性实验,根据确诊抗体类型结合临床表现进行诊断。通常采用纯化或重组抗原进行抗可提取性核抗原(extractable nuclear antigen,ENA)抗体谱的免疫印迹法进行抗体确诊实验。

与自身免疫病相关的自身抗体种类很多,非器官特异性自身免疫病又称全身性或系统性自身免疫病,病变多涉及多种器官及结缔组织,如 SLE、RA 等;器官特异性自身免疫性疾病的病变局限于某一特定组织或器官,可检出针对该组织的自身抗体或自身反应性淋巴细胞,如 PBC、AIH 等。近十几年来,自身免疫性疾病的发病机制及临床诊治的研究都有进一步的发展,并出现了多种新的免疫实验技术和方法。随着现代免疫学的发展,越来越多新的自身免疫性疾病不断被发现。虽然其发病机制尚在不断探索中,但可以肯定的是,自身免疫性疾病的发生与自身抗体密切相关。自身抗体的发现和研究已经有 100 多年的历史。大量证据表明,从自身免疫性疾病的预测、诊断、活动性监测到预后判断,自身抗体在各环节均有重要作用。自身抗体的检测可以预测机体的患病概率,在自身免疫性疾病的预防、诊断、鉴别诊断、判断病情、估计预后等方面都具有重要意义。

(姜玉玲　关秀茹)

第十节　呼吸系统疾病的实验室检查和临床应用

一、概述

由于大气污染、吸烟、工业化发展等所导致的理化因子、生物因子的吸入和人口老龄化等因素的影响,近年来呼吸系统疾病的发病率明显增加,尤其是呼吸道感染性疾病,如急性上呼吸道感染、急性气管-支气管炎、慢性支气管炎、肺炎、肺结核及其所致的并发症等严重威胁着人类健康。呼吸系统疾病的实验诊断内容较广,最常用的血细胞检查、呼吸道感染的病原体检查和血清学诊断、电解质与酸碱平衡检查、过敏原检查等分别在有关章节已述,本章主要介绍痰液、支气管肺泡灌洗液、胸腔积液的一般检查,并结合前述内容论述呼吸系统疾病的实验诊断策略和常见呼吸系统疾病的实验诊断。

二、相关实验室检查

(一) 痰液检测

痰(sputum)液是气管、支气管和肺泡所产生的分泌物。生理状况下支气管黏膜腺体和杯状细胞可分泌少量黏液,有助于呼吸道黏膜保持湿润,健康人有时可咯出少量无色或灰白色黏液痰或泡沫样痰。当呼吸系统由于各种原因使黏膜或肺泡充血、水肿、毛细血管通透性增高、腺体和杯状细胞分泌增加,渗出物或漏出物、感染的病原体、组织破坏产物和吸入的尘埃等混合在一起,使痰排出量增多,而且痰的性状及痰内成分也发生显著变化。因此,痰液检查包括痰液的一般性状、显微镜检查、免疫学检查等,对呼吸系统疾病的诊治有重要价值。

【参考区间】健康人一般无痰,偶有少量白色或灰白色黏液痰,痰液中可有少量中性粒细胞和上皮细胞,无红细胞及其他异常成分。IgA(0.21~2.03)mg/L。

1. 痰液的一般性状

(1)痰量:排痰量以 ml/24h 计。急性呼吸道炎症时,痰量增加不多;慢性支气管炎、肺炎,支气管哮喘,肺结核、支气管扩张、肺脓肿、支气管胸膜瘘时,痰液量增多。细菌性炎症比病毒感染时痰量多。痰量较多时,把痰留在容器内,静置后可出现分层现象,上层为泡沫、中层为浆液或浆液脓性、底层为坏死组织碎屑。

(2)痰液的性状及颜色:根据痰液的性状可分为黏液性、浆液性、黏液脓性、脓性、血性等。

1)脓痰或黏液脓痰:主要成分为脓细胞,多为黄色,提示呼吸道有化脓性感染,见于化脓性支气管炎、支气管扩张、肺脓肿、脓胸、空洞型肺结核、支气管胸膜瘘等。当铜绿假单胞菌感染时,可有黄绿色或翠绿色脓痰。

2)红色或棕红色血痰:主要因呼吸道出血所致,可见于肺结核、肺癌、支气管扩张、及非肺部疾病如二尖瓣狭窄等。粉红色泡沫痰,多为左心功能不全,肺淤血导致毛细血管扩张,形成急性肺水肿的特征性表现。

3)铁锈色痰:因痰中所含血红蛋白变性产生大量含铁血黄素颗粒所致,见于大叶性肺炎、肺梗死、特发性肺含铁血黄素沉着症等。

4)泡沫样痰:支气管哮喘发作时为白色泡沫样痰。

5)黏液样痰:为无色透明或灰色黏稠痰,由于炎症刺激呼吸道分泌黏液增多所致,主要见于支气管炎、哮喘、早期肺炎等。

6)棕褐色脓痰:见于阿米巴肺脓肿等。

7)烂桃样灰黄色痰:见于肺吸虫病所致的肺组织坏死。

8)黑色或灰黑色痰:由于吸入大量尘埃或长期吸烟者。

9)稀薄浆液性痰:量多且含有粉皮样物,常提示棘球蚴病。

(3)气味

1)粪臭味:多见于膈下脓肿与肺相通时。

2)恶臭味:肺脓肿、支气管扩张、晚期恶性肿瘤的痰液。

3)血腥味:见于肺结核、肺癌、支气管扩张等血性痰。

2. 痰液中的有形成分　显微镜检查分为不染色痰涂片检查和染色痰涂片检查。

(1)不染色痰涂片检查

1)红细胞:脓性痰中可见少量红细胞。肺癌、支气管扩张、肺结核及二尖瓣狭窄等引起咯血时,痰中可见大量红细胞。

2）白细胞：呼吸道炎症时，痰中白细胞明显增多。大量中性粒细胞或成堆脓细胞出现，表明呼吸道有化脓性感染。嗜酸性粒细胞增多见于支气管哮喘、过敏性支气管炎、肺吸虫病及热带嗜酸性粒细胞增多症等。肺结核患者痰中以淋巴细胞增生为主。

3）上皮细胞：圆形上皮细胞（肺泡上皮细胞）来自肺泡，呈圆形或椭圆形，比白细胞大 2~4 倍，含 1~2 个圆形核，胞浆内常有灰尘、煤烟等浅黑色颗粒。大量出现，见于肺部炎症或肺组织破坏。柱状上皮细胞（支气管上皮细胞）来自气管、支气管黏膜，呈狭长形，其宽端有一个圆形或椭圆形小核，新鲜标本中可见到细胞端边的纤毛。增多见于支气管炎、气管炎及支气管哮喘等，黏膜癌变时也可见较多脱落柱状上皮细胞。鳞状上皮细胞：来自口腔、鼻咽、喉壁及上呼吸道表面，呈多边形或圆形，扁而平，比白细胞大 7~8 倍，核位于细胞中央；在痰涂片中常见，增多见于急性喉炎及上呼吸道感染。

4）肺泡巨噬细胞（alveolar macrophage）：胞体较大，常吞噬异物或尘埃颗粒，又称尘细胞，常见于吸烟者和接触大量粉尘后；巨噬细胞吞噬红细胞后，并将其破坏使血红蛋白降解，转变为含铁血黄素，形成含铁血黄素细胞，又称心衰细胞（heart failure cell），常见于心功能不全时的长期肺淤血、肺炎、肺栓塞、肺出血等，尤其多见于慢性肺出血，如特发性肺含铁血黄素沉着症。

5）寄生虫或寄生虫卵：在呼吸系统的一些寄生虫感染时，可在痰中找到寄生虫或寄生虫卵，如卡氏肺孢菌、阿米巴滋养体、细粒棘球蚴和肺吸虫卵等。

6）弹力纤维：由小支气管壁、肺泡壁或血管等组织坏死脱落所致，见于肺脓肿、肺坏疽、肺癌等。

7）夏科 - 莱登结晶：为无色菱形结晶，常与嗜酸性粒细胞同时出现，可见于支气管哮喘、肺吸虫感染等。

8）干酪样小块：肺组织坏死的崩解产物，形似干酪或豆腐渣，多见于肺结核患者痰中。

(2) 染色涂片检查

1）瑞氏染色检查，主要用于痰中各种细胞的分类及识别。

2）H-E 染色：瑞氏染色检查发现有巨大或成堆的疑似肿瘤细胞时，用 H-E 染色进行确认。对疑为肺癌的患者进行痰液脱落细胞学检查，若发现肿瘤细胞，有利于肺癌的早期诊断与治疗。

3）银染色（silver stain）：主要用于艾滋病患者等卡氏肺孢菌感染的检查。

4）铁染色：用普鲁士蓝染色检测痰中的含铁血黄素，慢性肺淤血和特发性肺含铁血黄素沉着症患者痰中可见大量染成蓝绿色的铁血黄素颗粒。

3. 其他检查

(1) 隐血试验（occult blood test）：隐血检查方法主要有化学法和免疫法。常用的化学法有愈创木酯法和联苯胺法，免疫法主要为单克隆隐血试纸法。正常人痰液隐血试验阴性，当痰液中含有大量红细胞，或由于红细胞破坏使痰中血红蛋白增多时，隐血试验为阳性。常见于肺淤血、支气管扩张、肺部肿瘤及肺结核等疾病。

(2) 分泌型 IgA（secretory immunoglobulin A, SIgA）测定：SIgA 是呼吸道、消化道和泌尿生殖道等外分泌液的主要免疫球蛋白，它是黏膜表面重要的抗菌、抗病毒或抗毒素的免疫成分，是机体抗感染的一道重要"屏障"。一般采用放射免疫测定（RIA）测定痰液中的分泌型 IgA。当 SIgA 减少时，黏膜抵抗能力下降，易患呼吸道感染。临床发现部分反复肺部感染患者，痰液中 SIgA 明显降低。经有效治疗后，免疫功能改善，一些患者痰中 SIgA 可回升。

(二) 支气管肺泡灌洗液检测

支气管肺泡灌洗（bronchoalveolar lavage, BAL）技术是在纤维支气管镜基础上发展起来的一项新技术，是应用纤维支气管镜进行支气管肺泡灌洗，采集肺泡表面衬液，进行细胞学、微生物学、寄生虫学和免疫学等方面的检验，作为研究下呼吸道疾病的病因、发病机制、诊断、评价疗效和判断预后的一种手段。支气管肺泡灌洗术分全肺灌洗和肺段亚肺段灌洗。前者多用于治疗，后者多用于采集检验标本。

【参考区间】有核细胞数计数与分类：除红细胞和上皮细胞外的所有细胞数量为 $(5\sim10) \times 10^6/L$，各种细胞百分率：巨噬细胞 93%~99%，淋巴细胞 6%~8%，偶见中性分叶核粒细胞。

1. **肺部感染的辅助诊断**　BALF(支气管肺泡灌洗液)可收集较大范围的肺泡表面衬液标本,可进行原虫、病毒及细菌学检查,找出病原体。同时由于肺部感染,肺泡表面膜的渗透性增加,BALF中的细胞数也增加,在急性感染时,细胞数可>800×10⁶/L。化脓性炎症时,BALF中性粒细胞增多;外源性变应原性肺泡炎时,淋巴细胞增多。BALF直接涂片或培养查到细菌,如结核分枝杆菌、军团菌等可直接诊断。

2. **肺部肿瘤的诊断**　BALF检查对诊断呼吸道原发性或继发性恶性肿瘤的效果较好,包括周围型肺癌、弥漫性肺恶性肿瘤、小细胞肺癌等。但BALF检查结果受癌类型和肿瘤大小的影响,以腺癌和肺泡癌阳性率最高。

3. **间质性肺部疾病的鉴别诊断**　间质性肺部疾病主要包括,如结节病、外源性变应性肺泡炎、特发性间质性纤维化。结节病患者大量辅助T淋巴细胞(CD4⁺T细胞)聚集在肺泡中,因此时肺泡灌洗液中有大量CD4⁺T细胞,CD4⁺/CD8⁺比值增大,IgG、IgA增高;外源性变应性肺泡炎患者抑制T淋巴细胞(CD8⁺T细胞)大量聚集,CD4⁺/CD8⁺的比值减小;特发性间质纤维化患者BALF中主要为中性粒细胞增多,嗜酸性粒细胞也可能增加。据此与以淋巴细胞增多为主的其他肉芽肿肺疾病鉴别。

(三)胸腔积液检测

健康成人胸腔液在20ml以下,在胸膜腔内主要起润滑作用。在病理情况下,如胸膜毛细血管静水压增加或胶体渗透压下降,或者胸腔内负压和胸腔液内胶体渗透压增加,均可导致胸腔液产生过多而吸收明显减少,从而形成病理性胸腔积液(pleural effusion),又称为胸水。常见的原因有胸膜或邻近组织感染,原发性或转移性肿瘤等。胸腔积液检查除传统的细胞学、生物化学及微生物学检查外,现已发展到应用免疫学和分子生物学方法进一步区别积液的性质。

【参考区间】由于健康人极难抽出胸腔液,因此参考区间很难得到。一般区别其为漏出液或渗出液。

1. **胸腔积液的一般性状**

(1)积液量可因病情不同而有很大差别。

(2)颜色及透明度:生理性胸腔液为清亮、淡黄色液体,病理状况下可出现多种变化。由于炎症等病变引起的渗出液(exudate)常呈深黄色,但因病因不同,可呈多种颜色,因含有大量细胞、细菌、乳糜物质或脂肪等,所以颜色较深,多见混浊。

渗出液主要颜色有多种。①红色:多为血性,提示有创伤、恶性肿瘤、肺梗死、结核分枝杆菌感染,或穿刺损伤出血。②乳白色混浊:积液离心后,若上清液变清,则混浊为细胞或碎片所致;若上清液仍混浊,则很可能是乳糜液或假性乳糜液。真性乳糜液因胸导管或淋巴管阻塞引起的;假乳糜液含有大量胆固醇或卵磷脂。③脓样淡黄色:见于化脓性感染,表明有大量白细胞和细菌。④黄绿色:可能为铜绿假单胞菌感染或类风湿病。⑤棕色:见于阿米巴肝脓肿累及胸膜时。⑥黑色:胸膜曲霉菌感染。

(3)胸腔积液的比密与凝固性:漏出液(transudate)比密多在1.015以下;渗出液因含有多量蛋白及细胞,比密多高于1.018。漏出液中因含纤维蛋白少,一般不易凝固;渗出液因含有纤维蛋白、细菌及细胞裂解产物,易于自行凝固或有凝块出现。

2. **胸腔积液中的显微镜检查**

(1)红细胞计数:对渗出液与漏出液的鉴别意义不大。积液中红细胞>5×10⁹/L时,积液呈淡红色;当>100×10⁹/L应考虑可能患恶性肿瘤、结核病、肺栓塞,或创伤所致。

(2)白细胞计数:胸腔积液以100×10⁶/L为界时,80%以上漏出液低于此值,80%以上渗出液却高于此值。渗出液常>500×10⁶/L,结核性与癌性积液中白细胞通常超过200×10⁶/L,而化脓性积液时多达10 000×10⁶/L。

(3)白细胞分类:漏出液中细胞较少,以淋巴细胞及间皮细胞为主;渗出液则细胞种类较多。

1)中性粒细胞增多(大于50%),常见于化脓性感染、结核性胸腔积液早期、肺梗死、膈下脓肿等。

2)淋巴细胞增多(大于50%):主要见于结核性、病毒性、肿瘤、乳糜性胸腔积液,以及风湿性胸膜炎、系统性红斑狼疮和尿毒症等；浆细胞、淋巴细胞增多可能为骨髓瘤。非霍奇金淋巴瘤、慢性淋巴细胞白血病与良性淋巴细胞增多的积液难以区分时，可借助免疫细胞化学检查或流式细胞术免疫分型作出正确判断。

3）嗜酸性粒细胞增多（大于10%）：最常见的原因是血胸和气胸，也见于肺梗死、寄生虫或真菌性感染、过敏综合征、药物反应、风湿病、霍奇金病、间皮瘤、系统性红斑狼疮等，可伴有夏科-莱登（Charcot-Leyden）结晶。

（4）间皮细胞（mesothelial cell）增多：常见于漏出液中。在结核性胸腔积液、肺气肿、类风湿胸膜炎时，间皮细胞则少。肿瘤细胞有时可与间皮细胞相似，常需做巴氏染色、H-E染色或免疫细胞化学染色鉴别。

（5）寄生虫及虫卵：乳糜性胸腔积液中可查到微丝蚴，阿米巴性肺脓肿的胸腔积液可见到阿米巴滋养体。

3. 肿瘤细胞学检查

（1）肿瘤细胞：在恶性积液中，巴氏染色或H-E染色检查约60%可发现形态不规则、细胞体大小不均、胞核大并可见核仁、胞质受色较深的成堆或散在分布的恶性肿瘤细胞，易见呈腺腔样排列的腺癌细胞。但积液中肿瘤细胞一般较难判断肿瘤的来源。胸腔原发性肿瘤主要是恶性间皮瘤，发病率较低，约为1%~4%。转移性恶性肿瘤约占95%左右，80%左右为腺癌，鳞癌仅占2%~3%，淋巴瘤或白血病可占5%~11%。

（2）流式细胞DNA分析：可以研究间期细胞，并不受细胞增殖状态的影响，对检测胸腔积液中的恶性细胞的有重要意义。Huang等对71例胸腔积液作流式细胞DNA分析，结果显示，对恶性胸腔积液诊断的敏感性为52%，特异性达100%。若与常规检查联合应用，则可使诊断的敏感性达到94%。癌性胸水细胞的DNA分析可见异倍体和S期、G_2/M期细胞比例增高。

（3）染色体检查：染色体分析主要是用于胸腔积液中转移或原发性恶性肿瘤的诊断，可查到染色体的数量、非整倍体和染色体结构异常，如断裂、易位等，阳性率达75%左右。通过涂片的细胞学、染色体和DNA倍体的联合检查，可极大提高对胸腔积液恶性肿瘤诊断的灵敏度和特异性。

4. 胸腔积液的临床化学检查

（1）pH值：渗出液一般偏低。pH值减低并伴有葡萄糖含量降低时，提示炎性积液；胸腔化脓性感染及食管破裂所致积液时，积液pH<7.0。结核性积液pH<7.3。pH降低还可见于风湿病、结核、红斑狼疮性胸膜炎等。急性胰腺炎所致积液的pH>7.3，pH>7.4可见于恶性积液。

（2）蛋白质定性与定量：胸腔炎症反应时，浆膜上皮细胞在炎性反应的刺激下使分泌的黏蛋白量增加，黏蛋白定性试验（Rivalta test）呈阳性。一般非炎性积液（漏出液）多为阴性。渗出液蛋白定量常超过30g/L；漏出液常低于30g/L，以白蛋白为主，黏蛋白定性试验呈阴性。

（3）葡萄糖定量：生理性胸膜腔积液中葡萄糖含量与血清近似，如出现积液中葡萄糖降低（<3.35mmol/L，或积液中含量/血液含量<0.5），一般见于风湿性积液、积脓、恶性肿瘤性积液、结核性积液、狼疮性积液或食管破裂等，以脓性积液为多见。

（4）乳酸定量：胸膜腔积液中乳酸含量测定有助于细菌性感染和非细菌性感染积液的鉴别诊断，当乳酸高达6mmol/L以上时，应高度提示有细菌感染，尤其在应用抗生素治疗后的胸水，一般细菌检查为阴性时更有价值。类风湿病、充血性心力衰竭及恶性肿瘤引起的积液中，乳酸含量也可见轻度升高。

（5）脂类测定：如果乳糜状的积液在离心后仍呈混浊状，甘油三酯含量增高（>4.52mmol/L），胆固醇含量不高、苏丹Ⅲ染成红色，为乳糜性积液，见于胸导管破裂。如果乳糜状的积液胆固醇增高（>2.59mmol/L），甘油三酯正常，为胆固醇性胸水，见于陈旧性结核性胸膜炎、恶性胸水、肝硬化、类风湿关节炎等。

（6）酶类测定

1）乳酸脱氢酶（LDH）活性：积液LDH>200U/L或与血清LDH比值超过0.6，可作为胸腔渗出液诊断的指标。在渗出液中,化脓性积液的 LDH 活性最高,其次为恶性积液。胸腔积液 LDH 活性与胸膜炎程度成正比,LDH 活性降低提示炎症消退,而 LDH 活性增高则表明病情恶化。

2)腺苷脱氨酶(ADA):在结核性积液中,ADA 活性明显增高;癌性积液 ADA 水平较低,漏出液最低。如 ADA>40U/L,甚至高于 100U/L 时,多为结核性积液,常见于结核性胸膜炎。当经抗结核药物治疗有效时,其胸水中 ADA 也随之下降,因此也能作为抗结核治疗时疗效观察指标。

3)淀粉酶(AMY):急性胰腺炎伴胸腔积液时,AMY 可溢漏至胸水中,而且常高于血清活性,这对于发生剧烈胸痛、呼吸困难的胰腺炎患者的鉴别诊断尤为重要。

5. 免疫学检查

(1)癌胚抗原(CEA):一种分子量较大的糖蛋白,当积液中 CEA>20μg/L,积液 CEA/ 血清 CEA 比值>1 时,应高度怀疑为癌性积液。

(2)补体:系统性红斑狼疮(SLE)和类风湿关节炎(RA)引起的胸腔积液中,总补体活性(CH50)、C3、C4 等补体成分降低,若积液 CH50 或 C4 减低,则 SLE 和 RA 的可能性很大。同时,此类患者胸腔积液中免疫复合物的含量与血清中的比值>1;而其他原因引起的胸腔积液此值<1。

(3)T 淋巴细胞亚群:结核性胸水中以淋巴细胞为主(早期以中性粒细胞为主),其中 T 细胞增加明显,T 细胞中又以 $CD4^+$ 为主,$CD4^+/CD8^+$ 比值升高。$CD4^+$T 细胞的绝对数与积液的量呈负相关,积液中 $CD4^+$、$CD8^+$ 的百分数及绝对数都高于自身外周血。而恶性胸腔积液的 T 细胞的含量虽也增加,但低于结核性胸腔积液中的 $CD3^+$、$CD4^+$,$CD4^+/CD8^+$ 亦明显降低。故淋巴细胞亚群检测对鉴别结核性和恶性胸腔积液有一定意义。

6. 微生物学检查

对疑为渗出液的积液,一般需做病原生物学检查。怀疑细菌感染可做细菌培养。结核性胸腔积液,经离心取沉淀物涂片、抗酸染色,镜下可找到抗酸杆菌。化脓性渗出液中的常见致病菌有葡萄球菌、链球菌、大肠埃希菌、脆弱拟杆菌、铜绿假单胞菌等,少数病例可有厌氧菌或放线菌感染。

(四)呼吸系统感染的实验室检查

1. 常见细菌感染　呼吸道细菌菌群复杂,正常寄生和携带细菌种类繁多,因此痰和咽拭子所分离出来的细菌不一定都与疾病相关,有时还会因患者已接受治疗,使某些细菌培养、生长受到抑制,或结果发生变异。正常上呼吸道常见细菌有葡萄球菌、链球菌、肺炎克雷伯菌、卡他莫拉菌等,这些细菌大多为条件致病菌,数量显著占优势时,可提示有感染存在。在院内获得性肺炎的病原体中,革兰阴性杆菌占 60% 以上,以铜绿假单胞菌(绿脓杆菌)最多;革兰阳性菌约占 20%,以金黄色葡萄球菌和凝固酶阴性葡萄球菌为主。在社区获得性肺炎的病原体中,以革兰阳性球菌和流感嗜血杆菌感染为主。

2. 其他病原体感染　军团菌、厌氧菌、病毒、支原体、衣原体感染比例增加。上呼吸道感染多为病毒感染,而且病毒的种类较多。肺部感染多为细菌感染,但病毒、支原体感染近年来不断增多,并且常出现细菌与病毒的混合感染。

3. 特殊病原体感染　在免疫功能低下或免疫功能缺陷患者的呼吸系统感染中,真菌、卡氏肺孢菌、弓形体、结核分枝杆菌等感染较多。

三、常见临床应用

(一)慢性阻塞性肺病与慢性源性心脏病

慢性阻塞性肺疾病(chronic obstructive pulmonary disease,COPD)是一组气流受限为特征的肺部疾病,气流受限不完全可逆,呈进行性发展,但是可以预防和治疗的疾病。COPD 主要累及肺部,但也可以引起肺外各器官的损害。因肺功能进行性减退,严重影响患者的劳动力和生活质量。COPD 造成了巨大的社会和经济负担。

1. 血气检测　血气检查对确定发生低氧血症、高碳酸血症及酸碱平衡紊乱及判断呼吸衰竭的类型有重要价值,并有助提示当前病情的严重程度。

2. 其他实验室检查　慢性阻塞性肺疾病的急性加重常因微生物感染诱发,当合并细菌感染时,血白细胞计数增高,中性粒细胞核左移;痰细菌培养可能检出病原菌;常见病原菌为肺炎链球菌、流感嗜血杆菌、卡他莫拉菌等,病程较长,而且出现肺结构损伤者,易合并铜绿假单孢菌感染,长期吸入糖皮质激素者易合并真菌感染。

(二)支气管哮喘

支气管哮喘(bronchial asthma),简称哮喘,是由多种细胞(如嗜酸性粒细胞、肥大细胞、T淋巴细胞、中性粒细胞、气道上皮细胞等)和细胞组分参与的气道慢性炎症性疾病。这种慢性炎症与气道高反应性相关,通常出现广泛多变的可逆性气流受限,并引起反复发作性的喘息、气急、胸闷或咳嗽等症状,常在夜间和/或清晨发作、加剧,多数患者可自行缓解或经治疗缓解。支气管哮喘如诊治不及时,随病程的延长可产生气道不可逆性缩窄和气道重塑。而当哮喘得到控制后,多数患者很少出现哮喘发作,严重哮喘发作则更少见。来自全球哮喘负担的数据表明,尽管从患者和社会的角度来看,控制哮喘的花费似乎很高,但不正确的治疗可导致哮喘反复发作,治疗费用将会更高。因此,合理的防治至关重要。为此,世界各国的哮喘防治专家共同起草,并不断更新了全球哮喘防治倡议(*Global Initiative for Asthma*,GINA)。GINA目前已成为防治哮喘的重要指南。

1. 痰液检测　多呈白色泡沫状,大都含有水晶样的哮喘珠,质较坚,呈颗粒样。合并感染时痰呈黄或绿色,较浓厚而黏稠。咳嗽较剧时,支气管壁的毛细血管可破裂,有痰中带血,涂片在显微镜下可见较多嗜酸性粒细胞。

2. 动脉血气分析检测　哮喘发作时由于气道阻塞且通气分布不均,通气/血流比值失衡,可致肺泡-动脉血氧分压差($A-aDO_2$)增大;严重发作时可有缺氧,PaO_2降低,由于过度通气可使$PaCO_2$下降,pH上升,表现呼吸性碱中毒。若重症哮喘,病情进一步发展,气道阻塞严重,可有缺氧及CO_2滞留,$PaCO_2$上升,表现呼吸性酸中毒。若缺氧明显,可合并代谢性酸中毒。根据哮喘的病情分为轻度、中度、重度和危重。轻度血气PaO_2正常,$PaCO_2<45mmHg$,$SaO_2>95\%$,pH正常。中度血气$PaO_2 \geqslant 60mmHg$,$PaCO_2 \leqslant 45mmHg$,SaO_2 91%~95%,pH正常。重度血气$PaO_2<60mmHg$,$PaCO_2>45mmHg$,$SaO_2 \leqslant 90\%$,pH正常。危重血气pH降低。

(三)胸腔积液

胸膜腔是位于肺和胸壁之间的一个潜在的腔隙。在正常情况下脏胸膜和壁胸膜表面上有一层很薄的液体,在呼吸运动时起润滑作用。胸膜腔和其中的液体并非处于静止状态,在每一次呼吸周期中胸膜腔形状和压力均有很大变化,使胸腔内液体持续滤出和吸收,并处于动态平衡。任何因素使胸膜腔内液体形成过快或吸收过缓,即产生胸腔积液(pleural effusion),简称胸水。常见的原因有胸膜或邻近组织感染,原发性或转移性肿瘤等。胸腔积液检查除传统的细胞学、生物化学及微生物学检查外,现已发展到应用免疫学和分子生物学方法进一步区别积液的性质。

对明确积液性质及病因诊断均至关重要,大多数积液的原因通过胸水分析可确定。疑为渗出液必须做胸腔穿刺,如有漏出液病因则避免胸腔穿刺。不能确定时也应做胸腔穿刺抽液检查。

1. 外观　漏出液透明清亮,静置不凝固,比重低于(1.016~1.018)。渗出液多呈草黄色,稍混浊,易有凝块,比重>1.018。血性胸水呈洗肉水样或静脉血样,多见于肿瘤、结核和肺栓塞。乳状胸水多为乳糜胸。巧克力色胸水考虑阿米巴肝脓肿破溃入胸腔的可能。黑色胸水可能为曲霉感染。黄绿色胸水见于类风湿关节炎。厌氧菌感染胸水常有臭味。

2. 细胞　胸膜炎症时,胸水中可见各种炎症细胞及增生与退化的间皮细胞。漏出液细胞数常少于$100 \times 10^6/L$,以淋巴细胞与间皮细胞为主。渗出液的白细胞常超过$500 \times 10^6/L$。脓胸时白细胞多达$10\,000 \times 10^6/L$以上。中性粒细胞增多时提示为急性炎症;淋巴细胞为主则多为结核性或肿瘤性;寄生虫感染或结缔组织病时嗜酸性粒细胞常增多。胸水中红细胞超过$5 \times 10^9/L$时,可呈淡红色,多由恶性肿瘤或结核所致。胸腔穿刺损伤血管亦可引起血性胸水,应谨慎鉴别。红细胞超过$100 \times 10^9/L$时应考虑创伤、肿瘤或肺梗死。血细胞比容>外周血血细胞比容50%以上时为血胸。

恶性胸水中约有 40%~90% 可查到恶性肿瘤细胞,反复多次检查可提高检出率。胸水标本有凝块应固定及切片行组织学检查。胸水中恶性肿瘤细胞常有核增大且大小不一、核畸变、核深染、核质比例失常及异常有丝核分裂等特点,应注意鉴别。胸水中间皮细胞常有变形,易误认为肿瘤细胞。结核性胸水中间皮细胞常低于 5%。

3. pH 和葡萄糖　正常胸水 pH 接近 7.6。pH 降低可见于不同原因的胸腔积液,脓胸、食管破裂、类风湿性积液 pH 常降低;如 pH<7.0 者仅见于脓胸以及食管破裂所致胸腔积液。结核性和恶性积液也可降低。

正常胸水中葡萄糖含量与血中含量相近。漏出液与大多数渗出液葡萄糖含量正常;而脓胸、类风湿关节炎、系统性红斑狼疮、结核和恶性胸腔积液中含量可 <3.3mmol/L。若胸膜病变范围较广,使葡萄糖及酸性代谢物难以透过胸膜,葡萄糖和 pH 均较低,提示肿瘤广泛浸润,其胸水肿瘤细胞发现率高,胸膜活检阳性率高,胸膜固定术效果差,患者存活时间亦短。

4. 病原体　胸水涂片查找细菌及培养,有助于病原诊断。结核性胸膜炎胸水沉淀后做结核菌培养,阳性率仅 20%,巧克力色胸水应镜检阿米巴滋养体。

5. 蛋白质　渗出液的蛋白含量较高(>30g/L),胸水 / 血清比值大于 0.5。漏出液蛋白含量较低(<30g/L),以清蛋白为主,黏蛋白定性试验(Rivalta 试验)阴性。

6. 类脂乳糜胸的胸水呈乳状混浊,离心后不沉淀,苏丹Ⅲ染成红色;甘油三酯含量>1.24mmol/L,胆固醇不高,脂蛋白电泳可显示乳糜微粒,多见于胸导管破裂。假性乳糜胸的胸水呈淡黄或暗褐色,含有胆固醇结晶及大量退变细胞(淋巴细胞、红细胞),胆固醇多大于 5.18mmol/L,甘油三酯含量正常。与陈旧性积液胆固醇积聚有关,见于陈旧性结核性胸膜炎、恶性胸水、肝硬化和类风湿关节炎胸腔积液等。

7. 渗出液乳酸脱氢酶(LDH)含量增高,大于 200U/L,且胸水 / 血清 LDH 比值大于 0.6。LDH 活性是反映胸膜炎症程度的指标,其值越高,表明炎症越明显。LDH>500U/L 常提示为恶性肿瘤或胸水已并发细菌感染。

胸水淀粉酶升高可见于急性胰腺炎、恶性肿瘤等。急性胰腺炎伴胸腔积液时,淀粉酶溢漏致使该酶在胸水中含量高于血清中含量。部分患者胸痛剧烈、呼吸困难,可能掩盖其腹部症状,此时胸水淀粉酶已升高,临床诊断应予注意。淀粉酶同工酶测定有助于肿瘤的诊断,如唾液型淀粉酶升高而非食管破裂,则恶性肿瘤可能性极大。

腺苷脱氨酶(ADA)在淋巴细胞内含量较高。结核性胸膜炎时,因细胞免疫受刺激,淋巴细胞明显增多,故胸水中 ADA 多高于 45U/L。其诊断结核性胸膜炎的敏感度较高。HIV 合并结核患者 ADA 不升高。

8. 免疫学检查　结核性胸膜炎胸水 γ 干扰素多大于 200pg/ml。系统性红斑狼疮及类风湿关节炎引起的胸腔积液中补体 C3、C4 成分降低,且免疫复合物的含量增高。系统性红斑狼疮胸水中抗核抗体滴度可达 1:160 以上。

9. 肿瘤标志物　癌胚抗原(CEA)在恶性胸水中早期即可升高,且比血清更显著。若胸水 CEA>20μg/L 或胸水 / 血清 CEA>1,常提示为恶性胸水,其敏感性 40%~60%,特异性 70%~88%。胸水端粒酶测定与 CEA 相比,其敏感性和特异性均大于 90%。近年还开展许多肿瘤标志物检测,如糖链肿瘤相关抗原、细胞角蛋白 19 片段、神经元特异烯醇酶等,可作为鉴别诊断的参考。联合检测多种标志物,可提高阳性检出率。

(四) 呼吸衰竭

呼吸衰竭(respiratory failure)是指各种原因引起的肺通气和 / 或换气功能严重障碍,以致在静息状态下亦不能维持足够的气体交换,导致低氧血症伴(或不伴)高碳酸血症,进而引起一系列病理生理改变和相应临床表现的综合征。其临床表现缺乏特异性,明确诊断有赖于动脉血气分析:在海平面、静息状态、呼吸空气条件下,动脉血氧分压(PaO_2)<60mmHg,伴或不伴二氧化碳分压($PaCO_2$)>50mmHg,并排除心内解剖分流和原发于心排出量降低等因素,可诊为呼吸衰竭。

1. 实验室检查

(1)动脉血气分析：PaO_2、$PaCO_2$、pH<7.35等结果监测。

(2)电解质紊乱和酸碱平衡失调：呼吸衰竭时，可严重抑制氧化代谢，使糖酵解增加，血乳酸增高，产生代谢性酸中毒。由于细胞能量不足，钠泵功能障碍，出现高钾血症等。随着病情加重，还可出现其他酸碱和电解质失衡，应结合临床、血气分析等进行综合分析。

(3)其他血液生化改变：重症病例可并发多脏器功能衰竭，如肝、肾功能障碍，此时血清ALT和胆红素，血清尿素、肌酐可增高；长期低氧血症者，血液RBC、HGB、HCT代偿性增高，在危重患者中还可出现凝血功能障碍或继发弥散性血管内凝血（DIC），PT、APTT延长，D-二聚体增高等。

2. 病原生物学检查

如慢性呼吸衰竭合并感染，应根据病情，取痰或咽拭子标本进行细菌培养及药敏试验，找出病原菌，进行合理的抗感染治疗，但应防止使用抗生素类药物不当造成的酸碱平衡失调加重。

(五) 原发性支气管肺癌

原发性支气管肺癌(primary bronchogenic carcinoma)，简称肺癌(lung cancer)，为起源于支气管黏膜或腺体的恶性肿瘤。肺癌是发病率和死亡率增长最快，对人群健康和生命威胁最大的恶性肿瘤之一。近50年来许多国家都报道肺癌的发病率和死亡率均明显增高，男性肺癌发病率和死亡率均占所有恶性肿瘤的第一位，女性发病率占第二位，死亡率占第二位，并由于早期诊断不足致使预后差。目前随着诊断方法进步、新药以及靶向治疗药物出现，规范有序的诊断、分期以及根据肺癌临床行为进行多学科治疗的进步，生存率已经有所延长。然而，要想大幅度地延长生存率，仍有赖于早期诊断和早期规范治疗。已有的研究证明：长期大量吸烟者患肺癌的概率是不吸烟者的10~20倍，开始吸烟的年龄越小，患肺癌的概率越高。

1. 实验室检查　血清学检查肺癌标记物，组织多肽抗原TPA、CEA、鳞状细胞癌相关抗原(SU-Ag)、细胞角质蛋白19片段抗原21-1(CYFRA21-1)、神经元特异性烯醇化酶(NSE)、肌酸磷酸肌酶同工酶BB(CK-BB)和胃泌肽(GRPC)等对小细胞肺癌的诊断有帮助。目前未发现特异性血清肺癌标记物。

2. 细胞学检查　痰细胞学检查是肺癌普查和诊断的一种简便有效的方法，原发性肺癌患者多数在痰液中可找到脱落的癌细胞。中央型肺癌痰细胞学检查的阳性率可达70%~90%，周围型肺癌痰检的阳性率则仅约50%。

(六) 肺栓塞

肺栓塞是由于内源性或外源性的栓子堵塞肺动脉主干或分支，引起肺循环障碍的临床和病理生理综合征。包括肺血栓栓塞症、脂肪栓塞综合征、羊水栓塞、空气栓塞、肿瘤栓塞等。其中肺血栓栓塞症(PTE)是最常见的PE类型，指来自静脉系统或右心的血栓阻塞肺动脉或其分支所致疾病，以肺循环和呼吸功能障碍为主要临床表现和病理生理特征，占PE的绝大多数，通常所称的PE即指PTE。

1. 动脉血气分析　血气分析的检测指标不具有特异性，可表现为低氧血症、低碳酸血症、肺泡-动脉血氧梯度增大及呼吸性碱中毒，但多达40%的患者动脉血氧饱和度正常，20%的患者肺泡-动脉血氧梯度正常。

2. 血浆D-二聚体　急性血栓形成时，凝血和纤溶同时激活，可引起血浆D-二聚体的水平升高。D-二聚体检测的阴性预测价值很高，阳性预测价值很低。因此血浆D-二聚体测定的主要价值在于能排除急性PE，而对确诊PE无益。

四、评价

(一) 痰液检测的评价

1. 痰液的检查因其无创性、标本收集方便，易被患者接受，它有助于呼吸系统疾病的诊断、观察疗效和预后判断。

2. 痰液检查虽可对呼吸道疾病的诊断提供帮助，但不够灵敏与特异，且对疾病定位帮助不大。痰易受唾液稀释，分析结果时应慎重。

(二) 支气管肺泡灌洗液(BALF)检测评价

1. BALF 一般由有经验的临床医师采集。

2. 支气管肺泡灌洗技术作为一种特殊的检查方法对某些其他肺疾患如支气管哮喘、成人呼吸窘迫综合征、弥漫性肺出血、肺泡蛋白沉着症等的临床意义尚处于研究和观察之中。

3. BALF 检查中细胞计数和分类包括 T 淋巴细胞亚群分类，经过多年的研究已基本标准化，但对可溶性物质检查还存在某些问题，主要是灌洗液量与方法的不同，对肺衬液稀释程度等影响测定结果，尚须进一步的研究。

4. BALF 稀释的比例判断：由于尿素为小分子物质，易穿过肺泡上皮孔道，故正常肺泡上皮表面衬液的浓度与血清中的浓度是相同的，通过计算 BALF 中尿素与血清中尿素浓度的比率即可判断 BALF 稀释的比例。

5. BALF 中的蛋白质：BALF 中的蛋白是血清中蛋白的 2/3，主要有白蛋白、免疫球蛋白和一些肺表面活性物质。当肺部炎症时渗透压增加导致 BALF 中蛋白质增加。

6. 由于支气管肺泡灌洗技术能获得肺泡表面衬液，因此其内容物的检查对下呼吸道疾病的病因、发病机制、诊断、评价疗效和判断预后均有重要价值，其应用越来越广。

(三) 胸腔积液检测评价

通过外观、比密、凝固性、黏蛋白试验及细胞计数来鉴别胸腔积液属于渗出液或漏出液，但有时也难以准确判断，临床符合率仅约 60%，远远满足不了临床需要。20 世纪 70 年代 Light 提出检测胸腔积液和血清的蛋白质及乳酸脱氢酶活性，当积液 LD>200U/L；积液 LD/ 血清 LD 比值>0.6，积液总蛋白 / 血清总蛋白比值>0.5，三项同时存在时可以判断为渗出液，反之为漏出液，大大提高了临床符合率，但还有约 5% 误诊率。

(四) 呼吸系统感染的实验室检查评价

依据患者临床症状，初步判断为细菌感染还是其他病原微生物感染。适当选择血液学、免疫学和临床化学检查项目，协助对病变程度及病程的判断及疗效监测等。根据发病部位、选择适当的标本进行病原学检查，如为上呼吸道感染，应取咽拭子或痰液为样本进行检查；如为下呼吸道感染，且难以判断病因，可选择肺泡灌洗液。出现胸腔积液时，应及时抽取送检。

(刘　洋)

第十一节　内分泌疾病的实验室检查和临床应用

一、概述

内分泌疾病是由于内分泌腺或内分泌组织本身的分泌功能和 / 或结构异常时发生的综合征。涉及激素来源异常、激素受体异常、激素或物质代谢失常等方面。由内分泌细胞分泌的具有生物活性的物质称为激素，内分泌系统通过所分泌的激素发挥调节作用。体液中激素及代谢物的检测、激素功能试验对内分泌疾病的诊断和治疗具有重要意义。

激素受体(hormone receptor)是细胞膜上或细胞内激素作用的靶分子，能特异地识别激素分子并与之结合，进而引起生物效应的特殊蛋白质。激素受体可分为两类，一类是存在于细胞内的类固醇激素的受体；另一类是存在于蛋白激素靶细胞的细胞膜上的蛋白激素的受体，是难溶于水的复合蛋白质。激素与受体之间存在高度的亲和力。

激素有不同的分类方法，根据作用机制可将其分为两类，一类是与细胞内受体结合的激素，如类固醇激素、甲状腺激素；一类是与细胞表面受体结合的激素，如氨基酸衍生物及肽类激素。激素由内分泌腺释放入血后,随血液循环到达相应的靶器官,并在靶器官或靶组织中发挥作用,从而协调机体的新陈代谢、生长发育、生殖及维持机体内环境的稳态。

内分泌疾病可分为两种类型:激素过多或缺乏;激素抵抗或依赖。激素过多常导致内分泌系统功能亢进,出现激素过多症(hormonosis),内分泌细胞肿瘤、增生、自身免疫刺激及外源性激素或药物的使用都可导致激素过多。体内由于激素缺乏所造成的相应病症称为激素缺乏症(hormonoprivia)。激素缺乏绝大多数是由于腺体损毁导致,自身免疫、手术、感染、炎症、出血、梗死及肿瘤细胞浸润等均可引起腺体受损。除传统内分泌腺受损外,某些与激素的分泌或将激素前体转化为活性形式的非内分泌腺体受损也可导致激素缺乏,如肾脏疾病导致 25- 羟维生素 D_3[25(OH)D_3]无法转化为活性形式 1,25- 二羟维生素 D_3[1,25(OH)$_2D_3$],且肾素及红细胞生成素的合成也会降低。激素抵抗或依赖临床上常出现激素抵抗综合征(hormone resistance syndrome)或激素依赖综合征(hormone dependent syndrome),可分为遗传性的和获得性的。遗传性的激素抵抗综合征是由于基因突变引起的对激素反应性的缺乏,如完全性雄激素抵抗中,虽然黄体生成素(LH)和睾酮水平增高,但由于雄激素受体基因的突变,使男性患者具有女性的表型和外貌。但多数激素抵抗综合征是获得性的,是由于已经存在的疾病损伤了靶组织,干扰其对激素的反应性,如 2 型糖尿病的胰岛素抵抗、肥胖症中的瘦素抵抗等。

二、相关实验室检查

(一) 垂体激素检测与相关试验

垂体在组织学上分为神经垂体和腺垂体,各自分泌的激素相应为神经垂体激素和腺垂体激素,这些激素大多为糖蛋白或肽。下丘脑一些特殊分化的神经细胞分泌的多种控制腺垂体激素释放的调节性激素(包括释放激素和抑制激素),通过垂体门静脉系统直接送至腺垂体快速发挥作用。

1. 促黄体生成素测定　促黄体生成素(luteinizing hormone,LH)由腺垂体的促性腺激素细胞分泌。对于女性,卵泡期 LH 与卵泡刺激素(FSH)共同作用,促使卵泡成熟和雌激素的合成,继而引起排卵。排卵后促使卵泡转变为黄体,促进间质生长以及孕酮合成。对于男性,则能促使睾丸间质细胞增殖并合成雄激素、促间质细胞分泌睾酮促进精子成熟。在正常情况下,下丘脑通过分泌的促性腺激素释放激素刺激 LH 和 FSH 脉冲式释放,不同时间段释放频率不一,如晚卵泡期 LH 的释放频率每 24 小时可达 17 次,而黄体中期每 24 小时仅 7 次。LH 测定一般采用化学发光免疫测定(CLIA)法和电化学发光免疫测定(ECLIA)法。

【参考区间】

CLIA 法　女性　卵泡期:2.12~10.8IU/L

　　　　　　　　排卵期:19.18~103.03IU/L

　　　　　　　　黄体期:1.20~12.86IU/L

　　　　　　　　绝经后:10.87~58.64IU/L

　　　　　男性　成人:1.24~8.62IU/L

ECLIA 法　女性　卵泡期:2.4~12.6IU/L

　　　　　　　　排卵期:14.0~95.6IU/L

　　　　　　　　黄体期:1.0~11.4IU/L

　　　　　　　　绝经后:7.7~58.51IU/L

　　　　　男性　成人:1.7~8.6IU/L

2. 卵泡刺激素测定　卵泡刺激素(follicle-stimulating hormone,FSH)由垂体细胞分泌,和 LH 同为促性腺激素家族成员。与 LH 相同,FSH 在促性腺激素释放激素的调控下也呈脉冲式释放,二者协同促进性腺(卵巢和睾丸)的生长发育并对其功能进行调控。

女性月经周期中 FSH 和 LH 同步变化,促进卵泡细胞生长发育、成熟,使卵泡膜细胞生成的雄激素转化为雌激素,并诱发卵泡 LH 受体的生成,增加卵泡甾体的合成的能力,为排卵做准备。FSH 在男性中可刺激睾丸支持细胞发育,并促进能结合雄性激素的性激素结合球蛋白的产生,使发育的生殖细胞获得稳定而高浓度的雄性激素促进精子的分化成熟。

FSH 测定一般采用化学发光免疫测定(CLIA)和电化学发光免疫测定(ECLIA)法。

【参考区间】

CLIA 法　女性　卵泡期:3.85~8.78IU/L

排卵期:4.54~22.51IU/L

黄体期:1.79~5.12IU/L

绝经后:16.74~113.59IU/L

男性　成人:1.27~19.26IU/L

ECLIA 法　女性　卵泡期:3.5~12.5IU/L

排卵期:4.7~21.5IU/L

黄体期:1.7~7.7IU/L

绝经后:25.8~134.8IU/L

男性　成人:1.5~12.4IU/L

3. 催乳素测定　催乳素(prolactin,PRL)由腺垂体细胞分泌,能促进其靶器官乳腺组织的生长发育和分化,是乳房正常发育和妇女哺乳期的必需条件。妊娠后 PRL 逐渐增加,至分娩前达高峰,此时具有调整羊水容量、羊水中离子浓度、胎儿细胞外液量的功能,起到保护胎儿的作用。

在雌激素、孕激素、糖皮质激素以及胰岛素等的参与下,PRL 能促进乳腺小泡成熟和乳液的分泌,在哺乳 PRL 到维持乳液分泌的作用。如果不用母乳哺养,PRL 水平在分娩后三个星期内恢复正常。在睾酮(testosterone,T)的存在下,PRL 能促进男性前列腺及精囊的发育,使睾酮合成增加。此外,PRL 还具有调节肾上腺生成雄激素、参与应激反应等作用。PRL 测定一般采用化学发光免疫测定(CLIA)法和电化学发光免疫测定(ECLIA)法。

【参考区间】

CLIA 法　女性　绝经前(<50 岁):3.34~26.72μg/L

绝经后(>50 岁):2.74~19.64μg/L

男性　成人:2.64~13.13μg/L

ECLIA 法　女性(未怀孕):4.79~23.3μg/L

男性成人:4.04~15.2μg/L

4. 促甲状腺激素测定　促甲状腺激素(thyroid-stimulating hormone,TSH)是由腺垂体细胞分泌的一种糖蛋白,包括 α 和 β 两个亚基,其中 β 亚基是功能亚基。TSH 的分泌受到下丘脑分泌的促甲状腺激素释放激素的调节以及血液循环中甲状腺激素的反馈调节,具有生物节律性。TSH 测定是评估甲状腺功能的初筛试验。游离甲状腺激素浓度的微小变化就会带来 TSH 浓度向反方向的显著调整。因此,TSH 测定是评估甲状腺功能的非常敏感的特异性参数,特别适合于早期检测或排除下丘脑 - 垂体 - 甲状腺轴功能紊乱。

由于 TSH 不与血浆蛋白结合,并且在测定时受其他干扰因素比测定甲状腺激素少,因此国内外均推荐血清 TSH 作为甲状腺功能紊乱的首选检查。TSH 的测定一般采用化学发光免疫测定(CLIA)法和电化学发光免疫测定(ECLIA)法。

【参考区间】

CLIA 法　成人 TSH:0.34~5.60mIU/L

ECLIA 法　成人 TSH 0.270~4.20mIU/L

5. 生长激素测定　生长激素(growth hormone,GH)由腺垂体嗜酸细胞分泌,为单链多肽类激素,以游离形式输送到靶组织发挥作用。GH 最重要的生理作用是促进骨骺软骨细胞 DNA 和 RNA 的合成,使软骨细胞分裂、增殖、蛋白黏多糖合成活跃,骨骺板增厚,身材长高。GH 广泛参与机体代谢,包括与促生长相适应的蛋白质同化作用；促进脂肪水解，血游离脂肪酸升高并向肝脏转移；与血糖变化有关；还参与性发育调节。

GH 的分泌主要受下丘脑释放的生长激素释放激素（GHRH）和生长激素释放抑制激素（GHIH）调控，呈脉冲式分泌，并有明显的昼夜节律。生长激素与生长激素结合蛋白（GHBP）相结合，能够减弱因腺垂体脉冲式分泌引起的 GH 波动。GH 的基础水平在幼儿时期最高，随着年龄的增长逐步下降，在 60 岁时达到最低点。GH 的测定一般采用化学发光免疫测定（CLIA）法和电化学发光免疫测定（ECLIA）法。

【参考区间】
CLIA 法　　成年男性：0.003~0.971μg/L
　　　　　　成年女性：0.010~3.607μg/L
ECLIA 法　男孩（0~10 岁）：0.094~6.29μg/L
　　　　　　女孩（0~10 岁）：0.12~7.79μg/L
　　　　　　男孩（11~17 岁）：0.077~10.8μg/L
　　　　　　女孩（11~17 岁）：0.123~8.05μg/L
　　　　　　男性（成年）：0.03~2.47μg/L
　　　　　　女性（成年）：0.126~9.88μg/L

6. **精氨酸血管升压素测定**　精氨酸血管升压素（arginine-vasopressin，AVP）又称抗利尿激素（antidiuretic hormone，ADH），是由下丘脑的视上核和室旁核的神经细胞分泌的 9 肽激素，经下丘脑 - 垂体束到达垂体后叶后释放出来。其主要作用是提高远曲小管和集合管对水的通透性，促进水的吸收，是尿液浓缩和稀释的关键性调节激素。此外，该激素还能增强内髓部集合管对尿素的通透性。目前 ADH 测定多采用 RIA 法。

【参考区间】正常人随意饮水基础值 1.9~5.7pg/ml，禁水后可升高 3~5 倍

（二）甲状腺激素检测与相关试验

甲状腺是人体最大的内分泌腺体，由甲状腺滤泡、滤泡旁细胞及间质组成。甲状腺滤泡是甲状腺的功能单位，负责合成、储存和释放甲状腺激素（thyroid hormone，TH），其中主要的是甲状腺素（T_4）和较少量的三碘甲腺原氨酸（T_3）。TH 可以作用于心血管、神经、免疫和生殖系统，尤其是脂类代谢和碳水化合物代谢，在机体的代谢、生长及发育过程中起重要作用。甲状腺滤泡旁细胞还分泌降钙素（calcitonin，CT），它在调节机体钙动态平衡中起重要作用，主要影响机体的骨代谢。下丘脑、垂体与甲状腺构成调节轴，共同调节甲状腺功能。下丘脑分泌促甲状腺激素释放激素（TRH），刺激腺垂体分泌促甲状腺激素（TSH），TSH 可刺激甲状腺合成激素并分泌。高水平的血清甲状腺激素会通过经典的负反馈途径抑制 TRH 和 TSH 的分泌。另外，甲状腺球蛋白及某些患者体内存在的自身抗体，如甲状腺球蛋白抗体、抗过氧化物酶抗体、抗促甲状腺激素受体抗体等都参与并影响甲状腺功能的调节，在甲状腺功能的评价中具有重要意义。

1. **三碘甲状腺原氨酸测定**　三碘甲状腺原氨酸（3,5,3'-triiodothyronine，T_3）大部分由甲状腺素经酶脱碘而生成，只有一小部分由甲状腺滤泡细胞合成分泌。分泌入血的 T_3 大部分与甲状腺激素结合蛋白（TBC）、甲状腺结合前白蛋白及白蛋白结合，只有 0.3% 以游离状态存在，而游离状态的 T_3 才具有生物活性。T_3 主要通过与 T_3 受体以及其他相关蛋白质相互作用后，调控靶基因的转录和蛋白质的表达而发挥作用。T_3 生理功能主要有体内的氧化生热作用、促进机体生长发育的作用、调节蛋白质、脂类及碳水化合物合成代谢的作用、调节体内激素和药物代谢的作用等。血液中总 T_3 的测定是反映甲状腺合成分泌甲状腺激素的良好指标，可用于评价机体的甲状腺功能，并为相关疾病的诊断和治疗提供帮助。T_3 的测定主要有 CLIA 法、ECLIA 法和 TrFIA（时间分辨荧光免疫分析）法。

【参考区间】
CLIA 法　　成人：0.58~1.59μg/L
ECLIA 法　成人：1.3~3.1nmol/L

TrFIA 法　　成人：1.3~2.5nmol/L

2. **甲状腺素测定**　甲状腺素(thyroxine,3,5,3',5'-tetraiodo thyromine,T_4)是由甲状腺滤泡上皮细胞合成分泌的主要甲状腺激素,但其生物活性较 T_3 低 4~5 倍,一般作为前体物质或激素原。T_4 在外周组织(如肝脏)经酶作用脱碘,形成 T_3 和反 T_3(reverse T_3,rT3),发挥生物学作用。T_4 主要通过脱碘产生 T_3,与 T 受体及相关蛋白质的作用产生生物学功能。血清中的甲状腺素(thyroxine,T_4)全部为甲状腺分泌而来,故 T_4 是反映甲状腺功能状态的较好指标。在正常情况下,血液循环中 T_4 约 99.98%与特异的血浆蛋白结合,包括甲状腺结合球蛋白(thyroxine binding globulin,TBG)(占 60%~75%)、前白蛋白(占 15%~30%)以及白蛋白(占 10%),仅 0.02% 为游离状态,发挥生物学作用。结合型与游离型之和为总 T_4(TT_4)。测定血液中 TT_4 水平可以评价甲状腺合成分泌甲状腺激素的状况,反映甲状腺的功能,为相关疾病的诊断和治疗提供帮助。血液中总 T_4 的测定主要用 CLIA 法、ECLIA 法和 TrFIA 法。

【参考区间】

CLIA 法　　成人：4.87~11.72μg/dl

ECLIA 法　　成人：66~181nmol/L

TrFIA 法　　成人：69~141nmol/L

3. **游离三碘甲状腺原氨酸测定**　三碘甲状腺原氨酸(triiodothyronine,T_3)是甲状腺激素的活性形式,80% 以上的 T_3 是在外周组织中通过 T_4 脱碘而成的,仅 15%~20% 由甲状腺直接分泌而来。血清中 99.7% 的 T_3 与 TBG 以结合状态存在,只有 0.3% 左右的具有生物活性的游离三碘甲状腺原氨酸(free triiodothyronine,FT_3)。但 T_3 不与甲状腺激素转运蛋白结合。结合型与游离型之和为总 T_3($TT3$)。血液循环中 FT_3 的水平与甲状腺功能状态密切相关,且 FT_3 的测定不受血液循环中结合蛋白浓度和结合特性变化的影响。正常情况下,甲状腺结合球蛋白(TBG)和 FT_3 是与总 T_3($TT3$)水平相联系的。当总 T_3 水平由于甲状腺激素结合球蛋白的变化,尤其是 TBG 的改变或者低白蛋白浓度发生改变时,FT_3 的测量具有重要意义。FT_3 的测定有许多种方法,其中平衡透析法和超滤法是 FT_3 测定的参考方法。临床实验室常用的 FT_3 测定方法有 CLIA 法、ECLIA 法和 TrFIA 法。

【参考区间】

CLIA 法　　成人：1.71~3.71ng/L

ECLIA 法　　成人：3.1~6.8pmol/L

　　　　　　儿童：4~30 天　　3.0~8.1pmol/L

　　　　　　2~12 个月　　2.4~9.8pmol/L

　　　　　　2~6 岁　　3.0~9.1pmol/L

　　　　　　7~11 岁　　4.1~7.9pmol/L

　　　　　　12~19 岁　　3.5~7.7pmol/L

TrFIA 法　　成人：4.6~7.8pmol/L

4. **游离甲状腺素测定**　虽然人体中甲状腺素(T_4)含量较高,但绝大部分 T_4 以结合状态存在,只有约 0.03% 具有生物学活性的游离甲状腺素(free thyroxine,FT_4)存在于血液循环中。FT_4 测定不受血液循环中结合蛋白浓度和结合力特性的影响,更能反映机体甲状腺功能状况。FT_4 测定有许多方法,其中平衡透析 -RIA 法是参考方法,此方法可在测定前将 FT_4 和与蛋白结合的 T_4 相分离。但是这种方法比较烦琐,且对技术要求较高,难以在临床实验室广泛应用。临床实验室 FT_4 的测定主要用 CLIA 法、ECLIA 法和 TrFIA 法。

【参考区间】

CLIA 法　　成人：0.70~1.48ng/dl

ECLIA 法　　成人：12~22pmol/L

TrFIA 法　　成人：8.7~17.3pmol/L

5. **甲状腺球蛋白测定** 绝大多数的甲状腺球蛋白(thyroglobulin,TG)是由甲状腺细胞合成并释放进入甲状腺滤泡残腔中的一种大分子糖蛋白,是甲状腺激素分子的前体。因 TG 含有酪氨酸,在甲状腺过氧化物酶(TPO)和碘的存在下,通过碘化作用使一部分 TG 形成一碘酪氨酸和二碘酪氨酸(MIT 和 DIT)。MIT 和 DIT 可在 TG 基质上进一步偶联形成 T_3 和 T_4。TSH、甲状腺体内碘缺乏和甲状腺刺激性免疫球蛋白等因素可刺激 TG 的产生。TG 主要存在于甲状腺滤泡的胶质中,少量可进入血液循环,正常健康人血清中可检测到少量 TG。疾病因素刺激甲状腺体时,导致部分 TG 释放入血液循环中,使得在血液循环中的浓度较正常状态下明显升高。因此,血液循环中 TG 水平能反映分化型甲状腺组织的大小、甲状腺体的物理伤害或炎症以及 TSH 刺激的程度,在甲状腺相关疾病的诊断、治疗及预后评估中具有重要意义。TG 的测定主要用 CLIA 法和 ECLIA 法。

【参考区间】

CLIA 法　成人:1.15~130.77μg/L

ECLIA 法　成人:1.4~78μg/L

6. **甲状腺球蛋白抗体测定** 甲状腺球蛋白抗体(thyroglobulin antibody,TGAb)是一类针对甲状腺球蛋白(TG)的自身抗体,主要存在于自身免疫性甲状腺病患者和非甲状腺自身免疫性疾病患者体内。在大约 10% 的健康个体尤其是老年人中也可以检测到 TGAb,女性中 TGAb 的阳性率要比男性中高(分别为 18% 和 5%)。因此,在甲状腺功能紊乱的诊断上,TGAb 测定并无较大的特殊意义。但是动态地监测 TGAb 水平,可以了解自身免疫性甲状腺的病变进程,并辅助诊断自身免疫性甲状腺炎。

TGAb 的测定主要用 CLIA 法和 ECLIA 法。

【参考区间】

CLIA 法　成人:<4IU/ml

ECLIA 法　成人:<115IU/ml

7. **甲状腺过氧化物酶抗体测定** 甲状腺过氧化物酶(thyroid peroxidase,TPO)是一类大分子膜结合糖蛋白,仅在甲状腺细胞中表达。在甲状腺球蛋白的协同作用下,TPO 在 L-酪氨酸的碘化和一碘、二碘酪氨酸的化学偶联以及生物合成甲状腺激素 T_4、T_3 和 rT_3 等方面具有重要作用。TPO 是一种潜在的自身抗原,甲状腺过氧化物酶(thyroid peroxidase antibody,TPO-Ab)是机体针对 TPO 而产生的自身抗体。TPO-AB 主要存在于自身免疫性甲状腺病患者和非甲状腺自身免疫性疾病患者体内,但是也可在部分健康人尤其是老年人体内检测到。并且在老年女性中的阳性率明显高于老年男性。甲状腺过氧化物酶抗体测定的主要方法有 CLIA 法和 ECLIA 法。

【参考区间】

CLIA 法　成人:<9IU/ml

ECLIA 法　成人:<34IU/ml

8. **促甲状腺激素受体抗体测定** 促甲状腺激素受体抗体(thyroid stimulating hormone receptor antibody,TRAb)为一组抗甲状腺细胞膜上 TSH 受体的自身抗,其功能具有高度异质性。有些 TRAb 可刺激 TSH 受体并与 Graves 病(格雷夫斯病)导致的甲状腺功能亢进相关,如长时程作用甲状腺刺激物(long-acting thyroid stimulator,LATS)和刺激甲状腺免疫球蛋白(thyroid-stimulating immunoglobulin,TSI)。TSI 可保护 LATS 免遭血清中相应抗体的中和,亦可与 TSH 受体结合发挥持久 TSH 样作用,而另一些 TRAb 则为 TSH 受体抑制剂,可拮抗 TSH 作用或破坏 TSH 受体。TRAb 的测定主要采用 ECLIA 法。

【参考区间】

成人:1.22~1.58IU/L

9. **甲状腺素摄取试验** 甲状腺素(T_4)作为甲状腺循环的生理学部分对人体综合代谢具有调节作用。T_4 浓度的检测对于甲状腺功能正常、甲状腺功能亢进和甲状腺功能减退的鉴别尤为关键。血液循环中,99% 以上的 T_4 与载体蛋白相结合,而不到 1% 的 T_4 以游离状态存在。因此,只有当血液循环中 T_4 的蛋白结合能力正常时,其检测结果才可靠。甲状腺结合球蛋白(TBG)浓度的变化会影响蛋白结合激素的水平,而游离激素水平可保持不变。甲状腺素摄取(thyroid uptake)试验可测量的蛋白结合能力,与总 T_4 联合测定还可计算游离甲状腺素指数(FD),间接地反映出样本中游离 T_4 的相对量,反映甲状腺的功能状况。甲状腺素摄取试验一般采用 CLIA 法和 ECLIA 法。

【参考区间】

CLIA 法　　0.32~0.48

ECLIA 法　　0.8~1.3

(三)肾上腺激素检测与相关试验

肾上腺由其中心部的髓质和周边部的皮质两个独立的内分泌器官组成。肾上腺皮质和髓质所分泌的激素在化学结构、性质以及生理作用等方面完全不同。

肾上腺髓质主要合成和分泌肾上腺素、去甲肾上腺素和多巴胺,这三种具有生物学活性的物质在化学结构上均含有儿茶酚及乙胺侧链,生理功能有许多共同点,故统称为儿茶酚胺类激素。肾上腺素和去甲肾上腺素的主要终产物是 4- 羟基 -3- 甲氧基扁桃酸(香草扁桃酸),多巴胺的主要终产物是高香草酸。这两种物质与葡萄糖醛酸或硫酸结合后,随尿液排出体外。测定尿液中 VMA(香草扁桃酸)含量,能反映体内肾上腺髓质激素的含量,是临床用于嗜铬细胞瘤诊断的指标。

肾上腺皮质由球状带、束状带和网状带构成。球状带分泌盐皮质激素,主要是醛固酮和去氧皮质酮;束状带分泌糖皮质激素,主要是皮质醇和少量的皮质酮;网状带分泌性激素,主要是脱氢异雄酮、雄烯二酮及少量雌激素。这三类激素都是胆固醇的衍生物,故称之为类固醇激素。肾上腺皮质疾病的临床表现和体征具有非特异性和不典型的特征,常需要依赖相关激素及其代谢产物的测定和各种动态试验才能做出正确的诊断。

肾上腺激素的测定主要采用免疫学方法和化学方法。以下主要介绍用这些方法诊断肾上腺功能紊乱的主要特殊检测项目。

1. 皮质醇测定　皮质醇(cortisol)是肾上腺皮质分泌的主要激素之一,也是最主要的糖皮质激素。皮质醇在体内影响机体的糖、脂和蛋白质的代谢,具有抗炎、抗毒和抗过敏的作用,还对维持血管紧张度和反应性、增强中枢神经系统的兴奋作用具有重要意义。

皮质醇分泌入血后,绝大部分与血液循环中的皮质激素结合球蛋白结合,具有生物活性的只占总皮质醇的 1%~3%。皮质醇的分泌具有昼夜节律变化,一般在上午 8 时左右分泌最多,随后逐渐下降,午夜 0 时分泌最少。

皮质醇的测定通常采用荧光光度法、高效液相色谱法(HPLC)和免疫学技术(如放射免疫测定、化学发光免疫测定和电化学发光免疫测定等)。皮质醇的测定一般用化学发光免疫测定(CLIA)法和电化化学发光免疫测(ECLIA)法。

【参考区间】

CLIA 法　　血液样本:上午 6.7~22.6µg/dl,下午 <10µg/dl

　　　　　　尿液样本　经提取:21~111µg/24h　未经提取:58~403µg/24h

24 小时尿液样本的计算结果:

$$尿液皮质醇(µg/24h) = 尿液皮质醇测得值(µg/dl)/100 \times 24h 总尿量(ml)$$

超过 6 岁儿童的血清和尿液皮质醇参考区间同成人。

ECLIA 法　　血液样本:上午 6.2~19.4µg/dl　　下午 2.3~11.9µg/dl

　　　　　　尿液样本:36~137µg/24h

　　　　　　唾液样本:上午 <0.69µg/dl　　　　下午 <0.43µg/dl

2. 促肾上腺皮质激素测定　促肾上腺皮质激素(adrenocorticotropic hormone, ACTH)是一种由39 个氨基酸组成的多肽类激素,由前体蛋白阿黑皮素原(POMC)剪切而来,在下丘脑 - 垂体 - 肾上腺轴中至关重要。腺垂体的促肾上腺皮质激素细胞受到下丘脑释放的促肾上腺皮质释放激素(CRH)刺激后,分泌和释放 ACTH。ACTH 作用于肾上腺皮质,促进糖皮质激素(特别是皮质醇)的合成和分泌。血液中高浓度的糖皮质激素又可以通过负反馈机制抑制 CRH 和 ACTH 的分泌。ACTH 的检测主要用于 ACTH 依赖性和非 ACTH 依赖性皮质醇增多症的鉴别诊断。传统 RIA 法可检测 ACTH 的低限为 2.2pmo/L。当 ACTH 高于正常高值时,则支持 ACTH 依赖性皮质醇增多症。如检测不到,则支持非 ACTH 依赖性皮质醇增多症。用 IRMA 法可检测 ACTH 的低限为 1.1pmol/L。此法检查肾上腺腺瘤,自主性双侧肾上腺增生所致的皮质醇增多症的血 ACTH 持续性低于 1.1pmol/L 时,可确诊为 ACTH 依赖性皮质醇增多症。一般库欣综合征患者血 ACTH 升高,通常在 16.5~44pmol/L。异位 ACTH 综合征患者的血 ACTH 明显升高,通常>44pmol/L。测定血浆 ACTH 还可鉴别原发性和继发性肾上腺皮质功能减退症。原发性肾上腺皮质功能减退症患者肾上腺皮质分泌皮质激素不足,其对下丘脑 - 垂体的负反馈抑制作用减弱,因而垂体分泌 ACTH 增加,多超过 55pmol/L。有的甚至高达 400pg/ml(880pmol/L)。继发性肾性肾上腺皮质功能减退症患者血浆 ACTH 浓度常低于正常低限。检测 ACTH 必须在糖皮质激素治疗之前或短效糖皮质激素治疗至少 4 小时之后,因为糖皮质激素可负反馈抑制 ACTH 的分泌。

【参考区间】

成人:1.6~14.0pmol//L(上午 7 : 00—10 : 00 时收集血浆样本)

3. 尿液中 17- 酮类固醇测定　17- 酮类固醇(17-ketosteroid,17-KS)是在 17 号碳原子上有一个酮基的所有类固醇物质的统称。尿液中这类化合物主要为雄酮、脱氢异雄酮、原胆烷醇酮等,是肾上腺皮质激素及雄性激素的代谢产物。17- 酮类固醇在尿液中排泄,提示肾上腺和性腺皮质类固醇合成的速率。成年男性 2/3 的皮质类固醇来自肾上腺,而成年女性的皮质类固醇则全部来自肾上腺。酮类固醇的大部分是雄激素,刺激男性第二性征的发育。因此,17- 酮类固醇试验主要用于测定雄激素的产生,尤其是由肾上腺分泌的部分。本试验的主要价值是筛查肾上腺和卵巢功能的紊乱。

17- 酮类固醇测定应用最多的方法是 Zimmermann 呈色反应,虽然此反应的特异性不高,每种酮类固醇的生色反应不一,但是直至目前仍有许多实验室用这种方法检查肾上腺雄激素,仍然是临床用于评价雄激素状态的有效指标。

【参考区间】

成年男性:28.5~61.8μmol/24h(8.2~17.8mg/24h)

成年女性:20.8~52.1μmol/24h(6.0~15.0mg/24h)

4. 尿液中 17- 羟皮质类固醇测定　17- 羟皮质类固醇(17-hydroxycorticosteroid,17-OHCS)为肾上腺皮质所分泌的激素,主要为皮质素和氢皮质素。17- 羟皮质类固醇的特征是在第 17 碳原子上有一个羟基,它是皮质醇的一些主要代谢物。测定尿液中 17- 羟皮质类固醇的量可以间接反映皮质醇的分泌情况,提示从肾上腺皮质释放至血液中皮质醇的量。

【参考区间】

成年男性:13.8~41.4μmol/24h(5~15mg/24h)

成年女性:11~27.6μmol/24h(4~10mg/24h)

5. 甲氧基肾上腺素和甲氨基去甲肾上腺素测定　儿茶酚胺是由儿茶酚(catechol,邻二羟基苯)和乙胺衍生物相结合的一类化合物。肾上腺素、去甲肾上腺素和多巴胺是体内最重要的内源性儿茶酚胺。甲氧基肾上腺素(metanephrine,MN)和甲氧基去甲肾上腺素(normetanephrine,NMN)是内源性儿茶酚胺去甲肾上腺素和肾上腺素的甲氧基衍生物。正常情况下是在儿茶酚胺代谢过程中产生,但是嗜铬细胞瘤的嗜铬细胞会大量分泌该物质。故测定血液中 MN 和 NMN 浓度可用于嗜铬细胞瘤诊断。近年来,应用高效液相色谱技术(HPLC)和液相串联质谱技术(LC-MS)测定血液中 MN 和 NMN 由于其高灵敏度和高特异性,干扰少等特点已受到越来越多的关注。

【参考区间】MN:≤ 96.6pg/ml;NMN:≤ 163.0pg/ml

6. 尿液中香草扁桃酸测定　香草扁桃酸(vanillylmandelic acid,VMA)是儿茶酚胺的主要代谢物,VMA 占体内肾上腺素和去甲肾上腺素代谢产物的 60%。测定尿液中 VMA 含量能够反映体内肾上腺髓质激素的水平,可用于嗜铬细胞瘤的临床诊断。

目前 VMA 测定方法主要分为两类,一类是分光光度法,另一类是层析法。尿液中所含有的大量化合物均可对比色法和层析法产生干扰,因此几乎所有的定量分析尿液 VMA 的方法,在分析前都需对尿液样本进行提取纯化,以提高检测方法的特异性和灵敏度。由于比色法的特异性较差,人们转而采用层析法,从干扰物中分离提取 VMA,再用重氮化的对硝基苯胺显色进行测定。近年来,应用高效液相色谱技术(HPLC)测定尿液 VMA 的方法,由于其特异性高、极少受到干扰等特点已受到广泛关注。

目前实验室仍采用分光光度法和重氮化对硝基苯胺显色法测定 VMA,在少数有条件的实验室也采用 HPLC 的方法测定。

【参考区间】

分光光度法:0~10 天　　<5.0μmol/d(<1.0mg/d)

　　　　　　10 天 ~24 个月　　<10μmol/d(<2.0mg/d)

　　　　　　24 个月 ~18 岁　　<25μmol/d(<5.0mg/d)

　　　　　　成人　10~35μmol/d(2.0~7.0mg/d)

重氮化对硝基苯胺显色法:成人　17.7~65.6μmol/d(3.5~13mg/d)

7. **肾素测定**　肾素(renin)又称为血管紧肽原酶,在血容量或血清 NaCl 浓度降低时,可诱导前列腺素的快速释放,继而刺激肾小球旁细胞分泌肾素。虽然它具有激素样作用,但它主要生物学功能是剪切循环中的蛋白质前体而非作用于靶细胞。肾素在血液循环中以两种方式存在:肾素原和活性肾素。肾素原是非活性的酶原,在肾素的生物合成中充当前体物质。在肾小球旁细胞分泌颗粒中,肾素原经硫蛋白酶作用下剪切掉氨基端前肽(42 个氨基酸)暴露出肾素的活性位点,转变为活性肾素。肾素可激活血液循环中肾素 - 血管紧张素系统(renin-angiotensin system,RAS),将血管紧张肽原酶转换为无活性的血管紧张素 I,在血管紧张素转换酶(angiotensin converting enzyme,ACE)作用下进一步转化为血管紧张素 Ⅱ 发挥生物学功能。肾素测定主要采用 CLIA 法。

【参考区间】卧位 7~19ng/L;立位 7~40ng/L

8. **醛固酮测定**　醛固酮(aldosterone)是盐皮质激素家族的一种类固醇类激素,主要作用于肾脏,促进钠离子及水的重吸收,增加血容量,升高血压。调节细胞外液容量和电解质,通过调节肾脏对钠离子的重吸收,维持水盐平衡。当细胞外液容量下降时,刺激肾小球旁细胞分泌肾素,激活肾素 - 血管紧张素 - 醛固酮系统,醛固酮分泌增加,使肾脏重吸收钠离子增加,进而引起水重吸收增加,细胞外液容量增多;相反细胞外液容量增多时,通过上述相反的机制,使醛固酮分泌减少,肾重吸收钠离子和水减少,细胞外液容量下降。血钠降低,血钾升高同样刺激肾上腺皮质,使醛固酮分泌增加。

醛固酮比较稳定,用血浆或血清检测结果无差异。应注意检测前停用利尿剂、降压剂、皮质类固醇合成抑制剂、雌激素或人工周期 2~4 周;平衡钠膳食(每日食盐约 6g)2~4 周。在卧床静息条件下于上午 8 时静脉采血 3~5ml,为卧位基础值。卧位采血后,站立 2~4 小时,然后静坐 5~15 分钟采血。同时留取 24 小时尿,混匀后取 10ml 送检。临床常用 RIA 法检测。

【参考区间】

血浆:卧位　48.5~123.5ng/L;立位　63~233.6ng/L

尿液:1.0~8.0μg/24h

(四) 性腺激素检测与相关试验

性腺是主要的生殖腺,包括男性的睾丸和女性的卵巢。其主要功能是形成生殖细胞并通过配子发生途径产生配子(男性为精子,女性为卵子)和分泌类固醇类性激素。在下丘脑 - 垂体和局部因素的调节下睾丸的 Leydig 细胞(睾丸间质细胞)可分泌雄激素以及少量雌激素和孕激素,卵巢可分泌雌激素、孕激素和少量雄激素。此类激素在胚胎发育、个体生长发育、性分化及性成熟等方面发挥重要作用。肾上腺分泌的硫酸脱氢表雄酮(DHEA-S)是性激素前体物质,性激素结合球蛋白(SHBG)主要由肝脏合成,是性激素在机体内的转运载体。生理状态下,它们与性激素一起共同维持机体生殖系统激素的合成和代谢平衡,并发挥相应功能。病理情况，一种或多种上述物质机体内的水平发生改变，监测患者体内性激素及性激素相关物质的水平，对于评估患者性发育状况、生殖系统及内分泌系统等疾病的诊断具有重要意义。

1. **睾酮测定** 睾酮（testosterone，T）主要由男性睾丸 Leydig 细胞合成，肾上腺和女性卵巢也能少量分泌。分泌入血后，98% 以上的睾酮与白蛋白和性激素结合蛋白结合，少量以游离状态存在。睾酮在男性的主要功能是诱导胎儿性分化，促进并维持男性第二性征发育，维持男性性功能，促进蛋白质合成和骨骼生长，增加基础代谢等。此外，睾酮与 LH 共同促进精子的形成及成熟，并与精子活动力和精小管的代谢有关。睾酮在女性对于维持青春期正常生长发育及某些代谢的调节有重要作用。

睾酮的测定一般采用 CLLA 法和 ECLIA 法测定。

【参考区间】

CLIA 法　男性：1.75~7.81µg/L

　　　　　女性：<0.1~0.75µg/L

ECLIA 法　男性：20~49 岁　2.49~8.36µg/L

　　　　　　　≥50 岁　1.93~7.40µg/L

　　　　　女性：20~49 岁　0.084~0.481µg/L

　　　　　　　≥50 岁　0.029~0.408µg/L

2. **雌二醇测定** 雌二醇（estradiol，E_2）是生物活性最强的一种雌激素，主要由卵巢分泌，肾上腺和男性的睾丸也可少量分泌。血液循环中 98% 的 E_2 结合于白蛋白和 SHBG 上，只有少量以游离状态存在。E_2 主要促进女性生殖上皮、乳腺、子宫、长骨的生长及第二性征发育，参与脂质代谢，调节血管平滑肌细胞和内皮细胞的许多功能，在排卵的控制机制中起着核心作用。E_2 缺乏将导致闭经、生殖器萎缩及骨质疏松和心血管疾病等，可影响青春期发育前的女孩第二性征的发育。雌二醇的测定一般采用 CLIA 法和 ECLIA 法。

【参考区间】

CLIA 法　男性：<20~47µg/L

　　　　　绝经后女性（未使用激素治疗）：<20~40µg/L

未孕女性　卵泡中期 *：27~122µg/L

　　　　　黄体中期 **：49~291µg/L

　　　　　排卵周期 ***：95~433µg/L

注：* 范围为从人体 LH 峰（0 天）的 –6—8 天；** 范围为从人体 LH 峰值（0 天）的 +6—+8 天；*** 范围为人体 LH 峰值（0 天）的 –1 天

ECLIA 法　男性：7.63~42.6ng/L

　　　　　未孕女性　卵泡期：12.5~166ng/L

　　　　　　　　　排卵期：85.8~498ng/L

　　　　　　　　　黄体期：43.8~211ng/L

　　　　　妊娠女性　前 3 个月：215~4 300ng/L

　　　　　绝经后女性　<5.00~54.7ng/L

　　　　　儿童　男孩：<5.00~20.0ng/L

　　　　　　　　女孩：6.0~27.0ng/L

3. **孕酮测定** 孕酮（progesterone，P）是一种重要的孕激素，主要由黄体细胞和妊娠期胎盘合成，是雌激素及肾上腺皮质激素的前体。正常男性和女性产生的水平很低，分泌入血后主要结合于白蛋白和性激素结合蛋白在体内进行循环。孕酮水平与黄体的发育和萎缩有关，但在女性月经周期排卵期间，血中孕酮水平很低。在排卵前一天可观察到孕酮水平升高，黄体期孕酮合成显著增加。在月经周期中，孕酮的主要作用是促进子宫内膜增厚，使其中血管和腺体增生，引起分泌以便受精卵（胚胎）着床。妊娠时，孕酮可维持妊娠，抑制子宫肌层收缩。孕酮还能作用于乳腺，促进乳腺泡与导管的发育为泌乳做准备。孕酮的测定一般用 CLIA 法和 ECLIA 法。

【参考区间】

CLIA 法　男性 0.14~2.06μg/L

未孕女性　排卵中期：0.31~1.52μg/L

黄体中期：5.16~18.56μg/L

绝经期 <0.08~0.78μg/L

妊娠女性　前 3 个月：4.73~50.74μg/L

中 3 个月：19.41~45.30μg/L

ECLIA 法　男性 0.2~1.4μg/L

女性　卵泡期：0.2~1.5μg/L

排卵期：0.8~3.0μg/L

黄体期：1.7~27μg/L

绝经后：0.1~0.8μg/L

4. 人绒毛膜促性腺激素测定　人绒毛膜促性腺激素（human chorionic gonadotropin，hCG）是一种主要由人体胎盘滋养层细胞产生的糖蛋白类激素，某些低分化的肿瘤细胞也可少量合成。hCG 由 α 和 β 两个亚基组成，α 亚基与 FSH、LH、TSH 的结构相似，可产生交叉反应，β 亚基主要参与 hCG 与受体的相互作用并产生生物学效应。hCG 的主要功能是促进卵巢黄体转变为妊娠黄体，调节类固醇类激素的合成，使受精卵着床胚胎免受排斥。在妊娠早期，母体血液和尿中 hCG 即可迅速升高，并随着孕期的进展逐步升高，8~10 周达到峰值。目前，化学发光和电化学发光免疫测定法可特异性地识别 β 亚基，避免了 FSH、LH、TSH 对测定结果的干扰，不仅可以检测完整的 hCG，同时也可检测出样本中游离的 β 亚基，对于某些异位分泌 hCG 的肿瘤患者的诊断和疗效监测具有重要意义。hCG 的测定一般用 CLIA 法和 ECLIA 法。

【参考区间】

CLIA 法　男性 <0.5~2.67IU/L

未孕女性 <0.5~2.90IU/L

妊娠女性 0.2~1 孕周：5~50IU/L

1~2 孕周：50~500IU/L

2~3 孕周：100~5 000IU/L

3~4 孕周：500~10 000IUL

4~5 孕周：1 000~50 000IU/L

5~6 孕周：10 000~100 000IU/L

6~8 孕周：15 000~200 000IU/L

8~12 孕周：10 000~100 000IU/L

ECLIA 法　男性 0~2.6IU/L

未孕女性　绝经前：0~5.3IU/L

绝经后：0~8.3IUL

妊娠女性　3 孕周：5.40~72.0IU/L

4 孕周：10.2~708IU/L

5 孕周：217~8 245IU/L

6 孕周：152~32 177IU/L

7 孕周：4 059~153 767IU/L

8 孕周：31 366~149 094IU/L

9 孕周：59 109~135 901IU/L

10 孕周:4 186~170 409IU/L

12 孕周:27 107~201 615IU/L

14 孕周:24 302~93 646IU/L

15 孕周:12 540~69 747IU/L

16 孕周:8 904~55 332IU/L

17 孕周:8 240~51 793IU/L

18 孕周:9 649~55 271IU/L

三、常见临床应用

(一)肢端肥大症

肢端肥大症(acromegaly)是由于生长激素(GH)过度分泌引起的内分泌代谢性疾病。GH 过多发生在青春期后、骨骺融合者即表现为肢端肥大症,患者有肢端和软组织的改变,典型表现是患者的某些骨骼,特别是颅骨及下颌骨过度生长,由于长骨骨骺已闭合,身高不再增加。当患者没有典型肢端肥大症特征性表现时,如出现 2 个或 2 个以上以下症状时,需考虑肢端肥大症的可能并进行筛查。包括新发糖尿病、多发关节疼痛、新发或难以控制的高血压、心室肥大或收缩舒张功能障碍等心脏疾病、乏力、头疼、腕管综合征、睡眠呼吸暂停综合征、多汗、视力下降、结肠息肉和进展性下颌突。

GH 分泌过多的原因主要为垂体 GH 瘤或垂体 GH 细胞增生,发病年龄以中青年多见,无明显性别差异。有 95%~98% 的肢端肥大症来自垂体 GH 瘤,其他与肢端肥大症相关的病因包括:下丘脑原位、垂体部位、异位 GHRH 释放肿瘤、异位 GH 瘤、无症状垂体 GH 瘤及 GH 细胞癌等。

1. 实验室检查

(1)血清 GH 测定:病情活动期的肢端肥大症患者血清 GH 持续升高且不被高血糖所抑制。因此肢端肥大症患者的诊断,不仅要看空腹或随机的 GH 水平,主要是通过用葡萄糖负荷后观察血清 GH 是否被抑制到正常来判断。空腹或随机血清 GH<2.5μg/L 时可判断为 GH 正常;若 ≥2.5μg/L 时需要进行口服葡萄糖耐量试验(OGTT)确定诊断。通常使用口服 75g 葡萄糖进行 OGTT,分别在 0、30、60、90 及 120 分钟分别取血测定血糖及 GH,如果 OGTT 试验中 GH 谷值<1μg/L 判断为被正常抑制。已确诊糖尿病的患者可用 75g 馒头餐替代 OGTT。建议选用灵敏度 ≤0.05μg/L 的 GH 检测方法。

(2)血清 IGF-1 的测定:GH 的作用主要经胰岛素样生长因子 1(IGF-1)介导来完成,血清 IGF-1 水平与肢端肥大症患者病情活动的相关性较血清 GH 更密切。活动期肢端肥大症患者血清 IGF-1 水平升高。由于 IGF-1 水平的正常范围与年龄和性别显著相关,因此测定结果应与年龄和性别相匹配的正常值范围(正常均值 ±2 个标准差)对照。当患者血清 IGF-1 水平高于与年龄和性别相匹配的正常值范围时,判断为血清 IGF-1 水平升高。

(3)其他垂体功能的评估:应进行血催乳素(PRL)、促卵泡素(FSH)、黄体生成激素(LH)、促甲状腺激素(TSH)、促肾上腺皮质激素(ACTH)水平及其相应靶腺功能测定。如患者有显著的多尿、烦渴、多饮等症状要评估垂体后叶功能。

肢端肥大症的诊断除依据临床表现及实验室检查外,还需通过垂体 MRI 和 CT 扫描等影像学方法确定 GH 来源。此外,应进行相关并发症包括血压、血脂、血糖、心电图、心脏彩超、呼吸睡眠功能的检测。

2. 临床应用

典型肢端肥大症病例根据患者的特征外貌及其他临床表现,结合血 GH 和 IGF-1 测定结果即可确立诊断。若 GH 和 IGF-1 均正常,可排除肢端肥大症;若血 GH 谷值大于 2μg/L 或血 IGF-1 大于 333μg/L 可确诊为肢端肥大症;若 GH 正常或单次测定大于 1μg/L、IGF-1 增高但未达到确诊标准,则应运用 OGTT 试验辅助诊断。

肢端肥大症患者的糖耐量多减退,严重者空腹血糖升高,故所有患者在初诊时都应该做空腹血糖测定和 OGTT,以判断患者糖代谢受损程度。在做 OGTT 时可同时测定 GH,正常人血糖的升高可抑制 GH 的分泌,肢端肥大症患者缺乏这种对 GH 的完全抑制,尽管可能观察到 GH 浓度部分下降,但 GH 水平不会低于 1μg/L,而且约有 20% 的患者 GH 水平反而升高,因而行 OGTT 试验后,GH 谷值大于 1μg/L,则可确诊为肢端肥大症,若 GH 谷值小于 1μg/L,则可排除肢端肥大症。

(二) 尿崩症

尿崩症(diabetes insipidus)是由于下丘脑 - 神经垂体病变引起精氨酸血管升压素(AVP)又称抗利尿激素(ADH)严重缺乏或部分缺乏(中枢性尿崩症,central diabetes insipidus,CDI),或肾脏病变引起肾远曲小管、集合管上皮细胞 AVP 受体和 / 或水孔蛋白(aquaporin,AQP)及受体后信息传递系统缺陷,对 AVP 不敏感(肾性尿崩症,nephrogenic diabetes insipidus,NDI)致肾小管重吸收水障碍,引起多尿、烦渴、多饮、低比重尿和低渗尿为特征的一组临床综合征。由 ADH 缺乏引起者称为中枢性尿崩症,由肾脏对 ADH 不敏感引起者称为肾性尿崩症。尿崩症可发生于任何年龄,但以青少年为多见。男性多于女性,男女比例约为 2 : 1。

1. 实验室检查

(1)尿液一般检测:①尿量,可达 2 500~20 000ml/24h。②尿比重,常用比重计法、折射仪法和干化学分析法,成人一般为 1.003~1.035,新生儿为 1.002~1.004。尿崩症患者尿比重下降,一般在 1.001~1.005。③尿渗透压,<300mmol/L 一般用冰点渗透压计测定。

(2)抗利尿激素检测:ADH 是由下丘脑视上核、室旁核的神经细胞分泌的 9 肽激素,由血浆渗透压、循环血容量和血压调节。某些精神因素如疼痛、惊恐等刺激也影响释放。作用于肾集合管,促进自由水重吸收,调节血容量和渗透压。血 ADH 测定对尿崩症的诊断具有重要意义,可用于鉴别中枢性尿崩症和肾性尿崩症。

(3)禁水 - 加压素试验:

1)试验方法:①禁水前,测量体重、血压、尿比重、血和尿的渗透压;②试验期间,禁止饮水,每 1~2 小时测定尿渗透压、精神症状时测血和尿渗透压及血压和测体重;③连续 2 次尿渗透压差别<30mmol/L 或体重减轻 3%~5% 或血压下降>20mmHg,皮下注射水剂加压素 5U,1 小时后测尿渗透压 1~2 次。

2)注意事项:①与患者充分沟通,取得患者配合;②试验过程中密切观察患者;③正常进食;④血压明显下降或体重下降>3%、或有明显精神症状或至"平台期"(一般需 10~12 小时或者更长)应终止禁水,检测血电解质及血、尿渗透压后注射加压素;⑤检测尿比重时,注意进行室温校正;⑥明显高血压或有心脏病慎用加压素;⑦怀孕或未排除嗜铬细胞瘤者禁用加压素。

3)禁水 - 加压素试验的结果分析:①正常人,禁水后尿量减少,尿渗透压逐渐增高(>800mmol/L血渗透压不变,可耐受 18 小时,注射加压素后尿渗透压不变(升高<5%)。长期精神性烦渴患者可呈现不正常反应;②完全性中枢性尿崩症,血渗透压>300mmol/L,尿渗透压<血渗透压,禁水后尿渗透压升高,但<300mmol/L,注射加压素后尿渗透压升高,超过基线 50%,>800mmol/L;③部分中枢性尿崩症,血渗透压<300mmol/L,尿渗透压 / 血渗透压在 1.0~1.5 之间,禁水后尿渗透压升高,在 300~800mmol/L,注射加压素后尿渗透压较基线升高 9%~50%,<800mmol/L;④肾性尿崩症,禁水后尿液不能浓缩,注射加压素后尿渗透压升高 <9%,尿渗透压<300mmol/L。

2. 临床应用

临床出现多尿、多饮、烦渴者可怀疑是否为尿崩症,应首先进行尿常规、肾功能检查、血清电解质及血糖的检测,以排除肾脏重吸收功能异常或高钙血症和血糖渗透性利尿引起的多尿。然后根据临床症状依次进行尿量、尿比重、尿渗透压及血 ADH 检测,必要时进行禁水 - 加压素试验。因禁水 - 加压素试验对于重症尿崩症可导致严重的脱水,故应在密切观察下进行。在明确为中枢性或肾性尿崩症、完全性或部分性尿崩症后,还需进行病因学的检测,如下丘脑垂体影像学检查判断是否存在肿瘤、创伤,肾脏功能检查判断是否存在肾小管间质性肾病。

(三) 甲状腺功能疾病

甲状腺是人体内分泌系统中最大的内分泌腺,主要功能是合成甲状腺激素,调节机体代谢。甲状腺功能活动主要受下丘脑和垂体的调节,下丘脑释放促甲状腺激素释放激素(TRH),运送到垂体前叶,与分泌促甲状腺素细胞表面的膜特异性受体结合,促进腺垂体合成及释放促甲状腺激素(TSH)。TSH 是控制甲状腺细胞生长以及甲状腺激素合成和分泌的主要物质,与甲状腺细胞膜上特异性的 TSH 受体结合,促进甲状腺激素的合成和分泌。

1. 实验室检查

(1)血清甲状腺激素测定:甲状腺激素(是甲状腺所分泌的激素,具有促进新陈代谢和发育,提高神经系统的兴奋性,呼吸、心率加快,产热增加等作用。血清中的甲状腺素(T_4)全部为甲状腺分泌而来,故 T_4 是反映甲状腺功能状态的较好指标。临床检测 T_4、游离甲状腺素(FT_4)、三碘甲状原氨酸(T_3)、游离三碘甲状原氨酸(FT_3)以及反 T_3(rT_3)。测定方法有放射免疫测定(RIA)、化学发光免疫分析(CLIA)和时间分辨荧光免疫测定(TrIFA)等。临床常用 CLIA、ECLIA。T_4 或 FT_4 用于检测是判断甲状腺功能最基本的体外筛查试验。T_3 或 FT_3、rT_3,是用于诊断甲状腺功能亢进最灵敏的指标。

(2)血清促甲状腺激素测定:促甲状腺激素(thyroid stimulating hormone,TSH)是腺垂体分泌的促进甲状腺的生长和功能的激素。敏感 TSH(sensitive TSH,sTSH)现已作为甲状腺功能紊乱的首选筛查指标,主要用于出现甲状腺疾病的诊断、新生儿甲状腺功能低下的筛查、甲状腺功能减退患者治疗的监测、女性不孕症的诊断和监测以及成人甲状腺疾病的筛查。

(3)甲状腺自身抗体测定:甲状腺自身抗体包括甲状腺过氧化物酶抗体(TPO-Ab)、甲状腺球蛋白抗体(TgAb)、TSH 抗体(TRAb)。常用间接免疫荧光法进行定性测定,用 ELISA、RIA 和 CLIA 等进行定量测定。

TPO-Ab 和 TgAb 是针对甲状腺的特异性自身抗体。TRAb 是一种甲状腺的自身抗体,在 Graves 病自身免疫过程中产生,可以与 TSH 受体结合,刺激甲状腺产生甲状腺激素。甲状腺自身抗体检测可用以辅助诊断、监测疗效、判断预后。

(4)甲状腺摄 ^{131}I 功能试验:甲状腺摄 ^{131}I 率已经被 sTSH 测定技术所取代,现已不作为甲状腺疾病诊断的常规指标,但甲状腺摄 ^{131}I 率对甲状腺毒症的原因仍有鉴别意义。甲状腺功能本身亢进时,甲状腺摄 ^{131}I 率增高,摄取高峰前移(如 Graves 病,多结节性甲状腺肿伴甲亢等);破坏性甲状腺毒症时(亚急性甲状腺炎、产后甲状腺炎等)甲状腺摄 ^{131}I 率降低。采取 ^{131}I 治疗甲亢时,计算 ^{131}I 放射量需要做本试验。

(5)T_3 抑制试验:正常人服外源性 T_3 后,血中 T_3 浓度升高,通过负反馈抑制内源性 TSH 合成与分泌,使甲状腺摄 ^{131}I 率较服药前明显降低,而 Graves 病患者不被抑制。

T_3 抑制试验的方法为测甲状腺摄 ^{131}I 率后,口服 T_3 20mg,每日 3 次,连续 6 日,第 7 日再测摄 ^{131}I 率。T_3 抑制率(%)=(第一次摄 ^{131}I 率 - 第二次摄 ^{131}I 率)/第一次摄 ^{131}I 率 ×100%,本试验主要用于鉴别非毒性甲状腺肿和 Graves 病。

(6)TRH 兴奋试验:促甲状腺激素释放激素(TRH)促进 TSH 的合成与释放,TRH 兴奋后,TSH 升高程度可反映垂体 TSH 细胞储备量和对 TRH 的敏感性。测定方法为清晨静脉注射 TRH 200~1 000μg 不等,分别于注射前、后 15、30、60、120 分钟采血,测定 TSH。

测定静脉注射 TRH 后血清 TSH 浓度变化,可协助鉴别甲状腺功能低下系原发于甲状腺,或继发于下丘脑或垂体疾患。对甲亢亦有辅助诊断价值。

2. 临床应用

甲状腺疾病包括甲状腺功能正常的甲状腺肿、甲状腺功能亢进症、甲状腺功能减退症、自身免疫性甲状腺炎及甲状腺肿瘤等。

疑为甲状腺功能紊乱,可先检测血 TSH。若甲状腺功能改变时,TSH 变化较 T_3、T_4 更迅速显著,是反映下丘脑 - 垂体 - 甲状腺轴功能的敏感指标;若 TSH 正常则可大致排除甲状腺功能紊乱;若 TSH 水平异常提示可能存在甲状腺功能紊乱,需要进一步检测甲状腺激素来辅助诊断。

(1)血清 TSH 水平降低时：若血清 T_3、T_4 或 FT_3、FT_4 水平增高,基本上可诊断为甲状腺性甲亢,由于 T_3、T_4 水平升高,对 TSH 的负反馈抑制作用增强,导致 TSH 分泌减少,对于甲亢的诊断 FT_3、FT_4 的价值高于 T_3、T_4；若 T_3、T_4 或 FT_3、FT_4 水平也降低,则提示为继发性的甲减,是由于垂体促甲状腺激素细胞损伤而导致 TSH 及甲状腺激素的合成及分泌受到影响,对于甲减,激素指标的诊断价值有 $FT_4 > T_4$、$FT_3 > T_3$。

(2)血清 TSH 升高时：若 T_3、T_4 或 FT_3、FT_4 水平升高可基本诊断为垂体性甲亢,是由于促甲状腺激素细胞功能亢进,TSH 分泌增加,继而导致血甲状腺激素水平升高；若 T_3、T_4 或 FT_3、FT_4 水平降低提示为原发性甲减,是由于 T_3、T_4 水平降低,对 TSH 的负反馈抑制作用减低,TSH 分泌增加。

(3)初步诊断为甲亢后：可检测甲状腺的自身抗体辅助病因诊断。Graves 病时,50%~90% 的患者血清中 TPO-Ab 及 TgAb 有不同程度的增高,如果 TPO-Ab、TgAb 长期持续阳性,且滴度较高,提示患者有发展为自身免疫性甲减的可能。TRAb 是诊断 Graves 病较为特异的指标,约 80%~100% 的 Graves 病患者血中可检测到 TRAb,而在其他类型的甲亢患者血中 TRAb 很少出现。初步诊断为甲亢后,还可进行 TRH 兴奋试验,典型的甲亢,血清 T_3、T_4 增高,反馈抑制垂体 TSH 释放,静脉注射 TRH 后各个时间血清 TSH 均无增高；亚临床甲亢时,血清 T_3、T_4 正常,血清 TSH 轻微降低,静脉注射 TRH 后各个时间血清 TSH 均无明显增高。目前 TRH 兴奋试验的临床较少应用。

(4)初步诊断为甲减后：同样也可检测甲状腺自身抗体,以判断是否为自身免疫性甲状腺疾病继发甲减。甲减时,通常可根据血清 TSH 升高来诊断原发性甲减。但某些患者的 TSH 升高处于临界值,诊断较难确定,做 TRH 兴奋试验若明显兴奋,有助于诊断原发性甲减。继发性甲减时,TRH 兴奋试验有助于确定病变部位,经 TRH 刺激后血清 TSH 明显升高者,提示病变部位在下丘脑,若无升高,则提示病变部位在垂体,有 TSH 分泌缺陷。

(四) 肾上腺皮质功能疾病

肾上腺皮质功能疾病主要包括肾上腺皮质功能亢进导致的肾上腺皮质激素分泌过多以及肾上腺皮质功能减退导致的肾上腺皮质激素分泌不足两大类。

1. 实验室检查

(1)血浆皮质醇测定：血浆皮质醇为肾上腺皮质束状带分泌的糖皮质激素,正常人血浆皮质醇的分泌受促肾上腺皮质激素释放激素(ACTH)调节,具有一定的昼夜节律。一般于午夜分泌最少,血浆含量最低,凌晨 4 时分泌开始增加,至早 6—8 时分泌最多。8 时以后分泌逐渐减少,下午 4 时左右分泌量较清晨最高值比下降 50% 或以上。分泌入血液循环中的皮质醇以游离型和蛋白结合型存在,称为血浆总皮质醇。蛋白结合型皮质醇占血浆总皮质 90% 以上,无生物活性,不能进入细胞,通过肝脏时不被分解代谢,不被肾小球滤过；游离型皮质醇有生物活性,可进入细胞内,在肝脏代谢而失去活性,并可经肾小球滤过进入尿中。尿中游离皮质醇含量与血浆游离皮质醇的含量成正比。

(2)24 小时尿游离皮质醇测定：血液循环中皮质醇约 90% 是以与皮质醇结合球蛋白(CBG)相结合的形式存在的,仅 5%~10% 以游离皮质醇形式自尿中排出。测定尿中 24 小时游离皮质醇总量,可反映肾上腺皮质激素总的日分泌量,当皮质醇增多症时,其值升高。

(3)24 小时尿 17- 羟皮质类固醇(17-OHCS)测定：游离型皮质醇经肝脏降解灭活后,大部分以葡萄糖醛酸酯或硫酸酯的形式存在,总称 17-OHCS,由尿排出,每日从尿中排出的总量为皮质醇分泌的 30%~40%。

(4)血浆 ACTH 测定：正常情况下呈昼夜节律和脉冲式分泌,午夜时最低,清晨 6—8 时最高,可相差 1 倍。

(5)ACTH 兴奋试验：ACTH 可刺激肾上腺皮质分泌肾上腺皮质激素,包括糖类皮质激素、盐类皮质激素、性激素类皮质激素。本试验是引入外源性 ACTH,然后测定血浆皮质醇,通过试验前、后的对照来判断肾上腺皮质功能状态,反映肾上腺皮质的储备功能,这对鉴别肾上腺皮质功能异常是原发性还是继发性,非常有效,已成为目前筛查本症的标准方法。于早晨 8 时空腹抽血测血皮质醇基础值,给予 Conrosyn（一种人工合成的 ACTH 类似物）250μg，静脉注射后 30 分钟或 60 分钟取血样，测定血浆皮质醇。若 ≥200μg/L 为正常，若<200μg/L 提示垂体肾上腺轴有功能障碍。本法不受饮食或药物的干扰，结果可靠，可应用于任何年龄患者，无明显的副作用。

2. **临床应用**

在大多数库欣综合征患者中，清晨（上午 8 时）皮质醇可在正常范围或轻度升高，但午夜时则总是升高的，常与早晨水平相仿，失去正常的昼夜节律。但许多因素可影响其测定值，如各种应激、某些药物（糖皮质激素类、雄激素类及口服避孕药等）和严重肝、肾功能不良等都会使皮质醇大幅度升高，干扰临床判断，要注意鉴别。

血浆中 CBG 结合皮质醇的最大结合容量约为 690nmol/L（250μg/L），当血浆皮质醇浓度大于此值时，尿中游离皮质醇浓度迅速增加，较少受到其他因素干扰。因此它不仅是肾上腺皮质功能的可靠判断指标，也是地塞米松抑制试验的良好观察指标，诊断价值优于 17-OHCS。

尿 17-OHCS 在所有类型的库欣综合征中均增高，尤其是 ≥70μmol/24h，诊断意义更大。

血 ACTH 水平对肾上腺皮质功能紊乱的诊断及鉴别诊断具有重要意义，垂体大腺瘤或异位 ACTH 综合征者 ACTH 水平多>40pmol/L（200pg/ml），甚或可高于 110pmol/L（500pg/ml）；垂体微腺瘤时 ACTH 可轻度升高也可正常，多在 6~30pmol/L（30~150pg/ml）；而 ACTH 非依赖性库欣综合征，ACTH 降低甚或测不出。原发性肾上腺皮质功能减退者的血浆 ACTH 值明显增高，常 ≥55pmol/L（100pg/ml），但继发性者 ACTH 水平常偏低，早晨 8 时<4.5pmol/L。

（五）原发性醛固酮增多症

原发性醛固酮增多症（primary aldosteronism，PA），简称原醛症。1955 年由 Conn 首次报道，是一种因盐皮质激素 - 醛固酮分泌增多导致潴钠排钾，肾素 - 血管紧张素活性受抑制，表现为血压升高和低血钾的继发性高血压综合征。近年来，随着检验技术及影像技术的发展，原醛症的诊出率不断提高，已成为内分泌高血压最常见的原因。

1. **实验室检查**

（1）血、尿电解质测定：大多数病血钾低于正常，一般在 2~3mmol/L，严重者更低，低血钾往往呈持续性、也可为波动性，少数患者血钾正常，血钠一般在正常高限或者略高于正常，每日尿钾应在 25mmol 以上，尿钠排出量较摄入量为少或接近平衡。

（2）尿常规测定：尿 pH 为中性或偏碱性，尿常规检查可有少量蛋白质，尿比重较固定而减低，往往在 1.010~1.018 之间。

（3）血浆醛固酮（plasma aldosterone concentration，PAC）、血浆肾素活性（plasma renin activity，PRA）和血浆 PAC 与 PRA 的比值（aldosterone to renin ratio，ARR）测定：血浆醛固酮水平增高。

ARR 作为 PA 的筛选指标，易受到多种因素的影响，测定前应注意以下几点：

1）尽量纠正低钾血症。

2）鼓励患者正常钠盐负荷饮食。

3）停用可能影响 ARR 的药物至少 4 周。包括：螺内酯、依普利酮、阿米洛利、氨苯蝶啶、排钾利尿剂。

4）在血压可接受的范围内，尽可能停用其他可能影响 ARR 结果的药物包括：β- 肾上腺素受体阻滞药、中央型 α_2 受体激动剂、非甾体抗炎药、血管紧张素转化酶抑制剂、血管紧张素受体拮抗剂、肾素抑制剂、二氢吡啶类钙通道阻滞剂。

5）尽量用对 PAC 影响较小的其他药物控制血压。

6）避免口服避孕药或雌激素替代治疗的状态。

（4）血清肾素、血管紧张素Ⅱ测定：水平降低。

2. **临床应用**

确诊条件如能证实患者具备下述三个条件，则原醛症可以确诊。

(1) 低血钾及不适当的尿钾排泄增多：实验室检查，大多数患者血钾在 2~3mmol/L，或略低于 3.5mmol/L，但病程短且病情较轻者，血钾可在正常范围内。如将血钾筛选标准定在低于 4.0mmol/L，则可使诊断敏感性增至 100%，而特异性下降至 64%；血钠多处于正常范围或略高于正常；血氯化物正常或偏低。血钙、磷多正常，有手足搐搦症者游离钙常偏低，但总钙正常；血镁常轻度下降。

(2) 醛固酮分泌增高及不受抑制：由于醛固酮分泌易受体位、血容量及钠浓度的影响，因此单独测定基础醛固酮水平对原醛症的诊断价值有限，需采用抑制试验，以证实醛固酮分泌增多且不受抑制，则具有较大诊断价值。

(3) 血浆肾素活性降低及不受兴奋：血、尿醛固酮水平增加和肾素活性的降低是原醛症的特征性改变。但肾素活性易受多种因素影响，立位、血容量降低及低钠等均能刺激其增高，因此单凭基础肾素活性或血浆醛固酮浓度（ng/dl）与血浆肾素活性[ng/(ml·h)]的比值（A/PRA）的单次测定结果正常，仍不足排除原醛症，需动态观察血浆肾素活性变化，体位刺激试验（PST）、低钠试验，是目前较常使用的方法，它们不仅为原醛症诊断提出依据，也是原醛症患者的病因分型诊断的方法之一。

(六) 嗜铬细胞瘤

嗜铬细胞瘤是来源于肾上腺髓质和肾上腺外的嗜铬细胞的肿瘤，后者称副神经节瘤。其大量分泌儿茶酚胺引起高血压，是内分泌性高血压的重要原因。可发生于任何年龄。临床表现错综复杂，多数为难治性高血压，并可导致心血管系统的严重并发症，造成巨大的社会经济负担。良恶性嗜铬细胞瘤的鉴别相对困难，良性可手术治愈，恶性则疗效欠佳。因此及时正确诊断并早期治疗具有重要意义。

1. 实验室检查

(1) 儿茶酚胺检测：儿茶酚胺（catecholamine，CA）是一种含有儿茶酚和胺基的神经类物质。儿茶酚和胺基通过 L-酪氨酸在交感神经、肾上腺髓质和亲铬细胞位置的酶化步骤结合。儿茶酚胺包括去甲肾上腺素、肾上腺素和多巴胺。血、尿儿茶酚胺（CA）测定是诊断嗜铬细胞瘤敏感而特异的指标。嗜铬细胞瘤发作时，尿液儿茶酚胺明显升高，发作间隙期间可恢复正常。检测方法常用高效液相色谱法（HPLC）。血 CA 可反映瞬间的血浆浓度，500~1 500pg/ml 为可疑，>2 000pg/ml（12mmol/L）有高度诊断意义。尿儿茶酚胺排泄量呈昼夜周期变化，并在活动时排量增多。

【参考区间】

血 CA：100~500pg/ml（0.6~3.0mmol/L）

24 小时尿 CA：591~890nmol/d（100~150μg/d）

(2) 肾上腺素和去甲肾上腺素检测：肾上腺素（epinephrine，E）是肾上腺髓质的主要激素，其生物合成主要是在髓质铬细胞中首先形成去甲肾上腺素（norepinephrine，NE），然后进一步经苯基乙醇胺-N-甲基转移酶（PNMT）的作用，使去甲肾上腺素甲基化形成肾上腺素。血浆标本常用乙烯二胺法、HPLC 等检测，尿液标本常用三羟基吲哚法。

大多数嗜铬细胞瘤患者血浆 NE>1 500pg/ml，E>300pg/ml，非发作期的血浆 CA 测定常无价值。

【参考区间】 正常人安静状态下 NE<500~600pg/ml，E<100pg/ml；

(3) 尿 3-甲氧基肾上腺素和 3-甲氨基去甲肾上腺素测定：3-甲氧基肾上腺素（3-methoxy epinephrine，MN）和 3-甲氧基去甲肾上腺素（3-methoxy norepinephrine，NMN）分别是肾上腺素和去甲肾上腺素在肝脏代谢后的中间产物，由尿中排出，测定 MN 和 NMN 可间接反映 E 和 NE 的分泌情况。常用 HPLC、比色法等。大多数嗜铬细胞瘤患者的尿中排出量高于正常值 2~3 倍，此排量的多少可反映嗜铬细胞瘤分泌 CA 的功能活性。

【参考区间】 正常人尿中 MN+NMN 水平<1.3mg/d（7.2μmol/d）

(4) 尿香草杏仁酸测定：香草基扁桃酸（vanillylmandelic acid，VMA）是肾上腺素和去甲肾上腺素的代谢终末产物，由肾脏经尿排出。尿 VMA 升高见于嗜铬细胞瘤发作期（可较正常值高出 2~5 倍以上）、神经母细胞瘤、交感神经节细胞瘤，药物影响（如甲基多巴、茶碱、异丙肾上腺素、左旋多巴以及硝酸甘油等）。常用检测方法为比色法。

【参考区间】24 小时尿 VMA：正常<35μmol/d(7.0mg/d)。

(5)其他试验：若患者的临床表现不典型，可进行药理试验来辅助诊断，分为激发试验和抑制试验。

1)激发试验包括冷加压试验、胰高血糖素试验、组胺试验。胰高血糖素激发试验是目前主要运用的激发试验，试验前空腹 10 小时以上，停服所有药物，先做冷加压素试验，待血压下降到基础值时，静脉注射生理盐水保持静脉通路，血压稳定后，快速静脉推注胰高血糖素 1mg，注射前及注射后 3 分钟分别采血，并于注射后开始每分钟测定一次血压、心率、直到第 10 分钟。激发试验有一定的危险性，故对持续性高血压或年龄较大者，不宜做此试验，以免发生心脑血管意外。

2)抑制试验，包括酚妥拉明试验、可乐定试验。可乐定试验是目前常用的抑制试验，患者空腹 10 小时，外周静脉插管，卧床休息 30 分钟后取血测定 CA，口服可乐定 0.3mg 后 1 小时、2 小时、3 小时取血测 CA。

2. 临床应用

常规抗高血压药物治疗效果不理想，且多表现为阵发性高血压者，应高度怀疑为嗜铬细胞瘤。疑为嗜铬细胞瘤者，应首先检测血或尿液中的 CA 或 MN 和 NMN。嗜铬细胞瘤时血浆 CA 较正常增高 3~5 倍，但结果受多种生理、病理因素影响，尿 CA 比血 CA 更好地反映体内 CA 的合成情况，多数患者尿液中的 CA 持续增高，且在高血压发作时留尿诊断价值更高，尿 CA>1 150nmol/24h 即有诊断意义。MN 和 NMN 是 CA 的代谢产物，嗜铬细胞瘤患者血浆游离 MN 排出量可达正常人的 2 倍或 2 倍以上，尿 MN>530μg/24h 或尿 NMN>1 200μg/24h 或尿总 MN>2.4mg/24h，MN 和 NMN 测定对嗜铬细胞瘤诊断的特异性及敏感性较 CA 高。

若上述指标低于正常高限的 2~3 倍，尚不能明确诊断，可行胰高血糖素激发试验或可乐定抑制试验进一步辅助确诊。

(1)胰高血糖素激发试验：适用于临床怀疑为嗜铬细胞瘤的阵发性高血压患者(血压正常的发作间歇期或较长时间未观察到发作而不能确诊或排除者)。胰高血糖素仅刺激嗜铬细胞瘤分泌 CA，对正常肾上腺髓质无刺激作用，故注射药物后 3 分钟内，若血浆 CA 增高 3 倍以上，血压较冷加压试验最高值增高 20/15mmHg，则为胰高血糖素激发试验阳性，可诊断为嗜铬细胞瘤。

(2)可乐定抑制试验：适用于怀疑为嗜铬细胞瘤且血压明显升高者，可乐定为肾上腺素能 α 受体兴奋剂，可抑制神经源性 CA 释放，正常人其水平较服药前下降 50% 以上，但嗜铬细胞瘤患者不能被抑制。

嗜铬细胞瘤诊断指标：

1)若血浆 NE>3nmol/L 或下降<50%：阳性及阴性预测值分别为 97% 和 75%；

2)若血浆 MNE>0.6nmol/L 或下降<40%：阳性及阴性预测值分别为 100% 和 96%。

诊断明确后还需确定嗜铬细胞瘤的发生部位，可用 B 超、CT、MRI 等进行肿瘤定位。

(七) 性功能紊乱症

性激素可分为雄性激素和雌性激素两大类，后者又包括雌激素和孕激素。性激素是维持人体生理活动的重要激素。其主要生理作用包括影响胚胎发育，刺激性器官和生殖器官的生长，维持性欲，促进性特征的出现并维持在正常状态，影响蛋白质合成代谢、脂肪代谢、骨骼代谢、水盐代谢及红细胞生成等。性激素的主要分泌部位为睾丸、卵巢、子宫以及肾上腺皮质。各种性激素的分泌受下丘脑 - 垂体的调控，如下丘脑分泌的促性腺激素释放激素(GnRH)和垂体分泌的促黄体生成素(LH)、卵泡刺激素(FSH)，性激素又可对下丘脑 - 垂体的分泌功能进行反馈调节，从而维持各种性激素水平的稳态。

1. 实验室检查

临床上血清性激素检测指标主要有睾酮、雌二醇、黄体酮、LH 及 FSH，大多采用 RIA 或化学发光免疫法测定，最好采用液相质谱 - 串联质谱(LCIMS-MS)。血中性激素水平特别是雌性激素水平，在不同的发育阶段及女性月经周期的不同时期，存在较大的差异，单次测定结果，并不一定能真实地反映性腺的内分泌功能，大多须进行必要的动态功能试验，才可对性腺内分泌功能状态做出诊断。性激素分泌虽无明显的昼夜节律,但每日中仍有一定波动。通常清晨高于下午,青春期这种波动更明显。为便于比较,一般均在晨 8 点采血。

(1)孕酮测定:孕酮(progesterone)是由卵巢黄体分泌的一种天然孕激素,在体内对雌激素激发过的子宫内膜有显著形态学影响,为维持妊娠所必需。

1)血中孕酮升高可见于以下情况:①观察妇女排卵的时间及孕酮的生成情况,在排卵的 −1、0、+1 天,孕酮含量成倍增加,提示为有排卵;②正常妊娠、双胎和多胎妊娠时孕酮合成量明显增加,血液中孕酮水平相对升高。③妊娠毒血症、葡萄胎及原发性高血压时,孕酮含量也会升高。

2)孕酮含量降低见于以下情况:①先兆流产、宫外孕、早产、闭经、不孕症;②黄体功能不全,卵巢黄体发育不全时,孕酮含量相应降低;③肾上腺、甲状腺功能严重失调也可影响卵巢功能,使排卵发生障碍,孕酮含量也会相应降低。

(2)雌二醇测定:雌二醇(estradiol,E_2):主要由卵巢滤泡、黄体及妊娠时胎盘生成。检查血、尿中雌二醇对诊断性早熟、发育不良等内分泌及妇科疾病有一定价值。增高见于儿童女性化、产生雌激素的肿瘤、男子乳房发育症、肝硬化失代偿期、肾上腺皮质增生;降低见于先天性卵巢发育不全症、更年期综合征、垂体前叶功能减退、垂体性矮小症、妊娠中毒症、无脑儿。

(3)睾酮测定:睾酮(testosterone,T)是一种类固醇激素,由男性的睾丸或女性的卵巢分泌,肾上腺亦分泌少量睾酮。它是主要的男性性激素及同化激素。不论是男性或女性,它对健康皆有着重要的影响,包括增强性欲、力量、免疫功能、对抗骨质疏松症等功效。据统计,成年男性分泌睾酮的量是成年女性分泌量的 20 倍。测定血清睾酮是判断性激素紊乱疾病的常用试验。

1)增高:见于特发性性早熟和儿童的肾上腺皮质增生、部分肾上腺皮质肿瘤。男性分泌促性腺激素的肿瘤、妊娠期的绒毛膜上皮疾病、睾丸女性化、原发性多毛症。摄入巴比妥类镇静剂、氯米芬(克罗米芬)、促性腺激素及口服避孕药等药物。

2)减低:见于唐氏综合征、尿毒症、肌强直性营养不良症、肝功能不全、原发性和继发性性腺功能不全、隐睾症。女性睾酮较男性为低,随月经周期变化,静止和葡萄糖负荷后雄性激素下降,活动后上升,女性男性化时可升至 7.0nmol/L 以上。摄入雄激素、地塞米松、地高辛等药物及乙醇使结果偏低。

2. 临床应用

性激素代谢异常性疾病,主要有性发育异常、青春期后性功能减退症、继发性闭经、酶缺陷性性功能紊乱及多种其他性激素紊乱性疾病。

性发育异常:性发育异常是指各种原因所致后天性性腺、性器官及第二性征发育异常的统称。包括性早熟、青春期延迟及性幼稚症。

(1)性早熟(sexual precosity)即青春期提前出现。正常男女青春期约于 13 岁左右开始。一般认为,女性在 9 岁前出现包括第二性征在内的性发育,10 岁以前月经来潮,男性在 10 岁以前出现性发育,即为性早熟。各种原因通过下丘脑 - 腺垂体促进性发育提前的性早熟,称真性早熟。若性早熟不是依赖于下丘脑、腺垂体释放的促性腺激素所致,则称假性早熟。也有因食品、药物等外源性摄入而致性早熟者。

性早熟者,血中性激素均显著升高,达到青春期或成人水平,甚至更高。若同时测定促性激素 LH 及 FSH 水平仍在正常范围或更低,则提示假性早熟。当性激素及促性腺激素水平均达到或超出青春期或成人水平,则应进一步做动态功能试验。如果 GnRH 兴奋试验或氯米芬间接兴奋试验出现正常成人样阳性反应或更强,提示为真性早熟;若上述兴奋试验无反应或仅有弱反应,则应考虑为假性早熟,须进一步确定并治疗原发病灶。

(2)青春期延迟及性幼稚症:青春期延迟(delayed puberty)指已进入青春期年龄仍无性发育者。一般规定为男性到 18 岁,女性到 17 岁以后才出现性发育者。性幼稚症(sexual infantilism)则指由于下丘脑 - 垂体 - 性腺轴任何环节病变,男性 20 岁、女性 19 岁后,性器官及第二性征仍未发育或发育不全。青春期延迟仅是性发育推迟,而性幼稚症如不及时处置,可能终生不会性成熟。仅凭临床表现,无法区别二者,通过生物化学检验可对二者作出鉴别诊断,对治疗方案的制订和预后均有重要意义。

青春期延迟多为特发性(体质性),并往往有家族史,少数可由各种全身慢性消耗性疾病或营养不良引起。青春期延迟者有关性激素及促性腺激素 LH、FSH 测定,虽和下述的继发性性幼稚症者一样,均显示低于同龄同性别的正常值,但对 GnRH 和氯米芬兴奋试验,青春期延迟者都有正常反应。据此可与包括继发性性幼稚症在内的各种性幼稚症鉴别。

性幼稚症包括由性腺各种先天缺陷及后天病变所致的原发性性腺功能低下以及由各种下丘脑或腺垂体疾患、损伤所致的继发性性腺功能不足。性幼稚症根据临床所见不难做出诊断,但通过检测性激素和促性腺激素血清水平和动态功能试验,可帮助确定病变部位以指导治疗。

原发性性幼稚症者,其下丘脑、垂体功能正常,故表现为性激素水平明显降低,但可负反馈地促进 LH 及 FSH 释放增多。故血清 LH、FSH 水平远远高出同龄同性别正常水平。男性若进一步作 HCG 兴奋试验,出现无反应或反应低下,则更有助诊断。

继发性性幼稚症者,实验室检查大多表现为性激素及促性腺激素 LH、FSH 水平均低下。但应有时可仅表现为原因不明的单纯 LH 降低而 FSH 正常,或 FSH 降低而 LH 正常。若出现后者,性激素水平可无明显降低甚至在正常水平。GnRH 兴奋试验和氯米芬间接兴奋试验有助于病变部位诊断。二者均无反应或反应低下,提示病变部位在垂体:若 GnRH 兴奋试验反应正常,而氯米芬间接兴奋试验无或仅呈弱反应,则病变在下丘脑水平。

(八) 青春期后性功能减退症及继发性闭经

青春期后性功能减退症(post-adolescent hypogonadism)指男性性成熟后,因各种原因致雄性激素分泌不足产生的综合征。继发性闭经(secondary amenorrhea)则指已有规律月经的生育期女性,非孕期或哺乳期出现月经连续停止 6 个月以上。

青春期后性功能减退症可因靶组织中不能产生雄激素受体激动效应(雄激素抵抗综合征)、睾丸、腺垂体及下丘脑病变而致,均以阳痿、第二性征减退甚至呈女性化等性功能低下表现为临床所见。临床生物化学检查可帮助确定病因或病变部位。雄激素抵抗综合征者,血睾酮、促性腺激素改变与 5α-还原酶缺陷症改变相似,即血 T、FSH、LH 均正常或反而升高。若同时出现 T/DHT 比值明显增大,则可能为 5α-还原酶缺陷所致。其他原因产生的青春期后性功能减退症,都会出现血睾酮水平低下,此时应结合 LH 及 FSH 测定,并配合必要的动态功能试验,按性幼稚症中确定病变部位的方法和标准,判断病变是在睾丸,还是腺垂体或下丘脑。

继发性闭经除外妊娠、哺乳等生理性因素后,应考虑为子宫内膜、卵巢、腺垂体或下丘脑病变所致。雌激素-孕激素试验仍不能诱发月经,则提示可能为子宫内膜萎缩等子宫内病变所致;若有月经形成,则病因为下丘脑-腺垂体-卵巢轴中某一环节发生病变或功能失调。可参照性幼稚症确定病变部位的方法,通过检测血清雌激素、孕激素及 LH、FSH 水平,配合动态功能试验,协助诊断可能的致病环节,指导治疗。

(九) 其他性激素紊乱性疾病

性激素紊乱性疾病除上述外,较常见的还有妇女多毛症(hirsutism),即女性出现男性样分布的体毛。若多毛症同时伴有男性第二性征出现,则称男性化(virilization)。二者皆因雄激素异常增多所致,除特发性多毛症外,妇女多毛症及男性化的表现程度大多与血中雄激素主要是睾酮的水平密切相关。

皮质醇增多症伴发的多毛症多系肾上腺男性化肿瘤所致者,系癌瘤细胞大量合成释放脱氢表雄酮(DHEA)及雄烯二酮的结果。主要产生雄激素的卵巢男性化肿瘤导致的多毛症及男性化患者,血清睾酮浓度明显升高,雌激素水平低下,促性腺激素多正常或升高,并且对 GnRH 兴奋试验无或仅有弱反应。而同样可产生大量雄激素的多囊卵巢综合征出现的多毛症或男性化,虽然亦可出现血睾酮及 LH 轻度升高,但雌激素水平多正常,FSH 正常或降低,并且 GnRH 兴奋试验时,血睾酮及 LH 显著升高,因此不难与卵巢男性化肿瘤鉴别。

四、评价

利用血或尿标本进行免疫学分析是检测激素水平的主要方法。可以在随机状态下、基础状态下和刺激状态下检测激素水平。掌握各种内分泌试验的原理、步骤、解释对于疾病的诊断具有至关重要的意义。在对实验结果进行分析时要注意以下影响因素：年龄、性别、运动、体位、肝肾功能、精神状态、伴随疾病及药物。不同的实验室可能采用不同的检测方法，有不同的参考区间，对异常的检查结果应动态观察和分析，结合患者临床表现评估激素水平、判断病变部位。

TSH 是目前评价甲状腺功能最常用、最可靠、最灵敏的检测项目。TSH 是诊断甲减的最灵敏的指标，其使用价值与其他 4 项甲状腺功能指标相比依次为：$TSH>FT_4>TT_4>FT_3>TT_3$。对早期甲亢诊断和预测复发的符合率依次为：$TSH>FT_3>FT_4>TT_3>TT_4$。目前 TSH 的测定已经基本可取代 TRH 兴奋试验和 T_3 抑制试验。TT_3 和 TT_4 可以直接了解甲状腺功能，但是由于两者的水平受血中甲状腺结合球蛋白浓度的影响，限制了其临床应用价值。现在临床上大多情况下应用 FT_3、FT_4 的检测代替 TT_3、TT_4。但是对于 T_3 型或 T_4 型甲亢有其特殊的作用。血清 FT_3、FT_4 在血中以游离状态存在，代表组织中甲状腺激素的水平，与机体代谢状态一致，并且不受甲状腺结合球蛋白的影响。用于诊断甲亢、甲减，监测治疗过程中的甲状腺功能。通常情况下 FT_3、FT_4 与 TT_3、TT_4 的变化一致。甲亢时 FT_3、FT_4、TT_3、TT_4 升高，甲减时 FT_3、FT_4、TT_3、TT_4 降低。诊断甲亢时，FT_3、FT_4 的价值高于 TT_3 和 TT_4。FT_4 是诊断甲减的较灵敏的指标，价值优于 FT_3。在甲亢治疗过程中，FT_3 是疗效观察的较好指标，价值优于 FT_4。

人 GH 呈脉冲式分泌，具有昼夜节律分泌特征，每日有 5~10 个分泌峰，GH 在血中半衰期为 20~25 分钟，受进食、睡眠、运动、应激、代谢及生长发育影响，在运动、应激状态时，血 GH 值偏高，其中以女性明显。肢端肥大症患者 GH 分泌丧失昼夜节律，但仍保持脉冲式分泌，脉冲分泌峰频率增多 2~3 倍，但血 GH 基础值比正常人升高数倍至数十倍，多在 1μg/L 以上。但仅一次血 GH 测定不能作为诊断或排除的依据。

血 IGF-1 半衰期长，24 小时浓度变化小，不受采血时间、进餐、睾酮、地塞米松等的影响，是反映慢性 GH 过度分泌的最优指标。正常人血清 IGF-1 水平随年龄、性别而变化，测定结果必须与相应的正常值比较。血 GH 与 IGF-1 呈对数关系，对于病情较轻者，血 GH 仅稍升高，但血 IGF-1 多明显增高。血 IGF-1 测定影响因素较多，取血后应及时分离，储存和转运应恰当，测定前应去除 IGF-1 结合蛋白，否则易出现假阳性或假阴性。青春期者血 IGF-1 较高，而轻度老年人肢端肥大症患者血 IGF-1 可在正常范围；控制不良的糖尿病患者，因为肝脏受刺激产生 IGF-1 增多，故血 IGF-1 升高；营养不良、饥饿及肝病时血 IGF-1 下降；妊娠妇女血 IGF-1 升高可达正常的 2~3 倍。

午夜血皮质醇水平易受各种应激因素影响，波动较大，皮质醇增多症早期常在正常范围，假阴性多，单次测定意义不可靠。口服雌激素、避孕药，或妊娠、情绪紧张、疼痛、焦虑、抑郁等情况下血皮质醇水平往往增高。在使用泼尼松龙、甲泼尼龙或泼尼松治疗的患者会出现假性皮质醇升高。肾上腺皮质功能减退症患者出现清晨血皮质醇降低，可能是峰值提前，也可能是疾病、药物或异常睡眠类型引起昼夜节律改变所致，因此一次测定结果正常或异常不能明确临床诊断，常需要重复测定。

性激素的检测应至少 1 个月内未服用过性激素类药物，根据检查的目的选择取血的时机，避免活动或生理节律带来的影响。性激素水平与年龄相关，各实验室应建立相应的参考区间，结果的解释需结合临床。

（姜玉玲　关秀茹）

第十二节　骨代谢紊乱的实验室检查和临床应用

一、概述

骨是一个代谢活跃的器官，成熟后的骨在一生中需要不断地进行自我更新和改造，这就是骨代谢（bone metabolism）。骨代谢是一个复杂的生理过程，主要包括骨形成和骨吸收两个过程。在骨代谢过程中不仅受到骨矿物质及其调节激素的调节,也受一些细胞内外因子的调节。

(一) 骨细胞与骨结构

骨骼(skeleton)是机体最大的器官,主要包括骨组织(bone tissu)和软骨组织(cartilage tissue)两种结构。

骨由骨组织细胞和骨基质组成。骨组织细胞包括成骨细胞、骨细胞、破骨细胞;骨基质(bone matrix)即骨的细胞间质,沉积有大量的固体无机盐,因此很坚硬,是骨骼的主要形式。成骨细胞(osteoblast)是骨形成的主要功能细胞,能分泌 I 型胶原和其他骨基质蛋白以及一些重要的细胞因子和酶类,能特异表达骨钙素、骨桥蛋白、骨特异性碱性磷酸酶。骨细胞(osteocyte)是成熟骨组织的主要细胞,保障组织营养和物质交换。破骨细胞(osteoclast)能溶解和吸收骨质,参与骨的代谢和重建。

软骨组织由软骨细胞及其周围的软骨膜构成。根据软骨组织内所含纤维成分的不同,可将软骨分为透明软骨、弹性软骨和纤维软骨三种。软骨组织分布于机体各处,大多数骨(如四肢、躯干、颅底骨等)主要是以软骨内成骨的方式形成的。软骨细胞(chondrocyte)由间充质干细胞分化而来,分泌 II 型胶原、X 型胶原、聚集蛋白聚糖等基质蛋白。

骨组织由骨细胞和细胞间质组成。骨的细胞间质含有机和无机两种成分。有机成分占成人骨干重的 35%,其中主要为胶原纤维。胶原纤维由黏蛋白粘合,并有骨盐沉着,形成薄板状的骨板。无机成分称为骨盐,占成人骨干重的 65%,主要由钙、磷酸根和羟基结合而成,其化学结构与羟基磷灰石 $[Ca_{10}(PO_4)_6(HO)_2]$ 相似。

骨膜由致密的结缔组织构成,包被在骨表面的较厚的结缔组织膜称为骨外膜;衬附在骨髓腔面的薄层结缔组织膜为骨内膜。骨膜靠近骨面的细胞具有分裂繁殖和分化成为成骨细胞和破骨细胞的能力。

(二) 骨代谢及其调节因素

1. **骨代谢**　在人体发育和成熟过程中,骨组织的形状、骨量及内部结构不断地进行自我更新。新骨生成和旧骨吸收的过程就是骨代谢的过程。骨重建过程包括静止、激活、骨吸收、逆转和骨形成等阶段。骨形成时成骨细胞快速合成并分泌未矿化的胶原,形成厚的类骨质层,胶原单位重组形成许多空格间隙允许钙盐沉积,并发生交联而使骨板稳定性增强。成熟的骨细胞调节局部矿化物的离子浓度,使磷酸钙发生沉淀,继而形成羟基磷灰石结晶,沉积在已形成的类骨质空格间隙内,完成骨的矿化。骨吸收是由破骨细胞引起的脱钙过程,骨基质水解和骨盐溶解。

在骨形成和骨吸收过程中,成骨细胞形成新骨所释放的代谢产物和由破骨细胞降解骨基质成分产生的片段或产物进入血液和尿液,这些物质被称为骨代谢标志物(bone metabolic markers)或骨转换标志物(bone turnover markers,BTMs),简称为骨标志物(bone markers)。骨标志物能动态反映骨代谢状况,临床上用以反映成骨细胞功能的骨形成指标和反映破骨细胞功能的骨吸收指标。反映骨形成的标志物主要有血清骨钙素(s-osteocalcin,s-OC)、血清骨碱性磷酸酶(s-bone alkaline phosphatase,s-BALP)、血清 I 型原胶原前肽;反映骨吸收的标志物主要有尿吡啶啉(u-pyridionline,u-PYD)和尿脱氧吡啶啉(u-deoxypyridino-line,u-DPD)、血清 I 型交联 C-末端肽(C-terminal crosslinking telopeptide of type I collagen,s-CTX)和血清 I 型交联 N-末端肽(N-terminal crosslinking telopeptide of type I collagen,s-NTX)等。

2. **骨代谢调节因素**　机体中许多物质参与骨代谢的调节,包括骨矿物质、激素以及一些局部调节因子。骨矿物质主要包括钙、磷、镁;骨代谢的调节激素主要是甲状旁腺激素、1,25-二羟维生素 D_3 $[1,25(OH)_2D_3]$ 和降钙素。

(1) 钙(calcium,Ca):人体内约 99% 以上的钙以磷酸钙或碳酸钙的形式储存在骨骼中。血液中钙含量仅为总钙量的 0.1%,主要存在于血浆中。血浆钙可分为扩散钙和非扩散钙两部分,非扩散钙与蛋白结合,占血浆总钙量的 40%~50%;扩散钙主要是离子钙和少量的扩散型非游离钙(碳酸氢钙、柠檬酸钙和磷酸钙等)。

血钙浓度在体内受甲状旁腺激素（parathyroid hormone，PTH）、降钙素（calcitonin，CT）、1,25 (OH)$_2$D$_3$、pH 和磷酸盐的浓度影响。正常的血钙浓度对骨矿化作用、维持细胞膜的完整性、肌肉的兴奋和细胞功能具有极为重要的作用。当摄入钙不足或肠钙吸收不良时，骨骼会释放钙以维持正常血钙水平；反之如摄入钙过多或肠钙吸收过多，大部分钙会被储藏于骨组织，以避免血钙过度升高。

（2）磷（phosphorus，P）：磷主要以无机磷的形式存在于人体，其中 85% 以上以磷酸钙的形式存在于骨骼，其余部分分布在软组织、细胞内，只有少部分存在于体液中。血液中的磷以有机磷和无机磷两种形式存在，有机磷主要存在于细胞内，参与细胞结构和生理活动。血浆中 90% 的无机磷为可扩散磷酸盐，构成血液的缓冲系统，其余 10% 和血浆蛋白质结合。

临床上所检测的血磷浓度是指无机磷浓度，血磷浓度的稳定是骨矿化和生长的必要条件。血磷浓度受甲状旁腺激素、降钙素、生长激素影响。血磷浓度降低时刺激破骨细胞，促进骨的吸收；血磷浓度过高会促使细胞内钙进入血浆与磷形成难解离的复合物，从而降低血钙的水平并刺激甲状旁腺分泌 PTH，使骨吸收增加。

（3）镁（magnesium，Mg）：镁主要参与骨骼和肌肉的构成。体内约 50% 以上的镁存在于骨髓中，约 30%~40% 的镁存在于肌肉和软组织中，仅有 0.3% 存在于血清中。骨镁升高使骨矿化过程减慢，造成骨营养不良，镁还在调节 PTH、维生素 D 和降钙素的分泌与代谢的过程中起到重要作用。

（4）甲状旁腺激素：由甲状旁腺主细胞合成和分泌，主要靶器官是骨、肾和肠。PTH 促进骨质吸收和骨转化，动员骨钙和磷进入血中使血钙升高。在 PTH 作用下，破骨细胞数量增加，骨吸收功能增强；随之成骨细胞数量增加，骨的代谢转化和新骨生成加快。PTH 增加钙和氯化物在远曲小管的重吸收和抑制磷的重吸收，抑制近曲小管对磷和 HCO$_3^-$ 的重吸收，加速肾脏排泄磷酸盐，使尿磷排出增加，血磷降低。PTH 还可以通过激活腺苷酸环化酶刺激肾脏合成 1,25(OH)$_2$D$_3$。PTH 还能激活肾脏 1α- 羟化酶的活性，使 25- 羟维生素 D$_3$［25(OH)D$_3$］加速向有活性的 1,25(OH)$_2$D$_3$ 转化，通过 1,25(OH)$_2$D$_3$ 的增加间接地促进钙和磷的肠道吸收。

（5）1,25(OH)$_2$D$_3$：可以从食物中摄入，也可以通过接受紫外线照射后在皮下由 7- 脱氢胆固醇转变生成，主要生理作用是升高血钙和血磷，有助于类骨质的矿化和骨形成，可促进十二指肠对钙的吸收及空肠、回肠对磷的吸收和转运；与 PTH 协同作用，既加速破骨细胞的形成，增强破骨细胞的活性、促进溶骨，也可以促进肠管钙、磷的吸收，使血钙、血磷水平升高，利于骨的钙化；还能促进肾小管上皮细胞对钙、磷的重吸收。

（6）降钙素（CT）：是由甲状腺滤泡旁细胞（C 细胞）合成和分泌的一种单链多肽激素，作用与 PTH 相反，CT 抑制破骨细胞的生成及活性，从而抑制骨基质的分解和骨盐溶解，促进骨盐沉积，降低血钙；抑制肾小管对钙、磷的重吸收，以增加尿钙、尿磷排泄，降低血钙、血磷；抑制 1,25(OH)$_2$D$_3$ 的生成，间接抑制钙的吸收。

除了上述骨矿物质和骨代谢激素以外，还有许多生长因子与细胞因子参与了骨的代谢。其中比较主要的是：胰岛素样生长因子/胰岛素样生长因子结合蛋白系统（IGFBPS）、转化生长因子（TGF）、成纤维细胞生长因子（FGF）、骨形态生成蛋白（BMP）、护骨素/核因子 κB 受体激活物配基、集落刺激因子（CSF）、血小板衍化生长因子、血管内皮生长因子等。

二、相关实验室检查

钙、磷、镁是骨无机物的主要成分，具有广泛的生理功能。血浆中钙、磷、镁的浓度受肠道吸收、骨质沉积和吸收、肾排泄分泌等的调节，这些物质的代谢紊乱会引起骨代谢异常相关疾病的发生。骨代谢包括成骨（骨形成）和破骨（骨吸收）两个过程，在甲状旁腺素（PTH）、活性维生素 D、降钙素和 PTH 相关蛋白等的调控下维持动态平衡。成骨细胞和破骨细胞活动释放至血和尿中的基质成分可作为骨代谢的生化标志物，检测这些指标有助于骨代谢疾病的诊断、预后和疗效监测。

(一) 骨矿物质的检测

1. 血钙测定

(1)血清总钙的测定:国际临床化学和检验医学联盟(International Federation of Clinical Chemistry and Laboratory Medicine,IFCC)推荐钙测定的决定性方法为同位素稀释质谱法,参考方法为原子吸收分光光度法。世界卫生组织和我国卫生部临床检验中心于1997年推荐的实验室常规检测方法为比色法中最常用的邻-甲酚酞络合酮法。

【参考区间】成人:2.12~2.75mmol/L(8.5~11mg/dl)

(2)离子钙测定:参考方法是离子选择电极法。

【参考区间】成人:1.13~1.32mmol/L(4.53~5.29mg/dl)

(3)尿钙测定:尿钙测定有重要生理意义,不仅反映体内钙代谢的变化,而且能了解骨代谢的变化。尿钙是钙排泄的主要途径之一,是肠钙吸收、骨吸收、血钙、肾小球滤过、肾小管重吸收等多种生理过程的最后结果。因此,尿钙在一定程度上反映这些过程的变化。婴幼儿尿钙很少,吸收的钙多用于骨骼生长。随着年龄增长,尿钙逐渐增加,到成人时骨骼生长处于相对稳定状态,尿钙也比较稳定。

【参考区间】尿总钙　成人:2.5~7.5mmol/24h

2. 血磷测定

血磷的测定通常是指测定血浆中的无机磷。测定的方法包括紫外分光光度法、磷钼酸盐还原法、染料结合法、黄嘌呤氧化酶法、同位素稀释质谱法、原子吸收分光光度法等。决定性方法是同位素稀释质谱法。国家卫生健康委临床检验中心推荐的常规方法是还原钼蓝法。

【参考区间】成人:0.97~1.61mmol/L(3~5mg/dl)

3. 血镁测定

参考方法为原子吸收分光光度法,决定性方法是同位素稀释质谱法。我国国家卫生健康委临床检验中心推荐甲基麝香草酚蓝(MTB)比色法和钙镁染料比色法作为常规方法。

【参考区间】成人:0.80~1.20mmol/L(2~3mg/dl)

(二) 骨代谢调节激素的检测

PTH、1,25(OH)$_2$D$_3$和CT是钙磷代谢的主要调节激素,共同维持血浆钙、磷的相对恒定。测定这些物质有助于骨代谢异常相关疾病的诊断。

1. 甲状旁腺素的测定

甲状旁腺素(PTH)是甲状旁腺主细胞分泌的含有84个氨基酸残基的直链多肽,经肝和肾分解为N末端、中间部和C末端的片段。甲状旁腺分泌的完整的PTH,进入外周血后70%在肝中代谢,20%在肾脏中代谢,半衰期仅约2分钟。只有不到1%的PTH与甲状旁腺受体结合发挥生理作用。

PTH在血中以完整PTH(intact PTH,iPTH)、PTH-C端、PTH-中部片段(CPTH-M)和PTH-N端等形式存在。有生物活性的片段在N末端PTH(1—34)片段,因迅速分解消失,不能测定。C末端肽无活性,由于半衰期长而占最大血浓度,曾经是测定的主要目标;但对原发性甲状旁腺功能亢进症与其他疾病不能鉴别,无实用价值。中间片段用RIA法测定有很高的敏感性,称为高敏性PTH(HSPTH),受肾功能影响。用敏感方法测定完整PTH分子,不仅包括PTH(1—84),还包括缺乏N末端的PTH(7—84)片段。PTH的生物活性取决于氨基酸的第1—27位氨基酸残基。目前认为7—84 PTH通过抑制破骨细胞的形成导致全面抑制骨吸收从而降低骨转运,与1—84PTH有相反的生物学活性。

目前实验室最常测定的是具有生物活性的iPTH,测定方法主要有放射免疫法(RIA)、放射免疫分析法(IRMA)、酶联免疫吸附试验(ELISA)、化学发光免疫测定(chemiluminescent immunoassay,CLIA)和电化学发光免疫测定(electrochemiluminescence immunoassay,ECLIA)等。CLIA和ECLIA灵敏度高、方法稳定、测定方便、无放射性核素污染,是测定PTH的主要技术。

2. 活性维生素D测定

体内维生素D$_3$的主要形式为25(OH)D$_3$,通过检测它可以确定整个维生素D的情况。25(OH)D$_3$

在体内的浓度比 1,25(OH)$_2$D$_3$ 高 500~1 000 倍,并且半衰期长约 2~3 周。因此测定 25(OH)D$_3$ 是反映皮肤和食物摄取维生素 D 营养状态的理想指标。

目前临床上测定 25(OH)D$_3$ 的方法主要是放射竞争蛋白结合法、高效液相色谱法(HPLC)、ELISA、CLIA 和 ECLIA。

3. 降钙素测定

又称甲状腺降钙素(TCT),正常情况由甲状腺滤泡旁细胞分泌,32 个氨基酸残基组成,分子量 3 500 的单链多肽。具有直接抑制破骨细胞、抑制骨吸收和作用于成骨细胞促进骨形成作用,促进骨矿物质储存和抑制肾小管对磷重吸收,促进尿磷排泄,与 PTH 共同调节钙磷代谢以保持血钙水平,分泌受血钙水平调节。降钙素的单体形式是具有生物活性的分子,分泌受到血清钙离子的调节,靶器官是骨、肾和胃肠道。降钙素的测定方法主要有 ECLIA、RIA 等。

(三)骨转换标志物检测

骨转换标志物(BTMs)是骨组织本身的代谢(分解与合成)产物,简称骨标志物。骨转换标志物分为骨形成标志物和骨吸收标志物(表 4-5-57),前者反映成骨细胞活性及骨形成状态,后者代表破骨细胞活性及骨吸收水平。在正常人不同年龄段以及不同疾病状态时,血循环或尿液中的骨转换标志物水平会发生不同程度的变化,代表了全身骨骼代谢的动态状况。这些标志物的测定有助于鉴别原发性和继发性骨质疏松、判断骨转换类型、预测骨丢失速率、评估骨折风险、了解病情进展、选择干预措施,监测药物疗效及依从性等。原发性骨质疏松症患者的骨转换标志物水平往往正常或轻度升高。如果骨转换生化标志物水平明显升高,需排除高转换型继发性骨质疏松症或其他疾病的可能性,如原发性甲状旁腺功能亢进症、畸形性骨炎及某些恶性肿瘤骨转移等。

表 4-5-57 骨转换生化标志物

骨形成标志物	骨吸收标志物
血清碱性磷酸酶	空腹 2 小时尿钙 / 肌酐比值
(alkaline phosphatase,ALP)	(ratio of urinary calcium to creatinine,UCa/Cr)
血清骨钙素	血清抗酒石酸酸性磷酸酶
(osteocalcin,OC)	(tartrate-resistant acid phosphatase,TRACP)
血清骨特异性碱性磷酸酶	血清 I 型原胶原 C- 端肽交联
(bone alkaline phosphatase,BALP)	(serum C-terminal telopeptide of type 1 collagen,s-CTX)
血清 I 型原胶原 C- 端前肽	尿吡啶啉
(procollagen type I C-peptide,PI CP)	(urinary pyridinoline,Pyr)
血清 I 型原胶原 N- 端前肽	尿脱氧吡啶啉
(procollagen type I N-peptide,PINP)	(urinary deoxypyridinoline,D-Pyr)
	尿 I 型胶原 C- 末端肽交联
	(urinary C-terminal telopeptide of type 1 collagen,U-CTX)
	尿 I 型胶原 N- 末端肽交联
	(urinary C-terminal telopeptide of type 1 collagen,U-NTX)

1. 骨形成标志物

(1)血清骨钙素测定:骨钙素(osteocalcin)又称骨谷氨酰基蛋白(bone glutamyl protein,BGP),主要生理功能是维持骨的正常矿化速率,抑制异常的羟基磷灰石结晶的形成,抑制软骨矿化速率。骨钙素合成后有 10%~30% 被释放入血,血中半衰期约 5 分钟左右,故血清骨钙素水平基本上能够反映近期成骨细胞合成骨钙素和骨形成的情况。

【参考区间】2~13μg/L

(2)血清碱性磷酸酶测定:碱性磷酸酶(alkaline phosphatase,ALP)广泛存在于人体各组织器官中,含量以肝最多,其次是肾、胎盘、小肠、骨骼等。来源于骨骼的 ALP,称为骨碱性磷酸酶(bone alkaline phosphatase,BALP)。血清中一半的 ALP 来源于成骨细胞即 BALP,当成骨细胞活性增强或骨形成增加时,血中 ALP 升高。

【参考区间】磷酸对硝基苯酚连续监测法(30℃):成人 40~110U/L;儿童 <250U/L。

(3)血清Ⅰ型前胶原肽测定:Ⅰ型前胶原肽(procollagen peptide Ⅰ)由成骨细胞的前体细胞合成,含 N- 端和 C- 端延伸段,这些延伸段又称前肽,在形成纤维和释放入血时从Ⅰ型胶原上断裂下来,称为Ⅰ型前胶原羧基前肽(carboxy terminal propeptide of type Ⅰ procollagen,PICP)。由于 PICP 的解离和Ⅰ型胶原的合成比例为 1:1,现多检测 PICP 以反映Ⅰ型胶原的合成情况和骨转换情况。

【参考区间】0.3~0.6ng/ml

2. 骨吸收标志物

(1)血清耐酒石酸酸性磷酸酶测定:耐酒石酸酸性磷酸酶(tartrate-resistant acid phosphatase,TRAP)主要由破骨细胞分泌,是反映破骨细胞活性和骨吸收状态的指标。虽然在破骨细胞进行骨吸收时起到重要作用,但其机制尚不清楚。当破骨细胞活性增强时,释放 TRAP 量增加,检测血 TRAP 水平,可反映破骨细胞活性和骨吸收状况。常用测定方法有电泳法、RIA 和 ELISA 法。

【参考区间】ELISA 法　成人:61~300μg/L
　　　　　　　　　绝经后女性:129~348μg/L
　　　　　　　　　儿童:400~710μg/L

(2)尿羟脯氨酸测定:羟脯氨酸(hydroxyproline,HOP)是体内胶原代谢的终产物之一,其中一半来自骨胶原的破坏,其余部分来自骨以外各种胶原组织及饮食中胶原的破坏。尿中 HOP 排出量可反映骨吸收和转换程度。测定方法有比色法、高效液相色谱分析等。

【参考区间】13.8~42.7mg/L

(3)Ⅰ型胶原交联降解产物测定:Ⅰ型胶原交联降解产物是一类吡啶交联类化合物,如吡啶啉(pyridinoline,PYD)、脱氧吡啶啉(deoxypyridinoline,DPD)、Ⅰ型胶原交联 N 末端肽(N-terminal telopeptide of type-I collagen,NTX)。PYD 和 DPD 是胶原交联结构的降解产物,由骨、软骨和其他结缔组织释放,作为骨吸收的指标,DPD 比其他Ⅰ型胶原交联降解产物有更高的特异性。PYD 和 DPD 的测定方法有层析法、高效液相色谱法、酶联免疫吸附试验和放射免疫测定等。

【参考区间】

高效液相色谱法　绝经前妇女:PYD/DPD 17~60μmol/mol Cr;
　　　　　　　　　2~5 岁儿童:PYD 35~380μmol/mol Cr;DPD 7.1~135μmol/mol Cr。

免疫法　男性和绝经前妇女:PYD 1.8~9.0μmol/mol Cr;DPD 13~93μmol/mol Cr(肌酐)。

在以上诸多标志物中,推荐空腹血清Ⅰ型原胶原 N- 端前肽(procollagen type Ⅰ N-peptide,PINP)和空腹血清Ⅰ型胶原 C- 末端肽交联(serum C-terminal telopeptide of type Ⅰ collagen,s-CTX)分别为反映骨形成和骨吸收敏感性较好的标志物。

三、常见临床应用

(一) 骨质疏松症

骨质疏松症(osteoporosis,OP)是最常见的骨骼疾病,是一种以骨量减少和骨组织微结构破坏、骨骼脆性增加、易发生骨折为特征的全身性骨病。2001 年美国国立卫生研究院(National Institutes of Health,NIH)将其定义为以骨强度下降和骨折风险增加为特征的骨骼疾病,提示骨量降低是骨质疏松性骨折的主要危险因素,但还存在其他危险因素。骨质疏松症可发生于任何年龄,但多见于绝经后女性和老年男性。骨质疏松症分为原发性和继发性两大类。原发性骨质疏松症包括绝经后骨质疏松症

（Ⅰ型,高转换型）、老年骨质疏松症（Ⅱ型,低转换型）和特发性骨质疏松症（包括青少年型）。绝经后骨质疏松症一般发生在女性绝经后 5~10 年内；老年骨质疏松症一般指 70 岁以后发生的骨质疏松；特发性骨质疏松症主要发生在青少年,病因尚未明。继发性骨质疏松症指由任何影响骨代谢的疾病和/或药物及其他明确病因导致的骨质疏松。骨质疏松性骨折患者的致残率和致死率增高,生活质量下降,经济负担沉重,应尽早预防和规范治疗。

骨质疏松症的诊断主要基于双能 X 射线吸收法（DXA）骨密度测量结果和/或脆性骨折。

1. **基于骨密度测定的诊断** DXA 测量的骨密度是目前国际学术界公认的骨质疏松症诊断指标。对于绝经后女性、50 岁及以上男性,建议参照 WHO 推荐的诊断标准,基于 DXA 测量结果,骨密度值低于同性别、同种族健康成人的骨峰值 1 个标准差及以内属正常；降低 1~2.5 个标准差为骨量低下（或低骨量）；降低 ≥ 2.5 个标准差为骨质疏松；骨密度降低程度符合骨质疏松诊断标准,同时伴有一处或多处脆性骨折为严重骨质疏松。骨密度通常用 T 值（T-Score）表示,T 值 =（实测值 – 同种族同性别正常青年人峰值骨密度）/ 同种族同性别正常青年人峰值骨密度的标准差。基于 DXA 测量的中轴骨（腰椎 1~4、股骨颈或全髋）骨密度或桡骨远端 1/3 骨密度对骨质疏松症的诊断标准是 T 值 ≤ –2.5。

对于儿童、绝经前妇女和 50 岁以下男性,其骨密度水平的判断建议用同种族的 Z 值表示,Z 值 =（骨密度测定值 – 同种族同性别同龄人骨密度均值）/ 同种族同性别同龄人骨密度标准差。将 Z 值 ≤ –2.0 视为“低于同年龄段预期范围”或低骨量。

2. **基于脆性骨折的诊断** 脆性骨折是指受到轻微创伤或日常活动中即发生的骨折。如髋部或椎体发生脆性骨折,不依赖于骨密度测定,临床上即可诊断骨质疏松症。而在肱骨近端、骨盆或前臂远端发生的脆性骨折,即使骨密度测定显示低骨量（–2.5<T 值<–1.0）,也可诊断骨质疏松症。

3. **病因诊断及鉴别诊断** 在诊断原发性骨质疏松症之前,一定要重视和排除其他影响骨代谢的疾病,以免发生漏诊或误诊。需详细了解病史,评价可能导致骨质疏松症的各种病因、危险因素及药物,特别强调部分导致继发性骨质疏松症的疾病可能缺少特异的症状和体征,有赖于进一步辅助检查,主要包括：影响骨代谢的内分泌疾病（甲状旁腺疾病、性腺疾病、肾上腺疾病和甲状腺疾病等）、类风湿关节炎等免疫性疾病；影响钙和维生素 D 吸收和代谢的消化系统和肾脏疾病、神经肌肉疾病、多发性骨髓瘤等恶性疾病；多种先天和获得性骨代谢异常疾病；长期服用糖皮质激素或其他影响骨代谢药物等。对已诊断和临床怀疑骨质疏松症的患者至少应做以下几项基本检查,以助诊断和鉴别诊断。

（1）基本实验室检查：血常规,尿常规,肝、肾功能,血钙、磷和碱性磷酸酶水平,血清蛋白电泳,尿钙、钠、肌酐和骨转换标志物等。

原发性骨质疏松症患者通常血钙、磷和碱性磷酸酶值在正常范围,当有骨折时血碱性磷酸酶水平可有轻度升高。如以上检查发现异常,需要进一步检查,或转至相关专科做进一步鉴别诊断。

（2）骨骼 X 线影像：根据临床症状和体征选择性进行相关部位的骨骼 X 线影像检查,可反映骨骼的病理变化,为骨质疏松症的诊断和鉴别诊断提供依据。

（3）酌情检查项目：为进一步鉴别诊断的需要,可酌情选择性进行以下检查,如血沉、C 反应蛋白、性腺激素、血清催乳素、25 羟维生素 D［25-hydroxy-vitamin D,25（OH）D］、甲状旁腺激素、甲状腺功能、尿游离皮质醇或小剂量地塞米松抑制试验、血气分析、尿本周蛋白、血尿轻链,甚至放射性核素骨扫描、骨髓穿刺或骨活检等检查。

（二）骨软化症和佝偻病

骨软化症（osteomalacia）和佝偻病（rickets）都是由于维生素 D 缺乏或代谢障碍,钙、磷摄入不足或不能在体内被充分吸收和利用,使新形成的骨基质不能及时矿化从而影响骨的发育,最终导致骨质变软而引起骨骼变形的一种代谢性骨病。这种代谢紊乱发生在成人骨骺生长板闭合以后称为骨软化症,发生在婴幼儿和儿童骨骺生长板闭合以前称为佝偻病。

骨软化症和佝偻病的主要病因包括维生素 D 异常、磷酸盐平衡紊乱、钙缺乏、原发性骨基质紊乱和使用矿化抑制剂。

1. 营养不良性骨软化症　由于维生素 D 营养性缺乏,包括日光照射不足、食物中维生素 D 和矿物质缺乏或肠道吸收障碍,引起肠道钙磷吸收减少,血钙磷降低,骨基质缺乏矿物质沉积,新骨生成不足。低血钙刺激甲状旁腺分泌甲状旁腺激素,一方面作用于骨骼促进骨吸收,代偿性升高血钙;另一方面作用于肾脏近曲小管,抑制磷的重吸收,加重低血磷和骨损害。

骨软化症和佝偻病的临床表现主要体现在身体负重部位的骨痛,如腰椎、下肢等。继发甲状旁腺功能亢进患者骨痛可以累及全身,脊柱、肋骨和骨盆等易发生假性骨折。患者还表现出明显的骨骼畸形,但是有骨软化症的成年人骨骼畸形不常见,主要是脊柱弯曲度增加、侧弯等,严重者可有鸡胸、驼背、下肢长骨侧弯、椎体压缩导致身高缩短。胸廓畸形可导致呼吸困难。

成年人骨软化症发病缓慢,常被误诊。对于无法解释的腰腿痛、肌无力、手足麻木、肌肉萎缩等应考虑本病的可能。

婴幼儿可见颅骨变形、变软,指压有乒乓球感,囟门增宽和方颅。幼儿出牙迟,牙齿矿化不良,出现"串珠肋",肢体弯曲,关节膨大,呈"X"形腿或"O"形腿。

(1)常见的实验室检查有低血钙、低血磷、低尿钙、低尿磷。

(2)骨质软化早期血清钙水平可以正常,但在疾病晚期常常减低。24 小时尿钙排泄很低,可低至完全测不出。

(3)高 ALP、高 PTH、血清 $1,25(OH)_2D_3$ 水平下降。

2. 维生素 D 依赖性骨软化症或佝偻病　维生素 D 依赖性佝偻病(VDDR)属于维生素 D 代谢性异常,又称假性维生素 D 缺乏症,分为 I 型和 II 型。

VDDR I 型是由于 $25(OH)D1\alpha$- 羟化酶缺乏,不能合成足够的 $1,25(OH)_2D_3$,而使血中 $1,25(OH)_2D_3$ 含量低。这种情况常发生在 2 岁以前儿童表现为佝偻病,如果是成人起病则表现为骨软化症。临床和 X 线影像学表现与营养缺乏性佝偻病相同,但是用普通剂量的维生素 D 治疗无效,大剂量维生素 D 治疗可使疾病缓解,但停药还会复发。

VDDR II 型的病因是由于 $1,25(OH)_2D_3$ 的受体缺陷,$1,25(OH)_2D_3$ 不能与受体结合,导致其生理作用部分或全部失效,表现为血中 $1,25(OH)_2D_3$ 虽然正常但仍表现为佝偻病或骨软化症。

(三) 糖尿病性骨质疏松症

糖尿病是全身性的代谢紊乱性疾病,除了蛋白质、碳水化合物和脂肪这三大物质的代谢异常,还涉及水盐代谢和骨矿物代谢紊乱。糖尿病合并骨质疏松是糖尿病在骨骼系统出现的严重并发症,是导致长期严重骨痛和功能障碍的主要原因。1 型糖尿病的女性患者骨质疏松的发生率是非糖尿病女性的 12~25 倍。1 型糖尿病被认为是造成骨折危险性增加的重要影响因素。

糖尿病患者由于高渗性利尿造成钙、磷、镁大量丢失,导致骨量减少,同时由于胰岛素缺乏或不足,蛋白质合成代谢减少,使骨密度下降。因此,在糖尿病患者中可常见骨密度减低、骨髓炎及骨关节病等变化。

2 型糖尿病并发骨质疏松患者的骨标志物 BALP、CTX(I 型胶原 C- 末端肽交联)水平比骨量正常者和骨量减少者明显升高,说明骨形成和骨吸收明显增加,并且骨吸收更活跃,属于高转换型。

(四) 肾性骨病

肾性骨病(renal osteodystrophy,ROD)可分为狭义肾性骨病与广义肾性骨病两类。前者又称肾性骨营养不良,是慢性肾功能衰竭伴随的代谢性疾病;后者是指一切和肾脏有关的骨病或病因与肾脏有关的骨病,如肾小管酸中毒伴发的软骨病、肾病综合征时发生的骨病、Fanconi 综合征时的骨病等。

肾性骨营养不良是由于慢性肾脏疾病引起钙、磷及维生素 D 代谢障碍,继发甲状旁腺功能亢进,酸碱平衡紊乱等因素而引起的骨病。以骨质疏松、骨软化、纤维性骨炎、软组织钙化、骨性佝偻病、骨硬化、骨滑脱、骨畸形、骨再生障碍和病理性骨折为临床特征,可以在慢性肾功能衰竭的任何阶段发生。在引起肾性骨病的因素中维生素 D 缺乏、甲状旁腺功能亢进起重要作用。由于该病的发生率高、发病机制复杂、危害大、治疗有一定难度,倍受肾科临床医生的重视。

肾性骨营养不良的病因主要是由于钙磷代谢异常、维生素代谢异常、继发性甲状旁腺功能亢进、铝中毒和代谢性酸中毒所致。骨活检是诊断和分类肾性骨营养不良的金标准，根据组织学、X 线检查和实验室检查，可将本病分为高转换骨病、低转换骨病和混合型骨病。

肾性骨营养不良主要表现为骨痛、骨畸形、肌病（肌肉无力、手足抽搐、肌肉痉挛等）、全身血管和组织钙化以及病理性骨折。骨组织活检是肾性骨营养不良唯一可靠的诊断依据。

1. **血钙**　一般正常或偏低，有继发性甲状旁腺功能亢进时出现高血钙，血磷正常或升高。血碱性磷酸酶（ALP）大多正常，若 ALP 升高，可诊断为高转换骨病，ALP 下降有助于判断低转换骨病。尿钙增多，尿磷减少。

2. **血清 PTH**　准确的 PTH 浓度检测对评价肾性骨病是必须的。PTH 浓度是预测骨形成的指标。

3. **血清 BGP**　BGP 是在矿化组织中大量存在的骨代谢标志物，是由成骨细胞产生和分泌的一种含 49 个氨基酸的非胶原蛋白，BGP 是骨钙蛋白基因转录和表达的产物，在血清中含量约占成骨细胞合成量的 20%，两者呈正相关。作为成骨细胞活性指标，肾衰竭时其排出减少，特别是肾性骨病时其在血中的变化可用来监测骨代谢瞬间改变，是骨形成的最直接反映，可较早地诊断肾性骨病，指导临床用药。在肾性骨病的研究中发现低转化型骨病组，血 BGP 水平明显低于高转化型。检测方法有放射免疫法和酶联免疫法，前者灵敏度和特异度较好。

4. **铝（aluminium）**　慢性肾功能衰竭时肾脏排铝量减少，体内过多铝沉积可致骨病、脑病和贫血。由于血铝增高后沉积于骨骼等组织，所以单纯血铝不能真正反映体内铝的实际负荷。骨铝的测定、骨活检仍然是诊断铝性骨病重要手段。若骨铝明显增高（常可高于正常 10 倍以上），骨铝染色阳性即可确诊铝性骨病。

5. **血清降钙素（CT）**　CT 为 32 个氨基酸组成的多肽，由甲状腺滤泡旁细胞分泌，是体内调节钙、磷代谢的主要激素。其分泌是钙依赖性的，细胞内离子钙的浓度迅速升高，可以促进 CT 释放。血 CT 值与 Ccr 呈负相关。

6. **血清碱性磷酸酶**　碱性磷酸酶根据所在组织部位可分为骨性、肝性、肠性、肾性、胎盘性几种同工酶，其中 BALP 来源于成骨细胞，它是反映成骨细胞活性和骨形成的敏感指标之一。BALP 是骨形成常用的生化指标，可以作为透析前肾性骨病的参考诊断指标。

7. **血清抗酒石酸性磷酸盐异构体 5b（TRACP5b）**　TRACP5b 是监测破骨细胞活性和骨重吸收率的新型临床指标。TRACP5b 是酸性磷酸酶 6 种同工酶（0~5 型）中的一种，即第 5 型异构体。该酶是一种结构高度保守的含铁糖蛋白，分子量约 30~40kDa，主要由破骨细胞产生后分泌入血，其活性与破骨细胞活性呈正相关。高转化性骨病的 TRACP5b 活性比其他类型肾性骨病明显要高。血清 TRACP5b 与破骨细胞组织学指标的联系比 iPTH 要强，可作为肾性骨病破骨细胞活性的特异指标。

四、评价

血液样本的 pH 降低或酸中毒时，会因血细胞的代谢而导致钙离子浓度升高；血液 pH 升高或碱中毒时，由于样本中的 CO_2 排出而导致钙离子浓度下降。当血浆钙的分布不受体内 pH 变化影响时，钙离子测定才具有诊断意义。在一些疾病时测定离子钙比测定总钙更准确，如妊娠妇女、新生儿、大量输入含有柠檬酸的血液或新鲜冰冻血浆、异常蛋白血症，如肾蛋白丢失、吸收不良综合征、多发性骨髓瘤、恶性高钙血症以及甲状旁腺功能亢进症等。生理因素会影响血钙测定的结果。如运动、体位由仰卧位换为直立位时，血总钙和离子钙浓度均升高；进食后不久采样会因为体内 pH 升高和蛋白质增加而导致钙离子下降 5.4%；过度换气时，pH 每上升 0.1 个单位，钙离子便下降 0.05mmol/L；大量饮用牛奶等高钙饮食可由于肠道过量吸收引起血钙增高；生理节奏的变化亦会影响测定结果，如一天内不同时间钙离子浓度可有所不同，变化范围可达 4%~10%。样本质量也影响测定结果。如用于钙离子测定样本的采集时间应离最后一次进食时间至少 4 小时；采血时不宜长久压迫静脉，因为压迫时间过长可能导致血钙总量上升 10%。总钙测定推荐使用肝素抗凝血浆,钙离子测定应使用肝素抗凝全血。尿钙测定时应收集患者 24 小时尿液。

血磷测定样本应在清晨空腹时采集,并且必须在采集后 24 小时之内将血清与血细胞分离,以避免由于样本溶血导致检测结果假性增高。样本中血小板增多、高胆红素、高脂血也会干扰无机磷的测定。用磷钼酸法还原法测定血磷时,若样本中有高含量的单克隆免疫球蛋白会使测定结果产生血磷假性升高,对样本进行超滤处理可消除其对测定的影响。

在测定血镁时,由于红细胞内镁的浓度比细胞外高 10 倍,因此样本应避免溶血。应在患者空腹时采集血样,不能使用柠檬酸盐、草酸盐和 EDTA 抗凝的血浆作为测定镁的样本。尿镁的测定应收集 24 小时尿液。虽然血清总镁浓度的测定可以反映镁的代谢情况,但是由于血液中约 25% 的镁离子是和蛋白结合的形式存在,因此总镁浓度的测定不能反映体内镁离子的生理活性。镁主要存在于细胞内,血清总镁的浓度不能反映细胞内镁的状态,甚至当组织和细胞内镁消耗 20% 时,血清镁的浓度仍可正常,此时应特别注意。

血清是测定 PTH 的首选样本,样本储存时间过长会引起 PTH 的假性升高。PTH 分泌具有昼夜节律性,在夜间分泌水平升高。

体内维生素 D 的水平受气候季节等因素的影响,如居住地纬度、阳光照射、皮肤色素沉着、使用防晒霜等。冬天由于紫外线辐射减少,所测得的平均值较夏天约低 40%~50%。

ALP 在组织中的合成、释放、排泄和分解受到许多因素影响,血液中一些成分对其活性可以产生不同程度的激活或抑制作用。另外,测定技术的不同也可以导致测得的酶活性不同。即使是同一个体,在不同日期和时间采血测定,也可以产生较大差异。轻度溶血的标本不影响血清 ALP 测定,但是若溶血严重则不可使用。一些药物会影响碱性磷酸酶测定,如氟化物和草酸盐等会抑制 ALP 的活性。

DPD 只在骨和牙齿的细胞外基质中存在,尿液中 DPD 几乎全部来自矿化骨的骨吸收,是特异性很高的反映骨降解的标志物。PYD 和 DPD 的结构稳定,不被酸或加热分解,以原型从肾脏排泄,测定不受食物和运动等因素的影响。因此能较好地反映胶原分解的状况。PYD 和 DPD 的排泄受肾功能的影响,一般与肌酐同时测定并计算其与肌酐的比值。PYD 和 DPD 浓度有昼夜节律性改变,标本采集应固定在同一时间。

骨标志物测定除受年龄、性别、妊娠和哺乳期、药物、骨折、疾病、长期卧床或活动受限、种族和地理环境等不可控的影响外,还有一些可控生物学变异,如生理节律,一般峰值出现在夜间和早晨,谷值出现在下午和傍晚;禁食会导致骨标志物降低;运动类型和强度会影响检测结果;月经周期,黄体期会引起骨吸收标志物降低、骨形成标志物增加;冬季骨标志物会稍有降低。此外还应注意,血液标本的采集应在清晨空腹进行,血液标本应避免溶血;尿液标本取晨起第一次或第二次尿,检测时一般需同时测定肌酐进行校正。

(姜玉玲　关秀茹)

第十三节　免疫缺陷病和免疫增殖病的实验室检查和临床应用

一、概述

免疫缺陷病(immunodeficiency disease,IDD)是指在某些体外因素影响下,免疫系统中一种或多种成分的缺失或功能不全而导致免疫功能障碍所引起的疾病,涉及免疫细胞、免疫分子或信号传导的缺陷,常伴发自身免疫疾病。根据诱发 IDD 的病因,可将其分为原发性免疫缺陷病(primary immunodeficiency disease,PID)和继发性 / 获得性免疫缺陷病(secondary/acquired immunodeficiency disease,SID/AIDS)两类。PID 按其累及的免疫成分不同,可分为原发性体液(B 细胞)免疫缺陷病、原发性细胞(T 细胞)免疫缺陷病、原发性联合(T、B 细胞)免疫缺陷病、原发性吞噬细胞功能免疫缺陷病和原发性补体免疫缺陷病共 5 类。其中大多数与血细胞分化发育有关,多发病于婴幼儿期,严重者导致死亡。SID 依其免疫功能受损类型可分为继发性 T 细胞功能缺陷、继发性低丙种球蛋白血症、继发性吞噬细胞功能缺陷和继发性补体缺陷 4 类。

免疫增殖性疾病(immunoproliferative disease)是指免疫细胞在分化、发育过程中出现的失控性增生和恶变,病变可涉及免疫器官、免疫组织和免疫细胞,既可以是良性增生,也可以是恶性增生,以恶性增生多见,这类疾病的共同特征是免疫细胞的失控性增殖,临床表现为机体免疫功能异常或免疫球蛋白数量及功能的异常改变。依据增殖细胞表面存在的不同表面标志可以将免疫增殖病分为淋巴细胞白血病、淋巴瘤和浆细胞病。淋巴细胞白血病主要包括急性淋巴细胞白血病、慢性淋巴细胞白血病、大颗粒淋巴细胞白血病及毛细胞白血病四种。淋巴瘤是原发于淋巴结或淋巴组织的恶性肿瘤,组织学上将淋巴瘤分为霍奇金病和非霍奇金病两大类。浆细胞病是由单克隆浆细胞增生引起的恶性肿瘤或有可能发展为恶性的一组疾病。增生的单克隆浆细胞来源于 B 淋巴细胞,合成和分泌过量的单克隆免疫球蛋白是浆细胞病共有的特征。浆细胞病包括多发性骨髓瘤、轻链病、重链病、巨球蛋白血症和意义未明确的单克隆丙种球蛋白血症等。

二、相关实验室检查

(一) 体液免疫检测

1. **血清免疫球蛋白检测**　免疫球蛋白(immunoglobulin,Ig)是 B 淋巴细胞经抗原诱导、分化为浆细胞后合成和分泌的一类具有抗体活性或抗体样结构的球蛋白,是介导体液免疫反应的主要物质。Ig 有分泌型 Ig(secretory Ig,sIg)和膜 Ig(membrane Ig,mIg)两种形式,前者主要存在于血液体液和外分泌液中,约占血浆蛋白总量的 20%,执行各种免疫功能;后者分布于 B 细胞膜表面。Ig 分子由两条相同的轻链(light chain,L)通过二硫键(—S·S—)组成一 "Y" 形四肽结构。重链分为 γ、α、μ、δ 和 ε,对应 IgG、IgA、IgM、IgD 和 IgE 5 类 Ig;轻链分 κ 和 λ2 型,各类 Ig 的轻链相同。由于 Ig 总量的生理范围较宽,各种检测方法测得的数值差异较大,因而判定体液免疫缺陷时应做反复检测。

(1)免疫球蛋白 G、A、M(immunoglobulin G,immunoglobulin A,immunoglobulin M;IgG,IgA,IgM)测定:测定免疫球蛋白的方法很多,如单向环状免疫扩散法、火箭电泳和免疫比浊法等。免疫比浊法是目前临床检测 IgG、IgA 和 IgM 最为常用的方法,IgD 和 IgE 由于含量甚微,可采用 RIA 和 ELISA 等技术测定。不同年龄、型别组血中 Ig 含量不同;新生儿可通过胎盘获得母体 IgG,故血清含量较高,近于成人水平;婴幼儿其体液系统尚未成熟,Ig 含量低于成人。女性高于男性。Ig 含量的波动与疾病的活动呈一定的相关性,动态观察血液或体液中 Ig 量的变化,可帮助分析疾病的进展情况。Ig 生理范围宽,测定误差大,对于 Ig 水平低于正常值下限时,应在一段时间内反复测定,无大的变化时才能判断有无体液免疫缺陷。

参考区间见表 4-5-58。

表 4-5-58　各年龄组健康人群血清中 IgG、IgA、IgM 的参考区间　　　　单位:g/L

年龄	IgG	IgA	IgM
新生儿	6.60~17.5	0.01~0.06	0.06~0.21
3 个月	2.00~5.50	0.05~0.34	0.17~0.66
6 个月	2.60~6.90	0.08~0.57	0.26~1.00
9 个月	3.30~8.80	0.11~0.76	0.33~1.25
1 岁	3.60~9.50	0.14~0.91	0.37~1.50
2 岁	4.70~12.30	0.21~1.45	0.41~1.75

续表

年龄	IgG	IgA	IgM
4 岁	5.40~13.40	0.30~1.88	0.43~1.93
6 岁	5.90~14.30	0.38~2.22	0.45~2.08
8 岁	6.30~15.00	0.46~2.51	0.47~2.20
10 岁	6.70~15.30	0.52~2.74	0.48~2.31
12 岁	7.00~15.50	0.58~2.91	0.49~2.40
14 岁	7.10~15.60	0.63~3.04	0.50~2.48
16 岁	7.20~15.60	0.67~3.14	0.50~2.55
18 岁	7.30~15.50	0.70~3.21	0.51~2.61
成人	7.00~16.00	0.70~5.00	0.40~2.80

（2）免疫球蛋白 D（immunoglobulin D,IgD）测定：血清 IgD 的含量较低,生物学功能尚不明确,检测的临床意义较小。膜表面 IgD（smIgD）是 B 细胞分化成熟的标志。循环中的 IgD 无抗感染作用,但可能与某些超敏反应有关。常用的测定方法有免疫标记法、免疫比浊法、乳胶凝集法。一般采用 ELISA 法进行检测。

【参考区间】健康人血清中 IgD 含量波动范围大,文献报道的参考区间很不相同,如 0.003~0.140g/L、0.003~0.03g/L 等。各实验室应采用相应的方法和试剂盒,通过调查本地区一定数量的不同年龄、性别人群,建立自己的参考区间。如用文献或说明书提供的参考区间,使用前应加以验证。

（3）免疫球蛋白 E（immunoglobulin E）测定：IgE 是种系进化过程中最晚出现的 Ig,是血清中含量最低的 Ig,仅占血清 Ig 总量的 0.002%。其检测包括血清中的总 IgE（total IgE,tIgE）及特异性 IgE（specific IgE,sIgE）检测,前者作为初筛试验,而后者可用于确定特异性过敏原。总 IgE 检测的方法有 ELISA 法、免疫比浊法,其中临床最常用免疫比浊法来检测总 IgE。不同检测方法参考区间也不尽相同。

【参考区间】IgE 的检测结果随年龄组、种族及检测方法的不同有所差异。免疫比浊法检测 IgE 的参考区间见表 4-5-59。

表 4-5-59　各年龄组健康人群 IgE 参考区间

年龄	参考范围 /(IU/ml)
0~1 个月	<1.5
1~12 个月	<5
1~5 岁	<60
6~9 岁	<90
10~15 岁	<200
成人	<100

2. 尿液免疫球蛋白检测

正常人尿液中的 Ig 含量极微。当机体的免疫功能出现异常或由炎症反应引起肾脏疾病时,可以导致肾脏肾小球滤过膜分子屏障破坏或电荷屏障受损,从而引起球蛋白及其他大分子蛋白质漏出增多。尿液中游离轻链的检测对诊断轻链病是不可缺少的内容,并对多发性骨髓瘤等疾病的分型鉴定及预后判断均有重要意义。

3. 血清免疫球蛋白亚类检测

血清 IgG 亚类测定对研究免疫缺陷病和超敏反应性疾病有重要价值。IgG 有四个亚类,即 IgG1、

IgG2、IgG3、IgG4,在正常人体血液中含量依次减少,IgG1 最多,IgG4 最少。IgG 亚类的测定方法有放射免疫法、酶联免疫吸附试验、单向环状免疫扩散法、速率散射比浊法等,目前多采用速率散射比浊法和 ELISA 方法,用各亚类单克隆抗体进行测定,主要对选择型 IgG 亚类缺乏症有诊断有价值。IgG 亚类在不同年龄、种族以及不同测定方法的情况下,检测结果都存在差异,因此存在不同的参考范围。

【参考区间】见表 4-5-60。

表 4-5-60　各年龄组健康人群 IgG 亚类参考区间　　　　　　　　　　单位:g/L

年龄	IgG1	IgG2	IgG3	IgG4
0~1 个月	2.4~10.6	0.87~4.1	0.14~0.55	0.04~0.55
1~4 个月	1.8~6.7	0.38~2.1	0.14~0.70	0.03~0.36
4~6 个月	1.8~7.0	0.34~2.1	0.15~0.80	0.03~0.23
6~12 个月	2.0~7.7	0.34~2.3	0.15~0.97	0.03~0.43
1~1.5 岁	2.5~8.2	0.38~2.4	0.15~1.07	0.03~0.62
1.5~2 岁	2.9~8.5	0.45~2.6	0.15~1.13	0.03~0.79
2~3 岁	3.2~9.0	0.52~2.8	0.14~1.20	0.03~1.06
3~4 岁	3.5~9.4	0.63~3.0	0.13~1.26	0.03~1.27
4~6 岁	3.7~10.0	0.72~3.4	0.13~1.33	0.03~1.58
6~9 岁	4.0~10.08	0.85~4.1	0.13~1.42	0.03~1.89
9~12 岁	4.0~11.5	0.98~4.8	0.15~1.49	0.03~2.10
12~18 岁	3.7~12.8	1.06~6.1	0.18~1.63	0.04~2.3
18 岁以上	4.9~11.4	1.50~6.4	0.20~1.10	0.08~1.40

4. M 蛋白的检测

M 蛋白(monoclonal protein,MP)是 B 淋巴细胞或浆细胞单克隆异常增殖所产生的一种在氨基酸组成及顺序上十分均一的异常单克隆免疫球蛋白(monoclonal,Ig),是单克隆浆细增殖性疾病诊断、预后分析及疗效评价的重要指标。M 蛋白多出现于 M 蛋白血症患者的血和 / 或尿液中,M 蛋白血症主要包括多发性骨髓瘤、原发性巨球蛋白血症、高丙种球蛋白血症、恶性淋巴瘤、重链病、轻链病等多种淋巴细胞或浆细胞克隆增殖性疾病。这类疾病大多缺乏特异性症状、体征,临床上容易漏诊或误诊。目前,除了骨髓检查,免疫学检查成为诊断这些疾病的重要依据,检测 M 蛋白的方法较多,特点各异,应该考虑具体情况合理选择。

(1)血清蛋白区带电泳:检测蛋白质的经典分析方法,血清(或尿液)标本中不同性质的蛋白质在一定条件下电泳,形成不同的蛋白区带,与正常的电泳图谱进行比较分析,很容易发现异常的蛋白区带,常分布在 α_2 至慢 γ-G 部位,扫描后出现单克隆免疫球蛋白形成的尖峰。将这些区带电泳图谱扫描,可计算出异常蛋白的总量和百分比。该法应用方便,耗时短,是筛选 M 蛋白的最基本方法。在某些因素影响下,如溶血样本中的血红蛋白、陈旧血清中聚合的 IgG、血清类风湿因子等,常可导致蛋白电泳出现假的狭窄蛋白区带,易与 M 蛋白区带混淆,应注意区别。对单克隆免疫球蛋白可进一步用免疫电泳或免疫固定电泳法鉴定。如有疑为多发性骨髓瘤时,必须送检血清和尿液做免疫电泳或免疫固定电泳,而尿蛋白区带电泳呈阴性结果时也应选择免疫电泳或免疫固定电泳,M 蛋白电泳不作为单克隆(MC)过筛测定的一种方法,而是对免疫电泳(IE)和免疫固定电泳(IFE)的一个补充。单克隆免疫球蛋白增至>2g/L 可检出,其检出低限取决于单克隆免疫球蛋白的位置和多克隆 γ 球蛋白的浓度。

(2)免疫电泳:区带电泳技术和免疫扩散技术相结合的一种免疫学分析方法,该方法是鉴定 M 蛋白的常规方法之一,一般在区带电泳和 Ig 定量发现异常疑似 M 蛋白时使用。M 蛋白与相应抗体发生结合所表现的沉淀弧较为特殊,即沉淀弧宽厚,并向抗体槽突出呈弓形。如果待测血清标本仅与特异性抗血清中的一种(抗 IgG、抗 IgA、抗 IgM)产生一条沉淀弧,同时又与轻链抗血清中的一种(抗 κ 或抗 λ)产生相同的迁移率的特殊沉淀弧,则提示 M 蛋白。

(3)免疫固定电泳(immunofixation electrophoresis,IFE):区带电泳技术与特异性抗血清的免疫沉淀反应相结合的一种免疫学分析方法,是临床鉴定 M 蛋白最常用的方法,将同一份标本点样在琼脂板上的 6 个不同位置,通过电泳,根据血清蛋白质的电荷及分子量的大小不同将其分开。然后将 IgG、IgA、IgM、κ、λ 的抗血清分别加入 5 条电泳区带中;蛋白固定溶液则加入到第一参考蛋白电泳模式中。经孵育后,若有对应的抗原存在,则在适当位置有抗原抗体沉淀区带被氨基黑着色,分析灵敏度为 20~30mg/L。根据电泳移动距离分离出单克隆组分,借此对 M 蛋白进行分类与鉴定。多克隆合成的免疫球蛋白经染色后沉淀呈弥散状,单克隆蛋白由于在电场中泳动速度完全相同,因此会在电泳图谱中形成浓集、窄细、深染条带。IFE 具有分辨率强、敏感度高、操作周期短、结果直观易于分析和判定等优势。目前临床检验诊断工作 IFE 主要用于血清 M 蛋白的鉴定与分型、尿本周蛋白的检测与 κ、λ 分型、脑脊液中寡克隆蛋白的检测与分型。

(4)本周蛋白测定:尿中游离的免疫球蛋白轻链。检测方法常用化学法(加热沉淀法)和免疫法两种。该检测是诊断轻链病必不可少的项目,并对多发性骨髓瘤、原发性巨球蛋白血症、重链病等疾病的诊断、鉴别和预后判断有一定的帮助。本周蛋白在 pH 5.0 的条件下,加热至 50~60℃时出现沉淀,继续加热至 90℃后又重新溶解,利用这一特点常采用化学法检测本周蛋白。该方法简便易行,但敏感性低(30%~40% 检出率),并且不能确定轻链的型别。为提高检出率,可采用免疫电泳分析法。其尿标本可先用聚乙二醇通过半透膜浓缩后,再与抗 κ 和抗 λ 轻链抗血清进行免疫电泳分析,确定轻链的类型。轻链病患者尿中可测得本周蛋白,但血中反而呈阴性,其原因是本周蛋白分子量小,极其容易从肾脏排出,血液中含量并不升高。同时,在某些情况下血液中轻链发生聚合,聚合轻链不易从肾脏排出,故尿液本周蛋白测定表现出阴性结果。

(5)κ-Ig 和 λ-Ig 定量测定:定量检测 κ-Ig 和 λ-Ig 两种轻链片段的方法主要有单向免疫扩散法和免疫比浊法。免疫比浊法因有专门设备,检出的结果更加准确,测定时间更加快速,已取代单向免疫扩散法。通过 κ/λ 比率测定,有助于判断疾病类型和监测治疗效果。

(6)冷球蛋白测定:冷球蛋白(cryoglobulin,CG)又称为冷免疫球蛋白(cryoimmunoglobulin),是血清中的一种病理性蛋白质。该蛋白在 0℃ ~4℃时发生沉淀,在 37℃又溶解。冷球蛋白在低温时产生沉淀的机制目前尚不清楚。冷球蛋白可分为 Ⅰ 型、Ⅱ 型和Ⅲ型。Ⅰ 型为单克隆冷球蛋白,由 IgM、IgG、IgA 或本周蛋白组成,大约 25% 的冷球蛋白属于此类型。Ⅱ 型为单克隆混合冷球蛋白,由单克隆 Ig 与自身 IgG 组成,分为 IgM-IgG、IgG-IgG、IgA-IgG,大约 25% 的冷球蛋白属于此类型。Ⅲ 型为多克隆混合冷球蛋白,由两类或两类以上的多克隆免疫球蛋白组成,即抗原和抗体都是多克隆的,大约 50% 的冷球蛋白属于此类型。可以利用血细胞比容管法和分光光度法对冷球蛋白进行测定,前者是定性测定,后者为定量测定。在冷球蛋白的测定中样本采集和处理是保证实验顺利进行的关键。

5. 补体检测

(1)总补体溶血活性(50% hemolytic unit of complement,CH_{50})检测:补体最主要的生物学活性是免疫溶细胞作用。利用补体的免疫溶细胞反应,将绵羊红细胞(SRBC)用特异性抗体包被(致敏),此致敏 SRBC 与被测血清在体外混合时,通过使 C1 活化而激活补体传统途经,导致 SRBC 溶解。被测血清中的补体含量与溶血程度呈正相关,但并非直线关系,而是成一条 S 形线,在一定范围内(如 20%~80% 溶血率),溶血程度与补体活性呈正相关,常以 50% 溶血率(50% complement hemolysis,CH_{50})作为判断指标。CH_{50} 主要反应补体(C1~C9)经典途径活化的活性,如果新鲜血清(补体来源)加入致敏羊红细胞后,CH_{50} 水平下降,说明其补体系统中的一个或若干个成分含量或活性不足。

【**参考区间**】C3 :0.9~1.8g/L,C4 :0.1~0.4g/L。如用文献或说明书提供的参考区间,使用前应加以验证。

(2)旁路途径的溶血活性(alternative pathway CH_{50},AP-CH_{50})检测:用含 Mg^{2+} 的 EDTA(乙二胺四乙酸)稀释被测血清,螯合 Ca^{2+},阻断传统活化途经;再用未致敏家兔红细胞(RE)激活旁路途经。RE使旁路途径活化的机制不明,可能与其细胞膜上鞣酸含量低有关。将眼镜蛇毒因子包被于鞣酸处理的红细胞上,可激活旁路途径。C5~C9 附着于细胞膜上,导致溶血。溶血程度与血清旁路途经的活性呈正相关,但不是直线相关,而是 S 形曲线关系。

(3)单个补体成分的测定:在 30 多种补体成分中,主要以检测 C3、C4、C1q、B 因子和 C1 酯酶抑制物(C1INH)。测定方法分别为溶血法和免疫比浊法,溶血法用以检测单个补体成分的溶血活性,免疫比浊法则测定其含量。

(二) 细胞免疫检测

细胞免疫检测是通过检测人体免疫细胞数目或比例与功能,来判断机体的免疫水平,从而探讨免疫性疾病的发病机制、病情变化、预后判断、疗效监测等。免疫细胞是指参与免疫应答或与免疫应答有关的细胞,包括淋巴细胞,能特异性识别抗原;单核巨噬细胞,组成单核巨噬细胞淋巴细胞,在免疫应答中起辅助作用;其他免疫应答相关细胞,参与免疫应答的某一环节。

1. **淋巴细胞表型亚群检测**

淋巴细胞占外周血白细胞总数的 20%~40%,是机体免疫系统中重要的细胞群,主要分为 T 淋巴细胞(T 细胞)、B 淋巴细胞(B 细胞)、自然杀伤(nature killer,NK)细胞三大类,分别在细胞免疫、体液免疫、固有免疫中起着重要的调节作用。不同淋巴细胞亚群其形态基本一致,但表面分化抗原(cluster of differentiation,CD)不同。通过检测淋巴细胞不同的细胞表面标志,可以了解外周血中各类淋巴细胞及其亚群的比例和动态变化。淋巴细胞的免疫分型是细胞免疫功能的重要指标,对研究相关疾病的发病机制、病程进展、治疗及预后均有重要的临床意义。

(1)T 细胞分化抗原检测:采用三色标记单 g 隆荧光抗体,用流式细胞术检测,可对 T 细胞及亚群做出精确分类。外周血成熟 T 细胞特有的标志 TCR 和 CD3 是重要的表面抗原,再按 CD 分子表达不同将 T 细胞分为 $CD3^+CD4^+CD8^-$ 和 $CD3^+CD4^-CD8^+$T 两大亚群(subset),又称为辅助性 T 细胞(helper T cell,Th cell)和细胞毒性 T 细胞(cytotoxic T cell,Tc cell)或抑制性 T 细胞(suppressor T cell,Ts cell)。目前国内尚无统一的参考区间,一般建议参考区间为 CD3 61%~85%;CD4 28%~58%;CD4/CD8 1.5~2.5。流式细胞术方法采用流式细胞仪进行,简单方便,重复性好,已成为临床实验室主要的检测方法;免疫荧光法与一般间接免疫荧光法相同,因其方法容易引起荧光淬灭,而且主观性比较强,在临床中使用较少。

(2)B 细胞膜表面免疫球蛋白检测:B 细胞膜表面免疫球蛋白(surface membrane immunoglobulin,SmIg),是 B 细胞最具特征性的表面标志,其类别随着 B 细胞发育阶段的不同而变化。检测采用荧光标记的抗不同类型的 Ig 的单克隆抗体,与 B 细胞作用后,在荧光显微镜下计数荧光细胞的百分率。检测 SmIg 不但可以测算 B 细胞的数量,还可根据 SmIg 的类别判断 B 细胞的成熟数量,所有体液免疫缺陷患者皆有一定程度的 B 细胞数量或成熟比例方面的异常。

(3)B 细胞分化抗原检测:外周血中成熟的 B 细胞约为 3%~10%,属于 B 细胞特有或涉及 B 细胞的 CD 分子有 29 种。成熟的 B 细胞主要表达 CD19、CD20、CD21、CD22 分子,CD10 只出现在前 B 细胞,CD19、CD20 从原始至成熟的 B 细胞都存在,而 CD22 只在成熟 B 细胞表达。检测这些 B 细胞标志物可以了解 B 细胞数量、亚型和分化情况。B 细胞根据不同的发育阶段,可分为初始 B 细胞、成熟 B 细胞、记忆性 B 细胞、浆细胞等,可以根据分子指标来反映病的进展过程。对 B 细胞及亚群的检测是研究自身免疫性疾病及疾病中免疫调节紊乱的重要指标。CD19 阳性细胞增多,提示 B 细胞增殖增加,常见于 B 细胞恶性增殖性疾病和自身免疫性疾病中,如急性淋巴细胞白血病、慢性淋巴细胞白血病、多发性骨髓瘤及系统性红斑狼疮等;CD19 阳性细胞降低主要见于体液免疫缺陷病,如重症联合免疫缺陷病、性联丙种球蛋白缺乏症等。目前国内尚无统一参考区间，一般建议的参考区间 B 细胞为 8.01%~15.47%。

(4) NK 细胞分化抗原检测：NK 细胞是参与机体免疫应答反应特别是肿瘤免疫应答的重要淋巴细胞。目前临床上常采用三色荧光标记单克隆抗体标记 NK 细胞，在流式细胞仪上进行计数分析，多以 $CD3^-CD16^+CD56^+$ 作为 NK 细胞的典型标记。目前国内尚无统一参考区间，一般建议的参考区间 NK 细胞为 7%~40%。

2. 细胞功能检测

(1) T 细胞转化实验：评价 T 淋巴细胞功能的重要方法。T 淋巴细胞与植物血凝素（PHA）等非特异性有丝分裂原或特异性抗原（曾经致敏 T 淋巴细胞的抗原）在体外共同培养时，细胞内核酸和蛋白质合成增加，同时细胞形态转化为幼稚的淋巴细胞，这种转化能力就代表着淋巴细胞的免疫活力。依据细胞的转化程度测定 T 细胞的免疫功能，称为淋巴细胞转化试验（lymphocyte transformation test, LTT）。淋巴细胞的数量与活力联合检测，可以更加全面客观地了解患者的细胞免疫状态。

(2) NK 细胞活性检测：NK 细胞介导天然免疫应答，不依赖抗体和补体，能直接杀伤靶细胞，如肿瘤细胞或受病毒感染的细胞等。此外，NK 细胞尚有免疫调节功能，也参与移植排斥反应和某些自身免疫病的发生发展。因此，将单个核细胞与肿瘤细胞共同培养，肿瘤细胞的存活情况可反映 NK 细胞的活性，测定人 NK 细胞活性的靶细胞多用 K562 细胞株。NK 细胞活性的检测方法有形态法、酶释放法、放射性核素法、化学发光法、流式细胞术等。

3. 细胞因子检测

(1) IL-2 检测：白细胞介素 2（interleukin 2, IL-2）最初称为 T 淋巴细胞生长因子，主要由活化的 $CD4^+$ 细胞产生，通过自分泌和旁分泌作用于分泌 IL-2 的细胞本身或邻近的 $CD4^+$ 和 $CD8^+$ 细胞，具有多种生物学效能，在机体的免疫调节中起到了重要的作用，能够诱导和激活机体多种免疫细胞发挥效应，具体表现为促进 T 细胞增殖、增强溶细胞作用、活化调节性 T 细胞而介导细胞凋亡、增强 IL-2R 的表达作用。因此，IL-2 活性的检测已成为评价机体免疫功能的重要指标之一。但体液中 IL-2 含量甚少，难以直接测定。通过检测 PHA 和 ConA 等丝裂原诱导单核细胞在体外产生 IL-2 的能力来反映。目前应用最多的检测方法为酶联免疫吸附测定（ELISA）。

(2) IL-6 检测：白细胞介素 6（interleukin 6, IL-6）是由 T 淋巴细胞、B 淋巴细胞及巨噬细胞等多种淋巴类和非淋巴类细胞产生，由 212 个氨基酸组成的多功能糖蛋白。主要调节多种细胞的生长与分化，具体功能表现为调节免疫应答、参与急性时相反应、刺激造血及参与机体的抗感染免疫反应。IL-6 水平异常可与多种疾病相关。此外，可溶性 IL-6 受体（sIL-6R）具有增强 IL-6 的功能并保护 IL-6 不被体内的酶所降解。目前应用最多的检测方法为 ELISA 法，其次为流式细胞术、酶联免疫斑点试验等。

(3) IL-8 检测：白细胞介素 8（interleukin 8, IL-8）又称为中性粒细胞因子，属于 CXC 趋化因子家族之一，来源于多种细胞，其中单核细胞及内皮细胞是其主要来源。IL-8 是炎症反应的重要介质之一，在抗感染、抗肿瘤及调节免疫功能方面有重要作用。主要应用 ELISA 法进行检测。

(4) IL-10 检测：白细胞介素 10（interleukin10, IL-10）由辅助性 T 细胞亚群 Th1 和 Th2，单核细胞、巨噬细胞、B 细胞和角质细胞产生。参与免疫细胞、炎症细胞、肿瘤细胞的功能调节，在自身免疫病、严重感染性疾病、肿瘤及器官移植免疫中发挥重要作用。主要应用 ELISA 法进行检测。

(5) 肿瘤坏死因子检测：肿瘤坏死因子（tumor necrosis factor, TNF）有 α 和 β 两种类型。TNFα 又称恶病质素（cachectin），由单核 - 巨噬细胞产生；TNFβ 又称淋巴毒素（lymphotoxin）由 T 淋巴细胞产生。两类 TNF 基本的生物活性相似，除了具有杀伤肿瘤细胞外，还有免疫调节功能，参与发热和炎症的发生。TNF 可用于病毒感染和肿瘤的治疗，TNFα 用于肿瘤和骨质疏松，TNFβ 可用于多发性硬化症。可以应用酶免疫测定法、生物活性法、流式细胞技术进行检测。

(三) HLA 分型

确定不同个体所拥有人类白细胞抗原的等位基因及其产物的特异性称为 HLA 分型，目前实验室检查方法有血清学、细胞学分型技术和 DNA 分型。HLA 检测在器官移植、输血、亲子鉴定和疾病诊断上有重要临床价值。

1. **血清学分型**　HLA 血清学检测的原理：淋巴细胞膜上存在 HLA 抗原，用已知的抗体与淋巴细胞混合、孵育，通过抗原抗体免疫反应而获得未知 HLA 抗原的信息。HLA 细胞毒抗体属于 IgG 和 IgM 类型的免疫球蛋白，在补体存在的情况下，该抗体能够结合到带相应抗原的或淋巴细胞表面的细胞膜上，并在膜上打洞；如淋巴细胞不带相应的抗原，则不起作用，还是活细胞。细胞膜被破坏的细胞称为死细胞，通过染色、染料能够进入死细胞而使之着色，活细胞不被着色，通过评估死细胞占全部细胞的百分比，可以反映出抗体和抗原反应的强度。可以利用微量淋巴细胞毒实验技术或特异性标准抗血清试剂板检测。显微镜下观察死细胞数。根据淋巴细胞的死活判定其表面是否具有与分型血液中抗体相对应的抗原。死细胞>50% 为阳性；>80% 为强阳性。

2. **细胞学分型**　HLA-D 座位上的抗原采用细胞学分型方法检出，也称之为 LD 抗原。HLA-D 区的基因产物通常用三种方法检测：混合淋巴细胞培养（mixed lymphocyte culture，MLC）技术；纯合细胞分型（homozygous typing cell，HTC）技术；预处理淋巴细胞分型方法（primed lymphocyte typing，PLT）。MLC 又分为单向 MLC 和双向 MLC 方法。

3. **基因分型检测**　目前常见的 HLA 基因分型有序列特异引物聚合酶链反应技术（polymerase chain reaction with sequence-specific primers，PCR-SSP）、PCR- 测序法及基因芯片技术等，每种方法均有其优点。实际应用中，由于 PCR-SSP 分型方法敏感性较高、特异性强、操作简便、耗时短且不需要仪器设备，已成为临床实验室最常用方法。

(1)序列特异引物聚合酶链反应技术（PCR-SSP）：PCR-SSP 通过核苷酸碱基序列的多态性和已知的 DNA 序列，设计各种具有型特异性、组特异性或等位基因特异性的引物。通过特定的 PCR 反应体系扩增各等位基因的型别特异性 DNA 片段，产生相应的特异性扩增产物条带。如果是纯合子，产生一条与特异引物相对应的扩增带；如果是杂合子，则产生两条与特异引物对应的扩增带。其特异性可精确到分辨出一个碱基的差异，扩增产物仅需借助常规的琼脂糖凝胶电泳，即可根据是否存在特异性产物的电泳条带直接进行 HLA- 基因分型，是目前器官移植配型的常用方法之一。

(2)PCR- 测序技术：对 HLA 各亚区基因进行扩增，将产物直接 DNA 测序，此法是 HLA 分型技术中准确可行的方法，也是分型的金标准。同时，PCR 产物直接测序还可用于进一步证实扩增 DNA 产物的结构，确定 HLA 等位基因的多态性、变异度及未知基因定位等，但因费用昂贵、操作烦琐、检测时间长等，目前常规实验室较少用。

(3)基因芯片技术：用于 HLA 分型是逐渐发展起来的技术，具有高通量、快速及高信息量的特点，是临床应用的主要优势，但检测结果的重复性目前还不能够满足临床的要求。

三、常见的临床应用

(一) 常见免疫缺陷病的临床应用

1. **原发性抗体缺陷病**　原发性抗体缺陷病是由于 B 细胞先天性发育不全，或由于 B 细胞不能接受 T 细胞传递的信号，从而导致抗体产生减少的一类疾病。该病以患者体内 Ig 水平降低或缺失为主要特征，外周血 B 细胞可减少或缺陷，T 细胞数量正常。主要临床表现为反复化脓性细菌感染及某些病毒的易感性增加。下面阐述几种常见原发性抗体免疫缺陷病。

(1)X 连锁无丙种球蛋白血症：X 连锁无丙种球蛋白血症（X-linked agammaglobulinemia，XLA），又称为布鲁顿无丙种球蛋白血症，是最早发现的人类原发性免疫缺陷病。X-LA 是由于布鲁顿酪氨酸激酶（Bruton tyrosine kinase，Btk）基因突变导致早期 B 细胞系发育障碍引起的。Btk 属于非受体酪氨酸蛋白激酶，该酶广泛参与细胞信号传导，影响细胞的存活、增殖和分化，Btk 是 B 细胞成熟的关键因素。XLA 为 X 连锁隐性遗传，其缺陷仅限于 B 细胞系及其功能。已证明，该病并非由 X 染色体上单一基因的缺陷所致，而是多基因异常的结果。对 B 细胞缺陷的检测主要包括 B 细胞数量和功能检测,以及 B 细胞产物 Ig 检测等。

1)一般检测:包括血清总免疫球蛋白检测和特异性抗体滴度检测等。

①血清 Ig 测定:XLA 诊断的筛查试验。血清总免疫球蛋白<2.5g/L,IgG<2.0g/L,其他免疫球蛋白缺少或极低,细胞免疫功能正常,是诊断本病的要点。6 个月前患儿因为从母体获得 IgG,检测血 IgG 没有价值;在 5—9 个月时,来自母体的 Ig 基本消失,此时大多数正常婴儿的 Ig 降低至最低点,IgG<3.0g/L,IgA 和 IgM<0.2g/L,造成诊断困难。如不能确诊,应每隔 3 个月复测 1 次,正常婴儿的各种 Ig 均见上升,而本病患儿则仍处于低水平。

②B 细胞数量和功能检测:外周血白细胞总数可在正常范围,淋巴细胞数量正常或轻度下降,成熟 B 细胞(CD19+、CD20+、SmIg+)缺失,淋巴细胞亚群检测中 T 细胞的百分比上升。T/B 细胞比值上升。

③其他检查:淋巴结及扁桃体活检缺乏生发中心和浆细胞。外周血单个核细胞用丝裂原、抗 CD40 或细胞因子刺激产生抗体减少或缺如。骨髓涂片找不到浆细胞。

2)特殊检测:① XLA 患儿血液循环中缺乏成熟 B 细胞,可以通过流式细胞术测定脐血中 CD19+ 和 / 或 CD20+ B 细胞数目。此法对 6 个月前婴儿的诊断尤其重要。1995 年,WHO 免疫缺陷病研究小组也确定循环 B 细胞明显减少或缺乏是诊断 XLA 的要素之一。另外,循环 B 淋巴细胞是鉴别 XLA 和其他原发性免疫缺陷病,如暂时性低丙种球蛋白血症、常见免疫型免疫缺陷病的重要指标,它还可以区分重症感染、化疗和某些免疫抑制剂使用后的继发性免疫低下以及肿瘤与蛋白丢失造成的 IgG 水平低下。WHO 免疫缺陷小组推荐使用流式细胞术检测成熟 B 细胞表面分化抗原 19(CD19),通过 CD19 的百分比衡量循环 B 淋巴细胞数量。该小组认为:XLA 的 CD19 通常<0.5%,但由于试验上的误差,可能略高于此值。近年来,基因序列分析也发现突变的 XLA 中 CD19 均<1%。

② Btk 蛋白和基因分析:XLA 的确诊试验依赖于 Btk 蛋白和基因分析。Btk 蛋白表达可用荧光激活细胞分选仪(fluorescence-activated cell sorter,FACS)或免疫印迹试验来分析,以判断 *Btk* 基因突变的存在,最后用 SSCP 或 DNA 直接测序进行基因突变分析。此外,FACS 检测 Btk 还可以发现 *Btk* 基因突变携带者。80%~90% 临床诊断为 XLA 的患者依靠 *Btk* 突变检测确诊为 XLA,但 *XLA* 的基因突变位点很多,与临床症状的相关性不强,同一家系中的 XLA 患者临床表现很可能各不相同。来自突变基因的 Btk 蛋白还没有被完全认识,在蛋白质水平这些突变的结果还不清楚。

③特异性抗体滴度检测是 XLA 诊断的筛查试验。正常人接种疫苗或菌苗后 5~7 天可产生特异性抗体(IgM),若再次免疫会使抗体滴度更高(IgG)。因此在接种疫苗后检测抗体产生情况也是判断体液免疫缺陷的一种有效方法。常用的抗原为伤寒疫苗和白喉类毒素,前者可用直接凝集反应来测定抗体产生,后者可在接种后 4 周做锡克试验。

(2)选择性 IgA 缺陷:选择性 IgA 缺陷(selective IgA deficiency,SIgAD)是指血清 IgA<0.05g/L,而 IgG 和 IgM 含量正常;它是免疫缺陷病中最常见的类型。患者基因组免疫球蛋白 α 恒定区基因一般无异常;但 B 细胞不能分化为分泌 IgA 的浆细胞,可能是某些环境因素使易感者出现 B 细胞分化障碍、基因表达异常或免疫球蛋白类别转换障碍所致。遗传学表明此病属遗传性疾病,患者大多存在 18 号染色体畸变,确切的发病机制尚不清楚。SIgAD 无有效预防措施,早诊断、早治疗是本病的防治关键。

1)一般检测:免疫电泳和血清免疫球蛋白定量是经典的实验室诊断方法。免疫电泳缺乏 IgA 沉淀线有诊断意义。血清 IgA 定量低于 50mg/ml(5mg/dl),甚至完全检测不出。血清型 IgA 与分泌型 IgA 密切相关。前者的存在取决于后者,大多数患者除血清 IgA 低下外,常同时缺乏分泌型 IgA,罕见单纯血清型 IgA 缺陷者。IgG、IgM、IgD 和 IgE 一般是正常的,但有的患者 IgG 和 IgM 水平可高于正常,特别是在伴有肠道疾病时。

2)特殊检测:

①免疫球蛋白亚类检测:近年来发现一些患者同时缺乏 IgG 亚类,特别是 IgG2 的缺乏。

②自身抗体检测：在很多 SIgAD 患者都可以发现自身抗体，这些抗体是针对 IgG、平滑肌、线粒体、基底膜、脱氧核糖蛋白、甲状腺球蛋白和壁细胞的。

③细胞免疫功能检测：包括 T 细胞计数及亚群分析。相当一部分患者可见到 T 细胞数量减少，有些患者有丝分裂原刺激后反应减低。

2. 原发性 T 细胞免疫缺陷病　原发性 T 细胞免疫缺陷病（primary T cell immunodeficiency）是指 T 细胞的发生、分化和功能障碍的遗传性缺陷，包括迪格奥尔格综合征（DiGeorge syndrome，DGS）、T 细胞活化和功能缺陷（表 4-5-61）。真正单一的 T 细胞免疫缺陷病少见，多数 T 细胞免疫缺陷者伴有体液免疫功能缺陷。下面主要介绍先天性胸腺发育不良综合征。先天性胸腺发育障碍或 DiGeorge 综合征或称为Ⅲ~Ⅳ咽囊综合征，其特点为胸腺缺如或发育不良，导致 T 细胞功能缺陷，伴有甲状腺功能减退及其他先天畸形。本综合征是多基因遗传性疾病，但染色体 22q11 区域缺失是主要原因。在胚胎期 6~8 周，第Ⅲ~Ⅳ咽囊发育为胸腺和甲状旁腺，在这一时期的发育障碍会影响胸腺和甲状腺的形成。胸腺的不发育导致 T 细胞成熟缺陷，外周血内无 T 细胞或极少，淋巴细胞对多克隆激活剂（如 PHA 或 ConA）无增殖反应，迟发型变态反应皮肤试验为阴性。本病的病因并不十分清楚，异常的产生可能与子宫内变异相关。目前对于 22q11 微缺失综合征产前诊断方面的研究资料远不够完善，研究样本量均少，还没有统一的超声筛查指标。常用的筛查实验有流式细胞术分析 T 细胞及其亚群和皮肤试验。

表 4-5-61　几种主要的 T 细胞免疫缺陷病

病名	发病机制	免疫缺陷	遗传方式	临床特征
DiGeorge 综合征	胸腺发育不全	T 细胞数↓	不明确	反复感染
XLP	Xq26-q27 基因缺陷	TH1 和 TH2 免疫应答失衡	性连锁隐性遗传	表现形式多样
T 细胞活化和功能缺陷	ZAP-70 基因突变	T 细胞活性↓	常染色体隐性遗传	易感染

（1）一般检测：

1）皮肤试验：皮肤试验常用的抗原有结合菌素、白色念珠菌液、链激酶 - 链道酶（SK-SD 双链酶）、人用植物血凝素（PHA）及白喉、破伤风疫苗等。皮肤试验显示有迟发型超敏反应（DTH），表明受试者 T 细胞免疫功能存在。由于个体差异、试剂质量、操作误差等原因，应几种抗原同时进行试验，凡 3 种以上抗原皮试阳性者为正常，少于 2 种或 48 小时反应直径小于 10mm，提示细胞免疫缺陷或反应性降低。有些正常个体可由于特定的病毒感染而出现暂时的 DTH 受抑制。此外 DTH 阳性的产生需要预致敏和对某抗原敏感，而婴幼儿有可能对某些抗原暴露不够，出现对某些抗原的 DTH 阴性。

2）电解质及激素检测：血钙减少、血磷增高，尿钙为 0；甲状旁腺激素降低。

（2）特殊检测：

1）T 细胞及其亚群的检测：应用 CD 系统单克隆抗体，使用荧光抗体技术或流式细胞分析技术进行测定，不但可以检测 T 细胞总数，而且可以检测其亚群；不但能用于细胞免疫缺陷病的诊断，还可以研究其发病机制。最常检测的 CD 标志有 CD3、CD4、CD8、CD14、CD16、CD19、CD45、CD56 等。T 细胞在外周血细胞中占 60%~80%，当 T 细胞绝对值低于 1.2×10^9/L 时，提示有细胞免疫缺陷的可能。T 细胞按功能的差异可分为 Th 细胞、Tc/Ts 细胞。可应用单克隆抗体进行分类，$CD3^+$ 为成熟 T 细胞，$CD3^+CD4^+$ 为 Th 细胞，$CD3^+CD8^+$ 为 Tc/Ts 细胞。T 细胞及其亚群检测是检查 T 细胞免疫缺陷最直接、简便的检查方法。

2）E 玫瑰花结试验：E 玫瑰花结试验的结果可代表 T 细胞数量的变化，现改用 CD2 测定代替。E 受体（CD2）为 T 细胞表面的特有标志，因此，用 E 玫瑰花结试验的结果可代表 T 细胞数量的变化，并可粗略地判定有无 T 细胞免疫缺陷或联合免疫缺陷病。E 玫瑰花结试验由于受许多因素干扰，加之无标准品对照，因而对轻微的 T 细胞动态变化较难判定，现多改用 CD2 测定代替烦琐的 E 玫瑰花结试验。胸腺发育不全(Digeorge 综合征)可出现外周血 E 受体阳性细胞减少,一般可减少正常值的 1/2~2/3。有的病例 T 细胞虽有其他标志,但不能形成 E 花环,这表明 T 细胞分化成熟不完善。

3)T 细胞体外免疫功能检测:体外试验方法包括淋巴细胞对抗原或有丝分裂原的增殖试验、细胞毒试验以及其分泌产物功能的测定。T 细胞体外功能试验通常用 PHA 刺激淋巴细胞的增殖、转化试验来判断 T 细胞的功能。T 细胞缺陷患者存在着与免疫受损程度一致的增殖应答低下,甚至消失现象。新生儿出生后不久即可表现出对 PHA 的反应性,因而出生一周后若出现 PHA 刺激反应,即可排除严重细胞免疫缺陷的可能。

4)B 细胞数量检测:正常或增多,可有高 IgG 血症,高抗体反应和自身抗体。

5)基因检测:DGS 患者将疾病传给子代的机会为 50%,羊水细胞或绒毛膜细胞染色体分析发现 21q11 缺失可做出产前诊断。用于检测 21q11 缺失的较为广泛的方法是用荧光原位杂交(FISH)。

3. 原发性吞噬细胞缺陷病 吞噬细胞系统包括血液和组织中的各种吞噬细胞,主要包括单核巨噬细胞和中性粒细胞。吞噬功能是机体防御感染的第一道防线,吞噬细胞参与机体重要的非特异性防御机制,在清除入侵病原体中起着十分重要的作用。原发性吞噬细胞缺陷(primary phogocyte deficiency)主要是指单核细胞和中性粒细胞功能的缺陷,既可以表现为吞噬细胞数量的减少,也可以是细胞功能的缺陷。

(1)慢性肉芽肿病(CGD):原发性吞噬细胞功能缺陷多见于中性粒细胞功能的缺陷,常见疾病即慢性肉芽肿病(chronic granulomatous disease,CGD)。CGD 是以皮肤、肺及淋巴结广泛肉芽肿性损害为特点的遗传性粒细胞杀菌功能缺陷病,是一种罕见的原发性免疫缺陷病,多数患者为男性,X- 连锁隐性遗传。本病的缺陷在于患者的中性粒细胞和单核细胞中与产生活性氧有关的酶系统异常,导致氧依赖性杀菌功能减弱,以致不易杀死各种过氧化氢酶阳性的细菌及真菌。肉芽肿是对比化脓性感染的一种反应,常有色素性类脂组织细胞浸润和包绕。

一般检测:

1)粒细胞四唑氮盐(NBT)还原试验:NBT 是 CGD 最简单、常用和廉价的诊断指标:正常人外周血内中性粒细胞的 NBT 还原试验阳性率为 7%~15%,CGD 患儿 NBT 还原试验阳性率显著降低,甚至为 0。

2)吞噬和杀伤试验:可检测吞噬细胞的吞噬率和杀菌率,慢性肉芽肿患者有正常吞噬功能,由于吞噬细胞缺少过氧化物酶而无法杀菌。

3)免疫印迹和基因突变分析:gp91phox、p47phox、p67phox、p22phox 免疫印迹和基因突变分析是 CGD 的确诊实验,有助于早期诊断、症状前诊断及产前诊断,对开展遗传咨询有重要意义。

4)其他:如白细胞计数因感染而可能增高。贫血时骨髓涂片可见深蓝色组织细胞。

5)由于慢性感染可以导致高丙种球蛋白血症和补体水平升高,但 T 细胞和 B 细胞免疫功能正常。还可用化学发光试验或流式细胞仪器检测患者中性粒细胞活性氧。

6)对于患儿家族中携带者或高风险孕妇,可分析其胎儿羊水细胞相关致病基因 cDNA,进行产前诊断。

(2)白细胞黏附缺陷症(LAD):白细胞黏附缺陷症(leukocyte adhesion deficiency,LAD)较为罕见,患者的白细胞黏附相关的功能缺陷,如与内皮细胞的附着、中性粒细胞的聚集和趋化、吞噬功能,中性粒细胞、NK 细胞和 T 细胞介导的细胞毒作用等。本病为常染色体隐性遗传,定位于染色体 21q22.30。本病的基本分子生物学基础为 CD18 的合成缺陷。

1)一般检测:包括血细胞计数和分类及白细胞形态学。进一步实验可进行吞噬细胞数量的检测、黏附分子检测和基因突变分析。

2)特殊检测:包括细胞数量检测、黏附分子检测、血清 Ig 检测、基因检测等。

①白细胞总数极端增多,即使在没有活动性感染时也存在,几乎是 LAD 的一致征象。可以经常见到周围血中性粒细胞计数在 $15 \times 10^9/L$~$70 \times 10^9/L$ 之间,而在感染时可高达 $100 \times 10^9/L$。

②黏附分子检测:用单克隆抗体检测细胞表面黏附分子,例如用流式细胞仪检查 CD18、CD116、CD11c、CD621、CD15 等,可以进行定量测定,可用于诊断白细胞黏附缺陷。

③T 细胞和 B 细胞的增殖反应下降,血清免疫球蛋白水平在正常范围。

④确诊实验依赖于 *ITGB2* 和 *SLC35C*1 等相关基因序列及突变分析。

4. 原发性联合免疫缺陷病 原发性联合免疫缺陷病通常是指 T 细胞和 B 细胞均缺陷导致的体液免疫和细胞免疫联合缺陷,机体不能产生细胞免疫和体液免疫应答。发病机制复杂,临床表现多样、病情严重、疗效不佳、婴幼儿为主。该组疾病主要包括重症联合免疫缺陷病(severe combined immunodeficiency disease,SCID)、腺苷酸脱氨酶缺陷、Wiskott-Adrich 综合征(威 - 奥综合征)、共济失调毛细血管扩张症、Nezelof 综合征(涅泽洛夫综合征)、骨髓网状组织发育不良等疾病。此类疾病发病机制复杂,临床表现各异,治疗效果不佳,特别是 SCID 预后最差。以重症联合免疫缺陷病为例介绍实验室检查。

实验室检查方法包括淋巴细胞计数、分型和功能分析以及相关基因分析。

(1)在基因缺陷鉴定以前,SCID 诊断以家族史、临床及免疫学特征为基础。依据临床表现如反复感染和实验室辅助检查可以做出诊断。

(2)本病需与获得性免疫缺陷综合征(AIDS)鉴别:SCID 无 HIV 病毒及抗 HIV 病毒抗体;SCID 无 CD4$^+$/CD8$^+$ 比例倒置;AIDS 有高丙种球蛋白血症;SCID 胸腺上皮无哈氏小体,但无萎缩,AIDS 胸腺常有萎缩。

(3)血常规淋巴细胞绝对计数为 3×10^9/L 时,应高度警惕 SCID 的可能,利用流式细胞数检测淋巴细胞亚群(CD3、CD4、CD8、CD16/56)不仅可初步诊断 SCID,也可大致确定所属类型,但不同发病机制的 SCID 最终确诊还需进行基因缺陷分析。

5. 原发性补体缺陷病 原发性补体缺陷病(complement deficiency)大多数属常染色体隐性遗传,少数为常染色体显性遗传,几乎每一种补体系统的组成成分都可有遗传缺陷。补体缺乏常伴发免疫性疾病及反复细菌感染。补体系统的第一前端反应成分,如 C$_1$、C$_2$ 和 C$_4$ 缺陷,常伴有免疫复合物性疾病,尤其是 SLE;C$_3$、H 因子和 I 因子缺乏增加了患者对化脓性细菌感染性,而备解素、C$_5$、C$_6$、C$_7$ 和 C$_8$ 缺陷的患者则易于发生严重的奈瑟菌感染。

(1)一般检测:

1)补体经典途径溶血活性(CH50)检测:是在补体存在时使用抗体致敏的羊红细胞发生溶血,因而是测定经典途径成分的。传统的检查方法是通过测定 CH50 和 APH50 来大致判断补体缺陷情况,一般认为经典途径的补体(C1、C2、C3、C4、C5、C6、C7、C8)缺陷可以通过检测 CH50 实现。本试验为初筛试验,CH50 降低只反映补体系统 C1~C9 等 9 种成分活性下降,不能具体提示何种成分低下。如果上述筛选试验结果显示 CH50 活性十分低下,则需进行每种补体成分的检测。

2)补体旁路途经溶血活性(AH50)检测:补体 C3、C5~C9、P 因子、D 因子、B 因子等成分参与补体旁路活化,任何成分的异常均可引起旁路溶血活性的改变。AH50 增高多见于甲状腺功能亢进、感染、某些自身免疫病、肾病综合征、慢性肾炎和肿瘤等。降低则见于慢性活动性肝炎、肝硬化和急性肾炎等疾病。同 CH50。本试验仅为初筛试验,如果 AH50 非常低或测不出其活性,则应行 B 因子测定。

(2)特殊检测:特定成分的缺陷可以通过特定的功能和免疫组化实验来确定。此外,还可以检测补体裂解产物的趋化活性进一步判断补体功能。

(二) 常见免疫增殖病的临床应用

1. 轻链病和重链病

(1)轻链病:轻链病(light chain disease,LCD)是一类只有免疫球蛋白轻链增生的单克隆免疫增殖病的类型,特征为患者的血液和尿液中出现大量的免疫球蛋白游离轻链(即本周蛋白)。LCD 相对较少见,仅占单克隆免疫增殖病的 7% 左右,国内的 LCD 的发病率约为 15%,多见于青壮年,女性稍高于男性。

1)外周血象显示 60% 的患者有程度轻重不一的贫血,晚期常见严重贫血。血小板降低,外周血可见幼稚浆细胞,白细胞多数增高。骨髓象显示红系增生活跃,90% 以上有原始和幼稚浆细胞增殖且占 15% 以上,核染色质粗细不均,可见 1~3 个核仁,细胞质丰富,过氧化物酶和糖原染色均为阴性。几乎所有患者尿蛋白阳性,半数以上有严重蛋白尿(>2.0g/24h),尿本周蛋白阳性,可达 0.2g/24h。血清尿素氮、尿酸、肌酐和转氨酶均可见升高。

2)血清和尿蛋白电泳均可在 β 区出现 M 成分。血清 IgG、IgA、IgM 和 IgD 均正常或降低。免疫电泳显示在 $β_2$ 区抗原与抗 κ 或 λ 血清产生过量的沉淀线。免疫固定电泳只在加入抗轻链血清的泳道出现特异性条带。

3)LCD 尚无统一的临床诊断标准,目前以免疫血清法作为诊断 LCD 的依据。LCD 是单克隆丙种球蛋白血症的一种,应注意与其他单克隆丙种球蛋白血症,如多发性骨髓瘤、巨球蛋白血症、重链病等相鉴别。

(2)重链病:重链病(heavy chain disease,HCD)是恶性浆细胞病的一种,其特征是 B 细胞 - 浆细胞恶性增生,但其产生的大量免疫球蛋白大多数仅有重链而无轻链。根据重链的类型不同,重链病也分为 α、γ、μ、δ 和 ε 重链病五种类型。

重链病的鉴定方法与多发性骨髓瘤 M 蛋白的鉴定方法相同,以前主要靠免疫电泳的方法进行确认,需要有较高的鉴定水准方可准确判断;现在依靠免疫固定电泳的方法简单直观,只是应用抗完整免疫球蛋白分子的抗体时可能会出现完整免疫球蛋白分子出现特异性条带,而轻链不出现条带,应用抗重链抗体则可以直接确定重链的类型。

2. 巨球蛋白血症和浆细胞病

(1)巨球蛋白血症:巨球蛋白血症,又名华氏巨球蛋白血症(Waldenström macroglobulinemia,WM),系合成和分泌大量单克隆免疫球蛋白 IgM 蛋白(巨球蛋白)的淋巴样浆细胞恶性增生性疾病,年发病率为 3/100 万,占血液系统肿瘤的 1%~2%,多见于老年人,男性略多于女性,临床上以贫血、肝、脾、淋巴结肿大、高黏滞血症、出血倾向、中枢和周围神经系统症状为特征。

巨球蛋白鉴定方法与多发性骨髓瘤 M 蛋白鉴定方法相同,为 IgM 型的单克隆蛋白。M 蛋白位于 γ 区域或 β 与 γ 区之间,75% 病例单克隆 IgM 上的轻链为 κ 轻链,血清 IgM 浓度约为 10~120g/L。

血清 IgM 升高(常>30mg/ml),血清中其他免疫球蛋白正常或减少,大多数患者血清黏滞度升高,但仅 20% 有高黏滞综合征,几乎所有患者血红蛋白减低,大多为 40~70g/L,属中度至严重的正细胞正色素性贫血,大多数患者确诊时白细胞计数正常或减少,分类见中性粒细胞减低,淋巴细胞增高,嗜酸性粒细胞、单核细胞亦轻度增加,血小板正常或减少,有的患者可见全血细胞减少。血涂片可见红细胞聚集呈“缗钱状”及吞噬红细胞存在。骨髓活检常见:淋巴细胞,浆细胞样淋巴细胞或浆细胞浸润。凝血酶时间延长,凝血酶原时间及活化的部分凝血酶时间可延长。约 80% 的患者出现本周蛋白尿,尿蛋白含量通常不高,仅有 3% 的患者超过 1g/24h,意义不大。约 60% 巨球蛋白血症的患者 $β_2$- 微球蛋白升高(3mg/L)。

(2)浆细胞病:多发性骨髓瘤(multiple myeloma,MM),也称浆细胞瘤(plasmocytoma),因其引起骨破坏而得名。骨髓中某一变异的浆细胞及其前身(B 细胞末期分化恶变)呈单克隆增生并生成单克隆免疫球蛋白(即 M 蛋白),引起广泛的骨质破坏、高钙血症、贫血、肾功能损害、感染等。M 蛋白为多发性骨髓瘤的特征性标志物,一般为 IgG、IgA、IgD 和 IgE 类完全的免疫球蛋白或是其片段。

多发性骨髓瘤的诊断主要依赖于实验室检查,血液和骨髓细胞形态学检查、免疫学检查、生物化学检查,对多发性骨髓瘤的诊断有重要意义。

1)外周血象:贫血程度轻重不一,红细胞沉降速率加快,白细胞计数可正常、增多或减少,晚期和化疗后常减少,主要是中性粒细胞减少。约 20% 的患者外周血可出现少量浆细胞,约 10% 的患者可出现幼稚红细胞和幼稚粒细胞。

2)骨髓象:多发性骨髓瘤的诊断往往依靠涂片所见的浆细胞百分率来确定。只是其界限值未统一,一般定在 10%~30%。按此标准,约 1/4 的骨髓瘤患者开始时的骨髓涂片中的浆细胞数小于 10%。

3)生物化学检验:血清蛋白电泳出现 M 蛋白是 MM 的最重要表现,骨髓瘤 M 蛋白区带为窄底高而尖的峰,也称为 M 组分。20% 的骨髓瘤患者血清蛋白电泳未能检出 M 蛋白,如轻链型,除有严重肾功能损害,可不出现 M 蛋白,如轻链型,罕见的不分泌型骨髓瘤血清中也无 M 蛋白,孤立性骨髓瘤和髓外浆细胞患者出现 M 蛋白不到 30%。

部分患者血钙增高,血清碱性磷酸酶一般正常,血清白蛋白常减少,血尿酸常增高,尤其是化疗使大量的骨髓瘤细胞破坏,可使尿酸增高。肾衰竭时血清肌酐、尿素氮增高。

4)免疫学检验:该病最重要的实验室检查,血清免疫球蛋白定量测定有助于明确诊断及病程检测。血清 β_2- 微球蛋白的测定有助于确立病程期和病程追踪。有报道称,血清 β_2- 微球蛋白<4mg/L 时患者中位生存期为 43 个月,如血清 β_2- 微球蛋白>4mg/L 时患者中位生存期仅为 12 个月。近期,一些研究人员提出根据 β_2- 微球蛋白的浓度进行多发性骨髓瘤的分期,将 β_2- 微球蛋白浓度<3mg/L 的患者划归为 I 期;β_2- 微球蛋白浓度为 3~5mg/L 的患者划归为 II 期;β_2- 微球蛋白>5mg/L 的患者化归为 III 期。血清 β_2- 微球蛋白的浓度检测被认为是一个有用的预后判定因素。

血免疫球蛋白定量及尿轻链定量、血清蛋白电泳、免疫电泳或免疫固定电泳三类实验组合鉴定 M 蛋白的有无、类型及定量。当临床上怀疑 MM 时,应首先进行血清蛋白区带电泳检测。血清和尿液免疫电泳有助于证实 M 蛋白的存在并确定 M 蛋白类型,并且有比血清蛋白电泳更高的灵敏度。各种类型多发性骨髓瘤的发生率为 IgG 型 60%,IgA 型 22%,IgD 型 2%,单独轻链型 15% 以及无 Ig 者 1%;部分患者检测尿本周蛋白辅助诊断。M 蛋白可出现在区带中的不同位置,因此不能根据 M 蛋白在电泳图中的位置来判定是免疫球蛋白 IgG、IgA、IgM、IgD、IgE,或是免疫球蛋白轻链 κ、λ,或是免疫球蛋白重链。目前,血清蛋白电泳、血免疫球蛋白及尿本周氏蛋白定量、免疫固定电泳已成为检测 M 蛋白的固定组合,在全世界范围内广泛应用。

5)血清免疫球蛋白游离轻链(FLC)检测:血清免疫球蛋白游离轻链(FLC)的检测试剂,能够检测血清中除完整的免疫球蛋白分子上结合的轻链以外低水平的游离轻链,灵敏度可达到 1~5mg/L,比免疫固定电泳 150~500mg/L 的灵敏度有了很大的提高。在这种情况下,以前所谓的非分泌型骨髓瘤大多都可以检出异常的游离轻链浓度及比值,成为了名副其实的分泌型骨髓瘤,并为这部分病例的病情监测、疗效观察及复发的判断提供了更好的指标。

3. 意义未明的单克隆丙球蛋白血症

意义未名单克隆丙种球蛋白血症(monoclonal gammopathy of undetermined significance,MGUS)是指血液和 / 或尿液中出现单克隆免疫球蛋白或轻链,而临床上无恶性浆细胞病表现的一组疾病。本病可以发生于任何年龄,但好发于老年人,发病率随年龄增长而增高。西方国家发病率>50 岁为 3%,>70 岁为 5%,>80 岁为 10%。

(1)血清 M 蛋白检测:血清蛋白区带电泳时可见 M 蛋白。根据免疫固定电泳图可以确定单克隆免疫球蛋白类型,少数病例系双克隆(IgG+IgA 或 IgG+IgM)或三克隆(IgG+IgA+IgM)型。

(2)免疫球蛋白定量:IgG<30g/L,IgA<15g/L,IgM<15g/L,轻链尿本周蛋白<1.0g/24h。

(3)骨髓象:骨髓中浆细胞数<10%,形态正常,不出现幼稚和多核浆细胞。

(4)血沉:由于单克隆免疫球蛋白增高,常增快。

(5)流式细胞仪检测:浆细胞标记指数<0.2%,浆细胞表面可不表达 CD56,约半数患者流式细胞仪测定有 DNA 含量异常。

(6)细胞遗传学:约 50%MGUS 为非超二倍体,同时伴有 14q32 位点的免疫球蛋白重链基因(IgH)易位(发生 IgH 易位的 MGUS)。MGUS IgH 易位伴随的最常见的易位染色体位点和基因是 11q13(CCND1,细胞周期素 D1 基因)、4p16.3、6p21、16q23 和 20q11。40%~50% 核型为超二倍体,主要为 5、7、9、11、15、19 和 21 号染色体三体,常常不伴有 IgH 易位,用间接免疫荧光原位杂交在近 50% 的 MGUS 有 13 号染色体的缺失,因此,13 号染色体的缺失不能鉴别 MGUS 和 MM。

(7) 尿中极少或无本周蛋白或浓缩后有少量本周蛋白。

四、评价

免疫缺陷病和免疫增殖性疾病是典型的免疫系统疾病,其常用的实验诊断方法包括:①体液免疫检测,主要是抗体和补体的测定;②细胞免疫检测,即细胞的数量、功能和细胞因子的测定;③相关基因检测,主要是 HLA 分型和免疫分子生物学检测。原发性免疫缺陷病的准确诊断通常很困难,因为临床症状多样且当前的诊断过程复杂,目前的检测方法包括细胞毒性分析和流式细胞术。如今,通过新一代测序,多重诊断分析允许对多个基因进行分析,这也许是诊断变异的最便宜方法。不过,这些基因之外的致病变异就无法被发现。研究人员利用 RT-PCR 技术,将一些病因不明的病例与已知的基因突变相匹配,进而发现突变基因。这种检测技术使诊断 PID 的多重检测更有用。免疫增殖性疾病的诊断主要依赖于免疫血清学检测 M 蛋白。

(蒋丽鑫 关秀茹)

第十四节 恶性肿瘤的实验室检查与临床应用

一、概述

从 1846 年 Bence-Jones 发现本周蛋白作为多发性骨髓瘤的实验室诊断依据以来,肿瘤标志物的研究已有 100 多年的历史,但直到 1963 年 Abelev 发现甲胎蛋白(AFP),1965 年 Gold 发现癌胚抗原(CEA)以后,肿瘤标志物的测定才广泛应用于临床。近年来随着现代科技的不断发展,免疫学、分子生物学、细胞生物学、生物化学的深入研究,发现了许多特异性较强,有一定临床价值的肿瘤标志物100 多种,受到了国内外学者的高度重视。恶性肿瘤的早期诊断是有效治疗癌症的关键。本节概述了肿瘤标志物的定义、分类、作用及其选择和应用的一般原则。详细介绍了目前常用的肿瘤标志物的临床意义和应用评价,简要介绍了恶性肿瘤的基因诊断,以及常见恶性肿瘤的实验诊断特点。

(一)肿瘤标志物的概念

肿瘤相关的生物标志物,临床简称为肿瘤标志物(tumor marker, TM),是 Herber Man 于 1978 年在美国召开的人类免疫及肿瘤免疫诊断会上提出的,次年在美国第七届肿瘤发生生物学和医学会议上作为一个热门专业术语被公认。

肿瘤标志物是指特征性的存在于恶性肿瘤,或由恶性肿瘤细胞直接产生或是宿主对肿瘤反应而产生的物质。这些物质存在于肿瘤细胞和组织中,也可进入血液和其他体液,当肿瘤发生发展时,这些物质明显异常,提示肿瘤的存在。当检测这些物质时,有可能对肿瘤的存在、发病过程和预后做出诊断。

存在于细胞和组织中的肿瘤标志物及肿瘤基因,需用病理和分子生物学的方法检测。

(二)肿瘤标志物的分类

肿瘤标志物目前尚无公认的统一分类和命名标准,根据生物化学特性,可大致分为肿瘤相关蛋白标志物和肿瘤相关基因两大类。现有的肿瘤标志物根据其生物化学特性可以分为:

1. 酶及同工酶类 如神经元特异性烯醇化酶是一种糖酵解酶,其存在于神经组织等部位,在神经内分泌器官相关肿瘤中升高。又如激肽释放酶,是一类丝氨酸结合蛋白酶,其可以将激肽原催化为激肽,已经证实激肽释放酶家族中的许多成员可以作为肿瘤标志物,用于前列腺癌、卵巢癌、乳腺癌和睾丸癌等的诊断。

2. 胚胎抗原和蛋白类 胚胎抗原包括甲胎蛋白和癌胚抗原,前者主要用于原发性肝细胞癌和胚胎细胞肿瘤的诊断,后者主要用于大肠癌的诊断。

3. 激素类 如人绒毛膜促性腺激素可用于女性葡萄胎和绒毛膜癌的诊断,亦可用于男性睾丸癌的诊断。降钙素适用于诊断和监测甲状腺髓样癌特异和敏感的肿瘤标志物。

4. 糖类抗原　这类肿瘤标志物较多,如 CA125、CA15-3、CA19-9 等。其中 CA 是糖类抗原的缩写,后面的数字代表生产该抗原的肿瘤细胞系编号。

5. 癌基因产物　主要包括癌基因和抑癌基因蛋白标志物。

6. 特殊蛋白质　大多数实体肿瘤由上皮细胞衍生而来,当肿瘤细胞快速分化、增殖时,一些正常组织中不出现的细胞类型或组分大量出现,如细胞支架的角蛋白,可称为肿瘤标志物。CYFRA21-1(细胞角质蛋白 19 片段抗原 21-1)是角蛋白 CK19 的一种,对非小细胞肺癌有较高的诊断价值。

(三) 影响血液和其他体液中肿瘤标志物浓度的因素

1. 肿瘤的大小和肿瘤细胞的数目　肿瘤越大,细胞越多,肿瘤标志物的浓度越高。

2. 肿瘤细胞合成和分泌肿瘤标志物的速度　肿瘤细胞合成和分泌肿瘤标志物的速度越快,血液循环中肿瘤标志物的浓度越高。

3. 肿瘤组织的血液供应好坏　若血液供应差,血液循环中肿瘤标志物的浓度低。

4. 肿瘤细胞是否有坏死和坏死的程度　肿瘤细胞坏死后、释放出大量肿瘤标志物,使肿瘤局部和血液中肿瘤标志物的浓度升高。

5. 肿瘤细胞的分化程度和肿瘤的分期　肿瘤细胞分化程度越差,恶性程度越高,越晚期,产生的肿瘤标志物越多。

6. 肿瘤细胞是否表达和合成肿瘤标志物　有些肿瘤细胞不表达、不合成肿瘤标志物,则在血液和体液中就检测不到。

7. 肿瘤标志物在体内的降解和排泄速度　若肝、肾功能差,降解排泄速度慢,则肿瘤标志物在体内就会不成比例地升高。

(四) 肿瘤标志物的临床应用

1. 用于恶性肿瘤的早期检测　绝大多数肿瘤标志物仍不宜用于人群筛查如恶性肿瘤,因为其敏感性和特异性仍不够高。但目前有少数肿瘤标志物用于高危人群进行肿瘤的筛查。甲胎蛋白用于 HBsAg 阳性、患慢性肝炎和肝硬化的患者中筛选原发性肝细胞癌;前列腺特异性抗原在世界范围特别是西方大国用于大于 50 岁的男性筛查早期前列腺癌;怀疑有甲状腺髓质癌或家族中出现过这类癌症的患者检测降钙素;怀疑有胚胎肿瘤患者检测 AFP 和人绒毛膜促性腺激素;CA125 可用于卵巢癌的筛查。此外,在查体时,特别是年龄大的人查体时,也往往选择某些肿瘤标志物进行检测,以查出无自觉症状的早期肿瘤患者。

2. 用于肿瘤的初步诊断　临床上对恶性肿瘤的初步诊断一般通过临床检查、影像检查、内镜检查及手术探查作出,也往往同时检测肿瘤标志物,某些肿瘤标志物可以帮助确诊,如 AFP 对原发性肝癌有很高的诊断价值,亦有助于原发性肝癌与继发性或转移性肝癌的鉴别诊断;本周蛋白对多发性骨髓瘤等。此外,肿瘤标志物的检测可以获得治疗前的肿瘤标志物基础水平值,可以对疾病进行动态监测、观察疗效、进行预后评估、判断是否复发。

3. 用于肿瘤的疗效判断　大部分肿瘤标志物的测定值与肿瘤治疗效果相关,治疗后肿瘤标志物下降程度反映了治疗成功的程度。如果手术完全切除肿瘤或有效的放疗、化疗后,肿瘤标志物应该下降,下降至正常或下降治疗前的 95% 以上认为治疗成功。如果治疗后,肿瘤标志物的浓度不下降或下降很少,预示肿瘤切除不完全或存在多发肿瘤,对治疗和预后有重要意义。

4. 用于肿瘤的预后判断　初次检测的肿瘤标志物水平可用于评估某些肿瘤的预后。如 CA125除了用于卵巢癌的筛查,对已经确诊的卵巢癌患者的预后判断和复发监测有一定作用,手术及治疗前 CA125 的血清浓度越高,患者的预后就越不好。

5. 用于肿瘤复发的早期检测　肿瘤标志物测定时外科手术切除肿瘤后重要的非侵入性监测指标。若手术后肿瘤标志物正常,而肿瘤复发后有所增高,则增高的速度预示肿瘤的进展情况。如卵巢癌患者,治疗后 CA125 的浓度突然升高,提示肿瘤可能复发。

二、相关实验室检查

(一)胚胎抗原类肿瘤标志物检测

1. 甲胎蛋白检测 甲胎蛋白(alpha fetal protein,AFP)是一种正常的胎儿血清蛋白,由胚胎肝细胞和卵黄囊合成,分泌至血清中,分子量 70 000Da,电泳时位于白蛋白和 α_1 球蛋白之间,胎儿出生后不久即逐渐消失。1963 年 Abelev 首先发现患肝细胞癌的小鼠存在 AFP,1964 年 Tatarinov 报道肝细胞癌患者血清中 AFP 升高。目前,血清 AFP 浓度的检测是诊断原发性肝癌和胚胎细胞肿瘤如睾丸癌等的重要指标。AFP 是一种糖蛋白,不同来源的 AFP 由于糖链结构上的差异,对伴刀豆凝集素 A (Con A)或小扁豆凝集素(LCA)的结合能力也不相同,此种糖链结构不同的 AFP 称为 AFP 异质体,AFP 按照其与 LCA 亲和力大小分为 AFP-L1、AFP-L2 和 AFP-L3 三种异质体。其中 AFP-L1 主要存在于良性肝脏疾病,AFP-L2 多由卵黄囊肿瘤产生,亦可见于孕妇血清中,AFP-L3 为肝癌细胞所特有,与 LCA 的亲和力最强。1999 年第四届全国肝癌学术会议上确定 AFP-L3 为原发性肝癌临床诊断标准的标志物之一。

(1)检测方法:目前 AFP 的常用检测方法包括放射免疫测定法(RIA 法)、酶联免疫吸附试验(ELISA 法)、荧光偏振免疫分析法(FPIA 法)、化学发光免疫测定(chemiluminescent immunoassay,CILA)法、电化学发光免疫测定(electrochemiluminescence immunoassay,ECLIA)、时间分辨荧光免疫分析法、金标记免疫渗滤法及液相芯片法。AFP-L3 可用 LCA 亲和双向放射免疫电泳法检测。

(2)参考区间:

AFP 检测:

CLIA 法: <13.4ng/ml

ELISA 法: ≤20ng/ml

ECLIA 法: ≤ 7.0ng/ml

2. 甲胎蛋白异质体检测

(1)检测方法:甲胎蛋白异质体(alpha-fetoprotein variant,AFP-L3)是重要的肝癌诊断标志物,AFP-L3 的常用检测方法是根据 AFP 异质体对植物血凝素(如 LCA、刀豆素 ConA 或豌豆凝集素 PSA)结合能力的不同先进性异质体分离,然后应用免疫学方法进行定量检测,主要包括亲和交叉免疫电泳法、亲和电泳免疫印迹法和亲和吸附离心管法。前两种为经典方法,后者为推荐方法。

(2)参考区间:

亲和交叉免疫电泳法:正常人血清 AFP-L3%(AFP-L3/ 总 AFP)<10%

亲和电泳免疫印迹法:正常人血清 AFP-L3%(AFP-L3/ 总 AFP)<10%。

亲和吸附离心管法:正常人血清 AFP-L3%(AFP-L3/ 总 AFP)<10%。

ELISA 法:正常人血清 AFP-L3%(AFP-L3/ 总 AFP)<10%。

3. 癌胚抗原检测 癌胚抗原(carcinoaembryonic antigen,CEA)最初发现于成人结肠癌组织中,1965 年由 Gold 首先报道。CEA 是一种结构复杂的可溶性糖蛋白,分子量约为 180 000kb,胚胎期主要存在于胎儿的胃肠管、胰腺和肝脏,出生后明显降低。胃肠道恶性肿瘤时可见血清 CEA 升高,在乳腺癌、肺癌及其他恶性肿瘤患者的血清中也有升高。因此,CEA 是一种广谱肿瘤标志物,虽然不能作为诊断某种恶性肿瘤的特异性指标,但在恶性肿瘤的鉴别诊断、病情监测、疗效评价等方面,仍有重要价值。CEA 主要用于消化道癌与胚胎细胞肿瘤的筛查、早期诊断、疗效观察和预后判断,是目前唯一推荐用于大肠癌患者常规临床检测的分子标志物。在恶性肿瘤中,CEA 诊断敏感性最高的是大肠癌,但并不易用于筛查。其次是胃癌、胰腺癌、乳腺癌等,其他恶性肿瘤也有不同程度的上升。在胃癌、胰腺癌、肺癌、卵巢癌和宫颈癌中,随肿瘤的不同,50%~70% 的病例 CEA 浓度上升。CEA 浓度超过参考区间的 4 倍则可能存在恶性肿瘤,如超过 8 倍则很可能为恶性疾病。

(1)检测方法:目前检测 CEA 的常用检测方法有 ELISA、CLIA、ECLIA、FPIA 法、金标记免疫渗滤层析、RIA、时间分辨荧光免疫分析法及流式荧光免疫检测技术,其中以 ELISA 最常用。

(2)参考区间:

ELISA 法:正常人 CEA 含量 ≤ 5.0ng/ml。

CLIA 法:正常人 CEA 含量 ≤ 5.0ng/ml。

ECLIA 法:正常人 CEA 含量 ≤ 3.4ng/ml。

RIA 法:正常人 CEA 含量 ≤ 3.4μg/ml。

(二)糖蛋白类肿瘤标志物检测

1. 糖类抗原 15-3 的检测 糖类抗原 15-3(carbohydrate antigen 15-3,CA15-3)是一种乳腺癌相关抗原,属糖蛋白,分子量超过 400 000kb,是 Kufe/Hilkens 等在 1984 年发现的,其对乳腺癌的治疗效果和病情监测有一定的价值。它属于糖蛋白类抗原,其抗原决定簇由糖和多肽两部分组成,为两种抗体所识别,该两种抗体分别为自肝转移乳腺癌细胞膜制成的单克隆抗体(DF-3)和自人乳脂肪球膜上糖蛋白 MAM-6 制成的小鼠单克隆抗体(115-D8),故将其命名为 CA15-3。CA15-3 对蛋白酶和神经酰胺酶很敏感,因此血清标本应避免微生物的污染,以免影响测定结果。

(1)测定方法:目前监测 CA15-3 的常用检测方法有 RIA 法、ELISA 法、FPIA 法、CLIA 法、CLEIA 法、ECLIA 等。

(2)参考区间:CA15-3<35U/ml。

2. 糖类抗原 125 糖类抗原 125(carbohydrate antigen 125,CA125)是很重要的卵巢癌相关抗原,1981 年由 Bast 等用卵巢囊腺癌细胞系作抗原制成的单克隆抗体 OC125 发现。CA125 是一种大分子多聚糖蛋白,分子量>200 000Da,羊水及胎儿的体腔上皮均有表达,在成人表达于输卵管上皮、子宫内膜及子宫颈内膜等,是女性生殖道上皮表面的正常成分。

(1)检测方法:目前检测 CA125 的主要方法有 RIA 法、ELISA 法、FPIA 法、CLIA、ECLIA 等。

(2)参考区间:

ELISA 法:正常人血清 CA125 ≤ 35U/ml;

CLIA 法:正常人血清 CA125 ≤ 35U/ml;

ECLIA 法:正常人血清 CA125 ≤ 35U/ml。

3. 糖类抗原 19-9 的检测 糖类抗原 19-9(carbohydrate antigen 19-9,CA19-9)是一种与胰腺癌、胆囊癌、结直肠癌和胃癌相关的肿瘤标志物,又称胃肠癌相关抗原。1979 年,Koprowski 将人的结肠癌细胞株 SW1116 细胞表面分离出来的单唾液酸神经节糖苷脂作抗原,制成相应的单克隆抗体 1116-NS-19-9,用此单克隆抗体识别的肿瘤相关抗原即称为 CA19-9,除了血液,其他正常人的分泌物如唾液、精液、乳汁、消化液中也存在。CA19-9 为非器官特异性抗原,它可在多种腺癌中表达,良性疾病也可有血清 CA19-9 升高者。

(1)测定方法:有 RIA 法、ELISA 法、FPIA 法、CLIA 法、CLEIA 法、ECLIA 法等。

(2)参考区间:

ELISA 法:正常人血清 CA19-9 ≤ 37U/ml;

CLIA 法:正常人血清 CA19-9 ≤ 37U/ml;

ECLIA 法:正常人血清 CA19-9 ≤ 37U/ml;

4. 糖类抗原 72-4 的检测 糖类抗原 72-4(carbohydrate antigen 72-4,CA72-4)是被两种单克隆抗体(CC49 和 B72.3)所定义的肿瘤相关糖蛋白(TAG-72),第一种单克隆抗体 CC49 是抗高纯度的 TAG-72 抗体,第二种单克隆抗体 B72.3 是抗人转移乳腺癌细胞膜的抗体。CA72-4 是胃肠道肿瘤和卵巢癌的标志物,分子量 400kDa。免疫组化学研究证明,CA72-4 主要存在于人体腺癌组织中,如胃癌、结肠癌、胰腺癌、非小细胞肺癌和卵巢癌等。在胎儿各种组织中均有表达,而不表现于正常成人组织中。

(1)检测方法:CA72-4 的测定方法有 RIA 法、ELISA 法、CLISA 法、CLEIA 法、ECLIA 法。样本可为血清、血浆、脑脊液、胸膜渗出液、腹水。

(2)参考区间:正常人的血清中 CA72-4 ≤ 6.9U/mL。

5. 糖类抗原 50 检测 糖类抗原 50(carbohydrate antigen 50,CA50)是一种以唾液酸酯和唾液酸糖蛋白为主的糖脂抗原,可用结肠直肠癌 Colo205 细胞株制成的单克隆抗体 C-50 来进行检测,也是一种肿瘤相关抗原。正常细胞表面的糖脂或糖蛋白在细胞的信息传递,在生长和分化中起着重要作用,当细胞恶变时由于糖基转化酶失活或胚胎期的转化酶重新被激活,造成细胞表面糖类结构发生变化,抗原性质改变,导致肿瘤标志物的产生。CA50 和 CA19-9 有一定的相关性,CA50 是一种广谱肿瘤标志物,主要用于胰腺癌、胃癌、结肠癌和直肠癌的辅助诊断和监测肿瘤的进展。

(1)检测方法:现今常用 ECLIA 检测血清中的 CA50。

(2)参考区间:正常人血清中的 CA50<20μg/L。

6. 糖类抗原 242 检测 糖类抗原(carbohydrate antigen 242,CA242)是一种唾液酸化的糖脂类,与 CA50 皆来自相同的肿瘤但结构不同于 CA50,CA242 单克隆抗体既不能与 LewisA 血清抗原反应,也不能与唾液酸化的半乳糖苷反应。但细胞表面的糖蛋白和糖脂在细胞恶变时会发生一些变化,伴随出现的是肿瘤细胞表面糖链抗原的变异,现统称为糖类抗原。因此它是不同于 CA50 的另一种肿瘤标志物。研究表明,CA242 与腺癌的关系较为密切,是腺癌新的肿瘤标志物。

(1)检测方法:常用 ELISA 双抗体夹心法检测。

(2)参考区间:检测正常人血清中 CA242 ≤ 20U/ml。

(三)酶类肿瘤标志物检测

1. α-L 岩藻糖苷酶检测 α-L 岩藻糖苷酶(alpha-L-fucosidase,AFU)是一种溶酶体酸性水解酶,广泛分布于人体各种细胞的溶酶体内以及血液和体液中,胎盘、胎儿组织、脑、肺、肝、胰、肾以及血清、尿液、唾液和泪液中均含有 AFU。AFU 参与人体内糖蛋白、糖脂类和寡糖的代谢,以往主要用于遗传性 AFU 缺乏引起的岩藻糖贮积病的诊断。Deugnier 等于 1984 年首先发现原发性肝癌患者血清中 AFU 活性升高。多年来的研究表明,血清 AFU 测定有助于原发性肝癌的辅助诊断、疗效观察、术后随访,可作为原发性肝癌的标志物。AFP 和 AFU 检测有较好的互补作用,二者联合应用可以显著提高原发性肝癌的诊断阳性率。虽然 AFU 在理论上讲有诊断价值,但是目前 AFU 的检测试剂盒质量欠佳,严重影响其诊断价值的发挥。

(1)检测方法:现今常用 ELISA 和 CLIA 法检测 AFU。

(2)参考区间:α-L 岩藻糖苷酶正常值:<40U/L。

2. 神经元特异性烯醇化酶检测 神经元特异性烯醇化酶(neuron specific enolase,NSE)是烯醇化酶的一种同工酶,定位于神经元的糖酵解酶,目前认为它是小细胞肺癌(SCLC)和神经母细胞瘤的肿瘤标志物。烯醇化酶同工酶根据 α、β、γ 三个亚基的不同,可分为 αα、ββ、γγ、αβ 和 αγ 五种二聚体同工酶。α 亚基主要存在于肝、肾等组织;β 亚基主要存在于骨骼肌和心肌;γ 亚基主要存在于神经组织。γγ 亚基组成的同工酶属神经元和神经内分泌细胞特有,故命名为神经元特异性烯醇化酶,此酶在正常人脑组织中含量最高,起源于神经内分泌细胞的肿瘤组织也异常表达,此外 SCLC 也是一种能分泌 NSE 的神经内分泌性质肿瘤。NSE 主要作用是催化磷酸甘油变成烯醇式磷酸丙酮酸。癌肿组织糖酵解作用加强,细胞增殖周期缩短,细胞内 NSE 释放进入血液增多,导致此酶在血清内含量增高。NSE 也存在于正常红细胞和血小板中,标本溶血也会影响测定结果,因此采血时要特别注意避免溶血。

(1)检测方法:常用的检测方法为 ELISA 和 ECLIA。

(2)参考区间:

成人血清:10~20μg/L

青少年血清:1 岁:≤ 25μg/L

1~5 岁:≤ 20μg/L

6~8 岁:≤ 18μg/L

3. 前列腺特异性抗原检测　前列腺特异性抗原(prostate specific antigen,PSA)是在1979年由Wang首先报道的。它是一种由前列腺上皮细胞分泌的蛋白酶,为分子量34 000Da单链糖蛋白,正常人血清中含量极微。近30年来,血清PSA作为最有价值的前列腺癌标志物,已广泛应用于前列腺癌的辅助诊断、疗效评价和预后判断。使前列腺癌的诊治效果得到了很大提高。

(1)检测方法:目前对前列腺特异性抗原的常用检测方法有ELISA、CLIA和ECLIA检测总PSA(t-PSA),CLIA检测结合PSA(c-PSA),ELISA、CLIA和ECLIA检测游离PSA(f-PSA)。

(2)参考区间:

ELISA法:正常男性血清总PSA≤4ng/mL。正常男性血清f-PSA≤0.93μg/L,f-PSA/t-PSA>25%。

CLIA法:正常男性血清总PSA≤4ng/mL;正常人血清中c-PSA/t-PSA<0.78;正常男性血清f-PSA≤0.93μg/L,f-PSA/t-PSA>25%。

ECLIA法:正常男性血清总PSA:<40岁时≤1.4ng/ml,40~50岁时≤2.0ng/ml,50~60岁时≤3.1ng/ml,60~70岁时≤4.1ng/ml,>70岁时≤4.4ng/ml。正常男性血清f-PSA≤0.93μg/L,f-PSA/t-PSA>25%。

4. 前列腺酸性磷酸酶检测　前列腺酸性磷酸酶(prostatic acid phosphatase,PAP)是前列腺分泌的一种酶,属糖蛋白,分子量102kDad,在酸性环境中活性最强,能水解有机磷酸酯。1936年Gutman首次发现前列腺癌骨转移的患者酸性磷酸酶活性升高。与PSA类似,PAP是诊断前列腺癌,监测前列腺癌疗效以及前列腺癌术后是否复发转移的辅助指标。

(1)检测方法:现常使用ELISA、RIA和CLIA检测血清中的PAP。

(2)参考区间:≤2.0μg/L。

(四) 激素类肿瘤标志物检测

1. 人绒毛膜促性腺激素检测　人绒毛膜促性腺激素(human chorionic gonadotropin,hCG)是胎盘滋养层细胞分泌的一种糖蛋白类激素,有α和β两个亚单位,由于β亚基决定了激素的免疫学特性,因此大多数测定均检测β亚单位或总hCG。hCG是监测早孕的重要指标,正常妇女受孕后9—13天hCG会有明显升高,妊娠8~10周达到高峰,然后下降,维持在较高水平,直至足月分娩,胎儿出生后2周降至正常水平。

(1)检测方法:检测hCG常用的方法为ECLIA法和ELISA法。

(2)参考区间:

ECLIA法:男性hCG≤2.0mIU/ml,绝经后女性血清中hCG≤6.0mIU/L,非妊娠妇女≤2.0mIU/ml。

ELISA法:男性与未绝经女性<5.0mIU/ml,绝经女性<10.0mIU/ml。

2. 降钙素检测　降钙素(calcitonin,CT)是甲状腺滤泡细胞C细胞合成和分泌的一种单链多肽激素,由32个氨基酸残基组成,分子量3 500Da,降钙素其分泌和血钙的水平密切相关,提高血钙的水平能够使甲状腺滤泡旁细胞上的钙敏感性受体的敏感性增强,影响降钙素分泌。其重要的生理作用为延缓骨质的吸收,避免钙应激时(如生长、妊娠、哺乳等)骨丢失。由于CT半衰期短,且和肿瘤大小、浸润、转移有关,故临上常用CT监测治疗。CT是用于诊断和监测甲状腺髓质癌的特异而敏感的肿瘤标志物。

(1)检测方法:目前测定CT的方法主要为ELISA和CLIA。

(2)参考范围:正常人血清中CT<100ng/L。

男:CT基础水平(ng/L)2~48五肽胃泌素激后的最高水平达79ng/L。

女:CT基础水平(ng/L)2~10五肽胃泌素激后的最高水平达50ng/L。

(五) 特殊蛋白质类肿瘤标志物检测

1. 组织多肽抗原和组织多肽特异性抗原检测　组织多肽抗原(tissue peptide antigen,TPA)是一种非特异性肿瘤标志物,Bjorklund早在1957年就在恶性肿瘤组织中发现。目前认为TPA属于细胞骨架蛋白类,与细胞内的中间丝状体,细胞分裂素具有同源性。在体外实验中,抗TPA抗体可与细胞分裂素8、18和19起抗原抗体反应。体外培养时有丝分裂期间的增殖细胞TPA分泌活跃,因此血液内 TPA 水平与细胞分裂增殖程度密切相关,恶性肿瘤细胞分裂,增值活跃,所以血清中 TPA 水平增高。组织多肽特异性抗原(tissue polypeptide-specific antigen,TPS)是 TPA 的主要成分,由单克隆抗体识别细胞角蛋白 18 区域 M3 表位而鉴定。血清 TPS 也是非特异性肿瘤标志物,有研究认为其诊断特异性效率优于 TPA。

(1)检测方法:常使用 ELISA 和 ECLIA 方法测定 TPA。

(2)参考区间:正常人血清中的 TPA<130U/L。

2. 鳞状上皮细胞癌抗原检测　鳞状上皮细胞癌抗原(squamous cell carcinoma antigen,SCC)是一种分子量为 42 000Da 的糖蛋白,它是从子宫颈鳞状细胞癌组织中分离出来,属于肿瘤相关抗原 TA-4 的亚段,存在于鳞状细胞癌的胞质内,是一种较好的鳞癌肿瘤标志物。鳞状细胞癌抗原在正常鳞状上皮细胞中表达极微,其主要功能为抑制细胞凋亡和参与鳞状上皮层的分化;在肿瘤细胞中表达增高,通过细胞凋亡通路对机体的几种细胞自杀机制产生抵抗并参与细胞外基质的降解,从而促进肿瘤细胞的增殖和浸润,血清中 SCC 至少有四种形式存在:游离 SCC1、游离 SCC2 以及相对应的丝氨酸蛋白酶结合物。SCC 广泛存在于皮肤、汗液和唾液中,因而标本应避免汗液、唾液、气溶(喷嚏)胶污染,以防止假阳性结果;对于 SCC 阳性结果,特别是其结果与临床表现不符时,需要再次试验予以确认。

(1)检测方法:现今常通过 CLIA 和 ELISA(双抗体夹心法)检测血清中的 SCC。

(2)参考区间:正常人血清中的 SCC ≤ 1.5μg/L(即 1.5ng/ml)。

3. 细胞角蛋白 19 片段检测　细胞角蛋白是一种支持蛋白,与肌动蛋白丝和微管共同构成了细胞支架,是上皮细胞的特征性标志。在病理条件下,上皮细胞发生恶行性变,蛋白酶激活加速细胞降解,大量细胞角蛋白片段释放入血。细胞角蛋白 19(cytokeratin 19,CYK-19)是角蛋白家族中最小的成员。CYK-19 主要广泛分布于正常组织表面,如层状或鳞状上皮中。病理条件其可溶性片段 CYFRA 21-1 释放入血并可与两株单克隆抗体 KS19.1 和 BM19.21 特异性结合。细胞角质蛋白 19 片段抗原 21-1(human cytokeratin fragment antigen 21-1,CYFRA 21-1)不是器官特异性或肿瘤特异性蛋白,但其经常出现于肺部组织且特别易于出现于肺部恶性肿瘤结合处。CYFRA 21-1 主要用于非小细胞肺癌的鉴别诊断和预后评估以及肺癌患者的治疗效果和病程监测。也适用于监测横纹肌浸润型膀胱癌的病程。CYFRA21-1 较好的特异性可鉴别诊断肺部良性疾病。

(1)检测方法:现主要通过 ELISA 和 ECLIA 方法检测 CYFRA 21-1。

(2)参考区间:

ELISA 法:正常人血清中 CYFRA 21-1<1.8ng/ml。

ECLIA 法:正常人血清中 CYFRA21-1<3.3ng/ml。

4. 铁蛋白检测　铁蛋白(ferritin,Ferr)是 1903 年 Laufberger 首先分离出来的一种分子量较大的含铁蛋白质,血清铁蛋白(SF)已广泛用作衡量有无严重铁代谢失调和体内铁储存水平的一项重要指标,也是一种新型肿瘤标志物,在肝癌、乳腺癌、肺癌、胰腺癌、白血病和淋巴瘤等多种恶性肿瘤患者血清 Ferr 可明显增高,可能与肿瘤细胞中 Ferr 合成和释放增加有关。

(1)检测方法:常用透射比浊法和散射比浊法检测。

(2)参考区间:

成人血清 Ferr 浓度(透射比浊法):男性及 50 岁以上女性 30~400μg/L(67~899pmol/L);50 岁以下女性 15~150μg/L(34~337pmol/L)。

儿童(透射比浊法):1 个月内 150~450μg/L(337~1 011pmol/L);第 2~3 个月 80~500μg/L(180~1 123pmol/L);第 3 个月 ~16 岁 20~200μg/L(45~449pmol/L)。

(六) 其他肿瘤标志物

1. 胃泌素释放肽前体检测　胃泌素释放肽(pro-gastrin-releasing-peptide,ProGRP)是由小细胞肺癌癌细胞产生的,是一种由 27 个氨基酸组成的脑肠肽激素,然而血浆中的 GRP 的不稳定性使其不可能达到临床检测的目的,同时在肾衰竭中存在较高的假阳性率。ProGRP 是人工合成、由 *GRP* 基因编码的 3 种 GRP 前体的共同片段,血浆含量稳定,实验证实其代表 GRP 水平和 GRP 基因表达,是一种新近被证实的较好诊断小细胞肺癌的肿瘤标志物,很好的辅助了肺癌的组织学鉴别。

(1)检测方法:检测 ProGRP 常用的方法 CLIA 和 ELISA。

(2)参考区间:

CLIA 法:正常人血浆中的 ProGRP ≤ 65pg/ml,血清 ProGRP 较之略低(≤ 63pg/ml 或更低)。该值易受到标本采集条件的影响。

2. 胃蛋白酶原 I 和胃蛋白酶原 II 检测 胃蛋白酶原 I (胃蛋白酶原 1~5)由胃底黏膜主细胞(又名胃酶细胞)产生,人胃黏膜存在 7 种电泳上泳动速度不同的胃蛋白酶原,并根据免疫学化学性质的不同分成两组:胃蛋白酶原 I (pepsinogen I,PG I)(胃蛋白酶原 1~5)由胃底黏膜主细胞产生;胃蛋白酶原 II (pepsinogen II,PG II)(胃蛋白酶 6 和 7)除胃底黏膜主细胞分泌外,也存在于窦部黏膜和近端十二指肠黏膜。胃蛋白酶原 I 和胃蛋白酶原 II 均存在于人血清中,而尿中仅有胃蛋白酶原 I,称为尿胃蛋白酶元,随着组胺剂量增加,与胃酸分泌的同时,胃蛋白酶原的分泌也增加。胃蛋白酶原同工酶是胃癌和肿瘤的标志物,也是癌症和肿瘤细胞分化酶。不同分化的胃腺癌症和肿瘤组织胃蛋白酶原同工酶基因表达减弱或不表达,胃蛋白酶活力下降。胃蛋白酶原与泌酸细胞分泌的酸相混合时转变为胃蛋白酶。而当萎缩性胃炎、胃癌和肿瘤及胃切除后,胃黏膜不能分泌为蛋白酶原时,血浆和尿中的胃蛋白酶亦下降。

(1)检测方法:检测 PG I 和 PG II 的主要方法为 ELISA 和 ECLIA。

(2)参考区间:PG I 70~200μg/L;PG II 0~20μg/L;PG I / II >3.0

3. 异常凝血酶原检测 异常凝血酶原(protein induced by vitamin K absence or antagonist-II,PIVK A-II)是一种特异性较强、敏感性较高的肝细胞癌诊断的肿瘤标志物,目前在日本、韩国、欧美等国家获批应用于临床多年。但这项检验指标的临床应用在我国尚未获批,因此,对 PIVK A-II 的基础研究及临床病例的检测试验仍需深入开展。PIVKA-II 产生机制可能与患者肝脏维生素 K 缺乏导致的代谢异常有关,凝血酶原是由肝脏合成的依赖维生素 K 的凝血因子,当维生素充足时,凝血酶原前体结构中氨基末端附近的 GIa 区的 10 个谷氨酸在相关酶类作用下全部转化生成 γ- 羧基谷氨酸,成为正常的凝血酶原,而当体内维生素 K 不足、存在维生素 K 拮抗剂或无法利用时,这些残端的谷氨酸不能完全羧化为 γ- 羧基谷氨酸,进而形成异常的凝血酶原,即 PIVKA-II。患有肝细胞癌时,由于癌细胞对凝血酶原前体的合成发生异常,凝血酶原前体羧化不足,从而生成大量的 PIVKA-II。

(1)检测方法:通过 ELISA 和 ECLIA 方法检测血清中的 PIVKA-II。

(2)参考区间:PIVKA-II<20μg/L。

(七) 恶性肿瘤的基因检测

恶性肿瘤的发生是一个多阶段逐步演变的过程,肿瘤细胞使通过一系列进行性改变而逐渐恶化的。在这种克隆性演化过程中,常积累一系列基因突变,可涉及不同染色体上多种基因变化,包括癌基因、抑癌基因、细胞周期调节基因、细胞凋亡基因以及维持细胞基因组稳定的基因(含 DNA 修复及染色体分离基因等)。借助分子与细胞生物学技术,对细胞恶性病变及肿瘤生成过程进行深入研究,寻找新的恶性肿瘤的基因标志物有助于弥补传统生化和免疫学标志物的不足。与临床诊断有关的癌基因可以分为两大类。①肿瘤非特异性癌基因:如 *c-myc*、*k-ras* 等存在于多种组织,在肝癌、膀胱癌、乳腺癌、大肠癌、肺癌等许多肿瘤中都可检测到。②肿瘤特异性癌基因:如 *c-sis* 与淋巴结肿瘤转移有关,*c-abl* 与慢性髓性白血病有关。凡可抑制细胞生长并能潜在抑制癌变作用的基因称为抑癌基因,如 *p53*、*Rb*、*APC* 等。抑癌基因必须具备以下条件:在正常组织中基因表达正常;而在癌组织细胞中,该基因有明显改变,如点突变、DNA 片段或全基因的缺失或表达缺陷;导入该基因可部分或全部抑制肿瘤细胞的恶性表型。

(1)*BRCA* 基因(breast and ovarian cancer susceptibility gene,BRCA):与家族性乳腺癌和卵巢癌相关的易感基因。遗传性乳腺癌为常染色体显性遗传病,与 *BRCA1* 和 *BRCA2* 基因有关。*BRCA1* 位于染色体 17q21 上,基因组 DNA 全长约 100kb,编码区长 5 592bp,含 24 个外显子,其中 22 个编码含

1 863 个氨基酸的多功能区核蛋白。*BRCA2* 位于染色体 13q12-13 上,基因组 DNA 长约 70kb,编码区 10 254bp,含 27 个外显子,编码含 3 418 个氨基酸的蛋白。*BRCA1* 和 *BRCA2* 都与 DNA 损伤修复有关,研究表明,*BRCA1* 和 *BRCA2* 都与 RAD51 蛋白具有相互作用,*BRCA1* 和 *BRCA2* 共同参与了基因组整合的维持和染色体重组的控制。主要用于预测患乳腺癌或卵巢癌的风险。

研究表明,家族性乳腺癌、卵巢癌中 *BRCA* 等位基因的丢失频率可达 90% 以上。而在家族性乳腺癌中 *BRCA1* 的突变频率约为 45%,*BRCA2* 突变频率约为 35%。含 *BRCA1* 种系突变的携带者易患卵巢癌,而 *BRCA2* 种系突变与男性乳腺癌和胰腺癌有关。据估计,*BRCA1* 和 *BRCA2* 种系突变的个体到 75 岁时乳腺癌发病率为 80%,卵巢癌的发病率为 60%,而胰腺癌和结肠癌的风险增高 3~4 倍。

(2) *Her-2/neu* 致癌基因检测:*Her-2/neu* 基因定位于染色体 17q,编码相对分子质量为 185kDa 的跨膜酪氨酸激酶受体,从结构看属于生长因子受体,具有刺激生长,调节细胞生长、生存和分化的重要作用。*Her-2/neu* 基因的过度表达可导致细胞过度增殖和表型恶性转化。*Her-2/neu* 基因是 *Her* 家族中的一员,*Her* 家族还包括 *Her-1*、*Her-3* 和 *Her-4*。*Her-2/neu* 蛋白在细胞膜上以无活性的单体形式存在,它的激活依赖小分子配体和其他 *Her* 受体,而且只有形成二聚体(同源 / 异源二聚体)才能产生活性。*Her-2/neu* 基因扩增及蛋白过表达在肿瘤转化和肿瘤的发生中起到重要作用。*Her-2/neu* 基因扩增,可导致 Her-2/neu 蛋白在 *Her-2/neu* 阳性乳腺细胞表面高度表达,可达正常乳腺细胞的 10~100 倍。

主要用于各类肿瘤的研究和评价。其阳性表达可见于各种癌症,如乳腺癌、卵巢癌、胃癌、食管癌、肺癌、胆管癌、膀胱癌、前列腺癌、结肠癌等。

临床研究发现 25%~30% 的乳腺癌患者 *Her-2/neu* 基因过度表达,这些患者具有病理类型多为低分化型、激素受体阳性、易发生淋巴结转移、预后不良、中位生存期及无病生存期较短等特点;*Her-2/neu* 基因过表达或血液可溶性 *Her-2/neu* 水平升高是乳腺癌预后不良的标志。*Her-2/neu* 基因水平与治疗效果密切相关,具有预测疗效的作用。血清可溶性的 Her-2/neu 的检测具有采集方便、可定量并动态检测的优点,可用于乳腺癌预后预测,随访过程监测及或曲妥珠单抗(herceptin)的疗效评估。

(3) *p53* 基因检测:一种抑癌基因,其表达产物为一种分子量为 53kDa 的蛋白质,命名为 p53 蛋白。当 DNA 受到损伤时此表达产物急剧增加,可抑制细胞周期进一步运转,一旦 *p53* 基因发生突变,p53 蛋白失活,细胞分裂失去节制,就会发生癌变。人类癌症中约有一半是由于该基因发生突变。主要用于各类肿瘤发生机制的研究、肿瘤的诊断治疗及预后评价。约有 50% 以上人类癌症发生该基因突变。突变者多对放疗反应差,也容易发生转移,可作为治疗疗效和预后判定的指标。*p53* 基因常在肿瘤发生的早期突变、有助于肿瘤的早期诊断。野生型 *P53* 基因能抑制癌细胞的生长,通过基因转入技术改变 *p53* 基因突变株有望达到基因治疗的目的。

(4) *K-ras* 基因检测:*ras* 基因首先在大鼠肉瘤病毒(rat sarcoma virus)中发现而得名,编码酪氨酸激酶。目前已发现人基因中有:*H-ras*、*K-ras* 和 *N-ras* 三种,三者核酸序列相差很大,但所有编码的蛋白质都是 P21,位于细胞质膜内面,P21 可与 GTP 结合,并具有 GTP 酶的活性,参与 cAMP 水平的调节。*K-ras* 基因是一种原癌基因,位于 12 号染色体上,是 *ras* 基因家族成员之一,是表皮生长因子受体(EGFR)功能信号的下游分子,在膜受体受到腺苷环化酶信号转导中起重要作用,与肿瘤的生成、增殖、迁移、扩散以及血管生成均有关系。主要用于了解各类癌症的发展预后、放疗疗效的监测。

在膀胱癌、乳腺癌、结肠癌、肾癌、肝癌、胃癌及造血系统肿瘤中相继检出 *ras* 基因的异常。在不同类型的肿瘤中,*ras* 基因的突变率相差较大。约 30% 的肺腺癌、50% 的结肠癌及 70%~90% 的胰腺癌中有 *K-ras* 基因突变。突变率在结肠癌等上皮细胞癌中较低,但约 20%~30% 的急性非淋巴细胞白血病中可检测到 *N-ras* 基因突变。只有少数肿瘤中含有 *H-ras* 基因突变,常见于膀胱癌,突变率约为 10%。

(5) DNA 倍体分析:正常人静止期体细胞有 46 条染色体,相当于 7×10^{-12}pg DNA/ 细胞核,称之为二倍体细胞。而正常增殖期细胞则有着不同的 DNA 含量。在细胞周期(静止期 G0、DNA 合成前期 G_1、DNA 合成期 S、DNA 合成后期 G_2、有丝分裂期 M)的各个时期 DNA 含量呈现周期性的变化:在 G_1 期,细胞开始 RNA 和蛋白质的合成,但 DNA 含量仍保持二倍体;进入 S 期后,DNA 的含量逐渐增加，介于 G_1 和 G_2 期之间；当 DNA 复制结束成为四倍体时细胞进入 G_2 期。G_2 期细胞继续合成 RNA 及蛋白质直到进入 M 期。单纯从 DNA 含量无法区分 G_2 和 M 期，一旦有丝分裂发生，细胞分裂成两个子细胞，这两个细胞或者进入下一个细胞周期，或者进入 G_0 期，而 G_0 期从 DNA 含量上同样无法与 G_1 期区分。因此从细胞的 DNA 含量上整个复制周期可以描述为 G_0/G_1、S、G_2/M_1 期。

DNA 指数（DNA index，DI）是肿瘤标本 G_0/G_1 期细胞荧光值的强度（以 "channel 道数" 为单位）与正常人二倍体 G_0/G_1 期的荧光强度的比值。DI 为 1 意味着二倍体，四倍体细胞的 DI 为 2，亚二倍体细胞的 DI<1，而超二倍体细胞的 DI>1。在二倍体和四倍体之外的统称为异倍体。

恶性肿瘤细胞增殖比正常细胞更快，并倾向于无序的细胞分裂，其中每个细胞都存在异倍体 DNA，恶性程度越高，这种异倍体会越多。为肿瘤的诊断、疗效评价和预后预测提供了重要的依据。

DNA 整倍体出现见于：良性肿瘤和正常组织良性增生。DNA 非整倍体情况见于：①实体恶性肿瘤，以超三倍体或多倍体居多，非整倍体出现率 >70%；②淋巴瘤和白血病，以亚二倍体居多，出现率达 50%；③交界性肿瘤，若出现异倍体即已具有恶性特征，尽管病理形态学尚不能证实，也应视为恶性；④非整倍体的肿瘤，恶性程度高、复发率高、转移率高、预后差。近二倍体和二倍体肿瘤，预后较好。但少数肿瘤的 DNA 分析对预后无判断价值。

三、常见临床应用

恶性肿瘤的诊断依赖于临床诊断、实验诊断、影像学诊断、内镜检查和病理诊断等手段的综合应用。实验诊断时，既要学会应用肿瘤标志物，将合适的肿瘤标志物应用于适当的环节，又要结合常规的实验室检验项目，为肿瘤的诊断和治疗提供帮助。

（一）肝癌

肝癌是我国常见恶性肿瘤之一，死亡率高。我国每年死于肝癌约 11 万人，占全世界肝癌死亡人数的 45%。肝癌分为原发性肝癌、肝细胞癌、胆管癌、转移性肝癌和继发性肝癌。

1. **常规实验室检查** 肝细胞发生癌变时可见生化指标异常。血常规中可出现白细胞、血小板的降低；肝功能、凝血功能中可以有胆红素、白/球蛋白、转氨酶、凝血酶原时间等的异常，反映肝硬化（代偿或失代偿）、门静脉高压等的程度。血清病毒性肝炎标记可以了解肝癌的肝炎背景，并对治疗有参考价值。如乙型肝炎或丙型肝炎基础上发展成的肝癌患者，血清 HBsAg、抗 HCV 可持续阳性。其他如血清铁蛋白、α_1- 酸性糖蛋白、β_2- 微球蛋白等浓度在肝癌时均可升高。检测 GGT 同工酶和 ALP 同工酶对于肝癌的诊断有一定的帮助。

2. **肿瘤标志物** 用于肝癌诊断的肿瘤标志物（TM）主要有 AFP、AFU、CA50、TPA、TPS、CEA、SF 等。

（1）AFP：被认为是肝细胞癌（hepatocellular carcino-ma，HCC）诊断和预后判断的首选血清学标志物。是目前诊断肝癌的重要指标和特异性最强的肿瘤标记物，常用作肝细胞癌的检测和肝癌高危人群的监测，约有 70%~90% 的原发性肝癌患者 AFP 升高，约 60% 的肝癌患者血清 AFP 增高（特异性为 75%），但仍有三分之一的 HCC 患者 AFP 检查结果为阴性，<3cm 的小肝癌尤为常见，而且 AFP 水平的升高还常出现在许多慢性肝炎、急重性肝炎、肝硬化以及其他肿瘤患者中。AFP 敏感性 67%~75%，特异性 80%~90%，其敏感性和特异性皆未达到令人满意的效果，故单独选择 AFP 用于原发性肝癌患者的血清学诊断易出现漏诊。对于 AFP 阴性的肝癌患者，γ-GT、ALP 等常规生化指标的检测具有一定的参考价值。一般以 AFP≥400μg/L 超过 1 个月；或 ≥200μg/L 持续 2 个月，排除妊娠和生殖腺胚胎癌者，应该高度怀疑肝癌。肝内胆管细胞癌，高分化和低分化 HCC，或已坏死液化者，AFP 均可不增高。部分 HCC 患者，可有 CEA 和 CA19-9 等异常增高。未经治疗的肿瘤的早期 AFP 升高缓慢，随着肿瘤的生长速度加快，AFP 指数上升。在原发性肝细胞癌的晚期，AFP 的上升与肿瘤的生长不一定相关，有时反而明显不对称地升高，这是由于肝脏的代谢紊乱（肝衰竭）引起的。建议将 AFP 半衰期的测定作为一种监测指标，如果测得的生物半衰期 <5 天，提示预后良好。生殖腺胚胎性肿瘤患者血

清中 AFP 可见升高,如睾丸癌、畸胎瘤等。生殖腺胚胎性肿瘤患者血清中 AFP 可见升高,如睾丸癌、畸胎瘤等。

(2) AFP 异质体:AFP-L1 不含有 LCA 结合部分,是 AFP 的主要组分。良性肝病、慢性肝炎、肝硬化患者 AFP 有不同程度的升高,但其水平常<300μg/L。AFP 升高的原因,主要是由于受损伤的肝细胞再生而幼稚化,此时肝细胞便具有重新产生 AFP 的能力,随着受损肝细胞的修复,AFP 逐渐恢复正常。AFP 阳性的肝脏疾病患者发展为原发性肝细胞癌的比例较高,且 5 年的预后较差。肝硬化、急性病毒性肝炎和慢性活动性肝炎患者 AFP 水平可升高,但只是短暂升高。肝硬化伴 AFP 浓度异常的患者发展为原发性肝细胞癌的风险更高。AFP-L2 来源于孕妇,孕 3 个月,血清 AFP 开始升高,孕 7—8 个月时达到高峰,但一般均<400μg/L,分娩后 3 周恢复正常。孕妇血清中 AFP 异常升高,应考虑胎儿有神经管缺损畸形的可能性。AFP-L3 含有 AFP 的 LCA 结合部分,为肝细胞癌特有,其占总 AFP 的比例具有特异性,半数以上患者 AFP>300μg/L(或 ≥25%),可以提示为原发性肝癌,低于 25% 者多属良性肝病,对于 AFP 升高的原发性肝癌与良性肝病(急慢性肝炎、肝硬化等)有鉴别诊断意义。

(3) AFU:原发性肝癌患者血清中 AFU 活性明显升高,AFP 阴性的肝癌患者中 AFU 也可见升高,特别是小肝癌患者。慢性肝炎、肝硬化患者中部分病例 AFU 升高,随病情好转 AFU 下降,动态监测有助于肝癌的鉴别。

(4) PIVKA-Ⅱ:一种特异性较强、敏感性较高的肝细胞癌诊断的肿瘤标志物。国内研究报道血清 PIVKA-Ⅱ 对于肝癌的诊断效能优于 AFP,PIVKA-Ⅱ 与 AFP 对肝癌均有较高的诊断阳性率和敏感度,若两者联合检测可显著提高肝癌特别是早期肝癌的检出率,联合测定 AFP 与 PIVKA-Ⅱ 能提高对原发性肝癌诊断的特异性与灵敏度。血清 PIVKA-Ⅱ 水平与 HCC 的分期平行,能反应 HCC 的进展程度。但是,PIVKA-Ⅱ 升高亦可见于阻塞性黄疸和肝内胆汁淤积引起的长期维生素 K 缺乏者、长期服用华法林或光谱抗生素的患者。

(5) 血清铁蛋白(SF):与 AFP 联合检测可提高对 HCC 的诊断效能。SF 也可作为 HCC 疗效观察的有效指标,特别是对于 AFP 阴性的 HCC 患者。

(6) α-L-盐藻糖苷酶(AFU):对 HCC 的诊断有一定的诊断价值,但特异性低于 AFP。对于 AFP 阴性的 HCC 和小肝癌,AFU 的阳性率分别为 76.1% 和 70.8%,对 AFP 有一定补充作用,有利于肝癌的早期发现。

(7) 肿瘤标志物的联合应用:有研究认为,AFP+AFU+TPA 联合应用较好,其敏感性达 90.6%,特异性达 86.5%。对于胆管细胞癌,则 AFP+CEA+TPA 较好,敏感性达 90% 左右。

3. 基因及其表达产物检测　肝癌时 N-ras 癌基因过量表达并具有转化活性,抑癌基因 p53 可丢失。

(二) 大肠癌

大肠癌为结肠癌和直肠癌的总称。大肠癌是指大肠黏膜上皮在环境或遗传等多种致癌因素作用下发生的恶性病变,预后不良,死亡率较高。大肠癌是大肠黏膜上皮起源的恶性肿瘤,是最常见的消化道恶性肿瘤之一。

1. 常规检验

(1) 粪便隐血试验(FOBT)是最为常见的结直肠癌早期指标之一,但仅有约 50% 的结直肠癌和 30% 腺瘤隐血试验阳性,假阴性太多,为此不少学者致力于改进隐血试验的方法。粪便隐血试验对于大肠癌筛查有重要价值,应定期对大于 50 岁的人群进行检验。

(2) 大肠癌患者肠黏膜发生不同程度的渗血和出血,导致失血性贫血,血红蛋白、铁蛋白、铁浓度均降低。

(3) 血清 ALP、LDH 活性升高可能是大肠癌转移的第一指征。

2. 肿瘤标志物检验

(1) 目前为止,还没有发现结直肠癌特异性的肿瘤标志物。

(2) 大肠癌有关的肿瘤标志物中,癌胚抗原(CEA)敏感性较高。CEA 升高常见于大肠癌中晚期,用于肿瘤的疗效判断、预后判断、监测复发与转移。在大肠癌中,CEA 的阳性率与肿瘤分级有关,Dukes A<20%,Dukes B 为 40%~60%,Dukes C 为 60%~80%,Dukes D 为 80%~85%。结肠癌和直肠癌术后通过连续监测(每隔 6~8 周),如没有降到参考值,反而上升,高度预示可能有残留癌组织。在结肠癌和直肠癌中连续检测血清 CEA 是原发癌切除术后局部或远处复发的敏感的非创伤性诊断方法。CEA 持续升高 2 个月,极有可能为肿瘤复发。一般来说,从 CEA 开始升高到临床有明显复发症状需 5 个月。检测 CEA 发现复发其敏感性高于 X 线和直肠镜。斜率分析有助于区分局部复发或是远处转移。若斜率分析 CEA 浓度的中位数每 10 天上升 0.24μg/L,预示原位复发,每 10 天上升 1.7μg/L,预示肝转移。通常每 10 天上升 >1.0μg/L 预示远处转移。

(3)CEA 和 CA242 联合检测是目前最佳的大肠癌肿瘤标志物组合,二者具有补性,与单独使用 CEA 相比,CEA 和 CA242 联合检测可提高大肠癌诊断敏感性和准确性,同时也可用于疗效观察和复发转移监测。

(4)CA19-9 常与 CEA 联合用于监测大肠癌的复发,但是 CA19-9 对结直肠癌的应用价值有限,与 CEA 联合检测并不明显优于单项检测。但是对于极少数 CEA 阴性的结直肠癌患者,CA19-9 检测有一定参考价值。

(5)CA72-4 与其他肿瘤标志物联合检测时可提高大肠癌的诊断效率,且其水平与大直肠癌临床分期相关,因此在疗效观察和复发转移监测中也有一定作用,TPS 也与大肠癌的分期、转移及浸润程度相关,在大肠癌的诊断、监测和预后判断中有一定价值。

(6)近年来,人们发现了一些新型的大肠癌标志物,主要有 β- 糖蛋白、葡萄糖磷酸异构酶、糖基转移酶和鸟氨酸脱羧酶等,这些标志物目前还不能作为大肠癌诊断和筛查指标,但对于大肠癌发展和分期,疗效判断和预后监测均有一定的参考价值。

3. 肿瘤基因及其表达产物检测

对家族性腺瘤性息肉病(FAP)患者应进行 *APC*、*p53* 和 *DCC* 基因检测;*p53* 基因突变可发生在良性腺瘤转变为癌的阶段,检测 *p53* 基因可了解腺瘤的癌变倾向,有助于早期发现大肠癌;检测 *K-ras* 和 *BRAF* 基因是否突变对于大肠癌的靶向治疗药物的选择有重要意义。

(三)胃癌

胃癌是我国最常见的恶性肿瘤之一,其发病率在我国居各类肿瘤的首位。胃癌可发生于任何年龄,但以 40~60 岁多见,男女患者比例约为 2:1。胃癌发病原因不明,可能与多种因素,如生活习惯、环境因素、饮食结构、遗传因素、精神因素等有关,也与长期幽门螺杆菌感染等有一定的关系。胃癌可分为肠型和弥漫型两种。目前为止,胃癌筛查手段不多,肿瘤标志物的检测存在较大的局限性,意义十分有限。胃镜检查结合病理活检是确诊胃癌的重要手段。

1. 常规检验

(1)粪便隐血试验:约半数胃癌患者粪便隐血试验患者呈反复阳性。本试验方便、快速,可作为胃癌的筛查试验,持续阳性者应进一步做肿瘤标志物检查,并结合胃镜、病理活检等检查。

(2)胃癌可致失血性贫血,患者血红蛋白、铁蛋白、铁等可降低,部分患者因维生素 B_{12} 吸收障碍致大细胞贫血,因而对近期出现原因不明贫血伴粪便隐血试验持续阳性者应进一步检查。

(3)幽门螺杆菌的检测可辅助胃癌的诊断。

2. 肿瘤标志物检验

(1)胃癌缺乏特异的肿瘤标志物,目前常用的肿瘤标志物如 CEA 等在胃癌的诊断价值不高,CEA 在 40%~50% 的病例中升高,AFP 和 CA19-9 在 30% 的胃癌患者中增高。这些肿瘤标志物的意义在于随访而不是诊断或普查。

(2)CA72-4:目前胃癌辅助诊断、病程和疗效监测的首选肿瘤标志物,对胃癌诊断敏感性为 28%~80%。有效手术治疗后 CA72-4 下降到正常水平。CA72-4 升高程度与疾病进程相关并具有一定的预后提示意义,高水平 CA72-4 多提示预后不佳。在大多数胃癌复发病例中,CA72-4 表达增高早于临床发现。

(3)CA19-9：在判断胃癌患者临床分期方面 CA19-9 敏感性优于 CEA，且 CA19-9 与肿瘤大小、淋巴结转移及浸润深度相关，是胃癌患者独立的预后标志。高水平血清 CA19-9 提示胃癌患者生存期较短。CA242 对胃癌的临床诊断的辅助作用与 CEA 相似，无突出优势。

(4)胃蛋白酶原(PG)：PG Ⅰ 和 PG Ⅱ 等被认为与胃癌有关，其诊断价值有待进一步明确。PG Ⅰ 水平及 PG Ⅰ / Ⅱ 的比值可作为胃黏膜病变的指标。PG Ⅰ / Ⅱ 的比值随着病变的进展呈梯度下降，该比值可以作为识别胃癌易感对象的标记。日本有报道指出，以血清 PG Ⅰ 低于 70ng/ml 及 PG Ⅰ / Ⅱ 比值低于 3 为临界值，胃癌诊断敏感度为 84.6%，特异度为 73.5%。

(5)表皮生长因子受体(EGFR)：分子量约为 170kDa，是一种膜结合糖蛋白，分为 3 个结构域：胞内段、跨膜段和胞外段。检测其胞外段可作为血清肿瘤标志物使用。研究表明，血清 EGFR 水平在胃癌患者与健康人群存在明显差异，且在 Ⅰ 期胃癌患者血清中便可检测出 EGFR，提示可将其作为高危人群的筛查指标。

3. 基因及其表达产物检测

基因检测对胃癌诊断也有一定帮助。肿瘤基因及其表达产物监测 ras 基因激活，早期胃癌阳性率为 11%，晚期可达 50%，ras 基因激活还与肿瘤侵犯的深度和淋巴结转移有关；p53 基因可出现丢失、突变现象。胃癌患者常表达 C-erB-2 基因，胃腺癌患者长表达 C-myc 基因。H-ras(p21) 高表达与淋巴结转移密切相关。CEA mRNA 对早期发现患者远处转移有帮助，腹腔冲洗液 CEA mRNA 升高，提示腹膜转移。

(四)肺癌

肺癌多起源于支气管黏膜上皮，是我国死亡率最高的恶性肿瘤。肺癌从组织学上分为非小细胞肺癌(non-small cell lung cancer，NSCLC)和小细胞肺癌(small cell lung cancer，SCLC)两类；非小细胞肺癌又可分为鳞状细胞癌、腺癌、大细胞肺癌三种类型。肺癌按发生部位不同分为中心型和周围型。

1. 常规检测　包括血液一般检验、血清蛋白质和酶类测定等常规的检验。

2. 肿瘤标志物检测

(1)SCLC 常用的肿瘤标志物：

1)NSE 是 SCLC 的首选肿瘤标志物，在 SCLC 和 NSCLL 的敏感性分别约为 64% 和 22.5%。在 SCLC 中，NSE 的敏感性优于 CYFRA21-1、CEA、SCC。多数 SCLC 患者都会出现血清 NSE 升高，NSE 水平与肿瘤分期间呈现良好的相关性，但是与肿瘤定位和是否转移无关。在化疗有效的情况下，首次疗程开始 24~72 小时后，由于肿瘤细胞溶解，患者血清中 NSE 水平会出现暂时性升高，随后在一周内或首次疗程末迅速下降，绝大多数 SCLC 患者经过有效治疗后，NSE 水平恢复正常；而治疗失败则多表现为 NSE 持续升高或间歇下降但不能恢复到正常水平，肿瘤复发时 NSE 浓度也会升高。NSE 尤其适合于 SCLC 的疗效监测，是 SCLC 患者最好的预后指标和活动性指标。脑脊液中 NSE 升高提示 SCLC 中枢神经系统转移。

2)人胃泌素释放肽前体(proGFR)是一种新的 SCLC 标志物，特点是特异性高，且在早期病例中就有较高的阳性率。proGFR 对 SCLC 诊断敏感性为 47%~86%，且显示出较好的鉴别 SCLC 和 NSCLC 的价值，诊断 SCLC 的特异性可达 90%，优于 NSE。两项指标联合检测可提高对 SCLC 的诊断效能，用于 SCLC 的辅助诊断、疗效和复发监测、预后评估。

3)CYFRA21-1 在 SCLC 患者中敏感性为 34%~46%，在广泛型患者中明显高于局限型患者，其水平与肿瘤的淋巴结受累情况相关，治疗后患者血清 CYFRA21-1 的持续升高可早期提示肿瘤复发。

4)由于 SCLC 来源于神经内分泌细胞，癌细胞内含有神经内分泌激素。因此 SCLC 患者血清中相关激素检测有助于患者病情分析。常用的实验室检查包括降钙素、促肾上腺皮质激素、胃泌素、铃蟾素等。脑脊液中降钙素升高提示中枢神经系统受累，铃蟾素升高则提示脑膜转移。

5)CEA 也是诊断和监视小细胞肺癌的有效工具。

(2)NSCLC 常用的肿瘤标志物：

1)CYFRA21-1 是 NSCLC 的首选指标,尤其适合于其疗效评估。对 NSCLC 的敏感性为 50%~65%,特异性可达 96%。CYFRA21-1 含量与肿瘤的浸润程度及临床分期有关。

2)CEA 亦可用于肺癌,尤其是 NSCLC 的疗效监测。CEA 检测对 NSCLC 患者的诊断无价值(敏感性仅为 29%),但对 NSCLC 的疗效观察、复发转移检测及预后评价有一定价值。CEA 与 CA125 联合检测可用于 NSCLC 的疗效观察。

3)SCC 可以协助诊断肺鳞癌,阳性率为 40%~80%,主要用于疗效监测。单项检测 SCC 对 NSCLC 患者价值不大,NSCLC 总体敏感性约为 17%,肺鳞状细胞癌患者敏感性约为 35%。但与 CYFRA21-1、组织多肽特异性抗原(TPS)、CEA 等联合检测时,可提高敏感性。

4)组织多肽特异性抗原(TPS)对 NSCLC 患者的疗效观察及预后判断也具有参考价值。TPS 与 CYFRA21-1 有一定相关性,这两个因子均可用于 NSCLC 的预后及疗效观察指标。

除上述肿瘤标志物外,酸性谷胱甘肽 S-转移酶、乳酸脱氢酶(LDH)等指标在肺癌患者中也有一定的应用,主要用于随访监测。

(3)基因及个体化治疗检测:癌基因和抑癌基因的检测有助于肺癌的诊断,并可从基因水平来判断癌的存在与否、预后和肺癌组织学类型等,也可利用癌基因和抑癌基因检测肺癌高危人群。检测肺癌患者 EGFR 基因外显子突变,可为靶向药物的疗效判断提供依据。

（五）宫颈癌

宫颈癌是最常见的妇科恶性肿瘤,高危因素包括多子女、早婚、早育、多性伴侣、性生活混乱及 HPV 感染。患者年龄呈双峰状分布,35~39 岁和 60~64 岁,平均为 52.2 岁。全世界每年新增 45 万宫颈癌病例。在我国,宫颈癌占妇科肿瘤第一位,每年约新增 18 万病例。

1. **常规检测**

(1)阴道分泌物:俗称"白带",宫颈癌时可出现血腥白带,有特殊臭味。

(2)人乳头瘤病毒(HPV):根据同源性可分为 100 种亚型,目前至少确认有 15 种致癌型 HPV,包括 HPV16、18、31、33、35、39、45、51、52、56、58、59、68、73 和 82 型。其中 HPV16、HPV18 型与宫颈癌的发生高度相关,被称为"高危型"HPV,高危型 HPV 感染使患宫颈癌的风险增加了 250 倍,99% 以上的宫颈癌患者可出现高危型 HPV,而在一般正常女性中,HPV 感染低于 4%。中国人群最常见 HPV 型为 16、18、52、58 和 39 型。

2. **肿瘤标志物检测**

鳞状细胞癌肿瘤相关抗原(SCCA)是从宫颈鳞状细胞癌中制得的一种肿瘤相关抗原,可用于子宫颈癌的疗效判断、监测复发。此外,有人认为 CA125 可以用来监测复发性或者进展期内膜癌的治疗。已经明确,SCC 可用于宫颈癌复发病灶的监测,在发现复发病灶的 6 个月前就可见 SCC 升高。

3. **基因及其表达产物检测**

检测宫颈标本的 *HER-2* 癌基因、发现其阳性表达率随病情发展、病理分级、临床期别的增高而上升,正常宫颈为阴性。*HER-2* 阳性者对放疗敏感。宫颈标本中癌基因及其表达产物,如 *HER-2/neu*、*survivin*、*C-myc*、*ras*、*Bcl-2* 基因,抑癌基因及其表达产物,如 *p53*、*Rb*、*P16*^{INK4a}、*p27*、*PTEN* 等基因检测有利于早期发现宫颈癌,其表达与病情发展、病理分级和临床治疗预后相关。

（六）卵巢癌

卵巢癌是女性生殖系统三大恶性肿瘤之一,卵巢肿瘤组织类型分为卵巢上皮性肿瘤、卵巢生殖细胞肿瘤、卵巢性索间质肿瘤和卵巢转移性肿瘤。

1. **常规实验室检验**

卵巢癌患者可进行血液一般检验、常规化学检验等。

2. **肿瘤标志物检验**

(1)CA125 是卵巢癌的常用肿瘤标志物,但诊断卵巢癌的灵敏度不高,尤其是早期的卵巢癌患者。

但是,CA125 可用于卵巢癌的筛查、诊断、预后及疗效判断、复发监测等各个方面,故其检测意义重大。常以 CA125 水平检测与骨盆检查和超声检查相配合进行骨盆良恶性肿瘤的鉴别。血清 CA125 水平升高一般较临床检查到肿瘤要提前 3~6 个月。肿瘤实体质量与 CA125 增高程度之间存在明显的相关性,瘤体越重 CA125 增高越明显。CA125 增高水平较小,提示瘤体较小,预示复发率低、预后较好。

(2)CA72-4 可与 CA125 联合用于监测卵巢癌的疗效和预后。

(3)CEA 对上皮性肿瘤较敏感,尤其是卵巢黏液性囊腺癌,其血清水平与卵巢肿瘤的分期、分级、类型及预后有关。

(4)HE4 是新近用于临床的肿瘤标志物,可用于卵巢癌的早期诊断,其单项检测的敏感性和特异性分别为 73% 和 95%,在鉴别诊断卵巢良性恶性肿瘤的价值优于 CA125。并且和肿瘤的进展、治疗效果密切相关,可用于治疗监测和预后判断。HE4 和 CA125 的联合应用可大大提高卵巢癌诊断效能。Moore 在 2008 年提出 ROMA 指数这一概念。ROMA(risk of ovarian malignancy)是将患者血清 HE4 和 CA125 水平及绝经与否联合构建的相关系数。研究表明 ROMA 指数在鉴别卵巢癌与良性疾病组时敏感性达到 94.3%,同时在鉴别卵巢癌 I 期和 II 期病例时敏感性也可达到 85.3%。因此 HE4 和 CA125 的联合应用可大大提高卵巢癌诊断效能。

(5)新近的研究发现,CA125、HE4、CEA 和 VCAM1 等多种肿瘤标志物联合检测可明显提高卵巢癌的早期诊断率,敏感性为 86%,特异性达 93%。

3. 基因及其表达产物检测

随着基础医学的发展和转化医学的渗入,基因组学、蛋白质组学和 microRNA(微 RNA)等技术不断用于卵巢癌的肿瘤标记物研究,血浆中游离 DNA 等位基因失衡和 CA125 联合检测,外周血中的游离细胞核和线粒体 DNA 的水平等方法用于卵巢癌的筛查和早期诊断等研究也在进行。

(七) 前列腺癌

前列腺癌是男性生殖系统种最常见的恶性肿瘤,发病率随着年龄增长而增高。欧美地区发病率较高,近年来我国前列腺癌发病率亦逐渐增加。前列腺癌中 98% 为腺癌,大多数为激素依赖型,其发生发展与雄激素有关。其临床表现主要为下尿路梗阻症状,包括尿流缓慢、尿线无力、淋漓不尽、排尿踌躇、排尿困难甚至尿失禁等。前列腺癌的初步诊断靠前列腺特异性抗原(prostate specific antigen, PSA)测定和直肠指诊,确诊必须用前列腺穿刺活检。测定 PSA,是前列腺癌筛查、早期诊断的重要保证。

1. 常规实验室检查

(1)前列腺液常规检验对前列腺癌的诊断有一定的参考价值。正常前列腺液为乳白色液体,前列腺癌变时,前列腺液中出现较多红细胞。

(2)其他实验室常规检验如尿液常规检验、血液一般检验和常规生物化学检验也应该进行。前列腺增生或前列腺癌患者,前列腺上皮组织可产生 CK-BB 并释放进入血液循环,前列腺增生患者 CK-BB 阳性率约为 8%,未治疗的前列腺癌患者 CK-BB 阳性率可达 89%。LDH 在正常前列腺中以 LDH1 为主,前列腺癌患者以 LDH5 为主。前列腺癌患者 LDH5/LDH1 比值大于 2 的约占 93%,而前列腺增生者中仅占 11%,当该比值大于 3 时应高度重视。

2. 肿瘤标志物检测

(1)前列腺癌变时,前列腺和淋巴系统间组织屏障被破坏,大量前列腺内容物进入血液循环,使血液中 PSA 升高。每克前列腺癌组织可使血清 PSA 升高约 3.5μg/L,而前列腺增生、前列腺炎症时 PSA 只轻度升高。现已明确,f-PSA/t-PSA 比值比单纯的 PSA 诊断价值更大,f-PSA/t-PSA<10%,可考虑诊断前列腺癌,f-PSA/t-PSA>25% 提示前列腺增生,其特异性达 90%,诊断准确性>80%。PSA 及 f-PSA 在前列腺癌的诊断、疗效判断、预后判断及是否复发的监测中均具有重要作用。PSA 检验的局限性在于前列腺癌和前列腺良性肥大之间有一个较宽的灰度带,如以>4ng/ml 作为前列腺癌阳性诊断临界值,近 30% 的前列腺癌患者 PSA 正常,但却有 20% 的良性前列腺肥大的患者高于此值。

(2)前列腺酸性磷酸酶(prostatic acid phosphatase,PACP)前列腺癌患者血清 PACP 活性显著升高,转移性癌患者更高至正常人的几十倍。PACP 是前列腺疗效及是否复发的重要监测指标。早期前列腺癌患者中 PACP 阳性率低(6%~25%),前列腺浸润或转移时阳性率为 50%~70%,并随病情进展升高,因此 PACP 不适用于前列腺癌筛查而可用于治疗监测。

(3)近年来前 PSA(pro PSA)、良性前列腺特异性抗原(BPSA)、前列腺特异性膜抗原(PSMA)、人类激肽释放酶2(human kallikrein,hK2)等多种标志物也被用于良性前列腺疾病和前列腺癌的鉴别诊断中。

3. 肿瘤基因及其表达产物检测

前列腺癌特异性基因 $DD3^{PCA}$ 表达水平与前列腺癌密切相关。利用差异显示 PCR 分析技术发现,$DD3^{PCA3}$ 在前列腺癌组织中高度表达,而在非前列腺癌组织中无 $DD3^{PCA3}$ 表达或低表达。

RT-PCR(反转录 PCR)在外周血中检出前列腺癌细胞的关键在于选择的标志基因只在癌细胞特异表达而血细胞不表达。由于 $DD3^{PCA3}$ mRNA 在白细胞上不表达,在前列腺癌细胞高度表达,因而它的检测有利于检测出播散在血液、尿液、前列腺按摩液和精液中的少数恶性前列腺细胞。这种检测方法具有高灵敏度和特异性,而且标本收集方便,适合大规模筛查。

$DD3^{PCA3}$ 基因虽然作为前列腺特异性基因,但 $DD3^{PCA3}$ mRNA 表达与前列腺癌病理变化及 $DD3^{PCA3}$ 如何参与前列腺癌的致癌分子机制仍需要深入的研究。

(八)其他系统恶性肿瘤

1. 乳腺癌的实验诊断

乳腺癌是女性最常见的恶性肿瘤,全世界每年约有 50 万人死于乳腺癌,是妇女最主要的死亡原因之一。在西欧、北美等发达国家,乳腺癌的发病率占女性恶性肿瘤首位。其早期诊断很困难,预防和早期发现原发肿瘤是其防治的重点。乳腺癌的病理类型分为浸润性和非浸润性等,其发生涉及多种机制,包括 p53、Her-2/neu、BRCA1/BRCA2 等癌基因或抑癌基因发生改变。许多标志物与乳腺癌的发生、发展有关,综合分析这些标志物可为治疗方案的选择、复发与转移的监测、预后的评估等提供帮助。

(1)常规实验室检查

1)与乳腺癌有关的女性激素有人胎盘催乳素,此激素在正常男性和未妊娠的女性循环血液中不存在,乳腺癌患者循环血中可以检测到人胎盘催乳素。

2)常规的血液一般检验和生物化学检验对乳腺癌患者也是必需的。

(2)肿瘤标志物检测

1)CA15-3 是乳腺癌的重要肿瘤标志物,主要用于乳腺癌的疗效监测,治疗后 CA15-3 浓度下降,提示治疗有效,CA15-3 亦可用于乳腺癌的术后复发的监测。

2)对于乳腺癌患者,单项检测 CEA 或 CA15-3 的敏感度仅为 10%,因为这两项肿瘤标志物在乳腺良性肿瘤及正常人中均可存在,因而单项检测对于乳腺癌的早期诊断意义不大,但当 CEA 与 CA15-3 联用监测时,可提高乳腺癌检测的灵敏度,对于判断乳腺癌预后也有较好的临床应用价值。

3)TPS 无器官特异性,其单链多肽存在于癌组织细胞质膜及细胞质小体内,它可被细胞角蛋白 8、18 和 19 抗体所识别。当 TPS 在 80~400U/L 或 >400U/L 时,乳腺癌患者死亡率分别升高 19% 和 72%,因而 TPS 可以作为判定乳腺癌的预后标志。有报道称联合应用 CA15-3,CEA 和 TPS 诊断乳腺癌的敏感性可达到 100%。

4)尿激酶型纤溶酶原激活物(urokinase-type plasminogen activator,u-PA)系统及纤溶酶原激活物抑制物(PAI)是乳腺癌浸润、转移和预后的标志物。u-PA 在肿瘤的生长、浸润和转移中起着重要作用,检测它们有助于判断肿瘤的恶性程度。PAI 可抑制肿瘤细胞的转移。高水平 u-PA 和 PAI-1 的患者应给予蒽环类和紫杉醇为主的化疗,PAI-1 联合组蛋白酶 D 对判断乳腺癌预后更有价值。

(3)肿瘤基因及其表达产物检测

1)乳腺癌细胞表面常见癌基因 *Her-2/neu* 基因扩增和过度表达。*Her-2/neu* 过表达可导致乳腺细胞恶性转化，是乳腺癌预后不良的标志。但随着人源化抗 Her-2 单克隆抗体曲妥珠单抗投入临床使用，*Her-2/neu* 过表达的乳腺癌患者通过靶向治疗配伍化疗药物可得到较好的化疗效果。同时 *Her-2/neu* 基因及蛋白可在血清中检测到，其在乳腺癌内分泌治疗或化疗效果判断、随访监测、转移复发监测等方面有重要作用。

2)检测 *BRCA1* 和 *BRCA2* 乳腺癌易感基因对遗传性乳腺癌的诊断意义重大，亦可评估患者亲属的患癌风险。*BRCA1* 和 *BRCA2* 突变在家族性乳腺癌中十分常见，主要包括错义突变、移码突变、缺失突变和无义突变。

2. 膀胱癌

膀胱癌是泌尿系统中最常见的肿瘤之一，且极易复发，治疗后需严密随访。膀胱镜检查及病变处活检仍是膀胱癌诊断和随访的重要手段，但该方法属于侵入性检查，临床应用受到限制。尿液细胞学检查能直接识别尿中脱落的肿瘤细胞，虽然特异性高但敏感性低。尿液中核基质蛋白（NMP22）、膀胱肿瘤抗原（BTA）检测有助于膀胱癌的诊断和检测，但较之脱落细胞学及其他检查并无太大优势。目前尚无膀胱癌特异的血清肿瘤标志物，临床常用的是 CYFRA21-1。CYFRA21-1 与其他肿瘤标志物一样，对膀胱癌的整体敏感度都低，但针对肌肉 - 浸润型膀胱癌，CYFRA21-1 的敏感性可达52%~56%，优于其他肿瘤标志物。虽然诊断价值有限，但是可以作为监测肌肉 - 浸润型膀胱癌复发的标志物。

四、评价

肿瘤标志物因其在肿瘤早期诊断、预防、药效评价、预后评价等方面发挥着极为重要的作用，现已成为 21 世纪肿瘤学研究的热点之一。目前肿瘤标志物存在的主要缺陷是：①特异性和灵敏度不够高，存在误诊或漏诊的可能；②检测费用偏高，联合诊断在普通查体中难以普及；③某些肿瘤的特异性标志物仍不明确，难以在临床中识别。未来肿瘤标志物的发展方向是开发高特异性和高灵敏度的标志物，针对各种肿瘤都能达到极高的早期诊断率，对各种化疗及生物药物的药效及预后有着有效和准确的评价，能够准确预示肿瘤转移患者的预后及生存期。未来肿瘤标志物筛选技术的发展方向是高通量和高精确度。通过各种先进的技术手段，找到针对某种肿瘤的特异性和灵敏度均很高的肿瘤标志物，然后通过临床验证，结合已有标志物进行联合诊断，提高联合诊断的检出率和准确率。目前肿瘤标志物及其筛选正处于蓬勃发展阶段。可以相信，随着生物学及其相关学科的发展，必将有更多更有效的肿瘤标志物出现，并在肿瘤预防、诊断和预后中发挥重要的作用。

（蒋丽鑫 关秀茹）

第十五节 变态反应性疾病的实验室检查和临床应用

一、概述

变态反应（allergic reaction）又称过敏反应、超敏反应，是指机体接触到某种抗原并致敏后，再次接触相同的抗原刺激时，表现出异常的免疫应答，导致机体功能紊乱、组织损伤，从而引起相应的临床疾病。变态反应是一种过强的免疫应答，因此具有免疫应答的特点，即特异性和记忆性。这种致病性免疫反应的发病机制与一般保护性免疫反应的机制基本相同，其根本区别在于反应对机体所造成的结局不同，而这种差异又取决于不同个体的遗传特异性，具体表现为高反应性个体和低反应性个体。引起变态反应的抗原称为变应原，可以是完全抗原，如微生物、异种动物血清等；也可以是半抗原，如药物、化学制剂等；还可以是自身抗原如变性的自身组织细胞等。根据变态反应发生的机制和所致疾病不同,将变态反应分为Ⅰ、Ⅱ、Ⅲ和Ⅳ型。

(一)Ⅰ型变态反应

Ⅰ型变态反应(type Ⅰ allergy)即速发型变态反应,是临床上最常见的一种,是指由IgE类抗体介导,肥大细胞和嗜碱性粒细胞释放的活性介质引起的生理功能紊乱和/或组织损伤,为致敏机体再次接触相应变应原时所发生的急性变态反应。

Ⅰ型变态反应有明显的个体差异性。变应原初次进入机体使能合成IgE的B细胞产生IgE类抗体。IgE抗体可在不结合抗原的情况下,以其Fc段与肥大细胞、嗜碱性粒细胞相结合,使机体处于致敏状态。通常致敏状态可持续数月甚至更长,如长期不接触相同的变应原,致敏状态可逐渐消失。处于致敏状态的机体再次接触变应原时,结合在肥大细胞,嗜碱性粒细胞上的IgE与再次接触的变应原结合导致肥大细胞和嗜碱性粒细胞脱颗粒,释放一系列生物活性物质,导致机体生理功能紊乱,通常无组织细胞损伤。Ⅰ型变态反应基本特点是:发生快,消失快;有明显的个体差异和遗传背景;引起效应器官功能紊乱,无实质性病理损害。临床上常见的Ⅰ型变态反应性疾病有皮肤过敏反应、过敏性哮喘、过敏性鼻炎和过敏性休克。

(二)Ⅱ型变态反应

Ⅱ型变态反应(type Ⅱ allergy)又称细胞毒型变态反应,是由抗体(多属IgG、少数为IgM、IgA)与靶细胞表面的抗原相结合而介导,在补体、巨噬细胞和NK细胞参与下,引起的以细胞溶解或组织损伤为主的病理性免疫应答。Ⅱ型超敏反应的变应原多位于细胞表面,可以是细胞膜自身成分,也可以是吸附在细胞表面的外源性抗原或半抗原。不论是细胞表面的自身抗原(同种异型抗原、异嗜性抗原),还是经修饰的自身抗原或外来的药物性半抗原,它们均能刺激机体发生免疫应答,诱导抗体的产生。

细胞膜表面的相应抗原与IgG和IgM类抗体结合后,可以通过以下四种途径杀伤靶细胞或导致靶细胞功能紊乱。①补体介导的细胞毒作用:即IgM或IgG类抗体与靶细胞表面特异性抗原结合后,通过经典途径激活补体,形成膜攻击复合物,直接引起细胞膜损伤,导致靶细胞溶解死亡。②巨噬细胞的吞噬作用:即抗体与靶细胞表面抗原特异性结合后,通过其Fc段与吞噬细胞表面的Fc受体结合,从而促使吞噬细胞吞噬破坏靶细胞。③抗体依赖细胞介导的细胞毒作用(ADCC):即抗体与靶细胞表面抗原特异性结合后,通过其Fc段与NK细胞、中性粒细胞表面Fc受体结合,对靶细胞进行破坏溶解。④刺激或抑制靶细胞:即某些抗细胞表面受体的自身抗体与相应受体结合后,导致靶细胞功能亢进或低下,表现为受体介导的对靶细胞的刺激或抑制作用。例如,重症肌无力患者体内产生抗乙酰胆碱受体的自身抗体,该抗体与乙酰胆碱受体相结合后,因受体内吞以及胞内降解的作用,使得受体数目减少,从而阻断了乙酰胆碱介导的神经-肌肉信号传导,引起进行性肌肉萎缩,导致肌无力。Ⅱ型变态反应主要特点为:有补体、吞噬细胞、NK细胞参与;抗原或抗原抗体复合物存在于细胞膜上;结果是靶细胞被破坏。常见的Ⅱ型变态反应性疾病:输血反应、新生儿溶血症、自身免疫性溶血性贫血等。

(三)Ⅲ型变态反应

Ⅲ型变态反应(type Ⅲ allergy)为免疫复合物型,又称血管炎型超敏反应。为可溶性抗原与相应抗体(主要IgG、IgM)结合形成中等大小的可溶性免疫复合物(immune complex,IC))在一定条件下沉积于局部或全身毛细血管基底膜后,通过激活补体系统,吸引白细胞和血小板聚集,引起以充血水肿、中性粒细胞浸润、组织坏死为主要特征的病理性免疫应答。

血液循环中的可溶性抗原与相应抗体结合,形成可溶性抗原抗体复合物。多数情况可以被免疫系统清除,无致病作用,只有在特定的情况下,才出现病理反应。中等大小可溶性的免疫复合物在血管基底膜上的沉积是引发Ⅲ型变态反应的关键因素。影响可溶性免疫复合物沉积的因素有很多,局部组织血流动力学的改变是循环免疫复合物沉积到细胞间隙中;炎症的发生、补体系统的活化,造成过敏性毒素和血管胺物质释放,造成毛细血管通透性增加,促进免疫复合物沉积。Ⅲ型变态反应主要特点是：游离抗原与相应抗体结合形成免疫复合物(IC)，若IC不能被及时清除，即可在局部沉积，通过激活补体，并在血小板、中性粒细胞及其他细胞参与下，引发一系列连锁反应而致组织损伤、坏死。常见疾病包括血清病、链球菌感染后肾小球肾炎、结节性多动脉炎等。

(四) Ⅳ型变态反应

Ⅳ型变态反应(type Ⅳ allergy)为迟发型变态反应，与上述由特异性抗体介导的三种变态反应类型不同，Ⅳ型是由特异性致敏效应T细胞介导的，单核细胞浸润、活化及产生的细胞因子引起炎症反应和组织损伤。此型反应局部炎症变化出现缓慢，接触抗原18~24小时才出现反应，48~72小时达到高峰，故称之为迟发型变态反应。此型超敏反应与抗体和补体无关，但与效应T细胞和炎症细胞因子参与致病有关。

机体初次接触抗原后，T细胞转化为致敏淋巴细胞，使机体处于过敏状态。当相同抗原再次进入机体时，致敏T细胞识别抗原，出现分化、增殖，并释放出许多淋巴因子，吸引、聚集并形成以单核细胞浸润为主的炎症反应，甚至引起组织坏死。引起Ⅳ型变态反应的抗原一般是胞内寄生菌、病毒、寄生虫和化学物质(如重金属、涂料、化妆品、有毒物质等)。其中，胞内寄生菌是引起Ⅳ型变态反应最常见的抗原。此型变态反应的特点：其过程与细胞免疫过程基本一致，无抗体、补体参与；由效应T细胞及其产生的细胞因子或细胞毒性介质引起；病理损害是以单核细胞、淋巴细胞浸润为主的炎症反应。常见的Ⅳ型变态反应疾病有：接触性皮炎、移植排斥反应、多种细菌、病毒(如结核分枝杆菌、麻疹病毒)感染过程中的疾病等。各型变态反应病的特点见表4-5-62。

表4-5-62　各型变态反应病的临床特点

变态反应病	临床特点
Ⅰ型变态反应病	1. 发病来去急骤 2. 好发于呼吸、消化、皮肤等器官或系统 3. 按变应原出现的规律，常表现有一定的季节性 4. 病理变化：水肿、分泌物增多、平滑肌痉挛、嗜酸性粒细胞增多 5. 临床表现：肿、痒、疹、憋、喘、绞痛、流涕等症状
Ⅱ型变态反应病	1. 发病缓慢，抗原接触后约一周以上发病 2. 发病无一定时间规律 3. 抗原：药物、菌苗、疫苗、血型性抗原物质等 4. 临床表现：溶血、出血、贫血、紫癜、黄疸、继发感染等，常见三系血细胞减少
Ⅲ型变态反应病	1. 发病缓慢，抗原接触后数月至数年发病 2. 起病前常有相当长的潜伏期 3. 抗原：细菌、病毒、支原体、原虫等 4. 病变好发于肾脏、中小动脉、心瓣膜、关节周围等 5. 临床表现：蛋白尿、血尿、皮内或皮下结节、关节病、心悸等
Ⅳ型变态反应病	1. 发病快慢不一，抗原接触后数分钟至数月发病 2. 常发生于药物外用，职业性化学物质接触，脏器移植等 3. 病变好发于皮肤、中枢神经系统等 4. 临床表现：皮肤红肿、皮痒、皮疹、渗出、肌张力降低，多发性感觉或运动神经麻痹等

二、相关实验室检查

(一) 变应原筛查试验

变应原(allergen)即为过敏原，其种类繁多，现根据其接触方式分为4类：食入性变应原、吸入性变应原、注射性变应原和接触性变应原。

1. **食入性变应原** 主要包括食物、药物等，也可以是微生物、寄生虫等掺杂或污染食物的物质。

可以引起食物或药物的变态反应,如过敏性胃肠炎、哮喘、药疹、荨麻疹、湿疹等。病情轻重与个体敏感性及食入变应原的数量有关。

2. **吸入性变应原**　凡是能够通过气道吸入的物质均是潜在的吸入性变应原。最常见的,如花粉、尘螨、真菌孢子、粉尘、油漆、烟雾等。吸入性变应原主要引起呼吸道变态反应,如过敏性鼻炎、花粉症、过敏性哮喘等,病情严重者甚至引起全身性变态反应。

3. **注射性变应原**　是指注射入人体内的变应原,包括药物及昆虫叮咬注射入人体的毒液,可引起荨麻疹、药疹、血清病样综合征。

4. **接触性变应原**　是指与皮肤或黏膜直接接触的变应原,通过与皮肤接触致敏人体引发变态反应。理论上所有能接触皮肤的物品均是潜在的接触性变应原。如各种衣物、首饰、化妆品、外用药等。不同的化学物质可引起不同的接触性皮炎。

变应原筛查试验主要包括吸入性变应原的筛查实验、食入性变应原的筛查实验、吸入性变应原分类检查、食入性变应原分类检查(同样可以查到具体的引起过敏的食物)等。对可能引起变态反应的过敏原起到初筛的作用。

(二) 变应原皮肤筛查试验

皮肤试验是在皮肤进行的体内免疫学检验,简称皮试。当过敏原进入致敏者皮肤时,就可与皮肤中肥大细胞及其他细胞上的 IgE 特异性结合,引发局部皮肤过敏反应。该检测临床较常用,根据病史和当地生活环境选择过敏原,皮试直接在人体皮肤上进行,可以直观反映机体对这些因素的实际免疫情况。最常用的部位是前臂曲侧或上臂伸侧。因这些部位的皮肤较光滑细腻,而且便于试验操作与结果观察。左右两臂应一侧做试验,另一侧作对照。优点是简单易普及,相对安全,敏感性和特异性强。缺点为技术因素的影响较大,结果判定存在主观性,容易出现假阳性或假阴性。试验类型主要有皮内试验和点刺试验。

1. **皮内试验**　将试验抗原与对照液各 0.02ml~0.03ml 分别用皮试针注入皮内,使局部形成圆形皮丘。如同时试验多种抗原时,相互间隔至少为 4cm。以免强烈反应时互相混淆结果。皮内试验是检测过敏反应最常用的方法,具有准确、应用范围广、敏感性较其他皮试高的特点。

2. **点刺试验**　点刺试验又称挑刺或刺痕试验。将试验抗原与对照液分别滴于试验部位皮肤上,用针尖透过滴液在皮肤上轻轻挑刺一下,以刺破皮肤而不出血为度,1 分钟后拭(吸)去试验抗原液。也可采用特制的带孔的塑料板(可用酶标板)将各种皮试液分别置于孔内,将点刺针放入孔内用皮试液浸泡备用,点刺时将针取出刺入皮内即可。其部位可选前臂也可选背部,也可一次同时做数种过敏原的点刺试验。该试验比皮内试验敏感性稍低,但假阳性较少,其皮试液浓度要比皮内试验高10~100 倍。

结果判读:观察结果应在皮试后的 15~30 分钟内进行。皮内试验的阳性反应以风团为主,点刺试验的阳性反应以红晕为主。如用磷酸组胺作为标准阳性时,其判定结果应以阳性对照为判定依据。其分级标准是,无风团反应的为 -,风团反应为阳性对照的 1/3 或 2/3 时分别为 + 或 ++,若风团反应与阳性对照相同或大于阳性对照时则为 +++ 或 ++++。

注意事项:在一定条件下,皮试结果可能与机体的实际情况不符,即假阳性或假阴性的结果。其出现的原因是多方面的:如皮试液的浓度过低或失效、老年患者或过敏性休克大发作之后(其皮肤反应差)、皮试前用药或免疫抑制剂、操作不当将皮试注入皮下或注入量过少等均可致假阴性出现。如皮试液含有非特异性刺激物、患者患有皮肤划痕症、操作手法较重、注入量较大或浓度过高、注入少量空气等均可致假阳性出现。为避免假性结果的出现一定要选择一个浓度合适的皮试液,操作者的动作应较轻柔、准确,应同时设置阳性与阴性对照。此外,皮试并非绝对安全,一定要严格掌握适应证,仔细询问病史,若已知对某种物质高度过敏者或不合作的儿童均不宜作皮试。皮试时必须准备常规的抢救药品和设施。

皮肤筛查试验能反映机体各种因素综合作用的实际免疫状态,并且操作简单易行,结果可信性大。如呼吸道与皮肤过敏反应等均可用皮试来检测。这些优点是其他方法难以替代的,所以临床上已广泛应用。但是食物过敏经询问病史即可发现,一般不必作皮试。

(三) 嗜酸性粒细胞和嗜碱性粒细胞检测

嗜酸性粒细胞和嗜碱性粒细胞是变态反应中最重要的炎症反应细胞,大量存在于上、下呼吸道黏膜,在支气管肺泡灌洗液中也可查到。在变态反应病中,两种粒细胞被各种途径激活,通过嗜酸性粒细胞和嗜碱性粒细胞计数,可为Ⅰ型变态反应的诊断作重要参考。

1. 嗜酸性粒细胞检测

(1)外周血嗜酸性粒细计数:临床多用白细胞分类计数法或直接计数法,临床多用后者。因嗜酸性粒细胞质中富含碱性氨基酸和碱性蛋白,易与阳离子染料结合而着色。常用苯酚甲醛伊红染色液,该染色液为低渗可溶性红细胞和其他白细胞增加背景的清晰度,使嗜酸性粒细胞易于识别。

(2)嗜酸性粒细胞阳离子蛋白(eosinophil cationic protein,ECP)的测定:ECP 是由嗜酸性粒细胞释放的毒性蛋白之一,它可造成呼吸道上皮的损伤和脱落。激活的嗜酸性粒细胞主要分布于组织中,测定肺泡灌洗液中的 ECP 更有意义,但取材困难,故临床上多以患者空腹血 EPC 代替。

(3)嗜酸性粒细胞涂片检查:在过敏反应中,由于炎症介质和细胞因子的作用,血管内皮细胞和嗜酸性粒细胞表面黏附分子表达增加并结合,继而造成嗜酸性粒细胞穿过内皮迁移或浸润于病灶部位。故分泌物中嗜酸性粒细胞的检查对过敏反应的辅助诊断有重要意义。其标本可采集鼻涕与痰液的黏稠部分,也可采集眼、中耳分泌物及大便的黏液部分。涂片要均匀,置通风处风干后再染色镜检,常用 Hansel 染液。

2. 嗜碱性粒细胞检测

(1)嗜碱性粒细胞计数:常用直接计数法。该细胞胞质颗粒中肝素的硫酸根易与阳离子染料结合而着色,常用的酸性染色液含有 0.1%EDTA、阿利新蓝、氯代十六烷基氨基吡啶和硫酸铝(或氯化镧)等。该染液能使红细胞和其他白细胞溶解,易于观察嗜碱性粒细胞。本试验常作为过敏反应性疾病诊断的筛查试验,阳性率可达 60%~70%,也可作为疗效的辅助诊断。

(2)嗜碱性粒细胞激活试验:嗜碱性粒细胞激活试验采用特异性过敏原激发嗜碱性粒细胞活化并进行脱颗粒,采用流式细胞术通过荧光标记特异性抗体识别嗜碱性粒细胞活化的标志物,定量分析活化嗜碱性粒细胞数量,可反映嗜碱性粒细胞的活化程度和功能状态,对诊断过敏性疾病有重要价值。其具体原理为过敏疾病患者体内嗜碱性粒细胞处于致敏状态,即嗜碱性粒细胞表面已结合特异性 IgE 分子,致敏细胞如遇到相应过敏原,细胞表面的抗体与相应过敏原结合形成"抗原桥",并激发致敏细胞活化,从而在细胞表面高度表达 CD63 分子。嗜碱性粒细胞激活试验采用流式细胞术定量检测表达有特异性标志物的嗜碱性粒细胞,可精确反映嗜碱性粒细胞的活化程度及其功能状态,是一种高特异性的过敏原诊断方法。嗜碱性粒细胞激活试验检测过敏原具有很高的特异性,但其敏感度仍有待提高,且部分人群对嗜碱性粒细胞活化呈非应答状态,临床应用嗜碱性粒细胞激活试验应结合 SPT 和血清 sIgE 检测,以便更全面地诊断过敏性疾病。

(四) 变应原特异性 IgG、IgE 检测

在人体血清五种免疫球蛋白(IgG、IgA、IgM、IgD、IgE)中,IgE 含量最低。IgE 是介导Ⅰ型变态反应的主要抗体,生理状况下含量极低,在健康人群中呈偏态分布。血清 IgE 升高提示有患变态反应病的可能。与此同时,越来越多的研究证明特异性抗体 IgG 也可以介导Ⅰ型变态反应,因此特异性抗体 IgG 的检测对于变态反应性疾病的诊断与治疗也起着至关重要的作用。

1. 特异性 IgG 检测

变应原特异性 IgG(specific IgG,sIgG)是能与特异性变应原结合的 IgG。特异性抗体 IgE 是对过敏原进行筛选的主要方法,但同时过敏原特异性抗体 IgG 也可以介导Ⅰ型变态反应,IgG 在介导吸入物过敏反应时,又通过竞争机制阻断 IgE 介导的Ⅰ型变态反应,因此对 IgG 的检测也越来越受到重视。如变应原特异性脱敏是Ⅰ型变态反应患者常用的治疗方法,在确定了患者发生变态反应的变应

原后,将变应原配制成不同浓度的提取液,给患者反复注射,可以在机体产生相应的特异性 IgG 型封闭抗体,通过检测 sIgG 来了解脱敏情况。目前检测 sIgG 的主要方法为酶联免疫吸附法(ELISA)。

2. 特异性 IgE 检测

变应原特异性 IgE(specific IgE,sIgE)是指能与特定变应原结合的 IgE,是人体针对不同的变应原产生的,与某种变应原特异性结合的 IgE 用纯化的特异变应原替代抗 IgE 进行检测。sIgE 的测定在变态反应诊断中占有重要地位。sIgE 升高对 I 型变态反应性疾病的诊断具有重要价值,可以确定变应原的种类。需要注意的是变应原具有明显的地域性和同属不同种现象。还有一些小分子变应原,其 sIgE 测定敏感性不高,如青霉素降解产物。对这类变应原,若 sIgE 检测不出,不排除发生 I 型变态反应的可能性。常用检测方法有免疫印迹法、放射免疫法和 ELISA。

(五) 循环免疫复合物检测

临床实验室可通过检测循环免疫复合物(circulating immune complex,CIC)来辅助诊断 III 型变态反应,免疫复合物(immune complex,IC)对诊断疾病、疗效观察、判断预后有重要意义。IC 在体内有两种形式:组织中固定的 IC 和血液中的 IC。固定于组织中的 IC 多采用免疫组织化学技术,用光学显微镜或电子显微镜观察它们在局部组织中的沉着,以判断病理改变情况。循环 IC 的检测方法分为抗原特异性方法和非抗原特异性方法。前者通过区别游离的抗原和与抗体结合的抗原,选择性测定含有某种特定抗原的免疫复合物,如 DNA-抗 DNA、HBsAg-HBsAb 等。后者根据免疫球蛋白分子在结合抗原以后发生的物理学和生物学特性的改变进行检测。通常情况下,IC 抗原性质不清,故抗原特异性方法不常用。临床上多采用抗原非特异性方法。

检测 CIC 能帮助相关疾病的诊断,了解病情的进展,为疾病治疗提供参考。但仅凭血清中 CIC 升高不能肯定是免疫复合物病,还应结合其他免疫学指标。因健康人也存在少量的 CIC,而且 CIC 检测结果很难区分生理性还是病理性。CIC 检测方法很多,同一标本用不同方法检测所得的结果也可能不同,所以在分析免疫复合物病时,除做血清 CIC 检测外,还应结合局部免疫组化检测的结果进行分析。目前已证实某些疾病(如类风湿关节炎、系统性红斑狼疮、急性肾小球肾炎、慢性活动性肝炎、硬皮病、肝癌、白血病等)血清中可检测到一定数量的 IC。对有蛋白尿、关节痛、血管炎、浆膜炎、紫癜症状等诊断不明确的患者,可考虑检测循环 IC 并结合局部 IC 的免疫组化检测结果以明确病变是否与 III 型变态反应有关。

三、常见临床应用

(一) 过敏性哮喘

过敏性哮喘(allergic asthma)是一种较顽固性的疾病,通常于儿童期发病,如果忽视治疗可能伴随终身。患者大多有个人或家族过敏疾病史,如湿疹、过敏性鼻炎、食物或药物过敏。由于过敏性哮喘的症状与呼吸道感染或炎症相似,大多数人缺乏足够的认识,导致误诊。这部分患者在治疗前做诱导痰液检查,往往提示嗜酸性气道炎症。由于症状与呼吸道感染或炎症相似,多数人缺乏相关知识,往往在早期忽视治疗或被误诊。近年来,美国、英国、澳大利亚、新西兰等国家哮喘患病率和死亡率有上升趋势,全世界约有 1 亿哮喘患者,已成为严重威胁公众健康的一种主要慢性疾病。

1. 实验室检查

(1)血常规:患者的嗜酸性粒细胞有中度增多,个别患者嗜酸性粒细胞可高达白细胞分类的 20%,合并白细胞总数及中性粒细胞增多。

(2)痰液检查:痰液多黏稠,嗜酸性粒细胞增多,陈旧痰中可查到嗜酸性粒细胞退化形成的夏科-莱登结晶,部分患者可见库什曼螺旋体。

(3)肺功能检查:可用于病情程度判断、治疗及预防的评估。发作时各项有关呼气流速指标均下降,主要有用力第一秒呼气量、一秒率及最大呼气流速等。

(4)血气分析:轻度发作者,PaO_2 多正常,中度及以上发作时则有不同程度下降,出现呼吸衰竭

PaO_2 小于 60mmHg,伴有过度通气时,则会导致 $PaCO_2$ 下降而出现呼吸性碱中毒。伴有气道阻塞时通气不足,则会导致 $PaCO_2$ 上升而出现呼吸性酸中毒和/或代谢性酸中毒。

(5)血清 tIgE、sIgE 检测:患者血清 tIgE、sIgE 水平可能会增高。

(6)变应原筛查试验:有利于找出变应原,进行针对性治疗。

(7)X 线检查:缓解期可无异常,哮喘发作时,可见两肺透亮度增加呈过度充气状态,合并肺部感染或继发性肺气肿,气胸,纵隔气肿有相应 X 线表现。症状不典型者,应按具体情况选择下列检查,至少应有下列三项中的一项阳性,结合平喘治疗能缓解症状和改善肺功能,可以确定诊断。

1)支气管激发试验或运动试验阳性。

2)支气管舒张试验阳性。

3)呼气高峰流量。

2. 临床应用

临床上常用相关肺功能指标来诊断支气管哮喘,也可以进行支气管舒张试验。对可疑变应原进行皮内试验、血清 sIgE 检测和变应原筛查试验,对确定变应原有一定的价值,血清 tIgE 对诊断价值不大。

(二) 过敏性鼻炎

过敏性鼻炎(allergic rhinitis,AR)即变应性鼻炎,是指特应性个体接触变应原后主要由 IgE 介导的介质(主要是组织胺)释放,并有多种免疫活性细胞和细胞因子等参与的鼻黏膜非感染性炎性疾病。可引起多种并发症,通常显示出家族聚集性。过敏性鼻炎是一个全球性健康问题,可导致许多疾病和劳动力丧失。

1. 实验室检查

(1)皮肤试验:①皮肤划痕试验,可重复性较差,而且能够引起全身的反应,所以不适合持续使用。②皮肤点刺试验,简单易行,经济实用,且敏感性强,重复性好,为目前最常用的测试方法。③皮肤双点刺试验,目前尚未标准化,因为没有重组过敏原用来使用,所以需要限制所选的食物。

(2)鼻激发试验:将可疑的变应原直接接触鼻黏膜,是过敏性鼻炎诊断的金标准,但具有一定的风险及副作用,临床不作为常规方法。

(3)体外试验:①血清总 IgE,使用放射免疫试验或酶联免疫试验进行测定。对疾病诊断价值不大。②血清特异性 IgE,指能与某种过敏原特异性结合的 IgE。在检测时,需要用纯化的过敏原代替抗 IgE 进行检测。血清特异性 IgE 与皮肤试验和鼻激发试验的结果具有较好的一致性。③外周血活性标记物:机体在特异性过敏原刺激下,血液里的嗜碱性粒细胞会脱颗粒并且释放介质。因此,可以进行介质的测定、显微镜下细胞检查或细胞激活试验。

2. 过敏性鼻炎诊断主要依靠临床表现和实验室检查

皮肤点刺试验是过敏性鼻炎的初筛检查,鼻内激发试验是诊断的金标准。实验室的血清特异性 IgE 与皮肤实验的结果符合率高。

(三) 接触性皮炎

接触性皮炎(contact dermatitis)是指皮肤、黏膜接触某些外源性物质后,在接触部位发生的急性或慢性炎症反应。为常见多发病,分原发性刺激和迟发型过敏反应两型,是典型的 IV 型超敏反应,通常由于接触小分子半抗原物质,如油漆、染料、农药、化妆品和某些药物如磺胺和青霉素等引起。临床表现及严重程度取决于接触物的性质、浓度、接触方式、接触时间长短、接触部位及个体过敏状态。皮损多局限于接触部位,典型症状为红斑、水疱、丘疹、糜烂,自觉瘙痒,严重者可出现剥脱性皮炎,除去病因后可自行痊愈。

1. 实验室检查

(1)皮肤斑贴试验:斑贴试验是简便可靠的方法,一般对可疑致敏物进行斑贴试验,但必须在皮疹消退及停用抗组胺药物 1~2 周后进行。斑贴试验阳性可确定致敏物,但要注意排除假阳性及假阴性的因素。

（2）方法：用4~5层1cm×1cm大小的纱布块浸泡受试液或将受试物置于纱布上,然后贴在背部或上臂外侧,用大于1cm²用的透明玻璃纸覆盖,用胶纸固定边缘,48小时后取下受试物进行第一次判断试验结果。去除后的48~72小时进行二次判读试验结果。试验时间应选择在皮炎损害治愈后或接近治愈时进行,受试物的浓度应以一般人不发生刺激为度。

（3）结果判定：①受试部位无任何反应结果为阴性；②受试部位皮肤仅有轻度红斑为可疑"±"；③受试区皮肤出现红斑、浸润、少量丘疹为"+"；④受试区皮肤出现红斑、浸润、丘疹和水疱为"++"；⑤受试区皮肤出现红斑、浸润明显,出现丘疹、水疱和大疱为"+++"。

2. 临床应用

斑贴试验用于寻找接触性皮炎的变应原简单可靠。

（四）特应性皮炎

特应性皮炎（atopic dermatitis, AD）又称"异位性皮炎""异位性湿疹",皮疹特点是红斑、丘疹和苔藓化斑块、伴有表皮剥脱和渗出性痂皮。具有易过敏体质,是具有遗传倾向的一种过敏反应性皮肤病,多数患者由婴儿湿疹反复发作迁延而成。大多数患者家族中有过敏、哮喘等遗传过敏史。血清中IgE高,周围血嗜酸性粒细胞增多,对异种蛋白易过敏,皮疹呈湿疹样改变,常反复发作,瘙痒明显。特应性皮炎是一种具有慢性炎症性特点的皮肤病。

1. 实验室检查

（1）血常规：约一半患者外周血嗜酸性粒细胞升高,且与疾病的活动度相关,经有效治疗后可恢复正常。

（2）血清总IgE和特异性IgE：部分患者,特别是中度特应性皮炎患者可有血清IgE升高。

（3）变应原检测：包括吸入性和食入性变应原的筛查。

2. 临床应用

患者血常规嗜酸性粒细胞常增高。对尘螨、花粉等变应原的皮肤挑刺或划痕试验常显示即刻型阳性反应。对于特应性皮炎患者应常规检测特异性IgE,视具体情况采用点刺或体外IgE检测。鉴于特应性皮炎包含Ⅳ型变态反应的机制,因此还应该进行食物的斑贴试验。

特应性皮炎是一种慢性、复发性、炎症性皮肤病,临床表现多种多样。临床表现典型者诊断并不困难,而表现不典型者,勿轻易排除特应性皮炎的诊断,应认真检查和问诊,实验室相关试验也能协助临床进行诊断。对疑似特应性皮炎的患者应检查血常规、IgE检测,过敏原的筛查有利于监测疾病的进展和治疗效果。

（五）荨麻疹

荨麻疹（urticaria）是一种常见的皮肤黏膜的过敏性疾病,为具有剧烈瘙痒的一过性、水肿性、血管反应性皮肤病,是皮肤黏膜小血管扩张及渗透性增高而出现的一种暂时性、局限性水肿反应。临床上表现为大小不等的风团伴瘙痒,可伴有血管性水肿。可由药物、食物、油漆、肠道寄生虫或冷热刺激等引起。此外,气候变化、日光、机械性刺激、情绪紧张及某些全身性疾患等亦可诱发本病。

1. 实验室检查

（1）急性患者可检查血常规,了解发病是否与感染或过敏相关。另外嗜酸性粒细胞数量在荨麻疹时也会中度增加。

（2）慢性患者如果病情严重、病情较长或对常规剂量的抗组胺药治疗反应差时可考虑做血常规、寄生虫卵、肝肾功能、免疫球蛋白、补体等检查。自体血清皮肤试验可阳性。特异性IgE检测发现其特异性抗体。免疫学检测亦发现其慢性荨麻疹自身抗体。

（3）必要时做变应原筛查,以排除和确定相关因素在发病中的作用。有条件者,也可酌情开展双盲、安慰剂对照的食物激发试验。

2. 临床应用

实验室中血常规改变,补体减少,血清皮肤试验阳性等可以作为荨麻疹的初筛实验。而冷热激发实验、日光激发实验、运动激发实验可以进一步明确荨麻疹类型。临床上要与荨麻疹性血管炎鉴别，此病通常病理提示有血管炎性改变。另外还需要与荨麻疹性药疹，遗传性血管性水肿等相鉴别，这些疾病也可表现为风团或血管性水肿。

(六) 血管性水肿

血管性水肿(angioedema)是一种由食物、吸入物、药物和物理因素等引起的血浆自真皮深部或皮下组织部位的小血管中渗出，进入到周围疏松结缔组织而形成的局限性暂时性水肿，多见于头面部、喉头及外阴等组织疏松部位，又名巨大荨麻疹或血管神经性水肿。包含以下三种：①一般血管性水肿，可以单独发生或合并荨麻疹；②遗传性血管性水肿；③获得性血管性水肿。

1. 实验室检查

(1)血清 C1 抑制物测定：遗传性血管性水肿减少，特别在发作时减少尤甚。

(2)补体 C3、C4 测定：遗传性血管性水肿减少，特别在发作时减少尤甚。

(3)过敏原筛查：相当数量的患者难以找到过敏原。

2. 临床应用

获得性血管性水肿可以伴有原发疾病的表现，检测 C1q 可以区别遗传性和获得性，前者正常后者降低。血常规可以发现感染及血液系统异常，胸、腹痛者可以做 X 线或 CT 检查。还可做特异性 IgE 检测。

本病患者血、尿常规检查可有轻度异常，而脑脊液常规检查及血生化检查多无特异性，应注意与硬皮病、肾性水肿、皮肤恶性网状细胞增生症等疾病进行鉴别。

(七) 过敏性休克

过敏性休克(allergic shock)是具有过敏性体质的人与致敏原(食物、吸入物、某些生物制品、药物等)接触时而产生的一种急性全身性反应，是由于速发型抗原抗体反应中所释放的组织胺、血清素和其他血管活性物质所引起的血管舒缩功能紊乱、血管壁渗透性增加、血液外渗、血容量骤减、组织灌注不足而引起的休克。与过敏原接触后迅速发病，常表现为皮肤瘙痒、荨麻疹、呼吸困难、咳嗽、腹痛、恶心、呕吐以及晕厥，严重者可出现喉头水肿、气管痉挛，肺水肿导致呼吸困难或表现为暴发型血管舒缩障碍，迅速进入休克，甚至死亡。应立即去除致敏原，积极抗过敏治疗。

1. 病因及发病机制

绝大多数过敏性休克是典型过敏反应在全身多器官，尤其是在循环系统的表现。外界的抗原性物质进入人体内能刺激免疫系统产生相应的抗体，其中 IgE 的释放量因体质不同而有较大差异。这些特异性 IgE 有较强的亲细胞性质，能与皮肤、支气管、血管壁等的"靶细胞"结合。以后当同一抗原再次与已致敏的个体接触时，就能激发引起广泛的过敏反应，其过程释放的各种组胺、血小板激活因子等是造成多器官水肿、渗出等临床表现的直接原因。

2. 实验室检查及应用

变态反应性休克不依赖实验室检查和特殊检查，根据变应原接触史，患者特殊性临床表现即可诊断。如患者在做过敏性试验，应用药物或动物血清时突然出现前述症状，应考虑到过敏性休克的发生。

变态反应性休克进展迅速，症状典型，在接受抗原性物质或某种药物或蜂类叮咬后立即发生全身反应，而又难以用药品本身的药理作用解释时，应马上考虑到本病的可能。临床上注意与迷走神经血管性昏厥、遗传性血管性水肿、某些形式的惊恐性障碍相鉴别，临床医生可根据患者变应原接触史、临床表现加以明确诊断。变态反应性休克的主要表现为皮肤瘙痒、荨麻疹等过敏特征，头晕、面色苍白等休克症状，同时伴发呼吸困难、胸闷、咳嗽、腹痛、恶心、呕吐等临床症状。

四、评价

临床变态反应性疾病复杂，不同类型反应同时存在。在多种检验项目中，基于准确、特异、灵敏、快速的原则,临床医生选择合适的检测方式来辅助疾病诊断。

1. 影响血清总 IgE 水平的因素

(1)年龄:新生儿 tIgE 水平非常低,随着年龄的增长,tIgE 的水平随之升高,学龄前儿童 tIgE 可接近成人水平(<100kU/L),青春期水平最高,随后逐渐下降,老年人 tIgE 处于较低水平,这可能与老年人 Th 细胞功能低下,Ts 细胞功能相对较高有关。

(2)性别:男性高于女性,其机制尚不清楚。

2. tIgE 水平　对诊断过敏性疾病有一定的价值,但 tIgE 高不一定是过敏,过敏者的 tIgE 也不一定高,因此 tIgE 不能作为 I 型变态反应性疾病的筛查指标。

3. 变应原有明显的地域性　生产国的试剂所采用的变应原与使用国的不一定完全符合,另外还大量存在同属不同种系,这些可造成皮试与血清 sIgE 不一致,应予注意。某些小分子的变应原 sIgE 测定的灵敏度不高,对这些变应原如测不出 sIgE 并不能排除过敏的可能。

4. sIgG 封闭抗体　近年有报道,在一些患者的脱敏治疗中,sIgG 并不增高,封闭抗体理论有待进一步讨论。

5. CIC 检测　能帮助相关疾病的诊断,了解病情的进展,为疾病治疗提供参考。但仅凭血清中 CIC 升高不能肯定是免疫复合物病,还应结合其他免疫学指标。因健康人也存在少量的 CIC,而且 CIC 检测结果很难区分生理性还是病理性。CIC 检测方法很多,同一标本用不同方法检测所得的结果也可能不同,所以在分析免疫复合物病时,除做血清 CIC 检测外,还应结合局部免疫组化检测的结果进行分析。

变态反应根据其发生的速度、机制以及所致疾病的临床特征可以将之分为 I、II、III 和 IV 型,但由于免疫系统的复杂性,变应原引起的变态反应可以涵盖这四种类型的一种或者多种。如 I 型变态反应性疾病的诊断重点在于寻找过敏原和测定血清中特异性 IgE 抗体;II 型变态反应性疾病着重于抗血细胞抗体的检测;III 型变态反应中循环免疫复合物的测定对疾病的诊断和判断预后有很大的价值;IV 型变态反应可用局部皮肤试验进行检测。在临床诊断过程中,需根据不同疾病的发病机制,判断相应的变态反应类型,从而选取有针对性的诊断指标,以达到快速、准确诊断的目的。

(俞晓晨　关秀茹)

第十六节　器官与干细胞移植的实验室检查与临床应用

一、概述

自 18 世纪开始,陆续有不同的移植实验出现。20 世纪中期人们陆续开展了人类肾、肝、肺、脾、胰腺、心脏、小肠、造血干细胞等同种器官移植,此后,器官移植进入临床快速发展阶段。

器官移植是指应用自体或异体的正常细胞、组织、器官置换病变的或功能缺损的细胞、组织、器官,以维持和重建机体生理功能。广义的器官移植包括细胞移植、组织移植和器官移植。本节主要围绕器官移植的实验室检查,包括器官移植供、受者组织相容性配型技术与配型原则、器官移植后排斥反应监测的相关实验、肝移植后器官功能评估、肾移植后器官功能评估、造血干细胞移植后的监测评估和移植术后常见的长期并发症的实验诊断与临床应用,从实验诊断学方面进行相关的阐述。

移植(transplantation)是指将健康细胞、组织或器官从其原部位移植到自体或异体的一定部位,用以替代或补偿机体所丧失的结构和 / 或功能的现代医疗手段。移植物(graft)是指被移植的细胞、组织或器官,提供移植物的个体称为供者(donor),接受移植物的个体称为受者(recipient)或宿主(host)。若移植物取自自身称为自体移植(autologous transplantation)。同系移植(syngeneic transplantation)指遗传基因完全相同或基本近似个体间的移植,这种移植一般不发生排斥反应;同种异体 / 异基因移植(allogeneic transplantation)指同种内遗传基因不同的个体间移植,临床移植多属此类型,这种移植常出现排斥反应；异种移植（xenogeneic transplantation）指不同种属个体间的移植，移植后可能发生严重的排斥反应。

移植排斥（transplantation rejection）反应是针对移植抗原产生免疫应答，从而导致移植物功能丧失或受者机体损害的过程。移植排斥反应有两种类型：宿主抗移植物反应（host versus graft reaction，HVGR）和移植物抗宿主反应（graft versus host reaction，GVHR），临床上多见的是前者。根据排斥反应发生的时间、免疫损伤机制和临床表现等，移植排斥反应可分为超急性排斥反应、急性排斥反应和慢性排斥反应。

器官移植的成败主要取决于机体是否发生移植排斥反应及其强弱程度，选择与受体组织相容性抗原高度一致的供体是移植物长期存活的关键，但由于主要组织相容性抗原及其他相关抗原系统的复杂性及多样性，除自身移植和同卵双生子间的移植外，移植术后多难以避免发生排斥反应。此外，尽管免疫抑制剂的应用从一定程度上提高了移植物的存活率，但移植排斥和感染等并发症仍是目前存在的难题。合理的选择器官移植的实验室检查对诊断和监测移植排斥反应的发生及指导治疗具有重要的作用。

二、相关的实验室检查

器官移植的成功有赖于对移植免疫学的充分认识。各种形式的器官移植都有可能发生针对同种异体抗原的损伤性免疫反应。

（一）组织相关性配型技术与原则

供受者组织配型主要包括受者和供者的 ABO 血型鉴定、HLA 分型、受者 PRA（群体反应性抗体）监测、供受者交叉配型试验等一系列实验室检查，并根据相关试验的检测结果，按照 HLA 配型原则和 ABO 血型相容原则并借助计算机自动化分析程序为等待移植的受者找到 ABO 血型和 HLA 表型相容（或相配）的最佳供者等相关内容。HLA 包括编码 HLA Ⅰ类和Ⅱ类抗原分子的基因。HLA Ⅰ类抗原分子（HLA-A、B、C）和Ⅱ类抗原分子（HLA-DR、DQ、DP）均具有高度多态性。HLA 组织配型是指用血清学方法、细胞学方法和分子生物学方法测定供、受者的 HLA 抗原或基因，尽可能选择与受者 HLA 相同的供者进行器官移植的选配过程。

1. **ABO 血型和交叉配型**　ABO 血型抗原是一种组织相容性抗原。ABO 血型检测是避免急性排斥反应的首要条件。理想的配对是供体、受体血型完全相符，如不同血型，至少应符合输血原则。O 型血供者的器官可以提供给不同血型的受者，而 AB 型受者可以接受各种 ABO 血型的移植物。由于可能会在移植中和移植后的血型转换中出现溶血，需要格外注意。供受者血型不合移植后的输血原则：移植前按要求为同型输血，移植后需要不断检测血型转变情况和进行交叉配血试验来决定需要输血的血型。供受者术前 Rh 血型鉴定，对选择合适供、受体很重要。鉴定出 Rh 阴性的受者，必须寻找到阴性供者方可进行移植手术。心、肝、肺等器官的移植，多用于生命垂危的患者，主要要求 ABO 血型相同。

2. **HLA 基因分型技术**　人类白细胞抗原（human leukocyte antigen，HLA）基因复合体是调节人体免疫反应和异体移植排斥作用的一组基因，位于人 6 号染色体短臂，该区 DNA 片段长度约为 3.5~4.0kb。HLA 是复杂的人类遗传多态性系统，由 HLA 基因复合体编码，HLA 抗原与同种异体器官移植的排斥反应密切相关。若供体 HLA 抗原不同，将会诱发受体产生明显的移植排斥反应。HLA 分型技术常应用于器官和骨髓移植时供者和受者组织相容性配型。目前常见的 HLA 基因分型技术有序列特异性引物 - 聚合酶链反应（PCR-sequence specific primer，PCR-SSP）、限制性片段长度多态性 - 聚合酶链式反应（PCR-restriction fragment length polymorphism，PCR-RFLP）、单链构象多态性 - 聚合酶链反应（PCR-single strand conformation polymorphism，PCR-SSCP）、序列特异性寡核苷酸 - 聚合酶链反应（PCR-sequence specific oligonucleotide，PCR-SSO）、基于测序的 HLA 分型（sequence-based HLA typing，SBT）等，每种方法均有其优点。此外，其他 HLA DNA 分型技术还包括 PCR 指纹图谱

(PCR fingerprinting)分析、嵌合体测定(chimera testing)、差异显示PCR(differential display PCR, DD-PCR)及基因芯片技术等。实际应用中，由于PCR-SSCP分型方法敏感性较高、特异性强、操作简便、耗时短且不需特殊仪器设备，已经成为临床实验室最常用的方法。HLA-DNA配型的常规实验有PCR-SSCP分型试验和PCR-SSP分型试验。中、低分辨率的PCR-SSP HLA检测主要应用于肾脏等器官移植和骨髓库供体HLA基因型的初筛，高分辨率的PCR-SSP HLA检测主要应用于骨髓移植供、受者HLA基因型的检测。

供体和受体之间HLA位点及碱基顺序是否一致，决定着移植器官是否能够长期成活。位点不同可导致急性移植排斥反应，位点相同但单个或数个碱基顺序不同可导致慢性排斥反应或急性排斥反应。

DNA分型在HLA-Ⅰ类抗原不如HLA-Ⅱ类抗原应用的好，这是因为Ⅰ类抗原的多态性要比Ⅱ类复杂，而且Ⅰ类抗原存在着广泛的序列共享现象，许多假基因也干扰基因检测。

在前述的基本DNA分型技术基础上，近年又出现了一些新的方法与技术。基因芯片HLA分型技术和流式细胞仪技术。基因芯片HLA分型技术具有操作简单、自动化程度高、信息量大、成本相对低、检测效率高等特点，在HLA分型方面有很大优势。流式细胞技术在HLA基因分型方面正处在研究阶段。

3. **HLA细胞学分型**　HLA-D和DP位点的抗原需要用细胞学分型进行鉴定。HLA细胞学分型试验，是以混合淋巴细胞培养为基本技术的HLA分型法。当两个无关个体的淋巴细胞在体外混合培养时，可以相互刺激，使淋巴细胞向母细胞转化，产生分裂增殖，这主要是由于HLA-D抗原不同引起的。两种淋巴细胞同型，淋巴细胞不发生增殖，反之，则增殖。细胞学分型有三种方法：混合淋巴细胞反应、预处理淋巴细胞反应和纯合细胞分型技术。

HLA-D纯合子细胞分型可以鉴定供、受体的HLA-D抗原。特别在骨髓移植中，通过混合淋巴细胞培养(mixed lymphocyte culture, MLC)配型选择最佳供体往往能够获得良好的抑制效果。选择相同HLA-DP抗原的供受体，是器官移植成功的前提。MLC是研究移植免疫的良好体外模型。在器官移植前的组织配型中，该方法广泛使用。但由于分型细胞来源困难，使用耗时长，不适于常规临床检验，逐渐被分子生物学方法所取代。

4. **群体反应性抗体检测**　群体反应性抗体(panel reactive antibody, PRA)反应移植受者的预致敏状态，用于识别受者不可接受的HLA基因。将已知抗原的淋巴细胞与患者血清及补体共同孵育。PRA是实体器官移植前组织配型的常规和首选指标。实体器官移植应检测受体血清是否存在PRA及其致敏程度。肾移植的效果在很大程度上受到受者体内预存的PRA影响。PRA<5%时为非致敏，PRA在11%~50%时为轻度致敏，PRA>50%时，为高度致敏。PRA越高，移植器官的存活率越低。对PRA阳性致敏受者应选择HLA配型程度高、交叉配型阴性的供体器官。因为患者的循环抗体水平会随血液透析频率、效果而波动变化以及/或患者接受了输血或其他形式(妊娠、再次移植)的致敏，因此对患者进行连续监测非常重要。

(1)微量淋巴细胞毒试验(microlymphocyte cytotoxicity test)：该试验也称为补体依赖性细胞毒性反应。主要原理是将分离纯化的供者淋巴细胞加入受者的血清及其补体，观察淋巴细胞死亡百分率。死亡的淋巴细胞越少，组织相容性越高。交叉配型试验检测器官移植受者血清中特异性针对供者HLA抗原的多种抗体，用于识别受者可接受的HLA基因。在移植前检查受者血清中是否存在抗供者抗原的预成抗体极为重要，这种抗HLA抗体具有细胞毒性，能够引起移植体的超急性排斥反应。对于肝脏移植，要求不如其他器官移植严格，如有可能以细胞毒性试验阴性者为佳。

(2)酶联免疫吸附试验(ELISA)：该试验的基本原理是将HLA抗原包被在一个孔内，将患者血清加入孔中与孔内的HLA抗原反应，通过酶作用使其显色，用荧光仪根据吸收光的不同来判定结果。这种方法无须分离细胞，敏感性也有所提高，同时可以检出HLA-Ⅰ类和HLA-Ⅱ类抗体。但该方法操作烦琐也较费时，1次只能检测一个指标，临床应用受到一定限制。

(3)流式细胞仪法及及单抗原磁珠法：这两种方法的基本原理都是将HLA单价抗原包被在不同

颜色的磁珠表面,用被检测血清与磁珠反应,血清中 HLA 特异性抗体便与包被在磁珠上的抗原结合,然后在与标记 PE 的二抗孵育。根据荧光强弱通过流式细胞仪检测出与这些磁珠对应的 HLA 抗体。这两种方法在酶联免疫法的基础上使敏感性明显提高,排除其他非特异性抗原的干扰,可准确确定 HLA 抗体的特异性。

5. 组织相关性配型原则

(1)HLA 抗原配型标准:确定器官移植供受者 HLA 配型的标准是器官、组织移植配型的前提和基础。为此,1987 年美国器官分配联合网(United Network for Organ Sharing,UNOS)制定了强制性的 HLA-A、B、DR 六抗原配型标准,即 ABO 血型相合、HLA-A、B、DR 六种抗原配型标准,即 ABO 血型相合、HL-A、B、DR 六个抗原相配的供肾,必须在全国范围内交流分享。此后,HLA 六抗原配型标准正式在美国各个移植中心实行。早期的临床统计资料显示,能够达到六抗原相配的肾移植不足 5%。Terasaki 等对 1987 年 10 月至 1988 年 10 月期间 UNOS 实行六抗原配型标准 1 年的数据进行统计,结果显示能够达到六抗原相配水平的肾移植仅占 2%,但六抗原相配受者的 6 个月移植肾存活率高达 96%,1 年肾存活率达 89%,而 HLA 抗原错配的肾移植受者其 6 个月和 1 年的移植肾存活率分别为 82% 和 78%,两组比较均有显著性差异。至 1990 年 UNOS 对 HLA 六抗原配型标准进行修改,即把 HLA 表现型为纯合子的供受者包括在内,如供受者的表现型均为 HLA-A2、B46、DR17(3)被视为六抗原相配,从而使达到六抗原相配的肾移植受者增加到 5%~8%。至 1995 年 3 月,UNOS 再一次对六抗原配型标准进行调整,将原来的六抗原相配标准修改为 HLA-A、B、DR 六抗原无错配(zero HLA-A、HLA-B、DR antigen mismatch,0 Ag MM),使临床上达到 0 Ag MM 的尸体肾移植受者明显增加。1995 年,全美达到 0 Ag MM 的肾移植为 15%,1996—1997 年增加到 17%。大量临床研究资料表明,0 Ag MM 受者的移植肾 1 年、10 年存活率和半衰期能够达到 HLA 六抗原相配受者的水平。

(2)HLA 交叉反应组配型或氨基酸残基配型标准:若按 HLA 六抗原相配原则选择供者,一方面必然造成部分受体器官不能被利用,另一方面很多患者因等不到相配的器官而失去移植的机会。但所幸的是,经过大量深入研究,人们发现并证实,许多 HLA 分子具有相同或相似的结构,而每一个 HLA 分子实际上具有多个抗原位点,有些位点为多个 HLA 抗原所共有,因此成为公共抗原表位,这些分子由于结构相近,能针对公共表位的抗体发生交叉反应,因而称为交叉反应组(cross reaction group,CREG),同一交叉反应组内的抗原错配对移植排斥反应没有明显影响。根据 HLA 抗原表位的特点,可将众多的 HLA 抗原归属于几个交叉反应组。

因此,公共抗原表位和交叉反应理论认为,受者识别的抗原决定簇是几个私有抗原所共享、由关键部位的氨基酸残基所决定的,当供受者的私有抗原在同一交叉反应组时,产生的免疫反应是低反应性或无反应性。于是 Terasaki 和 Takemoto 在此基础上于 1996 年提出了新的配型策略,即 HLA 交叉反应组配型,又称为氨基酸残基配型(amino acid residue matching,Res M)。大量临床资料显示,在交叉反应组水平上的 HLA 配型可明显改善肾移植的存活率,供受者间同一 CREG 内的 HLA 抗原错配,移植物存活率也明显高于随机 HLA 错配者。因此有人将 CREG 内的错配称为"可接受性错配(permissible MM)"。从而使 84 个 HLA-A、B 抗原之间的配型减少到 10 个交叉反应组。同时应用 CREG 配型标准,可显著提高供受者相配概率。

临床研究数据表明,供受者间最佳的 HLA 配型,即 HLA-A、B、DR 六个抗原全相合,其移植物短期存活率和长期存活率均明显高于一定程度的 HLA 错配受者,其次为 HLA-B、DR 抗原 OMM 和 HLA-A 抗原 1MM 受者。如果采用 CREG 配型,供受者间最佳的 CREG 配型结果接近于 HLA-B 抗原 OMM、HLA-DR 抗原 OMM 和 HLA-A 抗原 1MM 受者。CREG 全相合的相配概率,根据受者库数量的不同,可达到 HLA-A、B、DR 全相合的几倍至几十倍。

(二)移植前检测

1. 常规检测

(1)肝功能检测:血清酶;肝的合成、代谢功能;胆红素代谢及胆汁淤积的检测。

(2) 肝脏肿瘤的血清标志物的检测：AFP、AFU 和 PIVKA Ⅱ可用于诊断原发性肝癌。

(3) 肾功能检验：终末期肝病患者常伴有不同程度的肾功能障碍，包括肝肾综合征和其他器质性肾功能损害。术前也需要严格监测肾脏功能。

(4) 病毒性肝炎标志物：有关乙型肝炎、丙型肝炎及其他各型肝炎的病毒抗原、抗体检查，有助于判断是否合并各型肝炎及是否处于活动期。随着供体选择扩大，将乙型肝炎表面抗原（HBsAg）阴性而乙型肝炎核心抗体（HBcAb）阳性的供体纳入，对这部分抗体，需监测 HBV 血清标志物变化。所有 HCV 抗体阳性的受者都应该进行血清 HCV-RNA 检测。

(5) 动脉血气分析：动脉血气分析可以用来协助肝肺综合征（hepatopulmonary syndrome，HPS）的诊断，HPS 肺内分流可引起严重低氧，尤其是在直立位时。有国外肝移植中心认为吸入 100% 氧时动脉血氧分压<200mmHg，应列为手术禁忌。

此外常规术前检测还包括血常规、血清电解质、凝血功能检测、艾滋病毒抗体筛查试验、梅毒螺旋体抗体检测。

2. 抗 HLA 抗体检测　最早发现体内预存的循环抗体是诱发超急性排斥反应的主要原因。因而常规应用淋巴细胞毒交叉配合试验作为术前筛选抗体的一种方法。但近年来的研究显示，这些循环抗体既有 IgG 抗体、IgM 抗体和 IgA 抗体，也存在自身抗体，而真正对移植物存活和排斥有影响的抗体目前只有 IgG 抗体，主要是抗 HLA-Ⅰ类、Ⅱ类 IgG 抗体。与此相对应，筛选抗体的技术也从经典的补体依赖性细胞毒方法发展到酶联免疫吸附技术、从筛选循环抗体发展到检测特异性抗 HLA-IgG 抗体。

(三) 移植后检测

1. 常规检测

肾移植术后受体应 3 个月内每周复查血尿常规、肝肾功能、环孢素或他克莫司的血药浓度，而供体应该每隔 6 个月复查一次血尿常规，肝肾功能。

2. 免疫抑制药使用后的浓度监测

(1) 环孢素（CsA）浓度监测：环孢素是一种从真菌中得到的 11 个氨基酸组成的环状多肽，是一种强效免疫抑制药，广泛用于防治肝、肾、胰、心、肺等实质性器官和骨髓等同种异体移植时的排斥反应，提高患者的生存率和移植物的存活率。但由于 CsA 的生物利用度和药代动力学参数的个体差异较大，特别是在肾移植患者中，CsA 的生物利用度可相差 10~20 倍。其治疗窗狭窄，有效阈值窄。因此在移植术后进行 CsA 血药浓度监测并调整其浓度在有效范围，对指导临床合理用药具有重要的临床意义。

目前国内最常用的测定方法主要包括高效液相色谱法（HPLC）、高效液相质谱联用法（HPLC-MS）、高效毛细管电泳（HPCE）、受体结合法（RBA）、荧光偏振免疫分析（FPIA）、放射免疫法（RIA）、酶联免疫吸附测定法（ELISA）、克隆酶供体免疫测定法（CEDI）等。其中以 HPLC 和 FPIA 法应用最为广泛。

(2) 他克莫司浓度监测：他克莫司又叫普乐可复或 FK506，一种针对 T 细胞的钙调磷酸酶抑制药（calcineurin inhibitor，CN I）。它可以进入 T 淋巴细胞内与其特异的免疫结合蛋白 -FK506 结合蛋白（FK506 bonding protein，FK-BP）结合，形成具有活性的 FK506-FKBP 复合体。后二者可抑制钙调磷酸酶的去磷酸活性，从而抑制胞质中活化 T 细胞核转录因子（NFAT）脱磷酸和核转位过程，使与 T 细胞活化相关细胞因子的基因转录受到抑制，从而抑制受者 T 细胞的活化增殖。其预防移植器官排斥的免疫抑制作用比环孢素强 10~100 倍且具有较低的不良反应，同时可逆转已发生的排斥反应。已用于肝、肾等多种器官移植的免疫抑制治疗。由于他克莫司在不同患者间及个体自身吸收、分布和消除的差异大，其给药剂量和全血浓度之间的相关性差。他克莫司的治疗窗窄，临床应用时为获得最佳免疫抑制效果，减少毒性及副作用，需常规监测他克莫司血药浓度，以实现个体化用药，确保用药的安全有效。目前，普遍采用的检测全血 FK506 浓度来监测他克莫司的用药，根据 FK506 国际监测技术指南，普遍采用 FK506 常规全血血药浓度监测技术主要是微粒子酶免疫法（MEIA）、ELISA 和 HPLC-MS。

（3）吗替麦考酚酯（mycophenolate mofetil，MMF）浓度监测：主要用于预防同种异体的器官排斥反应，以肾移植为主，也适用于心脏、肝脏移植的排斥反应。MMF 是一种前体药物，在胃肠道中迅速水解为具有活性的霉酚酸（mycophenolic acid，MPA）。MPA 是次黄嘌呤单核苷酸脱氢酶（IMPDH）的非竞争性、可逆性抑制剂。现有的实验方法测定的是血浆总 MPA（total MPA，tMPA），有学者认为游离 MPA（free MPA，fMPA）能准确反应免疫抑制的程度。在肾功能不全、高胆红素和低蛋白血症的移植患者，fMPA 比例增高从而 tMPA 浓度降低。目前较为一致的意见是在移植早期要监测 MPA 活性，防止发生移植排斥反应。移植术后 30 天，MPA-AUC 为 30~60mg·h/L。MPA C_0：肾移植术后，合用 CsA 时 ≥1.3mg/L、合用他克莫司时 ≥1.9mg/L；心脏移植术后，1.2~3.5mg/L。

（4）西罗莫司浓度监测：又称雷帕霉素（rapamycin，RPM），是预防肾移植抗急性排斥反应药物，可用于移植术后早期，用药期间可能会导致肾移植术后伤口愈合不良。作为肝移植二线免疫抑制剂，适用于肝移植术后不能耐受常规免疫抑制剂治疗的受者，用药期间可能会导致肝移植术后肝动脉血栓形成。目前测定的方法有高效液相色谱法、高效液相色谱 - 质谱联用法及微粒子酶免疫吸附法。

三、常见临床应用

移植物的功能检测可通过临床症状、实验室检查、影像学检查、病理学检查等手段检测。

（一）肝移植

1. 移植术前的实验室检查

（1）肝功能检测：包括血清酶、肝的合成、代谢功能、胆红素代谢及胆汁淤积的检测。

（2）肝脏肿瘤的血清标志物的检测：AFP、AFU 和 PIVKA Ⅱ 可用于诊断原发性肝癌。

（3）肾功能检验：终末期肝病患者常伴有不同程度的肾功能障碍，包括肝肾综合征和其他器质性肾功能损害。术前也需要严格监测肾脏功能。

（4）病毒性肝炎标志物：有关乙型肝炎及其他各型肝炎的病毒抗原、抗体检查，有助于判断是否合并各型肝炎及是否处于活动期。随着供体选择扩大，将乙型肝炎表面抗原（HBsAg）阴性而乙型肝炎核心抗体（HBcAb）阳性的供体纳入，对这部分抗体，需监测 HBV 血清标志物变化。

（5）动脉血气分析：动脉血气分析可以用来协助肝肺综合征（hepatopulmonary syndrome，HPS）的诊断，HPS 肺内分流可引起严重低氧，尤其是在直立位时。有国外肝移植中心认为吸入 100% 氧时动脉血氧分压<200mmHg，应列为手术禁忌。

（6）凝血功能检测：可以作为肝功能检查的辅助指标，可以弥补常规肝功能试验的不足，特别是肝硬化出血的抢救和肝移植术前准备，术中、术后处理有重要的临床意义。

2. 移植术后的实验监测

（1）肝功能检测

1）转氨酶：AST 和 ALT 的水平标志着肝细胞的死亡程度，而 AST 较 ALT 变化更早更大，转氨酶明显升高提示移植物功能及受者预后不良。

2）代谢功能：通过测定清除的乳酸和合成的葡萄糖来评估。当肝功能恢复时血清乳酸水平显著下降，糖原合成导致轻度高血糖。乙酰乙酸盐与 β- 羟丁酸的动脉血酮体比（arterial blood ketone body ratio，AKBR）反映肝脏的线粒体氧化还原状态。AKBR<0.7 时，线粒体功能不正常，可能无充足的氧气能量供应，导致肝衰竭，肝硬化，肝癌。

3）合成功能：通过测定凝血因子来评估。患者的凝血功能在移植后应该迅速恢复，PT 时间少于 20 秒，并逐渐改善。术后 72 小时内，INR 趋于正常是供肝植入成功及其功能良好的表现，如果凝血功能紊乱持续存在或加重，意味着移植肝原发性无功能。

4）外分泌功能：通过生成胆汁来评估。胆汁的生成是移植肝功能良好的可靠证据。胆汁呈黏性，含有丰富的黏液，颜色呈金黄带黑色。

(2)肝移植排斥反应的检测

1)超急性移植排斥反应可见肝功能异常增高,ALT 及 AST 可高于 5 000U/L。

2)反应小胆道受损情况的 GGT 及 ALP,在术后 5 天 ~7 天开始升高,之后下降。如术后 ALT 及 AST 和总胆红素、直接胆红素、GGT 及 ALP 均持续增高、白细胞增高,且同时排除感染灶存在,则考虑有急性排斥反应的可能。

3)慢性排斥反应多发生在移植术后 3 个月,常表现为胆红素升高,AST 常升高至 200U/L~300U/L。其诊断主要依赖于临床表现及肝活检。慢性排斥反应患者大多具有多次急性排斥反应发作史,表现为进行性肝功能障碍。

(3)免疫抑制剂药物浓度监测:根据不同免疫抑制剂的方案监测相应的血药浓度。在降低排斥反应的同时,使免疫抑制剂在最小剂量下发挥最大作用而减少副作用,这是一种较为理想的方法。

1)环孢素(cyclosporin,CsA)浓度的监测:CsA 浓度 - 时间曲线下面积(area under the concentration-time curve,AUC)是预测急性排斥反应和术后 1 年移植物存活率的灵敏指标,因为实际工作中多点时间采血和费用昂贵,难以实施 AUC 检测。临床上将 CsA 谷值浓度(C_0)值可用来协助预测药物中毒和移植物排斥反应。CsA 谷值浓度一般为 150μg/L~450μg/L;对于联用西罗莫司的患者,C_0 浓度一般不应超过 250μg/L。随着乳化制剂新山地明(环孢素)的应用,发现 CsA 2 小时峰值 C_2 能更好地反映药物的吸收和暴露情况,与 AUC 的相关性很好,对钙神经蛋白和 IL-2 活性的抑制达到最大限度,同时个体间和个体内的变异度减少;但 C_2 浓度测定需要更为准确地按时抽取标本以供检测。C_2 的推荐目标浓度:肝移植术后 600~1 000μg/L,肾移植术后为 800~2 000μg/L。

2)他克莫司(tacrolimus)浓度监测:FK506 谷值浓度是指服用相同剂量的 FK506 至少 3 天达到稳态水平时,在服药前所测得的 FK506 浓度。由于 FK506 的个体吸收率和清除率差别很大,药物剂量和血药浓度相关性较差,所以根据患者 FK506 谷值浓度结合临床生化指标、血常规、尿常规及患者体征来调整用药剂量。FK506 最佳剂量范围即治疗窗窄,浓度过高可导致神经毒性和肾毒性。FK506 谷浓度一般不超过 20μg/L;对于联合西罗莫司的患者,一般推荐 FK506 谷浓度不应超过 10μg/L。国内各个移植中心所采用的检测方法试剂的不同,得出的 FK506 治疗窗也不同。有的移植中心 FK506 谷值浓度范围是:术后第一个月为 11~15μg/L,术后 2~3 个月为 8~11μg/L,术后 3 个月以后为 5~8μg/L,目标浓度为 10~20μg/L,此后则为 5~10μg/L。

3)吗替麦考酚酯(mycophenolate mofetil,MMF)浓度监测:主要用于预防同种异体的器官排斥反应,以肾移植为主,也适用于心脏、肝脏移植的排斥反应。MMF 是一种前体药物,在胃肠道中迅速水解为具有活性的霉酚酸(mycophenolic acid,MPA)。MPA 是次黄嘌呤单核苷酸脱氢酶(IMPDH)的非竞争性、可逆性抑制剂。现有的实验方法测定的是血浆总 MPA(total MPA,tMPA),有学者认为游离 MPA(free MPA,fMPA)能准确反应免疫抑制的程度。在肾功能不全、高胆红素和低蛋白血症的移植患者,fMPA 比例增高从而 tMPA 浓度降低。现较为一致的意见是在移植早期要监测 MPA 活性,防止发生移植排斥反应。移植术后 30 天,MPA-AUC 为 30~60mg·h/L。MPA C_0:肾移植术后,合用 CsA 时 ≥ 1.3mg/L、合用他克莫司时 ≥ 1.9mg/L;心脏移植术后,1.2~3.5mg/L。

4)西罗莫司浓度监测:单独给药西罗莫司血药浓度要求较高,术后近期 C_0 维持在 10~15μg/L,3 个月后 C_0 维持在 10~15μg/L。西罗莫司与 FK506 以及 CsA 有协同作用,同时应用时目标血药浓度保持在 5~10μg/L;与微乳化 CsA 合用时,西罗莫司的浓度维持在 5~15μg/L,同时 CsA 用量可减少,但 CsA 浓度应维持在 C_2 50~150μg/L。

(二)肾移植

在肾移植术后,移植肾功能早期可以表现为功能良好、中等功能、缓慢恢复功能(slow graft function,SGF)或者延迟恢复功能(delayed graft function,DGF)。多数活体肾移植和大约 30%~50% 的实体肾移植表现为移植肾功能良好。检验项目的选择包括组织配型和移植前、后的常用检测项目。移植前实验室检查项目有乙型肝炎病毒检测和丙型肝炎病毒检测;移植术后的实验室检查项目有:尿液检查、肾脏功能检查、免疫学检查及其他有关检查。

1. **移植术前的实验室检查：**

(1)血型鉴定：为有意提供肾脏的血缘亲属做血型鉴定，选择血型与受体相同或相容者。

(2)淋巴毒试验和 HLA 定型：选择淋巴毒试验阴性及 HLA 相配最佳者。

(3)乙型肝炎病毒检测：肾移植患者处于免疫抑制状态，乙型肝炎表面抗原和乙肝病毒 DNA 自然转阴率极低；合并乙型肝炎感染的肾移植患者，肝脏致病率上升 5~10 倍，因为免疫抑制剂可以造成 T 淋巴细胞活性降低，且使用激素可以促进乙型肝炎病毒复制，因此在移植后使用免疫抑制剂就有可能增强肝炎活动性；合并乙型肝炎感染的肾移植患者容易发生移植物丢失。因此建议肾移植受者应该在术前检测乙型肝炎表面抗原，血清学阳性的患者应该进一步检测病毒复制水平。如果 HBV-DNA 阳性者伴有肝酶升高，如有可能最好进行肝脏活检，以便客观地了解和评估肝脏的情况。

(4)丙型肝炎病毒检测：移植前 HCV 抗体阳性能够增加移植后肝病的患病危险，移植后肝病发生率在 HCV 抗体阳性受者是 19%~64%，而 HCV 抗体阴性受者是 1%~30%；丙型肝炎阳性的肾移植受者的存活期较短，主要原因是合并感染、肝病、心血管疾病等。因此，所有 HCV 抗体阳性的受者都应该进行血清 HCV-RNA 检测。

2. **移植术后的实验监测**

(1)血常规检查：血中性粒细胞升高伴毒性颗粒或血淋巴细胞增多、嗜酸性粒细胞增多、嗜碱性粒细胞出现以及无原因可解释的贫血、血小板减少等均可能在早期的急性排斥反应发生时出现，但并不是所有排斥反应均出现以上变化，少数仍在正常范围，甚至个别低于正常。

(2)尿液检查：急性排斥反应时，尿中可有蛋白尿和红细胞增多，特别是淋巴细胞增多(15% 以上)，但需动态监测，这种变化常常是短暂的，5~7 天后逐渐减少，一般在 3 周内恢复正常。尿沉渣镜检还可见上皮细胞管型、红细胞管型等。如果肾移植后出现上皮细胞和淋巴细胞混合管型则提示急性移植排斥反应的发生。急性移植排斥反应发生后尿量明显减少。肾移植术后患者可因肾小管缺血损害而出现不同程度的蛋白尿，故应每天做尿蛋白定量测定。一般在术后 2 周，尿蛋白下降至 10mg 以下。尿微量白蛋白是早期肾损伤监测和随访的重要指标。β_2- 微球蛋白在急性排斥反应时，部分患者先于血肌酐升高。

(3)血清肌酐及肌酐清除率：尽管移植肾功能评定的最佳方法存在争议，但血清肌酐的测定仍是目前临床应用的方法之一。若血清肌酐比原测定值升高超过 26.5μmol/L~40μmol/L 以上或超过 25% 以上则提示有急性移植排斥反应的可能性，如果连续 2 天血清肌酐值持续升高更应引起重视。对于可能发生或有高危因素的患者，在临床上应对血肌酐进行动态监测，以便早发现并及时处理。

(4)血清胱抑素 C：目前血清胱抑素 C 是测定 GFR 较为理想的指标。在早期监测移植肾功能方面，要比血清肌酐敏感。

(5)免疫学检查：IL-2 及其受体测定有助于急性排斥反应的诊断，IL-2 在肾移植后排斥反应发生时明显升高。此外，肾移植术后动态监测外周血 T 淋巴细胞亚群可以预测急性排斥反应的发生。有报道认为，CD4/CD8 比值>1.3 时，提示为急性排斥反应。但是用免疫抑制药物其结果可能受到影响，但当其比值<0.5 时，提示为免疫抑制药用量过度或有巨细胞病毒感染存在。

(6)监测环孢素或 FK506 浓度：防止药物浓度过高造成的肝、肾毒性，过低则易诱发排斥反应。

(三) 造血干细胞移植

造血干细胞移植(hematopoietic stem cell transplantation，HSCT)根据供受者间的关系可分为异基因造血干细胞移植、同卵双生间的同基因移植、自体移植。造血干细胞移植前，除要进行器官移植的常规术前检测、组织配型外，还要求进行骨髓检查、染色体分析、红细胞疾病的相关检验等。此外在异基因造血干细胞移植术后，还要检测供、受者的嵌合状态以及注意移植物抗宿主病(graft versus host disease，GVHD)的监测，并定期复查骨髓象。

1. **移植术前的实验室检查**　造血干细胞移植术前除要进行器官移植的常规检查外，还需要进行如下检查。

(1)骨髓检查:通常根据病情需要选择骨髓涂片检查或/及骨髓活检。

(2)CD34$^+$造血干/祖细胞计数:正常骨髓中,CD34$^+$细胞占单个核细胞的1%~4%,移植物中的CD34$^+$细胞数是影响移植物存活的重要因素。目前,主要应用流式细胞分析进行CD34$^+$造血干/祖细胞计数。

(3)染色体分析:移植前要完全分析20个分裂中期的染色体核型,异常的染色体克隆有助于诊断和判断预后。

2. 移植术后的实验监测　造血干细胞移植后除需进行常规术后监测外,还需检测供、受者的嵌合状态及对GVHD进行监测,并监测受者骨髓象。

(1)移植后嵌合状态检测:造血干细胞移植后通常是供者的造血干细胞植入,受者细胞消失。造血干细胞移植后供、受者嵌合状态检测是评价植入状态的有效指标。移植后应根据具体情况选择敏感有效的方法连续动态地监测供受者的嵌合状态。红细胞血型不同的供受者,移植后如受者血型变为供者血型,表明移植成功,但此方法敏感性不高,一般要移植后4~6个月才会发生转换;性别不同的供受者,最敏感的方法是荧光原位杂交(FISH)检测供、受者细胞的X和Y染色体;但上述方法的应用受到一定的限制,目前判断植入是否成功可检测DNA的短串联重复序列的变异数目、限制性片段长度多态性、可变串联重复序列,这些方法不仅敏感性好且应用范围大。

(2)移植物抗宿主疾病的实验室检查:GVHD是骨髓移植受者的主要并发症及死亡原因。

1)急性GVHD:急性GVHD的主要靶器官为皮肤、肝脏及胃肠道,血细胞也可为GVHD的靶细胞,导致全血细胞数量下降。对于急性GVHD的诊断和鉴别诊断需检测血常规、粪便常规、肝脏功能、CMV抗原和抗体及粪便培养等。

2)慢性GVHD:慢性GVHD是一种全身多器官损害性疾病,反复感染常是慢性GVHD的征兆。慢性GVHD可分为局限性和广泛性两型。血小板降低及高胆红素血症或疾病进行性发展均提示预后不佳。

3)骨髓象检查:一般于移植后第40天进行骨髓涂片检查,可见有核细胞增生活跃;粒/红比例基本正常,为(3~4):1;红细胞系统中以中、晚幼粒细胞为主;红细胞形态与大小正常;巨核细胞通常为3个左右,血小板少。

(四) 移植后感染并发症

移植术后第一个月,大多数感染是细菌和真菌引起的;术后第2~6个月,患者主要面临机会感染的危险,如巨细胞病毒等;术后6个月之后,感染的类型主要取决于移植物的功能和制定的免疫方案。

1. 病毒感染　器官移植后,受体的免疫功能低下,其病毒感染的发生率相对高于普通人群。常见的病毒是巨细胞病毒(cytomegalovirus,CMV)、单纯疱疹病毒(herpes simplex virus,HSV)、水痘-带状疱疹病毒(VZV)和EB病毒(epstein-barr virus,EBV)等,其中CMV最常见。

(1)CMV抗体测定:目前检测CMV抗体的方法有ELISA法、发光免疫法。二者都是检测血清中CMV IgM和IgG的抗体滴度。CMV IgM滴度迅速增加后IgG滴度才增加,表示原发感染;若IgM和IgG平行增高表示为继发感染(CMV活化或再感染);IgM阳性或IgG滴度比原值增加4倍以上表示CMV活动性感染。低抗原指数或抗原指数稳定者多为无症状活动性感染。随着CMV治疗的好转,抗原指数逐渐下降,治疗无效者抗原数变化不大或升高,此时可能为药物剂量不足或病毒耐药。CMV能引起各种疾病,包括肺炎、胃肠病变(从食管至结肠)和肝炎,偶尔有其他临床表现(视网膜炎,主要发生在艾滋病患者)。

(2)CMV抗原pp65:本法抗原测定是用单克隆抗体针对病毒立克蛋白,运用免疫组化染色的方法,对感染细胞核进行染色,抗原染色阳性则细胞核呈黄色或棕黄色,而阴性细胞核呈蓝色。阳性结果以每张细胞片上阳性细胞总数(抗原指数)表示,可以直接反映外周血中有无活动性CMV感染。

(3)PCR检测CMV DNA:移植后第20天,建议采取检测抗原血症的方法,继发性粒细胞缺乏期间,可用 PCR 的方法检测。移植后期对高危患者建议持续监测,每周 1 次。CMV 具有免疫抑制作用,可引起细菌和真菌的继发感染。CMV 感染是实体器官移植(solid organ transplant,SOT)受者的主要死因之一。无论是否出现 CMV 感染的症状,只要通过实验室检查发现 CMV 复制的证据即可诊断为 CMV 感染。因此,快速诊断 CMV 的实验方法对临床诊断是非常必要的。分子诊断学技术的发展,定性 PCR 正逐渐被定量 PCR 取代,后者在提供快速诊断、监测抗病毒疗效、预测复发风险、提供病毒耐药情况等方面更有优势。

2. **细菌感染**　主要病原体为革兰阴性杆菌,如铜绿假单胞菌、肠杆菌属、肺炎克雷伯菌、金黄色葡萄球菌、肺炎链球菌等。采用的检测方法有直接涂片染色镜检、分离培养与鉴定试验、药敏试验等。细菌是肾移植患者肺炎的主要致病菌。细菌感染在肝脏移植后感染中最为常见,肝脏移植后受体的菌血症发生率远远高于其他器官移植。由于病原学培养阳性率低和不确定性,因此培养结果之前,可先行经验性治疗。

3. **真菌感染**　主要有念珠菌属、曲霉菌、新型隐球菌、组织胞浆菌、球孢子菌等。通过真菌镜检及培养、组织病理学、血清学等方法检查。真菌感染的检出及鉴定对诊断及治疗有一定的意义。

真菌感染是器官移植术后患者的主要条件致病菌之一。真菌感染早期诊断困难,明确诊断时已发生侵袭性的全身感染,甚至发生真菌败血症,病死率高。肝移植术后早期感染中最常见的真菌是白色念珠菌。肝脏移植后尸检发现生前没有被诊断过真菌感染的患者真菌感染发生率极高,所以应在证实真菌感染存在之前,即开始抗真菌治疗。

四、评价

及时早期的对器官移植供者和受者的各种风险因素进行明确判断是保证移植成功的有效方法,移植前后的部分常规检查离不开临床检验。器官移植的成功有赖于对移植免疫学的充分认识。各种形式的器官移植都可能发生针对同种异体抗原的损伤性免疫。有效的检测器官功能,监测术后移植排斥反应的发生,及时调整抗移植排斥反应药物的浓度,是器官移植成功的关键所在。

(蒋丽鑫　关秀茹)

第十七节　性传播疾病的实验室检查与临床应用

一、概述

性传播疾病(sexually transmitted disease,STD)简称性病,指主要通过性接触、类似性行为及间接接触传播的一组传染病。常见的性传播疾病有艾滋病、梅毒、淋病、软下疳、性病淋巴肉芽肿、非淋菌性尿道炎、尖锐湿疣、生殖器念珠菌、细菌性阴道炎、滴虫病和乙型肝炎等 20 余种疾病。性传播疾病严重危害患者身心健康,可导致生殖器感染或损害,严重者出现不育症、生殖器畸形或缺损、毁容及特征性后遗症,已成为世界性的严重社会问题和公共卫生问题。被认为是当今危害人群健康的重要疾病之一。本节主要介绍我国重点防治的艾滋病、梅毒、淋病、生殖器疱疹、尖锐湿疣、软下疳、非淋菌性尿道炎和性病性淋巴肉芽肿 8 种性病的实验室检查项目及临床应用。

(一) 性传播疾病的病原学

引起性传播疾病的病原体种类很多,包括细菌、病毒、支原体、螺旋体、衣原体、真菌等。

(二) 性传播疾病的分类

国家卫生健康委员会规章《性病防治管理办法》2012 年版中所称性病包括以下几类:①《传染病防治法》规定的乙类传染病中的梅毒和淋病;②生殖道沙眼衣原体感染、尖锐湿疣、生殖器疱疹;③卫生部根据疾病危害程度、流行情况等因素,确定需要管理的其他性病。艾滋病防治管理工作依照《艾滋病防治条例》的有关规定执行。其中,按照《中华人民共和国传染病防治法》中规定:艾滋病、淋病、梅毒属于乙类传染病。

(三) 性传播疾病的预防原则

1. 加强管理　认真贯彻落实《中华人民共和国传染病防治法》《性病防治管理办法》、《性病诊疗规范和性病治疗推荐方案》《性病防治手册》和《全国艾滋病检测技术规范》的内容

2. 建立健全全国性性病检测系统　准确及时地分析、预测性病流行趋势。我国性病监测包括全国性病疫情报告系统和监测点监测系统。通过全国性病疫情监测,摸清了全国性病的流行趋势、地区分布、人群分布特点、各病种特点,为控制我国性病流行提供科学依据。

3. 开展性病防治的健康教育和干预工作　性病健康教育是性病控制措施中最经济且效益最好的方法。对高危人群加强法制教育,促使其改变不良行为。

4. 健全机构　加强性病防治队伍的建设,充分发挥了预防医学、科研、卫生防疫、性病防治、采供血和医疗卫生机构的作用,加强对不同层次的从事艾滋病和性病防治、科研、宣传教育及管理等工作人员的培训,提高其对艾滋病和性病诊断、治疗、护理、监测、咨询技术及防治管理的工作水平。

二、相关实验室检查

(一) 病原体检测

1. 显微镜检验技术

(1)标本直接涂片:经染色或不染色,在显微镜下观察病原体形态、大小、染色特性、排列方式与运动形式等,其优点是在于快速报告,不受治疗影响,有助于培养结果为阴性患者的诊断;有助于进一步选择检测技术;用于评估标本质量,提高病原学诊断结果的准确性和工作效率。缺点是难以确诊,需要进一步鉴定。此外可因操作者技术水平和判断标准不同,导致结果差异。可用于诊断梅毒密螺旋体苍白亚种、弯曲杆菌等。

(2)革兰氏染色:急慢性淋菌性尿道炎时阴道、尿道分泌物或淋菌性结膜炎时眼分泌物,革兰氏染色镜检可见多形核粒细胞内革兰阴性卵圆形或肾形成对排列双球菌。若在涂片中见到革兰阴性短杆菌,呈鱼群排列,可能为杜克雷嗜血杆菌感染。泌尿生殖系统分泌物多形核粒细胞对于有症状的男性患者可作出淋病诊断,对女性患者须排除与淋病奈瑟球菌形态相似的正常寄生的其他奈瑟菌,方可做出诊断。

(3)吉姆萨染色:宫颈拭子或刮片吉姆萨染色检查时,见到上皮细胞内蓝色或暗紫色的包涵体,为衣原体感染。但该方法敏感性低(仅为 40%),以衣原体荧光抗体染色涂片,阳性者可见细胞内散在点状荧光,敏感性较高。

(4)镀银染色及暗视野显微镜检查:下疳渗液标本镀银染色找到棕黑色螺旋体,提示为梅毒螺旋体感染。悬滴标本暗视野显微镜下查到细长、有动力的密螺旋体,提示为梅毒螺旋体感染。该方法可用于早期梅毒(一期梅毒和二期梅毒早期)螺旋体检查,特异性强,结合临床表现阳性可做出诊断,但阴性不能排除。

(5)瑞氏染色:疱疹病毒感染时,疱疹基底组织刮片做瑞氏染色,可见多核巨细胞和核内嗜酸性包涵体。此方法敏感性低,且不能区分单纯疱疹病毒(HSV)和水痘 - 带状疱疹病毒(VZV)感染。

(二) 血清学检测

1. HIV 抗体检测　通过检测人体内的 HIV 抗体,可以判断是否感染 HIV。HIV 抗体检测分为筛查试验(HIV screening test)和确证试验(HIV confirmatory test)。HIV 筛查呈阳性反应的样本存在假阳性可能,必须经确证试验检测后才能给出最后结论。

(1)检测方法:常用的 HIV 抗体筛查方法有酶联免疫吸附法(enzyme linked immunosorbent assay, ELISA 法)、化学发光法、凝集法和层析法。确证试验方法包括免疫印迹法、条带免疫试验、放射免疫沉淀试验及免疫荧光试验,以免疫印迹试验最为常用,值得注意的是,HIV 进入人体后,需要经过一段时间血液才会产生 HIV 抗体,在此期间抗体检测呈阴性,这段时间即为"窗口期"。窗口期感染者病毒复制水平高,传染性强,在解释抗体检测结果时要考虑窗口期的问题。

(2)参考区间：未感染 HIV-1 或 HIV-2 者,抗 HIV(1+2)应为阴性。ELISA 法 S/CO<1 判定为阴性反应。S/CO>1 需要进一步做确证试验。

2. HIVp24 抗原检测(HIV p24 antigen)　p24 抗原蛋白是 HIV 病毒结构蛋白核衣壳的组成成分,出现早于 HIV 抗体,有助于进行辅助诊断以缩短窗口期。目前多采用 ELISA 夹心法进行检测,阳性结果必须经中和试验确认,若阳性标本的 OD 值比中和反应前减少 50% 以上,才确定为 HIVp24 抗原阳性。

3. HIV 抗原抗体联合检测　主要用于血清或血浆人类免疫缺陷病毒抗原及抗体的联合检测,包括定性检测 HIVp24 抗原及 1 型和 / 或 2 型抗体,有助于诊断 HIV-1/HIV-2 病毒感染以及筛查血液和血浆供体。目前常用的检测方法有化学发光微粒子免疫检测法(CMIA)。

4. HIV 抗体确证试验　HIV-1 抗体确证试验结果的评价是根据硝酸纤维素膜特异性 HIV 抗原位置上出现的带型不同来判断 HIV 抗体为阳性、阴性和不确定。美国疾病控制与预防中心的标准为国际公认的阳性和阴性结果的判定标准(表 4-5-63)。在某些情况下,样品显示不典型的 HIV 反应性条带图谱,既不能确定为阳性,也不能确定为阴性,成为 HIV 抗体不确定或可疑阳性。

表 4-5-63　阳性和阴性结果的判定标准

HIV-1 抗体阳性	HIV-1 抗体阴性
仅 gp41	没有条带;零星条带
gp120/gp160 加上 gp41 或 P24	

5. 梅毒螺旋体抗体检测　梅毒螺旋体抗体检测有梅毒特异性抗体检测和梅毒非非特异性抗体两大类。

(1)梅毒特异性抗体检测

1)检测方法：常用检测方法有 ELISA 法、CLIA 法、胶体金试纸条法、明胶颗粒凝集试验(TPPA)、化学发光微粒子免疫检测法(CMIA)。

2)参考区间：未感染梅毒者,正常健康人应为阴性。

(2)密螺旋体抗原血清试验：以心磷脂、卵磷脂及胆固醇作为抗原检查血清中的反应素,用于初筛试验及疗效观察。

1)检测方法：主要有甲苯胺红不加热血清试验(TRUST)、快速血浆反应素试验(RPR)。

2)参考区间：未感染梅毒者,正常健康人应为阴性。

(3)单纯疱疹抗原检测：用特异性单克隆抗 -HSV 抗体,通过免疫荧光法或酶免疫法检测病灶刮取物细胞内的 HSV 抗原,特异性较高。抗原检测法检测 HSV,有助于有较典型临床症状的生殖器溃疡性疾病的鉴别诊断。而对不典型皮损的生殖器溃疡疾病诊断有一定的局限性。HSV 抗原的免疫学检测是目前最常用的快速诊断方法。

(三) 分子生物学检测

1. HIV 核酸检测

(1)HIV 病毒载量检测:HIV 病毒载量检测是指感染者体内游离的 HIV 病毒含量,即每毫升血液中含有的 HIV RNA 拷贝数。常用的 HIV 病毒载量检测方法包括反转录 PCR(RT-PCR)、核酸序列扩增法(NASBA)、分支 DNA 杂交(bDNA)等。

(2)HIV 基因型耐药检测:HIV 耐药性是指病毒通过自身的遗传变异,出现对抗病毒药物的敏感性降低或不敏感的现象。通过从患者血液标本中分离到的 HIV 核酸物质,进行核酸序列分析,可确定与耐药性相关的病毒变异位点。

2. 梅毒螺旋体核酸检测

梅毒螺旋体核酸检测是一种敏感性、特异性均较好的方法。主要用于梅毒孕妇羊水、新生儿血清和脑脊液标本检查,不适用于其他临床标本。

三、常见临床应用

(一) 病毒性性病

常引起性传播疾病的病毒有人类免疫缺陷病毒(human immunodeficiency virus,HIV)、单纯疱疹病毒(herpes simplex virus,HSV)、人乳头瘤病毒(human papilloma virus,HPV)等,分别是艾滋病、生殖器疱疹、尖锐湿疣的病原体。

1. **艾滋病**　HIV 感染后,感染者血液循环中最早出现的是 HIV 核酸,然后是 P24 抗原,接着出现针对 HIV 相应蛋白如 P24、gp120、gp41 等的特异性抗体,同样存在 IgM 到 IgG 的转换,IgG 抗体产生后,通常会长时间高浓度存在。不同于 HCV 感染的是,HIV 特异 IgG 抗体与病毒核酸基本上是同时存在的。临床常用于艾滋病诊断及治疗评价的项目有 HIV 抗体检测、p24 抗原检测、HIV 病毒载量检测以及其他相关指标。

(1)HIV 抗体初筛试验:初筛试验采用 ELISA 法或 CMIA 法。筛查试验呈阴性反应或经确证试验后为阴性反应,即报告 HIV 抗体阴性,见于未被 HIV 感染的个体,但注意处于窗口期的新进感染者 HIV 抗体检测也可呈阴性反应。初筛检测的几个问题:①初筛检测的阳性结果,不是最终结论,不能通知受检者本人及其他人员,样本需经该试剂或另一种试剂复检,如仍为阳性,应及时送确认实验室进行确认。②初筛检测的宗旨是避免漏检,因此应选用敏感性高的符合国家要求的高质量试剂,必须为 HIV-1/2 混合型。③各单位可根据不同目的、检测对象、人群流行率、成本效益、实验室设备和技术水平等选择不同的初筛实验方法。④交叉反应性或假阳性反应:某些病毒,如 CMV、EBV 等,寄生虫,如疟原虫的部分抗原性物质和某些自身免疫性疾病,如系统性红斑狼疮和风湿病,患者体内的自身抗体与 HIV-1 的某些抗原决定簇有交叉反应性,在初筛检测时可能导致假阳性现象。此种情况下,样本 OD 值与临界值的比值通常为 1~1.2,对这种结果除应排除 HIV-1 的早期感染,或感染 HIV-2、HIV-1 亚型的可能外,还应注意实验操作过程中的技术误差。⑤不同厂家及同一厂家生产的不同批次试剂的敏感性和特异性可能存在一定的差异,各实验室最好应用标准质控血清对新购试剂及在每次检测时进行质量控制和质量评价,以确保检测结果的准确、可靠。

(2)HIV 抗体确证试验:HIV 抗体初筛试验因有假阳性的可能,需进一步行确证实验。若确证实验结果 "HIV 抗体阳性",见于 HIV 感染者。确证实验 "HIV 抗体不确定",可能为非特异性反应或 "窗口期" 样品,需对受检者进行随访,每 2~4 周一次,连续 2 次仍呈不确定或阴性反应则为 "HIV 抗体阴性",如在此期间确证实验结果符合阳性判定标准则为 HIV 抗体阳性。

(3)p24 抗原或病毒载量检测:p24 抗原或病毒载量检测可用于 HIV 感染 "窗口期" 的辅助诊断,阳性结果提示近期感染的可能性大。还可用于 HIV 阳性母亲所生婴儿的早期辅助鉴别诊断。目前,应用化学发光或 ELISA 方法的第四代检测试剂,可同时检测 HIV 抗体及 p24 抗原,进一步缩短了窗口期,减少了二代传播。HIV 病毒载量检测用于 HIV 早期辅助诊断、病程监控、指导治疗方案及疗效测定、预测疾病进程。

(4)CD4$^+$T 淋巴细胞数量:随疾病进展,HIV 感染者 CD4$^+$T 淋巴细胞数量小于 200 个 /mm^3,或临床出现艾滋病指征性疾病,可诊断为艾滋病。在 HIV 感染中,CD4$^+$T 淋巴细胞计数是判断 HIV 感染者是否进入艾滋病期、预测疾病进程的实验室指标,在诊断 HIV 感染后定期进行检测,可以评估感染者免疫状态,判断是否需要治疗。

(5)HIV 感染者抗病毒治疗:需结合临床及实验室检查综合判断,重要参照 CD4$^+$T 淋巴细胞数量及 HIV 病毒载量等指标决定是否需要进行抗病毒治疗。基因耐药检测结果可为艾滋病治疗的药物选择、治疗方案调整等提供重要参考。

2. **生殖器疱疹**　HSV 感染泌尿生殖器及肛周皮肤黏膜能引起慢性、复发性、难治愈的生殖器疱疹,主要通过性接触传播,HSV 感染的孕妇可引起流产和新生儿死亡、畸形等。临床表现和实验室标准对诊断 HSV 感染都有价值。临床常用的生殖器疱疹实验诊断方法有细胞学检查法、血清学方法、病毒培养法和 PCR 法。

细胞学检查主要应用病毒抗原直接检查和查找多核巨细胞、胞核内嗜酸性包涵体或用直接免疫荧光技术检查病变组织中的 HSV 抗原为主要检查手段。HSV 抗体检测也是临床实验室广为采用的方法,抗体 IgM 的检出可诊断感染,但不易区分原发性感染或复发感染。所有检测方法的敏感性取决于病变分期(水疱型比溃疡性病变敏感性高),取决于患者是初发还是复发病变(初发比复发敏感性高),取决于标本取自免疫抑制还是正常免疫患者(免疫抑制患者携带更多抗原或 DNA)。

3. 尖锐湿疣　HPV 是尖锐湿疣的病原体,常发生在肛门及外生殖器等部位,主要通过性接触直接传染。潜伏感染局部皮肤黏膜外观正常且醋酸白试验(加 3%~5% 的醋酸,变白为阳性)阴性,但通过分子生物学方法可检测到 HPV 的存在;亚临床感染表现为肉眼不能辨认的皮损,但醋酸白试验阳性或具有典型组织病理学表现。亚临床感染的存在和再活动与本病复发有关。病理诊断可作为确诊。最敏感最特异的方法是使用聚合酶链式反应或杂交捕获实验技术检测 HPV 核酸和识别特异的病毒类型。

(二)细菌性性病

临床常见的引起性传播疾病的细菌主要是淋病奈瑟球菌和杜克雷嗜血杆菌,分别是淋病和软下疳的病原体。

1. 淋病　急、慢性淋菌性尿道炎时阴道、尿道分泌物或淋菌性结膜炎时眼分泌物,革兰氏染色镜检可见多形核粒细胞内革兰阴性卵圆形或肾形成对排列双球菌。泌尿生殖系统分泌物多形核粒细胞内革兰阴性卵圆形或肾形成对排列双球菌,对于有症状的男性患者可作出淋病诊断,对女性患者须排除与淋病奈瑟球菌形态相似的正常寄生的其他奈瑟菌,方可做出诊断。单纯性急性淋菌性尿道炎敏感度和特异性高达 90% 以上,对慢性无症状淋病的女性患者涂片检查的漏诊率达 40%,故必须培养分离病原体。

根据可以感染病原体的培养特性,选择适合淋病奈瑟球菌生长的 GC 培养基,分离培养,最终作出鉴定。淋病奈瑟球菌培养阳性,可诊断为淋病。分离、培养和鉴定是确诊性传播疾病的可靠方法。当怀疑有淋菌性关节炎时,应该做血液培养。淋病奈瑟菌培养结果准确可靠、阳性即可确诊,故分离培养为广泛采用的实验项目。另外,在培养阳性后,可进一步做药敏试验(包括纸片法或 MIC 测定以及 β- 内酰胺酶试验),以确定淋球菌对抗生素的敏感性,合理选择用药。

2. 软下疳　杜克雷嗜血杆菌是软下疳的病原体,软下疳是由杜克雷嗜血杆菌感染所致的生殖器部位疼痛剧烈、质地柔软的化脓性溃疡,常合并腹股沟淋巴结化脓性病变。主要通过性接触传播,潜伏期 3~14 天。

(1)革兰氏染色:直接涂片,可见在细胞外成对或呈链状排列或呈鱼群排列,无运动能力,无芽孢的革兰阴性杆菌,可能为杜克雷嗜血杆菌感染。直接涂片的敏感性为 50%。另外溃疡中其他革兰氏阴性菌可造成假阳性。

(2)细菌分离培养和鉴定:根据可以感染病原体的培养特性,选择适合杜克雷嗜血杆菌生长的含 X 因子 Muller-Hinton 琼脂培养基,分离培养,最终作出鉴定。杜克雷嗜血杆菌培养阳性,可诊断为软下疳。细菌培养需巧克力培养基和 5% 的 CO_2 环境,培养杜克雷嗜血杆菌阳性可确诊,也可用免疫荧光快速检测及核酸检测等方法进行实验诊断。IgM 抗体敏感性为 74%,IgG 抗体敏感性为 94%,其特异性分别为 84% 和 64%,尚未进行临床推广。

(三)螺旋体性病

临床常见的引起性传播疾病的螺旋体主要是梅毒螺旋体梅毒亚种,是梅毒的病原体。梅毒螺旋体通过黏膜或有破损的皮肤进入人体后,经淋巴系统及血液循环播散到全身,几乎可以侵犯全身各脏器和组织。根据病程分期不同,可分为梅毒螺旋体直接检查、梅毒血清试验(非特异性和特异性)和脑脊液检查。

1. **镀银染色及暗视野显微镜检查**　下疳渗液标本镀银染色找到棕黑色螺旋体,提示为梅毒螺旋体感染。悬滴标本暗视野显微镜下查到细长、有动力的密螺旋体,提示为梅毒螺旋体感染。该方法可用于早期梅毒(一期梅毒和二期梅毒早期)螺旋体检查,特异性强,结合临床表现阳性可做出诊断,但阴性不能排除。

2. **梅毒螺旋体抗体检测**　梅毒螺旋体抗体检测有非密螺旋体抗原试验和密螺旋体抗原试验两大类。

(1)非密螺旋体抗原血清试验:非密螺旋体抗原血清试验具有较高的敏感性,对未经治疗的一期梅毒,性病研究实验室试验(VDRL)、血清不加热反应素玻片试验(USR)、血浆快速反应素试验(RPR test)、甲苯胺红试验(TRUST)试验的敏感性分别为 78%、80%、86%、86%。对上述试验,二期梅毒都为 100%;潜伏期梅毒为 96%、95%、98%、98%;晚期梅毒为 98%、99%、98%、99%。这些实验都可用于梅毒的筛查和治疗效果的评估。

非密螺旋体抗原血清试验表现为滴度随疗程逐渐下降,故可以作为疗效观察的指标。但由于在多种疾病,如急性病毒性感染、自身免疫性疾病、结缔组织病、静脉吸毒者以及怀孕妇女中均可出现反应素,所以此类试验有时会出现假阳性反应。非密螺旋体抗原血清试验有时出现弱阳性或阴性结果,而临床上又怀疑二期梅毒,此时应将此血清稀释后做定量试验,如出现阳性结果,则为抗体过量引起的前带现象。1%~2% 二期梅毒患者可出现此现象而发生梅毒血清假阴性反应。此外,由于感染梅毒后反应素的出现晚于特异性梅毒螺旋体抗体,晚期梅毒反应素又可能转阴,此类试验不适于一、三期梅毒。因此此类试验做梅毒初筛时,存在一定数量的漏检。

(2)密螺旋体抗原血清试验:用超声裂解的梅毒螺旋体为抗原,致敏生物或人工合成载体与人血清或血浆中的梅毒螺旋体抗体结合,产生肉眼可观察的凝集反应。密螺旋抗原血清常用试验有荧光密螺旋体抗体吸收试验(FTA-ABS)、密螺旋体抗体血凝试验(TPHA)、密螺旋明胶颗粒凝集试验(TPPA)、酶联免疫吸附试验(ELISA)和化学发光或免疫荧光试验等。密螺旋体抗原血清试验阳性,说明该患者现在或既往曾经有过梅毒螺旋体感染。临床高度怀疑为梅毒的患者,当非密螺旋体试验无反应时,也可直接用特异性梅毒螺旋体抗原试验予以确诊。

(四)其他病因性病

临床常见引起性传播疾病的病原体有衣原体、支原体等,是非淋菌性尿道炎(nongonococcal urethritis,NGU)的病原体,沙眼衣原体的 L1、L2、L3 型能引起性病性淋巴肉芽肿。

1. **非淋菌性尿道炎**　非淋菌性尿道炎是一种以衣原体、支原体为致病菌的泌尿生殖道系统感染,主要通过性接触传播,临床过程隐匿、迁延、症状轻微,常并发上生殖道感染。多发生在性活跃人群,男性和女性均可发生,新生儿可经产道分娩时感染,潜伏期为 1~3 周,但大约有一半以上无症状。

(1)病原微生物显微镜检查:宫颈拭子或刮片吉姆萨染色检查时,见到上皮细胞内蓝色或暗紫色的包涵体,为衣原体感染。该方法敏感性低(仅为 40%),以衣原体荧光抗体染色涂片,阳性者可见细胞内散在点状荧光,敏感性较高。

(2)衣原体抗原检测:多应用免疫层析法检测衣原体多糖抗原,经提取标本含有衣原体抗原时,与溶解的乳胶标记抗体发生反应,形成复合物。阳性结果结合临床可确定沙眼衣原体感染,阴性时不能完全排除,可用细胞培养法确定。此法不能区分病原携带者与感染者,也不能区分活性衣原体与非活性衣原体;如提取液中抗原量低于检测的灵敏度要求,可能得出不正确的阴性结果;标本采集不当可能会产生不正确的阴性结果。

(3)衣原体核酸检测:有利于早期和无症状患者的诊断。对于女性患者,沙眼衣原体感染初期几乎无特异症状,因此沙眼衣原体感染引发的不孕,极易延误治疗。可分别用以设计属特异性引物和型特异性引物,采用 PCR 的方法对沙眼衣原体进行检测和分型,其灵敏度高,甚至可以检出一个衣原体 DNA 分子。衣原体抗原检测方法简便、快捷、特异,是临床上常采用的实验室检查项目。细胞培养法的特异性高,但对实验条件要求高,逐渐被敏感性和特异性均较高的核酸检测所取代。

2. 性病性淋巴肉芽肿的实验诊断　沙眼衣原体的 L1、L2、L3 型能引起性病性淋巴肉芽肿,其潜伏期为 1~6 周,一般在 3 周左右。在男性腹股沟淋巴结引起化脓性淋巴结炎,女性可侵犯会阴、直肠及盆腔的淋巴结,导致会阴 - 肛门 - 直肠狭窄。根据临床发展过程的不同特点可分为三期:早期(生殖器初疮期)、中期(腹股沟横痃期)、晚期,经数年后可发生阴部象皮肿和直肠狭窄。其实验室检查同非淋菌性尿道炎的实验诊断。

四、评价

性传播疾病严重危害患者身心健康,可导致生殖器感染或损害,严重者出现不育症、生殖器畸形或缺损,已成为世界性的严重社会问题和公共卫生问题,被认为是当今危害人群健康的重要疾病之一。有些病原体感染后,患者没有临床症状,所以其病原体感染的实验室检查是至关重要的。目前存在着很多的方法学,其敏感性和特异性有一些差别。对于一些筛查为目的的试验,尽量使用敏感性高的检测试剂和方法。对用于确诊为目的,最好使用特异性好的试验和方法。而且感染存在着窗口期的问题,所以检验结果要动态进行观察,加强与临床沟通并做好结果的解释工作。

(蒋丽鑫　关秀茹)

第十八节　感染性疾病的实验室检查和临床应用

一、概述

感染性疾病是由外界的病原体侵入人体或人体内本身存在的微生物在一定条件下引起的感染。能够引起感染的微生物包括各种细菌、病毒、寄生虫、支原体、衣原体、螺旋体、立克次体等。按照病原体的来源可分为外源性和内源性感染两种类型。外源性的感染是由于外界的病毒侵入人体,比如结核分枝杆菌、梅毒螺旋体等。内源性感染是人体内的一些微生物由于人体抵抗力下降等原因导致的感染。目前,感染性疾病的检测主要包括病原体的检测、感染的血清学试验、分子生物学技术。病原学诊断是感染性疾病诊断的金标准。通过药物敏感试验、细菌耐药性监测,为临床提供合适的治疗方案。不合理使用抗菌药物导致耐药产生和传播,"超级细菌"将使我们无药可医。超级细菌并不是特指某一种细菌,而是泛指临床上出现的多种耐药菌。"一切杀不死我的,均使我变得更强大",这句话用在细菌耐药再合适不过了。抗生素的选择压力,大大提高了耐药菌的产生速度,这是细菌适者生存的结果。选择合适的抗菌药物之前首先要判断是不是感染,如果不是感染性疾病尽量不使用抗生素。而在病原学结果出来之前的经验性用药也是需要参照当地各种感染的病原学类型和常见表型,对经验性应用抗菌药物后要密切随访。

感染性疾病的诊断分三个层次,首先要明确是感染性疾病还是非感染性疾病,其次要明确感染部位,最后尽量查明导致感染的病原体。另外感染性疾病的诊断与患者本身有很大关系,免疫功能低下时,一些条件致病菌成为感染源。对于需要长时间抗感染治疗的疾病,比如心内膜炎、化脓性骨关节炎,应该积极寻找病原学证据。只有找到真正的病原菌和正确的药敏结果,才能合理用药,同时避免耐药的发生。

病原学是临床诊断感染性疾病的金标准,《2013 年抗菌药物临床应用专项整治活动方案》明确规定了住院患者抗菌药物使用前微生物样本的送检率:接受抗菌药物治疗者,微生物样本送检率不低于30%;接受限制使用级抗菌药物治疗者,微生物样本送检率不低于 50%;接受特殊使用级抗菌药物治疗者,微生物样本送检率不低于 80%。

标本采集质量的好坏直接影响结果。如果临床科室给微生物室提供的标本不合格,那只能是"垃圾进,垃圾出"。研究显示,影响检验结果准确性的因素中,分析前标本质量的好坏约占70%,所以说合格的标本是获得准确结果的前提条件。不合格的标本,很可能会导致结果的假阳性和假阴性,导

致病情误诊误治或者耽误治疗。对于感染性疾病病原学检测,标本的采集和运送基本原则如下:

1. **及时采集微生物标本做病原学检查**

2. **在抗菌药物使用之前采集标本**　标本的采集具有时效性,最好是在病程早期、急性期及时采集,尽量在抗生素使用之前采集,不然像肺炎链球菌和流感嗜血杆菌这样的苛养菌检出率大大降低。而对于已经用上抗生素又不能停药者,可在下次用药前采集。

3. **采样时严格执行无菌操作,并用合适的方法采集适量的标本**　采集样本时应该尽量避免感染部位附近皮肤或黏膜上常居菌群的污染和防止外源性细菌污染。在采集血液、脑脊液、胸腔积液、关节液等无菌标本时,应对局部和周围的皮肤进行消毒,严格执行无菌操作;在采集与外界相通的人体腔道标本时,应尽量避免采集到定植菌群,否则容易造成混淆和误诊。比如采集临床常见的痰标本时,就需要患者在采集前漱口或者刷牙,然后用力咳出深部的痰。痰液直接吐在无菌容器中。

采集标本时需要根据检测目的菌的特异性采用不同的方法采集。需氧或兼性厌氧菌、厌氧菌,以及 L 型细菌采用的采集运送及培养方法不同。对于厌氧菌培养的临床标本,应尽量用注射器采集,不要用拭子采集。厌氧菌在拭子中不能存活。

采集的标本需要足量,标本量过少,可能会导致假阴性结果。通常而言,血液标本成人采血量为每瓶 8~10ml,儿童每瓶 1~5ml;脑脊液、骨髓、脓肿、穿刺液、引流液、痰液等标本需 ≥1ml;对于尿液标本,需 ≥3ml;对于粪便标本采集 1~3g,稀便采集 1~3ml。另外注意标本应该具有代表性,在疾病的不同时间段采集不同的标本。比如在诊断肠热症时,第 1 周采血,第 2 周采尿液和粪便,全程均可采骨髓,这样标本的检出率才高。

4. **采样后立即送检,若不能立即送检,按要求进行保存**　标本采集后应立即送检,最好在 2 小时内送到实验室,一般性细菌培养延时送检时,应至于 4℃冰箱保存,且不得超过 24 小时。对于疑似淋病奈瑟菌、脑膜炎奈瑟菌、流感嗜血杆菌等对低温敏感的细菌,应立即送检和处理。通常血液、脑脊液、生殖道、眼或者内耳标本不要冷藏保存。

5. **盛标本的容器须灭菌处理,但不得使用消毒剂**　盛装标本的容器必须经高压灭菌、煮沸、干热等物理方法进行灭菌,或者使用一次性无菌容器,不能使用消毒剂或者酸类处理。标本中也不得添加防腐剂,以免影响病原菌的分离检出率。盛标本的容器不合适或者标本泄漏,需要通知送检者重新留样送检。

6. **送检的标本应该有清晰的标识,注明标本来源和检测目的**　对于无标签或者标识不清的标本,如果是非损伤性方法获得的标本(如痰、尿、粪便等),需要重新送检;如果是损伤性方法获得的标本(如血、脑脊液或组织等),与采样医生协商后处理标本。但在申请单上注明问题所在以及采取的措施。

抗菌药物敏感试验(antimicrobial susceptibility test,AST)为临床医生治疗严重细菌感染的患者提供了最直接的依据。一般来说,当病原菌对抗菌药物的敏感性不能从细菌的种属特性可靠地推知,或者其属于对常用抗菌药物易产生耐药,需要进行药敏试验。而当治疗此病原菌有公认的高效敏感药物时,就很少需要做药敏试验。对于一些特殊情况,特别是对某些耐药菌引起的严重感染,当临床医生希望联合用药治疗时,实验室可以进行体外联合药敏试验。

随着广谱抗菌药的大量使用,细菌耐药性日益严重。目前在中国,临床分离的葡萄球菌 90% 以上为产酶菌株,约 50% 的金黄色葡萄球菌和 80% 的血浆凝固酶阴性葡萄球菌对甲氧西林耐药,而对万古霉素、替加环素、利奈唑胺的耐药率极罕见。肠球菌中,粪肠球菌和屎肠球菌对高浓度庆大霉素的耐药率分别为 40% 和 70% 左右,而对利奈唑胺、万古霉素、替考拉宁、替加环素的耐药罕见。这里介绍一些临床常见细菌的药敏试验结果解释与应用。

1. **葡萄球菌**　治疗葡萄球菌引起的感染,主要依据苯唑西林的敏感性。对苯唑西林敏感的葡萄球菌所致的感染,首选耐酶青霉素和一代头孢菌素,其疗效优于万古霉素。对苯唑西林耐药的葡萄球菌感染,可以依据药敏试验结果选择万古霉素、头孢洛林、达托霉素、利奈唑胺等抗菌药物。

2. **肠球菌**　治疗肠球菌属细菌感染,主要依据青霉素(氨苄西林)的敏感性。若对青霉素敏感,首选治疗方案是青霉素(氨苄西林)联合氨基糖苷类抗菌药。若感染的肠球菌对青霉素(氨苄西林)耐药,则选择万古霉素、利奈唑胺、替考拉宁和替加环素等药物。

3. **链球菌**　青霉素是治疗链球菌的首选药物,对严重感染者可用青霉素联合庆大霉素或克林霉素治疗,此外,大环内酯类、万古霉素也是临床治疗链球菌感染的备选药物。针对肺炎链球菌,青霉素也一直是治疗的首选药物,近年来随着耐青霉素肺炎链球菌(penicillin resistant streptococcus pneumoniae,PRSP)逐渐增多,所以需要根据药敏实验结果选择药物。

4. **微球菌**　微球菌对大多数作用于革兰阳性菌的抗菌药物(如青霉素、克林霉素、万古霉素等)均敏感,可用于微球菌感染的治疗。

5. **大肠埃希菌**　大肠埃希菌引起的单纯性下尿路感染,宜选药物是呋喃妥因、复方磺胺甲噁唑、喹诺酮类和口服头孢类抗菌药物。对于复杂性尿路感染,首选阿莫西林 / 克拉维酸,氨苄西林 / 舒巴坦,二代或三代头孢。大肠埃希菌引起的非尿路感染,首选三、四代头孢进行治疗。对于产超广谱 β-内酰胺酶(ESBL)的大肠埃希菌可选择碳青霉烯类或含酶抑制剂的复合制剂或其他药敏试验显示敏感的药物进行治疗。

6. **志贺菌属**　志贺菌属引起的细菌性肠炎,宜选择喹诺酮类和磺胺甲噁唑 / 甲氧苄啶,备选药物包括氨苄西林、头孢曲松、头孢噻肟和头孢克肟。

7. **沙门菌属**　对于粪便中分离的沙门菌属细菌只有氨苄西林、喹诺酮类和磺胺甲噁唑 / 甲氧苄啶可用于常规试验和报告,对于胃肠外分离的沙门菌还要测试并报告氯霉素及三代头孢菌素的结果。

8. **肺炎克雷伯菌**　治疗肺炎克雷伯菌引起的单纯性尿路感染,宜选择呋喃妥因、复方磺胺甲噁唑、喹诺酮类和口服头孢类抗菌药物。治疗肺炎克雷伯菌引起的非尿路感染,首选三、四代头孢菌素。对于产 ESBL 的肺炎克雷伯菌感染可选择碳青霉烯类或含酶抑制剂的复合制剂或其他药敏试验显示敏感的药物进行治疗。近年来,我国已出现产 KPC 酶(产碳青霉烯酶)的肺炎克雷伯菌,其对临床常用的抗生素全部耐药,仅对多黏菌素、黏菌素和替加环素敏感。

9. **变形杆菌属**　奇异变形杆菌和普通变形杆菌对氨基糖苷类药物及萘啶酸敏感,临床首选三代头孢菌素、头孢吡肟和厄他培南,或者根据药敏试验结果选择用药。

10. **铜绿假单胞菌**　对铜绿假单胞菌引起的感染,应结合药敏试验结果选择头孢他啶、哌拉西林、哌拉西林 / 他唑巴坦、头孢哌酮 / 舒巴坦、亚胺培南、美罗培南、环丙沙星。严重感染可使用抗假单胞菌 β- 内酰胺类联合妥布霉素或环丙沙星。对泛耐的铜绿假单胞菌感染,推荐使用多黏菌素联合美罗培南或亚胺培南。

11. **鲍曼不动杆菌**　治疗碳青霉烯敏感的鲍曼不动杆菌首选头孢他啶、头孢哌酮 / 舒巴坦,次选美罗培南、环丙沙星、左氧氟沙星、头孢吡肟。对碳青霉烯类耐药的鲍曼不动杆菌引起的感染可选择替加环素联合碳青霉烯类、碳青霉烯类联合舒巴坦等二联或三联药物治疗。

二、相关的实验室检查

感染性疾病相关实验室检查技术按方法学分类可分为病原体检测、血清学检测和分子生物学方法,以下对常见的一些感染性疾病相关实验室检查技术进行简单介绍。注意临床标本阳性结果具有确诊意义,但阴性结果不能完全排除病原体感染的可能。

(一)病原体检测

病原学诊断是感染性疾病诊断的金标准,找到真正的病原体,才能真正做到合理用药,避免耐药的发生。

1. **涂片检测**　临床标本直接或染色后镜检,可通过显微镜观察了解病原体的大致数量,病原体的形态、染色特点,对于抗酸杆菌、阴道或尿道分泌物中查到革兰阴性双球菌有很高的价值,而对于其他的细菌,也可以为进一步的生化反应、药敏试验提供参考依据。

标本不染色直接镜检,一般用于观察细菌动力及运动情况。细菌未染色时呈无色透明,在显微镜下主要靠细菌的折光率与周围环境不同而进行观察。有鞭毛的细菌在镜下呈活泼有方向的运动,无鞭毛的细菌则呈不规则布朗运动。常用的方法有压滴法、悬滴法和毛细管法。

标本染色后进行镜检在临床上应用更普遍。细菌经染色后,与周围环境形成鲜明对比,可在普通光学显微镜下清楚看到细菌的形态和某些结构。常用的细菌染色方法有单染法和复染法。单染法是只用一种染料将细菌和周围的物体染成同一种颜色。经单染色处理后,可以观察细菌的形态、排列、大小以及简单的结构。复染法是通过两种或两种以上不同的染料将不同种类细菌或细菌的不同结构染成不同的颜色。本方法既可以观察细菌的形态结构,还可以鉴别细菌的种类。常用的复染法有革兰氏染色、抗酸染色等。临床标本通过染色有助于确定病原菌和初步鉴定细菌,但是由于其敏感性和特异性不高,所以在临床上属于初筛,最终的鉴定还需要依靠生物化学或分子生物学方法。

2. **病原菌培养** 临床采集的标本经合适的培养基培养,分离得到目的菌纯菌落后,可进一步对病原菌进行鉴定,得出药敏实验结果。分离培养是目前鉴定病原菌的主要方法,特异性高,可分离鉴定临床绝大多数的病原菌。虽然目前大多数微生物室多借助自动化细菌鉴定与药敏试验系统,可较快速、准确地鉴定各种分离培养的细菌,并同时完成抗菌药物的敏感性试验,但分离培养和鉴定药敏的完成仍需要较长的时间。

相较于传统的表型鉴定,质谱鉴定不是基于微生物的生理生化指标和基因,而是根据微生物蛋白质组学表达谱的比较来进行的,因此更准确和直接,时间也更为迅速。基于质谱的蛋白质组学技术 MALDI-TOF MS(基质辅助激光解吸电离飞行时间质谱)系统在微生物鉴定和分类的应用,是通过以下三个方面来工作的。①首先对于一系列已知的微生物,获得 MALDI-TOF MS 数据库,即建立已知微生物的标准蛋白质组指纹质谱数据库;②对于未知微生物,则制备未鉴定微生物样本,利用 MALDI-TOF MS 获得质谱数据,采用提供的软件包,将获得的质谱数据与已知的微生物标准蛋白质组指纹质谱数据库进行比较,以鉴定具有相同或相似质谱数据的已知微生物,再建立未知微生物的标准蛋白质组指纹质谱数据库;③采用提供的软件包,利用已经建立的已知和未知微生物标准蛋白质组指纹质谱数据库,用于临床、环境和科学研究。目前质谱对于常见微生物的菌落鉴定,已经能在几分钟内有鉴定结果,大大缩短了鉴定的时间。但目前质谱技术对药敏的方法暂时还没有质的飞跃。分离培养作为目前鉴定病原微生物的主要方法,下面简单介绍一些临床常见的培养类型。

(1)痰培养:痰液作为微生物室所占比例最大的标本,采集到合格的痰液需要注意以下发方面。①以晨痰为佳,在采集标本前 1~2 小时不可进食;②标本应该立即送往实验室,尽快进行涂片和接种;③如果标本不能及时送达实验室,可冷藏标本,以抑制杂菌过度生长,但会导致苛养菌培养阳性率下降;④24 小时内送一份标本即可;⑤应拒收不合格的标本。对于痰液标本,实验室需要通过痰涂片显微镜检查判断标本的合格性及病原菌。

(2)血培养:血培养的采集指征:疑为菌血症、败血症和脓毒血症时发热(≥38℃)或低温(≤36℃);寒战;白细胞增多(计数大于 10×10^9/L,特别有"核左移");皮肤、黏膜出血;昏迷;休克;多器官衰竭。

血培养的最佳采样时间:尽可能在患者寒战开始时、发热高峰前 30~60 分钟内采血。但一旦怀疑患者发生严重的感染,应立即采血。抗生素严重影响致病菌的检出率,尽量在患者接受抗生素治疗前采血。如果患者已经应用抗菌药物进行治疗,则应该在下一次用药之前采集。在发病 24 小时内采集 3 套,足以检测出所有的菌血症和真菌血症。每套血培养都要从不同的部位穿刺获得。

对于血培养标本,静脉血更适宜。如果是中心静脉导管血,则更容易被定植的细菌污染,除非是为了诊断导管相关性血流感染,否则绝不要从导管取血进行培养。如果采集的血量不够,优先注入需氧瓶,剩余的注入厌氧瓶,因为临床常见致病菌多长在需氧瓶中。

采集血培养样本时,必须进行严格消毒,否则皮肤表面的细菌可能带入培养瓶中,导致血培养假阳性。而判断血培养中长出的某些细菌到底是感染菌还是污染菌很困难,假阳性可能导致额外的抗生素治疗、住院天数延长和医疗费用增加。

　　绝大部分患者可凭借临床症状判定菌血症是否已清除,无须继续送检血培养。但对于感染性心内膜炎患者、金黄色葡萄球菌菌血症患者,真菌血症患者需重复送检。金黄色葡萄球菌菌血症患者,如果 48~72 小时后依然存在血培养阳性,则提示可能为复杂性金葡菌菌血症。而真菌血症患者,采用抗真菌治疗,应重复血培养评价真菌清除情况。

　　(3)尿培养:泌尿系统感染时采集尿液标本,尽量收取晨尿。清洁采集部位,弃去开始流出的尿液,选取清洁中段尿送检。尿标本如不能在 30 分钟内进行培养,必须冷藏,而不能添加防腐剂。冷藏的尿标本应在 24 小时内进行培养。对于留置导尿管的患者,尿袋的尿液不能做培养。

　　不同部位来源的标本检出的微生物有不同的指示意义。无菌体液中检测到的微生物可以认为是病原菌;尿液标本根据菌落的数量和细菌种类判断是污染菌还是病原菌;痰标本先涂片染色判断是否是合格痰,再分离培养,判断培养出的细菌是否为致病菌;粪便标本需要接种不同的选择培养基,从而来判断是否是致病菌。

　　(二)血清学检测

　　1. 传统的感染标志物　有白细胞(WBC)、红细胞沉降率(ESR)、C 反应蛋白(CRP)、NAP(中性粒细胞碱性磷酸酶)积分等。

　　WBC 升高,以中性粒细胞升高为主,则多为急性细菌感染;WBC 升高,以淋巴细胞升高为主,则多为病毒感染;WBC 升高,以嗜酸性细胞升高为主,则多为寄生虫感染或者是结核分枝杆菌感染及变态反应疾病。在严重感染或者某些病毒、非典型病原体感染时,WBC 反而会降低。

　　ESR 在诊断风湿性疾病时价值较高,在诊断感染方面意义不大。

　　CRP 时细菌感染的敏感指标,但对于血流感染的预测价值低于降钙素原(PCT)。在细菌感染时,CRP 中等以上升高,病毒感染时,多正常或轻度升高,在手术、心肌梗死、恶性肿瘤及新生儿 ABO 溶血病等非感染性疾病时,CRP 也会出现升高。

　　NAP 积分在细菌感染时增高明显,病毒或非典型病原体正常或稍高,但由于操作烦琐,在诊断感染方面不常用。

　　2. 近年开展的感染标志物　有 PCT、IL-6 等 PCT 是鉴别细菌感染和其他炎症反应状态的诊断标志物,危重侵袭性真菌感染时可轻中度升高。在一些非感染疾病,比如胰腺炎、缺血性肠病、肺水肿、严重创伤、手术、热休克及甲状腺髓样癌等疾病,或者某些药物超剂量使用(常见的,如万古霉素、亚胺培南、多巴胺等)也可能升高。临床上可以通过 PCT 水平判断病情的严重程度。PCT 也是抗菌药物使用及停用的参考指标,该水平持续增高或居高不下提示预后差。

　　PCT 参考范围:ECLIA 0.046ng/ml;ELISA<500ng/L

　　IL-6 在细菌感染后升高,水平和严重程度一致,在一些非感染性疾病,比如手术、创伤、无菌性急性胰腺炎及自身免疫性疾病也可升高。在鉴别感染于肺感染方面不如 CRP 和 PCT。

　　3. 其他的标志物　尿抗原检测中肺炎链球菌尿抗原可辅助诊断肺炎链球菌肺炎,但既往感染者可出现假阳性,不易区分现症和既往感染。嗜肺军团菌尿抗原,仅限于 LP1 型军团菌的诊断,同样不易区分症感染和既往感染。

　　可溶性髓系细胞表达触发受体 -1(TREM-1),此指标在细菌性脑膜炎、细菌性胸腔积液、慢阻肺合并感染和脓毒血症等疾病水平升高,但对细菌性泌尿系统感染诊断的敏感性低,不适用于泌尿系统感染的筛查和诊断。

　　可溶性尿激酶型纤溶酶原激活物受体(suPAR),此指标可作为脓毒症的早期诊断指标,在预测病情严重程度、器官功能障碍及病死率等的价值优于 CRP 和 PCT。对脓毒血症患者的预后判断有一定价值,血浆中浓度越高,出现不良预后的风险越大。

　　脂多糖结合蛋白(LBP),此指标在正常人水平较低,生物感染或炎症发生后迅速升高。

　　(三)分子生物学检测

　　PCR 技术运用直接扩增技术,配合 DNA 探针杂交、DNA 基因序列分析、基因芯片技术,检测临床标本或分离培养物中细菌的核酸,可以对感染菌作出明确的诊断、基因分型和直接检测耐药基因等。目前分子生物学检测技术操作的自动化分析仪,如自动化 DNA 提取仪,定量 PCR 仪,DNA 序列分析仪等,使病原体的生物学诊断在临床应用越来越广泛。特别是一些病毒,比如单纯疱疹病毒、人乳头瘤病毒等,运用 PCR 技术,可以直接从临床样本中提取核酸,进而做出诊断。

1. **细菌中运用**　几乎所有的致病菌都可以直接从标本中获得基因,进而进行扩增后检测,而不受非致病菌的影响,尤其是对分离培养比较困难的细菌更有意义,比如结核分枝杆菌。另外通过菌株 DNA 杂交百分率可以判断两株细菌的同源性。通过扩增细菌的耐药基因或直接用耐药基因探针检测标本中或细菌菌落中有无耐药基因,可以了解细菌对某种抗菌药物的耐药性或进行耐药性研究。PCR 技术也可以通过分析流行菌株基因的同源性,作为流行病学或医院感染流行菌株的依据。

2. **病毒中运用**　检测病毒核酸的序列或特异性基因可确定存在相应病毒,但是否为有感染性的病毒颗粒还有待进一步确认。应用 PCR 和分子杂交技术可以直接扩增和分析 DNA 病毒的特异性片段。RNA 病毒则需要先反转录,再应用 RT-PCR 技术,先反转录为 cDNA,再行 PCR 扩增后检测。定量 PCR 技术可对标本中的病毒进行量化,对病毒感染的诊断和治疗有重要意义。另外还可以对病毒进行基因分型,其依据是不同病毒的 DNA 或 RNA 均有其特异的序列,同一种病毒核甘酸组成具有一定的同源性。进一步来说,检测病毒的基因型在不同国家不同地区的分布特点,有助于分析流行菌株的变化特点。

PCR 技术对于支原体、衣原体的诊断方面也有应用,可以显著提高检测效率。但由于 PCR 技术特别灵敏,在实际操作时,一定要注意污染问题,才能得到正确的结果。

三、常见临床应用

(一) 脓毒症

血流感染(bloodstream infection)是一种严重的全身感染性疾病,病原微生物在血液中呈一过性、间歇性或持续性存在,对机体造成损害,可导致休克、多器官功能衰竭甚至死亡。传统上,按感染的严重程度,将血流感染分为毒血症、菌血症、败血症和脓毒败血症。临床上只能结合患者的临床表现和血培养阳性结果来确定。但是血培养阳性也可能是由于污染所致,所以需要患者出现血培养阳性细菌相匹配的临床表现。脓毒症(sepsis)是指由于感染引起全身炎症反应综合征(systemic inflammatory response syndrome,SIRS),严重时可导致多器官功能衰竭(multiple organ dysfunction,MODS)和/或循环衰竭。脓毒症的主要表现为骤起寒战,继以高热,发展迅速;头痛、恶心、呕吐,神志淡漠或烦躁、谵妄、昏迷;心率加快、脉搏细速、呼吸急促或困难;肝脾可肿大,严重者会出现黄疸或皮下瘀斑。病情发展未能控制,可出现脓毒性休克及多器官功能不全乃至衰竭。所以对于脓毒症的诊断刻不容缓。

1. **实验室检查**

(1)一般检测

1)血常规:脓毒性休克初期,白细胞和血小板计数明显减少。随着休克进展,白细胞计数通常发生逆转,并伴随着白细胞总数和中性粒细胞明显上升,出现类白血病反应。

2)血气分析:脓毒性休克初常表现为呼吸性碱中毒。随着休克进一步进展,出现代谢性酸中毒。

3)血糖:脓毒症和脓毒性休克患者普遍存在胰岛素抵抗,导致高血糖。

4)降钙素原(procalcitonin,PCT):明显升高,其敏感性优于 CRP。PCT 水平不仅能区别脓毒症与非脓毒症,还与脓毒症的严重程度有很好的相关性。

降钙素原 PCT 参考区间:ECLIA　0.046ng/ml;ELISA<500ng/L

5)C 反应蛋白(C reactive protein,CRP):机体非特异性炎性反应标志物。CRP 在感染初期开始升高,细菌性血流感染高于真菌性血流感染。

6)乳酸、乳酸清除率:血乳酸值>4mmol/L 时具有乳酸酸中毒的诊断意义。乳酸清除率可以反应组织灌注。血乳酸浓度与脓毒症的预后呈负相关。

7)白细胞介素 6(interleukin 6,IL-6):IL-6 对脓毒症有重要的预测价值。

8)前心房钠尿肽(pro-atrial natriuretic peptide,proANP):proANP 在脓毒症患者中明显升高。

(2)病原学检查

血培养阳性的脓毒症称为血流感染。

(3)其他指标

1)炎症指标:白细胞增多($>12 \times 10^9$/L)或白细胞减少($<4 \times 10^9$/L)或白细胞正常但伴有不成熟细胞$>10\%$;CRP>正常值 +2 个标准差;PCT>正常值 +2 个标准差。

2)器官功能障碍参数:氧合指数(PaO_2/FiO_2)<300;少尿(尿量<0.5ml/(kg·h));肌酐增加 ≥44.2μl;凝血功能异常(国际标准化比值>1.5 或活化部分凝血活酶时间>60 秒);肠梗阻(肠鸣音消失);血小板减少($<100 \times 10^9$/L);高胆红素血症(总胆红素>70mmol/L)。

3)组织灌注参数:高乳酸血症(>3mmol/L);毛细血管再充盈时间延长或皮肤出现花斑。

2001 年国际脓毒症定义会议列出的诊断标准除上述实验室指标外还包括一些其他指标,如全身情况、血流动力学指标。

2. 临床应用

脓毒症的感染部位主要有呼吸道、腹腔、泌尿道、皮肤等,其中以呼吸道最为常见。不同感染部位的病死率不同,其中原发性血流感染的病死率最高,达 30%~40%,呼吸道感染的病死率大约为 20%。脓毒症的病原菌因患者的年龄、性别、感染部位、基础疾病、院内或社区获得性感染、机体免疫力不同而不同。目前,革兰阴性杆菌仍是最常见的病原菌,但革兰阳性球菌所占的比例逐渐增多,还有相当一部分是真菌感染。《拯救脓毒症患者行动:国际严重脓毒症和脓毒性休克治疗指南 2012》是目前临床常用指南,该指南指出确诊为脓毒性休克及严重脓毒症,但尚未出现脓毒性休克时,应在 1 小时内静脉使用有效抗菌药物进行治疗。早期经验性抗感染治疗时,抗菌药物要全面、足量,抗菌药物的给药方案应每天进行评估,以逐步降低药物使用强度。抗菌药物治疗疗程一般为 7~10 天,临床反应慢、感染灶无法引流、金黄色葡萄球菌菌血症以及一些真菌或病毒感染或免疫缺陷的患者可能需要适当的延长疗程。对由病毒感染引起的严重脓毒症或脓毒性休克患者应尽早开始抗病毒治疗。而对于已确定由非感染因素引起的严重炎症反应状态患者,不应使用抗菌药物治疗。

脓毒症病情发展迅速,感染未控制时可导致多器官功能衰竭和 / 或循环衰竭。临床医生应通过上述异常指标结合患者具体病情变化做出判断。

(二) 结核病

分枝杆菌主要有结核分枝杆菌和非结核分枝杆菌,均可引起肺部感染,但以结核分枝杆菌肺部感染常见,非结核分枝杆菌肺外感染多见。结核病(tuberculosis)是由结核分枝杆菌引起的一种慢性肉芽肿性炎。结核分枝杆菌分为人型和牛型,可通过呼吸道、消化道、皮肤黏膜损伤等多种途径侵入机体。临床以肺结核最为常见。肺结核一年四季均可发病,发热、咳嗽是最常见的症状,多为低热,多见于午后或傍晚,伴有疲倦、盗汗、咳嗽、食欲下降、体重减轻等。全球新发结核病例中 1/3 未能明确诊断,其耐药性结核检出率仅为 45%。中国每年新发结核病 93 万人,约占全球结核病新发病数 10%。同时中国的结核菌耐药情况严重,属于全球 30 个结核病"高负担"国之一。在我国结核分枝杆菌的携带者超过 5 亿人,结核病年死亡人数达 13 万。近年来,结核病发病率呈波动上升趋势。我国结核病的传播以近期传播为主,1/3 的近期传播是由涂片阴性而培养阳性的患者所致。

1. 实验室检查

(1)显微镜镜检:样本可以是痰,支气管肺泡灌洗液、病灶组织或干酪块、尿液、体液或脑脊液。样本涂片检查法包括直接涂片法、荧光染色涂片法和集菌涂片法。抗酸染色(也称齐 - 内染色)是临床最常用的方法,此法简便快速,无需特殊仪器,但敏感性较低,一般需 5 000~10 000 条菌 /ml 才能得到阳性结果,特异性不高,各种分枝杆菌均可着色,需进一步鉴定是否为结核分枝杆菌。金胺 O 染色与抗酸染色类似,但比齐-内染色快速、敏感。若金胺O染色镜检阳性,菌体形态不典型,则需要进行抗酸染色确证。

(2)培养检查:

常规培养法:采用改良罗氏培养法。结核分枝杆菌生长缓慢,接种5~7天后检查是否有快速生长的分枝杆菌生长,然后每周观察1~2次是否有菌落生长,至第8周若未生长为阴性。

快速培养法:Bactec MGIT 960分枝杆菌快速培养药敏检测系统,此法分枝杆菌阳性标本平均检出时间为9天,鉴定、药敏试验的平均时间为4天。

中国学者已证明结核分枝杆菌L型可存在于血细胞内或黏附于细胞表面。这种患者往往血沉加快,用低渗盐水溶血后,立即接种高渗结核分枝杆菌L型培养基能提高培养阳性率。

(3)结核菌素皮肤试验(tuberculin skin test,TST):TST试验操作方法为在患者前臂掌侧皮内注射结核菌素5U,注射72小时后检查皮肤反应,游标卡尺测量皮肤硬结。若硬结直径小于5mm,则为阴性,否则为阳性,若出现溃疡、破裂也视为阳性。阳性表明机体对结核分枝杆菌有变态反应,强阳性表明可能有活动性感染,应进一步检查是否有结核病,也是诊断潜伏结核最常用方法,但是假阳性和假阴性率高。其无法有效区分结核分枝杆菌复合群与环境结核分枝杆菌感染,对卡介苗接种引起的阳性反应也不能排除。

(4)结核分枝杆菌感染T细胞免疫斑点试验(T-SPOT.TB):T-SPOT.TB属于血清学检测方法,根据抗原抗体反应原理,分析血清中存在的结核分枝杆菌感染所产生的特异性抗原,灵敏度较好。具体来说,T-SPOT.TB运用γ干扰素释放试验(interferon gamma release assay,IGRA)技术,检测被结核分枝杆菌特异的早期分泌靶抗原6(ESAT-6)和培养滤液蛋白10(CFP-10)分别刺激后释放γ干扰素的效应T细胞,以辅助诊断结核感染的实验室检查技术。ESAT-6和CFP10这两个抗原在绝大部分非结核分枝杆菌(除堪萨斯分枝杆菌、苏加分枝杆菌、海分枝杆菌外)中都不存在,因此有较高的特异性。这个方法不受之前接种疫苗影响,但不能区分潜伏感染和活动性结核。另外,此方法并非直接检测病原体,不能作为诊断活动性结核的金标准,必须结合患者的临床症状和其他相关检查结果共同作出临床诊断。皮下注射PPD也许会造成T-SPOT.TB假阳性结果,因此需同时检测T-SPOT.TB和TST时,T-SPOT.TB的血样最好在TST实验前或者实验后3天内采取。实验结果阴性提示患者体内未检测到结核分枝杆菌特异性效应T细胞,但不能排除结核分枝杆菌感染的可能。可能由于感染阶段不同、患者免疫功能不全等导致的假阴性。

(5)分子生物学技术:WHO推荐了2种分子生物学技术,即线性探针检测(line probe assay)和实时荧光定量PCR(Xpert MTB/RIF)。Xpert MTB/RIF技术是美国Cepheid公司开发的结核分枝杆菌/利福平耐药实时荧光定量核酸扩增技术,能在2小时内完成对结核分枝杆菌与利福平耐药性快速检测。研究表明,Xpert MTB/RIF检测技术在涂片阳性或培养阳性的结核病例中,其检出结核菌的灵敏度达95%以上,特异性达99%以上,其检出耐药结核菌的灵敏度均大于94%以上,特异度达97%以上。因此本检测手段不仅适用于初始患者,更适合初始治疗持续阳性,复治失败、开放性肺结核接触史患者,更能提高治疗疗效,更有效的控制治疗耐药菌,降低耐药菌的传播扩散。

分子生物学在病理诊断方面也值得期待。国内外研究表明,实时荧光定量TB-PCR法检测肺外结核组织标本的敏感度明显高于抗酸染色。分子生物学技术对骨关节结核、脑脊液等标本检测的阳性率明显高于传统的抗酸染色和培养,同时,分子生物学技术不但可以诊断结核病,还可以进行菌种鉴定和耐药性检测。

(6)结核抗体:结核菌感染和发病的过程可分为起始期、T细胞反应期、共生期和细胞外繁殖传播期。在T细胞反应期,由T细胞介导的细胞免疫,机体可产生特异性抗体,一般产生相应的IgG和IgM抗体,但是以IgG抗体为主,这是由于结核分枝杆菌细胞壁重要组成成分是脂阿拉伯甘露聚糖(LAM)。LAM主要分布于细胞壁表面,组成成分为碳水化合物,主要生物活性为具有抗原性、抑制T淋巴细胞增殖、破坏巨噬细胞干扰。因此抗LAM抗体是诊断结核病的重要标志之一。通过酶联免疫吸附试验、生物素 - 亲和素 - 酶免疫测定法等对血清中结核抗体进行辅助诊断。但此结果只有参考价值，要结合临床进行诊断。

（7）腺苷脱氨酶（adenosine deaminase，ADA）：积液中 ADA 含量增高，有助于与癌性积液加以区别。

2. 临床应用　肺结核是严重危害人民群众身体健康和生命安全的重大传染疾病。结核分枝杆菌培养是确诊结核病的金标准。但培养时间过长，不适于快速检测结核分枝杆菌。可对未接受治疗的结核患者临床标本直接进行 PCR 检测。抗酸染色涂片可反应患者的传染性，抗酸染色阳性的患者传染性比抗酸染色阴性的患者传染性要强。结核的诊断可根据临床特征、上述实验室检查，再辅以影像学检查等加以确诊。

结核分枝杆菌耐药和多重耐药不断增加。不完全或不适当的治疗，或没有坚持治疗均是耐药菌产生的危险因素。应用药敏试验提供耐药性鉴定有助于临床对抗结核药物的选择。

（三）胃肠道感染

胃肠道感染是常见的感染性疾病之一，常见的有细菌性痢疾、细菌性食物中毒、消化性溃疡、胃肠炎等疾病，可由细菌及其毒素、病毒、真菌、寄生虫等感染因素导致。根据流行病学资料，结合典型的临床表现可作出临床诊断。有不洁饮食史，出现腹泻、腹痛、恶心、呕吐、可伴有发热、头痛、全身不适、四肢无力等全身症状，严重者可有脱水甚至休克现象，上腹及脐周有压痛，肠鸣音亢进。

病毒性腹泻是由病毒感染所引起的、以腹泻为主的肠道传染病，主要病原体有轮状病毒（A、B、C 组）、杯状病毒（诺如病毒、札如病毒）、肠道腺病毒和星状病毒。潜伏期 12~72 小时不等，可有发热、不适和恶心等前驱症状。

1. 实验室检查

（1）血常规和便常规：根据感染的病原微生物不同，血常规有所不同。白细胞增多和细胞核左移提示细菌感染；嗜酸性粒细胞增多可见于寄生虫感染和寄生虫向肠道外迁移时；病毒性腹泻患者血白细胞总数一般不升高，粪便镜检偶见白细胞。

（2）微生物学检查：

1）粪便肉眼观察，显微镜检，染色涂片：粪便的外观，是否有黏液，血液和寄生虫虫体。显微镜下检查细胞，细菌和寄生虫卵。粪便电镜检查是诊断病毒感染的金标准，包括直接电镜法和免疫电镜法。直接电镜法观察敏感度较低，要求样品中病毒 ≥ 10^6/ml，只能用于早期大量排毒时采集的样本。免疫电镜敏感性较高。在检查之前，最好先用患者恢复期的血清进行显微镜涂膜检查，捕捉同型抗原，以提高检出率。

2）细菌培养：挑取黏液脓血处粪便进行接种，按照临床表现检测是否含有沙门菌，志贺菌，弧菌及其他致病菌。

3）病毒检测：①电镜直接观察病毒颗粒；②感染易感细胞，通过显微镜观察致细胞病变效应（cytopathogenic effect，CPE），这种方法主要适用于肠道病毒；病毒抗原抗体或基因检测。采用 ELISA 方法测定标本中轮状病毒、星状病毒抗原等。可对 ELISA 检出的阳性标本做相应病毒的核酸提取和序列扩增。

4）内镜检查：有助于发现某些寄生虫，比如贾第虫属等。

（3）其他检测：

1）粪便乳铁蛋白测定：细菌感染引起急性胃肠炎浸润白细胞常以中性粒细胞为主。乳铁蛋白是一种在中性粒细胞内表达相对分子量约 80 000Da 的糖蛋白。粪便乳铁蛋白作为非侵入性肠道炎症指标，较传统粪便白细胞镜检特异性及灵敏度高，对肠道感染性疾病的体外诊断有较高的临床应用价值。

2）降钙素原（PCT）：PCT 是近年来用于检测严重细菌感染的一项早期特异性诊断指标，其水平与细菌感染的严重程度呈正相关，能很好地鉴别细菌性感染和病毒性感染。

3）白细胞介素 6（IL-6）：IL-6 是肠黏膜感染和炎症时，上皮细胞分泌的一种多功能细胞因子，可作为早期鉴别细菌性和病毒性胃肠炎的早期指标，具有较好的灵敏度和特异性。

4）生化检测：对于腹泻较重的患者，应及时检查血 pH、碳酸氢根、血钠、血钾、血氯、二氧化碳结合力和血渗透浓度，对于诊断及治疗均有重要意义。

5）分子生物学检测：杂交技术和反转录聚合酶链反应（RT-PCR）检测病毒时，灵敏度高、特异性好，尤其是低浓度的病毒感染，可测定粪便中 10^2~10^4 病毒颗粒 /ml。

2. **临床应用** 研究表明，近年来细菌性急性胃肠炎患者中，致病菌主要是致病性弧菌，其检出率超过志贺菌和沙门菌，而艰难梭菌是院内感染的主要病原体。霍乱弧菌所致的霍乱起病急，进展迅速。临床上以无痛性腹泻为主，粪便以米泔水样便最为常见，微有鱼腥味，腹泻次数频繁，每天 10 余次。

细菌培养对确认病原体有重要意义，但是耗时较长，培养阳性率低，难以满足临床的需要。而病原学核酸检测相对具有快速、敏感的特点，但是该方法属于否定实验，所以尚不可取代培养。二者有机结合，有助于提高消化系统细菌感染相关性疾病的诊断。

轮状病毒多见于 6~24 个月的婴幼儿，好发于秋冬季，呈散发或小流行。轮状病毒感染后可获得持久免疫力，主要由病毒的特异性血清抗体和局部 SIgA 抗体发挥保护作用。但由于不同型别轮状病毒之间无交叉免疫，轮状病毒感染后患儿仍可出现无症状或轻微症状的再次感染。迄今为止，只有轮状病毒有疫苗可以预防，其他的病毒无疫苗。诺如病毒主要导致成人和儿童急性腹泻，寒冷季节呈高发，是非细菌性腹泻暴发的最主要病原体，也是医院感染性腹泻病的重要病原体，可引起院内暴发流行。目前认为诺如病毒抗体没有明显的保护作用，尤其是无长期免疫作用，但有辅助诊断意义。

病毒性腹泻为自限性疾病，通常病程在 48~72 小时，有的甚至时间更短。一般不用抗病毒药物和抗菌药物，预后良好。治疗主要是对症治疗或支持疗法。

（四）病毒性肝炎

病毒性肝炎（viral hepatitis）是由肝炎病毒引起，以肝脏炎症和坏死病变为主的一组全身性传染病，具有传染性强、传播途径复杂、发病率高等特点。按病原学分类，目前有甲型肝炎、乙型肝炎、丙型肝炎、丁型肝炎、戊型肝炎和庚型肝炎。甲型肝炎病毒（hepatitis A virus，HAV）属于小 RNA 病毒科中的肝 RNA 病毒属。HAV 经粪口途径侵入人体，多侵犯儿童及青年，发病率随年龄增长而递减。乙型肝炎病毒（hepatitis B virus，HBV）属于嗜肝 DNA 病毒科，HBV 感染者血液中含有三种形态的颗粒，分别为大球形颗粒（Dane 颗粒）、小球形颗粒和管型颗粒，其中 Dane 颗粒（丹氏颗粒）是有感染性的完整 HBV 颗粒。HBV 传播途径为血液、性接触、日常生活密切接触和母婴垂直传播。丙型肝炎病毒（hepatitis C virus，HCV）为单股正链 RNA 病毒。人感染 HCV 后所产生的保护性抗体免疫力很差，能发生再感染。丁型肝炎病毒（hepatitis D virus，HDV）核心含单股负链共价闭合的环状 RNA 和 HDV 抗原，HDV 有缺陷性，不能独立复制增殖，需依赖 HBV 存在才能复制。HDV 感染常可导致 HBV 感染者症状加重和恶化，所以在重症肝炎中应注意有无 HBV 和 HDV 共同感染。戊型肝炎病毒（hepatitis E virus，HEV）属于肝炎病毒科肝炎病毒属。主要经粪口传播，多数患者于发病后 6 周好转，不发展为慢性肝炎，免疫力低下者可转为慢性，另外孕妇感染 HEV 后病情较重，常发生流产或死胎。

各种类型肝炎临床表现相似，以疲乏、食欲减退、肝大、肝功能异常为主要表现，部分病例出现黄疸，但无症状的感染亦常见。目前临床上采用酶联免疫吸附试验（ELISA）、分子生物学等方法对各种肝炎病毒抗原、抗体和核酸分子进行检测，为临床诊断提供试验依据。

1. **实验室检查** 各类型肝炎导致的肝功能变化通常包括 ALT、AST、ALP、GGT 和胆红素。

（1）HAV：主要通过 ELISA 和 CLIA（将免疫方法和化学发光检测相结合的一项技术）检测抗 HAV IgG 和 IgM 抗体。

（2）HBV：免疫指标主要包括乙型肝炎表面抗原（hepatitis B surface antigen，HBsAg），乙型肝炎表面抗体（hepatitis B surface antibody，HBsAb），乙型肝炎 e 抗原（hepatitis B e antigen，HBeAg），乙型肝炎 e 抗体（hepatitis B e antibody，HBeAb），乙型肝炎核心抗体（hepatitis B core antibody，HBcAb），乙型肝

炎病毒前 S1 抗原（Pre-S1）、前 S2 抗原（Pre-S2）。主要通过 ELISA、CLIA 等检测上述指标，有的指标还可以用胶体金方法来检测。实时荧光定量 PCR 进行 HBV DNA 定量检测。

（3）HCV：免疫指标包括 HCV IgG 抗体，主要通过 ELISA、CLIA、胶体金方法和确认试验来检测；HCV 核心抗原，通过 ELISA 和 CLIA 两类方法检测；HCV 抗原-抗体联合检测，通过 ELISA、CLIA 方法。实时定量 PCR 进行 HCV RNA 定量检测。

（4）HDV：主要通过 ELISA 来检测 HDV Ag，HDV 总抗体，抗 HDV IgM 和抗 HDV IgG。

（5）HEV：主要通过 ELISA 来检测抗 HEV IgG 和 IgM。

2. 临床应用

（1）HAV：抗 HAV 检测可用于诊断既往或现症的 HAV 感染，以及观察接种 HAV 疫苗之后的免疫效果。抗 HAV IgM 抗体阳性提示近期感染，也是流行病学区分新近感染和既往感染的有力证据，而 IgG 在感染后 3~12 周后出现，并可持续终生，是保护性抗体。急性 HAV 的生化异常一般包括 ALT、AST、ALP、GGT 和胆红素。酶活性的改变先于症状的出现，上升迅速，通常于症状发作后 3~10 天达到高峰。ALT 和 AST 的峰值通常为 200~5 000U/L，但能高达 20 000U/L，ALT 的水平通常比 AST 高。

（2）HBV：HBsAg 可以作为乙型肝炎早期诊断的指标，这是最早出现于血液循环中的 HBV 抗原。HBsAb 是机体感染或接种乙肝疫苗有效的标志。HBeAg 是病毒活跃复制的标志，其持续阳性 3 个月以上，则表明有转为慢性的倾向。HBeAb 多出现于急性乙肝的恢复期，而 HBcAb 在急慢性乙肝中均会出现，且持续时间长。Pre-S1、Pre-S2 都是乙肝病毒复制的指标。HBV DNA 定量检测用于判断病毒复制情况、指导抗病毒治疗方案和监测抗病毒治疗的疗效。乙肝患者肝功能表现为 ALT 反复和/或持续升高，可有血清白蛋白降低和/或球蛋白升高，A/G 蛋白比例失调，γ 球蛋白升高和/或胆红素长期或反复升高。

（3）HCV：丙肝是输血后肝炎和散发性非甲非乙型肝炎的主要种类，可导致慢性肝炎、肝硬化、肝细胞癌等。抗 -HCV 抗体不是保护性抗体，阳性表示曾感染过或正在感染 HCV。部分慢性丙型肝炎和丙型肝炎肝硬化患者可有 ALT、AST 反复和/或持续性升高。血浆白蛋白降低，A/G 蛋白比例失常、γ 球蛋白升高和/或胆红素反复异常。

（4）HDV：抗 HDV IgM 是 HDV 感染中最先检测到出的抗体。在已有 HBV 感染的基础上再感染 HDV，则称为重叠感染，可引起慢性 HBV 携带者急性发作，甚至引起急性重型肝炎，亦可导致肝炎的慢性化。

（5）HEV：戊肝的临床症状和流行病学都与甲肝相似，其疾病进程可分为急性和自限性，通常不造成肝组织的慢性损害，但病死率是甲肝的 10 倍，尤其是在孕妇中，其病死率达 10% 和 20%。

（五）呼吸道感染

呼吸道感染分为上呼吸道感染和下呼吸道感染。上呼吸道感染包括鼻腔至喉部之间的急性炎症总称，是最常见的感染性疾病。下呼吸道感染、急性气管-支气管炎、慢性支气管炎、社区获得性肺炎、肺脓肿等一系列疾病，是由病毒、细菌、支原体、衣原体、军团菌等微生物感染引起的。下呼吸道感染常引起严重的临床症状，尤以肺炎多见。

急性上呼吸道感染在门急诊就诊患者中占首位，多发生于冬春季节，多为散发，可在气候突变时小规模流行。主要通过患者喷嚏产生含有病毒的飞沫经空气传播，或经污染的手和用具相互传播。急性上呼吸道感染有 70%~80% 由病毒引起，包括鼻病毒、冠状病毒、腺病毒、流感和副流感病毒等。另外 20%~30% 由细菌引起，可单独发生或者继发于病毒感染之后，以口腔定植菌溶血性链球菌为多见，其次为流感嗜血杆菌、肺炎链球菌和葡萄球菌等，偶见革兰氏阴性菌。但是接触病原体后是否发病，还和患者易感性相关。淋雨、劳累、受凉等可降低呼吸道局部防御功能，诱发本病。年老体弱、免疫力低下者更易发病。

肺炎包括社区获得性肺炎（community-acquired pneumonia，CAP）和医院获得性肺炎（hospital acquired pneumonia，HAP）。CAP 是指在非医院环境（社区）中受致病微生物侵袭所发生的急性肺部感染以及住院 48 小时内所发生的肺部感染。CAP 根据病因学主要分为细菌性肺炎、病毒性肺炎和支原体肺炎等类型。CAP 的病原谱在不同国家、不同地区变化非常大,了解本地区 CAP 的微生物流行病学特征对临床抗感染治疗十分重要。目前,CAP 的最常见致病菌是肺炎链球菌,其次为肺炎支原体和流感嗜血杆菌。病毒性肺炎是由病毒感染引起的肺炎,主要致病原包括:人流感病毒(如甲型 H_1N_1-2009,H_3N_2 等)、高致病性禽流感病毒(如 H_5N_1,H_7N_9 等)、呼吸道合胞病毒和腺病毒等。支原体肺炎是由肺炎支原体引起,突出表现为阵发性刺激性咳嗽,病理改变以间质性肺炎为主。肺炎支原体是临床最常见的非典型病原体,但其对大环内酯类药物的耐药问题逐渐受到关注。感染耐大环内酯类肺炎支原体菌株将大大增加治疗的难度,导致治疗时间延长,使用及更换抗菌药物频率及强度增加,加重医疗负担。HAP 是指患者入院前未患有、也不属于感染潜伏期,而是入院 48 小时后罹患的肺实质性炎症。HAP 最常见的是医院内感染。在我国 HAP 的发病率为 1.3%~3.4%,占所有院内感染的 29.5%~45.2%。感染 HAP 可使患者的住院时间延长、医疗费用增加。HAP 的病死率明显高于 CAP。HAP 在病原学、流行病学和临床诊治上与 CAP 显著不同,病原学诊断对 HAP 的处理尤为重要。

1. 实验室检查

(1)血常规:WBC 增高,一般而言,病毒感染会导致淋巴细胞升高,细菌感染会导致中性粒细胞升高。

(2)CRP 和 PCT:二者在细菌感染时显著升高,病毒感染时略微升高或变化不明显。

(3)痰培养:最好在使用抗菌药物之前采集合格痰标本,尽快送检,一般需要送检三次,两次结果一致有临床意义。

(4)血培养或肺泡灌洗液培养:准确度高,但阳性率低。标本阳性结果意义大于痰培养。

(5)相应抗体检测:血清病毒抗体检测,如果时间过短或患者免疫力低下,会产生假阴性结果。

(6)分子生物学测定:常用于病毒核酸检测,比较灵敏,特异性较高。

(7)1,3-β-D 葡聚糖(BG)和半乳糖苷酶(GM)试验:这是目前协助临床诊断侵袭型真菌感染常用的生物标注物。

2. 临床应用

症状较轻的普通感冒不建议药物治疗,只要适当饮水,注意休息即可。对于年龄大,伴有发热、头痛、咳嗽症状者,应卧床休息。普通感冒不需要使用抗菌药物,但是对于有基础病的老人及婴幼儿,当出现体温升高,白细胞升高等感染症状时,可选择适当的抗菌药物治疗。

对于门诊肺炎患者一般不需要进行病原学检测,但如果经验性治疗失败,则需要确定病原体。对于住院的肺炎患者,特别是重症肺炎,需要收住 ICU 的患者,按照要求留取痰液进行培养。但《临床微生物标本采集和送检指南》指出痰液不是诊断细菌性肺炎的最佳标本,血培养、支气管肺泡灌洗液、气管吸取物能够提供更准确的病原菌信息。血培养准确性高,但阳性率较低,需要在开始治疗前当体温>38.5℃或有寒战时应留取血培养标本进行培养。血培养和痰培养得到相同菌(无其他部位感染相同菌株),可确定为肺部感染菌。

(六) 中枢神经系统感染

中枢神经系统感染是指各种病原体侵犯中枢神经系统的实质、被膜、血管等引起的疾病,主要包括脑膜炎、脑炎、脑脓肿等。脑膜炎是一种主要由各种病原微生物感染引起的以软脑(脊)膜炎为主的中枢神经系统感染性疾病,主要分为细菌性脑膜炎、结核性脑膜炎、隐球菌性脑膜炎和病毒性脑膜炎。调查表明其中病毒性脑膜炎最为常见。脑炎是指脑实质的炎症,本书主要介绍由病原体直接侵犯所引起的炎症,可分为细菌性、真菌性和病毒性。脑脓肿是指化脓性细菌侵入脑内,引起脑的化脓性炎症,并形成局限性脓腔,少部分也可由真菌及原虫侵入脑组织所致。

1. 实验室检查

(1)脑脊液常规检查:细菌性脑膜炎外观浑浊或呈脓性,细胞数通常可达(1 000~10 000)×10^6/L,

蛋白含量增加,糖含量通常低于 2.2mmol/L,氯化物含量降低;病毒性脑膜炎白细胞数正常或升高,早期以多形核细胞为主,8~48 小时后以淋巴细胞为主,蛋白可轻度升高,糖和氯化物含量正常;隐球菌性脑膜炎白细胞轻度至中度增多,以淋巴细胞为主,蛋白含量增高,糖含量降低;结核性脑膜炎外观无色透明或微黄,静置后可有薄膜形成,白细胞显著增多,以淋巴细胞为主,蛋白增高,糖及氯化物降低。

(2)显微镜检查:脑脊液离心取沉渣直接镜检可以查看阿米巴;革兰氏染色查找细菌;抗酸染色查找抗酸阳性杆菌;墨汁染色查找新型隐球菌。

(3)培养:脑脊液在血培养瓶中生长,或接种于血平板和巧克力平板

(4)抗原检测:使用胶乳凝集与协同凝集方法可快速检测脑脊液、尿液及血清中的抗原。

(5)核酸检测:病毒核酸的检测敏感性、特异性高,可用于早期诊断,常用的方法是聚合酶链反应(PCR)。另外,核酸分子杂交技术不但可用来检测标本中的病毒核酸,也用于检测慢性感染、潜伏感染患者标本中的病毒核酸,但不如 PCR 敏感。

(6)病毒培养:常用方法有细胞培养、动物实验、鸡胚培养。但病毒培养费时费力,而且技术要求高,临床实验室很少开展。

2. 临床应用

脑膜炎的临床表现除了发热、寒战、全身不适等感染性疾病所致的全身改变,还会出现严重的头痛,颈项强直,脑膜刺激征等症状。不同的病原微生物所致脑膜炎的临床表现相近,所以需要实验室的相关诊断。确诊或排除脑膜炎的最重要标准是通过腰椎穿刺所得脑脊液标本进行分析,特别是病原学结果。脑脊液标本中查到细菌的阳性率并不高,若采集前使用了抗菌药物也会导致阳性率进一步下降,所以细菌学检查阴性并不能够完全排除细菌性脑膜炎的诊断。脑脊液标本的革兰氏染色操作简单,结果回报快,但标本的细菌学培养更加准确,虽然获得结果的时间比较长。对于病毒性脑膜炎而言,主要采用分子生物学方法检测病毒核酸,血清学检测不同病毒的抗体也用于病毒性脑膜炎的诊断。若疑似结核性脑膜炎,应该进行抗酸染色,也可使用 PCR 检测核酸来诊断。隐球菌性脑膜炎墨汁染色成本低、速度快,在临床上仍广泛开展,但是其检出率较低,而隐球菌抗原实验敏感性和特异性均较高,已逐步取代墨汁染色的诊断地位。

脑炎有时难与脑膜炎相鉴别,故临床上常用脑膜脑炎来表示。与脑膜炎一样,脑炎患者脑脊液检查具有非常重要的诊断价值。在脑脊液中分离出细菌、病毒、真菌是诊断感染性脑炎的金标准。脑炎患者的脑脊液常规对临床的提示作用与脑膜炎相同。

脑脓肿的诊断首先应依据患者病史及相关症状,完善相关辅助检查。CT 和 MRI 在脑脓肿诊断中最有临床意义,可判断脑脓肿的存在,脑脓肿的位置、大小、数目和形状。

当出现不明原因引起的头痛、脑膜刺激征、颈项强直、脑神经病理征象等,在新生儿和小婴儿中可出现脑积水等中枢神经系统感染症状时,需要临床医生立即采集标本,最好在抗菌药物使用之前。培养出相应的致病菌是诊断的金标准,但培养阴性也不排除细菌、真菌感染的可能。

(七) TORCH 检测

TORCH 是一组病原微生物的英文名称首字母缩写,To(Toxoplasma gondii,Toxo)弓形虫,R(rubella virus,RV)风疹病毒,C(cytomegalovirus,CMV)巨细胞病毒,H(herpes simplex virus,HSV)单纯疱疹病毒。孕妇在妊娠早期感染这些病原体,可能引起胎儿的早产、流产、宫内发育迟滞、畸形、死胎。

1. 实验室检查

(1)弓形虫免疫检测:目前主要采用 ELISA 和 CLIA 法检测弓形虫 IgM、IgG 抗体,改良 ELISA 法检测 IgG 抗体亲和力。

(2)巨细胞病毒免疫检测:目前主要采用 ELISA 和 CLIA 法检测巨细胞病毒 IgM、IgA、IgG 抗体,IgG 亲和力测定,免疫荧光法测定巨细胞病毒 pp65 抗原。

(3)单纯疱疹病毒免疫检测和风疹病毒免疫检测:目前主要采用 ELISA 和 CLIA 法检测 IgM、IgG

抗体。另外临床上可以通过 PCR 查患者血液、羊水、尿液、脑脊液、乳汁等标本中病原体核酸,这是判断特定病原体急性感染最直接的证据。

2. **临床应用**

20 世纪末国外很多专家反对 TORCH 这种组合筛查方式,提倡按实际情况选择。2011 年,中华医学会妇产科学分会产科学组编写的《孕前和孕期保健指南》第 1 版将 TORCH 筛查列为孕前 3 个月首选备查项目。为了满足优生优育需要,全军计划生育优生优育专业委员会撰写了适合中国国情的 TORCH 筛查指南和结果解读。另外,TORCH 除了用于优生优育外,还可以用于免疫抑制剂治疗如器官移植、肿瘤、自身免疫性疾病等患者的感染监测。

TORCH 检测时需同时测定特异性 IgM 和 IgG 抗体,观察抗体滴度变化,如果需要进行抗体复查,尽量选择不同的实验方法。如果 IgG 阳性,说明已经感染过该病毒,那么就不会发生孕产期病毒的初次感染,而病毒的再感染,相对而言,对胎儿的危害会小一些。有研究表明,对初次感染孕妇,宫内垂直传播和胎儿感染风险为 30%~40%,如胎儿被感染,其生后出现后遗症的风险为 20%~25%。对复发感染的孕妇,宫内垂直传播和胎儿感染的风险为 1%,如果胎儿被感染,其生后出现后遗症的风险为 20%~25%。如果孕期 IgM 阳性,结合既往结果以及 IgG 亲和力检测,判断是初次感染还是再感染,间隔 1~2 周检测抗体的滴度变化综合判断。

弓形虫感染若发生在妊娠前 3 个月,则可能引起胎儿中枢神经系统严重损伤,最终导致胎儿死亡;妊娠的中 3 个月感染弓形虫,则可能导致脑积水、智障、失明等;妊娠的末 3 个月发生感染则可能导致视网膜脉络膜炎和眼部其他损伤。但怀孕前感染对胎儿影响不大。通过 IgG 抗体亲和力测定可区分近期和既往感染,近期感染,IgG 抗体亲和力低,既往感染,IgG 抗体亲和力高。

人类对巨细胞病毒普遍易感,初次感染多在 2 岁以下,常呈隐性感染。妊娠妇女感染后可通过胎盘感染胎儿。单纯疱疹病毒在人群中感染较普遍,通常是隐性感染,但也会造成全身性严重感染。单纯疱疹病毒可通过胎盘感染胎儿,导致胎儿畸形、流产。孕妇生殖道疱疹可于分娩时传染给胎儿,引起新生儿疱疹。妊娠 4 个月内的孕妇,若感染风疹病毒,病毒可通过胎盘感染胎儿,引起先天性风疹综合征,导致胎儿器官缺损或畸形。

需要注意的是,孕妇 TORCH 感染,胎儿不一定感染,即使胎儿感染,也不一定会造成出生缺陷,而且由于技术上原因和生物学上的交叉反应,对于阳性结果应该结合临床综合判断,不能只根据抗体阳性反应作为终止妊娠的依据。

(八) 尿路感染

尿路感染(urinary tract infection,UTI)是指病原微生物引起肾脏、输尿管、膀胱和尿道等泌尿系统各个部位感染的总称。尿路感染是仅次于呼吸系统感染的常见社区感染,是年轻女性就诊最常见的疾病之一。泌尿道分为上、下两个部分。上尿路感染包括肾脓肿、肾盂肾炎、输尿管炎,下尿路感染包括膀胱炎、尿道炎。在成人患者中,90% 非复杂型 UTI 发生于女性。许多因素导致尿路感染女性比男性多见。女性尿道短且直,尿道口定植的微生物上行至膀胱发生感染。性生活可使定植在尿道口的细菌进入泌尿道,因此,性生活频繁的女性尿路感染更常见。男性尿道解剖结构与女性不同,且前列腺具有抗菌作用,故男性不易发生尿道感染。尿路感染如能及时治疗,并发症很少,但伴有糖尿病和/或存在复杂因素的尿路感染,未及时治疗或治疗不当,可出现多种并发症。为明确诊断尿路感染,除了影像学检查了解有无尿路结石、梗阻、畸形、反流等造成尿路反复感染的因素,还需要进行下列实验室检查。

1. **实验室检查**

(1)尿常规:可有尿白细胞增多、血尿、微量蛋白尿,亚硝酸盐在某些细菌(如大肠埃希菌等肠杆菌科细菌)感染时也会增加。

(2)尿细菌培养:清洁中段尿、导尿、膀胱穿刺尿均可以做细菌培养。临床常采用清洁中段尿定量培养。不同病原菌有不同的诊断标准,对于肠杆菌科细菌感染中段尿培养标准 $\geq 10^5$CFU/ml;对于革兰阳性球菌、真菌和一些少见病原菌引起的尿路感染诊断标准 $10^4\sim10^5$CFU/ml。

（3）血液学检查：白细胞增高，血沉增快。血液炎症指标 C 反应蛋白增高。

（4）尿标本直接病原学检查：包括分枝杆菌核酸检测，质谱分析以及检测细菌多糖抗原等。

2. 临床应用

典型的尿路感染表现为尿路刺激征、感染和中毒症状、腰部不适等。尿常规中白细胞酯酶试验阳性或每高倍视野可见 5 个以上白细胞，说明有泌尿系统感染。亚硝酸盐试验仅在部分肠杆菌科细菌存在时呈阳性反应，而革兰阳性球菌和假单胞菌感染时，由于上述细菌不能还原硝酸盐而使结果呈阴性，所以亚硝酸盐阴性不能排除尿路感染，但阳性结果具有较高的特异性。不同年龄段的患者有不同的尿液标本微生物培养适应证。对于幼儿，当有不明原因发热时，应在应用抗菌药物之前采集标本进行培养；对于妊娠期妇女，应至少在妊娠早期进行一次尿培养筛查，因为妊娠女性无症状菌尿的治疗可以降低肾盂肾炎的发生率和对胎儿的影响；对于老年人的无症状性菌尿，不建议进行细菌学检查和相应的抗菌药物治疗。

尿路感染是常见的感染性疾病。对尿路感染有诊断意义的症状和体征为尿痛、尿频、血尿、背部疼痛和肋脊角压痛。体征结合实验室检查，某些疾病需要进一步进行影像学检查，为临床诊断尿路感染提供了依据。泌尿系统抗菌药物的选择需要多方面考量，包括抗菌谱、当地细菌的耐药形势、患者本身状态（是否合并肝肾功能不全等）、药物过敏史以及近期抗菌药物的暴露史，所选抗菌药物的安全性以及有效性。

（九）其他感染

妇科感染是指女性生殖道病原体感染，可引起不孕、早产、流产、死胎等情况。按照感染部位可分为上生殖道和下生殖道感染。上生殖道感染也称盆腔炎，包括子宫内膜炎、输卵管炎、盆腔结缔组织炎等。下生殖道感染包括外阴炎、阴道炎和宫颈炎。急性盆腔炎（pelvic inflammatory disease，PID）是由女性上生殖道炎症引起的一组疾病，包括子宫内膜炎、输卵管炎、输卵管卵巢囊肿和盆腔腹膜炎。PID 的发生与淋病奈瑟菌和沙眼衣原体引起的性传播性疾病、存在于阴道的细菌（如厌氧菌、阴道加特纳菌、无乳链球菌等）、巨细胞病毒、人型支原体、生殖支原体、解脲支原体相关。

分泌物涂片病原体检查及培养为妇科感染的主要实验室诊断依据。①分泌物显微镜镜检：可看到分泌物白细胞增多，革兰氏染色后镜检可以初步判断细菌的形态及革兰氏染色分类，在多个多形核白细胞内找到典型的肾形咖啡豆样革兰阴性双球菌，结合临床症状，可以鉴定为淋病奈瑟菌。②分泌物培养：一般对念珠菌阴道炎、淋病奈瑟菌感染有较大价值。对细菌性阴道病微生物培养不作为诊断方法。③外周血检查：WBC 升高，CRP 升高，血沉增快。

当临床症状符合盆腔炎标准，结合感染性指标（血常规、血沉等）来确诊。当怀疑是性传播性疾病（sexually transmitted disease）导致的盆腔炎时，应立即检查淋病奈瑟菌、沙眼衣原体、HIV。

四、评价

感染性疾病的检测主要包括病原学检测、血清学检测和分子生物学检测等，由此确定病原性疾病的发生和性质。通过药物敏感性试验、耐药株检测和医院感染的检测报告，为临床感染性疾病提供最佳的治疗药物选择，防止感染的传播或流行提供及时、有用的数据。感染性疾病临床上主要依据培养技术，对病原体进行分离鉴定以及药敏试验，但分离培养时间较长。质谱技术和 PCR 技术的广泛应用，大大缩短了微生物的鉴定时间，为临床赢得了宝贵的时间。不合理使用抗菌药物导致耐药菌产生和传播，很多以前可治的细菌感染现在变成"不治之症"。不合理使用抗菌药物不仅达不到治疗效果，还增加药物的不良反应，并造成医疗费用的增长。合理使用抗生素不仅需要了解抗菌药物的特性和副作用，还需要充分考虑宿主因素，包括肝肾功能状况、患者年龄、妊娠和哺乳等特殊生理状态等，在抗菌药物方面做到个体化。

（俞晓晨　关秀茹）

第十九节　输血的实验室检查和临床应用

一、概述

输血是一个将血液从体外输入患者循环系统的过程。输血可以迅速补充患者循环系统中丧失的血液成分，是抢救生命的重要治疗手段之一，尤其是大出血和危及生命的贫血患者。然而输血存在风险，输血的风险主要来自两方面，一方面是由于血型抗原引起的同种免疫应答对机体的损伤，另一方面是经血传播的微生物病原体对受血者的感染。因此，开展输血相关实验室检查的目的，即最大限度地规避输血风险和输血不良反应事件的发生，保证患者输注的血液安全、有效；此外，对于已经发生的血型免疫反应和其他输血不良反应的实验室诊断与监测，也是输血相关实验室检查的重要内容。

输血反应性疾病包括输血过程中或输血后因血液成分本身、外来物质和微生物传播引起的不良反应和疾病；狭义上，输血反应性疾病不包括经血传播性疾病。输血反应性疾病主要有发热性非溶血性输血反应（febrile non-haemolytic transfusion reaction，FNHTR）、输血过敏反应、溶血性输血反应（hemolytic transfusion reaction，HTR）、血小板无效输注（platelet transfusion refractoriness，PTR）、输血后紫癜（post-transfusion purpura，PTP）、输血相关移植物抗宿主病（transfusion associated graft versus host disease，TA-GVHD）、输血相关性急性肺损伤（transfusion-related acute lung injury，TRALI）等。输血传播性疾病主要在血液中心的献血者筛查中进行相应指标的检测，因此临床输血实验室通常不再对此进行筛查。

胎母免疫性疾病实质上是一种血型免疫反应，由于母亲本身具有的或经免疫后产生的、针对胎儿血型抗原的 IgG 抗体，经过胎盘屏障与胎儿血细胞结合，而结合有抗体的血细胞则被胎儿脾脏中的巨噬细胞所破坏，导致产生免疫性疾病。胎母免疫性疾病主要包括胎儿和新生儿溶血病（hemolysis of fetus and newborn，HDFN），胎儿和新生儿同种免疫性血小板减少症（fetal/neonatal alloimmune thrombocytopenia，FNAIT），胎儿和新生儿特发性血小板减少性紫癜（idiopathic thrombocytopenic purpura，ITP）。临床上，HDFN 较常见，主要原因是母婴 ABO 血型不合；其次是 Rh 血型系统，两者导致的换血占新生儿换血比例的 66%。血库及输血实验室的相关检测在胎母免疫性疾病的诊断及防治方面，起着非常关键的作用。

二、相关的实验室检查

输血相关实验室检查技术按方法学分类可分为血清学、分子生物学和细胞生物学方法，以下对常见的一些输血相关实验室检查技术进行简单介绍。

（一）血清学检测

以下对红细胞抗原抗体反应的主要血清学检测项目进行简述。对于其他血型系统的鉴定与 ABO 或 Rh 血型鉴定方法类似，采用的血清学方法依据抗血清特异性而定。抗血清为 IgM 型的，鉴定时采用直接血凝试验；抗血清为 IgG 型的，采用间接抗球蛋白试验（indirect antiglobulin test，IAT）。对于没有商品化抗血清的血型系统可以采用分子生物学方法鉴定血型。

1. **ABO 血型检测**　ABO 血型是唯一一个抗原抗体正反规律出现的血型系统，是临床输血与移植中至关重要的血型系统。

（1）常规 ABO 血型检测：ABO 血型鉴定（ABO blood typing）包括正反定型两部分。正定型，是指用标准抗 -A 和抗 -B 分型血清来测定红细胞上有无相应的 A 型抗原或（和）B 抗原；反定型，是指用标准 A 型细胞和 B 型细胞来测定血清中有无相应的抗 -A 和 / 或抗 -B。常规的检测方法包括玻片法、试管盐水介质法、微量板法、微柱凝集法。

（2）ABO 亚型检测：ABO 亚型是具有遗传特性的，在常见的人类 A、B、AB、O 4 种血型之下进一步细分的弱 ABO 表现型。这些亚型具有明确的血清学特点，往往在 ABO 正反定型时出现异常反应格局。ABO 亚型检测常用方法有 4℃ 增强法，弱 ABH 抗原或抗体检测法，吸收放散试验，唾液 ABH 物质检测法。

（3）特殊情况下 ABO 血型的检测：在冷凝集素综合征、自身免疫性溶血性贫血、多发性骨髓瘤等疾病状态或有近期输血史的情况下，患者 ABO 血型鉴定可能受到干扰，可通过热放散红细胞法、酸放散红细胞法、盐水稀释血浆法、红细胞毛细管离心法等血清学方法进行 ABO 血型鉴定。

2. Rh 血型检测　Rh 血型系统抗原主要有 5 种：C、c、D、E、e。其中 D 抗原的抗原性最强。

（1）常规 Rh 血型检测：常规的 Rh 血型检测一般只作 D 抗原的血型鉴定，必要时也进行 C、c、E、e 抗原的检测。除外 ABO 血型的鉴定是结合正反定型来判断以外，包括 Rh 血型在内的其他血型系统，均仅需要鉴定红细胞上是否含有相应抗原即可鉴定血型。常规 Rh 血型检测方法及特点基本与常规 ABO 血型检测方法相同。

（2）RhD 阴性确认和变异型检测：本方法使用 IgG 型抗 -D 结合间接抗人球试验对直接离心法无法检出的 D 变异型进行血清学鉴定，提高了检测灵敏度。常见的方法有试管抗球蛋白法和微柱凝胶抗球蛋白法。

3. 红细胞抗体的检测　针对血浆中游离的红细胞抗体，通常选择直接离心法检测 IgM 抗体及其效价，间接抗球蛋白试验、聚凝胺法和酶试验技术检测 IgG 抗体，其效价一般采用间接抗球蛋白试验进行检测。当一种抗体同时存在 IgM 型和 IgG 型时，用巯基试剂 2- 巯基乙醇（2-mercaptoethanol，2-Me）去除 IgM 抗体后测定 IgG 抗体效价。对红细胞抗体的筛选已经普遍通过全自动血库工作系统进行检测。而对于一些自身免疫性溶血性贫血患者，可采用冷自身抗体吸收法、温自身抗体吸收法、异体细胞吸收法尽量吸收去除温或冷自身抗体的干扰后进行同种抗体的检测。

针对患者体内已致敏红细胞的不完全抗体，主要是 IgG 和 C3 抗体，可通过直接抗球蛋白试验（direct antiglobulin test，DAT）进行检测；并可通过热放散、氯喹放散法或冷酸放散法从红细胞上把抗体解离下来，以备用已知表型的红细胞检测放散液，判断抗体的特异性和效价。

4. 血小板抗体的检测　致敏红细胞血小板血清学试验（simplified sensitized erythrocyte platelet serology assay，SEPSA）是将抗人 IgG 抗体致敏的红细胞作为指示剂，用于直接指示血小板抗原抗体反应，从而建立的简易血小板血清学技术。检测血小板抗体的方法还有单克隆抗体固相血小板抗体试验（monoclonal antibody solid phase platelet antibody test，MASPAT）、单克隆抗体免疫固定血小板抗原方法（monoclonal immobilization of platelet antigen assay，MAIPA）等。

5. 交叉配血试验　交叉配血试验（cross matching）通常指红细胞交叉配血试验；除此以外，血小板在特殊情况下，也需要进行交叉配血试验。

（1）红细胞常规交叉配血试验：包括盐水介质配血法（检测 IgM 血型抗体）和抗人球蛋白介质或聚凝胺介质配血法（检测 IgG 血型抗体）。通过交叉配血试验，观察受血者血清与供血者红细胞（主侧）以及受血者红细胞与供血者血清（次侧）之间有无凝集和溶血现象，进一步检测受血者和供血者之间是否存在红细胞血型不合的抗原抗体反应，以保证受血者的输血安全。

（2）红细胞特殊交叉配血试验：针对存在红细胞同种抗体或自身抗体的患者进行的交叉配血称之为红细胞特殊交叉配血。在探明患者出现配血不相合的原因及其明确其血型的基础上，在必要的情况下，对献血者红细胞特定表型进行筛选，以排除可能由于同种抗体导致的输血反应，最大限度保证安全输血。

（3）血小板特殊配血试验：针对存在 HLA 抗体、HPA 抗体或血小板自身抗体的患者进行的血小板配血称之为血小板特殊配血。检测一般采用 SEPSA 或 MASPAT 方法，将患者血清与献血者血小板进行配合性试验，选择与患者血清中血小板抗体不反应的献血者血小板进行输注。

6. 人类白细胞抗原抗体反应的检测　HLA-A、B、C、DQ 和 DR 可以用微量淋巴细胞毒试验检出。检测 HLA-D、DP 的细胞学方法基本已被基因分型方法取代。该方法通过已知的 HLA 特异性抗体与待检淋巴细胞膜上相应的 HLA 抗原结合,激活补体,从而导致细胞死亡,来判断个体 HLA 抗原的特异性。另外,可以采用类似的补体依赖的细胞毒性(complement-dependent cytotoxicity test,CDC)方法来筛查 HLA 抗体。CDC 是将受者待检血清与供者淋巴细胞和补体共同温育,若被检血清中存在 HLA 抗体(细胞毒抗体),其与供体淋巴细胞膜表面相应抗原结合后激活补体,引起细胞膜破损死亡,死细胞数目,可以估计淋巴细胞毒的强度。

（二）分子生物学

1. **基因分型技术**　PCR- 序列特异性引物(PCR-sequence specific primer,PCR-SSP)是目前红细胞血型分型最常用的技术之一,常用于 ABO、Rh 等红细胞血型、白细胞血型(HLA)、血小板血型的基因分型。根据血型基因核苷酸碱基序列的多态性和已知的 DNA 序列,设计一系列等位基因型别特异性序列引物,通过特定的 PCR 反应体系扩增各等位基因的型别特异性 DNA 片段,根据是否产生特异性 PCR 产物以及产物的片段大小来指定相应血型基因型。

2. **基因直接测序法**　基因直接测序法多采用一代测序,即 Sanger 测序法,对血型基因的特定序列进行扩增后测序。

3. **其他技术**　在输血领域应用的其他分子生物学技术还包括血型基因芯片技术和荧光定量 PCR 技术等。血型基因芯片技术是将大量血型特异性寡核苷酸分子固定在支持物上,然后与标记的样本进行杂交,通过检测杂交信号的强弱进而判断样本的血型基因型。该方法具有通量高的优点,能对已知 DNA 序列的 30 余个红细胞血型系统的数百种抗原进行同步鉴定,但是无法摆脱微阵列分析固有的缺点,如优先扩增某个等位基因、引物优化困难等。荧光定量 PCR 方法可分为特异类和非特异类两类,特异性检测方法是在 PCR 反应中利用标记荧光染料的基因特异寡核苷酸探针来检测产物;而非特异性检测方法是在 PCR 反应体系中,加入过量荧光染料,荧光染料特异性地掺入 DNA 双链后,发射出荧光信号。前者由于增加了探针的识别步骤,特异性更高,但后者则简便易行。荧光定量 PCR 技术主要应用于 HDFN 的产前诊断。

（三）免疫学

1. **多荧光微珠免疫分析**　是基于荧光流式细胞仪和免疫标记技术相结合的一项免疫学技术。包含 HLA 位点的 PCR 产物与有色微球上的 DNA 探针进行杂交。通过检测微球上 DNA 探针的荧光强度来判定微球上是否结合了 PCR 产物,通过测定微球的颜色来判定结合的 PCR 产物的特异性,经分型软件分析可确定样品的 HLA 型别。

2. **酶联免疫吸附试验**(enzyme linked immunosorbent assay,ELISA)　在输血检测方面应用时,通常采用 ELISA 双抗体夹心的方法检测血浆中的 IgA 抗体,采用莱姆德混合抗原板(Lambda antigen tray mix,LATM)法和莱姆德抗原板(Lambda antigen tray,LAT)法筛查血浆中的 HLA 抗体。

3. **免疫磁珠流式细胞仪法**　该方法将 HLA-I、II 类抗原纯化后包被在免疫磁珠上,通过流式细胞仪检测和分析血清标本中 HLA 抗体的强度和特异性。

三、常见临床应用

（一）输血反应性疾病

1. **发热性非溶血性输血反应(FNHTR)**　FNHTR 是最为常见的输血不良反应,占输血总反应率的 52.1%。FNHTR 指患者在输血中或输血后体温升高 ≥1℃,并以发热与寒战为主要临床表现,并排除其他可导致体温上升的原因的发热反应。白细胞滤过技术可以降低 FNHTR 的发生率,在滤白悬浮红细胞、滤白血小板输注中其频率分别约为 1.1% 和 0.06%~2.2%。目前,大多数 FNHTR 与多次输入 HLA 不相容的白细胞、血小板而引起的抗原抗体反应相关。该抗原抗体反应能使白细胞或血小板与其相应抗体结合,激活补体,并在单核 - 巨噬系统内破坏后释放出内源性致热原,如白细胞介素 -1(IL-1)、白细胞介素 -6(IL-6)、肿瘤坏死因子 -α(TNF-α),进而直接或间接作用于体温调节中枢,导致发热。粒细胞免疫产生的抗体也可导致发热反应。因此通过确认受血者血液中是否存在 HLA 或粒细胞抗体,对明确 FNHTR 具有一定意义。

2. **输血过敏反应**　输血过敏反应主要是由输注血浆成分而引起的 I 型速发型变态反应(输血过敏反应),也可以是由血浆成分中某些种类抗体(如 IgG 和 IgM 型抗体)引起 II 型或 III 型超敏反应(输血类过敏反应)。输血过敏反应发生率仅次于非溶血性发热性输血反应而位居所有输血反应的第 2 位。血浆输注以过敏反应发生率为最高,约为 1%~3%。无并发症的输血过敏反应主要表现为局部或广泛性较轻的皮肤瘙痒、皮疹,无发热寒战;严重过敏反应或类过敏反应发生率约为 0.1%~0.2%,反应多为全身性,涉及心血管、呼吸或消化系统等,可出现支气管痉挛、低血压、喉头水肿等临床表现;可伴有寒战和发热。有的患者甚至出现过敏性休克,发生率约 0.002%~0.005%,严重者可致死亡。

输血过敏反应常发生于过敏体质的人,由于受血者血内有抗 IgA 抗体与输入血内的 IgA 发生抗原抗体反应所致。也可由于受血者免疫产生 IgA 或 IgG 同种异型抗体,即抗 A_2m 抗体或抗 Gm 抗体,而引发输血过敏反应。此类抗体多属于 IgG 型,可激活补体,导致血管活性物质的释放。IgA 缺陷的患者输血往往导致严重过敏反应,如过敏性休克。高水平的血浆 IgE 通常提示患者为过敏体质,如果献血者中含有某种抗原而受血者体内有相应的 IgE,即可与致敏肥大细胞和嗜酸性粒细胞紧密结合,发生抗原抗体反应,释放出许多活性物质(组织胺、慢反应物质、亲嗜酸性粒细胞因子),进而引起过敏反应。

3. **溶血性输血反应(HTR)**　HTR 是由于免疫或非免疫原因,使输入的红细胞在受血者体内发生异常破坏而引起的输血不良反应,可分为急性溶血性输血反应(acute hemolytic transfusion reaction,AHTR)和迟发性溶血性输血反应(delayed hemolytic transfusion reaction,DHTR)。大部分 AHTR 是由于 IgM 型血型抗体造成的,IgM 血型抗体通过致敏补体引起红细胞在血管内溶血。高浓度 IgG 型血型抗体也可能导致补体致敏和急性血管内溶血。DHTR 多由回忆性免疫应答引起,由初次免疫应答引起者罕见;多数为血管外溶血,可发生于输血后 2~10 天,部分患者溶血反应发生较迟或症状不明显,可能数月后才在血浆中检出相应的血型抗体。

HTR 是输入的红细胞在受血者体内发生异常破坏而引起的输血不良反应。当疑有 HTR 时,在实验室检查方面,应立即核对供血者配血试管的血标本、患者血标本和血袋血型是否同型;并用输血前、后患者血标本重复进行 ABO、Rh 血型鉴定和交叉配血。一旦发现供受者 ABO 血型不一致,即可确定为 ABO 急性溶血性输血反应。对于非 ABO 溶血性输血反应的实验诊断,需通过间接抗人球实验,鉴定受者血浆中是否存在不规则同种抗体;存在不规则同种抗体者,自身红细胞该抗原为阴性,供者红细胞该抗原为阳性,即可确诊。临床上最常见的可能导致 HTR 的不规则抗体为 Rh 系统抗体,如抗 E 抗体或抗 Ec 抗体;其他有临床意义的不规则抗体还包括 Lewis、Kidd、MNS 等血型系统的抗体。其他实验室检查结果,如血浆游离血红蛋白、血清胆红素(以非结合胆红素为主)升高,血浆结合珠蛋白下降,尿隐血阳性或血红蛋白尿等,也可支持 HTR 的诊断。

4. **血小板输注不良反应**　血小板输注不良反应主要包括 PTP 和 PTR。PTP 是由于输入不相容的血小板或多次妊娠,导致产生免疫性血小板抗体,破坏供者或自身血小板,出现全身皮肤黏膜出血点和瘀斑的严重的血小板减少症。PTP 往往在输全血或血小板后 1 周左右发生,绝大多数患者是女性,有输血史和妊娠史。PTP 是一种自限性疾病,多可在 21 天内恢复($PLT > 100 \times 10^9/L$)。实验室检查可见血小板计数明显下降,一般 $< 10 \times 10^9/L$,骨髓巨核细胞数可正常或增多,血清中检出血小板抗体,常见的抗体为 HPA-1a 抗体。

PTR 是指患者在连续两次接受足够剂量的血小板输注后,仍处于无反应状态,临床出血表现未见改善,血小板计数未见明显增高,有时反而会下降。其原因可分为免疫性和非免疫性因素。主要非免疫性原因有消耗性凝血病、败血症和脾肿大等,免疫性因素则包括 ABO 血型不合、抗 HLA(人类白细胞抗原)、HPA(人类血小板特异性抗原)抗体、自身抗体、药物抗体等。血小板同种免疫相当于红细胞同种抗体产生频率的几十倍,然而由于血小板抗原抗体反应症状不明显而容易被漏诊。判定是否存在 PTR 可以通过校正的血小板上升数(corrected count increment, CCI)或血小板输注回收率 (percentage platelet recovery, PPR)来衡量。血小板输注后 1 小时 CCI<7 500,24 小时 CCI<4 500,或血小板输注后 24 小时 PPR<20% 为 PTR,相关计算公式如下:

$$CCI=\frac{(输血后血小板计数 - 输血前血小板计数) \times 10^{11} \times 体表面积(m^2)}{输入的血小板总数(\times 10^{11})}$$

注:血小板计数单位为 μl,体表面积单位为 m^2。

$$PPR=\frac{(输血后血小板计数 - 输血前血小板计数) \times 血容量}{输入的血小板总数(\times 10^{11})} \times 100\%$$

注:血小板计数单位为 L,血容量按照 75ml/kg 体重计算。

免疫性 PTR 的实验室诊断策略与 PTP 类似,均是通过检测患者血清中的血小板同种抗体(HLA 和 HPA 抗体)来诊断。

5. 输血相关移植物抗宿主病(TA-GVHD)　TA-GVHD 是由于输入的异体血中的淋巴细胞视受血者 HLA 抗原性不同的细胞为异体细胞实施攻击而产生的免疫反应,是输血最严重的并发症之一,发病率为 0.01%~0.1%,主要发生于有免疫功能抑制的患者,死亡率超过 90%。TA-GVHD 潜伏期短,输血后 8~10 天发病,由于治疗效果差,患者一般在输血后 3~4 周死亡。常见临床表现包括皮疹、水泻、肝功能异常、发热,并常伴有厌食、恶心、呕吐。骨髓严重受损,导致血小板和白细胞减少,患者最终因骨髓衰竭和感染而死亡。

实验室检查可见全血细胞减少,粪便中存在大量红、白细胞,转氨酶、胆红素升高,肝功能异常等。组织活检证实 GVHD 病理改变:①皮肤改变表现为表皮基底细胞层变性伴空泡形成,真皮上皮层分离和水疱形成,单核细胞浸润,表皮角化或角化不良;②骨髓活检示造血细胞减少,淋巴细胞浸润及骨髓纤维化表现;③肝脏改变主要有肝细胞空泡变性,小胆管坏死,肝门处有单核、淋巴细胞浸润。

6. 输血相关性急性肺损伤　TRALI(输血相关性急性肺损伤)是输血引起的成人急性呼吸道综合征。TRALI 的发病机制是输入的血液中含有的白细胞抗体或生物活性脂质与患者的白细胞发生反应使白细胞发生凝集,凝集的白细胞滞留于肺微循环中导致肺浸润,同时激活补体。但在少数病例中也可能是由于输入的白细胞与患者血清中的相应抗体发生反应导致 TRALI。由于每个患者的病情不同,TRALI 往往被误认为是原发病或其他疾病的临床表现,而忽略或掩盖了 TRALI 的存在。因此,除外临床表现和影像学特征外,在供、受者血液中检出 HLA 或粒细胞抗体,或供者补体依赖性细胞毒试验阳性,也能支持 TRALI 的诊断。

(二)胎母免疫性疾病

1. 胎儿和新生儿溶血病的产前实验诊断

(1)孕妇的血清学检测:首次妊娠时,就要对孕妇的 ABO、RhD 血型及血清中的红细胞不规则抗体进行检测。其中,不规则抗体的检测使用 IAT 方法,要求能检出在 37℃以下有反应活性的目前已知具有临床意义的所有 IgG 抗体。O 型孕妇与 A 型或 B 型胎儿最易发生 HDFN。由于高加索人种 RhD 阴性频率约为 15%,因此在西方发达国家,对于 RhD 血型阴性且抗体筛查阴性的孕妇,常规预防性注射 RhIG(RhD 免疫球蛋白)。美国血库协会(The American Association of Blood Banks, AABB)推荐,在孕 28 周、产后及妊娠任何时期,注射抗 D 免疫球蛋白前也应复查抗体。若孕妇抗体筛查结果为阳性,必须进一步鉴定抗体的特异性。

1)孕妇抗体特异性的鉴定:使用谱红细胞对孕妇血清中的 IgG 不规则抗体进行进一步鉴定。在鉴定出特异性抗体以后,还要用特异性抗血清验证孕妇红细胞相应的血型抗原是否为阴性。这一检测有助于对 HDFN 的风险进行评估,并决定是否需要设立相应的监控机制。若孕妇的抗体特异性为抗 -I、抗 -P1、抗 -Le^a、抗 -Le^b,无论其为 IgM 或 IgG 抗体,对胎儿都没有太大影响,因为这些抗原在新生儿的红细胞上表达量很低。使用 2-Me 处理孕妇血浆,以去除 IgM 抗体对 IgG 抗体检测的干扰。此外,针对 Knops 和 Chido/Rodgers 血型系统抗原的抗体,虽然结合红细胞,但并不会引起溶血,因此不会导致 HDFN；而针对 Cromer 系统的抗体，由于其可与胎盘滋养层上的 CD55 结合，因此不会通过胎盘造成危害。目前报道的引起 HDFN 的不规则抗体除抗 -D 外，还有抗 -E、抗 -Ec、抗 -G、抗 -c、抗 -K、抗 -Fya、抗 -M、抗 -Dib、抗 -Dia 等。对曾发生过 HDFN 的经产妇，再次妊娠期间也可能检出新的抗体，必须加以警惕。

2）孕妇抗体效价测定：虽然不能完全依赖母体抗体效价这一指标来进行预判，但是测定其对预测胎儿 HDFN 临床症状及治疗有一定帮助。抗体效价以出现凝集反应的最大稀释倍数表示。一般设立一个诊断性的效价阈值，当抗体效价高于该阈值时，胎儿发生 HDFN 的风险显著增高，需要进行有创性干预。AABB 推荐使用经典抗人球蛋白方法进行效价测定。其他方法，如白蛋白抗人球蛋白法和凝胶卡法，可能导致效价值高于推荐方法，而需要对其诊断性效价阈值进行调整，以避免临床根据这一数值过高预估了发生 HDFN 的可能性。

可能是由于 ABO-HDFN 患儿通常症状较轻，且大部分可通过照光治疗治愈，因此国际上仅对 ABO 以外的可引起 HDFN 的同种抗体效价监测进行了相关规定，在我国，我们设定的孕妇血清 IgG 抗 A 或抗 B 抗体效价阈值为 64。AABB 指南中指出，使用经典抗人球蛋白法检测抗 D 抗体的诊断性效价阈值为 16。对于其他抗原（非 D 抗原）引起的同种免疫反应的孕妇，则需要用类似的效价水平监测指导临床治疗，如受检者起始的抗体效价小于等于 8，除抗 -K 外，仅需每 4 周检测一次效价。

由于 Kell 血型系统的抗原存在于祖红细胞上，因此即使母体抗 -K 效价水平不高，也可导致红系生成抑制和严重贫血。虽然包括我国人群在内的蒙古人种 Kell 血型系统几乎不存在多态性，但是在高加索人种，Kell 血型系统是仅次于 ABO 和 Rh 系统以外的第三大血型系统。Kell 抗原具有较强的抗原性，可导致严重的 HDFN 和 HTR。目前认为，抗 -K 对 HDFN 的诊断性效价阈值是 8。抗体效价测定在不同实验室之间经常存在偏差，因此检测同一受检者的效价应该来自同一个实验室（或不同实验室间使用同一份受检者样本进行校准）。在此条件下，高于 1 倍稀释的变化具有临床意义，动态监测抗体效价的变化，有明显增高者临床意义较大。近年采用流式细胞术进行抗体定量检测被证实较抗体效价测定更精准。

近十年来，多普勒技术的进步促进了无创评估胎儿贫血手段的发展，当前临床通常联合监测母亲抗体效价和胎儿大脑中动脉血流多普勒超声，诊断胎儿贫血程度。当孕 16 周以上的妇女，抗体效价达到 16 时，将使用多普勒超声确定 HDFN 的严重程度。

（2）HDFN 的基因诊断：对于检出同种免疫性抗体的孕妇，下一步就必须确定父系的红细胞抗原。如父亲是相应抗原的纯合子，那么其胎儿 100% 存在 HDFN 风险；如父亲是相应抗原的杂合子，那么每次妊娠胎儿发生 HDFN 的风险比例为 50%。鉴于 D 抗原无法使用血清学方法鉴定其合子状态，因此必须使用 DNA 检测的方法来确定。

当父系的基因型为杂合子或不明确时，需要确定胎儿的基因型。羊水穿刺是确定胎儿血型的主要方式，通过对 2ml 羊水中的羊水细胞行聚合酶链反应（PCR）而测定。PCR 的灵敏度和特异度分别为 98.7%、100%，阳性预测值和阴性预测值分别为 100%、96.9%。绒毛活检也可达到同样的效果，但不提倡，因为绒毛的破坏可能会造成母胎出血，加重同种免疫反应。如胎儿的红细胞抗原为阴性，则无须再行进一步的检查。尽管假阴性率低（1%~3%），定期的无创性的评估还是有必要的。

近年来，孕期母体外周血游离胎儿 DNA（cell free fetal DNA，cffDNA）的无创产前筛查技术取得了很大进展。这一技术起源于英国，早期的检测手段包括 PCR 相关技术、飞行时间质谱技术等。随着测序技术的发展，高通量测序逐渐成为主流检测技术。在孕中期的早期，母体血浆中的胎儿 DNA 浓度已达较高水平，可通过母体血浆中胎儿的游离 DNA 来检测其 RhD 血型，准确率大于 99%。英国在过去十余年中，无创产前诊断已成功用于已免疫的 RhD 阴性女性及有 HDFN 发病史或具有较高抗 D 抗体水平的孕妇，以判断胎儿的 Rh 血型。通常，国外对孕 11 周已免疫或有 HDFN 发病史的高危孕妇提供 RhD 血型无创产前诊断。目前，仅荷兰和丹麦采用该项技术对所有 RhD 阴性的孕妇进行胎儿血型鉴定，以减少不必要的人源性 RhIG 注射。除了 *RhD* 基因型，cffDNA 检测还可分析 Kell 与

HPA 等其他血型的基因型。在我国,基于 cffDNA 的无创产前筛查技术,目前主要用于染色体非整倍体筛查,尚未运用于 HDFN 的风险筛查与防治。

2. 胎儿和新生儿溶血病的新生儿实验诊断

(1)新生儿的血清学检测:AABB 指南规定,脐血 ABO/Rh 血型和新生儿红细胞 DAT 试验用于以下 4 种情况。①确定新生儿黄疸的病因;②确定新生儿溶血的病因;③确定 RhD 阴性孕妇是否需要注射 RhIG;④用于孕期母亲相关检测未做或结果无法获得的病例。通常欧洲和亚洲人群中,A 型胎儿最常受累;非裔人群中则 B 型胎儿最易受累。在严重病例中,DAT 通常为阳性,患儿 IAT 试验可同时检出游离抗体。若 ABO-HDFN 被排除,除外抗体筛查可检出的同种抗体,则有可能是针对父源性的低频红细胞抗原抗体。使用抗人球蛋白法检测脐血红细胞放散液或母亲血清(若 ABO 相容)与父亲红细胞的反应性,通常具有诊断意义。

(2)血液学与生化检测:HDFN 患儿血液检查提示溶血的指标包括正常红细胞计数、血红蛋白和血细胞比容下降、网织红细胞增加、乳酸脱氢酶(LDH)和总胆红素(主要由于非结合胆红素)增高等。据文献报道,血型不合较其他原因导致的新生儿高胆红素血症血清总胆红素峰值更高,Rh-HDFN 患儿平均为(22.7 ± 5.5)mg/dL,ABO-HDFN 患儿平均为(21.5 ± 4.6)mg/dL。体液检查可见尿游离血红蛋白、含铁血黄素、尿(粪)胆素原增高。值得注意的是,结合珠蛋白虽然是成人溶血的有用指标,但由于新生儿的结合珠蛋白水平较低,要到 6~12 个月才能达到成人水平,因此这一指标并不适合用于新生儿溶血的辅助诊断。此外,胎盘组织染色检查也具有一定诊断价值,如在普鲁士蓝染色下,可见胎盘绒面胎儿血液与绒毛间隙中的母亲血液接触界面有铁沉着。

新生儿周围血细胞形态学检查对鉴别 HDFN 与其他红细胞疾病具有一定意义,如 ABO-HDFN 患儿的周围血涂片可见不同程度贫血表现下的循环有核红细胞、不均一球形红细胞、裂形红细胞和多染色性红细胞。球形红细胞的形成是由于 IgG 包被的红细胞膜不断被网状巨噬系统吞噬,细胞表面积与体积比改变而导致。除反映贫血导致的骨髓造血活跃的特征外,HDFN 患儿的外周血涂片缺乏其他红细胞疾病的一些典型形态学特征,如大量棘形红细胞、口型红细胞、均一球形或椭圆形红细胞、镰形红细胞、靶形红细胞等。

3. FNAIT 的实验诊断与临床应用 FNAIT 的实验诊断依赖于在母体或胎儿血液循环中检出特异性同种抗体。FNAIT 受累胎儿血液检查还可见造血系统代偿性增生。首次妊娠时,就要对孕妇进行血小板抗体检测,因为约 25%FNAIT 受累胎儿能在首次妊娠时检出抗体。早在孕 17 周就可以检出母体血小板抗体,而在孕 20 周胎儿即可发病。引起 FNAIT 的抗体是特异性针对母体血小板上缺乏的父源性的胎儿血小板抗原。据国外统计的数据,约 80% 的病例是由于抗 HPA-1a 抗体、10% 由抗 HPA-5b 抗体、4% 由抗 HPA-1b 抗体、2% 由抗 HPA-3a 抗体,6% 由其他抗体导致,总体发生率约 1/1 500~1/2 000。应对孕妇及其丈夫进行血小板抗原分型。对胎儿父亲的 DNA 测定可以确定相关抗原的杂合性。同红细胞血型一样,当父系的血小板抗原基因型为杂合子或不明确时,需要确定胎儿的基因型。在孕 11—13 周即可进行 DNA 检测,并在孕 20 周前进行胎儿评估。必要时脐穿刺进行血小板计数,当胎儿/新生儿循环血小板计数小于 50×10^9/L 时出血风险最大,应给予相应抗原阴性的辐照血小板进行宫内输注。不推荐以超声监测替代脐穿刺血小板计数来预判胎儿出血,因为颅内出血通常导致永久性大脑损伤,严重影响患儿生存质量。经阴道分娩前,胎儿血小板计数应大于 50×10^9/L。由于母体血小板相应抗原为阴性,但血浆中含有针对 FNAIT 胎儿的血小板抗体,因此也可以对胎儿输注母亲的洗涤血小板。紧急情况下,无法获得这些匹配型的血小板时,也可以输注未经选择的血小板进行抢救。

4. ITP 的实验诊断与临床应用 对血小板减少的或孕前曾经诊断为 ITP 的孕妇,应该进行血清血小板自身抗体的检测。阴性结果通常提示孕妇血小板减少由于其他原因引起,且胎儿没有出血风险;阳性结果结合临床表现可诊断孕妇患有 ITP。ITP 孕妇产生的针对血小板的自身抗体,不仅会与其自身的血小板反应,也会与献血者或胎儿血小板反应。这是导致胎儿与新生儿血小板减少症的另外一个原因。虽然 ITP 在孕妇中较为罕见,但其可同时引起母亲和胎儿发病。所幸值得注意的是,母体血小板计数的变化不总是和胎儿平行。由于 ITP 胎儿中仅 10% 血小板计数小于 50×10^9/L 且仅 1%~2% 有明显出血风险,而脐穿刺带来的疾病率与死亡率则高于宫内或分娩时严重出血的风险,因此对于 ITP 胎儿通常不倾向于采血进行血小板计数。

四、评价

输血的实验室检查目的是为了保证安全、有效的输血,并对输血可能导致的不良反应进行监测。在输血的血清学实验室检查中,直接血凝试验和间接抗球蛋白试验是最核心的两个检测方法,其他的方法均是建立在这两个实验的基础上。适当提高血清学检测体系的灵敏度,有助于检出较弱的血型同种抗体,从而避免同种免疫性输血反应或无效输血。然而,并非所有的血型抗体都会导致溶血性输血反应或无效输血。因此,在选择合适的方法及其灵敏度、反应条件检测血型抗体的同时,评价这些抗体的临床意义对血液的科学、合理、有效输注同样具有重要意义。另外,血型基因检测正日益在输血和移植配型的实验室检查中广泛应用,不仅可以解决血清学检测的局限性,还为输血领域提供更广阔的研究思路。

(蔡晓红)

第二十节　遗传性疾病的实验室检查与产前诊断

一、概述

遗传性疾病是指由遗传物质发生改变而引起的疾病,具有遗传性、先天性、终生性等特点。广义而言,除外伤和非正常死亡外,几乎所有人类疾病都属于遗传病,只是在疾病的发生、发展和转归中遗传因素的作用有大有小。遗传性疾病通常可分为:染色体病、基因组病、单基因病、线粒体基因病、多基因病(复杂疾病)、体细胞遗传病等。

染色体是基因的载体,由于染色体数目或结构异常导致相应染色体上基因群的剂量或位置发生改变,进而引起的疾病称为染色体病,通常表现为复杂的综合征,如 21 三体综合征、18 三体综合征、Turner 综合征(特纳综合征)等。基因组病是指由于基因组结构不稳定性而引起基因重排的一大类疾病,其分子基础是 DNA 异常重组导致基因的缺失或重复,或基因结构的彻底破坏,这类疾病包括 22q11.2 缺失 / 重复综合征、Smith-Magenis 综合征(史密斯 - 马盖尼斯综合征)、佩 - 梅病等。单基因病指由一对等位基因上的突变引起异常表型的疾病。基因突变类型包括单核苷酸替换、缺失、插入、移码以及剪接变异等。单基因病种类繁多,主要依据其突变基因所在的染色体和发病方式的不同,分为:常染色体显性遗传病、常染色体隐性遗传病、X 连锁显性遗传病、X 连锁隐性遗传病、Y 连锁遗传病。线粒体是真核细胞中唯一含有核外遗传物质的细胞器,线粒体基因突变导致的疾病即为线粒体基因病,呈母系遗传,主要影响大脑、心脏和肌肉。线粒体基因突变通常具有异质性,当突变的线粒体 DNA 超过一定阈值时,患者出现疾病表型,常见的线粒体基因病包括:莱伯(Leber)遗传性视神经病变、线粒体肌病、非胰岛素依赖型糖尿病等。多基因病,是指在环境因子的诱导下,十几个、几十个易感基因交互作用而引发的疾病,通常为常见病、多发病,如冠心病、糖尿病、阿尔茨海默病等。体细胞遗传病,是指体细胞内遗传物质发生改变并导致的疾病,如肿瘤、自身免疫性疾病等。

目前遗传性疾病的诊断主要依靠病史、家族史(家系调查)、临床表现、基因诊断、实验室检查、影像学检查等。其中,基因诊断对于遗传性疾病的确诊不可或缺。基因诊断,又称分子诊断或 DNA 诊断,是指采用分子生物学技术对患者体内提取的核酸进行定性、定量分析,从而判断患者是否有基因异常。与其他检查相比,基因诊断具有在分子水平揭示疾病病因和发病机制、可进行症状前诊断、为遗传咨询提供依据等独特优势,在遗传性疾病的临床诊断与研究中得到广泛应用。目前常用的基因诊断技术包括：Sanger测序、高通量测序、染色体基因组芯片、染色体核型分析、荧光原位杂交、多重连接探针扩增等。

Sanger测序，即第一代测序技术，通常针对已知致病基因设计引物，进行聚合酶链式反应（PCR）扩增和直接测序，从而对已知或未知基因变异（点突变、插入/缺失等）进行检测，具有操作简单、快速、准确、成本低等优点，尤其适用于单基因遗传病的基因诊断和产前诊断。近年来，高速发展的高通量测序技术，又称下一代测序或二代测序或深度测序，基于边合成边测序或边连接边测序的基本原理，可同时对数百万个DNA分子进行检测，使人们能在较短的时间内（几天至几星期）以较为合理的成本（几千人民币）对个体的基因组或转录组进行深入细致的全貌分析。高通量测序技术对同时涉及多个基因、多种变异类型，对罕见变异的出生缺陷和遗传性疾病的分子诊断具有非常明显的优势，在鉴定疾病致病基因方面也非常有效。染色体基因组芯片，其主要原理是核酸分子杂交技术，即利用核酸分子碱基之间互补配对的原理，将处理好的样品与固定到固体支持物上的核苷酸进行杂交，以实现对待测样品的大规模检测，具有快速、准确、灵敏、信息量大、操作简单、重复性强等特点，可在全基因组范围内同时检测多种染色体不平衡导致的疾病，其临床应用指征包括不明原因的智力落后和/或发育迟缓、非已知综合征的多发畸形以及自闭症谱系障碍等。

通过基因检测，医生可对突变的基因做鉴定，达到诊断疾病的目的。同时基因检测可以对一些致病基因携带者（可无临床症状）进行鉴定，来评估其后代发病风险，从而采取相应的预防措施。基因检测还可使被检者预知身体患某些疾病的风险，从而可以通过改善自己的生活环境和生活习惯，提早预防或采取有效的干预措施，避免或延缓疾病的发生。

二、相关的实验室检查

遗传性疾病种类繁多，临床表型复杂多样，人体各系统、器官均可受累，严重者可致残、致死，目前小部分遗传性疾病早期发现、早期干预，可获得良好的预后，然而大部分遗传性疾病仍缺乏有效治疗方法，因此遗传筛查对预防遗传性疾病的发生以及改善遗传性疾病的预后非常关键。同时，通过遗传筛查，可以了解遗传性疾病在人群中的分布情况，从而为人群遗传性疾病预防策略的制定提供依据。

（一）常用筛查试验

目前常用的遗传性疾病筛查方法包括生化分析、超声波筛查、分子遗传筛查、质谱分析等。生化分析方法包括层析法、电泳法、比色法、酶分析法等，具有简单、快速、有效、自动化等特点。某些遗传性疾病如遗传代谢性疾病、血红蛋白病等可引起血液或其他体液中的蛋白、激素等水平发生改变或产生异常的蛋白，通过生化检测分析这些物质的变化，可为疾病筛查提供线索。超声波筛查是产前筛查的主要方法之一，可用于胎儿生长、器官发育、羊水、胎盘的检测和评估，目前通过超声波筛查结合母体血清学标记物检测已成为胎儿非整倍体、神经管缺陷等遗传性疾病的常规筛查项目。随着分子遗传学技术的快速发展，Sanger测序、高通量测序、染色体基因组芯片等技术已被越来越广泛的应用于遗传性疾病的筛查，大大提高了遗传性疾病的检出率。质谱分析即用电场和磁场将运动的离子按它们的质荷比分离后进行检测的方法，是遗传性疾病尤其是遗传代谢性疾病化学诊断的有用手段。质谱分析被世界各国广泛用于新生儿先天性代谢疾病的筛查，目前临床应用中相对比较成熟的遗传代谢性疾病质谱检测技术主要为串联质谱法和气相色谱质谱连用法，其中串联质谱法可以同时筛查30余种脂肪酸代谢异常疾患和部分氨基酸代谢异常，气相色谱质谱连用法可以对130余种代谢疾病进行筛查和化学诊断。

（二）标志物检测

根据筛查目的和对象的不同，遗传筛查可分为产前筛查、新生儿筛查、症状前筛查、携带者筛查等。

1. 产前筛查 产前筛查主要针对一些常见的出生缺陷，如染色体非整倍体、神经管缺陷以及其他胎儿结构异常等，其目的是向可能生育出生缺陷或遗传病患儿的孕妇及其配偶提供预警信息。产前筛查主要在孕早、中期进行，多采用无创性的筛查方法，包括分析孕妇的外周血样本以及超声、磁共振等影像学检查手段。目前产前母体血清检查主要包括生化指标筛查以及胎儿游离 DNA 分析。孕早期筛查常用的母体血清学标志物包括：妊娠相关血浆蛋白 A（PAPP-A）和人绒毛膜促性腺激素（hCG），所有三体的 PAPP-A 都会降至正常值以下，21 三体的 hCG 升高，而其他三体的 hCG 则降低；孕中期筛查常用的母体血清标志物包括：hCG、甲胎蛋白（AFP）、非结合性雌三醇以及抑制素 A，除 21 三体的 hCG 和抑制素 A 升高外，其余三体的 hCG、AFP 和非结合性雌三醇都低于正常值，而抑制素 A 变化不大。无创产前筛查（NIPS），亦称无创产前筛查（NIPT），是对母体血浆中的胎儿游离 DNA 进行分析的检测方法。胎儿游离 DNA 来源于胎儿胎盘的滋养层，一般在妊娠第 7 周时出现在母体血浆中，产后 1 天即迅速在母体内被清除，通过高通量测序技术分析胎儿游离 DNA，可检测胎儿的非整倍体或单基因病，具有很高的敏感性和特异性，是产前筛查的一项革命性进展。对于产前筛查所得到的异常结果，需要采用绒毛取样或羊膜穿刺术等予以确诊。

2. **新生儿筛查**　新生儿筛查是指在新生儿期采用快速、敏感的实验方法对某些先天性或遗传性疾病进行筛查，筛查病种包括苯丙酮尿症、先天性甲状腺功能减低症、先天性肾上腺皮质增生症等，这类疾病通常危害严重、发病率相对较高，在新生儿期无临床症状或表现轻微，早期治疗疗效好。新生儿筛查一般针对脐血或足跟血滤纸干血片样本，采用大规模集中化检测模式，从而保证检测质量，降低检测成本。新生儿筛查方法包括传统的串联质谱分析，整合了时间分辨荧光免疫技术、免疫荧光法和荧光分析法等技术的自动化高通量检测方法，以及高通量测序等基因检测方法。新生儿筛查是降低出生缺陷，提高人口素质的重要措施之一，通过新生儿筛查，可进行早期诊断、早期治疗，从而防止机体组织器官发生不可逆的损伤，减少残疾患儿，降低新生儿死亡率；同时，通过新生儿筛查，也为患者父母提供相关疾病知识的教育和遗传咨询。

3. **症状前筛查**　症状前筛查，即预测性遗传学检测，主要针对迟发性遗传性疾病，通过在症状出现前进行基因检测，做出预测性诊断，从而进行预防性治疗，防止或降低可能发生的临床后果。症状前筛查尤其适用于有迟发性遗传性疾病家族史的个人，通过对相应遗传性疾病致病基因进行检测，判断个人患有该遗传性疾病的风险。此外，也可以对尚未出现临床症状的群体进行症状前筛查，从而发现携带有致病基因的个人，进行预测性诊断。可进行症状前筛查的疾病包括：亨廷顿病、遗传性乳腺癌、血色素沉着病、阿尔兹海默病、非息肉性结肠大肠癌、成人多囊肾等。症状前筛查对于疾病防治、提高生活质量、延长寿命具有重要意义。

4. **携带者筛查**　携带者筛查，又称杂合子筛查。所谓携带者，主要是指携带致病基因突变（杂合子状态），但表型正常的健康个体，研究发现，平均每个人携带约 2.8 个隐性遗传性疾病的致病突变，而携带者筛查主要是指采用准确可靠、经济的方法，在健康人群中进行隐性遗传性疾病杂合子的筛查。通过携带者筛查，可以了解人群中携带者的频率，评估携带者生育患病后代的风险；通过对携带者进行生育指导，有效避免严重缺陷患儿的出生，从而提高我国人口素质。需开展携带者筛查的疾病通常发病率较高，危害严重，对家庭和社会造成巨大经济负担和社会负担。此外，进行携带者筛查的疾病还需具备的特点包括：该病可以进行产前诊断，能够对携带者进行遗传咨询，筛查手段经济有效等。比如地中海贫血和遗传性葡萄糖 -6- 磷酸脱氢酶缺乏症危害严重，在我国南方地区发病率高，适合进行携带者筛查。携带者筛查主要是针对疾病致病基因或其产物进行检测，比如采用 Sanger 测序法可以进行单一病种逐一检测，而近些年高通量测序技术的发展，使得筛检效率大大提高，依托高通量测序技术，采用致病基因组合测序（panel）方式，使得一次性准确筛查更多疾病类型成为可能。对育龄期夫妇，携带者筛查最好在妊娠前以序贯方式或夫妇双方同步筛查的方式开展筛查；配子供体也应进行携带者筛查；对于筛查结果为特点遗传性疾病的夫妇，应推荐其进行诊断性检测。

三、常用的诊断技术

（一）染色体核型分析

染色体核型分析是指将待测细胞的染色体依照该生物固有的染色体形态结构特征，按照一定的规定,人为对其进行配对、编号和分组,并进行形态分析的过程。其基本原理是不同物种的染色体都有各自特定且相对稳定的形态结构(包括染色体的数目、长度、着丝点位置、臂比、随体大小等)。染色体经染色或荧光标记后,通过一定的光学或电化学显色设备就可以清晰而直观地观察其具体形态结构,与正常核型进行对比寻找差异,进而确定染色体的数目以及判断是否出现缺失、重复和倒置等现象。传统的染色体核型分析技术主要为染色体显带技术,是利用 Giemsa(吉姆萨)染料通过特殊的染色方法使染色体的不同区域着色,使染色体在光镜下呈现出深浅交替的带纹,即为染色体带型。每条染色体都有特定的带型。根据染色体的不同带型,可以细致而可靠地识别每条染色体。如果染色体带型发生变化,则表示该染色体的结构发生了改变。目前常用的染色体显带技术有 G 显带(最常用),Q 显带,R 显带,T 显带(末端显带),C 显带(着丝粒显带)等。

【临床应用与评价】染色体数目和结构上的异常被称为染色体异常,由染色体异常引起的疾病称为染色体病。目前发现的染色体病已有 100 多种,如 21 三体综合征、18 三体综合征、13 体综合征、特纳综合征、克氏综合征、猫叫综合征、脆性 X 染色体综合征等。染色体病在临床上可导致先天愚型、先天性多发性畸形以及癌症等;在早期自然流产时,50%~60% 是由染色体异常所致。染色体核型分析的目的就是发现染色体异常,诊断染色体病,将其应用于产前诊断可降低染色体的平衡易位、倒位等导致畸形胎儿的出生率,同时可对有不孕症、多发性流产、畸胎等产史的夫妇以及多发畸形等患者进行遗传学诊断。

(二)染色体基因组芯片技术

染色体基因组芯片,又称 DNA 芯片、DNA 微阵列、寡核苷酸阵列,是生物芯片技术中实用性最强、最先投入应用的技术之一。基因芯片技术是结合微电子学、物理学、化学以及生物学等高新技术,以大量人工合成的或应用常规分子生物学技术获得核酸片段作为探针,采用原位合成或合成点样方法将探针密集、规律地或按特定的排列方式固定在硅片、尼龙膜、塑料或玻璃等支撑载体上,形成致密、有序的 DNA 分子点阵。其主要原理是核酸分子杂交技术,即利用核酸分子碱基之间互补配对的原理,将处理好的样品与固定到固体支持物上的核苷酸进行杂交,通过激光共聚焦扫描及分析软件,以实现对待测样品的大规模检测。

【临床应用与评价】相比传统核酸印记杂交技术,染色体基因组芯片具有快速、准确、灵敏、信息量大可同时检测多种疾病、操作简单、重复性强等明显优势,因此在遗传性疾病诊断和出生缺陷检测领域具有非常重要的应用价值。目前,基因芯片技术在临床上的应用主要有两种技术形式,一种是比较基因组杂交芯片(array-based comparative genomic hybridization,aCGH),其基本原理是将受检者样本基因组 DNA 与正常对照样本基因组 DNA 用限制性内切酶酶切片段化后,分别标记上用不同颜色的荧光,同时与芯片上固定探针进行竞争性杂交,通过芯片扫描和数据分析,获得受检者样本的基因组拷贝数变化情况和染色体异常情况。另一种是单核苷酸多态性阵列(single nucleotide polymorphism array,SNP array),其基本原理是将大量的 SNP 检测探针用特殊方法固定在硅芯片上,获得高密度的 SNP 微阵列,将受检者样本基因组 DNA 和芯片上的探针进行杂交,通过单碱基延伸在探针的 3′ 末端掺入不同荧光标记的双脱氧核苷酸,通过荧光信号扫描和相关软件,分析受检者样本的拷贝数变化及基因型等。与 aCGH 技术相比,SNP 芯片除了能检测拷贝数变异外,还能够检出杂合性丢失(loss of heterozygosity)和一定比例的嵌合体;需要指出的是 SNP 芯片检测拷贝数变异的准确性不如 aCGH。目前已有兼具 CGH 芯片检测探针(用于拷贝数变化检测)和 SNP 芯片探针(用于检测 SNP)的芯片,可同时对受检者样本进行准确的拷贝数分析和杂合性丢失分析。

aCGH 和 SNP 芯片等染色体基因组芯片可在全基因组范围内同时检测多种染色体不平衡导致的疾病,其临床应用指征包括不明原因的智力落后和 / 或发育迟缓、非已知综合征的多发畸形以及自闭症谱系障碍等。与常规染色体核型分析相比,染色体基因组芯片技术无须细胞培养,通量高,分辨率高出近千倍,可用于几乎任何组织的 DNA 分析,可为临床医生提供更详细和明确的染色体检查结果。需要注意的是,染色体基因组芯片技术也具有一定的局限性,无法检测平衡易位、倒位、复杂重排等染色体结构性变异,不能检测低水平嵌合(<10%)以及点突变小片段插入/缺失等。

(三)Sanger 测序(一代测序)

Sanger 测序技术,也称第一代测序技术,该技术始于 1977 年美国生物化学家 Frederick Sanger 发明的双脱氧末端终止法以及 Maxam 和 Gilbert 发明的化学裂解法。其基本原理是一个 DNA 聚合反应,以待测单链 DNA 为模板,与模板的起始序列互补的引物与 DNA 模板特异性结合后,4 种脱氧核苷酸 dNTP 在 DNA 聚合酶作用下延伸引物,从而合成与模板互补的新的 DNA 链。在这个反应体系中,除了 4 种 dNTP,还引入了一定比例的带不同荧光标记的双脱氧核苷酸 ddNTP。由于保留了 5'-OH 基团,ddNTP 可以被聚合酶结合掺入到 DNA 链当中和上一个 dNTP 的磷酸基团形成磷酸二酯键,但由于它缺乏 3'-OH,无法和下一个 dNTP 的磷酸基团形成磷酸二酯键,DNA 链的延伸就此终止。每一种 dNTP 和 ddNTP 的相对浓度可以调整,使反应得到一组长几百至几千碱基的链终止产物。它们具有共同的起始点,但终止在不同的核苷酸上。测序产物是长度相差一个碱基的一系列片段,可通过高分辨率变性凝胶电泳分离大小不同的片段,凝胶处理后通过高分辨率聚丙烯酰胺凝胶毛细管电泳分离大小不等的片段,并通过荧光标记识别片段末端碱基,从而获得所测片段的碱基序列。

【临床应用与评价】Sanger 测序技术测序读长相对长、准确性高,测序结果直观可视,不用建库因而假阳性结果极低,是目前检测 DNA 序列的金标准方法。但其也有明显的临床应用缺陷,比如灵敏度较低、通量小、成本相对高。在目前是高通量测序(二代测序)已经日趋成熟的时代,Sanger 测序技术进行遗传学诊断和产前诊断的应用价值主要在于那些临床诊断比较明确(比如对新生儿筛查苯丙酮尿症阳性的婴儿做 *PAH* 基因的检测),遗传及位点异质性不强的疾病(比如临床诊断或家族史提示囊性纤维化的患者做 *CFTR* 基因的检测),特别是有变异热点的基因(比如对软骨发育不全的患者进行 *FGFR3* 基因 1 138 位点的测序进行目标性的检测)。Sanger 测序目前也已应用于肿瘤诊断、病情监测、预后和治疗等临床实践中。比如对 *BRCA* 基因或 *APC* 基因的检测分析,可用于早期发现乳腺癌或结肠癌的易感人群,从而对这些人群采取必要的干预措施。Sanger 测序还可以对肿瘤靶向治疗药物相关基因的突变位点进行检测,例如在非小细胞肺癌的治疗中,使用靶向药前必须要检测 *EGFR* 基因的状态,可以针对 *EGFR* 基因突变热点所在几个外显子设计特异性扩增和测序引物进行直接测序。Sanger 测序也非常适用于对家族其他成员进行已知家族性特异变异的检测,也是高通量测序基因检测筛选单基因遗传病家系致病基因后进行家系内和正常对照组验证的主要手段。

(四)高通量测序技术(二代测序)

高通量测序技术(二代测序),又称下一代测序(next generation sequencing,NGS),是对传统一代测序技术的革命性改变,相比于第一代测序的通量提高了成千上万倍,甚至上亿倍。该技术主要基于边合成边测序或边连接边测序的基本原理,一次实现对数百万个 DNA 分子同时测序;也可实现对一个物种的基因组和转录组进行深入细致的全貌分析,因而又被称为深度测序。目前,三种主流 NGS 技术包括 Illumina/Solexa 聚合酶合成测序、Roche/454 焦磷酸测序以及 ABI/SOLiD 连接酶测序,其中 Illumina/Solexa 聚合酶合成测序市场占有率最高。相较于传统的 Sanger 测序,高通量测序技术在原理、操作细节、技术扩展方面有着巨大优势。

【临床应用与评价】与一代测序相比,高通量测序的独特优势在于:①大规模平行测序,通量高;②有定量功能,即样品中某种 DNA 被测序的次数反映了样品中这种 DNA 的丰度,可对基因组拷贝数进行分析;③成本低廉,单碱基测序费用较 Sanger 测序急剧下降。NGS 技术对同时涉及多个基因、多种变异类型以及罕见变异的出生缺陷和遗传性疾病的分子诊断具有非常明显的优势,在鉴定疾病致病基因方面也非常有效。

NGS 技术按其复杂程度由低到高以及检测对象由少到多可分为三个不同的分析水平,即疾病靶向基因包 panel 测序、全外显子组测序(WES)以及全基因组测序(WGS)。疾病靶向基因包测序主要用于以下几个情况:①具有很大遗传异质性的临床表型,比如耳聋基因包;②需要进行分辨诊断的临床表现类似的疾病,比如心肌病基因包;③不同疾病共享一种临床表现的情况,比如癫痫基因包;④同一个信号传导系统里面的基因,如 *Rasopathy* 基因包检测 Noonan 综合征(努南综合征)。由于其只检测部分基因,测序深度高,因而分析的灵敏度和特异性较高,且由于是针对已知的致病基因进行测序,结果解释相对容易。WES 是一种针对基因组中所有编码区域的测序方法。外显子组虽然只占基因组的 1%~2%,但目前发现约 85% 的致病突变位于外显子。WES 除了能检测已知疾病相关基因突变外,新近发现的致病基因也会得到检测,同时也能发现新的候选致病基因,是临床表型复杂/不特异、临床诊断不明的病例以及尚未出现临床表型的病例的理想检测手段,也是发现新致病基因的有效策略。WGS 测序同时覆盖编码和非编码区域,其测序样品制备简单,不需要靶区域的 PCR 或杂交富集。由于目前对于非编码区域的变异解释尚不理想,所以通常先对编码区进行分析,如果编码区未发现致病突变,则可对数据进行重新分析,寻找非编码区域的调控序列是否发生变异。此外,WGS 数据也可用于拷贝数变异(CNV)、没有拷贝数变异的失杂合(AOH)以及平衡易位等结构变异的分析。目前由于 WGS 测序成本比较高,而且 WGS 测序产生的数据庞大,数据分析复杂,因此 WGS 应用于临床检测尚不成熟。

（五）无创产前筛查

胎儿产前检测可采用侵入性和非侵入性检测方法。侵入性检测方法主要是羊膜穿刺术和绒毛取样术,具有更高的敏感性和更低的假阳性率,被认为是产前检测的金标准。非侵入性检测方法主要是利用母体血样的生物学分析和超声波检测等,其假阳性率为 5%。随着基因组测序技术和生物信息分析技术的发展,非侵入性检测技术的检测率接近羊膜穿刺术和绒毛取样术的检测率。无创产前筛查(non-invasive prenatal testing,NIPT),是利用高通量测序技术检测胎儿染色体异常的新一代产前检测技术。NIPT 技术的检测基础是建立在孕妇外周血中存在着胎儿游离的 DNA 这一现象上,其基本原理为通过采集孕妇外周血,提取胎儿游离 DNA,采用新一代高通量测序技术,结合生物信息分析,得出胎儿为染色体非整倍体的风险。

【临床应用与评价】根据目前的技术发展水平,NIPT 技术主要适用于常见胎儿染色体非整倍体异常即 21 三体综合征(唐氏综合征)、18 三体综合征(爱德华综合征)、13 三体综合征(帕托综合征)这三大类目前最常见的染色体疾病的产前筛查,也可发现其他染色体非整倍体及染色体缺失/重复。NIPT 检测孕妇血液中的胎儿游离 DNA 来自胎盘;而胎盘来源的 DNA 片段含量与孕周密切相关,当游离 DNA 的含量低于 4% 时,NIPT 检测可能失败或出现假阴性,因此要求孕周>12 周,这样 DNA 含量可充分达到检测要求;另外,要求孕周<26 周,主要原因是若 NIPT 检测呈阳性,可预留充分时间进行产前诊断以确诊;因此 NIPT 的最佳检测时间 12~22 周。相比较侵入性产前检测技术,这项技术的关键优势是无创,对胎儿没有创伤,减少因穿刺而导致的流产;减少孕妇焦虑;减少漏诊,避免医疗纠纷;适用于唐氏筛查临界风险:即 1/1 000 ≤ 21 三体风险值<1/270 和 1/1 000 ≤ 18 三体综合征风险值<1/350 的孕妇;有介入性产前诊断(羊水)禁忌证者(先兆流产、发热、有出血倾向、感染未愈等)孕妇,以及错过了血清学筛查最佳时间或错过了常规产前诊断时机怀孕(20+6)周及以上的孕妇。NIPT 的检测率和准确性是非常高的,根据大样本的检测结果显示,21 三体综合征(唐氏综合征)的假阳性率约为 0.3%,假阴性率为 0%。然而该技术也有它的局限性:产前筛查高风险,预产期年龄 ≥35 岁的高龄孕妇以及有其他直接产前诊断指征的孕妇、高体重(体重>100kg)孕妇、通过体外受精-胚胎移植术(IVF-ET)方式受孕的孕妇、双胎妊娠的孕妇、合并恶性肿瘤的孕妇应该慎用;目前不能检测孕周<12 周的孕妇;不能检测易位导致的染色体异常;不能检测罗伯逊易位型和嵌合体型唐氏综合征;不能检测基因遗传疾病;不能筛查开放性神经管缺陷;不能预测晚期妊娠并发症等。

需要指出的是虽然与现有的孕早期筛查方式相比,NIPT 在常见常染色体非整倍体的检测方面有着更高的准确性,但 NIPT 的阳性结果不应该作为最终诊断。对于 NIPT 结果为阳性的孕妇,建议在做出妊娠终止的决定前,对进行羊水穿刺等介入性诊断进行确认。同时应该明确的是 NIPT 应用于特定染色体异常检测的同时,也会检测到其他染色体异常或大片段的插入或缺失。作为检测前咨询的一部分,受检者夫妇双方应该被告知检出除目标疾病外其他疾病的可能性以及这些额外发现将会带来的影响。

（六）胚胎植入前遗传学检测

胚胎植入前遗传学诊断（preimplantation genetic diagnosis，PGD），是指在体外受精过程中，对具有遗传风险患者的胚胎在植入前取第三天卵裂球的 1~2 个细胞或第 5 或 6 天囊胚滋养层细胞的 3~10 个细胞进行活检和遗传学分析，以选择无遗传学疾病的胚胎植入宫腔，从而获得正常胎儿的诊断方法。PGD 技术广泛应用于体外受精中心，为患者带来拥有一个健康孩子的希望，能够让携带遗传病基因或异常染色体的夫妇避免终止异常妊娠，可有效地防止有遗传疾病患儿的出生。PGD 技术最先引入辅助生殖过程是用于筛选女性胚胎以防止受到 X 连锁隐性遗传病影响的男性出生。胚胎植入前遗传学筛查（preimplantation genetic screening，PGS），是指在胚胎植入前，对早期胚胎进行染色体数目和结构异常的检测，通过一次性检测胚胎 23 对染色体的结构和数目，分析胚胎是否有遗传物质异常的一种早期产前筛查方法。PGS 技术可筛选正常的胚胎植入子宫，以期获得正常的妊娠，提高试管婴儿的植入率和活产率，减少多胎妊娠等。

【临床应用与评价】虽然 PGD 技术和 PGS 技术作为第三代试管婴儿技术，都用于筛查胚胎的健康状况，但两者又有显著不同。首先，PGD 技术侧重于胚胎植入前的遗传学诊断，寻找特定染色体上已知单基因病；PGS 技术则是侧重于胚胎植入前的遗传学筛查，针对胚胎染色体的数目和结构异常进行检测，是以提高试管婴儿植入率和活产率为目的的早期产前筛查方法。第二，两者的检测范围不同。PGD 技术主要应用于已知单基因病、X 染色体连锁遗传病和已知的染色体异常的检测，以及其他疾病等，其多应用于具有明确遗传缺陷的患者。常见的单基因病有 X 连锁隐性遗传病如血友病、进行性肌营养不良、眼部白化病等；常染色体显性遗传病，如 α-珠蛋白生成障碍性贫血等；常染色隐性遗传病，如白化病、β-珠蛋白生成障碍性贫血、纤维囊性变、苯丙酮尿症等。PGS 主要对早期胚胎进行染色体数目和结构异常的筛查，通过一次性检测胚胎 23 对染色体的结构和数目，分析是否存在染色体数目异常（三体、单体和多体）以及结构异常（染色体缺失或重复）。

PGD 进行单基因病检测主要是基于各种 PCR 方法，如荧光定量 PCR、多重 PCR、单链构象多态性分析、异源双链体分析、变性梯度凝胶电泳等；其缺陷是等位基因丢失（AOD）发生率较高，容易发生 DNA 污染，且存在扩增失败的风险。荧光原位杂交（FISH）技术可进行早期胚胎染色体数目和结构异常的筛查，尤其是 13、18、21、X 和 Y 染色体的数目异常。其缺陷是无法一次性检测所有染色体，不能做到真正意义上的核型分析；且易漏检和出现假阳性和假阴性结果，对实验技术和人工操作要求比较高。染色体基因组芯片技术也可应用于 PGD 和 PGS，检测全基因组的增加和缺失，一次性对所有染色体进行遗传学分析，其缺陷是不能检测平衡易位。目前高通量测序技术的飞速发展和应用于 PGD 和 PGS，让对一个胚胎的基因组进行细致全貌的分析成为可能，极大地促进了 PGD 和 PGS 的发展。

（七）其他遗传学技术

1. 荧光原位杂交　荧光原位杂交（fluorescence in situ hybridization，FISH）是 20 世纪 80 年代末在放射性原位杂交技术的基础上发展起来的一种非放射性分子细胞遗传技术，以荧光素取代同位素标记探针而形成的一种新的原位杂交方法，以检测分裂中期染色体或间期染色质数目和结构。其基本原理是利用特殊标记的 DNA（或 RNA）探针，与中期染色体直接杂交，再与荧光素分子耦联的单克隆抗体特异性结合，对染色体 DNA 序列进行定性、定位和定量分析，以鉴定染色体的数目和基因组结构是否异常。

【临床应用与评价】FISH 技术具有稳定、实验周期短、特异性好、定位准确等特点。在遗传病诊断和产前诊断领域，FISH 仍是目前筛查染色体病的主要方法之一，主要用来筛查染色体非整倍体特别是 13、18、21、X 和 Y 染色体的数目异常，以及染色体结构异常包括微小缺失、微小重排等。FISH 可利用未培养的羊水间期细胞进行染色体异常检测，能够克服传统的羊水细胞遗传学诊断无法克服的局限性如取材时间有限、耗时时间长、结果取决于中期分裂相的多少等，并且排除了由于培养造成的假嵌合体现象。FISH 也可利用绒毛样本对染色体病进行早期产前诊断,而且相比较常规染色体分析,FISH 所分析的细胞数目以及细胞来源(来自绒毛不同组织)都较多,增加了诊断的可靠性,同时能得到更多的数据来做出正确的统计分析。FISH 技术也可以应用于胚胎植入前遗传学诊断 PGD 中,可以鉴定胎儿的性别,排除性染色体连锁疾病的发生;检测染色体的非整倍性和染色体结构畸变,大大降低了妊娠自然流产和患儿出生的概率。

2. **多重连接探针扩增技术** 多重连接探针扩增技术(multiplex ligation-dependent probe amplification, MLPA)于 2002 年由 Schouten 等首先报道,是近几年发展起来的一种针对待检 DNA 序列进行定性和半定量分析的新技术。MLPA 是多重 PCR 的一种形式,该技术针对特定基因组靶区域设计多个长度不等的寡核苷酸探针对,利用探针对外侧的通用引物对,同时扩增多个基因组靶区域,扩增信号的强度反应靶区域的量(即为拷贝数)。MLPA 可分为 5 个主要步骤:DNA 变性和 MLPA 探针杂交;连接反应;PCR 反应;电泳分离扩增产物;数据分析。在第一步中,DNA 变性后与 MLPA 探针混合液孵育过夜。MLPA 探针由两条单独的寡核苷酸构成,每条均含有一段 PCR 引物序列。两个探针寡核苷酸直接杂交到邻近目标序列。只有当两条探针寡核苷酸都杂交到邻近目标区域的时候,它们才能在连接反应中被连接起来。只有连接起来的探针才能在接下来的 PCR 反应中以指数方式扩增,探针连接产物的数量是样本中目标序列数量的量度标准。用毛细管电泳将扩增产物进行分离。只有当连接反应完成,才能进行随后的 PCR 扩增并收集到相应探针的扩增峰,如果检测的靶序列发生点突变或缺失、扩增突变,那么相应探针的扩增峰便会缺失、降低或增加,因此,根据扩增峰的改变就可判断靶序列是否有拷贝数的异常或点突变存在。

【临床应用与评价】MLPA 的主要用途是对目标区域的基因序列拷贝数进行检测,可经济、高效、快速地检测一些已知基因组拷贝数变异的常见遗传病,例如 1p 缺失综合征、Williams 综合征、Smith-Magenis 综合征、Miller-Dieker 综合征(米勒 - 迪克尔综合征)、Digeorge 综合征(迪格奥尔格综合征)等。另外,临床诊断进行性假肥大性肌营养不良的患者,实验室检查首先考虑用针对 *DMD* 基因的 MLPA 检测,因为三分之二以上的 DMD 患者是有一个或多个外显子缺失或重复引起的。MLPA 还可以对由表观遗传异常导致的疾病,如 Prader-willi 综合征(普拉德 - 威利综合征)或 Angelman 综合征(快乐木偶综合征)进行甲基化检测(MS-MLPA)。

四、常见临床应用

(一)染色体病

染色体病(chromosome disease)是指由染色体数目或结构异常所引起的疾病。目前已知的染色体病有 300 多种。按受累染色体可分为两类:常染色体病、性染色体病。目前染色体病尚无有效治疗方法,通过产前筛查、产前诊断、遗传咨询等手段能有效预防染色体病。染色体病筛查指征包括:①高龄夫妇;②夫妻一方是染色体异常患者;③染色体平衡易位或倒位携带者;④多次不明原因自然流产史;⑤染色体病患儿生育史;⑥染色病家族史;⑦孕期不良接触史如接触射线或病毒感染等。染色体病的检测手段包括染色体核型分析、荧光原位杂交、多重连接探针扩增、染色体基因组芯片等。产前筛查可通过抽取孕妇血清检测妊娠相关指标。产前诊断根据取材方法分为无创和有创两类,无创性主要包括胎儿超声颈项部透明层厚度、母体外周血或宫颈口脱落细胞检测胎儿细胞;有创性包括羊膜腔穿刺、绒毛穿刺取样、经皮脐血穿刺、胎儿镜组织活检等。有创性检查诊断结果准确性较高,是目前产前诊断的主要方法。

1. **Down 综合征(唐氏综合征)** 也称 21 三体综合征,是发现最早、最常见的染色体病。约 70% 发生自然流产,仅 20%~25% 可存活至出生,新生儿的发病率约为 1/850。

【临床表现】主要表现为智力落后、生长发育迟缓、特殊面容、皮肤纹理以及其他畸形。智力落后是最突出的表现,严重程度不一,多数为中度智力障碍;患儿身材矮小,骨龄落后,萌牙延迟;出生即表现出特殊面容,包括眼距宽、眼裂小、外眼角上斜、内眦赘皮、低鼻梁、高窄腭弓、耳位低、唇厚、舌外伸、流涎等；其他表现有通贯掌、先天性心脏病、消化道畸形、唇腭裂、多指趾、免疫功能低下、白血病罹患风险高等。

【遗传学核型】

(1)标准型：约占全部患者的 92.5%，核型为 47,XX(XY),+21，该型几乎均为新发，亲代染色体多为正常，主要是由于生殖细胞形成过程中 21 号染色体减数分裂不分离所致。发生率随母亲生育年龄的增高而增高。

(2)易位型：约占 5%，最常见的是 D/G 易位，如 14/21 易位，核型为 46,XX(XY),−14,+t(14q21q)，其次为 G/G 易位，如 21/21 易位，核型为 46,XX(XY),−21,+t(21q21q)。患儿的双亲之一通常是表型正常的染色体平衡易位携带者，其核型为 45,−21,+t(Dq21q) 或 45,−21,+t(Gq21q)，发病具有明显的家族倾向。

(3)嵌合型：约占 2.5%，核型为 46,XX(XY)/47,XX(XY),+21，主要是受精卵在胚胎发育过程中有丝分裂不分离的结果，有丝分裂不分离发生的越晚，正常细胞系所占比例就越多，则患儿症状就越轻。

【实验室诊断】根据患者智力低下以及特殊面容等临床特征，可进行初步临床诊断，实验室检查方法包括染色体核型分析、荧光原位杂交、多重连接探针扩增、基因组芯片等。染色体分析有助于与其他导致智力落后的疾病进行鉴别，同时为遗传咨询提供依据。

【遗传咨询】避免高龄孕育；妊娠早期避免感染、接触化学药物及射线等；高危孕妇可在孕中期筛查血清标志物，即唐氏筛查，通过检测血清中血浆蛋白 A、游离 β- 绒毛膜促性腺激素、甲胎蛋白、游离雌三醇等，结合孕妇的年龄、孕周、体重等信息，计算危险度。B 超检查胎儿颈项部透明层厚度也是重要指标之一。唐氏筛查高风险的孕妇应进行羊膜穿刺检查或绒毛检查等进一步核型分析。曾孕育过 Down 综合征的夫妇应检查双方染色体排除易位携带者或嵌合体可能。

2. Turner 综合征　也称为先天性卵巢发育不全综合征，是最常见的性染色体病。发病率约占活产女婴的 1/2 500，由一条 X 染色体部分 / 全部缺失或结构畸变所致。

【临床表现】主要表现为身材矮小、第二性征发育不良、原发性闭经，不孕；特殊体征如颈短、蹼颈、后发际线低、肘外翻、盾状胸、乳距宽、第 4/5 掌骨短等；其他表现，如主动脉狭窄、肾脏畸形、脊柱侧凸等也可见。大部分患儿智力正常。

【遗传学核型】

(1)单体型：最常见，约占全部患者的 50%，核型为 45,X，由于双亲生殖细胞形成过程中减数分裂时卵子或精子的性染色体不分离，受精卵成活率低，约 95% 胚胎自然流产，少数存活至出生，临床表现典型。

(2)嵌合型：约占 25%，核型为 45,X/46,XX，临床表现与正常细胞系所占比例相关。

(3)结构异常：约占 25%，常见为 X 等臂染色体 46,X,i(Xq)，短臂或长臂缺失 46,X,del(Xp) 或 46,X,del(Xq)。

【实验室诊断】根据患者临床表现、性激素检测以及盆腔子宫卵巢 B 超等，可进行初步临床诊断，通过染色体分析可确诊，检测的方法包括染色体核型分析、荧光原位杂交、基因组芯片等。

(二) 基因组病

基因组病(genomic disorder)是指由于基因组结构不稳定性而引起基因重排的一大类疾病。该概念最早由 Lupski 在 1998 年提出，其分子基础是 DNA 异常重组导致基因的缺失或重复，或基因结构的彻底破坏。基因组重排处的突变发生率可高达点突变 1 000 倍以上。随着检测技术的逐渐改进和检测成本的降低，采用高分辨率的染色体微阵列分析芯片和高通量测序技术，可在临床病例中发现基因组拷贝数变异。

1. 22q11.2 缺失综合征　22q11.2 缺失综合征是一组累及多器官系统的疾病。由 DiGeorge 于 1968 年最早报道并将其命名为 DiGeorge 综合征，其遗传学基础是染色体 22q11.2 区域杂合缺失。发病率约 1/8 000~1/4 000 活产儿。

【临床表现】22q11.2 缺失综合征常见的临床表现:①先天性心脏畸形,尤其是动脉圆锥发育异常(如法洛四联症、主动脉弓离断、室间隔缺损、永存动脉干等);②学习困难,严重程度不一;③免疫缺陷如血小板减少症、溶血性贫血等;④上腭发育异常,如腭咽闭合功能不全、腭黏膜下裂、悬雍垂裂、腭裂等;⑤特征性面容,如脸形长圆、鼻根部突出、鼻翼发育欠佳;⑥其他特征还包括低血钙症、喂养/吞咽困难、泌尿生殖异常、听力异常、喉气管食管异常、生长激素缺乏、癫痫、中枢神经系统异常、骨骼异常、眼异常、牙釉质异常、行为异常等。

【实验室诊断】对于临床怀疑的患者,行常规染色体核型不能发现,可通过荧光原位杂交(FISH)技术、微阵列比较基因组杂交芯片(aCGH)、多重连接探针扩增技术(MLPA)或基因芯片等检测 22q11.2 区域的缺失。需与综合征性疾病相鉴别,如 CHARGE 综合征可表现为先天性心脏病、腭缺损、后鼻孔闭锁、肾脏畸形、生长迟滞、听力异常、发育迟缓及免疫缺陷等,部分症状与 22q11.2 缺失综合征类似,但 CHARGE 综合征患者 22q11.2 区域无拷贝数异常,65%~70% 可发现 *CHD7* 基因的致病性变异。

【遗传咨询】22q11.2 缺失综合征呈常染色体显性遗传,约 93% 的患儿缺失为新生(*de novo*)变异,7% 遗传自父母一方。先证者患儿发现致病性变异后,需要验证其父母并评估父母的临床表型,若基因型正常,则父母生育下一胎患病的风险较低,但由于生殖系嵌合体存在的可能性仍高于一般人群,需要进行产前诊断;22q11.2 区域拷贝数变异家族史的人可行相关产前诊断。胚胎植入前诊断(PGD)也可作为选择之一,以减少人工流产率。

2. **16p11.2 缺失综合征** 16p11.2 缺失综合征指 16 号染色体 1 区 1 带 2 亚带基因组拷贝数缺失所致的神经精神发育性疾病,发病率约 3/10 000。16p11.2 区域两端都有一段长约 147kb 低拷贝重复序列,其 99.5% 序列同源使得在细胞分裂过程中易引起同源染色体上非等位基因的重组,导致 16p11.2 片段发生缺失或重复。16p11.2 微缺失综合征的患者表型异质性大,外显率不同,相同基因型的个体可表现各异。

【临床表现】临床特征主要是发育迟缓,精神发育迟滞,和/或自闭症谱系障碍。发展迟缓与语言、认知功能和运动障碍相关。智力水平可在轻度智力障碍至正常水平,但通常有其他发育问题,如语言延迟或自闭症,而且表达性语言比接受性语言更易受影响。其他表现还包括癫痫发作、巨头、Chiari 畸形、小脑异位症、脊柱畸形等。

【实验室诊断】染色体芯片分析(CMA)证实患者在参考基因组(GRCh37/hg19)chr16 : 29 600 000~30 200 000 位置附近包涵关键区域 593kb 左右的杂合缺失,检测缺失片段大小位置的能力取决于芯片类型及其在 16p11.2 区域的探针密度。这种缺失无法用常规细胞遗传学染色体 G 带显带技术或其他核型分析检测到。而荧光原位杂交技术(FISH)、定量 PCR(qPCR)、多重连接探针扩增技术(MLPA)等靶向缺失分析不适用于检测先证者,但可以用来验证先证者的家庭成员。

【遗传咨询】16p11.2 缺失综合征呈常染色体显性遗传,约 80% 的先证者为 *de novo* 缺失,少数遗传自父母。建议父母行基因检测,无症状或表型轻微的父母可能同样携带该缺失,或为低级别的体细胞嵌合体,或为生殖系嵌合体。再次生育患病的风险较低(<1%)但高于一般人群,因为存在父母的生殖系嵌合体的可能性;若父母一方携带缺失,则风险为 50%。再次生育时可行相关产前诊断,也可选择 PGD 进行遗传学诊断。

(三)单基因病

单基因遗传病(monogenic disease)指由一对等位基因控制的基因变异引起异常表型的疾病。基因变异包括单核苷酸替换、缺失、插入、移码以及剪接变异等。存在于生殖细胞或受精卵中,可按一定方式在上下代之间进行传递。单基因病种类繁多,主要依据其变异基因所在的染色体和基因性质的不同,分为以下五种类型:常染色体显性遗传病、常染色体隐性遗传病、X 连锁显性遗传病、X 连锁隐性遗传病、Y 连锁遗传病。

1. **软骨发育不全** 软骨发育不全是导致非匀称性身材矮小最常见的疾病,其发病率约为

1/28 000~1/26 000 活产儿。致病基因为成纤维细胞生长因子受体 3（*FGFR3*），呈常染色体显性遗传方式遗传，外显率 100%。

【临床表现】主要表现为因四肢肢根短缩导致的身材矮小，男性患者平均成年身高为(131±5.6)cm，女性为(124±5.9)cm；特征性面容伴前额突出、面中部后缩，腰椎过度前凸，肘关节伸旋受限，膝内翻，短指及三叉手外观。也可见其他如中耳功能障碍导致严重的听力丧失、阻塞性睡眠呼吸暂停、肥胖、运动发育迟缓、肌张力低下等。除非发生脑积水或其他中枢神经系统并发症，智力通常是正常的。

纯合性软骨发育不全是一种更严重的疾病形式，源于 *FGFR3* 基因的核苷酸 1 138 位点存在两个突变的等位基因，可由于小胸廓和颈髓狭窄引起的神经功能缺陷，引发呼吸功能不全而导致早期死亡。

【实验室诊断】大部分软骨发育不全的患者可通过特异性的临床及影像学表现来诊断。软骨发育不全的临床特征包括：矮身材、双臂/腿的肢根（近端）短缩伴四肢皮肤皱褶多、肘关节伸展受限、指短、三叉手、膝内翻（腿弯曲）、婴儿期脊柱胸腰椎后凸畸形、过度的腰椎前凸、大头伴前额突出、面中部后缩及鼻梁低平；影像学表现包括：短而强健的管状骨、尾椎椎弓根间距狭窄、圆形髂骨及水平髋臼、狭窄的坐骨小切迹、股骨近端射线可透性、轻度、广泛性干骺端改变。

对于那些诊断不明确或表现不典型的患者，分子遗传学技术可用于检测目前唯一已知与软骨发育不全相关的 *FGFR3* 基因的致病性变异，常用方法包括 Sanger 测序或高通量测序，能在 99% 的患者中发现致病性变异。

【遗传咨询】软骨发育不全以常染色体显性遗传方式遗传。约 80% 的患者发病源于 *de novo* 致病性变异，这类患儿的父母再次生育软骨发育不全患儿的风险低。一旦在家庭中发现致病性变异，需要进行风险评估及产前诊断，也可选择胚胎植入前遗传学诊断（PGD）。

2. 迪谢内肌营养不良　迪谢内肌营养不良（Duchenne muscular dystrophy，DMD）是 X 连锁隐性遗传的神经肌肉疾病，也是进行性肌营养不良中最常见的类型，发病率约 1/3 500 活产男婴。分子基础是抗肌萎缩蛋白（dystrophin）编码基因 *DMD* 发生变异。通常情况下是男性患者，女性为携带者，罕见情况下如存在 Xp21.1—21.3 区域缺失、X 染色体缺失（即 Turner 综合征）、X 染色体存在单亲二倍体（UPD）等时女性也会受累。

【临床表现】*DMD* 变异影响其编码的蛋白在横纹肌组织中的表达，导致肢体近端骨骼肌进行性萎缩、无力，以盆带肌无力、腓肠肌假性肥大为突出症状。通常于 3~5 岁隐匿性起病，表现为不愿意行走或跑，行走缓慢，活力下降，易于跌倒，不能跳跃，上楼困难，病情进行性加重，9~12 岁不能行走，90% 有肌肉假性肥大，腓肠肌最明显。因骨盆带肌肉无力走路时向两侧摇摆呈“鸭步”步态，高尔征（Gower sign）阳性。晚期多因呼吸道感染、心力衰竭死亡。

【实验室诊断】根据典型临床表现、血清酶学检查（CK、CK-MB 显著升高数十或数百倍）、肌电图（提示肌源性损害）、肌肉活检（提示肌纤维坏死与再生同时存在并有结缔组织增生）以及基因检测结果可明确诊断。

基因检测方法包括多重连接探针扩增技术（MLPA）、高通量测序、Sanger 测序等。由于 *DMD* 基因变异类型大多为外显子组水平的缺失和重复，2 个常见的热点区域分别位于基因中央区域的第 44~53 号外显子区域，以及靠近基因 5′ 端的第 2~20 号外显子区域，利用 MLPA 或 CNV plex 检测患者 *DMD* 基因外显子水平的拷贝数，是 DMD 患者分子诊断的首选方法。在未检测到拷贝数变异的患者中，可选择 FastTarget 富集二代测序和 Sanger 测序验证进行点突变检测。

【遗传咨询】约 1/3DMD 患者为 *de novo* 变异，这类患儿的父母再次生育风险较低。2/3 患者的基因变异遗传自无症状或症状轻微的母亲，这种情况下再次生育，男孩有 50% 的概率为患者，女孩则有一半的概率为携带者，需进行选择产前诊断或选择 PGD。

（四）特殊类型遗传病

1. 线粒体病　线粒体病是由线粒体呼吸链功能障碍引起的一组临床异质性的疾病。可以由核 DNA 或线粒体 DNA（mtDNA）编码的基因发生变异所致。一些线粒体疾病仅影响单个器官，如 Leber

遗传性视神经病变(LHON)中眼睛受累,多数则涉及多器官系统并且常具有突出的神经和肌病特征。线粒体疾病可能出现在任何年龄。常见线粒体肌病包括,慢性进行性眼外肌麻痹(KSS),线粒体脑肌病伴高乳酸血症和卒中样发作(MELAS),肌阵挛癫痫伴破碎红纤维综合征(MERRF),视网膜色素变性共济失调性周围神经病(NARP)、Leigh 综合征(LS)等。常见临床特征包括眼睑下垂、外眼肌麻痹、近端肌病、运动不耐受、心肌病、感觉神经性耳聋、视神经萎缩、色素性视网膜病变和糖尿病,常见的中枢神经系统受累表现为波动性脑病、癫痫发作、痴呆、偏头痛、中风样发作、共济失调和痉挛状态。

线粒体 DNA 突变类型包括拷贝数变异、重复、缺失或点突变等,呈母系遗传。若突变型线粒体和野生型线粒体共存于一种细胞或组织,则称之为杂质。同样,一种细胞或组织只含有野生型线粒体或突变型线粒体,这种现象称之为纯质。线粒体病表型的出现与否及严重程度与突变型线粒体与野生型线粒体的比值和组织器官对代谢能量的需求大小有关。突变基因纯质状态发生在高能量需求的组织器官时,能量代谢障碍将导致严重疾病表型的出现。突变基因杂质状态时,突变线粒体所占比例越高,所在组织对能量需求越大,疾病表型越明显。

线粒体基因组和核基因组都是生物机体储存遗传密码的物质,两者的不同主要表现在以下方面:①两者存在部位不同,线粒体基因组存在于细胞质线粒体中,核基因组存在于细胞核内;②两者形态不同,除少数低等真核生物的线粒体基因组是线性 DNA 分子外,线粒体基因组主要是环状裸露的双链 DNA 分子,核基因组是由多条线性的染色体构成,每条染色体则是由一条线性 DNA 分子和组蛋白紧密结合构成;③两者所含碱基数不同,人类线粒体基因组大小为 16 569bp,人类核基因组大小为 3Gb;④基因组结构和编码基因数不同,目前已知人类线粒体基因组含有 37 个基因,没有内含子,几乎每一对碱基都参与一个基因的编码,且许多基因的序列是重叠的,人类核基因组大约有 2.5 万基因;⑤线粒体基因组 DNA 的突变率高,是核基因组 DNA 突变率的 10 倍左右;⑥线粒体基因组 DNA 的遗传遵循母系遗传,且不发生 DNA 重组,核基因组的 DNA 遗传遵循孟德尔遗传。

【实验室诊断】一些具有特征性表现比较明确的线粒体疾病(如 LHON、NARP 或母系遗传性 LS)可以直接通过血液中提取到的 DNA,应用分子遗传学检测来鉴定致病性 mtDNA 变异以确诊。很多情况下,需要结合家族史、血液和 / 或脑脊液乳酸浓度、神经影像学、心功能评估以及检测 mtDNA 或核基因致病性变异。分子遗传学检测方法包括单基因检测、多基因组检测(基因 panel,多个基因同时检测)和 / 或基因组检测(整个线粒体基因组的测序,全基因组测序或全外显子测序)。在分子遗传检测未能诊断的情况下,对疑似线粒体疾病的患者可进一步行一系列临床检查,包括呼吸链功能的肌肉活检等。

【遗传咨询】线粒体病可由核 DNA 或 mtDNA 的缺陷所引起。核基因缺陷可能以常染色体隐性或常染色体显性方式遗传,而线粒体 DNA 缺陷则通过母系遗传。线粒体 DNA 缺失通常是 de novo,其再发风险约为 1/24。线粒体 DNA 单个核苷酸变异和重复遗传自无症状或轻微症状的母亲。携带异质性 mtDNA 单个核苷酸变异的女性可能将不同变量的突变 mtDNA 传递给后代,导致同一家族中同胞之间有相当大的临床异质性。由于 mtDNA 异质性,线粒体疾病的产前诊断困难。尽管"三亲婴儿"基因技术有过成功案例,但其伦理尚存争议。

2. Prader-Willi 综合征　Prader-Willi 综合征(Prader-Willi syndrome,PWS)是基因组印记异常所致的一组疾病,病变部位定位于染色体 15q11.2~13 区域。其发病机制较复杂,包括父源性染色体 15q11.2~13 区域缺失、单亲二倍体、印记缺陷,其中以缺失型最为多见,又称为肌张力低下 - 智力障碍 - 性腺发育滞后 - 肥胖综合征,最早由 Prader Cabbant 和 Willi 于 1956 年命名,发病率为 1/30 000~1/10 000。

【临床表现】PWS 临床表型复杂多样,主要临床特点包括婴儿期肌张力低下、吸吮能力差、喂养困难、无生长加速,性腺发育不良主要为生殖器发育不良、青春期发育不完全,多数患者成年后不能生育;儿童期逐渐出现运动及认知发育落后,行为异常表现为易发脾气、固执、控制欲及强迫症特点,贪食(过度饮食)引起病态肥胖、葡萄糖耐量异常和 2 型糖尿病,生长激素缺乏致成年身高受损,甲状腺功能减退,肾上腺皮质功能减退,智力轻 - 中度低下。其他也可见斜视、脊柱侧凸、睡眠异常等。我国报道的 PWS 患者与国际上普遍描述的以西方人群为主体的临床表现不尽相同。

【实验室诊断】

(1)临床诊断:PWS 根据 Cassidy 等 2012 修正的临床诊断标准(表 4-5-64),患者年龄<3 岁,总评分在 5 分以上且主要标准达 4 分即可诊断;患者年龄≥3 岁,总评分在 8 分以上且主要标准达 5 分即可诊断。

(2)对于临床怀疑 PWS 的患者,根据表 4-5-65 指征,可行相关遗传学检测:FISH、MLPA、基因芯片、单核苷酸多态性阵列(SNP array)等。

(3)DNA 甲基化分析:唯一能明确诊断各种已知分子机制所致的 PWS,包括父源区域缺失,母源单亲二体以及印记缺陷。

(4)鉴别诊断:不同年龄阶段的 PWS 表现不同,婴儿期出现肌张力低下需要与新生儿败血症、缺血缺氧性脑病、脊肌萎缩症、糖原贮积症、Angelman 综合征、脆性 X 综合征等;儿童期出现肥胖和智力异常需要与伴有类似症状的 Rett 综合征(雷特综合征)、Albrigh 遗传性骨病、Alstrom 综合征(阿尔斯特伦综合征)、1p36 缺失综合征等相鉴别,辅助检查及相关遗传学检测可有助于区别。

表 4-5-64　PWS 临床评分标准(2012 修订版)

主要标准(1 分 / 项)	次要标准(0.5 分 / 项)
1)新生儿和婴儿期肌张力低下和吸吮力差	1)胎动减少,婴儿期嗜睡
2)婴儿期喂养困难、体重不增	2)典型的行为问题
3)1~6 岁体重增长迅速,肥胖,贪食	3)睡眠呼吸暂停
4)特征性异常面容	4)15 岁时仍矮小
5)外生殖器小,青春期延迟或发育不全	5)色素减退
6)发育迟缓,智力低下	6)与身高不相称的小手 / 足
	7)窄手,双尺骨边缘平直无弧度
	8)斜视、近视
	9)黏稠唾液
	10)发音缺陷
	11)皮肤损伤(挠、抠等)

表 4-5-65　建议行 PWS 相关遗传学检测的临床指征

年龄	临床提示特征
出生~2 岁	肌张力低下伴吸吮力差
2 岁~6 岁	1)肌张力低下伴吸吮力差病史; 2)整体发展迟缓
6 岁~12 岁	1)肌张力低下伴吸吮力差病史(肌张力低下往往持续存在); 2)整体发展迟缓; 3)贪食(摄食过量、贪恋食物),如不加以控制可呈中心性肥胖
13 岁~成年	1)认知障碍,轻度精神发育迟滞; 2)贪食(摄食过量、贪恋食物),如不加以控制可呈中心性肥胖; 3)下丘脑性性腺功能减退和 / 或典型的行为问题(包括易发脾气、强迫症等)

【遗传咨询】 PWS 是由父系来源的 15q11.2~q13 区域的印记基因表达缺陷引起(包括父源缺失,母源单亲二倍体以及少见的印记缺陷)。遗传学检测可明确其致病机制,不同机制的再发遗传风险不同,患者父母再次孕育需进行相关遗传咨询及产前诊断。

五、基因(组)变异解读及遗传咨询

(一)鉴别遗传性疾病

虽然大部分出生缺陷、先天畸形、罕见病等具有相当高比例的遗传因素,但致病原因还包括许多非遗传因素,比如感染、环境毒理、饮食及化学物暴露等因素可直接致病,也可通过和遗传易感因子互作致病。在临床上鉴别由单一基因及基因组变异引起的遗传性疾病能提高基因检测的临床诊断率,从而间接地降低疾病诊断的成本及缩短医疗周期,因此应受到重视。但要做好这个鉴别不容易,要综合考虑许多因素,临床医生需要对先证者的家族史、孕史(特别需要了解孕期用药、化学物暴露、感染及吸烟酗酒等情况)、家庭社会生活环境有全面的了解。尽管许多遗传病有先天性畸形,但并不是有先天性畸形就是遗传性疾病。识别非遗传性先天畸形罕见病比如胎儿酒精综合征、海豹肢畸形(由沙利度胺引起)、母源性苯丙酮尿症、寨卡病毒引起的小头畸形、物理性损伤导致的结构畸形等也是临床医生需要掌握的基本能力。

一般多于一个家庭成员(特别是一级亲属),多发性流产,死胎和儿童死亡中出现相同的病症时强烈表明遗传性疾病。在相对年轻的两个或更多个亲属中发生的常见成人病症(心脏病,癌症,痴呆)的家族史也表明遗传倾向。一些相对常见的临床症状如发育迟缓/智力落后和多发性先天性畸形已知有较强的遗传因素。通常涉及心脏和面部以及生长问题的情况,特别是如果患者同时表达可能提示综合征的多个临床特征,例如智力迟钝和心脏缺陷,同时有几个脸面部异常表型例如眼睛宽或眼睑下垂等时也提示有患遗传病的可能。当不能确认时,请临床遗传学专科医生进行会诊评估会有帮助。

完整准确地评估临床表型并用统一的标准术语描述记录对于罕见疑难疾病的诊断尤其重要,因为对大量基因组变异的分析在很大程度上依靠对基因型-表型相关性的了解。为更好的做好临床变型描述,临床医生可以从遗传疾病知识库(如 OMIM,Orphanet,Pubmed 等)中搜寻基因、疾病表型等相关知识。

(二) 选择合适的基因检测方法

遗传病的种类繁多,其突变种类也很多,不同的突变需要用不同的检测手段才能事半功倍。对基因组疾病,传统的染色体芯片能够快速准确地检测出全基因组范围内的染色体失衡(增加或缺失),特别是自定义高密度芯片能检测出比单外显子还小的拷贝数变异,它在基因组疾病及单基因变异检测中仍然有很大的功效,但随着测序成本的持续下降,全基因组测序能最终替代一般染色体芯片的检测功能,并且扩展到检测非失衡型结构变异如平衡易位、倒位等上面来。对于许多罕见遗传病,特别是和代谢障碍相关的疾病,生化检测一直是特异有效的检测手段,这一技术应用在新生儿的罕见病筛查上充分体现出其经济有效和准确快速等优势,对人体代谢谱的分析也正迅速地成为一项常规的临床检测项目,其与分子检测的互补性尤其突出。这一领域在高级质谱技术及大数据分析技术的带引下会在今后几年得到长足的发展。

目前 NGS 主要能对绝大多数罕见病做分子(主要是 DNA 及 RNA 水平的)检测。基于 NGS 的分子检测可以根据检测对象的多少分成单基因(single gene)、基因包(gene panel)、临床外显子(clinical exome)、全外显子组(whole exome)及全基因组(whole genome)的检测。在 NGS 时代,单基因的检测仍然很有必要,尤其在一些情况下是必须的,主要应用于以下情况:①临床能明确诊断,致病基因单一的疾病,如 1 型神经纤维瘤(NF1);②致病基因的变异不能为 NGS 所检测,最常见的包括脆性 X 染色体 *FMR1* 基因中 CGG 的扩增检测,普拉德威利-天使综合征(PWS-AS)的甲基化分析等;③NGS 结果的验证及对家属其他成员的检测往往使用单基因位点的检测即可。基因包的检测用于临床有特异表型但遗传异质性较强,需要做分辨诊断的病种较为合适,例如肌营养不良(muscular dystrophy)、心肌病(cardiomyopathy),基因包的临床功效在很大程度上取决于临床医生对病种的临床诊断的把握,也取决于已知致病基因能解释这类疾病的比例。因为新基因不断被发现,基因包也需不断更新。临床外显子理论上应当包含所有已知的致病基因,但实际上没有做到,也做不到。一是因为发现新致病基因的速度很快,二是许多曾经认为的致病基因事实上不是或还没有确凿的证据支持其为致病基因。而全外显子组包含绝大部分编码的区域,但其实际内容因公司产品设计不同有很大差别,再加上在测序过程中总有一些区域的覆盖度不够,一部分基因及区域存在高度同源序列和重复序列,目前 NGS

技术暂未突破这一难关,所以全外显子组总是不全的,但这和全外显子组测序已经取得的临床功效相比,只是一个小小的不足,并将会得到不断的改进完善。全外显子组测序除了能检测已知遗传病的序列变异外,新近发现的致病基因也会得到检测,同时也有机会发现新的候选致病基因,因此有条件时对临床表型复杂、临床表型不特异、临床诊断不明或因为患者的临床表型还没有展示(比如刚出生的重症监护室的新生儿)的病例是理想的检测手段,也是发现新致病基因的有效策略。目前全基因组测序已经开始常规性的被用到拷贝数变异(CNV)的分析上,因为很低的覆盖度(例如 0.1X)也能检测出全基因组范围内的 CNV,而且成本不超过目前一般的染色体芯片,但全基因组测序还没有常规用于序列变异的检测,因为要检测序列变异,要求覆盖度达到 30X,这就造成测序的高成本。我们寄希望于新的测序技术终将把我们带入全基因组测序的时代。也许在今后的几年里,有机结合全外显子组合中低覆盖度全基因组测序能够满足检测各种变异的需求。

(三) 基因(组)变异的解读

目前高通量测序技术(NGS)正被越来越广泛应用于遗传性疾病的临床分子诊断,但 NGS 会产生海量的数据,如何在庞大的数据中分析出可靠、有意义的结果,如何正确、合理解读基因(组)变异,使之在临床诊疗中能够有效应用已成为目前最为棘手的问题。美国医学遗传学与基因组学学会(American College of Medical Genetics and Genomics, ACMG)制定了基因变异解读指南,建议使用特定标准术语来描述孟德尔疾病(单基因)相关的基因变异,即将变异的临床意义分为五级分类:致病性(pathogenic)、可能致病性(likely pathogenic)、临床意义不明(variant of undetermined significance, VUS)、可能良性(likely benign)和良性(benign)。

该指南提供了两套标准:一是用于对致病或可能致病的证据进行分类(表 4-5-66),另一是用于对良性或可能良性的证据进行分类(表 4-5-67)。这些变异的证据包括人群数据库频率、基因变异的类型、基因的功能学研究、以往病例报道、家系成员分离度,以及计算机功能预测等。致病变异证据可分为非常强(very strong,PVS1),强(strong,PS1~4); 中等(moderate,PM1~6)或辅助证据(supporting,PP1~5)。良性变异证据可分为独立(stand-alone,BA1)、强(strong,BS1~4)或辅助证据(BP1~6)。其中,数字只是作为有助于参考的分类标注,不具有任何意义。每个类别中的数字不表示分类的任何差异,仅用来标记以帮助指代不同的规则。对于一个给定的变异,分析人员基于观察到的证据来选择标准。根据表 4-5-68 的评分规则把标准组合起来进而从 5 级系统中选择一个分类。

表 4-5-66　致病证据分级标准

致病性证据	分类
非常强	PVS1:当一个疾病的致病机制为功能丧失(LOF)时,无功能变异(无义突变、移码突变、经典 ±1 或 2 的剪接突变、起始密码子变异、单个或多个外显子缺失)。(注:①该基因的 LOF 是否是导致该疾病的明确致病机制(如 GFAP,MYH7);②3′端末端的功能缺失变异需谨慎解读;③需注意外显子选择性缺失是否影响到蛋白质的完整性;④考虑一个基因存在多种转录本的情况)
强	PS1:与先前已确定为致病性的变异有相同的氨基酸改变。例如:同一密码子,G>C 或 G>T 改变均可导致缬氨酸→亮氨酸的改变。注意剪切影响的改变。 PS2:患者的新发变异,且无家族史(经双亲验证)。(注:仅仅确认父母还不够,还需注意捐卵、代孕、胚胎移植的差错等情况) PS3:体内、体外功能试验已明确会导致基因功能受损的变异。(注:功能试验需要验证是有效的,且具有重复性与稳定性) PS4:变异出现在患病群体中的频率显著高于对照群体。(注:①可选择使用相对风险值或者 OR 值来评估,建议位点 OR 大于 5.0 且置信区间不包括 1.0 的可列入此项;②极罕见的变异在病例对照研究可能无统计学意义,原先在多个具有相同表型的患者中观察到该变异且在对照中未观察到可作为中等水平证据)

致病性证据	分类
中等	PM1：位于热点突变区域，和 / 或位于已知无良性变异的关键功能域（如酶的活性位点）。
	PM2：ESP 数据库、千人数据库、EXAC 数据库中正常对照人群中未发现的变异（或隐性遗传病中极低频位点）。（注：高通量测序得到的插入 / 缺失人群数据质量较差）
	PM3：在隐性遗传病中，在反式位置上检测到致病变异。（注：这种情况必须通过患者父母或后代验证）
	PM4：非重复区框内插入 / 缺失或终止密码子丧失导致的蛋白质长度变化。
	PM5：新的错义突变导致氨基酸变化，此变异之前未曾报道，但是在同一位点，导致另外一种氨基酸的变异已经确认是致病性的，如：现在观察到的是 Arg156Cys，而 Arg156His 是已知致病的，注意剪切影响的改变。
	PM6：未经父母样本验证的新发变异。
支持证据	PP1：突变与疾病在家系中共分离（在家系多个患者中检测到此变异）。（注：如有更多的证据，可作为更强的证据）
	PP2：对某个基因来说，如果这个基因的错义变异是造成某种疾病的原因，并且这个基因中良性变异所占的比例很小，在这样的基因中所发现的新的错义变异。
	PP3：多种统计方法预测出该变异会对基因或基因产物造成有害的影响，包括保守性预测、进化预测、剪接位点影响等。（注：由于做预测时许多生物信息学算法使用相同或非常相似的输入，每个算法不应该算作一个独立的标准。PP3 在一个任何变异的评估中只能使用一次）
	PP4：变异携带者的表型或家族史高度符合某种单基因遗传疾病。
	PP5：有可靠信誉来源的报告认为该变异为致病的，但证据尚不足以支持进行实验室独立评估。

表 4-5-67　良性证据分类标准

良性影响的证据	分类
独立证据	BA1：ESP 数据库、千人数据库、EXAC 数据库中等位基因频率>5% 的变异。
强	BS1：等位基因频率大于疾病发病率。
	BS2：对于早期完全外显的疾病，在健康成年人中发现该变异（隐性遗传病发现纯合、显性遗传病发现杂合，或者 X 连锁半合子）。
	BS3：在体内外试验中确认对蛋白质功能和剪接没有影响的变异。
	BS4：在一个家系成员中缺乏共分离。（注：这部分需要考虑复杂疾病和外显率问题）
支持证据	BP1：已知一个疾病的致病原因是某基因的截短变异，在此基因中所发现的错义变异。
	BP2：在显性遗传病中又发现了另一条染色体上同一基因的一个已知致病变异，或者是任意遗传模式遗传病中又发现了同一条染色体上同一基因的一个已知致病变异。
	BP3：功能未知重复区域内的缺失 / 插入，同时没有导致基因编码框改变。
	BP4：多种统计方法预测出该变异会对基因或基因产物无影响，包括保守性预测、进化预测、剪接位点影响等。（注：由于做预测时许多生物信息算法使用相同或非常相似的输入，每个算法不应该算作一个独立的标准。BP4 在任何一个变异的评估中只能使用一次）
	BP5：在已经有另一分子致病原因的病例中发现的变异。
	BP6：有可靠信誉来源的报告认为该变异为良性的，但证据尚不足以支持进行实验室独立评估。
	BP7：同义变异且预测不影响剪接。

表 4-5-68　遗传变异分类联合标准规则

变异分类	证据条件
致病性	(1)1 个非常强（PVS1）和 　　①≥1 个强（PS1~PS4）或 　　②≥2 个中等（PM1~PM6）或 　　③1 个中等（PM1~PM6）和 1 个支持（PP1~PP5）或 　　④≥2 个支持（PP1~PP5）

续表

变异分类	证据条件
致病性	(2)≥2个强(PS1~PS4)或 (3)1个强(PS1)和 　①≥3个中等(PM1~PM6)或 　②2个中等(PM1~PM6)和≥2个支持(PP1~PP5)或 　③1个中等(PM1~PM6)和≥4个支持(PP1~PP5)
可能致病性	(1)1个非常强(PVS1)和1个中等(PM1~PM6)或 (2)1个强(PS1~PS4)和1~2个中等(PM1~PM6)或 (3)1个强(PS1~PS4)和≥2个支持(PP1~PP5)或 (4)≥3个中等(PM1~PM6)或 (5)2个中等(PM1~PM6)和≥2个支持(PP1~PP5)或 (6)1个中等(PM1~PM6)和≥4个支持(PP1~PP5)
良性	(1)1个独立(BA1)或 (2)≥2个强(BS1~BS4)
可能良性	(1)1个强(BS1~BS4)和1个支持(BP1~BP7)或 (2)≥2个支持(BP1~BP7)
临床意义不明	(1)不满足上述标准或 (2)良性和致病标准相互矛盾

这些规则适用于目前所有的基因(组)变异,无论是基于调查现有案例获得的数据,还是来源于先前公布的数据。分析基因(组)序列变异的临床意义不是一个简单或直接的过程,以前报告的致病变异可能不一定是真的致病性变异,因此变异的临床意义应基于最新的证据进行分析。一些以前分析过的变异在一段时间后或有新的证据出现后需要重新分析,所以这是一项持续性的工作。

(四) 遗传咨询建议

遗传咨询是遗传检测不可缺少的重要环节,遗传咨询的对象包括送检医生及病患和家属等。主要工作包括:①为临床医生及患者就基因检测报告提供针对性的诠释及咨询,包括分析确定遗传模式,评估疾病或症状的发生风险与再发风险及下一步的建议;②解释遗传疾病的发病原因、疾病自然发展史、临床表现与可能的干预及治疗措施和预后情况;③使用心理评估识别病患及家属在情感、社会、教育以及文化等方面的理解及接受问题;④评测客户和/或家庭对出现疾病或存在疾病发风险的理解及反应程度;⑤充分了解并为患者及家属提供有效的医学、教育、经济以及心理等社会资源,包括权威性的信息源(书籍文献网站等、专家库、互助组织等信息);⑥引导病患及家属参与诊断及研究项目,提供知情同意的解释。遗传咨询是个体化医学的具体体现,因为每一个病例家庭都有属于自己的情况,所以要求针对每一个病例有个体化的咨询方式和内容。

(王 剑)

第二十一节　即时检验的应用

一、概述

即时检验(point of care testing,POCT)的概念是在1995年3月由美国临床实验室标准化协会(Clinicaland Laboratory Standard Institute,CLSI)首次提出,至今已经28年,POCT快速发展并得到了广泛的应用,日益成为实验诊断领域的一个重要发展方向。本节将对POCT作概述,并介绍其主要临床评价。

(一) POCT 的定义

POCT 又称近患检测(near-patient-testing),是指在患者附近或其所在地进行的、其结果可能导致患者的处置发生改变的检测。POCT 本质上是一种实验检查手段;其次,POCT 不同于常规实验室检查只能由专业检验人员在实验室进行,除专业检验人员以外,可以由其他一切临床医护和患者本人实施,其实施地点在患者近旁;第三,其检测结果与常规实验室检查一样,可能影响患者的诊断和治疗。

POCT 曾有过许多不同的命名,但其的表述含义相近,如辅助检测(ancillary testing)、床旁检测(bedside testing)、家庭检测(home testing)、患者近旁检测(near-patient testing)、患者自我检测(patient self-testing)、医生诊所检测(physician's office laboratories)、卫星化检测(satellite testing)等。这些中文命名均自翻译而来,为避免因中文名不统一,一度曾直接采用 POCT 这一名称,以避免误解。2020 年11 月国家市场监督管理总局和国家标准化管理委员会联合发布 GB/T 29790-2020《即时检验质量和能力的要求》的国家标准,正式定名为"即时检验"。

(二) POCT 特点

POCT 主要有两大优点:检测周转时间(turnaround time,TAT)短,测试时间短和使用简单,操作方便。

TAT 又称报告周转时间,是指从医生申请检验项目到收到检验报告的时间,是衡量临床实验室和检测质量的重要指标之一,直接影响临床医生对患者的诊治。由于 POCT 不需要或者极大地简化了常规实验室检查中非常耗时的检验前阶段和和检验后阶段,直接由临床医护或者患者本人进行检测,并可快速地将获得的结果用于临床决策,从而极大地缩短了检测周转时间。因而,POCT 的这一特点非常适用于要求检测周转时间短和现场就能获得检测结果的场合,如:急诊科室、重症监护病房、手术室、麻醉科、战地和灾害救援、社区医院、小型诊所等。

POCT 这种不受时间、地点、空间限制随时可以进行检测的要求,决定了 POCT 必须具备使用简单和操作方便的特性。POCT 通常是在传统中心化实验室以外的多种场合进行的,这些场合并不总能保证检验所需的理想条件之下;而操作人员可能是医护人员或者是患者本人,不一定是受过专业训练的检验人员。所以对于 POCT 的仪器和试剂必需具备使用简单和操作方便的特点。

任何事物均存在正反两个方面,在应用 POCT 也需要慎重考虑和平衡以下问题,以保证检测结果可靠和给临床诊治患者带来最大收益。

首先,POCT 的结果并不一定能够与中心化实验室的检测结果相一致和准确性不能满足临床的需要。这是由于方法学、检测设备、试剂、操作和检测环境条件等因素的局限造成的。临床医护在应用 POCT 的数据进行临床诊疗行为时,应该充分了解这种局限性及考虑其带来的临床后果,宜充分考虑临床表现的各个方面,避免误诊和漏诊的发生。

其次,POCT 的费用通常高于常规检测的费用,采用 POCT 方式会给临床医疗行为带来一定的影响,因此选择 POCT 方式应考虑使用时的医疗流程的改变和优化,和是否使临床医疗效果得到有效提高。宜从多个方面评估选择 POCT 后的效益。只有运用得当,POCT 才有助于缩短就诊时间或缩短住院天数,进而减少总的医疗费用,产生良好的费用 - 效益比。

最后,相对于中心化实验室的检测方式,POCT 在规范化的管理和质量控制方面仍然存在差距,对 POCT 只有实施全面规范、有效的质量管理,才能获得准确可靠的检验结果,才能为临床提供强有力的检测结果。

(三) 及时检测与中心实验室检查之间的关系

检验医学的发展目前呈现"两极"分化的趋势,即自动化和简便化。临床要求"在最短的时间内得到准确的检验结果",既要 TAT 短,又要检测结果准确可靠。POCT 便可以基本满足该需要,代表了检验医学简便化的发展方向。中心化实验室检查和 POCT 有其各自的优势,根据各种不同的场合和项目的需要,采取不同的检测方式,有其各自的应用场景,其最终的取舍判断标准是有利于患者,两者以相辅相成的互补形式,服务于临床医护和患者。

(四) POCT 的管理

国家法规和行业建议均要求：应用 POCT 应加强管理，保证检测质量，减少和避免差错。临床医疗单位可根据需要设立 POCT 应用管理的组织。应重视影响 POCT 检测结果的分析前因素，避免干扰。标本的采集方式应适当，符合 POCT 的要求。应制定完善的 POCT 操作规程，以保证操作过程准确规范。POCT 应用人员应接受必要和适当的培训，以保证操作正确和检测质量。操作人员检测能力应得到确认。POCT 应有必要的质量保证制度和方式，以减少医疗差错。应根据 POCT 的特点制定合适的质量控制方式，科学合理地开展 POCT 质量控制活动。应按照生产厂商的要求，定期对 POCT 仪器进行维护保养和校准。POCT 仪器检测结果应定期与中心化检测进行比对，以保持医疗单位内检测结果的一致性。应尽快让相关临床医务人员得知 POCT 的检测结果，以便及时采取适当的医疗措施。POCT 仪器对患者生命安全有重要意义的检测项目的危急值应有警示标志，提醒使用者出现这类情况时应立即进行适当处理。检测结果应有适当的管理和保存方式。

二、糖尿病的 POCT 与应用

(一) 血液葡萄糖检测

血液葡萄糖 POCT 的临床应用建议：为使 POCT 方式(血糖仪)监测血糖适合于糖尿病患者治疗需要，应对血糖仪的检测性能、使用范围、工作流程、费用分析等进行评估，以保证检测质量。血糖仪的测定结果应统一以静脉血浆葡萄糖浓度表示。应注意 POCT 方式(血糖仪)检测血糖的结果与中心化检测的一致性。血糖仪测定值>4.20mmol/L 时与中心化检测之间的差异应<15%；血糖仪测定值≤4.20mmol/L 时的差异应<0.83mmol/L。使用 POCT 方式(血糖仪)检测血糖的人员(患者)应经过应用培训并了解检测结果与治疗的关系，以保证安全有效。应注意 POCT 方式(血糖仪)检测血糖的检测准确性和检测精密度，选用高质量的血糖仪。应注意不同的 POCT 方式(血糖仪)检测血糖的结果之间的差异以及与中心化检测一致性。由于不同的 POCT 方式(血糖仪)检测血糖的结果的不精密度和变异较大，所以不一定能适用于糖尿病的诊断和筛查。

(二) 糖化血红蛋白 A1c(glycosylated hemoglobin A1c, HbA1c)检测

HbA1c POCT 的临床应用建议：糖化血红蛋白浓度是糖尿病诊断治疗中了解糖代谢状况的重要检测项目，检测结果的准确可靠对临床诊断和治疗效果监测等意义重大。在诊断糖尿病时采用 POCT 方式检测 HbA1c 的准确性和不精密度应能满足临床诊断的需要。

(三) 血糖和 HbA1c POCT 的临床评价

1. 糖尿病的诊断和糖代谢状态的分类　血液葡萄糖测定可用于糖尿病的诊断和糖代谢的状态的分类。中华医学会糖尿病学分会发布的《中国 2 型糖尿病防治指南(2013 年版)》采用了 WHO(1999 年)糖尿病诊断(表 4-5-69)、糖代谢状态分类标准(表 4-5-70)。

HbA1c 浓度检测对于糖尿病发生有较好的预测能力。2010 年，美国糖尿病协会(ADA)发布的糖尿病诊治指南中正式采纳以 HbA1c≥6.5% 作为糖尿病的诊断标准之一。HbA1c 水平在 5.7%~6.4% 为糖尿病高危人群，预示进展至糖尿病前期阶段，患糖尿病和心血管疾病风险均升高。2011 年世界卫生组织(WHO)也推荐 HbA1c≥6.5% 作为糖尿病诊断切点。

表 4-5-69　糖尿病的诊断标准

诊断标准	静脉血浆葡萄糖 /(mmol/L)
①典型糖尿病症状(多饮、多尿、多食、体重下降)加上随机血糖检测，或加上	≥11.1
②空腹血糖检测，或加上	≥7.0
③葡萄糖负荷后 2 小时血糖检测无糖尿病症状者，需改日重复检查	≥11.1

注：空腹状态指至少 8 小时没有进食热量；随机血糖指不考虑上次用餐时间，一天中任意时间的血糖，不能用来诊断空腹血糖受损或糖耐量异常。

表 4-5-70　糖代谢状态分类（WHO 1999 年）

糖代谢分类	静脉血浆葡萄糖 /（mmol/L）	
	空腹血糖	糖负荷后 2 小时血糖
正常血糖	<6.1	<7.8
空腹血糖受损（IFG）	6.1~7.0	<7.8
糖耐量减低（IGT）	<7.0	7.8~11.1
糖尿病	≥7.0	≥11.1

注：IFG 和 IGT 统称为糖调节受损，也称糖尿病前期。

2. **血糖自我监测**（self-monitoring of blood glucose，SMBG）　糖尿病患者积极参与疾病的控制和治疗是良好糖尿病保健的重要组成。糖尿病患者的 SMBG 是糖尿病治疗过程中一项常用的检测内容。采用 POCT 方式的便携式血液葡萄糖检测仪（简称血糖仪）在 SMBG 中得到广泛应用，能够对每日血糖水平提供准确的信息。短期内观察血糖波动幅度被认为是识别低血糖风险的最可靠的证据，长期观察与微血管及大血管的并发症相关。因此，SMBG 有利于糖尿病患者发现异常血糖并能够做出适当反应，这一点同样适用于临床医护。

因此各个重要的糖尿病组织：国际糖尿病联盟（International Diabetes Federation，IDF）、美国临床内分泌医师协会（AACE）和 ADA 都提出了相关的糖尿病患者血糖控制指南（表 4-5-71，表 4-5-72，表 4-5-73）。

表 4-5-71　2 型糖尿病患者血糖控制指南

	IDF	ACCE	ADA
HbA1c/%	<6.5	≤6.5	<7.0
空腹 / 餐前血糖 /（mmol/L）	<6.0	<6.0	3.9~7.2
餐后 2 小时血糖 /（mmol/L）	<7.8	<7.8	<10.0

*ADA 建议餐后血糖测定应该在开始进餐后 1~2 小时进行。

表 4-5-72　各时间点血糖监测的适用范围

时间	适用范围
餐前血糖	空腹血糖较高，或有低血糖风险时（老年人、血糖控制较好者）
餐后 2 小时血糖	空腹血糖已获良好控制，但 HbA1c 仍不能达标者；需要了解饮食和运动对血糖影响者
睡前血糖	注射胰岛素患者，特别是晚餐前注射胰岛素患者
夜间血糖	经治疗血糖已接近达标，但空腹血糖仍高者；或疑有夜间低血糖者
其他	出现低血糖症状时应及时监测血糖，剧烈运动前后宜监测血糖

表 4-5-73　各指南对自我血糖监测（SMBG）频率的建议

治疗方案	指南	HbA1c 未达标（或治疗开始时）	HbA1c 已达标
胰岛素治疗	IDF（2012）	大多数 1 型糖尿病患者和妊娠期妇女：≥3 次 /d	
	CDS（2013）	≥5 次 /d	2~4 次 /d
	ADA（2015）	多次注射或胰岛素泵治疗，应进行 SMBG 的时间点：正餐和点心前、偶尔餐后、睡前、运动前、怀疑低血糖时、治疗低血糖至血糖恢复正常后、执行关键任务前（如驾驶）1~2 次注射：SMBG 结果有助于指导治疗决策和 / 或自我管理	
非胰岛素治疗	CDS（2013）	每周 3 天，5~7 次 /d	每周 3 天，2 次 /d
	ADA（2015）	SMBG 结果有助于指导治疗决策和 / 或自我管理	

注：IDF 国际糖尿病联盟；CDS 中华医学会糖尿病学分会；ADA 美国糖尿病学会。

三、止凝血的 POCT 与应用

在止凝血的检验中,临床医生对快速报告与结果可靠的要求非常迫切,急诊或者围手术期出血时,实验室的 TAT 大约在 45~90min,一般中心化实验室的时间大约比 POCT 长 1.5 小时。POCT 操作简便而且能够快速检出结果,能够满足临床的需求,可以很快给患者调整用药剂量,所节省的时间可以产生一些无形价值,特别是在监护室和手术室中,手术时间的长短,处置的多少,时间往往意味着节约就医成本,而且在止凝血检验中还能减少不必要的输血,优势明显。

(一) 凝血酶原时间(prothrombin time,PT)检测

PT 是外源凝血系统最常用的筛选试验,当凝血因子Ⅶ、Ⅱ、Ⅹ和Ⅴ缺陷时,可以呈现不同程度的延长。用 PT 所测得的参比血浆与正常血浆的 PT 比值和所用试剂标出的 ISI 值可以计算出国际标准化比率(international normalized ratio,INR),又称 PT-INR,可以使不同的凝血活酶试剂测得的结果具有可比性。

1. PT POCT 的临床应用建议　除中心化检测外,抗凝和溶栓治疗监测应用 POCT 方式检测 PT 和 / 或 APTT 时应考虑安全有效。应对仪器的检测性能、使用范围、工作流程、费用分析等进行评估,以保证检测质量。应注意 POCT 方式检测 PT 和 / 或 APTT 的结果与中心化实验室检查的一致性。操作人员应进行能力培训以保证安全有效。

2. 临床评价　POCT 方式检测 PT-INR,最多用于口服香豆素类抗凝剂治疗的监测,如口服华法林治疗的监测。华法林起效缓慢,与不同食物与药物的相互作用,人群间本身药物基因组学的差异,导致个体间疗效的差异极大。PT-INR 检测是公认的该类药物使用最佳的监测指标,避免药物浓度未达标导致的血栓形成以及浓度过高导致的出血风险。中华医学会心血管病学分会和中国老年学学会心脑血管病专业委员会 2013 年发布的《华法林抗凝治疗的中国专家共识》推荐:华法林治疗的最佳抗凝强度为 INR 2.0~3.0,此时出血和血栓栓塞的危险均最低。不建议低强度 INR<2.0 的抗凝治疗。

(二) 活化部分凝血活酶时间测定

活化部分凝血活酶时间(activated partial thromboplastin time,APTT)是最常用的内源凝血系统功能测定的筛查试验,除检测凝血因子Ⅷ、Ⅸ、Ⅺ和Ⅻ缺乏外,还可以检测激肽释放酶原(prekellekrein,PK)和高分子量激肽原(high molecular weigh kininogen,HMWK)的异常。

POCT 方式测定 APTT 其应用建议与 PT 相同。

POCT 方式检测 APTT 曾经作为肝素治疗的监测指标,肝素监测在住院患者特别是监护患者中使用相当频繁,POCT 方式 TAT 短,有助凝血紊乱的快速诊断和药物剂量的调整。但该指标有较多局限性。POCT 与中心化实验室的结果之间差异较大。APTT 受到很多因素的干扰,如肝素、鱼精蛋白、获得性的因子缺陷、DIC、原发性纤溶等及个体、仪器或试剂差异,导致 POCT 检测 APTT 与自动化仪器之间 APTT 相关性不理想,其一致性远不如 PT,基本不可比。在临床应用和分析结果时,应该充分得到考虑。

(三) 活化凝血时间(activated coagulation test,ACT)

ACT 是内源凝血系统最为敏感的筛选试验。常用于肝素治疗监测,是监测肝素诱导抗凝状态的标准试验,可反映肝素活性。肝素常用于临床手术中如心肺分流术、透析治疗和经皮冠脉成形术、体外循环膜氧合或人工肺等。ACT 还依赖于血小板和纤维蛋白的相互作用,并且可能受低温、抑肽酶以及血液稀释的影响。ACT 对低剂量肝素不敏感,因此常用于中、高剂量肝素水平的监测。目前,POCT 方式 ACT 可以监测肝素的血浆浓度范围在 1.0~6.0U/ml,POCT-ACT LR 则对 0~2.5U/ml 肝素较敏感。

(四) 血栓弹力图检测

血栓弹力图(thromboelastography,TEG)对凝血系统的检测的特点是所谓的总体评价,这类设备通常记录了血液从凝固到纤溶的全过程,比较全面地提供关于患者凝血功能各方面的基本信息,已经形成了独特的 POCT 门类。血栓弹力图能够反映患者血液系统的低凝、高凝状态和正常凝血功能,如果检测时间充裕,还能反映纤溶功能;其表达方式包括定性(简明提示)或定量分析。在 14 项定量参数中临床上常用的为以下 4 项:

R 值:主要反映凝血因子功能;

K 值:主要反映纤维蛋白原转化为纤维蛋白的能力;

angle 角:反映纤维蛋白原活化的加速情况,在极度低凝时比 K 值更直观;

MA(最大振幅):直接反映纤维蛋白原和血小板的最大凝集力,其中血小板作用较大,约占 80%,血小板的数量及功能异常都会影响 MA 值。

为了了解临床凝血障碍是否是因为血浆中肝素的影响而造成,TEG 增加了肝素酶杯用于血栓弹力图检测,其主要是通过比较使用肝素酶杯检测前后,R 值的改变,来反映肝素对凝血系统的影响。若使用肝素酶杯后,R 值较前明显缩短,往往提示体内肝素或类肝素物质的存在过多导致了凝血的缺陷。

近来推出的快速 TEG(rapid TEG)检测有了较大改进,可以预测严重创伤患者的大量输血的需求。TEG 在心脏外科手术、肝移植、外伤和产科中均有广泛应用。尽管传统凝血试验,可以将止凝血的缺陷定位于某一成分,但 TEG 作为一个筛选检测手段比常规凝血指标更好地反映了凝集和纤溶过程,更接近体内凝血的实际情况,它所提示的出血倾向可能比单一凝血因子缺乏或者以时间延长表达的凝血功能减低的临床价值更高。此外,60 年的发展完善,使 TEG 在外科手术中指导成分输血的应用日臻成熟。

（五）血小板功能的检测

与传统凝血实验室检查血小板功能使用各种血小板聚集装置不同,POCT 的血小板功能检测往往在床边进行,血小板不需要进行分离操作,使前者活化的可能性大大减少。与血小板聚集仪迥异的是,POCT 型血小板功能分析的共性就是相对标准化,主要是反应条件和检测过程受到人为干扰少,从而保证了结果的重现性。虽然在检测原理上差异较大,但是 POCT 技术多基于全血标本,最大限度地反映了生理条件下多种因素共同参与、彼此交互的真实过程。值得一提的是,由于部分方法采用了连续检测的理念,全面记录了血液凝集过程,实现了体外动态监测,容易发现凝血系统与血小板反应之间个别环节的缺陷,而且为临床或基础研究提供了可能。然而,客观地说,采用终点法判读结果具有简单明了,易于被临床医生接受的优势。POCT 数据采集程序的升级使检测更为严密和可靠,并通过改良硬件克服了传统方法的缺点和局限性,使方法更趋于标准化,基本实现了性能稳定、重复性好的目标。

1. Sonoclot 凝血与血小板功能分析仪　Sonoclot 是一款基于血块形成过程中黏/弹性变化的检测仪器。Sonoclot 分析仪的参数包括:

(1)激活凝血时间(SonAct),指从加入血液标本到纤维蛋白开始形成的时间,主要与凝血因子有关,反映内源性凝血系统的状况。近年来又推出玻璃珠诱导的 gbACT,其检测灵敏度更高,适于低浓度水平肝素的监测。

(2)凝血速率(clot rate,CR),凝集曲线的第一个上升部分,反映纤维蛋白形成的速率,间接反映纤维蛋白原的水平。

(3)血小板功能(platelet function,PF),是凝集曲线的第二个上升部分,反映纤维蛋白交联后,血小板牵拉引起的血块收缩。

(4)达到高峰时间(time to peak,TP),从反应开始到凝血曲线达到高峰所需的时间,该高峰由纤维蛋白与血小板相互作用而成,可反映纤维蛋白原水平及血小板的量及功能。

2. TEG- 血小板图　TEG- 血小板图是使用血栓弹力图原理检测抗血小板药物的疗效。TEG- 血小板图将抗血小板药物按照作用的原理分为阿司匹林和非阿司匹林两大类。通过加入激活剂 F 因子产生纤维蛋白网(MA 值反映纤维蛋白水平)反映总体的血小板参与的止血水平。当加入血小板激活剂 AA 或 ADP 后,分别代表阿司匹林或非阿司匹林类药物使用后未被抗血小板药物抑制的血小板的激活情况,根据计算总体的血小板聚集水平和药物抑制后剩余的血小板激活水平的差值,得到某一种药物使用后血小板的抑制率。根据抑制率的不同,判断患者对特定药物的敏感性。TEG- 血小板图可以指导临床医师对患者用药情况进行检测,以识别用药无效的患者,及时改变治疗策略,减少心脑血管血栓时间的发生。

3. VerifyNow 检测　VerifyNow 检测可了解血小板活性的高低。抗血小板药物起效时,血小板功能会得到相应的抑制,表现为检测得到的透光率下降;药物无效时,表现为检测得到的透光率增加。在使用阿司匹林时,用阿司匹林反应单位(aspirin reaction unit,ARU)表示药物的有效性。如 ARU 在 350~550 之间,表示药物有效;若 ARU 在 550~700 之间,表示药物无效。同样,目前广泛使用的氯吡格雷、普拉格雷、替格雷诺等 P2Y12 受体抑制剂,则使用 P2Y12 反应单位(P2Y12 reaction unit,PRU)表示药物的有效性。如 PRU 在 100~200 之间,表示药物有效;若 PRU 在 200~350 之间,表示药物无效。除此之外,VerifyNow 还可以检测患者使用血小板膜糖蛋白Ⅱb/Ⅲa 拮抗剂后的效应。VerifyNow 不仅与光学法血小板聚集有良好相关性,其敏感性和特异性也很高,分别达 92% 和 85%。众多的学者认为:① PCI 手术或出院前的患者实施 VerifyNow 检测,有助于判断所使用的抗血小板策略是否是有效和正确的;②实施 VerifyNow 检测,有助于判断心外科手术前的抗血小板药物效果;③实施 VerifyNow 检测,有助于了解不同种类抗血小板治疗的疗效及适时做出调整。

4. PFA-200 血小板功能分析仪　PFA-200 是临床应用较早且最为常见的全血快速测定血小板功能的仪器,其除了检测血小板功能以外,对初期止血的缺陷如血管性血友病的诊断也有重要价值。目前使用的手术前出血风险的检测,主要包括 APTT、PT 和血小板计数三项检测,该三个项目有可能遗漏一些出血病,如轻血管性血友病、血小板功能缺陷性疾病(先天性或后天获得性)。PFA 检测有可能弥补这一缺陷。PFA collagen(PFA 测定的胶原)/ADP 闭合时间延长的大多数患者都能被证明初期止血异常,而这些异常能产生手术出血的风险。PFA Collagen/EPI 是使用去氨加压素(DDAVP)进行术前治疗的有效评估手段,临床研究表明,接受去氨加压素输入后,PFA Collagen/EPI 和 Collagen/ADP 的闭合时间变短,较短的闭合时间说明血小板功能的恢复,也可能说明出血症状和输血需求的改进。阿司匹林是应用最为广泛的预防血栓药物,约有 5%~60% 的人群服用阿司匹林却起不到足够的抗血小板作用。研究表明,阿司匹林无反应性或者治疗过程中血小板保持高反应性的现象,会出现在已确诊为冠心病、心血管疾病以及脑卒中的患者中。这预示着尽管日常坚持服用阿司匹林,但血栓形成风险仍在增加。PFA 能够检测阿司匹林预防血小板血栓形成的能力,而其他方法学仅能检测血小板聚集的抑制程度。P2Y12 受体拮抗剂是目前广泛使用的抗血小板药物,虽然不同患者对抗血小板治疗的反应性不同,但对患者使用 P2Y12 受体拮抗剂(例如氯吡格雷)进行治疗会增加严重出血的风险。此外,对心血管疾病的患者进行手术时,不断增加抗血小板药物的使用频率,也提高了术后出血的风险。PFA 能够灵敏筛查出轻型血管性血友病,准确检测成人和儿童血管内高剪切力下 VWF 依赖的血小板功能障碍,无须为儿科患者制定专用的参考范围。研究表明,在出现月经过多的女性患者中,有 15% 是血管性血友病患者,而 1 型血友病女性患者中是常见的症状就是月经过多,PFA 提供了一个简单、实用的方法,灵敏检测月经过多的女性可能存在的血管性血友病或其他潜在的出血性疾病,能够帮助妇科医生判断哪些患者应该进行更深入的评估。

(六) D- 二聚体检测

纤维蛋白溶解系统异常导致的出血,分别见于原发性纤维蛋白溶解症和各种原因导致的继发性纤溶亢进症中。D- 二聚体是纤溶酶降解交联纤维蛋白的产物。联合检测纤维蛋白(原)降解产物和 D- 二聚体对机体的纤溶状况的判断具有重要意义外,尚有助于原发性纤溶和继发性纤溶亢进症的鉴别诊断。目前,D- 二聚体检测主要用于:①与静脉血栓栓塞症相关的疾病,如急性肺血栓栓塞症(acute pulmonary thromboembolism,APTE)、深静脉血栓形成、颅内静脉窦血栓形成等;②非静脉血栓栓塞症如急性主动脉夹层、脑卒中、弥散性血管内凝血、急性冠脉综合征和慢性阻塞性肺病等。该检测指标的特点是敏感性高,少量的出血往往可以导致结果的阳性;缺点是特异性低,许多生理或病理情况均可以导致结果的阳性。D-二聚体对 APTE 诊断的敏感度达 92%~100%,特异度仅为40%~43%,因此其价值在于能排除 APTE。D-二聚体若低于 500μg/L 可排除 APTE。《2014 年欧洲心脏学会急性肺栓塞指南》的诊断界值定为:年龄 ×10μg/L,从而提高其特异性

四、心脏病的 POCT 与应用

心血管疾病是我国最常见的疾病之一,是导致人口死亡的重要原因。心脏标志物的检测对早期心血管疾病的诊断、预后判断以及指导治疗至关重要。由于心脏标志物在急危重症心血管疾病诊断中的重要价值与快速获取结果之间的矛盾需求,推动了心血管领域 POCT 技术的应用和发展。

(一) 心脏标志物的 POCT 临床应用建议

急诊室工作人员、心脏科医生、医院管理人员以及实验室工作人员应共同合作,建立运用 POCT 检测心脏标志物评估急性冠脉综合征(acute coronary syndrome,ACS)患者的操作规程。该操作规程应便于急诊室或医院的其他地方运用 POCT 检测心脏标志物诊断或除外急性心肌梗死时,适用于 ACS 患者住院时症状变化时应用。医务人员在使用 POCT 检测心脏标志物时应共同合作,采用质量保证措施,以利于 ACS 患者诊断治疗中医疗差错的减少和治疗效果的改进。对 ACS 患者的采血时间可参考患者到急诊的就诊时间和胸痛发作时间。心脏标志物的检测 TAT 应控制在 1 小时内,最好能 30 分钟内完成。TAT 若因仪器原因超过 1 小时,应考虑选择 POCT 方式。应注意 POCT 方式检测心脏标志物的结果与中心化检测的一致性。尽管定性的结果能提供有用的信息,但 POCT 检测心脏标志物应尽可能提供定量检测结果。应用 POCT 方式检测心脏标志物的操作人员应经过操作培训,并严格按照生产厂商规定的要求进行操作,以保证检测结果准确可靠。POCT 方式检测 cTn 在临床应用时的灵敏度应满足早期诊断和危险分层的要求。

(二) POCT 心脏疾病标志物种类

1. **心肌肌钙蛋白**(cardiac troponin,cTn)　是心肌收缩的调节蛋白,有三种不同基因的亚基组成:心肌肌钙蛋白 T、I 和 C。目前,用于 ACS 实验室诊断的是 cTnT 和 cTnI,是诊断心肌缺血性损伤的首选的特异性标志物,cTn 一般在 ACS 发作 4~8 小时在外周血中逐渐升高,12~24 小时达高峰,增高可持续 7~10 天(cTnI)或 10~14 天(cTnT),特别有利于诊断迟发的心肌梗死、非 ST 段抬高性心肌梗死、不稳定型心绞痛以及心肌的一过性损伤。

2. **肌酸激酶同工酶**(creatine kinase isoenzyme MB,CK-MB)　是诊断起病 4~6 小时内的 MI 的重要指标,一度成为诊断 ACS 的金标准,但 CK-MB 的特异性不高。

3. **肌红蛋白**(myoglobin,Myo)　在心肌细胞损伤后 1~2 小时即释放,4~8 小时达最高值,72 小时后开始恢复正常,Myo 也是提示溶栓疗法成功的最佳标志物,并与 MI 的面积呈相关性。但心肌与横纹肌的 Myo 在免疫活性上无差异,故 Myo 的特异性也不高。

4. **B 型尿钠肽**(type B natriuretic peptide,BNP)**和 N-末端前 B 型尿钠肽**(N terminal pronatriuretic peptide,NT-proBNP)　对 ACS 引起的充血性心力衰竭(congestive heart failure,CHF)的诊断有重要意义。

(三) 临床评价

1. **ACS 的诊断以及确诊 AMI 后的监测**　所有出现 ACS 症状的患者都应检测心肌损伤标志物。在临床症状发生后 24 小时内,cTn 的最大浓度至少有 1 次超过正常参考区间的第 99 百分位数,或者连续采血 2 次检测结果中,CK-MB 最大浓度超过正常参考人群数值的第 99 百分位数。对于症状发作后 6 小时以内的患者,除 cTn 之外,还可考虑早期心肌坏死标志物,如 Myo。一旦确诊 ACS,低频率(间隔 6~10 小时)检测心肌损伤标志物可以评估梗死面积大小,也有助于预测再梗等并发症。cTn 浓度升高的早期阶段,CK-MB 是预测再梗的最佳标志物,也可连续监测 cTn,观察其浓度有无新的增加。

2. ACS 的早期危险分层及治疗监测　对可疑 ACS 患者进行早期危险分层,cTn 是首选标志物。对于有 ACS 临床症状的患者,cTn 的峰值超过正常参考人群数值的第 99 百分位数,意味着发生死亡和再发缺血事件的风险增加。

3. 心力衰竭的诊断及风险评估　对于可疑心力衰竭患者,BNP 测试能排除或确诊心力衰竭,检测 BNP 或 NT-proBNP 有助于心源性和非心源性呼吸困难的鉴别诊断。中华医学会心血管病学分会和中华心血管病杂志编辑委员会发布的《中国心力衰竭诊断和治疗指南 2014》指出,BNP/NT-proBNP 可用于因呼吸困难而疑为心衰患者的诊断和鉴别诊断,BNP<35ng/L,NT-proBNP<125ng/L 时不支持慢性心衰诊断,并可用来评估慢性心衰的严重程度和预后。BNP/NT-proBNP 用于急性心衰诊断和鉴别诊断时,BNP<100ng/L、NT-proBNP<300ng/L 为排除急性心衰的切点(cutoff)。应注意测定值与年龄、性别和体质量等有关,老龄、女性、肾功能不全时升高,肥胖者降低。诊断急性心衰时 NT-proBNP 水平应根据年龄和肾功能不全分层:50 岁以下的成人血浆 NT-proBNP 浓度>450ng/L,50 岁以上血浆浓度>900ng/L,75 岁以上应>1 800ng/L,肾功能不全(肾小球滤过率<60ml/min)时应>1 200ng/L。用于评估急性心衰严重程度和预后时 NT-proBNP>5 000ng/L 提示心衰患者短期死亡风险较高;>1 000ng/L 提示长期死亡风险较高。

五、血气分析的 POCT

进行动脉血气分析检测是用来评估机体水电解质代谢和酸碱平衡的重要检测手段,其应用的对象常常是危急重症患者,对于 TAT 要求尽可能短,因此 POCT 方式的特点使其能够提高各种急诊和 ICU 患者的临床诊疗效果。

(一) 血气及酸碱平衡相关 POCT 的临床应用建议

1. POCT 方式进行动脉血气和酸碱平衡的快速检测应有必要的质量控制措施,以保证检验结果准确可靠。

2. 使用 POCT 方式进行动脉血气和酸碱平衡的快速检测的操作人员应经过操作培训,并严格按照生产厂商规定的要求进行操作,以保证检测安全有效。

3. 应注意 POCT 方式进行动脉血气和酸碱平衡的检测准确性和检测精密度,选用高质量的 POCT 仪器。

(二) 血气及酸碱平衡相关 POCT 的参数及其临床评价

1. 血氧分析　一般包括以下测定参数:氧分压(partial pressure of oxygen,PaO_2)、氧饱和度(oxygen saturation,$SatO_2$)和血红蛋白 50% 氧饱和度时氧分压(partial pressure of oxygen of 50% hemoglobin oxygen saturation,P_{50})、去氧血红蛋白或还原血红蛋白(deoxyhemoglobin,HHb)、氧合血红蛋白(oxyhemoglobin,HbO_2)、高铁血红蛋白(methemoglobin,MetHb)和碳氧血红蛋白(carboxyhemoglobin,COHb)。

(1)氧分压:指血浆中物理溶解 O_2 的压力,O_2 在血液中溶解量的多少与 PaO_2 成正比,PaO_2 是机体缺氧的敏感指标。动脉血参考区间为 10.64~13.30kPa。PaO_2 低于 7.31kPa 即表示有呼吸衰竭,低于 4.0kPa(30mmHg)可有生命危险。

(2)氧饱和度和血红蛋白 50% 氧饱和度时氧分压($SatO_2$):指血液在一定的 PO_2 下,HbO_2 占全部 Hb 的百分比值,是了解血红蛋白氧含量程度和血红蛋白系统缓冲能力的指标。主要取决于动脉氧分压,可用以下公式表示:

$$SatO_2(\%) = [(血氧含量 - 物理溶解氧)/血氧容量] \times 100\%$$

(3)脱氧血红蛋白或还原血红蛋白:指没有携带氧的血红蛋白,还原血红蛋白呈紫蓝色。当毛细血管中还原血红蛋白达到 5g/dL 以上时,皮肤、黏膜呈现青紫色,称为发绀,常见于乏氧性缺氧。静脉血因含还原血红蛋白多,所以呈现暗红色,透过皮肤,就呈现青紫色。

(4)氧合血红蛋白:其临床评价同氧饱和度。

(5)高铁血红蛋白:正常人血红蛋白分子含二价铁(Fe^{2+}),与氧结合为氧合血红蛋白。当血红蛋白中铁丧失一个电子,被氧化为三价铁(Fe^{3+})时,即称为高铁血红蛋白(MetHb。当血中 MetHb 量超过参考区间时,称为高铁血红蛋白血症,可分为获得性高铁血红蛋白血症,主要由于药物或化学物接触引起;先天性高铁血红蛋白血症,由于 NADH-高铁血红蛋白还原酶缺乏引起;此外,还可见先天性高铁血红蛋白血症伴有异常血红蛋白 M(HbM)。

(6)碳氧血红蛋白:由一氧化碳与血红蛋白结合而形成。一氧化碳与血红蛋白的结合力比氧与血红蛋白的结合力大 200~300 倍,碳氧血红蛋白的解离速度只有氧合血红蛋白的 1/3 600。因此一氧化碳与血红蛋白结合生成碳氧血红蛋白,不仅减少了红细胞的携氧能力,而且抑制、减慢氧合血红蛋白的解离和氧的释放。血中碳氧血红蛋白的浓度与空气中一氧化碳的浓度成正比。中毒症状取决于血中碳氧血红蛋白的浓度,血液中碳氧血红蛋白浓度大于 2% 时即可引起神经系统反应,达 5% 时,冠状动脉血流量显著增加,达 10% 时,冠状动脉血流量可增加 25%,这是一种代偿功能。但冠状动脉硬化患者则没有这种代偿能力,因而导致心肌缺氧、损伤。当血中碳氧血红蛋白为 2.5% 时就可缩短心绞痛患者的发作时间。

2. **酸碱度**　血液酸碱度(potential of hydrogen,pH)是 H^+ 的负对数值,HCO_3^-/H_2CO_3 是决定血液 pH 的主要因素。动脉血参考区间为 7.35~7.45。当 pH<7.35 为酸血症,>7.45 为碱血症。但 pH 正常并不能完全排除无酸碱失衡,可能为代偿性酸碱平衡紊乱。

3. **二氧化碳分压**　二氧化碳分压(partial pressure of carbon dioxide,$PaCO_2$)指血浆中物理溶解 CO_2 的压力。$PaCO_2$ 代表酸碱失调中的呼吸因素,它的改变可直接影响血液 pH 的改变。动脉血参考区间为 4.65~5.98kPa,超出或低于参考区间称高、低碳酸血症。大于 7.33kPa 有抑制呼吸中枢的危险,是判断各型酸碱中毒的主要指标。

4. **二氧化碳总量**　二氧化碳总量(total carbon dioxide,TCO_2)指存在于血浆中各种形式的 CO_2 的总和。TCO_2 在体内受呼吸及代谢两方面因素的影响,但主要受代谢因素的影响。动脉血参考区间为 3.2~4.27kPa,代谢性酸中毒时明显下降,碱中毒时明显上升。

5. **实际碳酸氢盐和标准碳酸氢盐**　实际碳酸氢盐(actual bicarbonate,AB)是指人体血浆中实际的 HCO_3^- 含量,是体内代谢性酸碱失衡的重要指标,也受呼吸因素改变的影响。标准碳酸氢盐(standard bicarbonate,SB)指在体温 37℃、PCO_2 为 5.32kPa(40mmHg)、$SatO_2$ 为 100% 时的 HCO_3^- 含量,排除了呼吸因素的影响。动脉血参考区间 AB 为 21~28mmol/L;SB 为 21~25mmol/L。AB 与 SB 两个指标通常联合分析,两者正常为酸碱平衡正常,两者皆低为代谢性酸中毒失代偿,两者皆高为代谢性碱中毒失代偿,AB>SB 为呼吸性酸中毒,AB<SB 为呼吸性碱中毒。

6. **碱剩余**　碱剩余(base excess,BE)指在标准条件下,即温度 37℃、一个标准大气压、PCO_2 为 5.32kPa、$SatO_2$ 为 100%,用酸或碱将 1L 血液 pH 调整至 7.40 所需要加人的酸碱量。正常人 BE 值在 0 附近波动。动脉血参考区间:-3~+3mmol/L。BE 正值增加时,常提示代谢性碱中毒;BE 负值增加时,常提示代谢性酸中毒。

7. **阴离子间隙**　阴离子间隙(anion gap,AG)指血浆中未测定的阴离子(UA)与未测定的阳离子(UC)浓度间的差值,即 AG=UA-UC。该值可根据血浆中常规可测定的阳离子(Na^+)与常规测定的阴离子(Cl^- 和 HCO_3^-)的差算出,即:

$$AG=c[Na+]-\{c[Cl^-]+c[HCO_3^-]\}$$

参考区间为 10~14mmol/L。目前多以 AG>16mmol/L 作为判断是否有 AG 增高型代谢性酸中毒的界限。它可鉴别不同类型的代谢性酸中毒。增高见于代谢性酸中毒、糖尿病酮症酸中毒、尿毒症等。阴离子间隙正常的代谢性酸中毒如高血氯性代谢性酸中毒。降低时临床表现为低蛋白血症等。

8. **缓冲碱**　缓冲碱(buffer base,BB)是血液中具有缓冲作用的碱之总和,包括 HCO_3^-、HPO_4^-、血红蛋白、血浆蛋白。BB 能反映机体对酸碱平衡紊乱时总的缓冲能力,它不受呼吸因素和二氧化碳改变的影响。参考区间为 45~55mmol/L,缓冲碱增高常见于代谢性碱中毒;减低常见于代谢性酸中毒,若此时实际碳酸氢盐(AB)正常,有可能为贫血或血浆蛋白低下。

六、肾脏病的 POCT 与应用

急性肾损伤（acute kidney injury，AKI）是常见并且治疗费用高昂的疾病，其发病率和死亡率都较高。AKI 常是可以预防的，因此如何发现具有发病风险的患者并开始预防性治疗很重要。在发病的初期或者中期得到快速诊断和治疗，可以防止患者发生不可逆的肾损害。AKI 包括肾功能障碍的所有阶段（从肾功能的微小改变至依赖透析的阶段），急性肾损伤的特点是肾小球滤过率迅速下降。

(一) 肾脏病 POCT 的临床应用建议

为使 POCT 方式检测肌酐（Cr）或尿素（urea）适合于患者治疗需要，应对仪器的检测性能、使用范围、工作流程、费用分析等进行评估，以保证检测质量。应注意 POCT 方式检测 Cr 或 Urea 的结果与中心化检测的一致性。使用 POCT 方式检测 Cr 或 urea 的人员应进行能力培训以保证安全有效。

(二) 肾脏病 POCT 的临床评价

1. **肌酐检测**　血中 Cr 浓度稳定，测定血 Cr 浓度可反映肾小球的滤过功能。血 Cr 增高常见于各种原因引起的肾小球滤过功能减退。AKI 时血 Cr 表现为进行性升高，为器质性损害，可伴有少尿或无尿。2012 年 3 月，改善全球肾脏病预后组织（Kidney Disease Improving Global Outcomes，KDIGO）发表急性肾损伤指南定义的 AKI 诊断标准是：48 小时内血清 Cr 水平升高 $\geqslant 26.5\mu mol/L$ 或超过基础值的 1.5 倍及以上，且明确或经推断上述情况发生在 7 天之内；或持续 6 小时尿量 $<0.5ml/(kg\cdot h)$。慢性肾衰竭时血 Cr 浓度用于评估病变程度及分期肾衰竭代偿期，血 $Cr<178\mu mol/L$；肾衰竭期血 Cr 大于 $455\mu mol/L$；尿毒症期血 Cr 大于 $707\mu mol/L$。血 Cr 用于鉴别肾前性及肾性少尿。器官性肾衰竭血 Cr 常超过 $200\mu mol/L$；肾前性少尿，如心力衰竭、脱水、肝肾综合征、肾病综合征等所致的有效血容量下降，使肾血流量减少，血 Cr 浓度上升一般不超过 $200\mu mol/L$

2. **尿素（urea）检测**　尿素是机体蛋白质代谢的终末产物，分子量小且不与血浆蛋白结合，可自由滤过肾小球。进入原尿中的尿素约 50% 被肾小管和集合管重吸收，肾小管有少量排泄。肾实质受损时，肾小球滤过率下降，血尿素浓度会升高，通过测定血尿素或血尿素氮（blood urea nitrogen，BUN）浓度可以观察肾小球滤过功能。血液尿素浓度受多种因素的影响，生理性因素增高见于高蛋白饮食后，减低见于妊娠期。

BUN 与 Cr 比值（BUN/Cr）在器质性肾衰竭时 BUN 与 Cr 同时增高，$BUN/Cr \leqslant 10:1$。肾性少尿，肾外因素所致的氮质血症时 BUN 可快速上升，但 Cr 不相应上升，此时，$BUN/Cr>10:1$。

3. **NAGL 的检测**　中性粒细胞明胶酶相关脂质运载蛋白（NAGL）是一种新型的脂笼蛋白，分子量为 25 000Da，独立存在于中性粒细胞中的过氧化物酶阴性颗粒中，主要是在中幼粒细胞及晚幼粒细胞分化阶段合成。目前认为 NGAL 具有运输疏水性水分子、调节 MMP-9 活性等功能，并可能参与免疫炎症反应以及肿瘤的发生发展，特别是肿瘤的浸润转移等过程。NGAL 对肾脏具有保护作用，NGAL 能转运铁进入细胞质然后通过胞内溶酶体降解，再进行铁的循环利用。急慢性肾衰竭时，NAGL 是通过与铁载体一起输送至近端肾小管而发挥其明显的肾脏保护和减轻氮质血症的作用，NGAL 含量在 AKI 发生后 2 小时内升高，并且能够在尿液中被检测出来，使之成为早期且敏感的肾损伤生物标志物。尿液中 NAGL 水平为 0.7~9.6ng/ml，AKI 后肾损伤后 NGAL 水平急剧上升，NAGL 对急性肾功能衰竭阳性预测值约为 90%。

七、妇产科 POCT 与应用

(一) hCG POCT 的临床应用建议

采用 POCT 方式进行尿液中 hCG 检测的仪器（试纸）生产厂商应提供详细的操作说明以方便操作人员使用和正确解释结果。操作人员应严格按照生产厂商规定的要求进行操作，以保证检测结果准确可靠。应有必要的质量控制措施，以保证检测结果准确可靠。在人工流产、异位妊娠诊断等重大医疗决策时，采用 POCT 方式进行尿液中 hCG 检测的结果建议经过中心化检测的确认，以保证检测结果准确可靠,有助于临床作出正确的医疗决策。不同品牌 hCG 检测试纸的灵敏性和特异性存在一定的差异,应注意选择高质量的检测试纸,以保证检测结果准确可靠。

(二) hCG POCT 的临床应用评价

POCT 方式检测 hCG 主要应用于正常妊娠的诊断及妊娠异常的监测。妊娠女性血液和尿液中 hCG 即开始逐渐升高,定量测定母体血液和尿液中 hCG 是确定妊娠的重要标志。hCG 下降预示流产威胁或稽留流产、宫外孕、妊娠中毒或宫内死亡等妊娠异常。异位妊娠妇女与同孕龄妇女相比,hCG 水平较低,只有 50% 的异位妊娠妇女尿妊娠试验阳性。妊娠开始 5 周内,异位妊娠女性的 β-hCG 升高幅度远较同孕龄正常妊娠妇女的低。hCG 检测还可用于滋养层细胞疾病、睾丸与卵巢生殖细胞肿瘤的辅助诊断与疗效监测,以及唐氏综合征(21 三体综合征)的风险评估,但是临床上通常使用中心化的实验室检查方式,具有更好的准确性和精密度,成本也更低。

八、感染病的 POCT 与应用

POCT 方式在感染性疾病预防和疾病控制中应用广泛,如人类免疫缺陷病毒(human immunodeficiency virus,HIV)感染筛查中应用 POCT 方式检测有助于快速得到检测结果,在 HIV 感染预防和疾病控制中有重要的应用价值。其他如流行性感冒病毒的检测等,在公共卫生预防和疾病控制中有重要的作用。

(一) 感染性疾病相关 POCT 的临床应用建议

POCT 方式进行病原体感染筛查应有必要的质量控制措施,以保证检测结果准确可靠。操作人员应经过应用培训,并严格按照生产厂商规定的要求进行操作,以保证检测安全有效。POCT 方式进行病原体感染筛查的检测结果可疑阳性时,应按照有关规定由确认实验室对检测结果进行确认,如 HIV、禽流感病毒的筛查。

(二) 感染性疾病相关 POCT 及其临床评价

1. HIV 抗体和 HIV-1 p24 抗原的筛查 HIV 通常在感染后的 6~12 周后,可在血清中发现代表存在 HIV 感染的 HIV 蛋白抗体。由于 HIV 抗体检测存在窗口期,故通过检测近期感染高病毒载量患者血样的 HIV-1 p24 抗原,可比传统抗体测定约提前 6 天检测出 HIV 感染,同时会使灵敏度升高,因此其诊断时限比抗 HIV 测定要早。HIV 抗体和 HIV-1 p24 抗原的 POCT 检测仅作为筛查试验,对于筛查反应性(阳性)结果必须送至疾病控制中心加以验证。

2. 流感病毒抗体检测 该病毒是流感的病原体,部分患者中会产生严重的并发症。由于它易于与其他呼吸道疾病混淆,所以在流行期临床诊断很困难。因此,实验室诊断就显得非常重要,流感病毒感染的潜伏期为 1~7 天,IgM 抗体在发病 1 周左右出现,可持续存在 2~3 个月。

3. 副流感病毒抗体检测 副流感病毒 1、2 和 3 型在 2~4 岁儿童中能引起喉气管支气管炎(哮吼)。3 型具有流行性,1 和 2 型具有地域性。副流感病毒感染的潜伏期为 2~7 天,IgM 抗体在发病 1 周左右出现,可持续存在 2~3 个月。

4. 腺病毒抗体检测 腺病毒是一种重要的呼吸道病原体,能引起上呼吸道疾病,伴随有急骤发热和轻度呼吸道感染。腺病毒感染的潜伏期为 2~14 天,IgM 抗体在发病 1 周左右现,可持续存在 2~3 个月。

5. 呼吸道合胞病毒抗体检测 呼吸道合胞病毒是两岁以下幼儿呼吸道感染的主要病原体,在冬季暴发流行。呼吸道合胞病毒感染的潜伏期为 3~7 天,IgM 抗体在发病 1 周左右出现,可持续存在 2~3 个月。

6. 肺炎支原体抗体检测 肺炎支原体引起的肺炎在儿童和青少年中最为常见。肺炎支原体可在呼吸道黏膜上皮内潜伏,部分患者无明显症状但大部分患者为显性感染。在 3 岁以下儿童以上呼吸道感染多见,成人以肺炎表现为主,肺炎支原体肺炎潜伏期 14~21 天,起病缓慢,IgM 抗体一般在感染后 1 周出现,3~4 周达高峰,可持续存在 3~6 个月。

7. 肺炎衣原体抗体检测　肺炎衣原体极易造成呼吸系统感染,特别是支气管炎和肺炎,在老年人中发病率较高,它所引起的肺炎占所有肺炎病例的 10%。肺炎衣原体感染所致的肺炎,症状和体征无特异性,多数起病缓慢,潜伏期一般为 30 天左右,IgM 抗体在发病 2~3 周出现,一般来说可持续存在 2~6 个月。

8. 嗜肺军团菌抗体检测　人最易感染的是嗜肺军团菌血清 1 型,非典型性肺炎常伴随有全身症状。10% 的肺炎是由嗜肺军团菌血清 1 型引起的。军团菌肺炎潜伏期为 2~10 天,IgM 抗体在感染后一周左右出现,并可持续存在 3~6 个月。

(施新明)

第二十二节　水、电解质和酸碱平衡失调的实验室检查与临床应用

一、概述

体液容量和分布、电解质浓度、渗透压和酸碱平衡由神经 - 内分泌系统调节,对维持组织细胞与脏器的生理功能具有重要作用。健康人的稳态机制使体内的水和电解质的组成维持在相对狭窄的范围内。机体通过各种缓冲体系、肺、肾脏等生理调控系统来调节细胞内外的水、电解质和酸碱平衡,以维持内环境的平衡。检测电解质、酸碱度的标本是细胞外液(extracellular fluid,ECF)中的液体部分(血浆、血清或全血),也包括尿液、脑脊液等。体液中呈溶解状态存在的带正、负电荷的离子称为电解质,它们都具有维持体液渗透压的作用,保持着体内液体的正常分布。主要阳离子有钠(Na^+)、钾(K^+)、钙(Ca^{2+})和镁(Mg^{2+}),主要阴离子包括氯离子(Cl^-)、碳酸氢根(HCO_3^-)、磷酸根(HPO_4^{2-}、$H_2PO_4^-$)、硫酸根(SO_4^{2-})等。ECF 中主要阳离子是 Na^+,阴离子是 Cl^-、HCO_3^-;而细胞内液中主要阳离子是 K^+,阴离子是 HPO_4^{2-}。

正常情况下,水的摄入和排出保持动态平衡。成人每天水的摄入量为 2 000~3 000ml。水的排出有四条途径,每天由:①肾排出 1 000~2 000ml;②胃肠道排出 150ml;③皮肤排出 500ml;④肺排出 350ml。机体水排泄的调节由肾脏完成,主要受血管升压素(AVP)调控。血浆渗透压上升 2% 以上或循环血容量下降 10% 以上即可通过相应的感受器,刺激 AVP 分泌增加,后者使远端肾小管和集合管重吸收水增加,肾脏排水减少。

钾(potassium)是细胞内液的主要阳离子。正常血浆 K^+ 仅 3.5~5.0mmol/L。钾在人体内的主要功能是参与细胞内的正常代谢;维持细胞内液容量、离子、渗透压及酸碱平衡;维持神经肌肉的兴奋性及维持心肌的正常功能。钾平衡包括摄入与排出平衡和细胞内外平衡。肾脏排钾是维持钾平衡的一个重要调节机制,醛固酮促进各段肾小管对钠的重吸收和钾的排泌。

钠(sodium)是细胞外液主要阳离子。正常血浆 Na^+ 浓度为 135~145mmol/L。钠的主要生理功能是保持细胞外液容量、调节酸碱平衡、维持正常渗透压和细胞功能。体内钠平衡主要通过肾脏的保钠作用以维持血浆 Na^+ 和渗透压的正常范围。尿 Na^+ 的排泄主要受醛固酮调节,后者使远端肾小管和集合管重吸收水钠增多,肾脏排泄水钠减少。

氯(chlorine)是最重要的细胞外阴离子,氯的摄入与排出往往与钠伴随进行。大多数情况下氯离子浓度随体内钠离子浓度的变化而变化。

机体的代谢活动必须在适宜 pH 的体液内环境中才能正常进行。pH 的相对恒定,是维持内环境稳态的重要因素之一。一般而言,pH<6.8 的酸血症或 pH>7.8 的碱血症不适合生存,在伴有其他严重疾病的情况下,即使不十分明显的酸碱平衡改变也可导致严重后果。机体通过四条途径调节体液酸碱平衡:①血液的缓冲系统,包括 HCO_3^-/H_2CO_3、血红蛋白、血浆蛋白和 $HPO_4^{2-}/H_2PO_4^-$ 等。缓冲体系对酸碱调节为立即反应,但缓冲作用不能太持久。②肺的调节作用,脑脊液或动脉血 pH 改变刺激中枢和外周动脉化学感受器,从而激活延髓呼吸中枢,调节肺通气量和 CO_2 排出量。此调节作用效能最

大,主要调节二氧化碳分压(PCO_2),需要1~2天时间。③肾的调节作用,即肾排泄非挥发酸并重吸收和再生成HCO_3^-,此调节作用较慢,需要1周左右,但作用最强。④细胞内外液电解质交换,此调节作用启动较快,主要调节细胞内外K^+、Na^+、H^+和HCO_3^-等离子浓度,反应完成需要24~36小时。

二、相关的实验室检查

水、电解质和酸碱平衡失调在临床多种疾病中十分常见,可单独发生或继发于其他疾病,严重时危及生命。这些失调可为单一的,也可几种类型紊乱合并存在,相互影响。电解质、渗透压测定与血液气体分析是临床实验室中最普遍的检查项目之一。通过实验室检查及时了解机体水、电解质与酸碱平衡失调状况,并根据不同临床表现采取有效的治疗措施,对临床有重要意义。

(一) 常用电解质测定

临床上检测的电解质主要是K^+、Na^+和Cl^-。目前,离子选择电极法(ISE)是临床实验室用来检测Na^+、K^+和Cl^-最常用的方法。虽然Na^+、K^+和Cl^-的内在浓度稳定,但由于离子在血细胞和血浆中的浓度有很大差别,尤其是K^+。当使用血浆标本时,一定要注意避免溶血,而且应在获得标本后迅速分离血细胞。

1. **钾检测**　钾平衡紊乱会导致体内一系列病理生理变化,观察钾是否平衡时,除了检测血钾浓度、尿钾浓度外,还应考虑影响钾平衡的其他因素,如肾功能、醛固酮及肾素水平、酸碱平衡、尿电解质等,以便综合分析钾平衡紊乱的原因和对机体代谢的影响程度。钾检测特别要注意标本采集后及时检测,因为红细胞含钾约为血浆20倍,所以标本溶血可导致血钾偏高。此外尿液、其他体液等均可用于钾离子测定。

(1)血钾检测:血清钾参考范围3.5~5.5mmol/L;红细胞钾80~100mmol/L。

【临床意义】

1)血清钾减低:见于摄入不足,如消耗性疾病、长期低钾饮食、禁食或厌食等使钾来源减少,而肾正常排钾;排出增多,见于严重呕吐、腹泻及胃肠引流使钾随液体从胃肠道丢失;肾脏疾病引起肾性失钾,使大量钾随尿丢失;肾上腺皮质功能亢进,醛固酮和有醛固酮样作用物质的分泌增多,使肾排钾过多;长期使用强利尿剂使钾大量排出;大量出汗;细胞外钾进入细胞内,见于碱中毒、胰岛素治疗、家族性周期性麻痹、肌无力症、甲亢等;洋地黄中毒、肝硬化、羧苄西林和两性霉素应用等。

2)血清钾升高:见于摄入过多,输入大量库存血液、补钾过多过快、含钾药物的过度使用;排泄障碍,如急性肾功能衰竭的少尿或无尿期或慢性肾功能衰竭,肾小管功能严重受损时可使钾排出减少,血钾升高;肾上腺皮质功能减退症(艾迪生病)和长期大量使用醛固酮拮抗剂使体内总钾增高;长期低钠饮食,使钾不易排出;细胞内钾的移出,见于重度溶血或组织损伤、大量输入陈旧库存血后、挤压综合征、大面积烧伤等,大量钾从细胞内释出;呼吸障碍引起组织缺氧和酸中毒;休克、中毒、化疗等;注射高渗盐水或甘露醇使细胞内脱水,导致细胞内钾渗透出来。

(2)尿钾测定:尿液钾参考范围25~100mmol/d。

【临床意义】

1)尿钾减低:见于肾上腺皮质功能减退症(艾迪生病)、酸中毒时尿钾排出减少、肾功能衰竭、使用保钾利尿剂、肾前性氮质血症、肾病合并尿量减少等疾病,尿钾减低。

2)尿钾升高:见于内分泌紊乱,如原发性醛固酮增多症、库欣病、肾素瘤、心力衰竭、长期使用ACTH与肾上腺皮质激素、肝病;糖尿病酮症、使用排钾利尿剂、饥饿、代谢性碱中毒、使用含钾高的药物和食品;肾小管功能不全,如肾小管酸中毒、Fanconi综合征(范科尼综合征)、慢性肾炎、慢性肾盂肾炎、慢性肾功能衰竭多尿期。

2. **钠检测**　水和Na^+平衡的调节相对独立而互有影响,血Na^+浓度变化可引起血浆渗透压和循环血容量变化,从而启动水平衡调节机制。细胞外液钠浓度的改变可由水、钠任一含量的变化而引起,故钠的平衡紊乱常伴有水平衡紊乱。低钠血症常伴有低氯血症。钠检测方法与血钾类似。尿液、其他体液等均可用于钠离子测定。

(1)血钠测定:血清钠参考范围135~145mmol/L。

【临床意义】

1)血清钠减低:见于摄入不足,如长期低盐饮食、饥饿、营养不良、低盐疗法、不适当的输液;胃肠道丢失,是临床上缺钠性脱水最常见的原因,幽门梗阻、呕吐、腹泻、胃肠造瘘等,都可丢失大量的消化液而失钠;尿钠排出增多,见于肾小管病变使钠重吸收障碍,反复使用利尿剂,特别是对于长期限制钠盐的心衰或肾病患者;肾上腺皮质功能减退,严重肾炎、慢性肾炎并发尿毒症等;糖尿病酮症酸中毒等,均可有尿中排钠增多;皮肤失钠,如大面积烧伤,血浆大量渗出,大量出汗只补充水分而不补充钠;大量浆膜腔积液引流,可引起体内缺钠。

2)血清钠升高:摄入过多见于进食过量钠盐或注射高渗盐水,且伴有肾功能失常时;心脏复苏时输入过多碳酸氢钠,透析液比例失调等;体内水分摄入过少或丢失过多,如渗透性利尿或肾小管浓缩功能不全时,过量出汗或甲亢时,失水大于失钠,均可使血钠升高;肾上腺皮质功能亢进症,如库欣病、原发性醛固酮增多症,肾小管重吸收钠增加,可使血清钠相应增高;脑外伤、脑血管意外、垂体肿瘤等可产生脑性高钠血症。

(2)尿钠测定:尿液钠参考范围130~260mmol/d。

1)尿钠减低:①胃肠道失钠、出汗过多等尿路以外的途径失钠过多;②肾上腺皮质激素过多使肾小管重吸收钠增加;③长期限钠饮食患者,如肾病、慢性肾炎等。

2)尿钠升高:①严重多尿、肾小管重吸收功能降低,钠随尿排出增多;②肾上腺皮质功能不全,如艾迪生病,排钠增多;③糖尿病患者在尿中排出大量糖和水分的同时排出大量钠,而且肾小管重吸收功能不足,大量失钠;④使用利尿剂后,促使大量钠离子随尿排出;⑤大量输注盐水后。

3. 氯检测　血清Cl^-异常作为酸碱、体液或电解质失衡的一个组成部分,可发生于许多情况。从临床角度而言,血清Cl^-异常自身没有重要意义,应把重点放在引起高氯血症或低氯血症的基础功能紊乱。临床上一般将血清Cl^-<90mmol/L称为低血氯,较多见;Cl^->110mmol/L称为高血氯。在伴有碳酸氢根增高的所有代谢性碱中毒类型中,都有相应Cl^-的减少。除血液外,尿液和其他体液等标本均可用于氯离子测定。

(1)血氯测定:血清氯参考范围96~106mmol/L;脑脊液氯120~130mmol/L。

【临床意义】

1)血清氯降低:如摄入不足,见于饥饿、营养不良、低盐或无盐饮食后;丢失过多,见于严重呕吐、腹泻、胃肠造瘘引起胃液、胰液、胆汁的大量丢失,导致Cl^-的丢失;反复使用利尿剂,抑制氯的重吸收;慢性肾上腺皮质功能减退,肾小管吸收Cl^-不足;糖尿病酸中毒,血浆中部分Cl^-被聚集的有机酸阴离子取代,多尿症丢失大量Cl^-;转移过多,见于急性肾炎、肾小管疾病等,氯向组织内转移;酸中毒时,氯向细胞内转移,降低pH;水摄入过多;呼吸性酸中毒,肾为了增加HCO_3^-的重吸收,使氯的重吸收减少。

2)血清氯升高:如摄入过多,见于食入或静脉输入过量NaCl等;排泄减少,如泌尿道阻塞,急性肾小球肾炎无尿者,尿液排出减少,肾血流量减少(如充血性心力衰竭);脱水,如腹泻、呕吐、出汗等导致血氯浓缩性升高;换气过度所致的呼吸性碱中毒、HCO_3^-减少、血氯代偿性增高;肾上腺皮质功能亢进,肾小管对NaCl重吸收增加。

(2)尿氯测定:尿液氯参考范围100~250mmol/d。

【临床意义】

1)尿氯减低,见于大量出汗、剧烈呕吐、心力衰竭、高氯性酸中毒、醛固酮增多症、二期低盐饮食、饥饿、肾病晚期少尿、库欣病、使用肾上腺皮质激素等。

2)尿氯增高,见于肾炎及尿毒症时肾小管损伤、艾迪生病、糖尿病酮症、头颅外伤、使用利尿剂等。

(二)血浆渗透压测定

渗透压(osmotic pressure)是指支配生物膜两侧的水穿过膜,使其达到一定平衡的一种压力。一一般描述的是溶质溶入纯溶剂(如水)后形成的溶液渗透压。溶液的渗量与溶解在其中带电荷或不带电荷的颗粒数成比例,溶质颗粒的浓度与溶液的渗透摩尔浓度相同。经常测量的是血清、血浆和尿液的渗透压。血浆渗透压指 1L 水中溶质的总量,包括阴离子、阳离子和其他溶质。血浆渗透压的测定通常使用冰点渗透压仪,通过测定溶液冰点下降来计算渗量。此外,血清或血浆的渗量可通过下述两个经验公式来计算。经验计算值和测量值的均差为零,标准差约为 6mOsm/(kg·H₂O)。

公式 1:血浆渗量[mOsm/(kg·H₂O)]=1.86×Na⁺(mmol/L)+葡萄糖(mmol/L)+尿素(mmol/L)+9

公式 2:血浆渗量[mOsm/(kg·H₂O)]=1.86×Na⁺(mmol/L)+葡萄糖(mg/dl)/18+尿素(mg/dl)/6+9

以上公式中 9mOsm/(kg·H₂O)为一经验值,代表血浆中其他渗透物质如 K⁺、Ca²⁺和蛋白质等。

血浆渗透压参考范围 275~300mOsm/(kg·H₂O)。

【临床意义】血浆渗透压是评价体内水平衡的最重要参数。肾功能正常的糖尿病患者,血浆渗透压的改变通常与血钠浓度的变化相平行。所以了解血钠浓度是对测得的渗透压进行临床评价的重要依据。尿素和葡萄糖只有在浓度异常增高很多时才会有相应的临床表现。

(三)动脉气体分析

血液气体(简称血气)是指血液中所含的 O₂ 和 CO₂ 气体。动脉气体分析是指通过血气分析仪直接测定血液的酸碱度(pH)、氧分压(PO₂)、二氧化碳分压(PCO₂)三项指标,再利用公式(或仪器的微处理器)计算出其他指标,由此对酸碱平衡及呼吸、氧化功能进行判断的分析技术。目前血气分析仪型号很多,除测定 pH、PCO₂、PO₂ 外,有些还可同时测定电解质、糖、尿素、乳酸及胆红素等。

血气分析一般用动脉血或动脉化毛细血管血作为标本,特殊情况下也可用静脉血。采集的基本要求是:合理的采血部位(桡动脉、肱动脉、股动脉),严格隔离空气,在海平面大气压(101.3kPa,760mmHg),安静状态下,采集肝素抗凝血立即送检。吸氧者病情允许应停吸氧 30 分钟,否则应标明给氧浓度与流量。血气分析中,动脉血与静脉血的 PO₂ 有明显的差异,静脉血一般在动脉采血较困难时才使用。静脉血因 O₂ 在组织被释放,PO₂ 要低 60~70mmHg(7.98~9.31kPa),而 PCO₂ 要高 2~8mmHg(0.27~1.06kPa),pH 要低 0.02~0.05。如果不能得到动脉血,也可以使用动脉化的毛细血管血。毛细血管通常在足或指尖,必须温暖皮肤使毛细血管扩张以使 PO₂ 接近动脉水平。

毛细血管标本收集在预先肝素化的毛细玻璃管里。血液必须充分混合以保证同质性以及抗凝剂溶解;静脉血标本可以收集在注射器或真空采血管中;动脉血标本应该收集在注射器中。一般室内空气 PO₂ 大约 150mmHg,PCO₂<1mmHg。必须避免血液与室内空气接触,标本中不得出现气泡,一旦标本已抽取,针头必须换成密封盖。

1. pH 习惯上采用 H⁺ 浓度的负对数来表示溶液的酸碱度,称为 pH 值,即 pH=-lg[H⁺]。由于细胞内和与细胞直接接触的内环境 pH 测定技术上有困难,故常由血液 pH 测定间接反映。血液 pH 用血气分析仪采用电极法直接测定。

【参考范围】动脉血 pH 7.35~7.45,极限为 6.80~7.80;静脉血 pH 7.31~7.42;新生儿生后的最初几个小时,血液 pH(动脉血)可为 7.09~7.50,其后为 7.35~7.45。

【临床意义】血液 pH 主要取决于 HCO₃⁻ 与 H₂CO₃ 的比值。动脉血 pH 是判断酸碱平衡调节中机体代偿程度最重要的指标,它反映体内吸收性和代谢性调节综合作用的结果。pH 在 7.1~7.3 之间是严重的失代偿性酸中毒(酸血症),而 pH>7.45 为失代偿性碱中毒(碱血症);pH<6.80 或>7.80 为病理耐受极限。但 pH 的应用有局限性:①pH 只能决定是否有酸血症或碱血症,pH 正常不能排除有无酸碱失衡,可能还存在代偿性酸碱失衡或复合性酸碱失衡;②单凭 pH 本身不能区分酸平衡紊乱的类型,不能区别是代谢性还是呼吸性酸碱失衡,进一步测定 PCO₂,计算出 H₂CO₃ 和 HCO₃⁻ 是非常必要的。

2. **无呼吸影响的酸碱度** 无呼吸影响的酸碱度(non respiratory pH,pH_{NR})指排除了呼吸因素干扰的 pH,是将血标本用 5.33kPa(40mmHg)的 CO₂ 平衡后所测得的 pH。该项指标排除了呼吸因素的干扰,因此 pH_{NR} 是更能反映代谢性酸碱平衡的一个指标。

【参考范围】动、静脉血 pH_{NR} 与血液 pH 值应基本一致。

【临床意义】pH 大于或小于 pH_{NR}，说明 pH 有呼吸因素介入，为呼吸性酸中毒或呼吸性碱中毒。当患者 PCO_2 恢复正常时，其 $pH_{NR}=pH$。分析 pH_{NR} 与 pH 的动态变化对于调整治疗方案、观察疗效及预后起到一定参考作用。

3. 二氧化碳分压　二氧化碳分压（partial pressure of CO_2，PCO_2）指物理溶解在血浆中 CO_2 所产生的压力。通常 37℃测定不接触空气的动脉血 PCO_2（简写为 $PaCO_2$）比静脉血 PCO_2（$PvCO_2$）略低。CO_2 的弥散能力较大，约为氧的 25 倍，血液 PCO_2 基本反映了肺泡 PCO_2，能了解肺泡的通气情况。

【参考范围】动脉血 PCO_2（$PaCO_2$）4.66~6.11kPa（35~46mmHg）。

静脉血 PCO_2（$PvCO_2$）4.92~6.65kPa（37~50mmHg）。

【临床意义】PCO_2 代表酸碱平衡失调中的呼吸因素，它的改变可直接影响血液 pH。PCO_2 的升高或降低，有原发性和继发性两种原因所致。PCO_2 与 CO_2 的产生成正比关系，与肺泡通气量成反比关系。

(1)判断肺泡通气状态：PCO_2 升高提示肺通气不足，CO_2 潴留；PCO_2 降低提示肺通气过度，CO_2 排出过多。

(2)判断呼吸性酸碱失衡的性质：PCO_2 是反映呼吸性酸碱平衡紊乱的重要指标。PCO_2<4.65kPa（35mmHg）提示通气过度，有呼吸性碱中毒存在；$PaCO_2$>6.65kPa（50mmHg）提示体内有呼吸性酸中毒或代谢性碱中毒代偿期。

(3)判断代谢性酸碱失衡的代偿情况：代谢性酸中毒时，若 PCO_2 下降，提示已通过呼吸进行代偿；代谢性碱中毒时，若 PCO_2 上升，亦提示有代偿。

(4)判断呼吸衰竭类型：如肺心病呼吸衰竭患者 PCO_2>10.7kPa（80mmHg）时，肺性脑病发生率明显上升。

4. 实际碳酸氢盐和标准碳酸氢盐　实际碳酸氢盐（actual bicarbonate，AB）指人体血浆中实际的 HCO_3^- 含量（或称为 $cHCO_3^-$）。AB 的增减可直接影响 pH 的稳定。通常根据 pH 和 PCO_2 数据计算而得，也可实际测定。标准碳酸氢盐（standard bicarbonate，SB/SBC）指在体温 37℃时 PCO_2 在 5.32kPa（40mmHg），血红蛋白在 100% 氧饱和条件下测出的 HCO_3^- 的含量（或称为 $cHCO_3^-st$）。此结果是根据 pH 和 PCO_2 数据得出的计算值，排除了呼吸因素的影响，因此称为标准碳酸氢盐，是判断代谢因素的指标。

【参考范围】AB（$cHCO_3^-$）动脉血 21~26mmol/L；静脉血 22~28mmol/L。SB 21~25mmol/L。

【临床意义】当机体发生代谢性酸碱失衡时，由于缓冲作用，体内较多的固定酸或固定碱可使 HCO_3^- 浓度随之改变。因此，AB 是体内代谢性酸碱失衡的重要指标，但其含量也受呼吸因素改变的影响。HCO_3^- 也可因呼吸性酸碱紊乱的 PCO_2 变化继发性改变，为了排除呼吸因素的影响，在特定条件下计算出的 HCO_3^- 数值即为 SB。

(1)SB 的增减反映代谢因素：SB 在代谢性酸中毒时降低，在代谢性碱中毒时升高。但在呼吸性酸中毒和呼吸性碱中毒时，由于肾脏的代偿，也可以发生继发性增高或降低。SB 作为代谢变化的较好指标，但不能表明体内 HCO_3^- 的实际量。

(2)AB 受呼吸和代谢两方面因素的影响：正常情况下 PCO_2 为 40mmHg 时，AB=SB，如果 AB>SB，则表明 PCO_2>40mmHg，可见于呼吸性酸中毒及代偿后的代谢性碱中毒；反之 AB<SB，则表明 PCO_2<40mmHg，见于呼吸性碱中毒或代偿后的代谢性酸中毒。

(3)在酸碱失衡诊断上应把 AB 与 SB 两个指标结合起来分析更有参考价值：AB 与 SB 两者皆正常，为酸碱平衡正常；AB 与 SB 两者均低于正常，为代谢性酸中毒失代偿；AB 与 SB 两者均高于正常，为代谢性碱中毒失代偿；AB>SB 提示 CO_2 潴留，多见于通气功能不足所致的呼吸性酸中毒；AB<SB 提示 CO_2 排出过多，见于通气过度所致的呼吸性碱中毒。

5. 缓冲碱　缓冲碱（buffer base，BB）是指全血或血浆中所有具有缓冲作用的碱（负离子）的总和，

包括 HCO_3^-、Pr^-、Hb^- 和少量 $HPO_4^=$，可根据 pH 和 PCO_2 数据计算而得。缓冲碱也是反映代谢因素的指标，代谢性酸中毒时 BB 减少，而代谢性碱中毒时 BB 升高。

【参考范围】血浆 BB_p 41~43mmol/L；全血 BB_b 45~52mmol/L。

【临床意义】BB 升高时，表示有代谢性碱中毒；反之则有代谢性酸中毒存在。由于 BB 指标不仅受血浆蛋白和血红蛋白明显影响，而且还受呼吸因素及电解质的影响。因此，它不能确切地反映代谢性酸碱平衡情况。但 BB 比 HCO_3^- 更能全面地反映体内中和酸的能力。

6. **碱剩余**　碱剩余（base excess，BE）或称碱超载或称碱不足（base deficient，BD）是指在标准条件下，即温度 37℃时，一个标准大气压，PCO_2 为 5.32kPa（40mmHg），血红蛋白完全氧合，用酸或碱将 1L 血液的 pH 调整至 7.40，所需的酸碱量就是 BE。若用酸滴定，使血液 pH 达 7.40，则表示被测血液的碱过多，BE 用正值表示；如需用碱滴定，说明被测血液的碱不足，BE 用负值来表示。可根据 pH 和 PCO_2 数据计算而得。BE 也同样分为血浆碱剩余（BE_p）、全血碱剩余（BE_b）和细胞外液碱剩余（BE_{ecf}）。以上指标均可通过血气分析仪测得。

【参考范围】BE-3~+3（0±3）mmol/L。

【临床意义】BE 代表血浆中缓冲离子的量。正常人 BE 值在 0 附近波动。BE 为正值（+BE 表示碱剩余）或增高时，表示 BB 增高，缓冲碱增加，提示代谢性碱中毒；BE 为负值（-BE 表示碱不足）或降低时，表示 BB 降低，缓冲碱减少，提示代谢性酸中毒。由于肾脏的代偿，也可使 BE 发生相应改变。

7. **二氧化碳总量**　二氧化碳总量（total CO_2，TCO_2）指存在于血浆中各种形式 CO_2 的总和。其中大部分（95%）是 HCO_3^- 结合形式，少量为物理溶解。还有少量是以碳酸、蛋白质氨基甲酸酯及 CO_3^{2-} 等形式存在。通常用比色法、酶法或通过公式计算而来，计算公式为：

$$TCO_2 = c\left[HCO_3^-\right](mmol/L) + PCO_2(mmHg) \times 0.03 = c\left[HCO_3^-\right](mmol/L) + PCO_2(kPa) \times 0.004$$

【参考范围】动脉血 TCO_2 23~28mmol/L；静脉血 TCO_2 22~29mmol/L。

【临床意义】TCO_2 在体内受呼吸及代谢两方面因素的影响，但主要受代谢因素影响。当 CO_2 潴留或代谢性碱中毒，体内 HCO_3^- 增多时，TCO_2 升高；当通气过度致 CO_2 或 HCO_3^- 减少时，则 TCO_2 降低。故在判断复合性酸碱平衡紊乱时，其应用有限。

8. **二氧化碳结合力**　二氧化碳结合力（carbon dioxide combing power，CO_2CP）是静脉血标本在分离血浆后与 PCO_2 为 5.32kPa（40mmHg）、PO_2 为 13.3kPa（10mmHg）的正常人肺泡气平衡后，测得血浆中 HCO_3^- 所含 CO_2 和溶解 CO_2 的总量。通常用比色法、酶法或通过公式计算而来。

【参考范围】动脉血 CO_2CP 22~31mmol/L（50~70vol%）。

【临床意义】CO_2CP 主要是指血浆中呈结合状态的 CO_2，反映体内的碱储备量，其临床意义与 SB 相当。CO_2CP 受代谢性和呼吸性两方面因素的影响，在代谢性酸碱平衡紊乱时，能及时反映体内碱储备量的增减变化。CO_2CP 降低可能是代谢性酸中毒或呼吸性碱中毒，CO_2CP 升高则可能是代谢性碱中毒，如无呼吸因素的影响，则表示血中 HCO_3^- 的量。

9. **氧分压**　氧分压（partial pressure of oxygen，PO_2）指血浆中物理溶解氧的张力，氧在血液中溶解量的多少与氧分压成正比。而吸入气体氧分压的高低决定于吸入气体中氧的浓度。氧与 Hb 结合形成 HbO_2 是一种可逆结合，当血液中 PO_2 升高时，Hb 与 O_2 结合形成 HbO_2；PO_2 降低时，HbO_2 解离形成 Hb 并释放 O_2。因此，血液中 PO_2 越高，则 HbO_2 的百分比也越高。氧分压与组织供氧情况密切相关，各种气体总是从分压高的部分向分压低的部分弥散，直至分压平衡为止。PO_2 可分为动脉血 PO_2（PaO_2）、静脉血 PO_2（PvO_2）、肺泡 PO_2（P_AO_2）及混合静脉血 PO_2（PvO_2）。

【参考范围】动脉血 PO_2（PaO_2）9.98~13.97kPa（75~105mmHg）；静脉血 PO_2（PvO_2）3.99~6.78kPa（30~51mmHg）。

【临床意义】PO_2 是缺氧的敏感指标。当动脉血 PO_2（PaO_2）<2.67kPa（20mmHg）时，组织就失去了从血液中摄取氧的能力，PO_2 下降见于肺部通气和换气功能障碍，PO_2<7.31kPa（55mmHg）表明有呼吸衰竭。氧分压低可使脑血流量增加（脑血管扩张）以减轻脑组织缺氧，氧分压<4kPa（30mmHg）以

下即有生命危险。PO_2 升高主要见于输氧治疗过度,上升高度与所用 O_2 的浓度有关。

10. 氧饱和度与血氧含量 氧饱和度(saturation oxygen,SO_2 或 O_2sat)为 Hb 实际结合氧含量与应当结合氧量之比,亦为动脉血氧与 Hb 结合的程度,$SO_2=HbO_2/(HbO_2+Hb)\times100\%$。$SO_2$ 可根据氧解离曲线由 PO_2 数据计算,也可根据测定的 SO_2 参考 Hb 浓度计算。

血氧含量(total oxygen content,CtO_2)指机体血液中与 Hb 实际结合的氧量,而氧结合量则是指血液中的 Hb 在完全充分和氧结合后(HbO_2)所含的氧量。每克血红蛋白的氧达饱和时,可结合氧1.39ml。因此根据 Hb 及 SO_2 可以计算出 CtO_2,临床上多直接测定 CtO_2。

【参考范围】氧饱和度动脉血(SaO_2)90%~98%;静脉血(SvO_2)60%~80%。血氧含量动脉血(CaO_2)8.1~10.35mmol/L(180~230ml/L);静脉血(CvO_2)5.85~8.10mmol/L(130~180ml/L)。

【临床意义】SO_2 反映组织细胞供氧情况,与 PO_2 成正比例关系,当 PO_2 降低时,SO_2 也随之降低;当 PO_2 升高时,SO_2 也随着升高。若以 PO_2 值为横坐标,SO_2 为纵坐标作图,即得氧解离曲线。但此曲线不成直线关系,为适应生理的要求,呈 S 形;从氧解离曲线上可以看到在 $PO_2>10.7kPa$(80mmHg)时其改变对 SO_2 的影响不大,所以 PO_2 比 SO_2 更为敏感。SO_2 受 Hb 质和量的影响,<90%表示呼吸衰竭,<80%表示严重缺氧,贫血时 SO_2 正常不表示不缺氧。SaO_2 达到50%时相应的 PO_2 称为 P_{50},用以表明对 O_2 较敏感的氧解离曲线的位置,参考范围为 3.19~3.72kPa。P_{50} 升高时,曲线右移;P_{50} 降低时,曲线左移。临床上要防止曲线明显移位,尤其是左移,以免加重组织缺氧。

11. 阴离子间隙测定 阴离子间隙(anion gap,AG)指血清中主要阳离子 Na^+ 浓度与主要阴离子 Cl^-、HCO_3^- 浓度之和的差值,表示未测定的带负电荷物质的浓度之和,主要是无机酸如磷酸、硫酸、有机酸如乙酰乙酸、乳酸、丙酮和白蛋白等,其中白蛋白占1/2。由于细胞外液阴阳离子总当量数相等,两者保持电中性,故 AG 可用血浆中常规测定的阳离子钠(Na^+)与常规测定的阴离子(Cl^- 和 HCO_3^-)的差值算出,即:

$$AG(mmol/L)=Na^+-\left[Cl^-+HCO_3^-\right] \text{ 或 } AG(mmol/L)=Na^++K^+-\left[Cl^-+HCO_3^-\right]$$

【参考范围】用公式 $AG(mmol/L)=Na^+-\left[Cl^-+HCO_3^-\right]$ 计算:7~14mmol/L;用公式 $AG(mmol/L)=Na^++K^+-\left[Cl^-+HCO_3^-\right]$ 计算:10~18mmol/L。

【临床意义】AG 是评价体液酸碱状况的一项重要指标,它可鉴别不同类型的代谢酸中毒。是早期发现代谢性酸中毒合并代谢性碱中毒、慢性呼吸性酸中毒合并代谢性碱中毒、呼吸性碱中毒合并代谢性酸中毒、混合性代谢性酸中毒及三重性酸碱失衡的有用指标。

三、常见水、电解质平衡失调

(一) 血容量

1. 容量不足 容量不足(volume depletion)亦称为低容量血症(hypovolemia)。临床将容量不足分为真性容量不足和不伴体液丢失的循环血容量不足。

实验室检查的异常表现根据原发病不同,呈多样性。主要明确容量不足的诊断及其程度的判断,有无显著的血钠和血浆渗透压改变等。

(1)血浆渗量及尿渗量的改变:主要是有效循环血容量降低,组织血流灌注不足,肾脏和血流动力学代偿反应的表现。由于失水与失钠的比例不同、机体的代偿反应及疾病不同阶段可升高或降低。

(2)血浆白蛋白浓度和血细胞比容可升高:系血液浓缩所致。

(3)血钠浓度改变:由于丢失体液中钠含量及由口渴引起的代偿性水摄入量的不同,血钠可升高、正常或降低。

(4)其他:常伴钾代谢异常和酸碱平衡紊乱。

容量不足的鉴别诊断包括:

(1)低钾血症可见于肾脏和胃肠道钾丢失增多。

(2)高钾血症则见于肾衰竭、醛固酮减少症和伴有严重代谢性酸中毒时。

(3)代谢性碱中毒见于过度利尿、呕吐和胃引流等。

(4)代谢性酸中毒见于肾衰竭、肾小管 - 间质疾病、腹泻、糖尿病酮症酸中毒等。

(5)乳酸酸中毒提示组织血流灌注严重不足。

(6)肾功能正常者血容量下降时,除尿量减少,尿钠浓度也下降(<20mmol/L)。肾性 Na^+ 丢失时,尿钠浓度不降低;存在代谢性碱中毒时,由于原尿中 HCO_3^- 升高,阻止肾小管重吸收 Na^+ ,尿 Na^+ 浓度可不降低,但尿 Cl^- 降低(<20mmol/L)。一般尿渗透压和比密分别>450mOsm/(kg·H_2O)和>1.015,肾功能不全和尿崩症时则否。

2. 容量过多　容量过多(volume excess)指体内总水含量增多,常伴总钠含量增多(水钠潴留),但循环血容量可能正常甚至降低。常伴有稀释性低钠血症。容量过多主要由于细胞外液再分布异常和水钠排泄减少引起。

实验室检查包括循环血容量状态的判断、血钠和渗透压变化的观察、伴随电解质和酸碱平衡紊乱的识别。

(1)血浆渗量及尿渗量的改变。

(2)血钠浓度改变。

(3)血浆白蛋白浓度和血细胞比容可降低,系血液稀释所致。

(4)电解质异常和酸碱平衡紊乱的判定。

容量过多的鉴别诊断包括:

(1)仔细了解近期出入水量,有无肾、心和肝脏等疾病史。

(2)有无水肿和浆膜腔积液(有水肿和浆膜腔积液时,循环血容量常不足)。血压、脉搏及其他血流动力学检查有助于了解循环血容量。

(3)结合血钠和渗透压检查结果诊断原发病。

(4)注意循环血容量明显增多时可出现急性肺水肿,尤其是老年人和存在基础心脏疾病者。

(5)体液渗透压显著改变,则引起脑细胞脱水或脑水肿及相应的神经系统表现。

(二) 电解质

1. 低钠血症　低钠血症(hyponatremia)是指血清 Na^+ 浓度<135mmol/L。通常低钠血症与血浆渗透压降低有关。低钠血症导致水分移入细胞,引起细胞水肿伴中枢性水肿和代谢性脑病。这些症状的严重程度取决于低钠血症的程度和血浆 Na^+ 的改变速度。根据血浆渗透压的改变,低钠血症可分为低容量性、正常容量性和高容量性三种。

实验室检查

(1)血 Na^+ 和血浆渗透压的检测:血浆渗透压可用来排除假性低钠血症。正常时血浆成分的93%为水,余下的 7% 为蛋白质和脂质等,后者结合一定量的 Na^+ 。当非溶解于水的 Na^+ 增多时,常规方法测定的 Na^+ 浓度下降,而应用 Na^+ 敏感的玻璃电极测定可避免上述情况。由于 Na^+ 浓度是血浆渗透压的主要决定因素,故低钠血症大多伴有血浆渗透压下降。

(2)尿 Na^+ 和渗透压(或比密)的测量:尿渗透压(Uosm)在评定肾脏水排泄方面是有用的。低Uosm(或比密<1.004)与原发性烦渴相符;然而,>100mOsm/(kg·H_2O)的渗透压对于异常水排泄无指导意义。尿 Na^+ 测量对于判断肾脏水排泄紊乱的患者有用。低尿钠浓度(<10mmol/L)与肾外功能紊乱或细胞外容积(ECV)下降一致。相对而言,引起低钠血症的肾脏疾病表现为高尿 Na^+ 浓度(>20mmol/L)。

(3)结合临床判断病情严重性:包括血 Na^+ 和血浆渗透压下降程度、有效血容量状态的判断。

(4)应用血浆和尿液渗透压、尿 Na^+ 和 K^+ 浓度的鉴别诊断:低钠血症时大多伴有血浆渗透压下降,但如果伴有高糖血症、应用甘露醇等时,血浆渗透压升高。严重高脂血症和高蛋白血症时血浆渗透压可正常。肾功能正常时,血 Na^+ 下降和容量不足引起尿 Na^+ 排泄减少,尿 Na^+<20mmol/L;否则应考虑肾小管 - 间质疾病、应用利尿剂、醛固酮减少症。

【鉴别诊断】Posm（血浆渗透压）可用来排除假性低钠血症。在患有真性低钠血症的患者，下一步在临床标准的基础上，评定患者的容量状态然后测量尿 Na^+ 和渗透压（或比密）。在患有肾衰的患者，因为有尿素存在，Posm 可能会引起误导。

2. 高钠血症　高钠血症（hypernatremia）指血浆 $Na^+>145mmol/L$。高钠血症的患者典型表现为血浆渗透压增加。可分为低容量性、正常容量性和高容量性，临床多见低容量性。高钠血症可能由于水分丢失或 Na^+ 增加而引起。

实验室检查包括：

（1）血 Na^+ 与血浆渗量的检测：进行高钠血症程度的判断。

（2）Uosm 和尿 Na^+ 的检测：通过观察尿渗透压对给予 ADH 的反应可以鉴别中枢性尿崩症（DI）和肾性 DI，中枢性 DI 的患者表现为 Uosm 增加，发生于多种中枢神经系统功能紊乱，如中枢神经系统缺血、创伤、脑肿瘤、感染、神经手术。肾性 DI 可与肾衰、低钾血症、低钙血症、多种药物（利尿药、锂）相关。

（3）尿量的检测：尿量和尿渗量检测十分重要，肾外病因如肾功能正常或未同时应用利尿剂等，则尿液应高度浓缩，尿渗量应高于 $800mOsm/(kg \cdot H_2O)$，而尿崩症时尿渗量降低。

（4）判断患者的容量状态：随容量状态不同有相应表现。高钠血症的患者表现为精神状态改变和异常口渴反应，临床表现与血钠升高的速度和程度有关，慢性起病者表现常较轻。临床上主要为中枢神经系统表现，早期为烦躁、乏力，以后逐渐出现神志改变、肌张力升高、腱反射亢进、抽搐、昏迷。

【鉴别诊断】高钠血症的选择性鉴别诊断由判断患者容量状态开始评价，接下来测量 Uosm 和尿 Na^+。通过观察尿渗透压对给予 ADH 的反应可以鉴别中枢性 DI 和肾性 DI，中枢性 DI 的患者表现为 Uosm 增加。

3. 低钾血症和钾缺乏　低钾血症（hypokalemia）指血清 $K^+<3.5mmol/L$。低钾血症是非常严重的临床症状。低钾血症可能由于 K^+ 摄入下降，在细胞内的 K^+ 重分布，消化道、肾或汗液丢失，还有透析引起。慢性低钾血症常伴有体内 K^+ 总量减少，称为钾缺乏（potassium deficiency）。

实验室检查包括：

（1）血清 K^+ 测定：以明确低钾血症的诊断、钾缺乏程度的评估及临床危险性的判断。

（2）区别是否为转移性低钾血症　指当外周血白细胞明显升高（$>50 \times 10^9/L$）时，血标本在常温下保存 1 小时以上，大量 K^+ 被白细胞摄取而引起血清 K^+ 浓度下降。

（3）是否系 K^+ 摄入不足所致：包括有否存在 K^+ 摄入不足的基础情况，如消化道梗阻、昏迷等。

（4）尿 K^+ 测定：尿 $K^+>20mmol/d$，提示存在肾性丢 K^+。反之，则需考虑 K^+ 摄入不足、转移性低钾及非肾性 K^+ 丢失过多。其他原因引起血钾下降时，尿 K^+ 排泄减少需 48~72 小时的反应期。呕吐引起低钾血症时，尿 K^+ 多降低，但同时引起代谢性碱中毒时，尿 K^+ 可不降低。

（5）高血压、血浆肾素和醛固酮、酸碱平衡状态和阴离子间隙测定：对鉴别诊断有重要意义。

（6）结合临床表现，低钾血症以累及电兴奋组织即心脏和肌肉为主：临床表现与血钾下降的程度和速度、其他伴随的电解质和酸碱失衡有关，且个体差异很大。起病常较隐匿，一般当血清 $K^+<3.0mmol/L$ 才开始出现症状。

【鉴别诊断】对低钾血症的初步评价应考虑患者的 K^+ 摄入，K^+ 丢失以及可能倾向于低钾血症的基础情况。测量血清电解质、动脉血气和尿电解质可能有帮助。可要求进一步检测醛固酮、血浆肾素活性、血清 Mg^{2+} 等。尿 K^+ 很有帮助，可以把肾性 K^+ 丢失与其他低钾血症的原因区分开。

4. 高钾血症和钾过多　高钾血症（hyperkalemia）指血清 K^+ 浓度 $>5.5mmol/L$。体内总 K^+ 含量升高时称为钾过多（potassium excess）。由于高钾血症可导致心搏骤停，是非常严重的临床症状。高钾血症的体征和症状包括肌无力和异常心肌传导。血清 $K^+>6mmol/L$ 时可见心电图改变；血清 $K^+>7mmol/L$，肌无力发生；$>8mmol/L$，与心脏停搏相关。

实验室检查包括：

（1）排除假性高钾血症：常见于严重血小板增多症和白血病时（血液在凝固过程中大量 K^+ 从细胞内释出）及抽血过程中因反复压迫血管或血细胞通过针尖时被破坏引起溶血时。

（2）判断高钾血症及其对机体影响的严重程度：包括症状、血 K^+ 浓度和心电图（EKG）改变。由于高钾血症的危害主要是对心脏的毒性作用，故 EKG 的随访很重要。但通常 EKG 表现与血 K^+ 浓度不平行，严重心律失常可突然发生，之前可无任何特殊的 EKG 改变。

（3）尿 K^+ 排泄减少：高钾血症尤其是慢性患者的主要原因，其中药物引起者最为常见。醛固酮测定对诊断醛固酮减少症有确诊作用。

（4）原发病的诊断：寻找有无 K^+ 转移、容量不足和少尿、药物引起尿 K^+ 排泄减少、K^+ 摄入过多和内源性 K^+ 生成增多等因素。

（5）密切结合 EKG 及临床表现：高钾血症对机体的影响主要在心肌和骨骼肌。心肌细胞兴奋性随血 K^+ 的上升先升高后降低，心肌传导性和收缩性也下降。心律减慢，心音低钝。

（6）其他：高钾血症尚可引起代谢性酸中毒，促进醛固酮和胰岛素分泌增多。

【鉴别诊断】假性高钾血症可发生于溶血的样本或伴有白细胞溶解及凝血的标本，往往由于标本在处理前存放时间过长。有导致高钾血症的病因及相关临床表现时，应及时测血 K^+，EKG 检查可作参考。高钾血症与 K^+ 摄入增加，重分布和肾脏 K^+ 排泄下降有关。

四、常见酸碱平衡失调

病理情况下引起体内酸性或碱性物质过多，超出机体的调节能力，或者肺和肾功能受损使调节酸碱平衡的功能障碍，均可使血浆中 HCO_3^- 与 H_2CO_3 浓度及其比值变化超出正常范围而导致酸碱平衡紊乱（acid-base disturbance）。酸碱平衡紊乱是临床常见的代谢紊乱，可出现在许多疾病的发生发展过程中。根据原发性改变是代谢因素还是呼吸因素，是单一失衡，还是两种以上的酸碱失衡，酸碱平衡紊乱可分为单纯型酸碱平衡紊乱（simple types of acid-base disturbance）和混合型酸碱平衡紊乱（mixed types of acid-base disturbance）。发生酸碱紊乱后，机体的调节机制加强，以恢复 HCO_3^-/H_2CO_3 比值到正常水平。经过代偿后，如果 HCO_3^-/H_2CO_3 比值恢复到 20:1，血浆 pH 仍可维持在正常范围，称为代偿型酸碱中毒；如果经过代偿还不能恢复到正常比值，血浆 pH 必将发生明显改变，并超出正常值范围，称为失代偿型酸碱中毒。判定酸碱平衡紊乱需要准确分型，还要考虑鉴别诊断以获得特定的病因学证据，急性和慢性酸碱平衡紊乱的区别，肾性和呼吸性代偿机制的作用。

（一）代谢性

1. **代谢性酸中毒**　代谢性酸中毒（metabolic acidosis）是指原发性 HCO_3^- 减少而导致动脉血 pH<7.35，PCO_2 代偿性下降。代谢性酸中毒可因有机酸生成增加，肾脏排泄 H^+ 减少，或丢失碳酸氢盐引起。这些机制中的任何一个都会引起 pH、HCO_3^- 浓度和总 CO_2 下降。代谢性酸中毒是各种酸碱平衡紊乱中最复杂的一种，通常根据阴离子间隙（AG）是否增加来分类。

实验室检查包括：

（1）确定代谢性酸中毒的存在，即不仅 pH 下降，HCO_3^- 也相应下降。

（2）呼吸代偿是否完全，当 PCO_2 没有下降至预计值，说明同时存在呼吸性酸碱失衡。

（3）测定 AG，确定为属于 AG 正常的代谢性酸中毒还是 AG 升高的代谢性酸中毒。如 AG 升高，需作进一步鉴别。

（4）血清 Cl^- 和 K^+ 测定对诊断有重要帮助，尤其是不能测定 AG 时，血 Cl^- 和 K^+ 升高常提示为 AG 正常的代谢性酸中毒。

（5）血钙尤其是游离钙升高，急性作用为 Ca^{2+} 从白蛋白解离增多，慢性作用为骨钙动员增多。

（6）尿 Na^+、Mg^{2+} 和 P^{3+} 排泄增多，并可引起上述离子的血浓度下降和缺乏。

【鉴别诊断】

代谢性酸中毒是各种酸碱平衡紊乱中最复杂的一种,主要由有机酸生成增加,肾脏排泄 H^+ 减少,或丢失碳酸氢盐引起。这些机制中的任何一个都会引起 pH、碳酸氢盐浓度和总 CO_2 下降。呼吸代偿机制可以通过增加呼吸频率降低 PCO_2,部分校正酸中毒。肾代偿机制会增加 H^+ 排泄和碳酸氢盐重吸收。代谢性酸中毒的临床表现主要是代谢性酸中毒本身对机体呼吸、心血管和神经系统的影响,根据血 pH、HCO_3^-、PCO_2 和 AG 的检测结果,综合病史及临床表现进行诊断与鉴别。

2. 代谢性碱中毒 代谢性碱中毒(metabolic alkalosis)是指原发性 HCO_3^- 增多而导致动脉血 pH>7.45,PCO_2 代偿性升高。

实验室检查包括:

(1)确定代谢性碱中毒的存在,血 pH 和 HCO_3^- 均升高。

(2)判断呼吸代偿是否完全,如 PCO_2 未上升至预计值,表明存在呼吸性酸碱失衡。

(3)肾功能检查,肾功能下降提示可能存在碱剂补充过多或胃液丢失等。

(4)肾功能正常,且代谢性碱中毒持续存在,则观察有效血容量状态,并结合尿 Cl^- 和血肾素 - 醛固酮浓度等,做出原发病诊断。

(5)检测尿 Cl^- 并据此分类以指导治疗,分为氯反应性代谢性碱中毒与氯抵抗性代谢性碱中毒。

(6)低钾血症和低钙血症为其重要表现。

【鉴别诊断】结合病史和原发病临床表现的实验室鉴别诊断。临床表现呼吸浅慢时,可引起轻度低氧血症;有基础心脏病时可促发或加重心律失常;严重代谢性碱中毒可引起神经肌肉表现,如抽搐、肌痉挛、烦躁、谵妄甚至昏迷。根据血 pH、HCO_3^-、PCO_2、电解质(K^+ 和 Cl^-)、有效循环血容量状态和原发病的表现进行诊断与鉴别诊断。

(二)呼吸性

1. 呼吸性酸中毒 呼吸性酸中毒(respiratory acidosis)是指原发性 H_2CO_3 潴留,导致动脉血 PCO_2 升高和 pH<7.35,血 HCO_3^- 代偿性升高。

实验室检查包括:

(1)血 pH 和 $PaCO_2$ 测定结果示 $PaCO_2$ 增加,pH 下降。

(2)结合血 HCO_3^- 检测明确是否存在代谢性因素。

(3)肺功能测定有助于肺部原发疾病的诊断。

(4)详细询问用药史,测定血细胞比容。

(5)检查上呼吸道、胸廓、胸膜和神经肌肉功能,有助于其他原发病的诊断。

鉴别诊断,呼吸性酸中毒起因于任何损害肺 CO_2 排出的情况,其特征是 $PaCO_2$ 增加,pH 下降。许多功能紊乱都能引起呼吸性酸中毒。这些紊乱可以分为神经肌肉疾病,气道阻塞和心肺 - 胸腔疾病。神经肌肉疾病可在任何阶段影响呼吸功能,从脑干呼吸中枢到呼吸肌自身。导致通气不足和 CO_2 潴留。一些药物可以通过抑制呼吸中枢引起呼吸性酸中毒。气道阻塞可发生于呼吸道任何一段。心肺 - 胸腔疾病也包括许多其他损害气体交换的情况。

2. 呼吸性碱中毒 呼吸性碱中毒(respiratory alkalosis)指过度通气引起的动脉血 PCO_2 下降和 pH>7.45,血 HCO_3^- 代偿性下降。

呼吸性碱中毒由过度通气引起,特征是 PCO_2 降低,pH 升高。

实验室检查包括:

(1)测定动脉血 pH 和 PCO_2,可确立诊断。

(2)测定血浆 HCO_3^- 浓度有助于判断是否存在代谢性因素。

(3)慢性患者除原发病表现外,常伴血 K^+ 降低和 Cl^- 升高。

(4)结合病史与临床表现有利于确诊。

【鉴别诊断】呼吸性碱中毒由过度通气引起,特征是 PCO_2 降低,pH 升高。包括原发性脑干呼吸中枢功能紊乱,与低氧血症有关的肺部疾病,还有许多过度通气的原因。呼吸性碱中毒往往伴其他电解质失衡,如低钾血症和高氯血症。

(三) 混合型酸碱平衡失调

混合型酸碱平衡紊乱在临床上常见,主要发生在心肺骤停,败血症,肾、肝、肺等脏器功能衰竭,药物中毒等。酸碱平衡紊乱的检测结果取决于各种因素作用后对血 pH 和 PCO_2 的综合影响,可出现 PCO_2 极度升高或降低、pH 极度升高或降低引起的相关表现。同时伴随的电解质紊乱也常较单纯型酸碱平衡紊乱更为明显。混合型酸碱平衡紊乱主要分为代谢性酸中毒合并呼吸性酸中毒、代谢性碱中毒合并呼吸性碱中毒、代谢性碱中毒合并呼吸性酸中毒、代谢性酸中毒合并呼吸性碱中毒、代谢性酸中毒合并代谢性碱中毒。此外,还有三重型混合型酸碱平衡紊乱,如呼吸性酸中毒合并代谢性酸中毒和代谢性碱中毒,呼吸性碱中毒合并代谢性酸中毒和代谢性碱中毒。

五、评价

本节重点介绍了水、电解质临床常用实验诊断项目钾、钠、氯、渗透压检测及其常见水、电解质平衡紊乱的实验诊断;酸碱平衡临床常用检测项目(血液气体分析)pH、无呼吸影响的酸碱度、二氧化碳分压、实际碳酸氢盐和标准碳酸氢盐、缓冲碱、碱剩余、二氧化碳总量、二氧化碳结合力、氧分压、氧饱和度与血氧含量、阴离子间隙测定以及临床常见酸碱平衡紊乱的实验诊断。临床上通过电解质、渗透压测定及血液气体分析等实验室检查,及时了解机体的水、电解质与酸碱平衡失调情况,并根据不同临床表现采取有效措施准确处理。对于水、电解质与酸碱平衡失调的实验室诊断,主要依赖于钾、钠、氯、渗量检测及应用血气分析仪检测血液系列酸碱指标。电解质测定也对临床判断酸碱平衡状态有较大的帮助。单纯性的酸碱平衡失调诊断并不困难,而对复杂的混合性的酸碱平衡失调的判断,要对血气分析、电解质检查结果并结合患者病史、症状、体征、治疗经过等临床资料进行综合分析,从而得出正确的判断结果。

(张桂珍)

第六章　影像学检查的临床应用

第一节　放射影像学检查的临床应用

一、中枢神经系统疾病

(一) 临床应用

1. X 线摄影

(1)颅脑发育畸形(狭颅畸形)。

(2)颅内压增高。

(3)颅脑外伤(颅骨骨折、异物)。

(4)颅骨骨肿瘤。

(5) 颅内肿瘤。

2. 脑、脊髓血管造影检查

(1) 动脉瘤。

(2) 脑梗死或脑供血不足。

(3) 脑血管畸形(动静脉畸形、海绵状血管瘤、静脉血管畸形、颅面血管瘤)。

(4) 烟雾病。

(5) 海绵窦动静脉瘘。

(6) 脊椎管内血管畸形。

3. 计算机断层扫描(computed tomography,CT)

(1) 脑血管病变:脑出血、脑梗死、蛛网膜下腔出血和动脉瘤、脑血管畸形如(动静脉畸形、海绵状血管瘤、静脉血管畸形、颅面血管瘤)。

(2) 颅脑外伤:脑挫裂伤、颅内血肿、硬膜下积液、弥漫性脑白质损伤;骨折;颅内积气、异物。

(3) 脑积水。

(4) 颅内肿瘤及肿瘤样病变:中枢神经系统肿瘤及肿瘤样病变、垂体瘤。

(5) 颅内感染:颅内结核,颅内化脓性感染,脑囊虫病。

(6) 脑变性病变:肝豆状核变性、一氧化碳中毒、亨廷顿病。

(7) 颅脑先天性畸形:胼胝体发育异常、脑膜膨出及脑膜脑膨出、丹迪-沃克(Dandy-Walker)畸形、小脑扁桃体下疝、蛛网膜囊肿、结节性硬化、神经-皮肤综合征等。

(8) 脱髓鞘疾病:肾上腺脑白质营养不良、多发性硬化、急性播散性脑脊髓炎。

(9) 脊髓和椎管内疾病:椎管内肿瘤、椎管内血管畸形。

4. 磁共振成像(nuclear magnetic resonance imaging,MRI)

(1) 脑血管病变:脑出血、脑梗死、蛛网膜下腔出血和动脉瘤、脑静脉及静脉窦血栓形成、脑血管畸形(动静脉畸形、海绵状血管瘤、静脉血管畸形、颅面血管瘤)、三叉神经痛及面肌痉挛、烟雾病。

(2) 颅脑外伤:脑挫裂伤、颅内血肿、硬膜下积液、弥漫性脑白质损伤。

(3) 脑积水。

(4) 颅脑肿瘤及肿瘤样病变。

(5) 颅内感染:颅内结核,颅内化脓性感染,脑囊虫病。

(6) 脑变性病变;肝豆状核变性、一氧化碳中毒、亨廷顿病。

(7) 脱髓鞘疾病:多发性硬化、肾上腺脑白质营养不良、急性播散性脑脊髓炎。

(8) 颅脑先天性畸形:胼胝体发育异常、脑膜膨出及脑膜脑膨出、丹迪-沃克(Dandy-Walker)畸形、小脑扁桃体下疝、蛛网膜囊肿、结节性硬化、神经-皮肤综合征等。

(9) 脊髓和椎管内疾病:椎管内肿瘤、椎管内感染、椎管内血管畸形、脊髓损伤、脊髓空洞、脊髓萎缩。

(10) 脑功能成像技术的应用:包括弥散加权成像、灌注成像、血氧水平依赖成像、磁共振波谱分析。

5. 核医学

(1) 脑血管疾病:脑梗死、短暂性脑缺血发作、蛛网膜下腔出血、脑动静脉畸形和其他脑血流动力学紊乱等疾病。

(2) 癫痫。

(3) 阿尔茨海默病。

(4) 帕金森病。

(5) 脑积水、脑脊液漏、脑积水分流术后疗效观察。

(6) 脑肿瘤。

(7)脑功能研究：脑外伤,脑死亡,精神疾病,药物成瘾,颅内感染性疾病。

(二) 临床评价

X 线平片在中枢神经系统中应用的价值有很大限度。可以对颅骨骨折、结核、炎症、肿瘤、先天发育异常等进行诊断。X 线脑和脊髓血管造影仍是诊断动脉瘤、脑和脊髓血管畸形的可靠方法。

CT 检查对中枢神经系统疾病的诊断具有较高的价值。对颅内肿瘤、脑脓肿、肉芽肿、寄生虫病、颅脑外伤、颅内血肿、蛛网膜下腔出血、脑梗死、先天性畸形和发育不良及椎管内肿瘤能够很好地做出定位和定性诊断。对颅内动脉瘤、脑血管畸形的诊断结合 CTA(CT angiography,CT 血管造影)有很好的效果,但不能替代血管造影。

MRI 对脑干、幕下区、枕骨大孔区的病变显示优于 CT。脑脱髓鞘疾病(如多发性硬化)、脑梗死、脑与脊髓损伤、肿瘤、脊髓先天异常、脊髓空洞症诊断首选检查。DWI(diffusion tensor imaging,弥散张量成像)对脑梗死的早期诊断有较大优势。MRA(MR angiography,磁共振血管成像)对脑血管的主干及主要分支的疾病,具有重要的筛选作用。MRS(MR spectroscopy,磁共振波谱成像)可以对癫痫进行准确定位,肿瘤与非肿瘤性病变鉴别诊断,肿瘤治疗后复发与局部术后改变鉴别诊断。MRI 脑功能成像提供信息对神经及精神疾病的诊断有较大帮助。

核医学是研究脑局部血供情况的常规方法,联合应用负荷试验可以显著提高对缺血性脑血管病变的诊断灵敏度和准确性;脑 ^{18}F-FDG 显像在痴呆的鉴别诊断和脑功能研究方面有独特优势。

二、头面部疾病

(一) 眼及眼眶

1. 临床应用

(1)X 线:眼眶内及眼球内阳性异物;眼眶骨折。

(2)CT:

1)眶内及眶周肿瘤:视神经胶质瘤、神经鞘瘤、海绵状血管瘤、泪腺多形性腺瘤。

2)血管性疾病:眶内静脉曲张、颈内动脉海绵窦。

3)眼外伤:眼眶及视神经管骨折、眶内软组织损伤、眶内异物、脑脊液漏、颈内动脉海绵窦瘘。

4)眼眶内炎症:非特异性炎症(炎性假瘤)、Graves 病、眶内感染。

(3)MRI:

1)眶内及眶周肿瘤:视神经胶质瘤、神经鞘瘤、海绵状血管瘤、泪腺多形性腺瘤。

2)血管性疾病:眼静脉血栓形成、眶内动脉畸形和静脉曲张、颈内动脉海绵窦瘘。

3)眼外伤:外伤性晶状体脱位、玻璃体疝、视网膜损伤、眼外肌损伤、眼球破裂、视神经挫伤。

4)眼眶内炎症:非特异性炎症(炎性假瘤)、Graves 病、眶内感染。

2. 临床评价

X 线检查主要用于眼眶骨折、金属异物的判断。

CT 能显示眼球和眼眶病变的大小位置和结构,尤其是骨质的变化,也能准确显示眼眶骨折、异物定位。

MRI 对软组织病变显示优于 CT。适合诊断眼球及眼眶肿瘤和肿瘤样病变,视网膜脱离、眼肌病变及视神经病变。

(二) 耳部

1. 临床应用

(1)X 线:耳部炎性病变、耳部畸形、听神经瘤。

(2)CT:

1)先天性发育畸形。

2)肿瘤(如听神经瘤)。

3) 中耳乳突炎、胆脂瘤。

4) 颞骨骨折。

（3）MRI：

1) 先天性发育畸形。

2) 肿瘤（如听神经瘤、颈静脉球瘤、面神经瘤）。

3) 中耳乳突炎、胆脂瘤。

4) 外伤后乳突积液、积血。

2. 临床评价

X 线检查对于显示中耳乳突慢性炎症及胆脂瘤有一定的价值。目前应用较少。

CT 是耳部病变的常规影像检查，是炎性病变、肿瘤性病变、各种耳聋的首选检查。

MRI 对于内耳肿瘤有重要诊断价值，尤其是局限在内耳道的微小听神经瘤，是听神经瘤的首选检查。可以显示内耳道内神经及膜迷路形态，明确有无内耳畸形。

（三）鼻和鼻窦

1. 临床应用

（1）X 线：鼻窦骨折及鼻骨骨折、发育变异、鼻窦肿瘤、鼻窦炎、鼻窦囊肿。

（2）CT：

1) 先天性发育异常：如中鼻甲气化、弯曲肥大、鼻中隔偏曲、中鼻甲肥大、先天性后鼻孔闭锁。

2) 鼻窦炎性病变：如鼻窦炎、鼻和鼻窦息肉、黏液囊肿、黏膜囊肿、鼻窦霉菌病。

3) 鼻和鼻窦肿瘤：如内翻性乳头状瘤、鼻窦癌、嗅神经母细胞瘤。

4) 鼻和鼻窦外伤：骨折、积血、积液。

（3）MRI：

1) 先天性发育异常：如中鼻甲气化、弯曲肥大、鼻中隔偏曲、中鼻甲肥大、先天性后鼻孔闭锁。

2) 鼻窦炎性病：如鼻窦炎、鼻和移鼻窦息肉、黏液囊肿、黏膜囊肿、鼻窦霉菌病。

3) 鼻和鼻窦肿瘤：如内翻性乳头状瘤、鼻窦癌、嗅神经母细胞瘤。

4) 鼻窦外伤：积血、积液。

2. 临床评价

X 线平片主要显示骨质改变与含气空腔的变化，不透 X 线的异物，目前已趋于淘汰。

CT 是鼻腔和鼻窦病变的常规、首选检查技术，能显示鼻腔、鼻窦的解剖及变异；显示病变的密度、大小、形态、部位、范围。CT 增强扫描可增加软组织病变的诊断信息。

MRI 有助于鉴别肿瘤与炎症、黏液囊肿、黏膜囊肿，增强检查能清楚显示病变侵犯范围。

MRI 与 CT 检查的联合应用有利于提高鼻腔及鼻窦病变诊断的准确性。

（四）咽部

1. 临床应用

（1）X 线：儿童腺样体肥大、鼻咽部纤维血管瘤、鼻咽癌、咽部脓肿、异物。

（2）CT：

1) 儿童腺样体肥大。

2) 先天性囊肿：如甲状腺舌管囊肿。

3) 咽部肿瘤：鼻咽纤维血管瘤、鼻咽癌、下咽癌。

4) 咽部感染性病：咽后及咽旁脓肿。

5) 咽部异物。

（3）MRI：

1) 儿童腺样体肥大。

2) 先天性囊肿：如甲状腺舌管囊肿。

3）咽部肿瘤：鼻咽纤维血管瘤、鼻咽癌、下咽癌。

4）咽部感染性病：咽后及咽旁脓肿。

2. 临床评价

X 线检查适用于咽部炎症、腺样体肥大、异物的诊断，目前临床应用少。

CT 是咽部有重要价值的影像检查方法，可清晰显示咽部正常解剖结构，对病变部位、范围、颈部淋巴结的改变提供丰富的诊断信息。

MRI 对咽部肿瘤病变的侵犯范围、分期帮助较大，对于病变的定性诊断优于 CT。但对骨质改变和钙化的检出不如 CT 敏感。

（五）喉部

1. 临床应用

（1）X 线：逐步被 CT 及 MRI 替代。

（2）CT

1）喉部肿瘤：喉癌。

2）喉气囊肿。

3）喉外伤：舌骨损伤及甲状软骨，环状软骨等软骨损伤。

4）喉异物。

（3）MRI：

1）喉部肿瘤：喉癌。

2）喉气囊肿。

2. 临床评价

X 线检查逐步被 CT 和 MRI 替代。

CT 可显示喉部病变的范围、浸润情况与周围重要解剖结构关系，有无颈部淋巴结转移，是目前喉部肿瘤影像学诊断的重要检查方法。

MRI 多参数多方位成像对于鉴别肿瘤与炎症，复发肿瘤与瘢痕要优于 CT。清晰显示病变大小、范围，了解相邻血管、神经表现，有助于病变的诊断与分期帮助临床确定治疗方案。

（六）口腔颌面部

1. 临床应用

（1）X 线：X 线摄影用于颌面骨骨折、炎性病变、囊肿及肿瘤；腮腺造影用于腮腺导管疾病。

（2）CT：

1）牙源性囊肿。

2）牙源性肿瘤如造釉细胞瘤、牙肿瘤；非牙源性肿瘤，如颌骨血管瘤、颌骨骨化性纤维瘤。

3）牙龈癌。

4）颞下颌关节紊乱综合征。

5）唾液腺疾病：腮腺良恶性肿瘤、干燥综合征。

6）外伤骨折。

（3）MRI：

1）牙源性囊肿。

2）牙源性肿瘤。

3）牙龈癌。

4）颞下颌关节紊乱综合征。

5）唾液腺疾病：腮腺良恶性肿瘤、干燥综合征。

2. 临床评价

X 线摄影可用于牙齿及牙周、颌骨及颞颌关节病变的诊断。腮腺造影显示腮腺导管及腺泡情况，对炎症和肿瘤提供有价值的信息。

CT 是急性弥漫性腮腺肿大疼痛首选检查方法,可用于反复发作的亚急性腮腺和颌下腺肿物检查。增强扫描可增加软组织病变诊断信息。

MRI 可作为口腔颌面部肿物首选检查方法。颞颌关节病变提供诊断信息。MRI 可借助流空效应所显示的血管来分析颌面部病变与血管的关系。

三、颈部

(一) 临床应用

1. X 线

颈部血管造影用于颈部血管性疾病(如动脉瘤、海绵状血管瘤、动静脉畸形、动脉狭窄闭塞)、颈部肿瘤性病变、颈部出血性疾病。

2. CT

(1)颈部占位性病变:颈动脉体瘤、颈静脉球瘤、神经鞘瘤。

(2)颈部先天性病变:第二鳃裂囊肿,甲状腺舌骨囊肿。

(3)颈部淋巴结病变:淋巴结肿大。

(4)颈部血管病变:颈部血管 CTA 诊断血管发育异常、血管动脉粥样硬化、动脉血管炎性病变。

(5)甲状腺及甲状旁腺病变。

(6)颈部感染:如蜂窝织炎、脓肿。

(7)外伤和异物。

3. MRI

(1)颈部占位性病变:颈动脉体瘤、颈静脉球瘤、神经鞘瘤。

(2)颈部先天性病变:第二鳃裂囊肿、甲状腺舌骨囊肿。

(3)颈部淋巴结病变:淋巴结肿大。

(4)甲状腺及甲状旁腺病变。

(5)颈部感染如蜂窝织炎、脓肿。

4. 核医学

(1)甲状腺:异位甲状腺,甲状腺结节的功能及性质的判定,寻找甲状腺癌转移灶;甲状腺功能亢进;甲状腺炎辅助诊断。

(2)甲状旁腺:甲状旁腺功能亢进症,异位甲状旁腺。

(二) 临床评价

X 线摄影应用较少。颈部血管造影适用于颈部血管性病变诊断。

CT 可以发现和诊断颈部血管性病变,甲状腺和甲状旁腺病变。对颈部淋巴结转移、确定肿瘤的侵犯范围和分期有重要价值。

MRI 对显示较小的甲状旁腺肿瘤较为敏感,可区别甲状腺的实性肿瘤和囊肿,分析病变内的成分,甲状腺肿瘤手术后改变。

核医学检查对甲状腺及甲状旁腺病变的定性诊断有重要意义。

四、呼吸系统

(一) 临床应用(X 线检查适应证)

1. X 线

(1)X 线摄影检查用于肺癌、肺结核、肺部炎症、胸腔积液、气胸、肺职业病、肋骨骨折等病变的诊断、随访。X 线透视能动态观察病变。

(2)X 线血管造影检查用于肺内血管性疾病的诊断和术前了解肺内血管情况;咯血患者术前确定

出血部位;肺癌患者做支气管动脉灌注化疗。

2. CT

(1)纵隔:肿瘤、淋巴结肿大、血管病变等。

(2)肺:肿瘤、结核、炎症、间质性和弥漫性病变等。鉴别肺门增大的原因,区分血管性结构、淋巴结肿大和肿块。

(3)胸膜和胸壁:胸膜腔积液和胸膜增厚,鉴别包裹性气胸与胸膜下肺大疱;了解胸壁疾病的侵犯范围及肋骨和胸膜的关系;了解外伤后有无气胸、胸腔积液及肋骨骨折等情况。

(4)肺动脉CTA:肺动脉血栓;肺动脉高压或先天性心脏病合并肺血管病变;中央型肺癌患者了解肿瘤与血管位置关系。

3. MRI

(1)肺:肺门区肿块及远端阻塞性肺炎的区别。

(2)纵隔:大血管先天性发育异常,纵隔占位性病变,食管的术前分期纵隔血肿。肺门肿块和淋巴结的定性及鉴别诊断

(3)胸膜与胸壁:原发性和继发性胸膜、胸壁肿瘤,胸腔入口区肿瘤。

4. **核医学**

(1)肺血栓栓塞症

(2)慢性阻塞性肺疾病

(二)临床评价

X线检查主要目的健康普查、疾病初诊及病例随访。可发现肺癌、肺结核、硅肺等病变。气胸和肋骨骨折可明确诊断。肺内一些隐蔽部位的病变容易漏诊;不能直接显示纵隔内病变。目前仍然是基层医院肺部常用的影像检查方法。

CPA(catheter pulmonary angiography,导管肺血管造影)是诊断肺栓塞的金标准,但随着越来越多的诊断方法的出现,其临床应用正在减少。

CT是胸部疾病的主要检查方法,可鉴别肿瘤的组成成分、性质,了解肿瘤边缘、内部结构,肺大疱、肺气肿等病变的轻微变化,间质性病变的鉴别,支气管的扩张、狭窄和梗阻;支气管阻塞症的鉴别,肺内外、胸膜内外、纵隔上下病变的区别,肺内病变对纵隔和胸膜的侵犯;显示纵隔内及肺门淋巴结的肿大。CTA可以对肺动脉血栓栓塞直接诊断,并为治疗方法的选择和疗效评价提供可靠的影像依据。

MRI对于分析病变肺内外病变、胸膜内外、纵隔上下病变起源,鉴别纵隔肿块性质,诊断神经源性肿瘤起着重要作用。MRI对肺部微细结构的显示效果不佳,不适用于肺部间质性改变为主的疾病。难以显示肋骨或胸骨的骨折,一般不用胸部外伤。

肺V/Q核素显像对周围型肺动脉血栓栓塞的诊断明显优于CTA,CTA对中央型PTE的诊断明显优于肺V/Q显像。肺V/Q显像与CTA联合应用可以优势互补,起到决定性的诊断作用。

五、心血管系统

(一)临床应用

1. X线

(1)X线摄影:判定心外形、肺循环变化。

(2)心血管造影分为:

1)右心造影:适用于右心及肺血管异常及伴有紫绀的先天性心脏病变。

2)左心造影:适用于二尖瓣及主动脉瓣病变,室间隔缺损及左心室病变。

3)主动脉造影:用于主动脉病变。

4)冠状动脉造影:用于冠状动脉硬化性心脏病变,是冠状动脉搭桥术和血管成形术前必需的检查步骤。

2. CT(含 CTA)

(1)心包和心脏：心包积液、心包肥厚及钙化程度，心脏原发或继发肿瘤。

(2)大血管病变：大血管病变，包括主动脉瘤、夹层动脉瘤、大血管畸形等。主动脉病变术前定位、术后复查。

(3)先天性心脏病。

(4)冠状动脉疾病的筛选；显示分析斑块、显示冠脉变异和畸形；血管重建术的术前定位、术后复查。

3. MRI

(1)先天性心脏病：尤其是各种复杂畸形。

(2)心脏肿瘤。

(3)心功能测定。

(4)瓣膜病变。

(5)心肌病变。

(6)心包病变：心包积液、缩窄性心包炎、心包缺损、心包内占位等。

4. 核医学

(1)心肌显像：冠心病、心肌缺血、心肌梗死；存活心肌的判断；其他心脏疾病(心肌病、充血性心力衰竭、糖尿病心肌损害、微血管性心绞痛)。

(2)心血池与心脏功能显像：心肌缺血；心脏功能的评估；心血管疾病的辅助诊断。

(二) 临床评价

X 线检查可整体显示心脏的位置、形态、大小、边缘搏动。对肺血量变化和肺淤血及其程度的判断，具有其他方法不可替代的价值。

多层螺旋 CT 血管成像可直接反映心内畸形、瓣膜病变、心肌病变及血管病变，适用于复杂的心血管畸形和一些后天性心脏病以及大血管和周围血管病变。

MRI 是先天性血管病复杂畸形及心肌缺血病变的有效的简单检查方法，应用日益增多，对心肌病、心脏肿瘤、心包病变、主动脉夹层动脉瘤的诊断有重要价值，但对冠状动脉及心脏瓣膜的显示较差。

冠状动脉造影是判断冠状动脉有否狭窄的金标准，和 CTA 一样只能显示冠脉血管本身，不能显示心肌的灌注与活性。心肌显像能反映心肌局部的血流灌注及心肌细胞的活性，核素心脏功能显像能够获得心室收缩与舒张功能指标。不同检查反映不同的信息各有自己独特的优势，应相互补充。

六、消化系统及腹膜腔

(一) 临床应用

1. X 线

(1)X 线透视：结合 X 线摄影观察膈肌运动、胃肠道蠕动、胃肠道穿孔和肠梗阻。

(2)钡剂造影：

1)用于食管裂孔疝、食管 - 胃底静脉曲张、食管胃肠道憩室、食管胃肠道异物、食管及胃肠道良恶性肿瘤、贲门失弛缓症、胃肠道结核、胃肠道炎症的诊断。

2)显示胰腺肿瘤或胰腺炎对胰十二指肠造成的压迫或浸润。

(3)血管造影检查：

1)胃肠道出血性病变，如血管栓塞、动脉瘤、动静脉血管畸形。

2)小肠内血管丰富的肿瘤，如类癌及异位嗜铬细胞瘤。

3)胃肠道出血的病因和部位。

4)器官的血供类型和特点。

5)原发性或转移性肝癌、血管瘤供血及血管结构,胰岛细胞瘤诊断。

(4)术后经引流管(T管)造影:观察胆管内残留结石或其他疾病,了解十二指肠及胆管的通畅情况。

(5)ERCP(endoscopic retrograde cholangiopancreatography,内镜逆行胰胆管造影):胰腺疾病、胆管病变如结石和肿瘤。

(6)PTC(percutaneous transhepatic cholangiography,经皮肝穿刺胆道成像):鉴别阻塞性黄疸的原因、确定阻塞部位。

2. CT

(1)肝脏:

1)肝脏肿瘤的诊断和鉴别:原发性及转移性肝癌、海绵状血管瘤、肝腺瘤。

2)肝非肿瘤性肿块:肝局灶性结节增生、肝脓肿、寄生虫感染。

3)肝脏弥漫性病变肝硬化以及血色素沉着病。

4)肝脏移植供受体及血管评价。

5)鉴别肝脏肿瘤。

6)评估肝脏肿瘤的性质、大小、范围及转移情况(肝静脉、门静脉和下腔静脉内有无瘤栓形成等)。

7)外伤引起肝损伤、出血。

(2)胆囊:

1)胆囊结石、胆囊炎。

2)胆囊癌的浸润及范围。

3)胆管扩张。

(3)脾脏:

1)确定脾脏的大小、形态、内部结构和先天变异等。

2)鉴别脾脏良恶性肿瘤。

3)炎症。

4)外伤引起损伤及出血。

(4)胰腺:

1)急性胰腺炎的类型、炎症渗出的范围、有无假性囊肿形成及合并症。

2)慢性胰腺炎微小钙化、结石。

3)肿瘤的诊断,来源、部位和范围。

4)外伤后胰腺有无出血。

(5)腹部及腹膜后腔:

1)腹腔内种植性、转移性腹膜结节。

2)良恶性肿瘤其血管病变的诊断,如血管夹层、动脉瘤、脂肪瘤和平滑肌肉瘤等。

3)腹部肿瘤及腹膜后腔的淋巴结转移、炎症和血肿等。

(6)食管、胃:

1)食管、胃底静脉曲张。

2)食管及胃出血的原因。

3)食管及胃肿瘤术前评价、术后随访。

(7)小肠及结、直肠:

1)肠梗阻、肠缺血、肠道出血。

2)溃疡、炎性肠病、阑尾炎及并发症。

3)结直肠癌。

4)急腹症的检查:胃肠道穿孔、肠梗阻。

5)肠系膜病变。

3. MRI

肝脏、胆系、胰腺、脾脏：

1)肝脏、胆系、胰腺、脾脏的原发性或转移性肿瘤,肝海绵状血管瘤。

2)肝寄生虫病：如肝包虫病。

3)弥漫性肝病：如肝硬化、脂肪肝、色素沉积沉着症。

4)肝、胆、胰、脾先天性发育异常。

5)胆道梗阻：明确梗阻的部位与性质。

6)腹腔、肝脾脓肿以及寄生虫感染。

7)肝局限性结节增生和肝炎性假瘤。

8)肝脏、胆系、胰腺、脾脏的手术、放疗、化疗及其他治疗效果的随访和观察。

9)胰腺炎及其并发症。

10)腹腔内种植性、转移性腹膜结节。

11)腹膜后淋巴结病变。

12)腹膜后肿瘤外形、大小及侵犯范围。

13)腹主动脉瘤及夹层动脉瘤及下腔静脉血栓形成。

14)胃肠道炎性病变：溃疡性结肠炎、克罗恩病、胃肠道结核。

15)食管、胃肠道恶性肿瘤分期、诊断。高分辨率 MRI 已经成为直肠癌术前常规检查,对于确定手术方案、判定预后有重要意义。

16)肠外疾病的肠道表现和并发症。

17)肿瘤术后随访。

18)肛瘘术前定位,确定病变范围。

4. 核医学

(1)食管、胃肠道：

1)消化道出血显像：消化道出血。

2)异位胃黏膜显像：Barrett 食管、梅克尔憩室。

3)食物通过显像：诊断贲门失弛缓症。

4)胃食管反流显像：反流性食管炎、胃大部切除术后观察。

5)胃排空试验：胃排空功能。

6)十二指肠胃反流显像：肠胃反流。

(2)脾：

1)脾存在、大小和功能的探查。

2)副脾;脾梗死;脾外伤。

3)种植脾的探测及判断存活情况。

4)脾内占位性病变。

5)左上腹肿物的鉴别诊断。

(3)肝、胆：

1)急慢性胆囊炎诊断。

2)肝外胆道梗阻和肝内胆汁淤积。

3)鉴别诊断先天性胆道闭锁、胆总管囊肿等先天性胆道异常。

4)肝胆手术支架植入后;胆汁漏。

5)异位胆囊和肝功能的诊断。

6)鉴别诊断血供丰富(肝血管瘤、肝细胞癌、肝腺瘤和部分转移性肝癌)和血流减少(肝囊肿,肝硬化结节、肝脓肿)占位性病变。

7)了解肝或肝内局部病变的肝动脉或门静脉血供

8)布 - 加综合征。

(二)临床评价

1. X 线检查

(1)目前胃肠道疾病的首选影像检查技术。CT、MRI、超声对病变的诊断有很大优越性,但均不能完全替代 X 线检查。X 线检查能够揭示胃肠道疾病的形态及功能变化,对某些疾病如胃肠道的恶性肿瘤,在 X 线诊断基础上配合 CT 和超声检查对恶性肿瘤的临床分期、治疗方案制订和预后的评估更具有特殊的临床价值。

(2)X 线平片对肝、胆、胰腺、脾病变临床应用价值有限。肝脏血管造影通过观察血管充盈情况,依据血管狭窄扩张血供异常等改变对肝病变进行分析,多用于同时进行介入治疗的患者。PTC 及 ERCP 对胆管梗阻性疾病的诊断价值很高,但属于有创性检查。目前如多被无创性 MRCP(magnetic resonance cholangiopancreatography,磁共振胰胆管成像)检查替代。

(3)腹腔疾病 X 线检查大部分不能显影,不作为主要检查方法。腹部 X 线平片常用于急腹症 X 线诊断,结合透视及超声检查对肠梗阻患者更具有优越性。

2. CT

(1)肝脏 CT 可分析肝脏大小、形态、边缘、密度,肝内占位性病变的诊断鉴别诊断,病变血供情况、周围及邻近腹腔脏器的关系,可以评价肝脏的弥漫性病变(脂肪肝、肝硬化)。

(2)胆道系统 CT 对胆道梗阻性病变的定位及定性诊断具有较高的价值;肿瘤邻近脏器的侵犯、远处转移能很好显示。

(3)胰腺及脾多期增强 CT 扫描可对病变定性诊断;CT 血管成像还可判断胰腺肿瘤对血管的侵犯情况。

(4)CT 在显示腹膜腔及肠系膜病变上有重要意义:显示少量的积液、积气;显示增厚的腹膜、肠系膜和网膜,判断腹膜腔病变的性质。

(5)CT 对急腹症诊断价值高。CT 可显示脏器挫裂伤、包膜下血肿、腹腔出血及积液脓肿、肠套叠、肠梗阻、急性胆囊炎、急性阑尾炎、阑尾周围脓肿、肠系膜血管狭窄及闭塞症方面具有优越性。

3. MRI

(1)肝脏 MRI 对小病灶的检出及鉴别诊断有很高价值。

(2)胆道系统 MRI 对胆系病变的检出有很高的敏感性;MRCP 能更好地显示胆系的结构及解剖关系。

(3)胰腺 MRI 检查对病变检出较 CT 检查更敏感;对胰岛细胞瘤的诊断优于 CT 检查。

4. 核素

(1)放射性消化道出血现象可以对胃肠道出血做出定位及定性诊断。异位胃黏膜显像是诊断异位胃黏膜特异性检查方法。消化道动力学是研究食管和胃肠道功能有价值的方法。

(2)核素肝胆动态显像反映肝细胞的功能和代谢。肝血流灌注和肝血池显像对肝海绵状血管瘤的诊断准确率几乎 100%,但对于<3cm 的病灶容易漏诊。胶体显像可用于诊断肝内占位性病变,目前已被 CT、MRI、超声替代。

七、泌尿系统

(一)临床应用

1. X 线

(1)X 线摄影是泌尿系结石的首选筛查方法。

(2)尿路造影:静脉肾盂造影发现尿路形态改变,如肾结核所致肾盂肾盏破坏、尿路上皮细胞形成的充盈缺损,发育异常所致的肾盂输尿管畸形。逆行尿路造影主要用于尿路梗阻性病变,可以明确梗阻部位、判定病因。

(3)血管造影检查:腹主动脉造影和选择性肾动脉造影检查肾血管病变。

2. CT

(1)肾脏肿瘤诊断及其大小、范围,有无淋巴结转移等。

(2)肾脏炎症、脓肿及结石的大小和位置。

(3)CTA 诊断肾动脉狭窄及其他肾血管病变。

(4)显示外伤后肾损伤及出血。

(5)确定肾上腺有无良恶性肿瘤以及功能性疾病(如肾上腺皮质功能减退等)。

(6)输尿管疾病:输尿管癌、结核、炎症、输尿管外的占位性病变。

(7)泌尿系统先天性发育异常:肾、输尿管、膀胱的变异和先天性畸形。

(8)膀胱疾病:膀胱癌

3. MRI

(1)肾脏肿瘤诊断及其大小、范围。

(2)肾脏感染性病变:肾结核、肾周脓肿。

(3)肾脏外伤。

(4)肾脏弥漫性实质性病变。

(5)肾移植术前供体肾血管评估;移植肾和肾手术后检查。

(6)泌尿系统先天性发育异常:肾、输尿管、膀胱的变异和先天性畸形。

(7)肾上腺功能性肾上腺病变:原发性醛固酮增多症;嗜铬细胞瘤;皮质醇增多症(肾上腺皮质增生;肾上腺皮质腺瘤)。

(8)无功能性肾上腺病变:无功能性腺瘤;转移瘤;囊肿;骨髓脂肪瘤;神经母细胞瘤;肾上腺结核;肾上腺出血。

(9)尿路梗阻。

4. 核医学

(1)肾上腺:

1)髓质显像:嗜铬细胞瘤、肾上腺髓质增生诊断;非嗜铬细胞瘤的辅助诊断。

2)皮质显像:肾上腺皮质腺瘤,异位肾上腺,肾上腺皮质功能亢进,皮质醇增多症的术后残留组织、功能判定和复发灶的检出,肾上腺皮质癌及转移灶。

(2)肾:

1)肾实质的功能、上尿路梗阻诊断、肾血管性高血压、移植肾。

2)肾功能测定:肾图判断分肾功能、尿路梗阻、肾血管性高血压;肾小球滤过率测定。

3)肾有效血浆流量测定;肾静态显像:肾先天性异常、急性肾盂肾炎、肾占位性病变。

(3)膀胱显像:膀胱输尿管反流。

(二) 临床评价

腹部平片仅用于检查泌尿系阳性结石。排泄性尿路造影可显示肾盂、输尿管和膀胱的解剖学形态,大致评估肾功能。X 线肾动脉造影是诊断肾血管病变的可靠标准,是有创性检查,目前正在逐步被 CTA 以及 MRA 检查替代。

CT 是肾上腺病变最佳影像检查方法,易显示肾上腺肿块、增生、萎缩。肿瘤、结石、炎症、外伤和先天畸形等多种泌尿系疾病,CT 检查均有很高价值,能做出准确诊断、明确病变范围。肾动脉 CTA 检查也已成为肾性高血压的主要筛查方法。对于早期肾结核和急性肾盂肾炎等病变,CT 检查价值有限。

MRI 常用于泌尿系统其他影像检查难以确定病变的诊断与鉴别诊断,常用于泌尿系的先天畸形、肿瘤、炎症、外伤、复杂性囊肿等病变的诊断。肾细胞癌能明确诊断、准确显示病变范围、血管侵犯、瘤栓,有助于肿瘤的分期和治疗,能可靠的鉴别富含脂类物质肾上腺瘤和不含脂类的肾上腺转移瘤;不能发现钙化,较少用于泌尿系结石的检查;不能发现较小的肾上腺肿块和增生。

核素检查通过肾小球滤过和肾小管上皮细胞摄取、分泌失踪剂来判定肾单位的功能,一次检查能够同时获取反映分侧肾的血供、肾实质功能及上尿路通畅情况。核素检查判断肾功能的敏感性与准确性方面明显优于静脉肾盂造影与生化检查,具有独特的临床应用价值。

八、生殖系统

(一)临床应用

1. X线

子宫输卵管造影:子宫的各种先天性异常、输卵管梗阻

2. CT

(1)前列腺增生、钙化;前列腺癌。

(2)隐睾疾病。

(3)盆腔内病变肿块、淋巴结肿大、局限性血块、脓肿等。

(4)血管性疾病:动脉瘤、血管畸形、动脉栓塞。

3. MRI

(1)子宫肿瘤:子宫平滑肌瘤、子宫内膜癌、子宫颈癌、子宫内膜异位症。

(2)卵巢囊肿和肿瘤。

(3)孕妇疾病的检查(孕期3个月后可行MRI检查)。

(4)胎儿发育异常。

(5)前列腺癌和前列腺增生。

(二)临床评价

X线检查主要是应用子宫输卵管造影,适用于子宫的各种先天性异常或者输卵管梗阻所致的不孕症。

CT用于检查盆腔肿块,了解病变与周围结构的关系,判断起源和性质,进一步确定恶性肿瘤病变范围、是否转移转,对肿瘤的分期和治疗随访。CT不适合育龄期妇女检查,肿瘤定性困难,较小病变难以检出。

MRI能明确分辨子宫、前列腺解剖层次,对恶性肿瘤的分期就很高价值,适用于子宫先天畸形的诊断。

九、乳腺

(一)临床应用

1. X线钼靶摄影

各种原因引起的乳头溢液者:如乳导管扩张、导管内感染、导管内良恶性肿瘤。

2. CT

(1)乳腺囊实性肿物的鉴别。

(2)腋窝淋巴结肿大的检查。

(3)乳房成形术后观察植入物。

(4)乳腺癌术后的随访。

3. MRI

(1)乳腺良、恶性病变鉴别。

(2)乳腺恶性病变累及范围,监测新辅助化疗疗效。

(3)寻找腋淋巴结转移患者的原发病灶。

(4)评估植入假体患者的假体和检出乳腺癌。

(5)评估肿块切除术后切缘阳性患者的残留病灶。

(6)高危人群乳腺癌筛查。

(7)引导乳腺病灶活检。

(二)临床评价

乳腺钼靶X线摄影检查,主要用于乳腺疾病的普查和乳腺癌的早期诊断,早期发现,乳腺导管造影,主要适用于乳头溢液患者,乳腺X线检查已成为乳腺疾病诊断首选的影像学检查方法,并被适用于40岁以上的妇女乳腺筛查。

CT检查不易作为乳腺的常规检查手段。

MRI检查是乳腺X线及超声检查重要补充方法。观察乳腺内的肿瘤、乳腺癌术后的局部复发、乳房成形术后乳腺组织内有无肿瘤。对多发性病变的检出、胸壁侵犯的观察以及腋窝胸骨后纵隔淋巴结转移较为敏感,为乳腺癌的准确分期和临床制订合理的治疗方案提供依据。乳腺囊实性肿物鉴别,观察乳房假体的位置、有无破裂。动态MRI增强检查可以了解病变血流灌注,有助于鉴别良恶性肿瘤鉴别诊断。检查的局限性在于对微小钙化显示不敏感。

十、骨关节

(一)临床应用

1. X线

(1)骨关节发育畸形和骨软骨发育障碍。

(2)骨与关节创伤:骨折、脱位、异物。

(3)骨坏死和骨软骨病:股骨头缺血坏死、骨梗死等。

(4)骨关节化脓性感染。

(5)骨关节结核。

(6)骨肿瘤及肿瘤样病变。

(7)代谢及营养障碍性疾病:骨质疏松症、骨质软化症、肾性骨病等。

(8)内分泌性骨病:甲状腺功能亢进等。

(9)慢性关节病:类风湿关节炎、强直性脊柱炎、退行性骨关节病、滑膜骨软骨瘤病等。

(10)钙化和骨化的软组织肿瘤。

(11)人工关节置换术和其他金属假体植入术后。

2. CT

(1)骨关节发育畸形。

(2)骨与关节创伤:骨折、脱位、异物。

(3)骨坏死和骨软骨病:股骨头缺血坏死、骨梗死等。

(4)骨关节化脓性感染。

(5)骨关节结核。

(6)骨肿瘤及肿瘤样病变。

(7)代谢及营养障碍性疾病:骨质疏松症、骨质软化症等。

(8)慢性关节病:类风湿关节炎、强直性脊柱炎、退行性骨关节病、滑膜骨软骨瘤病等。

(9)钙化和骨化的软组织肿瘤。

(10)人工关节置换术和其他金属假体植入术后。

3. MRI

(1)骨与关节创伤:骨关节脱位、韧带与肌腱撕裂、波及关节面的关节内骨折。

(2)骨坏死和骨软骨病:股骨头缺血坏死、骨梗死等。

(3)骨关节化脓性感染。

(4)骨关节结核。

(5)骨肿瘤及肿瘤样病变。

(6)骨与关节创伤:骨折、异物。

(7)骨坏死和骨软骨病:股骨头缺血坏死、骨梗死等。

(8)骨关节化脓性感染。

(9)骨关节结核。

(10)骨肿瘤及肿瘤样病变。

(11)慢性关节病:类风湿关节炎、强直性脊柱炎、退行性骨关节病、滑膜骨软骨瘤病等。

(12)慢性关节病:类风湿关节炎、强直性脊柱炎、退行性骨关节病、滑膜骨软骨瘤病等。

(13)软组织肿瘤。

4. 核素显像

(1)原发性骨肿瘤;转移性骨肿瘤(肺癌、乳腺癌、前列腺癌被称为亲骨性肿瘤)。

(2)骨感染性病变:化脓性(化脓性骨髓炎、骨脓肿)和非化脓性(结核性骨髓炎与结核)。

(3)缺血性骨坏死(股骨头缺血性坏死、儿童股骨头骨软骨病、骨梗死)。

(4)骨关节创伤(创伤性骨折、应力性骨折)。

(5)骨移植的监测。

(6)骨代谢性疾病(骨质疏松症、骨软化症、原发性和继发性甲状旁腺功能亢进症、畸形性骨炎及肾性营养不良综合征)。

(7)骨关节疾病(类风湿关节炎、退行性骨关节病变)。

(8)人工关节置换术和其他金属假体植入术后。

(二) 临床评价

X线摄影检查几乎包含了所有骨、关节系统疾病,从宏观和整体角度来观察和了解骨骼病变的情况,是首选的影像检查方法。骨关节外伤、感染、良性肿瘤和肿瘤样病变、全身型骨疾病等X线平片表现特征,结合临床表现及实验室检查即可确诊。正确认识X线检查的限度,如影像重叠、密度分辨率低、不能区分各种软组织病变。

解剖结构比较复杂或难以显示软组织病变,可首先选用CT检查。多层螺旋CT可获得骨关节的冠状面及矢状面,有利于观察骨盆以及各关节的骨关节病变。CT显示骨皮质、骨小梁细节不如X线摄影,软组织对比不如MRI清楚。

MRI在骨肌系统首要应用为显示骨髓病变,识别骨髓异常敏感而无创的方法,包括感染、缺血、创伤、肿瘤等疾病,可以清晰显示骨髓情况,能够很好地判断肿瘤在骨髓腔里的侵犯范围。对隐匿性骨折(骨挫伤),MRI是唯一选择。发现早期骨膜反应。是评价关节软骨疾患的主要的非创伤性检查方法。可以直接显示滑膜、纤维软骨、肌腱、韧带的异常。肌肉病变也是最佳影像方法。

骨显像反映的是局部骨的血流和骨代谢的情况,可以显示早期骨转移病变。在细小骨折、应力性骨折、急性与陈旧性骨折的鉴别诊断方面优于其他影像检查。可以早期诊断股骨头缺血坏死,感染性病和代谢性骨病。

十一、核素显像其他应用

(一) 肿瘤核素显像

葡萄糖代谢显像是核医学代谢影像中最常用最经典的显像方法,^{18}F-FDG对大部分恶性肿瘤均有较高的诊断价值。适用于头颈部肿瘤(鼻咽癌、喉癌、口腔癌、甲状腺癌及视网母细胞瘤等);肺癌、淋巴瘤、妇科肿瘤(子宫颈癌、卵巢癌)。

1. 肿瘤的临床分期及治疗后再分期。

2. 肿瘤治疗过程中的疗效监测和治疗后的疗效评价。

3. 肿瘤良恶性的鉴别诊断。

4. 肿瘤患者随访过程中监测肿瘤复发及转移。

5. 肿瘤治疗后残余与治疗后纤维化或坏死的鉴别。

6. 已发现肿瘤转移而临床需要寻找原发灶。

7. 不明原因发热、副肿瘤综合征、肿瘤标志物异常升高患者的肿瘤监测。

8. 指导放疗计划,提供有关肿瘤生物靶溶剂的信息。

9. 指导临床选择有价值的活检部位或介入定位。

10. 肿瘤治疗新药与新技术的客观评价。

11. 恶性肿瘤的预后评估及生物学特征评价。

(二) 造血系统和淋巴系统核素显像

1. 骨髓显像

(1)再生障碍性贫血。

(2)白血病。

(3)骨髓栓塞。

(4)多发性骨髓瘤。

(5)骨髓穿刺和活检定位。

(6)真性红细胞增多症。

(7)恶性肿瘤的骨髓转移。

(8)其他各种贫血:如缺铁性贫血,慢性溶血性贫血和慢性失血性贫血等。

2. 淋巴显像

(1)前哨淋巴结的探查。

(2)恶性肿瘤淋巴结转移的诊断。

(3)淋巴瘤的辅助诊断。

(4)淋巴水肿的诊断。

(5)乳糜外溢的定位。

(任延德)

第二节　超声影像学检查的临床应用

在我国现有的医疗体制下,影像医学与核医学是二级学科,超声影像学是其下属的独立三级学科,在临床影像诊断中发挥着重要的作用。目前的超声诊断已经应用到全身几乎所有的组织器官,并且在产科、心脏等领域发挥着独特的不可替代的作用;超声新技术也不断涌现,其中超声弹性成像、超声造影、三维超声、超声介入等技术正飞速发展;此外,超声影像是我国目前最为普及的影像技术,几乎涵盖从乡镇卫生院至三级甲等综合性医院的所有医疗单位。因此,掌握最基本的超声诊断技术成为临床医师的必修课。

一、超声影像学的物理基础

超声影像学就是利用超声波进行人体组织器官的影像成像,从而相关疾病诊断的一门学科。超声波是一种机械波,人耳可闻的声波频率为 20Hz~20kHz,大于 20kHz,称为超声波,医学超声诊断常用的频率通常从 2MHz 到 15MHz。

超声波进入人体,碰到不同的人体组织后,可以发生反射、折射、散射、吸收、衰减等物理现象,超声成像主要通过接收人体的反射波、散射波进行,同时结合吸收、衰减等物理现象进行诊断和鉴别诊断。

压电效应是产生超声波的物理基础。超声探头表面有一层具有压电效应的晶体,当高频电信号施加该晶体上时,晶体发生变形,产生高频声信号(机械震动);反之,声信号亦可转化为电信号。超声探头即利用该物理特性产生超声波,并发射进入人体,同时又接收反射回来的超声波,并且将声波转化为电信号,通过仪器对该电信号进行成像处理。反射回来的超声波强度以像素点的不同灰度进行表示,从而获得二维图像,即 B 型超声。

多普勒效应是彩色多普勒的物理基础。多普勒效应最早在 1842 年由奥地利学者 Doppler 发现,当波源与接收器之间发生位移时,接收器接收到的频率和波源发射频率之间产生差异,当两者相向运动时,接收到的频率增加,当两者反向运动时,接收到的频率减少,这种频率的差异称为频移(f_d)。在人体,探头发射超声波,红细胞反射和散射超声波,仪器可以测量出红细胞相对探头运动产生的频移,进而通过公式计算出红细胞的运动速度,并且以频谱或彩色编码的形式对红细胞的运动速度进行显示,朝向探头标记为红色,背离探头标记为蓝色,流速的大小以亮度表示,即彩色多普勒。

$$f_d = 2f_0 \cdot V \cdot \cos\theta / C$$
$$V = f_d \cdot C / 2f_0 \cdot \cos\theta$$

(f_d 频移;f_0 发射频率;V 红细胞运动速度;C 超声波传播速度;θ 声束和运动方向之间的夹角)

超声诊断仪的显示模式包括以下几种:A 超、B 超、M 超、D 超、C 超。

A 超(amplitude mode),又称为示波法,纵坐标代表回声信号的强弱,横坐标代表界面与探头之间的距离,该方法目前在临床工作中已经基本淘汰。

B 超(brightness mode),又称为灰度显示法,是将人体某一切面内各点的回声按其强度以不同亮度的光点显示并形成二维切面图像,是目前最常用的显示模式。

M 超(motion mode)是把声束走行线上的体内运动器官与探头之间的距离随时间变化的过程以曲线的方式显示,主要用于评价心脏及大血管的运动状态。

D 超(Doppler mode),狭义的 D 超指脉冲多普勒、连续多普勒,将体内的血流信息以频谱的形式显示,纵轴显示血流速度和血流方向,横轴显示时间。

C 超(color mode),实际是多普勒的一种显示模式,是将血流的速度以及方向的信息进行彩色编码,并且常与二维超声进行叠加,显示组织、器官、病灶的二维血流信息,是最常用最基本的显示模式。

二、超声影像学的应用范围

(一) 消化系统

消化系统包含众多的器官,肝脏、胆道系统、胰腺、脾脏、唾液腺等多为实质脏器或含液性脏器,首选超声检查;而食管、胃、小肠、大肠等管道系统,由于内含气体,超声波碰到气体产生全反射,超声不是理想的首选影像检查方法。

(二) 心血管系统

心脏和血管的首选影像检查方法即为超声,由于超声可以实时显示心脏的运动,并且可以实时显示血流的信息,因此,超声心动图在心脏疾病的诊断中发挥着独特的不可替代的价值。

(三) 泌尿系统

泌尿系统由肾脏、输尿管、膀胱及尿道组成,超声是首选的检查技术。

(四) 生殖系统

男性生殖系统包括阴茎、睾丸、附睾、阴囊、前列腺、精囊腺等;女性生殖系统包括阴蒂、阴道、阴唇、子宫、输卵管、卵巢、前庭小腺、前庭大腺等;超声均为首选的检查方法,其中超声在女性、特别是妊娠期间的检查,具有独特的不可替代的价值。

(五) 呼吸系统

由呼吸道(鼻腔、咽、喉、气管、支气管)和肺组成。由于均为含气组织器官,所以,超声在该系统的价值偏低,仅能对一些侵犯壁胸膜的肺外周型占位性病变进行显示,而且不具有特异性。

(六) 运动系统

由骨、关节和骨骼肌三种器官组成。由于骨对超声波几乎全吸收,因此,和肺等含气器官成为超声检查的盲区。但是,近年来超声在肌肉和关节方面的价值越来越高,超声对关节、滑膜、肌腱等组织的显示分辨率甚至优于磁共振检查,具有广阔的应用前景。

(七) 神经系统

由脑、脊髓、脑神经、脊神经、植物性神经及各种神经节组成。由于存在颅骨以及椎体的屏障,超声在颅脑以及脊髓疾病的检查中并不作为首选。但是,近年来,超声在外周神经疾病特别是四肢神经的检查中,具有一定的价值。

(八) 内分泌系统

由内分泌腺和分布于其他器官的内分泌细胞组成。内分泌腺是人体内一些无输出导管的腺体,主要的内分泌腺有:甲状腺、甲状旁腺、肾上腺、垂体、松果体、胰岛、胸腺和性腺等。高频超声在甲状腺、甲状旁腺、性腺疾病的诊断中具有独特的优势,列为首选的检查方法。

总之,超声波因其物理特性,在传播过程中,遇到气体产生全反射、遇到骨组织几乎完全被吸收。因此,在人体内,除对含气组织器官与骨组织无法理想显像外,其他几乎可完全应用于从头到脚的各个组织器官,并且由于其无损伤、廉价的特点,因此可以作为大部分疾病的首选影像诊断技术。

随着超声影像学的不断快速发展,超声影像学已经发展出更精细的分支学科,习惯上分为:腹部超声、心脏超声、血管超声、妇产超声、表浅小器官超声、肌骨神经超声、介入超声,以下内容中我们将分别进行讲述。

三、腹部超声

腹部超声包含腹腔内所有的脏器,肝脏、胆道、胰腺、脾脏、泌尿系统、腹膜后等首选超声检查;胃肠道疾病因气体的干扰存在一定的盲区,因此,超声不作为首选检查。

(一) 肝脏

1. 正常肝脏

(1)超声表现:正常肝实质二维超声呈均匀细小光点回声,低于脾脏回声,等于或稍高于肾皮质回声。肝内脉管系统呈管道样无回声,门静脉管壁较厚且回声较强。肝静脉管壁较薄,几乎和肝组织无法分别。肝内胆管内径约为门静脉的1/3,管壁回声较门脉壁稍低。肝动脉内径最细,二维超声几乎无法显示。彩色多普勒可探及门静脉、肝静脉、肝动脉血流信号。频谱多普勒显示门静脉为持续单向向肝血流;肝动脉为典型动脉频谱,阻力指数约0.65~0.75;肝静脉为三相回心血流,

(2)临床评估:超声检查列为肝脏的首选影像检查技术,实时彩色多普勒技术对肝脏血流的检测和评估,具有独特的优势。

2. 肝囊肿

(1)超声表现:肝囊肿(图4-6-1)二维声像呈规则的、圆形或椭圆形的无回声,后回声增强,囊壁呈线样强回声,部分囊内可见强回声分隔。囊内出血或感染时,其囊腔内可探及絮状稍强回声。彩色多普勒显示暗区内无血流信号,可与血管源性病变进行鉴别。

(2)临床评估:超声检查列为肝脏囊性病变的首选影像检查技术,超声引导下的囊肿硬化治疗同时列为肝囊肿的首选

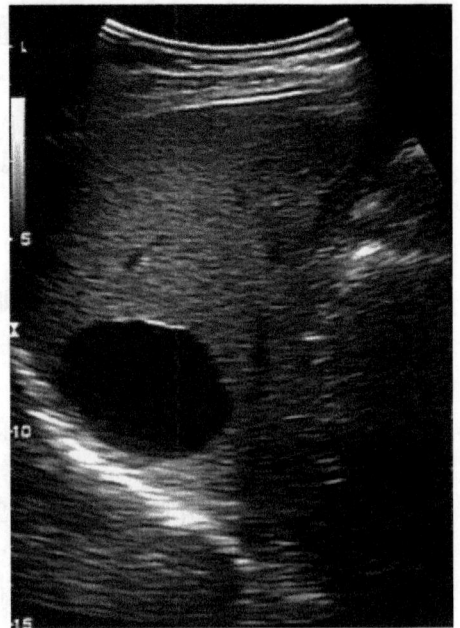

图4-6-1　肝囊肿
二维超声显示肝右叶可探及一液性暗区,边界清晰,形态规则,后回声明显增强。

治疗方法。

3. 肝血管瘤

(1)超声表现:肝血管瘤二维超声大多表现为边界清晰的稍强回声,典型者呈筛网状,有浮雕感,病灶后方有轻度的增强效应。体积较大的血管瘤,内部可出现坏死、血栓等,呈不均匀回声,甚至可探及液性暗区。彩色多普勒一般在血管瘤内部无法探及血流信号。部分血管瘤呈现低回声,与肝脏恶性肿瘤较难鉴别(图 4-6-2、图 4-6-3)。超声造影呈现出典型的延迟相"慢出"的特点,动脉相可表现为由周边向中心的不规则"快进",亦可表现为"慢进"的特点,造影有助于血管瘤的诊断和鉴别诊断。

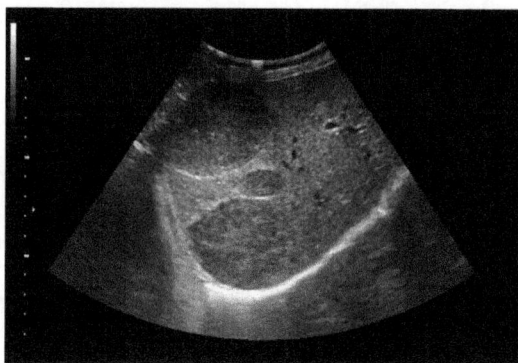

图 4-6-2　肝血管瘤

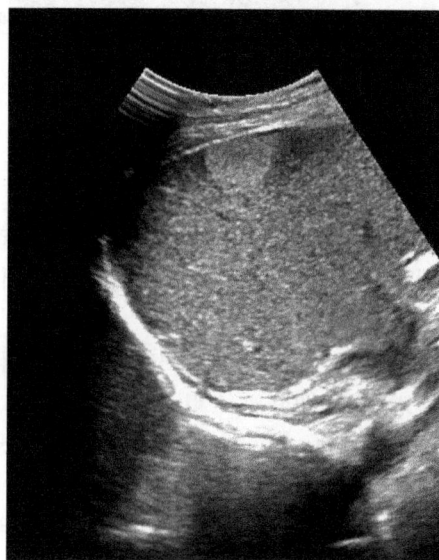

图 4-6-3　肝血管瘤

二维超声显示肝右叶可探及一稍强回声血管瘤,边界清晰,形态规则。

(2)临床评估:超声检查列为肝脏血管瘤的首选影像检查技术,超声造影对肝血管瘤的鉴别具有重要的临床价值。

4. 肝癌

(1)超声表现:原发性肝癌 90% 为肝细胞癌,大多数呈结节型,少数呈弥漫型。肝癌结节二维超声表现多样,巨块型结节多大于 5cm,呈不均匀强回声,中心可见液性坏死区,边界大多清晰,可伴有或不伴有声晕,但结节有明显的张力感(图 4-6-4)。较小的肝癌结节,可呈现低回声、等回声、高回声等多种表现,形态可规则或不规则,部分伴有声晕,张力感明显。弥漫型肝癌显示为全肝弥漫分布低回声大小不等结节,边界不清晰,特别在肝硬化背景下,与增生结节不易鉴别。部分肝癌患者在门静脉内可探及癌栓。彩色多普勒显示结节内有分枝状血流信号,大部分结节血供不丰富。大部分的肝癌超声造影呈现典型"快进快出"的特点,超声造影可对大多数肝内结节做出准确诊断和鉴别诊断。

(2)临床评估:超声检查列为肝脏内占位的首选影像检查技术,超声造影对肝癌的诊断和鉴别诊断具有重要的临床价值。超声引导下的穿刺活检是肝内占位的最终极诊断手段,已经列为常规操作。

5. 肝脓肿

(1)超声表现:早期的肝脓肿在二维超声表现为实性低回声,与肿瘤极难鉴别。典型的肝脓肿表现为肝内混合回声包块,边界不清晰,内部可探及黏稠液性暗区,甚至存在杂乱的气体回声(图 4-6-5)。病灶实性部分和周边彩色多普勒可探及较丰富的血流。超声造影在早期肝脓肿亦表现为"快进快出"的特点,不易与肝癌鉴别。

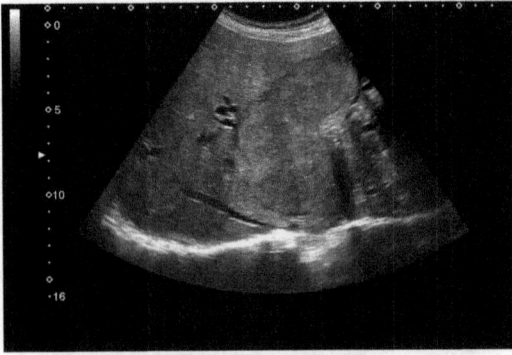

图 4-6-4　巨块型肝癌

二维超声显示肝右叶可探及一巨大低回声包块,形态不规则内部回声不均匀,周边有低回声晕,压迫作用导致局部胆管扩张。

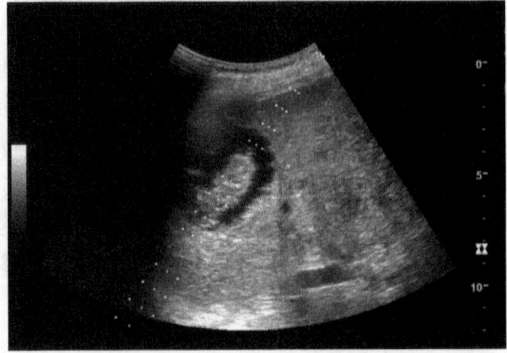

图 4-6-5　肝脓肿

二维超声显示肝右叶可探及一混合回声包块,边界尚清晰,中心部位稍强回声为未液化的坏死组织,周边无回声为液化坏死区。

(2)临床评估:超声检查列为肝脓肿的首选影像检查技术,对于液化期的肝脓肿,超声可以做出准确诊断;同时,超声引导下的穿刺置管引流是肝脓肿的首选治疗方法。

6. 肝硬化

(1)超声表现:肝硬化在不同时期的表现不同。早期表现为肝实质光点增粗,尾状叶和肝左叶增大,门静脉增宽,晚期肝脏体积明显缩小,包膜不光滑,呈锯齿样改变,肝实质内可探及强回声或低回声的增生结节(图 4-6-6),门静脉增宽,脾脏增大,胆囊壁水肿呈"双轨征",冠状静脉代偿扩张,伴腹水形成。彩色多普勒显示门静脉血流流速降低,甚至出现双向或反向出肝血流。超声造影可对增生结节和肝癌进行鉴别,增生结节多表现为与周围肝组织"等进等出"的特点。

(2)临床评估:超声检查列为硬化的首选影像检查技术,超声造影对增生结节具有重要诊断和鉴别诊断价值。超声引导下的肝脏穿刺活检可对肝硬化的进展做出准确的病理分期,具有重要的临床价值。

(二) 胆道

1. 正常胆道

(1)超声表现:胆道由肝内外胆管和胆囊组成。肝内胆管由毛细胆管逐级汇合并与同级的门静脉、肝动脉伴行,左右肝管在肝门部汇合成肝总管出肝,肝总管与胆囊管汇合成胆总管通过壶腹部开口进入十二指肠降部。正常状态下,肝内胆管无法显示,部分正常人可清晰显示左右肝管,但胆管内径多不超过 1/3 门脉内径。胆总管呈现管道样无回声,胆管壁呈现线样强回声,上部走行于门静脉的前方,下部向门静脉下后走行,逐渐变细,进入十二指肠。胆囊充盈呈茄形,壁薄光滑,暗区清晰,可探及皱襞。胆囊管一般不宜显示。

(2)临床评估:胆道系统的首选影像学检查是超声,优于 CT,与 MRI 特别是胆道水成像之间互有优势。超声引导下的胆道系统穿刺置管引流术在临床操作中具有重要的价值。

2. 胆囊结石

(1)超声表现:胆囊壁可增厚或正常,胆囊暗区内可探及强回声光团,后伴有明显的声影,可随体位有明显的位移(图 4-6-7)。若结石较多,充满整个胆囊,胆囊暗区可消失,整个胆囊呈强回声,后伴有宽大声影,同时伴胆总管代偿性扩张。彩色多普勒在结石诊断中无特殊价值。

(2)临床评估:超声是胆囊结石的首选影像学检查技术,其在胆囊结石诊断中优于 CT 和 MRI。

3. 胆囊息肉

(1)超声表现:胆囊大小可正常,壁不光滑,内壁可探及大小不等的隆起性强回声,不随体位改变位置,部分息肉有长蒂,可随体位改变位置(图 4-6-8)。彩色多普勒在较大的息肉内可探及血流信号。超声造影有明确造影剂进入,表现为"等进"特点,可对息肉和结石、胆泥进行准确鉴别。同时,也可对胆囊癌进行鉴别。

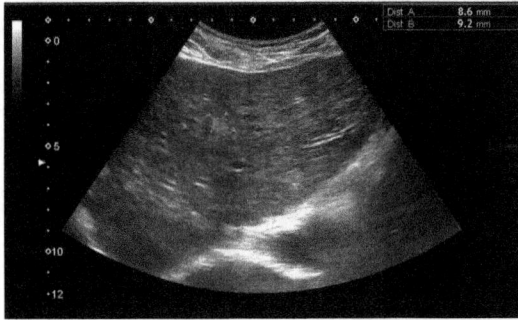

图 4-6-6 肝硬化
二维超声显示肝脏回声不均匀,可探及一小强回声增生结节。

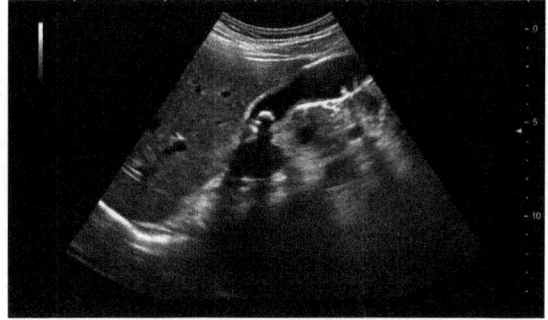

图 4-6-7 胆囊结石
二维超声显示胆囊内可探及多个大小不等强回声,后方伴有明显声影。

(2)临床评估:超声为胆囊息肉的首选影像学检查技术,超声造影在鉴别诊断中具有一定的临床应用价值。

4. 胆囊癌

(1)超声表现:胆囊癌的超声表现分为隆起型、厚壁型、混合型。隆起型表现为胆囊内菜花样突起,基底较宽,内部回声不均匀,较大者彩色多普勒可探及动脉血流信号;厚壁型表现为胆囊局部或整体明显不规则增厚,三层结构消失,表面不光滑,彩色多普勒可探及血流信号(文末彩图 4-6-9);混合型可具有两者的特点。超声造影表现为丰富的造影剂进入,呈明显"快退"特点,有助于与胆囊良性占位鉴别诊断。胆囊癌大多和结石并存。胆囊癌早期无明显症状,故发现较晚,晚期常侵犯肝脏和胆总管,出现梗阻性黄疸体征,超声表现为肝内或肝外胆管的明显扩张,呈现"双管猎枪征"。

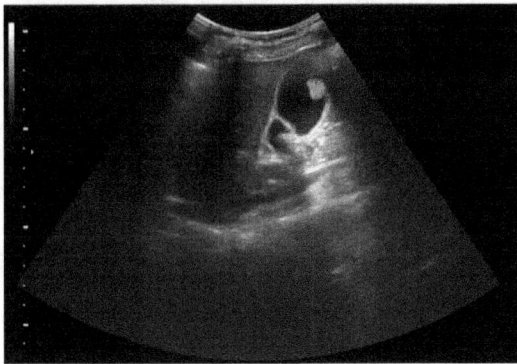

图 4-6-8 胆囊息肉
二维超声显示胆囊体底部可探及一强回声光团,后方无声影,不随体位变动改变位置。

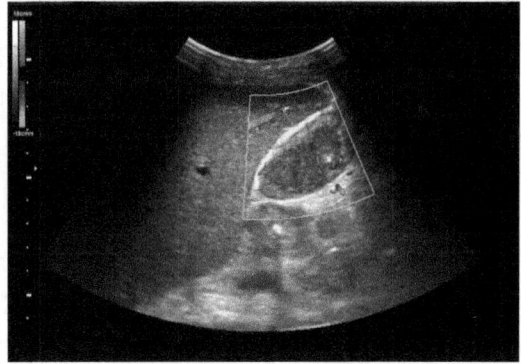

图 4-6-9 胆囊癌
二维超声显示胆囊轮廓尚可显示,但暗区消失,囊腔内充满实性回声,彩色多普勒显示实性回声内有丰富血流信号。

(2)临床评估:超声为胆囊癌首选的影像学检查技术,超声造影在胆囊占位的良恶性鉴别诊断中有一定的价值。超声引导下的肝内胆管穿刺置管引流,可在术前减黄,改善肝功,亦可对无法手术的患者进行姑息性减黄治疗。

5. 胆总管结石

(1)超声表现:剧烈疼痛是胆总管结石的重要临床表现。超声显示肝内外胆管扩张,结石在胆总管内大多位于胆总管末端,可探及强回声光团,大多后方伴有明确声影,但胆总管末端易受十二指肠气体的干扰,声影显示不理性(图 4-6-10)。彩色多普勒用于鉴别扩张的胆道和血管。由于大部分结石位于胆道末端,易受十二指肠气体的干扰而漏诊。

(2)临床评估:超声是胆总管结石的首选影像学检查,但由于十二指肠气体的干扰,容易出现漏诊误诊。

6. 胆管癌

（1）超声表现：胆管癌可发生于胆道系统的任何部位，以壶腹癌最常见，向上依次递减。壶腹癌表现为胆总管末端实性低回声，边界不清晰，与周围组织分辨不清，肝内外胆管明显扩张（图 4-6-11），胰头可正常，胰管可出现扩张；肝门部胆管癌常表现为肝门部实性低回声，左、右肝管可不通，呈现"蝴蝶征"，肝内胆管明显扩张，胆总管和胆囊不扩张。彩色多普勒可测及血流信号。超声造影呈现明显的"快进快出"的特点。

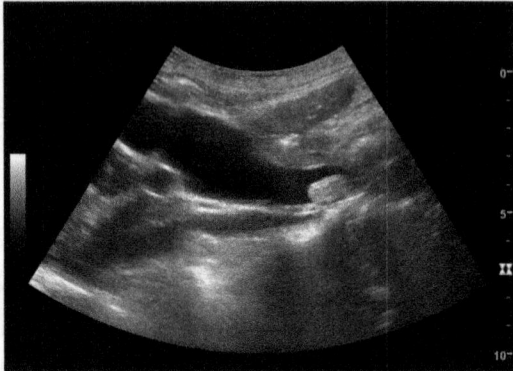

图 4-6-10　胆总管末端结石
二维超声显示胆总管明显扩张，在胆总管末端可探及一椭圆形强回声，后方声影不明显。

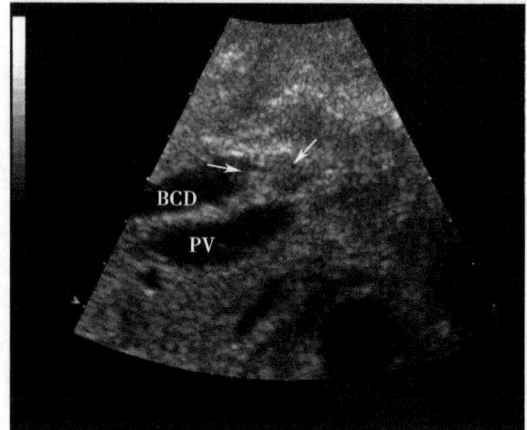

图 4-6-11　胆总管末端癌
二维超声显示胆总管末端可探及一实性低回声，与周围组织分界不清晰，胆总管明显扩张。
BCD. 胆总管；PV. 门静脉

（2）临床评估：超声为胆管癌的首选影像学检查技术，超声造影有一定的鉴别诊断价值。超声引导下的肝内胆管穿刺置管引流，可在术前减黄，改善肝功，亦可对无法手术的胆管癌患者进行姑息性减黄治疗。

（三）胰腺

1. 正常胰腺

（1）超声表现：正常胰腺呈轻度向前方凸起的条带状实性稍低回声，边界清晰，形态规则，其后方为脾静脉液性暗区，正常人胰管大多不显示，部分可显示，但内径小于 2mm。胰腺为腹膜后器官，胰头被十二指肠包绕，胰腺前方腹腔内大量肠管，故胰腺常受胃肠道气体的干扰，显示不理想。

（2）临床评估：由于胰腺属腹膜后器官，前方常受肠道气体的干扰，故胰腺超声检查经常出现漏诊，CT 检查优于超声。

2. 急性胰腺炎

（1）超声表现：急性胰腺炎分为水肿型和坏死型，前者多见，病情轻，后者少见，但病情严重。前者超声表现为胰腺体积的增大，回声均匀降低，胰周可出现液性暗区，但胰腺轮廓形态基本正常（图 4-6-12）；后者胰腺体积明显不规则增大，甚至正常轮廓消失，胰腺周围甚至腹腔内可探及大量黏稠坏死区。彩色多普勒尚不能提供更多诊断信息。

（2）临床评估：超声为胰腺炎的首选影像学检查技术，但诊断价值低于 CT。坏死型胰腺炎在超声引导下进行穿刺置管引流为首选的治疗手段。

3. 胰腺癌

（1）超声表现：胰腺癌多发于胰头，表现为胰腺内不规则的实性低回声，球体感明显，与周围组织分界不清（图 4-6-13），侵犯压迫胰管可出现远端胰管的扩张。胰头癌常侵犯壶腹部，导致梗阻性黄疸的发生，超声表现为肝内、外胆管的明显扩张。彩色多普勒可探及少量血流信号，对诊断无特异性。

超声造影表现为"快退"的特点。

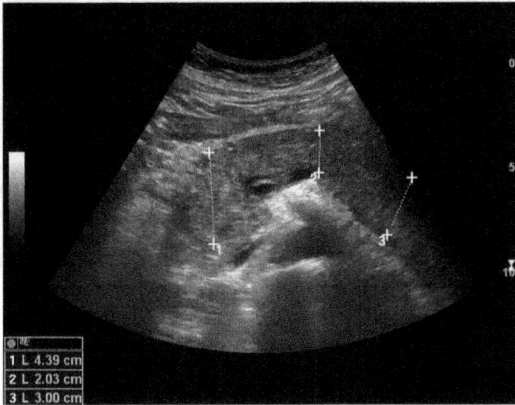

图 4-6-12　急性水肿型胰腺炎

二维超声显示胰腺体积明显增大,回声降低,但轮廓基本正常,胰管未见明显扩张,胰头周围可探及少量液性暗区。

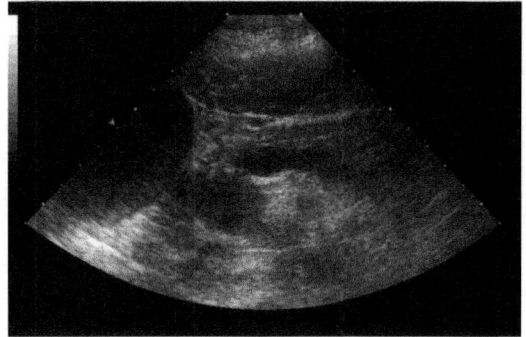

图 4-6-13　胰头癌

二维显示胰头部可探及一低回声包块,胆囊明显增大,胰管未见明显扩张。

(2)临床评估:超声为胰腺癌的首选影像学检查技术,但由于受胃肠气体的干扰,存在漏诊的风险。超声引导下细针穿刺活检是诊断该病的重要手段。晚期胰腺癌无法手术时,超声引导下的肝内胆管置管引流是重要的姑息性治疗手段。

(四) 脾脏

1. 正常脾脏

(1)超声表现:正常脾脏轮廓清晰,实质回声均匀,略低于肝实质回声,最大长径低于 120mm,厚度低于 40mm。部分正常人脾门区附近可探及多个或一个圆形副脾。彩色多普勒在脾内可探及较丰富的血流信号,由脾门放射状延伸至脾实质内。

(2)临床评估:脾脏的影像学检查首选超声。

2. 脾外伤

(1)超声表现:脾外伤可表现为脾包膜下血肿、实质内血肿、脾破裂。包膜下血肿表现为脾脏包膜下梭形的无回声区;实质内血肿表现为脾脏实质内回声不均匀,血肿早期可为杂乱强回声,随后转变为杂乱低回声,或无回声液性暗区;脾破裂表现为脾脏局部包膜连续性中断,脾内回声不均匀,腹腔内可明确探及因出血导致的液性暗区(图 4-6-14)。彩色多普勒显示血肿内无明确血流信号。超声造影可清晰显示出血坏死区范围,甚至可发现活动性出血点。

(2)临床评估:超声为脾破裂的首选影像学检查技术,超声造影在急诊脾脏破裂中有独特的价值。

3. 脾梗死

(1)超声表现:脾脏可增大,常在近脾脏表面探及楔形的低回声区,楔形尖部朝向脾门,其内回声不均匀,可见散在的稍强回声(图 4-6-15)。彩色多普勒无明确血流信号。超声造影无造影剂进入。

(2)临床评估:脾梗死的首选影像学检查为超声,超声造影在脾梗死诊断中具有很高的特异性和敏感性。

(五) 泌尿系统

1. 正常肾脏

(1)超声表现:肾脏呈蚕豆形,肾皮质回声较强,肾髓质回声较低,光点细小,分布均匀。肾锥体呈现倒三角形的低回声,呈放射状排列在集合系统周围。集合系统呈杂乱的强回声,患者憋尿后,集合系统可分离,出现无回声。彩色多普勒可探及由肾门向肾实质树枝状分布的动静脉血流。

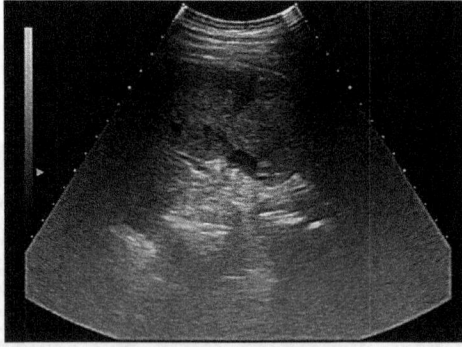

图 4-6-14　脾破裂

二维超声显示脾脏实质内可见不规则液性暗区。

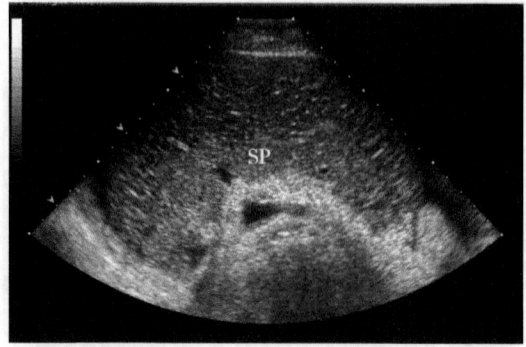

图 4-6-15　脾广泛梗死

二维超声显示脾脏外周大部分区域呈稍低回声,其内可探及粗糙点状强回声,彩色多普勒无血流信号。正常脾脏仅剩脾门处呈均匀回声,彩色多普勒可探及丰富分支血流信号。

SP. 脾脏

(2)临床评估:超声为肾脏的首选影像学检查技术,超声引导下的肾皮质穿刺活检已成为诊断急、慢性肾病的重要手段。

2. 肾囊肿

(1)超声表现:肾内可探及一个或多个边界清楚的无回声区,暗区清晰,可明显向肾外突出,后回声增强明显(图 4-6-16)。彩色多普勒无明确血流信号。

(2)临床评估:超声是肾囊肿的首选影像学检查技术。超声引导下的酒精硬化治疗是肾囊肿的首选治疗方法。

3. 肾结石

(1)超声表现:超声显示肾脏集合系统内可探及强回声光团、光点,后方伴声影。若结石位于肾门处,可导

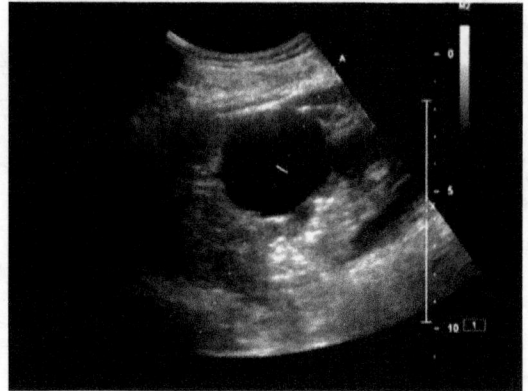

图 4-6-16　肾囊肿

二维超声显示肾脏中部背侧可探及一无回声,暗区清晰,形态规则,明显向肾外突出。

致不同程度肾脏积水,集合系统内可探及"花瓣样""鼻烟壶"样液性暗区(图 4-6-17)。若结石掉入输尿管,可引起输尿管梗阻,梗阻部位上段扩张(图 4-6-18)。部分患者肾积水可并发感染。

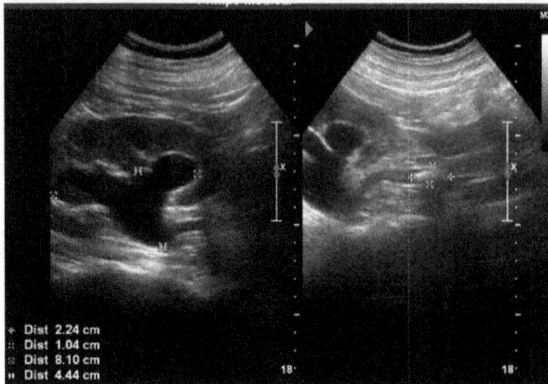

图 4-6-17　"花瓣样""鼻烟壶"样液性暗区

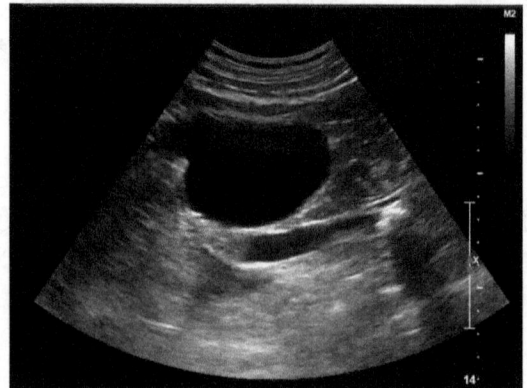

图 4-6-18　二维显示肾结石脱落入输尿管上段,导致肾盂积水

(2)临床评估:超声是肾结石的首选影像检查技术。但是部分结石超声无法显示,X 线可清晰显

示。肾结石并发的重度肾积水或感染积脓时,超声引导下的肾盂穿刺置管引流为首选的治疗手段。

4. 肾癌

(1)超声表现:超声显示肾实质内可探及实性占位,圆形或椭圆形,大多呈低回声,内部回声不均匀,较大者可出现液性坏死区,部分可明显向肾外突出(图4-6-19)。较易出现肾静脉或下腔静脉的癌栓,表现为静脉腔内的实性低回声。彩色多普勒可测及少量血流信号。部分超声造影表"快退"的特点。

(2)临床评估:肾癌的首选影像学检查为超声,超声引导下穿刺活检是诊断该疾病的重要手段,超声造影有一定的诊断和鉴别诊断价值。

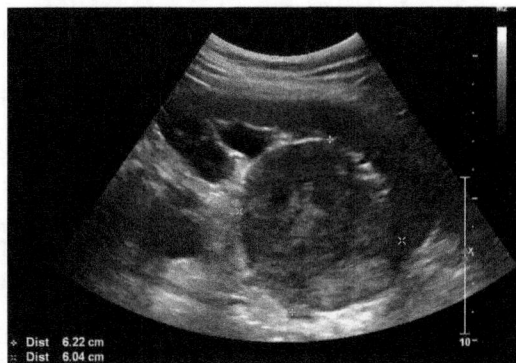

图4-6-19 肾透明细胞癌

二维超声显示肾下极一巨大实性包块,明显向肾外突出,边界清晰,形态规则,内部回声不均匀,受包块的挤压,肾盂少量积水。

5. 膀胱癌

(1)超声表现:超声显示膀胱无回声区内探及"菜花样"稍强回声突起,轮廓清晰,表面不光整,内部回声不均匀(文末彩图4-6-20)。若合并出血,膀胱液性暗区可出现浑浊,细密光点漂浮。彩色多普勒可探及从膀胱壁进入占位病灶的分支状血流信号。超声造影大多呈现"快进快出"的特点。

(2)临床评估:超声是膀胱癌的首选影像学诊断技术,超声造影具有一定的诊断和鉴别诊断价值。

6. 前列腺增生

(1)超声表现:超声显示前列腺体积明显增大,包膜完整,部分向膀胱内突出,腺体回声尚均匀,可出现钙化,多集中于内外腺分界处(图4-6-21)。部分患者增生的前列腺内可探及低回声结节。彩色多普勒可探及少量血流信号。

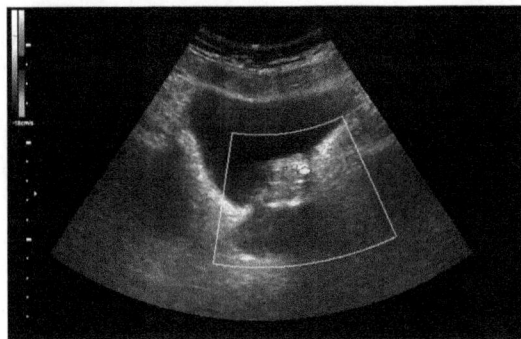

图4-6-20 膀胱癌

二维图像显示膀胱内壁可探及一向膀胱暗区突出的菜花样实性突起,彩色多普勒显示内部有星点状血流信号。

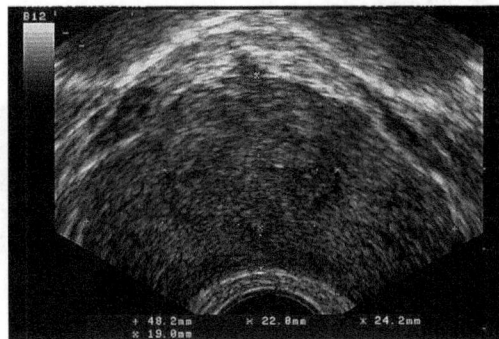

图4-6-21 前列腺增生

经直肠超声显示前列腺明显增大,包膜完整,但回声尚均匀,内外腺分界尚清晰。

(2)临床评估:前列腺增生的首选影像学检查为超声,经直肠超声检查已属常规检查,较经腹超声能更清晰显示病灶。经直肠超声引导下的穿刺活检在前列腺特异性抗原(PSA)增高时列为常规检查。超声造影有一定的诊断和鉴别诊断价值。

7. 前列腺癌

(1)超声表现:超声显示前列腺多伴增生,体积增大,腺体回声不均匀,可探及低回声结节,多位于外腺(图4-6-22),大多边界不清晰,晚期可累及精囊腺或膀胱颈部。彩色多普勒可探及少许血流信号。经腹超声漏诊率高,建议经直肠超声检查。超声造影结节呈现"快进快出"的富血供表现。

(2)临床评估:超声为前列腺癌的首选影像学检查技术,常规应用经直肠超声检查。经直肠超声引导下的前列腺系统穿刺活检是前列腺癌诊断的重要手段。

(六)胃肠道

1. 肠梗阻

(1)超声表现:超声显示肠管明显扩张,可见大量积液,液性暗区混浊,可伴有大量气体回声,局部肠黏膜皱襞水肿增厚,呈"鱼刺状",梗阻部以上肠蠕动明显增强。麻痹型肠梗阻,肠蠕动明显减弱或消失(图4-6-23)。

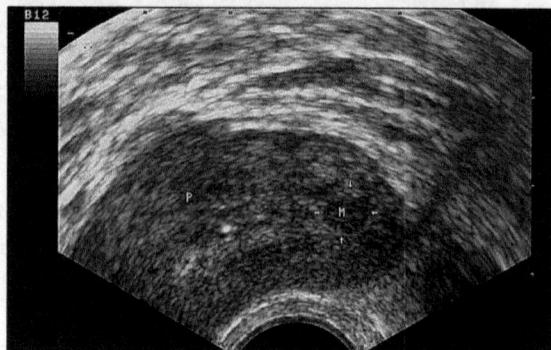

P. 前列腺;M. 包块

图4-6-22 前列腺癌

经直肠超声显示前列腺体积明显增大,回声不均匀,在左侧外腺区可探及一低回声结节,边界尚清晰,形态尚规则。

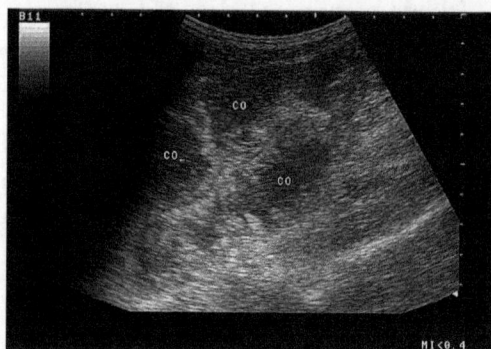

CO.肠管

图4-6-23 肠梗阻

二维超声显示肠管明显扩张,扩张的肠道内为积液,可探及肠黏膜皱襞。但由于受肠道气体的干扰,无法显示梗阻灶。

(2)临床评估:超声对典型的肠梗阻可明确诊断,但由于气体干扰,对梗阻部位或梗阻原因无法准确判定。建议与X线和CT结合应用。

2. 肠套叠

(1)超声表现:肠套叠为儿科常见的急腹症。二维超声横切面表现为典型的"靶环征",纵切面可呈"套筒征"。套叠以上的肠管可出现梗阻的表现,肠管扩张,蠕动增强(图4-6-24)。

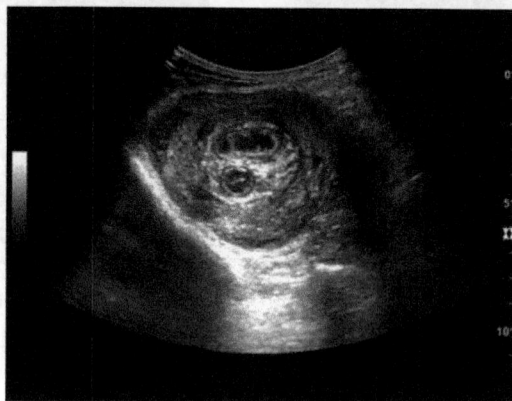

图4-6-24 肠套叠

二维超声显示典型的"靶环征",肠壁水肿。

(2)临床评估:超声为儿童肠套叠的首选影像检查技术,经超声引导、监测下的水压灌肠复位是首选的治疗方法

3. 阑尾炎及阑尾周围脓肿

(1)超声表现:单纯性阑尾炎,二维超声显示阑尾肿大,阑尾壁水肿增厚,阑尾腔内可探及液性暗区,阑尾周围可探及少量液性暗区(图4-6-25),亦可探及粪石强回声(图4-6-26)。阑尾周围脓肿形成时,正常阑尾结构可消失,在阑尾区探及包裹性液性暗区,暗区不清晰(图4-6-27)。探头加压扫查时,压痛和反跳痛明显。

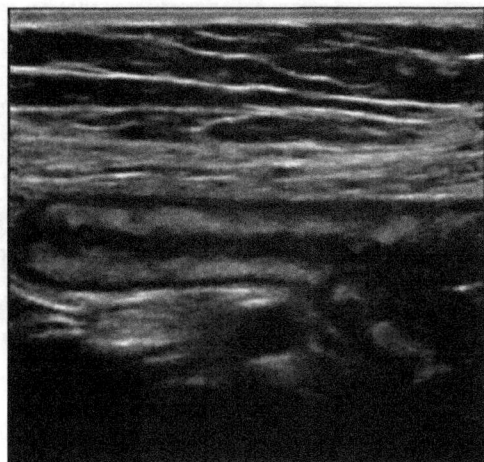

图 4-6-25 阑尾周围可探及少量液性暗区

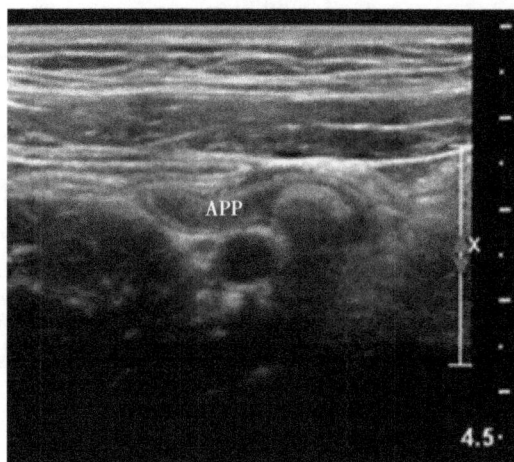

APP. 阑尾

图 4-6-26 阑尾周围探及粪石强回声

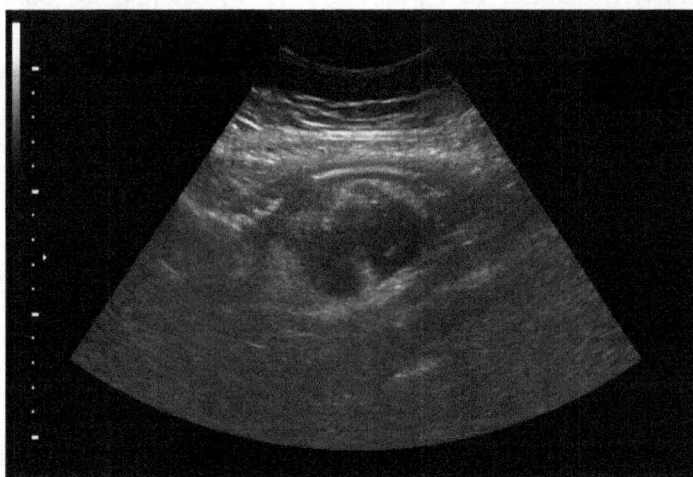

图 4-6-27 急性阑尾炎及周围脓肿形成

阑尾呈长条状回声,阑尾腔内可探及气体杂乱强回声,阑尾壁水肿增厚,后壁局部连续性中断,阑尾后方可探及液性暗区,暗区黏稠不清晰。

(2)临床评估:由于肠气干扰,超声常漏诊早期阑尾炎。当阑尾周围脓肿形成时,超声引导下的置管引流是首选的治疗方法。

4. 结肠癌

(1)超声表现:早期结肠癌由于病灶小,超声易漏诊。肿瘤较大时,超声表现为"假肾征",局部肠壁不规则增厚,形成不均质实性包块,中心为肠道内容物及气体杂乱强回声,与周围组织分界不清晰(图 4-6-28)。彩色多普勒可探及分支状血流信号。若并发肠梗阻,可出现相关体征与征象。

(2)临床评估:超声不作为胃肠道肿瘤的首选影像诊断技术,主要是由于气体的干扰,漏诊率较高。

(七)腹膜后

1. 腹膜后占位

(1)超声表现:腹膜后为一疏松间隙,含有大量组

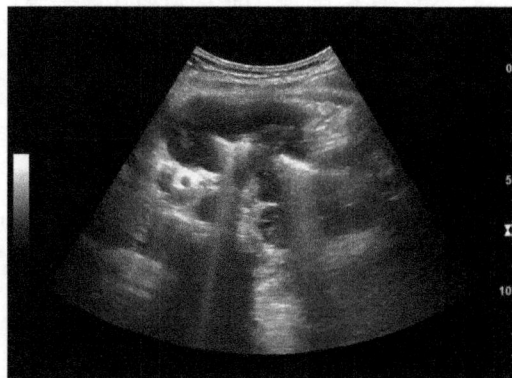

图 4-6-28 结肠癌

结肠脾曲可探及一低回声包块,类似肾脏回声,实性低回声为增厚的结肠壁,中心强回声为结肠腔内的气体回声,类似肾脏回声,成为"假肾征"。

织,多来源于中胚层,因此成分十分复杂。常见的有神经源性的神经母细胞瘤、神经纤维瘤等;纤维源性的脂肪纤维瘤、纤维肉瘤等;还有畸胎瘤、淋巴瘤、脂肪瘤等多种病变。超声很难做出定性诊断,实质性肿瘤均表现为腹膜后实性包块,不同来源肿瘤超声表现差距较大,部分可出现坏死,部分彩色多普勒可探及少量血流信号。

(2)临床评估:超声在腹膜后占位的诊断中不具有特异性,应结合 CT 等其他影像技术进行诊断,但超声引导下的穿刺活检在腹膜后肿瘤的定性诊断中具有重要价值。

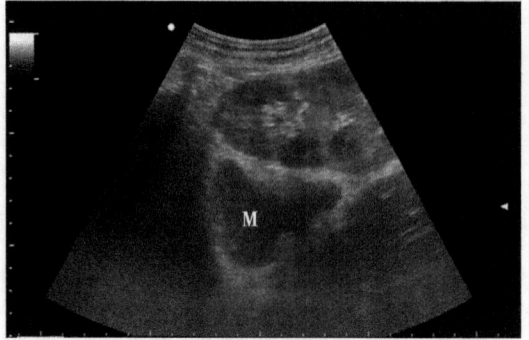

M. 包块

图 4-6-29　肾上腺无功能腺瘤

二维超声显示肾上腺区可探及一三角形的实性包块,边界清晰,形态不规则,与肾脏之间分界清晰。

2. 肾上腺肿瘤

(1)超声表现:肾上腺肿瘤种类较多,有来源于皮质的高功能腺瘤和无功能腺瘤,有来源于髓质的嗜铬细胞瘤、结神经细胞瘤等。超声均表现为肾上腺区低回声结节,边界一般清晰,形态规则(图 4-6-29),较大者可出现液化坏死。此外,肺癌等肿瘤常出现肾上腺的转移,也表现为低回声占位,与原发性占位无法鉴别。

(2)临床评估:超声对于较小的肾上腺肿瘤漏诊率较高,不作为首选的影像检查技术,CT 在肾上腺疾病检查中具有优势。此外,超声对肾上腺肿瘤不易做出定性诊断。超声引导下的穿刺活检有较高风险但对诊断具有重要价值。

四、妇产超声

妇产超声包含子宫、附件、胎儿等,超声是首选影像检查方法,超声特别在胎儿影像检查中发挥其着他影像技术无法替代的独特的作用。

(一)妇科超声

1. 正常子宫附件

(1)超声表现:正常子宫形态规则,轮廓清晰,肌层回声均匀,子宫内膜呈稍强回声,随月经周期有明显的变化,在增生期正常厚度约 9~10mm。双侧卵巢呈椭圆形,边界清晰,形态规则,其内可探及无回声卵泡,直径约 3~7mm。正常状态下,输卵管不易显示。

(2)临床评估:子宫附件的首选检查技术是超声,经腹超声为常规首选检查,但必须使膀胱充分充盈,经阴道超声可以更清晰显示子宫附件,且不需充盈膀胱,已经列为常规的检查技术。

2. 子宫肌瘤

(1)超声表现:子宫肌瘤根据位置不同分为浆膜下肌瘤(图 4-6-30)、肌壁内肌瘤(图 4-6-31)、黏膜下肌瘤(文末彩图 4-6-32)。超声表现为不同程度的子宫体积增大,肌瘤表现为形态规则的实性回声,边界清晰,回声均匀,较大者内部呈现"洋葱圈"样改变,出现坏死时可见液性暗区,部分内部可伴有钙化。较小者以低回声为主,大部分以稍强回声为主。彩色多普勒于瘤体周边可探及环形血流信号,于瘤体内部探及少量点状血流信号。可单发,亦可多发。

(2)临床评估:子宫肌瘤的首选影像学检查方法为超声,经腹超声以及经阴道超声均是常用的检查手段,超声引导下的热消融治疗子宫肌瘤是一种损伤较小的治疗方法。

3. 宫颈癌

(1)超声表现:早期病变较小,不易诊断。晚期宫颈明显肿大,形成低回声团块,内部回声不均匀(文末彩图 4-6-33),可堵塞宫腔引起宫腔积液。较大者常侵犯膀胱和直肠。彩色多普勒可探及较丰富血流信号。

(2)临床评估:超声是宫颈癌的首选影像检查技术,但超声在发现早期宫颈癌方面敏感性不足,应结合妇科检查、液基薄层细胞学检查(TCT)、宫颈刮片等。

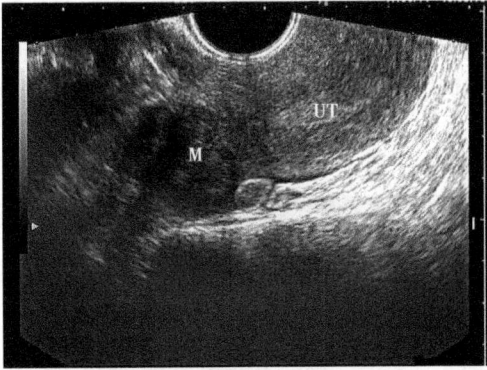

UT. 子宫；M. 包块

图 4-6-30　子宫浆膜下肌瘤

经阴道超声显示子宫浆膜下可探及一低回声包块，明显向子宫体外突出，边界尚清晰，形态规则，内部回声欠均匀。

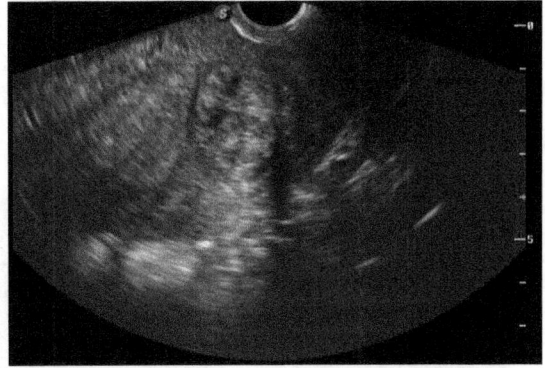

图 4-6-31　子宫肌壁内肌瘤

经阴道超声显示子宫明显增大，子宫壁内可探及一稍强回声，边界清晰，形态规则，内部回声不均匀。

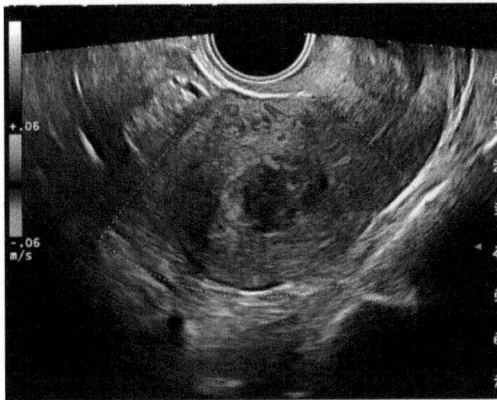

图 4-6-32　子宫黏膜下肌瘤

经阴道超声显示在子宫腔内可探及一实性低回声，边界清晰，形态规则，子宫明显增大。彩色多普勒显示宫壁可探及星点状血流信号，肌瘤内未探及明确的血流信号。

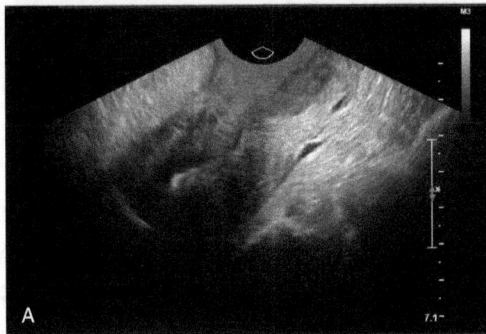

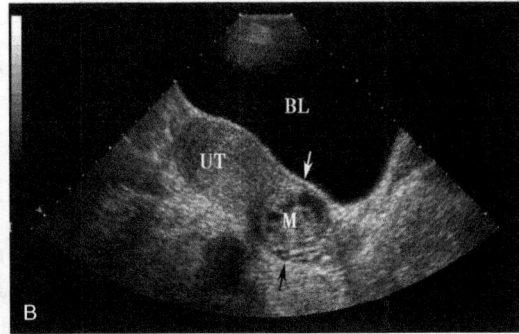

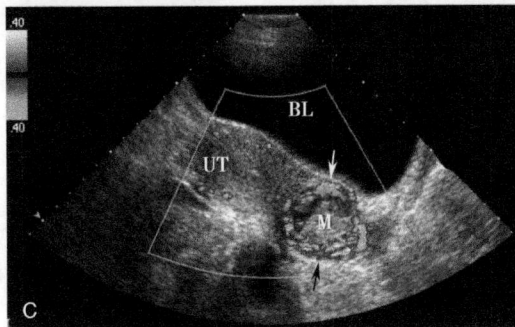

BL. 膀胱；UT. 子宫；M. 包块

图 4-6-33　宫颈癌

超声显示宫颈明显增大，形成一混合回声包块，包块与周围组织分界尚清晰，彩色多普勒显示包块内血供丰富。

4. 子宫内膜癌

(1)超声表现:超声显示子宫内膜增厚,边缘不规则,薄厚不均匀,晚期子宫可明显增大,子宫内膜和肌壁之间分界消失,呈杂乱回声。肿瘤阻塞宫颈管时,可出现宫腔积液。彩色多普勒显示血流丰富(文末彩图 4-6-34)。

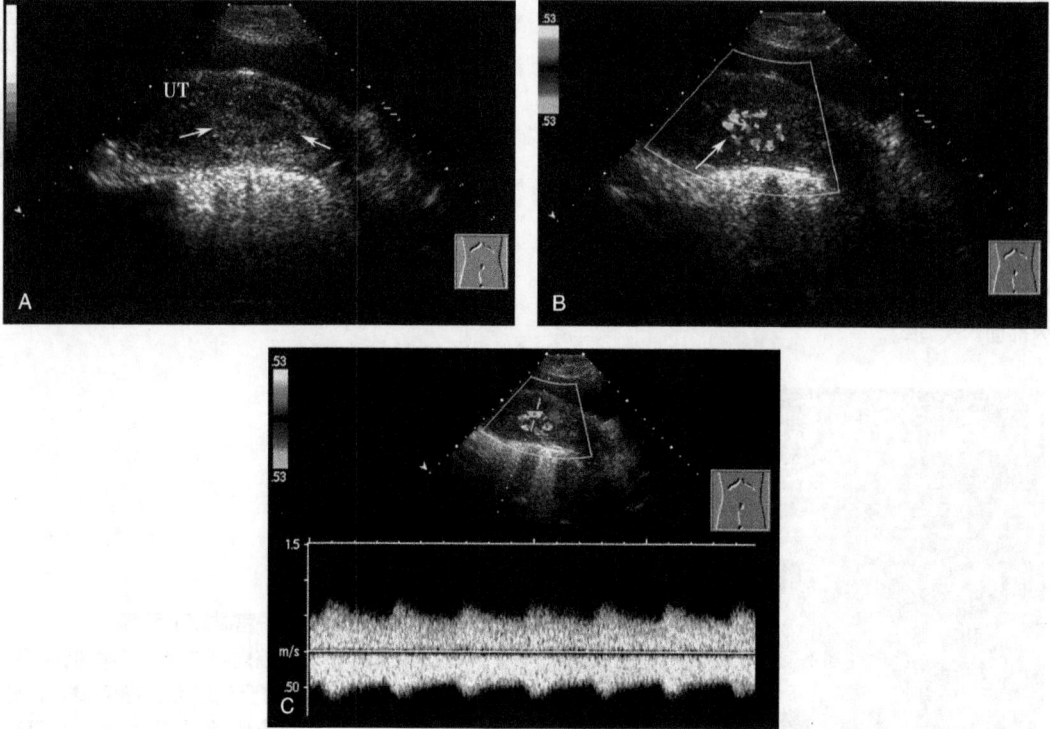

图 4-6-34　子宫内膜癌

二维超声显示子宫内膜结构消失,呈杂乱低回声(A 图),彩色多普勒显示低回声内部血供明显增多(B 图),
频谱多普勒显示为低阻力动脉型频谱(C 图)。

(2)临床评估:超声为子宫内膜癌的首选影像学检查技术,经腹超声以及经阴道超声均是常用的检查手段。

5. 卵巢囊性占位

(1)超声表现:卵巢囊性占位分为非赘生性囊肿和赘生性囊肿。前者包括滤泡囊肿、黄体囊肿、多囊卵巢等,超声表现为圆形或卵圆形无回声区,边界清晰,形态规则,后回声增强,可有少量分隔。赘生性囊肿包括浆液性囊腺瘤/癌、黏液性囊腺瘤/癌,超声表现为复杂囊性病变,囊内可见较多分隔,或可见实性组织,或可见乳突状突起,癌大多和周围组织分界不清晰,无明确的边界,多伴有腹水。彩色多普勒在赘生性囊性病变中可探及血流信号。

(2)临床评估:超声为卵巢疾病的首选影像学检查技术,经腹超声以及经阴道超声均是常用的检查手段。

6. 卵巢癌

(1)超声表现:超声表现为单侧卵巢体积明显增大,呈实性包块,形态不规则,边界不清晰,较大者可见液化坏死,多伴有腹水。彩色多普勒可探及分支状血流信号(图 4-6-35)。

(2)临床评估:超声是卵巢癌的首选影像学检查技术,经腹超声以及经阴道超声均是常用的检查手段。

(二)产科超声

1. 正常产科

(1)超声表现:12 周以前为早孕,子宫明显增大,超声可探及妊娠囊,为厚壁无回声。妊娠囊内探及环状卵黄囊回声,是宫内妊娠的标志,卵黄囊第10周开始消失,12周后完全消失。经腹超声在6.5孕周可探及胚芽及原始胎心搏动,孕8周可见肢芽以及胎动,孕11—12周可见胎儿以及椭圆形胎头强回声。中晚孕期,胎儿各组织器官逐渐清晰显示,超声可对胎儿的发育进行评估,同时对胎儿的畸形进行筛查。胎头呈现明亮环形强回声,胎儿双顶径的测量取自近侧颅板外缘至远侧颅板内缘丘脑水平垂直脑中线的最大距离。孕16周后,胎儿脊柱、肋骨、四肢可清晰显示,在股骨纵切面完整显示股骨并测量其长度。晚孕期可根据胎儿双顶径、股骨头围、腹围等估测胎儿体重。孕12周后胎儿心

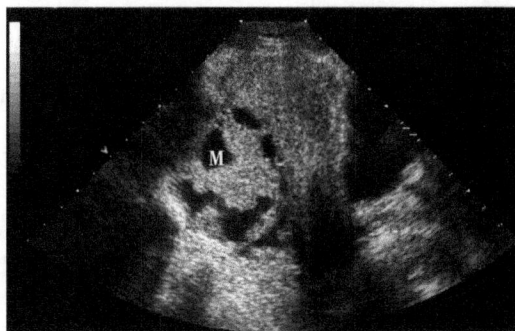

图4-6-35　卵巢癌

超声显示卵巢区可探及一混合回声包块(M),分隔粗大,和周围组织分界不清。

脏逐渐发育可分辨左右心室、左右心房、房室间隔、卵圆孔、瓣膜等,可对心脏畸形进行筛查。孕14—16周,可见胃泡呈囊泡无回声。孕18周后,双侧肾脏可显示为长圆形实性低回声,边界清晰,形态规则,集合系统回声稍高。正常胎盘随孕周的不同有相应的变化,分为0级、Ⅰ级、Ⅱ级、Ⅲ级、Ⅳ级。羊水声像图表现为无回声液性暗区,羊水指数为四象限羊水最大深度之和,>20cm为羊水过多,<5cm为羊水过少。

(2)临床评估:正常胎儿检查首选超声,而且几乎主要依靠超声检查,故超声在产科检查中具有不可替代的独特优势。

2. 前置胎盘

(1)超声表现:适当充盈膀胱,以胎盘下缘与宫颈内口的关系分为:边缘性前置胎盘,胎盘下缘紧靠宫颈内口,但未覆盖内口;部分性前置胎盘,胎盘下缘部分覆盖宫颈内口;完全性前置胎盘,胎盘实质完全覆盖宫颈内口(图4-6-36)。

(2)临床评估:超声是前置胎盘的首选影像学检查技术,超声在前置胎盘的诊断中具有不可替代的独特优势。

3. 流产

(1)超声表现:分为先兆流产、稽留流产、难免流产、不全流产。先兆流产,超声于孕囊周围探及少量暗区,胎儿可正常;稽留流产,超声显示子宫小于孕周,宫内可见胎块,但无胎心,胎芽、胎盘分界不清晰;难免流产,超声显示胎囊位置下移至宫颈内口或宫颈管,胎囊变形,胎心消失(图4-6-37);不全流产,超声显示子宫饱满或略大,宫腔内见不规则光团,为胎儿及附属物残留。

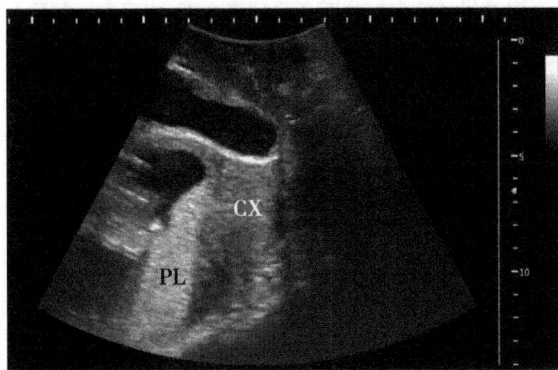

图4-6-36　前置胎盘

二维超声显示胎盘(PL)位于宫体后壁,完全覆盖宫颈(CX)内口。

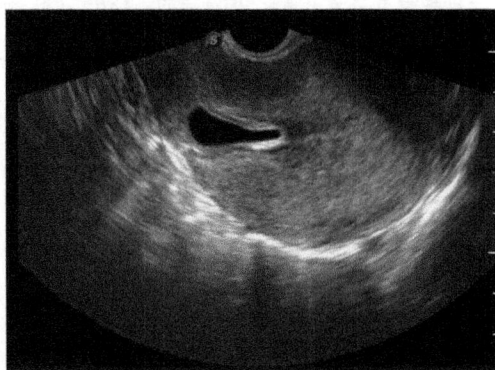

图4-6-37　难免流产

超声显示胎芽消失,胎囊下移至宫颈内口。

(2)临床评估:超声为流产的首选影像学检查技术,超声在流产的诊断中具有不可替代的独特优势。

4. 异位妊娠

(1)超声表现：异位妊娠是妇科常见的急腹症，包括输卵管妊娠、卵巢妊娠、腹腔妊娠、残角子宫妊娠、宫内异位妊娠等，其中输卵管异位妊娠占95%。超声显示附件区内有一包块，内含胎囊，有时可探及胎心搏动，若该妊娠破裂，出血可凝聚在输卵管周围，形成血肿，根据时间长短的不同有不同的表现，急性大量出血可见大量液性暗区，血肿形成后可表现为杂乱回声(图4-6-38)。彩色多普勒无特异性表现。

(2)临床评估：超声是宫外孕的首选影像学检查方法，经阴道超声可以更清晰显示宫外孕。

5. 胎儿畸形

(1)超声表现：胎儿畸形种类繁多，常见的畸形如下。

脑积水，孕20周之前谨慎诊断该畸形，可表现为轻度的脑室扩张，脑中线偏移，重度脑积水胎儿头围明显大于孕周，颅内结构可消失，见大量无回声。

无脑儿，颅脑强回声光环不连续或缺失，无法测量双顶径，冠状切面呈蛙脸，眼球凸出，常伴羊水过多(图4-6-39)。

脊柱裂，脊柱纵切病变部位两条强回声中断，断面回声紊乱，可出现囊性突起、实性包块，横切面该处脊柱椎管破坏，外观呈"U"字形(图4-6-40)。

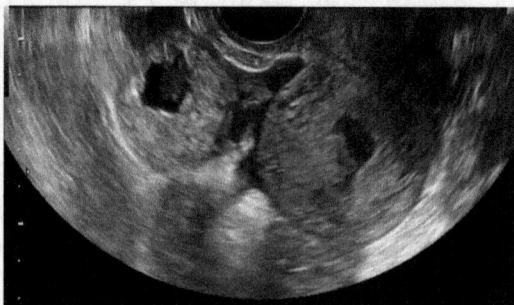

图 4-6-38　异位妊娠

经阴道二维超声显示在子宫旁可探及一混合包块回声，内含有胎囊及胚胎组织，盆腔内可探及液性暗区，为破裂出血。

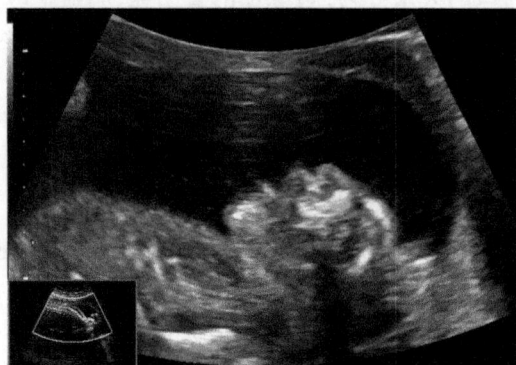

图 4-6-39　无脑儿

二维超声显示羊水增多，颅脑强回声缺失，无法测量双顶径，冠状切面呈蛙脸，眼球凸出。

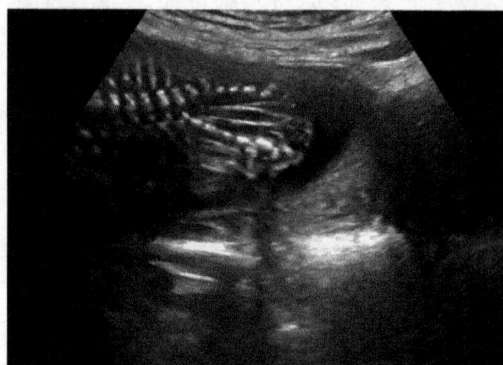

图 4-6-40　脊柱裂

脊柱纵切病变部位两条强回声中断，出现实性包块。

(2)临床评估：超声为胎儿畸形的首选影像学检查技术，超声的系统筛查，已经成为孕期的必须检查，且目前具有不可替代的独特优势。

五、浅表器官超声

(一) 甲状腺

1. 正常甲状腺

(1)超声表现：正常甲状腺呈蝶形位于气管两侧，呈均匀实性回声，甲状腺包膜完整，双侧对称，上下径4~5cm，横径和前后径约2cm，峡部0.3cm。彩色多普勒显示甲状腺内可探及血流信号。

(2)临床评估：甲状腺检查的首选影像学技术为超声，高分辨率超声在形态学检查方面优于CT和MRI。超声引导下的细针穿刺活检(FNA)在甲状腺结节的诊断中具有重要的意义。

2. 桥本甲状腺炎

(1)超声表现:桥本甲状腺炎是临床工作中最常见的慢性甲状腺炎,超声可表现为甲状腺体积的增大,腺体弥漫分布团片状低回声,或见网格状强回声,部分呈现结节状,表现为不规则低回声结节,峡部常明显增厚(多>5mm)。彩色多普勒显示在该病早期血供可增多,晚期可减少或正常(文末彩图 4-6-41)。

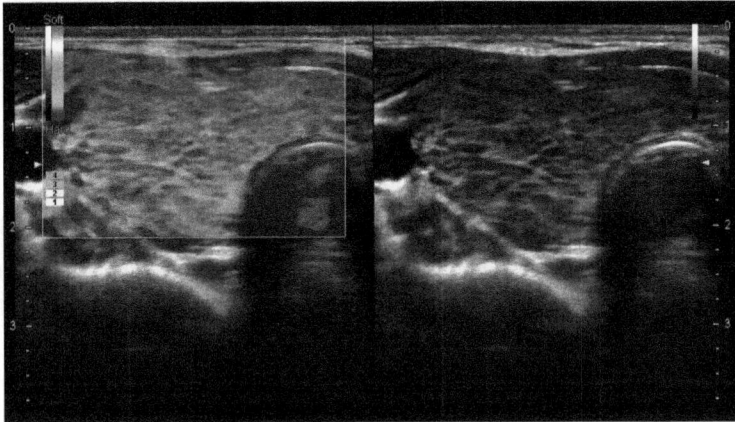

图 4-6-41　桥本甲状腺炎
甲状腺回声不均匀,弥漫分布片状低回声,弹性值无明显增加。

(2)临床评估:超声为桥本甲状腺炎的首选影像学检查技术,但超声必须结合甲状腺微粒体抗体、甲状腺球蛋白抗体等生化检查,才能得出更准确的诊断。超声引导下的 FNA 是重要的检查手段。

3. 甲状腺功能亢进

(1)超声表现:超声显示甲状腺弥漫性均匀性增大,双侧对称,彩色多普勒显示血供明显增多,呈"火海征"(文末彩图 4-6-42)。

(2)临床评估:超声为甲亢的首选影像学检查,超声图像结合血清 T_3、T_4 检测可对甲亢作出准确诊断。

4. 结节性甲状腺肿

(1)超声表现:超声表现为双侧甲状腺不对称性肿大,甲状腺内可探及大小不等的结节,可单发亦可多发,大多呈现低回声,也可呈现稍强回声或等回声,较大者内部可出现液化坏死(图 4-6-43)。彩色多普勒血流未见异常改变。

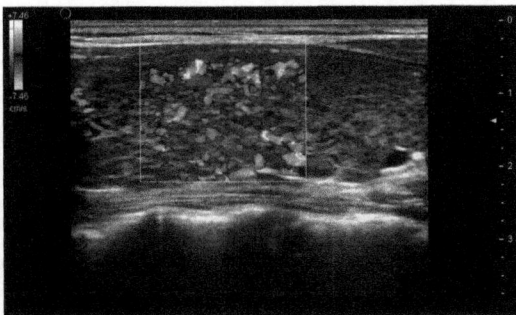

图 4-6-42　甲状腺功能亢进
二维显示甲状腺体积增大,回声不均匀,弥漫分布团片状低回声,CDFI(彩色多普勒血流成像)血流异常丰富,呈"火海征"。

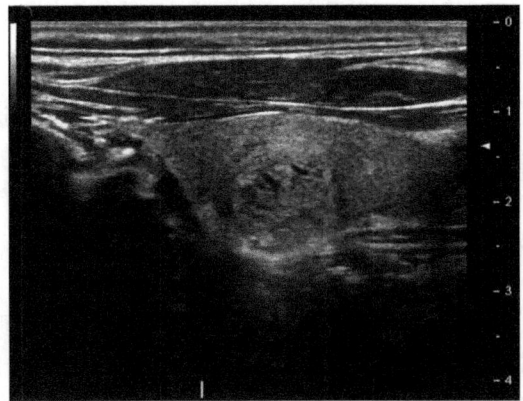

图 4-6-43　结节性甲状腺肿
甲状腺实质内可探及一混合回声结节,边界清晰,形态尚规则,内部有少量液性暗区。

(2)临床评估:超声为结节性甲状腺肿的首选影像学检查技术,超声引导下的 FNA 在甲状腺结节的诊断和鉴别诊断中具有决定性价值。

5. 甲状腺癌

(1)超声表现:超声显示单发或多发低回声结节,边界不清晰,纵横比>1,其内可探及多个细小砂粒体强回声,有不规则环形钙化者,其周边可探及突破环形钙化的低回声晕带(图 4-6-44)。彩色多普勒多无特异性表现。

(2)临床评估:超声为甲状腺癌的首选影像学检查技术,超声引导下的 FNA 是诊断甲状腺癌的最重要技术方法。超声造影在甲状腺癌特别是乳头癌的诊断中,表现为明显的低灌注,具有很大的鉴别诊断价值。目前,超声引导下的热消融成为甲状腺癌治疗的一种重要方式。

(二)乳腺

1. 正常乳腺

(1)超声表现:正常乳腺在女性不同的生理时期,超声图像差异较大。腺体内脂肪及间质表现为稍强回声,腺体和导管表现为低回声,但排列结构比较整齐,不同生理期各种组织成分比例不同导致不同的声像图改变。

(2)临床评估:乳腺的首选影像检查为超声,超声 BI-RADS 分类系统为临床工作中最常用的一种诊断标准。

2. 乳腺纤维腺瘤

(1)超声表现:超声表现为单发或多发的低回声结节,边界清晰,形态规则,具有较好的活动度,常不伴有液化坏死和钙化(图 4-6-45),彩色多普勒可探及少量血流信号。

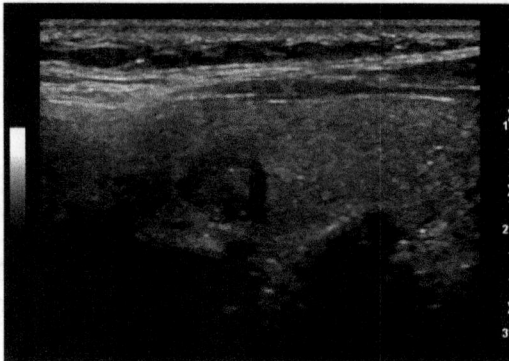

图 4-6-44　甲状腺癌
二维超声显示甲状腺上极可探及一低回声结节,边界不清晰,形态不规则,内有小砂砾体强回声。

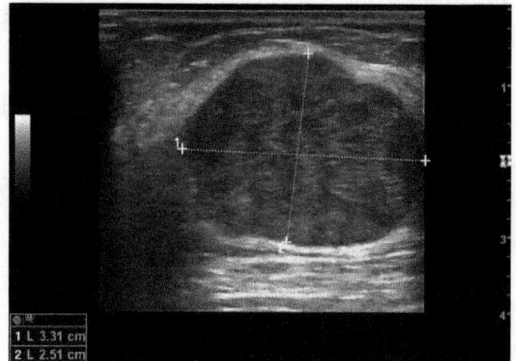

图 4-6-45　乳腺纤维腺瘤
二维超声显示乳腺内低回声结节,边界清晰,形态规则,内部回声均匀,无小钙化。

(2)临床评估:超声为乳腺纤维腺瘤的首选影像学检查方法,超声引导下的穿刺活检是最重要的诊断手段。X线在乳腺纤维腺瘤的鉴别诊断中具有一定的价值。

3. 乳腺癌

(1)超声表现:乳腺癌表现为乳腺内的低回声结节,可多发或单发,边界不清晰,形态不规则,纵横比>1,可有毛刺或成角,周边可伴有强回声晕,后回声可衰减,周边导管可扩张,伴有细小钙化具有很高的特异性(图 4-6-46)。彩色多普勒可发现粗大的供血动脉。部分可出现腋窝淋巴结转移,表现为淋巴结肿大,淋巴结门结

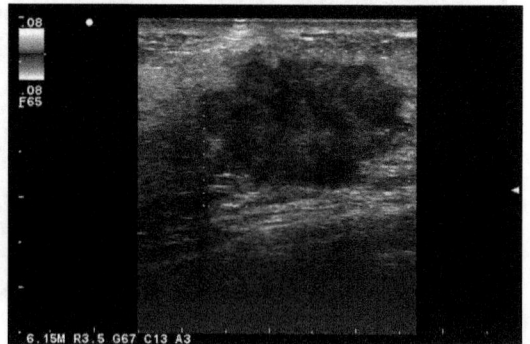

图 4-6-46　乳腺癌
二维超声显示乳腺内可探及一低回声结节,边界清晰,形态不规则,可见成角及小分叶。

构紊乱,乃至淋巴结正常结构消失。

(2)临床评估:超声为乳腺癌的首选影像学检查手段,但X线在乳腺癌的诊断中具有重要的价值,两种技术的结合能更好地早期诊断乳腺癌。MRI在乳腺癌的诊断中具有较高的准确性,但其高昂的费用以及检查时间的冗长限制了其在早期筛查中的应用价值。

(三)睾丸、附睾

1. 正常睾丸、附睾

(1)超声表现:正常睾丸呈卵圆形,包膜光滑完整,实质回声均匀,呈中等细小点状回声,左右对称,其内可探及睾丸纵隔的线样强回声,彩色多普勒可探及长条状血流分布。附睾位于睾丸背侧上方,与睾丸回声相近或稍强,呈长条状,附睾头较大。

(2)临床评估:睾丸附睾的首选影像学检查为超声。

2. 睾丸肿瘤

(1)超声表现:睾丸肿瘤病理分型复杂,最常见的为精原细胞癌,超声很难分辨肿瘤类型。大多表现为睾丸实质内低回声包块,较大者,可导致患侧睾丸增大,少量肿瘤表现为弥漫性病变,整个睾丸实质呈现杂乱低回声。精原细胞癌边界多清晰,回声相对更低,血流丰富(图4-6-47)。睾丸内占位大多为恶性肿瘤。

(2)临床评估:超声为睾丸肿瘤的首选影像学检查技术,超声可以较早发现微小肿瘤,但是超声很难定性。超声引导下的穿刺活检在诊断中具有重要的价值。

3. 附睾炎

(1)超声表现:超声表现为附睾明显增大,回声降低。慢性附睾炎常在附睾尾形成低回声结节,边界不清晰,形态不规则。睾丸鞘膜腔可见积液(图4-6-48)。彩色多普勒显示附睾血流明显增加。

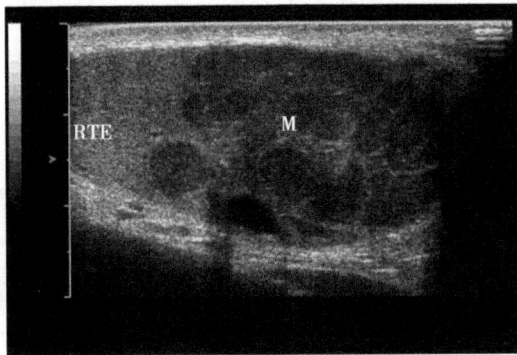

图4-6-47　精原细胞癌
二维超声显示右侧睾丸(RTE)内可探及低回声结节(M),互相融合,边界清晰,形态规则,睾丸体积增大。

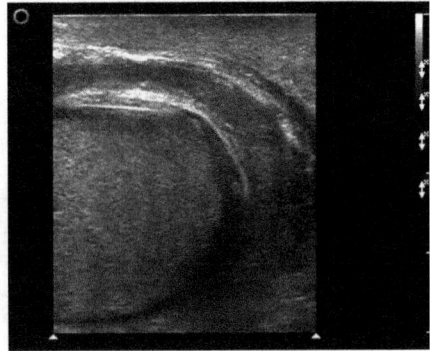

图4-6-48　附睾炎
二维超声显示附睾尾部明显增粗,回声降低。

(2)临床评估:超声为附睾炎的首选影像学检查技术,但超声很难准确鉴别诊断附睾炎和附睾结核。

4. 睾丸扭转

(1)超声表现:睾丸扭转是急腹症之一,青少年多见,症状多为突然发生一侧阴囊肿胀、触痛,急剧发作的疼痛可牵涉波及下腹部、腹股沟或大腿。超声表现为患侧睾丸体积增大,实质回声降低不均匀或可见片状低回声,彩色多普勒显示睾丸实质血流信号明显减少甚至消失,动脉阻力明显增加(文末彩图4-6-49A)。在精索区可探及团状回声,为扭转的精索(文末彩图4-6-49B)。对比探查,双侧睾丸血流不对称。附睾亦可肿胀,睾丸鞘膜腔可探及少量积液。

(2)临床评估:睾丸扭转时急腹症,其首选影像学检查为超声。彩色多普勒在该病诊断中具有重要价值。超声造影可以明显提高诊断的敏感性和准确率。

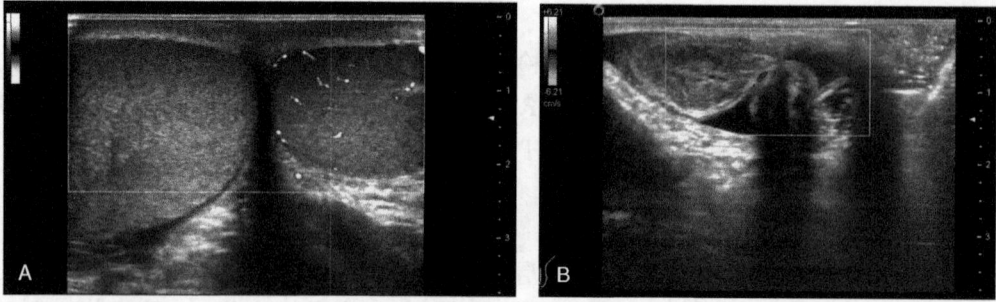

图 4-6-49　二维超声（A 图）显示患侧睾丸明显增大，彩色多普勒（B 图）在睾丸实质内无法测及血流信号；
精索区可探及精索呈两圈 720° 扭转

（四）眼部

1. 正常眼部

（1）超声表现：角膜呈线样弧形强回声，前房为清亮的无回声，晶状体为月牙形，内部为无回声，玻璃体亦为无回声，脉络膜与视网膜超声无法区分。表现为光滑连续的线样回声。球后表现为稍强回声，中间可探及低回声的视神经走行，彩色多普勒可探及视网膜中央动脉等血管。

（2）临床评估：目前，A 超在眼疾病检查中依然应用，超声检查在眼部疾病诊断中具有独特的优势。

2. 视网膜剥脱

（1）超声表现：部分型视网膜剥脱表现为玻璃体暗区内出现弧形带状强回声，后端连于视神经乳头；完全型视网膜剥脱显示呈海鸥样带状强回声，其尖端连接于视神经乳头，运动试验阳性，彩色多普勒在带状强回声上可探及点状血流信号，且与视网膜中央动脉相连续（文末彩图 4-6-50）。

（2）临床评估：视网膜剥脱的首选影像学检查为超声，但应与脉络膜剥脱相鉴别。

3. 视网膜母细胞瘤

（1）超声表现：常见于婴幼儿，超声显示玻璃体内实性肿块，形态不规则，回声不均匀，多伴有大小不等的钙化，可伴有视网膜剥脱，彩色多普勒可见肿块内丰富的血流信号（图 4-6-51）。

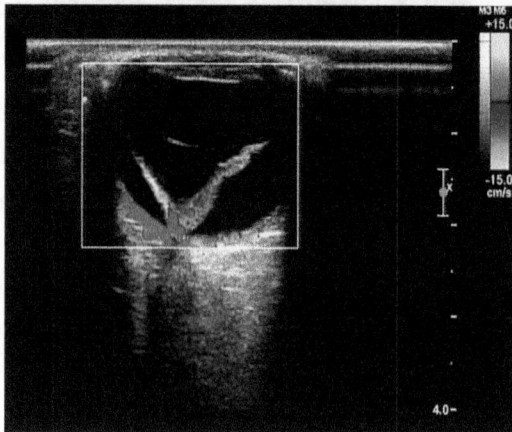

图 4-6-50　完全型视网膜剥脱

超声显示典型"海鸥征"，玻璃体内出现弧形带状强
回声，尖端连于视神经乳头，可见点状血流信号。

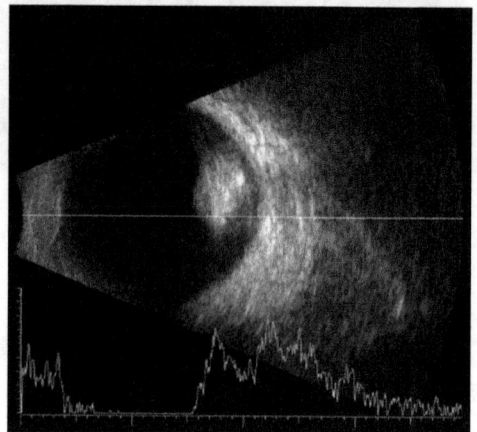

图 4-6-51　视网膜母细胞瘤

二维超声显示在玻璃体内可探及实性强回声，
形态不规则。A 超显示明确的占位回声。

（2）临床评估：视网膜母细胞瘤的首选影像检查为超声，结合临床特点，大多可作出准确的诊断。

（五）肌骨关节超声

1. 腘窝囊肿

（1）超声表现：在腘窝处探及一圆形或椭圆形的囊性病变，边界清晰，暗区清亮，偶见分隔，多与关节囊不相通。彩色多普勒无血流信号。

(2)临床评估:超声为腘窝囊肿的首选影像学检查技术,超声引导下的穿刺抽液方便、安全、可靠,可多次操作,是治疗单纯性腘窝囊肿的重要方法。

2. 腕管综合征

(1)超声表现:腕管综合征是指因各种原因导致的腕管内压力增高,引起正中神经卡压而导致的一系列症状。由于原因不同,表现不一。急性屈肌腱腱鞘炎表现为腱鞘滑膜增厚,腱鞘囊肿表现为囊性无回声区等,正中神经受压,其横截面积变小或移位。

(2)临床评估:腕管综合征的诊断应结合临床症状,超声可作为首选影像检查,可提供一定的诊断依据。其检查的方便性可以补充相对于 MRI 的分辨率不足。

3. 膝关节类风湿关节炎

(1)超声表现:超声显示(文末彩图 4-6-52)膝关节滑膜不规则增厚,表面不光滑,血流信号较正常增多;关节软骨受侵犯增厚或变薄,表面不光滑;骨表面亦可受侵蚀破坏,表面不光滑,连续性中断;关节腔内以及髌上囊可探及积液。关节间隙可变窄。

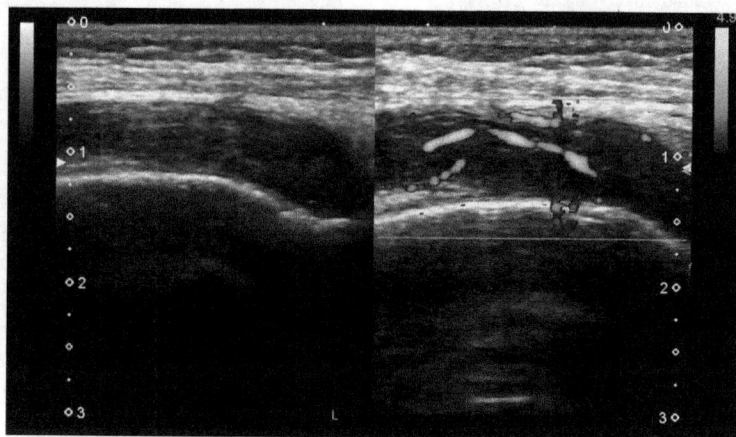

图 4-6-52 类风湿膝关节炎
超声显示膝关节滑膜明显增厚,能量多普勒显示其内血供丰富。

(2)临床评估:类风湿关节炎可侵犯全身多处大小关节,近年来,超声在关节疾病特别是类风湿疾病中发挥了约来越重要的作用。高分辨力超声在关节特别是小关节的滑膜观测中优于 MRI,列为首选影像检查方法。

六、血管超声

彩色多普勒技术与二维超声结合,可以实时显示血管结构以及血流信息,在所有影像技术中,具有独特的优势。

1. 颈动脉粥样硬化斑块

(1)超声表现:二维超声显示颈动脉内膜中层不规则增厚,当 IMT(内膜中层厚度)>1.5mm 或较周边 IMT 增厚 50% 时诊断为动脉粥样硬化斑块形成。斑块可表现为突向于管腔内的高回声、等回声、低回声的实性回声,表面可光滑或不光滑,内部可出现钙化(图 4-6-53),甚至伴有声影,彩色多普勒可探及充盈缺损。斑块较大可引起不同程度的管腔狭窄,狭窄时,彩色多普勒可探

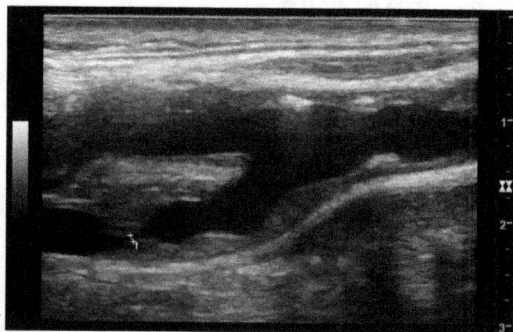

图 4-6-53 粥样硬化斑块
超声显示颈动脉可见大量薄厚不均的斑块形成,局部伴有钙化,斑块导致颈内动脉狭窄,狭窄处残余管腔仅仅 0.7mm。

及明显增速的血流。二维超声应该提供斑块的位置、大小、回声信息、狭窄程度等信息。

(2)临床评估：超声为颈动脉斑块的首选影像学检查方法。目前,超声对颈动脉斑块的筛查在心脑血管疾病的预防中发挥着重要的价值。

2. 下肢静脉瓣功能不全

(1)超声表现：轻度的下肢静脉瓣功能不全在二维声像图中并无明显变化,重度时,可表现为表浅静脉的迂曲扩张,血流缓慢,甚至血流自显影。彩色多普勒可在 Valsalva 试验后出现颜色的反转,频谱多普勒可测及反向血流频谱,反流持续时间大于 1s 方可诊断为静脉瓣功能不全(文末彩图 4-6-54)。

(2)临床评估：超声频谱多普勒为下肢静脉瓣功能不全的首选影像学检查方法,频谱多普勒测量的反流时间是诊断该疾病的重要标准。

3. 下肢静脉血栓

(1)超声表现：二维超声显示下肢静脉管腔暗区消失,其内出现疏松实性团块状中低回声,探头加压无明显变形(文末彩图 4-6-55)。急性血栓可导致管腔增宽,血栓呈现低回声,慢性血栓管腔可表现为缩窄,管壁增厚,血栓机化呈强回声,彩色多普勒表现为彩色血流的缺失。

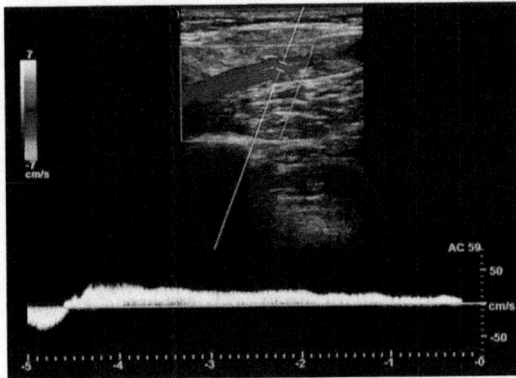

图 4-6-54　大隐静脉瓣功能不全

频谱多普勒显示 Valsalva 试验后,大隐静脉出现持续反流。

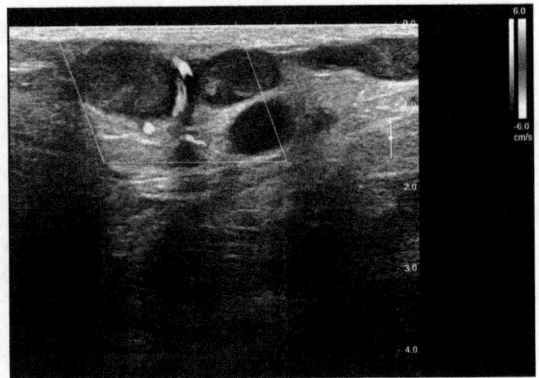

图 4-6-55　大隐静脉血栓形成

二维超声显示大隐静脉管腔暗区消失,内充满实性回声,探头挤压变形不明显,彩色多普勒显示内部无血流信号。

(2)临床评估：下肢静脉血栓的首选影像学检查为超声,超声可以准确判定血栓的位置、范围等信息。

七、心脏超声

(一)正常心脏

1. 正常心脏切面

(1)胸骨旁左室长轴切面(图 4-6-56)：该切面主要显示主动脉根部、左心房、右心室流出道、室间隔、左心室后壁、主动脉瓣、二尖瓣等结构。

(2)胸骨旁主动脉短轴切面(图 4-6-57)：该切面主要显示主动脉瓣、左心房(LA)、房间隔、右心房(RA)、右心室等结构。

(3)胸骨旁肺动脉长轴切面(图 4-6-58)：该切面主要显示肺动脉主干、肺动脉分叉、肺动脉瓣、右室流出道(RVOT)等结构。

(4)胸骨旁左室短轴切面(二尖瓣水平、乳头肌水平、心尖水平)(图 4-6-59)：该切面主要显示二尖瓣、室间隔、左室壁等结构。

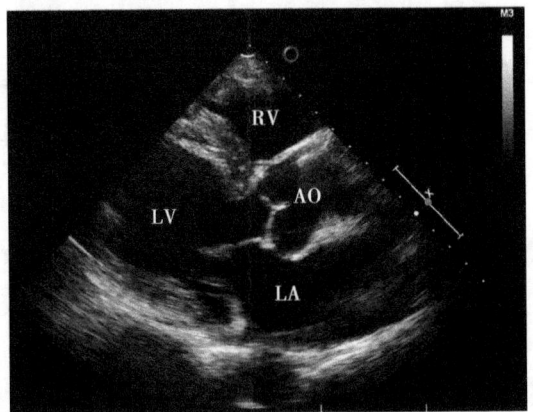

RV. 右心室;LV. 左心室;LA. 左心房;AO. 主动脉

图 4-6-56　胸骨旁左室长轴切面

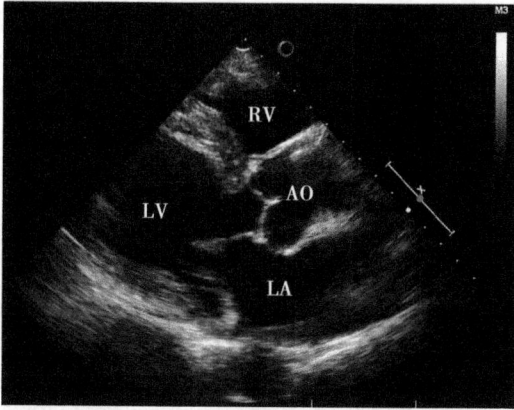

图 4-6-57　胸骨旁主动脉短轴切面

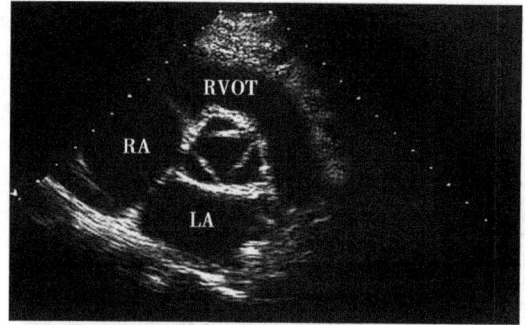

图 4-6-58　胸骨旁肺动脉长轴切面

（5）心尖四腔切面（图 4-6-60）：该切面主要显示左右心室（LV、RV）、左右心房（LA、RA）、二尖瓣、三尖瓣、房间隔、室间隔、肺静脉入口等结构。

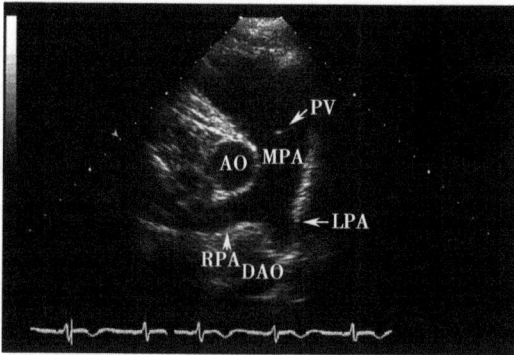

AO. 主动脉；PV. 肺静脉；MPA. 肺动脉主干；LPA. 左肺动脉；RPA. 右肺动脉；DAO. 降主动脉

图 4-6-59　胸骨旁左室短轴切面

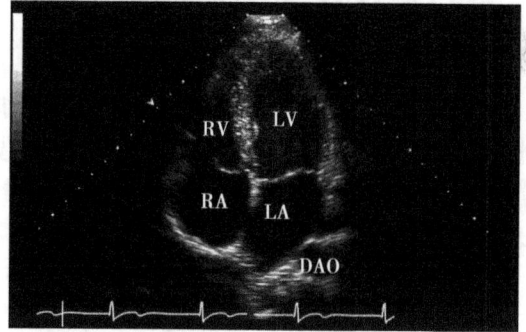

图 4-6-60　心尖四腔切面

（6）心尖五腔切面（图 4-6-61）：该切面在四腔切面基础上探头上翘，增加显示主动脉瓣、左室流出道的结构信息。

（7）心尖左室两腔切面（图 4-6-62）：该切面主要显示左心室、左心房、二尖瓣等结构。

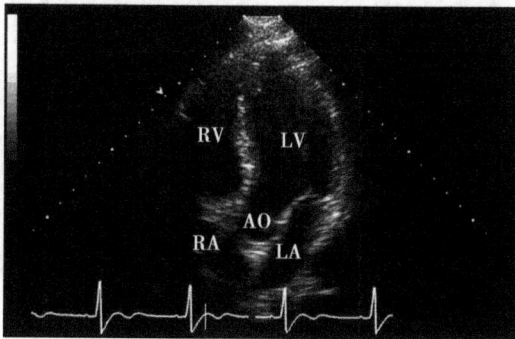

图 4-6-61　心尖五腔切面

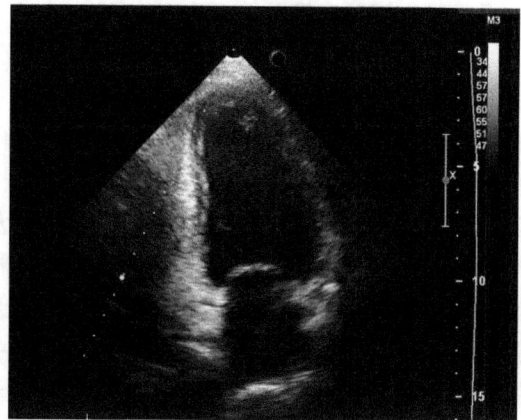

图 4-6-62　心尖左室两腔切面

(8) 剑突下四腔切面(图 4-6-63)：该切面和心尖四腔切面显示基本相同,但声束和房间隔接近垂直,可更好的显示房间隔,同时更好显示三尖瓣。

(9) 胸骨上窝切面(图 4-6-64)：该切面主要显示升主动脉、主动脉弓及其分支、降主动脉、左肺动脉等结构。

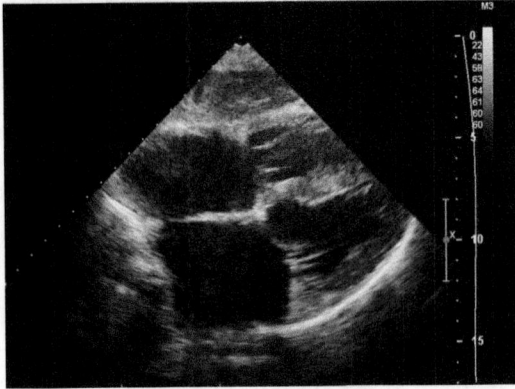

图 4-6-63　剑突下四腔切面

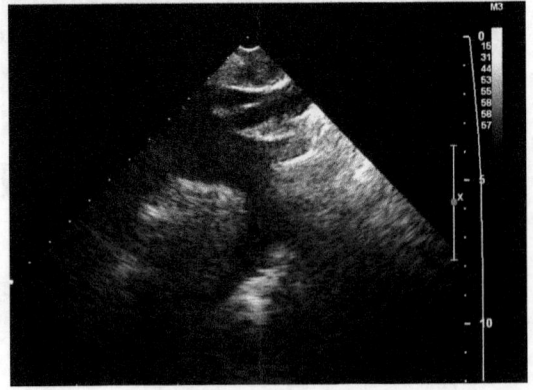

图 4-6-64　胸骨上窝切面

2. 心功能测定

(1) 射血分数(ejection fraction,EF)：为每搏量与左室舒张末期容量的比值,是测量左室收缩功能的重要指标。无室壁阶段性运动异常时,选用 M 超测量,简单、方便、准确,有室壁节段性运动异常时,选用 Simpson 法或三维超声测量。正常值 ≥ 55%,45%~54% 为轻度降低,30%~44% 为中度降低,≤ 30% 为重度降低。

(2) 小轴缩短率(fractional shortening,FS)：为左室舒张末期内径与收缩末期内径差值与舒张末期内径的比值,是测量左室收缩功能的指标,正常 ≥ 25%。

(3) E/A 比值：为二尖瓣舒张期 E 峰和 A 峰流速的比值,是测量左室舒张功能的重要指标。正常时,E 峰流速大于 A 峰流速,但可出现假性正常,通过 Valsalva 动作可以矫正诊断。

(4) 组织多普勒室间隔和侧壁 e'：为二尖瓣环处室间隔和左室侧壁组织多普勒 e' 的测量值,是测量左室舒张功能的指标。正常时,室间隔的 e'>8cm/s,左室侧壁的 e'>10cm/s。

(5) Tei 指数：等容收缩时间和等容舒张时间之和与射血时间的比值,是评价左心整体功能的指标,其正常值为 0.39 ± 0.10。

(二) 心脏瓣膜病

1. 二尖瓣狭窄及关闭不全

(1) 超声表现：二尖瓣狭窄：二维超声显示二尖瓣瓣叶增厚,回声增强、粘连、钙化,活动受限,呈"穹窿样"改变;M 超表现为二尖瓣前叶"城墙垛样"改变(图 4-6-65)。中重度狭窄者,左房明显增大,其内血流缓慢,呈"云雾样"血流自显影,可在左心耳处探及稍强回声的附壁血栓。彩色多普勒二尖瓣可探及五彩样血流信号,频谱多普勒显示 E 峰下降速度减慢,重度时,E、A 峰融合。二尖瓣狭窄的分度：瓣口面积为 1.5~2.0cm 时为轻度狭窄;1.0~1.5cm 时为中度狭窄;<1.0cm 时为重度狭窄。

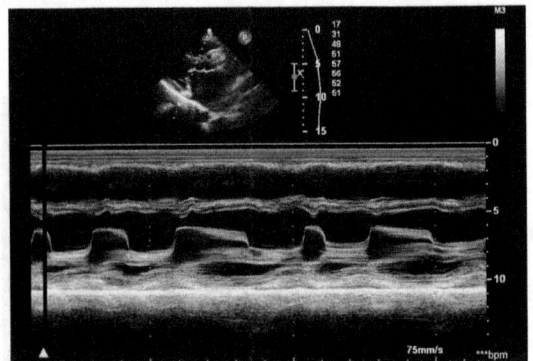

图 4-6-65　二尖瓣狭窄

M 超显示典型的"城墙垛样"改变。

二尖瓣关闭不全：二维超声显示二尖瓣对合不佳,重度时,二尖瓣闭合式时可见明显裂隙;二尖瓣脱垂时,可探及二尖瓣叶收缩期向左房突出;二尖瓣腱索断裂时,可探及断端呈"连枷样"运动。彩色多普勒可见收缩期二尖瓣口大小不等的反流束,呈五彩样血流(文末彩图 4-6-66)。频谱多普勒可测及高速反流频谱。

(2)临床评估:二尖瓣病变的首选影像诊断技术是超声,超声可以提供量化的二尖瓣形态和血流动力学信息。

2. 联合瓣膜疾病

(1)超声表现:病变同时累及两个或两个以上瓣膜的称为联合瓣膜病,常以二尖瓣联合主动脉瓣受累最常见,但其他瓣膜均可累及。所有瓣膜均可表现为狭窄和/或关闭不全,二维、彩色、多普勒均可进行形态和血流动力学的测量。

(2)临床评估:心脏瓣膜疾病的首选影像诊断技术是超声,超声可以提供量化的各个瓣膜形态和血流动力学信息。

(三)心肌病

1. 扩张型心肌病

(1)超声表现:二维超声表现为全心的扩大,左室壁相对变薄,室壁运动明显降低,运动幅度 ≤7mm,二尖瓣开放幅度减小,呈"钻石样"表现,左室收缩功能明显降低,EF ≤30%。彩色多普勒可探及多瓣膜的反流,以二尖瓣反流最为显著。可概括为"大、小、薄、弱"四大特点(图 4-6-67)。

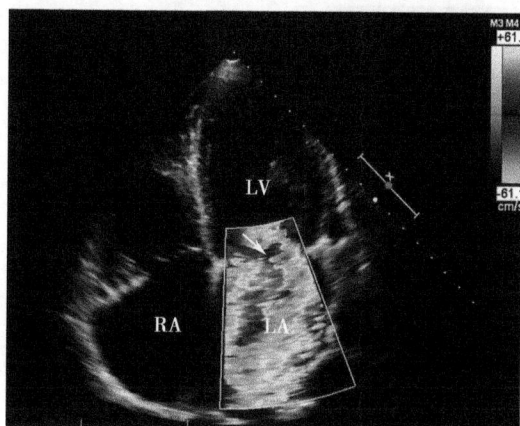

LV. 左心室;RA 右心房;LA. 左心房

图 4-6-66　二尖瓣重度关闭不全

彩色多普勒显示收缩期二尖瓣可探及大量以蓝色为主的五彩镶嵌状反流血流信号,几乎占据整个左房。

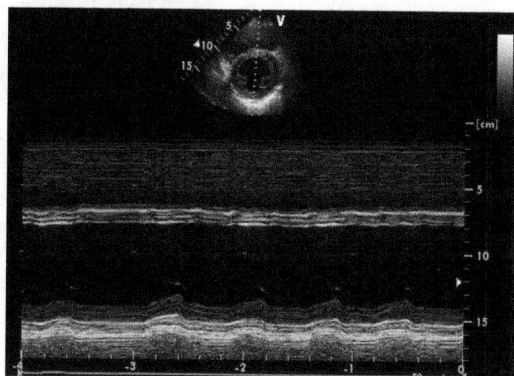

图 4-6-67　扩张型心肌病

二维显示左室腔明显增大,M 超显示室壁运动幅度明显降低。

(2)临床评估:扩张型心脏病的首选影像学检查为超声,超声可以从形态和功能方面进行量化测量和诊断。

2. 肥厚型心肌病(HCM)

(1)超声表现:肥厚型心肌病根据左室流出道是否梗阻分为梗阻性和非梗阻性 HCM。梗阻性 HCM 二维超声表现为室间隔明显肥厚,常大于 15mm,呈非对称性肥厚;室间隔异常增厚部分向左室流出道凸出,导致左室流出道狭窄;室间隔病变部位回声增粗,常呈强弱不均的颗粒或斑点状回声("磨玻璃"样改变);二尖瓣前叶收缩期向室间隔方向移动并与之互相接触;乳头肌明显肥厚,肌束增粗增大(图 4-6-68AB)。M 超表现为二尖瓣前叶收缩期向前运动,称之"SAM 征"(图 4-6-68C),主动脉瓣收缩中期部分关闭,表现为开放中期出现切迹。彩色多普勒左室流出道五彩射流,频谱多普勒呈"匕首状"单峰频谱,压力阶差增大。非梗阻性 HCM 二维超声表现为室壁均匀一致性肥厚或心尖肥厚,无左室流出道狭窄以及相关表现(图 4-6-69)。

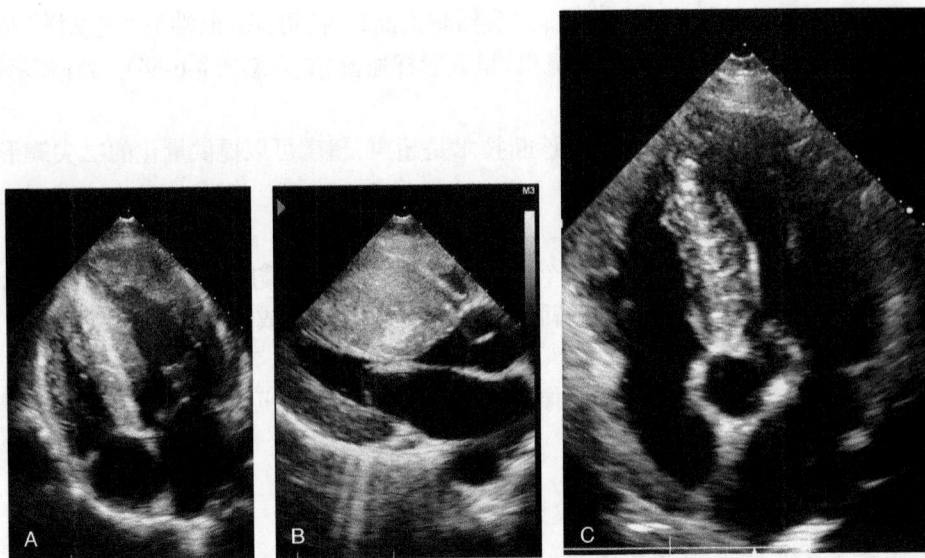

图 4-6-68 肥厚型心肌病
A、B.乳头肌明显肥厚,肌束增粗增大;C.M 超 "SAM 征"

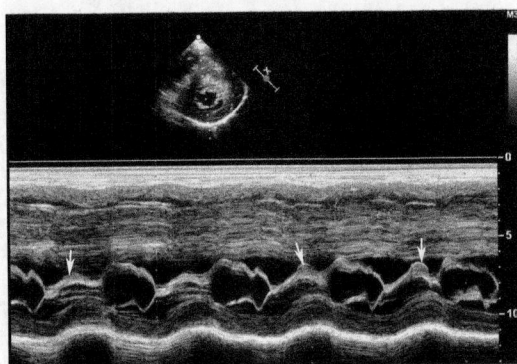

图 4-6-69 肥厚型心肌病(非梗阻性)
二维显示室间隔明显增厚,但未见明显向左室流出道凸出。

(2)临床评估:肥厚型心肌病的首选影像学检查方法为超声,非梗阻性 HCM 与高血压性心肌肥厚较难鉴别。

(四)冠心病

1. 心脏的 17 阶段划分法

将左室二尖瓣和乳头肌水平各划分为 6 个阶段,心尖水平划分为 4 个阶段,心尖顶部独立为 17 段(图 4-6-70)。通常采用目测室壁运动计分法,将室壁运动分段积分,运动正常为 1 分,运动减弱为 2 分,运动消失为 3 分,矛盾运动为 4 分,室壁瘤形成为 5 分;运动增强为 0 分。

2. 心肌缺血

(1)超声表现:二维超声显示局部心肌运动减弱或运动不协调,收缩期增厚率降低。但二维超声特异性和敏感性均较差,受医生个人因素影响较大。通过负荷试验可提高心肌缺血的诊断敏感性。部分

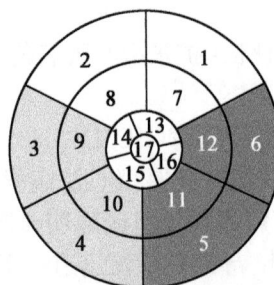

图 4-6-70 心脏的 17 阶段划分法
1. 前壁基底段;2.前间隔基底段;3.后间隔基底段;4.下壁基底段;5.后壁基底段;6.侧壁基底段;7.前壁中段;8.前间隔中段;9.后间隔中段;10.下壁中段;11.后壁中段;12.侧壁中段;13.前壁心尖段;14.室间隔心尖段;15.下壁心尖段;16.侧壁心尖段;17.心尖顶部。

缺心肌在常规超声可表现为正常运动,负荷时,可显示室壁收缩期增厚率的降低。

(2)临床评估:超声是心肌缺血的首选影像学检查手段,但常规超声敏感性和特异性均较低,负荷可提高敏感性和特异性,但存在一定的风险。

3. 心肌梗死

(1)超声表现:急性心肌梗死二维表现为局部的室壁运动以及增厚率消失或矛盾运动,可出现不同的并发症,比如室间隔破裂、乳头肌断裂、心包积液或填塞、附壁血栓等。陈旧性心肌梗死二维显示受累心肌明显变薄,回声增强,无运动或反向运动(图 4-6-71)。慢性心肌梗死可形成室壁瘤,表现为梗死区心肌变薄并向外呈瘤样膨出,瘤腔内可见附壁血栓形成。急慢性心肌梗死均可导致左室收缩功能的明显降低,彩色多普勒可出现相应的改变。

(2)临床评估:超声为各类心梗的首选影像学检查,超声心动图在心梗诊断中具有很高的敏感性和特异性。

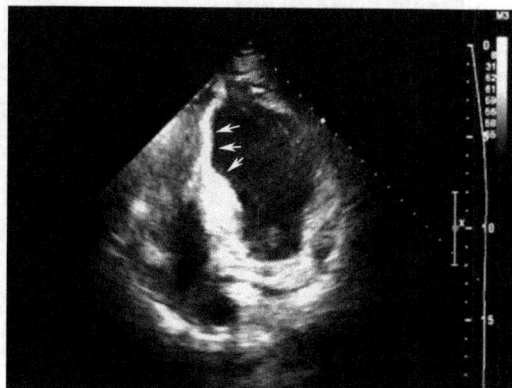

图 4-6-71 陈旧性心肌梗死

四腔切面显示左室间隔及近心尖部回声增强,明显变薄,并且向心外呈瘤样膨出。

(五)先天性心脏病

1. 房间隔缺损

(1)超声表现:继发孔型房间隔缺损是最常见的房间隔缺损,约占 80%~85%。二维超声显示右心明显增大,房间隔中部卵圆窝部位以及周围出现连续性中断(文末彩图 4-6-72A),彩色多普勒可探及明确左向右分流(文末彩图 4-6-72B),伴有肺动脉高压时,可出现双向分流。原发孔型房间隔缺损位置偏低,靠近房室瓣环处,且该处无房间隔缺损的残缘,彩色多普勒可呈左向右分流。卵圆孔未闭,指房间隔中部原发隔与继发隔因发育不理想而出现斜行隧道样通道,彩色多普勒可见左向右分流。此外还有少见的上下腔静脉型、冠状静脉窦型房间隔缺损。

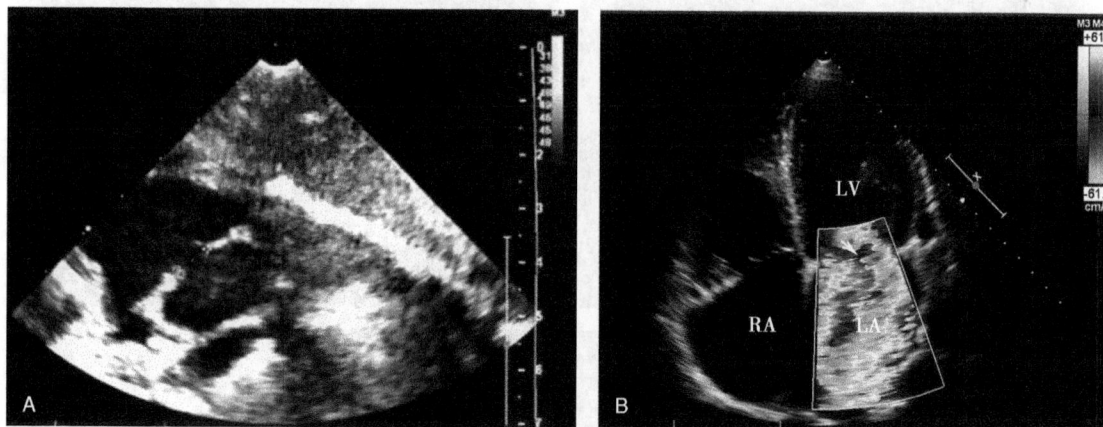

LV. 左心室;LA. 左心房;RA. 右心房

图 4-6-72 房间隔缺损

A. 剑突下两腔切面显示房间隔连续性中断;B. 彩色多普勒显示明显的左向右分流。

(2)临床评估:超声为房间隔缺损的首选影像学检查方法,超声可以对房间隔缺损的大小以及分型作出准确的诊断。超声引导下的介入封堵术是目前最常用的房缺治疗手术。

2. 室间隔缺损

(1)超声表现:二维超声表现为左室系统明显增大,室间隔的连续性中断(文末彩图 4-6-73A),彩色多普勒显示缺损区出现明显高速的左向右分流(文末彩图 4-6-73B),根据缺损的位置不同,分为膜周部缺损(主要包括单纯膜部型、嵴下型、隔瓣后型)、漏斗部缺损(主要包括干下型、嵴上型和嵴内型)、

肌部缺损。当室间隔缺损较大时,可继发艾森曼格综合征,表现为双心室腔肥大,低速双向分流,患者
出现紫绀。

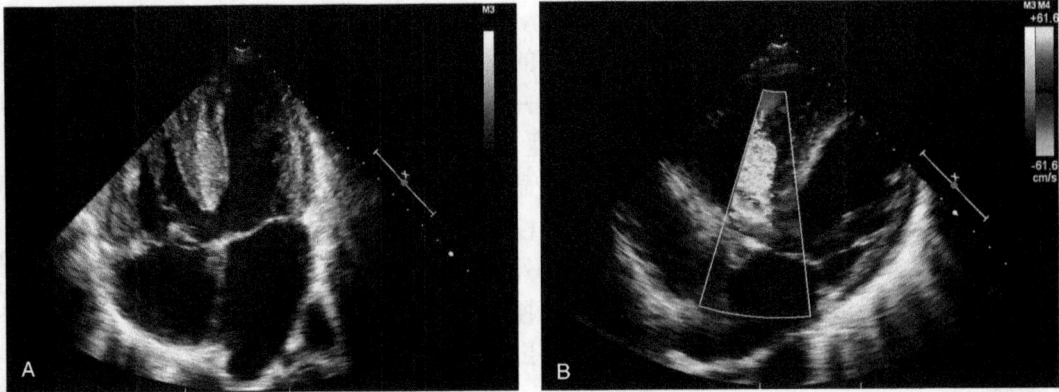

图 4-6-73　室间隔缺损
A. 四腔切面显示室间隔连续性中断;B. 彩色多普勒显示缺损处高速的左向右五彩镶嵌状血流信号。

(2)临床评估:室间隔缺损的首选影像学检查为超声,超声可以对室缺的大小及分型进行准确诊
断。超声引导下的介入封堵术是目前最常用的室缺治疗手段。

3. 动脉导管未闭

(1)超声表现:超声表现为左心系统增大,胸骨旁大动脉短轴切面及胸骨上窝切面可显示左肺动
脉和降主动脉之间存在管道样无回声,彩色多普勒显示左肺动脉内采集到双期连续高速左向右分流
(文末彩图 4-6-74)。

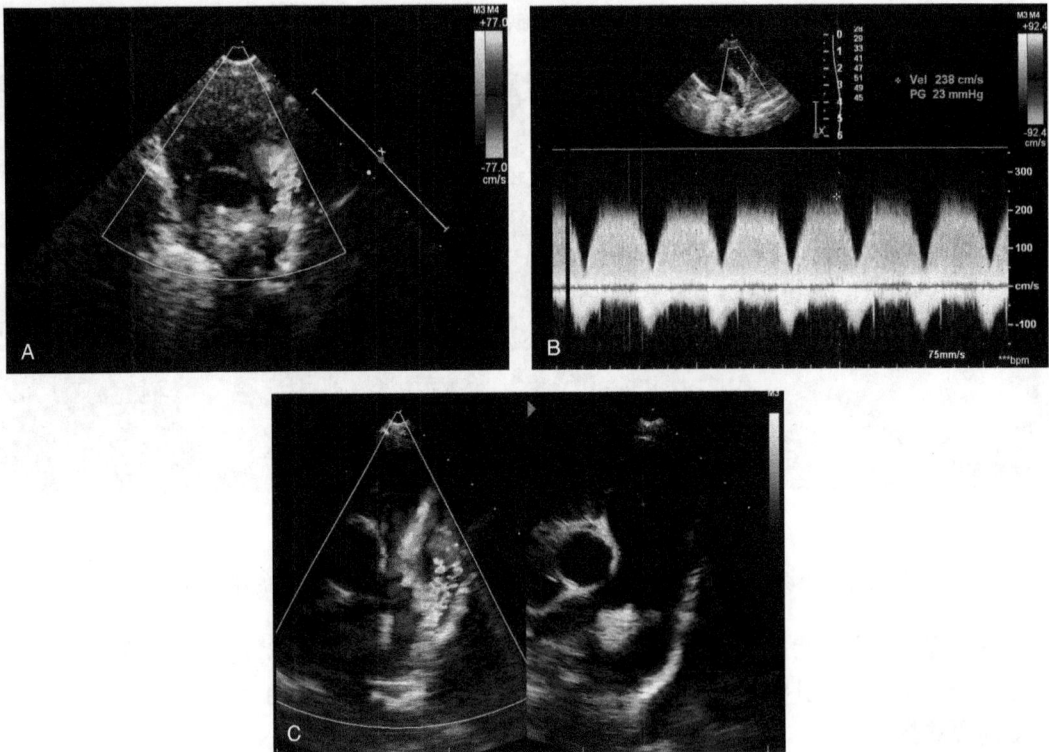

图 4-6-74　动脉导管未闭
胸骨上窝切面可显示左肺动脉和降主动脉之间以红色为主的五彩镶嵌状血流,频谱多普勒显示
为双期连续高速左向右分流。

(2)临床评估:动脉导管未闭的首选影像学检查为超声,超声可以对动脉导管未闭进行准确诊断。

4. 法洛四联症

(1)超声表现:法洛四联症包括以下四点:右心室(RV)肥厚,主动脉(AO)骑跨于室间隔之上,室间隔缺损(VSD)(文末彩图4-6-75),肺动脉狭窄;超声声像图中出现相应的二维及彩色多普勒表现。准确计算骑跨率、准确评估肺动脉狭窄的部位和严重程度,对手术方案的制订具有重要意义。

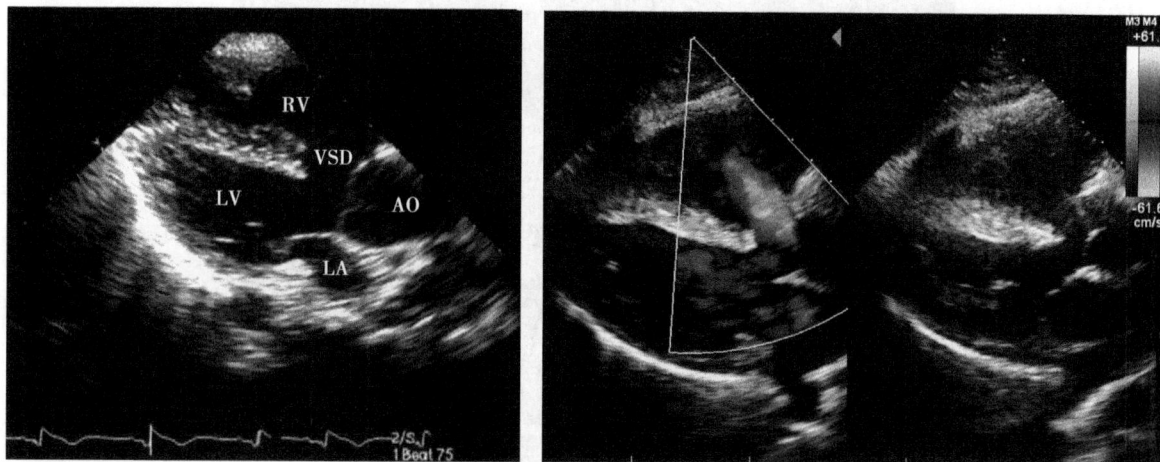

图 4-6-75　法洛四联症
二维超声显示室间隔缺损,主动脉骑跨于室间隔上。

(2)临床评估:法洛四联症的首选影像学检查为超声,超声可以对该病进行准确诊断。但需与永存动脉干、右心室双出口、伴有室缺的肺动脉闭锁进行鉴别诊断。

5. 大动脉转位

(1)超声表现:完全型大动脉转位,二维超声表现为主动脉(AO)与肺动脉(PA)位置对换,主动脉位于肺动脉右前,主动脉连于右心室(RV),肺动脉连于左心室(LV),心房和心室的连接正常(图4-7-76)。患婴必须通过房间隔缺损或室间隔缺损完成气体交换,维持生命。

矫正型大动脉转位,二维超声表现为形态学的右室发出主动脉,形态学的左室发出肺动脉。大动脉转位以左转多见,主动脉位于肺动脉左前,心房心室连接错位,可无房室间隔的通道,患者正常存活。

部分型大动脉转位,包括右心室双出口、左心室双出口、Taussing-Bing 综合征。

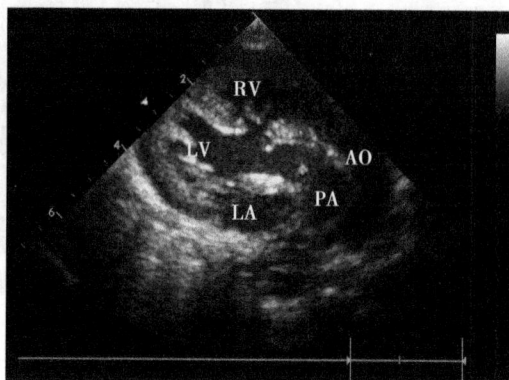

LA. 左心房
图 4-6-76　大动脉转位
二维超声显示主动脉连于右心室,肺动脉连于左心室,心房和心室的连接正常,室间隔连续性中断。

(2)临床评估:大动脉转位的首选影像学检查为超声,二维超声可以准确判定心房、心室、大动脉的连接关系,彩色多普勒可以提供血流动力学的信息,超声的三阶段法在大动脉转位的诊断中具有重要的价值。

八、超声新技术

(一) 超声造影

超声造影剂是各种包装的气体微泡,目前临床最常用的是 SonoVue(六氟化硫微泡),其直径类似或低于红细胞,可经静脉注射,能经过肺脏毛细血管,对人体无明显毒副作用。在低机械指数的条件下,超声造影可以提供微循环灌注以及增强模式等信息,以提高超声对疾病的诊断水平。目前,最成熟的超声造影应用是肝脏疾病的造影诊断,由于肝脏具有特殊的双血供的特点,所以,利用肝脏占位在动脉相、门脉相、延迟相的不同增强和廓清模式,可以对大多数的肝脏疾病做出准确的诊断。以肝细胞癌为例,其大多表现为动脉相快速增强、门脉相及延迟相快速廓清(图4-6-77)。此外,超声造影在甲状腺、乳腺、肾脏等相关疾病的诊断以及动脉粥样硬化斑块评估等领域也积累了丰富的经验。

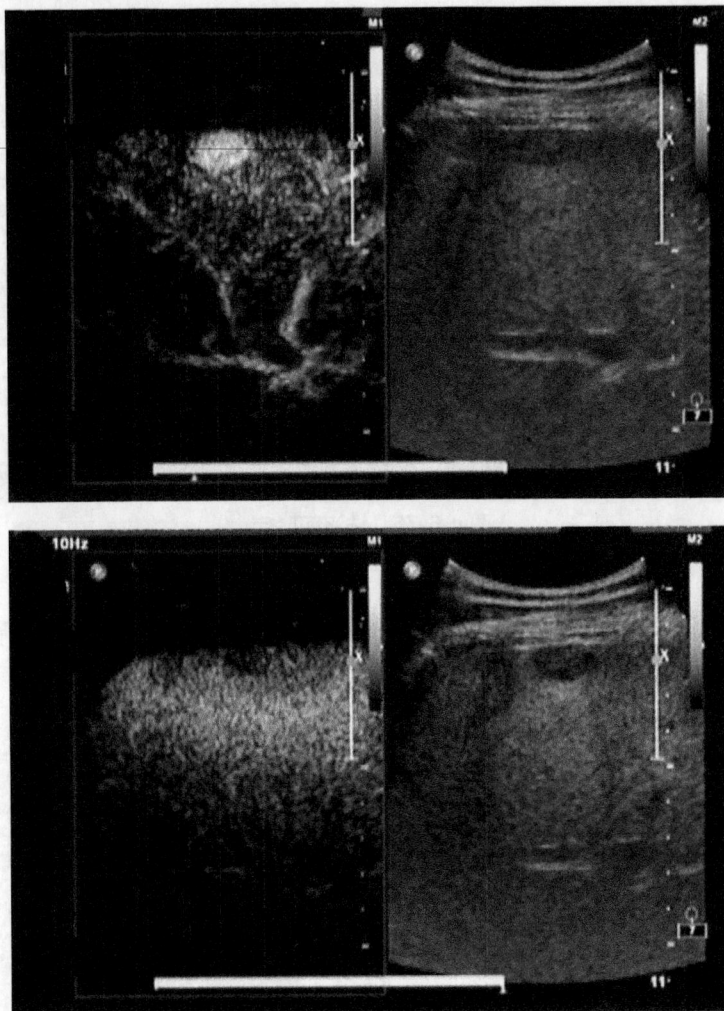

图 4-6-77　肝细胞癌的超声造影
动脉相 14 秒明显增强,高于周围肝组织,延迟相 2 分钟明显廓清,低于周围肝组织。

(二) 超声弹性

超声弹性技术是通过超声显示病灶或组织硬度不同从而进行疾病诊断的一种超声新模式。超声弹性技术目前在临床工作中应用的方式主要有两种,一种为触压式弹性成像,一种为实时剪切波弹性成像。

1. **触压式弹性成像**　最早被超声医师认可的弹性成像技术,主要包括操作者手动触压和呼吸、心跳触压两种模式。触压式弹性成像最常用的诊断标准为半定量的筑波评分法。该标准在 2006 年由日本 Itoh 团队提出,它根据病灶内部以及周边的弹性色彩显示比例的不同,将其分为 1~5 分,分值越高,恶性程度越高。1~3 分认为是良性结节,4~5 类建议穿刺活检,其敏感性、特异性、准确性分别为86.5%、89.9%、88.3%。半定量应变比值法(应变比,strain ratio)是另一个常用的弹性指标,一般用病灶与其周围正常组织的弹性比值,作为半定量的诊断参数。但应变比的诊断界值在不同的文章存在很大的差异,从 2.9~5.6 不等,仪器的不同是导致差异的重要原因,没有统一的诊断标准限制了其在临床工作中的应用。

2. **剪切波弹性成像**(shear wave elastography,SWE) 实时剪切波弹性成像技术通过声辐射脉冲叩击组织施加激励,利用"马赫锥(Mach cone)"原理在不同深度组织中产生剪切波,通过高达 5 000帧 /s 的超高速成像系统捕获、追踪剪切波,所测剪切波速度的精确度达到 1mm/s,然后采用彩色编码技术(蓝色、红色分别代表软、硬)实时呈现组织弹性图,还可进行定量测量杨氏模量或剪切波波速(单位为 kPa 或 m/s)。其最大的优势是不需要人工施加外力或者通过呼吸、心跳激发,是一种能够实时、可视化及定量反映组织硬度的成像技术。定量分析参数包括杨氏模量的最大值(E_{max})、最小值(E_{min})、平均值(E_{mean})和标准差(SD)以及弹性比值(E ratio:结节最硬处 / 周边正常组织)等。SWE 应当和二维超声联合应用,而不应该独立应用;SWE 最有价值的参数为病灶内部或周边的 E_{max};美国 ACR 的2013 版 BI-RADS 中,已经将弹性超声纳入该系统(文末彩图 4-6-78)。由于弹性超声在不同的仪器下及不同的研究者中可得出不同的诊断界值,因此,超声医生应该结合科室已有仪器以及操作经验进行校正和临床实践。

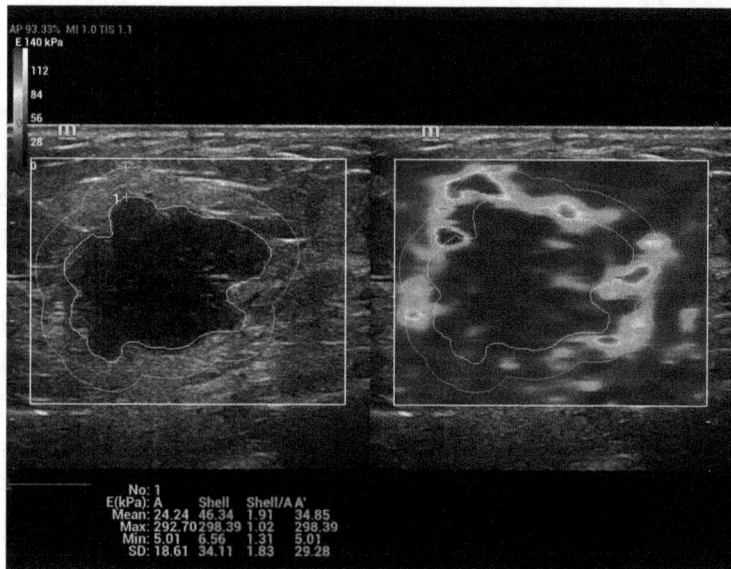

图 4-6-78 乳腺癌的实时剪切波弹性成像
乳腺低回声结节,最高弹性值达到 298kPa,病理为乳腺癌。

(三) 介入超声

广义的介入超声是指在超声引导下的所有的临床诊断和治疗,目前已经发展为超声医学领域的最活跃的分支。狭义的介入超声指超声引导下的穿刺活检、穿刺置管以及针对各种肿瘤的消融术。

1. **超声引导下的穿刺活检** 超声引导下的穿刺活检已经广泛应用于临床的各个学科和领域,理论上,凡是超声可以显示的病灶,需要做出病理诊断,并能够避开大血管且不损伤其他重要脏器,均可进行超声引导下的穿刺活检,包括肝脏、肾脏、乳腺、表浅淋巴结、胰腺以及甲状腺的 FNA 等。

2. **超声引导下的置管引流** 超声引导下的置管引流可实时显示置管路径的血管,最大程度的减少出血和周围脏器的损伤,降低并发症。常见的操作有超声引导下的胸、腹水置管引流及各部位脓肿的置管引流。其中腹腔脓肿以及肝脓肿的置管引流,甚至可取代部分的外科手术治疗。此外,超声引导下的经皮经肝胆道置管引流(PTBD),也成为介入超声的常规操作,其定位的准确性、损伤的最小化、极高的成功率为患者的术前减黄和姑息治疗提供了重要支持。

3. **超声引导下的肿瘤消融治疗** 超声引导下的肝癌射频或微波治疗,已经成为肝脏肿瘤的重要治疗手段,甚至部分代替了外科手术治疗,目前已明确写入相关指南中。甲状腺肿瘤的消融治疗,尽管存在争议,但也在临床工作中广泛开展。此外肾脏、子宫等疾病的超声引导下消融治疗也取得了丰富的经验,已非常成熟。

(阮骊韬)

第七章　病理学检查的临床应用

第一节　病理学检查概论

病理学是医学科学乃至生命科学中一门重要的学科,主要运用各种科学方法和技术研究疾病的原因(病因学)、在病因作用下疾病发生发展的过程(发病学)以及机体在疾病过程中的功能、代谢和形态结构的改变(病变),阐明疾病本质,从而为认识和掌握疾病发生发展的规律,为防治疾病,提供必要的理论基础。因此病理学检查(pathological examination)是临床医师必备的基础技能之一,了解和掌握病理学检查相关技术和方法,对临床技能提高大有裨益。

病理学检查为临床病理学诊断服务,起源于外科病理学,它是通过大小不同的手术或借助检查器械将人体内的病变组织或肿瘤组织部分或全部取出,制成组织切片,然后在显微镜下就组织的结构、形态及细胞特征进行观察并进行分析、判断,结合临床体征及其他医学检查,最终发出针对该次送检组织病变情况的病理诊断报告。因此它比临床上根据病史、症状和体征等做出的分析性诊断(常有多个诊断或可能性诊断)以及利用各种影像(如超声波、X射线、CT、磁共振成像等)所做出的诊断更具有客观性和准确性。尽管现代分子生物学的诊断方法(如PCR、原位杂交等)已逐步应用于医学诊断,但到目前为止,基于细胞水平的病理诊断仍被视为带有宣判性质的、权威性的诊断。由于病理诊断常通过活体组织检查(biopsy)或尸体剖检,来回答临床医生不能做出的确切诊断和死亡原因等问题,国外将病理医生称之为"doctor's doctor"。然而,病理诊断也不是绝对权威,更不是万能的,也和其他学科一样,有其固有的主、客观的局限性。因此,提高自身技术水平、临床-病理医生相互沟通,对于减少和杜绝漏诊、误诊是十分必要的。

一、病理学检查的分类

病理学检查在医学科学及研究生命科学中广泛应用。21世纪后,科学技术的快速进步使得人们对生命和疾病的认识不断深入,不仅原有理论快速更新,新技术、新方法也得到大量应用。病理学检查同时有了经典和现代的诠释。

(一)经典病理学检查

经典病理学检查是用以检查机体器官、组织或细胞中病理改变的形态学方法,是临床诊断治疗依据收集的最重要方法和手段,是目前诊断病理学的基础。为探讨器官、组织或细胞所发生的疾病过程,可采用某种病理形态学检查方法,检查它们所发生的病变,探讨病变产生的病因、发病机制、病变的发生发展过程,最后作出病理诊断。经典的病理形态学检查方法指:先用肉眼观察大体病理标本的病变,然后切取一定大小的病变组织,用病理组织学方法制成病理切片〔最常见是将病变组织包埋在石蜡块里,用切片机切成薄片,再用〔苏木精-伊红(H-E)染色〕,通过光学显微镜进一步观察组织及细胞水平的病变。

(二) 现代病理学检查

现代病理学检查不再局限于病理切片这种技术,而是在细胞形态的基础上结合了多学科的应用技术,特别是分子生物学、免疫学、分析化学、人工智能和大数据等技术,形成超微结构病理、分子病理学、免疫病理学、遗传病理学、智能诊断等分支,旨在研究病因、发病机制、病变的发生发展过程,并提供正确诊断及合适的治疗方案,推动了个性化诊断、精准医疗等学科的发展。而人工智能的快速进步必然会促进诊断病理学出现大的飞跃。

二、病理学检查的任务及局限性

(一) 病理学检查的任务

1. **明确疾病的诊断** 就有明确器质性病变的占位改变的疾病而言,无论目前的临床检查技术多么进步,基于组织和细胞的病理学检查和诊断仍然是无法取代的,是目前最可靠和最后的诊断。如对任何可触及的肿块或经影像学检查出的占位性病变,还是对内镜中见到的各种病变,都需经病理活检才能确诊,即对病变的性质、种类及程度等做出正确的判定。例如,一位 40 多岁的女性乳腺发现包块,是单纯增生还是癌? 无论是临床医生体格检查,还是做超声诊断、CT 或 MRI(磁共振成像),都无法确诊是不是癌,如果是癌,是原位癌还是早期浸润癌? 后期如何治疗,是否用放、化疗? 目前还需进行病理学检查,才能明确病变性质,判定是原位癌还是原位癌累及腺体抑或早期浸润癌,而且对后者可判明浸润深度和广度,正确指导临床医师选择治疗方案。

2. **指导临床选择治疗方案** 疾病确诊的直接目的就是为了治疗,所以治疗方案选择依赖于诊断是否正确。前已述及病理诊断是最可靠的诊断,所以正确的病理诊断,对临床采取有效、合理的治疗就显得尤为重要,特别是对恶性肿瘤等重大疾病的治疗,更是关键。例如上述的乳腺癌,若病理诊断为原位癌或累及腺体,临床只做局部切除,而且可不影响外观;如癌已发展到浸润阶段,临床应结合淋巴结累及程度,考虑其他术式,后期考虑放化疗方案。

3. **提供疾病的严重程度和预后的信息** 病理诊断对许多疾病,特别是恶性肿瘤,能提供许多形态学参考(如肿瘤的组织学类型、浸润的程度、有无转移等)作为判定疾病程度和预后的指标,例如,同样是浸润性乳腺癌尚无转移,普通类型的导管癌 10 年存活率为 30%,而特殊类型的黏液腺癌则为 70% 以上;一般浸润程度轻或无转移的癌比浸润广泛或有转移的癌预后要好。

4. **帮助临床判定病情取向及疗效** 同一患者通过两次以上的病理活检可对疾病发展的取向和治疗效果做出更确切的判断,如对白血病患者进行骨髓移植,在移植前、后要做骨髓活检,才能确切地判断白血病细胞是否被杀灭、移植的骨髓细胞是否存活以及免疫排斥反应的情况等。

5. **其他** 为科学研究积累宝贵的资料,为提高临床诊断水平服务以及为发现新病种、新类型做贡献等。最近倡导的精准医疗,对以肿瘤为主的相关疾病,准确找出影响预后的治疗方案,更多依赖于分子水平的基因诊断。最近大数据的兴起,为疾病的诊断和治疗提供了很好的指导。

(二) 病理学检查的局限性

在临床诊疗实践中病理学检查非常重要,但检查过程步骤繁多,主、客观因素的影响和制约,也必然有其局限性。了解病理学检查局限性,才能在实践中尽量减少可以避免的因素,促进病理学检查的整体发展。

1. **影响病理学检查的客观因素** 来自临床送检方面的因素。临床医生由于受到自身和单位级别条件限制、知识结构缺陷或责任心不强,常可导致病理学检查出现困难:①送检标本取材不规范。如患者乳腺切除的包块,不按规范取材,仅取包块表面组织,可能仅为正常皮肤,看不到包块的实质成分及其与周围组织关系,可导致漏诊或无法确诊。还有几种情况需要注意:如内镜下进行肿物取材,只取到炎性渗出物、黏液分泌物、凝血块或坏死组织等,无法做出正确的病理诊断;虽已取到肿物的主要成分,但因取材时挤压、牵拉较重,使组织细胞严重变形,无法确诊。②取出的组织标本固定或送达不规范。如手术切除的组织、器官常常需要立即固定,固定不透,或未固定,时间长会造成腐败,而影响病理诊断。③未能提供病理检查所需的完整临床资料。病理诊断是由病理医生结合病变形态改变做出的主观判断。在多数情况下,既要依靠形态学变化特征为客观指标,又要结合临床资料、运用自己的理解和经验进行主观的鉴别和判断,是一种依据客观检查,又不能完全脱离临床的复杂智力劳动,因而必须有相关的临床资料做参考,否则会导致误诊、错诊。如多数骨肿瘤的诊断,必须是临床-影像检查-病理检查三结合才能做出正确的诊断;有些疾病与性别有关,而有些则与年龄密切相关,有些疾病与部位有密切关系;还有些疾病没有特异性病变,必须结合临床的某些比较特异性的表现才能确诊等。总之,临床医生必须重视这一点,因此,除了做到正确取材、固定、送达外,还必须填好病理检查申请单,应逐项认真填写,必要时还应与病理医生互相沟通,从而减少病理诊断的局限性,提高诊断率。

2. 来自病理标本制作技术方面的因素 这也是一个制约病理医生做好病理诊断的客观因素,由于技术人员的水平、经验、责任心或器材、试剂等方面的原因,可能在对送检标本的处理上,如固定、包埋、制片、染色等环节上达不到规范要求,给病理检查带来不同程度的困难。

3. 影响病理学检查的主观因素 制约病理医生做出正确病理检查的主观因素有很多,下述三个方面需要临床医生了解,有助于互相理解和共同提高诊断水平。

(1)诊断病理学涵盖面太广与病理医生个人知识面有限之间的矛盾:诊断病理学不但涵盖各个外科系统,而且涵盖五官、皮肤、妇产、各内科系统、儿科等,几乎包括临床所有学科,可见病种之多,而且每个病种分类不同、分期不同,一个病理医生精力有限,既要掌握上述这些疾病、类型、病程的病变形态特点,又要熟悉他们的临床情况,实践表明这是非常困难的。因此会出现一些掌握不好、经验不到的薄弱环节,导致诊断出现失误。因而,当前趋势是,大的综合医院病理医生要发展"一专多能",同行间不同的专长互相补充;另一个是在专科医院里培养专科病理医生。

(2)病理医生的层次和个人理论技术素质的差异:不同职称和相同职称不同个体的思维方式和业务能力都会有所差异,因而在病理诊断能力上也不会完全相同,有时则会出现不同程度的误差。

(3)病理诊断的主观性和经验积累方面的矛盾:病理诊断虽然是以病变的形态特征为基础做出的,但对于千差万别的病变,有限的形态特点是不够的,多数情况下,还要不同程度地运用临床资料、病理理论、技术和个人的经验等进行分析、综合、鉴别诊断才能做出比较合乎实际的诊断。因而病理诊断也常常是带有较大主观性的判断,主观判断就不可避免地有与客观实际分离的时候,若减少这种分离,在理论和技术达到某一水平时,主要是靠积累经验弥补,所以临床医生也要重视病理医生的实践经验。

除上述三方面之外,还有一点值得一提,即有少数疾病,特别是肿瘤,其病变本身就是处在两病交界或良恶交界的状态,因而成为疑难病例,加之病理诊断的主观性较强,这样病例请几位有造诣的病理专家会诊,也常会得出两种以上相反的诊断,甚至请一位专家在相隔半年以上,两次会诊同一病例,也会得到两种不同的诊断。

第二节 经典病理学检查的临床应用

一、常规活体组织检查

活体组织检查(biopsy)简称"活检",亦称外科病理学检查,简称"外检",是指应诊断、治疗的需要,从患者体内切取、钳取或穿刺等取出病变组织,进行病理学检查的技术。这是诊断病理学中最重要的部分,对绝大多数送检病例都能作出明确的组织病理学诊断,被作为临床的最后诊断。近年来由于各种内镜(如纤维胃镜、纤维结肠镜、纤维支气管镜等)和影像诊断技术的不断改进,不但可以直接观察某些内肿瘤的外观形态,还可在其指引下准确取材,进一步提高了早期诊断的阳性率。

活检的组织病理学诊断一般过程是：肉眼观察送检标本→取材→固定、包埋→制成薄切片→进行苏木精-伊红（H-E）染色→在光学显微镜下观察。通过对病变组织及细胞形态的分析、识别，再结合肉眼观察及临床相关资料，做出各种疾病的诊断。但对一些疑难、罕见病例，还需要在上述常规检查基础上，通过组织化学、免疫组织化学、电子显微镜或分子生物学等技术进行辅助诊断。活检可分为三类。

（一）术前活检

是指在治疗性手术前或在其他治疗（如放疗、化疗）前所做的活检。常规是取一小部分病变组织（如病变小又位于体表者常常全取病变）送病理活检，经甲醛固定、石蜡包埋、切片、H-E 染色，需 3~7 天才能发诊断报告。其目的是明确诊断，以便临床择期采取相应的手术或其他治疗措施。这样的活检多在门诊进行，而且只取小块组织，故也称"小活检"或"门诊小材"。近年对某些内脏器官通过内镜钳取的材料更是典型的超小活检，如通过胃镜取胃黏膜病变、纤维支气管镜取肺病变，以便确诊是否是癌，然后再行手术等治疗。

这种术前活检的优点是创伤较小，一般在门诊即可做，绝大多数都能帮助临床确诊，使临床对下一步制订治疗方案有了确切的依据。其缺点是：对一些深在部位的病变难于取材；少数可造成出血或播散的病变应慎取小活检；取材不合规范或未取到病变，易造成诊断困难或漏诊；患者和临床要等待较长时间（3 天以上）才能出诊断报告，对急需明确诊断者不适用。

（二）术中活检

是指在治疗性手术或探查性手术进行当中所做的活检，一般在 20~30 分钟内完成定性诊断，以便指导手术如何进行。应用最多的是快速冷冻制片技术，用不经固定的新鲜标本，快速冷冻至零下 18℃以下，进行切片、H-E 染色进行观察诊断。所以也称"术中冷冻""快速冷冻"或"冰冻切片"，有时也可使用快速石蜡切片技术或细胞学检查技术。术中活检的目的是：①确定病变性质，以便决定手术方案。如对一个性质不明的病变，在手术台上取病变送检，等 20~30 分钟，如冷冻切片诊断为炎性或良性肿瘤，则手术范围很小即可；如为恶性，则立即做扩大切除的根治术。②了解病变，特别是恶性肿瘤的生长、扩散情况，如浸润的范围、深度，有无淋巴结转移，以及手术切除的边缘组织有否瘤细胞等，以决定手术范围。③确定所取标本是否含有预定的组织器官或病变，如要切除甲状旁腺，但在术野中分辨不清，即可通过冷冻活检帮助确认。

术中活检的优点是在手术进行当中，即能对性质不明的病变予以确诊，指导临床医师正确选择手术治疗方案，避免第二次进行治疗性手术。对切缘部分的活检帮助外科医生了解病变侵犯多深，多远，切缘有无瘤细胞等。

术中活检的局限性主要是活检中应用快速冷冻技术本身的局限性：①不是所有的活检材料都适于做快速冷冻检查，仅适用于体表器官（如乳腺、甲状腺）或内部器官手术探查，并需弄清良、恶性时才应用。而对一些病变复杂的疾病和需要辨认细胞微细结构的肿瘤（如淋巴瘤）等均不适用。②受取材等限制，常有假阴性（漏诊）。③由于制片、染色时间短，切片厚，组织细胞结构不如普通石蜡切片清晰，又要在几分钟之内完成观察、分析并做出诊断，没有更多时间思考，更没有查找文献的时间，故诊断难度大，常需有丰富经验的病理医师。④由于上述原因，且其准确率仅在 90% 左右，未能确诊率和假阴性率高，假阳性率也可发生。所以，快速冷冻活检仅是一种应急的初步定性诊断，在此之后，还需把冷冻活检材料再做普通石蜡切片进行病理检查，才可做出最后的诊断。如有术中冷冻漏诊、误诊，再行二次手术或其他补救措施。

（三）术后活检

是指对治疗性手术切除的病变及相关的组织、器官进行较全面的病理学检查。与术前活检不同的是切除送检的常是全部病变并可伴有受累的或需扩大切除的组织器官，以及所属的淋巴结等（如对恶性肿瘤的根治性手术）。故各病变及送检标本均需按规范多处取材、常规甲醛固定、石蜡包埋、H-E 染色，在做病理诊断时，不单确定病名、疾病性质，还要尽量给予分类、指出侵犯程度、有无播散、手术切缘有无病变等,需 3~7 天才能发出诊断报告。由于这种检查多为在病房住院进行择期手术的患者,故也常称"大活检"或"病房大材"。术后活检的目的,是确定疾病的性质、类型、严重程度、切除是否彻底、有无播散,以判定术前或术中诊断是否正确、手术治疗是否彻底、是否需要进一步辅助治疗以及预后取向等。

术后活检由于检查全面细致,诊断更可靠,可进一步对疾病的治疗及预后判定提供更多的信息和依据。其局限性是对于不适于手术治疗的或手术中发现已不能切除的疾病不能进行全面诊断。尽管有相关规范,全面检查取材,但由于有主、客观局限性,也有 1% 左右的漏、误诊率。

随着手术器械的进步,临床为减少出血采用了激光刀及电刀等高能量手术刀进行切割,但在需要进行送检病理标本时,不建议选择这些器械进行操作。因为高温对送检组织有很大的损伤,病理观察时不好区别,特别是需要进行免疫组化或基因检测的肿瘤样本。

二、细胞学检查

细胞学(cytology)检查是指通过对患者病变部位脱落、刮取和穿刺抽取的细胞,进行病理形态学观察并做出定性诊断,细胞学的标本可以是来自生殖道、呼吸道、消化道、泌尿道等分泌、排泄物中的脱落细胞,也可以是经穿刺抽取的胸、腹、心包腔、关节腔、脑脊髓膜腔液体中的脱落细胞,还可以是经各种内镜刷涂片、印片采集的细胞,或经细针吸取(FNA)技术(针外径 0.6~0.9mm)直接或在 B 超、X 线引导下穿刺吸取出的全身各组织器官病变处的细胞等,将这些细胞直接或经离心沉降等方法处理后涂片、固定、染色,在光镜下观察、诊断。一般几小时内即可出结果。细胞学检查目前主要应用于肿瘤的诊断,也可用于某些其他疾病的检查和诊断,如内部器官炎症性疾病的诊断和激素水平的判定等。

细胞学检查的优点是:①取材范围广,损伤很小或无损伤,经济、快速、安全。②常有较高的阳性率(主要用于区别良、恶性,如对许多癌的阳性率可达 70%~90%)。③尤其适用于大规模的肿瘤普查,可对人体多种恶性肿瘤(尤为各器官的癌)起到初筛作用。

其局限性是:①假阴性和假阳性比较高。②主要用于对肿瘤病变的定性(良、恶),而进一步判定肿瘤类型、亚型、浸润、转移等一般均有困难,因而仅是一种初步的定性诊断。对细胞学阳性(恶性)的患者,在做损害较大的治疗之前,要尽可能地做活检来印证细胞学诊断,并进行分类和分型等;而对细胞学阴性者,临床高度疑为恶性肿瘤,需再多做几次细胞学检查或做活检等其他检查,以防漏诊。

三、尸体解剖

尸体解剖分为:普通解剖、法医解剖和病理解剖。

(一) 普通解剖

限于医学院校和其他有关教学、科研单位的人体学科在教学和科学研究时施行。下列尸体可收集作普通解剖之用:

1. 死者生前有遗嘱或家属自愿供解剖者;

2. 无主认领的尸体。

(二) 法医解剖

限于各级人民检察院,公安机关以及医学院校设置的法医科(室)和其他法医司法鉴定机构施行,凡符合下列条件之一者应进行法医尸体解剖:

1. 涉及刑事案,必须经过尸体解剖始能判明死因的尸体和无名尸体需要查明死因及性质者;

2. 急死或突然死亡,有他杀或自杀嫌疑者;

3. 因工、农业中毒或烈性传染病死亡涉及法律问题的尸体。

(三) 病理解剖

限于教学、医疗、医学科学研究和医疗预防机构的病理科(室)施行。凡符合下列条件之一者应进行病理解剖：

1. 死因不清楚者；

2. 有科学研究价值者；

3. 死者生前有遗嘱或家属愿供解剖者；

4. 疑似职业中毒、烈性传染病或集体中毒死亡者。

尸体解剖前，一般应先征得家属或负责人的同意。但对享受国家公费医疗或劳保医疗并在国家医疗卫生机构认为有必要明确死因和诊断时，原则上应当进行病理解剖，各有关单位应积极协助医疗卫生机构做好家属工作。

第三节 病理学检查实验室常规技术及临床应用

一、检查标本的准备

活的细胞或组织多为无色透明，各种组织间和细胞内各种结构之间均缺乏反差，在一般光镜下不易清楚区别出；组织离开机体后很快就会死亡和产生组织腐败，失去原有正常结构，因此病理学检查的标本准备对后期的检查影响巨大，各个环节的人员应高度重视每个操作细节。

(一) 病理标本取材的规范

病理学检查对标本要求很高，操作者应严格遵循下列规范。

1. 对可疑病灶的活检取材，视情况而定

(1) 如有多处病灶，应尽量每处取材并分别标明位置。

(2) 如为多处肿大的淋巴结，又怀疑淋巴瘤，不能每处取材，应首先取颈深淋巴结。因为对于淋巴瘤的诊断，最有代表性的是颈部淋巴结，其次为腋下淋巴结，腹股沟淋巴结易受局部感染等因素影响而干扰诊断，病理诊断最为困难。

(3) 较小病灶，应在病灶与正常组织交界处垂直切取，而不要在病灶表面水平取材。如表面有感染、坏死，则应深取。内镜取材组织块要尽量大些(3mm³左右)，并要达到一定深度(如胃黏膜取材应超过黏膜肌)。

(4) 任何取材均应尽量避免钳夹、过度牵拉使组织细胞挤压变形；避免电刀高温破坏送检组织。

2. 细胞学取材 主要是对查瘤细胞的痰液采集，让患者清晨起床后，先咳去口内食物残渣和唾液，弃去喉头的头两口痰，然后努力把呼吸道深处的痰咳出送检(吸烟者可先吸一支烟，待痰液稀释后再咳)。

(二) 关于病理申请单填写的规范

无论是术前、术中、术后病理检查的标本或是细胞学检查的申请单，临床医师均应亲自、认真填写，不应请护士、实习医师或不了解病情的人代填，因为它既是病理诊断的依据和参考资料，又是对患方负责的法律性文书。

1. 病理申请单上的患者基本信息各项均应逐项填写，不应漏项。如年龄、性别等常常是病理诊断必须参考的资料。

2. 申请单上临床主要表现各项更应尽量填全，有些特殊的表现，申请单中未包括，亦应主动提供，可能对诊断和鉴别诊断有重要参考价值。

3. 临床诊断、印象诊断或几个倾向性诊断均应如实依次列出。病理学诊断有其独立性，但并不排斥而且必须与临床相结合，才能减少漏诊、误诊。

4. 以前做过病理检查者应当注明，如在本院做的应提供病理号和时间；如在外院做的，应请患者提供原病理诊断书或其复印件，必要时还需借来原切片或涂片，以便对照。

（三）标本固定及送检规范

1. 常规送检的标本　一般用 4% 中性福尔马林（即甲醛）液固定（即甲醛与磷酸盐缓冲液的混合液）。细胞学涂片在乙醇灯上烘干或自然干燥后，在涂片上滴加 90% 乙醇固定。冷冻标本不能加任何固定液。显示脂肪、糖原等特殊染色标本需做冷冻切片。需采用免疫荧光技术、分子生物学方法和进行染色体分析的标本亦不能进行固定，应在 4℃ 的密封消毒容器中尽快送达。电镜小标本一般用 2.5% 戊二醛固定。体腔积液如能在 30 分钟内送达病理科，不需添加固定液，如预计会超过此时限，应适量添加中性福尔马林液固定（福尔马林原液加到送检的液体中）。

2. 送检的标本应尽快固定　大标本要切开固定，以免中间部分自溶腐败。为防止含气标本（如肺组织）、富脂标本（如脂肪组织）漂浮在固定液表面固定不良，应在上面覆盖厚纱布垫，或用重物使其下坠。

3. 所有送检标本的容器或细胞涂片　均应标明患者的姓名，同病理申请单一起送达。同一病例不同部位取材的小标本，如不能用小瓶分装，应分别贴在铅笔标明部位的滤纸或其他较厚的小纸片上。送检大标本的容器选择除应能同时容纳标本及 5 倍以上的固定液外，还应保证广口利于标本固定后能够顺利取出。

二、常规石蜡切片及染色

石蜡切片（paraffin section）是常规制片技术中最为广泛应用的方法，已广泛应用于其他学科领域的研究中。光镜下观察切片标本多数是石蜡切片法制备的，要经过固定、石蜡包埋、切片及染色等步骤以免细胞组织死亡，才能清晰辨认其形态结构。目前，全自动组织处理机、包埋机、切片机及其染色剂的应用得到普及，取代了以往的手动操作，使石蜡切片及染色程序化、规范化程度得到提升。

（一）固定

固定是把标本用合适的化学药液——固定剂浸泡，迅速凝固或沉淀细胞和组织中的物质成分、终止细胞的一切代谢过程、防止细胞自溶或组织变化，尽可能保持其活体时的结构。固定能使组织硬化，有利于切片的进行，也有利于后期染色。固定液的种类很多，其对组织的硬化收缩程度以及组织内蛋白质、脂肪、糖类等物质的作用各不相同。例如，纯乙醇可固定肝糖而能溶解脂肪，甲醛能固定一般组织，但溶解肝糖和色素。固定液可分为单一固定液及混合固定液。前者有甲醛（福尔马林）、乙醇、醋酸或冰醋酸、升汞、锇酸（四氧化锇）、重铬酸钾及苦味酸等，单一固定液不能固定细胞中的所有成分；混合固定液可以互补不足，常用的混合固定液有 Bouin 液、Zenker 液、FAA 液、Carnoy 液、SuSa 液。应根据所要显示的内容来选择适宜的固定液。10% 福尔马林（4% 甲醛）或 10% 磷酸缓冲福尔马林是病理切片常规使用的固定液，不仅适用于常规苏木精-伊红染色，还可以用于组织学有关的其他技术的切片染色。固定液的用量通常为材料块的 20 倍左右，固定时间则根据材料块的大小及松密程度以及固定液的穿透速度而定，可以从 1 小时至数天，通常为 1 小时至 24 小时，受室温影响巨大。

（二）洗涤

用流水冲洗固定后的组织材料目的是除去留在组织内的固定液及其结晶沉淀，否则会影响后期的染色效果。使用乙醇或乙醇混合液固定的组织，则不必洗涤，可直接进行脱水。使用含有苦味酸的固定液固定的则需用乙醇多次浸洗。

（三）组织处理（脱水、透明）

脱水是由于固定后或洗涤后的组织内充满水分，若不除去水分则无法进行以后的透明、浸蜡与包埋处理等步骤。因为透明剂多数是苯类，苯类和石蜡均不能与水相融合，水分不能脱尽，苯类无法浸入。常用脱水剂是乙醇，它既能与水相混合，又能与透明剂相混。为了减少组织材料的急剧收缩，应使用从低浓度到高浓度递增的顺序进行，通常从 30% 或 50% 乙醇开始，经 70%、85%、95% 直至纯乙醇（无水乙醇），每次时间为一至数小时，如不能及时进行各级脱水，材料可以放在 70% 乙醇中保存，因高浓度乙醇易使组织收缩硬化，不宜处理过久。正丁醇、叔丁醇及丙酮等也可做脱水剂，但易引起组织收缩。

透明是选择能与乙醇和石蜡相溶的媒浸液,替换出组织内的乙醇,标本在这类媒浸液中浸渍,出现透明状态。透明剂浸渍过程称透明。常用的透明剂有二甲苯、苯、氯仿、正丁醇等,各种透明剂均是石蜡的溶剂。通常组织先经纯乙醇和透明剂各半的混合液浸渍 1~2 小时,再转入纯透明剂中浸渍。透明剂的浸渍时间则要根据组织材料块大小及组织成分而定。如果透明时间过短,则透明不彻底,石蜡难于浸入组织;透明时间过长,则组织硬化变脆,就不易切出完整切片。

(四) 浸蜡与包埋

浸蜡和包埋是用石蜡取代透明剂,使石蜡浸入组织而起支持作用,并使标本变硬,利于后期切片。通常先把组织材料块放在熔化的石蜡和二甲苯的等量混合液浸渍 1~2 小时,再先后移入 2 个熔化的石蜡液中浸渍 3 小时左右,浸蜡应在高于石蜡熔点 3℃ 左右的温箱中进行,以利石蜡浸入组织内。浸蜡后的组织材料块放在包埋模具中(摆好位置),加入熔化的石蜡液,将写有编号的包埋盒底部置于其上,快速冷却、凝固。石蜡熔化后应在蜡箱内过滤后使用,以免因含杂质而影响切片质量,且可能损伤切片刀。通常石蜡采用熔点为 56~58℃ 或 60~62℃ 两种,可根据季节及操作环境温度来选用。

(五) 切片

包埋好的蜡块用刀片或修蜡仪去除周围多余的石蜡,夹在切片机的蜡块钳内,使蜡块切面与切片刀刃平行,旋紧。切片刀的锐利与否、蜡块硬度是否适当都直接影响切片质量,可用热水或冷水等方法适当改变蜡块硬度。通常切片厚度为 4~7μm,切出一片接一片的蜡带,用镊子夹取、毛笔轻托,轻放在摊片机水槽中。

(六) 摊片与烤片

将一定长度蜡带(连续切片)或用刀片断开成单个蜡片于温水(45℃左右)中展平后,捞至玻片上铺正,将载玻片放入 45℃ 温箱中干燥,也可在 37℃ 温箱中干燥,但需适当延长时间。

(七) 切片脱蜡及水化

干燥后的切片需脱蜡及水化才能在水溶性染液中进行染色。用二甲苯脱蜡,再逐级经纯乙醇及梯度乙醇直至蒸馏水。如果染料配制于乙醇中,则将切片移至与乙醇近似浓度时,即可染色。

(八) H-E 染色

染色是使细胞组织内的不同结构呈现不同的颜色以便于观察。未经染色的细胞组织其折光率相似,不易辨认。经染色可显示细胞内不同的细胞器及内含物以及不同类型的细胞组织。染色剂种类繁多,应根据观察要求及研究内容采用不同的染色剂及染色方法。经典的苏木精(hematoxylin)和伊红(曙红,eosin)染色法是组织学标本及病理切片标本的常规染色,简称 H-E 染色。适用于各种固定液固定的材料,染色后不易褪色可长期保存。

1. 染色原理 苏木精是碱性染料,蓝紫色,可以使细胞核等着色。被苏木精着色的结构本身为酸性,具有嗜碱性(basophilia)。伊红是酸性染料,粉红色。可以将大多数细胞的细胞质染成红色。被伊红着色的结构本身为碱性,具有嗜酸性(acidophilia)。不易被苏木精和伊红着色的结构具有嗜中性(neutrophilic)。

细胞核呈蓝色,细胞质,肌纤维,胶原纤维和红细胞呈不同程度的红色。钙盐和细菌可呈蓝色或紫蓝色。

(1)细胞核染色的原理:细胞核内的染色质主要是脱氧核糖核酸(DNA),DNA 的双螺旋结构中,两边链上的磷酸基向外,带负电荷,呈酸性,很容易与带正电荷的苏木精碱性染料以离子键或氢键结合而被染色。苏木精在碱性溶液中呈蓝色,所以细胞核被染成蓝色。

(2)细胞浆染色的原理:细胞浆内主要成分是蛋白质,为两性化合物、细胞浆的染色与 pH 值有密切关系,当 pH 调到蛋白质等电点 4.7~5.0 时,胞浆对外不显电性,此时酸或碱性染料不易染色。当 pH 调到 6.7~6.8 时,大于蛋白质的等电点 pH 值,表现酸性电离,而带负电荷的阴离子,可被带正电荷的染料染色,现时胞核也被染色,核和胞浆难以区分。因此必须把 pH 调至胞浆等电点以下,在染液中加入醋酸使胞浆带正电荷(阳离子),就可被带负电荷(阴离子)的染料染色。伊红 Y 是一种化学合成的酸性染料,在水中离解成带负电荷的阴离子,与蛋白质的氨基正电荷(阳离子)结合而使细胞浆染色,细胞浆、红细胞、肌肉、结缔组织、嗜伊红颗料等被感染成不同程度的红色或粉红色,与蓝色的细胞核形成鲜明的对比。

2. **H-E 染色步骤**　将已入蒸馏水后的切片放入苏木精水溶液中染色数分钟→酸水及氨水中分色,各数秒钟→流水冲洗后入蒸馏水片刻→入 70% 和 90% 酒精中脱水各 10 分钟→入酒精伊红染色液染色 2~3 分钟。注意有些染料需特定厂家生产的产品。根据各种染色方法、组织类别及切片厚度,掌握适宜的染色时间,才能达到较好的染色效果。

(九)切片脱水、透明和封片

染色后的切片尚不能在显微镜下观察,需经梯度乙醇脱水,在 95% 及纯乙醇中的时间可适当加长以保证脱水彻底;如染液为乙醇配制,则应缩短在乙醇中的时间,以免脱色。二甲苯透明后,迅速擦去材料周围多余液体,滴加适量(1~2 滴)中性树胶,再将洁净盖玻片倾斜放下,以免出现气泡,封片后即制成永久性玻片标本,在光镜下可长期反复观察。

石蜡制片程序及环节繁多,需数日才能完成 1 个周期,但切片可长期保存,供教学、科研及病理诊断及复查,并可利用蜡块作其他项目的回顾性研究。病理常规制片过程中已简化了一些细的环节或缩短了部分处理时间以适应临床需要(可缩短至 2 天)。虽然冰冻切片大大快于石蜡切片,但所显示的形态结构却不如后者,因此病理医生最后还需要根据石蜡切片做出准确诊断。近些年来,在病理常规制片过程中采用了微波技术,从而大大缩短了制片过程,而且对形态结构并没有影响。微波是一种波长很短、频率却很高的高频电磁波(波长为 1m~1mm,频率为 300MHz~300GHz)。组织经微波辐射后加速组织内部分子的高速运动,以使液体的运输加快,增加弥散、渗透和交换效率,从而加速组织的固定、脱水、透明、包埋和染色各个环节。例如常规福尔马林固定需数小时至 1 天,而且能引起组织收缩及某些抗原成分不同程度的受到破坏,微波固定仅需 1~2 分钟,且可减少抗原的丢失和损害。选择适当的档次(功率)、辐射时间和温度是极为重要的。

三、组织化学染色及临床应用

组织化学技术又称为特殊染色,虽然已有百年的历史,但仍是一个很有实用价值的技术,为了显示与确定组织或细胞中的正常结构或病理过程中出现的异常物质、病变及病原体等,需要分别选用相应的显示这些成分的染色方法进行染色。通过应用某些能与组织或细胞的化学成分进行特异性结合的显色试剂,定位地显示病变组织、细胞的特殊化学成分(如蛋白质、酶类、核酸、糖类、脂类等),同时又能保存组织原有的形态改变,达到形态与代谢研究的结合。

(一)胶原纤维的染色及临床应用

胶原纤维多分布在间质,主要由成纤维细胞合成分泌,体内分布广泛,染色方法以 Masson 染色最为常用。Masson 染色指用两种或三种阴离子染料混合,胶原纤维呈蓝色,肌纤维呈红色,有多种染色方法,是用来显示组织中纤维以及炎性因子的染色方法之一。

1. **Masson 染色方法**

(1)试剂配制:Regaud 苏木精:苏木精 1g,95% 酒精 10ml,甘油 10ml,蒸馏水 80ml。将苏木精加入蒸馏水内加温溶解,冷却后加入酒精和甘油,放数日后即可应用。

Masson 丽春红酸性复红液:丽春红 0.7g,酸性复红 0.3g,蒸馏水 99ml,冰醋酸 1ml。0.2% 冰醋酸水溶液:冰醋酸 0.2ml,蒸馏水 100ml。

1% 磷钼酸水溶液:磷钼酸 1g,蒸馏水 100ml。

苯胺蓝水溶液:苯胺蓝 2g,蒸馏水 98ml,冰醋酸 2ml。

1% 光绿水溶液:光绿 1g,蒸馏水 100ml。

(2)操作步骤:石蜡切片脱蜡至水→铬化处理或去汞盐沉淀(甲醛固定的组织此步可略)→依次

自来水和蒸馏水洗→用 Regaud 苏木精染液或 Weigert 苏木精液染核 5~10min →充分水洗,如过染可盐酸酒精分化→蒸馏水洗→用 Masson 丽春红酸性复红液 5~10min →以 2% 冰醋酸水溶液浸洗片刻→ 1% 磷钼酸水溶液分化 3~5min →不经水洗,直接用苯胺蓝或光绿液染 5min →以 0.2% 冰醋酸水溶液浸洗片刻→ 95% 酒精、无水酒精、二甲苯透明、中性树胶封固。

胶原纤维、黏液、软骨呈蓝色(如光绿液染色为绿色),胞浆、肌肉、纤维素、神经胶质呈红色,胞核黑蓝色。

2. 临床应用

(1)器官硬化性疾病的观察:如肝硬化、心肌瘢痕的观察,胶原染色更易于观察诊断。

(2)瘢痕与淀粉样物质鉴别:前者胶原纤维染色为阳性,后者为阴性。

(3)骨纤维异常增殖病与骨纤维化的鉴别:利用胶原纤维染色可较易观察前者胶原纤维紊乱,纵横交错,后者较规则。

3. 临床价值

易于观察病变时胶原纤维的变化。该方法染色试剂如自行配制,程序复杂,操作时难度较大,目前临床已有成品试剂盒应用。

(二) 网状纤维染色及临床应用

网状纤维(reticular fiber)多分布在结缔组织与其他组织交界处,如在上皮组织与结缔组织交界处的基膜内,毛细血管周围以及造血器官,内分泌腺的腺细胞团索和外分泌腺的腺末房周围等处均有丰富的网状纤维。在疏松结缔组织中含量较少,纤维较细,有分支,彼此交织成网状。它用浸银法可将纤维染成黑色,故又称嗜银纤维(argyrophil fiber)。

1. 改良网状纤维染色法

(1)试剂配制:

0.25% 高锰酸钾水溶液。

0.5% 草酸水溶液。

5% 硫酸铁胺水溶液。

氨银液:10% 硝酸银溶液 2ml,氨水 0.5ml,混合后加水至 5ml,过滤后待用。

10% 甲醛溶液。

0.2% 氯化金水溶液。

5% 硫代硫酸钠水溶液。

(2)操作步骤:石蜡切片脱蜡至蒸馏水→ 0.25% 高锰酸钾水溶液→ 3~5 分钟蒸馏水洗→ 0.5% 草酸水溶液漂白 1~2 分钟→蒸馏水洗→ 5% 硫代硫酸钠水溶液媒染 5~15 分钟→蒸馏水洗三次→滴加氨银液置切片上于湿盒内染 20~30 分钟→蒸馏水速洗→ 10% 甲醛溶液还原 1~2 分钟→自来水洗,蒸馏水洗→ 0.2% 氯化金水溶液调色 1~2 分钟→蒸馏水洗→ 5% 硫代硫酸钠水溶液固定 3~5 分钟→蒸馏水洗→脱水,透明,封固。

网状纤维呈黑色;胶原纤维呈灰色。

2. 临床应用

(1)癌与肉瘤的鉴别:在网状纤维染色下可清楚显示出肉瘤每一个细胞周围有网状纤维围绕,或似为团状或巢状的瘤组织,但团巢内仍有破碎的网状纤维,癌显示为明显巢或索状,巢内无网状纤维。

(2)骨基质与浓缩的分泌物、血浆或水肿液的鉴别:骨基质内有网状纤维,而后者无。

(3)区别肿瘤的性质和来源:在支气管活检中有时挤压较重,一些深染的细胞挤压成团,难以判断是受挤压的炎症细胞。这种病例染网状纤维有利于鉴别,炎症细胞不成巢,小细胞癌可有巢状或索状结构。

(4)坏死与死后自溶的鉴别:在胰腺是生前坏死还是死后自溶有时很难鉴别,染网状纤维,前者网状纤维支架破坏较严重,结构塌陷,而后者虽然死后自溶严重,但网状纤维支架结构常可保存。

（5）区别肿瘤的性质和来源血管性肿瘤的鉴别：有时血管内皮细胞瘤与血管周围细胞瘤常规染色较难鉴别，网状纤维染色，可显示清楚的血管结构，看清肿瘤细胞与血管关系有利于鉴别。内皮细胞性肿瘤，肿瘤位于血管壁的网状支架内，而外周细胞则围绕着血管壁或与之呈放射状排列。

（6）肝硬化及慢性肝炎肝细胞碎片状坏死或纤维化的鉴别：

1）慢性活动性肝炎坏死灶有时较难辨认，染网状纤维显示局部有网状支架的破坏与崩解，结合H-E切片较易判断小灶状坏死。

2）慢性活动性肝炎轻度纤维化，在网状纤维染色下较易判断。

3）慢性淤血性肝硬化有时较难判断，网状纤维较易观察中央静脉及小叶下静脉通道上的网状纤维增生。增生较明显，有反包围现象，形成假小叶结构，就可诊断淤血性肝硬化。

（7）萎缩性胃炎的诊断：在H-E染色胃黏膜有无萎缩较难判断，网状纤维染色可较清楚显示胃黏膜正常结构破坏，间质纤维增生，有助于胃黏膜萎缩的诊断。

（8）有助于癌浸润的诊断，有些上皮性肿瘤是否早期突破基底膜形成浸润，H-E染色难以确诊，而网状纤维染色可较清楚显示基底膜，较易确定基底膜有无早期浸润破坏现象。

（9）脑内原发瘤与转移瘤的鉴别：脑内绝大多数肿瘤网状纤维很少，只有血管周围有少量网状纤维，而转移癌及肉瘤都有明显的网状纤维，故有利于鉴别。

（10）非干酪性结核与结节病的鉴别：后者结节内及结节周围较早出现明显的网状纤维，观察此有利于二者鉴别。

（11）淋巴结病变的判断：

1）良性滤泡性反应性增生与滤泡性淋巴瘤鉴别，染网状纤维后显示：后者滤泡间网状纤维减少且有受挤压现象，前者网状纤维增加且较紊乱。

2）判断淋巴结的正常结构：有时H-E切片较难判断正常结构是否完整，染网状纤维。皮髓质及窦的结构较清楚，若为炎症或肿瘤性破坏则较难辨认。

3. 临床价值

网状纤维的变化，反映了疾病的发生和发展的不同过程，对疾病的诊断有极大意义。网状纤维的多少、粗细紧密、疏松或断裂，都是病理检验的重要指标，尤其是在临床病理诊断中，可根据其存在和分布来鉴别癌与肉瘤。而在H-E染色标本上，网状纤维不易显色。所以网状纤维的组织化学染色，在临床病理诊断上占着相当重要的位置。

（三）弹力纤维染色及临床应用

结缔组织是发生形成较晚的一种纤维，在创伤修复中一般在4~5周才有较明显的弹力纤维形成。弹力纤维坚固、较小而弹性较大，容易伸展，在结缔组织起弹性作用。弹力纤维由弹性蛋白组成，新鲜时呈黄色又称黄纤维。弹力纤维分枝连成网，折光性强，含量多时在H-E染片上呈折光性强的粉红色，量少的不显色。故量多时与胶原纤维不易区别，量少则不能观察。

1. 改良Gomori醛复红法

（1）试剂配制：

鲁氏碘液（Lugol's iodine solution）。

5%硫代硫酸钠水溶液。

醛复红染液：盐基性品红1g，70%酒精溶液200ml，浓盐酸2ml，三聚乙醛（副醛）2ml混合呈紫色。

70%酒精溶液。

天青石蓝液：硫酸铁铵5g溶于100ml蒸馏水中，放置后加入天青石蓝B 0.5g，稍加温煮沸，冷却后过滤，再加甘油14ml。Harri铁苏木精液。

固绿-橘黄G液：先配好1%冰醋酸溶液100ml，然后分别溶解磷钼酸1g，固绿0.4g及橘黄0.8g。

0.2%冰醋酸溶液。

（2）操作步骤：

石蜡切片脱蜡至水→鲁氏碘液 20~30 分钟，水洗→5% 硫代硫酸钠水溶液 5 分钟，流水冲洗→70% 酒精溶液中漂洗→醛品红染液内 15~30 分钟→70% 酒精溶液分色，蒸馏水洗→天青石蓝液染 5 分钟，蒸馏水洗。Harri 铁苏木精液内染 5~10 分钟→自来水充分冲洗，蒸馏水洗→固绿 - 橘黄 G 液复染 45 秒钟 ~1 分钟→0.2% 冰醋酸溶液洗→常规脱水，透明，封固。

弹力纤维和黏多糖呈紫红色 - 蓝青色；胰岛 B 细胞呈紫红色；胰岛 A 细胞呈黄色；胰岛 D 细胞呈绿色；细胞核呈蓝黑色；胶原纤维呈绿色。

2. 临床应用

（1）动静脉的辨认：在血管病变时是动脉还是静脉以及是否为血管壁难辨认时，弹力纤维染色有助于辨认。有弹力板者为动脉，有弹力纤维构成血管轮廓者为血管。弹力纤维抗损伤能力较强，故弹力性纤维构成血管轮廓不易损坏。

（2）弹力纤维瘤的诊断：弹力纤维染色可见瘤样病变内有大量弹力纤维增生，非真性肿瘤。

（3）心血管先天性弹力组织增生：这组疾病有先天性内膜炎及冠状动脉的弹力纤维组织增生。弹力纤维染色有助于诊断。

（4）弹力纤维损伤性疾病：这组疾病有肺气肿、动脉粥样硬化、大动脉中层炎症等，弹力纤维染色有助于这些疾病的观察诊断。

（5）一些与弹力纤维变化有关的皮肤疾病的诊断与鉴别诊断：这组疾病有皮肤松弛症，萎缩性硬化性苔藓等，其诊断与鉴别诊断常依赖于弹力纤维染色，以观察弹力纤维变化。

3. 临床价值

弹力纤维染色主要用于观察弹力纤维有无增生、肿胀、断裂、破碎及萎缩或缺如等病变。临床用于显示真皮弹力纤维增生和变性等多种皮肤疾病；心血管疾病的心内膜中弹力纤维增生及血管中弹力纤维增生；肿瘤中弹力纤维增生等。

（四）脂质染色及临床应用

脂肪和类脂统称为脂类，它是构成机体的正常成分，脂肪主要积于脂肪组织中，并以油滴状的微粒存于脂肪细胞胞浆内。因脂肪溶于酒精，故在 H-E 染色中则被溶解掉，因此对某些疾病不能判断，所以必须进行脂肪染色。脂类染色使用最广泛的染料是苏丹染料，最常用的有苏丹Ⅲ、苏丹Ⅳ、苏丹黑及油红 O 等。经研究，组织中脂质在液态或半液态时，对苏丹染料着色效果最好。根据这一原理，适当提高温度（37℃~60℃）对组织切片染色效果是有好处的。脂类染色，需用冰冻或石蜡切片，以水溶性封固剂封固，如甘油明胶和阿拉伯糖胶等。

1. 苏丹Ⅲ（Sudan Ⅲ）染色法

（1）试剂配制：

苏丹Ⅲ染液配法：将 0.15g 苏丹Ⅲ溶解于 100ml 70% 酒精或纯丙酮和 70% 酒精混合液中（各 50ml）。

甘油明胶配制：明胶 40g 浸入蒸馏水 210ml，加甘油 250ml 及苯酚结晶 5ml 后加热混匀。

（2）操作方法：水洗后采用冰冻或石蜡切片→经蒸馏水后，浸染于 Harris 苏木精或明矾苏木精中淡染 1~2 分钟→自来水冲洗→水洗后，移入 70% 酒精 5 秒→投入苏丹Ⅲ染液中约 30 分钟或更长时间，置于 56℃温箱中→在 70% 酒精中洗涤 5~10 秒→洗于蒸馏水中，然后将切片移于载玻片上→切片移于玻片上，将切片周围的水分小心擦掉→甘油明胶封固。

脂肪呈橙红色或鲜红色或黑色，胆脂素呈淡红色，脂肪酸不着色，细胞核呈蓝色。

2. 临床应用

（1）心、脑、肾等组织器官的脂肪栓塞，脂肪染色即可判定栓子是否为脂肪滴。

（2）心脏、肝脏等脂肪变性：脂染色可显示变性细胞内的脂滴。

（3）脂肪肉瘤与其他间叶组织的恶性肿瘤的鉴别：脂肪染色即可显示脂肪肉瘤瘤细胞内产生的

脂滴。

(4)肿瘤细胞代谢研究:有研究表明肿瘤细胞脂肪总量减少。

3. 临床价值

目前脂类研究和诊断上没有其他替代的检查方法。

(五)糖类染色及临床应用

人体内糖类分布广泛,分类很多,分子量差异较大。单从组织化学技术染色角度可分为多糖、中性黏液物质、酸性黏液物质、黏蛋白及黏脂质。多糖主要指糖原,它是一种胶样液态存在于肝细胞、骨骼肌、心肌等处。其染色方法多种。但固定液要求 Carnoy 固定液(纯酒精 60ml、冰醋酸 10ml、氯仿 30ml),也可以选用 75% 酒精。

1. 染色方法

(1)过碘酸希夫染色(PAS stain)

1)试剂配制:

过碘酸酒精液:过碘酸($HIO_4 \cdot 2H_2O$)0.4g 与 95% 酒精 35ml 及醋酸钠(2.72g+ 蒸馏水 100ml)5ml 混匀;

Schiff 液:碱性品红 0.5g 加入 100ml 蒸馏水中,过滤加入 10ml 1mol/L 盐酸。冷却至 25℃,加入 0.5~1g 偏重硫酸钠。

Schiff 酒精液:Schiff 液 11.5ml 加入 1mol/L HCl 0.5ml 和纯酒精 23ml 混匀。

亚硫酸水:1% 偏重亚硫酸钠 10ml 加 1mol/L HCl 10ml,加蒸馏水 180ml 的树胶溶解。

2)操作步骤:切片脱蜡至水→1% 过碘酸氧化 10min →自来水洗→蒸馏水洗→ Schiff 浸泡 10~20min →亚硫酸水洗切片 2~3 次→流水冲洗 5~10min →天青石蓝染液染 3min →甩去余液用 Mayer 苏木精染 3min →水洗 5~10min → 0.5% 橙黄 G 染 30s → 95% 酒精分化→脱水透明,封固。

糖原、黏多糖呈鲜红色,细胞核灰至黑色,红细胞及基质呈橙黄色。

(2)不同 pH 阿利息蓝显示酸性黏多糖染色

1)试剂配制:阿利息蓝 1%,PH 2.5。

2)操作步骤:切片脱蜡至水→根据需要应用不同 pH 的阿利息蓝 1% 浸染切片 10~60min →水洗→用核固红或中性红做对比染色→流水冲洗 5min 左右→脱水,透明并封固。

酸性黏多糖呈绿蓝色,细胞核红色。

(3)阿尔辛蓝 - 过碘酸希夫染色(alcian blue and periodic acid-Schiff staining,AB-PAS)

1)试剂配制:

AB 染液

1% 高碘酸水溶液

希夫试剂:碱性品红 0.5g 加入 100ml 蒸馏水中,过滤加入 10ml 1mol/L 盐酸。冷却至 25℃,加入 0.5~1g 偏重硫酸钠。

亚硫酸水

天青石蓝液

Mayer 苏木精

0.5% 橘黄 G 水溶液

2)操作步骤:切片脱蜡至水→在 AB 染液中染 10~50min →蒸馏水洗→ 1% 高碘酸水溶液氧化 10min →自来水洗,蒸馏水洗→于 Schiff 液中浸染(避光)20min →洗 2~3 次→流水冲洗 5min →天青石蓝液染 3min → Mayer 苏木精染 3min →流水冲洗 5min → 0.5% 橘黄 G 水溶液等 30s →系列酒精脱水,二甲苯透明,中性树胶封固。

2. 临床应用

中性黏液物呈红色,酸性黏液物呈绿蓝色,复合物呈紫红色,细胞核呈灰蓝色,红色球和基质呈橘黄色。

(1)用于胃型胃癌和肠型胃癌的鉴别：胃黏膜表面上皮、十二指肠腺、颌下腺和前列腺上皮等细胞所分泌的为中性黏液物,胃型胃癌的癌细胞分泌的属于中性黏液物,PAS 显示阴性。胃的肠型胃癌细胞分泌的黏膜液属于酸性黏液物。包括胃肠上皮化生的细胞所分泌的黏液都为酸性黏液物,AB 显示阳性,PAS 显示阴性。

(2)用于黏液肉瘤和脂肪肉瘤的区别：前者其空泡内含有丰富的黏液,AB 染色呈阳性,后者空泡 AB 染色呈阴性。

(3)用于骨的 Ewing 肉瘤(尤因肉瘤)和骨的网织细胞肉瘤的区别:Ewing 肉瘤细胞常含大量胞浆糖原,PAS 反应阳性,后者 PAS 反应阴性。

(4)用于 Paget 病(佩吉特病)的鉴别：肿瘤细胞含有酸性黏液,AB 阳性。

(5)可用于透明细胞腺癌的鉴别诊断：镜下肿瘤细胞很大,部分细胞核突向腔内,呈"鞋钉"样结构,胞浆透明,其内含有糖原、黏液和脂肪,PAS 阳性,即为疾病。

(6)用于软骨母细胞瘤的诊断：胞浆内可见到糖原颗粒存在。

(7)用于 Kaposi 肉瘤(卡波西肉瘤)的辅助诊断。Kaposi 肉瘤最典型的特征是梭形细胞形成含有红细胞的裂隙,病灶内混有淋巴细胞,含铁血黄素细胞和其他炎症细胞。增生细胞的胞浆内常可见大小不一的 PAS 阳性的玻璃样小体,有时也可见于细胞外。

3. 临床价值

糖类从组织化学技术的角度分类与生物化学的分类截然不同。从组织化学的角度,糖类可略分为多糖、中性黏液类物质和酸性黏液类物质及黏蛋白和黏脂质。因糖原在肝脏及心肌疾患及某些肿瘤的病变中分布和量都有一定改变,故糖原的染色在临床病理诊断上具有重要意义。

(1)多糖：这类物质包括糖原、纤维素、淀粉等是以化学键结合成大分子的化合物,分子量大至几万到几百万等。

1)糖原：最常见于肝细胞、心肌和横纹肌,显示法 PAS(+)。

2)纤维素：该类物质在机体发生病变时(如白喉,痢疾等)所作出的反映,显示法 PAS(+)。

(2)中性黏多糖(中性黏液类物)：该类物质存在于胃黏膜的表面上皮、十二指肠腺、结肠的杯状细胞、颌下腺、前列腺上皮等,含有氨基己糖和游离的己糖基,不含任何的游离酸基或硫酸酯,故称为中性。其反应基为乙二醇基或氨羟基,应用 PAS 显示时为阳性,AB 阴性。

(3)酸性黏多糖(酸性黏液类物)

(4)硫酸化黏液物：

1)强硫酸化结缔组织性黏液物：它存在于皮肤、角膜、软骨、心瓣膜、主动脉、肥大细胞等。PAS 反应为阴性,AB 为阳性。

2)弱硫酸化上皮性黏液物：它存在于气管、支气管、结肠、颌下腺等。

临床应用广泛,主要用于：①区别正常与病变组织。正常胃肠黏膜上皮、幽门腺、十二指肠、小肠腺等主要分泌中性黏液物,而小肠及大肠的杯状细胞分泌酸性黏液物。如在这些部位出现相反的物质,则可确定其来源。②区别 Ewing 肉瘤和骨的网织红细胞肉瘤。两者在 H-E 染色中形态极为相似,但前者含有糖原颗粒,PAS 反应呈阳性,后者为阴性。③观察组织在某些病变时糖原的分布。④鉴别黏液肉瘤和脂肪肉瘤。前者 AB、PAS 阳性,后者阴性。

(5)非硫酸化黏液物：

1)含己糖醛酸的结缔组织黏液物,这类物质存在于脐带、滑膜、皮肤眼球玻璃体以及间皮细胞等处。

2)含唾液酸的上皮性黏液物,这类物质存在于杯状细胞(肠道、气管和支气管上皮)和唾液腺的黏液细胞,应用 AB 染色时,这两者都呈阳性,PAS 反应时前者呈阴性或弱阳性,后者多呈阳性。

(6)其他糖类：糖蛋白,这类物质见于基底膜中和垂体的黏液细胞中,用 PAS 显示时呈阳性。

(六) 黏液染色及临床应用

黏液从组织源上分上皮细胞分泌性及结缔组织黏液性两种。黏液染色能有助于某些疾病的诊断。

1. 染色方法

(1) 试剂配制：

Southgate 液：胭脂红 1g 与 50% 乙醇 100ml 充分混合后加无水氯化铝 0.5g。

Mayer 苏木精。

Weigert 苏木精。

黏液胭脂红染液。

马休黄 (metanil yellow) 液：马休黄 0.25g，蒸馏水 100ml，冰醋酸 0.25ml。

(2) 步骤：脱蜡至蒸馏水→ Mayer 或 Weigert 苏木精 10ml →自来水洗 5min →黏液胭脂红染液，微波炉高档 45s →蒸馏水快速漂洗→马休黄液 1min →无水乙醇快速脱水 3 次→透明，封固。

黏液呈深玫瑰色，核黑色，其他成分呈黄色。

2. 临床应用

(1) 水肿与黏液变性的鉴别：皮肤真皮水肿与黏液变性有时较难以从组织学上区别，黏液染色有助于鉴别。

(2) 硬皮病与硬肿病的鉴别：后者胶原纤维增生，纤维之间黏液阳性物质增多，有助于这两者之间的鉴别。

(3) 黏液细胞癌的诊断与鉴别：胃活检时，印戒细胞与黄瘤细胞或泡沫细胞不易鉴别，染黏液即可确定是否为印戒细胞。

(4) 胃癌分型：部分学者将胃癌分为肠型及胃型，这种分型与流行病、年龄及预后有一定关系，利用 AB/PBS 染色，胃癌细胞分泌中性黏液者为胃型，分泌酸性黏液者为肠型。

3. 临床价值

用于各种上皮细胞和结缔组织分泌产生的黏液染色，黏液胭脂红技术在判断原发肿瘤的位置也很有价值，在不含产生黏液细胞的区域发现黏液阳性的瘤细胞，表明肿瘤不起源于这个区域。该方法还用于真菌和隐球菌染色。

(七) 色素染色及临床应用

在常规的病理检查中，经常可见到某些组织中出现有色物质，都统称为色素。通常把它们分为几种类型：①内源性色素 (血缘性色素)，如血红蛋白、含铁血黄素、橙色血质、胆红素、疟色素、血吸虫色素；②非血源性色素，如黑色素、假黑色素、脂褐素、血褐素、蜡样色素、嗜铬色素、亲银颗粒、嗜银细胞颗粒等；③外源性色素，由外界侵入的色素，如被肺部吞噬细胞所吞噬的尘埃、炭沫、矽、钙、铜、锌、铅等；④人为色素，如甲醛固定，染液杂质等，当出现上述色素时有的可以马上鉴定出来，有的则难以鉴别，这主要是由于它们 H-E 染色都呈黄棕色或黑褐色的颗粒，因此必须靠某些特殊的方法给予区别，方能作出正确的判断。临床最重要的是黑色素的鉴定，除色素染色外，应用免疫组织化学的方法，也可将黑色素给予显示出来，如 S-100、HMb45 等。

1. 黑色素染色法

(1) 硫酸亚铁法

1) 试剂配制：

硫酸亚铁水溶液：硫酸亚铁 2.5g 溶于蒸馏水 100ml。

铁氰化钾醋酸液：铁氰化钾 1g，冰醋酸 1ml 加入蒸馏水 99ml。

1% 醋酸水溶液。

Van Gieson 液。

2) 操作步骤：切片脱蜡至水→硫酸亚铁水溶液处理 60~90min，或用微波炉处理 60~90s →蒸馏水浸洗数次达 5~10min →铁氰化钾醋酸液处理 30~40min 或微波炉处理 30~40s → 1% 醋酸水溶液分化片刻→ Van Gieson 液作对比染色约 1min → 95% 酒精分化→ 95% 酒精,无水酒精脱水透明并封固。

黑色素呈绿至黑绿色,背景呈 Van Gieson 作色。

(2)Masson-Fontana 氨银法

1)试剂配制:

氨银液:取 10% 的硝酸银水溶液 10ml,加入 28% 的氢氧化铵至浑浊,加入 100ml 蒸馏水,过滤后待用。

5% 硫代硫酸钠。

Van Gieson 液。

核固红。

2)操作步骤:

切片脱蜡至水→入氨银液于暗处作用 12~24 小时→蒸馏水速洗数秒→蒸馏水洗 2min → 5% 硫代硫酸钠定色 10min →流水冲洗 5~10min → Van Gieson 或核固红作对比染色→酒精分化至水洗→脱水,透明,封固。

黑色素、亲银颗粒、嗜铬颗粒呈黑色,背景呈对比染色。

2. 临床应用

(1)黑色素瘤的诊断与鉴别诊断:肿瘤细胞内色素是否为黑色素,染黑色素有助于确定黑色素性质及肿瘤的定性诊断。

(2)血色病与黑便病:真皮内有色素沉着,黑色素阴性而含铁血黄素阳性者可能为前者。

3. 临床价值

主要用于同其他色素鉴别,若为阳性,显示陈旧性出血(含铁血黄素)。黑色素常见于皮肤色素细胞,恶性黑色素瘤常可产生黑色素。组织内大量存在时呈棕黑色,易于鉴别。但少量存在时便难与其他色素相鉴别,须作黑色素染色。

(八) 神经原纤维染色及临床应用

神经原纤维呈细线状,存在于神经细胞体及树突中,它们形成一个稠密的网状,轴突中的原纤维也互相交织在一起,且伸延至轴突全长。在 H-E 染色中呈粉红色,难与胶原纤维相区别,故须作神经纤维染色。

1. 神经原纤维 Bodian 染色法的改良

(1)试剂配制

蛋白银溶液配制:1% 蛋白银溶液 100ml 内加入 10% 乙酸水溶液 0.7ml 后再加入 0.5% 氢氧化钠水溶液 0.33ml,调整 pH 值在 6 左右。

还原液配制:1% 对苯二酚水溶液 100ml 内加入无水硫酸钠 4g 搅拌后一次性使用。

0.5% 氯化金水溶液。

2% 草酸水溶液。

5% 硫代硫酸钠水溶液。

(2)染色步骤:

常规脱蜡,水洗和双蒸馏水清洗→ 1% 蛋白银溶液内浸银,60℃隔水恒温箱内孵育 18h →室温冷却→双蒸馏水清洗→还原液中还原 15min →双蒸馏水清洗→ 0.5% 氯化金水溶液浸泡 40min →双蒸馏水清洗→ 2% 草酸水溶液浸泡 20min →双蒸馏水清洗→ 5% 硫代硫酸钠水溶液浸泡 3min →双蒸馏水清洗→脱水、透明、封固。

神经原纤维、轴突和树突呈棕色或棕黑色。背景、血管和胶原组织呈浅咖啡色。

2. 临床应用

(1)观察神经原纤维的损伤。

(2)神经系统肿瘤的诊断与鉴别诊断：如神经母细胞瘤与未分化癌的区别等。

3. 临床价值

现在有相应免疫抗体替代。

(九)病原微生物染色及临床应用

病原微生物很多，因此染色方法很多。在组织切片上，显示细菌最常用的染色法是革兰氏染色法，依据染色性状不同，把细菌分为两大类，革兰氏阳性菌和革兰氏阴性菌。结核分枝杆菌和麻风杆菌等分枝杆菌有脂性被膜，用革兰氏染色法染色一般不易着色采用齐 - 内苯酚复红染色方法。螺旋体染色目前仍使用经典的 Levaditi 组织块银染法染色，石蜡切片染色则采用 WarthinStarry 法(沃森 - 斯塔里银染色)。大部分霉菌虽可在 H-E 染色切片中显示出来，但有些则需特殊染色法，如用过碘酸希夫染色显示白色念球菌，用 Crocott-Gomori 六胺银法显示新型隐球菌。

1. 染色方法

(1)革兰氏切片染色(改良法)

1)试剂配制：

1% 龙胆紫或甲紫、结晶紫水溶液。

鲁氏碘液(Lugol's solution)。

2)操作步骤：

石蜡切片脱蜡常规至水→H-E 水溶液染色，伊红较正常深→1% 结晶紫滴染 5~10 分钟→倾去染液加鲁氏碘液 5~10 分钟→倾去碘液，滤纸稍印干→苯胺二甲苯(1∶1)分化至无色→二甲苯洗 2 次→二甲苯透明、树胶封固。

革兰氏阳性菌及纤维素亮蓝色，核蓝色，背景淡红色。

(2)齐 - 内抗酸杆菌染色法(Ziehl-Neelsen)

1)试剂配制：

苯酚复红染液：碱性品红酒精饱和液(约 5.95%)10ml 加 5% 苯酚水溶液 90ml。

1% 盐酸酒精。

苏木精。

0.5% 亚甲蓝水溶液。

2)操作步骤：

切片常规脱蜡→苯酚复红染液滴于切片上，置酒精灯上，徐徐加温，使出现蒸气约 5 分钟(或在 60℃下染 30 分钟)冷却 2 分钟→水洗→1% 盐酸酒精分化，切片呈淡桃红色为止(在显微镜下控制)→流水洗→苏木素或 0.5% 亚甲蓝水溶液染核→常规脱水、透明、封固。

抗酸菌红色，核蓝色。

(3)梅毒螺旋体染色法(Levediti 组织块整体染色法)

1)试剂配制：

焦性没食子酸 - 福尔马林还原剂：焦性没食子酸 4g，福尔马林 5ml 加水至 100ml。

2% 硝酸银。

2)操作步骤：

切取 2~4mm 厚的组织块在 10% 福尔马林中固定 24h→流水冲洗→95% 酒精 24h→蒸馏水洗至组织下沉为止→2% 硝酸银溶液(暗处)每日换一次，3~4d→置于焦性没食子酸 - 福尔马林还原剂 1~2d→洗于蒸馏水→石蜡切片 5μm，脱蜡、封固。

螺旋体黑色，背景褐色。

(4)铬酸加 PAS(真菌类染色)

1)试剂配制：

铬酸 1%。

冷席夫（cold Schiff）液。

0.5% 偏重亚硫酸钠水溶液。

醛复红染液。

淡绿染液。

2）操作步骤：

石蜡切片 2~3μm，常规脱腊至水 → 4% 铬酸氧化 1h → 流水冲洗 5min，蒸馏水洗 2min → 冷席夫（cold Schiff）液，15~20min → 0.5% 偏重亚硫酸钠水溶液 5min（更换 2 次 → 水洗 5min → 蒸馏水洗，至 70% 酒精洗 2min → 醛复红染液 30min → 95% 酒精洗 → 蒸馏水洗，入淡绿染液 30s → 蒸馏水速洗（镜下观察）。

曲霉菌、念球菌属、细胞浆菌属、隐球菌属为红紫色。曲霉菌丝周边紫红色，弹力纤维紫色，背景绿色。

（5）病毒包涵体染色法（Mann 甲基蓝伊红染色法）

1）试剂配制：

Mann 氏染液：1% 甲基兰水溶液 6ml，1% 伊红水溶液 6ml 加蒸馏水 28ml 混匀。

碱性酒精：40% 氢氧化钠 2~3 滴，无水酒精 100ml

2）操作方法：

切片脱蜡至水 → 用 Mann 染液染色 8~24h（染液要新配制）→ 蒸馏水洗 → 用碱性酒精分化约 30s → 丙酮速脱水 → 二甲苯透明、封固。

Negri 氏小体（内氏小体）红色。

2. 临床应用

（1）一些疑为细菌感染性炎症，可用细菌染色进一步确定病原诊断。如伤寒肉芽肿性炎或葡萄球菌性炎等化脓性炎症的诊断中细菌染色有很重要的诊断价值。

（2）风湿病与结核病：均由菌体表面含蜡质膜的抗酸杆菌所感染形成，故须经抗酸染色才能着色，从而与其他疾病相鉴别。

3. 临床价值

在化脓性炎、坏死性化脓性炎及肉芽组织性化脓性炎或化脓性炎伴有巨细胞反应疑为霉菌感染时，找到霉菌的菌丝、孢子及菌体即诊断为霉菌性炎。细菌在 H-E 染色上不能分类，故须作细菌染色。

四、免疫组织（细胞）化学技术

免疫组织（细胞）化学技术简称免疫组化，利用抗原与抗体的特异性结合原理以标记的特异性抗体对组织切片或细胞标本中某些化学成分的分布和含量进行组织和细胞原位定性、定位或定量研究。通过抗原抗体反应及呈色反应，可同时对不同抗原在同一组织或细胞中进行定位观察，以进行形态与功能相结合的研究。因其定位较直接准确、定性灵敏度高，同时与细胞代谢有关的多肽、蛋白等抗体不断涌现，使细胞内外的信息传递均可定性及定量研究，免疫组化在病理检查中的地位日显重要。

（一）免疫组化概论

免疫组化结果好坏的前提是高质量的制片和染色。石蜡切片是免疫组织化学常规制备切片方法之一，多用于检测胞浆或核内的抗原，不宜做表面抗原染色。免疫组化实验一定要设置阳性和阴性对照。阳性对照一般是用肯定表达这种抗原的切片来做；阴性对照一般是用 PBS 或非一抗替代一抗进行反应，其余步骤均一致。

1. 免疫组织化学常见分类

（1）根据抗原 - 抗体结合方式分成：

1）直接法。

2）间接法。

3）多层法。

（2）按标记物的性质分成：

1）免疫荧光细胞化学技术：将已知抗体标上荧光素，以此作为探针检查细胞或组织内的相应抗原，在荧光显微镜下观察。抗原抗体复合物中的荧光素受激发光的照射后会发出一定波长的荧光，从而对组织中的抗原定位或定量。最常用的荧光素有异硫氰酸荧光素（fluorescein isothiocyanate，FITC）（荧光显微镜下呈绿色）、乙基罗丹明（rhodamine RB200）（荧光显微镜下呈橙红色）。

2）免疫酶细胞化学技术：目前免疫组织化学研究中最常用的技术。基本原理是先以酶标记的抗体与组织或细胞作用，然后加入酶的底物，生成有色的不溶性产物或具有一定电子密度的颗粒，通过光镜或电镜，对细胞或组织内的相应抗原进行定位或定性研究。如过氧化物酶 - 抗过氧化物酶（PAP）法；亲和连接，如卵白素 - 生物素 - 过氧化物酶复合物（ABC）法、链霉菌抗生物素蛋白 - 过氧化物酶连结（SP）法等，其中 SP 法是比较常用的方法；聚合物链接，如即用型二步法，此方法尤其适合于内源性生物素含量高的组织抗原检测。

3）免疫金属技术：包括免疫铁蛋白法、免疫金染色法、蛋白 A 金法等技术。目前主要用胶体金标记一抗、二抗或其他的能特异性的结合免疫球蛋白的分子（如葡萄球菌 A 蛋白）等作为探针，用于免疫电镜的单标记或多标记的定性、定位或定量研究。其他标记物，如稀土元素及同位素等，因涉及污染、难以防护较少使用。

2. 免疫组化常规操作步骤

由于免疫组化在病理检查的重要性，决定其操作要标准化，自动免疫组化染色仪已非常成熟。下面介绍标准的 SP 法操作流程。

（1）切片常规脱蜡至水。如需抗原修复，可在此步后进行。

（2）缓冲液洗 3min/2 次。

（3）为降低内源性过氧化物酶造成的非特异性背景染色，将切片放在 1% 过氧化氢中孵育 10~15min。

（4）缓冲液洗 5min/2 次。

（5）滴加封闭血清，在室温下孵育 5min 以封闭非特异性的背景染色。

（6）缓冲液洗 5min/2 次。

（7）滴加一抗工作液 37 ℃孵育 1~2h（具体孵育时间和温度由试验者最终决定）。

（8）缓冲液洗 5min/2 次。可滴加增强一抗结合的试剂，在室温下孵育 20min。

（9）缓冲液洗 5min/2 次。

（10）滴加连接辣根过氧化物酶（酶标二抗，HRP），在室温下孵育 30min。

（11）缓冲液洗 5min/2 次。

（12）滴加显色底物 DAB，孵育数分钟（具体时间由染色深浅决定）。

（13）自来水充分冲洗，复染、脱水、透明、封片。

3. 第一抗体的选择

就某一检测抗原，有单克隆抗体和多克隆抗体多种选择，不同的抗体各有其优缺点。由于生产的厂家不同，建议结合实践正确选择适合的一抗。

多克隆抗体因为靶蛋白可在多个表位上结合不止一个抗体分子，有助于放大低表达水平的靶蛋白信号，批次间差异明显。同时其特异性差，易产生非特异性结果。

单克隆抗体特异性强，但检出率低。同时因其仅由一个抗体亚型组成，在需要二抗进行检测时，应针对正确的亚类选择抗体。

（二）临床应用

在常规肿瘤病理诊断中，5%~10% 的病例单靠 H-E 染色难以作出明确的形态学诊断。随着免疫组织化学技术的发展和各种特异性抗体的出现，免疫组化在肿瘤诊断和鉴别诊断中的实用价值得到了普遍的认可,其在低分化或未分化肿瘤的鉴别诊断时,准确率可达 50%~75%。

1. 恶性肿瘤的诊断与鉴别诊断;
2. 确定转移性恶性肿瘤的原发部位;
3. 对某类肿瘤进行进一步的病理分型;
4. 区分软组织肿瘤的组织来源;
5. 发现微小转移灶;
6. 为临床提供治疗方案的选择。

(三) 临床价值

能用于肿瘤辅助诊断和鉴别诊断的抗体已不胜枚举。但随着经验的积累,过去认为在诊断某些肿瘤上具有特异性的抗体也不是那样特异了,因此在判断结果时必须紧密地结合形态学和临床改变。

五、电子显微镜检查

电子显微镜(electron microscope),简称电镜(EM),其应用建立在光学显微镜的基础之上但精确度远高于光学显微镜,分辨率可达 0.1nm。电子显微镜由镜筒、真空装置和电源柜三部分组成。镜筒主要有电子源、电子透镜、样品架、荧光屏和探测器等部件,这些部件通常是自上而下地装配成一个柱体。常用的有透射电镜和扫描电镜。

(一) 透射电镜及临床应用

透射电镜是以电子束透过样品经过聚焦与放大后产生物像,投射到荧光屏上或照相底片上进行观察。透射电镜的分辨率为 0.1~0.2nm,放大倍数为几万 ~ 几十万倍。由于电子易散射或被物体吸收,故穿透力低,必须制备更薄的超薄切片(通常为 50~100nm)。其制备过程与石蜡切片相似,但要求极严格。电子束投射到样品时,可随组织构成成分的密度不同而发生相应的电子散射,如电子束投射到质量大的结构时,电子被散射的多,因此投射到荧光屏上的电子少而呈暗像,电子照片上则呈黑色。

1. 标本制备及方法

要求取材快,样本新鲜切片薄而小(1mm³ 以内),常用戊二醛和锇酸进行双重固定,经丙酮脱水、树脂包埋后,用特制的超薄切片机(ultramicrotome)切成超薄切片,再经醋酸铀和柠檬酸铅等进行电子染色。

2. 临床应用

(1)观察生物大分子、病毒、细菌等超微结构。

(2)肿瘤鉴别诊断中的应用:区分癌、黑色素瘤和肉瘤以及腺癌和间皮瘤;区别胸腺瘤、胸腺类癌、恶性淋巴瘤和生殖细胞瘤;区别神经母细胞瘤、胚胎性横纹肌瘤、Ewing 肉瘤、恶性淋巴瘤和小细胞癌;区别纤维肉瘤、恶性纤维组织细胞瘤、平滑肌肉瘤和恶性神经鞘瘤以及区别梭形细胞癌和癌肉瘤。

(3)寻找组织细胞的分化标记,确诊和鉴别相应的肿瘤类型:观察细胞的超微结构病理变化和细胞凋亡情况。

3. 临床价值

电镜检查迄今尚未发现可据以诊断肿瘤和恶性肿瘤的特异性的超微结构改变。因此要鉴别是否为肿瘤和肿瘤的良恶性仍主要靠光镜观察。但电镜在确定肿瘤细胞的分化程度,鉴别肿瘤的类型和组织发生上可起重要作用。在电镜下,癌细胞之间常见较多的桥粒连接或桥粒样连接,因而可与肉瘤相区别。在恶性小圆细胞肿瘤中,各类肿瘤也有其超微结构特点,如神经母细胞瘤常见大量树状细胞突,在瘤细胞体及胞突中均可查见微管和神经分泌颗粒;Ewing 肉瘤的瘤细胞常分化差,胞浆内细胞器很少,但以大量糖原沉积为其特点;胚胎性横纹肌肉瘤可见由肌原纤维和 Z 带构成的发育不良的肌节;小细胞癌常可见细胞间连接和胞浆内神经分泌颗粒;恶性淋巴瘤除可见发育不同阶段淋巴细胞的超微结构特点外,不见细胞连接、神经分泌颗粒、树状胞突和糖原沉积,从而可与其他小圆细胞肿瘤区别。

（二）扫描电镜及临床应用

扫描电镜（scanning electron microscope，SEM）是用极细的电子束在样品表面扫描，将产生的二次电子用特制的探测器收集，形成电信号运送到显像管，在荧光屏上显示物体（细胞、组织）表面的立体构象，也可摄制成照片。同时能利用电子束与物质相互作用而产生的次级电子、吸收电子和 X 射线等信息分析物质成分。

1. 样品制备及方法　用戊二醛和锇酸等固定，经脱水和临界点干燥后，再于样品表面喷镀薄层金膜，以增加二波电子数。扫描电子显微镜的电子束不穿过样品，仅以电子束尽量聚焦在样本的一小块地方，然后一行一行地扫描样本。入射的电子导致样本表面被激发出次级电子。扫描式电子显微镜不需要很薄的样品；图像有很强的立体感。

2. 临床应用及价值　主要在医用人工材料方面应用广泛，通过比较人体材料和人工材料表面特征，寻求最佳的组织相容性，在生药分类、鉴别等方面的推广应用提供参考。

（三）冷冻电镜

冷冻电镜（cryoelectron microscopy，Cryo-SEM），以扫描电镜的超低温冷冻制样及传输技术直接观察液体、半液体及对电子束敏感的样品，如生物、高分子材料等。样品经过超低温冷冻、断裂、镀膜制样（喷金/喷碳）等处理后，通过冷冻传输系统放入电镜内的冷台（温度可至 $-185℃$ ）即可进行观察，该技术 2017 年获得诺贝尔化学奖。

一方面，冷冻电子显微镜技术所研究的生物样品既可以是具有二维晶体结构的，也可以是非晶体的，而且对于样品的分子量没有限制，突破了 X 射线晶体学只能研究三维晶体样品和核磁共振波谱学只能研究小分子量（小于 100kDa）样品的限制。另一方面，生物样品是通过快速冷冻的方法进行固定的，克服了因化学固定、染色、金属镀膜等过程对样品构象的影响，更加接近样品的生活状态。因此，冷冻电镜的研究对象非常广泛，包括病毒、膜蛋白、肌丝、蛋白质核苷酸复合体、亚细胞器等。

1. 操作步骤　用于冷冻电镜研究的生物大分子样品必须非常纯净。一是将样品在载网上形成一薄层水膜；二是将第一步获得的含水薄膜样品快速冷冻进入玻璃态。放入电镜观察，通过慢扫描电荷耦合器（slow-scan charged-coupled device，SSCCD）照相机得到高分辨率的电镜图像，最后通过三维重构获得生物样品的三维质量密度图。

2. 临床应用与价值　在生物大分子和结构生物学领域应用广泛，其研究结果很快会在医学有广泛应用。

第四节　病理学检查新技术及临床应用

一、流式细胞术及临床应用

流式细胞术（flow cytometry，FCM）是集单隆抗体技术、激光技术、细胞计数及电子计算机技术为一体，对生物颗粒包括细胞、血小板、微生物以及人工合成的微球等进行多种物理和生物学特性定量分析，并能对特定的细胞群加以分选的一种细胞参量分析技术，是医学分子生物学、血液学、细胞生物学、肿瘤学、免疫学、病理学、生理学等学科研究的重要手段，目前已广泛用于基础研究和临床研究。目前已可测量细胞的大小、体积、DNA 含量、DNA 合成速率、RNA 含量、表面抗原、染色体等。

（一）流式细胞仪操作方法

1. 基本原理　流式细胞仪的工作原理是使悬浮在液体中分散的经荧光标记的细胞或微粒逐个通过样品池，同时由荧光探测器捕获荧光信号并转换成分别代表前向散射角、侧向散射角和不同荧光强度的电脉冲信号，经计算机处理形成相应的点图、直方图和三维结构图像进行分析。传统流式细胞仪由三部分构成：①液流系统，包括流动室和液流驱动系统；②光学系统，包括激发光源和光束收集系统；③电子系统，包括光电转换器和数据处理系统。

目前由于临床需求，特别是对细胞表型的研究需要，多色的荧光检测已不能满足实际工作的多参数、高通量的要求。同时荧光基团发射光谱一般比较宽，限制了检测通道的数量（<20 个）；另一方面，它会带来严重的串色问题，很多通道的信号需要复杂的补偿计算。鉴于此，学者们将传统流式细胞技术与其他学科仪器结合开发出质谱流式细胞技术（mass cytometry），它继承了传统流式细胞仪的高速分析的特点，又具有质谱检测的高分辨能力，是流式细胞技术一个新的发展方向。

传统流式细胞技术和质谱流式细胞技术相比，主要有两点不同：①标记系统的不同，前者主要使用各种荧光基团作为抗体的标记，后者则使用各种金属元素作为标记；②检测系统的不同，前者使用激光器和光电倍增管作为检测手段，而后者使用 ICP（电感耦合等离子体）质谱技术。质谱流式细胞技术具有以下特点：①通道数量增加到上百个质谱流式细胞仪中的 ICP 质谱装置具有非常宽的原子量检测范围（88~210Da），因此可以同时检测上百个不同的参数；②通道间无干扰，无须计算补偿；③金属标签数量多，背景极低；④通道数量的激增带来信息量的成倍增长。

质谱流式细胞技术可以实现对细胞群体进行精准的免疫分型，对细胞内信号传导网络进行全面的分析，分析细胞亚群之间的功能联系以及对于大量样品的高通量多参数检测。在造血、免疫、干细胞、癌症以及药物筛选等多个领域的研究有着广泛的应用前景。

2. **样品处理**　用于 FCM 的样本是单细胞悬液，可以是血液、悬浮细胞培养液、各种体液、新鲜实体瘤的单细胞悬液以及石蜡包埋组织的单细胞悬液等。

样品处理基本原则：①使各种液体和悬浮细胞样本新鲜，尽快完成样本制备和检测；②针对不同的细胞样本进行适当洗涤、酶消化或 EDTA 处理，以清除杂质，使黏附的细胞彼此分离而形成单细胞状态；③对新鲜实体瘤组织可选用或联用酶消化法，机械打散法和化学分散法来获得足够数量的单细胞悬液；④对石蜡包埋组织应先切成若干 40~50μm 厚的蜡片，经二甲苯脱蜡到水后，再用前述方法制备单细胞悬液；⑤单细胞悬液的细胞数不应少于 10 000 个。

（二）临床应用

流式细胞仪的功能决定了其在医学领域的重要地位，目前在临床上主要用于细胞表型分析、造血系肿瘤诊断和分型、移植前配型及与免疫有关疾病分析等。

1. **CD 抗原与白细胞分析**

（1）T 细胞：

CD3+：成熟 T 淋巴细胞，是鉴定 T 细胞的重要标志，判断细胞免疫状况。

CD4+：T 辅助 / 诱导细胞亚群。

CD8+：T 抑制 / 细胞毒亚群。

CD4+/CD8+ 比值：免疫状态标志的检测指标，正常 CD4+/CD8+ 比值为 1.2~2.9，在肿瘤、免疫缺陷病、病毒感染、自身免疫病、器官移植后都有诊断、预后和治疗的指导价值，其比例降低与病变程度有关。

CD8+/CD28+ 与 CD8+/CD28–：前者为细胞毒 T 细胞（Tc），后者为抑制性 T 细胞（Ts）。

CD4+/CD25+ 与 CD4+/CD25–：前者为免疫调节性 T 细胞，后者为效应 T 细胞。

CD4+/CD29+：辅助性诱导细胞，辅助 B 细胞产生抗体和诱导细胞介导的淋巴细胞溶解作用，自身免疫性疾病可见增多。

CD4+/CD45RA+ 与 CD4+/CD45Ro+：前者为原初细胞，主要功能是诱导 Ts 细胞活化和辅助其功能活性。SLE、MS 患者外周血 CD4+/CD45RA+ 细胞减少，后者为记忆细胞（memory cell）。

（2）B 淋巴细胞：CD19+ 是总的 B 淋巴细胞特异抗原，判断体液免疫状况。CD23+ 为 IgE 低亲和力受体，分布于 B 淋巴细胞、嗜酸性粒细胞上，增多与变态反应性疾病、肾病综合征、白血病等有关。

（3）NK 淋巴细胞：CD3–/CD（16+56）+ 细胞表型。

(4) 单核 / 巨噬细胞标志:CD14+ 细胞

2. CD 抗原与血小板分析

对先天性与获得性血小板膜糖蛋白异常所致疾病的诊断,尤其是评价血栓性疾病与血栓前状态发生与发展过程中血小板的活化程度及其诊断、治疗、预防等具有特别重要的意义。主要检查 CD62p(P 选择素)和 CD63。

测血小板相关免疫球蛋白(PAIg),包括抗 IgG、IgM、IgA 有助于诊断免疫性血小板减少症。

一些血小板的胞浆中含有核酸物质 RNA,可被噻唑橙(Thiazole orange,TO)染色称网织血小板。网织血小板是刚从骨髓中释放出来的血小板,可用于血小板减少性疾病的鉴别诊断和疗效监测。

3. 辅助白血病和淋巴瘤分型和诊断

FCM 是血液病 MICC 分型法中免疫表型分析的重要手段。免疫分型可为临床指导治疗,判断预后,预测复发提供帮助。

(1) 白血病系列分化抗原:

T 淋巴细胞白血病:CD3、CD5、CD7、CD10

B 淋巴细胞白血病:CD19、CD20、CD21、CD22,CD10

NK 细胞白血病:CD16、CD56、CD57

粒细胞白血病:CD13、CD33、MPO(髓过氧化物酶)

单核细胞白血病:CD14、CD15、CD11b

红血病:血型糖蛋白 A(glycophorin A),CD13

巨核细胞白血病:CD41、CD42、CD61

(2) 白血病系列非特异性抗原:CD34+、HLA-DR+、CD38– 为干细胞、CD34+、HLA-DR+、CD38+ 为原始细胞,CD34–、HLA-DR–、CD38+ 为幼稚细胞。

白血病细胞系列确定后,可根据系列抗原表达特点选择单抗进一步分亚型。

4. HIV 和获得性免疫缺陷综合征(AIDS)

HIV 主要感染 CD4+ T 细胞,CD4+ 受体是病毒进入的主要途径。正常血中 CD4+ T 细胞约 1 000 细胞 /μl(400~1 500 细胞 /μl)。<400~500 细胞 /μl 表示病毒强烈影响免疫系统。<200 细胞 /μl 即使没有症状也可确定 AIDS,且可用于评价预后。HIV 感染早期 CD8+ T 细胞增多,发展为 AIDS 则下降。

5. DNA 含量分析以及细胞分化周期分析

能够进行 DNA 含量分析的标本可以是 PBL、针吸或活检组织、石蜡包埋组织、胸水、腹水、膀胱冲洗液和体外培养细胞。

DNA 含量分析的目的在于确定某一组织或细胞群体的增殖状态,引入 DNA 指数(D1)即 DNA 倍体的概念可以用于区别肿瘤的良恶性,恶性肿瘤的增殖状态。

6. 化疗药物用药指导,敏感药物筛选

7. 实体器官移植配型和排斥监测

可判断受者的免疫状态、免疫抑制剂疗效和全身免疫抑制程度。移植前交叉配型检测类抗原的抗体(PRA)、血管内皮细胞抗原(VEA)抗体,可以提高移植成功率。

8. 分子表型分析(molecular phenotyping)

流式细胞免疫表型与聚合酶链反应及荧光原位杂交(PCR-FISH)结合测定血液 CD4+ 细胞中 HIV 特异的 DNA 或 RNA,对于 AIDS 的病程监测、治疗反应以及预后等具有重要价值。

9. 流式荧光原位杂交(Flow-FISH)测定染色体端粒长度

细胞的染色体端粒是由 2~20kb 串联的短片段重复序列(TTAGGG)n 和一些结合蛋白组成,端粒长度越长,所含重复碱基数目越多;用荧光素标记的核酸 -(CCCTAA)3 端粒序列特异性探针进行 FISH 后,端粒的长短可以通过流式细胞仪检测到的荧光强度高低反映出来;Flow-FISH 测定精度可小于 3kb 的端粒长度差,对肿瘤的发生与发展、治疗与预后等的研究有一定价值。

10. 细胞凋亡(apoptosis)检测

细胞凋亡是目前能够同时区分凋亡与坏死的唯一手段,可用于指导诱导细胞凋亡药物剂量个体化应用。

11. Th1 与 Th2 细胞及细胞因子分型

辅助性 T 细胞根据其产生的细胞因子及功能的不同可分为 Th1 与 Th2 两大类。Th1 细胞分泌 IL-2、IFNγ、主要参与细胞免疫;Th2 细胞分泌 IL-4、IL-5、IL-6 及 IL-10,主要参与体液免疫。两者相互调节、相互平衡,其平衡失调与多种疾病有关。应用流式细胞仪可检测细胞内细胞因子。

12. 造血干祖细胞检测

骨髓移植的适应证主要有白血病、先天性免疫缺陷病、再障等。骨髓移植实质是造血干细胞的移植。CD34+ 细胞常作为多能干细胞的标志。

13. 特异性 CTL 细胞、细胞信号传导、外周血内皮细胞测定、调节性 T 细胞、糖皮质激素受体(glucocorticoid receptor,GR)等检测

测 GR 常用细胞溶质放射配基受体结合测定,它可定量,但需细胞量多、检测时间长。流式细胞仪可测淋巴细胞总 GR,此法虽半定量,但检测所需样品量少。对长期激素治疗或确定下丘脑 - 垂体 - 肾上腺皮质(HPA)轴功能紊乱,评估细胞内 GR 水平有一定价值。

14. 应用于外周血内皮细胞测定、调节性 T 细胞等尖端领域

(三) 临床价值

FCM 在国外实验室早已成为常规检查,用于炎症、血栓、肿瘤等病的发病机制、疗效和预后判断。但在国内仅有少数实验室开展。可以预见,随着干细胞技术的发展,对造血干细胞等的绝对数量分析,不久的将来,也将作为常规检查项目,走出实验室进入临床。

癌的化疗中诱导细胞凋亡已成为一个新的探索目标。目前临床对癌的化疗多采用大剂量的杀伤疗法,虽然化疗药物对肿瘤细胞有一定的杀伤,但同时人体正常细胞也受到严重损害,寻找一个既诱导肿瘤细胞凋亡又能减少对人体损害的化疗剂量是十分重要的,FCM 的出现,使诱导化疗方法的实际应用成为现实。

二、数字病理、图像分析技术与人工智能诊断及临床应用

病理形态学的观察基本上是定性的,缺乏精确而更为客观的定量标准。图像分析(image analysis)技术的出现弥补了这个缺点。随着电子计算机技术的发展,形态定量技术已从二维空间向三维空间发展。在肿瘤病理方面图像分析主要应用于核形态参数的测定(区别癌前病变和癌;区别肿瘤的良恶性;肿瘤的组织病理分级及判断预后等)、DNA 倍体的测定、显色反应(如免疫组织化学)的定量分析等方面,形成了数字病理的领域。数字病理(智能识别)的发展会经历三个阶段。第一个阶段是远程会诊,消除物理空间的障碍;第二阶段是全数字病理,所有病理图像和管理都全部数字化,为未来的智能识别奠定良好的基础,并实现资源的共享;第三个阶段就是智能识别的介入,在图形图像识别中,放射科图像和心电图的识别相对容易一点,而病理的图像由于规律难寻就要复杂得多。

近年人工智能(artificial intelligence,AI)的突破,使病理智能诊断成为现实。人工智能是研究、开发用于模拟、延伸和扩展人的智能的理论、方法、技术及应用系统的一门新的技术科学。2017 年,谷歌、谷歌大脑与 Verily 公司的科学家共同开发出的诊断乳腺癌的人工智能与病理学家展开竞赛,比赛结果是,病理学家准确率为 73.3%,人工智能准确率为 88.5%。就此,媒体报道称 AI "完胜人类"。

人工智能目前主要采用遗传算法(genetic algorithm,GA) 和人工神经网络(artificial neural network,ANN)算法。遗传算法模拟人类或生物的遗传 - 进化机制,人工神经网络则是模拟人类或动物大脑中神经细胞的活动方式。为了得到相同智能效果,两种方式通常都可使用。编程者要为每一角色设计一个智能系统(一个模块)来进行控制,这个智能系统(模块)开始什么也不懂,就像初生婴儿那样,但它能够学习,能渐渐地适应环境,应付各种复杂情况。这种系统开始也常犯错误,但它能吸取

教训,下一次运行时就可能改正,至少不会永远错下去,用不到发布新版本或打补丁。利用这种方法来实现人工智能,要求编程者具有生物学的思考方法,入门难度大一点。但一旦入了门,就可得到广泛应用。由于这种方法编程时无须对角色的活动规律做详细规定,应用于复杂问题,通常会比前一种方法更省力。

三、分子病理检查及临床应用

分子病理学是指应用分子生物学技术,从基因水平上检测细胞和组织的分子遗传学变化,以协助病理诊断和分型、指导靶向治疗、预测治疗反应及判断预后的一种病理诊断技术,是分子生物学、分子遗传学和表观遗传学的理论在临床病理中的应用。分子病理诊断又称分子病理检查、分子病理检测、分子病理技术,称谓比较混乱。

(一) 聚合酶链反应扩增技术及应用

聚合酶链式反应简称 PCR(polymerase chain reaction)(又称:多聚酶链式反应)是一种用于放大扩增特定的 DNA 片段的分子生物学技术,它可看作是生物体外的特殊 DNA 复制。目前扩展成多种 PCR 技术,最常用的是逆转录 PCR 和实时定量 PCR。逆转录 PCR(reverse transcription PCR,RT-PCR)是聚合酶链式反应(PCR)的一种广泛应用的变形。在 RT-PCR 中,一条 RNA 链被逆转录成为互补 DNA,再以此为模板通过 PCR 进行 DNA 扩增,只能定性分析。实时定量 PCR(real time quantitative PCR)又叫 qPCR(quantitative real time PCR)是 PCR 过程中每个循环都有数据的实时记录,因此可以对起始模板数量进行精确的分析。RT-qPCR 就是结合了荧光定量技术的反转录 PCR,先从 RNA 反转录得到 cDNA(RT),然后再用 real-time PCR 进行定量分析(qPCR)。所以,实时荧光定量 PCR,它不仅可以用 cDNA 作为模板,也可以用基因组 DNA 等作为模板。

1. 操作方法

(1) 常规 PCR

PCR 反应的关键环节有:①模板核酸的制备;②引物的质量与特异性;③酶的质量及溴乙锭的使用;④ PCR 循环条件。寻找原因亦应针对上述环节进行分析研究。

1) 模板核酸的制备:PCR 的模板可以是 DNA,也可以是 RNA。模板的取材主要依据 PCR 的扩增对象,可以是病原体标本如病毒、细菌、真菌等,也可以是病理生理标本如细胞、血液、羊水细胞等。标本处理的基本要求是除去杂质,并部分纯化标本中的核酸。多数样品需要经过 SDS 和蛋白酶 K 处理。难以破碎的细菌,可用溶菌酶加 EDTA 处理。所得到的粗制 DNA,经酚、氯仿抽提纯化,再用乙醇沉淀后用作 PCR 反应模板。

2) 反应体系:标准的 PCR 反应体系:$10\times$ 扩增缓冲液 $10\mu l$;4 种 dNTP 混合物各 $200\mu mol/L$;引物各 $10\sim100pmol$,模板 DNA $0.1\sim2\mu g$;Taq DNA 聚合酶 2.5U;$Mg^{2+}1.5mmol/L$ 加双或三蒸水至 $100\mu l$。

引物是 PCR 特异性反应的关键,PCR 产物的特异性取决于引物与模板 DNA 互补的程度。理论上,只要知道任何一段模板 DNA 序列,就能按其设计互补的寡核苷酸链作引物,利用 PCR 就可将模板 DNA 在体外大量扩增。

设计引物应遵循以下原则:引物长度以 $15\sim30bp$ 为宜,常用为 20bp 左右;引物扩增跨度以 $200\sim500bp$ 为宜,特定条件下可扩增长至 10kb 的片段;引物碱基 G+C 含量以 $40\%\sim60\%$ 为宜,G+C 太少扩增效果不佳,G+C 过多易出现非特异条带,ATGC 最好随机分布,避免 5 个以上的嘌呤或嘧啶核苷酸的成串排列;避免引物内部出现二级结构,避免两条引物间互补,特别是 3′ 端的互补,否则会形成引物二聚体,产生非特异的扩增条带;引物 3′ 端的碱基,特别是最末及倒数第二个碱基,应严格要求配对,以避免因末端碱基不配对而导致 PCR 失败;引物中有或能加上合适的酶切位点,被扩增的靶序列最好有适宜的酶切位点,这对酶切分析或分子克隆很有好处;引物具有特异性,应与核酸序列数据库的其他序列无明显同源性。

引物量：每条引物的浓度0.1~1μmol或10~100pmol，以最低引物量产生所需要的结果为好，引物浓度偏高会引起错配和非特异性扩增，且可增加引物之间形成二聚体的机会。

3）反应过程：PCR由变性—退火—延伸三个基本反应步骤构成。①模板DNA的变性，模板DNA经加热至93℃左右一定时间后，使模板DNA双链或经PCR扩增形成的双链DNA解离，使之成为单链，以便它与引物结合，为下轮反应做准备；②模板DNA与引物的退火（复性），模板DNA经加热变性成单链后，温度降至55℃左右，引物与模板DNA单链的互补序列配对结合；③引物的延伸，DNA模板-引物结合物在72℃、DNA聚合酶（如TaqDNA聚合酶）的作用下，以dNTP为反应原料，靶序列为模板，按碱基互补配对与半保留复制原理，合成一条新的与模板DNA链互补的半保留复制链，重复循环变性—退火—延伸三过程就可获得更多的"半保留复制链"，而且这种新链又可成为下次循环的模板。每完成一个循环需2~4分钟，2~3小时就能将待扩目的基因扩增放大几百万倍。

4）扩增产物分析：一般用电泳分析，不一定要用同位素，现多选荧光或酶显色体系。

（2）定量PCR

定量PCR技术（严格意义的定量PCR技术）是指用外标法（荧光杂交探针保证特异性）通过监测PCR过程（监测扩增效率）达到精确定量起始模板数的目的，同时以内对照有效排除假阴性结果（扩增效率为零）。

PCR过程的监测有多种检测模式。最常用的有三种检测模式：

1）R Green I检测模式：温度循环为94℃—55℃—72℃三步法，只有引物，无探针，荧光染料镶嵌在双股螺旋链中间。通过对特定方向的强荧光检测获得信号，这种试剂检测模式易产生非特异信号，且本底光较大。

2）解探针模式（Taqman）hydrolysis probe：温度循环为94℃—60℃二步法，不仅有引物，还有另外一个特异针对扩增模板的探针在引物对之间。在探针相邻两个碱基上分别结合两个荧光染料，一个染料接受激发光得到的能量传给了第二个染料，接受能量的第二个染料通过发射特征光子回到稳定态。当Taq酶在60℃延伸扩增链时，遇到探针，利用Taq酶5′—3′外切酶活性将探针水解成单个碱基，单个碱基之间距离较远，第一个染料的能量无法传给第二个染料，只好通过发射特征光子回到稳定态，通过对溶液中第一个染料的荧光检测获得信号。这种试剂检测模式增加了检测信号的特异性，但是由于利用了Taq酶5′—3′外切酶活性，一般试剂厂家只给Taq酶的聚合酶活性定标，没有同时给Taq酶5′—3′外切酶活性定标，不同批号试剂之间会给定量带来差异。另外对探针的熔点温度（Tm）仅要求其高于60℃，这就使不同试剂盒之间的特异性参差不齐，而且无法做质控检测。

3）杂交探针（hybridization probe）模式：温度循环为94℃—55℃—72℃三步法，有引物，二个特异针对扩增模板相邻的探针在引物对之间，在一个探针3′碱基上结合一个荧光染料，在另一个探针5′碱基上结合第二个荧光染料。在55℃时，两个探针都刚好接合在模板上，第一个染料接受激发光得到的能量传给了第二个染料，接受能量的第二个染料通过发射特征光子回到稳定态，通过对结合在扩增模板上双探针中第二个染料的荧光检测获得信号。这种试剂检测模式中荧光信号与特定杂交温度相关，探针的浓度始终保持不变，因此可以在扩增后检测熔解曲线作为信号的特异性质控。另外这种试剂检测模式可以用于点突变检测。

RT-qPCR是由三个步骤组成。①反转录：依赖反转录酶将RNA反转录成cDNA；②扩增：用PCR的方法扩增cDNA；③检测：实时检测和定量扩增的产物。

（3）荧光原位杂交技术

荧光原位杂交（fluorescence in situ hybridization，FISH）技术是在已有的放射性原位杂交技术的基础上发展起来的一种非放射性DNA分子原位杂交技术。已广泛应用于染色体的鉴定、基因定位和异常染色体检测等领域。基本原理是荧光标记的核酸探针在变性后与已变性的靶核酸在退火温度下复性；通过荧光显微镜观察荧光信号可在不改变被分析对象（即维持其原位）的前提下对靶核酸进行分析。DNA荧光标记探针是其中最常用的一类核酸探针。利用此探针可对组织、细胞或染色体中的

DNA 进行染色体及基因水平的分析。荧光标记探针不对环境构成污染,灵敏度能得到保障,可进行多色观察分析,因而可同时使用多个探针,缩短因单个探针分开使用导致的周期过程和技术障碍。

2. 临床应用

用于治疗感染性疾病,肿瘤及遗传病的诊断

(1)感染性疾病

PCR 在医学检验学中最有价值的应用领域就是对感染性疾病的诊断。理论上,只要样本有一个病原体存在,PCR 就可以检测到。一般实验室也能检出 10~100 基因拷贝,而目前病原体抗原检测方法一般需要 $10^{5\sim7}$ 个病原体才可检测到。PCR 对病原体的检测解决了免疫学检测的“窗口期”问题,可判断疾病是否处于隐性或亚临床状态。

定量 PCR 研究资料已表明,病原体数量与感染性疾病病情的轻重程度、传染性及治疗效果均有相关性。许多研究表明,人类免疫缺陷病毒(HIV)感染后,潜伏期长短和临床症状轻重与血液中的病毒量显著相关;也有研究表明,HIV 病毒载量低于一定值时,没有传染性。

在乙型肝炎病毒、丙型肝炎病毒定量研究中发现,病毒的数量与某些药物的疗效相关。例如,干扰素治疗对肝炎病毒高拷贝者不敏感,低拷贝者敏感;而有些药物则具有显著降低病毒高拷贝的作用。

(2)肿瘤诊断

1)白血病及淋巴瘤:几乎所有慢性骨髓性白血病患者都可检测到原癌基因易位导致的 *BCR/ABL* 融合基因形成,定量 PCR 技术可通过检测 *BCR/ABL* 融合基因的表达确定微量残余恶性细胞存在的数量,以此作为治疗效果和估计复发的危险性的依据。

2)癌基因的表达增加和突变:在许多肿瘤早期和良性的阶段就可出现。PCR 技术不但能有效地检测基因的突变,而且能准确检测癌基因的表达量,可据此进行肿瘤早期诊断、分型、分期和预后判断。

3)致瘤型病毒检测:一些病毒致癌作用也与病毒载量有关,EB 病毒载量的 FQ-PCR 检测结果已被用于鼻咽癌早期发现和随访。

(3)遗传病

用 Q-PCR 检测各种珠蛋白基因表达差异,是地中海贫血诊断的有效手段。

3. 临床价值

通过对患者染色体、基因的检测进行遗传病筛查和诊断,并可对家族遗传病的发生进行预测,辅助进行产前遗传性疾病的筛查。采用 PCR 技术检测各型肝炎病毒 DNA 或 RNA,采用荧光定量 PCR 技术检测人类单纯疱疹病毒(HSV)DNA、肺 SARS 病毒 RNA 感染,这些检测已在感染性疾病的诊断及对疗效进行评价方面取得了很好的效果。检测出人体内是否存在肿瘤易感基因或家族聚集性的致癌因素,根据个人情况给出个性化的指导方案。肿瘤易感基因检测特别适合家族中有癌症病例的人群,可以帮助这类人群提前了解自身是否存在肿瘤易感基因。已知的肿瘤易感性基因有 *Rbl*、*WT1*、*APC*、*BRCA1*、*hTERC* 和 *Ras* 等,分别与视网膜母细胞瘤、Wilms 瘤、家族性腺瘤性息肉病(FAP)、乳腺癌、宫颈癌、消化道肿瘤、泌尿系肿瘤、血液肿瘤等相关。

在肿瘤辅助诊断方面,目前在软组织和骨肿瘤、淋巴造血系统肿瘤及肿瘤的分子分型中应用最为成熟。在以滑膜肉瘤和骨外尤因肉瘤/外周原始神经外胚层瘤为代表的一些软组织肿瘤中,存在特异性的染色体易位及其相应的融合性基因,采用荧光原位杂交技术可检测这些具有肿瘤特征的染色体和融合性基因,不仅有助于了解肿瘤的发生和发展机制,而且有助于临床病理的诊断和鉴别诊断。使用 BIOMED-2 引物,以 PCR 技术为基础的基因重排技术在淋巴瘤诊断中已占有非常重要的辅助诊断作用。

(二)印迹杂交法

在基因操作中,把 DNA 或 RNA、蛋白质等在薄膜滤器上先经浸润,固定后,于薄膜滤器上进行杂交,生成杂种分子。为基因操作中最常用的技术。

1. 分类

(1)Southern 杂交:主要用于分析 DNA,也包括正向杂交、反向杂交、斑点杂交。

正向 Southern 杂交是将待测 DNA 固定在纤维膜上,用特异序列 DNA 探针与其杂交,再显影观察。反向 Southern 杂交是将特异序列 DNA 固定在纤维膜上,用待测 DNA 做成探针与其杂交,再显影观察。斑点杂交是指将待测的 DNA 变性后点加在硝酸纤维素膜上,用已标记的探针进行杂交,洗膜(除去未接合的探针),放射自显影,判断是否有杂交及其杂交强度,主要用于基因缺失或拷贝数改变的检测。

Southern 印迹杂交的基本方法是将 DNA 标本用限制性内切酶消化后,经琼脂糖凝胶电泳分离各酶解片段,然后经碱变性,Tris 缓冲液中和和高盐下通过毛吸作用将 DNA 从凝胶中转印至硝酸纤维素膜上、烘干固定后即可用于杂交。凝胶中 DNA 片段的相对位置在 DNA 片段转移到滤膜的过程中继续保持着,附着在滤膜上的 DNA 与标记的探针杂交,利用显影术确立探针互补的每一条 DNA 带的位置,从而可以确定在众多消化产物中含某一特定序列的 DNA 片段的位置和大小。

(2)Northern 杂交:主要用于分析 RNA,包括正向杂交、反向杂交、斑点杂交。正向 Northern 杂交是将待测 RNA 固定在纤维膜上,用特异序列 DNA 探针与其杂交,再显影观察。反向 Northern 杂交是将特异序列 DNA 固定在纤维膜上,用待测 RNA 做成探针与其杂交,再显影观察。主要鉴定基因中特定 mRNA 分子的量与大小。

(3)Western 杂交:主要用于分析蛋白质,利用了抗原抗体特异性结合的原理。分为抗原法、夹心法、竞争法。抗原法是将待测抗原固定在膜上,加特异抗体与其结合、洗膜、显色、观察。夹心法是将一抗固定在膜上,加待测抗原、洗膜、加特异二抗、洗膜、显色、观察。竞争法是分对照和试验两组,对照组将特异抗原固定在膜上,实验组将待测抗原固定在膜上,都加入特异抗体,显色、观察。可用于比较抗原的特异性。

2. 临床应用

印记杂交技术是研究生命信息的基本技术,把相关的 DNA 到 RNA 到蛋白表达全程的分子显现的全套技术。在遗传病诊断、肿瘤研究、DNA 图谱分析及 PCR 产物分析等方面有重要价值。

3. 临床价值

病原体的核酸、mRNA 及蛋白表达的程度与临床进展关系密切,现在临床多采用各种高通量、自动化的仪器进行检测,但基本原理仍以印记杂交为基础。

(三) 芯片技术

芯片技术是一项新兴产业,主要分有基因芯片技术、倒装芯片技术、生物芯片技术、组织芯片技术、蛋白质芯片技术、蛋白芯片技术、DNA 芯片技术、液相芯片技术、芯片封装技术。用于临床主要是基因芯片和蛋白芯片两大类,又叫生物芯片。

1. 分类及方法

基因芯片根据探针类型分为 DNA 芯片和 cDNA 芯片,前者用于检测基因突变,实现肿瘤早期诊断、判断预后及治疗;后者用于检测基因表达,对肿瘤进行发现性分类和预测性分类。基因芯片的测序原理是杂交测序方法,即通过与一组已知序列的核酸探针杂交进行核酸序列测定的方法,在一块基片表面固定了序列已知的靶核苷酸的探针。当溶液中带有荧光标记的核酸序列,与基因芯片上对应位置的核酸探针产生互补匹配时,通过确定荧光强度最强的探针位置,获得一组序列完全互补的探针。

蛋白芯片和组织芯片与基因芯片不同的是杂交采用免疫组化的原理,余下大同小异。蛋白质芯片不仅仅局限于蛋白质检测,还可以用于蛋白质识别,特异位点研究、药物筛选,以至蛋白纯化等。根据用途,进行蛋白质芯片的设计。

(1)样品的准备及杂交检测:目前,由于灵敏度所限,多数方法需要在标记和分析前对样品进行适当程序的扩增。显色和分析测定方法主要为荧光法,其重复性较好,不足的是灵敏度仍较低。目前正在发展的方法有质谱法、化学发光法、光导纤维法等。以荧光法为例,当前主要的检测手段是激光共聚焦显微扫描技术,可对高密度探针阵列每个位点的荧光强度进行定量分析。因为探针与样品完全正常配对时所产生的荧光信号强度是具有单个或两个错配碱基探针的 5~35 倍,所以对荧光信号强度精确测定是实现检测特异性的基础。但荧光法存在的问题是,只要标记的样品结合到探针阵列上后就会发出阳性信号,这种结合是否为正常配对,或正常配对与错配兼而有之,该方法本身并不能提供足够的信息进行分辨。

(2)基本步骤:芯片技术主要包括四个基本步骤:芯片方阵的构建、样品的制备、生物分子反应和信号的检测。

1)芯片制备:先将玻璃片或硅片进行表面处理,然后使 DNA 片段或蛋白质分子按顺序排列在芯片上。

2)样品制备:生物样品往往是非常复杂的生物分子混合体,除少数特殊样品外,一般不能直接与芯片反应。可将样品进行生物处理,获取其中的蛋白质或 DNA、RNA,并且加以标记,以提高检测的灵敏度。

3)生物分子反应:芯片上的生物分子之间的反应是芯片检测的关键一步。通过选择合适的反应条件使生物分子间反应处于最佳状况中,减少生物分子之间的错配比率。

4)芯片信号检测:常用的芯片信号检测方法是将芯片置入芯片扫描仪中,通过扫描以获得有关生物信息。

2. 临床应用

(1)可用于核酸突变的检测及基因组多态性的分析:如对人 *BRCA1* 基因外显子 11、*CFTR* 基因、β- 地中海贫血、酵母突变菌株间、HIV-1 逆转录酶及蛋白酶基因(与 Sanger 测序结果一致性达到 98%)等的突变检测,对人类基因组单核苷酸多态性的鉴定、作图和分型,人线粒体 16.6kb 基因组多态性的研究等。将生物传感器与芯片技术相结合,通过改变探针阵列区域的电场强度已经证明可以检测到基因(*ras* 等)的单碱基突变。

(2)疾病诊断和治疗:产前遗传性疾病检查,抽取少许羊水就可以检测出胎儿是否患有遗传性疾病,同时鉴别的疾病可以达到数十种甚至数百种。病原微生物感染诊断应用基因芯片技术,医生在短时间内就能知道患者是哪种病原微生物感染,而且能测定病原体是否产生耐药性、对哪种抗生素产生耐药性、对哪种抗生素敏感等。其他如心血管疾病、神经系统疾病、内分泌系统疾病、免疫性疾病、代谢性疾病等,若采用了基因芯片技术,其早期诊断率将大大提高,而误诊率会大大降低,同时有利于医生综合地了解各个系统的疾病状况。

(3)药物筛选和新药开发:由于所有药物(或兽药)都是直接或间接地通过修饰、改变人类(或相关动物)基因的表达及表达产物的功能而生效,而芯片技术具有高通量、大规模、平行性地分析基因表达或蛋白质状况(蛋白质芯片)的能力,在药物筛选方面具有巨大的优势。用芯片作大规模的筛选研究可以省略大量的动物试验甚至临床,缩短药物筛选所用时间,提高效率,降低风险。通过使用基因芯片筛选药物具有的巨大优势决定它将成为本世纪药物研究的趋势。

(4)基因发现:如 *HME* 基因和黑色素瘤生长刺激因子就是通过基因芯片技术发现的。

(5)DNA 测序:人类基因组计划的实施促进了更高效率的、能够自动化操作的测序方法的发展,芯片技术中杂交测序技术及邻堆杂交技术即是一种新的高效快速测序方法。

3. 临床价值

芯片技术可用于快速、原位的蛋白质医学诊断、药物筛选和蛋白质功能分析。生物芯片的临床应用能够使医务人员在短时间内掌握大量的疾病诊断信息,找到正确的治疗措施。除此之外,基因芯片在新药的筛选、临床用药的指导等方面,也有重要作用。蛋白芯片仅需微量生理或生物采样,即可以同时检测、识别和纯化不同的生物分子和研究分子间的相互作用。无须预处理和样品标记,可以直接测量像血浆、尿、唾液、淋巴液和细胞裂解液等生理样品。它的高空间分辨率和高通量的特点,可以同时完成多元分析物或多样本的重复性分析,具有快速和高复现的特点。

(四) DNA 测序技术

DNA 测序(DNA sequencing,或译 DNA 定序)是指分析特定 DNA 片段的碱基序列,也就是腺嘌呤(A)、胸腺嘧啶(T)、胞嘧啶(C)与鸟嘌呤的(G)排列方式。RNA 测序则通常将 RNA 提取后,反转录为 DNA 后使用 DNA 测序的方法进行测序。目前用于测序的技术主要有 Sanger 等(1977)发明的双脱氧链末端终止法和 Maxam 和 Gilbert(1977)发明的化学降解法。这两种方法在原理上差异很大,但都是根据核酸在某一固定的点开始,随机在某一个特定的碱基处终止,产生 A、T、C、G 四组不同长度的一系列核苷酸,然后在尿素变性的 PAGE 胶上电泳进行检测,从而获得 DNA 序列。

1. 分类及方法

DNA 测序技术已广泛应用于基因组研究。根据研究目的不同和工作原理,测序技术目前有以下分类。

第 1 代测序技术。主要采用 Sanger 法,其原理就是根据核酸在某一固定的点开始,随机在某一个特定的碱基处终止,产生 A、T、C、G 4 组不同长度的一系列核苷酸,然后在尿素变性的 PAGE 胶上电泳进行检测,从而获得 DNA 序列。直接测序法是基因突变检测的"金标准",其优点是结果准确,重复性好,可检测整个测序范围内已知和未知突变点;缺点是步骤多,耗时长,灵敏度低,过程不易控制,在检测已知突变位点方面将逐渐被荧光定量 PCR 法替代。

第 2 代测序技术。主要采用循环阵列合成测序法,又叫焦磷酸测序技术,是一种新型的酶联级联测序。适于对已知的短序列进行测序分析,其可重复性和精确性能与 Sanger DNA 测序法相媲美,而速度却大幅提高。其原理是引物与模板 DNA 退火后,在 DNA 聚合酶、ATP 硫酸化酶、荧光素酶和三磷酸腺苷双磷酸酶 4 种酶的协同作用下,将引物上每一个 dNTP 的聚合与一次荧光信号的释放耦联起来,通过检测荧光的释放和强度,达到实时测定 DNA 序列的目的。焦磷酸测序具备同时对大量样品进行测序分析的能力,具有高通量、低成本、适时、快速、直观等优点。

第 3 代测序技术。又叫直接测序,是将基因组 DNA 随机切割成大约 100kb 左右的片段,制成单链并与六寡聚核苷酸探针杂交。然后驱动结合了探针的基因组文库片段通过可寻址的纳米孔阵列。通过每个孔的离子电流均可独立测量。追踪电流的变化确定探针杂交在每个基因组片段上的精确位置。利用基因组片段上杂交探针的重叠区域将基因组片段文库排列起来,建立一组完整的基因组探针。

Sanger 测序法相比新一代测序法而言具有极大的"间隔尺寸(granularity)",既能用于大型项目也能用于小型项目。虽然与传统测序仪相比,新一代测序仪在某些方面很明显地处于劣势,比如在测序长度和准确率方面,但即便如此,在处理大规模的测序项目时大家还是倾向于选择新一代测序仪。

2. 临床应用

(1)小 RNA 测序:对于包括 miRNA(微 RNA)在内的小 RNA 的研究是近年的热点。二代测序在 miRNA 的作用研究之中占据了一席之地。

(2)环境基因组学和感染性疾病研究领域:能够用于从 DNA 混合样品中发现未知微生物并对其进行分类。有三名患者在接受了同一名澳大利亚器官捐赠者的器官后,不明原因死亡,通过提取这三名死者身上非人类 DNA 样品进行测序,结果获得了 144 000 条序列。分析后发现,这些序列分别属于一种沙粒病毒科(arenaviridae)家族病毒的 14 个不同基因。

(3)基因组结构研究领域:研究发现,在人类基因组当中存在的结构变异远远超过了人们的预计,其中有很多变异都会造成非常重要的表型改变。这项对诺贝尔奖得主 James Watson 基因组进行测序的项目和其他相关研究,一起使得"人类基因多样性(human genetic variation)"这一科学命题成为了《科学》(*Science*)杂志的年度重大科技突破。

(4)基因表达谱研究:在肿瘤预后评估方面起着巨大的推动作用,如乳腺癌 21 基因检测预测早期乳腺癌复发风险及化疗获益情况。另外,诸如外周血循环肿瘤细胞的检测与肿瘤的复发与转移等技术也逐步在国内获得应用。

(5)用于处理新一代测序技术数据的软件和标准:各种新一代测序仪的飞速发展面临着一个极其重要的问题,那就是生物信息学问题,这些问题包括序列质量评分(sequence quality scoring)问题、序列比对问题、序列组装问题、数据发布问题等。

3. 临床价值

测序技术的发展使得对基因组检测的费用明显降低,使临床常规检测变成可能,为了解疾病的分子水平变化,提供了好的方法。

通过 DNA 直接测序可指导肿瘤靶向治疗、内分泌治疗和肿瘤个体化化疗。目前应用最为广泛的,如乳腺癌、胃癌 *HER-2* 基因的扩增与化疗方案的选择,*EGFR* 基因突变与肺癌靶向性酪氨酸激酶抑制剂(如吉非替尼、厄洛替尼)治疗,*EML4-ALK* 基因融合、*ROS1* 基因重排、*MET* 基因扩增与克唑替尼治疗,*K-ras* 基因突变检测筛选适合 EGFR 抑制剂治疗的患者,*C-kit*、*PDGFRA* 基因型预测伊马替尼治疗的反应,*Top2A* 基因异常与化疗疗效,焦磷酸测序检测 *MGMT* 基因启动子区甲基化预测胶质瘤中替莫唑胺的疗效等。

四、质谱技术

质谱(mass spectrometry,MS)是一种测量离子质荷比(质量-电荷比)的分析方法,其基本原理是使试样中各组分在离子源中发生电离,生成不同荷质比的带电荷的离子,经加速电场的作用,形成离子束,进入质量分析器。在质量分析器中,再利用电场和磁场使发生相反的速度色散,将它们分别聚焦而得到质谱图,从而确定其质量。近年来,质谱技术发展迅速,以其高灵敏度、低检测限、样本用量少、高通量、检测速度快、样本前处理简单的优势显示出巨大的生命力,尤其和气相、高效液相色谱仪的联用极大扩展了质谱技术在病理学检查中的应用范围。

(一) 分类及方法

质谱仪种类非常多,工作原理和应用范围也有很大的不同。从应用角度,质谱仪可以分为有机质谱仪和无机质谱仪两大类。

目前,在病理学检查中涉及的是基质辅助激光解吸电离(matrix-assisted laser desorption ionization,MALDI)质谱分子成像技术,将 MALDI 质谱离子扫描技术与专业图像处理软件结合,直接分析生物组织切片,产生任意指定质荷比(m/z)化合物的二维离子密度图,对组织中化合物的组成、相对丰度及分布情况进行高通量、全面、快速地分析,可通过所获得的潜在的生物标志物的空间分布以及目标组织中候选药物的分布信息,来进行生物标志物的发现和化合物的监控。

1. 质谱成像(MSI)样本获取与制备　样本制备过程是影响质谱成像结果真实性和准确性的关键环节,其处理方法和技术与待测物自身的性质、所处的样本类型和状态密切相关。通常,MSI 技术用于药学研究多以动物、组织、细胞和固体制剂作为分析对象。

2. 质谱成像样本的收集与固定　恰当而迅速地样本收集与固定是维持样本中分子或离子的真实空间分布和丰度的保证。一般常用颈椎脱白、断头、麻醉放血、吸入 CO_2 等方法处死动物以获得整体样本,应注意不同处死方法对特定器官中待测物可能产生的影响。器官等组织样本可由活体组织检查或动物解剖获得。细胞样本可以从培养基中分离。

为避免待测物的移位和降解,样本一经收集应迅速固定。器官等组织样本和整体动物样本最常用的固定方法是快速冷冻。组织样本通常冷冻于液氮或干冰预冷的异戊烷中;整体动物样本则多置于干冰,正己烷浴中。经过快速冷冻的样本,在 −70℃ 以下储存时间 1 年内可以保持相对稳定,获得的 MSI 结果可靠。采用福尔马林固定石蜡包埋保存活检样本时,可通过对样本表面喷涂反应性基质或进行原位酶解来消除福尔马林引起的蛋白质共价交联。快速可控的热处理多用于防止室温下酶因活性恢复而降解待测物,但因热处理可能细微地改变样本的形态结构,因此只适用于脑、肾、移植瘤等细胞排列紧密的组织。采用冷冻固定法可以很好地维持细胞的形态和细胞内可扩散离子的空间分布。为固定细胞,需先采用维持细胞渗透压和酸碱平衡的甲酸铵溶液洗去细胞表面的盐类,然后快速冷冻并进一步冷冻干燥,以除去甲酸铵和水。当使用化学固定法(如戊二醛作为固定剂)时,应注意其可能引起蛋白质共价交联,从而使膜蛋白丧失维持细胞内外离子浓度梯度的功能,不利于可扩散离子的分布研究。

3. **质谱成像样本表面的制备**　组织、整体动物和固体制剂通常需要制成切片。切片前应根据样本性质选择是否需要包埋来维持样本在切片过程中的完整性。对于眼组织等脆弱的组织、整体动物等较大的样本以及不易完整切片的固体制剂常需要作包埋处理,组织样本可用纯水或明胶包埋,整体动物样本和固体制剂可用羧甲基纤维素包埋。切片通常采用冰冻切片机,温度控制在 $-16^{\circ}C \sim -26^{\circ}C$,一般组织密度越大,切片温度越高。切片的厚薄也很重要,切片过薄,容易在转移过程中撕裂;切片过厚,则不利于清洗除去一些对离子信号有干扰的物质且导电性差。

样本转移至质谱靶主要通过融裱法和胶带法,分别是在室温下直接将冷冻组织切片粘到靶上,或用导电双面胶将样本固定在质谱靶上。固体制剂切片和整体动物切片通常使用胶带法转移。样本转移至质谱靶后,需立即对载有样本的质谱靶进行干燥处理以保持样本稳定。常用的干燥方法有冷冻干燥、真空干燥、溶剂脱水干燥和氮气吹干。

4. **质谱成像样本表面的处理**　干燥后的样本一般可直接进行质谱分析,复杂样本中特定待测物的检测常需采用溶剂清洗、表面酶解和化学衍生化等对分析表面进行适当处理。

(二)临床应用

1. **核酸检测的应用**　核酸的分子生物学研究已经成为生命化学、分子生物学及医学领域中最具有活力的研究方向之一。通过现代生物质谱技术,我们不但能够得到寡聚核苷酸的分子质量,而且能够通过相关的技术得到它的序列信息。

2. **小分子生物标志物检测的应用**　主要分析项目有氨基酸、脂肪酸、有机酸及其衍生物、单糖类、前列腺素、甲状腺素、胆汁酸、胆固醇和类固醇、生物胺、脂类、碳水化合物、维生素、微量元素等,其中很多项目的方法比较完善,如激素的检测和利用串联质谱法进行新生儿氨基酸、游离肉毒碱和酰肉碱的筛查系统。2004 年 12 月 24 日,美国食品药品管理局(FDA)还专门制定了"用串联质谱法分析新生儿氨基酸、游离肉毒碱和酰基肉碱筛选检测系统"的指导性文件。生物质谱作为参考方法,在临床检验的量值溯源工作中也发挥着重要作用。由于质谱方法在测量的准确性和可靠性上所具有的巨大优势,很多国际组织或校准品制造商都用质谱法作为参考方法,对一些测定项目的校准品进行定值,如:葡萄糖、尿酸、T_4、肌酐等。

3. **大分子生物标志物检测的应用**　大分子生物标志物按结构可分为蛋白质、糖蛋白和低聚核苷酸。蛋白质是疾病的重要生物标志物,当异常基因产生异常蛋白质后,临床实验室可通过测量代谢物浓度、代谢物组变化、检测疾病相关异常功能蛋白、结构蛋白或蛋白指纹图谱等来提供用于诊断疾病的数据。代谢物组、蛋白质组、基因组分析间的相互作用将是今后几年我们面临的主要挑战与发展机遇。临床检验将通过连续地进行这些分析,先鉴别与疾病有关系的代谢物组,然后通过对蛋白质和 / 或 DNA 的分析验证鉴别结论,再连同其他临床信息和实验室数据,最后确定疾病的严重程度,并制定治疗策略。肿瘤标志物的测定是生物质谱技术在临床检验应用中最为突出和有价值的领域,生物质谱技术最有希望成为肿瘤的早期检测方法。根据生物质谱技术对乳腺癌等 12 种肿瘤的血清及尿液检测结果已证实,其检测灵敏度 82%~99%,诊断特异性为 85%~99%。

4. **微生物鉴定的应用**　通过每种细菌分离物的生物质谱可得到基于每种细菌唯一的肽模式或指纹图谱来鉴别细菌,Hsu 已用串联质谱鉴定了沙门菌。由于蛋白质在细菌体内的含量较高,生物质谱可常用于细菌属、种、株的鉴定;而串联质谱还可针对糖类或脂类的脂肪酸组成进行鉴定;此外,通过对生物样本进行处理后,串联质谱也可从单细菌水平发现和确定病原菌及孢子;对特殊脂质成分的分析则可了解样本中病原菌的活力和潜在感染。

5. 药物分析的应用 质谱在药物分析中的应用包括：合成药物组分分析，天然药物成分分析，肽和蛋白质药物（包括糖蛋白）氨基酸序列分析，药物代谢研究和中药成分分析。在检验医学中应用较多的是治疗药物监测（TDM），以前药物检测主要使用免疫化学技术和高效液相色谱技术。虽然，免疫化学技术简单易行，但是所测定药物种类比较少。高效液相色谱技术测定药物种类虽较多，但定性的可靠性差。然而，液相色谱与质谱（LC.MS）联用技术检测药物准确、快速，几乎可以用于所有药物检测，如抗癌药、免疫抑制剂、抗生素以及心血管药，LC.MS 技术有望成为药物检测的最强有力的工具。

（三）临床价值

在蛋白质组学研究意义重大。是目前对蛋白研究的最可靠方法。

2001 年 Stoeckli 等首次应用质谱成像技术揭示胶质母细胞瘤组织切片的化学空间结构。该研究结果显示，蛋白胸腺素 β4 常出现在肿瘤团块增殖最活跃的部分，而蛋白 S100A4 则出现在肿瘤团块的中心。随后质谱成像技术被证实可直接进行组织分析定位神经胶质瘤，并进行神经胶质瘤的恶性程度分级，证实质谱成像技术在肿瘤研究中的巨大潜能。

Groseclose 等应用质谱成像技术对包含 112 例针吸活检标本的小型肺癌组织芯片进行了研究。首先，由一位病理学家在光镜下对该组织芯片的 H-E 染色切片进行分析划分每一例活检标本的癌区、癌旁区和正常组织区。随后，来自相同活检标本的未经病理标注的组织芯片与病理标注组织芯片的 H-E 染色切片进行匹配比对，划定未经病理标注的组织芯片的癌区、非癌区范围，最后用未经标注的组织芯片进行组织溶解质谱成像。进行质谱成像的组织芯片上，一部分针吸活检组织作为训练组，并用病理学家的诊断对训练组针吸活检组织的质谱信号进行标注，建立分类模型。这个包含 73 个胰蛋白酶肽峰的基于支持矢量机的分类模型对腺癌的识别准确率为 97.9%，对鳞癌的识别准确率为 98.6%。

质谱技术虽然有很多的优点，在近年来很多领域的应用也发展迅速，但其也有自身的瓶颈：如没有某纯物质为内标或特征性的离子碎片，则难以判断该物质是何种物质，无法定性和定量，所以目前还有许多物质无法用质谱检测，尤其是一些大分子的复杂物质；目前质谱技术的自动化程度还相对较差，前处理过程也相对复杂，其对工作人员的技术要求较高；另外仪器昂贵，日常运行费用及维护费用也较高，这些都为 MS 的普及应用带来困难；此外该技术的高敏感性，如 SELDI-TOF-MS 技术筛检蛋白的高敏感性必然带来了检测的假阳性，这也是该技术不容忽视的一个弱点。但相信随着质谱技术的发展成熟，其在临床实验室检查中会有更广泛的应用。

（郭成浩）

第五篇

临床诊断思维

第一章　概　　述

诊断思维（diagnostic thinking）是临床思维（clinical thinking）的重要内容之一。临床思维范围很大，内容很多，各有特点和要求，不应用临床思维来代替诊断思维，也不应用诊断思维来替代临床思维。

诊断思维指的是医师在临床实践过程中，按照规范要求搜集来的各种临床资料，包括病史、体征、各种辅助检查等应用逻辑思维方法，结合经验思维或非逻辑思维和循证医学的有关知识进行分析、综合、整理、评价，再经过推理、判断、验证、决策，提出能反映疾病本质，确定疾病名称的一种思维程序。这种思维程序一般不能打乱，更不能缺失。在临床实践过程中，由于病情的变化、治疗的效果、各种检查结果的变化，甚至病史的补充等，这种诊断思维程序不是一次就能完成的，常常需要反复多次思维才能获得正确、规范、完善的诊断，这是医师临床综合能力的核心内容之一。临床思维能力是反映医师临床医疗水平和学术水平的重要标志。它需要执业终生训练才能逐步提高。临床诊断思维实际上也是一种决策思维，与其他临床思维密切相关，无法截然分开，它们相互交叉、相互渗透、相互影响、相互支撑。诊断思维是临床思维的重要内容，只有良好的诊断思维，才有可能正确的诊断疾病；只有正确诊断疾病，才能正确治疗疾病。因此，不断强化临床诊断思维训练是提高医疗水平、提高医疗质量的关键之一。

（潘祥林　王涓冬）

第二章　诊断思维应具备的基本条件

只有在具备一定条件的基础上进行的诊断思维，才有可能是正确的诊断思维。进行诊断思维应该具备的基本条件是如下。

1. **翔实的临床资料**　临床资料不仅要真实、可靠，而且应该全面、客观，不应该忽视，更不能遗漏与疾病有关的任何一个细节与检查。

2. **广博的或足够的医学知识**　不仅需要医学专业知识，也需要其他医学知识。知识面越广，知识层次越高，漏诊和误诊的可能性就越小；诊断依据越充分，诊断正确的可能性就越大。因此，持续学习和持续学习能力不仅医学生需要，也是临床医师综合能力的重要内容。

医学知识是逐渐积累起来的，对于年轻医师来说，尽管医学知识还不够广博，也仍然要坚持临床思维（特别是诊断思维）的训练，绝不可忽视，不可放松。当诊断一个疾病时，应该首先学习并掌握疾病诊断标准和条件、应排除哪些疾病、应与哪些疾病相鉴别等知识，然后再按诊断思维的要求、方法、程序来诊断疾病,日积月累不仅训练了诊断思维,提高了临床思维水平和能力,也让医学知识越来越丰富,越来越渊博。

3. 丰富或一定的临床经验　临床医学是一门实践性很强的学科,因此,临床经验在临床思维过程中具有重要作用。它可以迅速、快捷地为临床思维提供依据和方向,也可以更迅速、更快捷地简化临床思维过程中的某些程序。临床经验也是非逻辑思维过程中常用的形成疾病初步印象的一种方法。因此,临床经验是非常重要的,也是应该重视的。应该把临床经验与临床各种检查技术等方法密切结合起来,把临床经验与临床思维密切地联系起来,才能避免临床经验不足所引起的诊断错误,才能更好地发挥临床经验在临床思维过程中的作用。

4. 科学的思维方法　诊断疾病过程中,应以诊断思维为主导,应用科学的思维方法对临床资料进行分析、综合、归纳、评价、推理、判断,要全面、客观、实事求是。要避免主观臆断,对于重要的临床资料要反复核实,对有疑问的检查结果应多次复查,对某些疾病现象的解释不可牵强附会,对各种临床资料的取舍不可随心所欲。诊断疾病的程序应按照先分析、推理,然后作出判断。那些先有诊断后再思维,或是有了诊断不再思维的现象都是不正确的。

5. 具有一定的循证医学的知识　这对于恰当地分析综合临床资料、合理地整理评价资料、正确地诊断疾病、提高诊断水平、更好地运用医学知识和临床经验,具有重要作用。

(潘祥林　王涓冬)

第三章　诊断思维常用的几种方法

诊断思维方法很多,思维过程千变万化。思维方法之间相互交叉、相互渗透、相互影响,不可能截然分开。现就诊断思维常用的几种方法作粗浅、简单的介绍,临床应用应注意融会贯通,不可局限于一种方法。

1. 逻辑思维　这是临床常用的一种思维方法,对于获取的临床资料进行常规的分析、综合、归纳、评价、推理、判断,这种诊断疾病的方法也称为推理诊断法。在运用这种思维方法时,一定要避免只注意某一阶段的病情,而忽略疾病的全过程;只注意了某种检查结果,而忽视了其他临床资料;只注意了患者局部情况,而忽视了全身状态。目前,诊断疾病的技术方法越来越多,越来越先进,为疾病诊断提供了许多可靠的资料和依据,然而值得提出的是,这些检查技术和方法极大地冲击了临床诊断思维程序。因此在临床诊断疾病时出现了思维倒转、思维缺乏、单纯依靠检查来诊断疾病的现象。这是一个值得注意的问题。

2. 非逻辑思维　这是有一定的或是有丰富临床经验的医师经常应用的一种思维方法,非逻辑思维常用的思维方法是直觉和形象思维。一个有丰富临床经验的医师,看到患者的面容、体位、姿势或步态,或是看到患者影像学检查的图像或心电图检查结果等,尽管没有与患者接触,也立即会想到有某种疾病的可能性,这是医师形象思维和直觉的结果。例如:一个有经验的皮肤科医师看到皮损的特点,就可以提出湿疹、银屑病或是玫瑰糠疹等的诊断;一个有经验的影像科医师根据胸部平片或肺部CT片的特点就可以提出肺炎、肺癌等诊断;一位细胞学家根据骨髓细胞学特点就可以提出急性白血病、骨髓瘤等诊断,这样的例子不胜枚举。一个有丰富临床经验的医师在诊断疾病过程中,有时会在"疑无路"的情况下,提出了"又一村"的意见,这就是临床经验的作用。临床经验也就是经验思维,是非逻辑思维的一种表现形式,也就是说非逻辑思维是临床经验或是经验思维的理论依据。但必须要认识到临床经验或是经验思维或是非逻辑思维在诊断疾病中有一定的局限性和片面性。因此,无论是经验思维还是非逻辑思维方法提出来的诊断,不能停留在非逻辑思维阶段,应尽快地进入逻辑思维程序,寻找更多的诊断或否定诊断的依据,使疾病的诊断达到正确、规范、完善的要求。

3. **辩证思维**　这种思维方法常用于评价和比较各种临床资料,包括各种检查技术、方法以及诊断实验结果等在诊断疾病中的作用和意义具有重要作用;在评价和比较各种临床资料之间,包括各种检查技术、方法、实验结果之间以及各种检查结果与其他临床资料之间的关系具有重要作用。这对于正确诊断和处理疾病过程中整体与局部、全面与片面、一般与重点、必然与偶然、现象与本质等关系具有重要作用。

临床诊断思维过程中,逻辑思维、非逻辑思维与辩证思维是无法绝对分开的,而是相互影响、相互交叉、相互提示,这样才能形成科学的思维方法。

(潘祥林　王涓冬)

第四章　诊断思维应注意的几个问题

1. **应该亲自了解或核实临床第一手资料**　临床资料是临床思维,特别是诊断思维的重要基础,它直接影响思维的方向、思维的重点和思维的方法等。医师的医学知识、临床经验、思维与批判思维能力和水平各不相同,各有特点,因此,对疾病现象的认识也不尽相同,有时差异甚大。了解或核实临床资料,特别是第一手资料,对临床思维特别是诊断思维是非常重要的,是需要认真注意的问题之一。

2. **临床思维,特别是诊断思维的关键是通过临床现象抓住疾病的本质**　疾病的本质是通过临床现象表现出来的,应该重视临床现象,不能放过任何一个与疾病有关的现象。通过分析、综合、推理、判断来抓住疾病的本质,为临床决策提出依据。单纯用症状或体征作出诊断,头痛医头、脚痛医脚的治疗现象都是未能抓住疾病本质的表现。

3. **对患者要有整体观点**　疾病尽管发生在局部,但它会对其他组织器官产生影响,它会对整个机体产生影响,甚至于它对患者的精神心理状态产生很大影响。因此,作为一个医师来说,一定要避免见病不见人、见木不见林、治病不治人的不良现象。

值得注意的是,临床医学专业目前存在的分科过早、过细的现象,导致医师对本专业知识、本专业的疾病了解很多,而对其他专业知识了解较少。可能会发生本专业的疾病对其他系统的影响或者是其他专业的疾病对本专业的影响认识不足,或者是只能从本专业学科来考虑问题的现象,这就有可能产生只见局部、不见整体的现象。因此,应该强调对患者要有整体观点。

4. **对疾病应该有动态变化的观点**　疾病是一个过程,是致病因素与机体相互作用的结果。疾病一旦发生,它不会静止,它会不断发生变化和演变。患者就诊时,医师所观察到的现象,只是疾病过程的一个断面,患者的疾病表现可能不全面、不充分或是由于治疗干预等原因,使疾病表现发生了变化。因此,在临床思维过程中,医师应该用动态变化的观点来对待病情,要严密观察病情,及时发现病情变化,确定疾病演变发展方向,给予恰当的治疗干预,临床病情观察能力是医师重要的临床综合能力之一。

5. **对临床资料应该分出主次**　只有这样的临床思维,特别是诊断思维才能抓住重点,才能把握主要思维方向。

通常情况下,主要临床资料和次要临床资料是容易分辨清楚的。当多种疾病伴发、病情复杂或疑难病例时,临床资料的主次就不太容易分清,这时临床思维常常抓不住重点,临床思维方向也常常抓不住头绪,这种现象的出现也常常与医学知识不够、临床经验不足有关。需要持续学习、查阅文献资料、反复训练、积累经验才能逐渐提高分清主次的能力。

6. 要正确认识疾病的不典型表现　疾病过程中发现的不典型表现,常常是由于知识不够、经验不足、见识不多所致。有时疾病过程中也会出现一些少见或罕见的表现,也可能这些不典型表现是某些少见病的特点。要正确对待这些不典型表现。当在一种疾病过程中发现了一些不典型表现时应想到:①有无其他疾病的可能性;②有无伴发病同时存在;③这些不典型表现丰富了对疾病的认识,积累了经验;④查阅文献资料。在临床思维过程中,应重视不典型的临床表现,不能将其放在一旁,置之不理。

7. 要注意疾病过程中偶然现象的发生　一些偶然现象的出现常常是疾病并发症发生的表现。实际上这种偶然性是疾病过程发展演变的必然结果。临床资料不充分、检查不全面、病情观察不严密、临床思维不完善,以及知识不足、经验不够或是少见病等原因,均可导致对突然发生的偶然现象估计不足、预料不到。医师应该认真对待每一个患者、每一种疾病、每一个病情变化等,防止、避免、减少这种始料未及的偶然现象的发生和出现。

(潘祥林　王涓冬)

第五章　循证医学在诊断学中的应用

第一节　循证医学对诊断学的作用与价值

循证医学(evidence-based medicine,EBM)是一门关于如何依据证据进行医学实践的学问,其应用范围正扩大到医疗卫生的各个领域。循证医学的实践过程包括 5 个步骤:提出问题、查询证据、评价证据、应用证据及后续评价。而诊断学是一门综合性的临床医学专业学科,其重要性毋庸置疑。如何根据当代医学发展的潮流适时引入 EBM 的概念、思维和方法,灵活、有效地运用到诊断学教学实践中去,是值得探讨的课题。

一、循证医学的基本概念与发展

循证医学本意为"遵循证据的医学"。指的是临床医生面对具体的患者,在收集病史、体检以及必要的实验和有关检查资料的基础上,应用自己的理论知识与临床能力,分析与找出患者的主要临床问题(病因、诊断、治疗、预后以及康复等)并进一步检索、评价当前最新的相关研究成果,取得最佳证据,结合患者的实际临床问题与临床医疗的具体环境做出科学、适用的诊断决策,在患者的配合下付诸实践,最后分析与评价效果。其思想核心就是任何医疗决策的制定应遵循和应用科学证据,用科学的证据来指导临床实践。在具体的疾病诊断和治疗过程中,应将个人的专业知识与现有的最好研究证据、患者的选择结合起来进行综合考虑,为每个病员做出最佳的医疗决策。而传统医学模式则主要根据医师的经验积累和个人对疾病的理解与直觉进行医疗决策。循证医学的发展,推动着传统经验医学模式向循证医学模式转变,同时,也对医学教育提出了新的要求。

循证医学观念的出现,提醒了当代临床医务工作者在重视个人经验同时,强调采用新近取得的最佳临床科学研究证据,在此基础上做出科学的医疗方案,为患者提供有效而合理的建议,尽可能避免决策过程中的随意性。这样,让医疗工作者的诊疗操作更显得有理可依,有据可循,这既是医疗工作者的保护伞,也是对病患的责任与使命感。

循证医学实施过程中有"三原则"与"五步骤"。其有三个原则:①要从患者的利益出发,这也是进行治疗的最终体现;②循证医学时要利用现今最有利的证据作为制定方案的依据;③临床医生的技术和知识是治疗的最重要的保证。具体包括5个步骤:①提出明确的临床问题;②系统检索相关文献,全面收集证据;③严格评价文献质量,找出当前最佳证据;④应用最佳证据,指导临床实践;⑤后效评价循证实践及其结果。

早在清朝乾隆年间,就有考证古代医术的做法,可以说是循证医学思想的萌芽。循证医学的哲学根源产生于19世纪中期的巴黎,以Pierre Louis为代表的医生们反对当时流行的依据中世纪古典理论做出医疗决策的做法。Louis在放血疗法的研究中率先将统计学分析引入临床试验。

1948年,英国医学杂志发表了链霉素治疗肺结核的随机对照试验,由此掀起了临床研究的热潮。20世纪70年代,欧美国家开始大样本多中心随机对照试验。与此同时,日益发展和完善的临床流行病学促进了循证医学的发展和实践。20世纪80年代初期,在Dr.Cochrane提出设想的基础上,以加拿大McMaster大学(麦克马斯特大学)流行病创始人之一、著名内科学家David L.Sackett为首的一批学者率先对年轻住院医生进行了循证医学培训,取得了很好的效果。经反复实践,于1992年该工作组在JAMA等杂志上发表了最初的循证医学总结性文献,标志着循证医学概念和命名的正式形成。

20世纪90年代,Sackett在英国建立了循证医学中心,并提出了广为接受的循证医学定义:"医生严谨、清晰、明智地运用当前最佳证据来为患者进行医疗决策。"此后,伴随循证医学的发展和不断的争议,2000年Sackett在《怎样实践和讲授循证医学》中进一步完善了该定义:循证医学就是综合最佳研究证据,临床医生的临床经验和专业技能,患者的权利、价值和期望,制定适合患者的诊断和治疗措施。

2001年,《纽约时报》将循证医学评价为当年影响世界的80个伟大思想之一,是一场发生在病房里的革命;2006年,《英国医学杂志》(British Medical Journal,BMJ)邀请读者投票评选自1840年创刊以来的医学突破,共收到来自世界各地的投票一万余张。2007年初BMJ公布了结果,循证医学位列第八。

在我国,于1996年在国家卫生部的领导与支持下,正式成立了中国循证医学中心,组织了对全国临床医生及相关专业人员培训,开展了广泛的国际、国内合作,出版了两种全国性的循证医学杂志,并在医学院校开设了循证医学课程。

总之,随着经济社会及医学水平的不断发展,人们对循证医学的认识不断加深,投以的关注度日益增长,循证医学与医学各个领域相结合,产生了循证医疗、循证诊断、循证决策等分支领域,循证医学与临床各专业结合,产生了循证外科、循证内科、循证妇产科、循证儿科、循证护理等分支学科。随着时代的前进步伐,循证医学将日臻完善,为临床医学的现代化做出更大的贡献。

二、循证医学对诊断学的作用与价值

循证医学的发展,促使临床医学从以经验医学为主的传统模式向循证医学为主转变,现代医学已经由传统的生物医学模式向生物 - 心理 - 社会医学模式转变,临床医师在诊断疾病时不再仅凭临床经验去做决定,而是遵循科学的证据。在诊断学中引入循证医学思维具有重要价值。

首先,循证医学思维可以弥补传统诊断学教学模式的不足。当前,我们诊断学教学方式采取的是理论教学加模拟教学。理论教学以老师围绕教材大纲,传授已有知识和共识为目的,重知识传授,轻实践操作能力和综合素质培养。模拟教学由于各方面条件的受限,我们大多数时候只能在模拟人上操作,避开真人操作,存在一定的局限性。诊断学作为基础医学与临床医学之间的桥梁课程,一个诊断的正确与否,关键还在于是否拥有正确的临床思维,循证医学的引入有助于医学生建立正确的临床思维。循证医学的前提是最广泛地收集反映患者实际病情的真实资料,而这第一手资料正是从诊断学所教授的病史采集和查体中获得的。在诊断学中根据循证医学的教学方法,有助于医学生掌握科学的临床决策方法。在以循证为基础的临床教学过程中,从提出问题、搜集证据、到评价与综合分析,都需要医学生发挥主观能动性,查阅文献、搜索网络、文献评价等。每一个临床问题的解决都是对医学生一次很好的锻炼。经过如此反复训练,能使医学生在真正开始医学实践前就掌握解决问题的科学方法,具备了终生学习的能力。这样的教学方式有助于医学生自学能力的培养。

其次,引入循证医学模式有利于充分发挥诊断学在临床医学中的作用,提高临床诊疗水平。循证医学的核心是追踪当前最好的外在研究证据,以回答临床期待解决的疾病诊断问题。循证医学为疾病诊断提供了最可行的证据,例如基于大样本综合分析得出的症状、体征、化验检查在诊断疾病中的统计学地位,即金标准,其强调证据评价。在诊断学的发展出现"循证查体"时,它就会不断地为疾病诊断提供新的可行证据。临床医生所面临的困难是诊断某疾病要如何进行有效的搜索,归纳自己需要使用的最好证据。临床研究新证据不仅可以否定曾经已被接受的临床诊断性试验,也将随时被更强、更准确、更有效和更安全的新证据所取代。因此,诊断学作为医学各科的基础必须适应医学发展的趋势,采用循证医学观点。

最后,循证医学的理念有利于培养临床循证思维和创新思维能力。循证医学核心是在个人临床经验的基础上,如何从日新月异的医学科学发展中获取最新、论证强度最高的证据,并重视这些证据可行性程度的差别,以不断提高临床诊疗水平,其实质是一个新式高效的终身学习的临床医学模式。循证思维是临床思维的基石,它注重知识的系统性、人体的整体观,不断产生问题从而不断激励创新,而创新思维的成果在解决问题的同时又成为新的证据,由此推动临床医学和基础医学向前发展,体现了以问题为中心的思维。这种循证思维教育模式有利于培养临床医生的创新精神、动手能力及综合素质。从临床医学工作的过程中由已知探求未知,从而获得新思想、新观点、新理论的思维活动,同时查询和应用他人从事循证医学的研究结果,合理采用他人制定的循证医学方法等,使医生疾病诊断的知识和技能及时更新。

循证医学在疾病的诊治方面要求提供尽可能多的证据和尽可能多的指标,而诊断学正是研究提供诊断指标的一门科学。因此,诊断学要积极遵循循证医学观点,对疾病的诊断依据从庞杂而质量高低不一的海量文献中去粗取精,最终达到将诊断问题变成提问,然后系统地查找评估,使用最新的研究结果作为临床依据为患者做出科学的诊断并加以治疗,充分发挥诊断学在医学发展中的积极作用。

第二节 从症状到诊断的循证医学指导

一、循证医学指导下的诊断流程

诊断过程

1. **第一步:收集资料** 从病史采集、查体,以及一些初步的实验室检验中收集到的资料,是医师初步的诊断书推理的基础,如果收集到的资料不准确,推理就可能是错误的,因此获得正确的资料的先决条件是良好的询问病史及查体的技能。

2. **第二步:精确表述问题** 此步骤包括建立一个"问题的综合陈述",概括了主要临床问题和其背景的一句简明的陈述。

临床问题是指症状、体征、检验异常或者健康状态,诊断评价为此进行。问题的综合陈述是指集中关注患者最重要的问题,通常即主诉。

背景是指关键点,通常是用于对比诊断或临床特征的对立特征的其中之一;比如,长年的头痛对新发头痛,单侧水肿对双侧水肿,吸烟者对不吸烟者。从病史及查体中得到的关键点能帮助临床医师把鉴别诊断从一个较宽泛的范围缩小到与此患者相关的更有限的范围中。建立一个准确的问题陈述的先决条件是关于特定临床问题的关键点的相关知识。

3. **第三步:建立一个全面的框架式的鉴别诊断**　收集资料;精确表述问题,集中关注在资料收集过程中得到的主诉及用于鉴别的关键点;建立一个全面的框架式鉴别诊断;将鉴别诊断排序;检验你的假设,包括确定验前概率、考虑可能的危害。

4. **第四步:鉴别诊断排序**　并非考虑到的每两个鉴别诊断都有相同的可能性或同等重要。为了有效地选择诊断性检验及治疗,因此有必要选择两个首要假设,一个不可漏诊的必需备择假设,以及其他"可能的备择假设"。此步骤的先决条件是具备关键点、疾病的典型或"教科书"。疾病表现的多样性、哪些疾病危及生命、常见或容易治愈等方面的相关知识。同样,也有必要了解怎样估计验前概率,哪些病史、体征、检查结果是某些疾病特有的并具有诊断意义,也就是说,这些检查结果是此疾病的"指纹"。

5. **第五步:检验假设**　有时根据初步的资料即可明确诊断,继而进行治疗。但大多数时候,你需要另外的资料来证实你的检验假设,也就是说,你需要预约诊断性检查。无论何时你选择一个检查,你都应该了解此检查能多大程度地改变疑诊疾病的可能性。此步骤的先决条件是了解你选择的检验的灵敏度、特异度及似然比,理解如何解释这些检查的特点以及如何通过验前概率和似然比计算验后概率。

6. **第六步:回顾鉴别诊断并重新排序**　切记,除外一个疾病通常是不够的;你必须找出引起患者症状的病因。比如,你可能已排除了胸痛的原因是心肌梗死,但你仍需要判定胸痛是否由胃食管反流或肌肉劳损等引起。当你尚未做出诊断,或有资料与你的初步诊断相矛盾,应该退回到全面的鉴别诊断,将新资料纳入考虑并将鉴别诊断重新排序。未完成此步骤是临床医师诊断错误的最常见原因,也称为"过早终止"。

7. **第七步:检验新的假设**　重复以上步骤直至做出诊断。

二、循证学指导下的诊断实例

一个主诉腹部弥漫性疼痛的实例

1. 主诉和思考

患者:C 先生,22 岁男性,主诉为腹部弥漫性疼痛。

请思考:腹痛的鉴别诊断是什么? 需如何构建鉴别诊断?

2. 构建鉴别诊断

腹痛是美国最常见的入院治疗的原因。诊断范围包括良性疾病如肠易激综合征(irritable bowel syndrome,IBS)到危及生命的疾病如腹主动脉瘤破裂(ruptured abdominal aortic aneurysms,AAAs)。诊断腹痛的第一个关键步骤是鉴别腹痛的部位。鉴别诊断的范围可被缩小到可引起腹部特定部位疼痛的具体情况,疼痛的特征及剧烈程度也是可帮助鉴别诊断排序的关键特征。

病史的其他重要关键点包括使疼痛缓解或加重的因素(如进食),疼痛的放射,疼痛的持续时间,伴随症状(恶心,呕吐,厌食,停止排气排便,黑粪,便血,发热,寒战,体重下降,排便习惯改变,直立性症状或泌尿系症状)等。肺部症状或心脏病史可提示表现为腹痛的肺炎或心肌梗死(myocardial infarction,MI)。对于女性患者,性生活及月经史极为重要。也应问患者有无酒精滥用史。

查体中有几点值得强调。首先,生命体征就是至关重要的。低血压、发热、呼吸急促及心动过速是不可以被忽略掉的关键临床线索。五官查体应注意有无苍白或黄疸。仔细的心脏和肺部查体可提示肺炎或其他引起腹痛的腹部外疾病。

当然,腹部的查体是关键。视诊注意有无腹部膨隆(通常与肠梗阻或腹水相关)。听诊评价需注意是否存在肠鸣音。肠鸣音消失可能提示腹腔内大疾病；高调金属声肠鸣音和蠕动波提示肠梗阻。应该最后进行触诊。在腹部触诊中继续与患者交谈以分散他的注意力是很有用的方法。这使得检查者能更准确地检查出疼痛的部位及最大的压痛程度。临床医师应该最后触诊疼痛区域。应进行直肠检查以及便隐血检查。最后，成年女性应进行盆腔检查，男性患者进行睾丸检查。

C 先生几个小时之前无明显原因出现疼痛。他描述疼痛为中腹部的压迫感，并非十分剧烈，无发热、恶心、呕吐。食欲下降，且腹痛出现后未再排便。否认尿频、排尿困难、血尿等泌尿系症状。既往史无特殊。查体生命体征为体温 37.0℃，呼吸 16 次 /min，血压 110/72mmHg，脉搏 85 次 /min。心脏查体和肺部查体均正常。腹部查体提示腹部平坦，肠鸣音减弱但存在。无反跳痛及肌紧张。虽然有轻度弥漫的压痛，但没有局部的或明显的压痛。无肝肿大。直肠检查无触痛，便检愈创木脂法阴性。

请思考：此时，首要假设是什么，备择假设是什么，是否存在不可漏诊的必需备择假设？如考虑该鉴别诊断，则需行哪些检查以确诊？

3. 鉴别诊断排序

患者的病史未提示特殊的诊断。集中注意与中腹部疼痛相关的疾病。年轻的患者及健康患者出现不能解释的腹痛时均应考虑阑尾炎可能。消化性溃疡疾病（peptic ulcer disease，PUD）及胰腺炎都可能表现为上腹部或中腹部疼痛。表 5-5-1 列举了鉴别诊断。

表 5-5-1　C 先生的诊断假设

诊断假设	临床线索	重要检查
首要假设		
阑尾炎	由脐周围转移向右下腹痛	临床检查 CT 检查
备择假设——最常见		
消化性溃疡	使用非甾体抗炎药 幽门螺杆菌感染 黑粪 空腹痛	上消化道内镜 幽门螺杆菌尿素呼气试验
胰腺炎	酗酒 胆结石	血清脂肪酶
备择假设——不可忽略		
早期肠梗阻	停止排便、排气 恶心、呕吐 腹部手术史	腹部 X 线检查 CT 检查 钡餐灌肠

C 先生诉无非甾体抗炎药（nonsteroidal anti-inflammatory drug，NSAID）服用史，无酒精滥用史。既往无胆结石及腹部手术史。目前患者已排气，无呕吐。

请思考：临床信息是否足够做出诊断如果不能，你还需要哪些信息？

首要假设：阑尾炎。

（1）教科书表述

阑尾炎的典型表现是首先表现为弥漫的腹痛，然后加剧及转移到右下腹部（right lower quadrant，RLQ）的麦氏点（沿髂前上棘向脐方向移 3.75~5cm）。患者通常诉腹胀及厌食。

（2）疾病聚焦

A. 阑尾炎是急腹症的最常见病因之一，终生发病率为 7%。

B. 阑尾炎由阑尾孔口阻塞引起,继而出现黏液积聚,肿胀、缺血、坏死和穿孔。

C. 最初,疼痛的定位不明显。但是,炎症进展最终会累及腹膜壁层,疼痛定位于右下腹。

D. 随着年龄增长穿孔的风险逐渐增加(10~40 岁,风险 10%;60 岁,风险 30%;年龄>75,风险 50%)。

(3)循证诊断

A. 大多数患者的临床表现对于阑尾炎诊断的灵敏度较低,难以排除该诊断。

①某研究得出,22% 阑尾炎患者完全无肌紧张表现,16% 患者完全无反跳痛症状。

②在穿孔性阑尾炎患者中仅 40% 出现发热。

B. 然而,出现这些典型的临床表现(如反跳痛、肌紧张)可增加阑尾炎诊断的似然比(表 5-5-2)。

表 5-5-2　阑尾炎相关临床症状

发现	灵敏度 /%	特异度 /%	LR+	LR−
临床发现				
发热>38.1℃	15~67	85	1	1
呕吐	49	76	2.0	0.7
转移性右下腹痛	54	63	1.5	0.7
右下腹压痛	88	33	1.3	0.4
腹肌紧张(中到重度)	46	92	5.5	0.59
反跳痛(中到重度)	61	82	3.5	0.47
实验室发现				
WBC>7 000mm^3	98	21	1.2	0.1
WBC>11 000mm^3	76	74	2.9	0.3
WBC>17 000mm^3	15	98	7.5	0.9

C. 对于女性患者来说,病史对于鉴别可引起右下腹疼痛的其他疾病相当重要如盆腔炎性疾病(pelvic inflammatory disease,PID),异位妊娠破裂,卵巢扭转,卵巢囊肿破裂。PID 的最重要的临床线索包括以下几点:PID 病史;阴道分泌物;盆腔检查时有宫颈举痛。

D. 耄耋之际的老年(80 岁以上)患者与 60~79 岁患者的症状存在差别:

①在评估病情之前的症状持续时间较长(48h *v.s.* 24h)。

②更少出现右下腹转移痛(29% *v.s.* 49%)。

E. 白细胞

①白细胞极低(<7 000/mm^3)和白细胞极高(>17 000/mm^3)分别会减低或增加阑尾炎的似然比(表 5-5-2)。中度升高的预测价值较低。

②具有剧烈反跳痛或肌紧张的患者即使白细胞低也不能排除阑尾炎;即使白细胞低于 8 000/mm^3,这些患者 80% 可诊断为阑尾炎。

F. 由于邻近的阑尾炎引起的膀胱炎可能会出现尿检异常,提示存在脓尿和血尿。

G. 腹部 X 线平片只可用于检测游离气体或其他疾病的征象如小肠梗阻(small intestine obstruction,SBO)。

H. 当诊断不明确的时候,CT 扫描是准确有用的影像学检查方法。研究表明,在成年人中,CT 比超声有更高的灵敏度。

①CT 扫描灵敏度 94%;特异度 94%;+LR 15.6 ;−LR 0.06。

②超声检查法:灵敏度 83%;特异度 93%;+LR 11.9 ;−LR 0.18。

③某研究显示术前行 CT 扫描的患者仅有 3% 接受了不必要的阑尾切除术,而未行 CT 扫描的患者进行不必要的阑尾切除术的比例达 6%~13%。CT 扫描降低了整体的费用。

④虽然超声检查次于 CT 扫描,孕妇也应选择超声代替 CT。

(4)治疗措施

A. 观察病情变化是必要的。

B. 监测尿量、生命体征。

C. 静脉输注液体治疗。

D. 应用广谱抗生素,覆盖革兰氏阴性菌及厌氧菌。

E. 急诊阑尾切除术

4. 做出诊断

C 先生的症状符合阑尾炎,但尚不能明确诊断。没有相关的特征性病史(如无酒精滥用史,无 NSAID 服用史,无既往手术史)提示胰腺炎、PUD 或肠梗阻等可能的备择诊断。可选择的诊断性检查,包括得到全血细胞分析(CBC)(明显在限定值内),继续观察及复查,外科手术会诊,并行 CT 扫描。因为缺乏证据提示其他考虑的可能诊断,因此你依然认为此患者为早期阑尾炎。选择继观病情变化,行 CBC 及脂肪酶检查,并请外科会诊。

CBC 提示 WBC 8 700/mm^3(中性粒细胞百分比 86%,杆状粒细胞 0),血细胞比容(Hct)44%,脂肪酶正常。外科住院医师评价该患者目前腹痛在右下腹更剧烈。查体提示,患者腹部中度压痛,但仍无反跳痛及肌紧张,外科住院医师同意即使 CBC 正常及无发热,仍不能排除阑尾炎,并建议行腹部 CT 扫描。

右下腹转移痛提示阑尾炎。可能性较小的诊断包括克罗恩回肠炎、憩室炎或结肠癌(在这个年龄阶段可能性均较小),如果患者为女性患者,还需考虑盆腔炎性疾病及卵巢病(异位妊娠破裂、卵巢扭转、卵巢囊肿破裂),CT 扫描提示低密度液体积聚在盲肠的右下方。可见阑尾结石、提示可能为阑尾穿孔或克罗恩病。

5. 病例解决方案

患者的综合症状,尤其是疼痛的转移、定位以及加剧,高度提示阑尾炎诊断。CT 扫描进一步证实该诊断。因此,手术探查是适当的。

患者经历了手术探查,腹腔内可见脓性物质。切除了坏死的阑尾,并灌洗了腹腔。患者接受了广谱抗生素治疗,术后恢复良好。

第三节　诊断学的循证实践

一、诊断试验

1. 诊断试验的定义

诊断试验(diagnostic test)是指应用各种实验技术、医疗仪器及其他手段对患者进行检查,以对疾病做出诊断的试验,即通过应用某一诊断方法或多种诊断方法的综合运用将就诊患者区分为患某病的病人和非病人,并对确诊的病人给予相应的治疗。一项理想的诊断试验应该具有准确可靠、简便迅速、安全无损和成本低廉的特点。诊断试验不仅可用于疾病诊断,也可用于疾病的筛检、预后估计以及治疗和随访的监测。在临床实践中,科学选择合适的诊断试验,合理解释诊断试验的各种结果对提高诊断水平和防治效率具有重要的临床实际意义。

2. 诊断试验研究设计

(1)金标准的确定:评价一项诊断试验通常采用比较分析法,即以一个当前公认最好的、准确性相对最高的、可靠的诊断方法作为比较的标准,即金标准(gold standard),如病理学检查(活检、尸检),手术探查、特殊影像学检查、长期随访获得的确切诊断等,也可应用由专家制定并得到公认的临床诊断标准为金标准。不同的疾病有不同的金标准,如冠状动脉造影术是诊断冠心病的金标准,肿瘤诊断的金标准是病理学检查,胆石症诊断的金标准是外科手术所见。金标准一般应是特异诊断,应用金标准区分临床上的有病人群和无病人群,然后用待评价的诊断试验对这两组人群进行重复测试,并通过比较分析试验结果对诊断试验进行评价。

(2)研究对象的选择:临床诊断试验的研究对象包括用金标准诊断为"有病"的病例组以及"无病"的对照组。但"无病"的患者是指没有患所研究疾病的人,并非完全无病的正常人。病例组和对照组,群的选择应遵循随机化原则,以确保样本的代表性和试验结果对目标人群的可推论性。

病例组应包括临床各型(轻、中、重型)、各期(早、中、晚期)、典型与否以及有或并发症的病例。只有综合选择各型病例进行诊断试验的评价,才能反映其代表性,其结果也能具有广泛的推论性和临床诊断的适用价值。如果所获得的样本量较大,可按照这些病例的特性进行分层分析,以便更精确地说明诊断试验对所研究疾病的诊断意义,提升诊断试验结果的科学价值。

对照组应在年龄、性别及某些重要的生理特征上与病例组均衡可比,不仅包括健康人群,还要包括确实未患所研究的疾病但须与之鉴别的其他疾病患者,即所选择的对照组与病例组具有许多相似的临床表现。特别是选择那些在临床上极易与所研究疾病混淆的病例,有助于了解该诊断试验在鉴别诊断方面的价值。对照组应慎用志愿者,其代表性较差。

(3)样本量的估计:诊断试验的评价通常采用抽样调查,样本量(sample size)适当是抽样调查必须遵循的基本原则。样本量适当是指试验的灵敏度(sensitivity)和特异度(specificity)与被评价总体的灵敏度和特异度的差值小于允许误差的最小样本含量。样本量的估计方法可按照对率作抽样调查时,计算样本量的公式或查相应样本量表的方式进行;用公式计算时,要预先设定诊断试验的灵敏度、特异度、显著性水平 α 及允许误差的大小。当灵敏度和特异度接近 50% 时,可用近似公式计算如下:

$$n = \left(\frac{u_{\alpha/2}}{\delta}\right)^2 (1-p)p$$

式中,n 为样本量;$u_{\alpha/2}$ 为标准正态分布中双侧检验时尾部面积为 α 时所对应的 u 值(如 $u_{0.05/2}=1.960, u_{0.01/2}=2.576$);$\delta$ 为允许误差,多定在 5%~10%;P 为诊断试验预期的灵敏度或特异度。

当预期的灵敏度或特异度小于 20% 或大于 80% 时,资料呈偏态分布,需要对率采用平方根反正弦转换,按如下公式计算:

$$n = \left\{ \frac{57.3 u_{\alpha/2}}{\sin^{-1}\left|\dfrac{\delta}{\sqrt{p(1-p)}}\right|} \right\}^2$$

(4)盲法判定结果:在试验操作的全过程和判定试验结果时,应全部采用盲法,即要求判断试验结果的人预先不知道病例被金标准确定为"有病"或"无病"的情况,以减少人为的主观偏差,从而保证比较结果的真实可靠。在诊断试验的评价中,假设没有采用盲法,研究者有可能自觉或不自觉地对病人和非病人的试验结果做出不同的判断。例如,对同样可疑的结果、对确诊的病人判为阳性,而对非病人更可能判为阴性,这样就会过高估计新试验的结果。

(5)诊断指标与判断标准的确定:为诊断试验选择适宜的观察指标对结果的评价至关重要,这些指标本身的特性影响诊断试验的结果,其不同的判断标准或分界值(cutoff point)也会对诊断试验的结果产生明显的影响,这些值也可称为截断值或界值,即试验结果从阴性变化为阳性的分界点。分界值影响试验的灵敏度和特异度以及预测值,当诊断试验测量值以高于某界值才能认定为阳性时,随着分界值的增大,灵敏度降低,而特异度则相应增加;反之亦然。在临床诊断试验判断界值的选择中应综合考虑医学、伦理学、心理学和经费等问题对结果的影响,使诊断试验结果的假阳性、假阴性水平在可接受范围。

通常诊断试验的观察指标有客观指标、主观指标以及介于两者之间的半客观指标。在这三类指标中，客观指标的稳定性和准确性最好，在诊断试验中应尽量采用；虽然主观指标的质量最差，但在临床实践中许多观察值为主观指标，因此，在难以找到客观指标时也可适当考虑选择少量主观指标。

确定诊断标准的方法主要有统计学方法、临床判断法和 ROC 曲线法。

1）统计学方法包括百分位数法和正态分布法：百分位数法适用于偏态分布、分布类型不确定或有极端数值的数据。通常以第 95 百分位数或第 99 百分位数的数值作为界值。正态分布法适用于呈正态分布的数据，通常用平均值加减 2 倍标准差作为标准值，在此范围内的测量值判为正常，两端各 2.5% 判为异常。

2）临床判断法：指个体某些特征的观察值在统计学的正常值范围之内甚或处于临界值时，虽然未出现相关的临床表现，但却有患其他严重疾病的危险性，此时，诊断标准应规定得更严格一些。例如，一个 50 岁的正常男性测得收缩压为 150mmHg 是很常见的，此人虽无临床表现，但患冠心病、脑卒中的危险要比同年龄的血压较低者高数倍，因此，其收缩压诊断标准应规定的比 150mmHg 低。

3）ROC 曲线法：ROC 曲线又称受试者操作特征曲线（receiver operator characteristic curve），是一种综合反映灵敏度与特异度关系的曲线，该曲线以灵敏度为纵坐标，以 1- 特异度为横坐标，依照连续分组（至少 5 组）测定的数据，分别计算灵敏度和特异度，在坐标上描点并将各点连接成线，即为 ROC 曲线。一般应选择曲线上最靠近左上角的截断点（cutoff point）作为诊断的标准，此点的灵敏度和特异度均较高，而误诊率和漏诊率均较低。通常采用 ROC 曲线下的面积大小作为评价诊断试验绩效（performance）的指标，如果有几种诊断试验可用于同一种疾病的诊断时，也可利用这种 ROC 曲线来比较和评价其间的绩效。

二、诊断试验的评价

1. **整理评价结果**　经"金标准"确诊的目标疾病患者和非患者，接受待评价的筛检试验检测后，可出现四种情况，即"金标准"确诊的患者，可能被筛检试验判为有病（真阳性，A）或无病（假阴性，C）；而"金标准"确诊的非患者也可能被筛检试验确认为有病（假阳性，B）或无病（真阴性，D），整理成四格表（表 5-5-3）。

表 5-5-3　诊断试验评价

诊断试验	金标准		合并
	患者	非患者	
阳性	真阳性 A	假阳性 B	R1
阴性	假阴性 C	真阴性 D	R2
合计	C1	C2	N

2. **真实性**　真实性，亦称效度，指测量值与实际值相符合的程度，故又称为准确度。用于评价真实性的指标有灵敏度与假阴性率、特异度与假阳性率、正确指数和似然比。

（1）灵敏度与假阴性率：灵敏度（sensitivity），又称真阳性率（true positive rate），即实际有病而按该诊断试验的标准被正确的判为有病的百分比。它反映了诊断试验发现患者的能力。

$$灵敏度 = \frac{真阳性 A}{真阳性 A + 假阴性 C} \times 100\%$$

假阴性率（false negative rate），又称漏诊率，指实际有病，根据诊断试验被确定为无病的百分比。它反映的是诊断试验漏诊患者的情况。

$$假阴性率 = \frac{假阴性\ C}{真阳性\ A + 假阴性\ C} \times 100\%$$

（2）特异度与假阳性率：特异度（specificity），又称真阴性率（true negative rate），即实际无病按该诊断试验被正确的判为无病的百分比。它反映了诊断试验确定非患者的能力。

$$特异度 = \frac{真阴性\ D}{真阴性\ D + 假阳性\ B} \times 100\%$$

假阳性率（false positive rate），又称误诊率，即实际无病，但根据诊断试验被判为有病的百分比。它反映的是诊断试验误诊患者的情况。

$$假阳性率 = \frac{B}{B+D} \times 100\%$$

（3）正确指数：正确指数也称为约登指数（Youden index），是灵敏度与特异度之和减去 1，表示检验试验发现真病人与非病人的总能力。正确指数的范围在 0~1 之间。指数越大，其真实性越高。

$$正确指数 =（灵敏度 + 特异度）-1=1-（假阴性率 + 假阳性率）$$

（4）似然比：似然比（likelihood ratio，LR）属于同时反映灵敏度和特异度的复合指标，即有病者中得出某一诊断试验结果的概率与无病者得出这个概率的比值。该指标全面反映了诊断试验的诊断价值，非常稳定。它的计算只涉及灵敏度与特异度，不受患病率的影响。

因检验结果有阳性与阴性之分，故似然比相应地区分为阳性似然比（positive likelihood ratio，+LR）和阴性似然比（negative likelihood ratio，-LR）。

阳性似然比是诊断结果的真阳性率与假阳性率之比。该指标反映了诊断试验正确判断阳性的可能性是错误判断阳性可能性的倍数。比值越大，试验结果阳性时为真阳性的概率越大。

$$+LR = \frac{真阳性率}{假阳性率} = \frac{灵敏度}{1-特异度}$$

阴性似然比是诊断结果的假阴性率与阴性率之比。该指标表示错误判断阴性的可能性是正确判断阴性可能性的倍数。比值越小，试验结果阴性时为真阴性的可能性越大。

$$-LR = \frac{假阴性率}{真阴性率} = \frac{1-灵敏度}{特异度}$$

阳性似然比越大，诊断试验的诊断价值越高；阴性似然比越小，诊断试验的诊断价值也约高。因此，在选择诊断试验时，应选择阳性似然比高的方法。

3. 可靠性　可靠性（reliability），也称信度、精确度（precision）或可重复性（repeatability），是指在相同条件下某测量工具重复测量同一受试者时获得相同结果的稳定程度。评价诊断试验可靠性的方法和指标如下。

（1）标准差和变异系数：当某试验是作定量测定时，可用标准差和变异系数（coefficient of variance，CV）来表示可靠性。标准差和变异系数的值越小，表示可重复性越好，精密度越高，反之，可重复性就越差，精密度越低。变异系数为标准差与算数均数之比。

$$变异系数（CV）=（标准差 / 算术平均数）\times 100\%$$

（2）符合率与 *Kappa* 值：符合率（coincidence rate），又称一致率，是诊断试验判定的结果与标准诊断的结果相同的人数占总受检人数的比例。

$$符合率 = \frac{A+D}{A+B+C+D} \times 100\%$$

近年人们常用 *Kappa* 分析评价两种检验方法和同一方法两次检测结果的一致性。该分析考虑了机遇因素对一致性的影响。*Kappa* 值的取值范围介于 -1 和 +1 之间。如 *Kappa*<0，说明由机遇所致一致率大于观察一致性；*Kappa*=0，表示观察一致率完全由机遇所致；*Kappa*=-1，说明两结果完全不一致。如 *Kappa*>0，说明观察一致性大于因机遇所致一致的程度；*Kappa*=1，说明两结果完全一致。一

般认为 *Kappa* 值在 0.4~0.75 为中、高度一致,*Kappa* 值 ≥ 0.75 为一致性极好,*Kappa* 值 ≤ 0.40 时为一致性差。*Kappa* 值的计算可用下式:

$$Kappa = \frac{N(A+D) - (R1C1 + R2C2)}{N^2 - (R1C1 + R2C2)}$$

第四节　诊断试验的 Meta 分析

一、Meta 的基本概念与特点

1. **基本概念**　Meta 为希腊词,意为 "after, more comprehensive, secondary",中文译为荟萃分析、汇总分析、后分析、元分析等。Meta 分析是对同一问题的多个独立研究结果进行系统评价及定量综合的一种统计方法。定量综合的思想起源于 20 世纪 30 年代,60 年代用于教育学、心理学等社会科学领域,70 年代初渗透到医学研究中,并于 1976 年由英国教育心理学家 Glass 命名为 Meta analysis。随后,国外其他一些研究者也提出了近似的定义,如 "Meta 分析是对先前研究结果进行统计合并和评述的一种新方法"(Sack, 1987);"Meta 分析是用以汇总众多研究结果的各种定量分析"(Hedge, 1988)。"Meta 分析是一类统计方法,用来比较和综合针对同一科学问题所取得的研究结果。比较和综合的结论是否有意义,取决于这些研究是否满足特定的条件"(Fleiss, Gross, 1991)。显然,最后一个定义更为明确,它不仅指出 Meta 分析的目的是比较和综合多个同类研究的结果,还进一步指出 Meta 分析具有一定的适用性,澄清了任何研究的结果都能进行 Meta 分析的模糊观念。

目前,就其定义仍然存在不同的争议。Huque 及多数专家认为 Meta 分析是一种统计分析方法,它将多个独立的、可以合成的临床研究综合起来进行定量分析,如果没有明确、科学的方法收集、选择、评价临床研究资料,仅仅采用统计方法将多个临床研究进行合成并不能保证结论的真实性和可靠性。

目前系统评价与 Meta 分析两个术语常被混用,但系统评价不一定包括 Meta 分析过程,而 Meta 分析也不一定是系统评价。系统综述和 Meta 分析共同或交叉使用,如果精确区分的话,当系统综述采用了定量合成的方法对资料进行统计学处理时可以称为 Meta 分析;而未使用统计学方法的则称为定性的系统综述(systemic review, SR)。

2. **Meta 分析的特点**

(1)提高统计检验效率:当前由于实施大规模的临床研究需要消耗大量的人力、物力和时间,所以多数临床研究的样本量不够大,单个研究结果的可靠性和准确性不高。Meta 分析对多个同类研究结果进行定量综合分析,增大了样本含量、提高了统计检验效率,所得结果的可靠性和准确性得以提高,有利于提升循证决策水平。

(2)解决各研究结果不一致的矛盾:由于各研究在研究对象、样本大小、研究条件、研究方法、研究设计等方面存在差异而导致各研究结果不一致,甚至结论相互矛盾。若仅根据一个或少数几个研究结果进行循证决策,很可能会导致决策失误。而 Meta 分析是对各个独立研究结果的科学定量的综合,可得到一个比较准确可靠的统一结果,其价值一般高于单个研究,为循证决策的优良证据。

(3)整合海量信息:当今世界处于知识爆炸的时代。据报道,全世界每年约有 250 万篇生物医学文献发表于 2 万多种生物医学杂志上,且以每年约 7% 的速度递增。如何从浩如烟海、质量良莠不齐的各种医学信息中迅速收集到真实、可靠的证据进行循证医学决策,是当代医学工作者面临的巨大难题。而 Meta 分析采用科学的方法,对真实、可靠且有价值的信息进行定量合并,为各类循证医学决策者提供了方便、简捷的科学依据。

(4)发现单个研究的缺陷:Meta 分析由于有科学的分析评价原则和方法、在研究过程中可以发现单个研究未明确或未提出的问题,还可发现单个研究在设计、实施和分析过程中存在的某些缺陷或错误,提出新问题和新的研究思路,为进一步研究提供参考。

二、Meta 分析的基本步骤

Meta 分析的步骤和方法主要包括制订研究计划、检索文献、筛选文献、评价文献、提取和录入信息、统计分析、报告结果及评价结果等。

1. **制订研究计划** Meta 分析是对已有的研究结果的再研究,因此与开展其他研究一样,首先要制订一个详细的研究计划书。计划书的内容主要应包括该次 Meta 分析的目的、文献检索的途径和方法、文献纳入和剔除的标准、提取和分析资料的方法和标准等。

研究目的应简单明确。可以采用 PICO 格式将待研究的问题结构化,即从病人或疾病类型(patient/problem,P)、干预(intervention,I)或暴露、比较(comparison,C)、结局(outcome,O)4 个方面来分析问题,从而精练研究目的。

根据研究目的制订文献检索策略,即确定文献检索的途径和方法。Meta 分析文献检索的要求是多途径、多渠道、最大限度地收集相关文献(包括未发表的文献)。因此,文献检索途径和方法一般包括多种电子资源数据库、临床试验注册登记系统、追溯参考文献、手工检索等,此外还应收集未正式发表的"灰色文献(grey literature)",如会议专题论文、未发表的学位论文、专著内的章节、制药工业的报告等很难用常规方法检索到的文献。同时还要注意收集多语种发表的文献,利用当今各种循证医学资源也是获取文献的有效途径。

应根据研究目的确定 Meta 分析文献的纳入和剔除标准。一般主要从研究对象、疾病诊断标准、研究类型、研究因素(干预或暴露)、样本大小、观察时间、观察终点、结局指标、文献语种等方面确定文献的纳入和剔除标准。通常确定一个基本的纳入和剔除标准,检索文献后进行彻底的敏感性分析,以估计不同纳入和剔除标准所得结果的稳定性。

为从符合纳入要求的文献中提取用作 Meta 分析的相关信息,事先需制订一个标准的信息摘录表,主要包括三类信息。①一般信息:杂志名称及日期、文献题目、作者姓名及单位、研究基金来源、文献类型(摘要或全文)等。②研究信息:研究类型、研究方法及质量评分、研究地点、研究对象特征、样本大小、研究因素(干预或暴露)的具体内容及实施方法、防止偏倚的措施等。③结果信息:主要研究结果、结局指标、随访时间、失访情况等。

2. **检索、筛选文献** 根据研究计划书中制订的文献检索策略,系统、全面、无偏地检索出所有相关文献,包括未发表的灰色文献及多语种文献。

对按文献检索策略检索到的诸多相关文献,必须根据研究计划书中确定的文献纳入和剔除标准进行仔细筛选,挑出合格的文献进行 Meta 分析。首先,根据文题和摘要初筛除明显不合格的文献;其次,仔细阅读和分析全文以确定是否合格;最后,与作者联系弄清文献中不明确的信息之后再确定是否合格。

3. **评价文献** 对筛选出的合格文献还要进行质量评估。一般认为,至少应从方法学质量、精确度和外部真实性三个方面来评估一个研究的质量。不同研究类型的研究文献各有具体的评价标准,参见相关文献。

4. **提取和录入信息** 对合格文献进行质量评估评分之后,使用研究计划书中制订的信息摘录表提取用作 Meta 分析的相关信息,并将其整理录入专门的 Meta 分析软件 RevMan 或其他统计软件(如 Stata、SAS、Excel 等)建立数据库。提取和计算机录入信息时应由双人独立进行,以保证信息提取和录入的质量。

5. **统计分析**

(1)选择和计算效应量:信息录入后首先要选择和计算各研究的效应量(effect size,ES)。效应量也称效应尺度或效应大小,是指研究效应的测量指标。Meta 分析时要根据资料类型选择适当的效应量,如分类资料用相对危险度(RR)、特异危险度(AR)、比值比(OR)等来表示效应量,定量资料用均数差值(MD)或标准化均数差值(SMD)表示效应量。

(2)异质性检验：由于各个研究的研究方法、研究对象、研究条件等不尽相同,使各个研究的效应量之间可能存在变异,不能盲目进行 Meta 合并。因此,Meta 合并前必须对各个研究的效应量变异程度进行检验,即异质性检验(又称同质性检验、齐性检验),检验各研究的效应量是否具有可合并性。异质性检验方法主要有 q 检验法和目测图形法两种。目测森林图是最常用的图形法,通过目测森林图中置信区间的重叠程度来判断异质性,若置信区间大部分重叠则认为异质性较小。

(3)Meta 合并：经异质性检验,如果各研究效应量之间无异质性则采用固定效应模型(fixed effect model)进行合并；若存在异质性则采用随机效应模型(random effect model)进行合并。Meta 合并包括合并效应量的点估计、区间估计及假设检验等。

上述统计分析可以采用多种方法通过手工计算实现,也可以借助 Meta 分析专用软件 RevMan 完成。

6. **报告结果**　Meta 分析的结果常采用直观的森林图(forest plot)表示,使用 RevMan5.2 软件绘制。图中每条水平线段代表一个研究的效应量 95% 置信区间(confidence interval,CI),线段长短表示效应量 95% CI 的范围；水平线中间的方块代表该研究的效应量的点估计值,方块大小反映该研究在 Meta 分析中的权重；菱形块代表合并效应量的点估计值和区间估计值；垂直线代表无效应。图中同时还显示出了线段和图标的具体数值。如果一个研究的水平线段与垂直线相交,表明该研究效应量的 95% CI 包含 0(效应量为 MD、SMD 时)或包含 1(效应量为 OR、RR 时),效应量在比较组间无统计学差异。如果一个研究的水平线段不与垂直线相交,当水平线段落在垂直线右侧时,表示试验组的效应量大于对照组；当水平线段落在垂直线左侧时,则表示试验组的效应量小于对照组。

三、诊断性试验 Meta 分析策略

1. **诊断性试验 Meta 分析传统方法**　最初的 Meta 分析以灵敏度和特异度为主要的合并对象,然而却忽略了敏感度及特异度之间的负相关性,这可能低估整个诊断试验的正确性。后来的综合受试者操作特征曲线(SROC)中采用 DOR 将研究的灵敏度及特异度通过相应的转化形式形成一个单一的指标,以评估诊断试验的正确性,但是 SROC 曲线法也存在一定的缺点。首先,传统的 SROC 曲线法属于固定效应模型,即假定模型系数 a 和 b 在不同的研究中是固定不变的,因此变异只来源于阈值效应和研究内的抽样误差,忽略了研究间的变异。当存在明显的研究间差异时,固定效应模型可能给出有偏估计并且低估标准误。其次,在标准的 SROC 曲线固定效应模型中,D 和 S 存在的正相关或负相关性可能被忽略,尽管在实践中忽略相关性对结果的影响不明显。再次,由于 SROC 曲线采用线性回归的方法进行计算,因此对于因变量 D 应当满足线性回归的基本要求,但实际中往往并不符合正态性,因而计算结果并不可靠。

2. **诊断试验 Meta 分析新策略**　鉴于传统 Meta 分析方法的不足,国内外学者提出几种关于诊断实验准确性 Meta 分析的新策略,如层次综合受试者工作特征曲线模型(hierarchical summary ROC model)、双变量混合效应模型(bivariate mixedeffects models)等,前者关注的是通过模型参数对 SROC 曲线进行比较和推断,但有学者认为参数化过分复杂,不便解释,且迭代估计不够稳定；后者关注的是通过模型参数对灵敏度和特异度进行推断,而且一般采用随机效应法来估计综合效应值及 95% 置信区间；这两种模型可以由 Stata、SAS 等编程软件来实现。

四、诊断试验 Meta 分析的偏倚及其检查

Meta 分析过程中常常会受到一些偏倚的困扰,如何制定周密的检索策略、严格评价原始研究、设立合理的文献纳入标准,减少偏倚的影响,是确保 Meta 分析成功的关键。

1. **偏倚的种类**

(1)发表偏倚：Meta 分析是一种基于原始研究结果的二次研究方法,纳入的原始结果是否全面无

偏,将直接影响 Meta 分析结果。在可能影响 Meta 分析结果真实性的偏倚中,发表偏倚影响程度较大且较难控制,因而备受关注。发表偏倚是指具有统计学显著性意义的研究结果较无显著性意义和无效的结果被报告和发表的可能性更大。对于无统计学意义的研究,研究者可能认为意义不大,不发表或推迟发表作为杂志编辑则更有可能对这类论文退稿。如果 Meta 分析只是基于已经发表的研究结果,可能会夸大疗效,甚至得到一个虚假的疗效。一个好的 Meta 分析应包括所有与课题相关的可获得资料,即包括已发表和未发表的研究。

发表偏倚的类型较多,常见的有:①当完成的临床试验得到阴性结果时,因研究者缺乏信心向国际知名的医学杂志投稿,而转投地方性杂志;②另外还有一些论文不能发表的原因,如博士、硕士读完学位而离开原来研究单位而未能发表;③或者一些研究结果可能违背了经费提供方(如药企)的利益,被迫搁浅不能发表;④出现发表偏倚的另一种极端情况是一些作者为提高知名度而一稿多投或者作为多中心研究的参研单位,同时报道各自部分结果,造成多重发表偏倚。

(2)定位偏倚:在已发表的研究中,阳性结果的文章更容易以英文发表在国际性杂志,被引用的次数可能更多,重复发表的可能性更大,从而带来文献定位中的偏倚。①英语偏倚:英文杂志上发表的 Meta 分析经常将原始文献的语言限制为英语,而非英语国家的研究者也经常用母语在当地杂志发表他们的研究结果。尤其值得注意的是,这些研究者可能更多地将阳性结果发表于国际性的英文杂志,而将阴性结果发表在当地杂志。②文献库偏倚:世界上几个主要的医学文献检索库,如 MEDLINE、Embase、Science Citation Index(SCI),虽然包括了 3 000~4 000 种杂志,但绝大部分来自发达国家,发展中国家仅占 2%。例如,1998 年 MEDLINE 包括的 3 861 种杂志中,来自印度的有 30 种,尽管他们发表文章使用的也是英语。而且发展中国家具有阳性结果的研究可能更容易发表在这些文献检索库包括的杂志中,从而引入偏倚。

(3)引用偏倚:手工检索文献时,通过文章后面所列的参考文献可以进一步查找其他相关文章。但在 Meta 分析中这种途径可能带来引用偏倚,因为支持阳性结果的试验比不支持的试验可能更多被作为参考文献加以引用。此外,杂志的知名度对文章的引用也会产生影响。

(4)多次发表偏倚:同一研究多次发表会从几方面引入偏倚。首先,阳性结果的研究更容易多次发表或作为会议报告,这就使得这些文章更容易被查到并纳入 Meta 分析中。其次,Meta 分析中如果包括重复数据会高估疗效。多次发表偏倚在单一的研究中不是很明显,但在多中心的临床试验中确实存在,因为除了多中心合并的研究结果外,各个分中心也可能报告各自的研究结果。而对 Meta 分析人员来讲,很难区分两篇文章是一个研究的重复发表,还是来自两个分别的研究。

(5)纳入标准偏倚:由于目前尚无公认的、统一的文献纳入标准,所以每位研究者只能自己制定纳入标准,借以决定文献的纳入与否,从而引入偏倚,称为纳入标准偏倚。

2. 偏倚的检查

(1)敏感性分析:敏感性分析是检查上述偏倚的最佳途径。如果敏感性分析显示 Meta 合成的结果较稳定,则表明 Meta 分析过程中的偏倚较小,结论较为可靠。如果敏感性分析显示 Meta 分析结果不稳定,则说明 Meta 分析过程中有偏倚存在,需进一步探明原因。

(2)漏斗图:漏斗图(funnel plot)是以各个研究的效应量(或效应量对数)为横坐标,样本含量(或效应量标准误的倒数)为纵坐标所绘制的散点图。漏斗图分析就是根据图形的不对称程度判断 Meta 分析中是否存在偏倚的一种方法,各种偏倚均可用漏斗图进行检查。由于研究效应的精确度随样本量的增大而增加。因此,小样本研究的效应量因精确度较低而分散在图形底部很宽的范围内,随着样本量增大,精确度提高,研究效应则集中在图形上部较窄的范围内。若图形呈现对称的倒置漏斗形,则表明 Meta 分析中没有偏倚若图形明显不对称或不完整,则提示可能存在偏倚。

(3)失安全数:失安全数(fail-safe number,N_{fs})是指能使 Meta 分析结论逆转所需的最少阴性研究结果的个数,通过计算失安全数即可估计发表偏倚的大小。P 为 0.05 和 0.01 时的失安全数计算公式如下:

$$N_{\text{fs}0.05}=(\textstyle\sum Z/1.64)^2-K$$
$$N_{\text{fs}0.01}=(\textstyle\sum Z/2.33)^2-K$$

第五节　循证医学在诊断学教学中的应用

诊断学是一门连接基础医学和临床医学的桥梁学科,是医学生从事临床工作的必经之路,在医学临床教学中起着承上启下的重要作用。20世纪90年代,随着流行病学及循证医学的蓬勃发展,给传统的诊断学带来了新的变革。循证医学对临床实践起着重要的指导作用,同时也为现代医学教育提供了全新的教学模式。在医学迅猛发展、临床实践日新月异的今天,临床医生面临的问题是如何从众多资料中有效的挑选出符合客观实际的证据,做出合理的诊断,正确的诊断思维及循证医学思维需在学习阶段就开始培养,因此,为了适应现代医学的发展,将循证医学引入诊断学教学中势在必行。

一、诊断学教学中引入循证医学的必要性

1. **有助于医学生建立正确的临床思维**　作为基础医学与临床医学之间的桥梁课程,诊断学可以看成是一门临床医学的工具课。学生学会疾病诊断的过程也就是认识疾病发生、发展的过程。而一个诊断的正确与否,关键还在于是否拥有正确的临床思维。循证思维是临床思维的基石,它注重知识的系统性、人体的整体观,不断产生问题从而不断激励创新,而创新思维的成果在解决问题的同时又成为新的证据,由此推动临床医学和基础医学向前发展,体现了循证思维的核心。

2. **有助于医学生掌握科学的临床决策方法**　循证医学的前提是最广泛地收集反映患者实际病情的真实资料,而这第一手资料正是从诊断学所教授的病史采集和体格检查中获得的。在诊断学课程中根据循证医学的教学方法,有意识的培养学生提出问题、分析问题、寻找证据和得到结论、解决问题的能力,不仅可以激发学生的学习兴趣、提高物理诊断教学效果,更有助于医学生掌握临床病例的诊治决策方法,为今后临床课程的学习与临床实习打下坚实的基础。

3. **有助于医学生自学能力的培养**　循证医学以解决临床问题为出发点,在临床实践中发现问题。寻找证据,评价和综合分析所得证据及正确应用结果以指导疾病的诊断、治疗和预后。在以循证为基础的临床教学过程中,从提出问题、搜集证据到评价与综合分析都需要医学生发挥主观能动性,查阅文献、搜索互联网、文献评价等。每一个临床问题的解决都是对医学生一次很好的锻炼。经过如此反复训练,能使医学生在真正开始医学实践前就掌握解决问题的科学方法,具备了终生学习的能力。

4. **有助于医学生学会合理应用医疗资源**　随着新医改的深入开展,如何对有限的医疗资源进行合理分配与利用是临床医生面临的新挑战。忽视物理诊断得到的信息,过度依赖实验室、影像学等检查手段进行诊断,过度医疗,导致"大检查""大处方"等现象仍时有发生,虽然卫生管理机构针对这一现象采取了"单病种限价、均次费用限制"等多种方法,但根本上还是需要临床医生从自身做起。医学生从诊断学课程开始就树立根据科学证据合理选择检查方法和治疗方案,避免医疗资源的浪费,对于培养合格医生乃至将来减轻患者负担具有重要意义。

二、循证医学在诊断学教学中的实施

1. **循证医学在诊断学教学中实施的要求**

(1)教师改变观念,高度重视和支持循证医学教育:诊断学教师一定要认识到循证医学的重要性以及对于医学生将来从事医疗工作应掌握循证医学的必要性。循证医学在我国刚刚起步,一部分医学院校尚未开展循证医学教育,相当一部分医学生对循证医学一无所知或不会运用。因此,在诊断学教学中开展循证的教育势在必行。

(2)教师改变教学模式,以适应现代诊断学教学的要求:目前的诊断学教材和参考专著出版周期

都较长,内容较陈旧,缺乏大规模随机对照研究的验证,因而部分概念不严密,结论不准确甚至错误也在所难免。所以,在强调以传授知识、经验和技能为目的的同时,诊断学教师应该积极转换教学模式,适应现代诊断学的教学要求。

2. 循证医学在临床决策中的实施步骤

(1)确定一个需要回答的问题:教师在传授诊断学内容时,要启发医学生在进行采集病史、查体等诊断学内容学习的同时,不要仅仅机械地记录患者的叙述而完成病历的书写,而要将在诊断、病因等各方面的相关临床情况转换为可以回答的问题形式。

(2)通过各种手段寻找可以回答上述问题的最佳证据:在获取问题之后,教师应该指导医学生通过各种手段包括充分利用 Cochrane 协作网和互联网的信息资源、图书馆检索、会议资料和专家通信等寻找可以回答上述问题的最佳证据,收集有关问题的资料,使医学生也可以和世界同步,利用当今国际社会最先进、最有效、最真实可靠的医学研究成果。

(3)评价证据的正确性和有用性以及作用的大小和临床实用性:结合所有资料,教师要求医学生根据资料来源和可靠程度分级,依次评价各种证据的正确性,指导医学生结合临床具体情况,评价其作用的大小和临床实用性。

(4)对所做的工作进行评价,估计在实施以上步骤的效力和效果,以便在下一次实施中加以改进:教师带领医学生假设或模拟在临床上实施这些有用的结果,思考讨论这些结果给患者带来的利弊,并练习告知患者病情的谈话方式及内容。对医学生所做工作给予评价,提出可取之处及不足,以便改正。

三、循证医学与循证实验诊断学

循证实验诊断学(evidence-based laboratory diagnostics,EBLD)正属于循证医学分支体系的重要一环,循证医学的这一概念同样适用于循证实验诊断学,即以当前最好的证据为依据,规范实验诊断项目的选用和评价,向临床提供最有效诊断项目的依据,为患者提供诊断效能和费效比最好的实验诊断项目。

目前,国内循证实验诊断学课程尚未正式开展,也无相关的教材,更无统一的教学目标及内容,但是循证医学的本质理念是基于问题,通过查询和评价获得依据并结合患者需求和个人经验找出最合适的方案。因此,在教学中,为了让学生学会应用循证医学解决实际问题,循证实验诊断学基本教学方法过程应包括以下几步:①选定具有代表性的病例提出疑问,如患者更适合哪一种实验室检查项目以利于诊断和疗效观察;如何对检验结果进行科学分析;对于排查疑似病因时采用何种诊断技术最合适。②搜集证据,充分利用 MEDLINE 和 EMBS 在线医学数据库以及英国 Cochrane 图书馆等各种循证医学期刊和临床实践指南等进行文献检索。③对收集到的资料,应用临床流行病学及 EMB 评价标准进行 Meta 分析,并结合患者个体情况和患者的选择,得出最合乎患者病情的检查组合。④对后期效果进行追踪评价,如确诊率、费效比等。整个过程采用以教师为引导,辅以多种形式教学,培养学生自学能力,充分激发学生的积极性。

(张 媛 贾红英)

第六篇

疾 病 诊 断

诊断是医师按照规范要求所获取的各种临床资料,进行分析、综合、归纳、评价,再经过推理、判断,对所患疾病提出的一种符合逻辑的结论。诊断的过程是认识疾病客观规律的过程。

第一章　疾病诊断的三个要素

疾病诊断是临床医师最基本、最重要的一项临床实践活动。没有正确的诊断就没有正确恰当的治疗。要想对疾病做出正确的诊断取决于疾病诊断的三个要素,即诊断思维、诊断行为与诊断艺术。

(一) 诊断思维

诊断思维是临床思维的重要组成部分。它是指医师对按规范要求获取的各种临床资料进行逻辑思维的过程,这是正确临床决策的基础,是提高医疗质量的关键。诊断思维不仅有理论思维,还包括经验思维,它在疾病诊断过程中起主导作用。诊断思维主要是逻辑思维形式,但对于一个有经验的医师来说非逻辑思维形式(如形象思维、直觉等)也常常起重要作用。

(二) 诊断行为

医师为诊断疾病采取的一系列有计划、有目的的动作、措施、方法与行动,包括病史采集、查体、书写病历、选择检查项目、判断检查结果、诊疗技术操作以及查房、会诊、讨论和医患沟通等。由此可见,诊断行为包括医师在诊断疾病过程中的各种临床实践活动。因此,诊断行为是疾病诊断的基础,它应该是在诊断思维的指导下进行的一系列工作(参阅本书中相应内容)。

(三) 诊断艺术

诊断艺术主要是指将各种不同的诊断手段、诊断检查技术和诊断检查方法在诊断思维的指导下,在诊断行为的基础上进行恰当、合理、巧妙的组合,获取更多、更有效、更可靠的诊断依据,使诊断达到正确、规范、完善的要求,提高疾病诊断的水平和质量。在疾病诊断过程中,诊断思维、诊断行为和诊断艺术是无法截然分开的,缺一不可,被称为疾病诊断的三大要素,也是提高诊断水平和诊断质量的三个环节。只有重视诊断思维,规范诊断行为,提高诊断艺术才能提高诊断水平。

(潘祥林　王涓冬)

第二章　疾病诊断程序

通常情况下,疾病诊断程序应分为以下 4 个步骤。

1. **搜集临床资料**　临床资料是指按规范要求搜集、获取的各种病史、各种检查结果与资料,包括病史、查体、电生理学检查、内镜检查、肺功能检查与血气分析、胃肠动力学检查、实验室检查、影像学检查及病理学检查等(参阅各篇内容)。

2. **分析、综合、归纳、评价资料** 这是疾病诊断必须经过的一个步骤,是不可忽略、不可简化、不应倒转(先有诊断,后再分析的现象)的一个非常重要的步骤。

(1)分析、综合:病史中发现的每一个症状,应该按照症状学的知识进行分析、综合;查体的发现应该根据体征学的知识来分析、综合,各种检查结果应根据检查结果的临床意义来进行分析、解读。

(2)归纳、评价:必须重视患者疾病过程中出现的每一个临床现象,并能做出恰当的解释。对于这些临床现象在疾病诊断中的作用和价值都应有一个正确、恰当的评价。

各种临床资料尽管是分散的,但绝不是孤立的。医师应该在分析综合的基础上,将各种临床资料作出符合临床思维的、恰当的归纳(根据情况可以作出多种归纳组合),并再一次作出评价,评价归纳后的临床资料对于疾病诊断和鉴别诊断非常重要。

分析、综合、归纳、评价不可能截然分开,医师应该边分析、边综合、边归纳、边评价。在分析综合过程中,包含着归纳与评价,在归纳与评价过程中也存在着分析与综合。

目前,依赖检查诊断疾病的现象越来越多,先有诊断再进行临床资料分析的现象也越来越多,越来越普遍,甚至出现了有了诊断不再进行分析的现象。因此,将分析、综合、归纳、评价单独列出来,作为疾病诊断程序中不可缺少、非常重要的一个步骤。这一步是训练临床思维的一步,是提高临床思维能力的一步,也是提高临床思维水平的一步。在疾病诊断过程中,不可没有分析,不可没有综合,不可没有归纳,更不可没有评价,在循证医学引入临床医学后更应该是这样。应用循证医学的理念和知识,按照循证医学的要求来分析、评价各种临床资料,然后进行综合、归纳、再评价,这是诊断疾病不可缺少的一个步骤。

3. **推理、判断,提出初步临床印象** 在分析、综合、归纳、评价临床资料的基础上,根据自己所掌握的医学知识和临床经验,结合循证医学的有关资料运用临床思维和诊断思维有关方法,经过推理判断,对疾病提出临床印象(也称为临床初步诊断或临床假设),临床印象带有主观臆断的成分,这是由于在认识疾病的过程中,医师只发现了某些自己认为特异的征象。由于病情发展的不充分、病情变化的复杂性和医师认识疾病的局限性等因素影响,这些征象在诊断疾病中的作用常常受到限制,这是导致临床思维方法片面、主观的重要原因。因此,临床印象只能为疾病进行必要的治疗提供依据,为验证、确立和修正诊断奠定基础。

4. **验证、确立或修正诊断** 认识常常不是一次就能完成的。临床印象是否正确,也需要在临床实践中验证。因此,提出临床印象之后,给予必要的治疗、客观细致的病情观察、某些检查项目的复查以及选择一些必要的其他检查等,都将对验证诊断、确立诊断或修正诊断提供可靠依据。临床上常常需要严密观察病情,随时发现问题、提出问题,查阅文献资料解决问题或是开展讨论等,这在一些疑难病例诊断和修正诊断过程中发挥重要作用。

诊断疾病必须按照诊断疾病的步骤进行,这种认识疾病的程序不能遗漏,不能跨越,一般不能颠倒。在诊断疾病过程中,这种思维程序应该成为医师自觉的临床实践活动和临床思维方法。

对具体病例的诊断思维过程,有人提出了以下 10 个步骤,供参考:

1. 从解剖的观点,有何结构异常?

2. 从生理的观点,有何功能改变?

3. 从病理生理的观点,提出病理变化和发病机制的可能性。

4. 考虑几个可能的致病因素。

5. 考虑病情的轻重,勿放过严重情况。

6. 提出 1~2 个特殊的假说。

7. 检验该假说是否符合实际情况,权衡支持与不支持的症状、体征。

8. 寻找特殊的症状、体征组合,进行鉴别诊断。

9. 缩小诊断范围,考虑诊断的最大可能性。

10. 提出进一步检查及处理措施。

(潘祥林 王涓冬)

第三章 疾病诊断应遵循的主要原则

1. **以患者为整体,但要抓准重点、关键的临床现象** 这对急诊重症病例的诊断尤为重要。只有这样,患者才能得到及时恰当的诊疗。要避免见病不见人的现象。

2. **医师必须实事求是地对待客观现象** 不能仅仅根据自己的知识范围和局限的临床经验任意取舍。不应将临床现象牵强附会地纳入自己理解的框架之中,以满足不切实际的、所谓诊断的要求。

3. **首先考虑常见病与多发病** 在选择第一诊断时首先选择常见病、多发病。疾病的发病率可受多种因素的影响,疾病谱随不同年代、不同地区而变化。在几种诊断可能性同时存在的情况下,要首先考虑常见病的诊断,这种选择原则符合概率分布的基本原理,有其数学、逻辑学依据,在临床上可以大大减少诊断失误的机会与可能。

4. **应考虑当地流行和发生的传染病与地方病**

5. **尽可能以一种疾病去解释多种临床表现** 若患者的临床表现确实不能用一种疾病解释时,可再考虑有其他疾病的可能性。

6. **首先应考虑器质性疾病的存在** 在器质性疾病与功能性疾病鉴别有困难时,首先考虑器质性疾病的诊断,以免延误治疗甚至给患者带来不可弥补的损失。如表现为腹痛的结肠癌患者,早期诊断可手术根治,如作为功能性肠病治疗则可错失良机。有时器质性疾病可能存在一些功能性疾病的症状,甚至与功能性疾病并存,此时亦应重点考虑器质性疾病的诊断。

7. **首先应考虑可治性疾病的诊断** 当诊断有两种可能时,一种是可治且疗效好,而另一种是目前尚无有效治疗且预后差。此时,在诊断上应首先考虑前者。如一咯血患者,胸片显示右上肺阴影诊断不清时,应首先考虑肺结核的诊断,有利于及时处理。当然,对不可治的或预后不良的疾病亦不能忽略。这样可最大限度地减少诊断过程中的周折,减轻患者的负担和痛苦。

充分运用并发挥疾病诊断三要素的作用,严格按照疾病诊断的四步程序,正确地遵循疾病诊断的基本原则,恰当地应用诊断疾病的基本方法(参阅本书中"诊断思维常用的几种方法"),需要认真、长期地进行训练才能达到。只有这样才能正确、规范、完善地诊断疾病。

(潘祥林 王涓冬)

第四章 诊断疾病常用的几种方法

1. **推理诊断法** 这是临床常用的一种诊断思维方法。它是根据患者表现出来的各种临床现象和临床资料,按照疾病诊断程序的要求提出初步临床诊断的一种方法,这是从个别患者所表现出来的个别现象,推导出疾病一般规律的推理方法。有时也可以根据疾病的一般规律来对照患者所表现出来的各种现象,然后再提出临床初步诊断。应用推理诊断法的条件是医师应该对疾病和疾病的各种表现有足够多的认识。

2. 鉴别诊断法　这也是临床上常用的一种诊断方法。根据患者表现出来的症状体征、各种辅助检查及特殊检查等临床资料,提出 2~4 种不易分辨的疾病,逐项进行比较鉴别,最后提出初步诊断的方法。

3. 排除诊断法　根据患者临床资料中的各种表现,提出 5 种以上具有或可能具有类似表现的疾病,逐个逐项进行比较、区分、排除,如有需要再经过鉴别诊断的方法,最后提出最可能的临床初步诊断,然后再进一步进行检查、验证来确定或否定诊断。

4. 观察诊断法　患者处于疾病的某个阶段时,由于临床上的表现不够充分(包括症状、体征及各种辅助检查),提出诊断的证据不足,常应用观察诊断法,如发热原因待查、腹痛原因待查等,注意观察患者的病情变化,有无新的症状、体征出现,检查结果有无动态变化等。当患者出现更多可作为诊断依据的表现时再提出临床初步诊断。观察诊断法应注意的是:①患者病情必须允许;②患者病情较重时,应根据现有的临床资料提出临床初步诊断意向,边观察,边救治患者;③一般不应观察时间过长。

5. 直接诊断法　这也是临床上常常应用的诊断方法。直接诊断应具有的条件是:①患者必须具有特征性或特异性表现;②医师有丰富的临床经验。直接诊断法实际上是一个有丰富临床经验的医师,面对患者的特征性或特异性表现进行快速或简化了思维程序的结果,并非是未经过思维的直接诊断。在皮肤疾病的诊断中常应用这种方法。

6. 标准对照法　有许多疾病已制订了诊断标准或诊断指南,应用诊断标准与疾病的临床表现进行对照的诊断方法越来越多。这种诊断方法看起来容易,应用起来方便,然而在诊断思维的临床实践中,也常常出现问题。这主要取决于医师对诊断标准的认识和理解是否深刻,对诊断标准的内涵是否了解,如"关节炎"和"关节痛"在诊断标准或诊断条件中有时是不能等同对待的。

7. 经验诊断法　经验诊断法与直接诊断法有许多类同的地方。经验诊断法在诊断思维中也很重要,诊断思维不仅有理论思维,也包括经验思维。经验诊断法不仅可以直接诊断疾病,也可以为疾病诊断提供证据,为诊断思维提供方向。经验诊断法一定要与其他诊断方法相结合、与逻辑思维相结合才能发挥更大的作用。

(潘祥林　王涓冬)

第五章　临床诊断失误的常见原因

由于各种主客观的原因,临床诊断往往与疾病本质发生偏离而造成诊断失误,表现为误诊、漏诊、病因判断错误、疾病性质判断错误或片面以及延误诊断等。临床上常见诊断失误的原因有下述几方面。

1. 病史资料不完整、不确切、不系统　未能反映疾病进程和动态以及个体的特征,因而难以作为诊断依据。亦可能由于资料失实、分析取舍不当,导致误诊、漏诊。

2. 观察不细致或检查结果误差较大　临床观察和检查中遗漏关键征象,不加分析地依赖检查结果或对检查结果解释错误,都可能得出错误的诊断,也是误诊的重要因素。

3. **主观臆断,妨碍了客观而全面地搜集、分析和评价临床资料** 某些个案的经验或错误的印象占据了思维的主导地位,致使判断偏离了疾病的本质。

4. **医学知识不足,缺乏临床经验** 对一些病因复杂、临床罕见疾病的知识匮乏,经验不足,且未能及时有效地学习各种知识,是构成误诊的另一种常见原因。

5. **其他** 如病情表现不典型、诊断条件不具备以及其他复杂的原因等,均可能是导致诊断失误的因素。

医学是一种不确定的科学和什么都可能的艺术,因为任何一种疾病的临床表现都各不相同。可以从实践中积累知识,从误诊中得到教训。只要遵照诊断疾病的基本原则,运用正确的临床思维方法,就会减少诊断失误的发生。

(潘祥林　王涓冬)

第六章　心理精神障碍的诊断

第一节　心理精神障碍诊断的特点

心理精神障碍(mental disorders)的诊断与其他临床疾病的诊断并无本质区别,但由于心理精神障碍的发生、发展与转归受生物、心理、社会等各个方面诸多因素的直接或间接影响,且心理精神障碍患者往往不能主动配合医生完成相关诊疗工作,给诊断造成了一定困难。为了能够对患者做出明确诊断,我们需要了解心理精神障碍诊断的特点。

一、病因不明、缺乏明确体征与生物学指标

近年来,医学科学的飞速发展使人们对疾病有了更清晰的认识,过去许多医学的难题被不断攻克。但是,由于心理精神障碍的特殊性和复杂性,绝大多数心理精神障碍的病因尚不明确,目前我们对心理精神障碍的诊断基本处于症状学水平,无法进行病因学诊断。同时,许多心理精神障碍无明显器质性和生物学指标的改变,查体往往不能发现相应阳性体征,实验室检查也不能发现相关客观指标的变化,心理精神障碍主要依据病史和精神现状检查资料作出诊断。在临床工作中,心理精神障碍的这些特点对疾病诊断造成了一定难度。

二、患者往往不能主动配合病史采集和精神现状检查

与其他临床各科不同,许多心理精神障碍患者往往不认为自己存在心理精神障碍,他们通常会坚信自己的心理精神活动是正常的,很少患者主动就医和诉说自己的病情,他们可能隐瞒病情或者不合作而缄默不语。因此,在病史采集时,不仅要询问患者本人,更要询问患者家属或其他知情者,向他们了解患者相关情况以获得完整可靠的病史资料。我们可以从不同的知情者处了解患者不同时期、不同侧面的情况,相互核实,相互补充。同时要了解病史提供者与患者接触是否密切,对病情了解程度,是否掺杂了个人的感情成分,或因种种原因有意无意地隐瞒或夸大了一些病中表现等,以便对病史的可靠程度应给予适当评估。

精神现状检查时,患者往往不能够主动暴露自己的病态体验,对自己心理精神障碍的异常轻描淡写或者拒绝否认。他们有时认为医生的询问检查是多余的或者不怀好意,不能够配合检查。因此,为了获得患者有价值的、全面的和准确的精神现状资料,彼此信任的良好医患关系是非常重要的。

三、患者可能对自己的感受表述不准确

由于心理精神障碍患者的异常精神活动往往比较复杂或者存在思维障碍等,在描述自己的病态感受时可能含糊不清、似是而非,尤其对一些类似精神症状的描述更是如此。因此,我们在临床工作中,要注意做到:①仔细检查,确定精神症状是否存在;②确定精神症状出现的频度、持续时间和严重程度;③分析各症状之间的关系,确定哪些症状是原发症状,哪些症状是继发症状;④注意类似症状之间的鉴别;⑤探讨可能影响症状发生的生物学和社会心理因素。

第二节 精神现状检查技术与内容

精神现状检查(present state examination)是指检查者通过与患者的交谈和直接观察全面了解患者精神活动各个方面情况的检查方法。交谈注重的是患者自身所经历的所见、所闻和所感,观察注重的是检查过程中医师的所见、所闻和所感,具体如下。

(一)一般表现

1. **意识状态与定向力** 意识清晰度如何,是否有意识障碍及其意识障碍的性质与程度等。时间、地点、人物定向,自我定向;有无双重或多重定向。

2. **一般状态** 患者的年龄和外貌是否相符,衣着是否适时,就诊或入院形式是自愿还是强制等。

3. **接触情况** 注意接触的主动性,合作程度,对周围环境的态度。

4. **日常生活** 包括饮食、大小便及睡眠等方面情况;参加病房活动,与医护人员和病友接触交流情况;女患者要注意经期处理月经情况等。

(二)认知活动

1. **感知觉障碍** 主要包括错觉(illusion)、幻觉(hallucination)和感知综合障碍(psychosensory disturbance)等。须关注错觉、幻觉、感知觉综合障碍的种类、性质、强度、出现时间、持续时间、频度、对社会功能的影响及与其他精神症状的关系等。例如对所出现的听幻觉要分辨系真性或假性,言语性或非言语性幻听,幻听的具体内容、清晰程度、出现时间、持续时间、出现频率,出现时的情感状态、意识状态,对社会功能的影响,有无妄想性加工,与其他症状如妄想的关系,对社会功能的影响以及患者对幻听的认识等。

2. **思维障碍** 主要包括两个方面:

(1)思维形式障碍:需观察语量、语速,言语流畅性、连贯性,应答是否切题,是否有思维松弛散漫(looseness of thought)、思维破裂(splitting of thought)、思维不连贯(incoherence of thought)、思维中断(thought blocking)、思维插入(thought insertion)、思维贫乏(poverty of thought)、病理性赘述(circumstantiality)、思维奔逸(flight of thought)、思维迟缓(inhibition of thought)与强迫思维(obsessive thinking)等。

(2)思维内容障碍:主要为妄想(delusion),主要检查所出现妄想的种类、性质、出现时间、持续时间、频度、对社会功能的影响和与其他精神症状的关系等。对妄想要分析系原发性或继发性妄想,妄想具体内容、出现时间、持续时间、出现频率,妄想牢固程度、系统性、荒谬性与泛化倾向,妄想出现时患者的情感状态、意识状态,对社会功能的影响,与其他症状的关系,和对妄想的认识能力等。同时,还应了解是否存在超价观念(overvalued idea)等。

3. **注意力障碍** 注意力是否集中,主动注意、被动注意的情况;有无注意增强、注意涣散、注意转移等。

4. 记忆力障碍 应检查即刻记忆、近事记忆与远事记忆、遗忘等。如有记忆减退,应进一步详查属于哪一类记忆损害及其程度、发展状态,是否存在器质性病变等。

5. 智能障碍 应根据患者文化程度与水平状况粗查其一般常识、专业知识、计算力、理解力、判断能力、分析综合以及抽象概括能力等。若怀疑有智能损害,应做进一步的智能测验。

(三) 情感活动

情感活动检查是精神检查的难点,主要依靠观察患者的外在表现(如表情,言谈的语气、语调和内容、行为举止的姿势变化等)结合患者整个精神活动其他方面的信息来了解其内心体验。应注意患者情感障碍的种类、性质、强度、出现时间、持续时间、对社会功能的影响、与其他精神症状的关系等;还需要注意患者的情感稳定性、对周围人或事物的态度变化和感染力等。要注意患者是否存在抑郁(depression)、焦虑(anxiety)、情感高涨(elation)、情绪不稳(emotional instability)等。

(四) 意志行为

主要了解患者有无本能活动(食欲、性欲和自我防卫能力)的亢进或减退,意志活动减退或病理性意志增强;是否存在精神运动性兴奋、精神运动性抑制、冲动、怪异的动作或行为。应注意其行为障碍的种类、性质、强度、出现时间、持续时间、出现频度、对社会功能的影响及与其他精神症状的关系等。还要注意意志活动的指向性、自觉性、坚定性、果断性等方面的障碍。

(五) 自知力

自知力(insight)又称领悟力或内省力,是指患者对自己精神状态的认识和判断能力。精神现状检查时需判断自知力的完整性以及对诊断和治疗的态度。一般应检查以下内容:①患者是否意识到自己目前的这些变化;②是否承认这些表现是异常的、病态的;③是否愿意接受医师、家人等对他(她)目前的处理方式;④是否接受并积极配合治疗。

第三节 常用心理评定量表及其应用

人们的精神活动大体可以分为感知、思维、情感和意志行为等心理过程,但是不同个体的精神活动有着其各自的特点,如认知能力、技能水平、情绪状态、性格特点、兴趣爱好、动机意识等。为了能够比较个体的精神活动特点,我们通常采用心理评定量表对个体的精神活动进行度量,即将抽象的心理活动进行数量化,并且采用一般的统计学方法进行统计分析。需要说明的是,这种将心理现象数量化的方法虽然解决了精神活动不能度量的问题,但仍然不能像血压测量、血小板计数等其他生物学指标那样客观明晰。因此,在进行心理评定量表结果判读过程中,要注意结合其他临床资料进行综合分析,切忌仅仅根据心理评定结果进行诊断。

心理评定量表的种类繁多,各种量表的评价内容、适用范围和评定方法各不相同。如评定智力水平的有雷文推理测验和韦氏智力测验等,评估人格的有明尼苏达多相人格调查表、艾森克人格问卷、大五人格问卷和十六种人格因素问卷等;评定心理行为症状的有症状自评量表、抑郁自评量表、焦虑自评量表、记忆量表、注意力评定量表、简明精神病评定量表等。为了便于理解,简要列举几种常用量表如下。

1. 症状自评量表(symptom checklist 90,SCL-90) 本测验的目的是从感觉、情感、思维、意识、行为直到生活习惯、人际关系、饮食、睡眠等多种角度,评定一个人是否有某种心理症状及其严重程度如何。该量表共有 90 个条目,每一个条目分为 5 级评分如"感到自己的精力下降,活动减慢""感到紧张或容易紧张""感到自己没有什么价值"等。

判断方法为:

1 分 = 没有条目中的描述,即自觉无该项问题;

2 分 = 很轻,即自觉有该项症状,但对被试者并无实际影响,或者影响轻微;

3 分 = 中度,即自觉有该项症状,对被试者有一定影响;

4 分 = 偏重,即自觉有该项症状,对被试者有相当程度的影响;

5 分 = 严重,即自觉该症状的频度和强度都十分严重,对被试者的影响严重。

这里的"很轻""中度""偏重""严重"的具体定义,由被试者自己体会,没有硬性规定。症状的"影响"包括症状所致的痛苦和烦恼,也包括症状造成的心理社会功能损害。

90 个条目被归纳为 10 个因子,分别为躯体化、强迫症状、人际关系敏感、抑郁、焦虑、敌对、恐怖、偏执、精神病性及其他,每一因子反映受检者某一方面的情况。

量表总分为 90 个项目所得分之和,因子分 = 因子所含各条目总分 ÷ 因子条目数。当总分超过 160 分或任一因子分超过 2 分,应视为可能存在某些心理问题。另外,如果被评为 2 分及以上的条目数超过 43 项,也应考虑存在心理问题。

2. 抑郁自评量表(self-rating depression scale,SDS)　抑郁自评量表主要用于评价抑郁情绪的严重程度,测量的时间跨度为最近一周的情绪状况。该量表为自评量表,共包含 20 个条目,反映抑郁情绪的特征性表现。如抑郁心境、哭泣、睡眠障碍、食欲减退、体重减轻、性欲减退、便秘、心动过速、易疲劳、犹豫不决、绝望感、自我贬值、空虚感、易激惹等。

计分方法为每个条目均按照 1~4 级评分,其中采用负性词汇陈述条目,如"我一阵阵哭出来或觉得想哭",按照"从无或偶有 =1""有时 =2""经常 =3""总是如此 =4"计分。采用正性词汇描述的条目则需要反向计分,如"我觉得一天之中早晨最好"等,计分方法为"总是如此 =1""经常 =2""有时 =3""从无或偶有 =4"计分。

量表的总粗分为所有条目得分的总和。为了便于理解和分析,研究中经常使用标准分,计算方法为粗分乘以 1.25 的整数部分。一般认为标准分大于 50 分者视被为存在抑郁情绪。

3. 焦虑自评量表(self-rating anxiety scale,SAS)　该量表为自评量表,由 20 个关于焦虑情绪的陈述句组成。分别反映焦虑状态的特异性表现。如紧张、害怕、惊恐、发疯感、头晕、晕厥、面部潮红、心悸、乏力、手足刺痛、胃痛或消化不良、尿意频数、手足颤抖、多汗、静坐不能、呼吸困难、躯体疼痛、不幸预感、睡眠障碍、噩梦等。

焦虑自评量表主要用于评价焦虑情绪的严重程度,测量的时间跨度为最近一周的焦虑情绪状况。每个条目均采用 1~4 级评分方法进行评定,主要评定各种感觉出现的频度。对于负性词陈述的,如"我觉得比平时容易紧张和着急",计分标准为:"没有或很少时间有 =1""有时有 =2""大部分时间有 =3""绝大部分或全部时间都有 =4"。而对于用正性词陈述的描述的,如"我觉得一切都很好,也不会发生什么不幸",则计分方法为"没有或很少时间有 =4""有时有 =3""大部分时间有 =2""绝大部分或全部时间都有 =1"。

所有条目得分相加即为量表的总粗分,标准分计算方法为粗分乘以 1.25 的整数部分。一般认为标准分大于 50 分者被视为有焦虑情绪。

4. 简明精神病评定量表(brief psychiatric rating scale,BPRS)　该量表主要用于评定精神病性症状的严重程度,适用于具有精神病性症状的大多数重性精神病患者,尤其适宜于精神分裂症患者。主要评定最近一周内的精神症状及现场交谈情况。

简明精神症状量表共包含 18 个条目,如关心身体健康、焦虑、感情交流障碍、概念紊乱、罪恶观念、紧张、装相和作态、夸大、敌对、猜疑等。18 个条目归纳为焦虑忧郁、缺乏活力、思维障碍、激活性和敌对性 5 个因子。

量表中的每个条目均按照 7 级评分,且每个条目均有特别定义,如关于"猜疑"的各级定义为:

(1)无;

(2)多少有点猜疑,但临床意义不肯定;

(3)猜疑体验虽轻,但临床意义已可肯定;

(4)有牵连观念或被害观念;

(5)明显突出的牵连观念或被害观念关系妄想,或部分性被害妄想;

(6) 典型的关系妄想,或被害妄想;

(7) 关系妄想,或被害妄想明显影响行为。

在评定时需要按照各条目的定义进行评定。量表总分为 18 个项目所得分之和,因子分为因子所含各条目总分。

第四节　心理精神障碍的诊断思维

由于许多精神疾病的病因尚不明确,缺乏特征性体征,相关实验室检查也不能发现特征性生物学指标如形态学、电生理、生化学等的变化,心理精神障碍的诊断主要依据完整可靠的病史和详细全面的精神检查作出,诊断的第一步需要从症状分析开始,因此对精神症状的认识越准确和深入,越能够对心理精神障碍作出及时明确的诊断。

精神障碍的诊断主要遵循"症状 - 综合征 - 诊断"(symptom-syndrome-diagnosis, SSD)的过程式思维方法。具体的过程为:首先确定精神症状(symptom, S),再根据症状组合确定综合征(syndrome, S),然后对精神症状或综合征的动态发展趋势,结合发病过程、病程、病前性格、社会功能等相关资料进行综合分析,按照相关诊断标准作出诊断(diagnosis, D)。但由于心理精神障碍患者的病情随着时间的推移会发生不同的变化,心理精神障碍的诊断必须遵循实践、认识、再实践、再认识的原则,临床诊断确定以后,应继续观察和随访,通过实践检验诊断的正确性,必要时需要进行诊断修正。

临床工作中,具体病例的 SSD 诊断过程大致通过以下环节:①临床表现;②病因与诱因;③起病形式与病程演变;④发病基础。

1. **临床表现**　根据 SSD 思维方法,首先要确定精神症状(psychiatric symptom)。然后根据症状组合而确定综合征,并将每一症状或综合征与类似现象进行比较,弄清其性质特点及与心理背景、环境之间的相互关系。通过深入细致地分析综合、判断推理,使其成为诊断依据。

判定某一种精神活动是否属于病态,一般应从以下三个方面进行分析:①纵向比较,即与其过去一贯表现进行比较,精神活动是否具有明显改变;②横向比较,即与大多数正常人的精神活动相比较,是否具有明显差别,某种精神状态的持续时间是否超出了一般限度;③是否与现实环境相符,即应注意结合当事人的心理背景和当时的环境进行具体分析和判断。

在临床工作中,虽然每一种精神症状均具有各自不同的表现,但往往具有以下共同特点:①症状的出现不受患者意志的控制;②症状一旦出现,难以通过注意力转移等方法令其消失;③症状的内容与周围客观环境不相称;④症状会给患者带来不同程度的痛苦和社会功能损害。

例如,一个强迫障碍患者,近来每天晚上睡觉前总感到家中的门窗和天然气没有关好。虽然家人都确认已经关好,自己也知道已经关好,且已经连续检查多次,但仍坚信不疑,且无法摆脱自己的疑虑,为此感到非常痛苦。根据患者的这些表现,我们应当首先分析,该患者的这些表现是近来出现的,不是他的一贯行为模式;另外,与绝大多数人相比,该患者的表现明显不是一般人的"小心认真"或者"仔细谨慎";再者,患者的"疑虑"已经造成了明显痛苦,但又不能摆脱。所以,该患者的表现应当属于异常表现,且符合强迫症状的特征,说明患者存在强迫症状。

心理精神障碍的表现往往不是表现为单一症状,而是多种症状同时出现,且症状之间具有一定内在联系,即精神疾病综合征(mental syndrome)。如抑郁综合征表现为情感低落、思维迟缓和活动减少,而脑衰弱综合征则以精神萎靡和易于疲劳为特点,主要表现为失眠、健忘、注意力不易集中、紧张、烦躁、疲乏、工作效率降低,同时伴有头昏、头痛、耳鸣,心慌、胸闷、胃胀等各种身体不适症状。

2. **病因与诱因**　理想状态下,对精神障碍的诊断应该如同针对躯体疾病的诊断一样,尽量作出病因性诊断。精神科医师在收集病史及进行精神检查、查体、量表评定与实验室检查时,应结合疾病特点和各种检查结果,综合分析、仔细比较、尽可能明确病因。

一般而言,心理精神障碍的致病因素大致分为理化生物因素与社会心理因素。由理化生物因素引起的精神障碍,一般伴有相关阳性症状与体征,通过查体或实验室检查可获得相应异常发现,如病毒性脑炎伴发的精神障碍可有相应神经系统体征、脑电图异常、脑脊液改变等。社会心理因素引起的精神障碍,起病前必然有明显精神创伤,如急性应激障碍患者发病前遭遇应激性事件等。

部分精神障碍,如精神分裂症或心境障碍等病因未明,可能为个体素质因素和环境影响共同作用所致,此种情况下通常将其病前社会心理因素归咎于诱因或偶然巧合,必须仔细分辨发病与这些社会心理因素的确切关系,特别注意发病与精神刺激的时间关联性及症状表现与精神刺激的内在联系等。

3. **起病形式与病程演变** 按照心理精神障碍的起病特点,一般将 2 周以内起病视为急性起病,2 周到 1 个月起病视为亚急性起病,1 个月以上起病则为慢性起病。一般说来,器质性精神障碍(如感染、中毒所致精神障碍等)或急性心因性精神障碍多为急性起病,而精神分裂症、抑郁障碍等则倾向于慢性和亚急性起病。双相障碍、分离性障碍一般为间歇性病程,而对于未经治疗的精神分裂症患者则往往为慢性进行性加重的病程。掌握不同心理精神障碍的起病与病程演变特点,有助于心理精神障碍的诊断。

4. **发病基础** 包括一般资料、家族遗传史、病前性格、既往疾病史等。这些相关因素常可影响疾病的起病、临床表现和病程发展。应注意患者:①既往有无接触有害物质的情况,农民的农药接触史,工人的化学物质接触史等;②既往疾病史中有无急慢性躯体疾病及病情发展过程、躯体疾病与精神障碍的关系和病程发展特点、治疗情况及目前疗效等。③病前性格、家庭与学校教育对患者个性形成和发展的影响,个性健全与否或个性的某些偏向常与罹患某种疾病有一定联系;④家族成员中是否存在精神疾病、癫痫、精神发育迟滞及性格异常等病史,均可作为精神障碍诊断分析的相关参考。

(刘金同)

第七章 男科疾病的诊断

第一节 男科疾病病史采集及查体

病史采集和查体是诊断男科疾病的最基本步骤。通过仔细的询问病史和认真的查体,可以获取大量有助于诊断的线索。以此为基础再选择必要的实验室检查和特殊检查,方可最终指向正确的诊断。

一、病史采集

病史询问是采集病史的基本方式,好的病史询问是一门艺术。男科疾病有时涉及性活动和个人隐私,患者感觉难以启齿,医生应以亲切诚恳的态度,使患者尽量放松回答,以获得最真实、全面的病史资料。询问应以面对面交谈的方式进行,围绕主要症状、把握正确诊断思路。医生应遵守职业道德为患者保守秘密。

男科疾病涉及基础医学的生理学、遗传学、病理学、感染学、免疫学,临床医学的泌尿外科学、显微外科学、内分泌学、皮肤性病学、生殖医学,以及相关学科如心理学、社会学等,范围很广。男科疾病可与全身疾病相关,也可只有局部表现,有的还会有身心两方面的表现。在询问病史时,应注意主要症状与伴随症状、局部表现与全身表现、身体功能与心理变化之间的关系和影响,抓主要矛盾,同时不遗漏问题,才能获得全面、翔实的临床资料。

男科疾病常见的主要症状有:

排尿异常,请参阅第二篇第三章第九节有关内容。

疼痛,可表现为隐痛、钝痛、绞痛、刺痛、刀割样痛、烧灼样痛等性质,可存在于腰背部、会阴部、尿道部、下腹部等部位,甚至牵涉到其他器官。

性功能障碍,包括勃起障碍、射精障碍、性欲异常等。性功能障碍病因和影响因素较多,除身体疾患外,社会环境、生活方式、心理因素等都有重要影响,应引起注意。

包块,根据包块位置大体可作出判断,常见腹股沟部或阴囊内肿物为疝、鞘膜积液、附睾结核、精索静脉曲张、睾丸肿瘤等。

男科病史采集的内容同完整病例病史采集的项目,但应加强婚姻史、性生活史(包括青春期发育、遗精和手淫,有无性交失败,以及性欲情况、性交频率、勃起硬度及持续时间、有无高潮等)及与男科疾病相关的疾病、传染病、手术史和家族史的询问。

二、查体

男科疾病可以局限于男性泌尿生殖系统,也可并存其他全身问题,因此,有重点的全身系统查体十分重要。

除一般检查外,应注意以下内容。

1. 男性性征检查 注意身高、体形、毛发及皮下脂肪分布情况。检查肌肉力量、嗅觉、甲状腺、喉结及发声、乳房发育等。对于肾上腺疾病、睾丸疾病等有重要意义。

2. 生殖器官检查 一般取站立位,检查外生殖器的发育情况,观察阴毛分布,阴茎大小、外形、尿道口位置及有无包皮过长,睾丸的位置、大小、质地、形状,附睾是否缺如、是否饱满及其形态、有无结节或囊肿,输精管是否缺如及其走行、有无结节,阴囊有无水肿、溃疡、皮下结节、阴囊内有无精索静脉曲张、精索或睾丸鞘膜积液等。

阴茎增大常见于青春期性早熟,小阴茎见于睾丸发育不良、垂体功能减退等。尿道下裂时尿道口可位于阴茎体、阴囊甚至会阴部。

精索静脉曲张的检查一般取站立位,Valsalva 试验(腹压增高时)可于阴囊内触及蚯蚓状团块样曲张的血管,平卧后缓解或消失。阴囊发现包块时,可做透光试验判断其性质及内容物。

附睾结核患者,附睾头或尾部可触及硬结,严重时可累及整个附睾,并和周围发生粘连,发生脓肿时可形成窦道,典型者输精管可触及串珠状结节。

直肠指诊是前列腺、精囊常用且重要的检查。患者一般取膝胸卧位或侧卧位,检查者戴好手套后,涂润滑剂从肛门轻轻按压后缓慢进入直肠,检查前列腺大小、质地、有无触痛、表面是否光滑、有无结节、两侧叶是否对称、中央沟是否存在等。

第二节 男科常见实验室检查

一、精液分析

精液由精浆和精子组成。精子由睾丸生精细胞产生,在附睾内成熟,通过输精管、射精管、尿道排出。精浆主要由前列腺、精囊腺和尿道球腺等生殖腺体的分泌液组成。在射精过程中,精子和精浆构成精液。精液中精子总数反映睾丸的精子生成量和输精管道的通畅性,精浆量反映附属性腺的分泌功能。

有研究表明,精液标本的质量因射精方法的不同而受到影响,在医院或实验室手淫射精或用取精器采集精液,其质量可能低于自然性交。因射精初始部分富含精子,所以应告诉患者在采集标本时务须完整。

常规的精液分析包括以下主要内容:精液量、精子计数及活力、精子存活率、形态、液化时间、pH、精子穿透宫颈黏液的能力等。

1. 精液标本的采集和送检

(1)采集精液标本的时间:精液的采集是精液检查的一个重要步骤,禁欲的时间各家报道不一。有研究显示,射精频度、禁欲时间与精子密度、精子活率等无显著性差异。精子总数与禁欲时间有关,禁欲时间越长,精子总数越多。《世界卫生组织人类精液检查与处理实验室手册》(第五版)建议检测精液禁欲时间为 2~7 天。如果需要多次采集标本,每次禁欲天数均应尽可能一致。建议受检者在实验室附近的私密房间内采集标本。由于精液检查的影响因素较多,必要时可每间隔 1 周复查 2~3 次。

(2)采集精液的方法:一般采用手淫法,如有困难可使用取精器采集,精液射入清洁无毒的广口玻璃或者塑料容器内。因安全套多数有影响精子活力的药物或润滑剂,所以不建议用安全套采集精液。

精液采集后应在接近 37℃ 环境中尽快送检。

2. 精液的常规检查

(1)外观及物理学检查:精液是一种半流体状的液体,有一定的黏度,有特殊腥味,刚射出时呈白色、灰白或灰黄色,液化后呈半透明的乳白色或灰黄色。长时间未排精的人射出的精液略带淡黄色。精液为鲜红色或暗红色、褐色或有血丝,则称血精,可能有精囊炎、前列腺炎等疾病。白或黄色清亮的精液提示无精子症。

精液 pH 值为 7.2~8.0,附睾有急性感染时,精液 pH 值可以大于 8.0,慢性感染性疾病时精液 pH 可以低于 7.2。精液排出 15 分钟后精液便开始从凝固状态转变成液体状态,称为精液液化。如精液呈不凝固状态,可能存在先天性精囊或射精管缺陷所致。

精液量正常为 2~6ml,平均为 3.5ml。精液量过少见于逆行射精、雄激素低下、先天性双侧输精管缺如,以及精囊腺发育不良等,精液量过多见于附属性腺炎症等情况。

(2)显微镜下检查:精子活率指精子总数中活精子所占比例。精子存活率一般为 58%~65%。精子活力即精子的运动能力。WHO 精液分析推荐将精子分为前向运动、非前向运动和不活动的精子。精子总活力(前向运动 + 非前向运动精子)的参考值下限是 40%。

精子密度即每毫升精液内的精子数目。一般认为,正常值精子计数应 >1.5×10^8/ml,但评价男性生育能力不能只凭精子计数和密度,还需考虑其活力、形态以及是否存在抗精子抗体等因素综合分析。

3. 精液的细胞学检查 包括精子顶体染色检查、精子形态学检查、精液细胞形态学检查等。在正常精液中形态正常的精子平均占 80%,也可见到一定比例的畸形精子。当生殖道感染,如精囊腺炎、附睾炎、淋病等疾病时精液中可见到红细胞、中性粒细胞、淋巴细胞、单核 / 巨噬细胞等。

4. 精子的功能检查 精子功能指标的测定,更能客观地反映精子的受精能力,是对精液常规检查的必要补充。精子功能测定主要包括:①精子运动功能指标的测定;②精子穿卵试验;③精子 - 宫颈黏液相互作用;④精子膜功能测定;⑤精子核功能测定;⑥精子线粒体功能测定;⑦精子顶体反应和顶体酶活力测定等。

5. 精浆的生物化学检查 精浆的生化指标不仅可以了解精浆中各种成分的主要组织来源,还可以反映睾丸、附睾及其他附属性腺的功能及对精子质量的影响,对全面评价男性的生殖能力有着重要的临床实用意义。

二、生殖内分泌激素检查

生殖激素是直接作用于生殖活动,并以调节生殖过程为主要生理功能的激素。主要包括来自下丘脑的释放激素,如促性腺激素释放激素(GnRH),可控制垂体合成与释放有关的激素;来自垂体前叶的促性腺激素,如促卵泡素(FSH)、黄体生成素(LH),关系到配子的成熟与释放,刺激性腺产生类固醇激素;来自性腺的激素,如雄激素、雌激素、孕激素,对性行为以及生殖周期的调节起着重要的作用。生殖内分泌激素对于先天或后天性性腺功能低下、染色体病、高催乳素血症等有重要诊断意义。

三、男科遗传学检查

1. 染色体核型分析　男性的染色体检查通常采用外周血染色体核型分析,男性染色体核型为46,XY,女性染色体核型为46,XX。核型分析主要研究染色体数目与形态,因而异常染色体包括数目异常和结构异常。不育男性染色体异常发生率显著高于正常生育力男性。男方染色体核型异常,如染色体平衡易位,与不育和配偶反复自然流产有关。

2. Y染色体缺失检测　Y染色体微缺失是男性不育重要的遗传学病因之一,部分无精子症和严重少精子症患者Y染色体长臂远端存在部分缺失。

3. 致病基因的测序　当怀疑某一个特定基因发生突变时,可以直接进行DNA测序。随着诊断技术的进步,经典测序方法正在被高通量测序方法所取代。

四、男性生殖系统肿瘤标志物检查

1. 甲胎蛋白　甲胎蛋白(AFP)是由胚胎卵黄囊和肝脏产生的一种单链糖蛋白,在正常人血清中的正常值应当小于40ng/ml。在生殖系肿瘤中,绒毛膜上皮癌和精原细胞瘤的肿瘤细胞不合成产生AFP,因此这部分患者的血清AFP值通常正常;而非精原细胞肿瘤(如畸胎瘤、胚胎癌和卵黄囊瘤)的肿瘤细胞可分泌AFP,若精原细胞瘤的AFP值升高,则需考虑其中混杂有胚胎癌等成分。血清AFP值越高,提示肿瘤恶性程度越高,预后较差。

2. 前列腺特异性抗原　前列腺特异性抗原(PSA)是由前列腺导管上皮细胞分泌的一种丝氨酸蛋白酶,正常男性血清中的总PSA应当小于4ng/ml。PSA仅由前列腺上皮细胞产生,故称前列腺特异性抗原,是前列腺癌诊断的重要肿瘤标记物。PSA水平可受到较多因素的影响,如前列腺损伤、前列腺炎、前列腺增生、性生活、非那雄胺药物等。为排除这些因素的干扰,建议导尿或膀胱镜检查48小时后,前列腺直肠指诊1周后,前列腺穿刺一月后,射精24小时后再进行PSA检查。

第三节　男科影像学检查

一、男科超声检查

超声诊断方法的优点有:实时结果、便于动态检测、对患者创伤小。近年来,阴囊超声与前列腺超声更广泛的推广,并出现了超声造影、实时三维超声、弹性成像、融合成像等一批新的超声技术,进一步提高了诊断阳性率。

1. 前列腺和精囊疾病的超声诊断　前列腺位于膀胱颈部下方,包绕尿道的前列腺部,外形如栗子,尖向下而底朝上。正常前列腺左右径约4cm,前后径约2cm,上下径约3cm,重约20g,由30~50个管泡状腺集合而成,有15~30条排泄管开口于精阜两侧。

精囊左右各一,长4~5cm,宽1.5~2cm,为一对前后扁平的梭形囊体,位于前列腺上方、膀胱底部与直肠之间。输精管壶腹部位于其内侧。精囊排泄管与输精管末端汇合,形成射精管,穿过前列腺开口于精阜。

前列腺和精囊的超声扫查途径主要有以下三种:经腹部扫查、经会阴扫查、经直肠扫查。

正常前列腺呈左右对称的栗形或三角形,包膜呈光滑整齐的强光带,内部为均匀散在的细小光点,在前列腺基底部两侧,各有一片呈柳叶状的低回声区,有时像一副哑铃,即为精囊。纵切面图上,前列腺呈椭圆形,包膜回声光整,内部回声均匀,在前列腺后上方、直肠和膀胱之间,可见到略呈圆形的精囊,正中矢状切面可见到尿道内口呈微微凹入状。

前列腺增生症患者前列腺轮廓增大,各径线超过正常值,前列腺的形态变圆,接近球形。包膜回声连续、整齐,内部回声细小、均匀,但有些病例内部回声不均匀,可见球形的增生结节和呈弧形排列的结石。增生的腺体向膀胱内突入者,应与膀胱肿瘤鉴别。梗阻严重者,膀胱可有憩室和残余尿。

经直肠超声检查对于前列腺癌的早期诊断具有重要意义。超声影像主要表现为低回声团块,其回声特征与肿瘤的大小、级别、分期等有关。<5mm 的前列腺癌一般呈等回声,10~25mm 的前列腺癌一般呈低回声,特别大的前列腺癌由于缺乏与正常前列腺组织的对比,通常报告为"等回声",但前列腺形态不对称,内部解剖结构紊乱,包膜回声破坏。前列腺癌侵犯精囊的超声表现为精囊形态不对称、不规则、萎缩或扩张。有时早期前列腺癌与前列腺炎、前列腺结石或前列腺增生症的鉴别困难,对可疑病灶需作超声引导下穿刺活检病理学检查。

急性前列腺炎的超声检查特征是尿道周围出现低回声晕;腺实质回声不均匀,出现多个低回声区;前列腺周围因前列腺静脉丛充血、肿胀,出现无回声区。慢性前列腺炎一般包膜增厚或不整齐,内部回声欠均质,可有点状强回声,也可有低回声区。

2. 阴囊疾病的超声诊断　阴囊壁自外向内为皮肤、肉膜、会阴浅筋膜、精索外筋膜、提睾肌、精索内筋膜及睾丸固有鞘膜。阴囊中线处为阴囊纵隔,将阴囊分为左右两部分,每侧有睾丸、附睾及精索。睾丸呈椭圆形,位于阴囊内,左右各一。附睾位于睾丸的后缘,其上端膨大而钝圆为附睾头,附睾尾与输精管相通连。精索自睾丸后上缘开始,终于腹股沟内环,在阴囊内对睾丸有支持作用,精索的蔓状静脉丛容易迁曲、扩张形成精索静脉曲张。

正常睾丸呈卵圆形,内部回声细密、均匀,边界回声清晰、明亮,有时鞘膜腔内可见少量液体回声。睾丸上极后方可见到半圆形或新月形的附睾头,回声强度与睾丸近似,睾丸中下部后方可见到附睾体和附睾尾,实质回声比睾丸略低。正常成人睾丸约为 4cm×3cm×2cm;附睾头约为 1.1cm×0.7cm×0.6cm。

睾丸肿瘤的超声图像表现为多种改变,小者可无睾丸形态和大小的改变,较大者可表现为患侧睾丸弥漫性增大或局部突出。肿瘤内部回声常表现为均匀性低回声病变,肿瘤体积较大时,内部回声可以增强,边界变得不规则。淋巴瘤内部呈弱回声。胚胎癌表现为混合回声病变,边界多不规则。畸胎瘤表现为复合性病变,既有实性成分,也有囊性成分。

急性睾丸炎超声检查表现为睾丸外形增大,实质回声减低,内回声不均质。睾丸组织严重水肿导致缺血坏死时可见条纹状回声、血流信号减少。

附睾炎超声检查可见附睾轮廓增大,以尾部为明显,内部回声不均匀。

精索静脉曲张超声图像可见束状的、匐行的迁曲管状结构,管径一般超过 3mm,左侧多见。Valsalva 试验时可见出现反流。

二、男科 CT 检查

CT 检查的图像清晰、解剖关系明确,随着其结构和功能不断革新,从仅限颅脑扫描的 CT 开始,到螺旋 CT 和多层螺旋 CT,特别是连续快速扫描成像、容积数字采集、多层面重建后处理技术等,极大地提高了诊断水平。

1. 前列腺疾病 CT 表现

前列腺增生症:前列腺增大,呈圆形或类圆形,两侧对称或不对称增大,边缘清楚,密度均匀。增生的前列腺向上推压膀胱底部,并可突入到膀胱内形成"膀胱内肿块或占位"。

前列腺癌:前列腺癌好发于外周部,可呈结节状边缘不规则或呈分叶状。肿瘤较大内部出现坏死时,密度不均匀。前列腺和直肠周围脂肪组织内的密度增高且出现强化,常是肿瘤浸润的表现。前列腺癌侵及精囊时,CT 表现为膀胱精囊角变窄或完全消失,两侧明显不对称。

2. 精囊疾病 CT 表现

精囊囊肿：可见囊性厚壁病变，水样密度。壁可光滑或不规则，常可见钙化。增强扫描后囊壁可以强化。有时伴有一侧肾形态异常或缺如。

精囊肿瘤：较小的精囊肿瘤表现为精囊边缘不规则的分叶状。较大肿瘤表现为精囊区软组织肿块，坏死区呈低密度灶，有时可见斑点状小的钙化。

3. 生殖器疾病 CT 表现

隐睾：CT 常用于临床上未扪及睾丸的定位。隐睾常位于睾丸下降的行程内，即腹膜后、腹股沟、阴囊上部等处，呈卵圆形软组织密度影，直径 1~2cm，边缘清楚。

睾丸肿瘤：睾丸肿瘤多为单侧，表现为睾丸增大，呈边缘清楚的肿块，密度不均匀，常可见到液化坏死的低密度区，增强扫描实质部分呈不同程度的强化。常伴有盆腔和腹膜后淋巴结转移。

睾丸鞘膜积液：鞘膜积液呈水样密度，分界清楚、密度均匀，与睾丸密切相连，增强扫描无强化。

阴茎癌：对于阴茎癌患者，CT 用于检查肿瘤沿腹股沟和髂淋巴结的转移以及闭孔肌的改变及有无远处转移等。

三、男科介入放射学检查

1. 勃起功能障碍

血管造影检查：考虑可能有阴部内动脉、阴茎动脉管腔狭窄或阻塞时，可行阴部内动脉造影检查。表现为阴部内动脉的主干或分支形态失常，管壁欠规则，内径粗细不均，可有充盈缺损或闭塞，造影剂通过缓慢，外伤患者造影剂可溢至管腔以外。

2. 精索静脉曲张

变异的、术后复发的精索静脉曲张，需要做血管造影，可见患侧静脉管径增粗，造影剂可部分或全程充盈管腔，部分情况下可见造影剂在管腔远端滞留。

第四节　男科内镜检查

一、精囊镜检查

近十年来，精囊镜检查因其微创、直观在临床逐渐推广而得到更多的应用。目前主要适应证是：顽固性血精，保守治疗无好转，不能明确病因；怀疑精囊或射精管占位；梗阻性无精子症，怀疑精道梗阻。

精囊镜检查一般采用全身麻醉或椎管内麻醉，截石位。经尿道和膀胱进镜，直视下寻找精阜的开口，置入斑马导丝，在其引导下进入前列腺小囊，检查前列腺小囊情况。在陷窝开口处寻找双侧射精管开口进入精囊，观察精囊有无黏膜水肿、充血、活动性出血情况，腔内有无囊肿、结石，对可疑病变可取病理活检。小的结石、漂浮物、脓液等可用水冲出，较大结石可用取石钳钳夹碎石。

二、阴囊镜检查

阴囊镜具有直观、准确、可同时取活检、实用性强的优点，为部分以往难以确诊的阴囊疾病提供了新的途径。

阴囊镜检查主要适用于：阴囊内容物（睾丸、附睾、精索）及鞘膜腔病变的诊断，如睾丸扭转、附睾囊肿；附睾结节与肿瘤的鉴别；阴囊内病变活检；男性不育症检查；阴囊内病变治疗，如肿块电切、鞘膜开窗或切除，脓肿切开引流等。

一般采用局部麻醉，需行病变治疗时宜采用硬膜外麻醉或全麻，截石位。阴囊皮肤小切口，依次切开进鞘膜腔，置入阴囊镜，顺序观察阴囊内壁、睾丸、附睾及精索。慢性附睾炎，表现为附睾充血、暗红色、光泽差,附睾体或头部均匀肿大,严重时可见分泌物。慢性附睾炎与附睾结核的鉴别较困难,内镜下可取活检确定其病理性质。阴囊镜下可清晰辨认阴囊内实质性肿块与液性囊肿,囊肿为透明的圆形肿块,而实质性肿块则为不透明的局部隆起。临床不能鉴别睾丸炎与睾丸扭转时,可做阴囊镜检查,镜下观察睾丸血运、颜色,当发现为睾丸扭转时,即行手术处理。

(孟　彦)

第八章　儿科疾病的诊断

第一节　概　述

儿科学(pediatrics)是专注于儿童健康的医学专业,包括儿童身体的、精神的、心理的发育和完善。儿童是社会中最易受伤的,处于劣势,很多孩子不能清楚地表达自己的感受和需求。作为以提高儿童的健康为终极目标的专业人士,儿科医生应给予他们特别的关注。

儿童时期是人生发展的基础阶段,全身各组织、器官逐步成长,心理、精神行为也在逐步发育完善。儿科医生不仅应关心有关的器官、系统和生物学过程,也要注意环境、社会的影响。这些都会影响到儿童和其家庭的健康和幸福。

儿童时期也是人的一生中生长发育最为迅速的阶段,对成年后的身心健康有很大的影响。所以儿科医生的职责不仅仅是对疾病的临床诊治,不同年龄阶段儿童的保健工作尤其重要。

儿童由于年龄所限,大多数对于自己身体不适的描述较模糊,有时不能配合查体。儿科医生只能借助于家长、环境及患儿的表现,多方面反复询问、观察,仔细认真进行查体,排除影响其判断的"伪证",找出患儿临床表象的主干,从而追根溯源,才能对患儿的病情作出准确判断。

第二节　儿童的年龄分期及保健特点

儿童从呱呱坠地到长大成人的十几年的时间里,其生长发育是一个连续的循序渐进的过程。某一个阶段可能是属于正常的临床表象,在另一个阶段可能是异常的。所以诊断儿童疾病时,不仅要根据病史、流行病学资料、症状、体征和相关的辅助检查结果,还要考虑年龄因素。不同年龄的儿童易患疾病不同且对同一种疾病的反应也不同。但在不同的阶段,儿童的生理、心理等功能又表现出与年龄相关的规律性。故临床上一般将小儿年龄分为以下几期。

一、胎儿期

胎儿期(fetal period)指从受精卵形成到小儿出生为止,共约40周。

其中从受精卵分化开始的最初8周妊娠又称为胚发育期(period of embryo development)。这一时期,胚胎细胞高度分化,内胚层、中胚层、外胚层三层组织形成,对大多数致畸因子高度敏感,被称为致畸敏感期。此期内孕母应注意预防各种病原感染、放射性物质、各种化学物质或毒物的影响,以免造成胎儿先天性发育不全。

胎儿各组织器官生长迅速,功能日趋成熟。但易受宫内感染、药物、母亲的营养及内分泌紊乱的影响。此期内应注意避免早产,加强孕母营养,减少新生儿期疾病的发生。

二、新生儿期

新生儿期(neonatal period)从胎儿娩出结扎脐带时开始,至生后 28 天。此期的新生儿由宫内到宫外经历了巨大的环境变化,从依附于母亲生长转变为完全独立的个体,无论是解剖还是生理都发生了显著的改变,各系统器官功能也由不成熟逐步发展完善。

此期发病率高,早产、窒息、感染、先天畸形、宫内生长障碍等常见。

新生儿期保健的重点是预防缺氧、窒息、低体温、感染;鼓励母乳喂养,按需哺乳;促进感知觉发育;筛查先天性代谢缺陷病。

三、婴儿期

婴儿期(infancy)指生后满 28 天至 1 周年。此期的特点是生长迅速,为体格生长第一高峰期。1 周岁时身长约为出生时的 1.5 倍,体重至少为出生体重的 3 倍。由于生长发育快,营养需要多,消化道负担重,而消化道功能发育不成熟,故易患消化紊乱、腹泻、营养不良等疾病。婴儿出生 6 个月后从母体获得的被动免疫抗体逐渐消失,而主动免疫功能尚未成熟,易患感染性疾病。婴儿期也是语言、情感及视觉发育的关键时期。此期内应定期进行体格健康检查,坚持户外活动,按计划进行预防接种。

四、幼儿期

幼儿期(toddler's age)指生后第 2 年和第 3 年。幼儿体格生长速度较婴儿期减慢。但神经心理发育迅速,消化道及肾脏功能逐渐发育成熟。

幼儿期应积极促进语言及运动能力的发展,培养自我生活能力,定期查体,提供合理营养,预防龋齿。因幼儿期活动能力加强,活动范围扩大,应预防异物吸入及烫伤、溺水等意外事故。

五、学龄前期

学龄前期(preschool age)指 3~6 岁或 7 岁。体格生长速度较平稳,主要受遗传、内分泌等因素的影响。

学龄前期是儿童性格形成的关键时期,受成人态度的影响较大。本期应注意加强入学前教育,保证充足营养,预防近视、龋齿、感染、意外事故等的发生。

六、学龄期

学龄期(school age)指进入小学以后至青春发育期前的这段时间,一般是 6~7 岁至 11~12 岁。本期儿童脑形态的发育基本完成,正处于淋巴系统发育高峰期。免疫功能、消化功能等多种生理功能发育基本成熟。逐渐适应学校及社会环境,社会心理逐步发育。

学龄期儿童应注意培养良好的卫生习惯,培养正确姿势,预防驼背、脊柱异常弯曲等畸形的发生,预防近视及各种意外事故。

七、青春期

青春期(adolescence)是由儿童过渡到成人的发育阶段,是儿童第二个体格生长发育高峰期。一般女童从约 12 岁到约 18 岁,男童从约 13 岁到约 20 岁为青春期。此期内性功能发育,内分泌系统发生较大变化,知识量增加,但心理发育和社会适应能力相对滞后,故应加强性教育及心理教育,注意防治内分泌相关疾病。

第三节　儿童生长发育规律

受遗传因素及环境因素的影响,每个儿童的生长发育过程都有自己的特点,但也遵循一定的规律。

一、儿童的生长发育是连续的、有阶段性的过程

生长发育不断进行,贯穿整个儿童时期。但不同年龄阶段生长速度呈阶段式。儿童在生后的第一年和青春期体重和身长的增加很迅速,表现为两个生长高峰期。其他时间生长速度相对减慢。

二、各系统器官发育不平衡

儿童时期各器官系统逐渐发育成熟,发育顺序遵循一定规律,有各自的生长特点。比如神经系统发育较早,脑在生后前2年发育较快;淋巴系统发育于青春期前达高峰,以后逐渐下降到成人水平;生殖系统到了青春期开始加速发展至成熟;而心、肝、肾、肌肉的增长与体格生长平行。各系统生长发育的不均衡使生长发育速度曲线呈波浪式。

三、生长发育一般遵循由上到下、由近到远、由粗到细、由低级到高级,由简单到复杂的规律

例如,后运动发育的规律是先抬头、转头,然后能翻身、独坐,最后是站立、行走;肢体动作发育是先粗大动作后精细动作,从全掌抓握到手指拾取。

四、生长发育存在个体差异

儿童生长发育虽按一定总规律发展,但在一定范围内受遗传因素和环境因素相互作用的影响,存在着个体差异。

第四节　儿科疾病的诊断特点

一、儿童病史采集特点

获得准确、完整的病史是正确诊断儿童疾病的基础,是一名儿科医生必须掌握的基本技能。由于儿童生长发育的特点,儿童病史的采集与成人不同。

(一) 病史多由家长或看护人提供

由于大多数儿童不能准确表达,一般儿童的病史多由家长或看护人提供。为了获得准确、完整的病史,对于不同年龄,不同文化程度,不同地域方言的病史提供者,应耐心、细致的询问,不要轻易打断,对表达不清楚或容易歧义的地方应反复询问,有时需要采用不同的表达方式,以免造成误解。

(二) 年长儿童可自己提供病史

对年长儿童可让其自己述说病史,但有些孩子可能因紧张、恐惧等心理而夸大或隐瞒部分病情,或者受表达能力所限而不能提供准确病史。这时需要综合家长对病史的叙述,作出正确判断。

(三) 危重症患儿

应先询问重点病史,边询问、边检查、边抢救。随后再进行详细的病史采集。

(四) 医生的态度

面对儿童患者和家长,医生应保持良好的仪表,和蔼可亲的态度,认真仔细耐心地问诊,在取得家

长和患儿信任的基础上进行病史的采集。

(五) 儿童病史采集应特别注意以下几点

1. 年龄与疾病发生发展的关系。
2. 母亲妊娠期的健康情况及新生儿期的情况。
3. 有关喂养及消化的情况。
4. 体格及智力发育情况。
5. 家庭环境和家庭成员及儿童看护人的健康情况。

二、儿童查体特点

准确的查体是正确诊断的必要条件。儿童的查体比成人困难。为了获得准确的查体资料需注意以下几点。

(一) 取得家长和儿童的信任和配合

不要急于进行查体,首先与家长和患儿沟通,注意态度和蔼,对不同年龄的患儿要采用不同的沟通方式,消除患儿的恐惧感。在开始询问病史时即注意与患儿建立良好的关系。

(二) 秉持爱伤观念

进行查体时要秉持爱伤观念,动作轻柔。室温低时要将手及所用听诊器温暖后再接触患儿。若暴露时间过长可导致体温快速下降,对小婴儿来说尤其重要。所以检查过程中既要全面细致,又要注意保暖,不要过多暴露身体部位。对年长儿应注意保护隐私,顾及患儿的害羞心理和自尊心。对十分不合作的患儿,可待其入睡后再检查。

(三) 保持舒适体位

儿童查体时的体位不必强求,视被检者的年龄和检查部位而定,以舒适为准。婴幼儿可让其在家长的怀抱中进行。

(四) 检查顺序

儿童查体时,不必严格按照体检顺序,可灵活掌握。一般可先检查不易引起不适或反感的部位,如胸部、背部、腹部等,而口腔、咽部、眼等易引起患儿反感的部位以及主诉疼痛的部位应放在最后检查。

(五) 预防交叉感染

检查前检查者应按要求洗手,听诊器等检查用具要经常消毒,以防交叉感染。

(六) 病情危重的患儿

应边抢救边检查,或先检查生命体征和与疾病有关的部位,待病情稳定后再进行全面查体。

(七) 交流沟通

对稍大一些的孩子,要一边检查一边与其交流,同时注意孩子的反应,以减轻其焦虑不安。

三、儿科疾病的诊断特点

儿童不是一个缩小的成人。在整个儿童时期,各器官系统都处于不断生长发育的过程中。儿童疾病不仅存在不同个体间的差异,在不同的年龄段还表现为不同的生理差异。

(一) 解剖方面

儿童的各器官系统都处于不断生长发育的过程,各器官的大小、位置都随着年龄的变化而有所不同。只有熟悉不同年龄儿童的解剖特点,才能准确判断是否存在异常。例如,婴幼儿肝脏在右锁骨中线肋缘下 2cm 以内视为正常,而对于 6 岁以上儿童和成人来说则为肝脏肿大。新生儿生后第一天发现卵圆孔未闭、动脉导管未闭如果没有血流动力学改变,并不需要治疗,可能会在随后的数天或数月内自行闭合。

(二) 生理方面

儿童的各器官功能处于发育中,年龄越小,生长发育越快,呼吸和心率也较成人快,基础代谢率高,单位体质量所需热量和液体量越多。而肾脏和胃肠道功能相对不成熟。所以易发生水、电解质代谢紊乱,酸碱平衡失调。判断心率 120 次 /min 的患儿是否正常,需要结合患儿年龄,对于新生儿和小婴儿来说是正常的,而对于 12 岁的青少年来说就是心动过速。

(三) 病理方面

同一致病因素在不同年龄的患者可能导致不同的病理变化。例如,肺炎链球菌所致的肺部感染,在婴幼儿多表现为支气管肺炎,而在年长儿多为大叶性肺炎。缺氧缺血易对足月儿大脑的深层灰核和矢状旁区造成损伤,而早产儿的脑室周白质对缺氧缺血特别敏感。

(四) 免疫方面

儿童的免疫生理状况与成人不同,处于不断发展成熟的过程中。不同年龄阶段免疫状况也不同。产自健康母亲的足月新生儿获得来自母亲的 IgG 抗体,足以对抗大多数的感染。这些抗体在生后 6 个月左右渐渐消失,一般到 6~7 岁时儿童自身产生 IgG 抗体的能力接近成人。除了原发性免疫缺陷病外,营养状态、免疫抑制剂的应用、放射线的接触、各种病原体导致的感染、外伤和手术、血液系统疾病和肿瘤等均可影响儿童的免疫状态导致继发性的免疫性疾病。

(五) 疾病谱方面

不同年龄段儿童常见病不同。新生儿多见各种先天性疾病,婴幼儿多见腹泻、贫血及感染性疾病。青春期儿童则多见各种心理性疾病及内分泌系统疾病。

(六) 临床表现方面

儿童疾病大多起病急,病情变化快,不同年龄临床表现多样,易受外界环境影响,容易反复。需要临床医生密切观察,及时诊断和处理。例如,细菌性痢疾,在年长儿可以表现为腹痛、腹泻、脓血便、里急后重感等,而在小婴儿可能以高热、惊厥为首发症状。新生儿的败血症早期往往表现为拒奶、黄疸加重,而没有发热等典型表现。这就要求临床医生必须熟悉疾病在不同年龄儿童中的不同表现。

(七) 实验室检查方面

儿童时期是一个不断生长发育的过程,不同的年龄阶段各器官系统发育程度不同,实验室检查的正常值范围也有所变化。比如,临床最常用的外周血白细胞计数,初生时可高达 $20 \times 10^9/L$ 以上,出生后逐渐增加,至 24 小时达高峰(一般不超过 $25 \times 10^9/L$),然后开始下降,至 2 周左右达 $12 \times 10^9/L$ 左右。此数值一直持续整个婴儿期,至学龄期后降至 $8 \times 10^9/L$ 左右。白细胞分类中,与成人中性粒细胞为主不同。初生时,中性粒细胞为主,占 60%~65%,淋巴细胞约占 30%~35%。出生后 4~6 天两者相等,曲线第一次交叉。以后在整个婴儿期均是淋巴细胞占优势,约 60%,中性粒细胞约 30%。学龄前期中性粒细胞逐渐增加,4~6 岁时两者比例又相等,形成第二次交叉。6 岁后中性粒细胞继续增多,淋巴细胞减少,逐渐达成人值,粒细胞约占 65%。

(八) 病情转归方面

一方面,儿童免疫力相对低下,起病急,病情进展快,如不及时诊治往往会丧失治疗时机。另一方面,儿童处于不断生长发育过程中,生命力旺盛,组织修复能力强,许多急危重症经过积极救治,可迅速康复,有时超出预期。例如,有些脓毒症的患儿因家长对病情重视不够,没有及时就医,起病 24 小时内死亡的很常见。而有些颅内大面积出血或化脓性脑膜炎形成脑脓肿的患儿,经积极治疗后脑功能恢复良好,没有明显后遗症。

四、儿科疾病诊断中应注意的问题

1. **年龄**　在儿科疾病的诊断过程中始终不能忘记年龄这一重要因素。同一疾病在不同年龄的临床表现不同,病理生理过程不同,治疗措施和预后也可能不同。

2. 感染 虽然随着我们生活水平的提高,部分感染性疾病的发病率有所下降,但感染仍然是世界范围内儿童死亡的首要因素。

3. 早期筛查 新生儿遗传性疾病的筛查,使我们能够在苯丙酮尿症、先天性甲状腺功能低下等疾病发病前做出诊断,及早治疗,避免了严重后遗症的发生。

4. 重视随访 许多疾病早期可能临床表现不典型甚至不出现,可能误诊或无法诊断。比如,肝豆状核变性早期仅表现为轻度的肝功能异常,误诊率非常高,甚至有的患儿误诊数年。随着铜代谢异常的累积,数年后才表现出特征性的眼睛 K-F 环,血清铜蓝蛋白减少等特异性改变。这就需要医生通过随访来发现异常改变,从而确诊。另外,目前发现,许多种成人慢性疾病都是从儿童时期开始起源的。这就提醒儿科医生,对于儿童疾病,除了应做到早期发现,早期治疗外,还需要重视对于儿童慢性疾病的随访。这些疾病的随访结果可能影响到孩子的将来。对于儿科疾病的诊断、治疗、预后判断,将影响着孩子的一生。

(王一彪 张兆华)

第九章 消化道早期癌的诊断

消化道肿瘤,包括食管癌、胃癌、结直肠癌,是消化系统的常见病、多发病,其发病率及病死率始终居高不下。普通内镜观察发现消化道早期的起源于黏膜层的病变,通过染色、放大等技巧初步判断其起源层次和性质,对可疑部位行精准靶向活检及病理学确诊,并进行有效的干预和治疗,这些举措能够降低消化道肿瘤的病死率是不容置疑的。因此,内镜医师对患者行内镜检查时,有意识地进行早期消化道肿瘤的内镜筛查至关重要。"发现一例早癌,拯救一人生命,幸福一家人。"提高早期癌的诊断率是消化内镜医师的工作重点之一。

近年来,内镜诊断和治疗技术正突飞猛进地发展,电子内镜清晰度不断提高,染色、放大内镜及图像增强技术的出现和发展、诊断方法及技巧的不断提升,均为提高早期癌的检出率提供了可能。良好的胃肠道准备、对表浅病灶的重视及认识、熟练准确的观察思路和技巧、精准的靶向活检及准确的病理诊断是早期癌诊断的关键。目前我国的消化道早期癌诊断率仍然较低。增强诊断意识、推广诊断技术、提高诊断水平是当务之急。

一、早期症状

因疾病处于发生早期,且多数病变范围小,多数消化道早期癌患者无明显症状。一些患者因合并反流性食管炎、浅表或萎缩性胃炎、结肠炎、肠易激综合征等疾病才会出现相应的诸如反酸、烧心、腹痛、腹泻或便秘、腹胀、排便习惯改变等消化道症状。由于绝大多数早期癌患者无任何症状与体征,提高早期诊断率有效的方法就是对无症状人群进行筛查和对高危人群进行追踪。

二、肿瘤标志物

因癌症尚处于发生早期,常用于对消化道肿瘤预警的肿瘤标志物,如 CEA、CA199、CA724、CA125、AFP 等多数并无明显增高。因此,肿瘤标志物的检测对消化道早期癌无诊断价值。

三、内镜及病理学诊断

消化道早期癌是指癌灶局限于黏膜层及黏膜下层，无论有无淋巴结转移。需要强调的是，早期癌病变浸润不应超过黏膜下层，否则已超出了早期癌的范畴。白光内镜下发现可疑病灶，利用染色、放大及窄带成像技术（narrow band imaging，NBI）或蓝激光成像技术（blue LASER imaging，BLI）及联动成像技术（linked color imaging，LCI）等观察系统判断病变的性质、早期癌位点及黏膜受累范围、结合超声内镜对浸润深度形成初步判断，并进行精准靶向活检，获取病理组织标本后进行 H-E 染色及免疫组化检查，最终获得组织学确诊，是内镜医师对早期癌诊断的基本思路。如何在内镜下观察并发现病变、进行准确的定性诊断及浸润深度判断，体现着内镜医师的诊断水平，需要不断学习、充实提高。

（一）内镜观察及诊断

1. 白光内镜观察规范及思路　在内镜检查前，应详细了解患者的基本情况，如年龄、性别、症状及体征、幽门螺杆菌（*Helicobacter pylori*，Hp）的检查及治疗史、内镜检查及内镜手术史等，做好充分细致的检查前准备工作。充分沟通内镜检查及麻醉过程的必要性及可能发生的意外情况，签署知情同意书。检查前应给予患者消泡、蛋白酶、解痉、镇静及麻醉药物等保证视野清晰。

胃镜进入门齿后，即开始寻找有效的早期癌的诊断线索；通过食管入口后，适当送气，仔细观察食管蠕动、黏膜形态，推荐进镜、退镜均采用 NBI 或 LCI 模式，或进镜采用白光观察、退镜采取 NBI 或 LCI 模式进行观察；进入贲门后，注入少量空气，观察胃体部的形状、软硬度，此时应避免大量送气引起胃壁过度伸展，且须在胃壁充分伸展前观察胃体后壁。内镜沿胃腔走行，在通过幽门之前应仔细观察胃体下部、胃窦、幽门部及幽门括约肌部位，以防在内镜通过幽门部时引起黏膜水肿而影响判断。十二指肠球腔、球降交界部、降段观察完毕后，对胃窦部、胃角部、胃体下部、中部及上部等部位分别观察，要求螺旋式退镜观察，即针对上述部位需要依次观察小弯、前壁、大弯及后壁。之后，在胃体上部开始至穹窿部大弯侧将内镜高位反转，观察穹窿部。反转镜身进行操作时，首先应仔细观察贲门部甚至食管胃连接部，注意镜身周围，以防病变被镜身遮挡。之后需从贲门部开始，以小弯和后壁为起点至胃体下部按顺序观察，尽可能避免遗漏后壁病变。再次观察至胃角，尤其是胃角后壁及内侧之后可结束胃内观察。操作过程中无论判断有无病变均需充分采集图片。

进入贲门时，即开始判断有无 Hp 感染，如判断为无 Hp 感染胃黏膜，应警惕未分化型及低分化型早期癌的存在，仔细寻找色泽暗淡、褪色调、浅表凹陷型的病灶，并进行染色及放大观察，进一步判断性质及边界；如判断为有 Hp 感染的胃黏膜，应进一步评价萎缩黏膜的范围及程度，中度萎缩黏膜注意观察萎缩边界的色泽，是否存在凹陷病变，重度萎缩及肠上皮化生的背景则应该着重寻找有无发红病灶及粗糙不平的病灶。最终均需行精准靶向活检进行早期癌的确定诊断。在胃早癌的诊断中，应避免盲目地、漫无目的的查找病变，应在对胃黏膜有 Hp 感染与否、萎缩性改变的初步评估基础上，对病变可能存在的部位及组织学分类有一定的经验及把握，有的放矢地查找病变。

充分地肠道准备是肠镜检查能够顺利完成及提高病变检出率的前提条件。建议于结肠镜检查前一天开始低纤维素饮食，在检查前 4~6 小时服用缓泻剂。检查前及检查中应用祛泡剂可降低气泡对观察的影响。结肠镜观察时，应视情况尽量以回肠末段为终点。退镜时仔细观察、必要时反转镜身观察病变，要求退镜时间不得短于 6 分钟，并且在观察时要确保没有死角，没有病变遗漏。但操作过程中要视肠道情况，不可强行反转以避免穿孔。

根据消化道早期癌的大体形态可初步预测肿瘤的性质和浸润深度。具体见文末表 6-9-1。内镜下较难发现的是 II 型病变。镜下主要表现为黏膜局部颜色变化（发白或者发红）、血管网消失、黏膜脆性增加、粗糙不平、肠黏膜表面无名沟中断等。一旦发现这些病变，应当结合色素内镜、放大内镜和超声内镜等仔细观察其边界及表面形态、行多点、靶向活检，以期发现早期结直肠癌。

表6-9-1 内镜下病变形态分型及可能的浸润深度诊断

病变形态		内镜图片(发育形态)	可能浸润深度
0- I 型 (隆起型)			黏膜层及黏膜下层均有可能
0- II a 型 (浅表隆起型)			黏膜上皮层(EP) 黏膜固有层(LPM) 黏膜肌层(MM)
0- II b 型 (平坦型)			黏膜上皮层(EP) 黏膜固有层(LPM)
0- II c 型 (浅表凹陷型)			黏膜层及黏膜下层均有可能
0- III 型 (凹陷型)			黏膜下层(SM)

2. **染色、放大观察技巧及诊断系统** 染色内镜,包括色素内镜及近年来快速发展的电子染色内镜。色素内镜是指局部喷洒染色剂进行染色,突显普通内镜难以观察的病变的范围及黏膜表面的形态,有利于初步判断病变的性质。电子染色内镜是诊断消化道早期癌非常有用的工具,以 NBI 及 LCI 最为普及。对于一些白光内镜甚至染色内镜无法判断性质的病灶,使用放大及 NBI 或 LCI 的模式观察,常可以准确作出预判。放大 NBI 内镜下,肿瘤组织与其周围非肿瘤组织有明确的分界,病灶处微血管密度增加、形态改变,而且 NBI 还可以通过淡蓝脊显现出肠上皮化生的存在。LCI 能够增加红白对比度,凸显病变的范围及表面形态,LCI 观察伴有肠上皮化生的黏膜显现白色。在内镜检查时,LCI 甚至可替代白光内镜,在内镜检查时查找橙色或橘色背景下的紫色病变,即可拟诊早期癌,降低了内镜早期癌筛查的难度。

放大内镜具有以下优点:能从近距离的正侧面、中等距离或远距离观察病灶,了解其肉眼形态、发育类型、有无凹陷、局部性状和范围;能改变管腔空气量,观察病灶硬化程度及周围皱襞的集中情况;能接近病变观察其微细结构并进行隐窝的具体分型。推荐在早期癌诊断时将放大内镜与色素内镜相结合,用以判断病变的性质。

食管的观察,多采用碘染色,不着色区为病灶区。碘染色除了能够清晰显示病变边界外,还能引起食管黏膜挛缩,在内镜下可观察到环状皱褶,即榻榻米征(Tatami 征)。此时,病灶内出现环状皱褶说明其浸润未突破黏膜肌层;反之,如病灶内环状皱褶突然中断消失,则说明病变已侵及黏膜肌层以深。如一次碘染色不满意,可以反复多次染色。但碘染色对食管黏膜的刺激性较强,严重者可引起食管黏膜剥脱,故而禁用高浓度碘,笔者应用碘染色浓度稀释为0.5%。食管早期癌最常见的病理类型为鳞状细胞癌,针对疑有鳞状细胞癌的区域性病变,多采用2012年日本食管学会制定的新分类。

靛胭脂染色常用来突出显示胃黏膜的形态及边界。如染色后观察到病灶清晰的边界及不规则的表面,则高度怀疑为早期胃癌。但靛胭脂染色对0-Ⅱb型病变染色效果欠佳。近年来有学者应用冰醋酸染色,也可凸显病灶表面黏膜的细微结构,冰醋酸染色后发红的区域要警惕早期胃癌的可能,根据其周围被变性发白的区域可确定其边界。冰醋酸价格低廉、安全性好、容易获得,在临床上已被广泛应用。必要时可合用靛胭脂及冰醋酸来突显病灶的边界。胃早期癌的诊断,推荐VS分类系统,关注微血管结构和表面微细结构,根据二者所见提出一定标准并组合,以此进行诊断。

对结直肠病变,应采用全结肠喷洒0.4%靛胭脂加0.2%冰醋酸,结合电子染色内镜或放大内镜,对病变进一步观察。结直肠病变黏膜腺管开口分型采用pit pattern分型(腺管开口形态分型),毛细血管分型采用Sano分型,如仅有电子染色内镜而无放大内镜者宜采用窄带成像结直肠内镜分型(narrow-band imaging colorectal endoscopic classification,NICE classification)。

3. 超声内镜对消化道早期癌的诊断价值 超声内镜对于消化道早期癌的诊断价值有限。主要用于判断消化道早期癌浸润深度以及是否有淋巴结转移。超声内镜难以对病变的异型增生程度观察,目前仍需依靠内镜活检。

4. 不同部位早期癌内镜诊断学的特点

(1)食管早期癌诊断:食管癌包括鳞状细胞癌及腺癌两种病理学类型,其中95%以上食管癌为鳞状细胞癌。早期发现食管鳞状细胞癌并施行内镜黏膜下剥离术(endoscopic submucosal dissection,ESD)等微创内镜下切除对于降低食管癌病死率至关重要。

1)食管早期鳞状细胞癌浸润深度及范围诊断:白光镜下观察,见黏膜发红、粗糙、凹凸不平、树枝状血管网不清晰或消失等表现,均应高度警惕早期癌的存在。另外,通过充吸气时管壁的舒缩情况观察病变的形态变化、病变周围黏膜皱襞形状的变化来判断病变的软硬程度、移动度等,对于病变浸润深度的评价非常重要。发现可疑病灶,对该病灶的大小、凹凸情况、色调、表面性状、边缘、溃疡边缘隆起起始部的形态等的观察,对评价浸润深度有重要意义。

目前,针对食管早期癌的分类很多,在较早的井上(Inoue)分型、有马(Arima)分型的基础上,2012年日本食管学会制定了较为简略的新的分类方法,该方法对常规白光或图像强调观察下具有边界的可疑鳞状细胞癌的病变为对象,采用放大内镜观察上皮内乳头状毛细血管袢(intra-epithelial papillary capillary loop,IPCL)形态并进行分型,具体见表6-9-2。

表6-9-2 日本食管学会放大内镜分类

分型	所见微血管形态	浸润深度判断
A	IPCL无变化,或轻微异常改变	上皮内肿瘤
B1	IPCL扩张、迂曲、粗细不均、形状不一的襻状异常血管,呈点状、螺旋状、线头状,血管直径7~10μm	EP/LPM
B2	IPCL呈多层状、不规则分支状,襻形成较少的异常血管	MM/SM1
B3	高度扩张、粗大的不规则绿色血管(B2直径的3倍,60μm以上)	SM2

其中,B型血管围绕的无血管区或血管杂乱的区域,称之为无血管区(avascular area,AVA),依据其范围亦可判断其浸润深度,见表6-9-3。

表 6-9-3　日本食管学会放大内镜分类——AVA 判断浸润深度

分型	大小	浸润深度
AVA-small	0.5mm 以下	EP/LPM
AVA-middle	0.5~3mm	MM/SM1
AVA-large	3mm 以上	SM2

除此之外,如果观察到不规则的细网状血管(reticular,R),以 R 作为附记,多为低分化型、特殊组织类型的食管癌。

碘染色对病变范围的判断有重要诊断价值,根据碘染色后观察不着色区、粉红色征等,可判断病变范围。但是,碘染色容易导致浸润深度较浅的癌发生上皮剥脱,上皮再生会形成非肿瘤上皮被覆,行内镜微创切除治疗时影响病变范围判断,因此,内镜治疗距离碘染色时间应至少 1 个月。

2)食管早期腺癌的诊断技术:食管腺癌的发生与 Barrett 食管(BE)有关。BE 是指食管远端鳞 - 柱状上皮交界线(Z 线)的任何部分上移超过食管胃交界处 1cm 及以上,经活检证实存在柱状上皮化生。BE 是食管腺癌的癌前病变。BE 的诊断是否必须具备肠上皮化生,在不同国家的指南中仍有争议。

白光镜观察加上病理活检是发现食管早期腺癌的首选办法。其中,高清白光内镜分辨率高,可清晰显示细微结构的变化,在早期癌的发现及诊断中具有优势。早期食管癌 0- IIa 型最多见。BE 食管腺癌可见到 Z 线上移,表现为食管胃交界部出现橘红色或栅栏样血管表现的柱状上皮;也可观察到黏膜发红、糜烂,表面粗糙呈结节状、颗粒状,形态以平坦型为主,亦可呈扁平隆起或凹陷。另外,色素内镜结合放大内镜的观察对于 BE 早期食管腺癌的定性诊断具有重要价值。尤其是对于平坦型的病灶,色素及放大内镜的结合可确定病变的范围、边界以及腺体、微血管的变化。超声内镜主要用于判断食管腺癌病变浸润深度及是否有淋巴细胞转移。

(2)胃早期癌的诊断:内镜观察有无病变的存在、判断可疑病灶的肿瘤或非肿瘤性质、判断病变范围及浸润深度是内镜下早期癌形态诊断的三个步骤。认真仔细观察、不遗漏病灶、谨慎鉴别诊断可提高胃癌检出率。

1)幽门螺杆菌感染的判定及意义:Hp 长期感染可导致胃黏膜萎缩,后者可作为胃癌发生的预测因子,而无 Hp 感染的胃黏膜极少发生胃癌。换言之,Hp 感染与否的检测可以提高早期胃癌的诊断效率。而且,在 Hp 感染的胃黏膜中,应依照存在诊断、性质诊断、范围及深度诊断的步骤,认真细致地进行辨别。此外,还应考虑年龄、性别、胃黏膜萎缩及肠化的部位及程度,判断早期癌病变可能的组织学类型。

Hp 阴性的表现有:反流性食管炎、胃黏液少、集合小静脉规则排列、胃底腺息肉、胃体部条状红斑、胃窦部疣状糜烂等,见图 6-9-1。

Hp 阳性的表现有:胃黏膜萎缩、胃体大弯皱襞迂曲肥厚、胃黏膜弥漫性发红、黄色素瘤、鸡皮样黏膜、结节性胃炎等。其中,观察萎缩性胃炎的相关改变在判断 Hp 感染与否的过程中有着重要的诊断价值。胃黏膜相关淋巴组织(mucosa-associated lymphoid tissue,MALT)在 Hp 感染时可发生 MALT 淋巴瘤,患者可出现上消化道症状,胃黏膜可呈现出较特征性的乳黄色及相应的 VS 特征,需仔细观察,根治 Hp 后部分可好转,见图 6-9-2。

2)萎缩性胃炎判定的方法及价值:萎缩性胃炎,在白光内镜下多表现为黏膜平薄、红白相间以白为主、黏膜呈花斑状、颗粒状、色泽灰暗等。有些中度萎缩的胃黏膜可以观察到正常病变与萎缩病变的分界线(F 线)。萎缩及肠上皮化生背景上的早期癌病灶,多数是分化型癌,其形态可为隆起型或凹陷型,非萎缩性黏膜、胃底腺黏膜多发生未分化及低分化型癌,其形态多为凹陷型。NBI 观察时可见到淡蓝脊,对诊断肠上皮化生有一定意义。萎缩性胃炎背景下有时发现早期癌很困难,应对黏膜色泽的改变及轻微的粗糙不平等镜下表现有所重视,最终需要通过活检病理学确诊。

胃角、胃体后壁非常容易遗漏,务必注意。另外,贲门小弯侧黏膜的微细改变也易遗漏,必须近距离、不同角度仔细观察其轻微色泽变化及不明显的凹陷性病变。

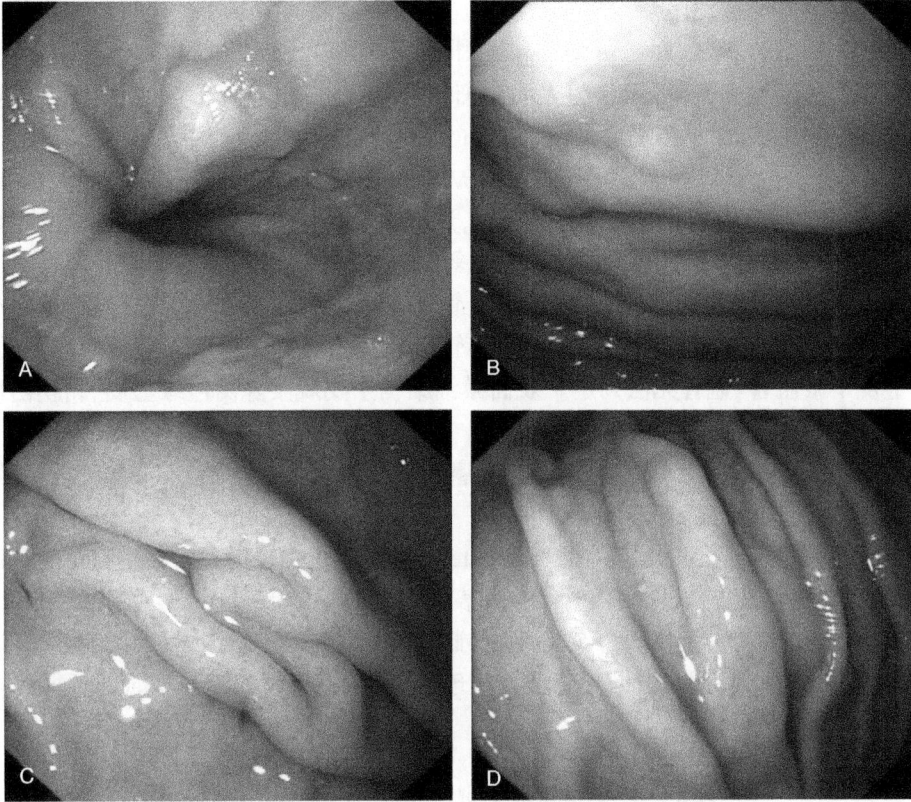

图 6-9-1　胃黏膜 Hp 感染阴性的内镜表现
A. 反流性食管炎;B. 胃底腺息肉;C~D. 胃黏液湖量少、规则排列的集合小静脉。

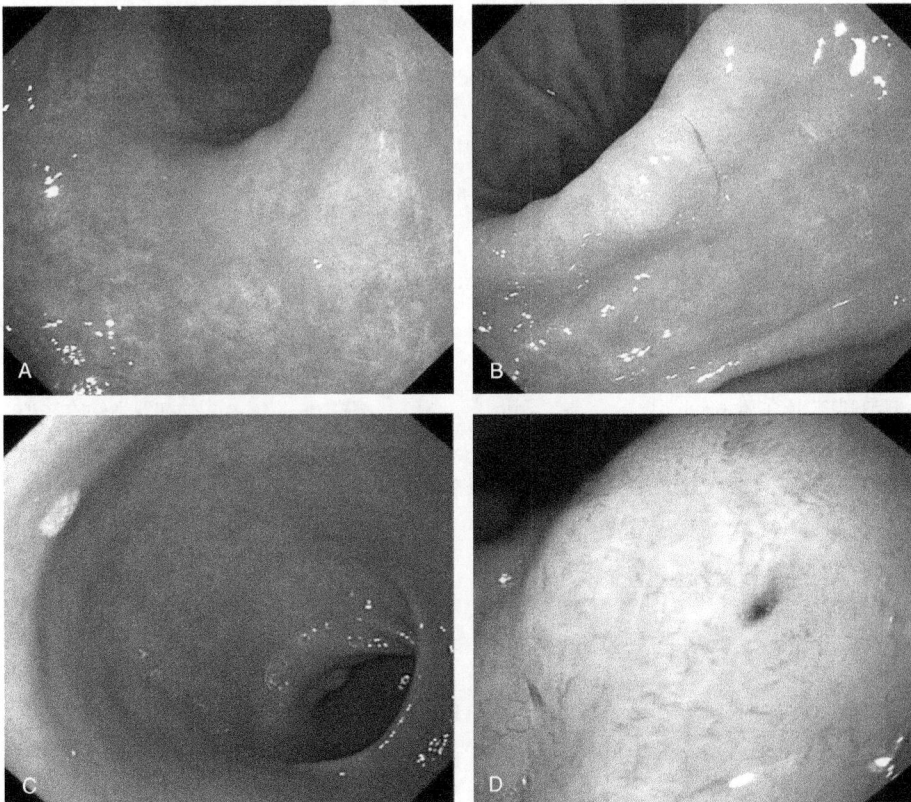

图 6-9-2　胃黏膜 Hp 感染阳性的内镜表现
A. 萎缩性胃炎;B. 胃角萎缩以及肠上皮化生;C. 黄色素瘤;D. MALT 淋巴瘤

3)定性诊断放大内镜鉴别体系:VS分类系统。放大内镜及NBI或LCI、FICE、BLI等内镜观察技术联用,可有效提高观察水平。对于白光及高清内镜不能观察到的微细结构,包括微血管结构(毛细血管、集合小静脉、肿瘤性血管等)及黏膜表面微细结构(腺管开口、隐窝边缘上皮、隐窝间部等)均可以清晰地呈现,对于内镜诊断早癌提供了便利。

基于NBI及放大内镜对微血管结构(microvascular pattern,V)及表面微细结构(microsurface pattern,S)的观察制定标准并组合的VS分类系统,近年来已推广开来,成为早癌诊断的主要标准。微血管及表面微细结构均可分为规则、不规则、消失等形态类型,规则的微血管形态呈开放或闭合性襻状、形状均一、分布对称、排列规则;不规则的微血管形态呈开放或闭合性襻状、蛇行状、分支状、扭曲多样、形状不均一、分布不对称、排列不规则;微血管形态消失可见黏膜表面呈现白色不透明物质,无法判断黏膜上皮下微血管、血管无法判定。表面微细结构主要观察隐窝边缘上皮、黏膜白色不透明物质规则与否。

(3)结直肠早期癌的诊断系统:在早期结直肠癌发育形态观察的基础上,推荐使用色素内镜、电子染色内镜及放大内镜进行观察。

1)结直肠病变黏膜腺管开口形态分型(pit pattern分型):"pit"是指大肠黏膜腺管的开口部分的形态,是黏膜的表面结构。病理情况下,腺管结构及表面腺管开口的形态(pit)会发生特定的变化。工藤进英用pit pattern分型将这种变化归为5类,使之能够很好地与病理组织学诊断相对应。通过内镜观察肠道黏膜的表面、判断其分型,根据其分型与病理诊断的关系,在内镜观察时即可得到接近显微镜下病理诊断的结果,具体见表6-9-4。

表6-9-4　结直肠黏膜pit pattern分型与临床意义

类型	形态特点	示意图	临床意义
I型	圆形		正常黏膜及炎性改变
II型	星芒状		增生性改变
IIIL型	管状pit为主,但比正常pit大(IIIL-1型);IIIL-1型与I型混合型(IIIL-2型)		隆起方向生长的管状腺瘤侧方或水平方向生长;典型的非颗粒型侧方发育性肿瘤
IIIs型	小型类圆形,比正常pit小		IIc类结直肠癌
IV型	树枝状(IV-B型)或脑回型(IV-V型)		绒毛状腺瘤
V型	不规则的pit pattern(V-A型) 无结构(V-N型)		可疑黏膜肌层癌 高度可疑黏膜下层癌及进展期癌

2）结直肠病变毛细血管分型（Sano 分型）：以电子染色内镜加放大内镜观察腺管周围的毛细血管网形态，包括其可见性、直径变化、迂曲及中断情况等，将其分为三型。Ⅰ型、Ⅱ型、Ⅲ型，其中Ⅲ型又可分为ⅢA 和ⅢB 型。Sano 分型可区分增生性和腺瘤性息肉，并可精确区分早期癌的低级别瘤变、高级别瘤变和侵袭性癌，而且 Sano 分型ⅢA/ⅢB 是判断结直肠肿瘤浸润深度的有效方法，具体分型见表 6-9-5。

表 6-9-5 结直肠黏膜 pit pattern 分型与临床意义

类型	形态特点	示意图	临床意义
Ⅰ型	网状毛细血管不可见		多见于正常肠道黏膜及增生型息肉
Ⅱ型	腺管周围可见直径均一的毛细血管		多见于腺瘤性息肉
ⅢA型	具有封闭端、不规则分枝和中断的毛细血管网。具有不规则的高密度毛细血管		提示恶变，浸润深度多小于 1 000μm
ⅢB型	具有封闭端、不规则分枝和中断的毛细血管网。无血管或有松散的微小血管		提示恶变，浸润深度大于 1 000μm，对应于浸润性癌

3）仅有电子染色，无放大内镜时采用 NICE 分型：NICE 分型系统以结直肠病变黏膜表面腺管开口分型及微血管分型为基础，通过分析在高清晰非放大 NBI 观察下的病变黏膜颜色、表面结构及血管结构进而判断病变的良恶性及浸润深度。该分型不需要繁杂的染色过程，简便易行，易于推广，具体见表 6-9-6。

表 6-9-6 结直肠病变的 NICE 分型

特征观察	1 型	2 型	3 型
颜色	与周围黏膜颜色接近或更亮	较周围黏膜更显棕色（血管引起颜色改变）	相对背景黏膜病变呈深棕色；有时伴不规则白色区
血管结构	表面缺乏血管结构，或者仅有孤立的条状血管	可见增粗的棕色血管包绕白色结构	部分区域血管明显扭曲或消失
表面结构	可见均匀一致的白色或深色点状结构，或没有明显结构	棕色血管包绕的卵圆形，管型或分枝状白色区域	结构扭曲或消失
病理类型	增生型息肉	腺瘤（包括黏膜内癌和黏膜下浅层浸润癌）	黏膜下深层浸润癌

（二）消化道早期癌病理学诊断

病理仍是诊断的金标准，所有内镜下的可疑早期癌的病灶，均需行病理检查证实。获得内镜诊断学活检标本及内镜切除的手术标本后，均应在保持病变形状的基础上充分展开，及时、妥善固定，注意保证组织方向、使黏膜面向上暴露，避免过分牵拉、破坏组织完整性。建议在标本周围标记该组织在体内的相对位置，如口侧、肛侧、前壁、后壁等。

1. 消化道早期癌组织学分层 消化道分为黏膜层、黏膜下层、肌层和浆膜层，其中，黏膜层又可被分为上皮层(基底膜)、固有层和黏膜肌层。癌症的发生多由浅及深、逐渐浸润。以食管癌为例,简要说明早期癌病理学不同浸润深度,如图6-9-3。

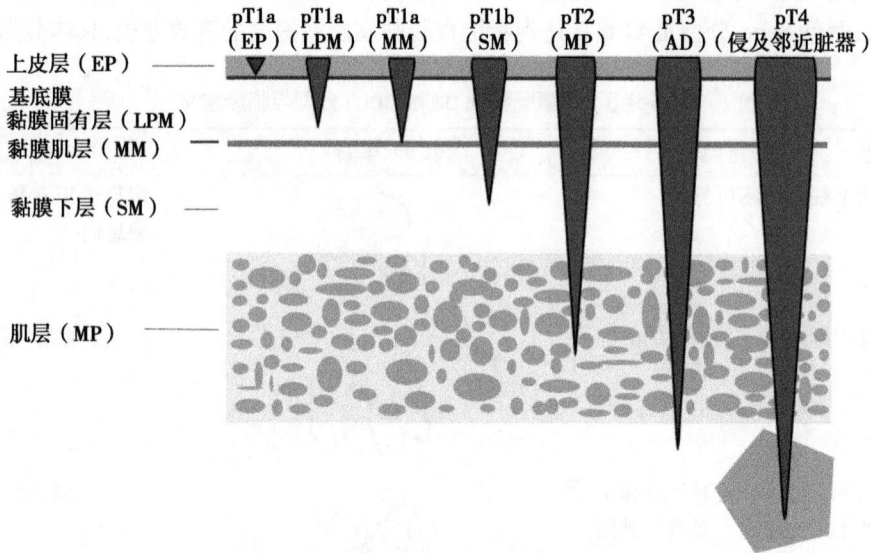

图6-9-3 食管癌不同浸润深度示意图

2. 不同浸润深度的典型病理图片 对内镜下获取的标本进行规范的病理学报告,应包括对病变的组织学类型、浸润深度、有无脉管侵犯、侧切缘及基底等详尽的描述,必要时应追加免疫组织化学染色。不同浸润深度的典型病理图片举例如文末彩图6-9-4。

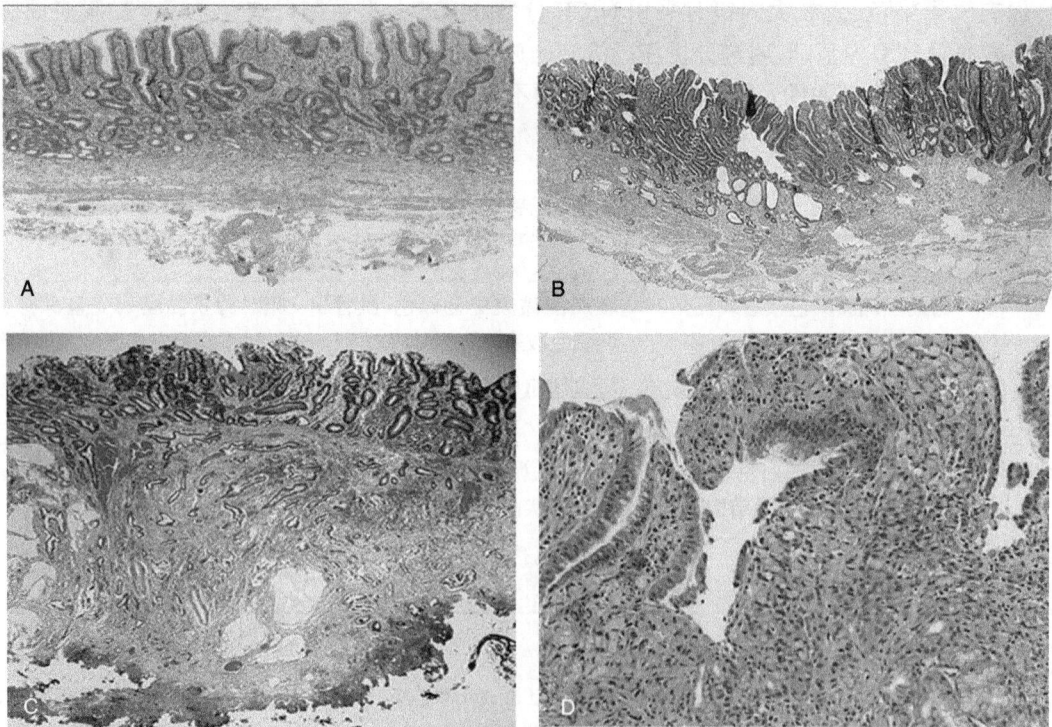

图6-9-4 不同浸润深度的典型病理图片

A. 异型腺体局限于黏膜层,基底膜完整;B. 黏膜内癌;C. 异型腺体及异型细胞侵及黏膜下层;D. 印戒细胞癌

3. 病理申请单的重要性 病理申请单是内镜医师与病理医师沟通的重要桥梁和工具。内镜医师

应认真、逐项填写病理申请单的有关项目,包括简要病史、有价值的既往史、个人史,详细描述镜下所见,并给出初步的拟诊疾病。

内镜医师不能仅仅关注于诊断及治疗的技巧,应该同时亲自对内镜下活检及治疗后切除的病理标本进行规范化术后处理,完整详尽填写病理申请单。之后须加强与病理医师的沟通及合作,对可疑早期癌的病例与病理医师共同分析、深入研究及探讨,不断认识镜下病理改变在黏膜内镜大体观察时的不同体现,消化道早期癌的诊断率才能有所提高。

(李　惠)

第十章　急危重症的诊断

一、急危重症的概念

(一)急危重症概念

急危重症是指一组涉及多系统、多器官、多学科、病情严重、甚至危及生命、需要紧急救治的病症。初步诊断时间短,病情变化大,治疗投入高。

(二)急危重症的范围及特点:

1. 病情紧急,患者很痛苦,需要马上诊治,不容耽误。常见于各科急症,一部分是相对轻症,如发热、体表异物、皮肤擦伤等;一部分是相对重症,如高热、皮肤裂伤、骨折、脏器功能障碍。

2. 病情危急、凶险、严重,波及重要脏器功能,患者异常痛苦,已经危及生命,甚至昏迷,需要立即综合救治。

3. 从接诊到作出初步诊断需要的时间短,对大夫的要求高。

4. 治疗转归相差悬殊,有的很快好转,有的好转慢,甚至恶化。治疗所需的人力、药物、仪器较多。

二、急危重症的常见原因

(一)内源性原因

1. **劳力性因素**　进食、劳累、活动多,脏器蠕动明显,血糖、血压变化大,尤其是激动或亢奋的时候变化更突出,容易发生与此有关的疾病。包括:支气管哮喘、张力性气胸、急性心肺功能不全、心绞痛、急性心肌梗死、高血压危象、急性胰腺炎、胆结石、消化道穿孔/出血、(脾、宫外孕破裂)腹腔大出血、脑出血、内分泌急症、各种肢体和脏器损伤、炎症、发热等。

2. **自发性因素**　当人们活动减少或休息时,呼吸、血流缓慢,容易发生与此有关的疾病。包括:急性心肺功能不全、心绞痛、急性心肌梗死、肺栓塞、脑梗死、各种原因的发热等。

3. **混合性因素**　在劳力性状态和自发性状态下均可发病。

4. **医源性因素**　患者诊断清楚,但治疗不规律,疗效不如意,导致急症发生,就诊时本人已经没法提供病史资料,由家人或陪护者会提供部分资料。包括:低血糖昏迷、糖尿病酮症酸中毒、高血压危象、低血压等。

5. **不明原因**　有的患者就诊时没有任何病史资料,患者本人不能叙述病情或昏迷,陪同人不知情,或者是没有任何信息的路人。有的患者主诉不明,有的能提供部分病史资料,有的不能提供,但也有的提供错误的病史。包括:脑出血,低血糖昏迷,糖尿病酮症酸中毒,宫外孕破裂大出血,甲亢所致的低钾血症,安定类药物、酒精、一氧化碳等中毒,各种原因的外伤等。

(二) 外源性原因

此类疾病有明显的病因,通过病史采集可以取得,有的是患者提供,有的是陪同人提供。病因包括以下几类:

1. 自然环境因素　包括:中暑、冻伤、溺水、电击伤、烧(烫)伤、(蚊虫、毒蛇)咬伤等。

2. 药物、食物、某些动植物　包括:常用药物过量、误服药物、食物变质、加工不良的含有毒素的动植物,以及食物与药物之间的相互作用,甚至人体对食物的不适应等。这类患者进食后,产生相应的、复杂的临床表现。

3. 中毒　毒物进入体内即发生中毒,产生相应的复杂的临床症状。常见的毒物有:亚硝酸盐、重金属盐、有机溶剂、工业原料、杀虫药、河鲀鱼、毒蕈、部分中药、有毒植物(商陆、郁金香、滴水观音等)。进入体内的途径有:消化道进食、呼吸道吸入、静脉注射、皮肤/黏膜接触等。由于个人防护不严、服毒、误用等。

4. 外伤　外力所致伤害与所受力的大小、方向及作用方式有关,内容涉及直接伤害、对冲伤、皮肤开放、污染、异物存留等内容,需考虑由外到内的伤害,尤其是重大伤害、复合伤,包括:骨折、脏器损伤或破裂、大出血、感染、休克。

5. 异物　异物进入腔道产生相应临床表现。腔道包括:眼、呼吸道(鼻腔、气管、支气管)、消化道、泌尿生殖道。进入的原因包括:意外、饮食不当、好奇等。

三、急危重症的诊断特点

(一) 病史采集的特点

1. 发病突然,病史不全　患者发病往往是突然的,发病的时间、地点、方式、病情严重程度各异,既往的病史资料不全或缺如,给抢救工作造成麻烦。

2. 病因复杂,病情变化大　急危重症病因多样化,病情差异大,变化大。就诊的患者从较轻的病症到较重的病症,直至呼吸心搏骤停,在很短时间内可以急转直下。

3. 病情危重,诊断时间短　多数急危重症患者病情危重,需要立即救治,因而给予接诊医师的诊断时间很少,初步诊断的难度大。而且救治过程中的观察和修正诊断还有大量的工作。

4. 涉及学科多,知识面涵盖范围大　急危重症影响到多器官或多系统,临床表现复杂,是综合性的,临床医师需要具备丰富的知识内涵。

5. 治疗费用高,沟通难度大　急危重症的救治需要急诊科(或 ICU)会同多学科共同工作,包括:内科、外科、妇科、儿科、五官科等;还要投入大量的仪器和药物进行监测和治疗,费用是昂贵的,如果时间长花费更大。巨额的治疗费用与家属期待的治疗结果之间的不平衡使得家属情绪很不平静,极难沟通。需要做好平时的知识储备,提高诊断水平;也要掌握与患者家属的沟通技巧,讲究方式、方法,注重效果。

6. 心身相关疾病　在急诊接诊患者中,有时心身疾病对患者产生较多或较大的影响。尽管患者接受的是多学科治疗,但是疗效欠佳,因为心理社会因素可能是疾病的重要因素。

(二) 检体的特点

基于急危重症患者的病史特点,首诊做检体时要在保证检体质量的前提下缩短检体时间,内容扼要,不能面面俱到,要注意与普通患者检体内容的区别。住院后随时观察病情变化,并补充其他内容。应注意以下几点:

1. 首先,确定生命体征的存在　如果是存在生命体征的患者再做进一步的区分;如果生命体征消失应该立即进行心肺复苏。

2. 其次,注意重要脏器的功能状态　心、肺、脑功能的存在是维持生命的关键,出现异常都将是危险的、致命的。及时检查意识、呼吸音、心音能明确其功能状态。

3. 再次,扼要检查其他脏器　包括腹腔脏器、脊柱、四肢。查看有无破裂、出血、骨折等。

4. 最后,检查其他与病史有关的和可能有关的身体部分

5. 留观或收住院后及时完善检体,并注意病情变化

（三）诊断思维的特点

诊断疾病是临床医生最基本也是最重要的临床实践活动之一,只有正确的诊断,才可能有正确和恰当的治疗。能否及时、准确地诊断疾病,反映了医生的水平、能力和素质,也体现了责任心和医德。急危重症的诊断更是如此。

正确诊断的依据来源于完善、周密的临床资料,病史采集、检体、实验室检查及器械检查是获得临床资料的重要方式,只有客观、可靠的临床资料,才能做出符合实际的判断。

一个诊断的正确与否,关键在于是否拥有正确的临床思维。临床思维是指运用理论知识融会贯通于临床实践中,对具体的临床现象进行逻辑分析,最后做出符合实际的判断。这种能力是临床医生独立解决临床问题的基本保证,急危重症的特点需要我们快速的诊断和治疗患者,思维逻辑的应用显得尤为重要。

1. 临床常用逻辑思维方式　临床诊断思维逻辑的分类方式有多种。

（1）类比诊断法:通过比较,发现两者之间的相似属性或内在联系,把对其中某一个研究对象已有的比较成熟的认识推移到另一个研究对象中去,从而得出关于后者的结论的一种逻辑思维方法。常用于根据已掌握的临床资料推断是否符合某一疾病诊断的可能性。

（2）假设诊断法:即推测性诊断,是根据已知的理论和事实,对未知的现象及其规律性做出的一种假定性诊断。用于根据部分临床资料推断诊断某一疾病的可能性。

（3）演绎诊断法:医生参考某一疾病的诊断标准(各项指南性文件)为大前提,以实际病例的临床征象为小前提,进行逻辑推理。多用于根据诊疗指南分拣相应的临床资料,确定相关疾病的诊断。

（4）排除诊断法:根据已有的临床资料,提出一组临床表现相似的疾病作为拟诊,然后在分析、比较中逐个排除其他疾病,从而间接地肯定其中某一种疾病的存在。用于疾病处于发病早期、病情复杂或不典型的病例而无法立即确诊时的疾病诊断和鉴别诊断。

（5）还有一种非逻辑性的思维方式:经验性诊断,称之为"非逻辑性"是因为没有主动思考,但是是潜意识在起作用,影响我们的思考和诊断,我们感觉到的只有结果。

经验性诊断有一定的益处:①具有临床医学的基本特征,对临床人才培养特别有意义。②诊断快捷,早诊断,早治疗,有助于提高抢救成功率,在急危重症的诊断、救治中强调经验特别重要。③结合现代科学技术,可以大大提高诊断的正确性。④经验性诊断积累后,可以升华成为重要的临床诊断依据。

但也存在弊端:①思维方法是孤立、静止、片面的观点。②临床经验需要长期实践和逐渐积累。③局限于现象观察、经验总结,缺乏合理的设计,所形成的诊治方法不够精准,需要结合临床科学研究结果才能确诊。

在临床工作中常将几种方式综合应用,急危重症的诊断尤为需要。刚接诊患者时经验性诊断为先导,随后要有缜密的逻辑思维,以确保诊断正确。

2. 临床应用　急诊所遇到的患者个体差异很大,包括男女老幼、未婚(孕)和已婚(孕)、符合常规的和不符合常规的;病情复杂,轻重各异;可采集的病史多种多样,有的是不完全、不准确的,甚至是错误的;病情紧急需尽快救治。所以,要认真甄别,明确诊断。同时,防止漏诊、误诊。

（1）首先考虑常见病、多发病,兼顾少见病,重视超常规疾病:常见病、多发病发病率高,有时候会有集中发病,应该首先考虑。少见病尽管发病率低,仍要充分关注。超常规疾病是指不符合临床常规的疾病,例如:患者女性,25岁,仅有"上腹部不适2年",按"胃炎"治疗效果明显,最后确诊为"广泛肝、胆管结石";患者男性,82岁,"进食'柿子'后左上腹痛半小时"来诊,心电图报告急性心肌梗死

（下壁）；患者女性，学生，17 岁，"左下腹痛 2 小时"来诊，否认性生活史，确诊是"宫外孕破裂出血"。

（2）"一元论"为主，"多元论"为辅：因为患者是一个整体，应尽可能用一种疾病去解释多种临床表现，尽可能选择单一诊断。同时，要注意疾病的重叠现象，不拘泥于一种疾病，防止漏诊、误诊。例如：患者女性，36 岁，因"腹痛、腹泻"来诊。曾进食生冷蔬菜。1 月前因"怀孕"行"人工流产"，现月经已经恢复。拟诊"肠炎"，但是收缩压<90mmHg，舒张压测不出，确诊"宫外孕破裂大出血"。

（3）辨别主诉和病史不明患者的疾病：有的急危重症患者来诊时主诉不明确，或者已经昏迷，没有主诉，接诊医师要尽可能通过检体、辅助检查获得临床资料，必要时请相关科室会诊，建立初步诊断，并在救治中注意观察病情变化，适时修正诊断。例如：120 救护车从大街上救回一名昏迷的成年男性患者，确诊"急性酒精中毒"，而当时时间是午饭前。患者男性，30 岁，来诊时昏迷。系酒后驾车不当，车撞路障。确诊"急性心包积血"。

（4）及时修正不准确的诊治：不准确的诊治有的是患者提供的，有的是接诊医师初诊的治疗方案，实践证明是不准确的，要注意观察、甄别，勇于及时修正。

（5）实事求是，注重治疗效果：急诊医师综合分析患者资料做出初步诊断，是一个主观的过程，因为时间紧，资料可能不完整，诊断可能存在不确定性。诊断是从"初步诊断"到"确定诊断"，要注意预期的治疗效果和实际的病情反馈，两者吻合了说明诊断是正确的，否则就是不正确的，要勇于及时修正。

（四）抢救治疗的重要性

患者的症状重叠，体征不明确，尽管进行了充分的病史采集、会诊，但是仍不能确定诊断，这时要积极治疗，并进一步观察，既进行了及时的治疗，兼顾到了多个疾病，又不违背临床治疗原则。并能根据疾病的转归尽快明确诊断。

四、常见急危重症的诊断要点

急危重症涉及多系统、多器官，诊断内容繁杂，现举几例说明诊断思维过程。

（一）心跳呼吸骤停

1. **病因**　多数有原发病存在，如：急性心肌梗死、心绞痛、肺栓塞、触电、溺水等。

2. **临床表现**　意识丧失，抽搐，大小便失禁等。检体显示：大动脉搏动消失，呼吸音消失，心音消失。如果测血压显示测不到。

3. **鉴别诊断**　晕厥、昏迷。

4. **疗效观察**　复苏有效或无效。

（二）急性左心功能不全

1. **病因**　多数有原发病存在，如急性心肌梗死、心绞痛、心肌炎、高血压急症、急性肾功能不全等。

2. **临床表现**　①原发病的特点；②急性左心功能不全的特点。

3. **鉴别诊断**　支气管哮喘、刺激性气体吸入、误吸等。

4. **疗效观察**　下列措施实施有效：扩血管、利尿、强心剂、综合治疗。

（三）急性中毒

1. **病因**　有毒物接触史。毒物包括：亚硝酸盐、重金属盐、有机溶剂、工业原料、杀虫药、河鲀鱼、毒蕈、部分中药、有毒植物（如：商陆、郁金香、滴水观音）等。

2. **临床表现**　有毒物中毒相关的症状及体征。

3. **鉴别诊断**　症状重叠疾病。如：安眠药中毒与脑出血，一氧化碳中毒与大面积脑梗死，有机磷杀虫药中毒与急性左心功能不全，等。

4. **疗效观察**　下列措施实施有效：脱离或清除未吸收的毒物，促进已吸收毒物的排泄，应用特效解毒剂，综合治疗。

（崔洪伟）

第七篇

医疗文书

病历包括门(急)诊病历和住院病历,是医务人员在诊疗工作中形成的文字、符号、图表、影像、切片等资料的总和,是医务人员通过问诊、查体、辅助检查、实验室检查、诊断、治疗、护理等医疗活动中收集的资料进行分析、归纳、整理而形成的对临床工作的全面记录。病历是临床医疗工作过程的全面记录,书写完整规范的病历是每个医师必须掌握的一项临床基本功。各级各类执业医师必须以高度负责的精神和实事求是的态度,严格按照规定书写病历。

病历的重要性在于:

1. 它反映了疾病发生、发展、转归和诊疗的全过程,是正确诊断、治疗和预防的科学依据。

2. 它是医院管理、医疗质量和业务水平的重要反映。

3. 它是临床教学、科研和信息管理的基本资料。

4. 它是医疗质量评价和医疗保险赔付的参考依据。

5. 它是具有法律效力的医疗文件,是涉及医疗纠纷和诉讼的重要依据。

一、病历的类型

(一) 按种类

分为门诊病历、门诊手册、急诊病历、急诊留观病历和住院病历。

(二) 按时间

分为运行病历和出院病历。

二、病历的组成

(一) 门(急)诊病历的组成

1. **病历首页(手册封面)**

2. **病历记录**

3. **化验单(检验报告)**

4. **医学影像检查资料等**

(二) 住院病历的组成

1. **住院病案首页**

2. **入院记录** 分为入院记录、再次或多次入院记录、24 小时内出入院记录、24 小时内入院死亡记录。

3. **病程记录** 包括首次病程记录、日常病程记录、上级医师查房记录、疑难病例讨论记录、交(接)班记录、转科记录、阶段小结、抢救记录、有创诊疗操作记录、会诊记录、术前小结、术前讨论记录、麻醉术前访视记录、麻醉记录、手术记录、手术安全核查记录、手术清点记录、术后首次病程记录、麻醉术后访视记录、输血记录、危急值记录、出院记录、死亡记录、死亡病例讨论记录、病重(病危)患者护理记录。

4. **知情同意书** 包括患者授权委托书、手术知情同意书、麻醉同意书、输血治疗知情同意书、特殊检查(特殊治疗)同意书、病危(病重)通知书等。

5. **医嘱单** 分为长期医嘱单和临时医嘱单。

6. **体温单**

7. **辅助检查报告单** 包括检验报告单、医学影像检查报告单、病理报告单等各种检查报告,应按照时间顺序排列。

第一章 病历书写的基本规则和要求

一、内容真实,书写及时

1. **内容要客观、真实、准确、完整、重点突出、层次分明** 病历必须客观、真实地反映病情的实际情况和诊疗经过,不能臆想和虚构。这不仅关系到病历质量,而且反映医师的品德和作风。内容的真实来源于认真而仔细地问诊,全面细致地体格检查,辩证而客观的分析以及正确、科学的判断。

2. **按时完成各种病历文书的书写** 门(急)诊病历即时书写,住院病历中入院记录应于患者入院后 24 小时内完成,首次病程记录应于患者入院后 8 小时内完成;危急症患者的病历应及时完成,因抢救危急症患者未能及时书写病历的,应在抢救结束后 6 小时内据实补记,并注明抢救完成时间和补记时间,详细记录患者初始生命状态和抢救过程及向患者及家属告知的重要事项等有关资料。

3. **记录时间要规范、精确** 各项记录一律使用阿拉伯数字书写日期和时间,采用 24 小时制记录方式,应注明年、月、日,急诊、抢救等记录应注明至时、分。

二、格式规范,项目完整

病历具有特定的格式,临床医师必须按规定格式进行书写。住院病历格式分为传统病历和表格病历两种,两者记录的格式和项目基本一致,前者系统而完整,后者简便、省时,便于计算机管理,有利于病历的规范化。

1. **表格填写要认真、完整、不留空白** 无内容者填写 "/" 或 "—"。每张记录用纸必须完成填写页眉栏(患者姓名、住院号、科别、床号)及页码,以避免与其他患者混淆。

2. **度量单位要规范,书写内容要完整,不可缺漏项目**

3. **检查结果要分类,按顺序整理存放**

三、表述准确,用词恰当

1. 规范使用汉字和数字,消灭错别字。双位以上的数字一律用阿拉伯数字书写。

2. 正确使用医学术语和外文,恰当使用引号。要使用通用的医学词汇和术语,力求精练、准确,词句通顺、标点正确。通用的外文缩写和无正式中文译名的症状、体征、疾病名称、药物名称可以使用外文。

3. 规范书写各类名称和编码。疾病诊断、手术、各种治疗操作的名称书写和编码应符合《国际疾病分类》(ICD-10、ICD-9-CM3)的规范要求。患者所述的既往所患疾病的名称和手术名称应加引号。

四、字迹工整,签名清晰

1. 使用符合要求的笔和墨水。病历书写应当使用蓝黑墨水或碳素墨水书写,需复写的病历资料可用蓝色或黑色油水的圆珠笔。计算机打印的病历应当符合病历保存的要求。

2. 清晰地签全名于文书右下角。

3. 知情同意书要由患者或法定代理人签名。

五、审阅严格,修改规范

上级医务人员有审查修改下级医务人员所写病历的责任。

1. 实习医务人员、试用期医务人员书写的病历,应当经过本医疗机构注册的医务人员审阅、修改并签名。审查修改病历要保持原记录清晰可辨,注明修改时间,修改者在书写者签名的左侧签名,并以斜线相隔。

2. 进修医师由所在进修医院对其工作能力进行认定、批准后方可书写病历。

3. 用双横线批注错字、错句,不可刀刮、胶粘、涂黑、剪贴,并注明修改时间,并由修改人签名。

六、法律意识,尊重权利

在病历书写中应注意体现患者的知情权和选择权。

1. 医务人员应当将治疗方案、治疗目的、检查和治疗过程中可能发生的不良后果以及对可能出现的风险和预处理方案如实告知患者及家属,并在病历中详细记载,有患者或授权人(法定代理人)签字认定以确保患者的知情权。

2. 诊疗过程中应用新方法、新手段,治疗过程中可能发生的不良后果,均需与患者或授权人(法定代理人)充分沟通协商,并将结果记录在案,由患者自主决定并签字,体现患者选择权。

3. 对按照有关规定须取得患者书面同意方可进行的医疗活动(如特殊检查、特殊治疗、手术、实验性临床医疗等),应当由患者本人签署同意书。患者不具备完全民事行为能力时,应当由其法定代理人签字;患者因病无法签字时,应当由其授权的人员签字;为抢救患者,在患者法定代理人或被授权人无法及时签字的情况下,可由医疗机构负责人或者被授权的负责人签字。

4. 因实施保护性医疗措施不宜向患者说明情况的,应当将有关情况告知患者近亲属,由患者近亲属签署知情同意书,并及时记录。患者无近亲属的或者患者近亲属无法签署知情同意书的,由患者的法定代理人或关系人签署同意书。

七、打印病历的要求

1. 打印病历是指应用文字处理软件编辑生成并打印的病历。打印病历应当按照国家卫生健康委员会《病历书写基本规范》的内容录入并及时打印,有相应医务人员手写签名。

2. 医疗机构打印病历应当统一纸张、字体、字号及排版格式。打印字迹应清楚易认,符合病历保存期限和复印的要求。

3. 打印病历编辑过程中应当按照权限要求进行修改,已完成录入打印并签名的病历不得修改。

第二章 病历书写的种类、格式与内容

常用医疗文书包括:

(一)入院记录

多由住院医师书写,其主诉、现病史与住院病历相同,其他病史、体格检查可以简明记录,免去系统回顾和摘要。

（二）住院病历或再次住院病历

旧病复发者,重点描述出院后情况和本次发病情况;新发疾病入院者,重新记录,原病记入既往史;主诉、现病史以外的病史可以从略,加以说明。

（三）24 小时内入、出院记录或 24 小时内入院死亡记录

记录一般项目、主诉、入院情况、入院诊断、诊治经过、出院时间、出院情况、出院诊断、出院医嘱、医师签名;24 小时内死亡者记录一般项目、主诉、入院情况、入院诊断、诊治或抢救经过、死亡时间、死亡原因、死亡诊断、医师签名。

（四）病程记录

记录患者的病情变化、重要检查结果、上级医师查房意见、会诊意见、讨论意见、诊疗措施及效果、医嘱更改及理由等;要有分析判断和计划总结,要客观真实、全面系统、前后连贯。

包括一般病程记录和特殊病程记录。特殊病程记录包括:首次病程记录、上级医师查房记录、疑难病例讨论记录、会诊申请和会诊记录、转出(入)记录、交(接)班记录、阶段小结、抢救记录、术前讨论记录、术前小结、麻醉记录、手术记录、术后病程记录、出(转)院记录、死亡记录、死亡讨论记录。

（五）知情同意书

诊疗过程中,需行手术治疗、特殊检查、特殊治疗、实验性临床医疗、医学美容患者,应履行告知义务,填写同意书。

第一节　住院病历

一、入院记录（包括神经系统）

入院记录是指患者入院后,由经治医师通过问诊、查体、辅助检查获得有关资料,并对这些资料归纳分析书写而成的记录。可分为入院记录、再次或多次入院记录、24 小时内入出院记录、24 小时内入院死亡记录。

入院记录、再次或多次入院记录应当于患者入院后 24 小时内完成;24 小时内入出院记录应当于患者出院后 24 小时内完成,24 小时内入院死亡记录应当于患者死亡后 24 小时内完成。

（一）入院记录的要求及内容

1. 患者一般项目（general data）

患者一般项目包括姓名、性别、年龄(实足年龄)、民族、婚姻状况、出生地(写明省、市、县)、职业、入院时间(急危重症患者应记录到分钟)、记录时间、病史陈述者(非患者本人叙述时应注明与患者的关系)。需逐项填写,不可空缺。

2. 主诉（chief complaint）

(1)主诉是指促使患者就诊的主要症状(或体征)及持续时间。

(2)主诉应围绕主要疾病描述,简明精练,一般不超过 20 个字,能导出第一诊断。

(3)主诉一般用症状学名词,原则上不用诊断名称或辅助检查结果代替。但在一些特殊特殊情况下,疾病已明确诊断,住院的目的是为进行某项特殊治疗(如化疗、放疗)者,可用病名,如白血病 1 年,入院第 4 次化疗。一些无症状(或体征)的临床实验室、医学影像检查异常结果也可作为主诉,如查体发现心脏杂音 3 天;发现血糖升高 1 个月。

(4)主诉症状多于一项时,应按发生时间先后顺序分别列出,一般不超过 3 个。例如"发热 4 天,皮疹 1 天"。在描述时间时,要尽量明确,避免用"数天"这种含糊不清的概念。急性起病、短时间内入院时,主诉时限应以小时、分钟计算。

3. 现病史（history of present illness）

(1)主要内容:现病史是指患者本次疾病的发生、演变、诊疗等方面的详细情况,应当按时间顺序

书写。内容包括发病情况、主要症状特点及其发展变化情况、伴随症状、发病后诊疗经过及结果、睡眠和饮食等一般情况的变化，以及与鉴别诊断有关的阳性或阴性资料等。

1）发病情况：记录发病的时间、地点、起病缓急、前驱症状、可能的原因或诱因。

2）主要症状特点及其发展变化情况：按发生的先后顺序描述主要症状的部位、性质、持续时间、程度、缓解或加剧因素以及演变发展情况。

3）伴随症状：记录伴随症状，描述伴随症状与主要症状之间的相互关系。

4）发病以来诊治经过及结果：记录患者发病后到入院前，在院内、外接受检查与治疗的详细经过及效果。对患者提供的药名、诊断和手术名称需加引号（""）以示区别。

5）发病以来一般情况：简要记录患者发病后的精神状态、睡眠、食欲、大小便、体重等情况。

6）与本次疾病虽无紧密关系、但仍需治疗的其他疾病情况，可在现病史后另起一段予以记录。

（2）注意事项：

1）现病史描写的内容要与主诉相符。

2）书写应注意层次清晰，尽可能反映疾病的发展和演变。

3）凡与现病直接有关的病史，虽年代久远亦应包括在内。

4. 既往史（past history） 既往史是指患者过去的健康和疾病情况。内容包括既往一般健康状况、疾病史、传染病史、预防接种史、手术外伤史、输血史、食物或药物过敏史等。

书写既往史时应注意：

（1）与本次疾病无紧密关系，且不需治疗的疾病情况应记录在既往史中，仍需治疗的疾病情况，可在现病史后予以记录。

（2）应记录心、脑、肾、肺等重要脏器疾病史，尤其与鉴别诊断相关的。

（3）对患者提供的诊断、手术名称、过敏药物需加引号（""）。

（4）手术外伤史应写明何种疾病手术、做何手术、手术日期、手术结果、外伤日期、部位、程度、诊疗及结果等。

（5）食物或药物过敏史应写明过敏原名称、发生时间、程度等。

5. 个人史，婚育史、月经史、家族史

（1）个人史（personal history）：记录出生地及长期居留地，生活习惯及有无烟、酒、药物（用量及年限）等嗜好，职业与工作条件及有无工业毒物、粉尘、放射性物质接触史，有无冶游史。尤其应详细记录与诊治相关的个人史。

（2）婚育史（marital history and childbearing history）、月经史（menstrual history）：婚姻状况、结婚年龄、配偶健康状况、有无子女等。女性患者记录初潮年龄、行经期天数、间隔天数、末次月经时间（或闭经年龄），月经量、痛经及生育等情况。

月经史的记录格式为：初潮年龄 $\dfrac{\text{行经期天数}}{\text{月经周期天数}}$ 末次月经时间（或绝经年龄）。

生育史按照下列顺序写明：足月分娩数—早产数—流产或人流数—存活数，并记录计划生育措施。

（3）家族史（family history）：包括父母、兄弟、姐妹健康状况，有无与患者类似疾病，有无家族遗传倾向的疾病。如已死亡，应记录死亡原因及年龄；如系遗传病，应至少询问记录三代家庭成员，可画家系图谱表示。

6. 体格检查 体格检查应当按照系统循序进行书写。内容包括体温、脉搏、呼吸、血压，一般情况，皮肤、黏膜，全身浅表淋巴结，头部及其器官，颈部，胸部（胸廓、肺部、心脏、血管），腹部（肝、脾等），直肠肛门，外生殖器，脊柱，四肢，神经系统等。

体格检查应注意：

（1）应全面查体，不能遗漏上述内容。心界及某些阳性体征（如肝脾大、明显的腹部包块等）必要时用图表示。

（2）必要时检查记录肛门直肠、外生殖器。

（3）与主诉、现病史相关查体项目要重点描述，且与鉴别诊断有关的体检项目应充分记录。

（4）体检中不能用病名或症状学名词来代替体征的描述。如不可在体检中写"胸骨后进食时疼痛明显"等。

（5）记录准确，用词不能模棱两可。如不可描述为"心浊音界扩大不明显""肝脾触及不满意"等。

7. 专科情况　专科情况应当根据专科需要记录专科特殊情况。外科、妇产科、口腔科、眼科、耳鼻咽喉科等专科需写专科情况，主要记录与本专科有关的体征，体格检查中相应项目不必书写，只写"见专科情况"。专科检查情况应全面，详细记录与诊断及鉴别诊断有关的阳性及阴性体征。

8. 辅助检查

（1）辅助检查指入院前所做的与本次疾病相关的主要检查及其结果。应分类按检查时间顺序记录检查结果，如系在其他医疗机构所作检查，应当写明该机构名称及检查编号。

（2）辅助检查包括血、尿、粪和其他检查，如 X 线、CT、磁共振、心电图、超声、肺功能、内镜、血管造影、放射性核素等特殊检查。

（3）凡通过质控验收合格的临床实验室出具的检验项目报告，未超出该检验项目周期性变化规律所允许的时间，在不影响正常诊断治疗，检验单据或复印件又能随同病历保存的情况下，应对其予以认可，检验报告复印件可存入病历作为诊疗依据，病历评价和质控不得将其列为缺陷病历。

（4）对于影像学检查，凡拍摄部位正确、影片质量可靠、达到诊断要求的 X 线片以及 CR、CT、MRI、核医学成像（PET、SPECT），患者病情稳定未出现异常变化的不应重新拍片，可根据该影像学资料作出诊断结论，存入病历。

9. 初步诊断

（1）初步诊断是指经治医师根据患者入院时情况，综合分析所作出的诊断。如初步诊断为多项时，应当主次分明。对待查病例应列出可能性较大的诊断。

（2）书写诊断时，病名要规范，书写要标准。书写全面，选择好第一诊断，分清主次，顺序排列，一般是主要的、急性的、原发的、本科的疾病写在前面，次要的、慢性的、继发的、他科的疾病写在后面；并发症列于有关疾病之后，伴发症排列在最后。不要遗漏不常见的疾病和其他疾病的诊断。

（3）诊断应尽可能包括病因诊断、病理解剖部位、病理生理诊断、疾病的分型与分期、并发症的诊断和伴发疾病诊断。有些疾病一时难以明确诊断，可用主要症状或体征的原因待诊或待查作为临时诊断，如发热原因待诊、腹泻原因待诊、血尿原因待诊等，并应在其下注明可能性较大的疾病名称，如"发热原因待查，肠结核？"。

10. 医师签名　入院记录由经治医师（执业医师）书写签名。

（二）入院记录书写格式

入院记录

姓名：	出生地：
性别：	职业：
年龄：	入院日期：
民族：	记录日期：
婚姻：	病史陈述者：

主诉：

现病史：

既往史：

个人史：

月经及婚育史：

家族史：

体 格 检 查

体温　　　　脉搏　　　　呼吸频率　　　　血压(根据专科需要酌情记录身高及体重等情况)

一般情况，皮肤、黏膜，全身浅表淋巴结，头部及其器官，颈部，胸部(胸廓、肺部、心脏、血管)，腹部(肝、脾等)，直肠肛门(必要时检查)，外生殖器(必要时检查)，脊柱，四肢，神经系统等。

专科检查：

辅助检查：

检查日期：

检查项目：

结果(检查医院、检查编号)：

初步诊断：

医师签名：

二、住院病历

(一) 住院病历的书写要求

1. 住院病历(俗称大病历)由实习医师、试用期医师书写，经本医疗机构注册的医务人员审阅、修改并签名。

2. 住院病历应于患者入院后 24 小时内完成。

3. 实习医师、试用期医师书写住院病历前的询问病史和体格检查，应在临床带教教师和指导医师指导下进行。

4. 住院病历的书写要求及内容原则上与入院记录相同，增加了病历摘要、系统回顾(既往史中)两项内容。

5. 住院病历不能代替入院记录，患者出院时入院病历不归入病案。

(二) 住院病历的格式内容

住 院 病 历

姓名：	出生地：
性别：	职业：
年龄：	入院日期：
民族：	记录日期：
婚姻：	病史陈述者：

主诉：

现病史：

既往史：内容包括既往一般健康状况、疾病史、传染病史、预防接种史、手术外伤史、输血史、食物或药物过敏史、系统回顾等。

系统回顾

呼吸系统：有无咳嗽、咳痰、呼吸困难、咯血、发热、盗汗、与肺结核患者密切接触史等。

循环系统：有无心慌、气促、咯血、发绀、心前区痛、晕厥、水肿及高血压史、动脉硬化、心脏疾病、风湿热病史等。

消化系统：有无腹痛、腹胀、反酸、嗳气、呕吐、呕血、吞咽困难、腹泻及黑便史、便秘史、有无黄疸皮肤瘙痒史等。

泌尿系统：有无尿急、尿频、尿痛、排尿不畅或淋漓，尿色(洗肉水样或酱油色)，清浊度，水肿，肾毒性药物应用史,铅、汞化学毒物接触或中毒史以及下疳、淋病、梅毒等性病传播疾病史。

造血系统:有无头晕、乏力,皮肤或黏膜瘀点、紫癜、血肿,反复鼻出血,牙龈出血,骨骼痛,化学药品、工业毒物、放射性物质接触史等。

内分泌及代谢系统:畏寒、怕热、多汗、食欲异常、烦渴、多饮、多尿、头痛、视力障碍、肌肉震颤、性格、体重,皮肤、毛发和第二性征改变等。

神经精神系统:有无头痛、失眠或意识障碍、晕厥、痉挛、瘫痪、视力障碍、感觉及运动异常、性格改变、记忆力和智能减退等。

肌肉骨骼系统:有无关节肿痛、运动障碍、肢体麻木、痉挛、萎缩、瘫痪史等。

个人史:

月经史、婚育史:

家族史:

体 格 检 查

体温(T),脉搏(P),呼吸(R),血压(BP),体重。

一般情况:发育(正常、异常),营养(良好、中等、不良、肥胖),神志(清楚、淡漠、模糊、昏睡、谵妄、昏迷),体位(自动、被动、强迫),面容与表情(安静、忧虑、烦躁、痛苦,急、慢性病容或特殊面容),对检查是否合作。

皮肤、黏膜:色泽(正常、潮红、苍白、发绀、黄染、色素沉着),温度,湿度,弹性,有无水肿、皮疹、瘀点、紫癜、皮下结节、肿块、蜘蛛痣、肝掌、溃疡和瘢痕,毛发的生长及分布。

淋巴结:全身及局部淋巴结有无肿大(部位、数量、大小、硬度、活动度或粘连情况),局部皮肤有无红肿、波动、压痛、瘘管、瘢痕等。

头部及其器官:

头颅:大小、形状,有无肿块、压痛、瘢痕,头发(量、色泽、分布)。

眼:眉毛(脱落、稀疏)、睫毛(倒睫)、眼睑(水肿、运动、下垂)、眼球(凸出、凹陷、运动、斜视、震颤)、结膜(充血、水肿、苍白、出血、滤泡)、巩膜(黄染),角膜(云翳、白斑、软化、溃疡、瘢痕、反射、色素环),瞳孔(大小、形态、对称或不对称对光反射及调节与辐辏反射)。

耳:有无畸形、分泌物、乳突压痛,听力。

鼻:有无畸形、鼻翼扇动、分泌物、出血、阻塞,有无鼻中隔偏曲或穿孔、鼻窦有无压痛等。

口腔:气味,有无张口呼吸,唇(畸形、颜色、疱疹、皲裂、溃疡、色素沉着),牙齿(龋齿、缺齿、义齿、残根,斑釉齿);牙龈(色泽、肿胀、溃疡、溢脓、出血、铅线);舌(形态、舌质、舌苔、溃疡、运动、震颤、偏斜);颊黏膜(有无发疹、出血点、溃疡、色素沉着);咽(色泽、分泌物、反射悬雍垂位置);扁桃体(大小及有无充血和分泌物、假膜);喉(发音清晰、嘶哑、喘鸣、失音)。

颈部:是否对称,有无抵抗强直、压痛、肿块,活动是否受限。颈动脉有无异常搏动及杂音,颈静脉有无怒张。气管位置是否居中。甲状腺(大小、硬度、压痛,有无结节、震颤、血管杂音)。

胸部:是否对称,有无畸形,局部隆起或塌陷、压痛。呼吸(频率、节律、深度)。乳房(大小、乳头,是否有红肿、压痛、结节、肿块和分泌物等)。胸壁有皮下气肿、静脉有无曲张。

肺:

视诊:呼吸运动(两侧对比)呼吸类型、有无肋间隙增宽或变窄。

触诊:呼吸活动度、语颤(两侧对比)、有无胸膜摩擦感、皮下捻发感。

叩诊:叩诊音(清音、过清音、浊音、实音、鼓音及其部位)。肺下界及肺下界移动度。

听诊:呼吸音(性质、强弱,异常呼吸音及其部位)、语音传导(减低、增强、消失)、有无干湿性啰音和胸膜摩擦音、哮鸣音。

心脏:

视诊:心前区隆起,心尖搏动或心脏搏动位置,范围、强度。

触诊：心尖搏动的性质及位置（最强点），有无震颤或摩擦感（部位、时间和强度）。

叩诊：心脏左右浊音界，可用左、右第二、三、四、五肋间隙距正中线的距离（cm）表示，并于图下标明左锁骨中线距正中线的距离。如下所示：

右 /cm	肋间	左 /cm
	Ⅱ	
	Ⅲ	
	Ⅳ	
	Ⅴ	

左锁骨中线距前正中线＿＿＿＿＿＿cm

听诊：心率、心律、心音的强弱、P_2 与 A_2 强度的比较、有无心音分裂、额外心音、杂音（部位、性质、时期、强度、传导方向以及与运动、体位和呼吸的关系；收缩期杂音强度用 6 级分法，如描述 3 级收缩期杂音，应写作 "3/6 级收缩期杂音"；舒张期杂音分为轻、中、重三度和心包摩擦音等。

桡动脉：脉率、节律（规则、不规则、脉搏短绌），奇脉和交替脉等，搏动强度，动脉壁弹性，紧张度。

周围血管征：有无毛细血管搏动，射枪音、水冲脉、动脉异常搏动。

腹部：腹围（有腹水或腹部包块等疾病时测量）。

望诊：形状（对称、平坦、膨隆、凹陷），呼吸运动、胃肠蠕动波，有无皮疹、色素、条纹、瘢痕、腹壁静脉曲张（及其血流方向）、疝和局部隆起（器官或包块）的部位，大小、轮廓、腹部体毛。

触诊：腹部紧张度、有无压痛、反跳痛、液波震颤，包块（部位、大小、形状、软硬度、压痛、移动度、表面情况、搏动）。

肝脏：大小（右叶以右锁骨中线肋下缘，左叶以前正中线剑突下至肝下缘多少厘米表示），质地（Ⅰ度软、Ⅱ度韧、Ⅲ度硬），表面（光滑度），边缘，有无结节、压痛和搏动等。

胆囊：大小、形态、有无压痛、Murphy 征（墨菲征）。

脾脏：大小，质地，表面，边缘，移动度，有无压痛、摩擦感，脾脏明显增大时以二线测量法表示。

肾脏：双手触诊肾的大小、形状、硬度、压痛、移动度。

膀胱：膨胀者记录上界，肾及输尿管有无压痛点。

叩诊：肝脾浊音界（上界以肋间计、下界以厘米计），肝区叩击痛，有无移动性浊音、高度鼓音、肾区叩击痛等。

听诊：肠鸣音（正常、增强、减弱、消失、金属音）；有无振水音和血管杂音等。

直肠肛门：视病情需要做检查。有无肿块、裂隙、创面。直肠指检（括约肌紧张度，有无狭窄、肿块、触痛、指套染血；前列腺大小、硬度，有无结节及压痛等），或肛门镜检查。

生殖器：

根据病情需要做相应检查

男性：包皮，阴囊，睾丸，附睾，精索，发育有无畸形，有无鞘膜积液。

女性：检查时必须有女医护人员在旁，必要时请妇科医师检查。包括外生殖器（阴毛、大小阴唇、阴蒂、阴阜）和内生殖器（阴道、子宫、输卵管、卵巢）。

脊柱：活动度，有无畸形如侧凸、前凸、后凸，压痛和叩击痛等。

四肢：有无畸形，如杵状指（趾），静脉曲张、骨折及关节有无红肿、疼痛、压痛、积液、脱臼，强直，水肿，肌萎缩，肌张力变化或肢体瘫痪等，记录肌力。

神经反射：

生理反射：浅反射（角膜反射、腹壁反射、提睾反射）。

深反射（肱二、三头肌反射、膝腱反射及跟腱反射）。

锥体束征:在一般情况下检查:弹指反射(霍夫曼征),跖伸蹈反射(巴宾斯基征),戈登征,查多克征(Chaddock征),奥本海姆征。

脑膜刺激征:颈项强直(克氏征),布鲁津斯基征(Brudzinski征)。

必要时做运动、感觉等及神经系统其他特殊检查。

专科情况:

辅 助 检 查

病 历 摘 要

简明扼要、高度概述病史要点、体格检查和辅助检查的重要阳性和具有重要鉴别意义的阴性结果,字数以不超过300字为宜。

初步诊断:
经治医师/书写医师签名:

修整诊断:以症状待诊的诊断以及初步诊断、入院诊断不完善或不符合时,上级医师修正后的诊断。

(三) 住院病历示例

住 院 病 历

姓名:王××	出生地:山东省滨州市
性别:男	职业:退休教师
年龄:68岁	入院日期:2017-07-12,08:00
民族:汉族	记录日期:2017-07-12,10:30
婚姻:已婚	病史陈述人:患者本人

主诉:持续性胸痛5小时。

现病史:患者于5小时前活动时突发胸痛,为胸骨后压榨样疼痛,伴左肩背部放射痛,伴大汗,无头痛、头晕,无咳嗽、咳痰,无呼吸困难,无晕厥,无肢体活动障碍,自服"速效救心丸10粒",无缓解。胸痛持续存在并加重,疼痛剧烈难忍,伴上腹部不适,并出现恶心、呕吐一次,呕吐物为胃内容物,无呕血及呕吐咖啡色物质,无腹泻,无发热,急来我院急诊就诊,急诊行心电图检查示急性下壁心肌梗死,立即给予阿司匹林肠溶片300mg嚼服、氢氯吡格雷片300mg口服后收入院。

既往史:平素身体健康。无高血压病史。无痢疾、疟疾、病毒性肝炎及结核病史,无肝炎、结核病密切接触史。预防接种史不详。无外伤手术史。无输血及药物过敏史。

系统回顾:

呼吸系统:无慢性咳嗽、咳痰、咯血、发热、胸痛及呼吸困难史。

循环系统:见现病史,余无气短、头晕、黑朦、晕厥及下肢水肿史。

消化系统:除此次恶心、呕吐外,无反酸、嗳气、吞咽困难、腹胀、腹泻及黑便史,无黄疸及皮肤瘙痒史。

泌尿生殖系统:无尿急、尿频、尿痛、血尿、乳糜尿,无夜尿增多及颜面浮肿史。

血液系统:无苍白、乏力、皮下淤血、紫斑及出血点,无鼻衄、齿龈出血史。

内分泌代谢系统:无食欲亢进、多汗、心慌、手足抽搐史、无烦渴、多饮、多尿、多食史。

运动骨骼系统:无关节红肿、运动障碍史,无骨折、脱臼、外伤史。

神经系统:无头痛、头晕、癫痫发作、意识障碍史。

免疫系统:无皮疹、发热、关节痛、肌无力、怕光、口干、眼干、黏膜多发溃疡等。

个人史:原籍出生,无疫区久居史。无烟酒嗜好。生活规律,婚姻家庭关系和睦。

婚育史:24岁结婚,妻子健康。育有1子1女,儿子及女儿身体健康。

家族史:父亲因"心肌梗死"于70岁去世,母亲体健。有1弟1妹,均体健。家族中无遗传性疾病和家族性疾病史。

<h2 style="text-align:center">体 格 检 查</h2>

T 37℃　P 80次/分　R 20次/分　BP 135/82mmHg

一般情况尚好,发育正常,营养良好,超力型,自主体位,精神差,痛苦表情,神志清楚,检查合作。

皮肤黏膜:无水肿、黄染及蜘蛛痣,无瘢痕、皮疹、皮下结节、出血点及瘀斑。

淋巴结:全身浅表淋巴结未触及肿大。

头部及其器官:

头颅:大小正常,无畸形,无异常隆起及压痛,毛发分布均匀,两鬓发白。

眼:眉毛无脱落,眼睑无水肿、下垂,眼球活动正常,结膜无充血、出血,巩膜无黄染,角膜透明,双瞳孔等大等圆,直径约0.3cm,对光反射及调节反射正常,无视野缺损。

耳:耳郭无畸形,外耳道无分泌物,乳突无压痛,听力正常。

鼻:通气良好,无分泌物,鼻窦无压痛。

口腔:口唇无发绀,牙龈无出血及溢脓,伸舌居中,颊黏膜无出血点,咽部无充血,两侧扁桃体无肿大,悬雍垂居中,声音无嘶哑。

颈部:对称,柔软,无压痛,无颈静脉怒张,气管居中,甲状腺不肿大。

胸部:胸廓对称,胸式呼吸,两侧乳房未触及包块。

肺脏:

望诊:两侧呼吸动度相等,节律规整,肋间隙无增宽。

触诊:胸骨无压痛,两侧语颤无差别,无胸膜摩擦感。

叩诊:两肺呈清音,肺下界正常。

听诊:两肺呼吸音清晰,未闻及干、湿性啰音及胸膜摩擦音,两侧语音传导正常,无胸膜摩擦音。

心脏:

望诊:心前区无隆起,心尖搏动在左侧第五肋间锁骨中线上,无弥散性搏动。

触诊:心尖搏动位置与视诊相同,无震颤及心包摩擦感。

叩诊:心浊音界正常,如下所示。

右/cm	肋间	左/cm
2.0	Ⅱ	2.5
2.0	Ⅲ	4.0
2.5	Ⅳ	6.0
	Ⅴ	8.5

左锁骨中线距前正中线<u>8.5</u>cm

听诊:心率80次/min,心律规整,心音低钝,心尖部第一心音减弱,各瓣膜听诊区未闻及杂音,无心音分裂,无心包摩擦音,$A_2>P_2$。

血管检查:

桡动脉:脉率80次/min,脉律规整,血管壁中等硬度。

周围血管征:无毛细血管搏动征,无股动脉枪击音。

腹部:

望诊:平坦,对称,无腹壁静脉曲张及胃肠蠕动波。

触诊:柔软,无压痛及反跳痛,未触及肝、脾、肾及其他包块,无移动性浊音。

叩诊:呈鼓音,肝上界在右锁骨中线第五肋间,肝、肾区无叩击痛,无移动性浊音。

听诊:肠鸣音正常,未听到血管杂音。

外生殖器:未发现异常。

肛门及直肠：无瘢痕及溃疡，无痔核。

脊柱：无畸形，无叩压痛，运动正常。

四肢：无畸形，肌力、肌张力正常，关节无红肿，运动自如。双下肢无水肿、静脉曲张。

神经系统：痛、温、触觉、关节位置觉正常，肌肉无萎缩，无瘫痪，无共济失调。腹壁反射、跖反射正常，二、三头肌反射、桡骨膜反射、膝腱反射及跟腱反射正常存在。Hoffmann 征、Babinski 征、脑膜刺激征阴性。

辅 助 检 查

检查日期　　项目　　结果

2017-07-12　血常规　Hb 125g/L，RBC 4.7×10^{12}/L，WBC 10.2×10^9/L，N 0.79，L 0.17，M 0.02

2017-07-12　尿常规　正常

2017-07-12　心电图　窦性心律，Ⅱ、Ⅲ、aVF 导联 ST 段抬高 0.2~0.3mV，可见病理性 Q 波

病 历 摘 要

患者王××，男，68 岁，退休教师。因"持续性胸痛 5 小时"于 2017-07-12　08：00 急诊入院。查体：血压 135/82mmHg，心率 80 次/min，律整，心尖部第一心音减低。心电图示急性下壁心肌梗死。

初步诊断：

冠状动脉粥样硬化性心脏病

急性 ST 段抬高型心肌梗死

（下壁，Killip 分级Ⅰ级）

张 ××/ 李 ××

（四）注意事项

1. **关于现病史**　与现在疾病有关的病史，不论时间早晚，均应写进现病史；两个以上不相关的未愈疾病，现病史可分段叙述或综合记录；涉及法律责任的情况应详细、客观记录；注意层次清楚逻辑合理；现病史描写的内容、时间要与主诉一致。

2. **关于既往史**　与本次就诊无关的病史，不论时间早晚，均应写进既往史；既往史中患者或家属叙述的疾病要加引号；对过去的疾病只记录疾病名称不描述症状。

3. **关于系统回顾**　只描述各系统出现过的症状，不记录疾病名称；与目前疾病无关的症状，其时间不受现病史时间制约；与目前疾病相关的症状，其时间要在现病史时间以前。

4. **关于生育史**　女性描述为生有几子几女，男性描述为育有几子几女。

5. **关于体格检查**　耳和鼻不能简单描述为无分泌物，耳耵聍和鼻腔黏液为正常的分泌物，应描述有无脓性/异常分泌物；颈部不可描述为柔软，应为无强直或软；心脏左右浊音界要用三线格列表，右侧心浊音界不可空而不填。

6. **关于诊断**　第一诊断要与主诉描述的症状一致；多个诊断要主次分明、顺序排列；一个诊断尽可能包括病因诊断、病理解剖诊断和功能诊断。

第二节　门 诊 病 历

（一）门（急）诊病历的书写要求

1. 门（急）诊病历内容包括：门（急）诊病历首页［门（急）诊手册封面、病历记录、化验单（检验报告）、医学影像检查资料等。

（1）门（急）诊病历首页　包括患者姓名、性别、出生年月日、民族、婚姻状况、职业、工作单位、住址、药物过敏史等项目。

（2）门（急）诊手册封面内容　应当包括患者姓名、性别、出生年月日、工作单位或住址、药物过敏史等项目。

注意：封面填写个人信息，特别注意填写药物过敏史、就诊时间；其他医院的检查要注明检查医院和日期；急危重患者要记录生命体征，急诊观察病人要书写观察病历，死亡病人要写抢救记录和死亡诊断；传染病要及时进行疫情报告。

2. 门（急）诊病历记录应当由接诊医师在患者就诊时及时完成。急诊病历书写就诊时间应当具体到分钟。

3. 门（急）诊病历应标注页码。书写门（急）诊病历书写应当使用蓝黑墨水、碳素墨水，需复写的病历资料可以使用蓝或黑色油水的圆珠笔。计算机打印的病历应当符合病历保存的要求。

4. 门（急）诊病历记录分为初诊病历记录和复诊病历记录。

（1）初诊病历记录：书写内容应当包括就诊时间、科别、主诉、现病史、既往史，阳性体征、必要的阴性体征和辅助检查结果，诊断及治疗意见和医师签名等。

1）时间：按 24 小时制，一般患者记录到日，急危重症患者记录到分钟。

2）主诉：扼要记录患者就诊的主要症状及持续时间。

3）现病史：确切记录患者此次就诊的主要病史，要重点突出（包括本次患病的起病日期、主要症状、他院诊治情况及疗效等）。

4）既往史、个人史、家族史：简要叙述与本次疾病有关的病史。

5）体格检查：一般情况，重点记录阳性体征及有助于鉴别诊断的阴性体征。

6）诊断或初步诊断：如暂不能明确，可在病名后标注"？"

7）治疗意见：①进一步检查措施或建议，辅助检查结果；②所用药品（药品名称、剂量、用法等）；③出具的诊断证明书等其他医疗证明情况；④向患者交待的注意事项（生活饮食注意点，休息方式与期限，用药方法及疗程，预约下次门诊日期，随访要求等）。⑤须向患者或家属交待的病情及有关注意事项应记录在病历上或者签署知情同意书。对患者需做手术、特殊检查（治疗）时，应请患者及家属知情同意后在病历上注明意见（或填写有关知情同意书）并签名，如"同意手术治疗"或"选择保守治疗，拒绝手术治疗"等。

8）医师签名：能辨认的全名。

（2）复诊病历记录书写：内容应当包括就诊时间、科别、主诉、病史、必要的体格检查和辅助检查结果、诊断、治疗处理意见和医师签名等。

1）主诉及简要病史：对同专业组、诊断明确且此次就诊为复诊的病历，可在主诉的位置写"病史同前"。现病史重点记录上次就诊后的病情变化情况、药物使用情况及其治疗效果，有无药物反应，有否新的症状出现等。

2）体格检查：重点检查上次所发现的阳性体征及其变化过程，并记录新发现的体征。

3）辅助检查结果：对上次做的辅助检查报告结果加以记录。需要补充的辅助检查。

4）诊断：无变化者可写"同前"或不写，改变者应重新书写诊断。

5）治疗处理意见及医师签名：同初诊。

5. 患者每次就诊均应书写门诊记录。第一次在某科就诊按初诊病历记录要求；随诊、复诊、取药的门诊记录按复诊病历记录要求。

6. 门（急）诊患者的化验单（检验报告）、医学影像检查资料等在检查结果出具后 24 小时内归入门诊病历档案。

7. 法定传染病，应注明疫情报告情况。

8. 门诊患者如三次不能确诊者，经治医师应提出门诊会诊，或收入住院诊治，尽快解决诊断与治疗的问题。凡请示上级医师的事项、上级医师的诊查过程或指示，均应记录在门诊病历中。

（二）门（急）诊病历格式

1. 门（急）诊病历首页格式

患者姓名　　　　　　性别　　　　　出生日期　　　年　　　月　　　日

民族　　　　　职业　　　　　婚姻

工作单位或住址

药物过敏史

2. 门(急)诊初诊病历记录格式

就诊时间、科别

主诉：

现病史：

既往史：

阳性体征、必要的阴性体征：

辅助检查结果：

诊断：

诊疗意见：

医师签名：

3. 门(急)诊复诊病历记录格式

就诊时间、科别

主诉：

病史：

必要的体格检查：

辅助检查结果：

诊断：

诊疗意见：

医师签名：

(三) 门(急)诊病历初诊病历示例

2017-03-12　9：00　心内科

发作性胸闷、胸痛1月。患者于1月前出现胸闷、胸痛，为胸骨后闷痛不适，阵发性发作，体力活动时明显，每次持续3~5分钟，休息后缓解。

既往有高血压病史5年，最高血压达180/110mmHg，曾服用"卡托普利(10mg t.i.d.)"治疗，血压控制不详。

查体：血压160/100mmHg，双肺呼吸音清，未闻及干湿性啰音，心率80次/min，律齐，各瓣膜区未闻及杂音。腹部软，无压痛及反跳痛，肝脾肋下未触及肿大。双下肢无水肿。

初步诊断：1. 冠心病

不稳定型心绞痛

2. 高血压病(3级，很高危)

处理：1. 心电图。

2. 血常规、血脂分析、肝肾功能。

3. 建议住院行冠脉造影术(患者拒绝，已向其家属说明病情并请患者签字)。

4. 阿司匹林肠溶片100mg q.d.，氢氯吡格雷75mg q.d.，美托洛尔缓释片47.5mg q.d.，单硝酸异山梨酯20mg b.i.d.，阿托伐他汀钙片20mg q.n.。

5. 硝酸甘油0.5mg舌下含服，发作时。

6. 2周后门诊复诊，如有不适及时就诊。

张××

第三节 病 程 记 录

一、一般日常病程记录书写要求

1. 日常病程记录是指对患者住院期间诊疗过程的经常性、连续性记录。

2. 由经治医师书写,也可以由实习医务人员或试用期医务人员书写,但应有经治(执业)医师签名。

3. 病危患者应当根据病情变化随时书写病程记录,每天至少1次,记录时间应当具体到分钟。对病重患者,至少2天记录一次病程记录。对病情稳定的患者,至少3天记录一次病程记录。会诊当天、输血当天、手术前一天、术后连续3天(至少有一次手术者查看患者的记录)、出院前一天或当天应有病程记录。

4. 书写日常病程记录时,第一行左顶格记录日期时间,另起行空两格记录具体内容。记录的内容包括:

(1)患者自觉症状、情绪、心理状态、饮食、睡眠、大小便等情况。

(2)病情变化,症状、体征的变化,有无新的症状与体征出现,分析发生变化的原因;有无并发症及其发生的可能原因。对原诊断的修改或新诊断的确定,记录其诊断依据。

(3)重要的辅助检查结果及临床意义:辅助检查结果应记录在病程记录中;对重要的辅助检查的结果应分析其在诊断与治疗上的意义,尤其是对诊断、治疗起决定性作用的辅助检查结果,要及时进行记录和结果分析,并记录针对检查结果所采取的相应处理措施。

(4)采取的诊疗措施及效果,诊治工作的进展情况。记录各种诊疗操作的详细过程;重要医嘱的更改及其理由;会诊意见及执行情况;输血或使用血液制品情况,包括输血指征、输血种类、输血量、有无输血反应等。

(5)医师查房意见、会诊意见等。

(6)分析患者病情变化可能的原因及处理意见。对原诊断的修改诊疗方案的修改、补充及其依据等。

(7)近亲属及有关人员的反映、希望和意见,以及行政领导所交代的重要事项。

(8)患者及其近亲属告知的重要事项及患方的意愿等,需要时可请患方签字。

5. 病程记录应根据每一病例的不同特点写出各自特有的临床表现、观察要点、治疗计划及效果。应重点突出,简明扼要;有分析,有判断;病情有预见,诊疗有计划,切忌记流水账。

二、抢救病程记录的书写要求

1. 抢救记录是指患者病情危重,采取抢救措施时作的记录。

2. 抢救记录的内容包括病情变化情况、抢救时间及措施、参加抢救的医务人员姓名及专业技术职称等。

3. 记录抢救时间应当具体到分钟。因抢救急危患者,未能及时书写病历和医嘱的,有关医务人员应当在抢救结束后6小时内据实补记,并加以注明。开具的抢救医嘱与抢救记录内容一致。

4. 由参加抢救的执业医师书写。按时间顺序详细记录病情变化经过及所采取的具体措施,如药物治疗、气管插管、呼吸机的使用、心脏复苏、除颤器的使用等。要详细记录参加抢救的医师及护理人员的姓名及职称,尽量记录在现场的患者亲属姓名及关系以及他们对抢救的意愿、态度和要求。

5. 如抢救失败患者死亡,应动员其近亲属做尸解,尤其对死因不清或对诊治措施、治疗结果有异议者,告知尸解对尸体保存的要求、尸解的目的等,签署尸解同意书。若死者近亲属拒绝尸解及签字,告知医师应如实将告知的情况及患者的意见记录在病历上。

三、有创诊疗操作记录书写要求

1. 有创诊疗操作记录是指在临床诊疗活动过程中进行的各种诊断、治疗性操作(如胸腔穿刺、腹腔穿刺等)的记录。

2. 有创诊疗操作记录,内容包括操作名称、操作时间、操作步骤、结果及患者一般情况,记录过程是否顺利、有无不良反应,术后注意事项及是否向患者说明,操作医师签名。

3. 操作步骤按照《临床操作技术规范》进行操作和记录。

4. 书写有创诊疗操作记录内容时首行左顶格记录日期和时间,居中记录有创诊疗操作的名称。另起行、空两格记录具体操作步骤,如记录穿刺时患者的体位和注意事项,穿刺部位和定位依据,消毒的方法、步骤和范围,麻醉药品种、浓度、用量和麻醉方法,穿刺进针的方向和深度,抽取的标本量、外观性状和送检项目,退出穿刺针后的处理,穿刺操作后的生命体征观察以及向患者交代的注意事项。记录者和指导医师签名并注明职称。

5. 有创诊疗操作记录应当在操作完成后即刻书写。可另立单页,也可在病程中记录。

第四节　特殊诊疗知情同意书

一、自费药品/高值耗材知情同意书

某些药品或高值耗材物品在诊疗过程中需要使用,但不在患者医保报销目录范围内时,需要提前告知患者并签署知情同意书。

二、有创性诊疗知情同意书

1. **目的和意义**　特殊检查、特殊治疗同意书是指在实施特殊检查、特殊治疗前,经治医师向患者告知特殊检查、特殊治疗的相关情况,并由患者签署是否同意检查、治疗的医学文书。内容包括特殊检查、特殊治疗项目名称、目的、可能出现的并发症及风险、患者签名、医师签名等。

2. **注意事项**　同一次住院期间相同目的、相同操作方法的多次检查治疗,可只在第一次检查治疗时签署知情同意书,但需向患者说明并注明以后特殊检查治疗时,不再签署特殊检查治疗同意书。

3. **特殊检查、特殊治疗**　指具有下列情形之一的诊断、治疗活动。

(1)有一定危险性,可能产生不良后果的检查和治疗。

(2)由于患者体质特殊或者病情危笃,可能对患者产生不良后果和危险的检查和治疗。

(3)临床实验性检查和治疗。

(4)收费可能对患者造成较大经济负担的检查和治疗。

如果患者不配合或拒绝相关检查,应在病历中加以记录并签署拒绝检查治疗知情同意书。除非紧急诊疗、法律授权和诸如癌症患者的治疗性豁免等特殊情况,对可能发生严重不良后果的有创性检查和各种手术治疗,均应以签署知情同意书的形式确认获得患者的知情同意。患者不具备知情同意选择能力时,应该取得其监护人的知情同意。

(张　贝)

第八篇

临床医师综合能力

第一章 概 述

临床医师综合能力（comprehensive ability of clinician），也可称为临床综合能力（clinical comprehensive ability），是指医师必须具备的在临床实践工作中应该体现出来的一个综合性多种能力的总称。它主要包括体现良好职业道德与职业素质的能力、持续学习能力、医患沟通能力、临床思维与批判思维能力、防病治病能力、完成临床常规工作与常用操作技术的能力、教学与科研能力及保障医疗安全的能力等。因此临床综合能力也可以认为是一个合格医生应该具备的基本条件。

临床综合能力是做好临床工作的需要；是正确临床决策的基础；是提高医疗质量的关键；是评价医疗水平与学术水平的重要指标；是保证医疗安全的重要条件。这些能力需要自觉地、主动地、长期地、反复地进行训练才能逐步有所提高。

临床综合能力是与临床专业能力相对而言的，临床专业能力是一个专业医生需要具备的能力，而临床综合能力是作为一个临床医生都必需具备的能力，也是临床医疗实践过程中应该掌握并应用的一些能力。

（潘祥林 王涓冬）

第二章 体现良好职业道德与职业素质的能力

医师都应该充分地、全面地、深刻地认识职业道德与职业素质在医疗实践活动中的作用和重要性。在医疗实践过程中应正确地理解、自觉地体现职业道德规范与职业素质要求。因此，理解与体现职业道德和职业素质的能力与水平是临床综合能力的重要内容。

我国始终将职业道德规范与要求作为医疗卫生队伍建设的重点内容。我们认为职业道德与职业素质主要体现在：

1. 爱党、爱国、爱岗、敬业。

2. 应以人为本，要尊重病人，关爱生命，恪守救死扶伤的人道主义责任。

3. 在临床实践工作中应以病人为中心，以质量为核心，以医疗为重点，全心全意地为病人服务，为解除病人病痛尽最大努力。

良好的职业道德与职业素质在医生工作中的一言一行、一举一动中都能体现出来，这是值得每一位医生重视并需要认真对待的问题。

国际医学教育专门委员会在拟定的"全球医学教育基本要求"中提出，医学职业的三个基本要素是职业道德规范、伦理原则和法律责任，并且强调敬业精神和伦理行为是医疗实践的核心。

医师在临床医学实践过程中,应该认识、理解和体现职业道德与职业素质的各个方面,这是医师职业的要求。

1. 要有科学的世界观、人生观、价值观和社会主义荣辱观,愿为祖国卫生医疗事业的发展和人类身心健康奋斗终生。

2. 将职业道德规范与职业素质要求自觉地体现在医疗实践活动的每一个环节。

3. 在医疗实践活动中应追求卓越、利他主义,作风应严谨、态度应严肃、要求应严格。

4. 要尊重患者,包括尊重患者的利益、文化、信仰、习惯、自主权等;要注意保护患者隐私,恰当处理在医疗过程中获得的与患者有关的资料、信息、文件等。

5. 由于医学现象和结果的不确定性,必须随时严密观察病情变化,并立即调整治疗方案或方法,以适应情况发生变化后而出现的各种现象,要有适应各种变化的能力。

6. 要恰当地运用合乎情理的方法,合理地解决医疗实践中发生的各种冲突。

7. 要尊重同事及其他卫生专业人员,并善于与他们建立积极的合作关系。

8. 要认真对待每个患者,要充分认识对每个患者医疗保健应负有的个人责任。

9. 要认识到对临终关怀患者负有缓解症状、减轻痛苦等医疗服务的道德责任。

10. 在临床工作中,严格执行医疗规章制度,遵守医疗秩序,也是职业道德的体现。

(潘祥林　王涓冬)

第三章　持续学习能力

医学模式由单一生物医学模式转变为复合性医学模式,医学及相关学科正在飞速发展,我国医疗卫生队伍与国外的交流也逐渐增多,诊断治疗疾病的新理念、新思想、新知识、新技术、新方法不断涌现以及新的疾病不断发生等,它们确实促进、推动、提高了临床诊疗水平。一个医师如果缺乏持续学习能力或是对持续学习认识不足、要求不高、努力不够,就很难了解和掌握有关新进展、新技术、新方法,也就很难提高诊疗技术水平。值得提出的是,循证医学引入临床医学以后,医师应该注意并加强对循证医学理念和知识的学习。正确运用循证医学有关资料,将有助于提高临床诊断和治疗效果与水平。

在持续学习的过程中要注意:①应结合临床工作中遇到的问题进行学习。在临床工作中要善于发现问题、提出问题、解决问题。②通过各种渠道学习。要正确认识和对待新接触的各种学习资料,如教科书、参考书、专著、专论、杂志(包括网络杂志)、会议资料等。③在持续学习的过程中,应该建立或逐步建立良好的资料搜集渠道和正确的资料搜集方法,并应该逐步提高资料搜集能力和资料处理能力。④学习是一件刻苦的事情,要坚持日积月累,知识才能逐渐丰富。

1. 医师应该具备的基础和临床医学知识　必须具有坚实的基础医学知识,逐渐丰富临床医学知识和良好的临床综合能力和技术,才能胜任完成临床医师的工作,才能逐步提高临床医疗水平。

对于医学生在学习结束后应该具备的基础医学知识和临床医学知识,结合我国具体情况,提出如下要求:

(1)必须具备坚实的医学科学基础知识,并且逐步应用这些知识解决医疗过程中的实际问题。

(2)必须要懂得医疗决策和行动的各项原则,并能因时因事恰当适宜的作出必要的处理反应。

(3)基础医学知识方面必须掌握：

1)人体的结构与功能。

2)疾病时机体结构与功能的异常改变。

3)要掌握决定健康和疾病的各种重要因素和影响健康的危险因素（包括自然环境因素和社会环境因素等）。

4)维持机体平衡的分子、细胞、生化和生理机制。

5)人体生长、发育、衰老等对个人、家庭及社会的影响。

6)应掌握急、慢性疾病的病因学和发生、发展过程。

7)应掌握流行病学的有关知识和卫生管理规定。

8)药物作用原理和应用药物原则。

(4)在临床医学知识和临床综合能力方面应掌握：

1)在诊疗疾病过程中，必须强调效果与效率。

2)在病史采集、系统查体的基础上，应用基本的诊断和技术规程和方法，并能逐步正确判读和评价所获得的检查结果，确定问题的性质。

3)应用循证医学的原则，在疾病诊疗和挽救生命的过程中能逐步采用恰当的诊断和治疗手段。

4)能进行逻辑的临床思维，确立诊断和制订治疗方案。

5)能识别危及生命的紧急情况并能正确的处理急症病例。

6)能对患者作出正确有效、合乎伦理的诊断与治疗方法。

7)能对患者的健康问题进行评价和分析，并能给予健康指导。

8)能正确恰当地使用各种诊断方法及医疗保健设施。

9)在各种疾病的防治、康复和临终关怀中，能恰当地采取生化的、药物的、外科的、心理的、社会的和其他各种干预措施。

10)能正确地判断不同治疗方法的效果。

2. 信息处理与应用 医疗实践与有效的、源源不断的信息来源密切相关。计算机和信息技术的发展对信息的分析、处理和管理提供了有效的工具和手段。因此，医师应该了解信息技术和有关知识，并能在临床工作中应用。

(1)能应用计算机技术，在文献中寻找信息并能与患者的资料进行联系和分析。

(2)在临床医疗决策中能合理应用信息技术。

(3)能从不同的数据库和数据源中检索、搜集、组织和分析相关信息。

(4)能从临床医学数据库中检索特定患者信息。

(5)应用信息技术帮助诊断、治疗和预防疾病。

(6)运用信息技术进行健康状况调查和监控。

(7)应了解信息技术的应用，也了解它的局限性。

(8)应用信息技术、保存医疗工作的记录，便于进行分析和改进。

（潘祥林　王涓冬）

第四章　医患沟通能力

第一节　医患沟通的含义

世界医学联合会 1989 年发表的《福冈宣言》指出："所有医生必须学会交流和处理人际关系的技能。缺少这方面的技能应看作与技术不够一样,是无能的表现。"

患者就诊的过程其实就是医患沟通的过程,医患沟通是对医学理解的一种信息传递过程,是为患者的健康需要而进行的,医生和患者都有着战胜病魔、早日康复的共同目标,医生与患者之间本应该是相辅相成、密不可分的关系,而医患沟通是连接医患关系的桥梁。

医患沟通(doctor-patient communication)的含义是:在医疗卫生和保健工作中,医患双方围绕诊疗、服务、健康及心理和社会等相关因素,以患者为中心,以医方为主导,将医学与人文结合,通过医患双方各有特征的全方位信息的多途径交流,使医患双方达成共识并建立信任合作关系,指引医护人员为患者提供优质的医疗服务,达到维护健康、促进医学发展的目的。

医患沟通的主要内容包括对疾病诊疗信息的交流,情感、态度、观念等的交流,需求与医院的表达等。其特征之一是双向性和互动性,医患双方的互动、互补和互谅是和谐医患关系的前提条件;其二是以医生为主导,建立起休戚与共、荣辱共存的良好医患关系,所谓"医者仁心",医者以"仁"待患,才能让高明的医术在患者身上发挥应有的作用,才是大医之道。

医患沟通有狭义和广义之分。狭义的医患沟通,是指医疗机构的医务人员在日常诊疗过程中,与患者及家属就伤病、诊疗、健康及相关因素(如费用、服务等),主要以诊疗服务的方式进行的沟通交流,它构成了单纯医技与医疗综合服务实践中十分重要的基础环节,也是医患沟通的主要构成。由于它发生在各医疗机构中的医患个体之间,虽然面广量大,但绝大部分的医患沟通一般范围小、难度小、影响小,不易引起人们的关注。它的主要意义在于,科学指引诊疗患者伤病,提高现实医疗卫生服务水平。

广义的医患沟通,是指各类医务工作者、卫生管理人员及医疗卫生机构,还包括医学教育工作者,主要围绕医疗卫生和健康服务的法律法规、政策制度、道德与规范、医疗技术与服务标准、医学人才培养等方面,以非诊疗服务的各种方式与社会各界进行的沟通交流,如制定新的医疗卫生政策、修订医疗技术与服务标准、公开处理个案、健康教育等。它是在狭义医患沟通的基础上衍生出来的医患沟通,由许多未处理好且社会影响较大的医患沟通(关系)个案所引发,但广义的医患沟通产生的社会效益和长久的现实意义是巨大的,它不仅有利于医患双方个体的信任合作及关系融洽,更重要的是它能推动医学发展和社会进步。

治疗有限,关怀无尽。在美国有一个不知名的萨拉纳克湖,湖畔有一座叫特鲁多医生的墓,墓碑上写道:"有时去治愈,常常去帮助,总是去安慰。"这是一个医生一生从医历程的写照,也是对医生职业最好的诠释,更是对沟通在医学中的价值给予了崇高的定位。

第二节　医患沟通能力的构建基础

一、医患沟通的基本原则

(一) 医患互尊互信

医生行为规范包括医德、医规和医术三个方面,具有高尚医德的医生才可得到患者的信任与尊敬。医生与患者的沟通要以德为先,以服务为魂,才可架起医患之间的连心桥。互尊互信的沟通与交流是达成共同战胜疾病共识的基础。

(二) 维护医患双方权利

医患沟通不仅要保护患方的权利,同时也要保护乙方的权利,尤其是在患方未履行义务或对医方正确医疗行为有误解时,要通过有效的医患沟通提出医方合理的利益诉求,及时消除患方的误解而保障乙方的正当利益。

(三) 体现诚实友善

诚实友善是医患沟通的基础和前提。只有诚实才可保证交流信息的准确和沟通的有效,也是双方德行的体现。友善的互相对待能以最快的速度化解彼此的心理距离,而医务人员更要主动表达善意,体现同理心与责任心的医学人文情怀。

(四) 有效表达信息

双方必须以口头语言、肢体语言、书面语言及环境语言有效的表达给予对方的各种信息,尤其是医方人员,只有互相理解和接纳对方的信息,才可达成沟通的目的。

(五) 尊重医学科学

医患沟通是将医学科学作为沟通的基础,将人文关怀作为沟通的目标,客观真实的反映诊断、治疗、风险及预后的事实,使患方全面正确地认知医学信息。

(六) 密切医患合作

首先,医方要主动沟通,打开沟通渠道,并引导患方交流信息,提出诉求。医方还要详细告知患方治疗信息,让患方理解并愿意参与到医疗决策过程,接受医方的指导。

(七) 职业语言通俗化

医生的职业语言是以医学专业、医疗实践相关知识、医疗法规制度为基础,沟通过程中,既要按专业规范,又要通俗易懂,让患方充分理解,尽量缩小信息不对称所造成的理解差异。

(八) 关注患方文化背景

医方要尽可能多地熟悉和了解由于地域不同、民族不同、宗教不同所带来的文化表现内涵,掌握应对不同文化背景患方代表的方法和技巧,以期沟通最佳效果。

二、医患沟通的要素

(一)"一个要求"

医务人员尊重患者和家属,在与患者和家属沟通时讲诚信,做到耐心、细心。

(二)"两个技巧"

多听患者询问,多向患者介绍病情、治疗效果、安全用药和医学检查知识,关心患者在就医过程中的生活或不便。

(三)"三个掌握"

及时掌握患者的病情发展变化、及时掌握患者的医疗费用情况、及时掌握患者和家属的心理变动。

(四)"四个留意"

留意沟通对象情绪,留意沟通对象受教育程度和沟通感受,留意沟通对象对疾病的认知度,留意沟通对象的期望值。

(五)"五个避免"

避免强求患者即时接受,避免使用刺激语言,避免使用患者不懂的医学专业词汇,避免强求改变患者观点,避免压抑患者情绪。

三、医患沟通的伦理、心理及法律基础

(一)医患沟通的伦理基础

伦理和道德在医患沟通中的作用:

1. 加强道德修养,提升医疗卫生单位的形象,道德低下使患者对乙方失去信任,产生沟通障碍。

2. 增进医患信任度,发展和谐医患关系,沟通不利所造成的不信任易导致双方的误解与冲突。

3. 提高医疗质量,促进医学事业的发展,沟通不利所造成的纠纷与冲突会导致医学实践中的创新停滞,阻滞医学发展。

(二)心理学与医患沟通的关系

医生应该成为心理疏导专家、谈判专家和交流的使者。

1. 首先了解医学心理学研究什么?

(1)研究心理行为的生物学和社会学基础及其在健康和疾病中的意义;

(2)研究心身相互作用的规律和机制;

(3)研究各种疾病过程中的心理行为变化及其干预方法;

(4)研究情绪和个性等心理行为因素在健康保持和疾病发生、发展变化过程中的影响作用及其规律;

(5)研究如何将心理行为科学知识和技术应用于医学其他各个方面。

2. 医生角色

(1)拥有较广博的知识和较熟练的技能;

(2)为患者的幸福而不是为个人而行动;

(3)应对患者持客观态度,既同情、体贴、关心,又不过分情绪卷入。

3. 患者角色

(1)有生理和心理的异常或出现有医学意义的阳性体征;

(2)应得到社会承认,主要是医生以有关医学标准确认其疾病状态;

(3)患者的个体行为权利和和行为模式。

4. 患者的心理需要

(1)恢复生理和心理的正常功能;

(2)良好的医疗条件确保其安全,需要尊重和受到平等的待遇;

(3)需要保持社会联系和交往;

(4)需要被关怀、被接纳、保持感情交流。

5. 求医行为及影响因素

(1)动机;

(2)认知程度;

(3)经济因素;

(4)求医条件;

(5)心理因素;

(6)社会文化因素。

6. 尊医行为(患者的依从性)及影响因素

(1)医患关系不良,患者对医生缺乏信任;

(2)患者不能很好理解医嘱;

(3)治疗效果不好,使患者对治疗失去信心;

(4)患者缺乏医药知识,对不遵医行为的后果认识不足;

(5)由于以往不良经验或治疗的偏见;

(6)由于患者的继发获益、医疗费用等方面原因而拒绝治疗。

7. 医学和社会心理学在医患沟通中的作用和意义

(1)运用医学心理学的理论与方法探索心理因素对健康与疾病的作用方式、途径与机制,更全面阐明人类躯体疾病与心理疾病的本质,协助医学揭示人类维护健康、战胜疾病的规律,寻找与丰富人类疾病的诊断、治疗、护理与预防的更全面、更有效的方法,提高医疗水平。

(2)社会心理学的运用能够合理调节医患之间的社会背景差异;有助于获得患者的信任(倾听、观察、交流,掌握患者的心理);促进群众对医患关系的正确理解。

(三) 医患沟通的法律基础

1. 医患双方的权利和义务

(1)医方权利和患方义务

医方权利:特定情形下的医疗主导权;医方特定情形下的免责权(不可抗力);医方特殊干预权(特殊类型传染病转入专科医院治疗等);医方的人格尊严权、人身安全权、财产所有权、知识产权、名誉权、债权(医疗费用支付请求权)等。

患方义务:遵守法律、遵守制度、遵守医疗秩序、给付医疗费用、正常出院等。

(2)患方权利和医方义务

患方权利:平等医疗权、知情同意权、医疗救助权、赔偿权、隐私权、人格尊严权、法律维护权等。

医方义务:不可限制患者人身自由、如实告知、依法依约提供医疗服务、过错及责任赔偿、不得泄露患者隐私、尊重患者信仰等、遵守法律规章操作流程等。

2. 医患沟通的法律解析

法律的生命在于其运行。遵守法律是义务的履行与权利享有互为因果;医患之间交流的要求真实性、合法性、真诚性;知情同意是患者的权利;紧急情况下医方救治特权是尽到合理诊疗义务,不负法律责任。医事具有未知性、专业性、风险性、有限性,且患者个体具有很强的差异性、情感性,运用法律进行医患之间的沟通交流对促进双方相互理解、宽容,减少、化解双方冲突,显得异常重要。只有尊重医方的专业权威,又尊重患者的自我决定权,才能使双方达成富有成效的沟通共识。

第三节　提升医患沟通能力的技巧

一、人际沟通的基本原则

医患沟通首先是一种理念,不仅仅是技巧。

1. 尊重放在第一位,沟通即成功了一半。

2. 诚信产生安全感,易引起情感共鸣。

3. 明确的信息交流才有效果。

4. 避免情绪化,清醒的思考,理性的有效沟通,才能正确处理问题。

5. 相互之间在时间、内容、方式上保持沟通的历史情形与现时沟通的连续性。

二、医患沟通的方法与技巧

医护人员语言美好是重要的职业工作技能,其中有医德内涵的表达,也更是医疗的艺术呈现,更是医患的合作基础。职业语言包括:医疗性语言、安慰和鼓励性语言、劝导性语言、积极的暗示性语言、指令性语言及朋友性语言等。

1. 口头语言的技能

(1)运用得体的称呼语

原则是:①身份、职业、年龄等具体情况尊重为先;

②避免直呼其名,更不能用床号代替称谓;

③鼓励与患者谈及其配偶或亲属,适当用敬称。

(2)通俗表达医学语言

原则是:①清楚、准确、简洁、条理等;

②避免术语,医学语言通俗化;

③考虑患者或家属可接受的程度和理解力;

④必须说明的医疗专业术语要用图片、模型或录像等形象化。

(3)讲究语言交流技巧

①在倾听过程中注视、观察、不随意打断、提示、伴以附和或表示"理解了"患者或家属的表述;

②开放式交流,患者主动,可采取开放式沟通,可自由表达自己;对语言谨慎,精神紧张的患者或家属采取封闭式的"是""否"问答;

③语言乐观、适当幽默,轻松诙谐,调节气氛;

④杜绝伤害性语言,以免造成伤害、消极暗示等情况;

⑤多用亲切平缓语气,营造轻松谈话氛围;

⑥不评价同事诊疗工作,以免造成误会或纠纷;

⑦熟练把握医疗各环节正确沟通的常用语和"忌语";

⑧医患谈话的程序:问候—患者就位—和谐关系—询问病情—了解相关问题(生活、工作)—医患情感互动(鼓励、支持)—阐明诊断治疗—平等讨论—患者教育(健康教育)—建立联系—总结(征求患者意见、感谢)—反馈(随访)。

2. 肢体语言的技能

肢体语言包括:面部表情、目光、身体姿势、动作和行为等。

(1)仪表整洁素雅,举止得体大方;

(2)目光热情真诚,表情柔和镇静;

(3)身体姿势微微前倾,表示对患者的关注;

(4)距离保持一定的谈话距离,稍稍侧身面向对方,令对方舒服放松,避免咄咄逼人;

(5)语调、所强调的词、声音强度、语速表现出流畅及抑扬顿挫,强化语言的吸引力;

(6)轻轻拍背、搀扶,对过度紧张的患者,可轻握患者双手,以示鼓励。

三、医患沟通障碍

(一) 原因

思想观念差异(服务性质分歧和知情同意认识分歧);知识结构的差异(信息不对称);利益调整的差异(收入等级差别转化为社会地位高低差别,患者不同程度出现自卑、嫉妒、排斥等心理);权利分配的差异(医生的权利远远超过患者的权利,双方难以平等地进行交流)。

(二) 分类

按程度与后果(误解、分歧、矛盾、纠纷、冲突);按医疗过程(诊断失查、治疗失误、知情缺失、服务欠缺、处理不良);按责任人员(医生、护士、医技人员、管理人员、后勤人员、患方)。

四、医患沟通系统的构建

（一）树立医学与人文融通理念，即以人为本，践行医学宗旨。

1. 医疗服务是科技与人文的行为——并轨同向。

2. 医患沟通是基本医疗活动形式。

3. "医患一体"是医患沟通的认识内核——人人皆患者，人人皆医者。

4. 医疗风险需要医患双方共同承担——医学的未知和人的差异是医疗风险所在；医者主动还权患者是最优合作。

（二）完善医患合作机制与法规

1. 将医患沟通列为医疗核心制度——制定全国统一的医患沟通制度（指南），并将其列为医院核心制度。

2. 优化患方参与诊疗机制——让患者有限参与医疗小组，是法律面前医患合作更需要的一种必要形式与组织结构。

3. 实施患方医学与健康知识教育——建立一个全新的"医院内患方医学与健康教育系统"。

4. 推动与完善医疗法律法规。

五、沟通技巧与沟通效果的辩证关系

1. 修炼沟通性情与意识，认识自我，进行情绪管理，善于换位思考，表达善意是沟通良好的开端；高高在上、自以为是、先入为主、不善倾听、缺乏反馈往往会第一时间造成沟通不利。

2. 培养沟通能力，用良好准确的言辞修饰沟通、用身体语言强化沟通、用实践锻炼沟通。

3. 锤炼沟通技巧。积极倾听，鼓励对方先开口，少说多听，语言通俗易懂，目光交流得当，回顾重点帮助患者理清表达思路并积极反馈所获得信息。

（宋月雁）

第五章 临床思维与批判思维能力

第一节 临床思维与批判性思维的含义

一、临床思维

（一）临床思维的含义

临床思维（clinical thinking）是指训练有素的医师应用科学的、合乎逻辑的思辨方法和程序进行临床推理，根据已知的科学知识与原理，结合患者的临床信息建立诊断和进行鉴别诊断，作出恰当、正确的临床决策（clinical decision）的过程。它是医师认识疾病、判断疾病和治疗疾病过程中随时都在应用的一种基本能力，是医师基本能力的核心内容，只有通过自觉反复训练才能逐步提高。同时，临床思维是一门科学，与其他科学一样有其固有的规律可循，是可以加以研究、总结、提升为系统的理论并加以传授的。但其决策过程又是复杂的、独特的,有大量随机因素,所以,决策者的智慧、经验、学识和创造力是非常重要的。

(二) 临床思维的意义

临床思维能力的培养是住院医师规范化培训临床实践中最重要的部分,临床思维能力的薄弱也是制约住院医师运用已有理论、知识和技能进行正确诊疗的瓶颈。因此,临床思维的培养在住院医师规范化培训中具有非常重要的意义。

1. **培养临床思维能力是住院医师的规范化培训的重点和核心** 临床医学是一门应用型学科,培养临床医学人才的目的是能够开展诊疗工作并能防病治病的临床医师。因此,培养其职业胜任能力是医学人才培养的唯一标准。临床思维是贯穿在临床诊疗整个过程中的核心能力,只有养成良好的临床思维习惯,发展临床综合思维能力,才能真正成长为"健康所系,性命相托"的合格医师。

2. **提高临床思维能力是临床医生职业发展的需要** 临床思维能力的高低是决定医生医疗水平的关键。临床思维的训练和提高贯穿于临床医生的整个职业生涯,而住院医师的规范化培训阶段临床思维能力的培养奠定了临床医生职业发展中临床思维的基础,对临床医生的职业发展具有十分重要的意义。

二、批判性思维

(一) 批判性思维的含义

批判性思维(critical thinking)是德国法兰克福学派提倡和主张的一种思维方式,其本质是教育主体的解放,即教育者的批判意识,同时包括对被教育者批判性思维能力的培养。批判性思维不是对现成的一切结论都相信,也不是否定一切,而是在对事物进行分析论证的基础上作出判断,这种判断表现为解释、分析、评价、推断以及对判断赖以存在的论据、概念、方法、标准的说明。

批判性临床思维的含义是在诊断和治疗的全过程中,医生运用自己已有的知识和经验,通过收集资料,对疾病现象进行分析、比较、辨别、综合、推理、判断得出结论。

(二) 批判性思维的意义

孔子曾说:学而不思则罔,思而不学则殆。就是说"学"是接受已有的知识,"思"是独立思考,只接受已有知识而不独立思考,就会迷惘混沌。批判性思维提倡的是怀疑精神,要求求学者不迷信书本、不盲从权威,有一个明辨是非的智慧头脑。对住院医师来说,批判性思维的养成有助于其在复杂的、综合的病史信息中获取有价值的信息,并能主动寻求、识别、分析、评价信息的作用,用辩证的目光看待经验思维并能跳出经验思维的框架考虑每个病患个体的诊疗,在病因与诱因、症状典型与非典型、原发与并发、特殊病症与一般病症、个体差异、辅助检查等浩瀚复杂的病患群体表现中作出相对精准的判断和诊疗,减少漏诊、误诊、误治的概率。

第二节 临床思维的构建基础

一、临床思维的构建路径

临床思维过程是医生根据患者症状、体征和辅助检查等临床信息,对疾病作出准确诊断的思维方式,是分析、比较、概括、逻辑等多种思维的结合。以"收集临床资料,组织整理资料信息,参考相关文献,作出初步诊断,决策初步治疗方案,进一步检查,分析评价初步诊疗,补充或修正诊疗决策"为基本路径。

二、临床思维的构建原则

基于生物 - 心理 - 社会医学模式的观点,临床思维的建立首先要明确医学上的"正常与异常"界定应包括躯体、心理和社会适应角度的"正常与异常"。因此,住院医师在思维过程中对症状、体征以及辅助检查结果的判定,也要从躯体、心理和社会三个维度去思维与决策,还要遵循以下基本原则:

1. 常见病、多发病为首要诊断方向，而且要注意地域、季节和疾病谱的改变。

2. 器质性疾病优先考虑，其次为功能性疾病，最后为心理精神性疾病。

3. 在整个思维决策过程中，要辩证地看待症状、体征和辅助检查结果，注意正常与异常之间的关系，不可只关注阳性体征。

4. 临床思维是一个动态发展的过程，要根据病情变化不断调整、修正，并注意一些阳性结果与诊疗用药、患者机体内环境的变化之间的关系。

5. 要从全人角度考虑疾病的诊断与治疗，而不是侧重于某个系统、某个器官或某个部位，以免漏诊误诊，延误疾病治疗时机。

6. 临床思维与决策过程中，要坚持循证医学的观点，不可仅凭经验做决策。思维过程中注意查找相关文献，多做讨论，分析辅助检查结果，追踪相关案例，缜密思考。

7. 搜集资料过程中，坚持传统的病史询问与全身查体，全面获取诊疗证据，不以医疗设备的所谓高精尖而忽视传统的资料收集标准。

8. 遵循安全、低消费、痛苦少、保护隐私的原则，一切从患者出发，由简入繁、先普通后特殊、先无创后有创，体现人文关怀和伦理道德。

三、临床思维的构建特性

（一）不确定性是最主要的特性之一

医学家 Osler 有一句名言：医学是一门有关"不确定性"的科学和"概率"的艺术（Medicine is a science of uncertainty and an art of probability）。这种"不确定性"实际上往往是由临床问题本身的特征所决定的，比如"轻微头痛""腹泻频繁""心音亢进或低沉""呼吸急促"等，不同的个体对"轻微""频繁""急促"的具体感受和描述是不一样的。因此，很多的情况下，我们在临床实践中是不会使用非此即彼的"逻辑思维"模式，而是采用"多值逻辑"甚至是"模糊逻辑"（fussy logic）的思维方法来解决临床诊断与决策的问题。

（二）个体差异特性明显而非群体特征

从来没有两个表现一模一样的患者，尽管有可能两个患者最后的诊断是一样的，所以，思维过程有可能是完全不同的路径，思维模式也可能完全不同。

（三）判断具有概率特性而非绝对

一个医师是否"高明"，在很大程度上取决于掌握疾病现象的概率上是否能正确应用证据和经验，并加以推理演绎做出最后的相对准确的决策。

（四）动态发展而非一成不变

"临时诊断"（working diagnosis）是临床不同阶段所得到的决策结果，需要在过程中不断调整、修订，甚至推翻建立新的诊断并进行完全不同于之前的治疗过程。所以，临床思维的动态特性十分鲜明。

（五）时间特性

对危重患者的抢救，时间就是生命，紧迫性高，有时必须在资料不完整的情况下迅速做出决策，这就决定了医生临床思维过程中必须具备应急能力下的灵敏与快速，以免延误治疗时机，造成不良后果。

（六）医患互动特性

在现代临床医疗活动中，医生与患者的权利义务规定决定了两者互为主体，只有两者达成共识，才可更好的实施诊疗措施，保障医疗安全，战胜疾病，恢复患者的健康。因此，必须正确辩证的认识医患之间的互动特性。

四、临床思维的构建模式

根据解决问题时思维方向的不同，我们可把思维分为"顺向思维"和"逆向思维"。"顺向思维"遵循单一的模式，直接运用概念、性质和法则进行思考。它思考的方向是由因导果。"逆向思维"常常要运用概念、性质和法则反过来想一想,进行逆向推导。

(一)临床思维的单向直线思维模式

临床思维的顺向思维模式一般在病因明确,发病典型,辅助检查结果有定性价值的病例诊断中应用。主要路径是依据采集到的典型病史、体格检查获得的典型体征和明确的辅助检查结果,直接进行因果诊断并作出对应的处理意见。

(二)临床思维的逆向发散思维模式

临床思维的逆向思维模式更适合于大部分临床病例的诊疗,因为就诊的大部分病例并不一定按"教科书所描述的标准化发病",而是症状体征盘根错节,辅助检查模棱两可。这时候就要根据所采集到的大量病史资料,复杂的体征表现及不确定的辅助检查结果,归纳推理,确定疾病的范围,进一步利用排除法,最后确定最佳诊断,并在诊疗过程中逐步验证诊断的可靠性。

(三)临床思维的多维发散思维模式

疑难复杂病例的诊疗思维往往是"多维"交叉的演绎推理的逻辑思维方式才可以解决的。例如,多浆膜腔积液的鉴别诊断思维路径是很典型的"多维"思路:

浆膜腔积液的鉴别需要结合积液性质、基础疾病及其他临床特点综合判断。如果各浆膜腔积液均为渗出液,常常需要鉴别肿瘤、自身免疫性疾病和结核;如果各浆膜腔积液均为漏出液,多考虑低蛋白血症、肾衰、肝硬化以及心衰、缩窄性心包炎等;有时候,大量心包积液可以导致同时出现少量胸腔积液、腹水,即表现为各浆膜腔积液,此时胸腔和腹腔积液往往是漏出液,究其原则是由各种原因引起的心包积液,包括结核、自身免疫病、肿瘤或肾衰、非特异性心包炎等。

五、把握临床思维与批判性思维的辩证关系

哲学思维始终贯穿在医生临床思维全过程。临床思维是医生诊疗的基本能力,批判性思维在临床思维的过程中起着"监督评价"与"持续改进"的作用。因此,批判性思维与临床思维是不可分割的"命运共同体",是医生最重要也是最关键的能力。

第三节 临床思维与批判性思维能力的培养

临床思维能力是每一名医生在成长过程中需要不断学习提高的,也是医生培养过程中的重点和难点,它需要循序渐进(step by step)的有意识地训练才可逐步提升。

一、临床思维与批判性思维能力的形成基础

(一)临床思维与批判性思维能力的知识基础

1. **医生的生活常识、社会经验、人文素养** 是临床思维与批判性思维能力形成的职业素质基础。

2. **医生的基础医学知识** 如解剖、生理、生化、病理生理、药理学、病理学、诊断学、内科学、外科学、妇产科学、儿科学等是临床思维与批判性思维能力形成的医学基础。

3. **医生的哲学修养** 如逻辑学、辩证法、认识论、矛盾论等。懂得如何透过现象看本质,发现事物间的内在联系,寻找主要矛盾,去伪存真,了解疾病的本质,这是临床与批判性思维能力形成的哲学基础。

(二)临床思维与批判性思维能力形成的循证基础

1. **病史资料的采集** 客观、全面、真实、系统的病史采集才可得到高质量的疾病信息,对临床思维的导向及诊断依据提供可靠的保障。

2. **查体资料收集** 全面、有序、重点、规范、正确、熟练地查体是医生获得患者阳性体征,并应用于诊断治疗决策的基础。

3. **辅助检查资料选择与结果整理** 恰当选择检查项目,正确判读检测结果是正确临床思维的

前提。

4. **相关文献资料的归纳概括**　为诊疗思维提供历史依据。

5. **诊疗过程中的疾病演变证据追踪**　为及时调整和修正思维路径提供证据。

6. **诊疗过程中药物、检查的毒副作用及创伤的破坏性监测数据**　避免诊疗误导。

7. **疾病发展过程中的并发症监测**　及时预防和纠正并发症所导致的不良疾病转归。

8. **疾病转归检测数据**　准确把握诊疗路径的安全性。

9. **疾病初发及发展中的轻重缓急监测数据**　把握诊疗节奏,避免应急缺陷所导致的不良后果。

10. **诊疗过程中的经验与教训总结数据**　实事求是的总结经验教训是提升思维能力和诊疗能力的重要法宝。

二、临床思维与批判性思维能力的培养方式

1. 以分析典型病例的思维路径,培养住院医师的临床思维与批判性思维能力。如大查房、手术病例讨论、疑难危重症病例讨论、教学病例讨论。

2. 多学科病例讨论培养住院医师的多维及辩证思维。多学科诊疗(MDT)是现代医疗质量提高的趋势性方式,多学科病例讨论是培养住院医师发散思维,避免管状视野,减少漏诊、误诊、漏治、误治的重要方法。

3. 以问题为导向的教学改革模式是培养住院医师临床思维与批判性思维的有效模式,如 PBL(以问题为导向的教学方法)、CBL(以临床病例为基础的学习方法)、mini-CEX(迷你临床演练评估)等教学与考核方法的应用。

4. 临床思维软件在临床思维培训与考核中的作用,如 DXR 临床思维培训软件、仿真病人等在培训与考核中的应用,大大提高了教学效果与效率,并避免了床边教学的风险。

(宋月雁)

第六章　疾病防治能力

一、防病治病能力的含义

医学是具有丰富的内涵的学科,旨在保护和加强人类健康、预防和治疗疾病的科学知识体系和实践活动。因此,医学至少包括三项核心内容,即健康维护、疾病预防和疾病治疗,这也正是防病治病的内涵所在。所谓防病,指的就是健康维护和疾病预防;治病就是疾病的治疗。医务人员具备的防病治病的能力就是既有健康维护和预防疾病的能力,又要具有疾病治疗的能力。随着社会的发展,人们对健康需求逐渐增多,合格的医生不仅要有诊疗疾病的知识和技能,还要有预防疾病,促进健康的能力,这就是防病治病的能力。防病治病的能力包括分析健康与疾病在人群中的分布,研究不同环境因素对人群健康的影响及疾病发生、发展和流行的规律,探讨改善和利用环境因素、改变不良行为生活方式、减少危险因素、合理利用卫生资源的策略与措施,以达到预防疾病、促进健康、防止伤残和延长寿命的目的。

长期以来,人们对于医学的认识存在很大的偏差,治疗疾病常常被视为医学的唯一内容,而在很

大程度上忽视了健康维护与疾病预防。这种认识上的偏差对医疗体制以及医务工作者的实践行为产生了显著影响,其直接体现就是重治疗、轻预防,使得大量人力、物力、财力消耗于疾病的终末阶段。其实,许多疾病是可以预防或者在其早期阶段被控制的。加强疾病的预防和早期监控,不仅可以减少疾病为人类所带来的痛苦,更可以节约大量医疗资源,将疾病防治阵线前移,重视"源头干预"和"上游防治",遵循"预防为主,防治结合"的原则,方能真正体现出医学的内涵。因此,防病和治病同等重要,同时具备防病和治病的能力才能成为合格的医生。

二、防病治病面临的问题和挑战

1. 医学发展的社会化趋势　医学发展的社会化是指从个人分散的医疗活动转变为社会分工协作进行的系统医学活动的过程。随着都市化的发展,生产和生活消费行为的进一步社会化,使公共卫生和社会保健问题变得日益突出,人类保护健康和与疾病斗争日益突破个人活动的局限,成为全社会关注的问题,即需要国家、社会的参与,采取相应的社会措施。人类活动的全球化已使严重影响人类健康的传染病和非传染病跨越国界,成为全世界应该共同防范的问题,这些均使医学社会化的趋势不断加强。

2. 疾病谱和死因谱的转变　全球疾病谱和死因谱发生了重大变化。世界各国都出现了以心脏病、脑血管病、恶性肿瘤和意外伤害占据疾病谱和死因谱的主要位置的趋势。这些疾病的病因复杂,它和人的性格、行为与生活方式、心理因素乃至经济生活条件、能否定期进行健康检查等多种因素都有联系。现代医学模式在当前疾病谱和死因谱改变的情况下,是指导卫生保健工作的正确思想和科学方法。在进行以消灭和控制急慢性传染病、寄生虫病为重点的第一次卫生革命的同时,必须开辟第二战场,进行以防治慢性疾病为主的第二次卫生革命。

3. 健康需求的普遍提高　随着社会生产力的发展与生活水平的提高,人们的健康需求也日益多样化,已不再仅仅满足于对疾病的防治,而是积极地要求提高健康水平和生活质量,还要求和谐的人际关系和社会心理氛围。

4. 医学科学与相关学科相互渗透　目前医学领域中,学科日趋分化,产生了许多新学科,如行为医学、病理心理学、分子医学、量子药学等,医学各学科已从不同侧面揭示了人体活动规律及人体与环境的联系。而在高度分化的同时又出现高度综合,以综合为主的新学科也相继产生,如社会医学、环境医学、信息科学、系统科学等。医学认识手段的现代化,使对疾病的认识趋向于社会化,在一定程度上摆脱了对个体经验的过分依赖,加强了分工协作,不同专业共同参与对疾病的考察,以及他们之间实现认识上的互补,为多学科参与医学实践、为心理学家和社会学家参与医学认识与实践均提供了可能。

三、防病治病应具备的能力

(一)良好防病治病的能力应达到的要求。

1. 掌握医学基本知识、基本理论和基本技能是防病治病的关键　医学基础理论部分重点考查基本医学理论知识,以及运用医学概念和原理解决临床实际问题、理论联系实际的能力。同时,强化实践能力培养,加强临床能力的培训是医疗卫生人才培养的关键和基础,是保证临床医疗质量的根本。一名合格的医生,扎实的医学知识和良好的临床能力是必备的专业素养,是适应现代医学发展所必需的基本的职业能力,也是防病治病的关键所在。因此,培养具有扎实的临床基本操作能力和科学的临床思维能力的医学生是目前面临的重要任务。临床医生不但要掌握内科学、外科学、妇产科学、儿科学、耳鼻喉科学、眼科学、医学影像学、皮肤性病学等多门学科的专业知识,还应该掌握传染病学、精神卫生学、流行病学、医学统计学等多学科的知识,才能具备一定的临床综合能力。

2. 医患沟通的能力(见本书本篇第四章内容)　医患沟通能力,即医生与患者之间的沟通能力。加强医患沟通,需要医务人员具有良好的沟通能力与技巧,做到一个技巧、两个掌握、三个留意、四个避免。

一个技巧，即与患者或家属沟通时要尊重对方，耐心倾听对方的倾诉。多听患者或家属说几句，尽量让患者和家属宣泄和倾诉，对患者的病情尽可能作出准确解释。

两个掌握，即掌握病情、检查结果和治疗情况；掌握患者医疗费用情况及患者、家属的社会心理状况。

三个留意，一是留意沟通对象的教育程度、情绪状态及对沟通的感受；二是留意沟通对象对病情的认知程度和对交流的期望值；三是留意自身的情绪反应，学会自我控制。

四个避免，即避免使用刺激对方情绪的语气、语调、语句；避免压抑对方情绪、刻意改变对方的观点；避免过多使用对方不易听懂的专业词汇；避免强求对方立即接受医生的意见和事实。只有在医患双方共同、友好的参与下才能达到和谐沟通的目的。根据实际情况，可分别采取查房沟通、预防沟通、书面沟通、分级沟通、集中沟通、间接沟通（亲友沟通、保护性沟通）、直接沟通等有效方式加强医患沟通。

3. **培养医学人文精神** 医学人文精神就是以病人为本的精神，强调一切从人性出发，强调在医疗过程中对人的关心、关怀和尊重，是要倡导当前大背景下的学医人、行医人所应该追求完善的人生价值观。医学既是一门自然科学，又是一门人文科学。医学直接服务的对象是人，没有人文内涵的医学不是真正的医学。医生不但要治疗病人身体的伤痛，还应该关爱病人的心灵。因此，在医生的临床实践行为中，需时刻认识到我们所面对的是人，而不是单纯的疾病或病变。我们的职责不仅仅是治疗疾病或病变，而是为患者提供全面的健康服务与人文关怀。因此，培养医学人文精神，注重病人的人文关怀也是防病治病必须具备的能力。

4. **熟悉国家卫生工作方针、政策和法规** 每个医师均应熟悉《中华人民共和国执业医师法》及相关国家卫生工作的方针、政策和法规，依法执业，遵法守法，才能做好防病治病的工作，更好地为病人服务。

5. **掌握医学文献检索、资料调查的基本方法，具有一定的科学研究和实际工作能力** 21 世纪是以现代科学技术为核心、以知识创新和技术创新为特征的信息社会。医学文献是科技文献的重要组成部分，对于研究人类生命的医学工作者来说，掌握和提高文献检索的方法和技能，可有效地利用医学文献，促进自身的学习、工作和研究，进一步提高自身的科研水平，更有利于对广大患者进行防病治病。

（二）**具备良好防病治病能力需注意的问题。**

1. **培养防病治病的正确理念** 目前，人类社会的科学技术日新月异，有力带动了生物医学技术水平的进步。大量新型诊疗技术与仪器设备的临床应用，为我们防病治病提供了有力保障。然而，在我们大量提倡人人享有健康权利的今天，医疗技术资源的分配依然严重不均，众多患者并未能获益于医学技术水平的提高。虽然导致这一现状的原因涉及社会、经济、文化等诸多层面，但相对滞后的疾病防治观念显然是亟待改变并且可以改变的重要因素。新型诊疗措施的问世只是提高疾病防治水平的重要手段，如若不能及时摒弃陈旧落后的防病治病理念，即使我们拥有再多的新技术、新药物与新设备也不能有效地造福人类。因此，我们正面临着一个需要改变的时期。只要社会各界，特别是医疗卫生工作者抓住机遇、承担责任、共同努力，这种改变完全能够实现。只有实现这种改变，才能使各种新型诊疗技术与疾病防控理念惠及千家万户。新型诊疗技术的问世与广泛应用固然为我们防治疾病提供了更多有效的手段，但过度依赖或不合理应用这些技术不仅会导致医疗资源浪费，甚至会对患者造成伤害。因此，在临床实践中应着力规范各类新技术的应用，遵循循证医学原则，使其为人类健康服务。

2. **树立预防为主的思想** 现代医学模式的确立，人们的健康观发生了变化，对健康的需求逐渐增多。健康的范围由个体向群体扩大；健康的内涵由生物向社会扩大；但轻预防重临床的思想还依然存在，临床医生承担着预防、保健、治疗和康复的职责，要贯彻国家卫生工作方针，参与防病治病的各种活动,树立预防为主的思想非常必要,对培养大卫生观和防治疾病很有利。而且注重预防为主的核心理念,强调疾病的早期筛查与防治对于改变目前的医学模式必将起到有力的促进作用。

3. **培养群体观念** 临床医学侧重于个体患者的诊疗,预防医学侧重于群体健康的影响因素。现在的疾病的发生是多种因素联合作用导致的多种结果,一个人可能接触了多种致病因素,经历的时间也可能很长,才造成现在疾病的发生,出现相似临床表现的患者,可能具有共同的致病因素,如能控制,则这部分人的疾病得到诊疗或者健康得到了保护,这就需要我们临床医生具有群体观念,主动服务患者,不要局限于来一个治一个的被动服务。

4. **培养应对突发公共事件的能力** 传染病仍是现代社会威胁人类健康的重要因素之一。近10年来,世界各地不断出现各种传染病,如:2013年 H_7N_9 型禽流感、2011年大肠埃希菌出血性肠炎、2009年甲型流感、2005年猪链球菌人间感染、2004年高致病性禽流感、2003年SARS等,艾滋病、结核病、乙型肝炎等传染病依然存在;三聚氰胺、瘦肉精、毒奶粉、地沟油等食品安全问题;各种职业中毒、放射事故、化学事故的发生。尤其是SARS(严重急性呼吸综合征)的暴发和肆虐让我们又一次感受到重大传染病的威胁和恐怖,同时也暴露出我国在应对突发性公共卫生事件时所表现的不足与缺陷,特别是医护人员的预防意识欠缺,应急处理不当以及很高的感染率,迫使我们对过去的预防医学教育进行认真而全面地反思。这些突发公共卫生事件威胁着人们的健康,而临床专业的学生是未来与疾病斗争的第一线医务人员,一旦有突发公共卫生事件发生,其应对能力是关键性的一步,把临床专业的学生培养成防治结合型的人才非常必要。

随着人们的生活水平的提高,对健康需求越来越多,疾病谱的变化,医学模式的转变,临床医生涉及公共卫生问题越来越多,这就对医生要求越来越高,而要做好一名合格的医生,就应具备五方面的能力:卫生保健提供者,即能根据患者预防、治疗和康复的总体需要提供卫生服务;医疗决策者,即能从伦理、费用与患者等方面综合考虑和合理选择各种诊疗新技术;健康教育者,即能承担健康教育的任务、有效地促进个体和群体的健康;社区卫生领导者,即能根据个人、社区和社会对卫生保健的需求作出合适的反应及参与卫生决策;服务管理者,即能协同卫生部门及其他社会机构开展卫生服务管理。世界卫生组织宣言指出"为了最充分地获得健康,将医学、心理学以及有关知识的利用向全体人民推广是最根本的"。故作为医务人员不但需具备能使健康显著改善的知识,更应该使医疗常识为大多数人所知,改变人民重治疗轻预防的观念,加强预防保健,通过健康教育将健康改善的知识传授给不同社会背景下的全体人民,达到预防疾病,促进健康,提高生活质量的目的。医学生是健康教育工作未来的执行者,开展健康教育的能力直接关系到健康教育实施效果,提高医学生健康教育能力,增强医学生健康教育意识,丰富医学生健康教育知识,使医学生能针对不同对象采用合适的方式、方法做好健康教育工作。

5. **提高临床诊断和治疗水平** 任何疾病的发生都离不开宿主、致病因子、环境这三个条件,缺一不可,只要不满足某一条件,疾病的发生就终止,而疾病具有发生、发展、转归的过程,我们称之为疾病的自然史,而疾病在人群、空间、时间上的分布,我们称为疾病的分布,在诊断疾病过程中不可避免地出现漏诊或误诊,临床医生可以根据疾病的情况提高灵敏度或者特异度。这些知识有助于临床医生找到更有效地方法和技术治疗患者,为患者提供更好的保健措施。

6. **培养健康教育的能力** 医院是开展健康教育的重要场所,医务人员不仅要治疗患者,还要对患者或者家属开展健康教育活动,提供健康所需的知识、技术与服务,掌握健康教育的方法,对提高人群的自我保健、家庭保健非常有利。为适应医疗卫生事业的发展需要,培养学生的社区卫生服务能力,为社区输送合格的卫生人才,是医学教育面临的新任务,也是改革的重要内容。如为社区提供健康教育、义诊、义检等卫生服务,医学生不仅要具备到城市、到大医院为患者服务的能力,而且要树立到社区、农村服务的崇高理想。只有开展好社区卫生服务工作,才能根据解决人民看病贵、看病难的问题。必须努力培养学生爱岗敬业的职业道德、吃苦耐劳的奉献精神,树立正确的世界观、人生观、价值观。

总之,在我国,基层医疗卫生机构的主要职责是提供预防、保健、健康教育等基本公共卫生服务和常见病、多发病的诊疗服务以及部分疾病的康复、护理服务,向医院转诊超出自身服务能力的常见病、多发病及危急和疑难重症患者。因此,培养防病治病的能力应在所有各级各类医生中开展,尤其是基层卫生服务人员。预防为主、防治结合已经成为现代医学发展的必然趋势。随着现代医学模式的确立,人民的健康观发生相应的转变,健康的范围由个体健康扩大到群体健康,健康的内涵也逐步由生物健康的领域扩展到社会健康的领域。临床医生作为卫生事业的一线人员,要贯彻执行国家的卫生策略,参与防病治病的各种活动。如果能掌握和了解预防医学的知识和方法,可以增进对病因和疾病自然史的理解,防治现今威胁人类健康的重要因素。因此,培养医学生预防为主的观念和以促进全民健康为己任的预防战略意识是十分必要的,对加强疾病预防和控制也是很有帮助的。临床医生如能掌握更加有效和更安全的筛查、诊断和治疗疾病的方法和技术,才能更好地为患者的健康保驾护航。

为提高我国的疾病防治水平和推动医疗行为的规范化,这些工作对所有医学生进行防病治病能力的培养和提高我国医师队伍专业技术水平与人文素质起到巨大的推进作用。与此同时,大力提倡三个回归理念,即回归人文、回归临床和回归基本功,旨在应用成本效益合理、科学、安全、有效的防治技术为患者服务。在临床实践中,当我们接诊每一位患者时,需时刻牢记我们所面对的是一个完整的人,而非某种疾病,更不是单线的病变,因此我们不能仅仅关注疾病,甚至病变而应该心怀公益与同情之心去关怀被疾病所困扰的患者,只有真正做到与患者心与心的交流,才能在真正意义上全心全意地服务患者,服务社会,造福人类。因此,将先进的疾病防治理念传递给广大医务人员,进一步规范临床医疗行为,改变疾病防治理念,才能达到防病治病的目的。

(张　贝)

第七章　熟练规范地完成临床常规工作与常用操作技术的能力

有人将熟练掌握并规范完成临床日常工作和常用操作技术的能力称为临床基本技能,临床基本技能是临床综合能力中的一部分。

临床基本技能包括的主要内容有:

1. **病史采集**　参阅本书第一篇"病史与病史采集"相关内容。

2. **全身系统查体**　参阅本书第三篇"体征学与检体诊断"中全身系统查体部分。在查体过程中要求做到全面、有序、重点、规范、正确、熟练地进行检查。

3. **病历与医疗文书书写**　参阅本书第七篇"医疗文书"相关内容。

一份合格规范的病历应该具备以下的条件:①格式符合规定;②项目齐全;③内容真实;④医学术语应准确;⑤病情表述要到位;⑥书写要及时;⑦字句要规范;⑧查体应全面;⑨检查项目要合理;⑩诊断要正确、规范、完善;⑪诊断与鉴别诊断依据要充分;⑫治疗要正确、恰当、合理;⑬病历资料要齐备;⑭签字要清晰。

4. **熟练规范地完成临床常用操作技术**　参阅《诊断学》教材"临床常用操作技术"相关内容。

5. **恰当选择检查项目,正确判读检查结果**　检查项目的选择及其结果判读应参阅本书第四篇"辅助检查的临床应用"相关内容。

在选择检查项目时应注意:

(1)应首先考虑有助于确定诊断的检查,也不能忽视有助于鉴别诊断和除外诊断的检查。

(2)在应该选用的检查项目中应遵循简便易行的、无创性的、效价比高的项目首先考虑。

(3)要善于将不同的检查方法恰当巧妙地组合起来,提高诊断效果和诊断水平,这是诊断艺术。应该重视诊断艺术,研究诊断艺术,在疾病诊断过程中要运用诊断艺术,提高诊断水平。

6. 临床病情观察能力　这是医师一项非常重要的临床实践活动,也是临床综合能力中的一项非常重要的内容。认真仔细地观察病情,不仅可以及时准确地发现患者的病情变化,给予及时恰当地治疗。而且对于补充、完善临床资料;验证、修正和确立诊断;判断治疗效果和评估患者预后等都具有重要作用。病情观察是体现良好职业道德与职业素养的重要环节。病情观察的能力和水平也反映出一个医师的医学知识、临床经验、临床思维和医疗水平。

7. 熟练、恰当的完成临床其他常规工作的能力　例如查房、值班、会诊、抢救、讨论、交班、教学、处理患者临时发生或出现的问题,要不厌其烦地解答患者及其家属提出的各种问题、意见、建议和要求等。临床日常工作常常是烦琐无序的。在这种情况下,一个医师能分出主次,辨清急危,妥善快速处理问题达到患者满意和谅解,不仅需要临床经验,也需要良好扎实的临床综合能力。

(潘祥林　王涓冬)

第八章　教学与科研的能力

重点提高临床规范诊疗能力是住院医师培养中的主要目标,适当兼顾临床教学和科研素养可以有效提高岗位胜任力。

一、教学与临床教学能力

1. 教学　教学是培养人才的活动,由"教"和"学"所组成。教学的内核在于用智慧点燃智慧。教师应具备教学设计、教学运作、教学技巧和教学评价等能力,能将学生的主体性、资源的拓展性、手段的先进性通过师生互动融会贯通。

古人认为:教学的实质是"传道、授业、解惑"的过程。在当今时代"术业有专攻"更是发展到极致的地步。有目的、有计划、有组织地引导学生学习知识和掌握技能并提高素质的需求日益增加,提供教学所需的内容、形式、方法、模式、技巧也日益丰富多彩。在临床医学领域,由于涉及保障患者生命,存在医学伦理、医学人文等诸多要求,在掌握理论知识和技能的基础上必须通过虚拟、模拟、实训等循序渐进的思路逐渐培训学生完成从医学生向初级临床住院医生的转变。

2. 教学过程　教学过程是指教学活动的展开过程,即教学活动的启动、发展、变化和结束,对学生来说不仅是认识过程,也是心理活动过程、社会化过程,因此也是一个促进学生身心发展的过程。

3. 教学能力　教学能力是指在教学活动前后组织教学过程、教授知识和能力和解答问题并进行教学评价的能力。教学能力主要由组织教学活动的能力和教学学术研究能力组成。组织教学活动能力包括教学设计能力、教学实施能力和教学评价能力,教学学术研究能力包括反思教学能力、创新教学能力、分析教学能力、同行交流教学能力。具体融会贯通如下:

(1)具备教学所需的扎实理论基础和融会贯通新知识进展的能力:熟练掌握基本理论和技能,能够引用包括教材、指南、数据库、文献进展中最相关贴切的材料作为参考依据,并能够融会贯通,使之转化为自己的知识和能力。

(2)能够有的放矢地研究教学内容、教学目的和准备相应的教学方案:首先分析教学对象所需的教学大纲、教学内容,明确教学目的、重点及要求,使之转化为教师教学的指导思想;其次,要进一步研究教学目的要求、教学内容和学生实际之间的内在联系,找到使教学内容适应学生接受能力的教学途径和教学模式。

(3)在教学过程中深入了解研究学生的特点、接受程度、存在困难并调整教学方案:在教学中需通过设计活动环节观察学生的个性、心理状态、知识基础、智力水平以及兴趣、爱好、性格等。只有了解学生的实际接受程度、存在困难并调整教学方案,才能做到有的放矢,因材施教。

(4)通过有效组织教育教学活动并总结经验、不断提高教学能力:通过制定计划、调用各种教学手段启发诱导、激发学生兴趣,集中学生注意力,同时善于机智地处理偶发事件等。通过创造性、满腔热情的坚持不懈地研究、总结,不断提高教学能力。

(5)通过良好的语言表达能力和准确的表述方法传达教学内容和训练能力:通过发音准确、内容具体、语法正确、流畅通达来进行教学过程,以简练明确、合乎逻辑来阐述,以生动活泼来调动兴趣,以充满感染力来集中学生的注意力,以关怀、理解的态度来传授知识和训练能力。

(6)不断总结并进行教育科学研究,通过深入研究来指导教学活动:及时总结自己的经验,并使之不断升华,达到理论的高度;从大量的现象中研究探索出规律性的东西,同时要能够自觉地运用、验证教育理论,循环往复地提高教学水平。通过主动探索如何传授科学知识,创造新的教学思想、教学方法、新教学模式,可以形成教学艺术。

(7)不断深度学习新的教学形式和掌控混合式教学模式来做好教学相长:专业知识、讲授能力、信息素养三项内容是掌控私播课教学所必须具备的内容。私播课(小规模限制性在线课程,small private online course,SPOC)是融合慕课(大规模开放在线课程 massive open online course,MOOC)与校园教学的一种混合式教学模式。SPOC 强调在线学习和面对面学习高度融合,个性化网络教学逐步代替课堂基础知识的传授,而课堂则成为知识互动、体验、应用迁移的场所,二者相互补充,为学习者创建连贯、灵活、丰富的学习体验,以达成高效、高质的学习效果。在掌控私播课教学时,对教学胜任力的评价还要求具备下述特征:成就动机、课程设计、评价素养、团队协作、互动维持、服务意识、质量监控、教学反思、持续改进、学习分析、混合教学策略、创新精神、灵活自适。

不断深度学习新的教学形式和掌控混合式教学模式来适应新的教学环境才能更好地做好教学相长。

二、临床科学研究与临床科研能力

1. **科学研究**　科学研究是指为探索、认识未知而进行的调查研究、实验、试制等一系列的活动。其目的是认识客观事物的内在本质和运动规律,为创造发明新产品和新技术提供理论依据。科研是获取学科前沿知识最为直接、迅速、有效的途径。

科学研究中的哲学思想、研究方法、假设检验、文献检索和分析、准确表述科学研究内容和结果等是进行科学研究必修内容;进行研究目标的构思、研究方案的规划和实施方案的设计是科学研究的核心内容。

2. **临床科学研究**　临床科学研究是以疾病的诊断、治疗、预后、病因和预防为主要研究内容,以患者为主要研究对象,以医疗服务机构为主要研究基地,由多学科人员共同参与组织实施的科学研究活动。临床研究分为多种。人们用研究来检验肿瘤预防、筛检、治疗和方法能否改善肿瘤患者生存质量。人们用临床研究来评价可能有效的肿瘤治疗方法的安全性和有效性。一个患者进入一项治疗研究并不意味着他仅仅接受实验性治疗,情况经常是新药物或新疗法与有效的药物或方法结合应用,来观察是否有额外的效果。

临床研究者需要掌握文献检索、资料收集、病例观察、医学统计、循证医学等科研方法,能够熟练地搜集和处理资料,在临床实践中发现问题,科学分析和总结、研究解决问题,探索有价值的临床现象和规律。

循证医学(evidence-based medicine,EBM)是遵循科学证据的临床医学。它提倡将临床医师个人的临床实践和经验与客观的科学研究证据结合起来,将最正确的诊断、最安全有效的治疗和最精确的预后估计服务于每位具体患者。

真实世界研究(real-world study,RWS)是指在真实医疗过程中,进行的观察性临床研究。用以观察药物/医疗器械,新疗法在广泛真实医疗过程中的疗效和不良反应以及经济学方面的评价。真实世界研究起源于实用性临床试验,1993年在论文中首次被提出。

3. **临床科研能力**　临床科研能力可分为发现分析临床问题能力、查阅文献和快速学习能力、归纳分析并凝练出科学问题的能力、创新思维规范实验设计能力、组织团队实施能力、科研表达能力。研讨方式和各种形式的交流是提高科研能力的基本方法。

(1)发现分析临床问题能力:指发现问题、分析问题、解决问题或在分析问题时有所发明有所创造的能力。从现有教材理论中发现问题和疑点、从临床实践中发现问题和方向。培养一种发现问题的路径、思维和习惯,对事物的敏感性、判断力和感知力是发现问题的前提。只有发现问题才能完善现有理论、现有方案、现有技术、现有模式,提高解决临床问题的能力。这样才能是解决临床实践实际中的问题,更直接地为患者服务。

(2)查阅文献和快速学习能力:发现、分析、解决问题,每一个环节都需要信息的支持,没有适宜的信息,发现不了问题,也无从分析与解决。根据发现的科学问题,能够通过观察、思考快速学习相关知识,并通过检索文献和动手实践的方法展开研究。

检索文献是指通过检索数据库寻找、翻阅已有文献资料并学习相关知识和研究进展的过程。数据库包括中国知网、万方等中文数据库和NCBI(National Center of Biotechnology Information)、Web of Science等外文数据库。除了检索上述专业学术网站数据库外,还可以检索一些年鉴数据、行业数据、进出口数据等宏观产业方面的资料、另外,一些国际性的组织网站、一些国家、省级部门行政主管网站、一些行业协会、组织的网站可能都会提供相应资讯或文献。

特别是在如今的互联网时代,资讯庞杂,需要用心去想办法检索真正有价值的文献并快速学习和分析。有的人思路开阔,会想办法找到需查阅的文献,而有的人思路办法就有限,这同样体现一个人的检索能力。检索文献的能力,也是一种基础能力。工作中如果遇到想要拿到的信息、数据,就需要动用各种资源去想办法拿到,特别是在如今的大数据时代,谁掌握数据就意味着谁的信息广,竞争力可能就更强。

对于查阅到的文献,可以使用一些文献管理软件,可以分门别类的管理不同主题或关键词的文献,分门别类管理各种信息、数据、文献、资料,也是一种能力的体现,比如对于从事某个领域的工作,要长期积累每年的年报数据、行业统计数据、技术参数数据、经过连续多年的积累,就会储存大量数据信息。

(3)归纳分析并凝练出科学问题的能力:当积累到一定文献资料后,如何利用这些文献,就需要总结归纳能力,通过查阅、积累一定文献,对阅读过的文献及时做笔记,总结共性,分析问题,就可以撰写出某一类文献的一些共性特点,以及存在的问题。

科学问题是在一定的科学知识背景下,存在于科学知识体系内和科学实践中有待解决的疑难。即便是好的科学问题,如果得不到深层思考,得不到高度凝练,也是无法促进科学发展和技术进步的。同样,一个不值得进一步思考和凝练的问题,其本身就不具备科学价值。要求紧密结合临床实际,以提高临床诊疗水平与技术手段为出发点,选取临床实践中的主要问题加以总结和研究分析。选取课题应具有潜在的学术价值和临床意义。

(4)创新思维规范实验设计能力:规范实验设计能力指能独立确定科研课题,设计实验方案,并按方案组织实施实验研究。能及时收集整理实验资料,进行科学分析,得出正确结论。

科研设计主要是为了保证科研结果符合以下四个性质:①适用性、目的性、可行性;②独创性、先进性;③在减少或排除系统误差前提下的可重复性;④经济性。

在查阅文献、总结归纳、发现问题之后,对于发现的问题如何去攻克和解决研究方法等基础上,就需要自己设计实验来解决发现的问题,在设计实验时要考虑实验技术路线的可行性,包括理论可行性、技术方法可行性、实验条件可行性、财力人力的可行性等。

如果实验出现问题,无法进行时,还要考虑补救措施、纠偏措施。此外还要对实验结果有初步预期,对于学术研究,实验设计完成后,就可以根据实验的内容来撰写论文,只是没有结果,其他题目、前言、材料与方法等都可以勾勒。等待实验结束、结果分析后,将结果填上,再根据结果进行分析讨论。

(5)组织团队实施能力:组织团队实施能力是指有效表达、用心倾听、积极反馈处理科研团队中人际关系,具备团结协作的团队意识和协调能力,能更快速、有效地工作。社会科学大多会采用调查问卷、随机采访等社会科学方法,医学基础研究通常会采用实验进行,临床研究多采用病例研究和临床药物试验等方案。有的大多一个人来完成,有的需要多人配合完成,因此需要具有组织实施能力、沟通协调能力。需要内部沟通,需要与外部联系,需要向上级汇报取得认可同意,需要取得下级的理解支持,有的还需要有财力的保障。组织实施科学研究可以按照戴明环(PDCA 循环)的流程逐步从计划到实施、在实施中不断改进直至完成。

(6)科研表达能力:表达能力主要分为口头表达和书面表达两类,不仅体现一个人的思维逻辑、情绪、心态、视野、格局,同时也体现着掌控能力、大局能力和心理能力。

科研工作口头表达主要是用于科研成果的表达,比如学术报告。书面表达主要是撰写科研论文、科技报告、项目申请等各种材料。对于自己的科研成果要能够撰写研究进展、学术论文、毕业论文,能够自然顺利地讲述自己的科研成果,对于外行要用通俗易懂的话语简单告知结果,对于内行要注重科研选题的意义、实验设计、研究结果,以及结果的理论和实践意义。

专业学位研究生在学位论文书面表达方面,明确可以通过研究报告、临床经验总结、临床疗效评价、专业文献循证研究、文献综述、针对临床问题的实验研究等形式表达。

(刘华胜)

第九章　保障医疗安全的能力

第一节　医疗安全的含义

医疗安全的主体包括医疗机构、医务人员、患者及其支持群体。医疗安全的形成载体是医疗活动。

医疗活动是以医学科学技术及医务人员的人文情怀为患者提供医疗服务的一项全人照护活动,医疗活动的对象主要是具有生命、具有情感、具有思维的"人"(患者)。医疗活动的结果,直接关系到患者的健康和生命安全。由于医学的技术含量高,人文、伦理、哲学思辨贯穿始终,以及疾病的复杂性、人体的个体差异性、医疗活动的多环节性和风险性,稍有疏忽,就有可能给患者带来健康甚至生命安全方面的损害。

医疗安全是指医院及其医务人员在实施医疗保健康复的过程中,患者不发生法律和法规允许范围以外的心理、机体结构或功能损害、障碍、缺陷或死亡,使患者得到合理、安全的治疗和康复。同时,医疗安全也包含医院及医务人员自身安全,医院管理不安全,医务人员自身健康及生命安全得不到保障,患者的安全也无从谈起。

医疗安全与医疗效果是因果关系。不安全医疗不仅增加医疗成本和经济负担,有时还导致纠纷甚至引发事故,影响医院的社会信誉和医务人员个人形象。

影响医疗安全的主要因素有以下三个方面。

1. **医源性因素** ①医务人员沟通不利或言行不当、技术缺陷、知识不全面、违反诊疗常规或操作流程、过度治疗、感染控制不利、个人健康保障不力等给患者造成不安全感和不安全结果;②医院组织管理、设施设备、环境等出现问题给患者造成不安全感和不安全结果。

2. **药源性因素** 主要是药物流通过程出现缺陷及用药不当给患者造成不安全感和不安全结果。

3. **患者因素** 患者及其支持群体不遵守医院规则,不遵守医嘱,不信任医务人员的行为所造成的不安全感和不安全结果。

第二节 医疗安全主体保障医疗安全的责任

一、医疗机构对保障医疗安全的责任

(一) 更新理念,正视患者安全问题

2004 年 10 月 27 日,世界卫生组织宣布正式成立"世界患者安全联盟",实施一系列的措施,减少医疗活动中的安全隐患,确保患者的就医安全。截至目前,医疗安全仍然是医疗质量管理的核心内容。医疗安全影响到患者、医院及其医务人员、社会多方面的关系。国际上对医疗安全的认识与控制已经成为一项综合性的、高技术含量的工作,每一家医疗机构都应当把医疗安全与医疗质量放在同等重要的地位。进行安全文化建设,加强医德医风教育,强化各项规章制度、法律法规的学习,夯实医务人员专业知识培训,使医疗安全意识渗透到整个医疗群体的工作进程中。

(二) 重视建筑环境、文化建设中对医疗安全的影响

1. **医院设计中的安全理念** 安全医院的建设工作内容涵盖了包括医疗安全、人员安全、设施安全以及运营管理安全在内的各种因素组成的医院大安全体系,因此,安全医院的建设是与选址设计和运营管理密切相关的,在现代医院的建设中,我们须运用新的理念适应新变化,树立医院大安全观。

2. **文化建设对医疗安全的影响** 医院文化建设能提高员工素质,促进医疗安全与医疗质量,并可使医务人员为患者提供更优质的服务,促使患者更积极地配合治疗。强化服务文化意识,打造诚信医院。

重视医院文化建设、培育医院精神:是加快医院现代化建设步伐的有效措施;是提升医疗安全与医疗质量的有效工具;是构建和谐医院、培育新型医患关系的重要手段;是现代医院管理不可或缺的重要组成部分;是实现医院管理新飞跃、并最终促进医疗安全与医疗质量的双提升。大大促进医院物质文明、精神文明、政治文明的健康发展,从而达到医院经济效益和社会效益的双赢。

(三) 医疗质量的管理与控制

医疗质量与医疗安全是息息相关的,医疗安全是医疗质量的基本要求。同时,医疗质量是保障医疗安全的前提,没有优良的医疗质量,医疗安全就不可能有保障。所以,要保障医疗安全,必须从提高医疗质量入手。因此,提高医疗质量和保障医疗安全是医疗活动最基本的要求。医务人员在医疗活动中,应该把医疗质量和医疗安全放在第一位,努力避免医疗差错和医疗事故的发生,为患者提供优质的医疗服务,充分发挥医疗的救死扶伤、增进人民健康的神圣作用。

医疗机构要坚持医疗质量管理的基本原则：①以患者为中心，以质量为核心；②领导高度重视医疗质量管理，把质量管理作为医院发展的永恒主题；③全体员工积极参与，打好质量协作战；④重视医疗服务过程质量控制与评价，保障过程质量；⑤进行系统的全程质量管理，做到无缝隙监控；⑥持续改进医疗质量，以质量促安全。

（四）重视"三基三严"、卫生法律法规、诊疗指南、诊疗规范、操作流程的培训，做好继续职业发展教育、以培训提升职工岗位胜任力，保障医疗安全。

二、医务人员对保障医疗安全的责任

（一）提高理论知识和技术水平

在医疗活动中，医务人员不仅要有良好的服务态度，而且要具备坚实的理论和基本技能基础，才能保证高质量的医疗服务。患者来医院就诊，其目的是想尽快治好疾病，恢复健康。医务人员的技术水平高，医疗质量就高，患者的医疗安全就有保障，患者就会放心治病。反之，医务人员技术水平低下，医疗缺陷不断，就容易发生医疗纠纷甚至事故，患者的安全就无法保障。所以，在医疗活动中，医务人员应该努力钻研业务，更新知识，提高专业技术水平，这是医务人员进行医疗活动的一个基本条件。当今科学技术发展日新月异，医学专业技术不断更新、医务人员只有持续职业发展教育，不断更新知识，稳定和提高岗位胜任力，才能提供有效的、高质量的医疗服务和健康教育，患者的医疗安全才会有保障。

（二）遵守法律法规、工作制度、诊疗规范、操作流程

医疗工作制度、技术规范，是保证医疗活动正常运行和医疗安全的重要手段。不遵守这些医疗工作制度和医疗技术规范，就有可能发生医疗纠纷甚至事故。只有严格遵守，才能避免和消除安全隐患，确保医疗安全。

遵守医疗活动有关的法律、法规和规章是预防医疗纠纷与事故发生的最基本的要求。随着我国法制建设的不断发展，医疗活动相关法律、法规和规章也不断增多。这些医疗活动相关法律、法规和规章，有效地规范了医院和医务人员的医疗行为，对提高医疗质量、保障医疗安全起到了积极的作用。

医务人员应该遵守哪些法律、法规、规章以及技术管理规范呢？

1. 由全国人大常委会制定和颁布的相关法律，如《中华人民共和国执业医师法》《中华人民共和国药品管理法》《中华人民共和国传染病防治法》《中华人民共和国献血法》《中华人民共和国母婴保健法》等。

2. 由国务院制定和颁布的行政法规，如《医疗机构管理条例》《血液制品管理条例》《放射性同位素与射线装置放射防护条例》等。

3. 由有关部、委、办、局制定和颁布的规章，如原卫生部制定和颁布的规范性文件《医院工作制度与人员岗位职责》《医疗机构临床用血管理办法》《医院感染管理办法》《住院医师规范化培训管理办法》等。

4. 由卫生行政部门以及全国性行业协（学）会制定的诊疗护理规范，如国家卫健委制定的《临床输血技术规范》《病历书写基本规范》等，中华医学会制定的《临床技术操作规范》《临床诊疗指南》，国家卫生行政部门、中医药管理部门和其他部门共同制定的《抗菌药物临床应用指导原则》等。

（三）主动参与医疗质量控制

医务人员如何看待医疗质量，把医疗质量放在什么样的地位，具体到医疗活动中，表现为医务人员是不是绷紧了医疗质量和医疗安全这根弦，处处谨慎行事，确保患者的安全。医务人员只有提高医疗质量和医疗安全意识，才能在医疗活动中增强医疗安全的自觉性，消除医疗过程中的不安全因素。

1. **医疗差错的防控**　医务人员可控差错一般分为无意差错、技术差错和有意差错三种类型。

(1)无意差错：医务人员由于心理和生理上的原因而造成的差错。心理上的原因主要是疏忽大

意。生理上的原因主要是生病、疲劳、缺少睡眠或者其他的身体原因导致认知能力下降，而出现的差错。要避免无意差错，医务人员应严谨职业态度，克服疏忽大意的毛病，从细节入手，谨小慎微，如履薄冰；在出现身体欠佳，疲劳、健忘的情况时，应该及时申请治疗休息，避免因自身健康原因导致的医疗不安全因素，防止医疗差错和医疗事故的发生。

(2)技术差错：技术差错是因医务人员技术水平低下导致的差错。如有些医务人员，由于技术水平不高，临床经验缺乏，不能正确认识疾病的发生与发展的规律，出现误诊误治，发生技术差错。

要避免技术差错，医务人员要养成学习的习惯，不断地提高技术水平，虚心向有经验善钻研的医师学习和请教。在临床中，坚决执行十八项核心制度，及时请上级医务人员进行业务指导，需要会诊的，及时请求会诊，从而弥补自己技术上的不足，提高医疗质量。

(3)有意差错：医务人员有意识造成的差错，它表现出来的特点是"明知故犯"。对医疗规范不屑一顾，经验至上，有意违反医疗规章制度和操作规程，导致医疗差错或医疗事故的发生。

要避免有意差错，医务人员要强化质量、规范意识，自觉执行规章制度、技术规范，诊疗指南，消除差错隐患。

2. 质量控制内化于心　医务人员参与医疗质量控制是多维的、全程的、无缝隙的，包括医务人员自我自觉控制、相互监控和执行专职人员的质控标准，配合质控活动。

(1)医务人员自我自觉控制：医务人员对自己的医疗行为及其医疗活动的结果，按照医疗技术规范和有关技术标准自行进行检查，并作出是否合法合规的判断，主动进行医疗行为的质量监测。①明确自己应该做什么；②明白自己做的是否有效果；③知道如何去纠正工作偏差。

(2)医务人员相互监控：医务人员相互之间对医疗质量进行检查。主要方式有：不同层级不同群体之间互查。如护士执行医嘱时的"三查七对"；药剂人员对处方药物剂量剂型的核查；交接班时进行的相互检查；科室质量管理小组成员对本小组医务人员医疗活动进行检查等。这种互查不仅有利于保证医疗质量，防范安全隐患，而且还有利于团队协作，融洽医医关系，进一步提升群体工作质量。

(3)执行质控标准，配合质控活动：医院的业务管理和质量管理部门，定期或不定期对医疗质量进行监控，是医务人员自我控制和医务人员相互控制不能取代的质控形式。各级各类医务人员对质控的标准要求要严格执行并积极配合和参与质控活动。

(四)保障自身健康与安全的责任

1. 医务人员自身健康的影响因素

(1)虽然医务人员是医疗服务的提供者，但是在高强度、高负荷、高压力的工作状态下，也需要时刻注意自身的健康状况。据某"医生健康状况调查"显示，81%的医生在晚10点之后睡觉，凌晨之后睡觉的比例也达到7%，进一步分析发现，51%的三甲医院医生在晚上11点之后睡觉；超6成医生一周值夜班次数达到2次，其中住院医师最频繁。工作时间长、工作量超负荷、职业高风险性质导致压力大，严重影响医务人员尤其是医生自身健康状况。

(2)医务人员的执业环境是社会经济发展水平、文化历史条件、法律政策导向、公民素养和经济承受能力、医疗卫生技术水平等综合因素的反映。近年来，医患矛盾也日益突出：医患之间缺乏相互信任，医疗纠纷不断，医患矛盾紧张。医务人员在承担繁重工作负荷的同时，承受着不可预知的工作风险，患者和社会对医护人员的尊重程度、信任程度及医护人员的社会地位对医务人员的工作积极性、自身价值实现乃至医疗安全和医患和谐都有重要的影响。同时对医务人员自身的心理、生理、社会适应性的健康造成严重侵害。

2. 医务人员自身健康保障的重要性

(1)医务人员的自身健康是保证医疗行为正常实施和保障医疗安全的前提。

(2)医务人员的心理健康和社会适应性是应对医疗环境、抵抗工作高压的基础保障。

(3)医务人员的自身健康是保障职业发展，保持岗位胜任力的基本要求。

第三节　医务人员保障医疗安全的能力培养

一、职业素质培养

(一) 职业道德

热爱祖国,热爱医学事业,遵守国家有关法律法规。弘扬人道主义的职业精神。恪守为人民健康服务的宗旨和救死扶伤的社会责任,坚持以患者为中心的服务理念,遵守医学伦理道德,尊重生命、平等仁爱、患者至上、真诚守信、精进审慎、廉洁公正。

(二) 职业责任

1. 提高业务能力的责任　医疗服务是以医学科学技术为患者提供医疗服务的一项技术性活动,这是一项特殊的服务活动。由于医疗活动的结果与人的健康和生命安全有关,这就要求医务人员有较高的技术水平,才能为患者提供相应的医疗服务。所以,医务人员必须终身学习,不断更新知识,以保证具备必需的医学知识、临床技巧和团队精神。在一个医疗机构中,医疗团队作为一个集体,必须努力保证每一位成员都具备相应的能力。

医疗机构应该建立适宜的机制,使全体医务人员都能够不断提高自己的专业能力,更好地为患者服务。

2. 对患者诚实的责任　诚实是人的基本道德要求,医务人员在医疗活动中应该具有诚实的美德。医务人员如果不诚实,将严重影响患者和社会对医务人员的信任。所以,在患者同意治疗之前以及治疗之后,医务人员应该将患者的病情、将要或已经采取的医疗措施、可能发生的医疗风险等如实告诉患者,如果认为将以上情况告诉患者本人可能会产生不良后果的,也应该将之告诉患者的亲属或者关系人,以便患者一方对治疗作出决定。同时,当患者受到医疗伤害时,医务人员也应该采取恰当的方式将情况告诉患者。医务人员正确对待出现的医疗差错或医疗事故,为制定恰当的预防措施和改进措施提供了基础,并且也能够为受到伤害的患者提供恰当的补救措施。

3. 为患者保密的责任　在医疗活动中,由于医务人员有对疾病调查和对患者治疗的权利,由此会了解到患者一些个人信息。医师通过身体检查,还可以了解患者的生理特点、生理缺陷等。医务人员对患者的个人信息、生理特点、生理缺陷,具有保密的义务。当然,医务人员也应该认识到为患者保密的责任首先必须服从于公众的利益。如患者的疾病会影响他人健康,或可能造成传染病流行时,应该以公众利益和社会利益为重。

4. 和患者保持适当关系的责任　在医疗活动中,医务人员应当和患者建立正当的医患关系。由于患者固有的弱势和依赖性,医务人员具有主动和支配的地位。但是,医务人员绝不能利用这种主动和支配地位向患者获取不正当的利益,不得利用为患者解除病痛之便,收受或索要患者的钱物等,或达到其他个人目的。

5. 提高医疗质量的责任　医疗活动是具有风险性的活动,医务人员必须为不断提高医疗质量而努力。这一责任不仅要求医务人员要不断提高临床技能,而且要求医务人员和其他专业人员通过合作,减少医疗差错,提高患者的就医安全性。同时,医务人员还应该参与减少医疗卫生资源的过度使用和优化医疗行为的活动。积极参与医疗质量管理,并为建立常规的质量管理体系做出努力。医务人员应找出更好的医疗质量衡量办法,并应用这些办法去客观评价所有参与医疗服务的个人、机构和体系的工作,促进医疗机构建立医疗质量管理的机制,进一步提高医疗质量。

6. 促进享有医疗的责任　医务人员有责任为促进医疗卫生体系的完善提供统一的、充分的医疗服务,增强医疗服务的公平性。医务人员还必须努力地减少阻碍公平医疗服务的障碍,消除那些基于教育、法律、收入、地域以及其他社会歧视所形成的障碍,对公平负有责任而不应考虑行业或个人的私利,从而使患者得到有效的医疗服务,提高人民的健康水平。

7. **对有限的资源进行公平分配的责任**　在医疗服务中,医务人员在满足患者个人的医疗保健服务需要时,还必须明智而有效地利用有限的资源为患者提供医疗服务,提高医疗资源的利用率。医务人员有责任和其他相关人员、医院以及医疗保健的付费方共同制订高效低耗的医疗保健指南。医务人员对合理分配资源负有职业责任,在医疗服务中要为患者着想,避免多余的检查和操作等过度医疗行为。如果提供不必要的医疗服务,不仅会使患者可能受到本可避免的伤害,而且增加了患者不必要的费用。同时,还减少了其他患者可以获得医疗资源的机会。

8. **对科学知识负有责任**　医学的发展,应该合理地应用科学知识与技术。医务人员有义务参与医学科学的发展,促进研究、创新知识并保证知识的合理应用。医学界对知识的完整性负有责任,而这种完整性则是以科学证据和医务人员的经验为基础的。所以,医务人员的参与,是医学科学进步不可缺少的力量。

9. **通过解决利益冲突而维护信任的责任**　在实际工作中,有的医学工作者和单位有可能因追求私利或个人的好处,出现影响其他医学工作者和单位利益的现象。有的医疗设备生产厂商、保险公司和医药公司,会因为追求利益而违背医学原则,伤害患者的利益。医务人员应认清这些现象的弊端,并向大众揭发,正确处理责任范围内或工作中产生的利益冲突,维护医学的基本原则和患者的利益。

10. **对职责负有责任**　在医疗机构中,医务人员为患者服务是团队服务。作为医疗职业的成员,医务人员应该为最大限度地提高团队的医疗水平而通力合作,医务人员应互相尊重并严格自律。对没有达到职业标准的其他成员给予帮助,出现错误时予以纠正。医务人员应当积极参与制定有关的准则和标准,并参与内部评审等职业管理的活动,以促进医疗管理的完善。

(三) 自我健康管理能力

高风险的执业环境、高负荷的工作任务、高期待的社会环境、社会支持、医务人员自身人格特质等均对其形成职业压力并影响其自身健康,从而威胁自身安全和医疗安全。因此,做好职业压力管理,有利于医务人员的身心健康,有利于改善医务人员的工作行为,有利于改善医患关系,从而有利于医疗安全的保障。

医务人员健康管理方法主要有以下几个方面:

1. 了解自己的健康影响因素,尤其压力因素,有方向、有目标的调整和应对。

2. 评估健康水平,尤其压力水平,根据评估结果及时进行自我调整或寻求帮助。

3. 积极面对职业压力,树立理想信念,砥砺前行。时刻不忘"救死扶伤"的神圣职责,牢记"健康所系,性命相托"的神圣使命,感受职业的乐趣和人生价值。保持积极乐观的心态,应对压力和挑战。及时宣泄自己的不良情绪,保持良好的人际关系,积极锻炼身体,主动参加心理辅导课程,增强机体和心理的自我调整能力。

二、专业能力的培养

(一)"三基三严"

掌握本专业及相关专业的临床医学基础理论、基本知识和基本技能,牢记执业法律法规、诊疗指南与规范要求,能够了解和熟练运用循证医学的基本方法,具有疾病预防的观念和整体临床思维能力、解决临床实际问题的能力、自主学习的能力。

(二) 继续职业发展

通过学术交流、文献阅读、进修、培训等方式,及时了解和掌握新知识、新理论、新技能和新项目,提升岗位胜任力,让学习成为习惯,让优秀成为习惯,促进自身职业发展。

三、人际沟通与团队协作能力的培养

能够运用语言和非语言方式进行有效的信息交流,具备良好的人际沟通能力和团队合作精神,善于协调和利用卫生系统的资源,提供合理的健康指导和医疗保健服务。

四、科研与教学能力的培养

积极参与见习、实习、研究生和低年资医师的小讲课、病例讨论、教学查房、技术操作指导、多学科病例讨论、病历书写等临床带教工作；具备临床研究和论文撰写能力，能够阅读本专业外文文献资料，参与科学研究。

（宋月雁）

第九篇

临床诊断常用参考数值

第一章　检体诊断常用参考数值与指标

一、生命体征常用参考数值

(一) 体温

1. **腋测法**　正常值为 36~37℃。
2. **口测法**　正常值为 36.3~37.2℃。
3. **肛测法**　正常值为 36.5~37.7℃。

(二) 呼吸

1. **儿童**　见表 9-1-1 各年龄组儿童呼吸频率(次/min)

表 9-1-1　各年龄组儿童呼吸频率(次/min)

年龄	呼吸/(次/min)
新生儿	40~45
<1 岁	30~40
1~3 岁	25~30
4~7 岁	20~25
8~14 岁	18~20

2. **成年人**　静息状态下,正常成年人呼吸频率为 12~20 次/min,呼吸与脉搏之比为 1:4。

(三) 脉搏

1. **儿童**　见表 9-1-2 各年龄组儿童脉搏(次/min)

表 9-1-2　各年龄组儿童脉搏(次/min)

年龄	脉搏/(次/min)
新生儿	120~140
<1 岁	110~130
1~3 岁	100~120
4~7 岁	80~100
8~14 岁	70~90

2. **成人**　安静、清醒状态下,正常成人脉率为 60~100 次/min。老年人偏慢,女性稍快。

(四) 血压

1. **儿童**　不同年龄小儿血压正常值推算公式:收缩压(mmHg)=80+(年龄×2);舒张压=2/3 收缩压。

2. **成年人**　根据《中国高血压防治指南(2010 年修订版)》,成人正常血压为收缩压<120mmHg,舒张压<80mmHg。正常高值收缩压 120~139mmHg,舒张压 80~89mmHg。

3. **压差**

(1)双侧上肢血压差:正常不超过 5~10mmHg。

(2)上下肢血压差:正常下肢血压高于上肢血压 20~40mmHg。

二、体格检查常用参考数值

(一)身体各部位长度测量

1. **儿童身高(身长)**

1)新生儿:出生时身长平均为 50cm。

2)婴儿期:生后第一年前 3 个月身长增长约 11~13cm,后 9 个月增长约 11~13cm,1 岁时身长约 75cm。

3)2~12 岁:估算公式:身长(cm)=年龄(岁)×6.5+76。

2. **成年人正常发育的指标**

1)头部长度为身高的 1/7~1/8。

2)胸围为身高的 1/2。

3)双上肢展开后左右指端的距离与身高基本一致。

4)坐高等于下肢的长度。

(二)体重

1. **新生儿**

平均出生体重:男婴 3.33kg±0.39kg,女婴 3.24kg±0.39kg。

2. **婴儿期**

1)正常足月婴儿,生后第一个月体重增加约 1~1.7kg。

2)生后 3 个月,体重约为出生体重的 2 倍。

3)生后 4~12 个月,体重增加约等于生后头三个月的增加量,即 12 个月时体重可达出生体重的 3 倍。

4)估算公式:

1~6 个月:体重(kg)=出生体重+月龄×0.7

7~12 个月:体重(kg)=6+月龄×0.25

3. **1~12 岁**

估计公式:体重(kg)=年龄(岁)×2+8。

(三)体表面积

1. **儿童**

1)体重≤30kg,体表面积(m²)=体重(kg)×0.035+0.1。

2)体重>30kg,体表面积(m²)=[体重(kg)−30]×0.02+1.05。

2. **成年人**

体表面积(m²)=[身高(cm)+体重(kg)−60]÷100。

(四)皮下脂肪厚度

1. **儿童**

1)正常儿童:腹壁皮下脂肪厚度约为 10~20mm。

2)Ⅰ度营养不良:腹壁皮下脂肪厚度约为 4~8mm。

3)Ⅱ度营养不良:腹壁皮下脂肪厚度<4mm。

4)Ⅲ度营养不良:腹壁皮下脂肪消失。

2. 成年人

1) 男性：正常男性腹部皮脂厚度为 5~15mm；>15mm 为肥胖；<5mm 为消瘦。

2) 女性：正常女性腹部皮脂厚度为 12~20mm；>20mm 为肥胖；<12mm 为消瘦。

(五) 体格生长评价

1. 体型

1) 无力型：腹上角小于 90°。

2) 正力型：腹上角等于 90°。

3) 超力型：腹上角大于 90°。

2. 营养状态

1) 消瘦：体重指数（BMI）$<8.5\text{kg/m}^2$。

2) 营养良好：$18.5\text{kg/m}^2 \leqslant \text{BMI} < 28\text{kg/m}^2$。

3) 肥胖：我国标准 $\text{BMI} \geqslant 28\text{kg/m}^2$，WHO 标准 $\text{BMI} \geqslant 30\text{kg/m}^2$。

三、头部

(一) 头围

1. 新生儿约 33~34cm。

2. 生后第一年头围增长前 3 个月约等于后 9 个月的增长值（各为 6cm），1 岁时约为 46cm。

3. 2 岁约为 48cm。

4. 2~15 岁头围增加约 6~7cm。

(二) 颅缝

1. **前囟**　出生时约 1~2cm，多在生后 12~18 个月闭合，最迟于 2 岁闭合。

2. **后囟**　出生时很小或已闭合，最迟约生后 6~8 周闭合。

3. **矢状缝和其他颅缝**　大多在生后 6 个月骨化。

(三) 眼部

1. 瞳孔 (pupil)

(1) 大小：正常直径为 3~4mm，双侧等大。

(2) 形状：正常为圆形，边缘规则。

(3) 对光反射：

1) 直接对光反射：用手电筒直接照射瞳孔并观察其动态反应。正常人瞳孔受到光线刺激后立即缩小，光源移开后迅速恢复。

2) 间接对光反射：正常人光线照射一侧瞳孔时，另一眼瞳孔立即缩小，移开光线后瞳孔扩大恢复正常。

(4) 集合反射：嘱被检者注射 1m 以外的目标，然后将目标逐渐移近眼球，至距眼球约 5~10cm。正常人表现为双眼内聚，瞳孔缩小。

2. 视力 (visual acuity)

(1) 远距离视力表：被检者距视力表 5 米，两眼分别检查。能看清 "1.0" 行视标者为正常视力。戴眼镜者须测裸眼视力和戴眼镜的矫正视力。

(2) 近距离视力表：在距视力表 33cm 处，能看清 "1.0" 行视标者为正常视力。

(四) 听力

1. **粗测法**　安静室内嘱被检者闭目坐于椅上，堵塞一侧耳道，医师持手表或以手指相互摩擦，自 1m 外逐渐移近被检者耳部，直至其听到声音为止，测量距离。正常人一般在 1m 处可闻及机械表声或捻指声。

2. **精测法**　使用规定频率的音叉或电测听设备进行的较精确的测试。

1)正常听力范围：分别于 250Hz、500Hz、1 000Hz、2 000Hz、4 000Hz、8 000Hz 等不同频率检测,听力均是小于等于 25dB。

2)听觉障碍分级：

①轻度听觉障碍：平均 26dB~40dB。

②中度听觉障碍：平均 41dB~55dB。

③中重度听觉障碍：平均 56dB~70dB。

④重度听觉障碍：平均 56dB~70dB。

⑤极重度听觉障碍：平均 56dB~70dB。

(五) 口腔

1. 牙(teeth)

1)乳牙：共 20 个,生后 4—10 个月开始萌出,最迟生后 13 个月萌出,大多于 3 岁前出齐。

2)恒牙：共 28~32 个,6 岁左右萌出第一颗恒牙。

2. 扁桃体

1)正常扁桃体：位于舌腭弓与咽腭弓之间的扁桃体窝内,不超过舌腭弓,张口不可见。

2)扁桃体增大：Ⅰ度：超出舌腭弓不超过咽腭弓者;Ⅱ度：超出咽腭弓但未达到咽后壁中线者;Ⅲ度：达到或超过咽后壁中线者。

四、颈部

(一) 颈部血管

1. 颈静脉　正常人立位或坐位时颈外静脉一般不显露,平卧时可稍见充盈,充盈的水平仅限于锁骨上缘至下颌角距离的下 2/3 以内。

2. 颈动脉　正常人颈部动脉的搏动只在剧烈活动后心搏出量增加时微弱可见。

(二) 甲状腺

正常人甲状腺外观一般不可见,青春期女性可略增大。甲状腺肿大分三度：

Ⅰ度：不能看出肿大但能触及;

Ⅱ度：能看到肿大并能触及,但在胸锁乳突肌以内;

Ⅲ度：超过胸锁乳突肌外缘。

五、胸部

(一) 胸廓

正常成年人胸廓的前后径较左右径短,两者的比例约为 1 : 1.5。

小儿和老年人胸廓的前后径略小于左右径或几乎相等,呈圆柱形。

(二) 肺脏

1. 肺尖宽度　正常成人为 4~6cm,右侧较左侧稍窄。

2. 肺下界　左右两侧肺下界的位置基本相似。

1)于锁骨中线处达第 6 肋间隙,于腋中线处达第 8 肋间隙,于肩胛线处达第 10 肋骨水平。

2)肺下界移动范围：正常成人为 6~8cm。

(三) 心脏

1. 心尖搏动

1)正常小儿心尖搏动范围在 2~3cm^2 之内。

2)正常成年人心尖搏动位于第 5 肋间,左锁骨中线内侧 0.5~1.0cm,搏动范围直径约 2.0~2.5cm。

3)心尖搏动移位的生理性因素：

①仰卧位时,心尖搏动略上移;

②左侧卧位时,心尖搏动向左移 2.0~3.0cm;

③右侧卧位时,可向右移 1.0~2.5cm。

④肥胖体型者、小儿或妊娠者,心尖搏动向上外移,可达第 4 肋间左锁骨中线外。

⑤体型瘦长者,心尖搏动可移向内下,可达第 6 肋间。

2. 心界

1)各年龄组儿童心界:见表 9-1-3

表 9-1-3　各年龄组儿童心界

年龄	左界	右界
<1 岁	左乳线外 1~2cm	沿右胸骨旁线
1~4 岁	左乳线外 1cm	右胸骨旁线与右胸骨线之间
5~12 岁	左乳线上或乳线内 0.5~1cm	接近右胸骨线
>12 岁	左乳线内 0.5~1cm	右胸骨线

2)正常成人心脏相对浊界:见表 9-1-4。

表 9-1-4　正常成人心脏相对浊界

右界 /cm	肋间	左界 /cm
2~3	Ⅱ	2~3
2~3	Ⅲ	3.5~4.5
3~4	Ⅳ	5~6
	Ⅴ	7~9

注:左锁骨中线距胸骨中线为 8~10cm

六、腹部

(一) 肝脏

1. 儿童

1)婴幼儿:正常婴幼儿可在右锁骨中线肋缘下 1~2cm 以内触及肝脏,质软。

2)>6 岁:在肋缘下不能触及。

2. 成年人

1)一般正常成年人在肋缘下触不到肝脏。

2)瘦长体型者:若腹壁松软,深吸气时在右锁骨中线肋弓下可触及肝下缘,一般小于 1cm。剑突下可触及肝下缘,一般小于 3cm,有时腹上角较锐的瘦高体型者可达 5cm,但小于剑突根部至脐距离的 1/3。

(二) 脾脏

1. 正常人肋缘下无法触及脾脏。

2. 小婴儿有时肋缘下可触及脾脏边缘,质软。

3. 脾脏肿大分为三度。

(1)轻度肿大:脾缘不超过肋下 2cm。

(2)中度肿大:脾缘超过肋下 2cm,不超过脐水平线。

(3)高度肿大:脾缘超过脐水平线或前正中线,也称巨脾。

七、脊柱及关节活动度

(一) 颈椎
前屈 35°~45°,后伸 35°~45°,左右侧弯 45°,旋转度(一侧)60°~80°。

(二) 胸椎
前屈 30°,后伸 20°,左右侧弯 20°,旋转度(一侧)35°。

(三) 腰椎
前屈 75°~90°,后伸 30°,左右侧弯 20~35°,旋转度(一侧)30°。

(四) 全脊柱
前屈 128°,后伸 125°,左右侧弯 73.5°,旋转度(一侧)115°。

(五) 腕关节
背伸 30°~60°,掌屈 50°~60°,内收(桡侧)25°~30°,外展(尺侧)30°~40°。

(六) 指关节
1. **掌指**　屈 60°~90°。
2. **近端指间**　掌屈 90°。
3. **远端指间**　掌屈 60°~90°。
4. **拇指掌拇关节**　掌屈 20°~50°,内收可并拢示指桡侧。
5. **指间关节**　掌屈 90°,内收可横越手掌,外展 40°。

(七) 髋关节
屈曲 130°~140°,后伸 15°~30°,内收 20°~30°,外展 30°~45°,旋转 45°。

(八) 膝关节
屈曲 120°~150°,伸 5°~10°,内旋 10°,外旋 20°。

(九) 踝关节
背伸 20°~30°,跖屈 40°~50°。

(十) 跟距关节
内翻 30°,外翻 30°。

(十一) 跗骨间关节
内收 25°,外展 25°。

(十二) 跖趾关节
跖屈 30°~40°,背伸 45°。

八、运动功能检查

肌力(六级分级法)

0 级:完全瘫痪,测不到肌肉收缩。

1 级:仅测到肌肉收缩,但不能产生动作。

2 级:肢体在床面能做水平移动,但不能抵抗自身重力,即不能抬离床面。

3 级:肢体能抬离床面,但不能抵抗阻力。

4 级:能做抵抗阻力动作,但不完全。

5 级:正常肌力。

九、神经反射检查

神经反射强度通常分为以下几级:

0:反射消失。

1+：肌肉收缩存在,但无相应关节活动,为反射减弱。

2+：肌肉收缩并导致关节活动,为正常反射。

3+：反射增强,可为正常或病理状况。

4+：反射亢进并伴有阵挛,为病理状况。

十、骨盆测量

（一）骨盆外测量（external pelvimetry）

1. 髂棘间径（interspinal diameter,IS）　正常值为 23~26cm。

2. 髂嵴间径（intercrestal diameter,IC）　正常值为 25~28cm。

3. 骶耻外径（external conjugate,EC）　正常值为 18~20cm。

4. 坐骨结节间径（intertuberous diameter,IT）　正常值为 8.5~9.5cm。

5. 大转子间径（intertrochanteric diameter）　正常值为 28~31cm。

6. 出口后矢状径（posterior sagittal diameter of outlet）　正常值为 8~9cm。

7. 耻骨弓角度（angle of subpubic arch）　正常值为 90°,小于 80° 为不正常。

（二）骨盆内测量（internal pelvimetry）

1. 对角径（diagonal conjugate,DC）　正常值为 12.5~13cm。

2. 坐骨棘间径（bi-ischial diameter）　正常值为 10cm。

3. 坐骨切迹（incisuraischiadica）宽度　即骶棘韧带宽度,正常值为 5.5~6cm。

（张兆华）

第二章　肺功能与血气分析常用参考数值

第一节　常用肺功能参数

华东地区肺功能参数的正常预计值公式（修订版）

$VC(L)=0.050\ 30 \times HEIGHT+0.485\ 65 \times SEX-0.011\ 27 \times AGE+0.014\ 31 \times WEIGHT-5.257\ 93$

$IC(L)=0.017\ 29 \times HEIGHT+0.334\ 70 \times SEX+0.021\ 83 \times WEIGHT-0.006\ 814\ 03 \times AGE-1.566\ 32$

$ERV(L)=0.024\ 95 \times HEIGHT-0.006\ 217\ 22 \times AGE+0.014\ 225 \times SEX-2.710\ 27$

$FRC(L)=0.062\ 76 \times HEIGHT-0.011\ 92 \times AGE-0.021\ 42 \times WEIGHT+0.313\ 05 \times SEX-6.869\ 05$

$RV(L)=0.015\ 77 \times AGE+0.026\ 09 \times HEIGHT-0.009\ 855\ 69 \times WEIGHT+0.151\ 84 \times SEX-2.781\ 59$

$TLC(L)=0.080\ 09 \times HEIGHT+0.636\ 82 \times SEX+0.006\ 010\ 396 \times AGE-8.472\ 55$

$FVC(L)=0.046\ 69 \times HEIGHT+0.452\ 29 \times SEX-0.013\ 26 \times AGE+0.016\ 64 \times WEIGHT-4.792\ 87$

$RV/TLC\%=0.271\ 28 \times AGE-0.215\ 95 \times WEIGHT+32.881\ 33$

$FEV_1(L)=0.042\ 83 \times HEIGHT-0.018\ 50 \times AGE+0.394\ 24 \times SEX+0.009\ 228\ 832 \times WEIGHT-4.049\ 47$

$FEV_1\%=-0.217\ 75 \times AGE-0.109\ 85 \times WEIGHT+98.901\ 96$

$FEF_{25\%~75\%}(L/S)=-0.027\ 46 \times AGE+0.060\ 46 \times HEIGHT+5.528\ 06$

MET(S)=0.004 350 865 × AGE+0.065 57 × SEX+0.360 47

MVV(L/min)=1.232 81 × HEIGHT+19.638 40 × SEX–0.547 86 × AGE+0.746 33 × WEIGHT–124.808 72

PEF(L/S)=1.572 79 × SEX+0.086 86 × HEIGHT+0.024 96 × WEIGHT–8.816 66

FEF_{25}(L/S)=0.083 87 × HEIGHT+1.073 79 × SEX–7.555 62

FEF_{50}(L/S)=0.054 57 × HEIGHT–0.021 03 × AGE+0.406 35 × SEX–4.042 92

FEF_{75}(L/S)=–0.027 79 × AGE+0.034 11 × HEIGHT–2.699 68

FEF_{50}/FEF_{75}=0.036 57 × AGE+1.288 30

D_LCO=5.206+4.314 × SEX–0.144 × AGE+0.098 × HEIGHT+0.082 × WEIGHT

KCO=9.346–0.026 × AGE–0.031 × HEIGHT+0.025 × WEIGHT

Vtg=0.575 12 × SEX–0.032 21 × WEIGHT+0.052 07 × HEIGHT+0.011 61 × AGE–4.173 14

Raw=–0.327 47 × SEX+1.776 64

SRaw 与各变量无回归关系

注:1. 变量性别 SEX("女"=0,"男"=1),年龄 AGE(a),身高 HEIGHT(cm),体重 WEIGHT(kg)。

　　2. D_LCO、KCO 为 2011 年修订;其他为 1988 年的预计值公式。

正常预计值　FEV_1%(FEV_1/FVC)≥92% 预计值

　　　　　　RV/TLC 无公认预计值

　　　　　　80% ≤ RV、FRC、TLC 占预计值百分比 ≤ 120%

　　　　　　其他 ≥ 80% 预计值

第二节　动　脉　血　气

动脉血氧分压(PaO_2)	80~100mmHg
动脉血氧饱和度(SaO_2)	95%~98%
动脉血压二氧化碳分压($PaCO_2$)	35~45mmHg
血浆二氧化碳总量(TCO_2)	23~31mmol/L(平均 27mmol/L)
实际碳酸氢盐(AB)	22~27mmol/L(平均 24mmol/L)
标准碳酸氢盐(SB)	22~27mmol/L(平均 24mmol/L)
pH 值	7.35~7.45
缓冲碱(BB)	45~55mmol/L(平均 50mmol/L)
实际碱剩余(ABE)	± 3mmol/L
标准碱剩余(SBE)	± 3mmol/L

(朱 蕾)

第三章 心电生理学检查常用参考数值

一、正常心电图参考数值

心电图记录纸由纵线和横线划分成各为 $1mm^2$ 的小方格。记录心电图时,横坐标代表时间,纵坐标代表电压。当走纸速度为 25mm/s 时,横坐标上每两条纵线间 1mm 为 0.04s;当标准电压 1mV 为 10mm 时,纵坐标上两条横线间 1mm 为 0.1mV。

(一) 心率

测量心率时,只需测量一个 RR(或 PP)间期,然后除以 60 即可求出。例如,一例男性患者,记录心电图 RR(PP)间期 =0.8s,其心率 =60/0.8=75(次/min)。此外还可采用查表法或使用专门的心率尺直接读出相应的心率。当心律不齐时,一般采用数个心动周期 RR(PP)间期的平均值来进行测算。正常窦性心律范围一般为 60~100 次/min。

(二) 各波段的振幅与时间

P 波振幅测量的参考水平应以 P 波起始前的水平线为准。测量 QRS 波群、J 点、ST 段、T 波和 U 波振幅,统一采用 QRS 起始部水平线作为参考水平(图 9-3-1);如果 QRS 起始部为一斜段(例如预激综合征),应以 QRS 波起始点为参考点。测量正向波形高度时,应以基线上缘至波形顶端之间的垂直距离为准;测量负向波形深度时,应以基线下缘至波形底端的垂直距离为准。

一般规定,测量各波时间应自波形起点的内缘测量至波形终点的内缘。测量 P 波和 QRS 波时间,应分别从 12 导联同步心电图记录中最早的 P 波和 QRS 波起点测量至最晚的 P 波和 QRS 波终点;PR 间期应从 12 导联同步心电图中最早的 P 波起点测量至最早的 QRS 波起点;QT 间期应从 12 导联同步心电图中最早的 QRS 波起点测量至最晚的 T 波终点。

1. P 波 代表左、右心房除极时的电活动。

P 波在大部分导联一般呈钝圆形。由于心房除极的综合向量指向左、前、下,所以 P 波方向在 I、II、aVF、V_4~V_6 导联中均向上,aVR 导联向下,其余导联呈双向、倒置或低平均可。P 波宽度不超过 0.11s;P 波振幅在肢体导联不超过 0.25mV,胸导联不超过 0.2mV。

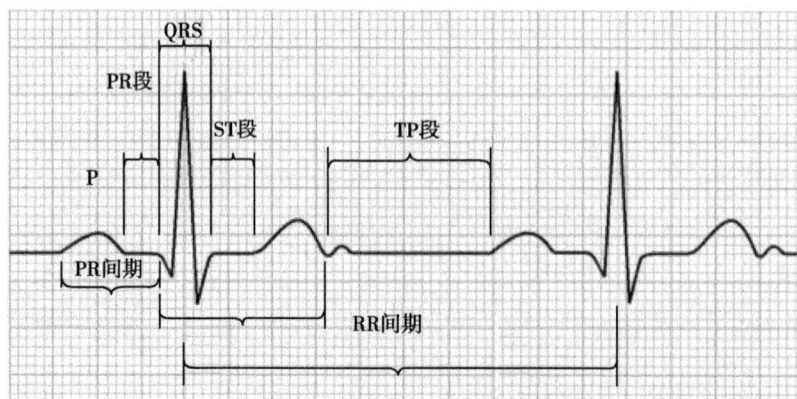

图 9-3-1 心电图各波、段电压及时间

2. **PR 间期**　代表自心房开始除极至心室开始除极的时间。

心率在正常范围时,成年人的 PR 间期为 0.12~0.20s。在婴幼儿及心动过速时,PR 间期相应缩短;在老年人及心动过缓时,PR 间期可略延长,但不超过 0.22s。

3. **QRS 波群**　代表全部心室肌除极的电位变化。

(1)时间:正常成年人多为 0.06~0.10s,最宽不超过 0.11s。

(2)波形和振幅:正常人 V_1、V_2 导联多呈 rS 型,V_1 的 R 波一般不超过 1.0mV。V_5、V_6 导联可呈 qR、qRs、Rs 或 R 型,R 波振幅不超过 2.5mV。在 V_3、V_4 导联,R 波和 S 波的振幅大体相似,所以正常人的胸导联 R 波自 V_1~V_6 逐渐增高,S 波逐渐变小,V_1 的 R/S 小于 1,V_5 的 R/S 大于 1。在肢体导联,Ⅰ、Ⅱ 导联的 QRS 波群主波一般向上,Ⅲ 导联的 QRS 波群主波方向多变,aVR 导联的 QRS 波群主波向下,可呈 QS、rS、rSr′ 或 Qr 型,aVR 导联的 R 波一般不超过 0.5mV。aVL 与 aVF 导联的 QRS 波群可呈 qR、Rs 或 R 型,也可呈 rS 型。aVL 导联的 R 波小于 1.2mV,aVF 导联的 R 波小于 2.0mV。Ⅰ 导联的 R 波小于 1.5mV。

标准肢体导联的 QRS 波群在没有电轴偏移的情况下,其主波一般向上。各肢体导联的每个 QRS 正向与负向波振幅相加其绝对值不应低于 0.5mV,胸导联的每个 QRS 波正负振幅相加的绝对值不应低于 0.8mV。

(3)Q 波:心室除极时,室间隔最先除极并指向右前下方,投影在 Ⅰ、aVL、V_4~V_6 导联出现隔性 Q 波;隔性向量指向左上方时,Ⅱ、Ⅲ、aVF 导联出现隔性 Q 波。生理性隔性 Q 波振幅<同导联 1/4R,时距<30ms。生理性隔性 Q 波可因体位、呼吸、运动改变而发生变化。

少数正常人 aVL 导联可呈 QS 或 Qr 型。与高侧壁心肌梗死鉴别点为:① Ⅰ 导联、V_4~V_6 导联无异常 Q 波;② aVL 导联 P 彼低平、双向或倒置;③ aVL 导联不出现急性高侧壁心肌梗死的特征性 ST-T 动态改变。④ QT 间期正常。超声心动图检查正常。

部分患者 Ⅲ、aVF 导联出现 Q 波。仅 Ⅲ 导联出现 Q 波,部分属于正常变异,部分可能是下壁心肌局部梗死的表现。Ⅲ 导联出现异常 Q 波,aVF 导联 q 波 ≥20ms,属于异常 Q 波。

V_1 导联中不应有 q 波,但可呈 QS 型。非器质性心脏病者偶尔 V_1、V_2 导联出现 QS 波,可见于以下几种情况:①此种 QS 波形终身不变;② QS 波形只限于 V_1、V_2 导联,V_3 以左各导联不出现异常 Q 波;③ QS 波光滑锐利,无顿挫或切迹;④ V_1、V_2 导联无 ST-T 动态变化。超声心动图显示室间隔无异常。除外不完全性左束支传导阻滞。

(4)R 峰时间:QRS 波起点到 R 波顶端垂直线的间距。若有 R′ 波,则应测量至 R′ 峰;若 R 峰呈切迹,应测量至切迹第二峰。正常成人 R 峰时间在 V_1、V_2 导联不超过 0.04s;在 V_5、V_6 导联不超过 0.05s。

4. **J 点**　QRS 波群的终末与 ST 段起始之交接点称为 J 点。

J 点大多在等电位线上,通常随 ST 段的偏移而发生移位。有时可因除极尚未完全结束,部分心肌已开始复极致使 J 点上移。还可因心动过速等原因,使心室除极与心房复极并存,导致心房复极波 (Ta 波)重叠于 QRS 波群的后段,从而发生 J 点下移。

5. **ST 段**　自 QRS 波群终点至 T 波起点间的线段,表示心室缓慢复极过程。正常 ST 段多为一等电位线,有时亦可有轻微的偏移,但在任一导联,ST 段下移不应超过 0.05mV;ST 段上抬在 V_1 导联不超过 0.1mV,V_2~V_3 导联女性不超过 0.15mV,男性不超过 0.2mV;V_4~V_6 与肢体导联均不超过 0.1mV。

6. **T 波**　代表心室快速复极时的电位变化。

(1)方向:正常情况下,T 波的方向大多与 QRS 主波方向一致,在 Ⅰ、Ⅱ、V_4~V_6 导联向上,aVR 向下,Ⅲ、aVL、aVF、V_1~V_3 导联可以向上、双向或向下,但若 V_1 的 T 波向上,则 V_2~V_6 导联就不应再向下。

(2)振幅:正常情况下,除 Ⅲ、aVL、aVF、V_1~V_3 导联外,T 波的振幅不应低于同导联 R 波的 1/10。T

波高度在胸导联有时高达 1.2~1.5mV 尚属正常。

7. QT 间期　从 QRS 波群起点至 T 波终点的时距,代表心室肌除极和复极全过程所需的时间。

QT 间期的长短与心率的快慢密切相关,心率越快,QT 间期越短,反之则越长。心率在 60~100 次/min 时,QT 间期的正常范围应为 0.32~0.44s。由于 QT 间期受心率的影响很大,所以常用校正的 QT 间期,即 $QTc=QT/\sqrt{R-R}$。QTc 就是 RR 间期为 1s(心率 60 次/min)时的 QT 间期。正常 QTc 的最高值为 0.44s,超过此时限即属延长。

8. U 波　在 T 波之后 0.02~0.04s 出现的振幅很低小的称为 U 波。近年来的研究认为,心室肌舒张的机械作用可能是形成 U 波的原因。U 波方向大体与 T 波相一致。在胸导联较易见到,尤其 $V_2~V_3$ 导联较为明显。U 波明显增高常见于低血钾,U 波倒置见于高血压和冠心病。

(三) 心电轴

1. 概念　心脏电活动是三维向量,可以分解为横面、额面和后前面三个平面的二维向量。心电轴一般指的是 QRS 平均电轴,它是心室除极过程中全部瞬间向量的综合,通常是指心室除极电活动在额面上的投影。可用任何两个肢体导联 QRS 波群的电压或面积计算出心电轴。一般采用心电轴与 I 导联正(左)侧段之间的角度来表示平均心电轴的偏移方向。除测定 QRS 波群电轴外,还可用同样方法测定 P 波和 T 波电轴。

2. 测定方法　判断电轴偏移有三种方法:目测法、作图法和查表法。

(1)目测法:临床上常用目测 I 和 III 导联 QRS 波群的主波方向,估测电轴是否发生偏移:若 I 和 III 导联的 QRS 主波均向上,可推断电轴不偏;若 I 导联的 QRS 主波向下,III 导联的 QRS 主波向上,则属电轴右偏;若 I 导联的 QRS 主波向上,III 导联的 QRS 主波向下,则属电轴左偏(图 9-3-2)。

(2)作图法:分别测算 I 和 III 导联 QRS 波群振幅的代数和,然后将这两个数值分别在导联 I 及 III 上画出垂直线,求得两垂直线的交叉点。电偶中心 0 点与该交叉点相连即为心电轴,该轴与 I 导联轴正侧的夹角即为心电轴的角度。

(3)查表法:分别求得 I 和 III 导联 QRS 波群振幅代数和,查阅心电轴图表便可得出心电轴度数。

3. 临床意义　心电轴划分为四个象限:0°~+90° 为正常电轴,+90°~+180° 为电轴右偏,0°~-90° 为电轴左偏,-90°~-180° 为电轴极度右偏或无人区电轴。轻度电轴左偏(0°~-30°)或轻度右偏(+90°~+110°)仍属正常范围(图 9-3-3)。正常人生理变动范围可在 -30°~+110° 之间。心电轴偏移一般受心脏在胸腔内的解剖位置、两测心室的质量比例、心室内传导系统的功能、激动在室内传导状态以及年龄、体型等因素影响。一般地,婴幼儿心电轴偏右,随着年龄增大,左室负荷增加,心电轴逐渐正常。极个别正常成年人的心电轴可出现轻度右偏或左偏。心电轴的异常偏移多由疾病引起:左心室肥大、左前分支阻滞、下壁心肌梗死、横位心等可使心电轴左偏;而右心室肥大、左后分支阻滞、侧壁

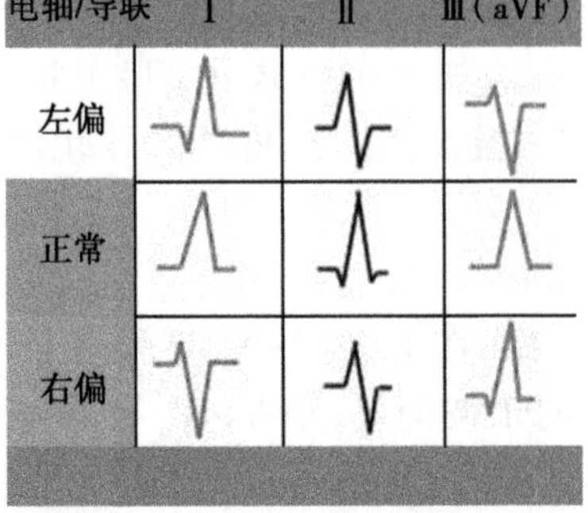

图 9-3-2　QRS 平均电轴目测方法示意图

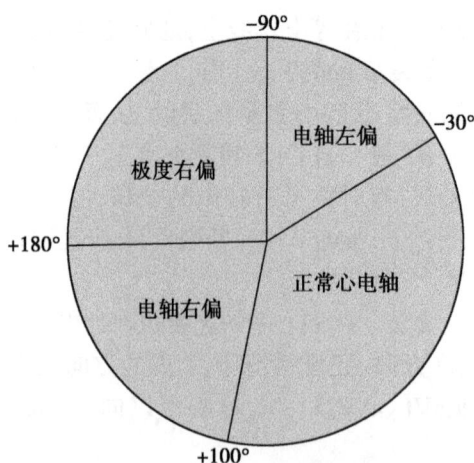

图 9-3-3　正常心电轴与其偏移

心肌梗死、悬垂心等可使心电轴右偏。

（四）心脏循长轴钟向转位

自心尖部看向心底部，设想心脏可循其本身长轴作顺钟向或逆钟向转位。正常时 V_3 或 V_4 导联 R/S 大致相等，为左、右心室过渡区波形。顺钟向转位时，正常应在 V_3 或 V_4 导联出现的波形转向左心室方向，即出现在 V_5、V_6 导联上。逆钟向转位时，正常 V_3 或 V_4 导联出现的波形转向右心室方向，即出现在 V_1、V_2 导联上（图 9-3-4）。顺钟向转位可见于生理情况、亦可见于右心室肥大；而逆钟向转位既可见于生理情况，亦可见于左心室肥大。

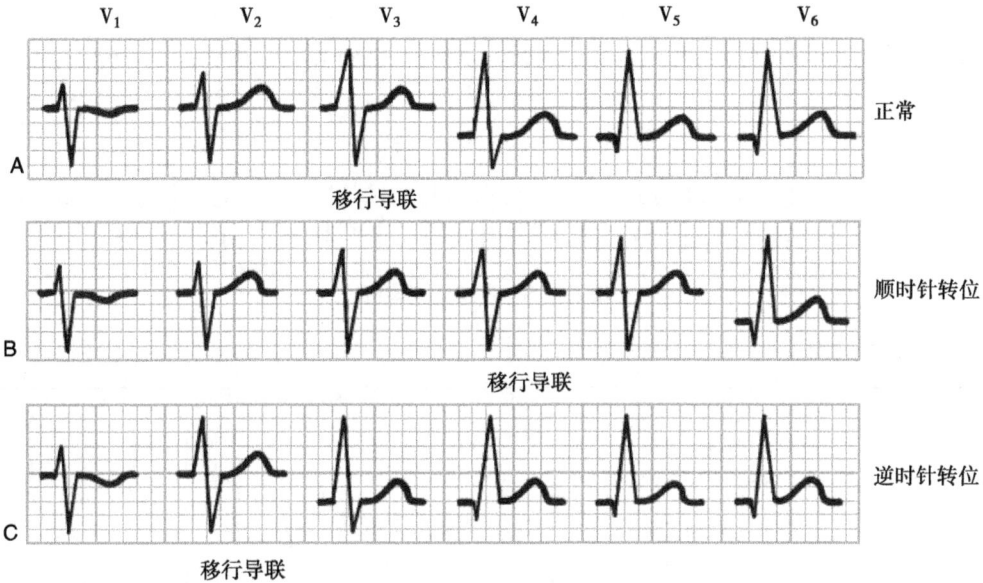

图 9-3-4　心脏转位示意图（胸导联 QRS 波形态）

二、右位心心电图参考数值

右位心是心脏在胚胎发育过程中转位形成恰与正常心脏相反的先天性畸形。心脏居胸腔右侧，心尖指向右、左房室和右房室的位置互换，即右房室转向左后方，左房室位于右前方；上下腔静脉在脊柱的左侧而主动脉弓反在右侧，恰为正常心脏在镜中的影像。心电图表现为（图 9-3-5）：

（1）Ⅰ导联 P、QRS、T 均倒置，与正常人 Ⅰ 导联的图形相反。

（2）aVR 与 aVL、Ⅱ 与 Ⅲ 的图形，犹似正常心脏位置心电图互换，aVF 图形与正常者相似。

（3）胸前导联 QRS 波群图形反转，自 V_1~V_5 的 R 波逐渐减小而 S 波逐渐增大，且 R/S<1，V_2、V_{3R}、V_{5R} 则分别与正常心电图的 V_1、V_3、V_5 的 R 波图形相同。

因而，将右位心患者左右手电极反接，V_{3R}~V_{5R} 电极分别放置于右胸与正常心电图 V_3~V_5 电极相对称的位置，V_1、V_2 电极分别与正常心电图的 V_2、V_1 电极互换，则可记录到正常位置的心电图（图 9-3-6）。

右位心心电图需与电极位置差错记录的心电图相鉴别。当误将左右手电极互相接错时，Ⅰ 导联 P 波、QRS 波及 T 波倒置，aVR 与 aVL 导联换位，Ⅱ 与 Ⅲ 导联换位，aVF 导联不变，胸前导联常不受影响（图 9-3-7）。

三、房室肥大心电图参考数值

当心房与心室肥厚和 / 或扩张到一定程度时可引起心电图的相应改变。

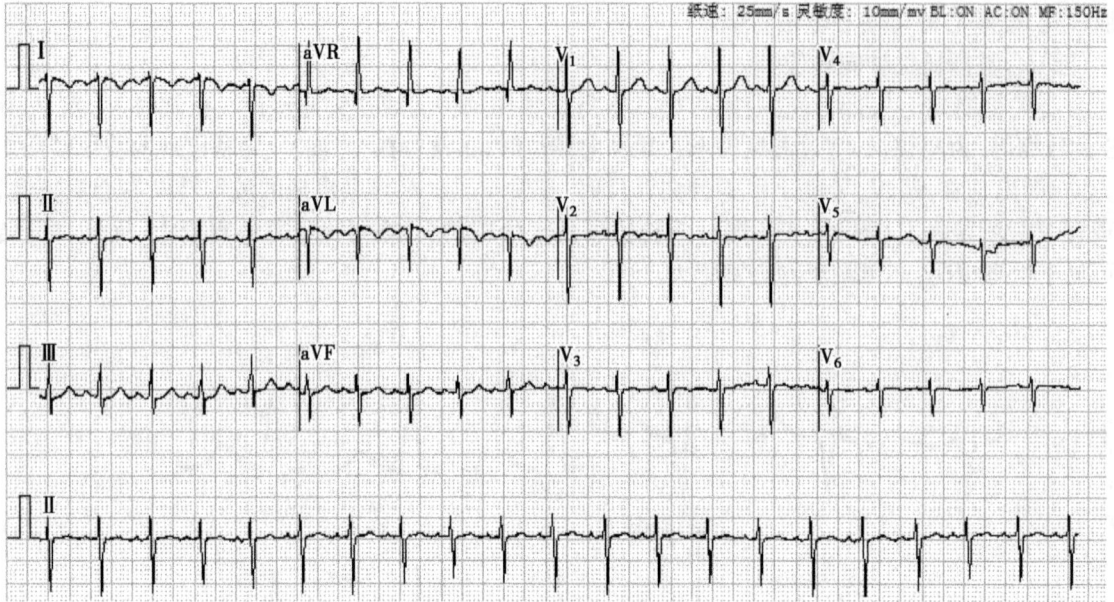

图9-3-5 右位心心电图

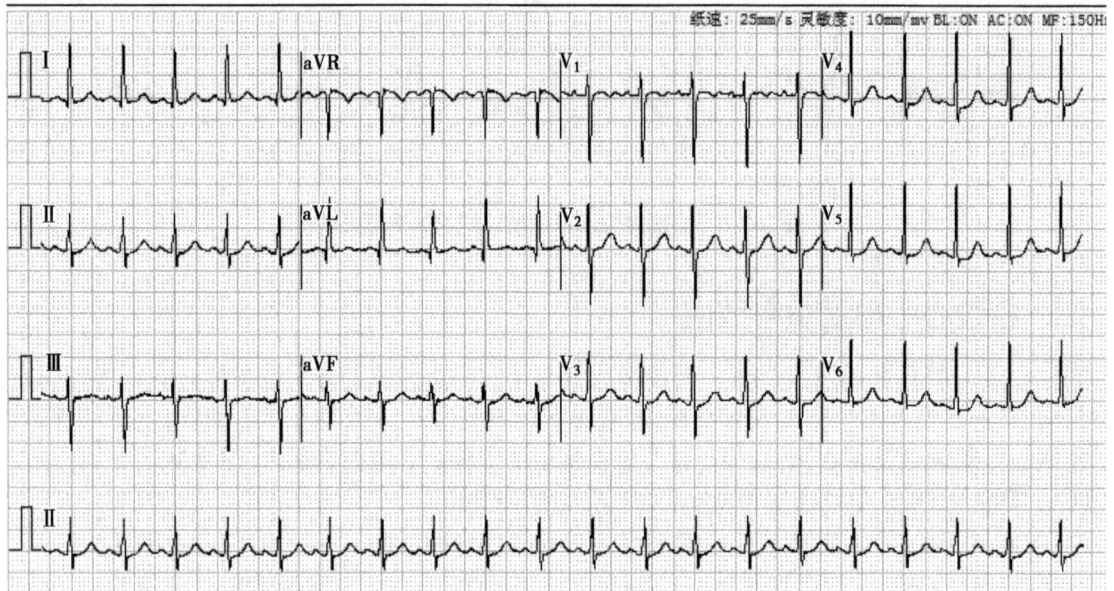

图9-3-6 右位心患者左右手反接,V_{3R}~V_{5R}分别放置于右胸与正常心电图V_3~V_5相对称的位置,其V_1、V_2分别相当于正常位置心电图的V_2、V_1

（一）心房肥大

1. **右心房肥大** 正常情况下,右心房先除极,左心房后除极(图9-3-8A)。当右心房肥大时,其除极时间延长与稍后除极的左房重叠,主要表现为心房除极电压增高(图9-3-8B),而总的除极时间并未延长。右心房肥大心电图表现如下(图9-3-9):

(1)肢体导联P波振幅≥0.25mV,以Ⅱ、Ⅲ、aVF导联最为明显。

(2)V_1导联P波直立时,其振幅≥0.15mV,若P波呈双向时,其振幅的算术和≥0.20mV。

(3)P波电轴右偏超过+75°。

此种心电图改变因常见于肺源性心脏病,又称为"肺性P波"。

2. **左心房肥大** 当心房肥大时,其除极时间延长,引起心房总的除极时间延长(图9-3-8C)。左心

房肥大心电图表现如下(图9-3-10):

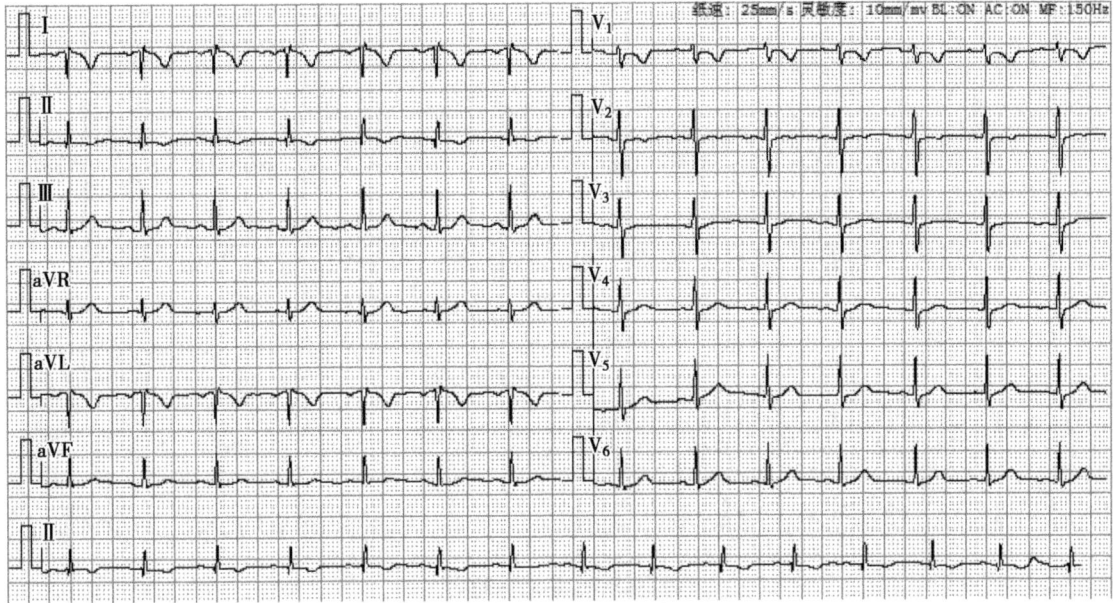

图 9-3-7　左右手反接心电图

(1)P 波增宽,时限 ≥ 0.12s,波顶常呈双峰,峰间距 ≥ 0.04s,在Ⅰ、Ⅱ、aVL 导联较明显,因常见于二尖瓣狭窄,又称为"二尖瓣型 P 波"。

(2)V_1 导联 P 波常先正后负,负向波较深,P 波终末电势($Ptfv_1$)绝对值 ≥ 0.04ms。

除了左心房肥大外,房内阻滞也可出现 P 波增宽,应注意鉴别。一般后者的 P 波增宽常在Ⅰ、Ⅱ、aVF 导联较明显,V_1~V_4 导联常出现先正后负的 P 波。

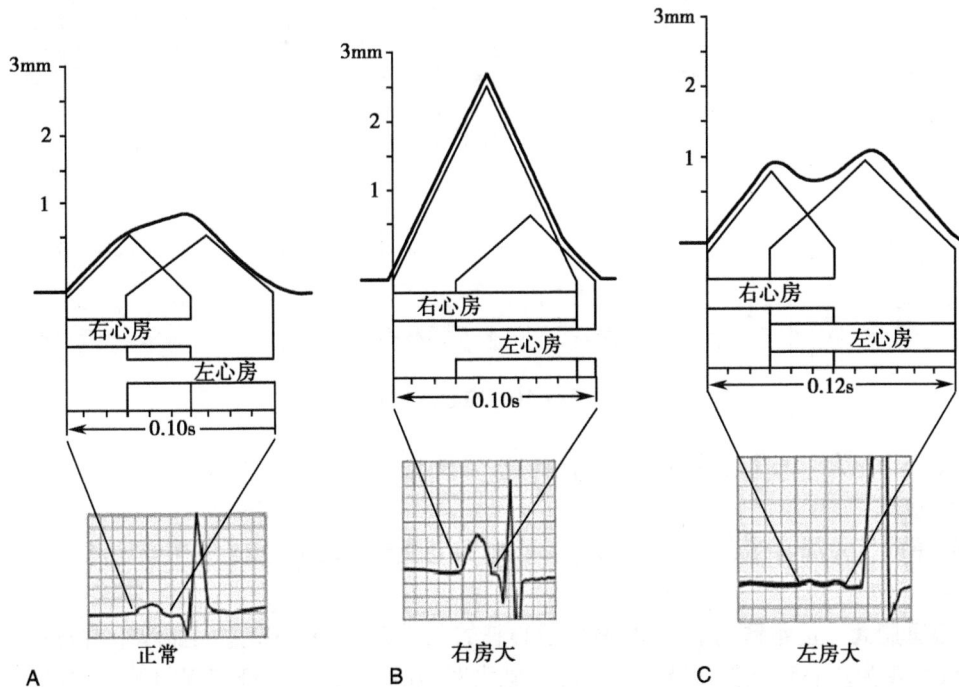

图 9-3-8　心房除极及心房肥大示意图

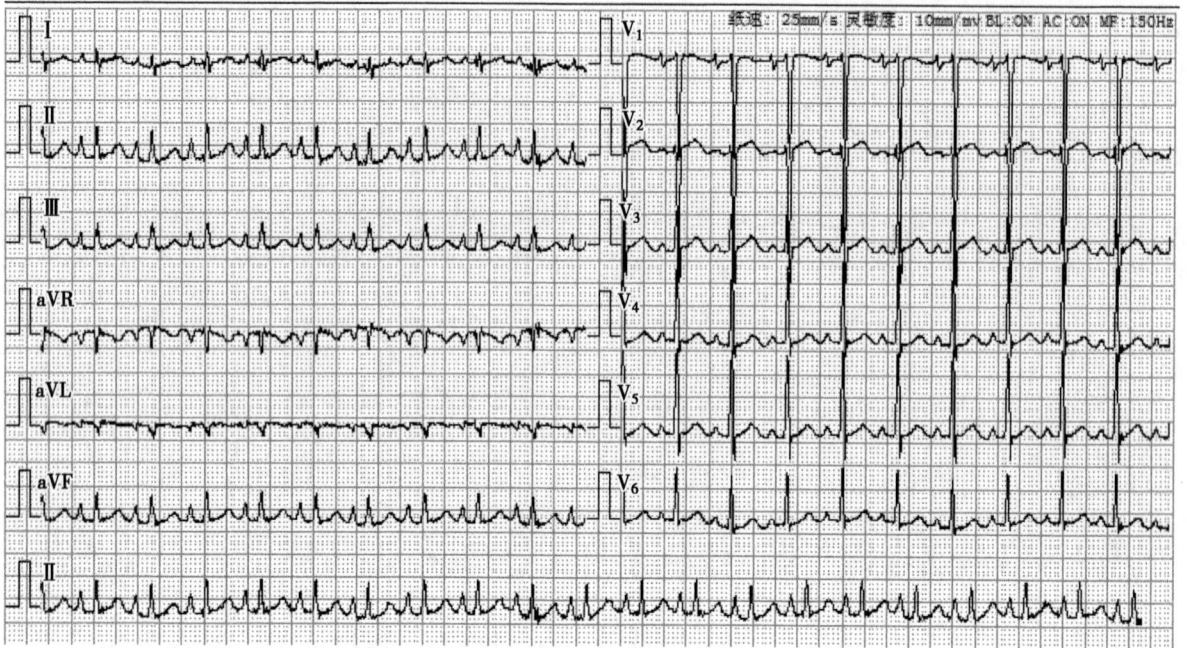

图 9-3-9　右心房肥大

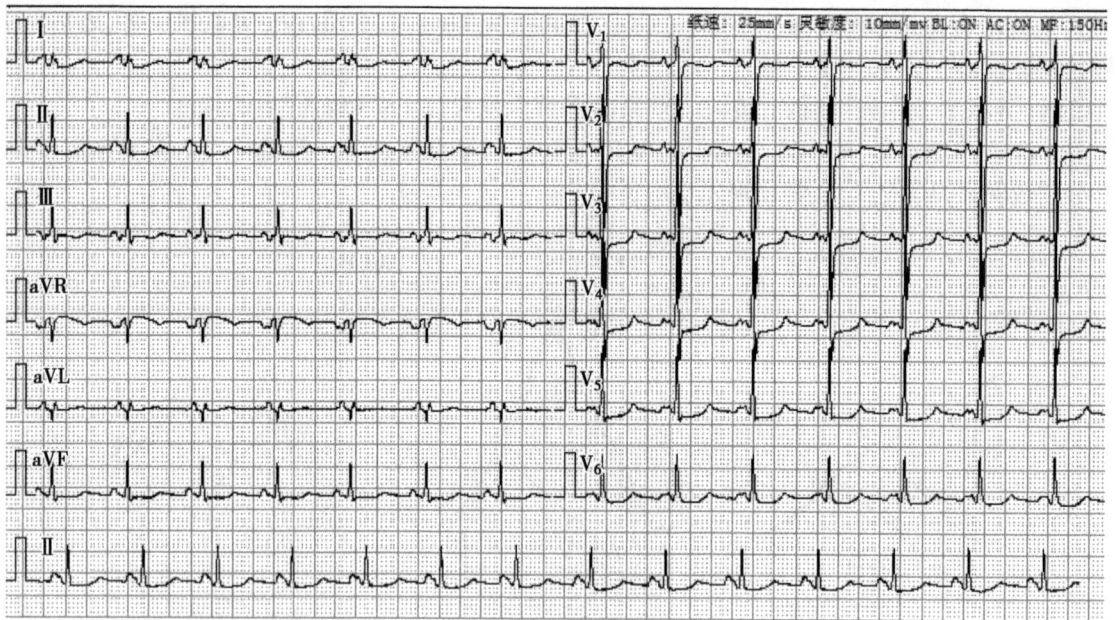

图 9-3-10　左心房肥大

3. 双侧心房肥大　心电图表现为 P 波高而宽,常伴有切迹(图 9-3-11)。

(二) 心室肥大

心室肥厚或扩大都可使心电图发生改变,心电图上主要表现为 QRS 波振幅增高、除极时间延长及形态改变。

1. 左心室肥大　正常情况下,左心室位于心脏的左后方,且左心室壁明显厚于右心室,故心室除极综合向量表现为左心室优势型特征。左心室肥大时,左心室优势特征表现得更为明显。心电图表现如下(图 9-3-12):

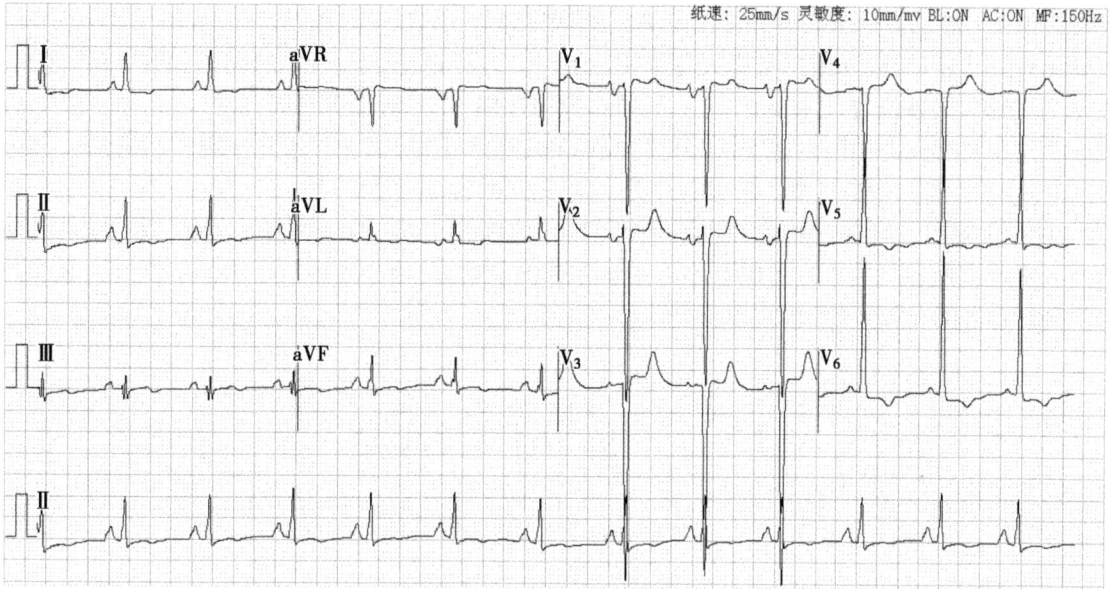

图 9-3-11 双侧心房肥大

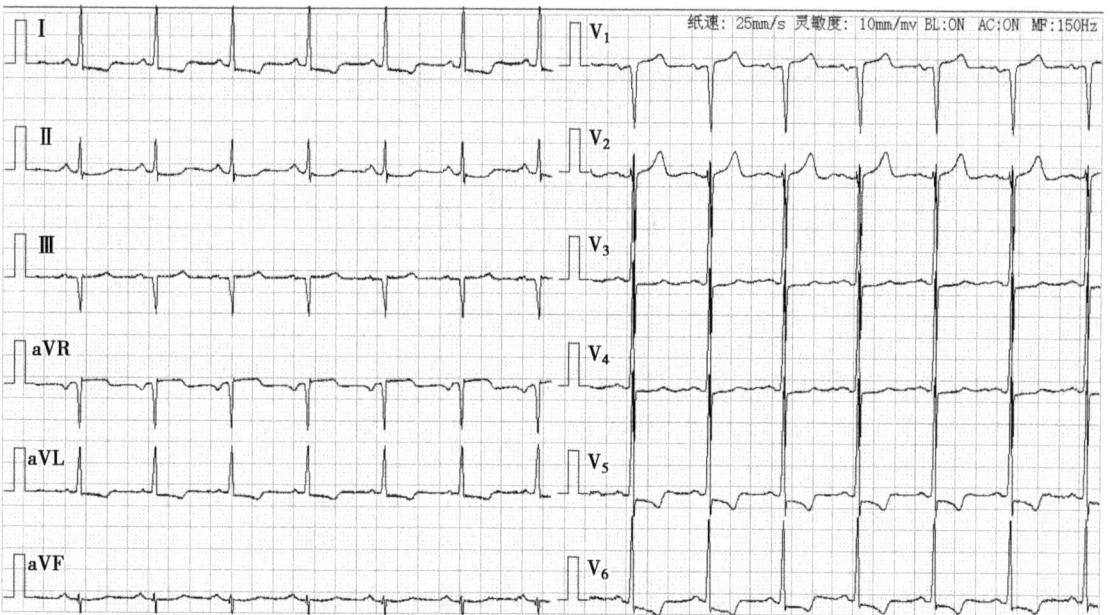

图 9-3-12 左心室肥大伴 ST-T 改变

（1）QRS 波电压增高：①胸导联中，R_{V5} 或 $R_{V6}>2.5mV$，$R_{V5}+S_{V1}>4.0mV$（男性），或 $>3.5mV$（女性）；②肢体导联中，$R_I>1.5mV$，$R_{aVL}>1.2mV$，$R_{aVF}>2.0mV$，或 $R_I+S_{\text{III}}>2.5mV$；③Cornell 标准：$S_{V3}+R_{aVL}>2.8mV$（男性），或 $>2.0mV$（女性）。

（2）额面 QRS 心电轴左偏。

（3）QRS 波时限延长至 0.10~0.11s，但一般仍 $<0.12s$。

（4）继发性 ST-T 改变：以 R 波为主的导联如 V_5 导联，ST 段可呈下斜型压低 $>0.05mV$，T 波低平、双向或倒置；以 S 波为主的导联如 V_1 导联，反可见直立 T 波。当 QRS 波电压增高并伴上述 ST-T 改变时，称为左室肥大伴继发性 ST-T 改变。

在左室高电压的基础上，结合其他阳性指标之一，一般可以诊断左室肥大，符合的条件越多，诊断的可靠性越大。左心室肥大心电图可见于高血压、肥厚型心肌病、主动脉缩窄、二尖瓣关闭不全等。

单纯 QRS 电压增高诊断左室肥大宜慎重,因 QRS 电压还受多种因素的影响,如胸壁厚度、心脏大小、皮下脂肪、电极位置、呼吸动作等。不同年龄和性别,正常值也有不同,应注意判别。单纯 QRS 电压增高与左室肥大的不同点在于:①肢体导联 QRS 电压正常;②无导致左室肥大的病因。③ QRS 电轴正常;④ V_5 导联 VAT 正常。超声心动图左室壁正常,左室腔无扩大。

2. **右心室肥大**　当右心室轻度肥大时,并不能抵消正常左室的心电向量活动。只有当右心室肥大达到一定程度时,左、右心室的综合心电向量才转向右前方,使心电图出现右心室肥大的表现。右心室肥大时心电图表现为(图 9-3-13):

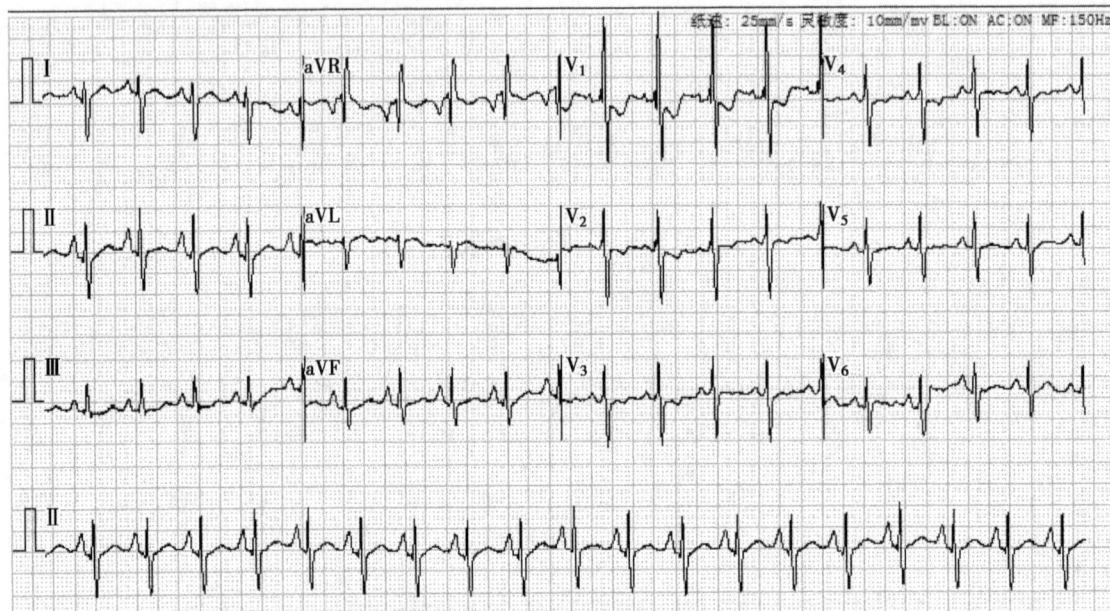

图 9-3-13　右心室肥大伴 ST-T 改变

(1)QRS 波改变:①右胸导联呈高 R 波及左胸导联呈深 S 波,V_1 导联 R/S $\geqslant$ 1,V_5 导联 R/S $\leqslant$ 1,$R_{V1}+S_{V5}>1.05mV$,(重症>1.2mV);② aVR 导联 R/Q 或 R/S $\geqslant$ 1,R 波>0.5mV。

(2)心电轴右偏 $\geqslant$ +90°(重症>+110°)。

(3)继发性 ST-T 改变:右胸导联 V_1、V_2 的 ST 段压低及 T 波倒置,称右室肥大伴继发性 ST-T 改变。

某些右心室肥大的病例,如慢性阻塞性肺心病,主要表现为右室流出道肥大,心电图可表现为:① $V_1 \sim V_6$ 导联均呈 rS 型(R/S<1),即所谓极度顺钟向转位;② I 导联 QRS 波低电压(<0.5mV);③心电轴右偏常 $\geqslant$ +90°;④常伴有 P 波电压增高。此类心电图改变应结合临床资料分析。

诊断右心室肥大定性诊断(依据 V_1 导联 QRS 形态及电轴右偏等)比定量诊断更有价值。一般来说,阳性指标越多,则诊断的可靠性越高。右心室肥厚的心电图可见于肺心病、二尖瓣狭窄、肺动脉瓣狭窄、房间隔缺损、法洛四联症或原发性肺动脉高压等。

3. **双侧心室肥大**　左、右心室均肥大时,心电图可表现为大致正常心电图或单侧心室肥大或双侧心室肥大图(图 9-3-14)。

(1)当双侧心室除极综合心电向量相互抵消时,可表现为大致正常心电图。

(2)当双侧心室除极心电向量差异明显时,可表现出一侧心室肥大的心电图特征(以仅表现左心室肥厚者多见),而另一侧心室肥大的图形常被掩盖。

(3)少数病例可出现双侧心室肥大心电图,既表现右心室肥大的心电图特征(如 V_1 导联以 R 波为主,电轴右偏等),又存在左心室肥大的某些征象(如 V₅ 导联的 R 波振幅增高等)。

双侧心室肥大临床上见于房间隔缺损或动脉导管未闭合并肺动脉高压,瓣膜病等。

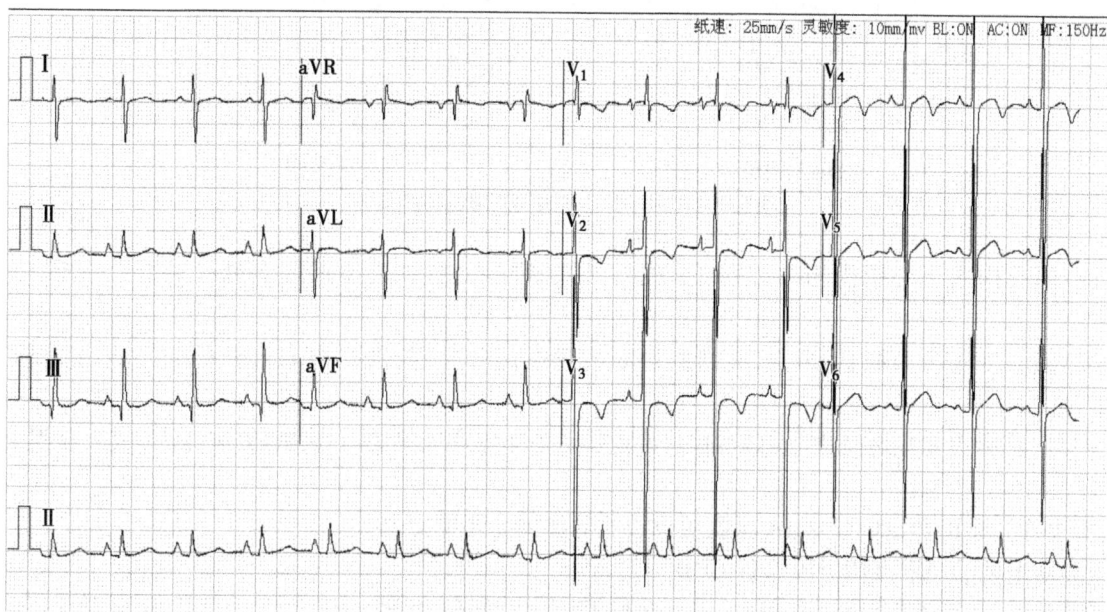

图 9-3-14 双侧心室肥大

四、心肌缺血心电图参考数值

心肌缺血将引起心肌复极异常,心电图上主要表现为 ST-T 异常改变。随着心肌缺血程度和部位不同,在相应的导联上会表现出不同的 ST-T 异常变化。

(一)心肌缺血的心电图类型

1. **缺血型心电图变化** 心肌缺血时,T 向量由缺血的心肌指向正常的心肌

(1)当心内膜下心肌缺血时,T 向量由心内膜指向心外膜,在心外膜面可记录到高耸且对称的 T 波(图 9-3-15A)。例如当下壁心内膜下缺血时,下壁导联 II、III、aVF 可出现高大直立的 T 波。

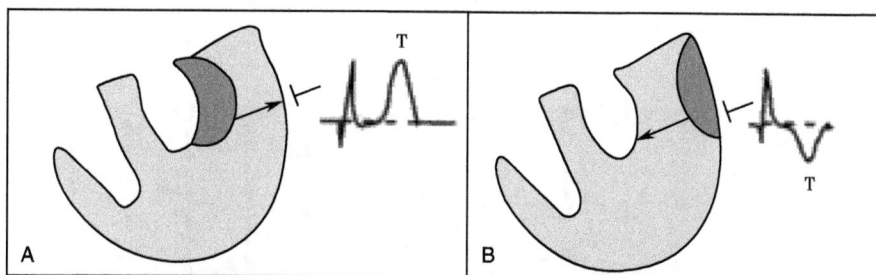

图 9-3-15 心肌缺血与 T 波变化的关系

(2)当心外膜下心肌缺血或透壁心肌缺血时,T 向量由心外膜指向心内膜,此时面向缺血区的导联出现倒置的 T 波(图 9-3-15B)。例如当下壁心外膜下缺血时,下壁导联 II、III、aVF 可出现高大倒置的 T 波。

2. **损伤型心电图改变** 心肌缺血进一步加重时,可出现心肌损伤。心肌损伤时,ST 向量由正常的心肌指向损伤的心肌(图 9-3-16)。

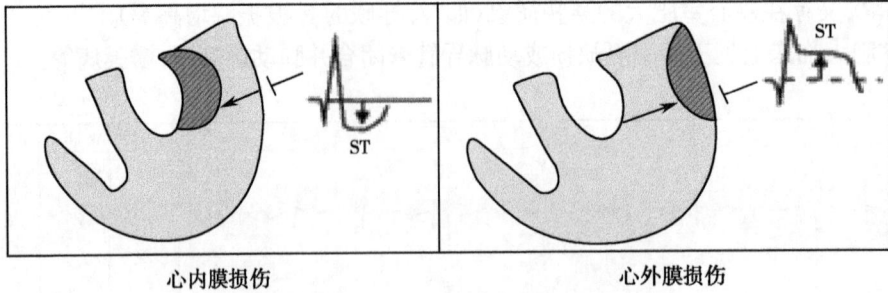

心内膜损伤　　　　　　　　　　　　心外膜损伤

图 9-3-16　心肌损伤与 ST 段偏移的关系

(1) 当心内膜下心肌损伤时,ST 向量由心外膜指向心内膜,此时面向心外膜的导联出现 ST 段下降。

(2) 当心外膜下心肌损伤时,ST 向量由心内膜指向心外膜,此时面向心外膜的导联出现 ST 段上抬。

另外,临床上发生透壁性心肌缺血时,心电图往往表现为心外膜下缺血(T 波深倒)或心外膜下损伤(ST 段抬高)类型。

3. 2012、2013 年 ACCF/AHA 再次明确心肌缺血的心电图定义

(1) 新出现的左束支传导阻滞(LBBB)。

(2) 新发生的 ST 段抬高:① V_2~V_3 导联 ST 段抬高(J 点处)≥0.2mV;②其他导联 ST 段抬高 ≥0.1mV(无左心室肥厚和 LBBB);③ V_{3R}、V_{4R} 导联 ST 段抬高 ≥0.05mV;(男性);④ aVR 导联 ST 段抬高 ≥0.1mV 并伴 2 个连续的对应导联 ST 段压低 ≥0.05mV(图 9-3-17)。

(3) 新发生的 ST 段压低:①两个相邻导联新出现的 ST 段水平型或下垂型压低 ≥0.05mV;② V_1~V_3 导联新出现 ST 段水平型或下垂型压低 ≥0.1mV,伴有 T 波直立。

(4) 新出现的 T 波倒置:①新出现的(一月内)T 波倒置;②在 R 波为主或 R/S>1 的导联新出现的 T 波倒置;③两个相邻导联(以心前导联多见)新出现的 T 波倒置;④伴或不伴 ST 改变的 T 波倒置 ≥0.1mV。

这里特别强调了在 R 波为主或 R/S>1 的两个相邻导联,新出现的 T 波倒置 ≥0.1mV,伴或不伴 ST 改变,都是是急性心肌缺血的重要标准之一,而这点却常常被忽视。

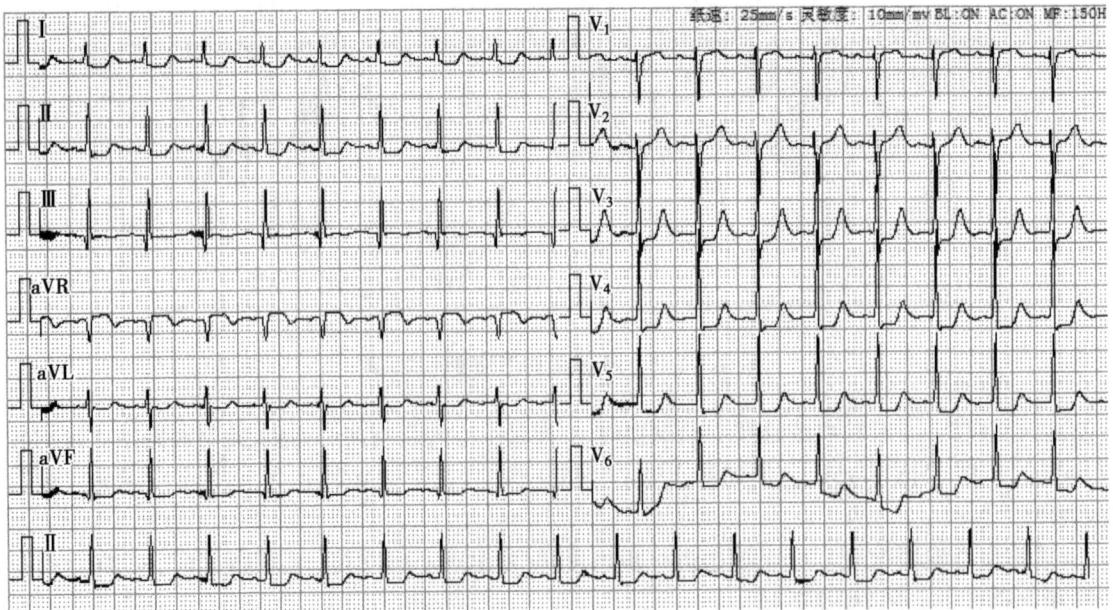

图 9-3-17　aVR 导联 ST 段抬高 ≥0.1mV 并伴 V_3-V_6 导联 ST 段压低 >0.1mV

(二) 临床意义

临床上典型的心绞痛症状发作时,心电图可出现缺血性 ST-T 改变,表现为面向缺血部位的导联 ST 段呈水平型或下斜型下移 ≥ 0.1mV(图9-3-18),T 波低平、双向或倒置。有些冠心病患者心电图可呈持续性 ST-T 改变(ST 段呈水平型或下斜型下移 ≥ 0.05mV 和 / 或 T 波低平、双向或倒置,而仅于心绞痛发作时出现 ST-T 改变加重或呈假性正常化。冠心病患者心电图上出现深尖倒置、双肢对称的 T 波称为"冠状 T"(图9-3-19),反映心外膜下心肌缺血或有透壁性心肌缺血,这种 T 波改变也可见于心肌梗死患者。变异型心绞痛(冠状动脉痉挛为主要因素)时,心电图表现为暂时性 ST 段抬高并伴有高耸的 T 波,对应导联常伴 ST 段下移(图9-3-20)。这是急性严重心肌缺血的表现,若 ST 段持续性抬高,提示可能发生心肌梗死。

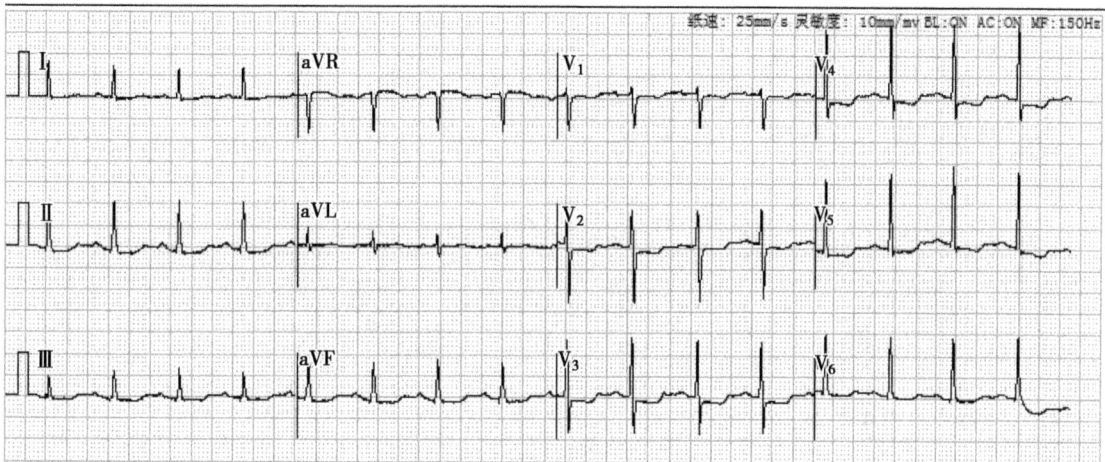

图 9-3-18 心肌缺血(心绞痛)

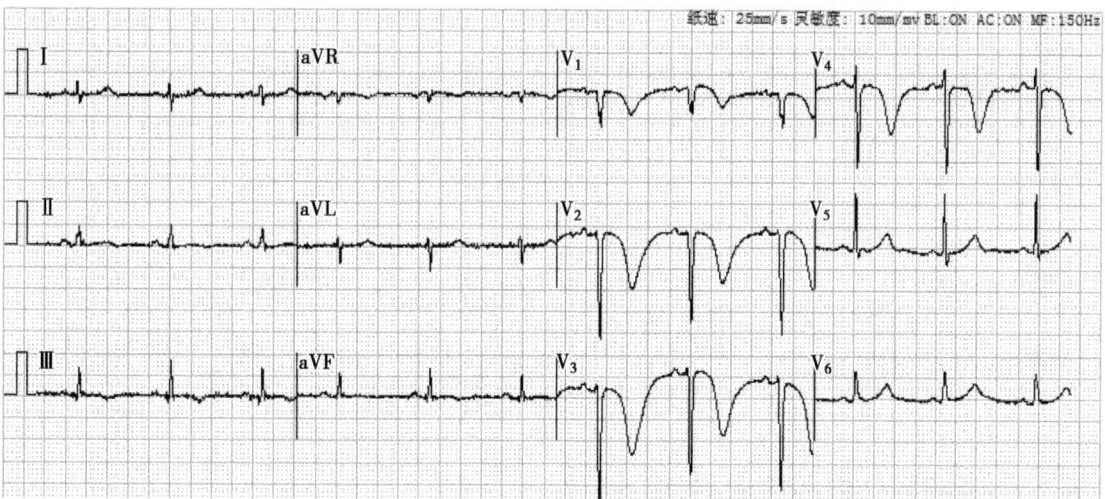

图 9-3-19 冠状 T

(三) 鉴别诊断

心电图上的 ST-T 改变可以是各种原因引起的心肌复极异常的共同表现。因而,当心电图出现 ST-T 改变时,应注意结合临床资料进行诊断与鉴别诊断。

除冠心病外,其他疾病如心肌病、心肌炎、瓣膜病、心包炎、脑血管意外(尤其颅内出血)等均可出现此类 ST-T 改变。电解质紊乱(低钾等)、药物(洋地黄影响)、起搏器植入术后以及自主神经调节障碍也可引起非特异性 ST-T 改变。此外,心室肥厚、束支传导阻滞、预激综合征等可引起继发性 ST-T

改变,应注意鉴别。

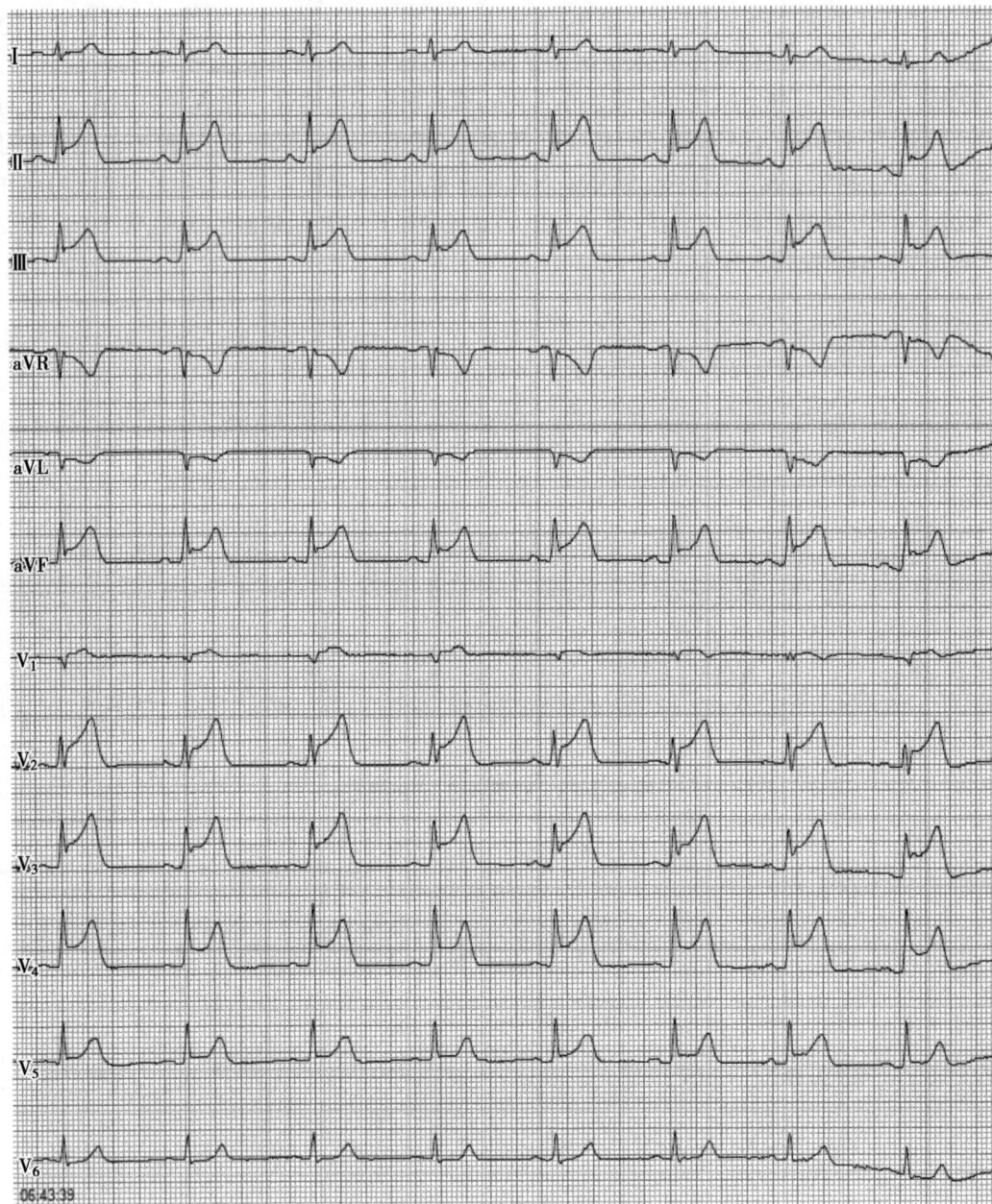

图 9-3-20　心肌缺血(变异型心绞痛)

五、心肌梗死心电图参考数值

心肌梗死是指冠状动脉供血急剧减少或中断而引起相应供血区的心肌细胞发生缺血、损伤和坏死,心电图上可出现一系列特征性的改变并呈动态演变。心肌梗死的心电图改变及其演变规律对确定诊断、指导治疗和判断愈后具有重要的临床意义。

(一) 心肌梗死的心电图改变

1. 坏死型改变　坏死的心肌丧失了除极和复极的能力,不再产生心电向量,但坏死区周围的健康心肌仍在除极,其综合心电向量背离坏死心肌,因此在面向坏死心肌的导联上出现病理性 Q 波(Q 波时间 $\geqslant 0.03\mathrm{s}$,深度 $\geqslant \mathrm{R}/4$)。

2. **损伤型改变**　坏死心肌的周围为损伤心肌。由于损伤心肌产生损伤电流或除极受阻,其心电向量方向是由健康心肌指向损伤心肌,因此在面向损伤心肌的导联上出现 ST 段抬高并形成单向曲线。

3. **缺血性改变**　损伤区周围的心肌呈缺血型改变,其心电向量是由缺血心肌指向健康心肌,因此在面向缺血部位的导联上出现倒置 T 波。

典型急性心肌梗死时,心电图可同时记录到坏死型 Q 波,损伤型 ST 段抬高及缺血型 T 波倒置,即急性心肌梗死的基本图形。

(二)心肌梗死心电图的演变及分期

心肌梗死心电图除了具有特征性改变外,其图形演变也有一定规律。心肌梗死常分为超急性期、急性期、亚急性期和陈旧期图。

1. **超急性期**　冠状动脉闭塞后数分钟到数小时。心电图出现巨大高耸的 T 波,随后 ST 段呈斜型抬高与高耸直立的 T 波相连,此期病理性 Q 波尚未形成。这些表现仅持续数小时,临床上多因持续时间短而不易记录到,若能及时治疗,可避免发展为心肌梗死或使梗死范围缩小。

2. **急性期**　心肌梗死后数小时至数天,是一个演变过程。心电图表现为:ST 段呈弓背向上型抬高,抬高显著者可与 T 波融合形成单向曲线,继而逐渐下降;T 波开始倒置,并逐渐加深;出现坏死型 Q 波。坏死型 Q 波、损伤型 ST 段抬高与缺血型 T 波倒置在此期内可同时并存(图 9-3-21)。

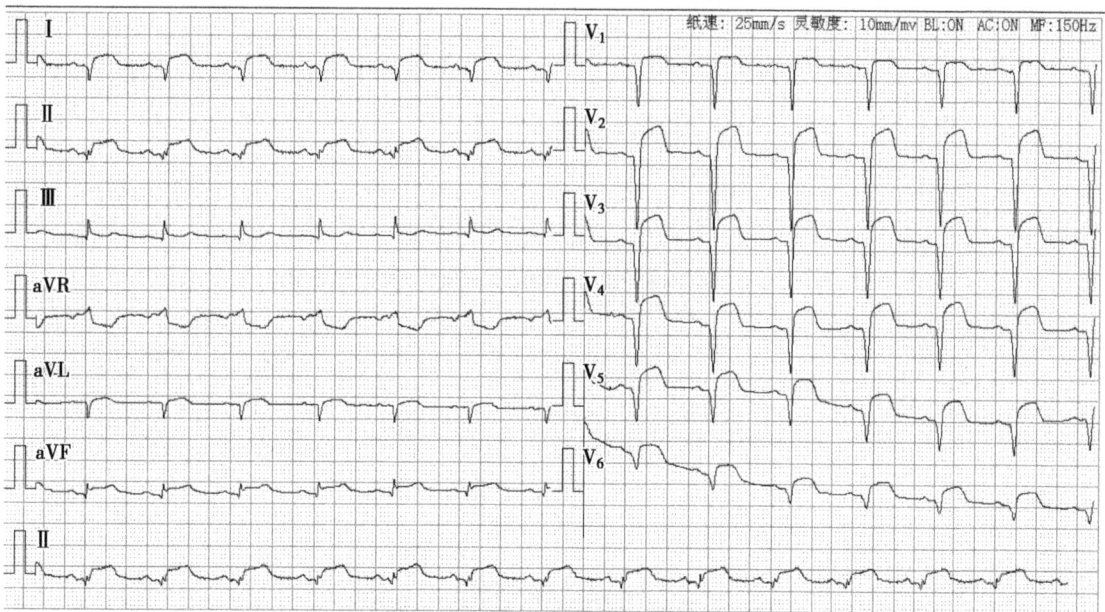

图 9-3-21　急性广泛前壁、下壁心肌梗死

3. **亚急性期**　心肌梗死后数天至数周。坏死型 Q 波持续存在,缺血型 T 波由深尖逐渐变浅(图 9-3-22)。如果 ST 段持续升高 6 个月以上,可能合并室壁瘤。

4. **陈旧期**　心肌梗死后数周至半年或更久,ST 段和 T 波可恢复正常,或 T 波持续倒置、低平,趋于恒定不变,残留下坏死型 Q 波。部分患者在数年后 Q 波明显缩小,甚至消失。

近年来,随着急性心肌梗死后溶栓或介入治疗的开展,心肌梗死的病程显著缩短,心肌梗死的心电图不再出现上述典型演变过程。

(三)心肌梗死的定位诊断

体表心电图不但能确定梗死部位,还能大致判断梗死相关冠脉。临床上可根据心电图探查电极朝向梗死区时记录到的基本图形来判断心肌梗死部位和梗死相关冠脉。①前间壁心肌梗死时,

$V_1 \sim V_3$ 导联出现病理性 Q 波或 QS 波(图 9-3-23);②前壁心肌梗死时,$(V_1) V_3$、$V_4(V_5)$ 导联出现病理性 Q 波;③侧壁心肌梗死时,I、aVL、V_5、V_6 导联出现病理性 Q 波;④广泛前壁心肌梗死时,胸前导联 $V_1 \sim V_5$ 出现病理性 Q 波(图 9-3-24);⑤下壁心肌梗死时,II、III、aVF 导联出现病理性 Q 波(图 9-3-25)。⑥后壁心肌梗死时,$V_7 \sim V_9$ 导联出现病理性 Q 波,与正后壁相对的 V_1、V_2 导联出现 R 波增高、T 波高耸及 ST 段下移(图 9-3-26);⑦右心室心肌梗死时,主要表现为 V_{3R}、V_{4R} 导联 ST 段抬高>0.1mV。孤立的右心室梗死极为少见,常同时合并下壁心肌梗死。在急性心肌梗死早期,坏死型 Q 波尚未形成时,可根据 ST-T 异常的导联来判断心梗的部位和梗死相关冠脉(表 9-3-1)。

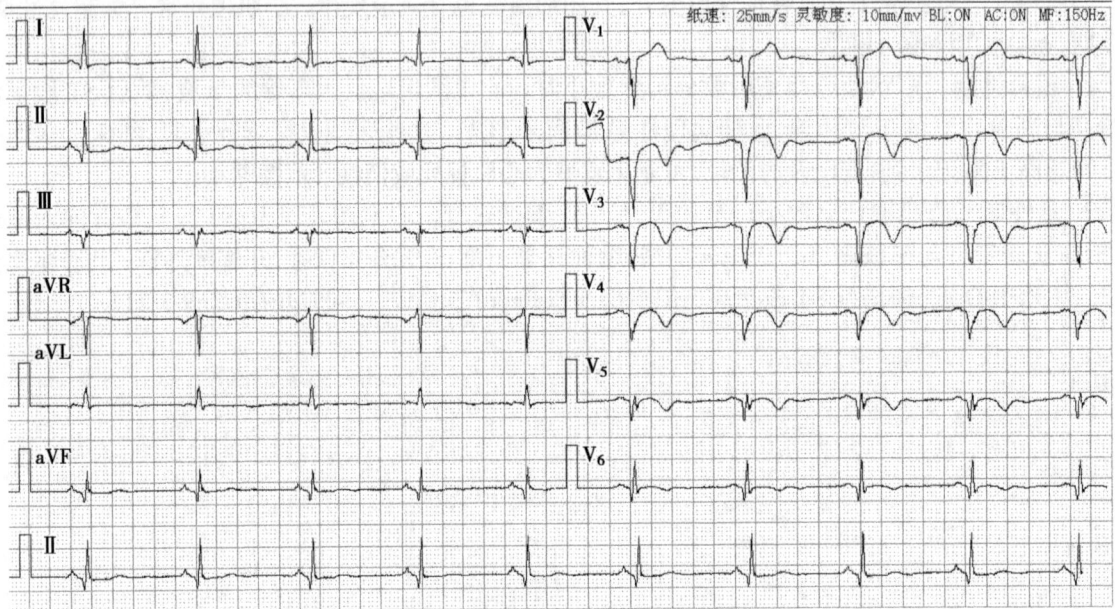

图 9-3-22　亚急性前壁心肌梗死,陈旧性下壁心肌梗死

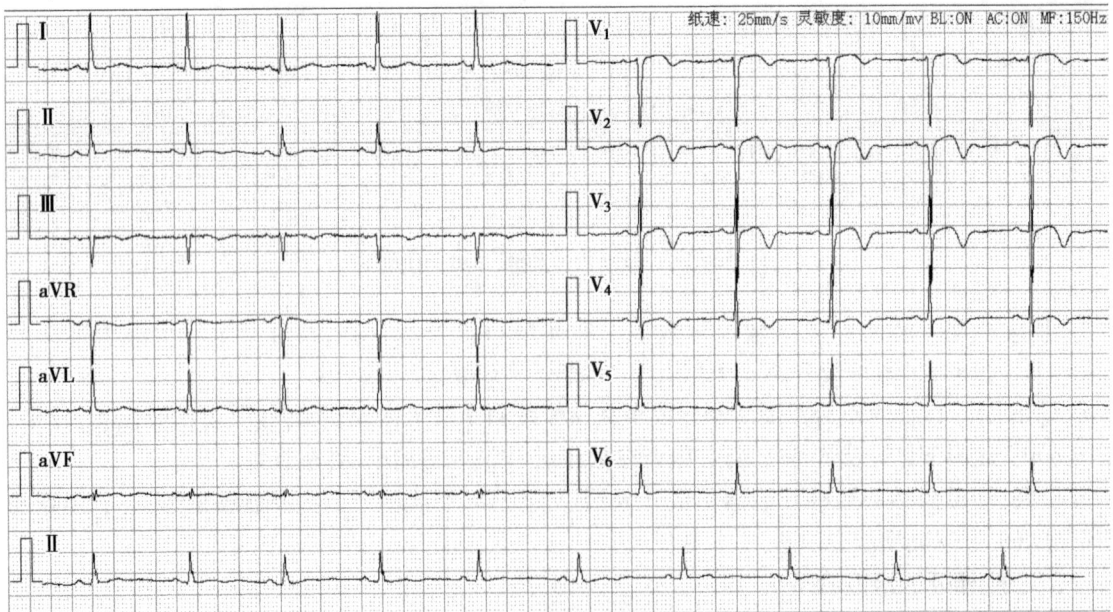

图 9-3-23　亚前间壁心肌梗死

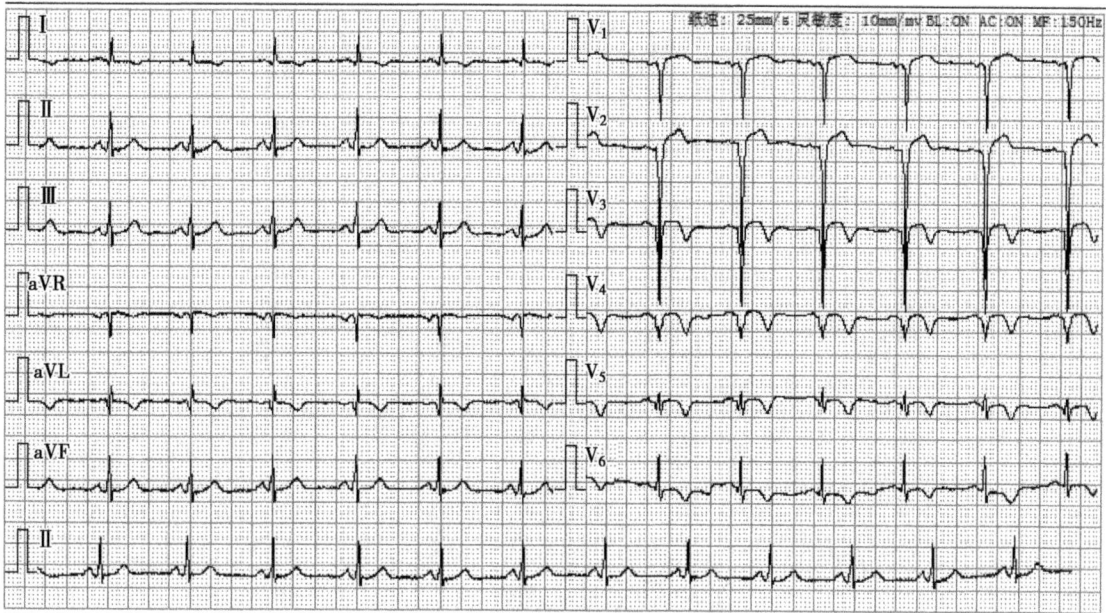

图 9-3-24　急性广泛前壁心肌梗死

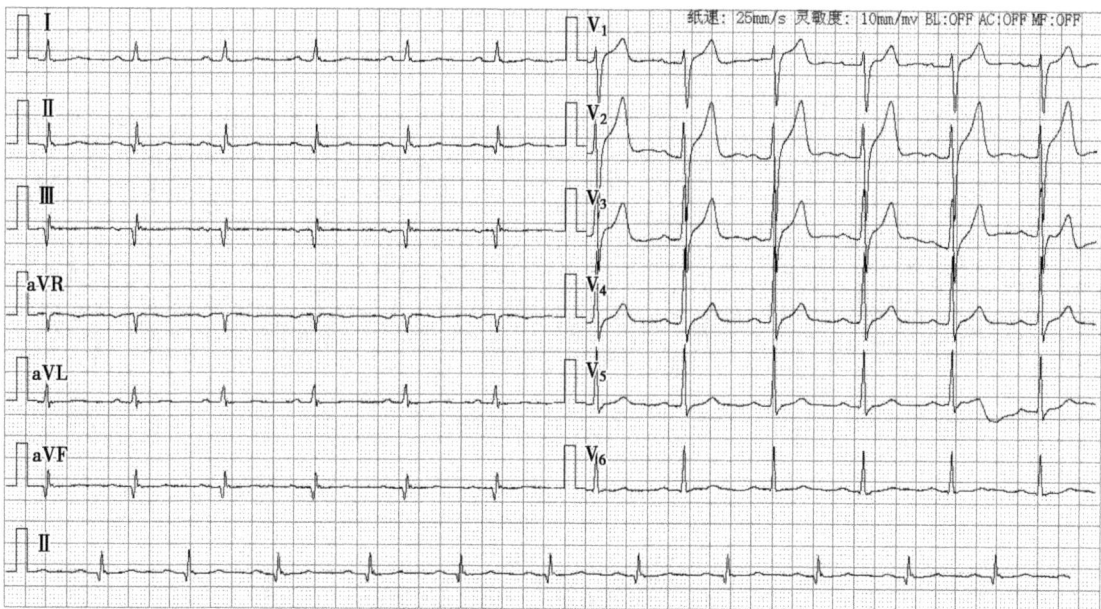

图 9-3-25　陈旧性下壁心肌梗死

　　此外,部分患者会发生心房梗死。心房梗死占心肌梗死总检出率的 7.3%~17%,大多数同时合并心室梗死,单独的心房梗死仅占 1.7%。心电图表现如下(图 9-3-27):

　　(1)PR 段抬高 ≥ 0.05mV 或压低 ≥ 0.1mV,前者较易辨认,且更具诊断特异性。

　　(2)PR 段呈水平型或上斜型形态异常,与 P 波后肢形成明显的交角。心房梗死的心电图异常改变,在伴有房室脱节或房室传导阻滞时较易辨认。

　　(3)P 波有切迹,呈 M 型或 W 型的异常形态。

　　符合上列异常标准愈多,诊断心房梗死的可靠性愈大。

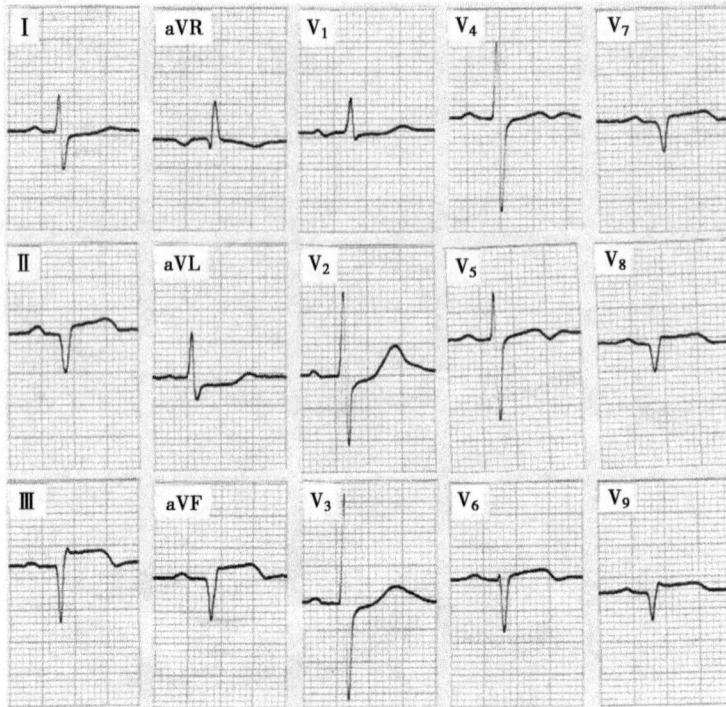

图 9-3-26　急性下壁、后壁心肌梗死

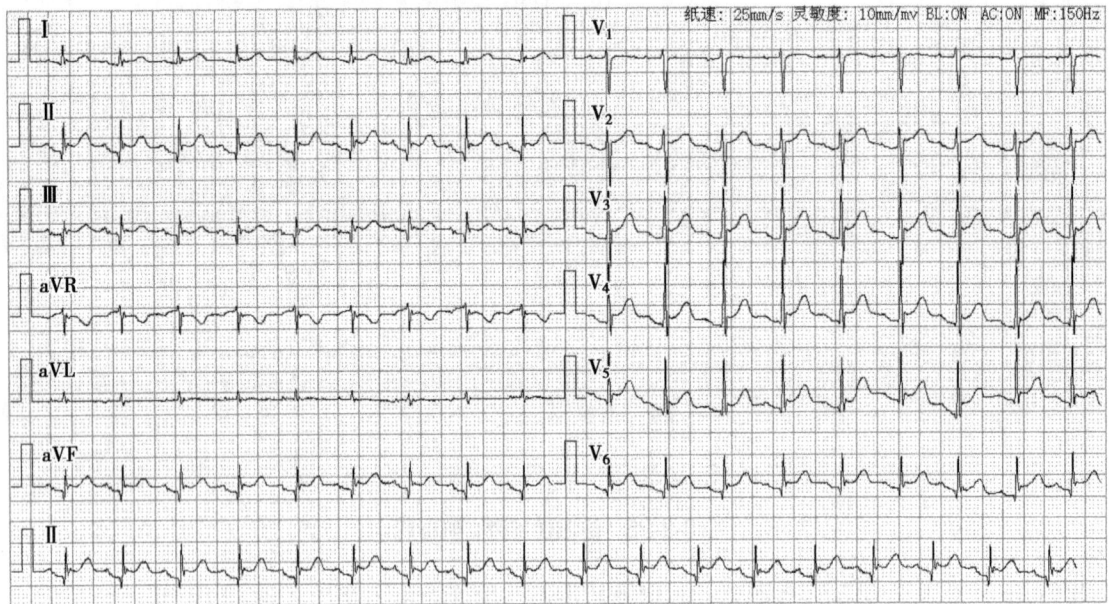

图 9-3-27　心房梗死

表 9-3-1　心肌梗死导联与部位及冠状动脉供血区域的关系

导联	心梗部位	冠状动脉
$V_1 \sim V_3$	前间壁	左前降支
V_3、$V_4(V_5)$	前壁	左前降支
$V_1 \sim V_5$	广泛前壁	左前降支

导联	心梗部位	冠状动脉
I、aVL、V$_5$、V$_6$	侧壁	左前降支的对角支或左回旋支
II、III、aVF	下壁	右冠状动脉或左回旋支
V$_7$~V$_9$	后壁	左回旋支或右冠状动脉
V$_{3R}$~V$_{5R}$	右室	右冠状动脉

（四）心肌梗死的分类和鉴别诊断

1. Q 波心肌梗死和非 Q 波心肌梗死　研究表明，心肌梗死直径>20~30mm 或累及室壁厚度的 50% 以上且在 QRS 波起始 40ms 处时才可形成典型的 Q 波心肌梗死。心肌梗死面积较小、厚度不及 50% 及位于 QRS 波终末 40ms 处（如基底部）时一般不形成 Q 波心肌梗死，心电图只出现 ST 段抬高或压低及 T 波倒置，或只出现 QRS 波型的改变，如顿挫、切迹、R 波丢失等。新近研究发现，非 Q 波心肌梗死还可见于多支冠状动脉病变，多部位、弥漫性心肌梗死可使梗死向量相互作用而抵消，亦不形成典型的 Q 波心肌梗死图形。

2. ST 段抬高心肌梗死和非 ST 段抬高心肌梗死　根据心电图有无 ST 段抬高，目前将急性心肌梗死分为 ST 段抬高（图 9-3-28）和非 ST 段抬高（图 9-3-29）两大类，它们与不稳定型心绞痛一起统称为急性冠脉综合征。以 ST 段改变对急性心肌梗死进行分类对临床治疗具有重要的指导作用。若治疗不及时，ST 段抬高和非 ST 段抬高心肌梗死均可演变为 Q 波型或非 Q 波型心肌梗死。

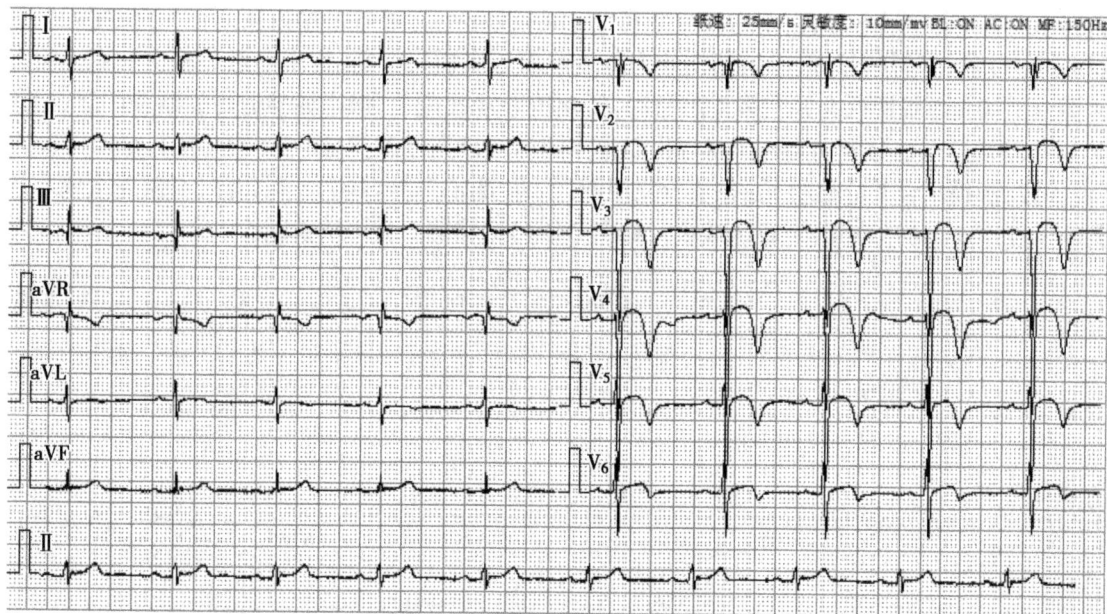

图 9-3-28　ST 段抬高心肌梗死

2007 年 AHA/ACCF/ESC/WHF 提出心肌梗死诊断标准如下：

心脏生化标志物（cTn 最佳）水平升高超过参考值上限 99 百位值，同时至少伴有下述心肌缺血证据之一：

（1）缺血症状；

（2）心电图提示新发缺血性改变；

（3）心电图提示病理性 Q 波形成；

（4）影像学提示新发局部室壁运动异常或存活心肌丢失；

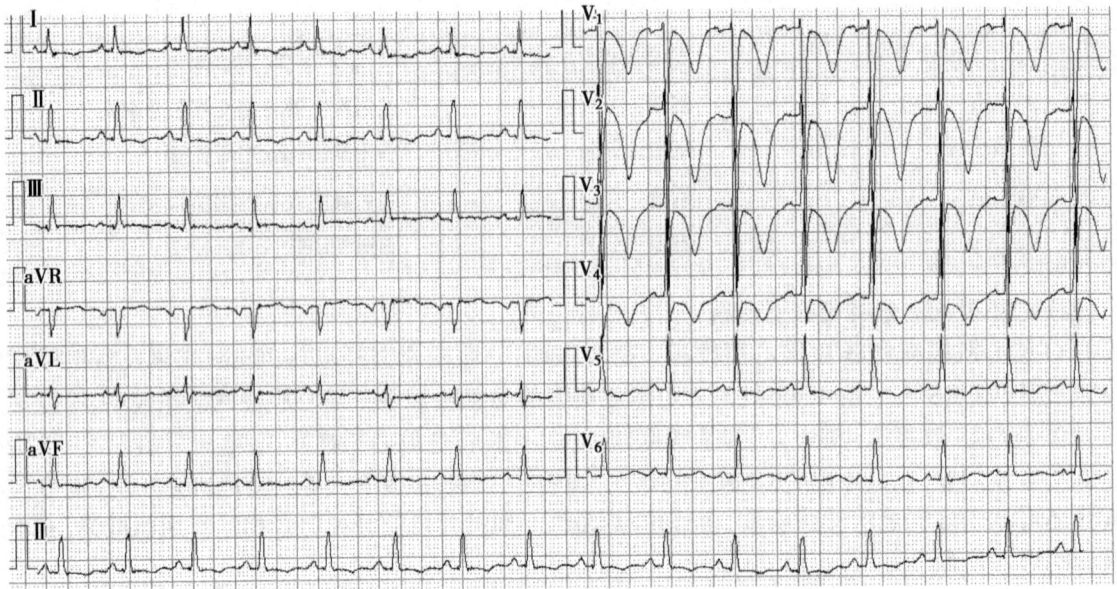

图 9-3-29　非 ST 段抬高心肌梗死(心内膜下心肌梗死)

　　急性心肌梗死诊断模式由原来的 3 选 2 转为 1+1 模式。心肌生化标志物阳性＋其他任 1 条即可诊断为心肌梗死,提高了心肌生化标志物在诊断心肌梗死中的地位。

　　3. 心肌梗死合并其他病变　心肌梗死合并室壁瘤时,可见抬高的 ST 段持续存在达半年以上。心肌梗死合并右束支阻滞时,由于右束支阻滞的 QRS 波起始向量与正常相同,所以心肌梗死时仍可显示病理性 Q 波,不影响诊断,心电图初始向量表现出心肌梗死特征,终末向量表现出右束支阻滞的特点(图 9-3-30);心肌梗死合并左束支阻滞时,梗死波形常被掩盖,按原标准进行诊断较困难,但急性期 ST 段抬高或压低及弓背向上的形状超出左束支阻滞的继发性改变(图 9-3-31),在 I、aVL、V_5、V_6 导联出现 q 波,都提示合并心肌梗死;左前分支阻滞时,II、III、aVF 导联呈 rS 型,有时可掩盖下壁心肌梗死(图 9-3-32),结合心电向量图、临床表现及血清心肌标记物的变化可助诊断。

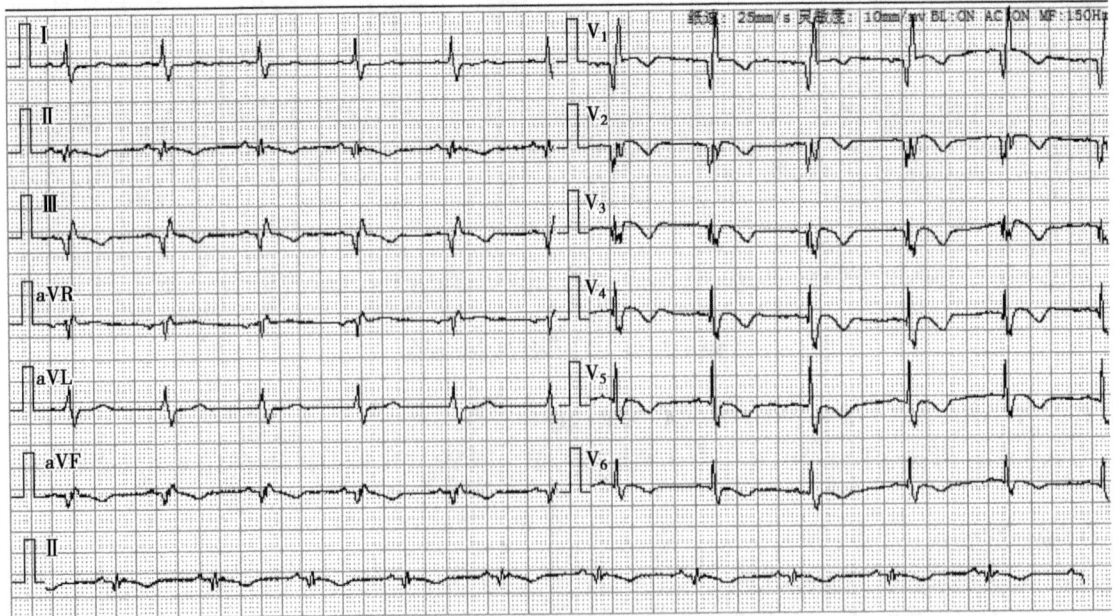

图 9-3-30　右束支阻滞合并心肌梗死

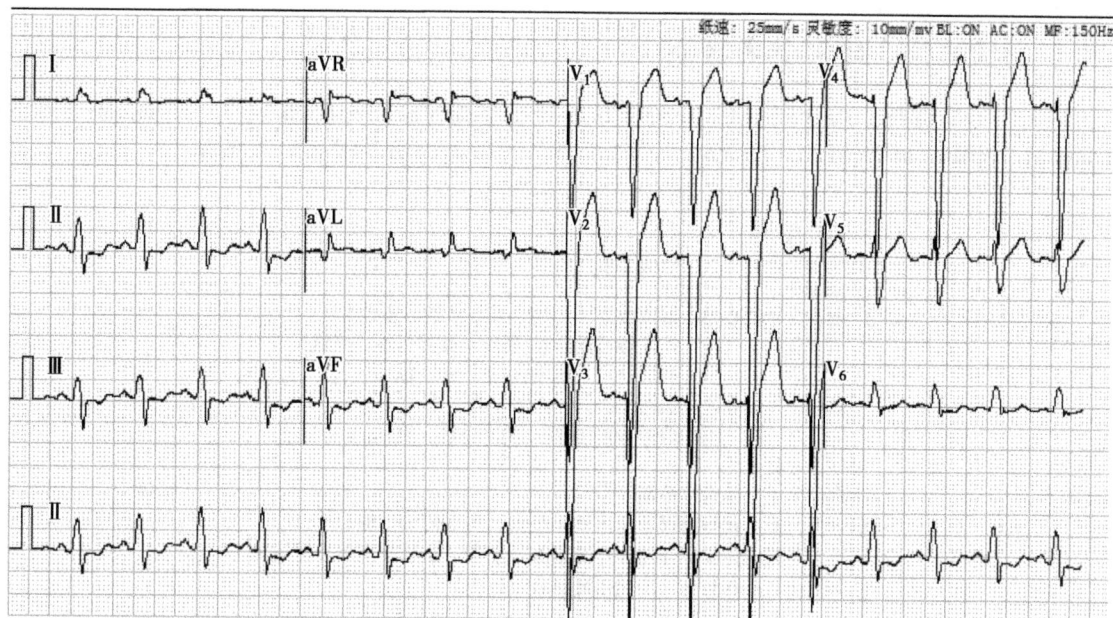

图 9-3-31　左束支阻滞合并心肌梗死

（$V_2 \sim V_4$ 导联 ST 段抬高 >0.5mV，超出左束支阻滞的继发性 ST-T 改变）

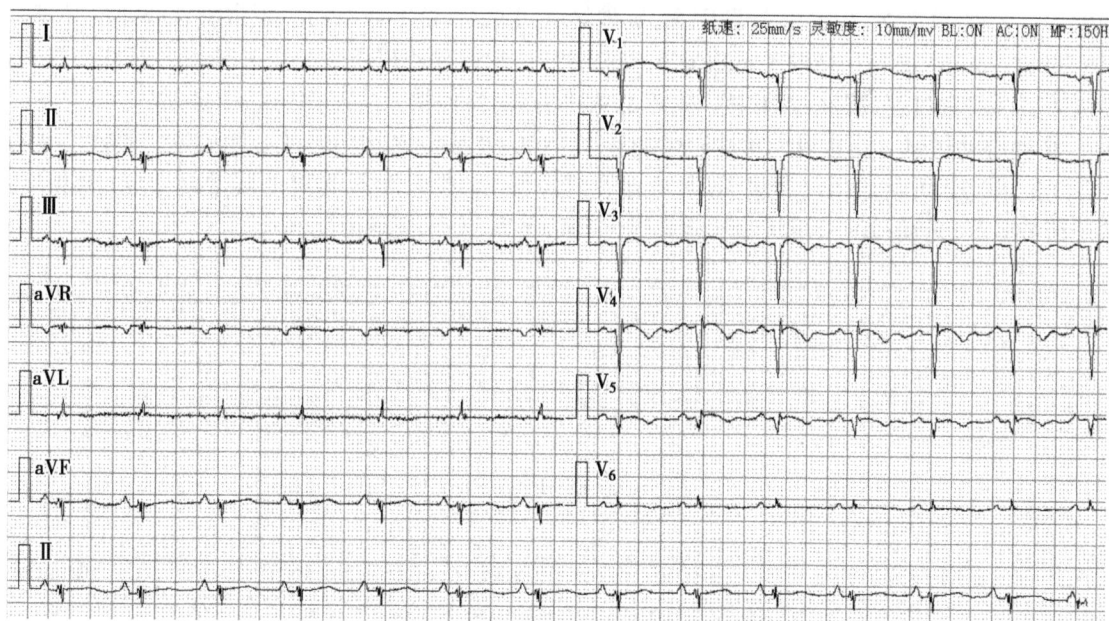

图 9-3-32　左前分支阻滞合并下壁 + 前壁心肌梗死

4. 心肌梗死的鉴别诊断　除了急性心肌梗死外，ST 段抬高还见于变异型心绞痛、室壁瘤、急性心包炎、早期复极等，根据病史、是否伴有病理性 Q 波及典型 ST-T 演变过程可以鉴别。此外，束支传导阻滞、预激综合征、心肌病、急性心肌炎、心室肥厚、急性肺动脉栓塞、生理性或位置性因素（电极位置或气胸）等也可出现异常 Q 波，但后者一般无典型 ST-T 动态改变，结合病史和临床资料一般不难鉴别。只有异常 Q 波、ST 段抬高及 T 波倒置三者同时出现，并呈动态变化才是急性心肌梗死的特征性心电图。

六、心律失常心电图参考数值

正常人的心脏起搏点位于窦房结,并按正常传导系统顺序激动心房和心室。如果心脏激动的起源点异常或/和传导异常,称为心律失常。心律失常的心电图分类如图 9-3-33 所示。

冲动形成异常
窦性心律失常　窦性心动过速、过缓、心律不齐、停搏
异位心律
1. 主动性异位心律:期前收缩(房性、交界区性、室性)
　　　　　　　　　　阵发性心动过速(房性、交界区性、室性)
　　　　　　　　　　心房扑动、颤动;心室扑动、颤动
2. 被动性异位心律:逸搏(房性、交界区性、室性),
　　　　　　　　　　逸搏心律(房性、交界区性、室性)

冲动传导异常
生理性　干扰及房室分离
病理性　窦房传导阻滞、房内传导阻滞、房室传导阻滞、
　　　　室内传导阻滞(左、右束支及左前、左后分支传导阻滞)

房室间传导途径异常　　预激综合征

图 9-3-33　心律失常的心电图分类

(一)窦性心律失常

凡激动起源于窦房结的心律,称为窦性心律。窦性心律的心电图特点为 P 波规律出现,P 波在 Ⅰ、Ⅱ、aVF、V_4~V_6 导联直立,在 aVR 导联倒置,其他导联可直立、低平或双向。正常窦性心律的频率一般为 60~100 次/min。由窦房结冲动形成异常或窦房结冲动传导障碍所致心律失常称为窦性心律失常,主要包括窦性心动过速、窦性心动过缓、窦性心律不齐、窦性停搏及病态窦房结综合征。

1. 窦性心动过速　正常成人窦性心律的频率>100 次/min 时称为窦性心动过速。窦性心动过速时,PR 间期和 QT 间期都相应缩短,有时可伴有继发性 ST 段轻度压低和 T 波振幅偏低(图 9-3-34)。常见于精神紧张、运动、发热、甲状腺功能亢进、失血、贫血、心肌炎等情况。

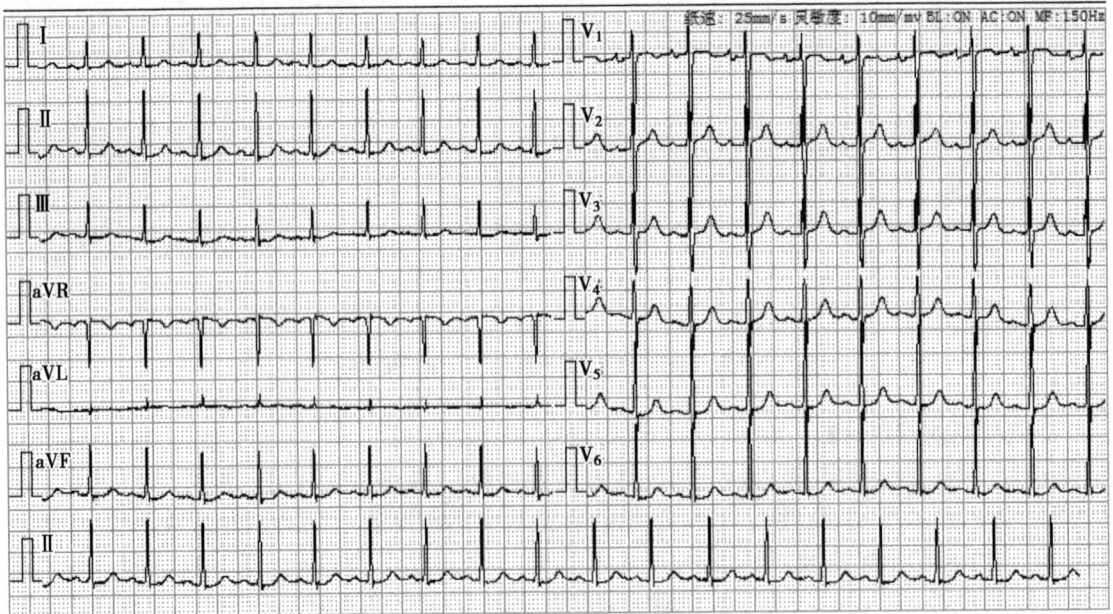

图 9-3-34　窦性心动过速

2. 窦性心动过缓　窦性心律的频率<60 次/min 时称为窦性心动过缓(图 9-3-35)。老年人和运动员心率相对较慢,颅内压增高、甲状腺功能低下或使用 β 受体阻断剂等都可出现窦性心动过缓。

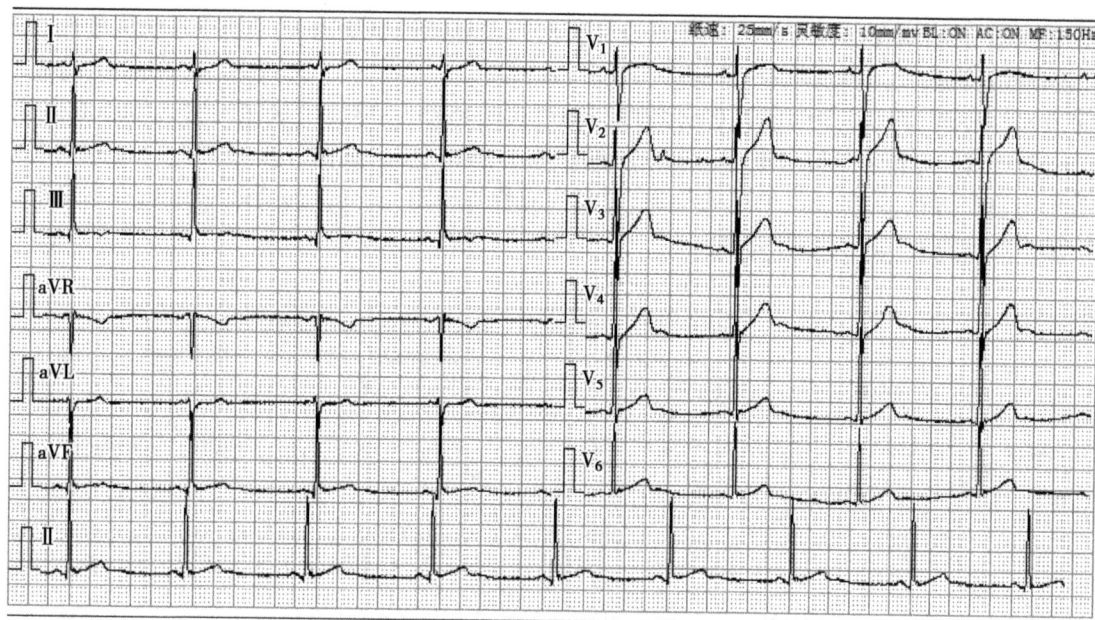

图 9-3-35 窦性心动过缓

3. 窦性心律不齐 窦性心律的起源未变,但节律不规则,在同一导联中 PP 间期相差>0.12s 时,称为窦性心律不齐(图 9-3-36)。窦性心律不齐常与窦性心动过缓同时并存。窦性心律不齐常与呼吸周期有关,称为呼吸性窦性心律不齐,多见于青少年或自主神经功能不稳定者,一般无临床意义。另一些少见的窦性心律不齐与呼吸无关,如室相性窦性心律不齐以及窦房结内游走心律不齐等。

4. 窦性停搏 亦称窦性静止。在规则的窦性心律中,一段时间内窦房结停止发放冲动,心电图上表现为规则的 PP 间距中突然脱落一个 P-QRS 波,形成长 PP 间距,且长 PP 间距不是正常 PP 间距的整数倍(图 9-3-37)。窦性停搏后常出现逸搏或逸搏心律,多见于迷走神经张力增高或窦房结病变等。

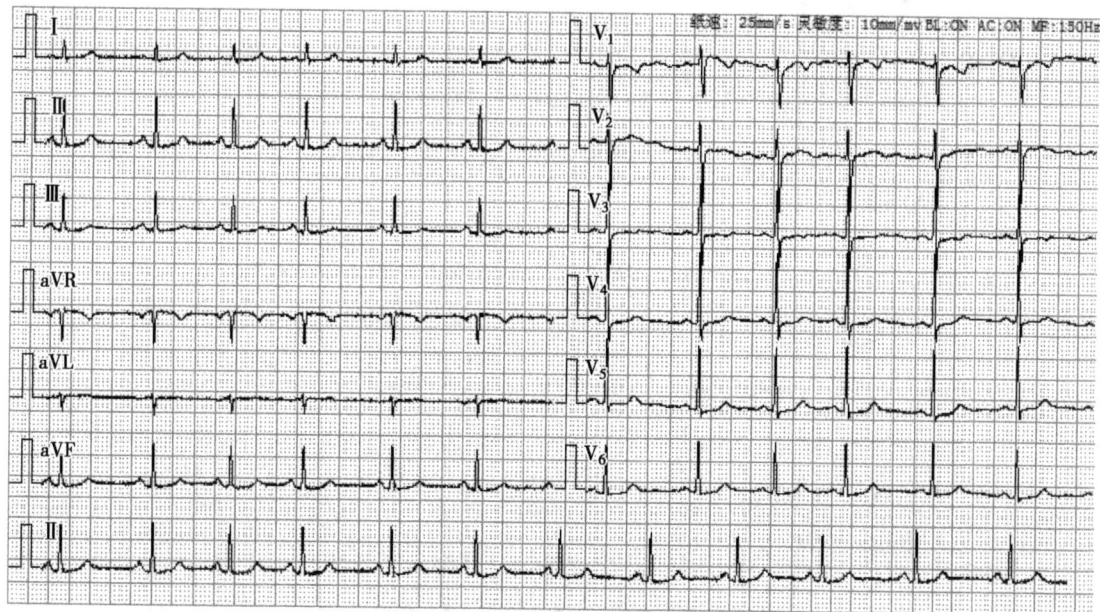

图 9-3-36 窦性心律不齐

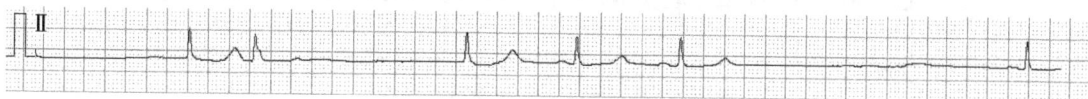

图 9-3-37 窦性停搏

5. 病态窦房结综合征　当心脏病变累及到窦房结及其周围组织时可产生一系列缓慢性心律失常,心电图可表现为:①药物难以纠正的持续性窦性心动过缓,心率<50 次 /min(图 9-3-38);②窦房传导阻滞或窦性停搏(图 9-3-39);③在显著窦性心动过缓的基础上,常出现快速性室上性心律失常(房速、房扑、房颤等),两者常交替出现,而心动过缓是产生本症的基础,故称为慢 - 快综合征;④若病变同时累及到房室交界区,可伴有房室传导阻滞,或发生窦性停搏时,交界性逸搏间期>2s,提示窦房结与房室结结构均有病变,此称为双结病变。

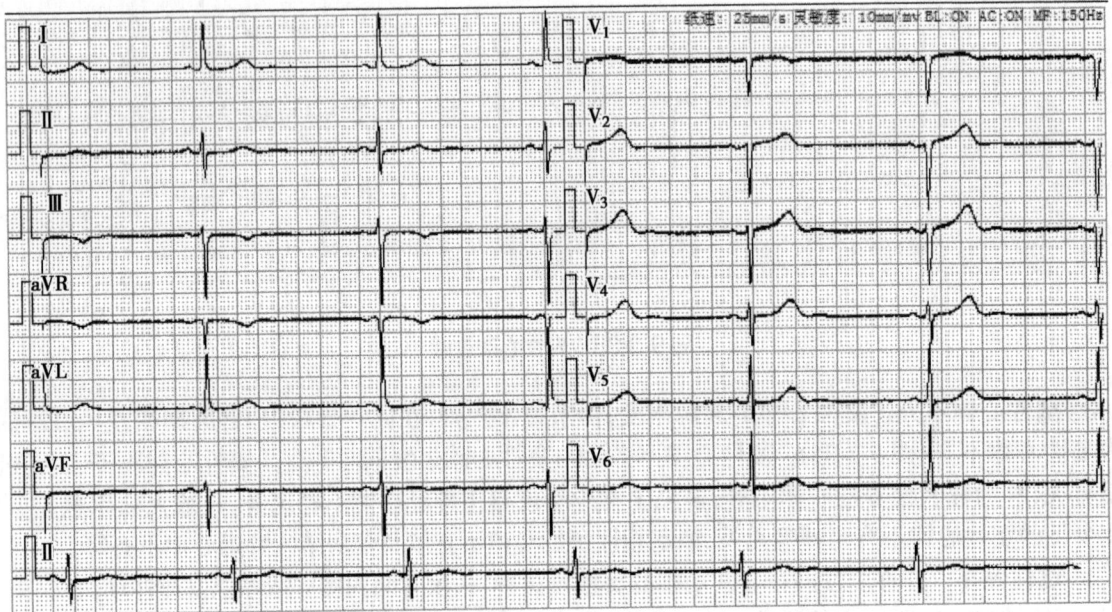

图 9-3-38　显著窦性心动过缓,心率约 35 次 /min

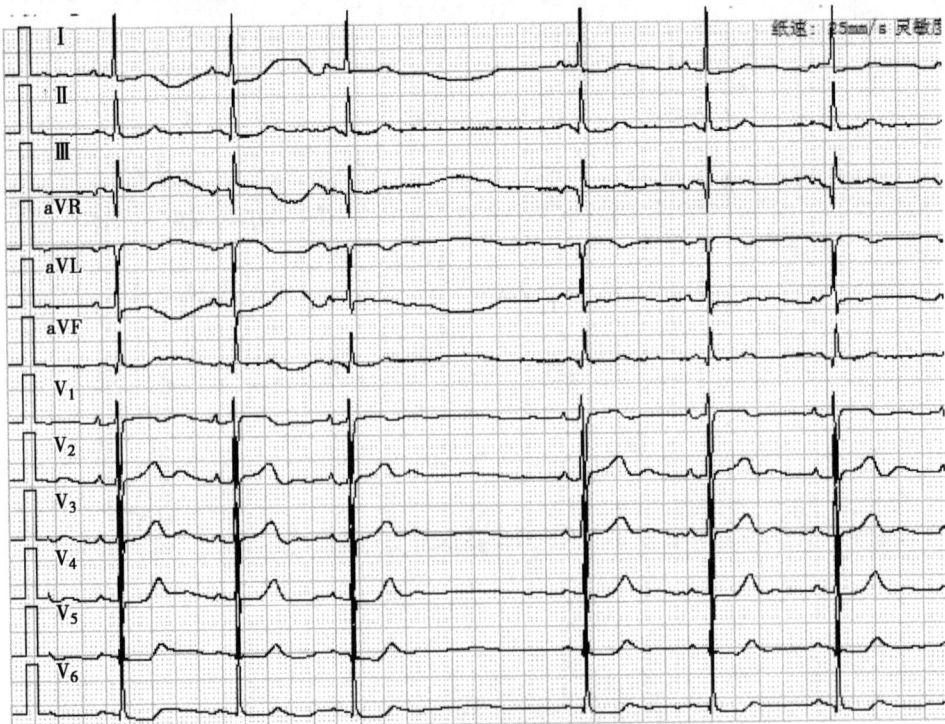

图 9-3-39　二度 II 型窦房传导阻滞

(二) 异位心律

1. 逸搏与逸搏心律　逸搏与逸搏心律是一种较基本心律延迟出现的被动性异位心搏。当上位节律点发生病变或受到抑制而出现停搏或心率明显减慢时 (如病态窦房结综合征),或者因传导障碍而不能下传时 (如三度房室传导阻滞),或者其他原因造成较长间歇时 (如早搏后长代偿间歇),其低位起搏点就会发出一个或一连串的冲动,激动心室。若偶尔只出现 1~2 个延迟的异位搏动称为逸搏;若连续出现 3 次或 3 次以上则形成逸搏心律。逸搏按发生的部位不同可分为房性逸搏、房室交界性逸搏和室性逸搏三种,其中以房室交界性逸搏最多见,房性逸搏最少见。

(1) 房性逸搏与房性逸搏心律:心电图表现为:①在一个长间歇之后,出现一个与窦性 P 波形态不同的 P′ 波,P′ 波可以直立、双相或倒置;②P′R 间期>0.12s;③QRS 波与窦性下传者相同;④逸搏的 P′ 波可与基本心律的 P 波形成房性融合波。若连续出现 3 次或 3 次以上的房性逸搏,则形成房性逸搏心律,其频率多为 50~60 次 /min。

右房上部逸搏心律产生的 P 波与窦性心律 P 波相似;起搏点位于右房后下部冠状窦附近者,表现为 I 及 aVR 导联 P 波直立,aVF 导联 P 波倒置,P′R 间期>0.12s,有人称为冠状窦心律 (图 9-3-40)。节律点在左房者,称左房心律:来自左房后壁者,I、V_6 导联 P 波倒置,V_1 导联 P 波直立;来自左房前壁者,V_3~V_6 导联 P 波倒置,V_1 导联 P 波浅倒或双向。如果 P 波形态、PR 间期甚至心动周期有周期性变异时,称游走心律 (图 9-3-41)。游走的范围可达方式交界区而出现倒置的逆行 P 波。

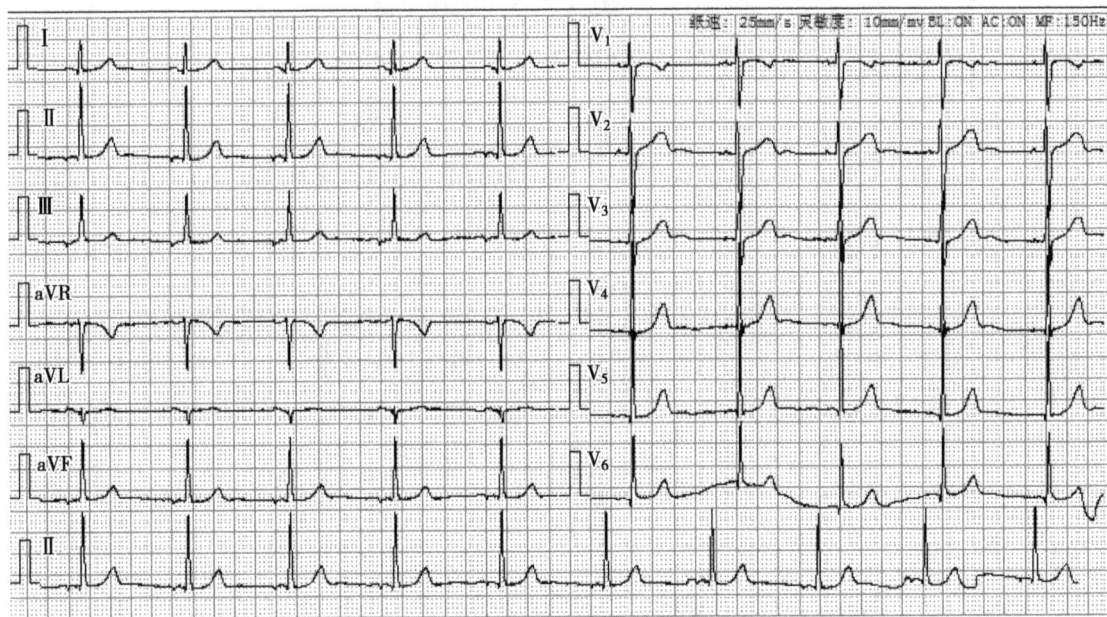

图 9-3-40　房性逸搏心律 (冠状窦心律)

(2) 交界性逸搏与交界性逸搏心律:心电图表现为:①在一个较窦性周期为长的心室间歇之后出现一个 QRS 波,其形态与正常窦性 QRS 波相同或有轻度差别,后者见于交界性逸搏伴室内差异性传导;②逸搏周期较恒定,多为 1.2s~1.5s;③逆行 P′ 波可出现在 QRS 波之前 (P′R 间期<0.12s)、之中 (P′ 与 QRS 波重叠)或之后 (RP′<0.20s);④交界处的激动逆传至心房,与窦性激动相遇时,各自控制心房的一部分,可产生房性融合波,其形态介于 P′ 波与窦性 P 波之间。如果连续出现 3 次或 3 次以上的交界性逸搏,则形成交界性逸搏心律,其频率多为 40~60 次 /min (图 9-3-42)。

(3) 室性逸搏与室性逸搏心律:心电图表现为:①在一较长的心室间歇之后,出现一个宽大畸形的 QRS 波,时间 ≥0.12s;②QRS 波前无相关的窦性 P 波;③室性逸搏与下传的窦性激动可形成室性融合波,有时可出现室性逸搏 - 夺获二联律。如果连续出现 3 次或 3 次以上的室性逸搏,则形成室性逸搏心律,其频率多为 20~40 次 /min(图 9-3-43)。

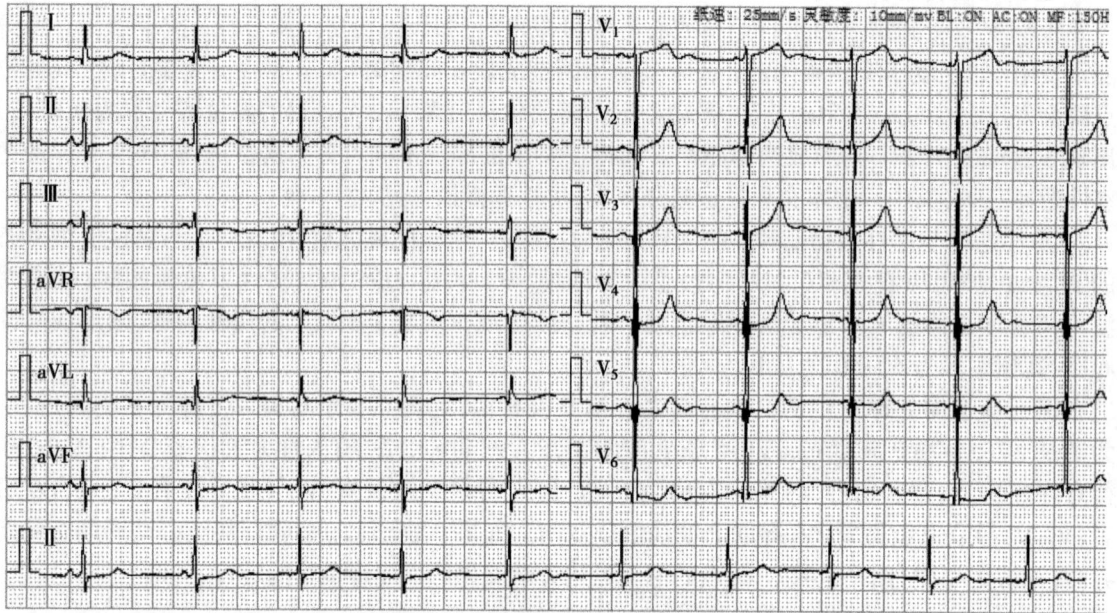

图 9-3-41　窦房结 - 心房内游走心律

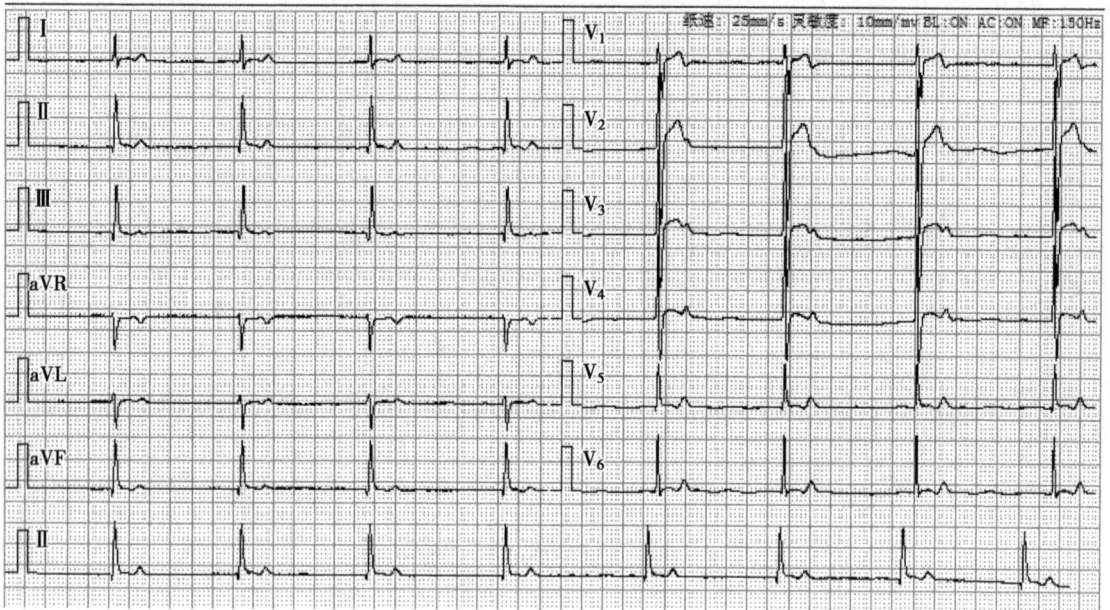

图 9-3-42　交界性逸搏心律

2. 干扰与脱节以及加速性自主心律

(1)干扰与脱节:正常的心肌细胞在一次兴奋后有较长的不应期,此时对接踵而来的激动不再产生反应或反应延迟,这种现象称为干扰。干扰是一种生理现象,可发生于窦房交界区、心房、房室交界区及心室各个不同平面。房性期前收缩的代偿间歇不完全、房性融合波、室性融合波、室内差异性传导等均属干扰现象。干扰最常发生于房室交界区。心脏中任何两个起搏点并行地发出激动,产生一系列的房室干扰,称为干扰性房室脱节。表现形式有持续性与间歇性、完全性和不完全性。其心电图表现为:①P 与 QRS 无固定关系,心房由窦性心律控制,心室由交界区或心室异位心律控制,心室

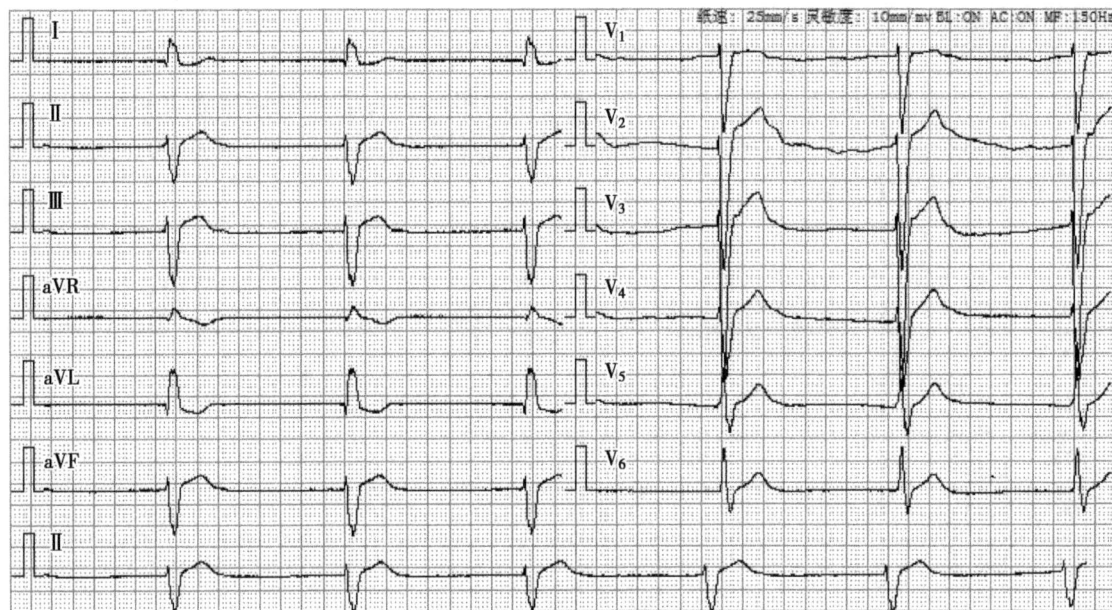

图 9-3-43　室性逸搏心律

率＞心房率;② PR 间期不固定且<0.12s。如果偶有窦房结的激动能通过心房到达交界区并能传至心室时,就会夺获心室,形成不完全性干扰性房室脱节(图 9-3-44);若心房与心室保持一段时期的完全分离,则形成完全性干扰性房室脱节。干扰性房室脱节常见于迷走神经张力增高的正常人,多为一过性,预后良好;但也可见于下壁心肌梗死、风湿性心肌炎、洋地黄中毒等情况,其预后取决于原发疾病。完全性干扰性房室脱节与完全性房室传导阻滞均有房室分离,主要鉴别点如下:完全性干扰性房室脱节患者心室率较快,心室率 ≥ 心房率;完全性房室传导阻滞患者心室率缓慢,心室率＜心房率。

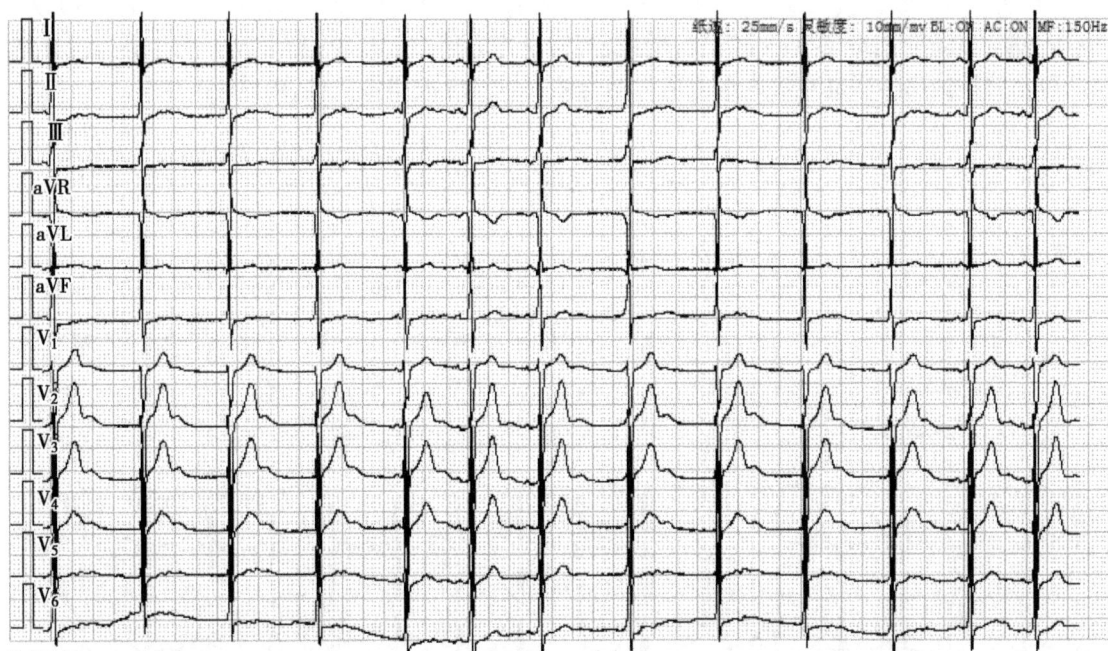

图 9-3-44　窦性心律不齐 + 加速性交界性自主心律,不完全性干扰性房室脱节

(2)加速性自主心律:又称为非阵发性心动过速,其频率比逸搏心律快,比阵发性心动过速慢,可发生在心房、房室交界区或心室,发作时多有渐起渐止的特点,多发生于器质性心脏病,为异位起搏点

自律性增高引起。

1）加速性房性自主心律：又称非阵发性房性心动过速。心电图表现为（图9-3-45）：①连续出现3次以上的P'-QRS-T波，P'波形态与窦性P波不同；②P'R间期>0.12s；③P'波频率为70~140次/min，节律整齐；④QRS波呈室上性；⑤有时与窦性心律并存，此时房性心律与窦性心律间歇出现（可见房性融合波）形成窦-房竞争现象。

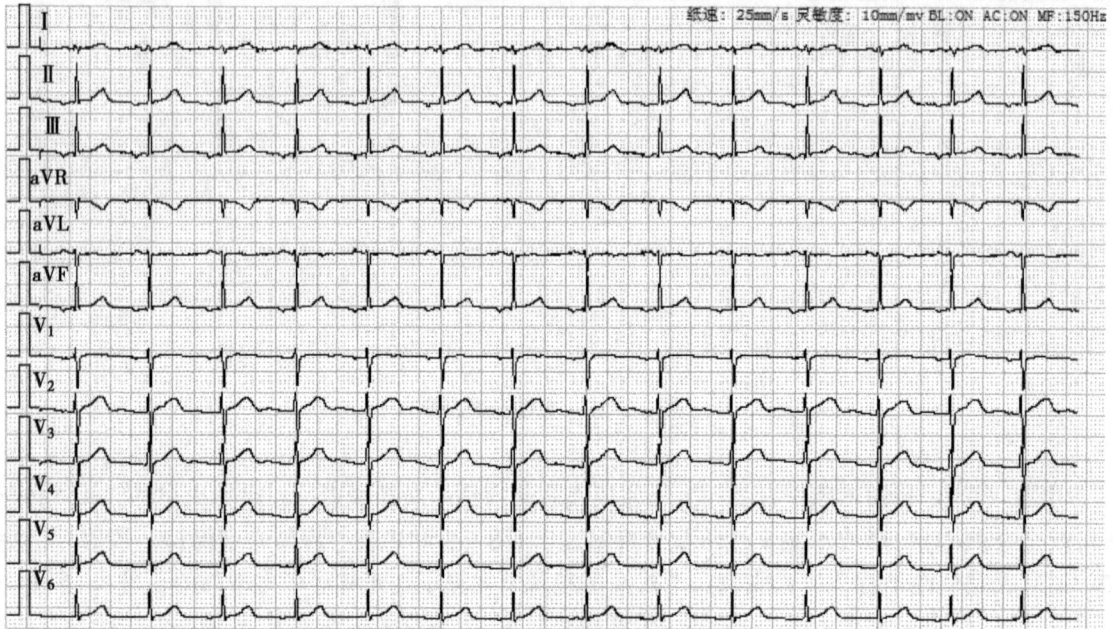

图9-3-45 加速性房性自主心律

2）加速性交界性自主心律：又称非阵发性交界性心动过速。心电图表现为（图9-3-46）：①心率为70~130次/min；②P'波为逆行，可落在QRS波之前（P'R<0.12s）、之中（P'与QRS波重叠）或之后（RP'≤0.20s）；③有时出现窦性心律与加速性交界性自主心律交替现象，易形成干扰性房室脱节，交界性激动可与窦性或房性激动在房内形成房性融合波；④QRS波呈室上性，RR间期匀齐。

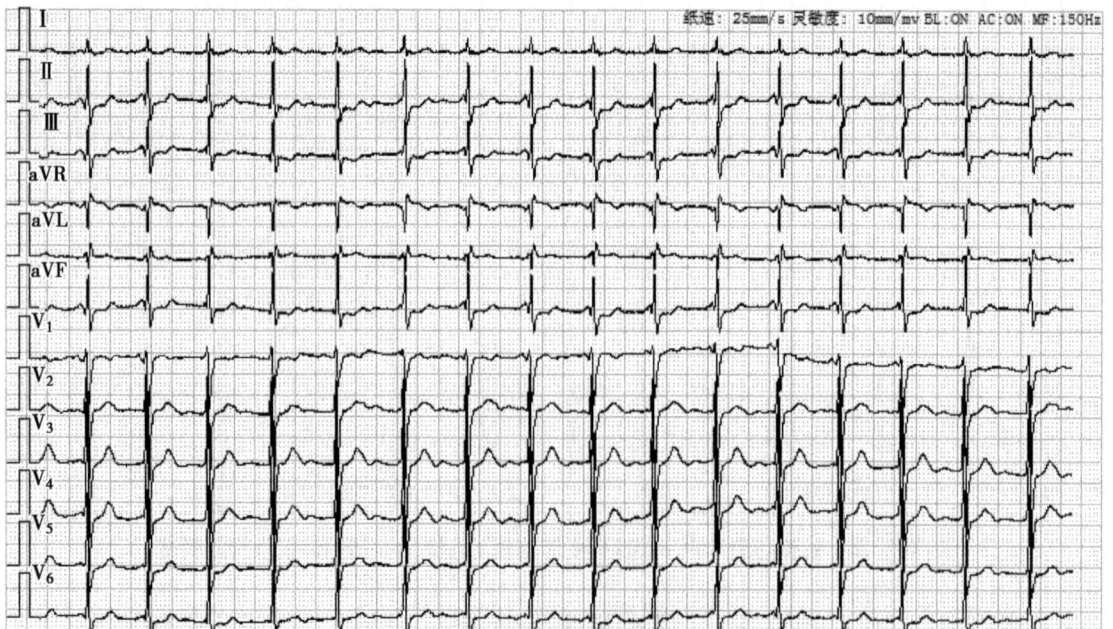

图9-3-46 加速性交界性自主心律

3）加速性室性自主心律：又称非阵发性室性心动过速。心电图表现为（图 9-3-47）：① QRS 波宽大畸形，心室率为 60~100 次 /min；②窦性心律与室性心律并存时，常发生干扰性房室脱节或两种心律交替出现，可见室性融合波及心室夺获；③提高窦性频率可使非阵发性室性心动过速消失。

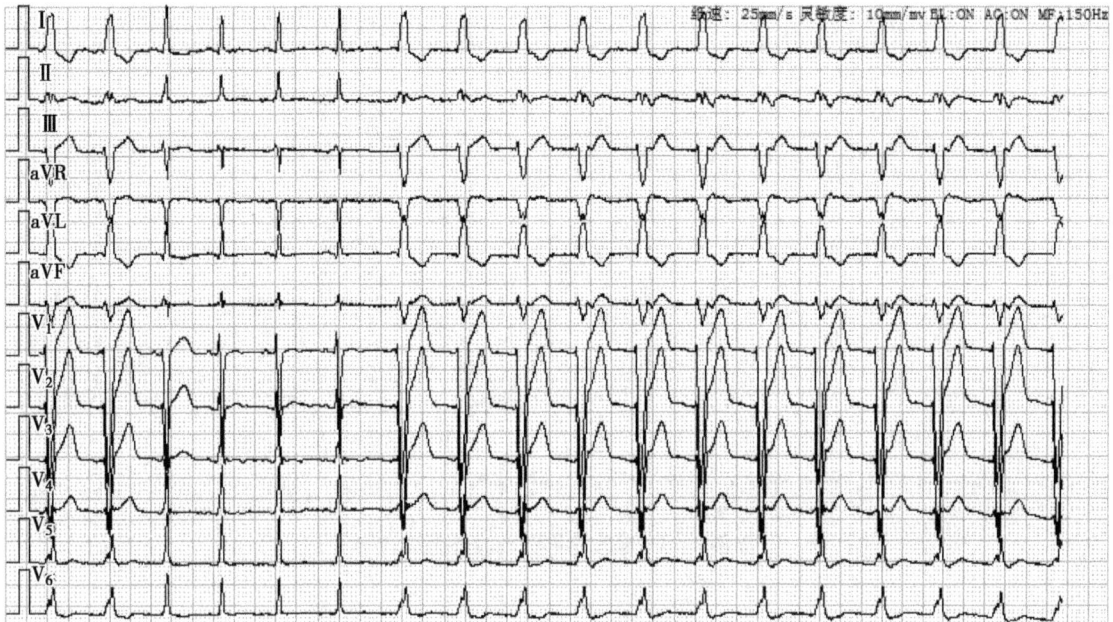

图 9-3-47　窦性心动过速与加速室性自主心律

3. 期前收缩　期前收缩又称过早搏动，指起源于窦房结以外的异位起搏点提前发出的激动，是临床上最常见的心律失常。根据异位起搏点发生的部位不同，可分为房性、交界性和室性期前收缩。其中以室性期前收缩最为常见，房性次之，交界性较少见。联律间期是指异位搏动与其前窦性搏动间的时距。一般相差 ≤ 0.08s。折返途径与激动的传导速度可影响期前收缩的形态与联律间距。代偿间歇是指期前收缩后往往出现一个较正常心动周期为长的窦性搏动。由于房性异位激动常逆传侵入窦房结，使其提前释放激动，因而房性期前收缩大多为不完全性代偿间歇。室性或交界性期前收缩异位起搏点因不易侵入窦房结，故常表现为完全性代偿间歇。

单源性期前收缩：来自同一异位起搏点，其形态、联律间期相等。

多源性期前收缩：在同一导联中出现两种（或两种以上）形态与联律间期互不相同的期前收缩。如联律间距固定，而形态各异，则为多形期前收缩，其临床意义与多源性期前收缩相似。

频发性期前收缩：期前收缩可以偶发或频发，如 >5 次 /min 称为频发期前收缩。常见的二联律（图 9-3-48）与三联律就是一种有规律的频发期前收缩，前者指期前收缩与窦性心律交替出现：后者指每两个窦性心搏后出现 1 次期前收缩。

（1）房性期前收缩：房性期前收缩心电图表现如下。

1）提前出现的异常 P′ 波，其形态与窦性 P 波不同。

2）P′R 间期 >0.12s。

3）大多呈不完全性代偿间歇。

4）房性期前收缩若来源于心房上部，P′ 波在 Ⅱ、Ⅲ、aVF 导联直立，若来源于心房下部，P′ 波在 Ⅱ、Ⅲ、aVF 导联倒置；房性期前收缩若来源于右房，P′ 波在 Ⅰ、aVL 导联直立，若来源于左房，P′ 波在 Ⅰ、aVL 导联倒置。

部分期前收缩的 P′R 间距可以延长，若异位 P′ 波后无 QRS 波，称房性期前收缩未下传；有时异位 P′ 波下传心室引起 QRS 波增宽变形，多呈右束支阻滞图形，称房性期前收缩伴室内差异性传导

(图 9-3-49),此时应注意与室性期前收缩相鉴别。

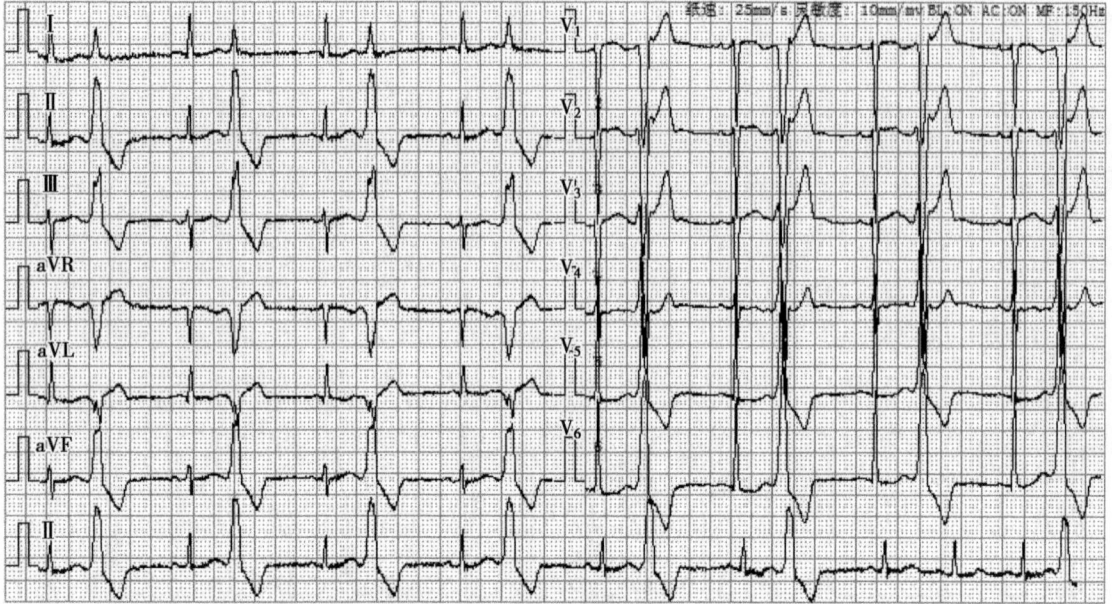

图 9-3-48 频发室性期前收缩呈二联律

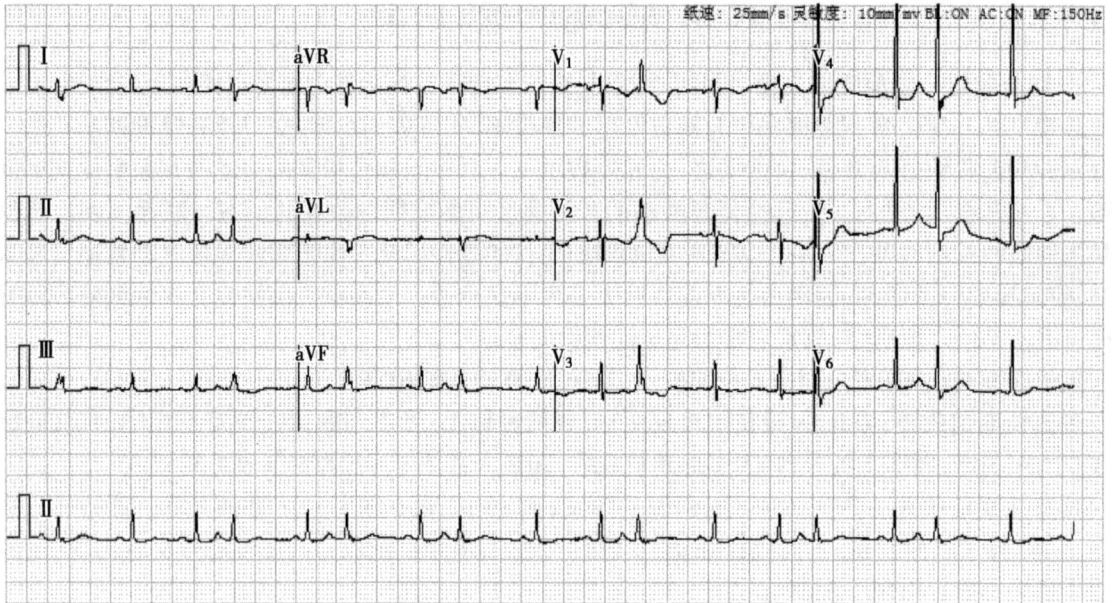

图 9-3-49 房性期前收缩来源于右心房上部,伴室内差异性传导

(2)交界性期前收缩:心电图表现见图 9-3-50。

1)提前出现的 QRS-T 波,QRS 波形态与窦性下传者基本相同;

2)P′ 波为逆行,可落在 QRS 波之前(P′R<0.12s)、之中(P′ 与 QRS 波重叠)或之后(RP′<0.20s);

3)大多呈完全性代偿间歇。

(3)室性期前收缩

1)提前出现的宽大畸形的 QRS-T 波,QRS 波时限常>0.12s,T 波多与 QRS 主波方向相反;

2)提前出现的 QRS 波前无 P 波或无相关 P 波;

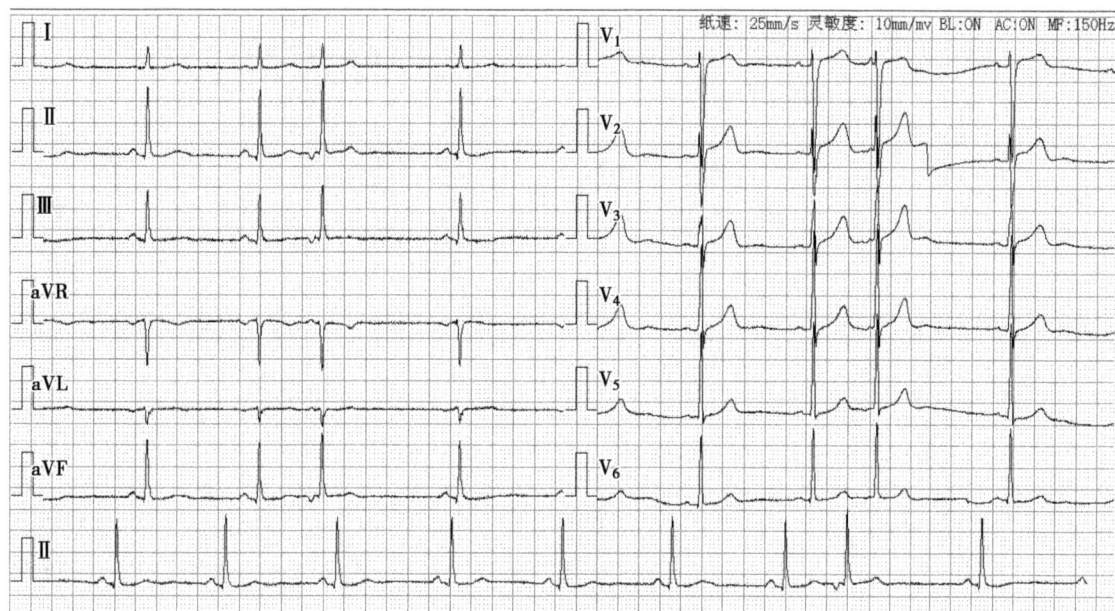

图 9-3-50　交界性期前收缩

3）大多呈完全性代偿间歇；

4）根据心电图可大致确定室性期前收缩的起源部位：若来源于右室，则呈左束支阻滞图形（图 9-3-51）；若来源于左室，则呈右束支阻滞图形（图 9-3-52）。Ⅱ、Ⅲ、aVF 导联 QRS 波呈高大直立 R 波，则来源于流出道；Ⅱ、Ⅲ、aVF 导联 QRS 波呈 QS 型，则来源于流入道。

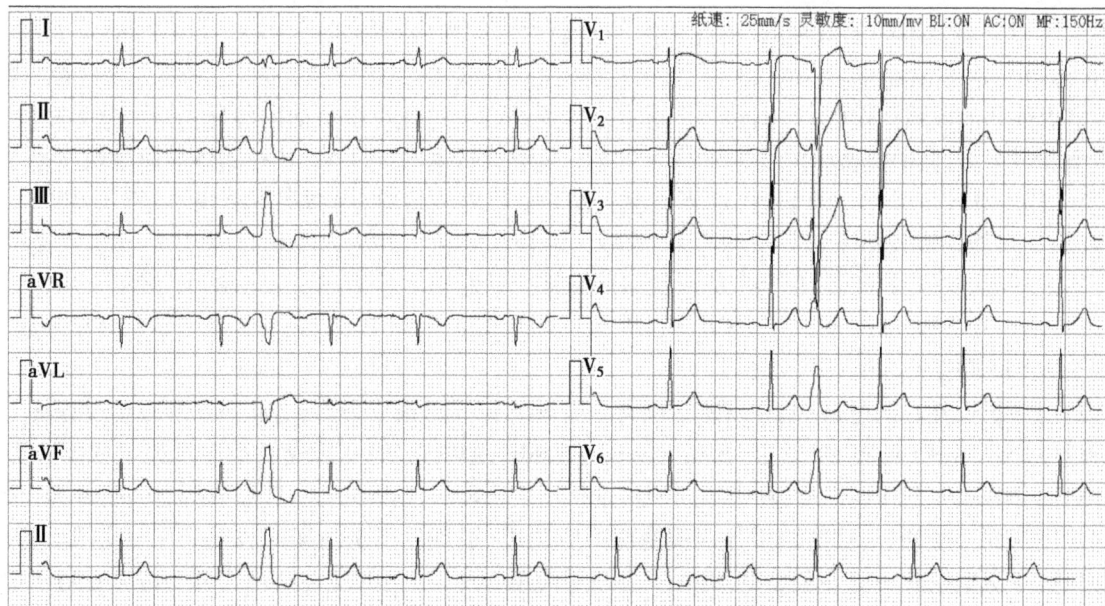

图 9-3-51　室性期前收缩来源于右室流出道

4. 异位性心动过速　异位性心动过速是指异位节律点兴奋性增高或折返激动引起的快速异位心律（期前收缩连续出现 3 次或 3 次以上）。根据异位性心动过速的频率不同可分为阵发性心动过速和非阵发性心动过速；根据异位节律点发生的部位不同又可分为室上性及室性心动过速。

（1）室上性心动过速：广义的室上性心动过速是指房室束以上的心动过速，包括窦房结、心房、交界区以及由旁路引发的心动过速。临床上阵发性室上性心动过速最常见，主要包括房室结折返性心

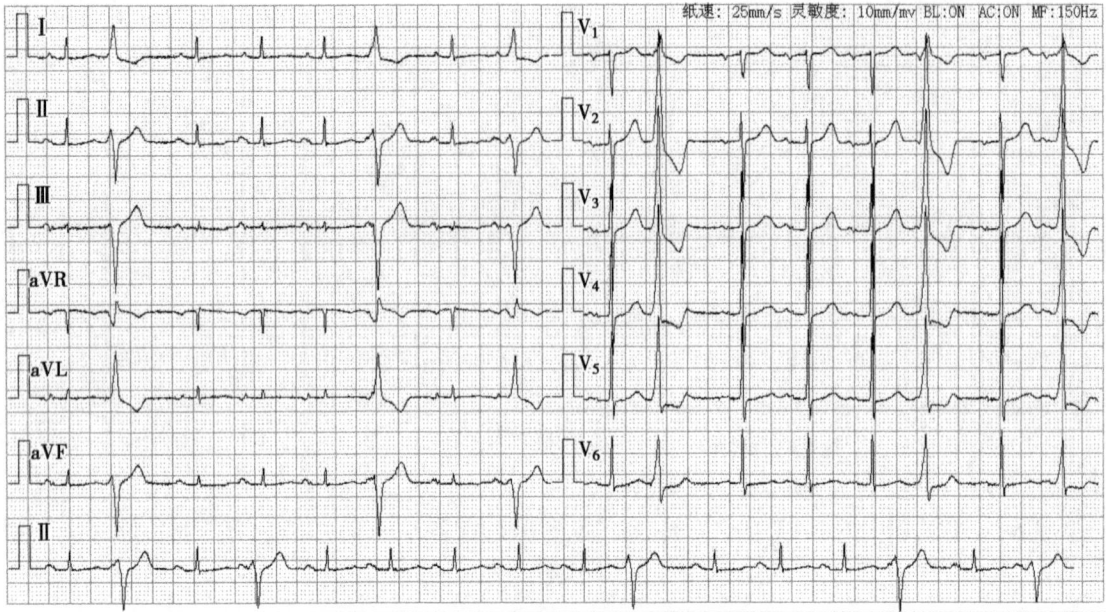

图 9-3-52　室性期前收缩来源于左室间隔部

动过速和房室折返性心动过速,此类心动过速呈突发、突止的特点,故称为阵发性室上性心动过速。其心电图表现为:节律快而规则,频率一般在 150~240 次 /min(心室率在 150 次 /min 左右时应排除心房扑动 2∶1 下传),其 P′波常不易辨识,QRS 波形态一般正常,伴有束支阻滞或室内差异性传导时,QRS 波可增宽。这两类心动过速多无器质性心脏病变,但常反复发作,可通过导管射频消融术根治。

1)房室结折返性心动过速:部分人群的房室结表现出纵向性功能性分离,即房室结内存在着传导速度和不应期截然不同的双径路,由此引发的心动过速称为房室结折返性心动过速(atrioventricular nodal reentrant tachycardia,AVNRT)。房室结折返性心动过速发生的三要素为:①房室结双径路;②适当的室上性期前收缩;③折返环的存在。房室结折返性心动过速可根据前向传导径路而分为慢快型、快慢型和慢慢型,其中慢快型的发生率约为 90%。其形成折返的条件为:快径路传导速度快而不应期长,慢径路传导速度慢而不应期短;适当的室上性期前收缩下传时,因遇房室结快径路不应期而不能下传,激动只能沿慢径路下传并激动心室,随后又沿快径路逆传并逆向激动心房,之后再次沿慢径路处下传、快径路逆传,如此反复,则形成慢快型房室结折返性心动过速(S-F AVNRT)。激动从房室结同时向上传至心房或向下传至心室,心房与心室几乎同时激动,因而 P′波与 QRS 波几乎重叠在一起,心电图上 RP′间期常 <90ms(图 9-3-53)。

2)房室折返性心动过速:指在房室之间存在着异常传导通路——旁路,由此引发的心动过速称为房室折返性心动过速(atrioventricular reentrant tachycardia,AVRT),房室折返性心动过速可根据旁路传导方向而分为顺向型和逆向型,其中顺向型房室折返性心动过速占 90%。其形成折返的条件为:旁路传导速度快而不应期长,房室结传导速度慢而不应期短;适当的室上性期前收缩下传时受阻于旁路,激动只能经房室结前向传导至心室,然后经旁路逆传至心房;适当的室性期前收缩逆传时受阻于房室结,激动只能经旁路逆传至心房,经房室结下传至心室;如此反复折返则形成顺向型房室折返性心动过速。因心房激动在心室之后,因而心电图上 P′波在 QRS 波之后,RP′间期常 >90ms(图 9-3-54)。

(2)室性心动过速:起源于房室束分支以下的传导系统和 / 或心室肌的心动过速,属于宽 QRS 波心动过速。

1)心电图表现(图 9-3-55):①连续出现 3 个或 3 个以上的室性期前收缩,QRS 波宽大畸形,时间 >0.12s;②频率一般在 140~200 次 /min,节律可稍不均齐;③室房分离,心室率快于心房率;④偶有室性融合波和心室夺获出现。

S₁S₂ 750ms/360ms
S₂R 360ms

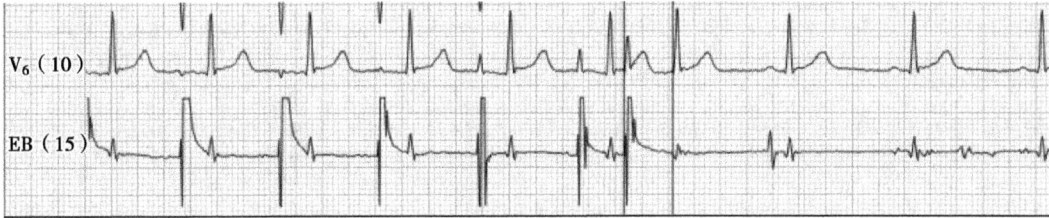

S₁S₂ 750ms/350ms
S₂R 440ms

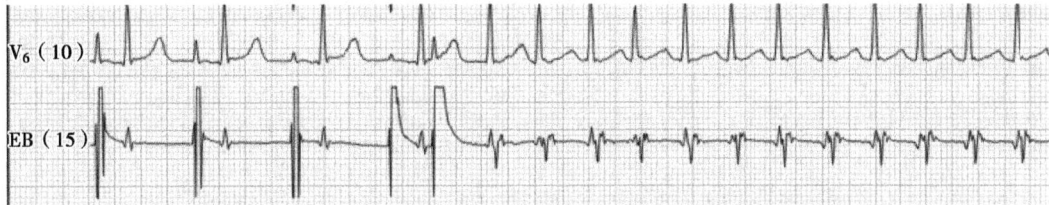

图 9-3-53　慢快型房室结折返性心动过速（EB 为食管导联）

心电图示：当 S_1S_2 为 360ms 时，S_2R 为 360ms，激动经快径传导；当 S_1S_2 为 350ms 时，S_2R 为 440ms，S_2R 跳跃延长 90ms，提示激动遇到了快径路不应期而从慢径路传导，并诱发了 S-F AVNRT。

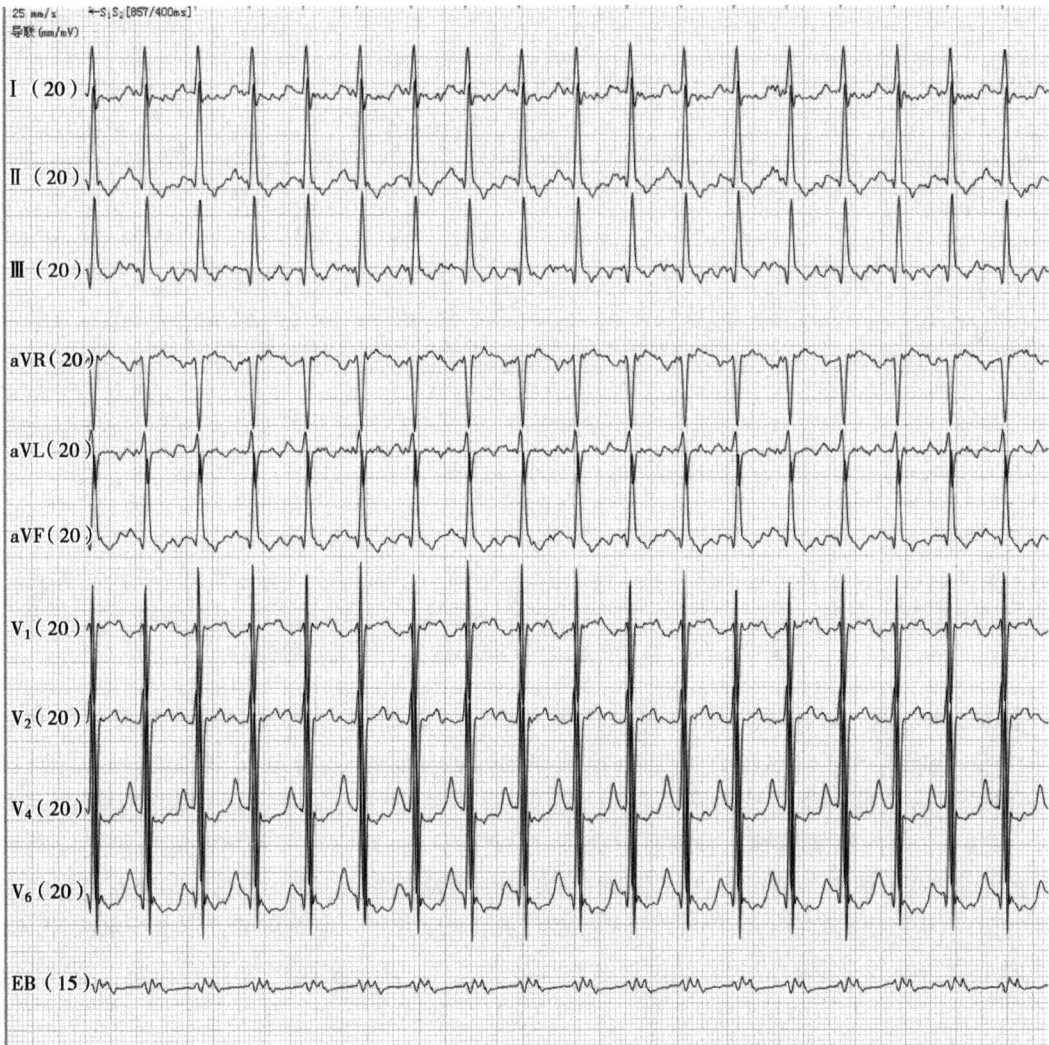

图 9-3-54　顺向型房室折返性心动过速（EB 为食管导联）

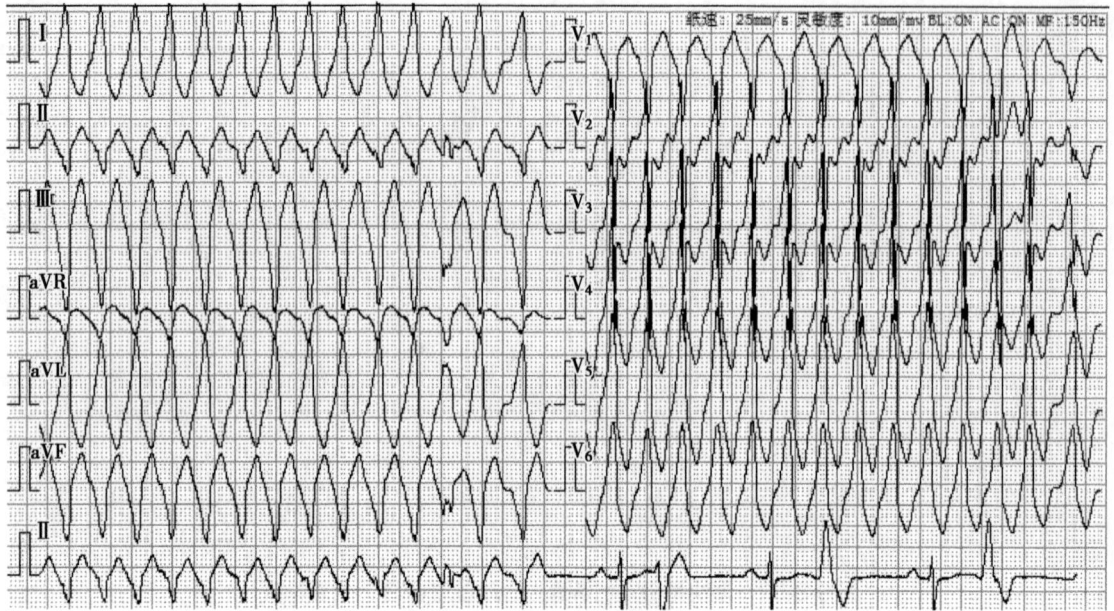

图 9-3-55　室性心动过速

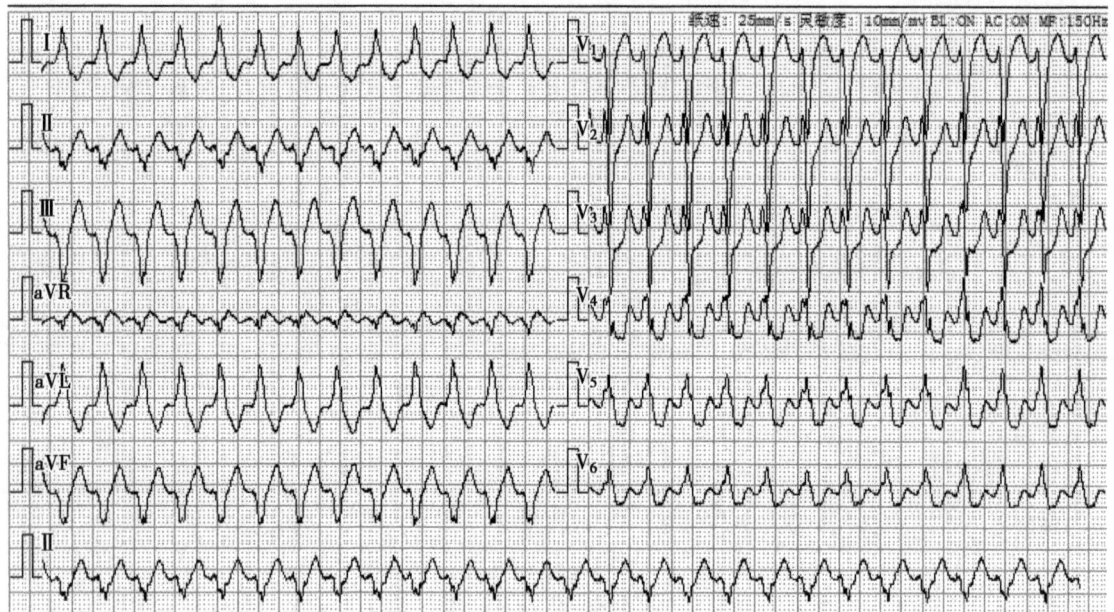

图 9-3-56　阵发性室上性心动过速合并左束支阻滞

2）鉴别诊断：宽 QRS 波群心动过速包括室性心动过速、室上性心动过速合并束支阻滞或室内差异性传导、逆向型房室折返性心动过速、预激综合征合并房速、房扑或房颤、窦室传导等。临床上80% 以上宽 QRS 波群心动过速为室性心动过速，其次为室上性心动过速合并束支阻滞或室内差异性传导（图 9-3-56），应注意鉴别。鉴别要点如下：①室房分离、心室夺获和室性融合波是支持室速强而有力的诊断依据（图 9-3-57）；② QRS 波越宽，室速的可能性越大（图 9-3-58）；③额面电轴极度右偏（-90°~+180°）也强烈支持室速（图 9-3-59）；④胸导联 QRS 主波方向一致向下可以肯定为室速（图 9-3-60），若一致向上须排除经旁路前传的心动过速才能诊断为室速；⑤心室率绝对不匀齐或>200 次 /min 应考虑预激综合征合并心房颤动（图 9-3-61）。图 9-3-62（预激综合征合并房扑）、图 9-3-63（窦室传导）分别为几种常见的宽 QRS 波心动过速的心电图表现。

814

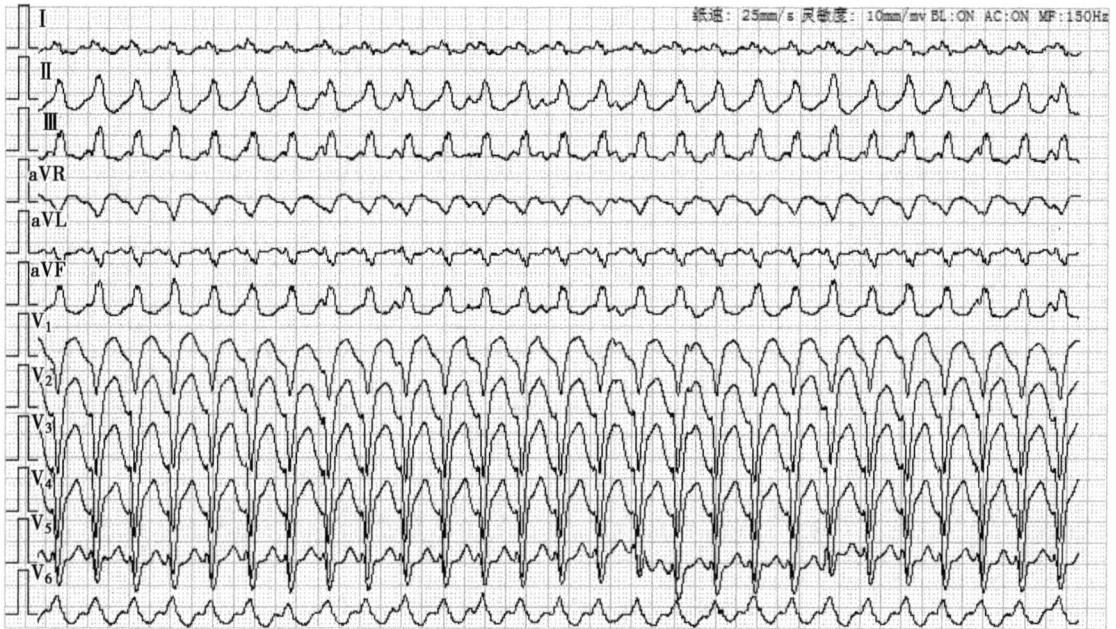

图 9-3-57　室性心动过速

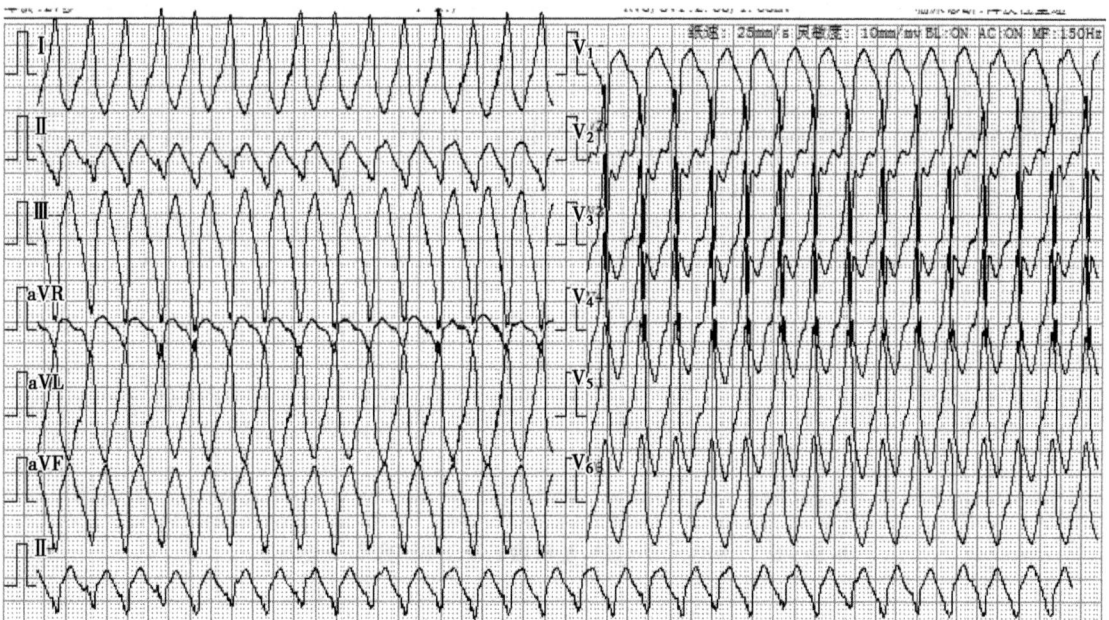

图 9-3-58　室性心动过速,QRS 波群较宽

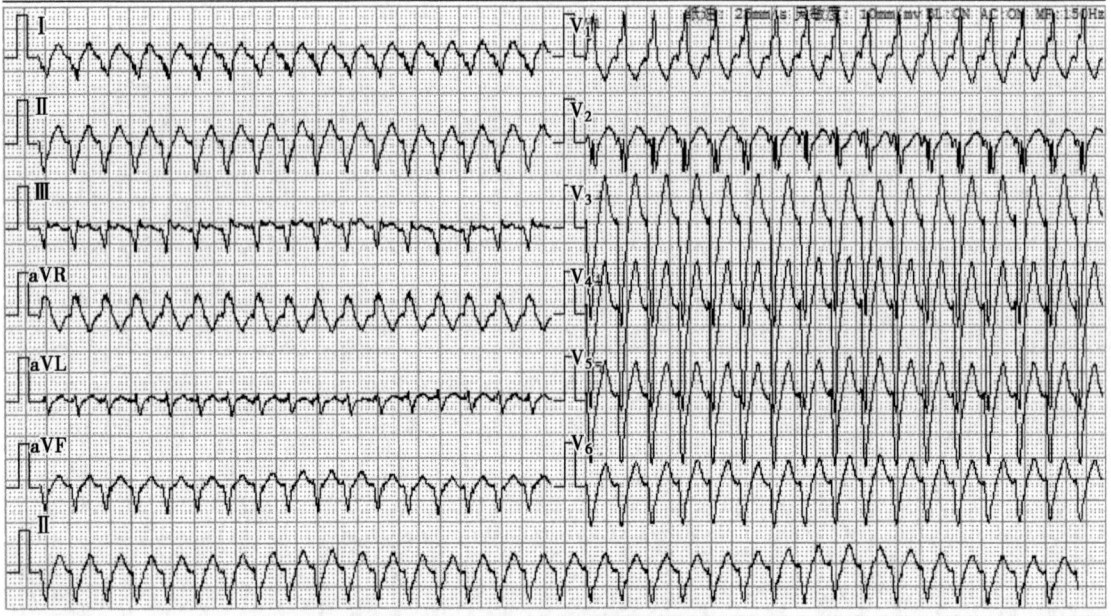

图 9-3-59　室性心动过速,额面电轴极度右偏

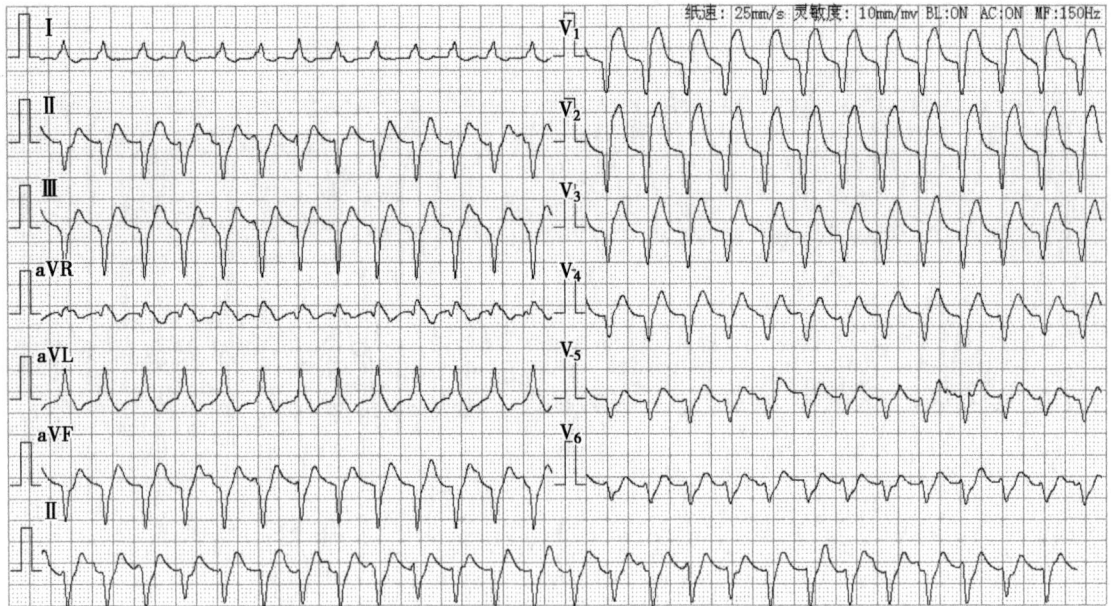

图 9-3-60　室性心动过速,胸导联 QRS 主波方向一致向下

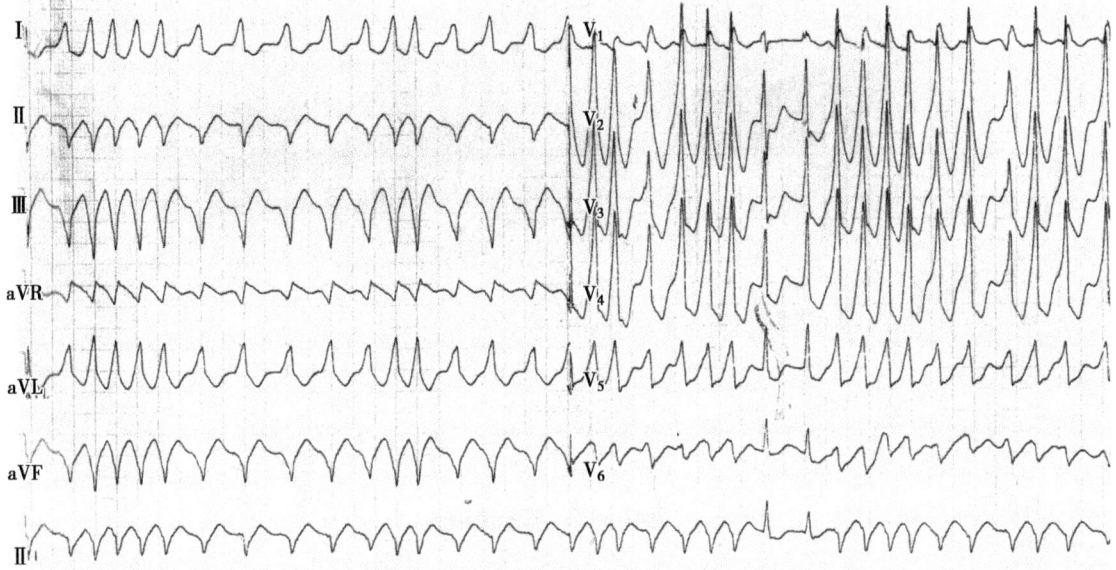

图 9-3-61　预激综合征合并心房颤动

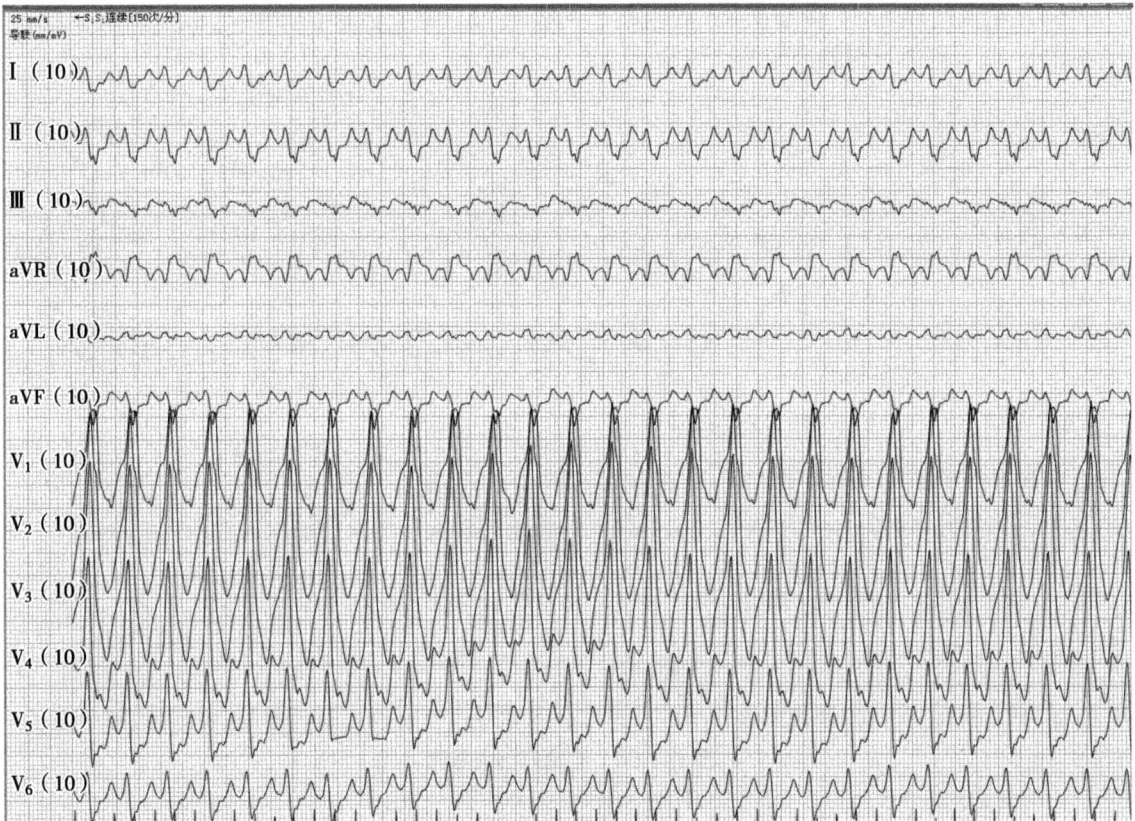

图 9-3-62　预激综合征合并心房扑动

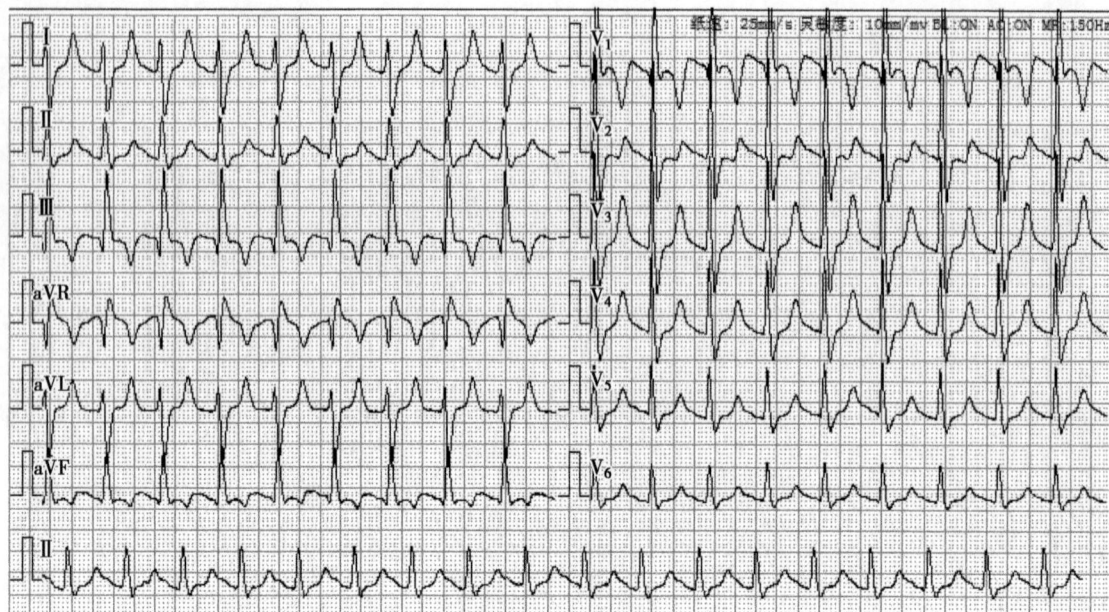

图 9-3-63　窦室传导

（3）特发性室性心动过速：室速患者经过各种检查均未发现心脏有结构或功能的异常改变，也无电解质紊乱及 QT 间期延长等致心律失常因素存在。右室流出道室速和左室间隔部室速是临床上最常见的两种特发性室速。右室流出道室速心电图呈左束支阻滞图形，Ⅱ、Ⅲ、aVF 导联呈巨大 R 波（图 9-3-64）；左室间隔部（左后分支型）室速心电图表现为右束支阻滞图形伴电轴左偏或极度右偏（图 9-3-65）。两者可通过射频消融治疗而根治。

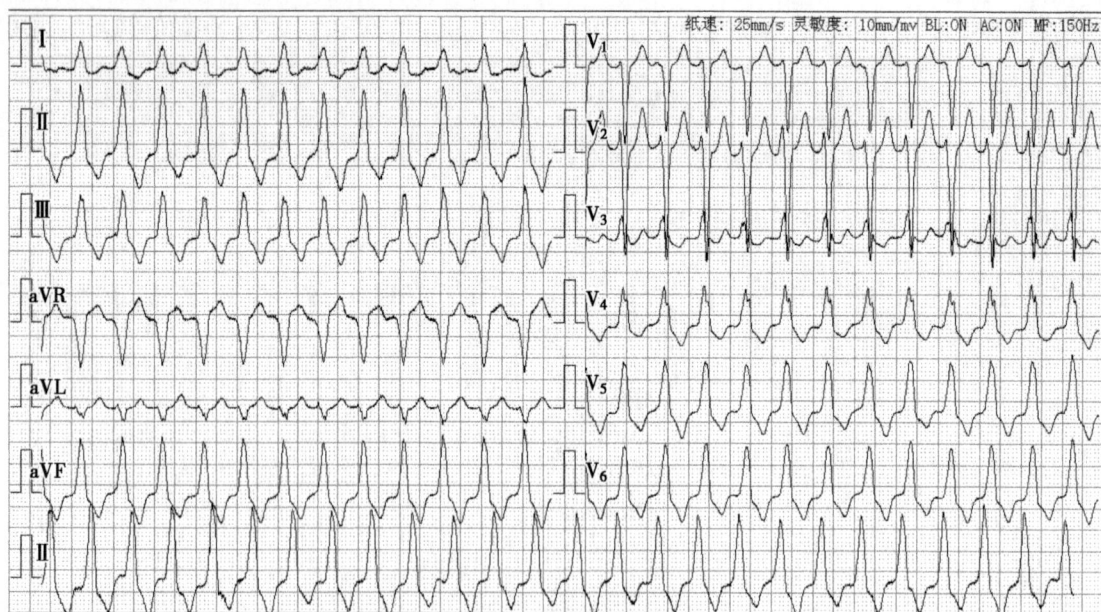

图 9-3-64　右室流出道室速

（4）尖端扭转型室性心动过速：属一种特殊类型的多形性室速。常见于先天性长 QT 间期综合征，严重的房室传导阻滞，逸搏心律伴巨大 T 波，低钾、低镁伴有异常 T 波及 U 波，某些药物如奎尼丁等。心电图表现为：①一串宽大畸形的 QRS 波群围绕基线不断扭转其主波方向，每隔 3~10 次心搏就扭转 1 次，每次发作持续数十秒钟，可自行停止，但反复发作，如不及时治疗，易进展为心室颤动；②心室率可达 200~250 次 /min；③心动过速常由落于 T 波顶峰附近的室性期前收缩（R on T 现象）诱发；
④发作间期，基础心律多缓慢且常伴有 QT 或 QTu 间期延长（图 9-3-66）。

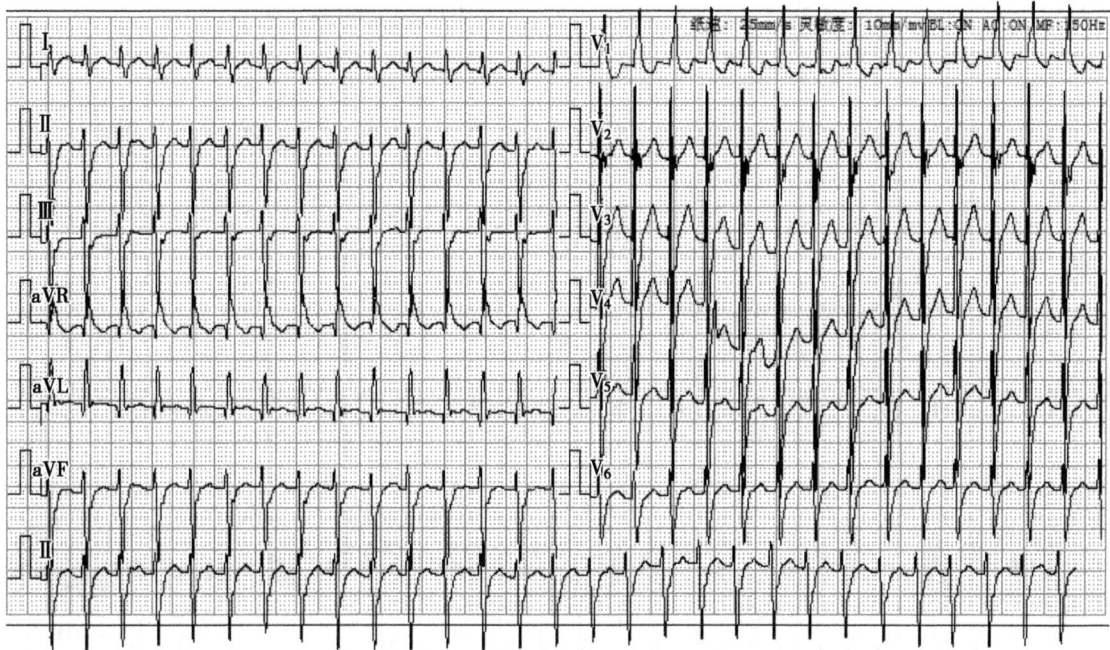

图 9-3-65　左室间隔部（左后分支型）室速

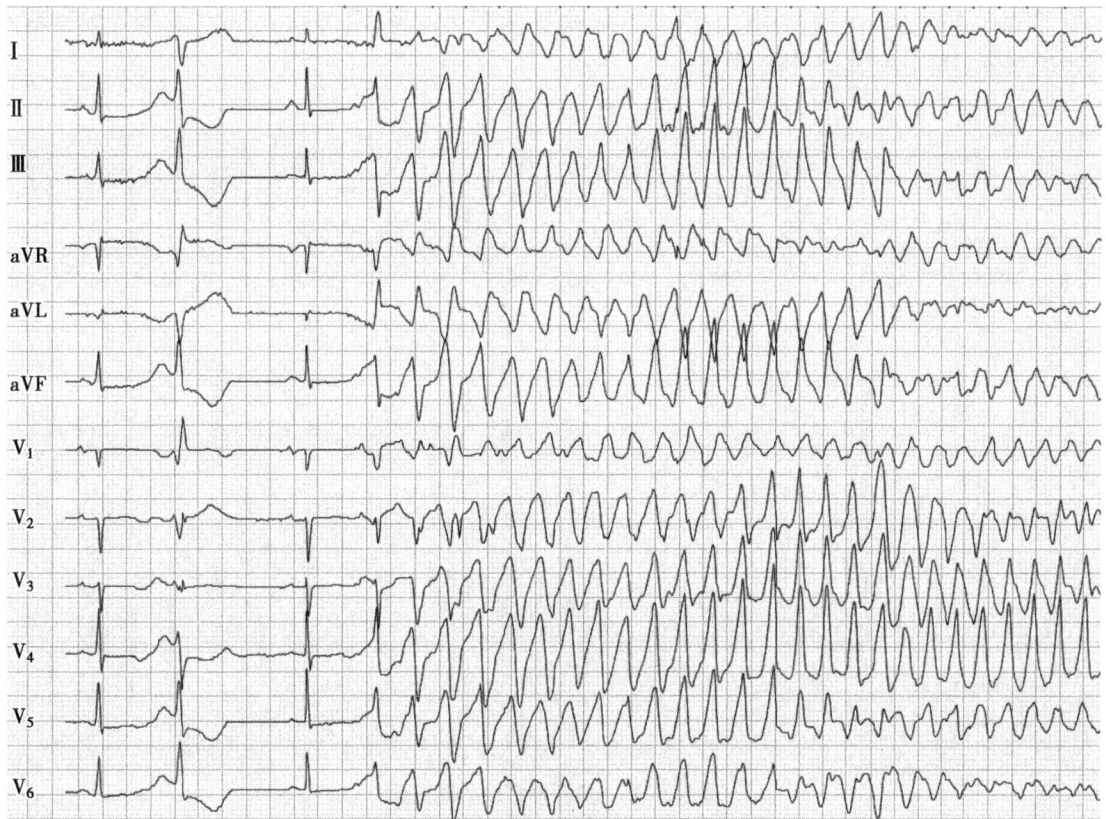

图 9-3-66　尖端扭转型室性心动过速

QT 间期延长，R on T 型室性期前收缩诱发了尖端扭转型室性心动过速

(5)多源性心动过速

1)多源性房性心动过速(紊乱性房性心动过速)：常从多源性房性期前收缩发展而来,并为心房颤动的前奏。多见于慢性肺部疾患。心电图表现(图9-3-67)：①心房率>100次/min；②同导联有3种或3种以上不同形态的异位P′波；③P′-P′间距不齐,可有不同程度的房室阻滞。

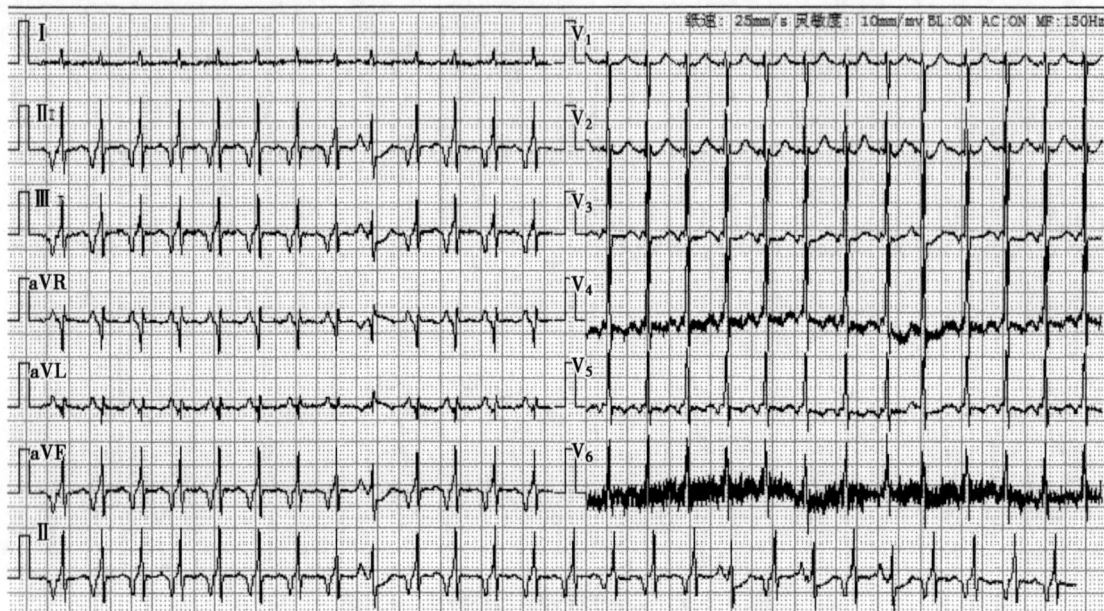

图9-3-67　多源性房性心动过速(紊乱性房性心动过速)

2)多源性室性心动过速(心室紊乱心律)：心电图主要表现为(图9-3-68)：频发多源性室性期前收缩及短串室速。常导致室颤,预后严重。

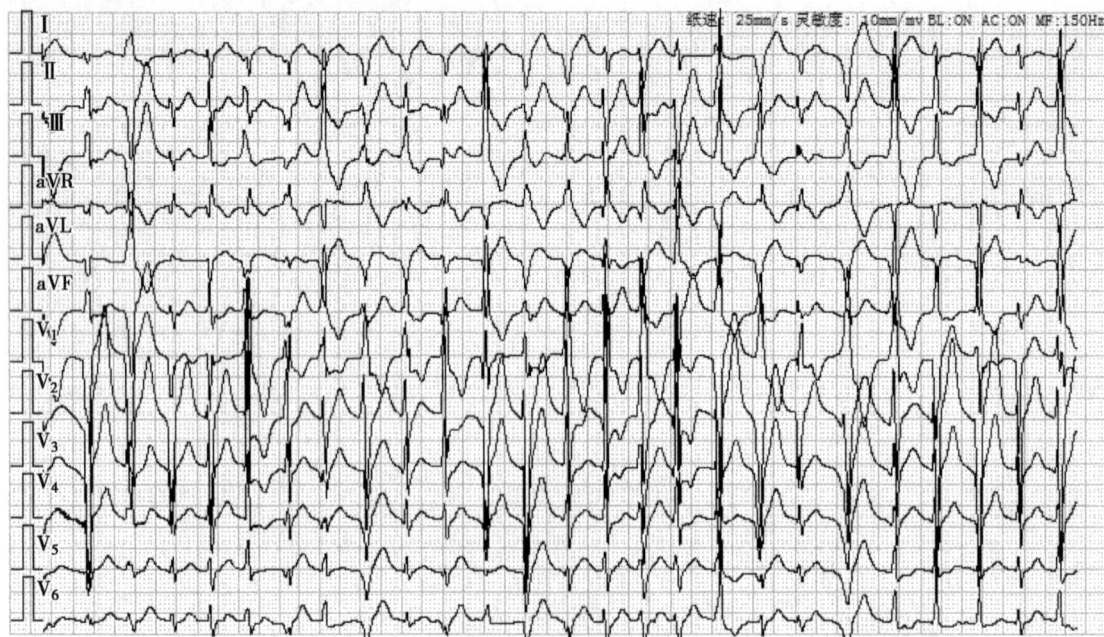

图9-3-68　多源性室性心动过速

5. 扑动与颤动

(1)心房扑动:心房扑动与心房颤动不同,典型的房扑属于房内大折返环路激动,且大多短阵出现。心电图表现为:①P波消失,代以大小、形态、间距一致的大锯齿状F波,F波间无等电位线;②F波多在Ⅱ、Ⅲ、aVF和V_1导联中清晰可见;③F波频率在一般为250~350次/min,大多以固定的房室比例下传(2:1或4:1),因而心室率规则。如果房室传导比例不规则或伴有文氏传导现象,心室率可不规则(图9-3-69)。心房扑动时,QRS波形态多与窦性心律相同,也可呈室内差异性传导。若F波的大小和间距有差异,且频率>350次/min,则称为不纯性心房扑动,应注意与心房颤动进行鉴别。当不纯性心房扑动的F波与心房颤动的F波辨识不清时可通过卡尺测试来鉴别。由于心房扑动由固定的折返环构成,因而可用固定长度的卡尺测量其F波周期(图9-3-70)来进行识别。

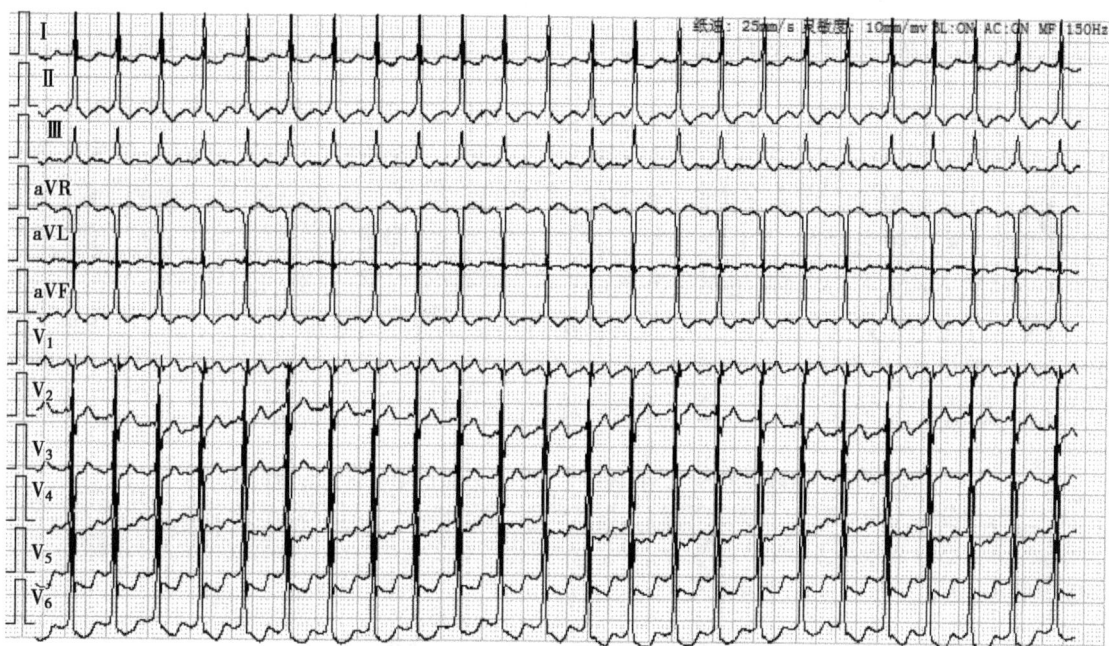

图9-3-69 心房扑动(2:1下传)

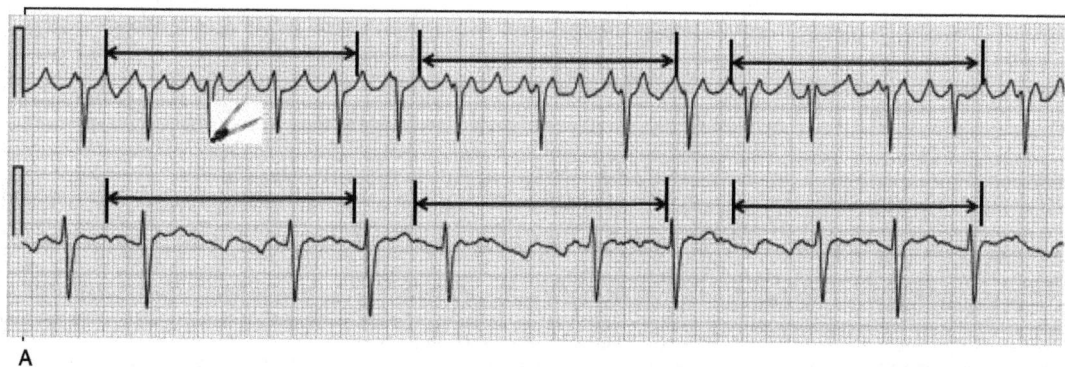

A

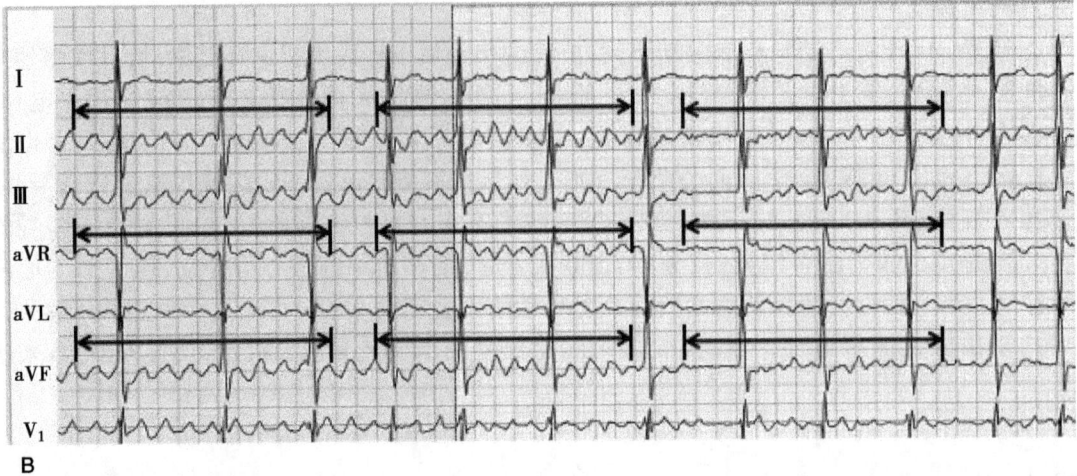

图 9-3-70 A.心房扑动(卡尺测试可以测出固定的 F 波周期);B.心房颤动(卡尺测试测 F 波周期不固定)

(2)心房颤动:临床上最常见的心律失常之一,多发生于有器质性心脏病的患者,其发生与心房扩大和心肌受损有关,但也有少数患者无明显的器质性心脏病。房颤的发生机制较复杂,多为多个小折返激动所致。房颤时整个心房失去协调一致的收缩与舒张,心室率极不规则,心排血量下降,久之易形成附壁血栓。心电图表现为:①P 波消失,代之以大小、形态、间距不等的颤动波(f 波);②f 波的频率为 350~600 次/min;③RR 间期绝对不齐;④QRS 波多呈室上型,伴室内差异性传导时可增宽变形。心房颤动伴室内差异性传导(图 9-3-71)与房颤合并室性期前收缩(图 9-3-72)均可出现宽大畸形的 QRS 波,易混淆,应注意进行鉴别(表 9-3-2)。持续性心房颤动患者,如果心电图上出现 RR 间期绝对规则,且心室率缓慢,常提示发生完全性房室阻滞图(图 9-3-73)。

表 9-3-2 房颤伴室内差异性传导与房颤合并室性期前收缩的鉴别要点

	房颤伴室内差异性传导	房颤伴室性期前收缩
宽 QRS 波前 RR 间期	大多较长	不一定长
宽 QRS 波前联律间期	通常不固定	多固定
宽 QRS 波后类代偿间期	多无	多有代偿间期
QRS 波形态	形态易变, V₁ 导联多呈三相波 右束支阻滞图形多见	形态少变(除外多源室性期前收缩) V₁ 导联多呈单相或双相波 左束支阻滞图形多见
心室率	多较快	多较慢
洋地黄制剂	多未使用洋地黄或用量不足	可见于洋地黄过量

(3)心室扑动与心室颤动:多发生于有器质性心脏病的患者,尤其是左室收缩功能减低的缺血性心脏病患者。心室扑动是心室肌产生环形激动的结果,常不能持久,不是很快恢复,便会转为心室颤动而死亡。其心电图表现为(图 9-3-74):P-QRS-T 波群消失,代之以连续快速而相对规则的大振幅波,形态类似于正弦波;频率在 150~250 次/min。心室颤动大多为心室内多个折返中心形成不协调的冲动经大小、方向不一的传导途径到达心室各部而引起。其心电图表现为:P-QRS-T 波群消失,代之以大小不一、形态各异且极不规则的小颤动波,频率为 200~500 次/min(图 9-3-75)。

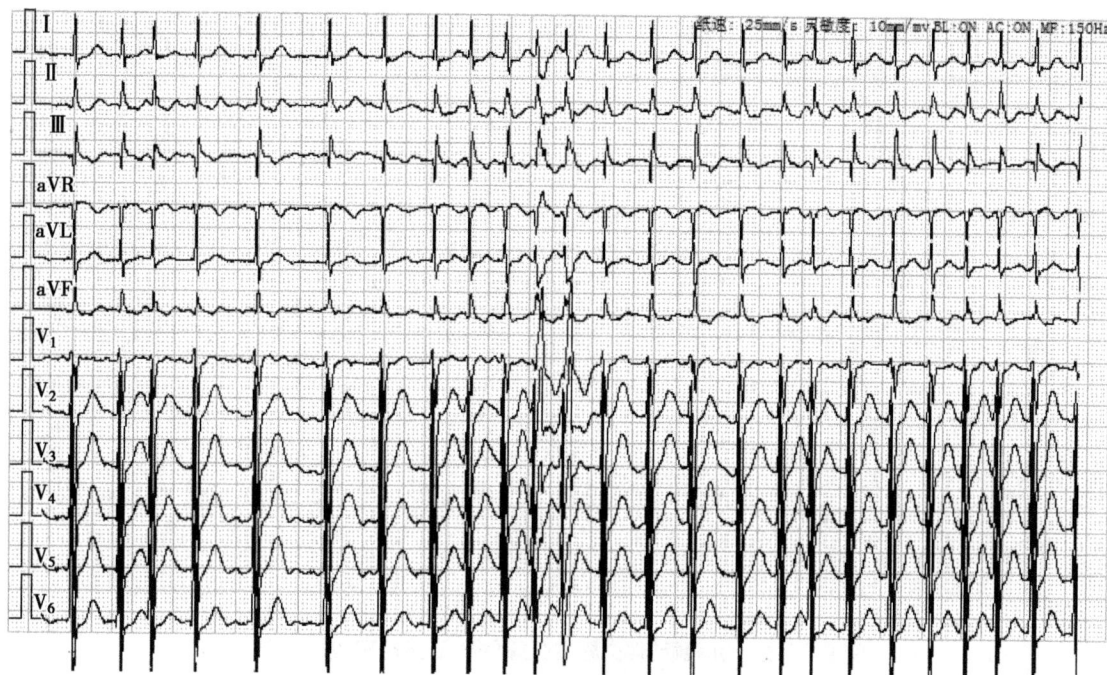

图 9-3-71　心房颤动伴室内差异性传导

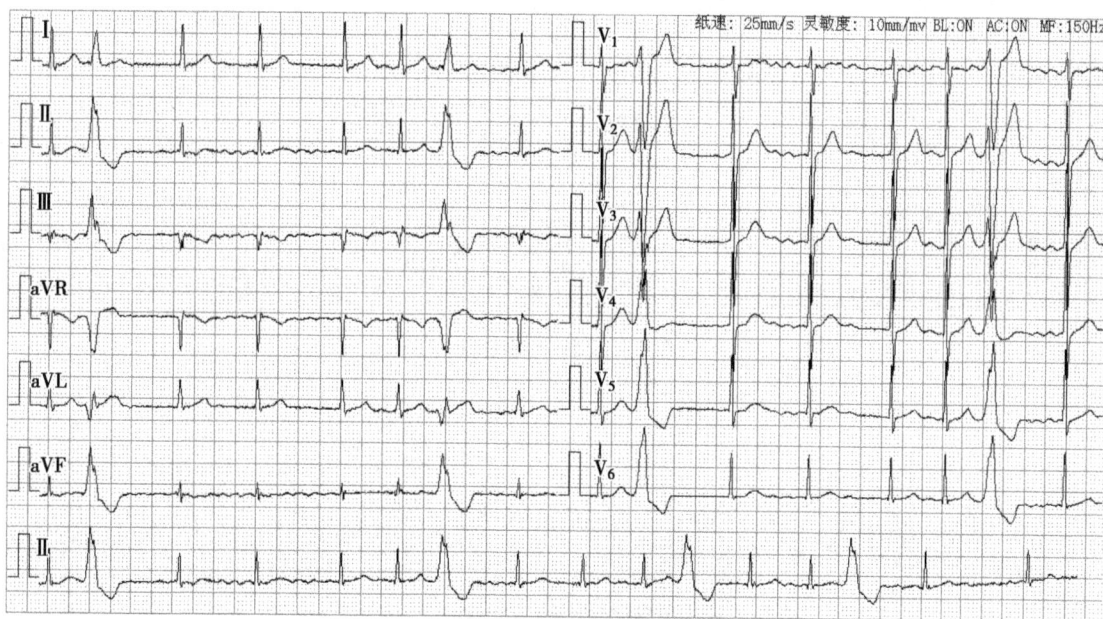

图 9-3-72　心房颤动伴室性期前收缩

（三）激动传导异常

1. **窦房传导阻滞**　指窦房结激动传导至心房时发生延缓或阻滞。由于体表心电图不能直接显示窦房结电活动,故一度窦房传导阻滞不能观察到,三度窦房传导阻滞与窦性停搏难以鉴别,只有二度窦房传导阻滞出现心房和心室漏搏时才能诊断。二度窦房传导阻滞分为二度Ⅰ型和二度Ⅱ型:

（1）二度Ⅰ型称为莫氏Ⅰ型即文氏阻滞:心电图（图 9-3-76）表现为 PP 间距逐渐缩短,直至脱漏而出现长 PP 间距,长 PP 间距短于基本 PP 间距的 2 倍,此型应与窦性心律不齐鉴别。

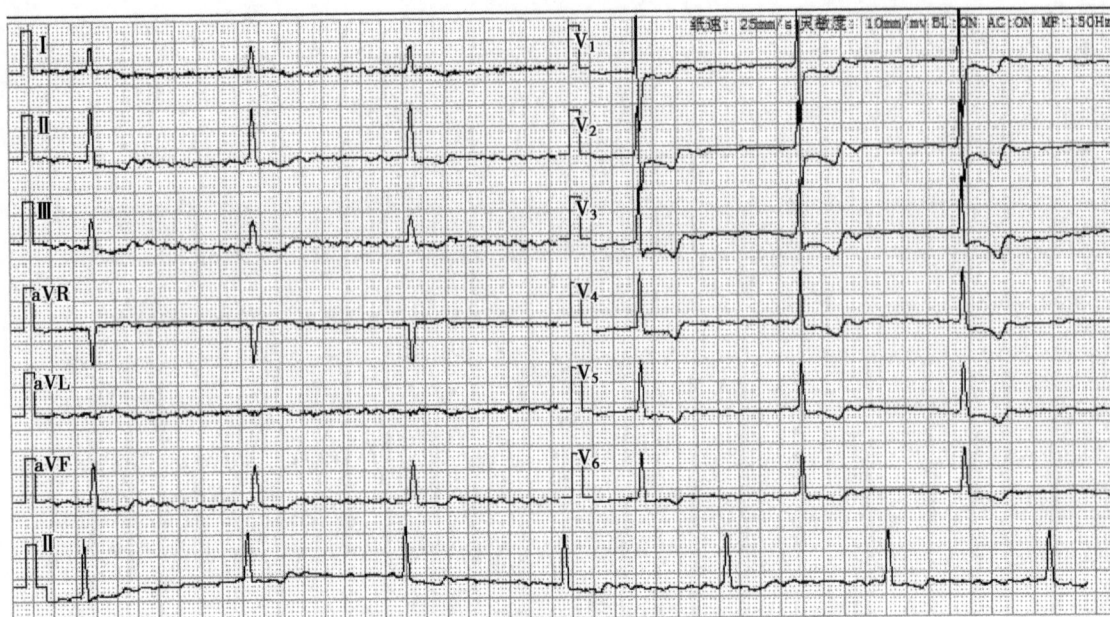

图 9-3-73　心房颤动伴交界性逸搏心律,三度房室传导阻滞

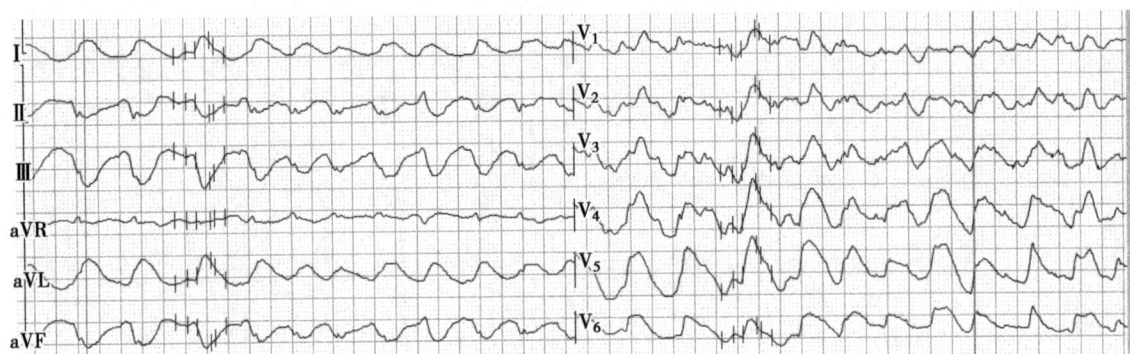

图 9-3-74　心室扑动

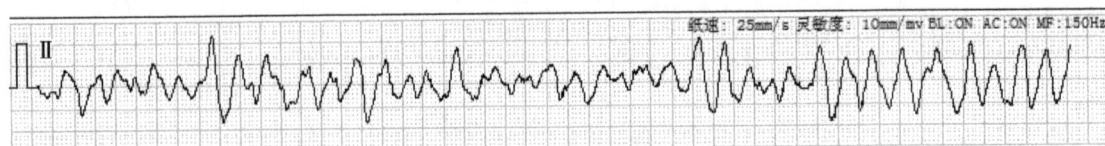

图 9-3-75　心室颤动

　　(2)二度Ⅱ型称为莫氏Ⅱ型,心电图(图 9-3-77)表现为规律的窦性 PP 间距中突然出现一个长间歇,此长间歇等于正常窦性 PP 间距的整数倍。

　　2. 房内阻滞　心电图表现为 P′波增宽 ≥ 0.12s,出现双峰或呈切迹,峰间距 ≥ 0.04s。需结合临床排除左房异常。

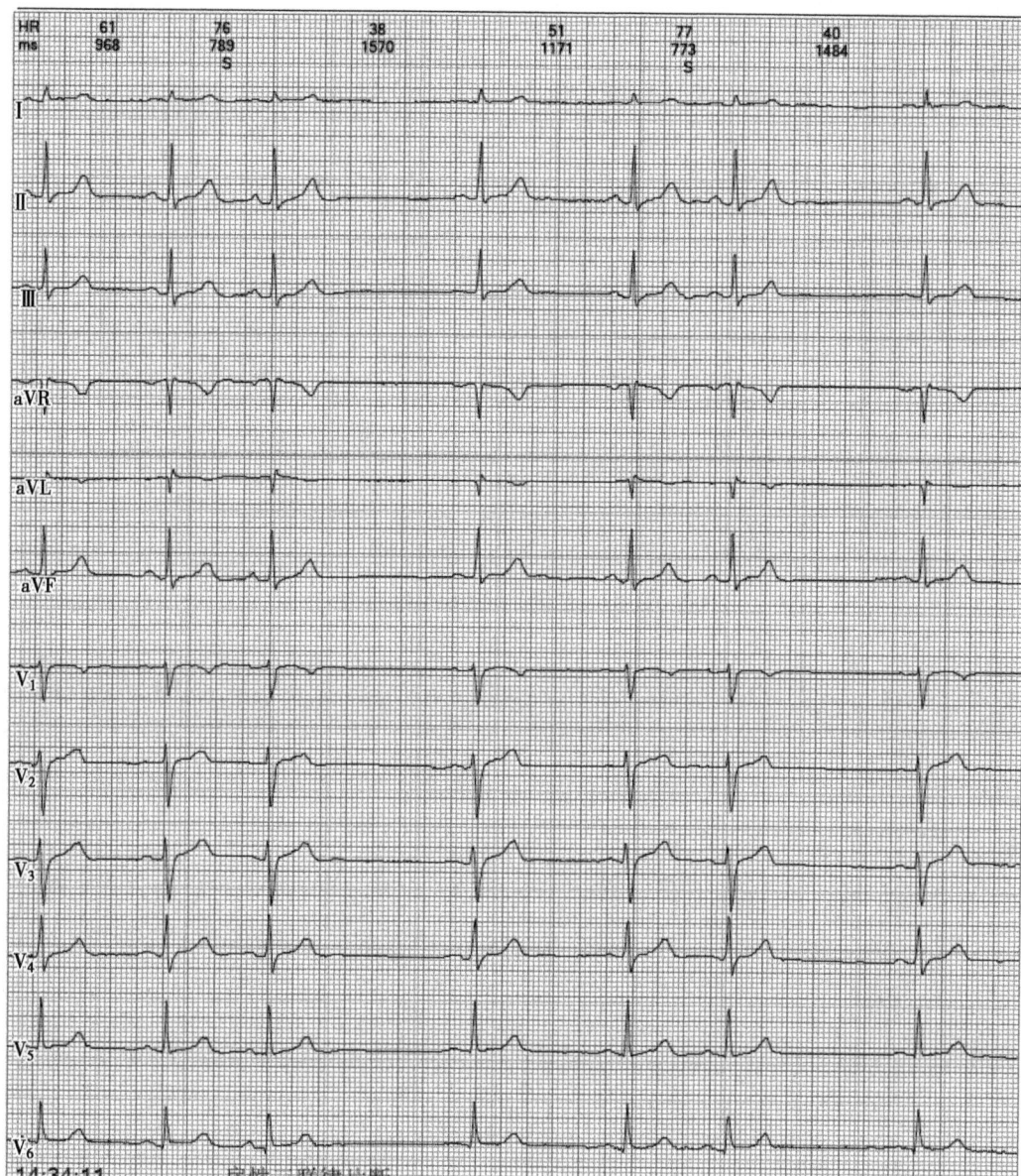

图 9-3-76　二度 I 型窦房传导阻滞

3. 房室传导阻滞　窦房结发放的冲动在激动心房的同时,经房室交界区传入心室,引起心室激动。房室传导主要表现在 P 与 QRS 波的关系上,因而分析 P 与 QRS 波的关系可以了解房室传导情况。按房室阻滞程度及心电图表现不同可分为一度、二度和三度房室传导阻滞。

(1)一度房室传导阻滞:主要表现为 PR 间期延长。心电图表现为(图 9-3-78):① PR>0.20s 或>0.22s(老年人);②按心率换算 PR 间距大于正常最高值;③同一患者在心率无明显变化情况下前后两次检测结果比较,PR 间期延长超过 0.04s。PR 间期随年龄和心率不同而存在明显变化,故诊断标准也应随之变化。一度房室传导阻滞应与房室结双径路中从慢径路下传的窦性激动相鉴别,后者常有 PR 间期短长突然变化,心电图可表现为:在窦(或房)性频率相对稳定的情况下,PR 间期突然显著延长超过 0.06s(跳跃现象),此时快径路处于不应期,激动从慢径路下传心室。一度房室传导阻滞可见于迷走神经张力增高的正常人,也可见于器质性心脏病、药物中毒、电解质紊乱等。

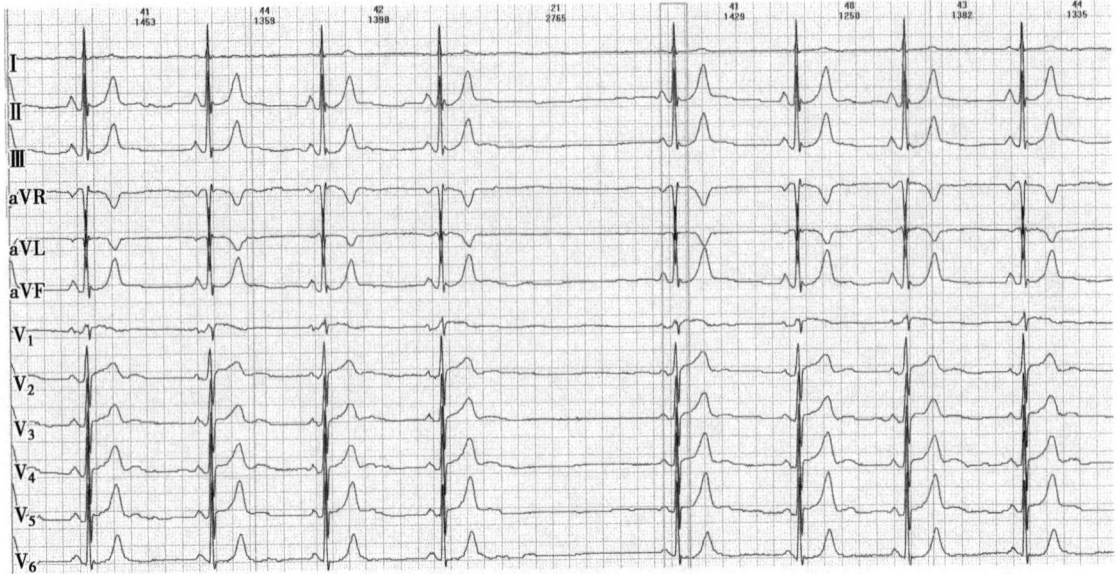

图 9-3-77　二度 II 型窦房传导阻滞

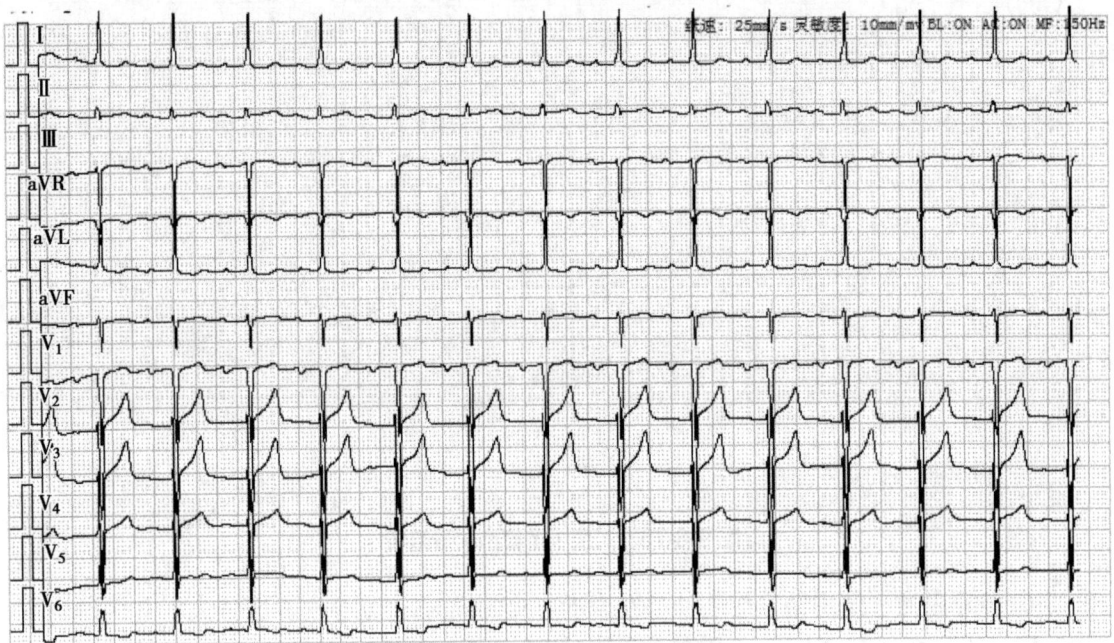

图 9-3-78　一度房室传导阻滞

　　(2) 二度房室传导阻滞：在一系列室上性激动中部分出现传导阻断（部分 P 波后 QRS 波脱漏），称为二度房室传导阻滞，可分为 I 型和 II 型。

　　1) 二度 I 型房室传导阻滞：二度 I 型房室传导阻滞又称莫氏 I 型，多为功能性或房室结、房室束近端的局限性损害引起，预后较好。典型心电图表现为：① P 波规律地出现，PR 间期逐渐延长直至脱漏一次 QRS 波，漏搏后传导阻滞得到一定恢复，PR 间期又趋缩短，之后又逐渐延长，如此周而复始，反复出现，称为文氏现象；②脱漏后的 RR 间距长于其前最后一个 RR 间距；③含有受阻 P 波的 RR 间距短于 2 个 PP 间距之和（图 9-3-79）。

　　2) 二度 II 型房室传导阻滞：二度 II 型房室传导阻滞又称莫氏 II 型，多有器质性损害，病变大多位于房室束远端或束支部分，易发展成为高度或完全性房室传导阻滞，预后差。心电图表现为（图 9-3-80）：① P 波规则出现，部分 P 波后无 QRS 波；② PR 间期可正常或延长，但 PR 间期固定。

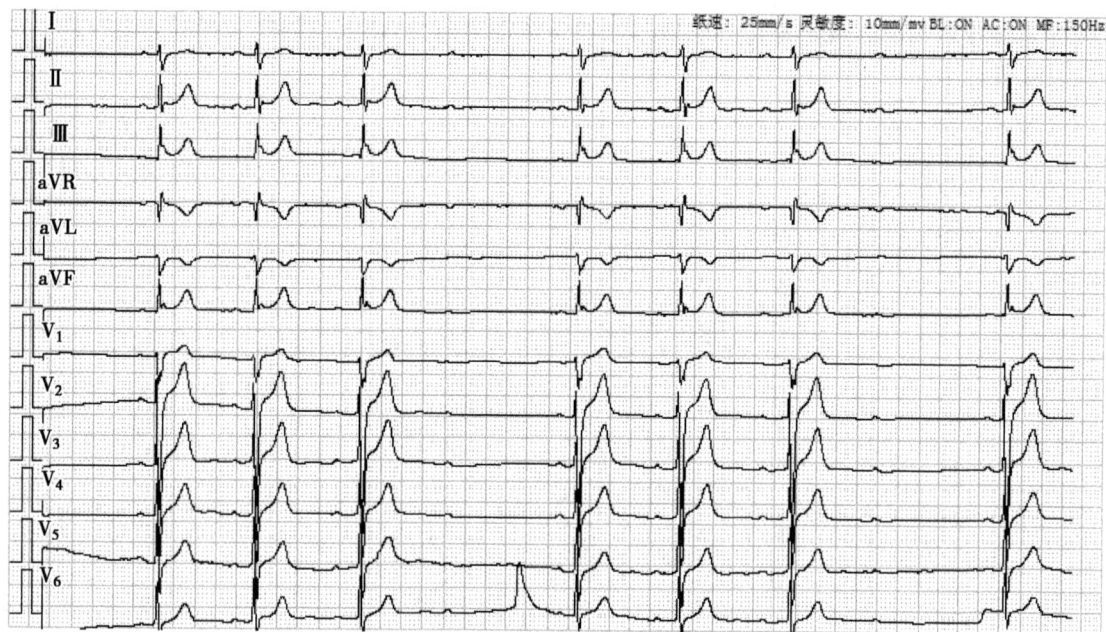

图9-3-79　二度Ⅰ型房室传导阻滞(房室4:3传导)

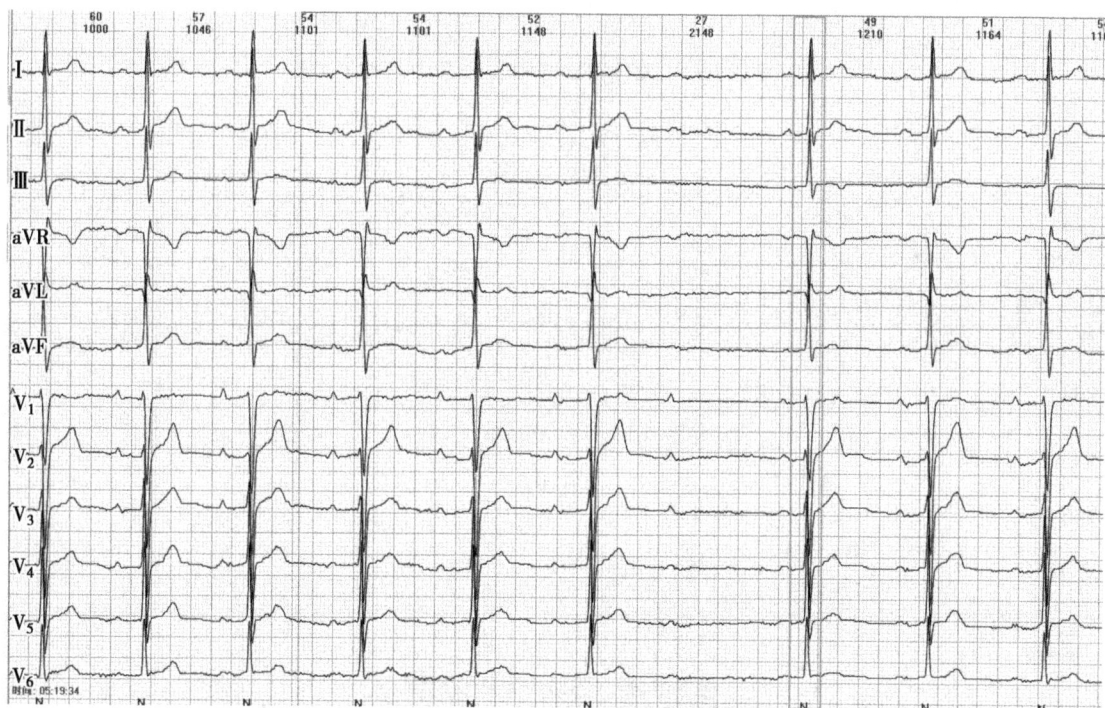

图9-3-80　二度Ⅱ型房室传导阻滞

如果房室传导中连续出现两次或两次以上的 QRS 波脱漏,称为高度房室传导阻滞。心电图表现为(图9-3-81)房室传导呈 3:1 或 3:1 以上下传。高度房室传导阻滞时,因心室率过缓常致黑矇、晕厥等症状发生。

(3)三度房室传导阻滞:又称完全性房室传导阻滞。当来自房室交界区以上的激动完全不能通过房室交界区抵达心室时,阻滞部位以下的潜在节律点就会发放冲动,激动心室,出现逸搏心律。心电图表现为:①P 波与 QRS 波毫无关系,各自保持自身固有的节律;②心房率>心室率;③可出现交界性逸搏或室性逸搏心律(图9-3-82)。心房颤动时,如果心室律变得缓慢而规则,应诊断为心房颤动合并三度房室传导阻滞。三度房室传导阻滞是一种病理性阻滞,运动或用阿托品抑制迷走神经后房室传导难以改善。

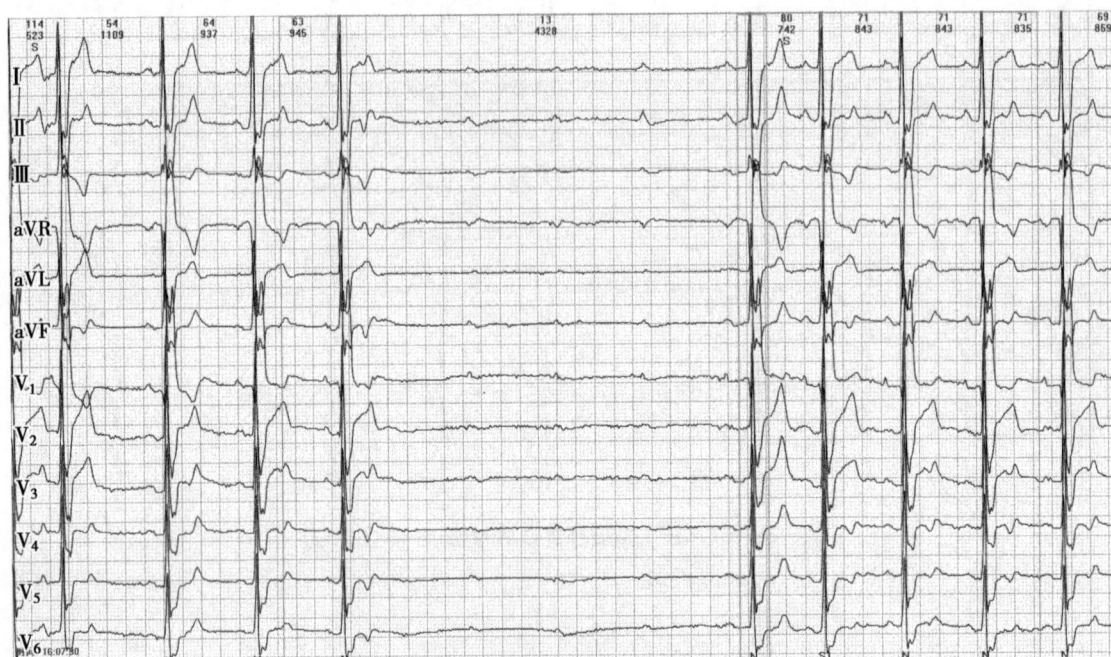

图 9-3-81　高度房室传导阻滞(5∶1下传)

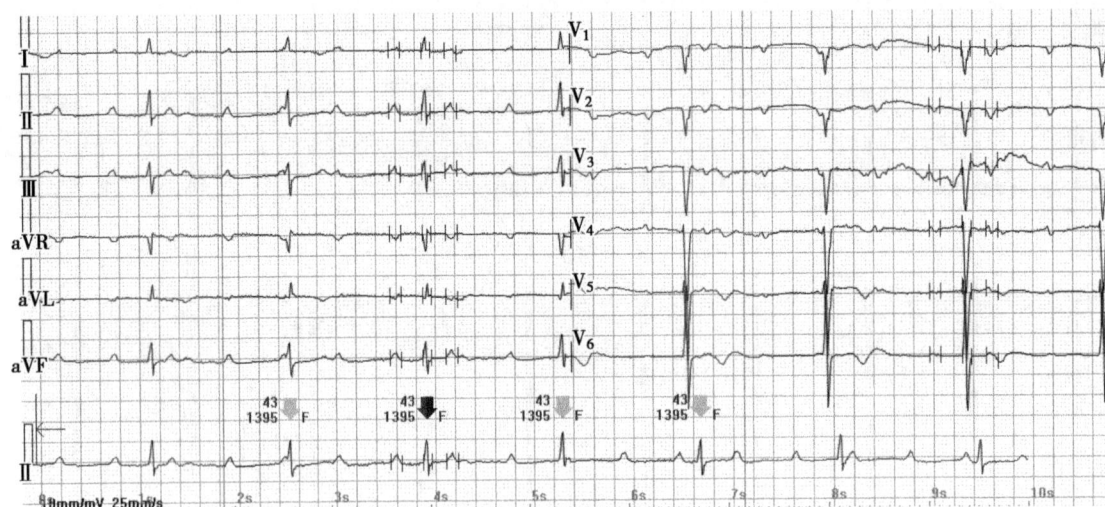

图 9-3-82　三度房室传导阻滞

4. 心室内传导阻滞　房室束以下的室内传导系统或心室肌发生传导障碍称为室内阻滞。室内阻滞可发生于左束支、右束支、左束支的分支、浦肯野纤维及心室肌等部位,心电图上主要表现为 QRS 时间延长及形态改变。

(1)完全性左束支阻滞:左束支粗而短,由双支冠状动脉分支供血,不易发生传导阻滞;一旦发生,多提示心脏有器质性病变。完全性左束支阻滞的心电图表现为(图 9-3-83):① QRS 波时间 ≥ 0.12s;② V_1、V_2 甚至 V_3 导联呈 rS 型或 QS 型,S 波有切迹,R_{V5}、R_{V6}、R_I、R_{aVL} 导联无 Q 波,顶端粗钝有切迹;③电轴可左偏;④ ST-T 方向与 QRS 主波方向相反。若心电图图形与上述改变相同,但 QRS 波时间<0.12s,称为不完全左束支阻滞。

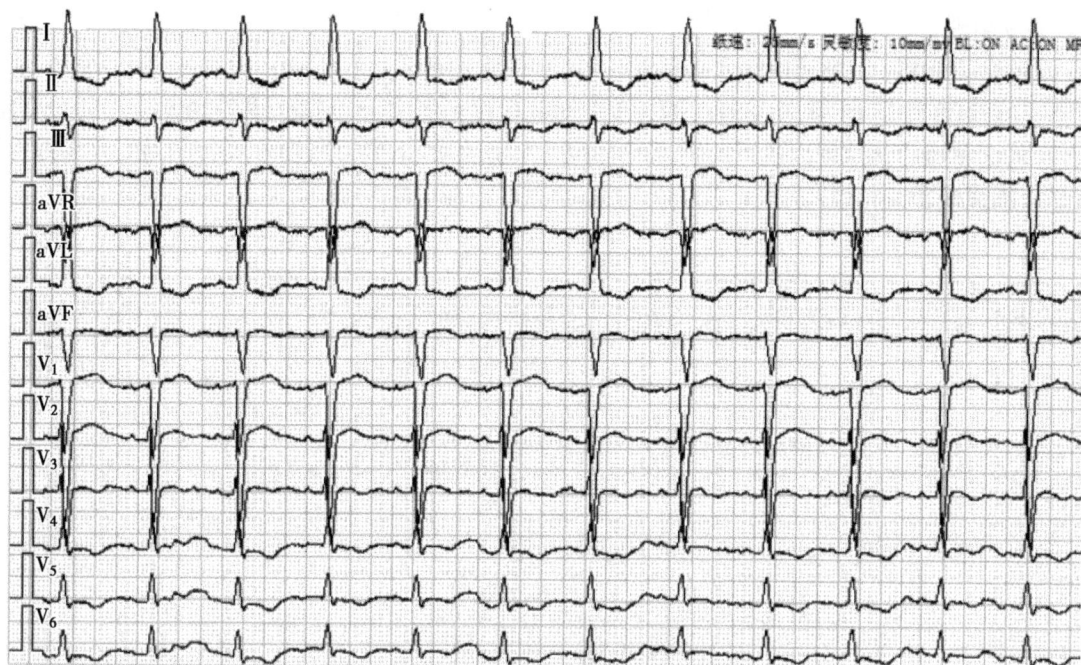

图9-3-83　完全性左束支阻滞

（2）完全性右束支阻滞：右束支细而长，由单支冠状动脉供血，较易发生传导阻滞。完全性右束支阻滞的心电图表现为（图9-3-84）：① V_1 或 V_2 导联的 QRS 波呈 rSR′ 型或 M 型，aVR 导联则常呈 QR 型，其 R 波增宽而有切迹；② QRS 波时限增宽 ≥0.12s；③ I、V_5、V_6 导联终末的 S 波粗钝而有切迹，其时限 ≥0.04s；④ V_1、V_2 导联的 ST 段下移，T 波倒置，V_5、V_6 导联的 T 波直立。若心电图与上述改变相同，但 QRS 波时间<0.12s，称为不完全性右束支阻滞。右束支阻滞应与右室肥大、预激综合征（左侧旁路）、后壁心肌梗死等进行鉴别。

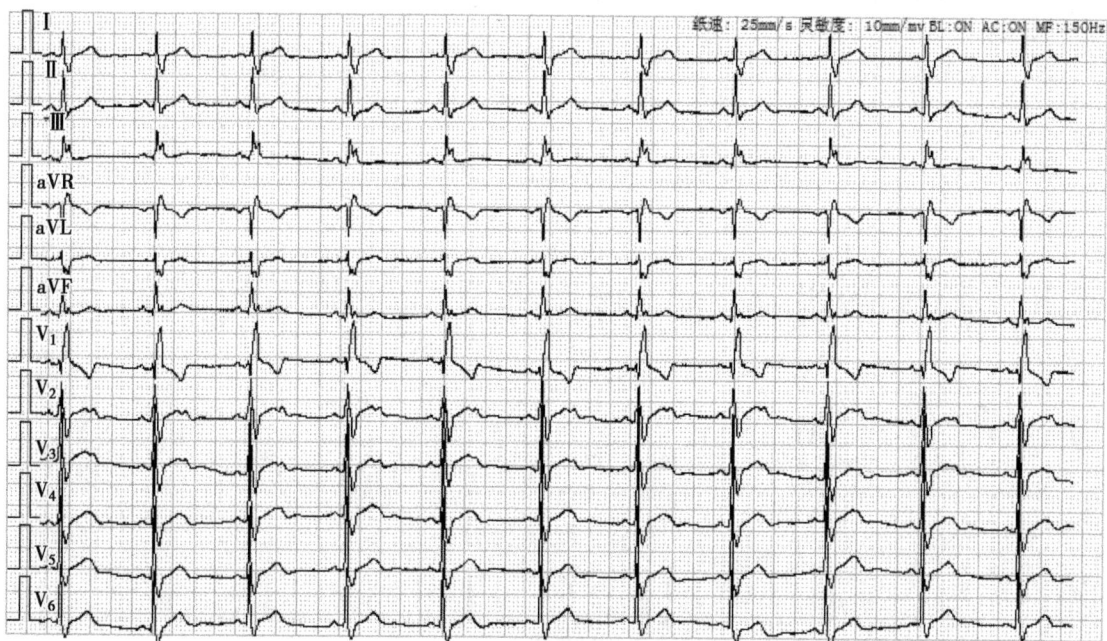

图9-3-84　完全性右束支阻滞

(3)分支阻滞：

1)左前分支阻滞：①额面电轴左偏超过 −45° 有较肯定价值；② I、aVL 导联的 QRS 波呈 qR 型，II、III、aVF 的 QRS 波呈 rS 型，$S_{III}>S_{II}$；③QRS 波时间轻度延长，但<0.12s（图 9-3-85）。左前分支阻滞应与引起电轴左偏的其他原因进行鉴别，如横位心、左室肥大、下壁心肌梗死、高钾血症、预激综合征、右室起搏、胸廓畸形、肺气肿等。

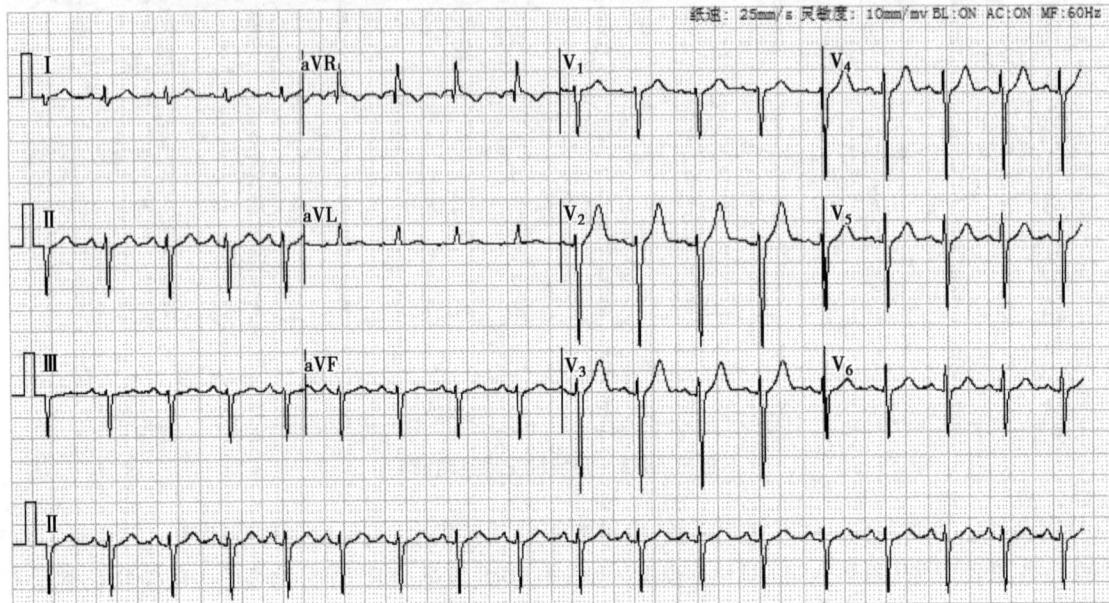

图 9-3-85　左前分支阻滞

2)左后分支阻滞：左后分支阻滞心电图表现见图 9-3-86。①额面电轴右偏，以 ≥+120° 有较肯定价值；② I、aVL 导联 QRS 波呈 rS 型，II、III、aVF 呈 qR 型，Q 波时间<0.025s，$R_{III}>R_{II}$；③QRS 波时间<0.12s。左后分支阻滞应与引起电轴右偏的其他原因进行鉴别，如右心室肥大、急性肺梗死、高侧壁心肌梗死等。

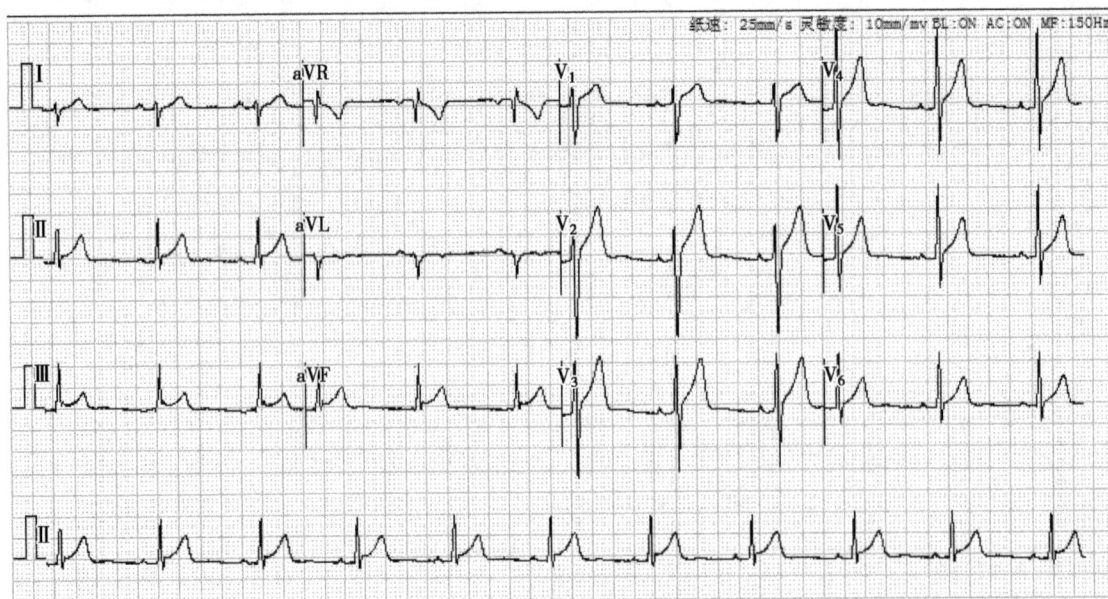

图 9-3-86　左后分支阻滞

3)双侧束支阻滞：右束支、左前分支、左后分支这三支中其中两支发生传导阻滞。其中最常见的是右束支阻滞伴左前分支阻滞(图9-3-87)。右束支阻滞合并左前分支阻滞常见于冠心病、急性心肌梗死等。右束支阻滞合并左后分支阻滞的病因与右束支阻滞合并左前分支阻滞相似。

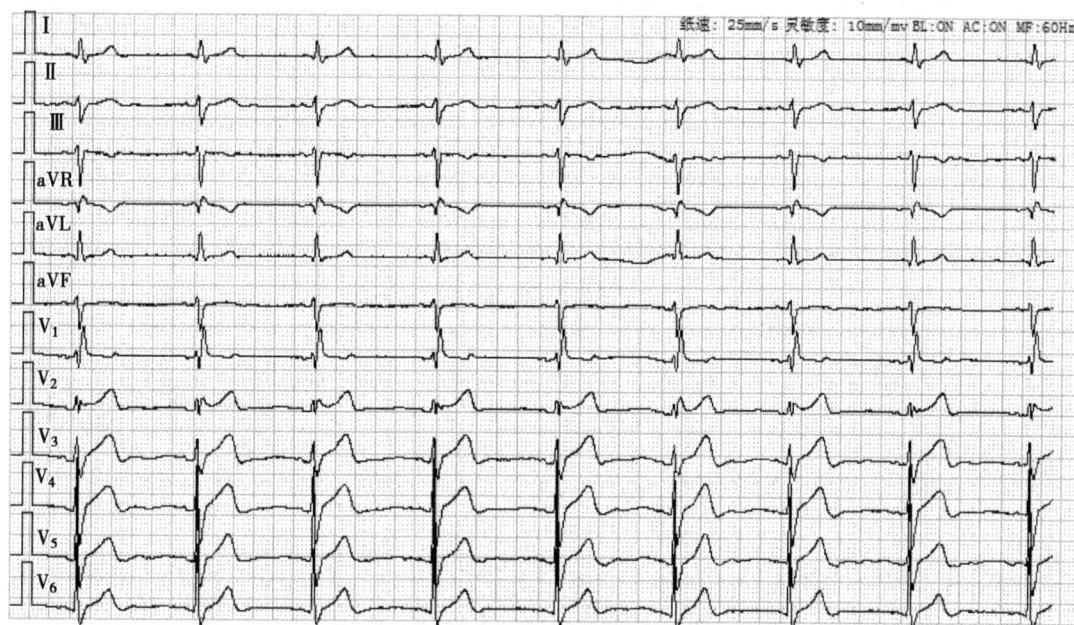

图9-3-87 完全性右束支阻滞合并左前分支阻滞

4)三分支阻滞:包括右束支阻滞、左侧两个分支中一支完全阻滞,而另一分支传导时间延长。

5. **预激综合征** 除正常的房室传导通路之外,激动还通过附加通道——旁路下传,使部分(或全部)心室肌预先激动,形成预激图形。当患者有心动过速病史时则称为预激综合征。预激综合征有下列几种类型:

(1)WPW综合征:由Kent束引起的预激综合征称为WPW综合征,又称经典型预激综合征。Kent束大多位于左、右两侧房室沟或间隔旁,为连接心房肌和心室肌的一束纤维。心电图表现为(图9-3-88):① PR间期<0.12s;② QRS波起始部有预激波;③ QRS波增宽,但P-J间期正常;④伴有继发性ST-T改变。

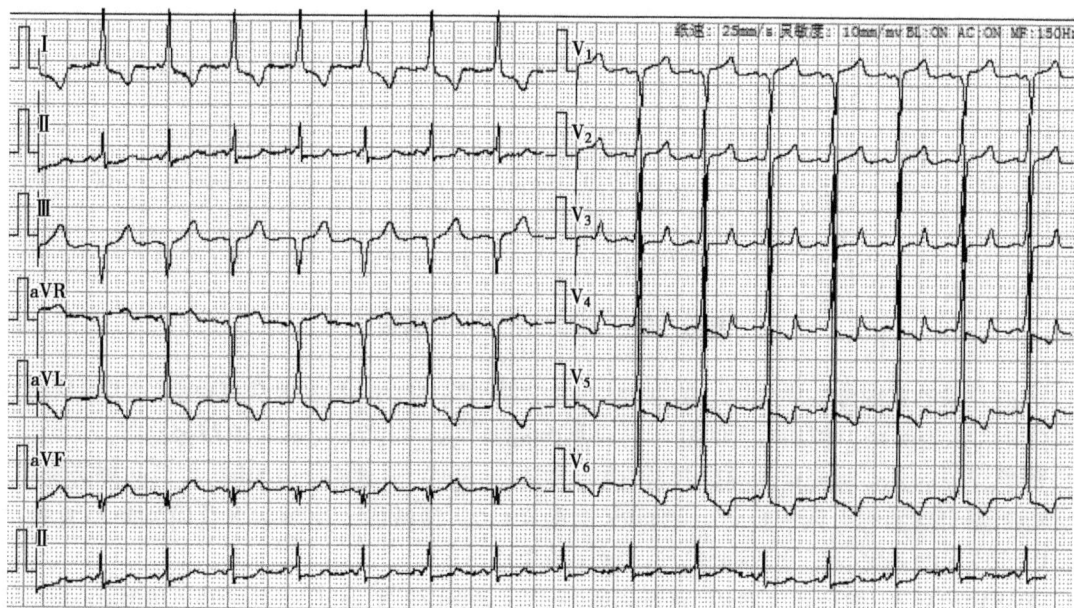

图9-3-88 心室预激

【旁路定位】旁路所在位置不同,心电图表现也不同:当旁路位于左侧时,V_1 导联预激波向上且 QRS 波以 R 波为主(图 9-3-89);当旁路位于右侧时,V_1 导联预激波向下或 QRS 波以负向波为主(图 9-3-90)。当旁路位于前侧时,Ⅲ、aVF 导联预激波向上且 QRS 波以 R 波为主;当旁路位于后侧时,Ⅲ、aVF 导联预激波向下且 QRS 波以 S 波为主。房室旁路定位时应注意如下几点:

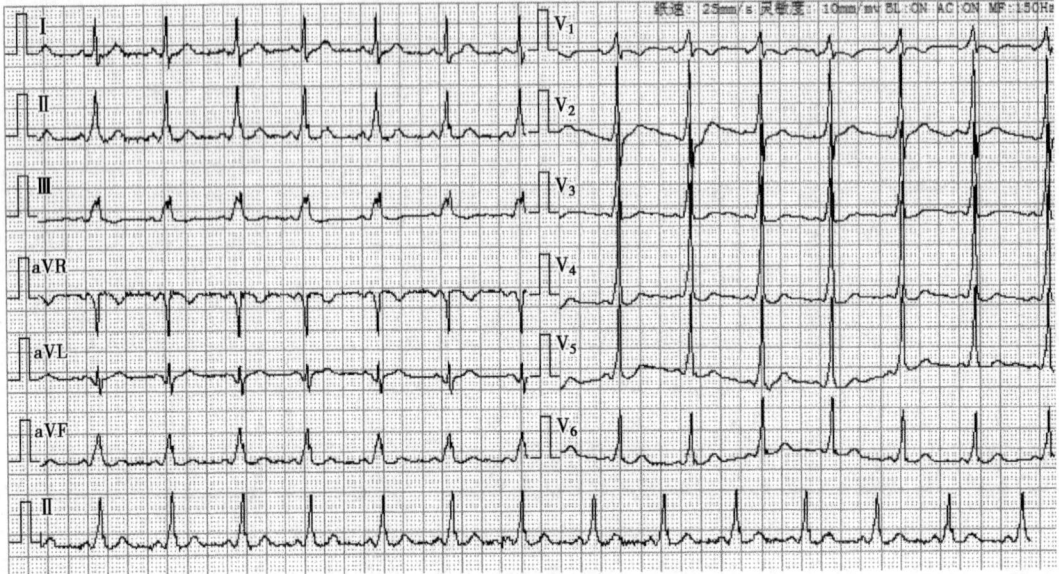

图 9-3-89　心室预激(左前侧旁路)

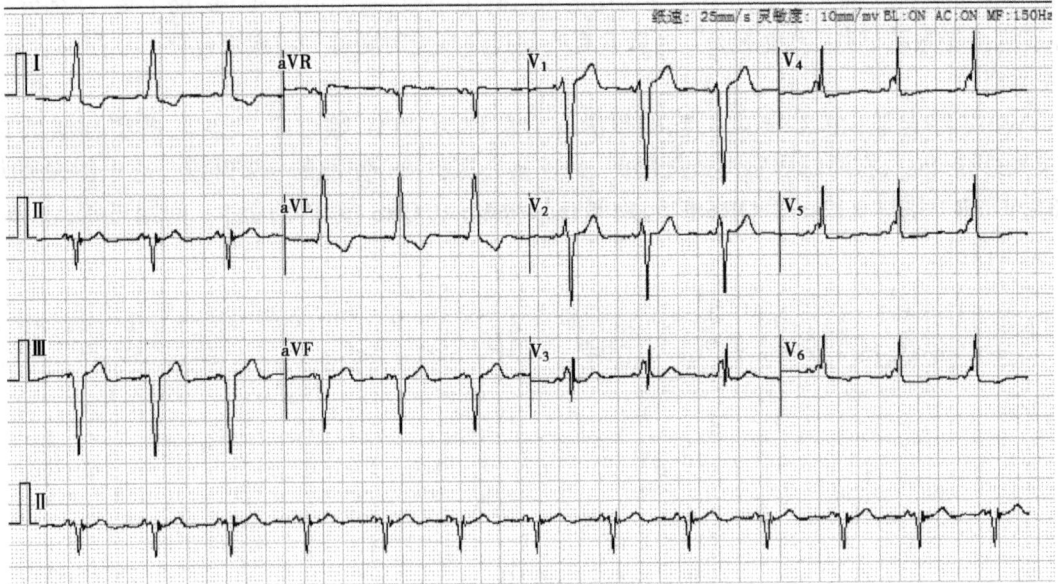

图 9-3-90　心室预激(右后侧旁路)

1)房室旁路的解剖分区尚无统一的标准,相邻旁路分区的心电图表现常有重叠,心电图有时难以严格区分相邻两壁旁路。例如右后间隔与右后壁近间隔旁路,右侧壁与右后侧壁旁路等。

2)预激成分的大小对旁路的准确判断有较大影响。例如,预激成分较小时,左后间隔旁路可以表现为右后间隔旁路的心电图表现。一般 QRS 时限>0.12s,预激成分达到最大化时判断位置较准确。必要时应进行 ATP 试验或心房起搏刺激,以增加预激成分。

3)合并其他异常,例如束支阻滞、严重心室肥大、心肌梗死、心外因素引起的心脏移位、Ebstein 畸形以及存在多条旁路时,将使旁路定位较困难。

4）目前各种房室旁路的定位方法和标准各有其优点和不足之处，既要掌握定位的一般规律，又要善于对每例心电图的特点具体分析，综合判断。

5）尽管体表心电图对判断旁路的部位有较高的准确率，但精确的旁路解剖位置需要通过电生理检查和心内标测确定。

【预激综合征伴发心动过速的类型】预激综合征伴发的心动过速可按旁路是否参与折返环的形成而分为两大类：

1）旁路直接参与折返环的房室折返性心动过速（AVRT），如顺向型和逆向型房室折返性心动速，旁路是折返环的组成部分。

Ⅰ. 顺向型房室折返性心动过速（orthodromic atrioventricular reentrant tachycardia, O-AVRT）O-AVRT是一种常见的类型，其发生率为90%~95%，显性旁路和隐匿性旁路均可引发此型心动过速。O-AVRT发作时，激动从正常房室结传导系统下传，通过旁路逆传，心房与心室是折返环的组成部分。折返径路方向是：心房→房室结→希浦系统→心室→旁路→心房。该折返径路引起窄QRS波心动过速（伴有功能性束支阻滞例外）。主要心电图特征如下（图9-3-91A）：① QRS波正常，心动过速时RR间期非常规则，频率150~250次/min；② RP′间期>90ms，且RP′间期常<P′R间期；③同步记录食管心电图和V₁导联心电图，可见偏心性室房传导顺序，即食管心电图RP′间期与V₁导联的RP′间期相差>25ms以上；④心动过速时若Ⅰ导联P′波倒置，提示为左侧旁路。⑤心动过速伴功能性束支阻滞时（图9-3-91B），若RR间期较正常QRS波延长35ms以上，提示旁路位于束支阻滞同侧，RR间期延长主要因室房逆传时间（RP′）延长所致（图9-3-91B）；⑥心动过速时QRS波常出现电交替，可能与AVRT时心率较快有关。

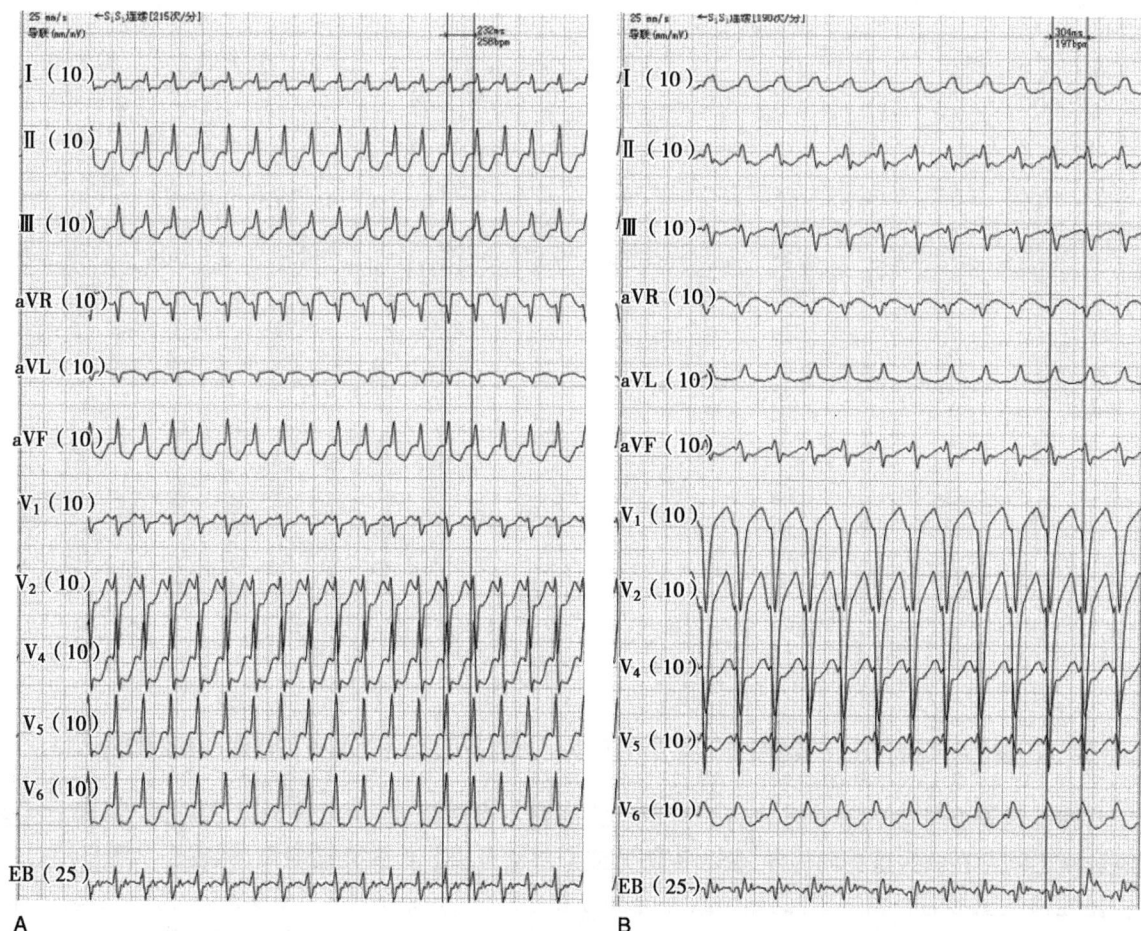

图9-3-91　A. 顺向型房室折返性心动过速；B. 顺向型房室折返性心动过速（左侧旁路）伴功能性左束支阻滞，RR间期延长

Ⅱ. 逆向型房室折返性心动过速（antidromic A-V reentrant tachycardia，A-AVRT）较少见，发生率为5%~10%，此型心动过速主要见于WPW综合征（显性旁路）。A-AVRT发作时，激动从旁路下传，通过房室结逆传，心房与心室是折返环的组成部分。折返径路方向与顺向型房室折返性心动过速相反：心房→旁路→心室→希浦系统→房室结→心房。该折返径路引起宽QRS波心动过速。其心电图特征如下：①心动过速频率150~250次/min；②QRS波宽大畸形呈完全预激图形（图9-3-92B），其δ波方向及QRS形态与窦性心律预激心电图相似（图9-3-92A）；③食管心电图可见QRS与P'波有固定关系，且RP'>P'R，因心房激动从旁路下传，P'R间期通常较短。

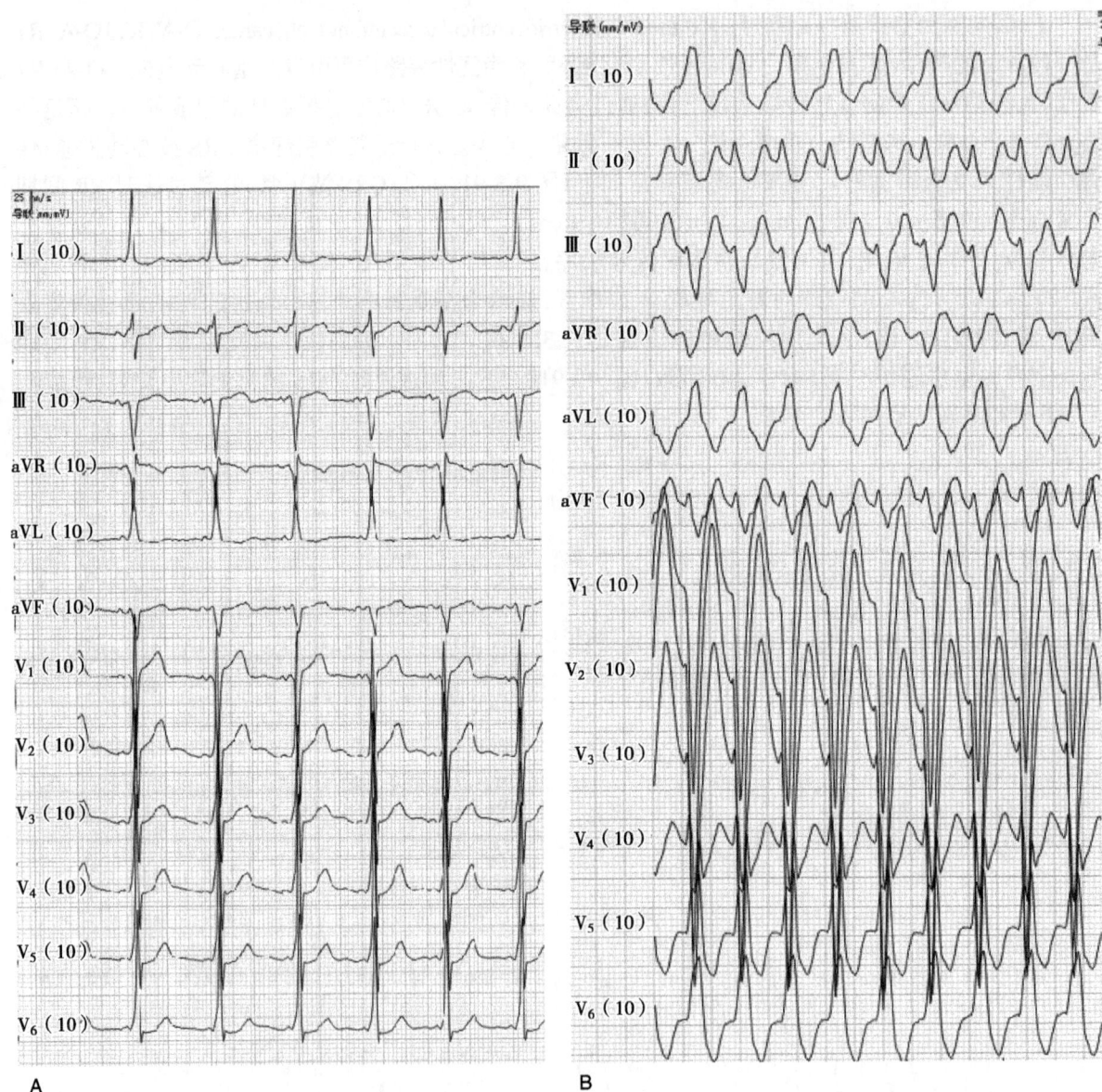

图9-3-92　A. 心室预激（右侧旁路）；B. A-AVRT，δ波方向及QRS形态与A图窦性心律预激波相似

2）预激综合征伴发的心动过速为非折返性或旁路不参与折返，主要分为以下两类：①室上性激动经房室之间存在的旁道前向传导，使心室部分或全部被旁道前传的激动除极，体表心电图显示QRS波呈显性预激图形的心动过速，例如预激综合征合并心房颤动、心房扑动（图9-3-93）、房性心动过速；②由房室结双径路引发房室结折返性心动过速时，心房激动由旁路被动下传或者旁路与心动过速完全无关（旁路为旁观者）。

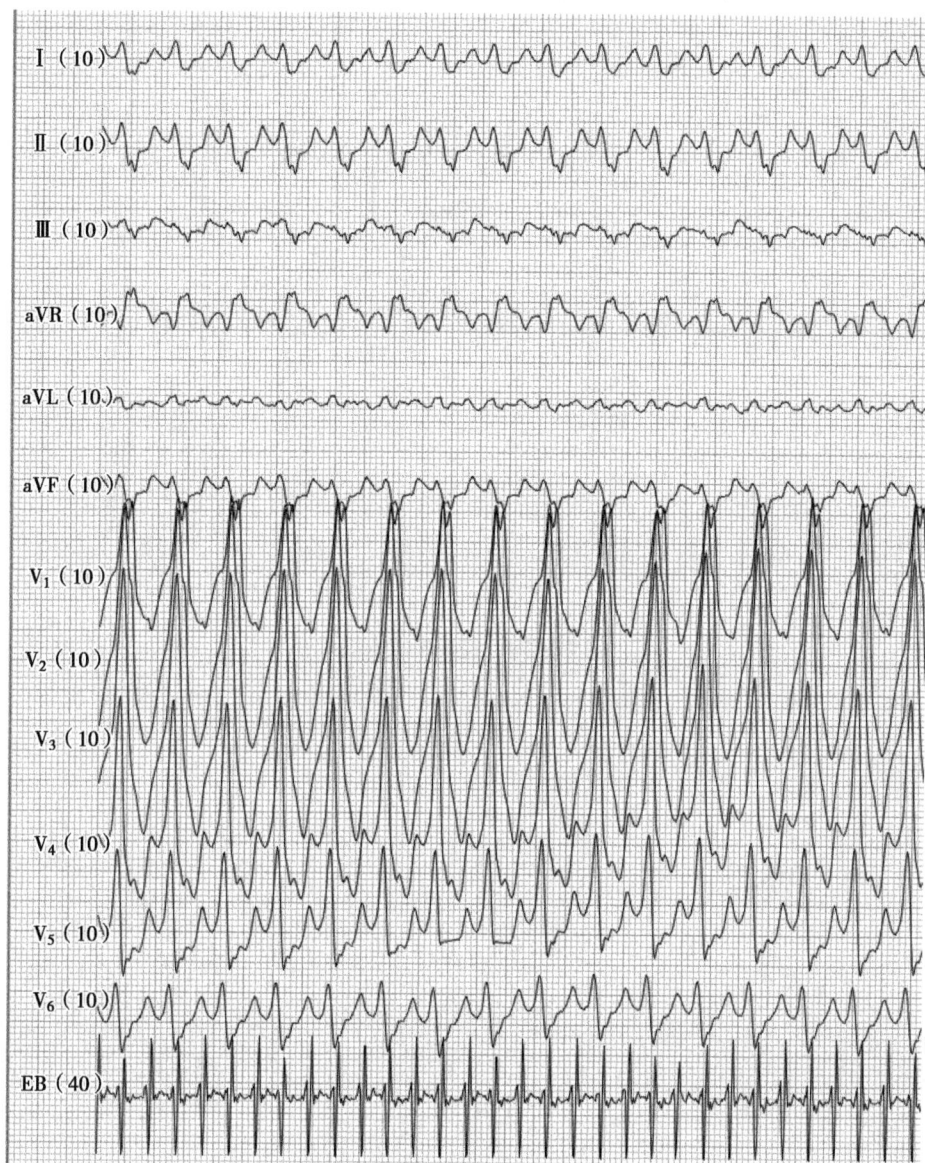

图 9-3-93　预激综合征合并心房扑动

（2）LGL 综合征：由 James 束引起的预激综合征称为 LGL 综合征，又称短 PR 综合征。James 束为连接心房与房室结下部或房室束的一束纤维。心电图表现为（图 9-3-94）：① PR 间期<0.12s；② QRS 波起始部无预激波。

（3）Mahaim 型预激综合征：近年来认为 Mahaim 纤维连接右心房与右束支远端（右房 - 分支纤维）或右心房与近三尖瓣环处右室（右房 - 室纤维）。由于 Mahaim 纤维具有类房室结样结构和特征，传导速度缓慢且呈递减性，只能前传，不能逆传。故心电图表现为（图 9-3-95A）：① PR 间期正常；② QRS 波起始部有预激波；③ QRS 波增宽；④可引发宽 QRS 波的心动过速（左束支阻滞图形）（图 9-3-95B）。

预激综合征患者因房室之间存在着房室结和旁路两条传导通路，容易发生房室折返性心动过速。预激综合征易合并心房颤动或心房扑动，其发生大多因冲动逆传、在心房易损期抵达心房所致。预激综合征易合并心房颤动心电图表现为（图 9-3-96）：QRS 波宽大畸形，RR 间距不匀齐，心室率大多超过 200 次 /min。当冲动在房室结内造成隐匿性传导时，可促使冲动大部或全部经旁路下传至心室，此时心室率极快可达 300 次 /min，有时甚至可发展为室颤。

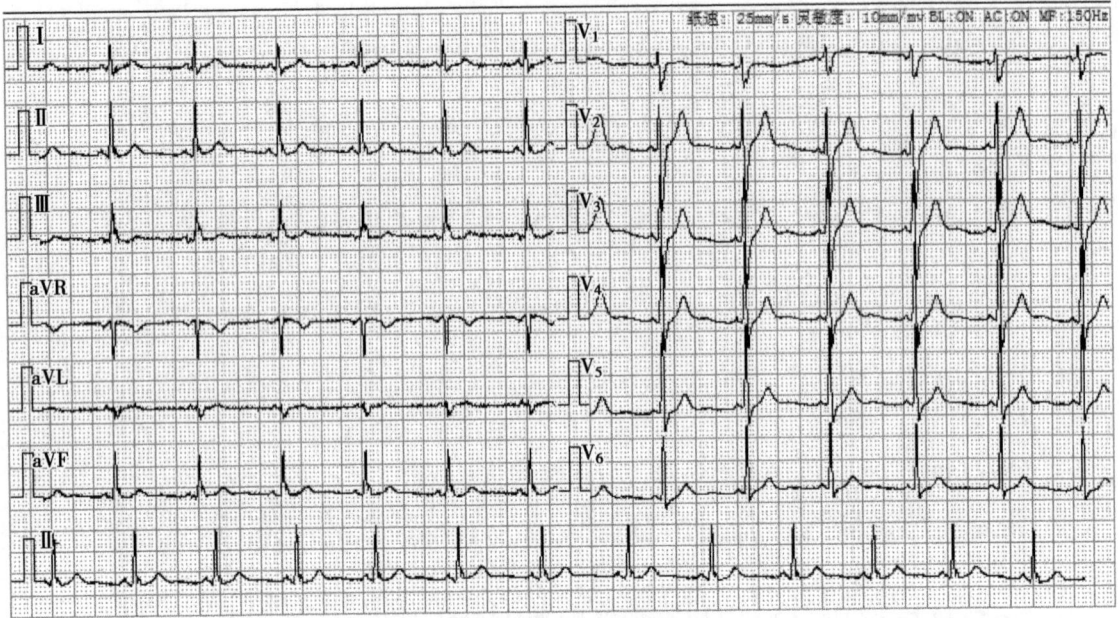

图 9-3-94　短 PR 综合征

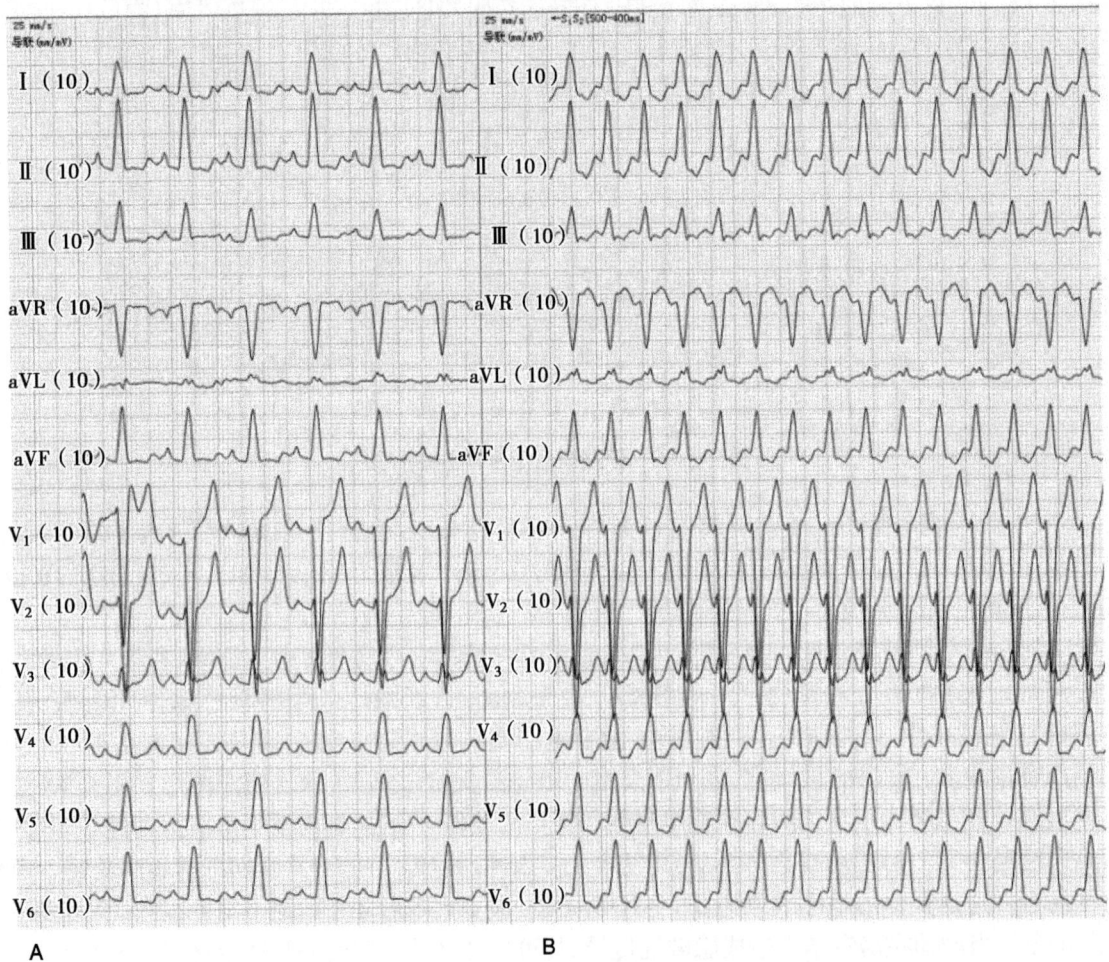

图 9-3-95　Mahaim 型预激综合征

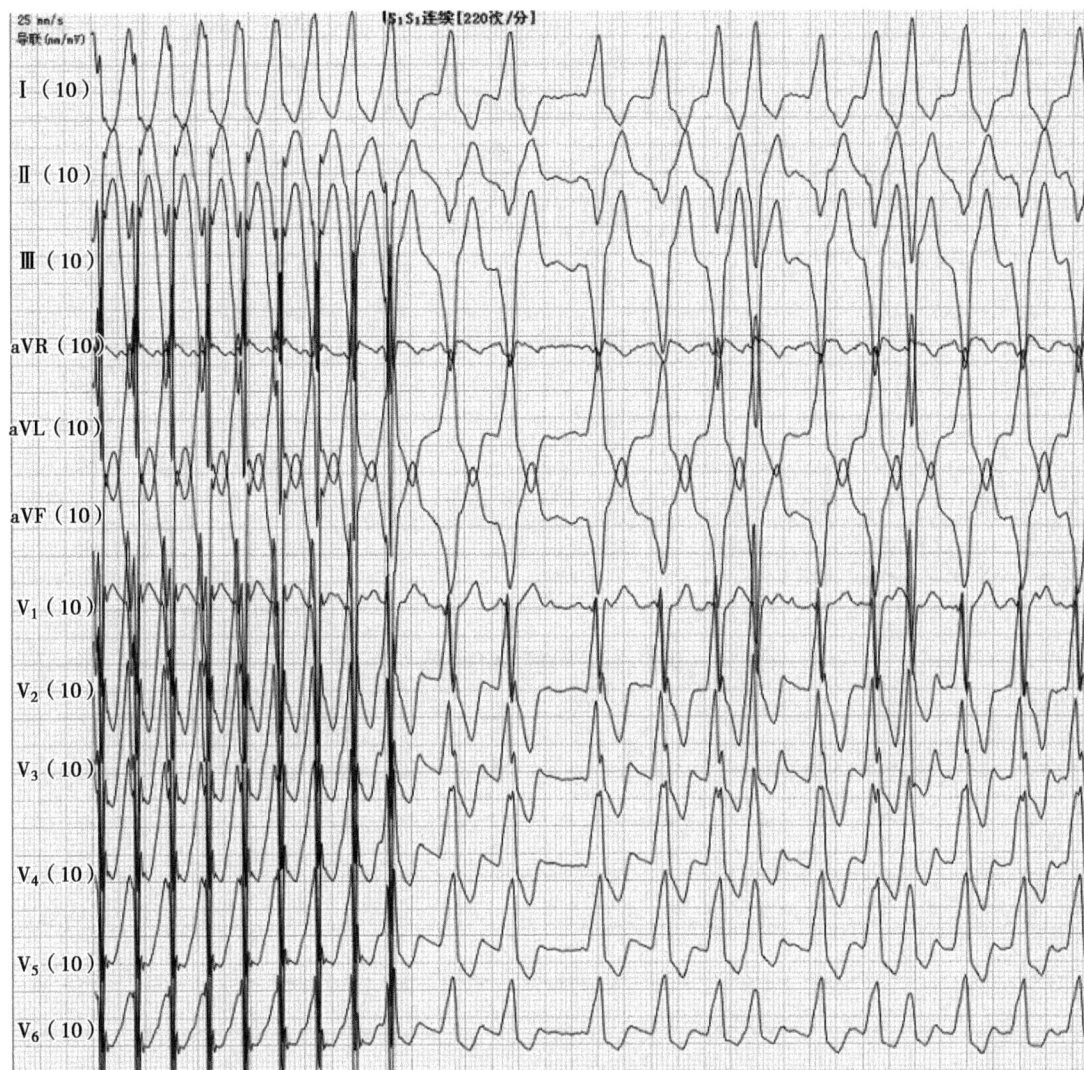

图 9-3-96　预激综合征合并心房颤动

七、并行心律

并行心律(parasystolic rhythm)是指心脏内除了主导心律(通常是窦性心律)外,还存在另一个异位起搏点,此两个起搏点相互独立、互不干扰。由于该异位起搏点周围具有保护性传入阻滞,可以阻止其他激动传入,因而可以按自身固有频率发出激动,间断或连续地引起心房或心室除极。这种异位节律与主导心律同时存在并竞争控制心房或心室,构成并行心律。并行心律包括室性、房性与交界性,其中室性并行心律最常见。

(1)室性并行心律心电图特征如下(图 9-3-97):①室性异位搏动的联律间期明显不等(联律间期差大于 0.08s 以上);②室性异位搏动间的距离总是某一最小公倍数的倍数;③伴有或不伴有室性融合波。

(2)房性并行心律心电图特征如下(图 9-3-98):①存在两种形态不同且各有其自身规律的 P 波:其中一种为窦性节律,另一种为房性异位节律;②房性异位节律规则但较窦性节律慢;③其周围存在"传入阻滞",因而不受窦性节律的干扰;④窦性节律无传入保护可被房性节律点侵入并发生干扰。

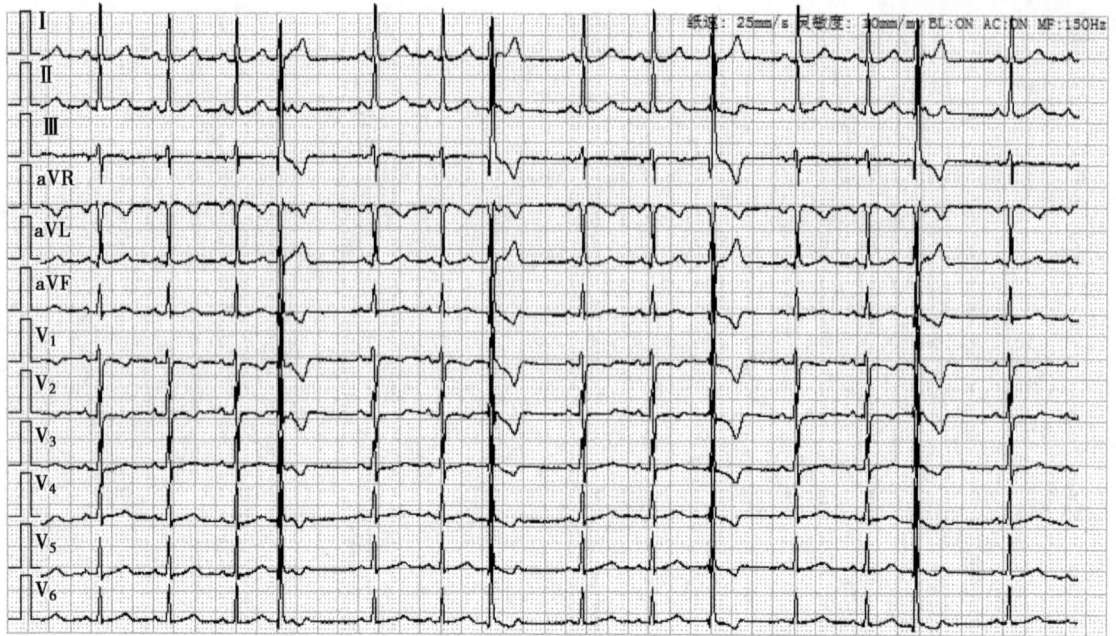

图 9-3-97 室性并行心律

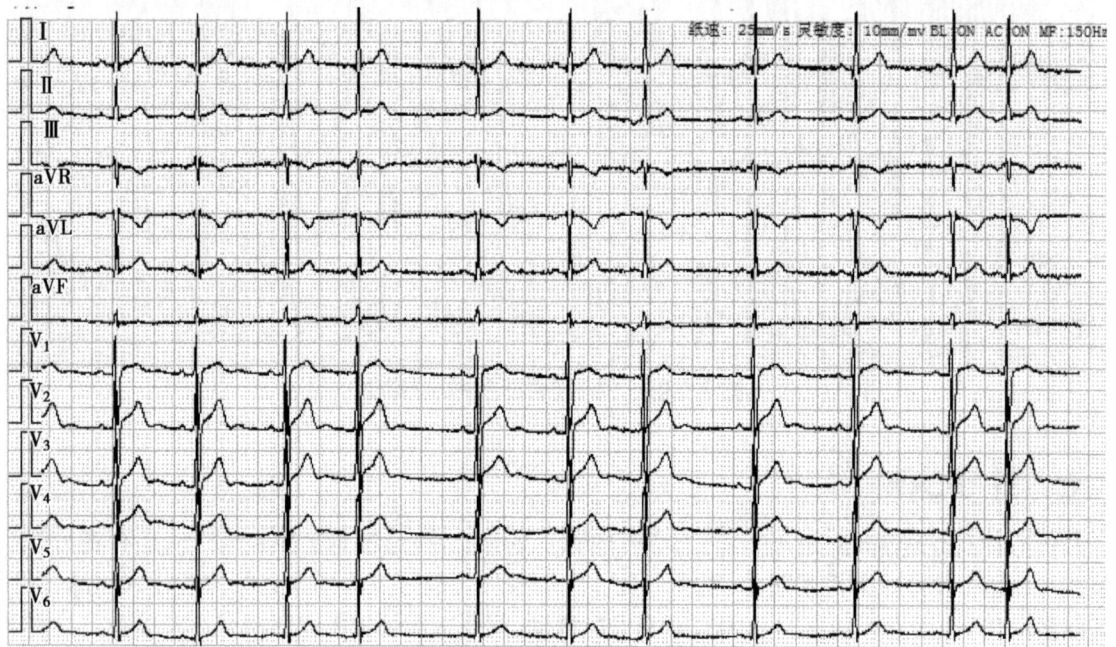

图 9-3-98 房性并行心律

(3)交界性并行心律心电图特征如下：房室交界区规律地发放激动，因其周围存在"传入阻滞"，故交界区节律点不受窦性节律的干扰。

并行心律的频率范围为 20~400 次 /min。其频率可慢于主导心律，也可快于主导心律。与房性、交界性及室性异位起搏点的自主频率顺序相反，室性并行心律起搏点的频率要快于室上性并行心律起搏点。但是并行心律型室性心动过速(图 9-3-99)的频率慢于阵发性室性心动过速的频率。

八、电解质紊乱和药物对心电图的影响

(一)电解质紊乱对心电图的影响

电解质无论是增高或降低均能影响心肌的除极与复极以及激动的传导，并可在血生化检查显示

异常之前在心电图上表现出来。常见电解质紊乱主要是指血清钾、钙等电解质浓度失衡。

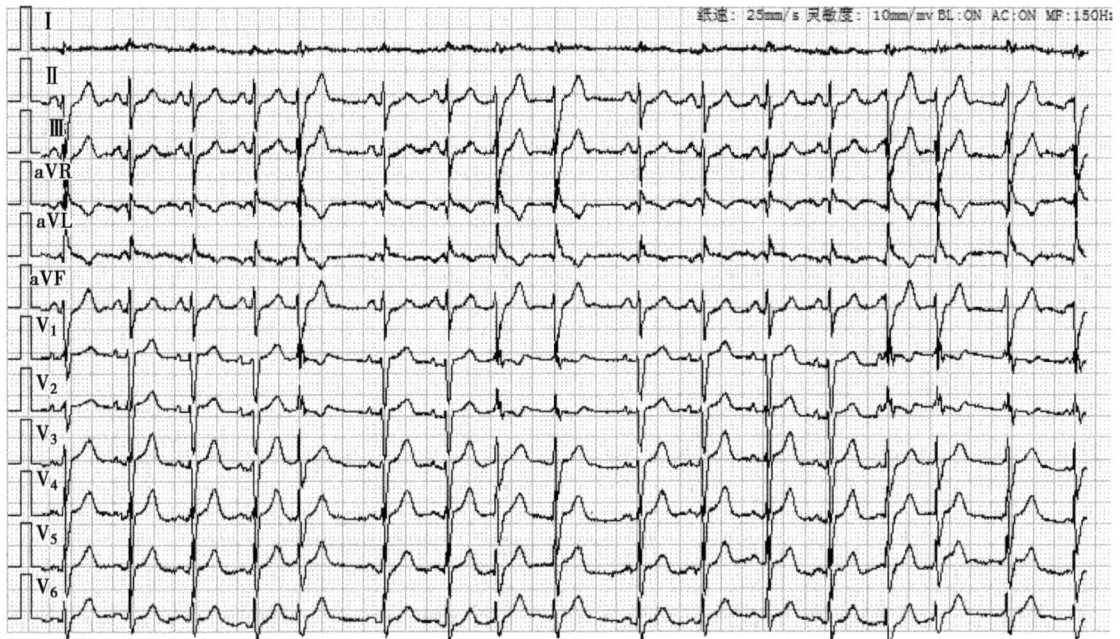

图 9-3-99　室性并行心律,短阵并行心律型室性心动过速

1. **高血钾**　随着血钾增高程度不同,心电图可有不同的表现。①血钾超过 5.5mmol/L 时,心电图表现为 T 波高尖,基底较窄,QT 间期缩短(图 9-3-100),此阶段心电图与急性心肌缺血相似;②血钾进一步增高超过 6.5mmol/L 时,可造成传导阻滞,心电图表现为 QRS 时间显著延长,QT 间期可延长;③血钾继续升高达 7mmol 以上时,心房肌可停止激动,窦房结激动通过结间束传至心室,出现窦室传导。心电图表现为(图 9-3-101):P 波消失,QRS 增宽,心率减慢,T 波高尖,甚至 ST 段与 T 波融合,此时应注意与室性自主性心律鉴别;④严重高血钾时,出现缓慢而宽大的 QRS 波群,甚至与 T 波融合呈正弦波,可发生心室颤动或心室骤停。

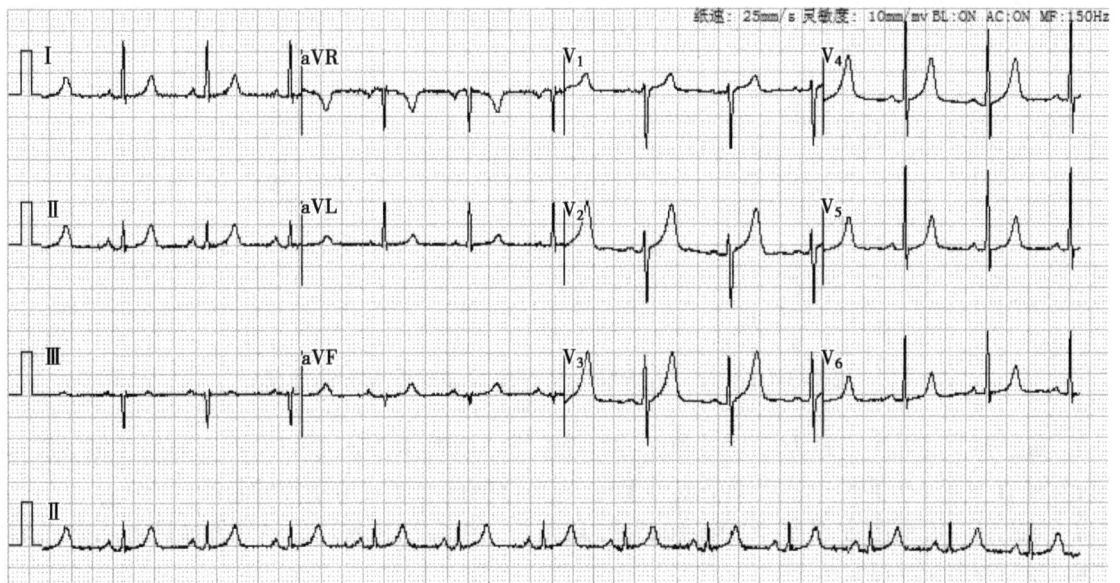

图 9-3-100　T 波高尖,提示高血钾

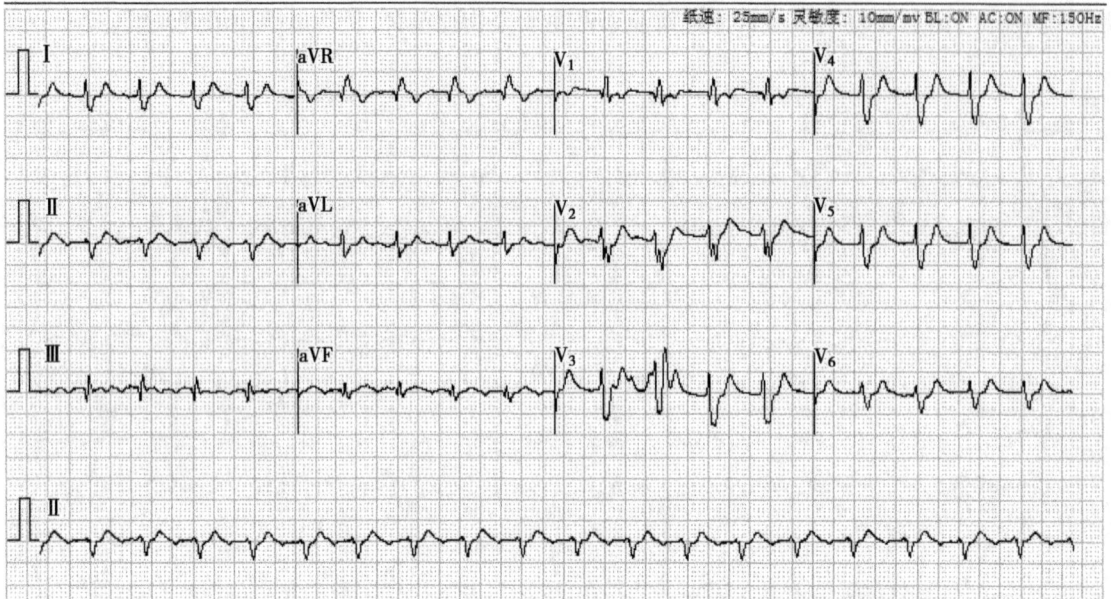

图 9-3-101　P 波消失,QRS 增宽,T 波高尖,提示高血钾引起窦室传导

2. **低血钾**　心电图表现为(图 9-3-102):①当血钾<3.0mmol/L 时,可出现心动过速,ST 压低,T 波低平或倒置,U 波明显,T-U 可融合呈驼峰状,使得 QT 间期(实际上是 Qu 间期)延长;②当血钾进一步降低时,可使 QRS 波时限延长,P 波振幅增高,可出现多种心律失常,如多形性室性心动过速(尖端扭转型室性心动过速);③严重低血钾时甚至可出现心室扑动或颤动,心搏骤停。

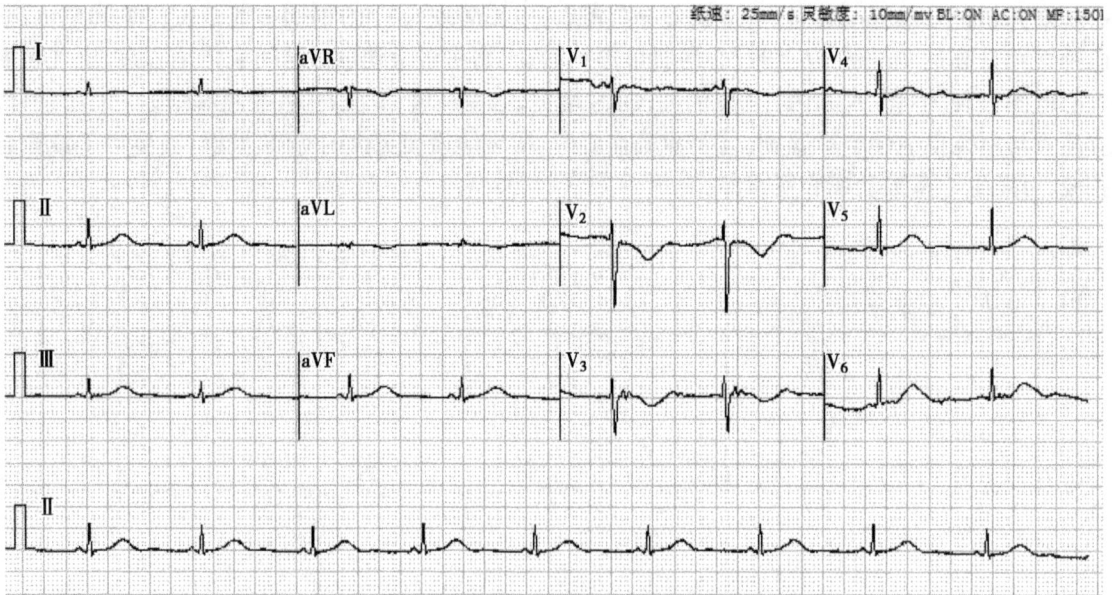

图 9-3-102　$V_2 \sim V_3$ 导联 T 波倒置,U 波明显,提示低血钾

3. **高血钙**　心电图表现为(图 9-3-103):ST 段缩短或消失,R 波后继以突然上升的 T 波,QT 间期缩短,常伴有 U 波;严重时 T 波可低平或倒置,出现室性期前收缩或房室传导阻滞。

4. **低血钙**　心电图表现为(图 9-3-104):ST 段延长,QT 间期延长。单纯性低血钙对心率、节律及 P 波和 QRS 波多无明显影响。

部分患者电解质紊乱会出现高血钾、低血钙,心电图表现 T 波高尖、ST 段及 QT 间期延长(图 9-3-105)

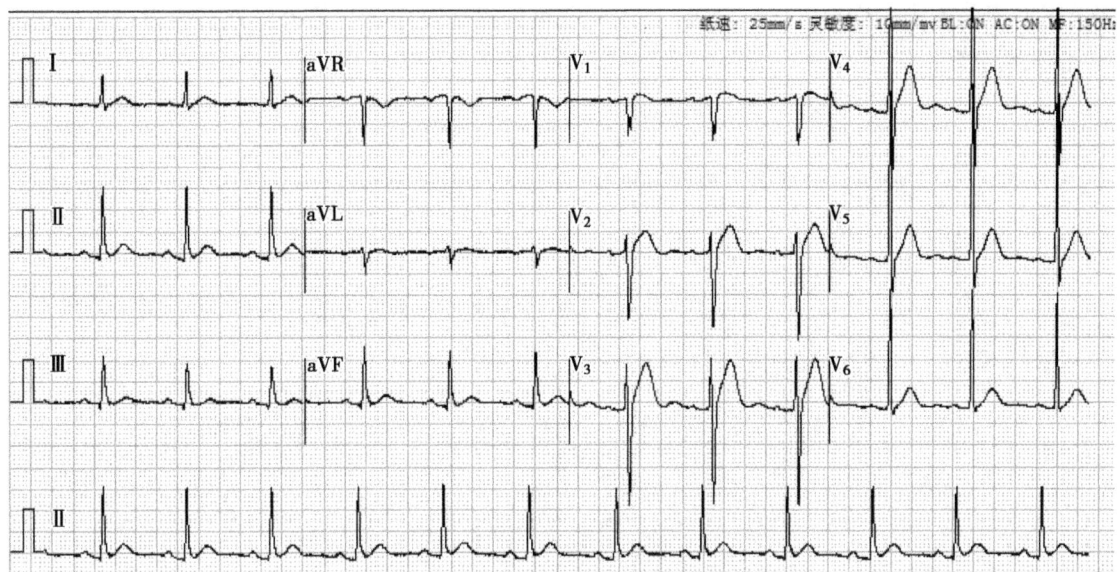

图 9-3-103 ST 段缩短，提示高血钙

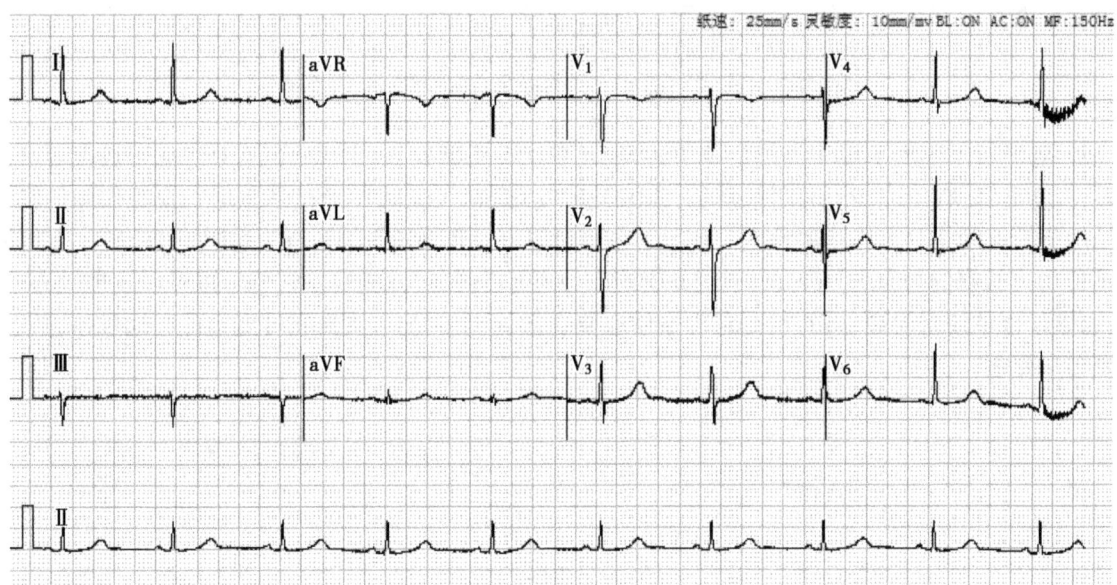

图 9-3-104 ST 段延长，提示低血钙

（二）药物对心电图的影响

某些药物可直接或间接影响心肌的除极与复极以及激动的传导，因而对心电图可造成一定的影响。

1. **洋地黄** 洋地黄制剂可通过钠-钾泵而调节细胞内钙浓度，使动作电位 2 期缩短，3 期坡度减少。心电图表现为（图 9-3-106）：ST 段呈凹面向上型压低，T 波低平、负正双向或倒置，ST-T 呈"鱼钩型"改变，上述心电图改变称为洋地黄效应。洋地黄中毒可引起多种心律失常：可发生频发及多源性室性期前收缩，严重时出现室性心动过速（特别是双向性心动过速），甚至室颤；洋地黄可增加房室交界处自动除极的速度，引起交界性心动过速伴房室脱节；此外洋地黄还可通过兴奋迷走神经抑制窦房结的自律性而出现窦性心动过缓、窦房阻滞或窦性停搏；洋地黄还可延长房室交界区不应期、抑制房室交界区传导而产生房室传导阻滞，房性心动过速伴不同比例的房室传导阻滞是常见的洋地黄中毒表现。当出现二度或三度房室传导阻滞时,表明严重的洋地黄中毒。另外洋地黄中毒也可发生心房扑动、心房颤动等。

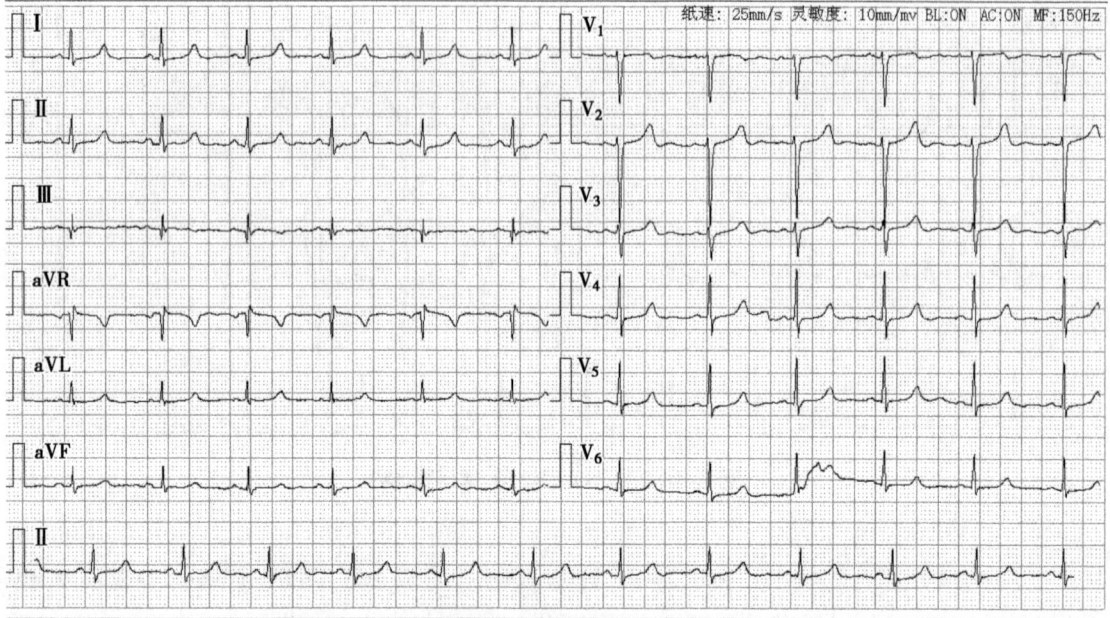

图 9-3-105 T 波高尖、ST 段延长,提示高血钾、低血钙

2. 奎尼丁 奎尼丁属 I 类抗心律失常药,可使 QT 间期延长,ST 段降低,T 波低平或倒置,U 波明显,P 波增宽、有切迹,PR 间期稍延长,QRS 波时间增宽。QT 间期延长是奎尼丁发挥作用的结果,延长的程度提示奎尼丁作用的程度。奎尼丁中毒时心电图可表现为:① QT 间期明显延长,QRS 波时限延长超过原来的 25%(达到 50% 应立即停药);②可引起各种程度的房室传导阻滞以及窦性心动过缓、窦性停搏或窦房阻滞;③可引起各种室性心律失常,严重时发生尖端扭转型室性心动过速,甚至室颤和突然死亡。

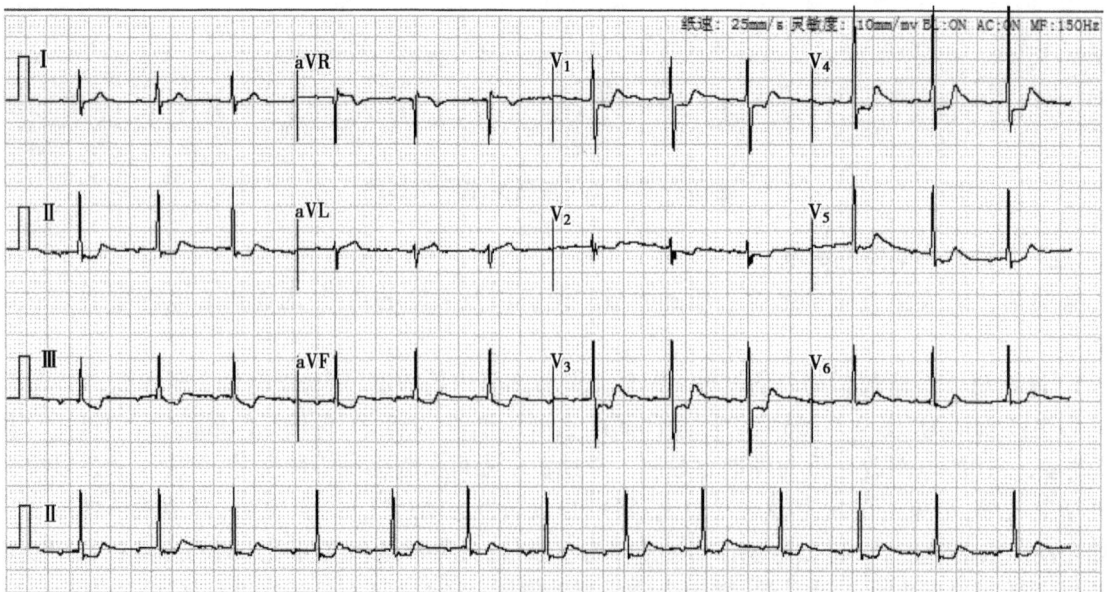

图 9-3-106 洋地黄效应,ST-T 呈"鱼钩型"改变

3. **胺碘酮** 胺碘酮属Ⅲ类抗心律失常药,可使 QTc 间期延长、PR 间期延长和 QRS 波增宽(图 9-3-107)。

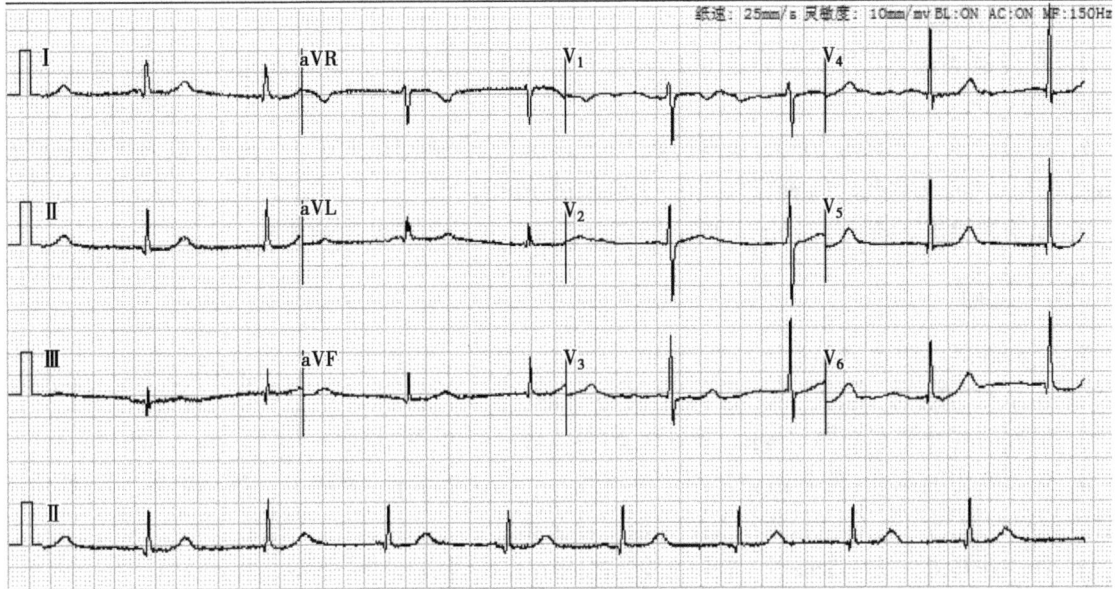

图 9-3-107　QTc 间期延长

(杨晓云)

第四章　放射影像学常用参考数值

一、颅脑

(一)脑室大小

1. 测量两侧侧脑室前角间径与同平面脑横径的比值,正常平均值为 31%(19%~39%)。

2. **不同年龄组正常脑室系统测量值**(表 9-4-1)

表 9-4-1　正常脑室系统测量值

年龄	Hackman 值	三脑室横径	四脑室横径	纵裂宽径	脑沟宽径
<2 岁	≤35mm	≤5mm	≤9mm	<3mm	不可见
2~60 岁	≤45mm	≤7mm	≤11mm	<3mm	<3mm
>60 岁	≤55mm	≤9mm	≤13mm	3~5mm	3~5mm

(Hackman 值 = 侧脑室前角间径 + 尾状核间径之和)

(二)脑垂体高度

1. 正常垂体上缘平直或略呈下凹弧形,成年女性高度<7mm,成年男性<5mm,>9mm 为垂体增大。

2. 妊娠期高径可达 9~10mm,横径约 8mm。

3. 高径小于 10mm 的垂体瘤为微腺瘤,大于 10mm 者为大腺瘤。

(三) 颅脑病变

1. **颅内血肿的 CT 值** 多高于 60HU,在 60~90HU 之间,最大不应超过 94HU(红细胞压积为 100% 时的 CT 值)。

2. **颅缝分离** 一般认为颅缝双侧相差 1mm 以上,单侧缝间距大于 1~2mm。成人颅缝单侧大于 1.5mm 即可诊断,儿童有的颅缝较宽,但亦不应超过 2mm。

3. **小脑扁桃体下疝** <3~5mm,可疑异常;>5mm,小脑扁桃体下疝畸形

二、五官

1. 正常眼环厚度:2~4mm。

2. 晶体 CT 值:70~80HU。玻璃体 CT 值:0~10HU。

3. 眼眶内视神经直径:3~4mm。眼外肌直径:4~6mm。两侧对称。

4. 眼球突出的标准:两侧颧突之间作一连线,正常人大约有眼球的 1/3 位于该线之后,如位于此线后方的眼球面积少于 1/3 时,指示有意义的眼球突出。

5. 骨性外耳道大约 1.5cm 长,占据外耳道之内 2/3,外侧 1/3 为软骨部。

6. 内听道开口前后径正常为 3~5mm,大于 5mm 为增大。

三、胸部

1. 气管横径:15~20mm,其前后径大于横径,气管壁厚度:1~4mm。

2. 右中间支气管横径:10mm,其后壁与肺紧邻。

3. 奇静脉及半奇静脉:正常值为 3~6mm。

4. 心包厚度:小于 3mm,局部增厚不超过 4mm。

5. 扩张的食管壁厚度:小于 3mm。

6. 纵隔、腋窝淋巴结:短径小于 1cm。

7. 升主动脉总是大于降主动脉,两者比例为(2.2~1.1):1。

8. 右肺动脉心包内部分直径 12~15mm,正常主肺动脉直径<29mm。

9. 气胸:如果气带宽度相当于患侧胸廓宽度的 1/4 时被压缩的肺大约为 25% 左右;1/3 时被压缩的肺约为 50% 左右;1/2 时被压缩的肺约为 65% 左右。

【循环系统】

1. **直径** 升主动脉 / 降主动脉 =1.5

2. **心脏横轴位** a. 左心房前后径约 30~45mm

    b. 左心室平均直径约 45mm

    c. 右心室平均直径约 3mm

    d. 右室壁厚度约 5mm

3. **冠脉狭窄** 轻度:<50%;中度:50%~75%;重度:>75%

4. **冠状动脉扩张** 超过邻近动脉节段直径的 50% 称为瘤样扩张

四、腹部

(一) 肝脏

1. 上下径不大于 15cm。

2. 右肝叶前后径大于左肝叶前后径 1.2~1.9 倍,不超过 2 倍。

3. 右肝叶横径大于尾叶横径 2~3 倍。

4. CT 平扫时肝实质密度稍高于胰腺、肾和脾,肝平均比脾高 7~8HU。肝脏平扫 CT 值:40~80HU;增强扫描 CT 值升高至 120~140HU。

5. 门静脉正常值:主干长为 4.8~8.8cm,平均 7.3cm,横径 0.7~1.6cm,平均为 1.09cm。

(二) 胆囊、胆道

1. 胆囊壁厚度:≤ 3mm,>5mm 为异常。

2. 胆囊横径:3~4cm;上下径:7~10cm。

3. 胆囊 CT 值:0~20HU,密度均匀。

4. 胆总管正常横径:6~8mm,大于 10mm 为扩张;术后胆总管管径 1cm 内仍属正常;肝总管正常横径:3~5mm;肝内胆管正常情况下不显影。

5. 肝内胆管扩张程度,依范围可分为 3 级:仅肝门附近胆管扩张者为轻度扩张;既有肝门又有外周胆管扩张者为中度扩张;肝门及外周均明显扩张者为重度扩张。以肝内胆管 I ~ III 级分支扩张程度分为直径 0.5cm 为轻度;0.6~0.8cm 为中度;0.9cm 以上为重度。

(三) 脾脏

1. 正常脾脏上下径平均值 12cm,不超过 15cm;前后径 7cm,横径 4cm。

2. 正常脾脏的前缘,位于腋中线后方。

3. 脾大的标准:CT 横断面上脾周肋单元超过 5 个,这是反映脾脏前后径的;另外,若在肝脏下缘已经消失的层面仍可见到脾脏,也应认为脾大。(注:肋单元是指脾周相贴的肋骨或者肋间隙的横断面,一个肋骨或者肋间隙的横断面就是一个肋单元。)

(四) 胰腺

1. 前后径:胰头 ≤ 3cm,胰体 ≤ 2.5cm,胰尾 ≤ 2.0cm。对突然超过邻近胰腺 3mm 以上的隆起变化应予高度重视。

2. 与第二腰椎椎体横径之比,正常胰头的前后径 $/L_2$ 椎体横径 =1/2~1/1;胰体前后径 / 腰 $_2$ 椎体横径 =1/3~2/3。

3. 主胰管内径:2~4mm。在高分辨率的 CT 图像上,偶可见胰管的 1~2 个区段,只有扩张的胰管才能在整个胰腺全程显示。

(五) 胃肠道

1. 充盈状态下胃壁厚度:2~5mm,大于 10mm 为异常。

2. 空回肠在充盈状态下肠壁厚度:小于 3mm,大于 5mm 为异常。

3. 大肠在充盈状态下肠壁厚度:3~5mm,大于 5mm 为可疑增厚,大于 10mm 肯定为异常。

4. 有两个区域胃壁厚度可超过 1cm,一是胃食管连接处,其厚度在 0.6~1.8cm 之间,形成所谓的 "假肿瘤";二是胃窦部小弯侧。一般把胃壁的厚度>10mm 视为异常,但如发现局限性增厚,即便<10mm 亦视为异常。

(六) 肾上腺

1. 正常肾上腺的厚度不会超过同一扫描层面上同侧膈脚的最厚部分。

2. 成人肾上腺长约 1~4cm,宽约 1~3.3cm,厚约 0.2~0.8cm。

3. 正常肾上腺的边缘平直或凹陷,不应呈串珠状或结节状。

(七) 肾脏、输尿管及膀胱

1. 正常肾脏:上下径 10~15cm,横径 5~8cm。肾实质平扫 CT 值 30~60HU,增强 CT 扫描 CT 值 80~120HU。右肾较左肾低 1~2cm,两肾大小差别不应超过 1cm。

2. 输尿管内径:5~7mm。

3. 膀胱充盈状态下壁厚度:2~3mm,厚薄均匀。

（八）前列腺及精囊

1. 前列腺的大小正常值(cm)如下：

年龄组：前后径　　横径　　上下径

>60 岁：4.3　　　4.8　　　5.0

<30 岁：2.3　　　3.1　　　3.0

2. 精囊横径（两侧之和）小于 6cm。

3. 精囊与膀胱间夹角：正常为锐角。

（九）子宫、子宫颈及卵巢

1. 成人子宫横径 4~5cm；前后径 2~3cm；子宫颈 ~ 宫底间径 7~8cm。

2. 成人子宫颈横径<3cm；上下径<2cm；子宫体比子宫颈的横径约大 1 倍。

3. 成人卵巢大小 3.5cm×2cm×1cm，绝经期后萎缩变小。

4. 生育期未经产妇子宫长 5.5~8.0cm，宽 3.5cm，厚 2.5cm；经产妇长 7.0~9.0cm，宽 4.5~6.0cm，厚 2.5~3.5cm。子宫腔为一狭窄的缝样裂隙平均长 6cm，子宫肌壁厚 1.5~2.5cm。

（十）腹腔淋巴结

1. 膈脚后淋巴结：<6mm。

2. 腹腔动脉周围淋巴结：<10mm。

3. 直肠旁淋巴结：<10mm。

4. 腹腔其他部位淋巴结：<15mm。

5. 肠系膜淋巴结正常时不可见，或显示为直径小于 5mm 的线状或结节状软组织密度影。

五、脊柱

（一）颈椎

颈椎椎管近似一尖端向后的三角形，C_1~C_3 逐渐变小，C_4~C_7 大小一致。

1. C_1 椎管前后径：16~27mm。

2. C_2~C_7 椎管前后径：12~21mm。

3. 颈段椎管中央前后径<10mm 为椎管狭窄。

（二）腰椎

1. 腰椎椎管前后径 15~25mm，下限为 11.5mm。

2. 腰椎椎管横径（椎弓根间距）20~30mm。

3. 侧隐窝前后径（椎体后缘至上下关节突前缘间的距离）：正常时大于 5mm，小于 2mm 肯定狭窄，2~3mm 可疑狭窄。

4. 黄韧带厚度 3~5mm。颈、胸段黄韧带较薄。

（三）椎体滑脱

Meyerding 测量法侧椎体滑脱程度，即将下一椎体上缘右后向前分为 4 等分。根据前移椎体后下缘在下一椎体上缘的位置，将椎体滑脱分为 4 度，位于第一等分的为 I 度，位于第二等分的为 II 度，以此类推。

六、常见人体组织的 CT 值(HU)

组织　　　CT 值

脑白质　　25~34

脑灰质　　28~44

脑脊液　　3~8

肝脏　　　50~70

脾脏	35~60
胰腺	30~55
肾脏	25~50
胆囊	10~30
甲状腺	50~90
肌肉	40~55
血液	13~32
钙化	80~300
血块	64~84
血浆	3~14
脂肪	−20~−100
渗出液	>15
水	0

（任延德）

第五章　超声影像学常用参考数值

一、头颈部、四肢血管超声参考值

表 9-5-1　颅内动脉血流速度正常值（国内参照标准）　　　　　　单位:cm/s

血管	30~39 岁		40~49 岁		50~59 岁		60~69 岁	
	Vs	Vd	Vs	Vd	Vs	Vd	Vs	Vd
MCA	97 ± 13	44 ± 7	96 ± 12	44 ± 8	91 ± 12	40 ± 7	90 ± 14	38 ± 6
ACA	84 ± 15	38 ± 9	84 ± 14	39 ± 8	79 ± 15	36 ± 9	78 ± 15	35 ± 10
PCA	58 ± 12	28 ± 7	55 ± 10	27 ± 6	51 ± 12	26 ± 5	51 ± 12	23 ± 6
VA	54 ± 8	26 ± 5	53 ± 6	26 ± 6	51 ± 6	23 ± 5	50 ± 9	21 ± 5
BA	64 ± 9	29 ± 6	63 ± 8	28 ± 7	60 ± 8	26 ± 10	57 ± 9	24 ± 3

注:MCA. 大脑中动脉;ACA. 大脑前动脉;PCA. 大脑后动脉;VA. 椎动脉;BA. 基底动脉;Vs. 收缩峰流速;Vd. 平均峰流速

表 9-5-2　40 岁以上患者颅内血管狭窄>50% 的流速参考值　　　　　　单位:cm/s

血管	临界值		诊断值	
	Vs	Vm	Vs	Vm
MCA	140~160	80~100	>160	>100
ACA	100~120	60~80	>120	>80

续表

血管	临界值		诊断值	
	Vs	Vm	Vs	Vm
PCA	80~100	50~70	>100	>70
VA、BA	80~100	50~70	>100	>70

注:MCA. 大脑中动脉;ACA. 大脑前动脉;PCA. 大脑后动脉;VA. 椎动脉;BA. 基底动脉;Vm. 舒张峰流速;Vs. 收缩峰流速

表 9-5-3 颈动脉狭窄超声评价标准

狭窄程度	PSV/(cm/s)	EDV/(cm/s)	PSV_ICA/PSV_CCA
正常或<50%	<125	<40	<2.0
50%~69%	125~230	40~100	2.0~4.0
70%~99%	≥230	≥100	≥4.0
闭塞	无血流信号	无血流信号	无血流信号

注:2003 年美国放射年会超声会议公布的标准;PSV$_{ICA}$/PSV$_{CCA}$ 颈内动脉狭窄段流速 / 颈总动脉流速。PSV. 收缩期峰值流速;EDV. 舒张期流速。

表 9-5-4 椎动脉起始段狭窄评价标准

狭窄程度	PSV/(cm/s)	EDV/(cm/s)	PSV_OR/PSV_IV
正常或<50%	<140	<35	<2.1
50%~69%	140~220	35~50	2.1~4.0
70%~99%	≥220	≥50	≥4.0
闭塞	无血流信号	无血流信号	无血流信号

资料来源:American Journal of Roentgenology,2009.

PSV$_{OR}$/PSV$_{IV}$:椎动脉开口处(狭窄段) / 椎间隙段(狭窄远段峰值流速)。PSV. 收缩期峰值流速;EDV. 舒张期流速。

表 9-5-5 上、下肢动脉狭窄和闭塞的超声诊断标准

动脉狭窄程度	病变处 PSV/(cm/s)	病变出与正常 PSV 比值
正常	<150	<1.5:1
30%~49%	150~200	1.5:1~2:1
50%~75%	200~400	2:1~4:1
>75%	>400	>4:1
闭塞	无血流信号	

注:PSV. 收缩期峰值流速

二、腹部超声常用参考值

表 9-5-6　腹部脏器参考值

脏器	正常径线
肝脏	右叶最大斜径:10~14cm
	右叶前后径:8~10cm
	左叶厚径:≤6cm
	左叶前后径:≤9cm
胸膜	正常厚度:0.02~0.04cm
脾脏	脾门处厚度:<4cm
	最大长径:<11cm
移植肝	肝动脉:内径 0.2~0.5cm,PSV:30~100cm/s,PI:0.80~1.50,RI:端端吻合 0.40~0.70cm,旁路吻合:0.60~0.80cm
	门静脉:≥0.7cm,流速 20~50cm/s
	下腔静脉吻合口:1~1.2cm
胆道系统	胆囊大小:长径 7~10cm,宽 3~4cm,前后径 4cm,壁厚 ≤0.3cm
	胆囊管长 2~4cm,直径 0.2~0.3cm
	小叶间胆管内径 17~20μm
	左、右胆管内径约 0.2cm
	肝总管内径约 0.3~0.4cm
	肝外胆管 ≤0.8cm
胰管	头部<0.3cm,体部<0.2cm,尾部<0.1cm
胰腺	头部前后径 ≤2.5cm,体部前后径 ≤2cm,尾部 ≤1.5cm
肾脏	长径 10~12cm,宽径 5~6cm,厚径 4~5cm
输尿管	长约 20~30cm,直径约 0.5~0.7cm
前列腺	底部左右径 4cm,前后径 2cm,上下径 3cm
睾丸	长径 3.5~4.5cm,宽 2.0~3.5cm,厚 1.8~2.5cm
附睾	头部厚度<1cm,尾部厚度<0.8cm

PSV 肝动脉峰值流速;PI 肝动脉搏动指数;RI 肝动脉阻力指数

表 9-5-7　腹部血管常用参考值

腹部大血管	平均内径 /cm			峰值流速 / 瞬时流速 /(cm/s)	阻力指数
	近心端	中段	远心端		
腹主动脉		1.5~2.5		90~130,远心端逐渐减低	—
	2.0~3.0	1.6~2.2	1.18~1.7		—
腹腔干	0.79±0.19			60~120	—
肝总动脉	0.18~0.5			60~120	<0.7
脾动脉	0.4~0.5			60~120	—

续表

腹部大血管	平均内径 /cm			峰值流速 / 瞬时流速 /（cm/s）	阻力指数
	近心端	中段	远心端		
肠系膜上动脉	0.4~0.6			97~142	—
肠系膜下动脉	0.4~0.6			93~189	—
肾动脉	0.45±0.06（右） 0.44±0.06（左）			50~150	<0.7
髂动脉	0.6~1.3			90~120	—
下腔静脉	平均 1.7 呼气时（1.88±0.39） 吸气时（1.13±0.49）			<150	—
门静脉	<1.4			15~25	
脾静脉	0.4~0.7				
肝静脉	肝左静脉 0.5~0.9 肝中静脉 0.5~0.9 肝右静脉 0.4~0.9				—
肠系膜上静脉	<0.9			13.08±3.16	—
肾静脉	1				
髂静脉	<1.4			25~40	

表 9-5-8　腹主动脉瘤诊断参考值

腹部血管疾病	诊断参考值
腹主动脉瘤	病变处动脉外径与远心段外径之比>1.5∶1；受累动脉局限性扩张外径>3cm
腹主动脉瘤样扩张	病变处动脉外径与远心段外径之比<1.5∶1；受累动脉局限性扩张在 2~3cm 范围内

三、心脏超声参考值

表 9-5-9　左心室大小、质量、功能正常值参考范围

参数	女性正常范围	男性正常范围
左心室壁厚度 /cm		
室间隔	0.6~1.2	0.6~1.2
左心室后壁	0.6~1.2	0.6~1.2
左心室内径		
左心室舒末内径 /cm	3.9~5.3	4.2~5.9
左心室舒末内径 / 体表面积（cm/m²）	2.4~3.2	2.2~3.1
左心室舒末内径 / 身高（cm/m）	2.5~3.2	2.4~3.3
左心室容积		
左心室舒末容积 /ml	56~104	67~155
左心室舒末容积 / 体表面积（ml/m²）	35~75	35~75

参数	女性正常范围	男性正常范围
左心室收末容积 /ml	19~49	22~58
左心室收末容积 / 体表面积（ml/m^2）	12~30	12~30
左心室质量 /g		
左心室质量 /g	66~150	96~200
左心室质量 / 体表面积（g/m^2）	44~88	50~102
左心室收缩功能		
缩短分数（FS）/%	25~33	
射血分数 EF（%）双平面（Simpson 法）	≥55%	
每搏量（SV）/ml	50~80	70~90
每分钟心输出量（L/min）	3.5~5.0	4.5~6.0
心排指数（L/(min·cm^2)）	2.3~3.5	2.8~3.7
左心室阶段性运动搏幅 /mm		
室间隔运动幅度 /mm	5~8（<5mm 为减低）	
左心室后壁运动幅度 /mm	7~14（<7mm 为减低）	

表 9-5-10　右心室大小、质量、功能正常值参考范围

参数	正常范围
右心室壁厚度 /mm	
右心室前壁	2~5
右心室内径	
右心室基底内径 /cm	2.0~2.8
右心室中段内径 /cm	2.7~3.3
右心室流出道内径	
肺动脉瓣下内径 /cm	2.5~2.9
肺动脉瓣环内径 /cm	1.7~2.3
右心室功能	
面积变化率 /%	>35
三尖瓣环收缩期位移	>16

表 9-5-11　心房大小正常值参考范围

参数	女性正常范围	男性正常范围
左心房内径 /cm	2.7~3.8	2.0~4.0
左心房容积 /ml	22~52	18~58
左心房内径 / 体表面积（cm/m^2）	1.5~2.3	1.5~2.3
右心房最小径 /cm	2.9~4.5	2.9~4.5
右心房最小径 / 体表面积（cm/m^2）	1.7~2.5	1.7~2.5

表 9-5-12　主动脉瓣瓣膜狭窄程度分级评估

	主动脉硬化	轻度	中度	重度
主动脉射流速度 /(m/s)	≤2.5m/s	2.6~2.9	3.0~4.0	>4.0
平均跨瓣压差 /mmHg		<20(30a)	20~40b(30~50a)	>40b(>50a)
有效瓣口面积 /cm²		>1.5	1.0~1.5	<1.0
有效瓣口面积指数 /(cm²/m²)		>0.85	0.60~0.85	<0.60
速度比		>0.50	0.25~0.50	<0.25

表 9-5-13　二尖瓣狭窄程度分级

特征表现	轻度	中度	重度
瓣口面积 /cm²	>1.5	1.0~1.5	<1.0
辅助性指标			
平均压差 /mmHg	<5	5~10	>10
肺动脉压力 /mmHg	<30	30~50	>50

* 适用于窦性心律，且心率 60~80 次 /min 的患者。

表 9-5-14A　右心房压（RAP）估测方法

右房压 /mmHg	右心房大小	下腔静脉内径 /cm	（深）吸气时下腔静脉管腔塌陷率（%）
5	正常	正常，<1.5	>50
5~10	轻度扩大	临界，1.5~2.0	>50
10~15	中度扩大		>50
15~20	明显扩大	扩张，>2.0	<50

表 9-5-14B　肺动脉高压（PASP）分级

肺动脉高压分级	压力 /mmHg
轻度	30~50
中度	50~70
重度	>70

肺动脉压力估测方法（PASP 法）：$4V_{TR}^2 + RAP$

表 9-5-15　心包积液分级

分级	左心室后壁心包腔内无回声前后径	右心室前壁心包腔内无回声前后径
微量	0.2~0.3	无
少量	0.3~1.0	无
中量	1.0~2.0	<1.0
大量	>2.0	>1.5

（阮骊韬）

第六章 实验诊断常用参考数值

表 9-6-1 免疫球蛋白、循环免疫复合物与补体检测项目的参考范围

项目名称	年龄	参考范围			
		IgG（g/L）	IgA（g/L）	IgM（g/L）	
免疫球蛋白定量（免疫比浊法）	新生儿	6.60~17.5	0.01~0.06	0.06~0.21	
	新生儿~3 个月	2.00~5.50	0.05~0.34	0.17~0.66	
	3~6 个月	2.60~6.90	0.08~0.57	0.26~1.00	
	6~9 个月	3.30~8.80	0.11~0.76	0.33~1.25	
	9 个月~1 岁	3.60~9.50	0.14~0.91	0.37~1.50	
	1~2 岁	4.70~12.30	0.21~1.45	0.41~1.75	
	2~4 岁	5.40~13.40	0.30~1.88	0.43~1.93	
	4~6 岁	5.90~14.30	0.38~2.22	0.45~2.08	
	6~8 岁	6.30~15.00	0.46~2.51	0.47~2.20	
	8~10 岁	6.70~15.30	0.52~2.74	0.48~2.31	
	10~12 岁	7.00~15.50	0.58~2.91	0.49~2.40	
	12~14 岁	7.10~15.60	0.63~3.04	0.50~2.48	
	14~16 岁	7.20~15.60	0.67~3.14	0.50~2.55	
	16~18 岁	7.30~15.50	0.70~3.21	0.51~2.61	
	成人	7.00~16.00	0.70~5.00	0.40~2.80	
血清 IgG 亚类检测（免疫比浊法）	年龄	IgG1（g/L）	IgG2（g/L）	IgG3（g/L）	IgG4（g/L）
	0~1 个月	2.4~10.6	0.87~4.1	0.14~0.55	0.04~0.55
	1~4 个月	1.8~6.7	0.38~2.1	0.14~0.70	0.03~0.36
	4~6 个月	1.8~7.0	0.34~2.1	0.15~0.80	0.03~0.23
	6~12 个月	2.0~7.7	0.34~2.3	0.15~0.97	0.03~0.43
	1~1.5 岁	2.5~8.2	0.38~2.4	0.15~1.07	0.03~0.62
	1.5~2 岁	2.9~8.5	0.45~2.6	0.15~1.13	0.03~0.79
	2~3 岁	3.2~9.0	0.52~2.8	0.14~1.20	0.03~1.06
	3~4 岁	3.5~9.4	0.63~3.0	0.13~1.26	0.03~1.27
	4~6 岁	3.7~10.0	0.72~3.4	0.13~1.33	0.03~1.58
	6~9 岁	4.0~10.08	0.85~4.1	0.13~1.42	0.03~1.89
	9~12 岁	4.0~11.5	0.98~4.8	0.15~1.49	0.03~2.10
	12~18 岁	3.7~12.8	1.06~6.1	0.18~1.63	0.04~2.3
	18 岁以上	4.9~11.4	1.50~6.4	0.20~1.10	0.08~1.40

表 9-6-2　免疫球蛋白与补体检测项目的参考范围

项目名称		年龄	参考范围（IU/ml）
IgE （免疫比浊法）		0~1 个月	<1.5
		1~12 个月	<15
		1~5 岁	<60
		6~9 岁	<90
		10~15 岁	<200
		15 岁以上	<100
补体 C3、C4 含量 测定	C3	—	0.9~1.8g/L
	C4	—	0.1~0.4g/L

表 9-6-3　常用检测项目参考范围

检测项目	检测方法	参考范围
T 细胞亚群表型检测	流式细胞技术	CD3 61%~85% CD4 28%~58% CD8 19%~48% CD4/CD8 1.5~2.5
B 细胞亚群表型检测	流式细胞技术	8.01%~15.47%
NK 细胞检测	流式细胞术	7%~40%
检测项目	检测方法	参考范围
甲胎蛋白（AFP）检测	CLIA 法	<13.4ng/ml
	ELISA 法	≤20ng/ml
	ECLIA 法	≤7.0ng/ml
甲胎蛋白异质体检测	亲和交叉免疫电泳法	<10%
	亲和电泳免疫印迹法	<10%
	亲和吸附离心管法	<10%
	ELISA 法	<10%
癌胚抗原（CEA）检测	ELISA 法	≤5.0ng/ml
	CLIA 法	≤5.0ng/ml
	ECLIA 法	≤3.4ng/ml
CA19-9 检测	ELISA 法	<37U/ml
	CLIA 法	<37U/ml
	ECLIA 法	<27U/ml
CA125 检测	ELISA 法	<35U/ml
	CLIA 法	≤35U/ml
	ECLIA 法	≤35U/ml
CA15-3 检测	ELISA 法	<30U/ml
	CLIA 法	<31.3U/ml
	ECLIA 法	≤25U/ml

续表

检测项目	检测方法	参考范围
CA242 检测	ELISA 法	≤ 20U/ml
CA72-4 检测	ECLIA 法	≤ 6.9U/ml
神经元特异烯醇化酶（NSE）检测	ELISA 法	<13ng/ml
	ECLIA 法	<16.3ng/ml
细胞角蛋白 19 片段检测（CYK-19）	ELISA 法	<1.8ng/ml
	ECLIA 法	<3.3ng/ml
胃泌素前体释放肽（pro'GRP）检测	ELISA 法	<46pg/ml
	CLIA 法	≤ 65pg/ml
	ECLIA 法	<10%
总前列特异性抗原检测（t-PSA）	ELISA 法	≤ 4.0ng/ml
	CLIA 法	≤ 4.0ng/ml
	ECLIA 法	正常男性<40 岁时 ≤ 1.4ng/ml 40~50 岁 ≤ 2.0ng/ml 50~60 岁 ≤ 3.1ng/ml 60~70 岁 ≤ 4.1ng/ml >70 岁 ≤ 4.4ng/ml
结合 PSA 检测	CLIA 法	c-PSA/t-PSA<0.78
游离 PSA（f-PSA）检测	ELISA 法	正常男性 ≤ 0.93μg/L, f-PSA/tPSA>25%
	CLIA 法	正常男性 ≤ 0.93μg/L, f-PSA/tPSA>25%
	ECLIA 法	正常男性 ≤ 0.93μg/L, f-PSA/tPSA>25%
人绒毛膜促性腺激素（hCG）检测	ECLISA 法	男性 hCG ≤ 2.0mIU/ml 绝经后女性 ≤ 6.0mIU/ml 非妊娠妇女 ≤ 2.0mIU/ml
	ELISA 法	男性 hCG ≤ 5.0mIU/ml 绝经后女性 ≤ 10.0mIU/ml 未绝经女性 ≤ 2.0mIU/ml
β₂- 微球蛋白（β₂-MG）检测	胶乳增强免疫比浊法	血清 0.8~2.8mg/L 尿样 0.03~0.10mg/24h
	CLIA 法	血清 1.3~2.7μg/ml 尿样<0.2μg/ml
鳞癌相关抗原（SCC）检测	CLIA 法	≤ 1.5μg/L
	ELISA 法	≤ 1.5μg/L
降钙素原 PCT	ECLIA	0.046ng/ml
	ELISA	<500ng/L
血皮质醇		82.8~552nmol/L（3~20μg/dl）
血浆基础 ACTH		1.11~11pmol/L

（关秀茹）

［1］ 张之南，单渊东．内科疑难病诊断．北京：北京医科大学中国协和医科大学联合出版社，2007，1-11．

［2］ 单渊东，曾学军，黄晓明，等．内科疑难病诊断：第2集．北京：中国协和医科大学出版社，2007，1-21．

［3］ 万学红，卢雪峰．诊断学．8版．北京：人民卫生出版社，2013．

［4］ 葛均波，徐永健．内科学．8版．北京：人民卫生出版社，2013．

［5］ 陈灏珠，林果为，王吉耀．实用内科学．14版．北京：人民卫生出版社，2013．

［6］ 王吉耀，葛均波，邹和建．实用内科学．16版．北京：人民卫生出版社，2022．

［7］ 欧阳钦．临床诊断学．2版．北京：人民卫生出版社，2013．

［8］ 王东，李乃娥，刘云启．诊断学复习指南与试题精选．北京：化学工业出版社，2011．

［9］ 吕传真，周良辅．实用神经病学．4版．上海：上海科学技术出版社，2014．

［10］ 吕传真．神经病学．3版．上海：上海科学技术出版社，2014．

［11］ 万学红，陈红．临床诊断学．3版．北京：人民卫生出版社，2015．

［12］ 陈文彬，潘祥林．诊断学．7版．北京：人民卫生出版社，2012．

［13］ 白春学，蔡柏蔷，宋元林．现代呼吸病学．上海：复旦大学出版社，2014．

［14］ 葛均波，徐永健，王辰．内科学．9版．北京：人民卫生出版社，2018．

［15］ 万学红，卢雪峰．诊断学．9版．北京：人民卫生出版社，2018．

［16］ 张桂英．诊断学．北京：高等教育出版社，2004．

［17］ 潘祥林，王鸿利．实用诊断学．北京：人民卫生出版社，2014．

［18］ LeBlond RF, Brown DD, DeGowin RL. DeGowin's临床诊断学：第9版．潘祥林，许伟华，译．北京：人民军医出版社，2012．

［19］ 胡品津，谢灿茂．内科疾病鉴别诊断学．7版．北京：人民卫生出版社，2021．

［20］ Braunwal dE. 心脏病学：第5版．陈灏珠，译．北京：人民卫生出版社，1999．

［21］ 谢梅兰．心脏杂音分级量化研究及心脏能量分析．重庆：重庆大学，2010．

［22］ 唐赞．先天性心脏病心音识别与量化研究．成都：西华大学，2015．

［23］ Pellegrino R, Viegi G, Brusasco V, et al. Interpretative strategies for lung function tests. Eur Respir J, 2005, 26 (5), 948-968.

［24］ 朱蕾．临床肺功能．2版．北京：人民卫生出版社，2014．

［25］ 中华医学会呼吸病学分会肺功能专业组．肺功能检查指南：肺弥散功能检查．中华结核和呼吸杂志，2015，38 (3): 164-169.

［26］ 朱蕾．肺容积参数的解读．中华结核和呼吸杂志，2015，38,(5): 395-396.

［27］ Miller MR, Crapo R, Hankinson J, et al. General considerations for lung function testing. Eur Respir J, 2005, 26 (1): 153-161.

［28］ 刘晓燕．临床脑电图学．北京：人民卫生出版社，2008．

［29］ 党静霞．肌电图诊断与临床应用．北京：人民卫生出版社，2005．

［30］ 赵洪芹，李宏．简明经颅多普勒超声诊断．北京：人民卫生出版社，2014．

［31］ Alomar S, Jones J, Maldonado A, et al. The Stereo-Electroencephalography Methodology. Neurosurg Clin N Am,

2016, 27 (1): 83-95.

[32] Juel VC. Evaluation of neuromuscular junction disorders in the electromyography laboratory. Neurol Clin, 2012, 30 (2): 621-639.

[33] D'Andrea A, Conte M, Cavallaro M, et al. Transcranial Doppler ultrasonography: From methodology to major clinical applications. World J Cardiol, 2016, 8 (7): 383-400.

[34] 史仲珣, 肖志坚.《真性红细胞增多症诊断与治疗中国专家共识 (2016 年版)》解读. 中华血液学杂志, 2016, 37 (10): 852-857.

[35] Tefferi A, Lasho TL, Finke CM, et al. CALR vs JAK2 vs MPL-mutated or triple-negative myelofibrosis: clinical, cytogenetic and molecular comparisons. Leukemia, 2014, 28 (7): 1472-1477.

[36] Lin Y, Liu E, Sun Q, et al. The Prevalence of JAK2, MPL, and CALR Mutations in Chinese Patients With BCR-ABL1-Negative Myeloproliferative Neoplasms. Am J Clin Pathol, 2015, 144 (1): 165-171.

[37] Li B, Gale RP, Xiao Z. Molecular genetics of chronic neutrophilic leukemia, chronic myelomonocytic leukemia and atypical chronic myeloid leukemia. J Hematol Oncol, 2014, 7: 93.

[38] Menezes J, Cigudosa JC. Chronic neutrophilic leukemia: a clinical perspective. Onco Targets Ther, 2015, 8: 2383-2390.

[39] Pomerantz A, Rodriguez-Rodriguez S, Demichelis-Gomez R, et al. Mixed-phenotype acute leukemia: suboptimal treatment when the 2008/2016 WHO classification is used. Blood Res, 2016, 51 (4): 233-241.

[40] Puiggros A, Blanco G, Espinet B. Genetic abnormalities in chronic lymphocytic leukemia: where we are and where we go. Biomed Res Int, 2014, 2014: 435983.

[41] Arber DA, Orazi A, Hasserjian R, et al. The 2016 revision to the World Health Organization classification of myeloid neoplasms and acute leukemia. Blood, 2016, 127 (20): 2391-2405.

[42] 卢兴国. 骨髓细胞学和病理学. 北京：科学出版社, 2008.

[43] 尚红, 王毓三, 申子瑜. 全国临床检验操作规程. 4 版. 北京：人民卫生出版社, 2014.

[44] 梁建英, 吴德沛. 血液病细胞形态学诊断图谱. 合肥：安徽科学技术出版社, 2004.

[45] 刘艳荣. 实用流式细胞术：血液病篇. 北京：北京大学医学出版社 2010.

[46] 王鸿利. 实验诊断学. 2 版. 北京：人民卫生出版社. 2010.

[47] McMullin MF. Diagnosis and management of congenital and idiopathic erythrocytosis. Ther Adv Hematol, 2012, 3 (6): 391-398

[48] Camps C, Petousi N, Bento C, et al. Gene panel sequencing improves the diagnostic work-up of patients with idiopathic erythrocytosis and identifies new mutations. Haematologica, 2016, 101 (11): 1306-1318.

[49] 丛玉隆, 尹一兵, 陈瑜. 检验医学高级教程. 2 版. 北京：科学出版社. 2017.

[50] 中华医学会血液学分会红细胞疾病 (贫血) 学组. 自身免疫性溶血性贫血诊断与治疗中国专家共识 (2017 年版). 中华血液学杂志, 2017, 38 (4): 265-267.

[51] Kim Y, Park J, Kim M. Diagnostic approaches for inherited hemolytic anemia in the genetic era. Blood Res, 2017, 52 (2): 84-94.

[52] 王学锋. 常用止凝血检测的临床应用与评价. 临床血液学杂志, 2014, 27 (7): 550-554.

[53] 王鸿利, 丛玉隆, 王建祥. 临床血液实验学. 上海：上海科学技术出版社, 2013: 371-479.

[54] 林果为, 欧阳仁荣, 陈珊珊, 等. 现代临床血液病学. 上海：复旦大学出版社, 2013; 1380-1388.

[55] Dai J, Lu Y, Ding Q, et al. The status of carrier and pernatal diagnosis of haemophilia in China. Haemophilia, 2012, 18 (2): 235-240.

[56] Liang Q, Qin H, Ding Q, et al. Molecular and clinical profile of VWD in a large cohort of Chinese population: application of next generation sequencing and CNVplex® technique. Thromb Haemost, 2017, 117 (8): 1534-1548.

[57] Hunt BJ. Bleeding and coagulopathies in critical care. N Engl J Med, 2014, 370: 847-859.

[58] Lassilia R. Platelet function tests in bleeding disorders. Semin Thromb Hemost, 2016, 42 (3): 185-190.

[59] Sinha MK, Roy D, Gaze DC, et al. Role of ischemia modifiedal bumin a new biochemical marker of myocardial ischemin, in the early diagnosis of acute coronary syndromes. Emerg Med J. 2004.

[60] Peacock F, Morris DL, anwaruddin S, et al. Meta-analysis of ischemia-modified albumin to rule out acute coronary syndromes in the emergency department. Am Heart J, 2006, 152 (2): 253-262.

[61] George J, Jack D, Mackle G, et al. High sensitivity troponin T provides useful prognostic information in nonacute chest pain. QJM, 2012, 105 (2): 159-166.

［62］ Burtis CA, Ashwood ER. Teitz fundamental of Clinical Chemistry. 5th ed. Bsaunders Company, 2006.

［63］ 王吉耀 . 内科学 . 北京：人民出生出版社 , 2005.

［64］ Demers LM, Spencer CA. Laboratory medicine practice guidelines: laboratory support for the diagnosis and moni-toring of thyroid disease. Clin Endocrinol (Oxf), 2003, 58 (2): 138-140.

［65］ American Diabetes Association. Tests of glycemia. Diabetes Care, 2000.

［66］ 廖二元 . 内分泌学 . 2 版 . 北京：人民卫生出版社 , 2007.

［67］ 尚红 , 王兰兰 . 实验诊断学 . 3 版 . 北京：人民卫生出版社 , 2015.

［68］ 王前 , 王建中 . 临床检验医学 . 北京：人民卫生出版社 , 2015.

［69］ 张凤春 , 栗占国 . 内科学风湿免疫科分册 . 北京：人民卫生出版社 , 2015: 26-82.

［70］ 王兰兰 . 医学检验项目选择与临床应用 . 北京：人民卫生出版社 , 2013.

［71］ Steven HS, Elias C, Nancy LH, et al. WHO Classification of Tumours of Haematopoietic and Lymphoid Tissues. 4th ed. Lyon: International Agency for Research on Cancer (IARC), 2008.

［72］ Murray PR, Baron EJ, Jorgensen JH, et al. Manual of Clinical Microbiology. 10th ed. Washington: American Society for Microbiology, 2011.

［73］ 钟南山 , 刘又宁 . 呼吸病学 . 2 版 . 北京：人民卫生出版社 , 2012.

［74］ 陈再英 , 钟南山 . 内科学 . 7 版 . 北京：人民卫生出版社 , 2008.

［75］ 倪语星 , 尚红 . 临床微生物学检验 . 5 版 . 北京：人民卫生出版社 , 2012.

［76］ 童南伟 , 邢小平 . 内科学内分泌科分册 . 北京：人民卫生出版社 , 2015: 24-29.

［77］ 王建中 , 康熙雄 . 实验诊断学 . 北京：北京大学医学出版社 , 2013.

［78］ 丛玉隆 . 检验医学高级教程 . 北京：人民军医出版社 , 2014: 1162-1189.

［79］ 冯珍如 , 于峰 . 免疫性疾病 . 北京：北京科学技术出版社 , 2014: 145-165.

［80］ 张之南 , 郝玉书 , 赵永强 , 等 . 血液病学 . 2 版 . 北京：人民卫生出版社 , 2011: 1082-1093.

［81］ Uppsala, Sweden. Diagnostics of primary immunodeficiency disease: a sequencing capture approach. PLos One, 2014, 9 (12): e114901.

［82］ 王兰兰 . 临床免疫学 . 北京：人民卫生出版社 , 2017: 292-296.

［83］ 赫捷 . 临床肿瘤学 . 人民卫生出版社 , 2016: 395-635.

［84］ Zhao WX, Torres A, Pollan M, et al. Serum neuron-specific enolase levels were associated with the prognosis of small cell lung cancer: a meta-analysis. Tumour Biol, 2013: 3245-3248.

［85］ 郑铁生 , 倪培华 . 临床检验医学 . 北京：人民卫生出版社 , 2017: 227-236.

［86］ 丛玉隆 . 实用检验医学 . 北京：人民卫生出版社 , 2013: 695-705.

［87］ 夏穗生 , 陈孝平 . 现代器官移植学 . 北京：人民卫生出版社 , 2011: 32-38.

［88］ Gruessner RWG, Benetetti E. 活体器官移植学 . 李波 , 译 . 北京：人民卫生出版社 , 2012: 38-42.

［89］ 夏穗生 , 于立新 , 夏求明 . 器官移植学 . 2 版 . 上海：上海科学技术出版社 , 2009: 27-48.

［90］ 王辉 , 任建康 , 王明贵 . 临床微生物学检验 . 北京：人民卫生出版社 , 2015: 8-112.

［91］ 中华医学会妇产科学分会产科学组 . 孕前和孕期保健指南 (第 1 版). 中华妇产科杂志 , 2011, 46 (2): 150-153.

［92］ 王静 , 蔡晓红 , 吴江 . 临床检验一万个为什么输血检验分册 . 北京：人民卫生出版社 , 2017: 19-69.

［93］ 杨成民 , 刘进 , 赵桐茂 . 中华输血学 . 北京：人民卫生出版社 , 2017: 243-288.

［94］ Fung MK, Grossman BJ, Hillyer CD, et al. Technical manual. 18th ed. Bethesda: AABB Press. 2014: 561-570.

［95］ Richards S, Aziz N, Bale S, et al. Quality Assurance Committee. Standards and guidelines for the interpretation of sequence variants: a joint consensus recommendation of the American College of Medical Genetics and Genomics and the Association for Molecular Pathology. Genet Med, 2015, 17 (5): 405-424.

［96］ 中华医学会检验分会 , 卫生部临床检验中心 , 中华检验医学杂志编辑委员会 , 等 . POCT 临床应用建议 . 中华检验医学杂志 , 2012, 35 (1): 10-16.

［97］ 中华医学会糖尿病学分会 . 中国 2 型糖尿病防治指南 (2013 年版). 中华糖尿病杂志 , 2014, 6 (7): 447-498.

［98］ 中华医学会糖尿病学分会 . 中国血糖监测临床应用指南 (2015 年版). 中华糖尿病杂志 , 2015; 7 (10): 603-613.

［99］ 中华医学会心血管病学分会 , 中国老年学学会心脑血管病专业委员会 . 华法林抗凝治疗的中国专家共识 . 中华内科杂志 , 2013, 52 (1): 76-82.

［100］ 中华医学会心血管病学分会 , 中华心血管病杂志编辑委员会 . 中国心力衰竭诊断和治疗指南 2014. 中华心血管病杂志 , 2014, 42 (2): 98-122.

［101］ 王鸿利 . 实验诊断学 . 北京：人民卫生出版社 , 2006.

［102］ 王鸿利.实验诊断学：英文版.北京：人民卫生出版社，2007.

［103］ 王吉耀.内科学.4版.北京：人民卫生出版社，2008.

［104］ 白人驹，张雪林.医学影像诊断学.3版.北京：人民卫生出版社，2011.

［105］ Adam A, Dixon AK, Gillard JH, et al.格-艾放射诊断学：第6版.张明鸣，译.北京：人民卫生出版社，2015.

［106］ 郭启勇.实用放射学.3版.北京：人民卫生出版社，2007.

［107］ 李少林，王荣福.核医学.8版.北京：人民卫生出版社，2013.

［108］ 潘祥林，王鸿利.实用诊断学.2版.北京：人民卫生出版社，2017.

［109］ 黄民主，刘爱忠.临床流行病学.北京：高等教育出版社，2013.

［110］ 刘海军.循证医学在诊断学教学中的应用探讨.山东医学高等专科学校学报，2008, 30 (1): 4-6.

［111］ 谢水玲.循证医学在诊断中的应用及发展.第十四届全国高等医学院校诊断学改革研讨会议论文集.2011.

［112］ Evidence-Based Medicine Working Group. Evidence-based medicine: a new approach to teaching the practice of medicine. JAMA, 1992, 268 (17): 2420-2425.

［113］ Sackett DL, Straus SE, Richardson WS, et al. Evidence-based Medicine: How to practice and teach EBM. 2nd ed. London: Churchill Livingstone, 2000: 9.

［114］ 李琰，李幼平，兰礼吉，等.循证医学的认识论探究.医学与哲学 (A), 2014, 35 (4): 1-4.

［115］ 王家良.临床流行病学：临床科研设计、测量与评价.上海：上海科学技术出版社，2014.

［116］ 曹景花，刘元发.循证医学思想在诊断学发展中的作用.西北医学教育，2003, 11 (2): 152-153.

［117］ 詹思延.流行病学.北京：人民卫生出版社，2012.

［118］ 边琪，宋彬，郭志勇，等.在诊断学教学中应培养学生循证思维.中国高等医学教育，2010 (2): 60-61.

［119］ 顾申红，李羲，姚震，等.应用循证医学指导诊断学教学.海南医学院学报，2008, 14 (6): 804-805.

［120］ Black DW, Andreasen NC. Introductory Textbook of Psychiatry. 5th ed. Washington: American Psychiatric Publishing, 2010.

［121］ 沈渔邨.精神病学.5版.北京：人民卫生出版社，2009.

［122］ 李凌江，陆林.精神病学.3版.北京：人民卫生出版社，2015.

［123］ 郝伟，于欣.精神病学.7版.北京：人民卫生出版社，2013.

［124］ 郭应禄.男科学.北京：人民卫生出版社，2005.

［125］ 李宏军，黄宇烽.实用男科学.北京：科学出版社，2015.

［126］ Wein AJ, Kavoussi LR, Partin AW, et al. Campbell-Walsh Urology. 11th ed. Philadelphia: Elsevier, 2016.

［127］ 世界卫生组织.世界卫生组织人类精液检查与处理实验室手册：第5版.国家人口和计划生育委员会科学技术研究所，中华医学会男科学分会，中华医学会生殖医学分会精子库管理学组，译.北京：人民卫生出版社，2011.

［128］ 陈卫强，薛庆亮，李继东，等.临床诊断思维方法教学体会.基础医学教育，2014, 16 (3): 197-198.

［129］ 卢中秋.述评：急性中毒的经验性诊断思维的应用.临床误诊误治，2013, 26 (10): 1-3.

［130］ 杨虎，段永珠.以急腹症为表现的其他疾病误诊为急性阑尾炎原因分析.临床误诊误治，2015, 18 (11): 15-17.

［131］ 李刚，李儒责，谭华炳.长期不明原因发热性疾病的临床诊断思维.中华实验和临床感染疾病杂志 (电子版), 2014, 8 (1): 105-107.

［132］ 邵肖梅，叶鸿瑁，丘小汕.实用新生儿学.4版.北京：人民卫生出版社，2011.

［133］ 刘奇，龚燕.山东省病历书写基本规范 (2010年版).北京：军事医学科学出版社，2010.

［134］ 王锦帆.医患沟通学.2版.北京：人民卫生出版社，2008.

［135］ 潘祥林.临床医师基本素质与能力.北京：人民军医出版社，2009.

［136］ 毛节明，马明信.医学通识.北京：人民卫生出版社，2017.

［137］ 王锦帆，尹梅.医患沟通.北京：人民卫生出版社，2013.

［138］ 张弛，张惠新，孙敬春.如何做一名会说话的好医生.北京：企业管理出版社，2013.

［139］ 梁万年，路孝琴.全科医学.北京：人民卫生出版社，2013.

［140］ 周同莆.临床思维与临床决策.成都：四川大学出版社，2011.

［141］ 刘虹.临床哲学思维.南京：东南大学出版社，2011.

［142］ 曾学军，沙悦，黄晓明.内科临床思维基本功释例.北京：中国协和医科大学出版社，2013.

［143］ 曾昭耆.临床思维的批判特性.中国医师杂志，2004 (1): 5-7.

［144］ 王丽萍.读 *Critical thinking I: Seeking Conceptual Clarity* 有感.护理学报，2014, 21 (23): 69-70.

［145］ 解冰，刘冰，刘枫，等.PBL 教学法在军校八年制医学生批判性思维能力培养中的作用.中国高等医学教育，

2012, 183 (3): 130-132.

[146] 汪玲. "5+3" 模式下医学研究生科研能力培养. 中国高校科技, 2016 (Z1): 65-67.

[147] 葛翼鹏, 朱俊明. 戴明循环在外科学专业学位研究生科研能力培养中的应用体会. 医学教育管理, 2017 (S1): 66-67+71.

[148] 徐鹏, 雷娟, 陈俊国. 基于学生角度构建医学院校教师胜任力模型研究. 中国社会医学杂志, 2018, 35 (2): 122-125.

[149] 曹月新, 张博伟. 高校教师教学能力培养问题研究. 东北师大学报 (哲学社会科学版), 2016 (2): 208-213.

[150] 廖宏建, 张倩苇. 高校教师 SPOC 混合教学胜任力模型: 基于行为事件访谈研究. 开放教育研究, 2017, 23 (5): 84-93.

[151] 张琰, 张素素, 陈宏等. 教学医院科研与教学工作的结合与创新. 医学教育研究与实践, 2017, 25 (1): 7-10.

[152] 张大庆. 医学人文. 北京: 人民卫生出版社, 2011.

[153] 张玉良. 医院文化与医疗安全和医疗质量的关系. 中国校医, 2015, 29 (3): 219, 221.

[154] 罗浩原. 现代医院建设中的安全理念. 工程建设与设计, 2017 (13): 50-52.

[155] 兰礼吉, 李琰. 医疗安全: 观念更新与措施的革命. 医学与哲学 (临床决策论坛版), 2006 (6): 5-9.

[156] 张忠鲁. 现代医学与医疗安全. 医学与哲学, 2013, 34 (1): 9-13.

[157] 国聪聪. 医疗安全管理中加强医务人员素质培养的原则与途径 [J]. 实用医药杂志, 2016, 33 (5): 470-471.

[158] 王天友, 申昆玲, 沈颖. 诸福棠实用儿科学. 9 版. 北京: 人民卫生出版社, 2022.

A

癌胚抗原（carcinomaembryonic antigen，CEA） 494

B

巴雷特食管（Barrett esophagus，BE） 264

白细胞介素 2（interleukin 2，IL-2） 484

白细胞介素 6（interleukin 6，IL-6） 484

白细胞黏附缺陷症（leukocyte adhesion deficiency，LAD） 488

伴有中央颞区棘波的儿童良性癫痫（benign children epilepsy with centrotemporal spikes，BECT） 246

比弥散量（specific diffusing capacity，KCO） 99

比顺应性（specific compliance，Csp） 106

闭合容积（closing volume，CV） 101

闭合容量（closing capacity，CC） 102

闭孔时间（closure time，CT） 343

变异系数（coefficient of variance，CV） 686

标准操作规程（standard operating procedure，SOP） 314

标准碱剩余（standard base excess，SBE，BE） 124

标准碳酸氢盐（standard bicarbonate，SB） 123

表皮生长因子受体（EGFR） 504

丙氨酸氨基肽酶（alanine aminopeptidase，AAP） 411

丙氨酸转氨酶（alanine aminotransferase，ALT） 394

丙型肝炎病毒（hepatitis C virus，HCV） 541

补呼气容积（expiratory reserve volume，ERV） 92

补体依赖的细胞毒性（complement-dependent cytotoxicity test，CDC） 549

补吸气容积（inspiratory reserve volume，IRV） 92

C

残气容积（residual volume，RV） 94

残气容积肺总量百分比（ratio of residual volume to total lung capacity，RV/TLC） 94

侧向散射（side scatter，SSC） 318

肠上皮化生（intestinal metaplasia，IM） 266

肠易激综合征（irritable bowel syndrome，IBS） 680

常凝血酶原（protein induced by vitamin K absence or antagonist-Ⅱ，PIVK A-Ⅱ） 499

超声内镜检查术（endoscopic ultrasonography，EUS） 277

R

S

Y

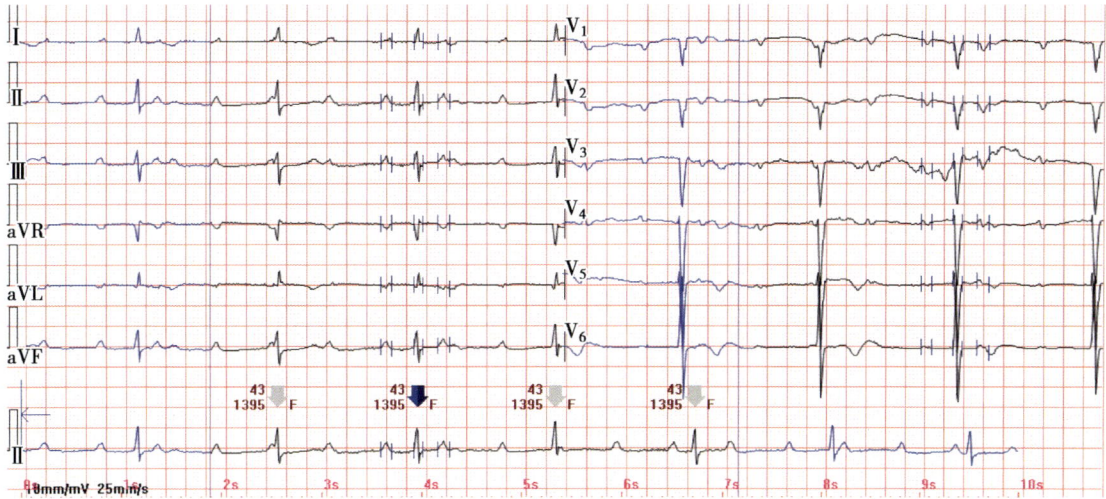

图 4-2-78　三度房室传导阻滞

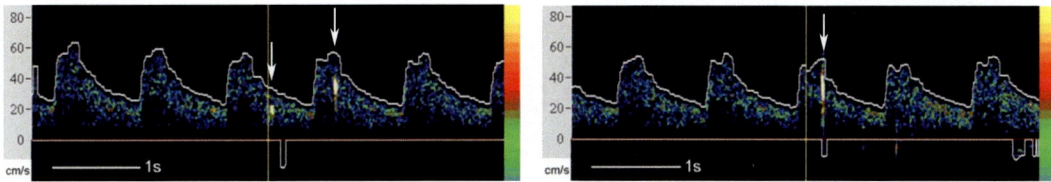

图 4-2-172　TCD 检测到左侧大脑中动脉微栓子

箭头为微栓子信号

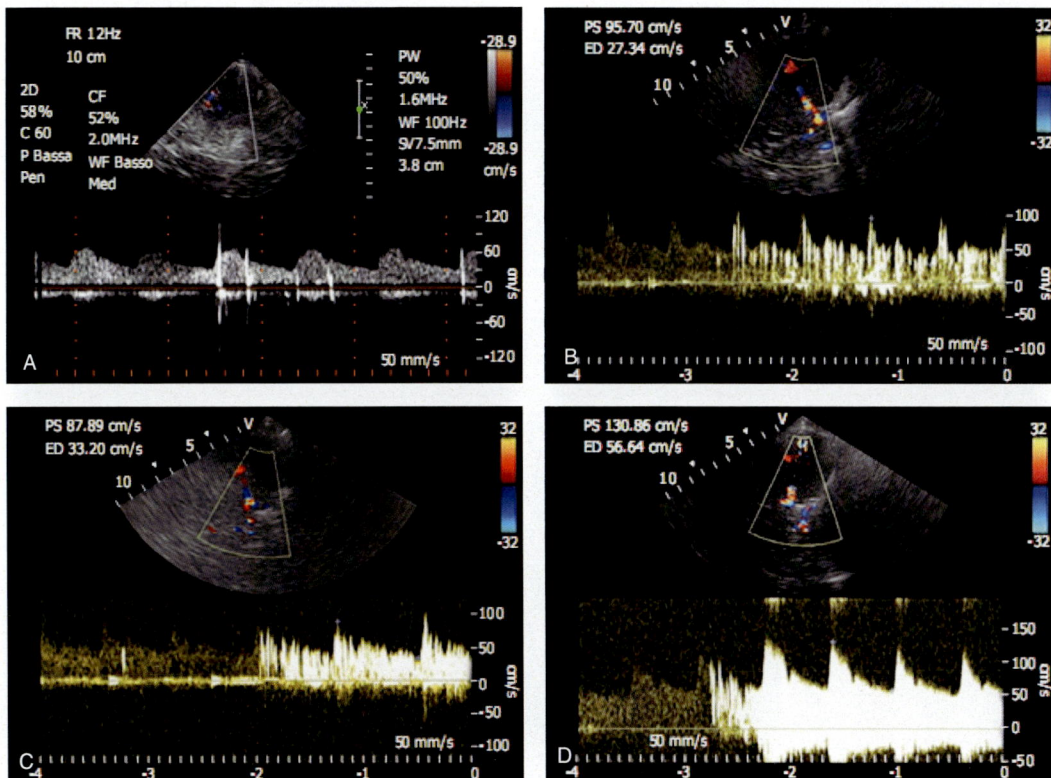

图 4-2-173　TCD 发泡试验显示心脏右向左分流的微栓子信号

A. 低度；B. 中度；C. 高度；D. 雨帘状

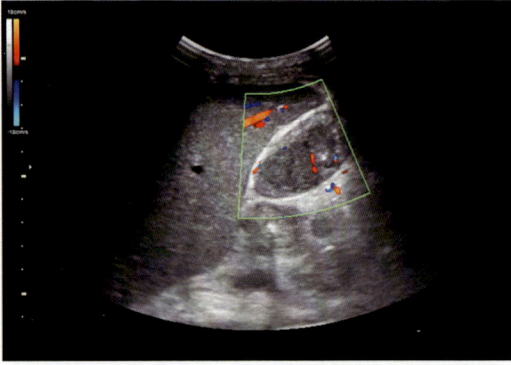

图 4-6-9　胆囊癌

二维超声显示胆囊轮廓尚可显示,但暗区消失,囊腔内充满实性回声,彩色多普勒显示实性回声内有丰富血流信号。

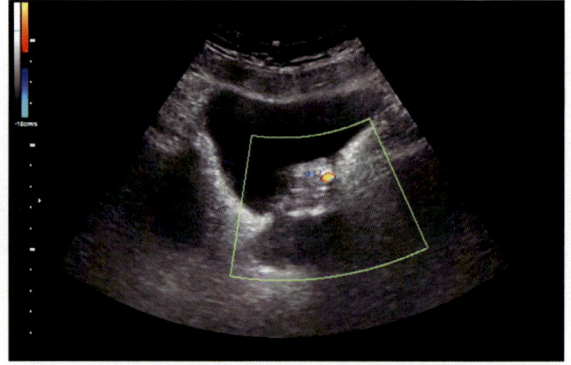

图 4-6-20　膀胱癌

二维图像显示膀胱内壁可探及一向膀胱暗区突出的菜花样实性突起,彩色多普勒显示内部有星点状血流信号。

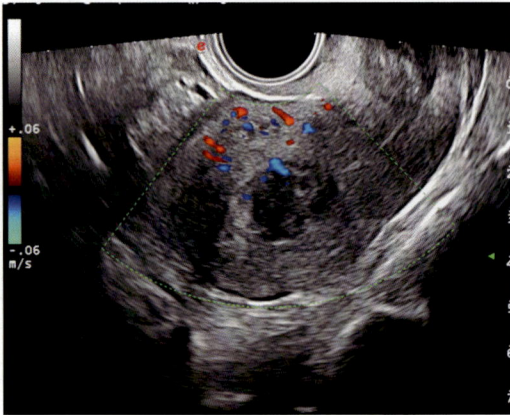

图 4-6-32　子宫黏膜下肌瘤

经阴道超声显示在子宫腔内可探及一实性低回声,边界清晰,形态规则,子宫明显增大。彩色多普勒显示宫壁可探及星点状血流信号,肌瘤内未探及明确的血流信号。

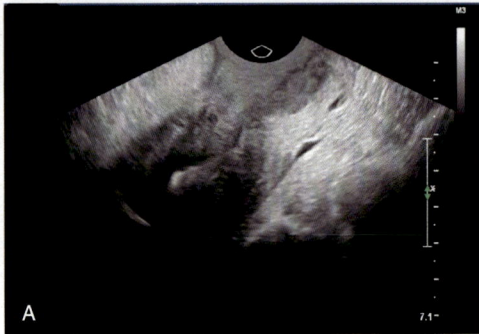

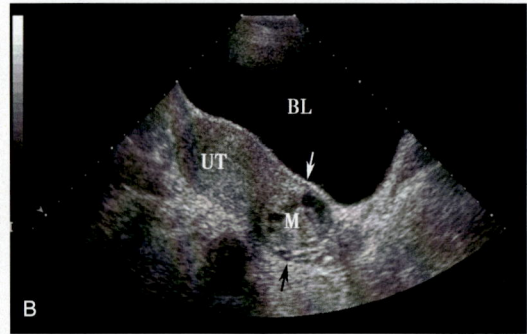

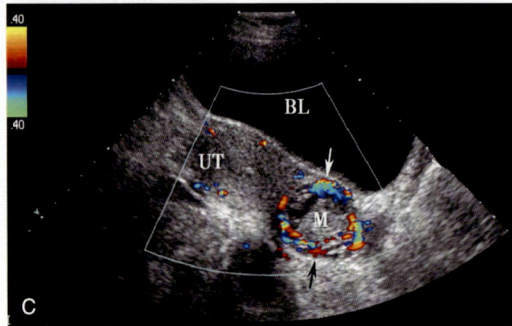

BL. 膀胱;UT. 子宫;M. 包块

图 4-6-33　宫颈癌

超声显示宫颈明显增大,形成一混合回声包块,包块与周围组织分界尚清晰,彩色多普勒显示包块内血供丰富。

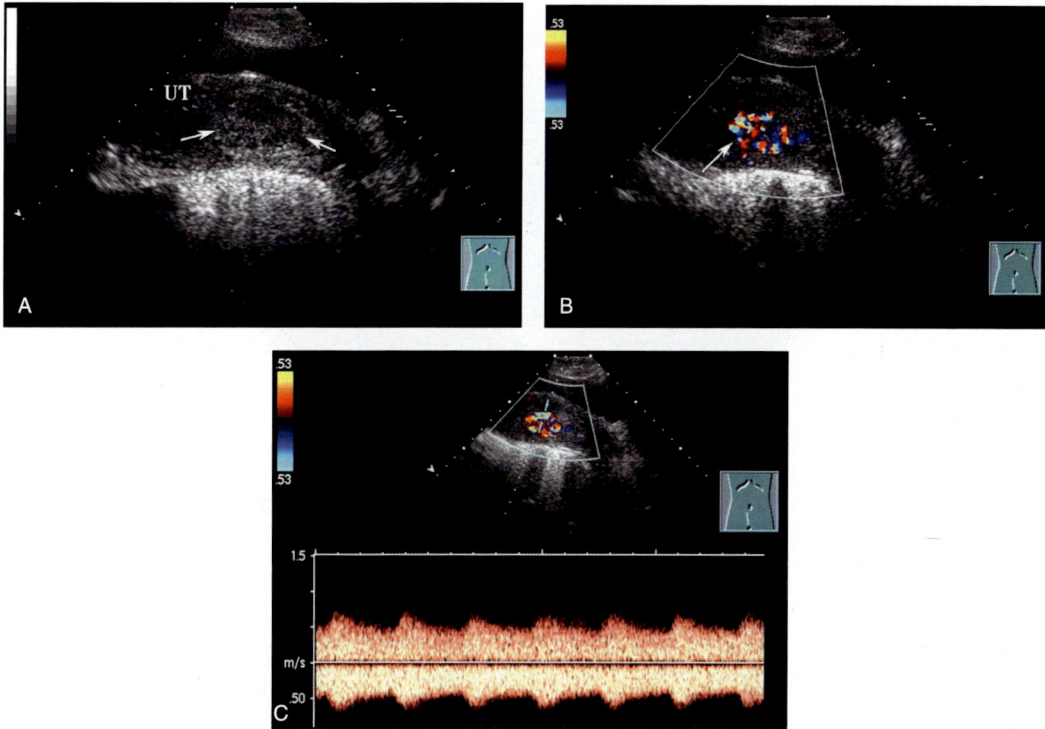

图 4-6-34 子宫内膜癌

二维超声显示子宫内膜结构消失,呈杂乱低回声(A 图),彩色多普勒显示低回声内部血供明显增多(B 图),
频谱多普勒显示为低阻力动脉型频谱(C 图)。

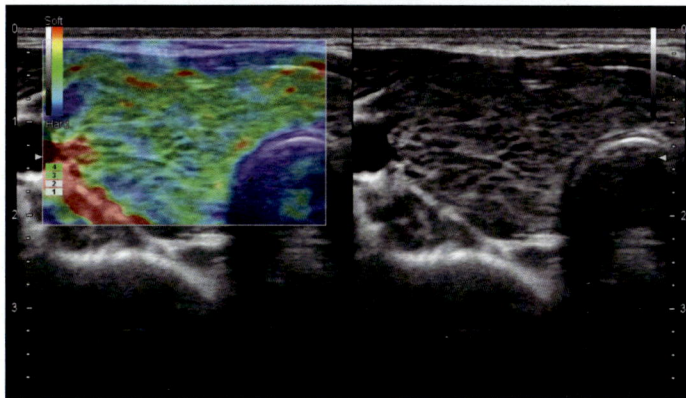

图 4-6-41 桥本甲状腺炎

甲状腺回声不均匀,弥漫分布片状低回声,弹性值无明显增加。

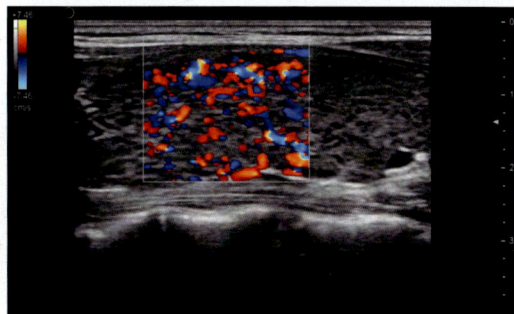

图 4-6-42 甲状腺功能亢进

二维显示甲状腺体积增大,回声不均匀,弥漫分布团片状低回
声,CDFI(彩色多普勒血流成像)血流异常丰富,呈"火海征"。

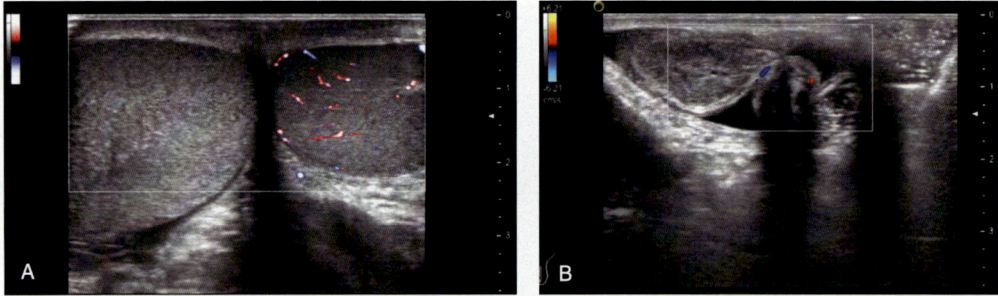

图 4-6-49　二维超声（A 图）显示患侧睾丸明显增大，彩色多普勒（B 图）在睾丸实质内无法测及血流信号；精索区可探及精索呈两圈 720° 扭转

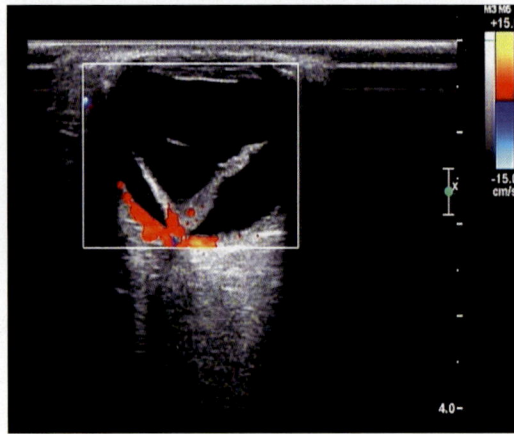

图 4-6-50　完全型视网膜剥脱
超声显示典型"海鸥征"，玻璃体内出现弧形带状强回声，尖端连于视神经乳头，可见点状血流信号。

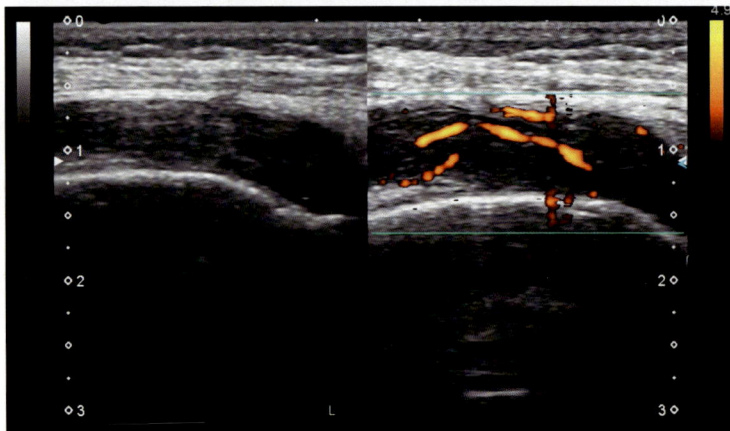

图 4-6-52　类风湿膝关节炎
超声显示膝关节滑膜明显增厚，能量多普勒显示其内血供丰富。

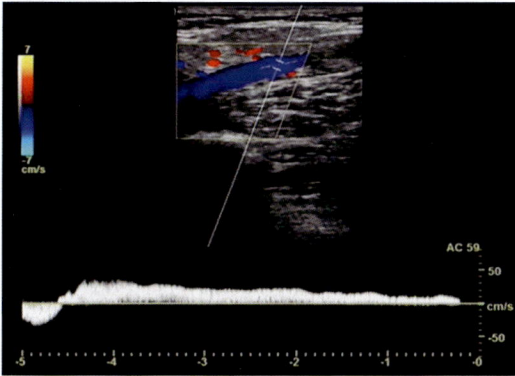

图 4-6-54 大隐静脉瓣功能不全
频谱多普勒显示 Valsalva 试验后,大隐静脉出现持续反流。

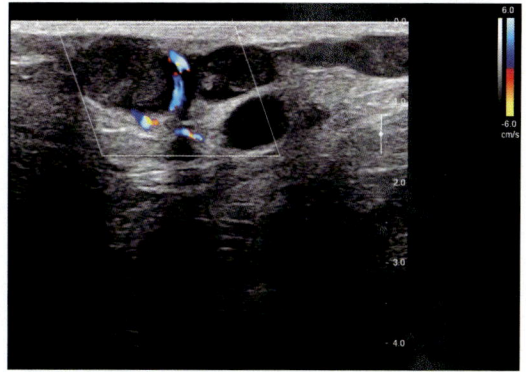

图 4-6-55 大隐静脉血栓形成
二维超声显示大隐静脉管腔暗区消失,内充满实性回声,探头挤压变形不明显,彩色多普勒显示内部无血流信号。

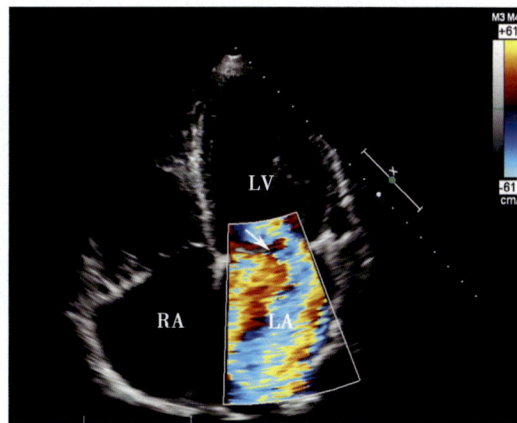

LV. 左心室;RA. 右心房;LA. 左心房
图 4-6-66 二尖瓣重度关闭不全
彩色多普勒显示收缩期二尖瓣可探及大量以蓝色为主的五彩镶嵌状反流血流信号,几乎占据整个左房。

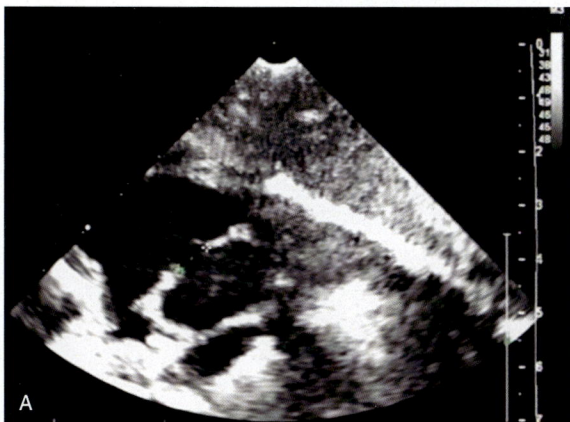

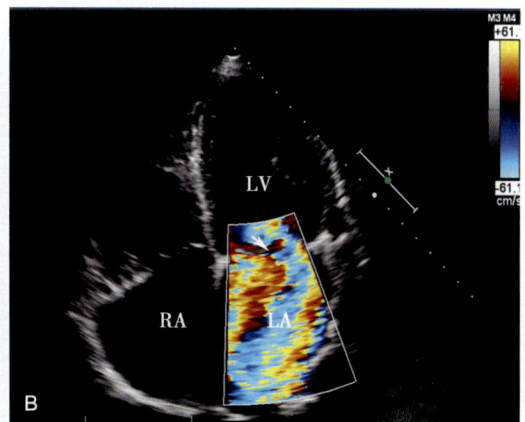

LV. 左心室;LA. 左心房;RA. 右心房
图 4-6-72 房间隔缺损
A. 剑突下两腔切面显示房间隔连续性中断;B. 彩色多普勒显示明显的左向右分流。

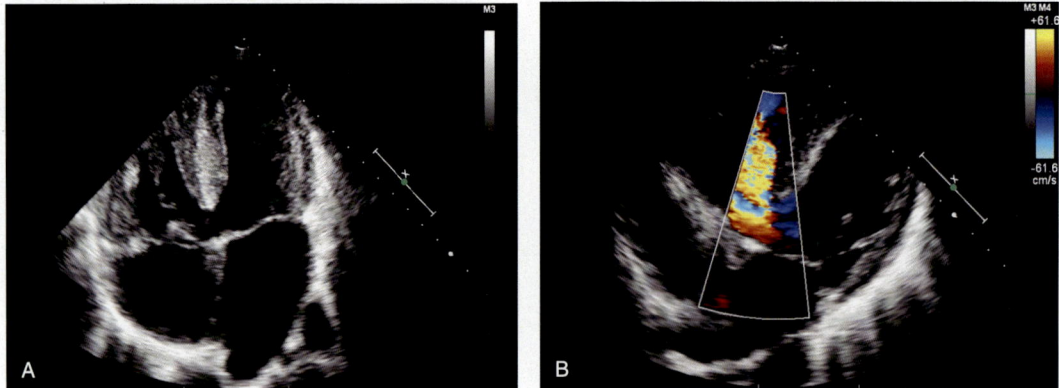

图 4-6-73　室间隔缺损

A.四腔切面显示室间隔连续性中断;B.彩色多普勒显示缺损处高速的左向右五彩镶嵌状血流信号。

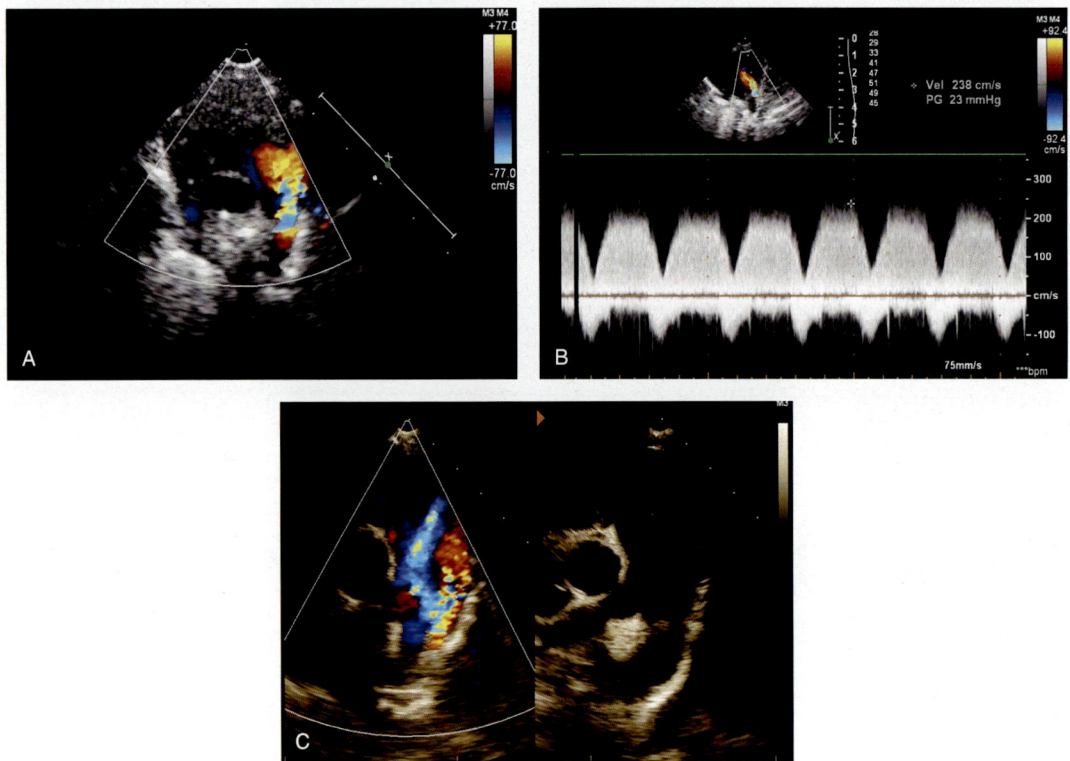

图 4-6-74　动脉导管未闭

胸骨上窝切面可显示左肺动脉和降主动脉之间以红色为主的五彩镶嵌状血流,频谱多普勒显示为双期连续
高速左向右分流。

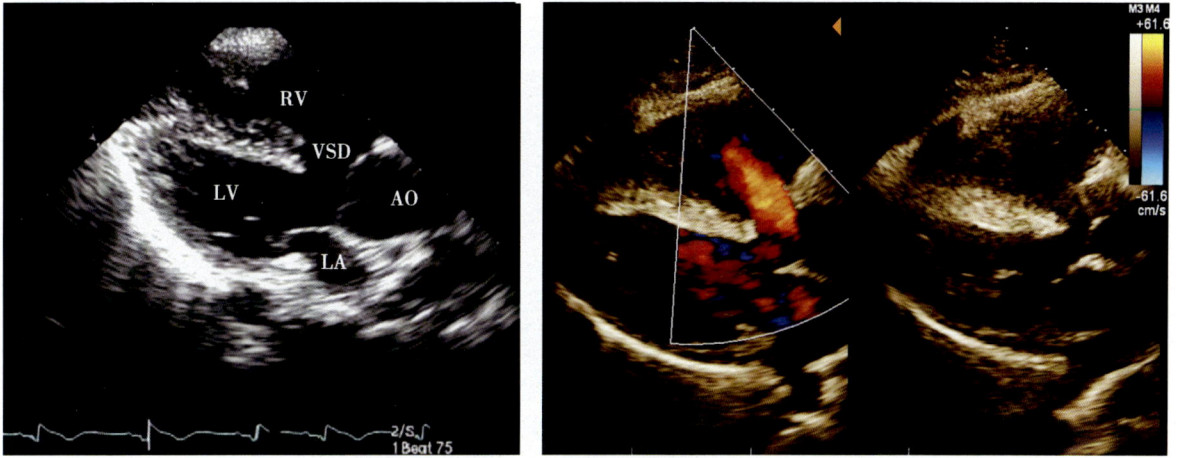

图 4-6-75　法洛四联症

二维超声显示室间隔缺损，主动脉骑跨于室间隔上。

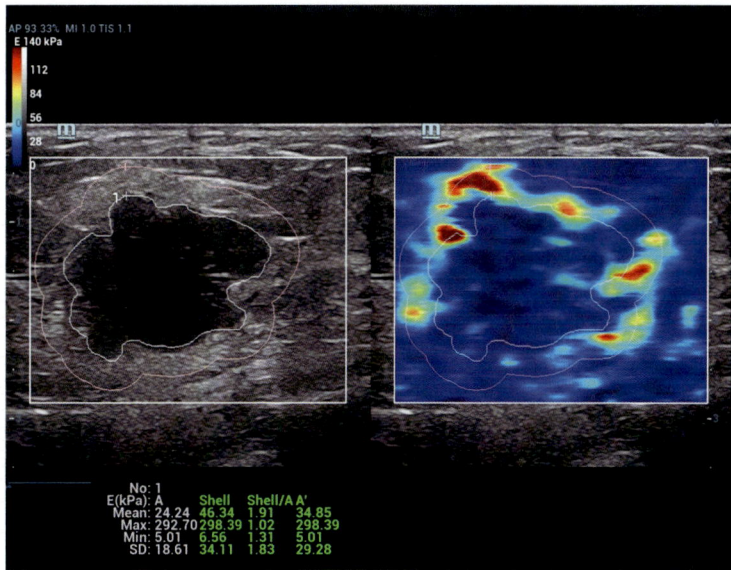

图 4-6-78　乳腺癌的实时剪切波弹性成像

乳腺低回声结节，最高弹性值达到 298kPa，病理为乳腺癌。

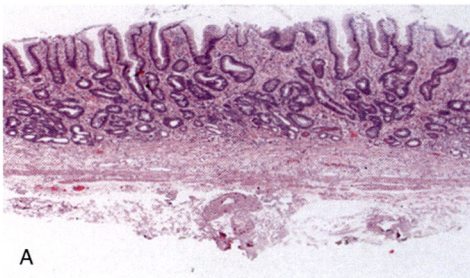
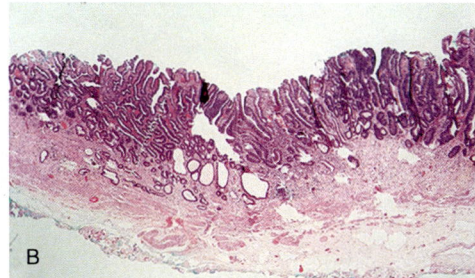

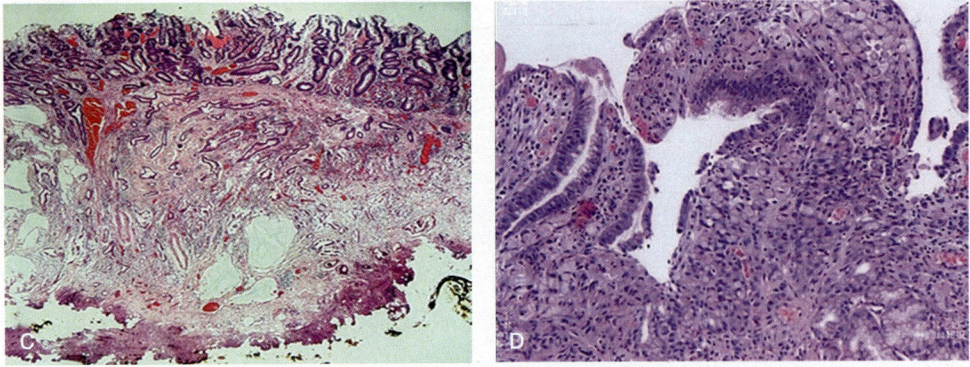

图 6-9-4 不同浸润深度的典型病理图片

A. 异型腺体局限于黏膜层,基底膜完整;B. 黏膜内癌;C. 异型腺体及异型细胞侵及黏膜下层;D. 印戒细胞癌

表 6-9-1 内镜下病变形态分型及可能的浸润深度诊断

	病变形态	内镜图片(发育形态)	可能浸润深度
0-Ⅰ型 (隆起型)			黏膜层及黏膜下层均有可能
0-Ⅱa型 (浅表隆起型)			黏膜上皮层(EP) 黏膜固有层(LPM) 黏膜肌层(MM)
0-Ⅱb型 (平坦型)			黏膜上皮层(EP) 黏膜固有层(LPM)
0-Ⅱc型 (浅表凹陷型)			黏膜层及黏膜下层均有可能
0-Ⅲ型 (凹陷型)			黏膜下层(SM)